P. CAGNY

et

H.-J. GOBERT

Dictionnaire

Vétérinaire

TOME SECOND

I — Z

932 FIGURES DANS LE TEXTE

4 planches coloriées

PARIS

LIBRAIRIE J.-B. BAILLIÈRE et FILS

1904

DICTIONNAIRE
VÉTÉRINAIRE

—

TOME SECOND

Travaux de M. P. CAGNY

Dictionnaire Vétérinaire, par P. Cagny et H.-J. Gobert. 1902-1904, 2 volumes grand in-8, ensemble 1622 pages avec 1821 figures et 8 planches coloriées. Prix de l'ouvrage complet............... 35 fr.

Formulaire des Vétérinaires praticiens. 5e *édition*, 1904, 1 vol. in-18 de 348 pages, cart............ 4 fr.

Précis de Thérapeutique, de Matière médicale et de Pharmacie vétérinaires. Préface par M. Peuch, professeur à l'Ecole vétérinaire de Lyon. 1892, 1 vol. in-18 jésus de 606 pages, avec 106 fig., cart..... 8 fr.

Aide-Mémoire du Vétérinaire. *Médecine, Chirurgie, Obstétrique, Formules, Police sanitaire, et Jurisprudence commerciale*, par Jules Signol, Paul Cagny, vétérinaires, membres de la Société centrale vétérinaire, et H.-J. Gobert, vétérinaire de l'armée. 5e *édition*, mise au courant des plus récents travaux. 1904, 1 vol. in-18 jésus, 688 pages avec 328 figures, cart................. 7 fr.

ENCYCLOPÉDIE VÉTÉRINAIRE
Sous la direction de M. CADÉAC
PROFESSEUR A L'ÉCOLE VÉTÉRINAIRE DE LYON

Chirurgie du Pied des animaux domestiques, par J. Bournay et J. Sendrail, professeurs à l'École vétérinaire de Toulouse. 1903, 1 vol. in-18 de 492 pages, avec 135 figures, cartonné (*Encyclopédie vétérinaire*)................. 5 fr.

Extérieur du Cheval et des animaux domestiques, par Montané, professeur à l'École vétérinaire de Toulouse. 1902, 1 vol. in-18, avec 350 fig., cart................. 5 fr.

Hygiène des Animaux domestiques, par H. Boucher, professeur à l'École vétérinaire de Lyon. 1 vol. in-18, avec 70 fig., cart................. 5 fr.

Jurisprudence vétérinaire, par A. Conte, professeur à l'École vétérinaire de Toulouse. 1 vol. in-18, avec fig., cartonné................. 5 fr.

Maréchalerie, par Thary, vétérinaire de l'armée. 1896, 1 vol. in-18, avec 303 fig., cart................. 5 fr.

Médecine légale vétérinaire, par Gallier, vétérinaire sanitaire de la ville de Caen. 1 vol. in-18 de 400 pages, cartonné................. 5 fr.

Obstétrique vétérinaire, par Bournay, professeur à l'École vétérinaire de Toulouse. 1 vol. in-18, avec fig., cart................. 5 fr.

Pathologie chirurgicale générale des Animaux domestiques, par C. Cadéac, Leblanc et Carougeau. 1902, 1 vol. in-16 de 400 pages, avec fig., cart................. 5 fr.

Pathologie générale et Anatomie pathologique générale des Animaux domestiques, par C. Cadéac. 1 vol. in-18 de 478 pages, avec fig., cart................. 5 fr.

Pathologie interne des Animaux domestiques, par C. Cadéac. 1896-1899, 8 vol. in-18 jésus, 3942 pages, avec 508 fig., cart................. 40 fr.

Pharmacologie et Toxicologie vétérinaires, par Delaud et Stourbe, chefs des travaux aux Écoles de Toulouse et d'Alfort. 1 vol. in-18, avec fig., cart................. 5 fr.

Police sanitaire, par Conte, professeur à l'École vétérinaire de Toulouse. 1 vol. in-18, cart........ 5 fr.

Sémiologie, diagnostic et traitement des Maladies des Animaux domestiques, par C. Cadéac. 2 vol. in-18 de 400 pages chacun, avec 116 fig., cart................. 10 fr.

Thérapeutique vétérinaire, par Guinard, chef des travaux à l'École de Lyon. 2 vol. in-18, cart.... 10 fr.

CUYER (E.) et ALIX. — **Le Cheval**. Dessins d'après nature par E. Cuyer; texte par E. Alix, vétérinaire militaire. 1 vol. gr. in-8 de 700 pages de texte, avec 172 figures et 1 atlas de 16 planches coloriées découpées et superposées. Ensemble : 2 vol. gr. in-8, cart................. 60 fr.

FONTAN (J.-M.). — **L'Art de conserver la Santé des Animaux** dans les campagnes. Médecine vétérinaire domestique. 1894, 1 vol. in-16 de 378 pages, avec 135 figures, cart................. 4 fr.

GALLIER. — **Jurisprudence vétérinaire**. Traité des vices rédhibitoires. 3e *édition*, 1896, 1 vol. in-8 de 791 pages................. 8 fr.

GOYAU. — **Traité pratique de Maréchalerie**. 3e *édition*, 1 vol. in-18 de 528 pages, avec 364 fig.... 8 fr.

JOLY (A.). — **Les Maladies du Cheval de troupe**, par A. Joly, vétérinaire en 1er de l'armée. 1904, 1 vol. in-18 de 500 pages, avec figures................. 5 fr.

MORISOT (L.). — **Hygiène du Cheval de troupe et du Mulet**. 1904, 1 vol. in-16 de 690 pages, avec figures, cart................. 7 fr. 50

ROMANET (H.) et PASQUIER (M.). — **Police sanitaire des animaux**. 1904, 1 vol. in-16 de 356 pages, cart................. 5 fr.

10210-00. — Corbeil. Imprimerie Éd. Crété.

DICTIONNAIRE
VÉTÉRINAIRE

PAR

P. CAGNY

MEMBRE DE LA SOCIÉTÉ CENTRALE DE MÉDECINE VÉTÉRINAIRE
MEMBRE CORRESPONDANT DE LA SOCIÉTÉ NATIONALE D'AGRICULTURE
MEMBRE DU COLLÈGE ROYAL VÉTÉRINAIRE DE LONDRES

ET

H.-J. GOBERT

VÉTÉRINAIRE EN 2ᵉ DE L'ARMÉE

TOME SECOND

I — Z

Avec 4 planches en couleurs et 932 figures

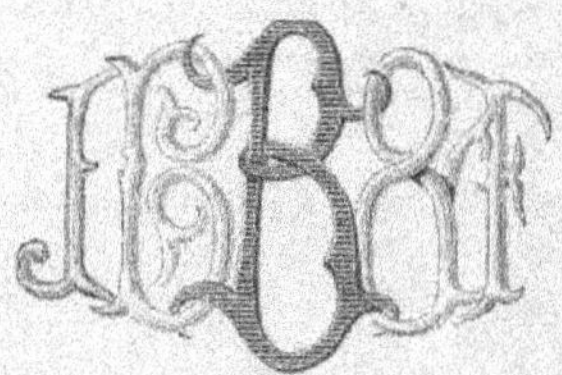

PARIS

LIBRAIRIE J.-B. BAILLIÈRE ET FILS

19, Rue Hautefeuille, près du Boulevard Saint-Germain

—

1904

Tous droits réservés.

DICTIONNAIRE VÉTÉRINAIRE

I

ICHOR (ἰχώρ; all. *Jauche*; angl. *ichor*; ital. *icore*). — Sérosité sanguinolente, mélangée avec du pus fétide et coulant de certaines plaies ulcéreuses.

ICHTYOL. — Corps d'apparence goudronneuse, soluble dans l'eau et dans un mélange d'alcool et d'éther, miscible aux graisses et aux huiles, tiré d'un minerai du Tyrol riche en poissons fossiles. Il s'emploie comme topique, en pommade ou en solution aqueuse ou éthéro-alcoolique, contenant 5 à 50 p. 100 de substance active.

ICTÈRE, ICTÉRICIE ou JAUNISSE (*icterus, icteritia*; ἴκτερος; all. *Gelbsucht*; angl. *icterus, jaundice*; it. *itterizia*; esp. *ictericia*). — Coloration jaune de divers tissus et humeurs de l'économie, qui apparaît comme *symptôme* et non comme *maladie*.

Étiologie. — Tantôt le pigment qui produit cette coloration vient de la bile (*ictère vrai, ictère biliphéique*); tantôt il vient du sang (*pseudo-ictère, ictère hémophéique*). Dans l'ictère vrai, c'est la bile qui colore les tissus, soit que, l'abondance de la sécrétion étant augmentée, l'intestin la résorbe en nature (*ictère par polycholie*); soit que, ce qui est plus fréquent, un obstacle mécanique empêche son excrétion ou son libre écoulement dans le duodénum (*ictère par résorption*) : c'est ainsi qu'agissent le bouchon muqueux produit par le catarrhe des voies biliaires, la distomatose, les calculs biliaires, les kystes hydatiques et autres tumeurs qui compriment les canaux biliaires, etc.; l'ictère par résorption existe dans la cirrhose hypertrophique; il a été observé sur le chien après une émotion vive, par l'intermédiaire du système nerveux, produisant, non pas le spasme du canal cholédoque, mais la paralysie des vaisseaux sanguins du foie et l'abaissement de la tension dans les vaisseaux. Dans le pseudo-

ictère, le plus rare, les tissus sont colorés par l'hématosine, mise en liberté par la destruction des globules du sang, soit que ce liquide soit primitivement altéré, comme il arrive dans les maladies infectieuses et les empoisonnements, soit que le foie lésé ne puisse suffire à la transformation en pigments biliaires des éléments du sang, resté normal.

Il semble que le symptôme jaunisse existe dans presque toutes les maladies dues à la présence d'*hématozoaires* (Voy. ce mot).

Symptomatologie. — La coloration de la peau, peu accusée au début, varie du jaune au brun foncé; elle est moins franche dans l'ictère hémaphéique que dans l'ictère vrai; elle est surtout prononcée dans l'ictère par rétention. La conjonctive, la face inférieure de la langue, le voile du palais, les lèvres, sont aussi colorés.

Traitement. — Il consiste à faire disparaître la cause, à rétablir le cours de la bile par les cholagogues (calomel) et à éliminer les produits toxiques passés dans le sang (purgatifs salins, diurétiques froids).

Ictère idiopathique ou Ictère catarrhal du cheval. — Étiologie. — On incrimine les mauvaises conditions hygiéniques, les refroidissements, etc.; il est probable que cette gastro-duodénite est de nature microbienne.

Pour Trasbot, il serait dû à une inflammation de la muqueuse du duodénum, suivie de l'obstruction du canal cholédoque.

Symptomatologie. — Tristesse, inappétence, mollesse au travail; teinte jaune pâle des muqueuses apparentes et des régions du corps où la peau est dépigmentée; bouche sèche, chaude; température normale; parfois les urines sont colorées. En huit à quinze jours, ces symptômes disparaissent peu à peu. Dans les cas plus graves, on observe des coliques.

Diagnostic et pronostic. — Il est surtout

caractérisé par la coloration jaune des muqueuses apparentes, l'absence de troubles généraux et son peu de gravité.

TRAITEMENT. — Tenir le malade chaudement, donner du vert, des carottes, des barbotages avec 100 à 200 grammes de sulfate de soude et 20 à 30 grammes de bicarbonate de soude.

Ictère des poulains nouveau-nés. — Maladie infectieuse, à marche rapide, sévissant à l'état enzootique sur les poulains et les muletons et caractérisée par une destruction rapide des globules rouges du sang, d'où résultent l'*ictère* et l'*hématurie*.

ÉTIOLOGIE. — On a incriminé les mauvaises conditions hygiéniques des mères; pour certains auteurs, l'infection serait due à l'omphalophlébite ou bien se produirait par l'intestin.

SYMPTOMATOLOGIE. — Deux à trois jours après la naissance, on observe une fièvre intense, avec prostration, teinte jaune des muqueuses, expulsion d'urines sanguinolentes, coliques, diarrhée intense; la mort survient généralement en douze à quarante-huit heures.

ANATOMIE PATHOLOGIQUE. — On trouve une teinte jaune de tous les tissus, avec congestion du foie et une inflammation rénale intense : les reins sont noirs, gangrenés.

TRAITEMENT. — Presque toujours inutile. On conseille de tenir chaudement les malades, et de leur administrer à l'intérieur des antiseptiques, des purgatifs doux (rhubarbe, manne); contre la diarrhée, on prescrit la teinture d'opium (5 gouttes toutes les heures).

Ictère grave du chien. — Maladie infectieuse caractérisée par une gastro-duodénite intense avec propagation de l'inflammation aux canaux excréteurs de la bile, amenant leur obturation et la résorption de la bile.

ÉTIOLOGIE. — La maladie est fréquente sur les jeunes. On a cité des causes psychiques, comme le chagrin dû à l'absence du maître, à la perte des petits, etc.; on a invoqué les fatigues excessives de la chasse, les refroidissements par immersion dans l'eau froide, ou les voyages dans les cellules des chemins de fer.

Aujourd'hui on est disposé à considérer ces causes comme simplement prédisposantes, et à admettre comme cause déterminante une infection du tube digestif ou du sang.

SYMPTOMATOLOGIE. — Au début, on note des troubles digestifs, de l'inappétence, une soif intense avec des vomissements souvent bilieux, parfois sanguinolents, et une forte constipation; la fièvre est accusée par une température de 39° à 40°; les urines foncées ont une teinte rouge brun ou même sanguinolente; l'animal est couché, plongé dans le coma, il a des frissons.

Dans les cas peu graves ces symptômes disparaissent; l'appétit renaît; l'animal semble se réveiller, surtout si l'émission d'urine foncée a été très abondante dès le début de la maladie.

Le plus souvent, au bout de deux à trois jours, les muqueuses apparentes puis la peau, surtout aux endroits où elle est blanche, prennent la couleur jaune. Puis survient une diarrhée grise ou brunâtre, fétide. Le malade maigrit, tombe dans le marasme; sa température descend à 36° et la mort survient.

DIAGNOSTIC. — Au début on l'établira par les troubles digestifs, les vomissements, l'intensité de la fièvre et la prostration. Dès que les muqueuses et la peau prennent leur teinte jaune, le diagnostic devient facile.

PRONOSTIC. — Très grave. Dans les formes bénignes on peut sauver le malade, mais dans les cas graves on sauve à peine deux malades sur dix.

ANATOMIE PATHOLOGIQUE. — Gastro-duodénite intense. La muqueuse des canaux biliaires est très enflammée. L'invagination de l'intestin au niveau de l'ouverture du canal cholédoque s'observe dans beaucoup de cas. Le foie est souvent altéré. Les reins, congestionnés, sont friables.

TRAITEMENT. — Le calomel en pilules (5 à 10 centigrammes) données au nombre de deux à quatre par jour sans aller jusqu'à la purgation a produit quelques résultats. On peut également donner des alcalins : eau de Vichy, bicarbonate de soude.

Bouchet a réussi avec les injections sous-cutanées ou intrapéritonéales de sérum artificiel, injections répétées deux ou trois fois par jour, environ 60 grammes de sérum par kilogramme de poids du chien. Cagny a eu quelques succès avec la teinture d'iode (quelques gouttes dans du café) et aussi la solution iodo-iodurée par cuillerées répétées toutes les heures.

IDENTITÉ. — Terme de médecine légale. La question d'identité est celle dans laquelle on se propose de déterminer si un individu vivant, un cadavre, ou même un squelette est bien celui dont traite une question judiciaire, une affaire d'empoisonnement ou de vol; l'identité s'établit d'après les particularités de conformation, qui pour l'extérieur constituent le signalement. Dans les procès pour résiliation de vente, dans les morts par accidents, empoisonnements, etc., l'expert vétérinaire doit s'assurer de l'identité de l'animal vivant ou du cadavre qu'il est chargé d'examiner. Il doit dans son procès-verbal indiquer les précautions prises pour cela.

IDIOPATHIE (de ἴδιος, propre, et πάθος, affection). — Maladie qui existe par elle-même, et non par le fait de la coexistence d'une autre affection ; elle peut bien se déclarer à la suite d'une autre, mais, une fois produite, elle n'en dépend plus, et peut, celle-ci étant terminée, se maintenir d'elle-même et isolément.

IDIOSYNCRASIE (de ἴδιος, propre, σύν, avec, et κρᾶσις, tempérament). — Disposition qui fait que chaque individu a une susceptibilité particulière, une manière à lui propre d'être influencé par les divers agents capables d'impressionner d'une façon quelconque les organes. En vétérinaire, on distingue quelquefois une idiosyncrasie propre à chaque espèce animale et une idiosyncrasie propre à chaque individu de chaque espèce : on admet par exemple que les chevaux contractent plus facilement la septicémie que les bœufs ; on admet également que les chevaux à tempérament nerveux manifestent plus leur souffrance que ceux à tempérament lymphatique.

IF (*Taxus baccata*, L. ; all. *Taxus, Eibenbaum* ; angl. *yew* ; it. *tasso* ; esp. *tejo*). — Arbre de la famille des conifères, dont les feuilles et l'écorce sont un poison pour plusieurs animaux, les chevaux en particulier. Les baies sont relâchantes ou purgatives, mais non vénéneuses.

ILIUM (*ilium* ; all. *Darmbein* ; angl. *os ilium* ; it. *ileo, ilio* ; esp. *ilion*). — L'os iliaque est un os pair, irrégulier, formant sur les animaux les parties latérales et inférieures du bassin et s'articulant en haut avec le sacrum (fig. 890).

PATHOLOGIE. — Ses fractures sont rares et souvent mortelles, une esquille osseuse pouvant déterminer une hémorragie grave de l'artère obturatrice ; en tout cas, après guérison, elles constituent un état grave pour les femelles consacrées à la reproduction. La fracture de l'angle externe produite par un choc contre une porte, en entrant ou en sortant, est fréquente sur les poulains. Elle n'est pas grave, et ne détermine qu'une boiterie passagère, mais elle déprécie les animaux pour la vente. Un bon moyen pré-

ventif, c'est celui basé sur l'arrondissement des angles des murs et des portes d'entrée et aussi sur l'emploi de rouleaux mobiles en bois, placés aux portes.

ILLUSION (all. *Täuschung* ; angl. *illusion, fallacy* ; it. *illusione* ; esp. *illusion*). — *Illusion morbide* ou *pathologique*. — Trouble fonctionnel de la sensibilité consistant en ce que, à la suite d'une impression nerveuse périphérique, la sensation perçue par le cerveau est dénaturée et n'est pas celle qu'aurait dû produire,

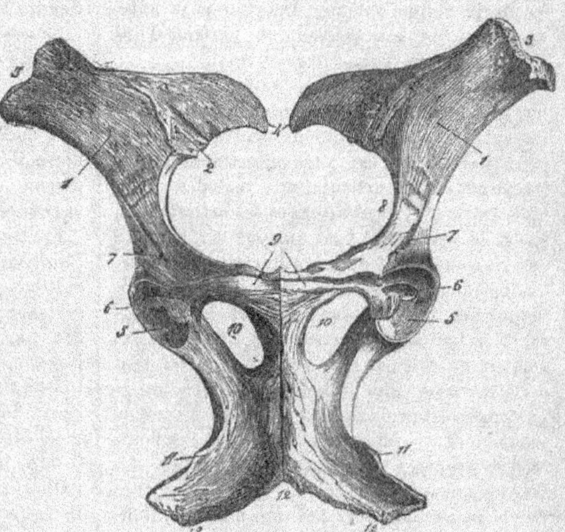

Fig. 890. — Les coxaux du cheval, vus d'en bas.

1, surface iliaque. — 2, facette auriculaire. — 3, angle de la hanche. — 4, angle de la croupe. — 5, cavité cotyloïde. — 6, son arrière-fond. — 7, l'une des empreintes qui servent à l'insertion du muscle droit antérieur de la cuisse. — 8, crête iléo-pectinée. — 9, gouttière de la face externe du pubis. — 10, ouverture ovalaire. — 11, épine ischiale. — 12, arcade ischiale. (Chauveau et Arloing, *Traité d'anatomie comparée des animaux domestiques*.)

normalement, le phénomène extérieur ; il en résulte que le sujet voit un autre objet que celui qui est devant ses yeux, entend un autre son que celui qui frappe ses oreilles. On admet qu'il y a illusion pour le chien, le mouton enragé se mettant en fureur à la vue d'un papier blanc. Dans l'*hallucination*, la perception est un phénomène de pur automatisme cérébral, et n'a été provoquée par aucune impression périphérique actuelle, tandis que dans l'*illusion*, il y a une impression réelle, mais faussée avant d'être perçue.

IMITATION (*imitatio*, μίμησις ; all. *Nachahmung* ; angl. *imitation* ; it. *imitazione* ; esp. *imitacion*). — Action de reproduire, avec plus ou moins d'exactitude, ce que fait un autre animal.

C'est une forme de l'habitude. Les faits d'*imitation* donnant lieu à de véritables névroses s'observent chez les animaux : qu'un cheval prenne l'habitude de serrer convulsivement sa mangeoire et d'avoir des éructations, d'autres bêtes voisines prendront le même tic ; de même un cheval, habitué à remuer la tête comme l'ours blanc, transmet sa mauvaise habitude à d'autres (*tic de l'ours*).

IMMIGRATION (de *in*, dans, et *migrare*, aller d'un lieu dans un autre). — Action de se fixer, pour l'habiter, dans un pays autre que celui de son origine, en parlant d'une espèce animale (Voy. ACCLIMATATION).

IMMOBILISATION. — Action de rendre une partie immobile, de supprimer provisoirement toute possibilité de mouvement dans cette partie ; c'est particulièrement les os fracturés et les articulations malades qu'on immobilise. — *Immobilisation des articulations*. Mode de traitement basé surtout sur l'emploi des vésicatoires et de la cautérisation recommandé dans certaines maladies aiguës ou chroniques des articulations. Il n'est pas applicable à toutes les périodes de l'affection, et surtout ne doit pas être employé au delà d'un certain temps : une immobilisation absolue et prolongée déterminant une ankylose au moins incomplète. — *Immobilisation des os fracturés*. Moyen propre à maintenir la coaptation des fragments osseux, après qu'ils ont été ramenés par la réduction à leur position normale. Dans les fractures transversales, où les fragments n'ont pas de tendance à perdre de nouveau leur situation, l'*immobilisation simple* par les bandages suffit ; dans les fractures obliques, où le fragment inférieur est constamment sollicité vers le supérieur par la tonicité musculaire, l'*extension continue* est nécessaire. A l'exemple du Dʳ Lucas-Championnière, les vétérinaires peuvent, tout au moins sur le chien et le chat, obtenir la guérison des fractures, sans employer l'immobilisation. — *Immobilisation directe des fragments*. Opération qui consiste à embrasser ou traverser avec un lien résistant les fragments d'un os fracturé, afin de les tenir en contact immédiat solide, et de favoriser l'évolution de leur travail de réparation. Sur les animaux on ne l'utilise guère que pour les fractures des mâchoires, la ligature des fragments est obtenue par un fil métallique qu'on passe sous la couronne des dents voisines de la fracture.

IMMOBILITÉ (all. *Dummkoller* ; angl. *staggers*). — Maladie particulière au cheval, caractérisée par un état permanent d'assoupissement, de dépression des fonctions cérébrales. Comme la pousse, le vertige, etc., ce n'est qu'un symptôme commun à diverses affections mal connues dans leur nature ou imparfaitement différenciées au point de vue clinique.

ÉTIOLOGIE. — *Causes prédisposantes*. — Étroitesse et obliquité en arrière de la région cranienne (races du Oldenbourg, du Holstein) ; lymphatisme : la maladie est très rare chez les chevaux de pur sang ; âge : l'affection est fréquente à partir de huit ou neuf ans ; hérédité.

Causes déterminantes. — Généralement la maladie est consécutive aux affections du cerveau, aux congestions cérébrales peu intenses et répétées ; il se produit presque toujours une *hydrocéphalie* qui est la grande cause de l'immobilité. — Les troubles circulatoires, au niveau des plexus choroïdes notamment, engendrent des hydropisies persistantes.

Les tumeurs des méninges ou de l'encéphale (tumeurs intraventriculaires comme les concrétions des plexus choroïdes, kystes, sarcomes), certains parasites (échinocoques), les exostoses des parois craniennes, peuvent déterminer l'immobilité. La fièvre typhoïde, la pneumonie infectieuse, la maladie de Schweinsberg (cirrhose hépatique) engendrent parfois l'hydropisie des ventricules cérébraux et l'immobilité.

Dans la plupart des cas, on peut rapporter la pathogénie de l'affection à une même cause : la *compression du cerveau*. C'est des variations de cette compression que dépendent les diverses formes de la maladie.

SYMPTOMATOLOGIE. — Les symptômes du début peuvent être très marqués lorsque l'immobilité succède à une affection aiguë du cerveau ; le plus souvent ils s'établissent plus lentement, et ils deviennent d'autant plus apparents que la maladie est plus ancienne.

Ce qui frappe chez le cheval immobile, c'est une sorte de sommeil des sens. Le facies est sans expression, les yeux sont fixes, les paupières demi-closes, les oreilles sans mouvement, pendantes ; l'animal est comme hébété, ne fait pas attention à ce qui se passe autour de lui ; sa tête est basse ou soutenue sur la mangeoire ou la longe ; son encolure est immobile. De temps à autre il se réveille, mais pour peu de temps. Il est insensible aux mouches qui couvrent son corps, ne remue pas la queue, qui d'ailleurs est flasque et pendante. Il est également insensible au fouet ou à la voix du maître. Si on cherche, en l'excitant, à le faire sortir de cette espèce de léthargie, il réagit souvent par des mouvements brusques. Son insensibilité se dénote encore en ce qu'il se laisse introduire un doigt dans la conque de l'oreille, marcher sur la couronne, toucher brusquement le flanc avec les doigts, toucher même l'œil, sans chercher à se soustraire à ces attouchements sensibles.

Le malade est immobile dans sa stalle, il ne se déplace qu'à force de coups ou quand on le pousse. La station de l'animal est comme en équilibre instable. Le pouls, qui est grand mais sans force, se ralentit : on l'a vu descendre à 30 et même à 24 pulsations par minute ; la respiration aussi est ralentie, avec des mouvements quelquefois réduits de moitié.

Pendant la travail, l'animal est indolent, paresseux, inattentif à ce qui l'entoure ; il sent à peine le fouet ou l'éperon, a perdu la sensibilité de la bouche pour le mors. Ses mouvements sont maladroits et lourds ; pour peu que la maladie soit ancienne, il relève fortement les membres : il butte souvent, poussé en avant ou de côté, ou se heurte inconsciemment contre les objets qu'il rencontre. L'action de tourner en cercle et surtout celle de reculer fatiguent très vite le cheval immobile ; alors très souvent, les extrémités antérieures, au lieu de porter en arrière, traînent sur le sol en le labourant ; l'animal s'accule sur les jarrets, puis refuse de reculer, et si l'on y met de l'insistance, il s'irrite, se dérobe sur les côtés ou bien se cabre, se défend, s'emporte, se jette à droite, à gauche. Lorsqu'il est ainsi fatigué, il conserve longtemps la position d'équilibre instable que l'on donne à ses membres, antérieurs ou postérieurs, en les croisant.

La fatigue par le travail rend les symptômes plus apparents ; on constate aussi une influence de la température extérieure ; il suffit même d'une simple exposition au soleil, pendant quelque temps, pour que l'affection devienne plus apparente.

Le cheval immobile mange lentement, et souvent, après quelques coups de dents, il retombe dans son indolence habituelle : il s'arrête, garde les aliments dans la bouche sans les mâcher, ou les mâche avec une extrême lenteur ; si quelque brin de fourrage sort de la bouche, près de la commissure des lèvres, on dit que l'animal *fume la pipe*. Il lui est quelquefois impossible de prendre le fourrage dans le râtelier ; il le mange par terre ou dans l'auge.

Parfois, quand on lui présente un seau d'eau, il y plonge la tête jusqu'au fond, et ne la retire que forcé par le besoin de respirer.

On a constaté des accès périodiques de vertige furieux, plus fréquents la nuit que le jour, accès où les malades sautent dans la crèche, tirent au renard et brisent liens et licol, ou se renversent en arrière ; ces accès surviennent souvent sans cause appréciable ; d'autres fois ils sont l'effet d'une frayeur, d'un mauvais traitement, de l'action de la lumière trop vive, etc. ; ils durent plus ou moins longtemps.

On a signalé comme complication des cas d'amaurose.

MARCHE. — TERMINAISON. — Elle est généralement très lente ; au début, les animaux peuvent être encore utilisés, mais ils deviennent bientôt impropres à tout travail et sont sacrifiés. L'évolution est ralentie par le repos, une température extérieure peu élevée, une alimentation faible. La mort peut survenir pendant un accès de vertige, ou bien à la suite de la paralysie du cerveau.

LÉSIONS. — Elles ont leur siège dans les hémisphères cérébraux. Le plus souvent on observe de l'hydropisie des ventricules cérébraux (hydrocéphalie) ; le liquide est rarement inflammatoire. Généralement il est clair, limpide, albumineux (troubles circulatoires au niveau des plexus) ; la substance cérébrale voisine est refoulée, infiltrée, anémiée. D'autres fois on rencontre une hydropisie et un épaississement des méninges.

Les tumeurs intraventriculaires (myxomes, sarcomes, cholestéatomés) sont des lésions fréquentes. — Enfin on peut trouver des exostoses, des tumeurs de l'enveloppe cranienne, comme parfois on ne rencontre aucune lésion à l'autopsie.

DIAGNOSTIC. — Au début, il est souvent incertain et l'on peut croire à une congestion cérébrale passive ou à de la rétivité. — Plus tard, lorsque les symptômes sont bien accusés, il devient plus facile. Mais le diagnostic de l'altération causale est souvent impossible.

Dans certains cas, cependant, cette cause peut être soupçonnée : l'immobilité qui suit une affection cérébrale peut être rapportée à l'hydropisie ventriculaire. Elle est due à des tumeurs intra- ou extra-cérébrales, s'établit plus lentement, et est moins saisissable au début ; elle s'accompagne de troubles indiquant une lésion plus grave de l'un des hémisphères : l'animal marche de travers, a de l'amaurose unilatérale, parfois avec de l'hémiplégie ou des troubles épileptiformes.

PRONOSTIC. — Très grave. L'affection est incurable lorsqu'elle est un peu ancienne, elle empêche toute utilisation sauf pour la boucherie.

TRAITEMENT. — Si l'animal est vieux, il est préférable de le sacrifier. S'il est jeune et si l'affection ne fait que débuter, on peut tenter un traitement qui n'a de chance de réussir que si l'immobilité est consécutive à une affection aiguë du cerveau. — Placer le malade dans une écurie fraîche et aérée ; le laisser au repos ou le promener ; lui donner une nourriture rafraîchissante et peu abondante ; lui faire prendre des bains.

Traitement curatif. — Saignée, purgatifs drastiques à doses répétées ; applications de compresses froides sur le crâne ou douches répétées. Contre les accès aigus, la saignée abondante et les injections sous-cutanées de pilocarpine donnent des résultats satisfaisants, mais provisoires. On constate une récidive, si l'animal, paraissant guéri, est nourri plus abondamment et remis au travail.

JURISPRUDENCE. — L'immobilité est un vice rédhibitoire pour le cheval, l'âne et le mulet, reconnu par la loi du 2 août 1884 ; la durée du délai de garantie est de *neuf jours francs*, non compris le jour fixé pour la livraison.

Expertise. — L'expert doit constater l'immobilité et l'absence d'affections aiguës expliquant les symptômes observés. Il se renseignera auprès de l'acheteur sur les conditions dans lesquelles la maladie s'est manifestée, puis il examinera attentivement l'animal.

Comme il s'agit d'une affection souvent variable dans ses manifestations, il faut la rechercher dans les diverses conditions de vie de l'animal : le repos, le travail, l'action de manger, l'exposition à la chaleur, aux rayons solaires ; ce sont là les éléments d'une expertise complète. Les épreuves doivent quelquefois être poussées jusqu'à la fatigue, de manière à provoquer l'apparition des symptômes.

Un symptôme isolé n'a pas de valeur : la difficulté de reculer peut être la conséquence d'une lésion des reins ou des jarrets, et, pour conclure, il faut un ensemble de symptômes dont les principaux sont : dans le repos, le facies stupide, la nonchalance, la position si singulière des membres ; pendant le travail, l'impossibilité de tourner en cercle ou de reculer ; pendant la mastication, la lenteur des mouvements des mâchoires, et leur arrêt.

Si l'expert constate l'existence d'une affection cérébrale aiguë accompagnée de symptômes d'immobilité, il doit attendre la guérison avant de se prononcer.

L'acheteur peut simuler l'immobilité en administrant au cheval des narcotiques, des spiri-tueux. Le vendeur peut cacher la maladie par le repos, le régime diététique, les saignées, la pilocarpine, etc. — L'expert devra prolonger la durée de la fourrière, multiplier les épreuves si cela lui paraît utile, etc.

IMMUNITÉ (de *immunitas*, exemption ; all. *Verschontbleiben* ; angl. *immunity*). — Propriété en vertu de laquelle un organisme est à l'abri des atteintes d'une maladie (Cadéac). L'immunité est *naturelle* ou *héréditaire*, quand l'individu a reçu de ses ascendants une résistance spéciale aux microbes, la faculté de les détruire ou un état particulier de l'organisme qui empêche ces microbes de se développer (*état bactéricide*). Elle est *acquise* quand elle résulte d'une atteinte antérieure de la maladie ou des vaccinations (Voy. VACCINE et VACCINATION). Elle peut être *temporaire* ou *définitive*.

IMPERFORATION ou ATRÉSIE. — Vice de conformation, congénital, consistant dans l'occlusion d'organes destinés par la nature à être ouverts. L'occlusion accidentelle due à un accident ou une inflammation est une *oblitération*. Les plus fréquentes sont celles de *l'anus* (Voy. ce mot), du *fourreau*, de la *vulve*, du *vagin* et du *col de l'utérus*.

Celle du fourreau peut faire périr l'animal en s'opposant à l'évacuation de l'urine, en occasionnant la rupture de la vessie, la péritonite, etc. : on devra se hâter de pratiquer une ouverture au fourreau, et empêcher la réunion des bords de la plaie.

L'*imperforation*, ou plutôt l'*occlusion de la vulve*, n'est pas extrêmement rare chez les animaux. Elle consiste dans l'union des lèvres de la vulve ; elle peut être partielle ou générale ; dans ce dernier cas, l'urine retenue peut s'échapper par l'ombilic, sinon la vessie distendue se rupture. Les difficultés sont moins grandes quand il y a seulement adhérence entre les lèvres de la vulve : on détruit l'adhérence, et l'urine s'écoule. Il faut seulement avoir la précaution de prévenir la soudure qui pourrait se former de nouveau entre les lèvres.

L'*imperforation du vagin* est plus rare. Le danger est le même, car l'orifice externe du méat urinaire est situé au-dessous de la symphyse pubienne, immédiatement au-devant de l'entrée du vagin ; on doit faire une ouverture artificielle, et l'empêcher de s'oblitérer ensuite, en introduisant un corps dilatant, qu'on retire de temps en temps pour le remettre de nouveau.

Pour l'*imperforation du col de l'utérus*, Voy. STÉRILITÉ *des femelles*, et MALADIES DE L'UTÉRUS. Sur les jeunes chiens, l'occlusion des paupières et celle des oreilles existent toujours à la naissance, mais elles ne persistent que quelques jours.

IMPÉTIGO. — Affection de la peau caractérisée par de petites pustules acuminées bientôt recouvertes par des croûtes jaunâtres. Elle peut s'observer chez tous nos animaux domestiques, mais elle est rare chez le cheval. On la voit aux régions exposées aux frottements des harnais, du licol, du collier, surtout sur les animaux malpropres ou atteints d'une affection cutanée (eczéma, phtiriase). Elle est due à des microorganismes vulgaires (staphylocoques) pénétrant dans le derme par les plaies de frottement. L'affection peut se transmettre par contact indirect, par les objets de pansage, harnais, etc. L'éruption cutanée de la *gourme* (Voy. ce mot) présente souvent la forme impétigineuse.

Symptomatologie. — On voit apparaître par petits groupes, en divers endroits du corps, sur le garrot, la nuque, les côtes, etc., des pustules jaunâtres ou grisâtres, de la dimension d'une lentille ; chez les animaux autres que le cheval, la peau de la région est généralement enflammée, tuméfiée. Par le frottement, l'épiderme se détache, le contenu des pustules forme des croûtes; souvent, chez le bœuf, la peau est le siège d'un suintement purulent et il peut même se développer des abcès sous-cutanés. Après une semaine environ, les croûtes desséchées se détachent, entraînant les poils; la peau se recouvre d'un épiderme nouveau, les plaies bourgeonnent.

La plaque impétigineuse peut en faire apparaître de nouvelles dans le voisinage. La maladie guérit en général facilement.

Traitement. — Lotions antiseptiques et application de pommades antiseptiques adoucissantes (boriquée, crésylée, mercurielle) ou astringentes (au sulfate de zinc) ; recouvrir la surface suintante d'une poudre absorbante (tan, amidon, charbon).

IMPORTATION. — Se dit du transport des germes d'une maladie contagieuse, ou du transport de la maladie elle-même d'un pays dans un autre. Ce mot ne s'applique qu'aux maladies qui ne naissent pas spontanément dans les pays où elles sont importées.

Police sanitaire. — En vétérinaire, action d'introduire des animaux vivants ou leurs débris d'un pays dans un autre.

Les mesures sanitaires relatives à l'importation des animaux ont pour but d'empêcher l'introduction de ceux atteints ou suspects de maladies contagieuses.

En France, ces mesures sont régies par les articles 24, 25, 26, 27, 28, 31, 32 de la loi du 12 juillet 1881 ; articles 67 à 74 du règlement d'administration publique de 1882; articles 27, 28, 29, 30, 35, 36, 37, 38, 44, 45 du décret du 12 novembre 1887 pour l'Algérie ; article 21 de l'arrêté ministériel du 28 juillet 1888; décret du 6 avril 1883; décret du 23 novembre 1887.

Elles sont *permanentes* ou *temporaires*.

1º *Mesures permanentes.* — *Visite.* — Les animaux des espèces chevaline, asine, bovine, ovine, caprine et porcine (et au besoin ceux d'autres espèces), sont soumis, en tout temps et aux frais des importateurs, à une visite sanitaire, au moment de leur entrée, soit par terre, soit par mer.

Certificat d'origine et de santé. — Remplace la visite dans les bureaux de douane où il n'existe pas de service vétérinaire. Il est établi par un vétérinaire du pays d'origine dont la signature est légalisée. Il indique le nombre et le signalement des animaux et affirme en outre que, dans la localité d'où ils proviennent, il n'existe ou n'a pas existé de maladie contagieuse, pendant les six semaines précédentes. Ce certificat n'est valable que pendant trois jours.

Circulation du bétail dans la zone frontière. — Si les animaux sont affectés à un service public, les conducteurs devront posséder un certificat d'origine et de santé n'ayant pas plus d'un mois de date. Pour les animaux qui viennent pacager en France, ce certificat ne doit pas avoir plus de huit jours de date. Cependant il n'est pas nécessaire si les animaux passent par un bureau de douane qui possède un service d'inspection sanitaire (la visite est alors sans frais).

2º *Mesures temporaires.* — Le gouvernement peut prohiber l'entrée ou ordonner la mise en quarantaine des animaux susceptibles de communiquer une maladie contagieuse, ou de tous les objets pouvant présenter le même danger. Il peut, à la frontière, prescrire le renvoi ou l'abatage, avec indemnité, des animaux malades ou ayant été exposés à la contagion, et, enfin, prendre toutes les mesures que la crainte de l'invasion d'une maladie rendrait nécessaires (article 26 de la loi de 1881).

L'interdiction de la circulation du bétail sur la zone frontière (arrêté pris par le préfet), l'interdiction de l'importation des animaux (arrêté pris par le ministre de l'agriculture) sont des mesures temporaires qui durent tant que l'épizootie sévit à l'étranger.

Lorsqu'une maladie contagieuse est constatée

à la frontière, les animaux malades et suspects sont isolés et séquestrés; ces mesures sont prescrites par le vétérinaire chargé de la surveillance sanitaire, qui, en outre, rend compte à l'autorité locale de l'existence de la maladie. C'est le maire dans les communes rurales, le commissaire de police dans les gares frontières et les ports de mer, qui ordonnent la quarantaine. L'abatage est ordonné à la frontière pour les animaux atteints ou suspects de peste bovine, ceux atteints de péripneumonie, morve, charbon, tuberculose, rouget, pneumo-entérite.

IMPRÉGNATION (de *in*, en, et *prægnans*, enceinte; ἐγκύησις; all. *Befruchtung*; angl. *impregnation*; it. *impregnazione*; esp. *impregnacion*). — Action par laquelle l'ovule est fécondé par le sperme dans le corps de la femelle. Ce mot est synonyme de *fécondation*, mais s'applique spécialement au cas dit d'*hérédité d'influence*, dans lequel le produit d'une conception peut présenter quelques-uns des caractères physiques d'un reproducteur ayant servi pour une fécondation antérieure. Les faits cités principalement pour la chienne ne paraissent pas avoir de valeur au point de vue scientifique. V. Hérédité. — Quelquefois synonyme d'*imbibition* et d'*immersion*.

IMPUISSANCE. — Impossibilité d'exercer l'acte vénérien. Suivant quelques auteurs, ce mot est synonyme d'*anaphrodisie*, et signifie l'absence des désirs vénériens. D'autres, au contraire, lui donnent le même sens qu'au mot *stérilité*. Mais l'impuissance est spécialement l'inaptitude à opérer une copulation fécondante, par suite d'un défaut quelconque qui s'oppose à la consommation régulière de cet acte; tandis que la stérilité est l'incapacité d'un animal mâle ou femelle à procréer, à féconder ou à être fécondé, quoiqu'ils présentent l'un et l'autre, en apparence, toutes les conditions nécessaires pour que le coït soit suivi de fécondation. — Un animal peut être stérile, ou mieux inféconde, sans être pour cela impuissant (mulet).

Les *causes* sont permanentes ou passagères. Ce sont, pour les premières, les difformités, les maladies incurables, et la suppression de quelques-uns des organes de la génération. L'impuissance, plus ou moins manifeste, est alors durable, à moins qu'une opération ne puisse y remédier. D'autres fois, l'appareil génital étant en apparence bien conformé, il y a impuissance, originaire ou acquise, par l'oblitération des vaisseaux sanguins, la paralysie de certains muscles, etc. Les causes accidentelles sont la faiblesse particulière des organes génitaux, due à la précocité ou à l'abus de la monte; le défaut de nourriture, l'abus des substances excitantes, la débilité générale, les souffrances prolongées, les fatigues exagérées; certains médicaments : l'opium, la jusquiame, la ciguë; les vapeurs phosphorées et surtout celles du sulfure de carbone sont au nombre des causes de l'impuissance passagère; on l'a aussi quelquefois observée à la suite de la médication iodée; le priapisme et le satyriasis la déterminent.

Traitement. — Il est subordonné à la cause. En général, il consiste à éloigner du régime tout ce qui pourrait, sans besoin, exciter l'action de l'appareil génital; à le fortifier s'il y a atonie; à régulariser les fonctions si elles sont troublées, et à combattre la faiblesse musculaire locale.

Lorsque les juments et les vaches ne peuvent pas entrer en chaleur, on doit les tenir, pendant le jour, dans une écurie où elles voient continuellement le mâle. On indique de frotter les parties génitales avec une étoffe de laine, fomenter la vulve avec une forte infusion aromatique vineuse, donner une bonne nourriture, du foin riche en plantes nutritives et aromatiques, des grains en fourrage, et du sel mêlé avec l'avoine. Les préparations cantharidées sont sans effet assez souvent. Zundel recommande, pour les vaches, l'aloès à dose non purgative : 20 à 30 grammes par jour à jeun dans un litre de vin, avec du calamus et du carbonate d'ammoniaque; on donne ce médicament pendant quatre jours; et, autant que possible, peu de temps avant que la bête entre normalement en chaleur (Voy. Stérilité).

Potion suisse. — C'est une infusion de :

Poudre de cantharides.....	15 grammes.
Baies de genièvre...........	150 —

dans 5 litres d'eau. Le premier jour on en donne 3 litres en trois fois (le matin, à midi et le soir); le deuxième jour on donne 1 litre le matin et le dernier à midi.

INANITION (*inanitio*, de *inanire*, vider; all. *Ausgehungertsein*; angl. *inanition*; it. *inanizione*; esp. *inanicion*). — Épuisement par défaut de nourriture, par *abstinence complète* ou *incomplète*. Le résultat le plus constant de l'*abstinence complète*, c'est la diminution graduelle du poids du corps, l'animal vivant aux dépens et par la combustion de ses propres tissus musculaires et surtout graisseux. La mort arrive lorsque les animaux ont perdu 0,4 de leur poids initial;

chez les jeunes animaux, quand ils ont perdu 0,2 de leur poids. Abstraction faite de la graisse, c'est le système musculaire qui supporte la presque totalité de la perte de poids ; le cœur, en particulier, éprouve une rapide diminution. La privation absolue d'aliments diminue chez tous les animaux à sang chaud la production du calorique : cette diminution est à peu près uniforme pendant les trois quarts de la résistance de la vie, et environ de 0,2 de degré par vingt-quatre heures ; pendant le dernier quart, la température décroît très promptement, et la mort arrive entre 23 et 24°. La mort résulte de l'arrêt de la nutrition, de la consommation de tous les matériaux que fournirait l'organisme si l'on pouvait changer la condition de refroidissement qui est la conséquence de l'inanition, puisqu'au moment de la mort par abstinence absolue, l'émaciation n'est que des quatre dixièmes du poids initial. — Dans l'*abstinence incomplète*, où le chiffre des aliments va en décroissant, au lieu d'être abaissé tout à coup d'une quantité à laquelle on le maintient ensuite, la perte paraît pouvoir dépasser 0,4 avant que la mort s'ensuive. La vie est prolongée quand on fournit de l'eau aux animaux privés de nourriture ; l'influence conservatrice de l'eau est surtout prononcée chez les animaux à sang froid, évidente chez les mammifères, nulle chez les oiseaux (Chossat). La comparaison de la quantité d'acide carbonique exhalé avec la composition des déjections fournies pendant l'inanition montre que la graisse contenue dans l'organisme contribue à prolonger la vie des animaux privés de nourriture (Boussingault).

INCISION (de *in*, en, et *cædere*, couper ; all. *Schnitt*). — Division méthodique des parties molles avec un instrument tranchant.

Les incisions sont la base de la plupart des opérations chirurgicales.

Elles se pratiquent le plus ordinairement à

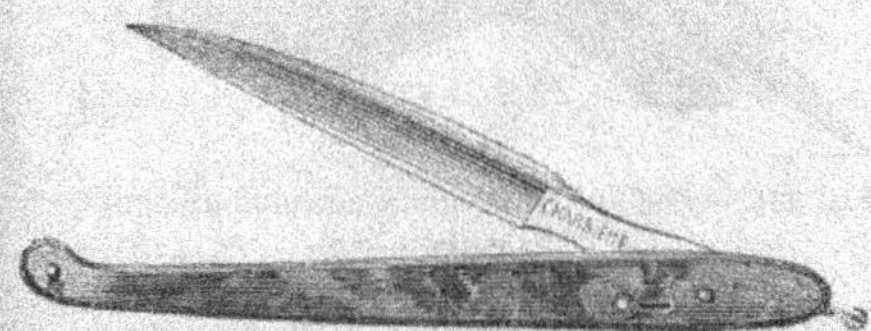

Fig. 891. — Bistouri droit.

l'aide du bistouri (fig. 891, 892, 894) et des ciseaux ; quelquefois avec des instruments spé-

ciaux, ténotome, herniotome, lancette, feuilles de sauge ; quelquefois on se fait guider par des conducteurs, une sonde cannelée.

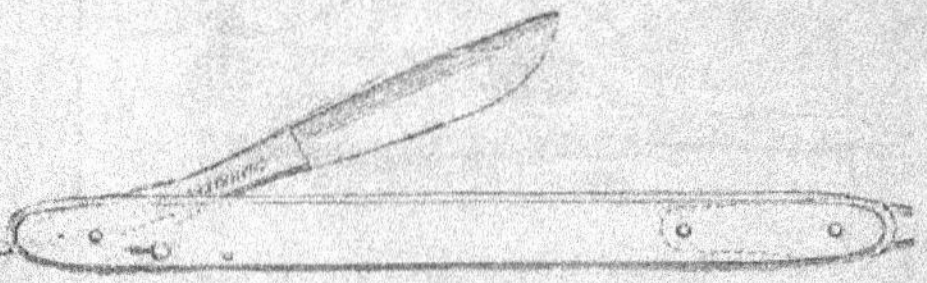

Fig. 892. — Bistouri convexe.

Les incisions se font de deux façons : 1° *de dehors en dedans*, ou de la peau vers les parties

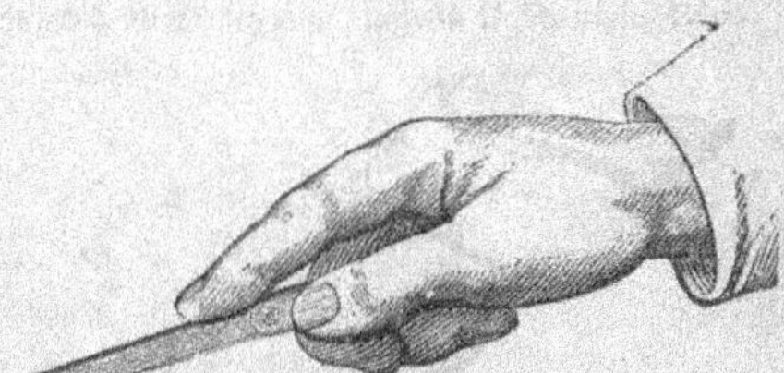

Fig. 893. — Bistouri tenu comme un couteau à découper, le tranchant en bas.

profondes ; 2° *de dedans en dehors*, des parties profondes vers la peau. Chacun de ces genres

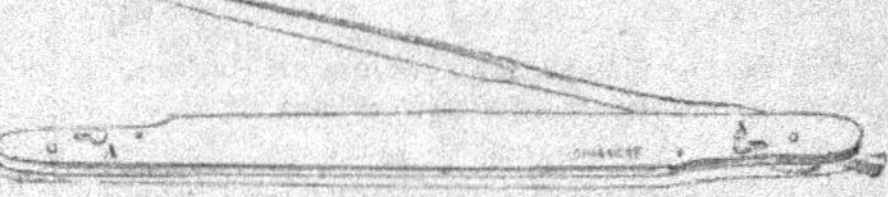

Fig. 894. — Bistouri boutonné.

d'incisions peut être exécuté de quatre manières différentes, suivant que l'instrument est porté

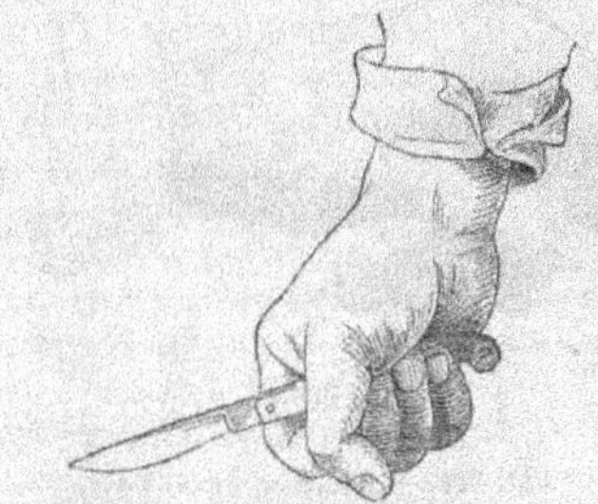

Fig. 895. — Bistouri tenu à pleine main.

de gauche à droite, de droite à gauche, vers l'opérateur, ou en s'éloignant de lui. Il faut varier, dans chacun de ces cas, et la manière de tenir le bistouri, et celle de tendre les parties que l'on se propose de diviser (Voy. fig. 893, 895, 896, 897, 898, 899, 900, 901, 902, 903, 904).

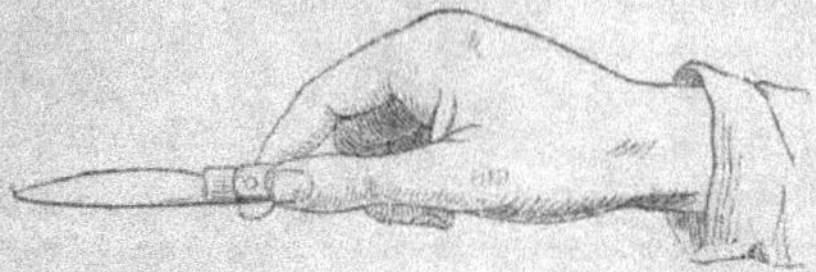

Fig. 896. — Bistouri tenu comme un couteau à découper, le tranchant en haut.

Quand le bistouri doit pénétrer profondément, et que l'on craint de blesser les parties environnantes, il devient nécessaire de donner

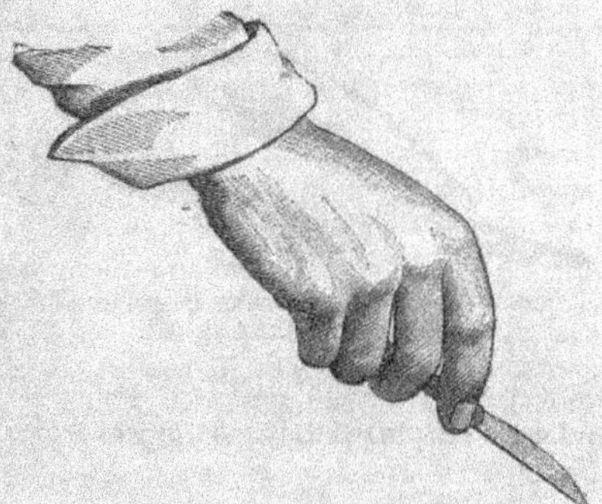

Fig. 897. — Bistouri tenu comme un couteau. le tranchant dirigé en haut.

à l'instrument tranchant un conducteur, le *doigt indicateur* ou la *sonde cannelée*.

Le *doigt indicateur* reçoit la lame du bistouri,

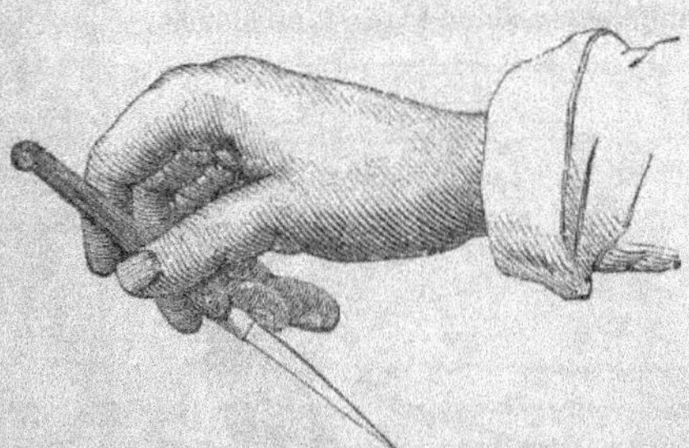

Fig. 898. — Incision devant soi.

couvre son extrémité, et sert à l'introduire ainsi dans les parties les plus profondes. Pour se servir du doigt, on l'introduit seul d'abord, afin de bien reconnaître les parties; on fait ensuite glisser à plat sur lui la lame du bistouri,

et l'on pénètre ainsi jusques au delà du point à inciser.

La *sonde cannelée* remplit le plus fréquemment

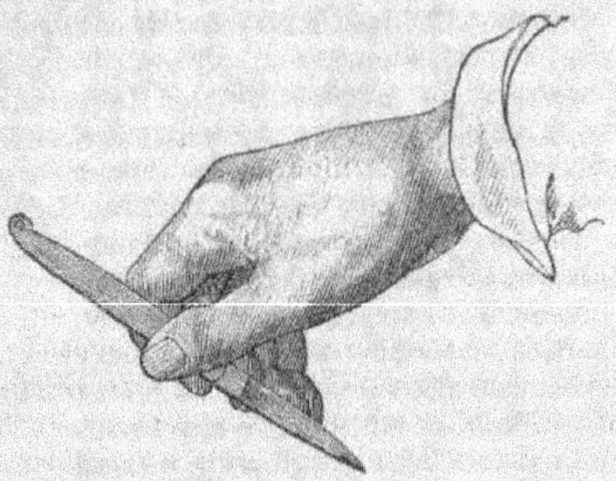

Fig. 899. — Incision vers soi.

l'usage de conducteur. La plaque de la sonde cannelée, reçue dans la paume de la main

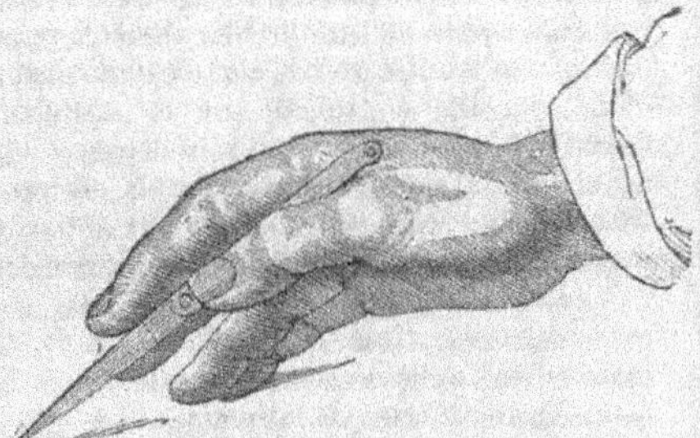

Fig. 900. — Bistouri tenu comme une plume à écrire, le tranchant en bas.

gauche couchée en supination, y est fixée par le pouce, tandis que le doigt indicateur avancé

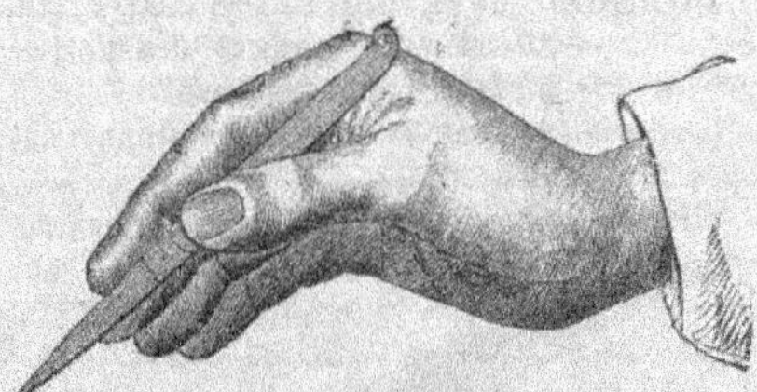

Fig. 901. — Bistouri tenu comme une plume à écrire, le tranchant en haut.

sous la tige lui fait exécuter un mouvement de bascule et tendre les tissus en les soulevant. Le bistouri, étant tenu comme pour couper de dedans en dehors, est ensuite porté dans la cannelure, et glissé jusqu'à l'endroit où l'incision doit finir; mais, avant d'inciser les tissus sous lesquels on a placé la sonde conductrice, on s'assure qu'aucun vaisseau d'un certain

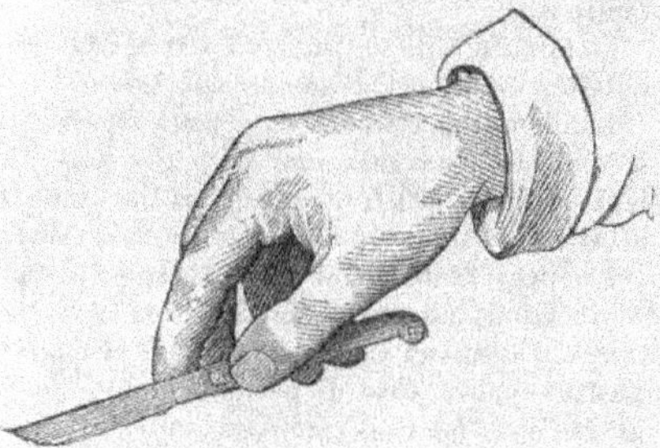

Fig. 902. — Bistouri tenu comme un archet.

calibre, qu'aucun tronc nerveux, qu'aucun organe important ne s'est glissé au-devant

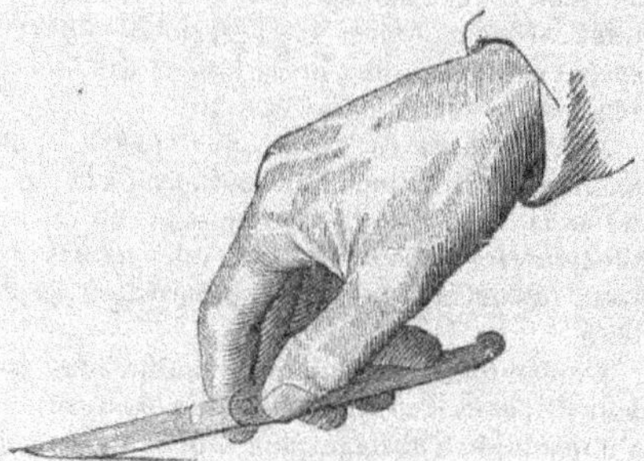

Fig. 903. — Bistouri tenu comme un archet, le tranchant dirigé en haut.

de la cannelure, et ne peut être atteint par le tranchant de l'instrument.

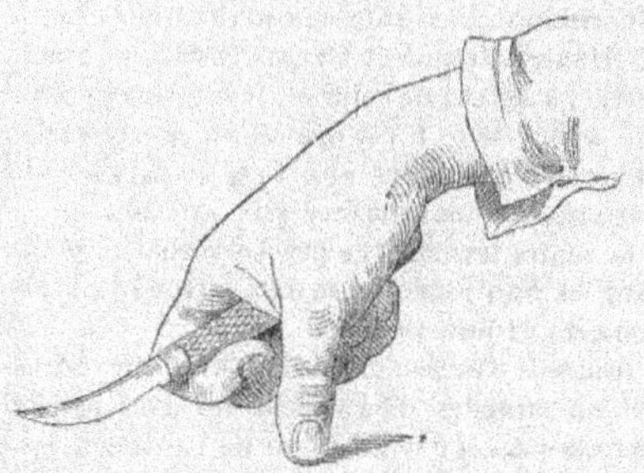

Fig. 904. — Feuille de sauge tenue de manière à enlever la corne par copeaux.

Dans certains cas, on est obligé de faire un pli à la peau et de se servir d'une aiguille pour commencer l'incision (fig. 905).

Les incisions ne varient pas seulement sous le rapport de leur direction, elles varient encore sous celui de leur forme. Ainsi il en est de

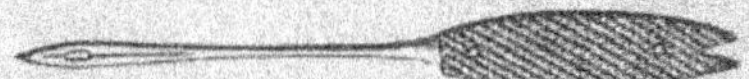

Fig. 905. — Aiguille pour préparer et guider l'incision.

droites, de *courbes*, de *circulaires*, d'*elliptiques*, de *cruciales*; d'autres ont la forme d'un T, d'un V, etc. (fig. 906).

La nature des parties sur lesquelles on opère,

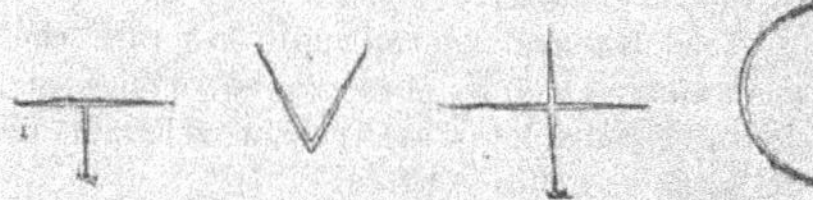

Fig. 906. — Incisions en T, en V, cruciales et en croissant.

et la disposition des tumeurs, des fongosités ou des autres productions organiques dont on veut opérer l'extirpation, sont autant de circonstances qui font varier la figure des incisions.

Il arrive quelquefois que les incisions faites pour donner issue au pus, sont mal situées ou insuffisantes; il faut alors faire des *contre-ouvertures*.

INCOMPATIBLE. — Se dit, en matière médicale, des médicaments dont le mélange annule les effets thérapeutiques (Voy. Médicament).

INCONTINENCE. — Écoulement ou émission involontaire d'une matière excrémentitielle, liquide ou solide, dont l'excrétion n'a lieu ordinairement qu'à des intervalles plus ou moins longs, à la suite d'un besoin, et sous l'influence de la volonté. Ce mot désigne plus particulièrement l'écoulement involontaire de l'urine ou des excréments.

Incontinence d'urine. — L'urine s'échappe de la vessie continuellement en petite quantité, à mesure qu'elle y est déposée par les uretères. — C'est un symptôme d'autres maladies. L'écoulement peut avoir lieu d'une manière continue ou intermittente.

L'*incontinence par regorgement* s'observe lorsque l'organe est paralysé. — La rétention d'urine, quelle que soit sa cause (Voy. Rétention), peut être suivie d'une incontinence plus ou moins prolongée, par exemple lors de calculs. Dans les maladies typhoïdes, les maladies des centres nerveux, souvent dans la rage du chien, dans certains empoisonnements, la vessie se distend outre mesure, et l'incontinence s'établit ensuite.

L'urine s'échappe involontairement d'une manière continue, lorsqu'il y a paralysie du col seul de la vessie, ou quand son corps éprouve un état de contraction permanente. Cet état a été observé lorsque la matrice pèse sur la vessie, soit qu'elle renferme un fœtus, soit qu'il y ait une tumeur polypeuse; les polypes du vagin agissent de même, ainsi que les condylomes sur les chiennes. — Les tumeurs polypeuses de la vessie produisent également de l'incontinence.

L'incontinence intermittente est rare chez nos animaux; on l'a observée lors d'épilepsie, de convulsions, lors d'asphyxie, dans la maladie du jeune âge chez le chien.

Traitement. — Il varie avec la cause. On essaiera, suivant les cas : l'ablation des tumeurs, l'usage des toniques, l'électricité, etc.

INCUBATION. — Temps qui s'écoule entre l'action d'une cause morbifique sur l'économie animale et l'invasion de la maladie; il s'applique surtout aux venins et virus; un temps plus ou moins long sépare toujours leur introduction dans l'économie de leurs premières manifestations apparentes; cette période, nécessaire pour que l'état virulent puisse se transmettre à toute la substance, se nomme *période d'incubation*.

INCURABILITÉ. — Caractère des maladies qui ne sont pas susceptibles de guérison.

INDEMNITÉ (all. *Entschaedigung*). — Secours, dédommagements pécuniaires accordés à celui qui a éprouvé une perte.

En *police sanitaire*, l'abatage d'un animal, ordonné par l'autorité, peut être assimilé à une expropriation pour cause d'utilité publique et par conséquent doit donner lieu à une indemnité. De plus l'indemnité facilite l'application de la loi sanitaire.

D'après l'article 23 de la loi du 12 juillet 1881, « il n'est alloué aucune indemnité aux propriétaires des animaux abattus par suite de maladies contagieuses, autres que la *peste bovine* et la *péripneumonie contagieuse* dans les conditions spéciales prescrites dans l'article 9 ».

Art. 17. — Il est alloué aux propriétaires des animaux abattus pour cause de peste bovine, en vertu de l'article 7, une indemnité des trois quarts de leur valeur avant la maladie.

Il est alloué aux propriétaires d'animaux abattus pour cause de péripneumonie contagieuse, ou morts par suite de l'inoculation, en vertu de l'article 9, une indemnité ainsi réglée:

La moitié de leur valeur avant la maladie s'ils en sont reconnus atteints ;

Les trois quarts s'ils ont seulement été contaminés ;

La totalité, s'ils sont morts des suites de l'inoculation de la péripneumonie contagieuse.

L'indemnité à accorder ne peut dépasser la somme de 400 francs pour la moitié de la valeur; celle de 600 francs pour les trois quarts, et celle de 800 francs pour la totalité de la valeur.

L'article 18 de la loi de 1881 spécifie qu'il n'est alloué aucune indemnité aux propriétaires d'animaux importés de pays étrangers, abattus pour cause de péripneumonie contagieuse dans les trois mois qui ont suivi leur introduction en France.

Cet article a été modifié en ce qui concerne la *tuberculose* par la loi des finances du 13 avril 1898, article 81 : « Dans le cas de saisie de viande pour cause de tuberculose, des indemnités seront accordées aux propriétaires qui se seront conformés aux prescriptions des lois et règlements sur la police sanitaire. »

Art. 81 de la loi du 13 avril 1898. — Le montant de cette indemnité sera égal à la moitié de la valeur de la viande saisie en cas de tuberculose généralisée, aux trois quarts de cette valeur dans le cas de tuberculose localisée.

L'indemnité sera égale à la totalité de la valeur de l'*animal abattu par mesure administrative*, s'il résulte de l'abatage que l'animal n'était pas atteint de la tuberculose. Dans le dernier cas, la valeur de la viande vendue par les soins du propriétaire, sous le contrôle du maire, sera déduite de l'indemnité prévue.

Avant l'exécution de l'ordre d'abatage ou d'inoculation, les animaux sont estimés par le vétérinaire délégué et un expert désigné par la partie ; à défaut de celui-ci, le vétérinaire délégué opère seul. Il est dressé un procès-verbal d'expertise ; le maire et le juge de paix le contresignent et donnent leur avis (art. 20).

Le maire transmet ce procès-verbal au préfet dans les cinq jours de sa date (art. 65 du règlement du 22 juin 1882).

Demande d'indemnité. — Elle doit être adressée au ministre de l'agriculture dans le délai de trois mois, à dater du jour de l'abatage, sous peine de déchéance (art. 22 de la loi de 1881). — Elle doit être écrite sur une feuille de papier timbré à 60 centimes. L'article 66 du règlement d'administration publique stipule que les pièces suivantes devront être jointes à la demande d'indemnité:

1° Le procès-verbal d'estimation ;

2° Une copie de l'ordre d'abatage ou d'inoculation, certifiée conforme par le maire ;

3° Un certificat du maire attestant que l'ordre d'abatage a reçu son exécution ; ou, dans le cas de mort par suite de l'inoculation de la péripneumonie, un certificat attestant que l'inoculation est réellement la cause de la mort ; ce dernier certificat doit être visé par le maire ;

4° Une copie certifiée de la déclaration, faite à la mairie par le propriétaire, de l'apparition de la maladie dans les étables ou bergeries ;

5° Un certificat du maire, constatant que le propriétaire s'est conformé à toutes les prescriptions de la loi ;

6° Une déclaration du propriétaire faisant connaître, lorsqu'il y aura lieu, pour chaque tête de bétail, les produits de la vente des animaux ou de leur chair et débris ;

Enfin à ces pièces on joindra, dans le cas d'abatage pour cause de péripneumonie ou de mort des suites de l'inoculation, le procès-verbal d'autopsie des animaux et un certificat constatant qu'ils n'ont pas été introduits en France dans les trois mois qui ont précédé l'abatage.

En Algérie, les prescriptions sont les mêmes, mais l'indemnité à accorder ne peut dépasser la somme de 200 francs pour la moitié de la valeur de l'animal et de 300 francs pour les trois quarts ; de plus, l'inoculation préventive de la péripneumonie n'étant que facultative, il n'est pas accordé d'indemnité en cas de mort de l'animal.

Secours. — Des secours spéciaux peuvent être alloués aux propriétaires des animaux atteints de maladies contagieuses ; ces secours sont prélevés sur un fond spécial qui est le produit d'un centime additionnel au montant des contributions foncière, personnelle et mobilière.

Le taux de l'allocation est fixé chaque année par un arrêté ministériel.

La constatation des dommages est faite par des vétérinaires ou, à leur défaut, par des experts nommés par le préfet.

La demande de secours et le procès-verbal d'estimation sont adressés par le maire au préfet qui les transmet au ministre (Conte, *Police sanitaire*).

INDICATION (*indicatio*, de *indicare*, indiquer, montrer ; all. *indicirendes Zeichen* ; angl. *indication* ; it. *indicazione* ; esp. *indicacion*). — Dans le langage médical, notion fournie par l'examen raisonné d'un malade, par la recherche et l'appréciation des circonstances, inhérentes au malade ou à la maladie, qui accompagnent ou qui ont précédé celle-ci, et d'où l'on peut déduire le traitement à employer. — En chirurgie, *indication opératoire*, examen des circonstances relatives à l'état général du malade, à ses antécédents et à l'état du mal local, qui peuvent indiquer s'il y a lieu de pratiquer telle ou telle opération ou non, et si pour celle-là il faut adopter tel procédé plutôt que tel autre. En général, pour les animaux domestiques, il faut tenir compte du prix de l'opération, de la durée des soins consécutifs et surtout de la probabilité de pouvoir utiliser l'animal après la guérison.

INDIGESTION (all. *Unverdaulichkeit, Indigestion* ; angl. *indigestion*). — Trouble passager et subit des fonctions digestives, qui survient ordinairement quelques heures après l'ingestion d'aliments trop copieux ou de mauvaise qualité, quelquefois sous l'influence d'une cause extérieure, telle que le froid, la fatigue, une perte de sang, une émotion. Sont surtout prédisposés aux indigestions les animaux affaiblis par l'âge, les malades en état de convalescence, ceux qui sont affectés de maladies chroniques ou aiguës des organes digestifs. L'indigestion est fréquente sur nos animaux herbivores, qui, dans l'état de domesticité, sont obligés de prendre en peu de temps une trop grande quantité d'aliments.

Nous allons étudier séparément : 1° *l'indigestion chez les solipèdes* ; 2° *l'indigestion chez les ruminants* ; 3° *l'indigestion chez les carnivores et les omnivores* ; 4° *l'indigestion des volailles*.

A. Indigestion chez les solipèdes. — Leur estomac est relativement petit, et l'on trouve, dans la longueur de leur intestin, de vastes réservoirs, le cæcum et le gros côlon, où les aliments continuent à être élaborés ; l'indigestion chez ces animaux peut donc être *stomacale* ou *intestinale*.

Indigestion stomacale. — ÉTIOLOGIE. — Fréquente sur les animaux vieux ou voraces, qui ne broient pas suffisamment les aliments. S'observe aussi sur les chevaux de gros trait, soumis à un travail prolongé et astreints à prendre leur repas abondant en un temps trop court ; sur ceux qui consomment une trop grande quantité d'avoine en peu de temps (chevaux qui s'échappent). — La nature des aliments a une influence : le son sec ou légèrement mouillé donné en grande quantité, les balles de graminées, les fourrages hachés, les châtaignes sèches, les aliments altérés, les pommes de terre germées, marcs de raisins, etc., peuvent la déterminer.

Ces diverses causes agissent d'autant plus qu'il existe déjà une altération de la muqueuse gastrique ou que l'organe est inerte.

SYMPTOMATOLOGIE. — Les symptômes apparaissent peu de temps après le repas : tristesse, inappétence, bâillements fréquents ; bouche sèche, pâteuse ; tête lourde, portée basse ; pouls petit, concentré ; respiration un peu gênée, coliques légères ; le cheval gratte le sol avec ses pieds de devant, il se couche avec précaution, reste longtemps couché, mais ne se roule pas ; il tourne lentement la tête en regardant son flanc ; au travail il est mou, indolent, marche la tête basse en traînant les membres. En douze heures ces symptômes peuvent disparaître ; des borborygmes se font entendre et on constate la sortie fréquente de gaz, d'excréments ramollis, et une évacuation copieuse d'urine.

D'autres fois les coliques deviennent plus intenses : le cheval se laisse tomber, s'étend sur le côté en gémissant ; dans certains cas il se roule, mais sans violence, ou bien prend la position du chien assis ; il n'y a pas de ballonnement, mais le ventre paraît tendu ; on observe des bâillements fréquents, des éructations, des nausées ; la face grippée prend une expression particulière (rire sardonique).

La guérison est encore possible ; elle est annoncée par la disparition des coliques et par un état de somnolence persistant pendant plusieurs heures. Souvent la mort survient à la suite de la rupture de l'estomac.

Parfois le cheval *vomit* ; c'est, la plupart du temps, le signe de la *rupture de l'estomac* (Voy. ESTOMAC). Dans de rares cas le vomissement est le prélude de la guérison.

DIAGNOSTIC. — Les commémoratifs, les premiers symptômes, les légères coliques indiquent une indigestion. On différenciera l'indigestion stomacale de l'indigestion intestinale par l'absence de ballonnement, et des autres affections intestinales par le peu d'intensité des coliques ; les bâillements fréquents, les éructations, les nausées précisent le diagnostic.

PRONOSTIC. — Grave en raison de la grande difficulté du vomissement et du danger de la déchirure. Beaucoup d'animaux succombent en cinq à six heures, d'autres en vingt-quatre heures.

TRAITEMENT. — Il faut essayer de délayer les matières renfermées dans l'estomac, soit par l'administration de breuvages excitants, thé, café, infusions de plantes aromatiques addi-

tionnées d'alcool, d'élixir Lebas, de teinture d'aloès. Ces breuvages seront donnés à petites doses répétées. On aura recours aux injections sous-cutanées de pilocarpine et de vératrine ; il sera préférable de fractionner les doses : Butel recommande de faire les injections avec 3 à 5 centigrammes de pilocarpine et de les répéter toutes les demi-heures ; si, après plusieurs heures, les coliques ne disparaissent pas, il injecte un mélange d'ésérine et de pilocarpine (3 à 5 centigrammes de chaque), « de manière à déterminer des contractions modérées des parois gastriques ».

Les malades seront promenés au pas ; pendant les instants de repos on évitera qu'ils se couchent, et on les bouchonnera.

Indigestion d'eau. — C'est une variété d'indigestion stomacale, assez rare, et due à l'ingestion d'une grande quantité d'eau. Le liquide peut déterminer une grande gêne de la respiration ; on observe des vomissements fréquents avec rejet du liquide mêlé de mucosités. Si l'eau ne peut être rejetée, on observe les symptômes de l'indigestion stomacale ordinaire et la mort peut survenir en vingt-quatre à quarante-huit heures.

TRAITEMENT. — Les injections de 10 centigrammes de vératrine répétées toutes les heures peuvent exciter les contractions de l'estomac.

Indigestion intestinale. — Elle est aiguë ou chronique.

Indigestion intestinale aiguë. — Elle est la conséquence de l'arrêt et de la fermentation rapide des matières alimentaires dans le cæcum et le gros côlon.

ÉTIOLOGIE. — Elle dépend de la qualité et de la quantité des aliments : fourrages mal récoltés, avariés, ligneux, trop durs ; plantes vertes des prairies artificielles (trèfle, luzerne, sainfoin), plantes vertes des prairies naturelles basses, marécageuses, vesce, gesse, maïs, tiges de vigne, etc. Elle s'observe sur les chevaux qui ingèrent de grandes quantités de paille ou de litière (*coliques de paille* et *de sable*). On a incriminé les eaux riches en principes minéraux.

Le mauvais état des dents (irrégularités, carie), le froid extérieur, surtout quand il coïncide avec un changement de régime, le travail pénible qui suit immédiatement les repas copieux, etc., ont une influence prédisposante. Ces causes déterminent l'inertie des intestins.

SYMPTOMATOLOGIE. — Coliques et ballonnement.

Peu après le repas, au repos ou pendant le travail, le cheval est triste, abattu, mou ; au repos, il gratte le sol, regarde son flanc, trépigne sur place, cherche à se coucher. Le ballonnement débute à droite et augmente rapidement, le ventre est tendu, le flanc droit est résistant et devient convexe; il existe de l'oppression due au refoulement du diaphragme; la respiration est courte, précipitée; les muqueuses sont injectées; la peau se couvre de sueurs. La défécation, facile au début, est supprimée. La miction s'opère difficilement.

Ces symptômes persistent plusieurs heures avec des périodes de rémission.

La guérison est annoncée par des borborygmes et par l'expulsion de liquides, de gaz et d'aliments mal digérés.

Parfois les coliques cessent brusquement, mais le ballonnement persiste et il n'y a pas eu d'expulsion de matières fécales; ce mieux trompeur est dû à la *déchirure* du cæcum ou du gros côlon; l'animal reste immobile, sa peau se couvre de sueurs, ses extrémités se refroidissent, sa respiration est petite, tremblotante, la mort survient rapidement par péritonite.

Les complications de *congestion intestinale*, de *volvulus*, sont annoncées par l'intensité des coliques et par les attitudes anormales que prend le malade.

Une autre complication possible est la *rupture du diaphragme*.

Enfin l'indigestion intestinale peut se terminer brusquement par la mort due à l'asphyxie.

DIAGNOSTIC. — Basé sur les coliques peu intenses, le ballonnement, l'absence de nausées.

PRONOSTIC. — Souvent peu grave.

TRAITEMENT. — On réveillera les contractions de l'intestin et on combattra le météorisme. On traitera les formes légères par les breuvages excitants : infusions de menthe, camomille, thé, auxquelles on ajoute un peu d'alcool (100 à 200 grammes), d'acétate d'ammoniaque (50 à 100 grammes), d'élixir de Lebas (100 grammes). On ordonnera les lavements irritants : eau de savon, eau additionnée de poudre de moutarde (100 grammes par litre), lavements de glycérine pure (25 à 30 grammes), etc.; les douches rectales.

Dans les formes plus graves, on aura recours aux injections hypodermiques de pilocarpine (15 à 20 centigrammes), vératrine (4 à 15 centigrammes) en solution alcoolique au vingtième.

On combattra le météorisme par la ponction du cæcum qui pourra être répétée.

On promènera le malade et on le bouchonnera.

Quand les symptômes auront disparu, on administrera des purgatifs salins et on mettra le malade à une demi-diète pendant plusieurs jours.

Indigestion intestinale chronique. — C'est une sorte d'obstruction du gros intestin déterminée par le séjour prolongé d'aliments plus ou moins desséchés, ou bien par des masses alimentaires agglomérées en boules (*pelotes stercorales*).

ÉTIOLOGIE. — S'observe presque exclusivement sur les vieux chevaux, dont l'appareil dentaire est en mauvais état (irrégularités, carie). S'observe aussi sur les poulains au moment de l'éruption des dents de remplacement.

Elle est due à ce que les aliments mal broyés fatiguent et paralysent l'intestin.

Les mauvaises conditions alimentaires et hygiéniques ont aussi une influence : fourrages durs et de mauvaise qualité, paille hachée, son mouillé donné en trop grande quantité; irrégularité et peu de durée des repas, etc.

Le trèfle incarnat détermine la production de pelotes stercorales chez les poulains (*ægagropiles*).

SYMPTOMATOLOGIE. — Coliques intermittentes et d'intensité croissante, se produisant après les repas, à intervalles de plus en plus rapprochés.

Le cheval cesse de manger, paraît inquiet, gratte le sol, regarde son flanc, puis se remet à manger lentement et comme à regret, jusqu'à ce que de nouvelles douleurs abdominales surviennent. Quelques jours plus tard, les coliques réapparaissent, mais plus fortes; le cheval se couche avec précaution, reste étendu quelques minutes sur le côté, mais ne se roule pas. Au début, il peut y avoir expulsion de matières fécales, mais bientôt la défécation est suspendue. On observe alors du météorisme, le flanc est rempli, le ventre est tendu, la respiration est courte, accélérée.

Par l'exploration rectale on peut constater la plénitude du cæcum ou sentir les pelotes stercorales placées généralement dans les bosses de la portion flottante du côlon.

L'accès a une durée variable; tantôt il disparaît en quelques heures; d'autres fois, et surtout lorsque l'affection est ancienne, il persiste plusieurs jours avec de courtes rémittences.

La marche est très lente, mais la durée des coliques stercorales ne dépasse guère huit jours. La guérison peut survenir à la suite de l'expulsion de ces pelotes. La congestion et la déchirure de l'intestin sont des complications fréquentes; elles sont précédées de coliques intenses. La déchirure est souvent consécutive à une congestion limitée.

DIAGNOSTIC. — Les coliques intermittentes, sourdes, se manifestant après les repas sur les chevaux âgés et s'accompagnant de météorisme, peuvent être attribuées neuf fois sur dix à l'indigestion intestinale chronique. L'exploration rectale précise le diagnostic.

PRONOSTIC. — Il varie avec l'ancienneté de la maladie; il est en général grave.

LÉSIONS. — La stase peut se faire dans les points suivants : 1° au passage de l'iléum dans le cæcum ; 2° dans le cæcum ; 3° dans le côlon replié ; 4° au passage du côlon flottant dans le rectum ; 5° dans la partie terminale du rectum (Ernst).

Dans le cas d'indigestion du cæcum, on le trouve rempli de matières alimentaires desséchées ; sa muqueuse est généralement décolorée.

Les pelotes stercorales se rencontrent surtout dans le gros côlon, le côlon flottant et le rectum ; elles ont des dimensions variant entre celles d'un œuf d'oie et de la tête d'un homme ; elles sont constituées par un amas d'aliments mal triturés, formant des pelotes très denses recouvertes de mucus ; à leur niveau, les parois intestinales sont amincies et la muqueuse est congestionnée.

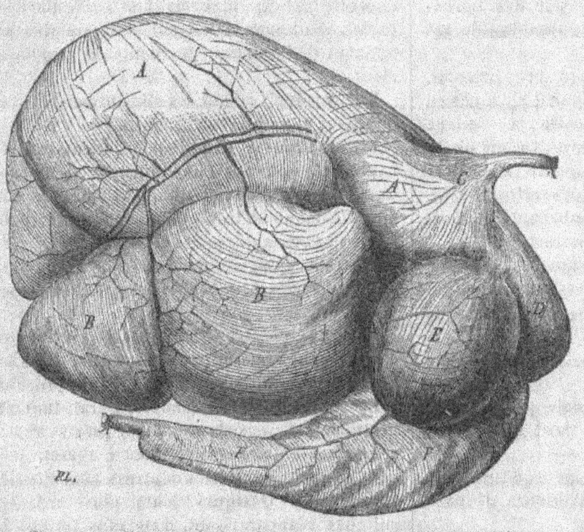

La déchirure de l'intestin siège de préférence au niveau de la courbure pelvienne du gros côlon, ou de la crosse du cæcum du côté interne ou au voisinage de la valvule iléocæcale.

TRAITEMENT. — Au début, on mettra le malade à un régime diététique, vert, barbotages tièdes contenant des purgatifs salins ; on l'empêchera de manger la litière. On vérifiera l'état des dents, que l'on opérera suivant le cas.

Le traitement curatif doit tendre à faciliter le glissement de la pelote, ou obtenir la dissociation des aliments accumulés et à exciter ensuite les parois de l'intestin.

Au début, on administrera 3 à 4 litres d'huile d'olive ou d'œillette. Butel recommande de déblayer les parties postérieures du tube digestif avec les douches rectales (15 à 30 litres).

Ensuite on excitera les contractions intestinales : un litre d'huile contenant en dissolution 8 à 10 grammes d'aloès (Bouley) ; 100 grammes d'huile de ricin dans chaque litre d'huile administré (Trasbot) ; essence de térébenthine (100 à 150 grammes) ; injections à petites doses répétées de vératrine et de pilocarpine (5 à 10 centigrammes) ; émétique (3 à 4 grammes) donné en lavements dans une décoction mucilagineuse, ou administré en breuvages répétés de demi-heure en demi-heure ; lavements irritants, etc.

Si on sent la pelote à l'exploration rectale, on peut essayer de la dissocier avec les doigts, à travers les parois de l'intestin ; mais il faut agir avec précaution.

B. Indigestion chez les ruminants. — Elle est très fréquente. L'étendue et la complication du tube digestif des ruminants (fig. 907), la quantité énorme d'aliments qu'ils introduisent dans leurs estomacs, la stabulation sont des causes prédisposantes ; l'indigestion, et surtout la météorisation, s'observent aussi sur les

Fig. 907. — Estomac du bœuf vu par la face droite et supérieure, la caillette étant abaissée.

A, rumen (hémisphère gauche). — B, rumen (hémisphère droit). — C, terminaison de l'œsophage. — D, réseau. — E, feuillet. — F, caillette. (A. Chauveau et S. Arloing, *Traité d'anatomie comparée des animaux domestiques*.)

animaux tenus ordinairement à l'étable et qu'on laisse accidentellement pâturer.

Nous distinguerons : 1° l'*indigestion gazeuse du rumen* ; 2° l'*indigestion du rumen avec surcharge d'aliments* ; 3° l'*indigestion du feuillet* ; 4° l'*indigestion laiteuse de la caillette*.

Indigestion gazeuse du rumen. — *Indigestion simple, météorisation, tympanite* (all. *Aufblæhen, Trommelsucht* ; angl. *météorisme* ; esp. *meteorización*). — La tympanite est une maladie commune chez les bêtes bovines et ovines, et est produite par le dégagement de gaz, principalement dans le rumen.

SYMPTOMATOLOGIE. — La maladie apparaît le plus souvent subitement, et consiste dans un météorisme d'abord léger, qui augmente avec rapidité pour prendre même parfois des proportions considérables ; quelquefois le flanc gauche vient dépasser le niveau de la colonne vertébrale ; le ventre résonne comme un tambour. Cependant le rumen, qui ne contient pas une grande quantité d'aliments, se laisse facilement déprimer. — L'animal ne mange plus, et la rumination est suspendue ; la langue est pâteuse et pend hors de la bouche ; l'animal trépigne des pieds de derrière, a un peu de coliques. — La respiration est accélérée et gênée ; le facies est quelquefois anxieux, les yeux sont proéminents ; la tête est tendue, les naseaux sont dilatés ; souvent l'animal a de la peine à se tenir debout et cependant craint de se coucher ; il faut le soutenir.

MARCHE, DURÉE ET TERMINAISONS. — La marche est des plus rapides ; rarement elle dure au delà de quelques heures ; la mort peut survenir en une heure, même en une demi-heure.

Souvent les animaux ont des éructations qui amènent la disparition du météorisme, et bientôt la rumination se rétablit ; cette éructation est impossible quand la distension des parois abdominales est excessive. — D'autres fois, une diarrhée plus ou moins copieuse, accompagnée de flatuosités, concourt aussi à dégager les organes de la digestion. — Une terminaison heureuse et spontanée est d'autant plus possible que le rumen renferme moins d'aliments

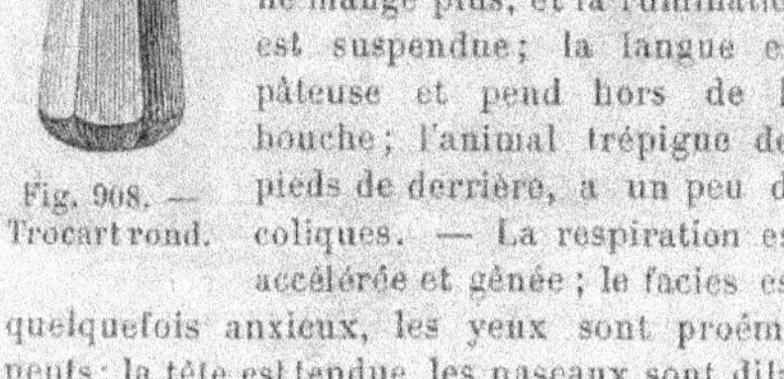

Fig. 908. — Trocart rond.

et que la météorisation est moins forte. Chez les vaches pleines, l'avortement survient généralement quelques jours plus tard.

Souvent le météorisme va en augmentant, gênant de plus en plus la respiration, et la mort subite par asphyxie peut survenir ; d'autres fois, la mort arrive consécutivement à une rupture du rumen ou du diaphragme.

LÉSIONS. — Le rumen est distendu outre mesure par des gaz et surtout par l'acide carbonique en proportion de 50 à 80 p. 100. Les autres lésions sont d'ordre asphyxique ; parfois le rumen, le diaphragme sont rupturés. Dans les cas de mort subite, les poumons sont exsangues : il semble que la mort arrive par arrêt du cœur causé par le refoulement du diaphragme et par l'aplatissement des grosses veines et des artères le long de la colonne vertébrale, comprimées par le rumen.

ÉTIOLOGIE. — Passage brusque du régime sec au régime vert ; fourrages altérés, moisis, pommes de terre germées, résidus de distillerie, plantes toxiques (renoncule, coquelicot, ciguë, tabac, etc.) ; ingestion de jeune trèfle et surtout de jeune luzerne mouillés par la rosée, couverts de givre et de gelée blanche.

Parfois l'indigestion est symptomatique d'une autre affection : corps étrangers dans l'œsophage, tumeurs, péricardite traumatique, tuberculose des ganglions, empoisonnement, etc.

TRAITEMENT. — Au début, dans les formes peu graves on administrera des infusions de plantes aromatiques, menthe, camomille, etc., additionnées d'alcool (100 à 200 grammes), ou d'eau-de-vie (un demi-litre dans un litre d'eau), ou bien on donnera du café (125 grammes pour un litre d'eau).

Si l'atonie du rumen per-

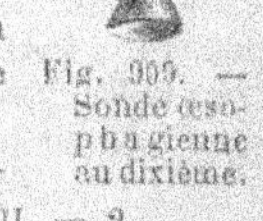

Fig. 909. — Sonde œsophagienne au dixième.

siste, on aura recours au sulfate de soude (500 grammes), à l'ipéca (10 à 15 grammes),

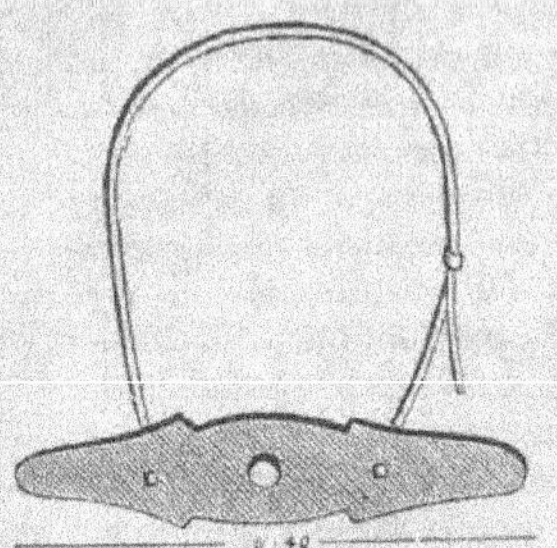

Fig. 910. — Bâillon.

aux injections de pilocarpine (15 à 30 centigrammes), d'ésérine (10 à 15 centigrammes), de vératrine (5 à 10 centigrammes).

Dès que le ballonnement augmente, on doit recourir immédiatement à la *ponction du rumen*, au centre du flanc gauche, en prenant pour points de repère les extrémités des vertèbres lombaires et la dernière côte (fig. 908, 911, 912). On laissera la canule en place plusieurs heures, en la fixant à l'aide d'une ligature qui entoure le corps de l'animal; on recommandera de dégager de temps à autre la canule du trocart des matières alimentaires qui l'obstruent, à l'aide d'une tige de bois. On promènera le malade et de temps à autre on lui administrera des lavements irritants ou d'eau froide.

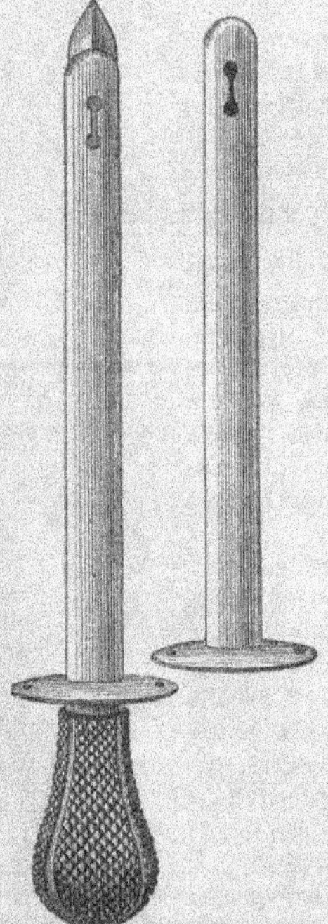

Fig. 911. — Trocart plat.

D'autres procédés sont souvent employés pour évacuer les gaz par la voie œsophagienne.

Le *sondage* ou *cathétérisme de l'œsophage* s'effectue avec une sonde en fil métallique contourné en spirale et recouvert de cuir; elle forme un long tube flexible (fig. 909). On maintient la bouche de l'animal ouverte à l'aide d'un pas d'âne ou d'un bâillon (fig. 910) et on introduit la sonde (Voy. CATHÉTÉRISME de l'œsophage).

Dans beaucoup de cas, l'administration de solutions concentrées de sel de cuisine chaudes, et répétées de cinq en cinq minutes, donnent de très bons résultats. Pour faciliter la sortie des gaz par la bouche, les vachers belges font avaler coup sur coup deux ou trois bols faits de mie de pain et de graisse.

Les bergers introduisent dans la bouche des moutons un bâillon (lien de paille, brins de genêt ou de bouleau, noués sur le chignon) qui excite les animaux à mâchonner. D'autres bergers titillent le voile du palais des moutons

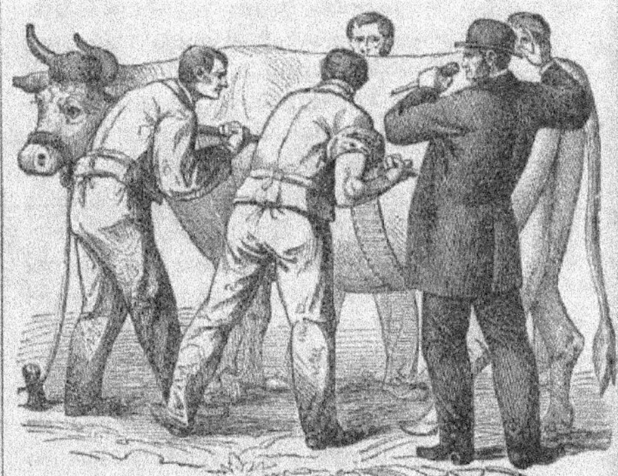

Fig. 912. — Ponction du rumen sur une vache.

avec un bâtonnet, en même temps qu'ils pressent l'abdomen entre leurs jambes pour favoriser les efforts expulsifs. Il en est qui recourent au *massage* à la main des flancs et du ventre.

Les breuvages préconisés, avec éther (30 grammes), ou ammoniaque (30 grammes), ou essence de térébenthine (50 à 200 grammes), etc., ont l'inconvénient de rendre par leur odeur la viande impropre à la consommation si l'abatage devient nécessaire.

Après guérison, le malade sera soumis pendant deux à trois jours à une diète sévère, puis on le remettra progressivement à son régime ordinaire. Si la rumination ne se rétablit pas, on ordonnera l'ipéca (10 grammes), la poudre de gentiane (30 à 60 grammes), les décoctions de baies de genièvre, camphre (10 à 15 grammes), etc.

Indigestion du rumen avec surcharge d'aliments. — Elle est due à l'accumulation d'une trop grande quantité d'aliments dans le rumen.

SYMPTOMATOLOGIE. — Les malades manquent d'appétit, cessent de ruminer, ils sont abattus. L'abdomen est toujours fortement météorisé ; les flancs, le gauche surtout, sont élevés au-dessus du niveau de la colonne vertébrale ; mais au-dessous du météorisme, on sent, par la palpation, la masse alimentaire qui est ordinairement dure au toucher. Les mouvements vermiculaires du rumen ont disparu ; l'anxiété et la dyspnée sont quelquefois fortes ; la respiration accélérée et pénible est accompagnée de plaintes ; les muqueuses sont injectées, les yeux proéminents; toujours l'anus et la vulve sont saillants et souvent avec un peu de refoulement du vagin et du rectum. Les animaux s'agitent quelquefois, se frappant le ventre avec les pieds de derrière, cherchant à se coucher, ou se laissant tomber comme une masse ; souvent au contraire les animaux, pour ne pas tomber, écartent fortement les quatre membres.

MARCHE, DURÉE ET TERMINAISONS. — La marche de la maladie est généralement rapide ; le plus souvent elle a de suite un caractère aigu, et, en quelques heures, le météorisme prend des proportions considérables ; parfois cependant, sur les bêtes de la petite culture, sur les animaux médiocrement nourris, la maladie débute immédiatement par la forme chronique. — Dans la forme aiguë, en peu d'heures, le météorisme prend des proportions telles que la respiration devient impossible ; l'animal est comme suffoqué, la bouche s'emplit d'écume, le pouls s'efface, tandis que les battements du cœur deviennent tumultueux, la respiration est haletante; il chancelle, tombe, et peut mourir subitement.

Quelquefois des régurgitations de masses alimentaires plus ou moins considérables déterminent la guérison spontanée; ou bien de véritables vomissements d'aliments amènent la guérison.

Sous l'influence du traitement, le météorisme diminue; le flanc s'affaisse peu à peu, des éructations ont lieu ; on perçoit les mouvements péristaltiques du rumen, et la diminution graduelle de la masse alimentaire qui devient en même temps plus molle; par degrés la rumination se rétablit, et la guérison est parfaite.

Dans la forme *chronique*, le météorisme est intermittent et moins considérable : le rumen, devenu inerte, est rempli d'une masse alimentaire dure, très peu pâteuse, se laissant déprimer par la pression, et gardant l'empreinte des doigts; la rumination est complètement suspendue ; le mufle est sec, l'appétit nul; il y a de la constipation ou quelques rares évacuations alvines fétides. Les animaux maigrissent vite. On constate en même temps l'indigestion du feuillet. Lorsque l'indigestion chronique dure plus de huit jours, il y a complication d'inflammation de la muqueuse du rumen et du feuillet, ainsi que des autres viscères digestifs, et souvent péritonite avec épanchement.

Les autres complications de l'indigestion avec surcharge sont l'inflammation, la congestion intestinale, le volvulus, l'invagination, l'avortement, l'apoplexie cérébrale, qui peuvent, comme l'asphyxie, faire périr les malades.

DIAGNOSTIC. — Il est assez facile, surtout en tenant compte des renseignements donnés par la palpation.

PRONOSTIC. — Il est grave lorsque la maladie date de plusieurs jours, et surtout si, l'appétit persistant, on a laissé l'animal continuer à manger et à augmenter la surcharge alimentaire.

ÉTIOLOGIE. — Outre les causes ordinaires de l'indigestion gazeuse, nous citerons l'alimentation irrationnelle : son, racines, balles de certains blés, mauvaises herbes, feuilles de vigne, fanes de pommes de terre, résidus de distillerie, farineux avariés, fourrages grossiers, et surtout les aliments durs et peu digestifs donnés en grande quantité.

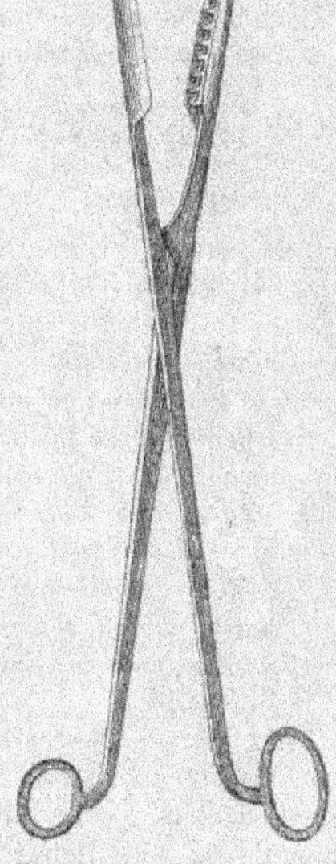

Fig. 913. — Pince de Brogniez pour rechercher les fourrages dans le rumen.

Les animaux faibles, débilités, y sont prédisposés; une atteinte antérieure y prédispose également.

TRAITEMENT. — Dans les cas de légère surcharge, on prescrira la diète absolue, le massage du flanc et les promenades ; on administrera de l'ipéca (8 à 12 grammes), de l'aloès (15 à 20 grammes), ou encore du sulfate de soude dissous dans du café (500 à 1 000 grammes). On peut recourir aux injections hypodermiques répétées de pilocarpine, de vératrine.

Dans le cas d'indigestion grave, on pratiquera la *gastrotomie* (Voy. ce mot) et on retirera de la panse plusieurs litres de matières alimentaires. Pour faciliter cette extraction, Brogniez a inventé une pince spéciale dont l'usage ne s'est pas répandu (fig. 913). On laissera le malade à une diète sévère et on lui administrera de l'ipéca ou de l'aloès. Si l'opéré est triste, abattu, se plaint ; si la rumination ne se rétablit pas après l'opération, mieux vaut le livrer à la boucherie.

Si l'indigestion se prolonge, on continuera l'administration des breuvages stimulants : vin, café, eau salée avec des amers, absinthe ou gentiane, émétique, ipéca. Après guérison, il faudra surveiller le régime des malades.

Dans les cas graves, Bonneau obtient de bons résultats avec le mélange suivant :

Poudre d'ipéca....	5 grammes,
Poudre d'ellébore .	15	—
Poudre d'aloès....	15	—
Sel de nitre........	15	—

en électuaires, ou mieux en breuvages, dans plusieurs litres d'infusion aromatique. Après guérison, si les efforts de vomissements dus au médicament persistent, il donne du camphre (20 à 30 grammes par jour).

Indigestion du feuillet. — *Obstruction* ou *engouement du feuillet* (all. *Loeserverstopfung Blaehsucht, stille Volle* ; angl. *stoppage of the psalter*). — Elle est fréquente et difficile à guérir ; quelquefois franchement limitée au feuillet, elle consiste bien souvent dans une affection gastro-intestinale se compliquant de l'obstruction du feuillet.

ÉTIOLOGIE. — Mauvaise alimentation, fourrage trop menu, paille, foin, racines trop finement hachés. — Le plus souvent elle vient compliquer une indigestion aiguë qui s'est prolongée. D'autres fois, elle est la conséquence d'affections générales graves : péripneumonie, peste bovine, coryza gangreneux, charbon, tuberculose, etc.

SYMPTOMATOLOGIE. — Au début, il y a irrégularité de la rumination avec météorisation légère et quelques coliques ; l'appétit est très diminué ; le flanc droit est dur, et le gauche tympanisé ; les mouvements péristaltiques du rumen sont plus rares ; les excréments sont peu modifiés.

Si la maladie est plus ancienne ou plus grave, l'état général devient mauvais ; le malade est triste, abattu, a des frissons et des tremblements généraux ; sa peau est collée ; son mufle est sec et fendillé ; ses yeux sont enfoncés ; ses muqueuses sont injectées ; sa bouche est sèche,

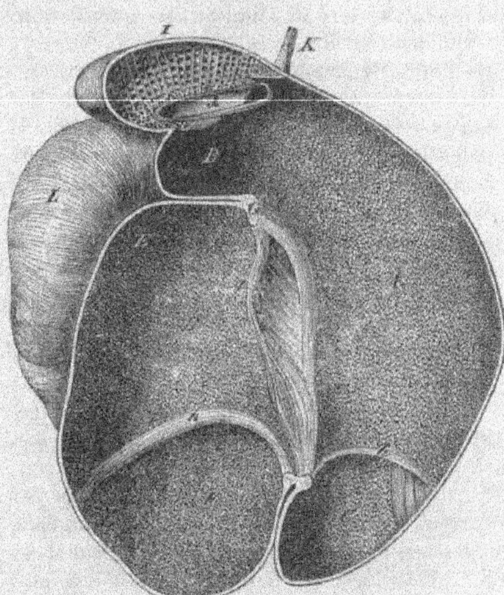

Fig. 914. — Intérieur des estomacs des ruminants (plan supérieur du rumen et du réseau avec la gouttière œsophagienne).

A, sac gauche du rumen. — B, extrémité antérieure de ce sac renversée sur le sac droit. — C, extrémité postérieure du même, ou vessie conique gauche. — D, sac droit. — E, son extrémité antérieure. — F, la postérieure, ou vessie conique droite. — G, coupe du pilier antérieur du rumen. — *gg*, les deux branches supérieures. — H, pilier postérieur du même. — *h,h,h*, ses trois branches inférieures. — I, cellules du réseau. — J, gouttière œsophagienne. — K, œsophage. — L, caillette. (A. Chauveau et S. Arloing.)

pâteuse ; sa marche est chancelante ; il fait entendre des plaintes quand il est couché. L'inappétence est ordinairement complète ; la constipation est opiniâtre ; les excréments sont noirs, durs, recouverts de mucus glaireux ou sanguinolent ; parfois il y a des périodes alternatives de diarrhée et de constipation.

La respiration est plaintive ; le pouls est dur, tendu et accéléré ; il y a de la fièvre. Le météorisme est peu accusé, il peut manquer. La rumination est suspendue, mais il y a souvent des éructations fétides. Si l'on exerce une pression d'arrière en avant, immédiatement au-dessous du flanc droit, l'animal pousse une plainte sourde ; cette exploration permet de sentir le feuillet ou plus exactement le cul-de-sac du rumen dur et rempli. La sécrétion lactée est presque supprimée. L'urine est rare et foncée.

Terminaison. — La guérison peut survenir du troisième au sixième jour, surtout quand l'affection est prise dès le début; elle est annoncée par une défécation abondante, des borborygmes, le retour des contractions du rumen, la physionomie plus éveillée du malade, etc. La convalescence est toujours longue.

Mais quand la maladie se prolonge au delà de six à huit jours, l'animal maigrit de plus en plus, et meurt d'inanition. Les complications possibles sont la péritonite, l'emphysème souscutané, l'avortement, etc.

Diagnostic. — Facile; mais on devra rechercher la nature de la cause et voir si la maladie n'est pas secondaire à une affection générale grave.

Pronostic. — Toujours grave, surtout si l'indigestion est déjà ancienne.

Lésions. — Les lames du feuillet sont séparées par des aliments desséchés, d'une dureté pierreuse, formant des sortes de tablettes qui

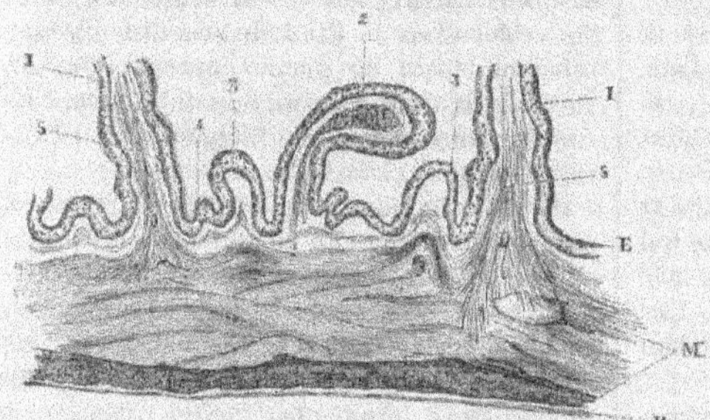

Fig. 915. — Coupe des parois du feuillet, faite au niveau de la grande courbure de cet estomac, montrant l'origine des lames.

P, péritoine. — M, les deux plans de la couche musculeuse. — E, épithélium. — 1,1, lames principales du feuillet interrompues dans leur hauteur. — 2, lames secondaires. — 3,3, lamelles de troisième ordre. — 4, lamelle denticulée. — 5,5, deux plans de fibres musculaires qui montent dans l'épaisseur des lames principales, quelques-unes de ces fibres sortent des profondeurs de la couche charnue de l'organe. (A. Chauveau et Arloing.)

sont adhérentes à l'épithélium de la muqueuse, enflammée, ulcérée par places. On observe souvent des lésions de gastro-entérite étendues au rumen, à la caillette, à l'intestin (fig. 914, 915).

Traitement. — Tisane de graine de lin (10 à 15 litres par jour) additionnée de sulfate de soude, ou bien un litre d'infusion de camomille contenant de l'acide chlorhydrique (20 grammes) alcoolisé (60 grammes) donné de deux heures en deux heures. Ipéca (6 à 8 grammes matin et soir). Injections hypodermiques de pilocarpine,

ésérine, vératrine à petites doses répétées. Butel recommande le lavage de l'estomac en injectant en plusieurs fois, soit directement par l'intermédiaire d'une sonde œsophagienne, soit par la canule du trocart de ponction, 30 à 50 litres d'eau salée tiède ou aromatique dans le rumen.

On combinera ces moyens avec le massage du ventre, les lavements mucilagineux, l'exercice modéré. Le malade sera soumis à une diète sévère; on ne lui donnera que de l'eau blanchie. Il ne sera remis progressivement à un bon régime ordinaire qu'après le retour complet de la rumination.

Si l'indigestion se prolonge, il sera préférable de livrer le malade à la boucherie.

Indigestion laiteuse de la caillette. — Elle s'observe presque exclusivement sur les jeunes ruminants à la mamelle.

Elle est due à l'absorption d'une quantité trop considérable de lait, ou à sa mauvaise qualité. Mais elle vient aussi compliquer toutes les maladies des jeunes.

Symptomatologie. — Tristesse, abattement, bâillements; bouche chaude, d'odeur fétide; éructations fréquentes, aigrelettes; ventre tendu, un peu ballonné, sensible dans la région inférieure du flanc droit; souvent vomissements de lait caillé, bientôt accompagnés d'une diarrhée abondante, fétide, jaunâtre, avec de légères coliques.

Les malades maigrissent très vite. La mort peut survenir en moins d'une semaine; alors le ventre est très sensible, l'animal reste étendu. La guérison peut être suivie d'arthrites infectieuses considérées autrefois comme rhumatismales.

Traitement. — Demi-diète : ne donner qu'un peu de bon lait à des heures fixes. Tout au début, Weber recommande de mettre les animaux au régime de l'eau bouillie pendant douze à vingt-quatre heures; on a recommandé l'eau de chaux. On traitera l'inflammation de la caillette par la manne, la crème de tartre (20 à 30 grammes pour les veaux; 5 à 10 grammes pour les agneaux).

Filliâtre, pour combattre la diarrhée, préconise l'eau de goudron (goudron de Norvège, 150 grammes; eau bouillante, 4 litres) : laisser tiédir et donner 250 grammes chaque demi-heure, jusqu'à disparition de la diarrhée; donner des lavements d'un tiers de litre; pendant deux jours, faire prendre le lait coupé d'un quart d'eau de goudron (Butel). Contre l'infection on utilisera l'acide lactique (2 à 5 grammes pour les veaux) dans une potion mucilagineuse.

C. Indigestion des carnivores et des omnivores. — Elle est relativement peu grave, mais elle paraît plus fréquente sur les porcs que sur les chats et les chiens.

Symptomatologie. — Elle survient presque toujours peu de temps après les repas. L'animal est abattu, refuse de manger, se couche dans un coin, mais n'y reste pas ; il a une certaine inquiétude, de la lourdeur ; le ventre est tendu, souvent un peu météorisé, douloureux à la pression, surtout à la région stomacale. Le malade a des éructations, des nausées, bientôt suivies du vomissement de matières diversement altérées ; cette évacuation spontanée, qui se fait ordinairement sans efforts, est suivie d'un grand soulagement ; souvent aussi, il se déclare de la diarrhée. Au bout de peu de temps alors les fonctions digestives reviennent à leur état physiologique ; quelques malades pourtant conservent pendant plusieurs jours de l'inappétence.

Étiologie. — La cause habituelle est la préhension d'une trop grande quantité d'aliments, surtout d'aliments peu digestibles, parfois de substances non alimentaires ; elle n'est pas rare sur les porcs nourris avec des restes de cuisine contenant beaucoup de viandes et d'os ; on l'observe surtout sur les animaux qui dévorent gloutonnement, un objet volé par exemple, sans le mâcher ni le triturer. Une perte de sang, un bain, un exercice violent après le repas peuvent la provoquer.

Traitement. — Infusion de plantes aromatiques (camomille, menthe, etc.), eau salée alcoolisée. Si le vomissement ne s'effectue pas, ipéca, émétique, injections d'apomorphine. Après la guérison, pendant un ou plusieurs jours, recommander le régime lacté ou les soupes très claires.

D. Indigestion des oiseaux ou **Indigestion ingluviale**. — Elle est comparable à l'indigestion du rumen, et est due à l'accumulation d'aliments dans le *jabot* des volailles, ou dans la dilatation de l'œsophage qui le remplace chez les palmipèdes.

Étiologie. — Les oiseaux gourmands, trouvant une nourriture abondante, en avalent une quantité telle que le jabot, trop dilaté, se trouve paralysé et ne peut plus se contracter pour diriger les aliments vers le *gésier*.

Cette indigestion s'observe par l'abus du son, de certaines pâtées ; on l'a vu causée par des herbes variées sur les jeunes oies. Cagny l'a vue sur des paons ayant avalé de la mousse que les contractions du jabot affaissaient sans la déplacer.

Symptomatologie. — Les malades sont tristes, abattus, font des efforts de déglutition.

Marche, terminaison. — Si la maladie est méconnue, la mort arrive par inanition, plus rarement par asphyxie.

Diagnostic. — Il est facile, l'augmentation de volume du jabot, sa plénitude étant faciles à constater.

Traitement. — Le massage du jabot fait à travers la peau suffit pour le vider dans certains cas. Mais, dans les cas graves, il faut faire l'œsophagotomie, de façon à vider le jabot.

Après avoir arraché ou, ce qui vaut mieux, coupé les plumes sur une certaine étendue, on fend le jabot d'un seul coup de bistouri, en faisant l'ouverture assez grande pour permettre l'introduction du doigt ou de pinces, afin de faire sortir les substances ingérées. Une fois la poche débarrassée de son contenu, on lave l'intérieur avec de l'eau vineuse tiède ou une infusion légère de plantes aromatiques, au moyen d'une ou de plusieurs injections. Une simple suture en surjet suffit pour fermer l'ouverture, qui se cicatrise promptement.

On voit ceci de particulier, selon M. Dupont, chez les oies que l'on vient d'opérer, que le chiendent ou les autres plantes, au lieu de former une masse compacte et quasi homogène, sont en glomérules de la grosseur d'une aveline ou d'une noix, et qu'une fois ces glomérules sortis, ils se déroulent à moitié comme s'ils étaient pourvus d'un ressort. Ceci prouve la force d'expansion des matières introduites et fait entrevoir la souffrance du jabot lorsqu'il est arrivé aux dernières limites de la dilatation.

E. Indigestion des lapins. — Les *lapins* sont souvent pris d'indigestion quand ils mangent une trop grande quantité d'herbe mouillée, de choux, etc. La tristesse, le séjour dans les endroits sombres, le refus de manger sont les principaux symptômes de la maladie. Les breuvages excitants et la purgation légère produisent généralement de bons effets. La distribution fréquente des aliments n'occasionne jamais l'indigestion et doit être mise partout en pratique.

INDIVIDU (*individuum* ; all. *Individuum* ; angl. *individual* ; it. et esp. *individuo*). — En anatomie, *individu*, corps organisé qui vit ou a vécu d'une existence propre, et aussi chacune des parties qui le constituent immédiatement. Ainsi l'*organisme* est un *individu* ; de plus, il y a des *individus parties extérieures* (bras, jambes, etc.) ; des *individus appareils* (sexuels, etc.) ; *organes* (muscles, os, etc.) ; *systèmes* (musculaire, nerveux, etc.) ; *tissus* et *humeurs* (musculaire, biliaire, etc.) ; *éléments anatomiques* (fibre musculaire, cellule épithéliale, etc.) ; *principes immédiats* (albumine, fibrine, urée, créatine, phosphate de chaux, etc.). En considérant l'organisme total, on trouve qu'il y a des *individus agrégés* : ainsi dans certains végétaux, dans un grand nombre de polypes, l'individu est agrégé, composé d'individus réunis, mais distincts, différant des parties d'ordre divers qui constituent l'organisme, en ce qu'ils peuvent être séparés du corps commun sans en amener la destruction, et peuvent vivre indépendamment de lui. Les individus agrégés sont : 1° *adagrégés*, c'est-à-dire soudés seulement par quelque point de leur corps (*Salpa*) ; 2° *agrégés* sous une seule et même enveloppe (coraux, *Veretillum*, etc.) ; 3° *agglomérés* sur une partie commune vivante (sertulaires) ; 4° *indistincts* ou *confondus* en une masse charnue (éponges).

En biotaxie zoologique et botanique, *individu*, corps organisé qui vit ou a vécu d'une existence propre. L'individu peut être *mâle*, *femelle*, *hermaphrodite suffisant*, *hermaphrodite insuffisant*, *neutre*.

INDIVIDUALISATION. — Phénomène par lequel des masses ou des couches de substance organisée, n'ayant pas une configuration spécifique, comme le vitellus, les couches de rénovation des épithéliums, etc., arrivent, par *segmentation*, ou parfois par *gemmation*, à l'état d'éléments anatomiques délimités (cellules blastodermiques, cellules épithéliales, etc.), ayant chacune son individualité au point de vue de la structure, du développement, etc. C'est ainsi que la segmentation de la masse du vitellus a pour résultat l'individualisation (par division de sa substance) de cellules blastodermiques d'un volume déterminé, qui croissent individuellement, puis se divisent successivement (*reproduction*) en deux, tant que dure l'agrandissement du blastoderme. Ce phénomène se continue sur celles de ces cellules qui forment l'épiderme de l'embryon. Sur la surface du derme, sur celle des muqueuses, à la face interne de la paroi propre des tubes urinipares, de celle des culs-de-sac glandulaires, etc., les noyaux d'épithélium, d'abord contigus, sont écartés graduellement les uns des autres par interposition entre eux d'une couche de matière amorphe, laquelle devient le siège de phénomènes de segmentation qui ont pour résultat son individualisation en cellules. Partout, dans l'économie, l'individualisation résulte de la segmentation.

INDIVIDUALISME. — *Faire de l'individualisme*. Se dit, en médecine, de la nécessité où l'on est, à propos des maladies qui d'un individu à l'autre n'offrent qu'un petit nombre de symptômes identiques, d'étudier à nouveau tous les autres sur chacun des sujets atteints. La plupart des affections nerveuses et musculaires, etc., sont dans ce cas. Il vaudrait mieux dire : *faire de l'individualité*. — Se dit surtout des inductions à l'aide desquelles on fait d'un ensemble de symptômes une individualité morbide.

INDIVIDUALITÉ (all. *Individualität* ; angl. *individuality* ; it. *individualita*). — Ensemble des propriétés ou qualités qui, dans une espèce, distinguent un individu d'un autre. — *Individualité morbide*. En pathologie, notion par laquelle on se représente comme un tout chaque altération primitive et élémentaire des tissus et des humeurs, avec la succession des lésions organiques plus complexes et des troubles fonctionnels ou symptômes qu'elle entraîne, depuis le moment de son apparition jusqu'à sa fin (par la guérison ou par la mort). Une maladie peut être représentée par une seule individualité morbide, mais souvent la perturbation survenue dans une espèce de *substance organique* en détermine une autre, analogue ou différente, dans d'autres espèces, avec la série des troubles fonctionnels correspondants. Les nouvelles individualités morbides, dont l'apparition complique celle qui est primitive, diffèrent par leur nombre ou par leur nature, selon l'âge, le sexe, la constitution du sujet, les lieux, les saisons, les conditions hygiéniques, le travail, etc. ; ce qui fait que chaque maladie, ayant un nom propre d'après une lésion primitive ou fondamentale, n'offre jamais une durée ni des suites identiques avec celles d'une maladie de même nom, observée chez un autre sujet ou antérieurement sur le même. *Délimiter une maladie* consiste à constituer par la pensée, d'après l'observation, l'individualité morbide, l'ensemble pathologique distinct de tout autre par sa cause, par l'espèce d'humeur, de tissu, de système ou d'organe primitivement atteint, par la nature de l'altération élémentaire et par les troubles symptomatiques qui en résultent. Quand cette altération est inconnue, on est obligé de considérer comme autant d'individualités morbides les groupes de symptômes qui semblent liés entre eux par leur ordre de succession et par leur mode de terminaison.

En *zootechnie*, l'individualité a une grande importance quand il s'agit du choix des reproducteurs, ou de l'utilisation spéciale de certains animaux. On sait par exemple que, étant donné deux vaches de même race et de même âge, entretenues dans les mêmes conditions, l'une donnera un lait plus riche et plus abondant que l'autre. Il en est de même en ce qui concerne la production de la laine sur les mérinos, l'aptitude à l'engraissement sur certains animaux, celle pour l'arrêt ou la poursuite du gibier sur les chiens de chasse, etc.

INDOLENT (de *in*, négation, et *dolor*, douleur ; all. *unschmerzhaft*). — Se dit d'un néoplasme insensible à la pression.

INDURATION (de *indurare*, devenir dur ; all. *Verhaertung* ; it. *induramento*). — Endurcissement du tissu des organes. C'est un des modes de terminaison de l'inflammation. Le sang cesse d'arriver dans le tissu enflammé ; la chaleur y diminue, et les fluides exsudés s'organisent à l'état de tissu fibro-plastique. La tuméfaction continue quelquefois de s'accroître, mais lentement, sans douleur ; c'est la terminaison par *induration blanche* ou *grise*. Si la tuméfaction reste rouge, comme dans les tissus où abondent les capillaires sanguins, c'est l'*induration rouge* ou *hépatisation*.

INERTIE. — Défaut d'énergie. On appelle *inertie de la matrice* la diminution ou même l'abolition des contractions utérines, pour l'expulsion du fœtus ou de ses enveloppes.

INFARCTUS (de *in*, en, et *farcire*, farcir). — Hypertrophie fausse, avec perte de la structure normale, par infiltration et substitution d'une substance nouvelle, amorphe, granuleuse, fibroïde, plus ou moins tenace. — On décrit plus particulièrement sous ce nom une stase de sang dans un réseau de capillaires dont l'artère principale est oblitérée (embolie, parasites, amas de microbes). De telles lésions ne suppurent pas ordinairement, excepté dans le cas d'infection purulente ou de morve. Ils sont fréquents dans les poumons, l'encéphale, sur les muqueuses, dans le mésentère et les épiploons.

INFÉCOND. — Voy. Impuissance et Stérilité.

INFECTIEUSE (MALADIE). — Qui est produite par un agent infectieux, par un microbe (Voy. Microbes).

INFECTION (de *inficere*, gâter ; all. *Anstec-*kung, *Inficirung* ; angl. *infection* ; it. *infezione* ; esp. *infeccion*). — Pénétration dans l'organisme d'un germe infectieux, d'un microbe. Elle se fait par une plaie de la peau ou de la couche épithéliale des muqueuses. Si le microbe est détruit par l'action *phagocytaire* des cellules ou par l'*état bactéricide* de l'organisme, l'infection est évitée. S'il résiste et se multiplie, l'infection est réalisée et la maladie commence. Dans l'infection *locale*, les microbes ne peuvent dépasser les limites du tissu et de la région qu'ils ont primitivement envahis (abcès). L'infection est *générale* quand d'emblée ils envahissent tout l'organisme. Dans beaucoup de maladies, l'infection est *mixte* : elle débute par une lésion locale, puis s'effectue l'invasion générale. « D'une façon générale, plus l'aptitude morbide est grande, moins il y a de lésion locale ; la lésion locale renforce l'immunité et diminue la gravité de la maladie générale. » (Bouchard.)

Voies de l'infection. — Voy. Microbes (*Voies de pénétration*).

INFECTION PURULENTE ou PYOHÉMIE. — Complication des plaies due à la pénétration de microbes pathogènes dans l'appareil de la circulation et à leur dissémination dans l'organisme. On l'observe surtout chez le cheval, plus rarement chez le chien, le porc et le mouton, exceptionnellement chez le bœuf, la chèvre et les oiseaux.

Étiologie. — *Causes prédisposantes*. — Plaies profondes, anfractueuses, avec décollements étendus ; plaies fistuleuses avec foyers nécrosiques et clapiers ; épuisement du sujet ; mauvaises conditions hygiéniques.

Causes déterminantes. — Pénétration dans l'organisme des microbes ordinaires de la suppuration, streptocoque seul ou généralement associé aux staphylocoques.

Les microbes pénètrent souvent par une blessure de la couche granuleuse qui recouvre une plaie, ou bien, lors de phlébite, ils sont entraînés par le sang et forment des embolies infectantes. Les agents infectieux ont une virulence variable qui influe considérablement sur la marche et la gravité de la maladie.

Chez le cheval, la pyohémie apparaît fréquemment à la suite de maux de garrot, de nuque, phlébite de la jugulaire, javart, arthrite, synovite, carie d'un os, etc. ; elle complique fréquemment l'anasarque ; il est des pyohémies spécifiques qui sont liées à d'autres infections préexistantes (morve, gourme). — Chez le bœuf, l'affection se déclare parfois à la suite de lésions cutanées multiples dues à la fièvre aphteuse, au décubitus prolongé. — Chez les jeunes animaux, elle accompagne fréquemment la phlébite du cordon ombilical.

Symptomatologie. — L'infection purulente est, en général, un accident tardif apparaissant lorsque les plaies sont couvertes de bourgeons charnus, que la suppuration est établie depuis longtemps. La maladie débute brusquement; les symptômes locaux sont peu accusés, la suppuration diminue, les bourgeons charnus sont mous et affaissés. Les symptômes généraux consistent en une fièvre intense : tristesse, abattement, inappétence, respiration un peu accélérée, pouls vite et irrégulier, muqueuses avec coloration terreuse, le malade semble dans le coma, il y a une brusque élévation de la température rectale.

Diagnostic. — Il est facile, si l'on tient compte du brusque changement de l'état général d'un animal ayant une plaie.

Pronostic. — Il est grave. La maladie se termine rapidement par la mort, surtout chez le cheval.

Lésions. — Le sang est noir, les muscles pâles semblent cuits, il y a des infarctus viscéraux, des abcès métastatiques qui peuvent se rencontrer dans tous les tissus et surtout dans les viscères (foie, rate, poumon, etc.).

Traitement. — *Prophylactique.* — Éviter la stagnation du pus dans les plaies au moyen de débridements, faire des contre-ouvertures, du drainage, etc.; éviter de blesser les bourgeons charnus des plaies, de déplacer le caillot de la phlébite, etc.; désinfecter les plaies.

Curatif. — N'a guère de chance de réussir que s'il est appliqué tout au début : débrider la plaie, la déterger à fond avec une solution antiseptique forte (chlorure de zinc à 5 p. 100, acide phénique à 5 p. 100, crésyl), la saupoudrer d'iodoforme, détruire les bourgeons fongueux au cautère, bien nettoyer la place avec l'eau oxygénée, etc. A l'intérieur, essayer les excitants généraux et les antiseptiques internes : thé, café, alcool, essence de térébenthine, salicylate de soude, sulfate de quinine, créoline, salol, naphtol. Nourrir le malade avec du lait, du bouillon, du thé de foin en breuvages ou en lavements.

INFIBULATION (de *fibula*, boucle). — Opération par laquelle on réunit, au moyen d'un anneau ou d'une ligature, par un treillis de fils métalliques, les parties dont la liberté est nécessaire à la génération. Elle a pour but d'empêcher la fécondation. Chez le mâle, on passe cet anneau à travers le prépuce; chez les femelles, on le passe à travers les grandes lèvres de la vulve. L'infibulation des femelles vivant en liberté avec des mâles de même espèce a quelquefois son utilité (Voy. Bouclement).

INFILTRATION. — Engorgement mou, peu ou point inflammatoire, et formé par la présence d'un liquide répandu dans les tissus, le plus souvent dans le tissu cellulaire. Ce liquide peut être la sérosité inflammatoire (œdème), du lait, du pus, etc.

L'infiltration gêne les fonctions des organes qui en sont le siège : elle a pour résultat l'augmentation de volume, la distension des tissus et l'inflammation, quand le liquide séjourne longtemps.

INFIRMERIE (de *infirmus*, malade; all. *Krankenhaus*; angl. *infirmary*; it. et esp. *infirmeria*). — Local destiné, dans les haras, établissements d'élevage et autres lieux où sont réunis beaucoup d'animaux, au traitement des malades.

INFIRMITÉ. — État d'une partie du corps devenue impropre à la fonction qu'elle remplissait; privation, congénitale ou accidentelle, totale ou partielle, d'un organe; impossibilité d'exécuter une ou plusieurs fonctions.

INFLAMMATION (*inflammatio*; φλεγμασία; all. *Entzündung*; angl. *inflammation*; it. *inflammazione*; esp. *inflamacion*). — C'est l'exagération temporaire de l'activité nutritive dans une partie de l'organisme. En ayant égard à l'étiologie et à la clinique, on peut dire que l'inflammation est « l'ensemble des phénomènes provoqués dans l'organisme par la pénétration de certains agents pathogènes, et caractérisés, du moins dans les tissus vasculaires, par la chaleur, la douleur, la rougeur, la tuméfaction ».

Étiologie. — Le plus souvent l'agent pathogène est microbien; mais il peut être aussi mécanique, physique, ou chimique. L'inflammation *de cause externe* résulte de l'action exercée sur l'économie par un agent qui lui est étranger. Si cet agent réside dans l'organisme, est créé par lui, c'est l'inflammation *de cause interne*.

Les *causes externes* peuvent être d'ordre *mécanique*, *physique* ou *chimique*. Les causes *mécaniques* comprennent les traumatismes de toute espèce, plaies, contusions, fractures, etc. Elles comprennent, de plus, les corps étrangers qui, introduits dans l'économie, agissent par leur seule présence, en écartant les éléments des tissus, sans y subir de modifications qui les feraient rentrer dans la catégorie des causes externes : de ce nombre sont beaucoup de substances métalliques, mieux supportées en général que les corps organiques, qui ne tardent pas à fermenter et à se décomposer.

Les *causes physiques* sont l'électricité, la chaleur, et surtout le froid. Celui-ci toutefois n'agit pas souvent seul, contrairement aux agents mécaniques ou chimiques : il n'est qu'une cause occasionnelle, ne produisant d'effet que sur un organisme prédisposé. C'est aussi à une prédisposition locale qu'on rattache ce fait que, de plusieurs animaux de même espèce soumis en même temps à l'action du froid, l'un a une angine, l'autre une entérite, etc.; et qu'un même individu, dans les mêmes conditions, aura toujours le même organe atteint, comme si cet organe présentait moins de résistance que les autres. Une autre différence, c'est que bien souvent le froid agit sur un organe plus ou moins éloigné de son point d'application : alors l'inflammation résulte d'un trouble de l'innervation vaso-motrice qui, parti de la périphérie, se réfléchit sur les organes profonds. Le froid et la chaleur excessifs agissent comme les causes chimiques.

Quant aux *causes chimiques*, elles sont représentées par tous les agents vénéneux ou toxiques qui, sans être assez actifs pour déterminer d'emblée la mortification des tissus, sont assez puissants pour troubler leur nutrition dans le sens de l'inflammation. Tantôt ces agents enflamment la partie même qu'ils touchent : tels sont les venins d'abeilles et de scorpions, les caustiques faibles comme les acides dilués, etc. Tantôt ils n'exercent que secondairement leur influence sur les éléments anatomiques, sont charriés par le sang avant de déterminer l'inflammation, qui se manifeste surtout au niveau des tissus par lesquels ces substances s'éliminent : cantharides (voies urinaires).

Les *causes internes* consistent souvent dans la présence de produits qui, bien que formés dans l'organisme même, n'en constituent pas moins des corps étrangers pour le point de l'économie où ils se sont anormalement développés : tels sont les calculs et les concrétions des voies urinaires ou biliaires, des canaux excréteurs des glandes. Enfin les maladies infectieuses agissent en faisant circuler dans le sang des produits nuisibles, représentés par les bactéries en nature ou par leurs produits de sécrétion.

Du reste, on tend à rapporter aux *bactéries* l'action principale dans la genèse des inflammations, au moins en ce qui concerne un grand nombre d'entre elles, tant médicales que chirurgicales. Les causes précédentes subsistent, mais sont considérées comme des agents prédisposants et non déterminants : ainsi les traumatismes, la chaleur, le froid, les caustiques, les substances toxiques influent sur l'inflammation en donnant accès aux micro-organismes dans le milieu intérieur, ou en créant des espaces favorables à la multiplication des germes, ou enfin en affaiblissant les éléments cellulaires chargés de la lutte contre les parasites envahisseurs. Les bactéries *phlogogènes* sont de même espèce que les bactéries *pyogènes* : ce sont pour la plupart des staphylocoques et des streptocoques.

PHYSIOLOGIE PATHOLOGIQUE. — Dans les tissus privés de vaisseaux, le désordre nutritif qui constitue l'inflammation consiste uniquement dans l'augmentation de volume, la tuméfaction, la multiplication des cellules. Dans les tissus pourvus de vaisseaux, ces phénomènes existent aussi ; mais ils n'ont qu'une importance secondaire, les troubles circulatoires jouant le principal rôle. Ces troubles circulatoires sont des modifications de calibre des vaisseaux, des changements dans la rapidité du cours du sang, la sortie du plasma et des globules blancs, la structure des éléments des tissus ; ils aboutissent à la formation des exsudats inflammatoires.

Tout d'abord on observe au niveau des parties enflammées, au moins dans le plus grand nombre des cas, une diminution de calibre des vaisseaux capillaires : la contracture débute le plus souvent dans les artérioles pour se propager ensuite aux véritables capillaires et s'étendre plus tard aux petites veines (fig. 916). Mais au bout d'un temps très court, survient la *dilatation vasculaire* qui, comme la contraction initiale, débute par les petites artères et s'étend rapidement aux capillaires,

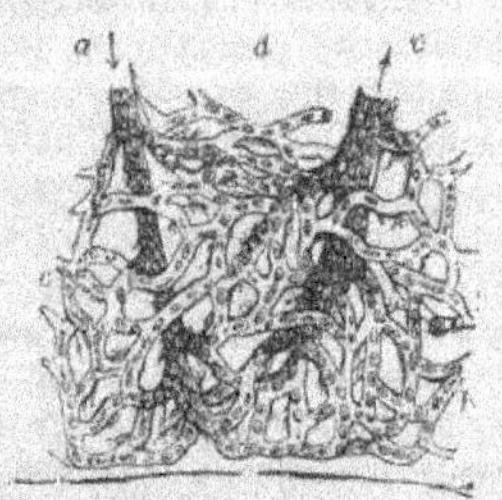

Fig. 916. — Resserrement des artérioles et des veinules dans l'inflammation.

a, *e*, artérioles resserrées. — *c*, *d*, capillaires intermédiaires. — *b*, superficie du tissu au moment de la résolution de l'inflammation, alors que les globules rouges sont moins pressés dans les capillaires.

plus lentement aux veinules ; elle est irrégulière, les parties dilatées alternent avec des parties encore contractées, ce qui donne au vaisseau un aspect variqueux ; elle détermine un afflux de sang local. Cette dilatation, qui

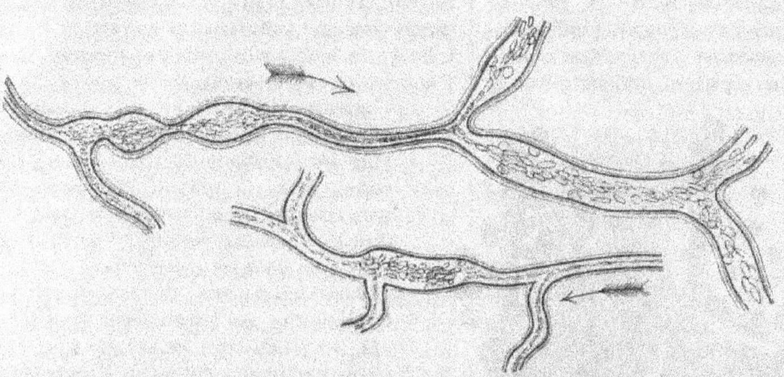

Fig. 917. — Contraction irrégulière des petits vaisseaux de la membrane natatoire d'une grenouille. La contraction a été provoquée par une irritation (Virchow, *Pathologie cellulaire*).

s'accompagne d'un allongement et d'un état flexueux des artérioles, ne paraît pas résulter d'une action directe sur la paroi musculaire des vaisseaux, mais bien d'un trouble réflexe de l'innervation vaso-motrice, soit que l'excitation du début paralyse les vaso-moteurs, soit, ce qui est plus probable, qu'elle excite les vaso-dilatateurs. Peut-être aussi faut-il faire jouer un rôle à la diminution de l'élasticité des tissus, qui fait qu'au début ceux-ci se laissent distendre, ce qui favorise la dilatation vasculaire et l'accélération du courant sanguin, tandis qu'ultérieurement, la diminution d'élasticité persistant, les tissus ne réagissent plus sur les parois des vaisseaux, ce qui concourt à produire la stase sanguine (fig. 917).

Quoi qu'il en soit, cette *stase* survient constamment et progressivement, quand la dilatation vasculaire est effectuée. Le sang commence par circuler plus lentement, irrégulièrement ; le courant sanguin change de direction d'un moment à l'autre, se fait tantôt dans le sens normal, tantôt dans le sens contraire : c'est à ce phénomène qu'on a donné le nom de *balancement* (Picot). En même temps, les globules rouges ne se trouvent plus qu'au centre du vaisseau, tandis que les globules blancs s'accumulent le long de la face interne de la paroi, dans une région dite *espace blanc* ou *couche inerte*. Le

mouvement circulatoire finit par s'arrêter sur quelques points, tout en restant très lent sur les autres, et il se fait des stases partielles. Celles-ci ne sont pas dues seulement à l'accroissement de la masse du sang et à la diminution de l'élasticité des tissus voisins dont il a été parlé plus haut ; elles ne dépendent pas de troubles vaso-moteurs, puisque ceux-ci peuvent exister sans produire de stase en dehors de l'inflammation, elles résultent principalement de la production de petits thrombus, formés par des hématoblastes altérés, peut-être par suite de l'irritation des parois vasculaires (Hayem).

Quand les vaisseaux sont ainsi dilatés, que le cours du sang est ralenti ou suspendu dans leur cavité, que les globules blancs sont accu-

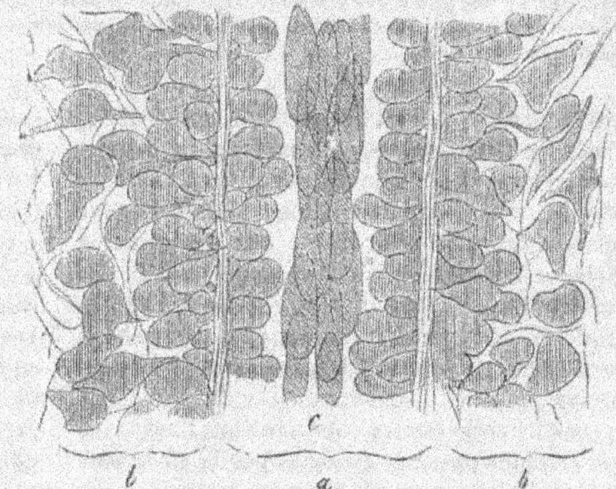

Fig. 918. — Schéma de l'exsudation leucocytique.
a, veine. — *b, b*, tissu conjonctif ambiant. — *c*, colonne de globules rouges.

mulés sur la face interne de leur paroi, l'exsudation commence : ce n'est pas seulement le plasma sanguin modifié qui sort des vaisseaux, ce sont encore les globules blancs et accessoirement de plus rares globules rouges. Cette sortie des globules, ou *diapédèse*, a été expliquée de diverses façons (fig. 918, 919). Elle se fait par des espaces microscopiques, nommés *stomates* ou *stigmates*, situés entre les cellules endothéliales, et que les uns considèrent comme existant à l'état normal et distendus par l'augmentation de la pression intravasculaire qui accompagne l'inflammation, tandis que les autres les regardent comme des ouvertures anormales, accidentellement

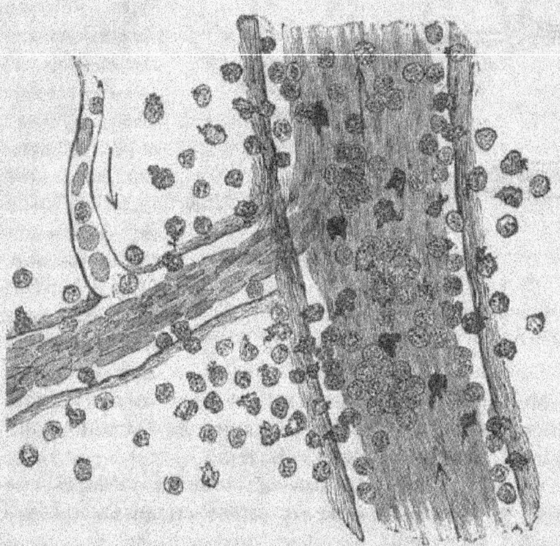

Fig. 919. — Migration des globules blancs dans le mésentère de la grenouille. Les cellules ponctuées représentent les globules blancs.

produites par une altération de la paroi. Mais, dans les deux cas, le plasma sanguin devrait sortir avec les globules en nature, et non modifié dans sa composition, comme il l'est alors : il est plus probable que les globules sortent à travers la substance qui comble les interstices que laissent entre elles les cellules endothéliales, interstices dont les dimensions sont agrandies par l'élargissement des vaisseaux (Hayem); peut-être aussi cette substance perd-elle en partie sa cohésion sous l'influence de troubles nutritifs apportés par la stase sanguine dans la tunique interne des vaisseaux. Tous les leucocytes ne sont pas également doués de ces propriétés diapédétiques. On les observe surtout sur les leucocytes mononucléaires et sur les polynucléaires neutrophiles.

La diapédèse est influencée par certaines conditions physiques et chimiques : la chaleur active la congestion ; de même l'augmentation de l'oxygène dans les tissus ; au contraire, l'acide carbonique en excès est un obstacle.

Enfin certaines substances chimiques, dont les propriétés sont vaso-dilatatrices, entre autres le nitrite d'amyle, ont la même action. Si la congestion favorise la sortie des leucocytes hors des vaisseaux, elle ne suffit pas à l'expliquer, d'autant plus que les cellules lymphatiques semblent subir encore une action directrice après leur sortie ; elles se dirigent vers l'endroit où se trouvent les microbes. Elles semblent attirées par une substance sécrétée par l'agent pathogène ou résultant des cellules mortes (*chimiotaxie positive*). Dans le cas où l'infection est trop intense, les microbes possèdent un *pouvoir chimiotaxique négatif* qui a pour effet d'éloigner les leucocytes.

Modifications des cellules fixes. — Pendant que ces phénomènes de diapédèse se produisent, les cellules fixes des tissus enflammés subissent elles-mêmes des changements.

Les cellules fixes du tissu conjonctif, les clasmatocytes de Ranvier, prolifèrent et redeviennent libres ; elles s'arrondissent, retrouvent leurs mouvements amiboïdes.

Les cellules de l'épithélium des vaisseaux augmentent de volume. D'une manière générale, les cellules épithéliales, qui sont les plus fragiles, sont souvent atteintes de *nécrose de coagulation*. D'autres fois elles s'hypertrophient, puis leur protoplasme devient clair, se colore difficilement, s'atrophie, subissant les dégénérescences *graisseuse, hyaline, colloïde, vitreuse, granuleuse*. Celles situées à une certaine distance résistent mieux.

Exsudat inflammatoire. — C'est aux dépens des globules et du liquide sanguin sortis des vaisseaux qu'il se forme principalement. Toutefois, les cellules fixes des tissus participent au processus inflammatoire. En résumé, on peut dire « que tous les éléments des tissus prennent part à l'inflammation, que les phénomènes primitifs et essentiels du processus sont la dilatation des vaisseaux et l'exsudation du plasma et des globules blancs, que les éléments fixes se multiplient et se tuméfient, qu'ils prennent part à la formation des éléments cellulaires de l'exsudat et qu'ils concourent à la régénération du tissu, mais que leurs altérations ne suffisent pas à caractériser l'inflammation, et qu'elles ne se produisent que parallèlement ou consécutivement aux troubles de la vascularisation » (Hallopeau).

L'exsudat ainsi formé revêt des caractères variables suivant que le sérum, la fibrine, le mucus, les globules rouges, blancs, etc., y dominent, ce qui fait dire l'exsudat *séreux, fibrineux, muqueux, hémorragique, chyliforme, pseudo-membraneux*. Ces variations tiennent à la nature du tissu enflammé et aussi à la nature de la cause de l'inflammation.

Dans l'exsudat *séreux*, le liquide se rapproche beaucoup du sérum sanguin. Il contient peu de leucocytes, il a une couleur jaune-citron. Suivant la quantité de fibrine qu'il possède, il se coagule plus ou moins facilement. Lorsque l'exsudat a la consistance d'une bouillie blanchâtre, on dit qu'il est *séro-fibrineux*. M. Hayem a montré que cette coagulation de la fibrine était due aux hématoblastes. L'exsudat séro-fibrineux peut se transformer en exsudat *purulent*, contenant une grande quantité de leucocytes, ou *hémorragique*.

L'exsudat *muqueux* ou *catarrhal* est dû à l'exagération de la sécrétion normale des muqueuses. Il est plus ou moins liquide, toujours visqueux à cause du mucus qu'il contient. Il est d'autant plus coloré qu'il contient une plus grande quantité de leucocytes.

Exsudat purulent : Voy. SUPPURATION.

Exsudat chyliforme : Il contient quantité de globules de graisse et de cristaux de cholestérine ; sa pathogénie est encore mal connue.

L'*exsudat pseudo-membraneux* a des caractères différents, suivant qu'il se produit sur une *séreuse, sur la peau* ou *sur une muqueuse*. Sur les séreuses il diffère peu de l'exsudat fibrineux ordinaire ; il accole les deux surfaces de la séreuse ; l'exsudat séreux manque complètement. — D'après Cohnheim, les cellules qui revêtent les *muqueuses* s'opposent à la formation d'un exsudat. Dans certains cas, cependant, la muqueuse et la peau se recouvrent d'une *fausse membrane*, dite, en France, *diphtéritique*. Elle est constituée par de la fibrine coagulée, par des leucocytes et par une substance hyaline qui constitue la partie principale de l'exsudat. Le plus souvent l'épithélium est détruit ou profondément modifié. — La fausse membrane est rattachée au tissu sous-jacent par des prolongements fibrineux qui pénètrent entre les cellules : suivant l'abondance de ces prolongements, l'adhérence est plus ou moins grave. Dans les cas d'adhérence intime, il s'agit de nécrose, de gangrène.

La fausse membrane peut s'accroître par adjonction de nouvelles couches de fibrine ; elle s'épaissit par stratifications successives.

Une grande quantité de fibrine peut ainsi être éliminée, mais l'organisme répare immédiatement les pertes.

Les fausses membranes se détachent spontanément sous l'influence de la sécrétion des glandes sous-jacentes. Dans d'autres cas, les fausses membranes tendent à s'organiser en un tissu de sclérose qui peut gêner le fonctionnement des organes sous-jacents.

L'exsudat pseudo-membraneux est fréquent sur les bêtes bovines et n'est pas causé par un microbe spécifique ; certains agents caustiques, notamment le nitrate d'argent, peuvent le déterminer sur tous les animaux.

TROUBLES GÉNÉRAUX PROVOQUÉS PAR L'INFLAMMATION. — Le processus inflammatoire ne se manifeste pas seulement au niveau des tissus qu'il atteint, mais aussi dans le sang de la circulation générale. On constate dans ce liquide l'augmentation de la fibrine et des globules blancs (*hyperinose* et *leucocytose inflammatoires*) : c'est à l'accroissement de la fibrine, par suite de la suractivité des échanges nutritifs locaux, qu'est dû l'aspect couenneux du caillot. Les globules rouges sont moins abondants qu'à l'état normal : dans les espaces qu'ils laissent entre eux apparaissent des fibrilles entre-croisées, volumineuses, effilées à leurs extrémités, formant un réticulum dans lequel sont compris les hématoblastes. Le nombre de ceux-ci augmente considérablement et brusquement au moment où cesse la fièvre inflammatoire (*crise hématique*), en même temps que ces corpuscules se groupent en amas qui se hérissent de fibrilles ; au même moment, le nombre des globules blancs commence à diminuer (Hayem).

On peut distinguer trois sortes de sang dans l'inflammation : *sang fibrineux franc*, caractérisé par l'apparition d'un réticulum à fibrilles épaisses et nombreuses, coïncidant avec un retard dans la coagulation, et appartenant à la pneumonie, aux suppurations ; — *sang fibrineux atténué*, caractérisé par un réticulum à fibrilles épaisses, mais moins nombreuses et moins serrées, et observé au déclin des phlegmasies franches ou dans les phlegmasies peu étendues ; — *sang fibrineux à fibrilles fines*, caractérisé par des filaments très abondants et peu épais, et spécial aux inflammations secondaires (Hayem).

SYMPTOMATOLOGIE ET MARCHE. — La physiologie pathologique de l'inflammation rend compte des symptômes regardés depuis longtemps comme caractéristiques des phlegmasies, et qui suffisent à la faire reconnaître dans les parties accessibles à la vue : la rougeur, la tuméfaction, la douleur et la chaleur. La *rougeur* est causée par l'afflux du sang, qui arrive en grande quantité dans les vaisseaux dilatés : elle diminue sous la pression du doigt, sauf dans le cas où des capillaires se sont rompus et où il y a des taches ecchymotiques. La *tuméfaction*, prononcée surtout aux paupières, au scrotum, aux lèvres, aux parties inférieures du corps, dépend à la fois de l'afflux sanguin, de la transsudation du plasma, de l'accumulation des globules blancs, et de la prolifération des cellules fixes. La *douleur*, de caractère variable (gravative, lancinante, etc.), résulte de la compression des nerfs sensibles par les vaisseaux distendus et les produits exsudés. La *chaleur* des points enflammés dépasse de plusieurs dixièmes de degré celle des régions similaires du côté sain, mais elle n'est pas supérieure à celle des organes centraux, ou elle l'est si peu qu'on ne peut l'attribuer à la suractivité des échanges nutritifs : l'afflux du sang suffit à l'expliquer.

En outre les glandes de la région, dans les cas où l'inflammation est légère, ont une sécrétion plus abondante ; dans les cas où l'inflammation est intense, la sécrétion s'arrête.

Dans les régions soustraites à la vue, il ne reste plus des symptômes précédents que la douleur. Mais dans toute inflammation aiguë existe une *fièvre* plus ou moins vive, continue avec exaspérations vespérales et due probablement à l'arrivée dans le sang de produits anormaux engendrés au niveau même du foyer inflammatoire. Il existe de plus des *troubles fonctionnels* et des *signes physiques* (auscultation, percussion, etc.), variables avec la localisation. On observe, du côté du tube digestif, de la soif, des troubles gastro-intestinaux divers ; du côté de la respiration, une accélération notable ; du côté du système nerveux, l'excitation générale ou de l'abattement, etc. ; du côté de la circulation, une fièvre dite *inflammatoire*, caractérisée par l'accélération du pouls et l'élévation de la température : lorsque le pouls est large, plein, et la chaleur vive, l'inflammation est dite *active* ou *sthénique* ; elle est *passive* ou *asthénique* dans le cas contraire. Quand l'inflammation est vive, le sang veineux du côté enflammé est plus rouge, dans les gros vaisseaux, que dans celui du côté sain. Du côté enflammé, il renferme une proportion plus grande d'oxygène. L'oxygène étant 1 pour le membre sain, devient égal à 1,50 et jusqu'à 2,50 pour le membre enflammé. Le sang du côté enflammé contient aussi plus d'acide carbonique. C'est à l'état rutilant de ce sang veineux qu'on attribue la couleur rouge des parties enflammées (Estor et Saint-Pierre).

Marche et terminaison. — Les inflammations sont dites *aiguës*, *subaiguës* ou *chroniques*, selon la rapidité de leur évolution. Suivant que l'exsudat est promptement éliminé ou est au contraire persistant, que du pus se forme ou non, que la tendance à la mortification l'emporte sur la tendance à l'organisation ou inversement, que les phénomènes locaux et généraux restent bénins ou prennent une grande intensité, l'inflammation se termine par *résolution*, *induration*, *suppuration*, *hypertrophie*, *atrophie*, *gangrène*, *mort* (Voy. ces mots).

Traitement. — Il varie avec la cause. — On cherchera à détruire les microbes ; le sulfate de quinine servira à calmer l'excès des phénomènes nutritifs ; les injections de vératrine, de pilocarpine faciliteront l'expulsion des toxines microbiennes ; contre la douleur, on utilisera les anesthésiques ; enfin, pour ralentir la circulation, on emploiera les astringents.

INFLUENZA. — Sous ce nom, on désigne une maladie des solipèdes caractérisée par sa forme enzootique, et cliniquement, par la stupéfaction des malades avec localisations sur le poumon ou l'intestin.

En 1882, Dieckerhoff différenciait dans l'influenza trois formes cliniques différentes : la fièvre typhoïde (*Pferdestanpe*), la pleuropneumonie infectieuse (*Brustseuche*) et la grippe (*Scalme*). — Voy. Typhoïdes (*Affections*), Septicémies hémorragiques, Pneumonie infectieuse.

INFUSION (*infusio*, de *infundere*, verser dessus, de *in*, en, et *fundere*, verser ; ἔγχυσις, ἔγχυτον ; all. *Aufguss*, *Infusum* ; angl. *infusum* ; it. *infusione*, *infuso* ; esp. *infusion*). — Opération qui consiste à verser un liquide bouillant sur une substance dont on veut extraire les principes médicamenteux, et à laisser refroidir. Quelquefois on fait l'infusion en jetant la substance médicinale dans l'eau en ébullition, retirant aussitôt le vase du feu et le couvrant bien. Dans l'un et l'autre cas l'opération est terminée lorsque la température du liquide est descendue au point d'être en équilibre avec celle de l'atmosphère. — Le produit de l'infusion, c'est-à-dire un liquide chargé des principes médicamenteux.

INGESTA. — Mot latin qui signifie proprement *choses introduites*. — *Ingesta* (Hallé). Ce mot désigne en hygiène les substances destinées, dans l'état de santé, à être introduites dans le corps par les voies digestives : aliments, assaisonnements, boissons.

INGUINAL, **ALE** (*inguinalis*, de *inguen*, l'aine; angl. *inguinal*; it. *inguinale*; esp. *inguinal*). — Qui est dans l'aine, ou qui a rapport à l'aine.

Canal inguinal. — Conduit infundibuliforme par lequel sortent de la cavité abdominale le cordon testiculaire avec l'artère honteuse externe chez le mâle, et les vaisseaux mammaires externes chez la femelle. Situé sur le côté de la région prépubienne, dans une direction oblique, ce canal est pratiqué entre l'arcade crurale, qui constitue sa paroi postérieure, et la portion charnue du muscle petit oblique, qui en forme la paroi antérieure.

Son orifice inférieur ou cutané, encore appelé *anneau inguinal*, est plus large que le supérieur.

INHALATEUR. — Instrument disposé pour l'inhalation des gaz et des vapeurs.

INHALATION. — Désigne l'*absorption* s'appliquant plus particulièrement aux voies respiratoires. La méthode thérapeutique qui consiste à faire pénétrer les médicaments volatils et les vapeurs dans les voies respiratoires se fait en vétérinaire au moyen des *fumigations* (Voy. ce mot).

INHIBITION (de *inhibitio*, interdiction). — Nom donné, en physiologie et en pathologie, aux actes de l'économie qui sont sous la dépendance des nerfs d'arrêt (Voy. VASO-MOTEUR).

INJECTION. — L'état de réplétion des vaisseaux capillaires par le sang; ce qui en fait apparaître davantage les réseaux.

En *thérapeutique*, l'introduction, avec une seringue ou autre instrument, d'un liquide dans une cavité du corps, soit naturelle, soit accidentelle, pour remplir une indication chirurgicale. On distingue les injections oculaires, auriculaires, pharyngées, vaginales, rectales (lavements), sous-cutanées, hypodermiques, intraveineuses, intratrachéales, etc. — Le liquide que l'on injecte. On distingue des injections *émollientes*, *calmantes*, *astringentes*, *irritantes*, *caustiques*, *antiputrides*, etc.

Injections iodées. — Voy. HYPODERMIQUE.

INNERVATION (de *in*, dans, et *nervus*, nerf; all. et angl. *innervation*). Ensemble des actions nerveuses; influence qu'exerce le système nerveux comme agent des sensations, des mouvements et des expressions volontaires, et comme présidant aux fonctions organiques; manifestation de la névrilité. L'innervation présente trois modes fondamentaux : 1° la *sensibilité*; 2° la *pensée* ou *volition*, *spontanée* ou *réfléchie*; 3° la *motricité*.

INOCULABILITÉ (all. *Inokulabilität*; angl. *inoculability*; it. *inoculabilità*; esp. *inoculabilidad*).

— Propriété que possèdent certaines humeurs altérées de transmettre leur état d'altération à d'autres, par inoculation.

INOCULABLE (all. *inokulirbar*; angl. *inoculable*; it. *inoculabile*). Qui est susceptible d'être transmis par inoculation.

Maladies inoculables. — Maladies virulentes, produites par un agent infectieux, un microbe, qui peuvent se transmettre par inoculation.

Matières inoculables. — Matières qui renferment le virus, et transmettent la maladie par inoculation. Leur nature varie avec chaque maladie contagieuse; ce sont en général des produits d'excrétion : salive, jetage, larmes, mucus vaginal, excréments, urines, lait, pus, parfois le sang, la chair et surtout les parties malades et aussi les cultures des microbes spécifiques, etc. (Voy. MICROBES).

INOCULATION (de *inoculare*, greffer; de *in*, en, et *oculus*, œilleton; all. *Einimpfung*; angl. *inoculation*; it. *inoculazione*; esp. *inoculación*). — Introduction accidentelle d'un microbe pathogène dans l'organisme par une plaie, une blessure, une solution de continuité de la peau ou des muqueuses.

L'inoculation est, en général, le seul mode de pénétration des microbes dans l'organisme, même par les intestins, les poumons, etc. Elle est *accidentelle* (maladie naturelle) ou *volontaire* (maladie expérimentale). Elle peut être *positive*, c'est-à-dire suivie du développement de la maladie chez l'animal inoculé, ou *négative* dans le cas contraire. Si l'inoculation est suivie du développement d'une maladie bénigne, chez l'animal inoculé, elle est *préventive*, car elle lui donne l'immunité.

La *vaccination* est une inoculation volontaire dans laquelle on emploie, soit un microbe à virulence atténuée (fièvre charbonneuse), soit les toxines du microbe, soit les sérums antitoxiques (Voy. SÉROTHÉRAPIE), soit un virus différent (Voy. VACCINE).

L'inoculation volontaire est souvent un moyen d'expérimentation pour mieux étudier la nature d'une maladie et peut, aussi, être un moyen de diagnostic différentiel (charbon, rage, rouget, etc.). Elle se fait alors généralement dans le tissu conjonctif sous-cutané, à l'aide d'une seringue de Pravaz, parfois au moyen de matières virulentes mélangées avec les aliments.

INODULAIRE (sans doute de ἶνώδης, fibreux; all. *inodulär*; angl. *inodular*; it. *inodulare*; esp. *inodular*). — Nom donné par Delpech au tissu lamineux qui se développe dans les plaies en suppuration, et qui forme le tissu des cica-

trices. Le *tissu inodulaire* est d'autant plus prononcé que la plaie a plus d'étendue en profondeur et qu'elle a suppuré plus longtemps. Il a
d'abord l'aspect d'une couche rougeâtre, mais
il perd bientôt de sa vascularité, et ses fibres,
dirigées en tous sens, deviennent d'un blanc
mat, et ont la consistance et la dureté des ligaments articulaires les plus forts. C'est ce tissu
qui élève le fond de toutes les cicatrices, en rapproche les bords, et détermine ces difformités,
cette gêne dans les mouvements et dans les
fonctions, qu'on observe surtout à la suite des
brûlures profondes et des plaies qui ont intéressé
toute l'épaisseur du derme (Voy. CICATRISATION).
Le tissu inodulaire ne constitue pas un tissu
spécial : il varie d'un organe à l'autre.

INSALIVATION (de *in*, dans, et *saliva*, salive; all. *Einspeichelung*; angl. *insalivation*; it.
insalivazione; esp. *insalivacion*). Imprégnation
des aliments par la salive.

INSALUBRE (*insalubris*, de *in* négatif, et
salubris, salubre; νοσερός; all. *ungesund*; angl.
unhealthy; it. et esp. *insalubre*). Qui est contraire à la santé, susceptible de causer des
maladies.

INSALUBRITÉ (all. *Ungesundheit*; angl.
unhealthfullness; it. *insalubrità*; esp. *insalubridad*). — Qualité de ce qui est nuisible à la santé
ou à son rétablissement.

Insalubrité des étables, écuries. — La mauvaise
disposition des bâtiments; l'encombrement; l'insuffisance de la quantité d'air accordée à chaque
animal; la stagnation de l'air intérieur par défaut de circulation; la mauvaise qualité de l'air
extérieur, etc., sont autant de causes d'insalubrité, se manifestant par l'apparition de maladies.

INSECTES (*insecta*, de *in*, à travers, et
secare, couper; ἔντομα; all. *Insekten*; angl. *insects*; it. *insetti*; esp. *insectos*).

HISTOIRE NATURELLE. — Classe du règne animal
comprenant les animaux articulés ou arthropodes qui sont munis de six pattes à l'état
adulte, d'où leur nom d'*hexapodes*, et qui ont un
corps divisé en trois parties : tête, thorax et
abdomen. Parmi les insectes, les uns, avant
d'arriver à l'état parfait, subissent des *métamorphoses*, et passent par trois formes distinctes
(*larve, nymphe, adulte*); d'autres subissent un
plus grand nombre de transformations, on dit
alors qu'ils ont des *hypermétamorphoses*; enfin il
en est qui n'ont que des métamorphoses incomplètes, ce sont ceux dont l'évolution s'accomplit
sans stade de repos et dont les modifications
extérieures sont déterminées seulement par des

phénomènes de mues; une dernière mue peut
amener l'apparition d'ailes. La reproduction
peut être sexuelle ou asexuelle (*parthénogenèse*).
Le squelette des insectes, c'est-à-dire leur peau,
doit sa consistance à la *chitine* de sa couche superficielle et se compose de pièces nombreuses,
soudées entre elles ou réunies par des portions
plus molles, et ayant ainsi une mobilité plus
variable. — Presque tous les insectes ont une
paire d'yeux *composés à facettes*, situés sur les
côtés de la tête, et un nombre variable d'yeux
simples, appelés *ocelles* ou *stemmates* (Voy. ŒIL).
Les *appendices* ont une structure analogue à celle
du tronc de l'animal; ils se composent d'articles
placés bout à bout, et qui peuvent affecter les
formes les plus diverses et s'adapter à tous les
usages; ils sont mis en mouvement par des
muscles où se distribuent les nerfs. La première
paire d'appendices céphaliques constitue les
antennes, insérées sur la partie antérieure ou
supérieure de la tête, et qui sont les organes de
l'olfaction et du toucher. Les appendices suivants constituent l'appareil buccal, qui se
compose toujours d'un labre, de deux mandibules, de deux mâchoires et d'une lèvre inférieure se modifiant à l'infini, selon que l'insecte *broie*, *lèche* ou *suce* les substances dont il
se nourrit. Les appendices thoraciques inférieurs, c'est-à-dire les trois paires de pattes,
sont composés chacun de la hanche, d'un
ou deux trochanters, de la cuisse, de la jambe,
et du *tarse*, formé de deux à cinq articles et
terminé par un ou deux ongles : le nombre
des articles du tarse est souvent caractéristique.
La configuration de ces membres varie selon
que l'insecte est rampant, sauteur, nageur, etc.
— Les *ailes* ou appendices dorsaux sont composées d'une double membrane soutenue par
des nervures plus solides. Il en existe en général
deux paires, qui naissent des deux derniers
anneaux du thorax, jamais du premier. Souvent celles de la première paire sont épaisses, dures, opaques, et constituent des espèces
d'étuis (*élytres*), sous lesquels l'autre paire, toujours membraneuse, se cache pendant le repos;
elle se plie souvent une ou deux fois pour se
dissimuler. Quelquefois il n'y a en apparence
qu'une paire d'ailes : le plus souvent on trouve,
à la place de celles qui semblent manquer,
deux filets mobiles et renflés à leur extrémité,
qu'on appelle *balanciers*. — Le système nerveux
se compose d'une chaîne ganglionnaire, c'est-
à-dire d'une double série de ganglions, dont les
commissures transversales sont tellement réduites, que les deux ganglions correspondant à

un même anneau sont confondus en une seule masse; les ganglions sont réunis longitudinalement par des connectifs; ces connectifs peuvent s'atrophier de telle sorte, qu'il en résulte la coalescence d'un certain nombre de ganglions primitifs, qui constituent alors des masses ganglionnaires; dans certains cas cette coalescence est si accusée, que le système nerveux se trouve réduit au cerveau et à une seule masse ganglionnaire. Le cerveau est situé au-dessus de l'appareil digestif et la chaîne ganglionnaire au-dessous. Indépendamment de ce système nerveux de la vie de relation, il existe encore un système nerveux de la vie végétative, comprenant des ganglions angéiens et trachéens, des nerfs stomatogastriques ainsi que des nerfs sympathiques. Les insectes ont un tube digestif flexueux; on y distingue : l'*œsophage*, qui se dilate en un *jabot* où s'accumulent les aliments; un *gésier*, souvent garni de pièces chitineuses ou ventriculites; un estomac proprement dit ou *ventricule chylifique*, séparé de l'intestin par un rétrécissement, point d'abouchement des *tubes de Malpighi*; l'intestin se divise en intestin proprement dit et en rectum. Le sang, généralement incolore, est mis en mouvement par un *vaisseau dorsal* ou cœur, composé d'une série de chambres ayant chacune une paire d'orifices par lesquels pénètre le sang contenu dans la cavité générale; les bords de ces orifices fonctionnent comme des valvules; le vaisseau dorsal est maintenu par des ligaments triangulaires nommés *ailes du cœur*; la respiration est toujours *trachéenne* (Voy. TRACHÉE). Les insectes sont ovipares ou vivipares. L'appareil reproducteur des femelles se compose essentiellement d'un plus ou moins grand nombre de *gaines ovigères*, disposées en deux groupes de part et d'autre de la ligne médiane, chaque groupe s'ouvrant dans un *calice*; les deux calices se réunissent pour constituer l'*oviducte*, dans lequel débouchent des *glandes annexes* tubiformes ou racémeuses, un *réservoir* séminal, et souvent une poche copulatrice. L'appareil mâle, plus simple, comprend une paire de *glandes spermatogènes* et une paire de *glandes annexes*. L'orifice externe de l'appareil génital femelle est entouré de pièces chitineuses qui constituent l'armure génitale et dont les dispositions à formes variables sont en rapport avec le mode de dépôt des œufs; ces pièces constituent des *tarières*, des *oviscaptes*, des *aiguillons*, etc. Chez le mâle l'oviducte se prolonge en un pénis et est accompagné de pièces concourant à l'accouplement. On divise la classe des insectes en

plusieurs ordres, fondés sur la situation des ailes : *Coléoptères*, *Orthoptères*, *Névroptères*, *Hyménoptères*, *Lépidoptères*, *Hémiptères*, *Diptères*.

MALADIES CAUSÉES PAR LES INSECTES. — Elles sont nombreuses : il y a d'abord les simples irritations de la peau causées par les piqûres des mouches, taons, cousins, etc., par les *puces*, les *poux*, etc. Quelques-uns, comme la *mouche Tsetse*, les *cousins*, sont la cause de la transmission des maladies dues à des hématozoaires (Voy. ce mot). Lorsqu'ils ont sucé le sang d'un animal malade, ils hébergent l'hématozoaire dans leur intestin, où il peut subir des métamorphoses et passer dans leur trompe pour être inoculé par piqûre à un animal sain. Les principales maladies ainsi transmises aux animaux sont : la fièvre du Texas du bœuf, les hémoglobinuries (Voy. ce mot) des chevaux, moutons, chiens, la dourine, certaines filarioses, etc. Les larves et nymphes d'autres insectes (les œstres principalement) vivent un certain temps dans l'estomac du cheval [Voy. ESTOMAC (*Maladies*)] ou dans le derme des chevaux et des bovidés, où elles forment des tumeurs souvent prises pour des abcès.

INSECTICIDE (de *insectum*, et *cædere*, tuer; all. *Insektenpulver*). — Poudres ou liquides qui ont la propriété de tuer les insectes. On introduit ces poudres ou ces liquides dans les réduits où ils se tiennent cachés, ou l'on en saupoudre les étoffes qui en renferment. Pour débarrasser les animaux des poux ou des puces, on introduit quelques pincées des poudres entre les poils soulevés, et l'on frictionne ces derniers de manière à répandre partout la poudre. Les principales sont obtenues à l'aide des capitules pulvérisés de la fleur du *Pyrèthre du Caucase*. Il est probable que toutes les espèces de pyrèthre odorantes, ou de camomille, ou de staphisaigre, agiraient de la même manière. L'essence de térébenthine et ses isomères, le crésyl et la benzine, sont d'excellents insecticides, en frictions ou lotions, détruisant les insectes parfaits et les larves chez les animaux domestiques. Il sera prudent de ne pas faire des frictions sur le chien avec l'essence de térébenthine et de ne pas employer sur les animaux le pétrole pur. Pour ce dernier médicament il faudra, si on l'utilise mélangé avec l'eau, agir avec précaution.

INSECTIVORES (de *insectum*, insecte, et *vorare*, manger; all. *Insektenfresser*). — Ordre de mammifères à membres libres, doigts distincts, molaires en partie hérissées de pointes, lobes cérébraux lisses. Il comprend des animaux de petite taille (musaraignes, taupes, hérissons, macroscélides, tupaia), voisins des carnivores par leurs mœurs et leur dentition.

INSENSIBILISATION. — Voy. ANESTHÉSIE.

INSERTION (*insertio*, de *in*, en, et *serere*, ajuster; all. *Einfügung*; angl. *insertion*; it. *inserzione*; esp. *insercion*). — Action d'introduire une chose dans une autre : *insertion d'un virus*. — En anatomie, adhérence intime d'une partie avec une autre : *insertion d'un ligament, d'un muscle, d'un tendon*, sur un os.

INSIDIEUX, **EUSE** (de *insidiæ*, embûches; all. *insidios, tückisch*; angl. *insidious*; it. et esp. *insidioso*). — En pathologie, se dit d'une *affection* qui, ne paraissant pas aussi dangereuse qu'elle l'est réellement, peut mettre en défaut l'attention du praticien.

INSIPIDE (*insipidus*, de *in*, négatif, et *sapidus*, sapide; all. *geschmacklos*; angl. *insipid*; it. et esp. *insipido*). — Qui n'a point de saveur.

INSOLATION (*apricatio, insolatio*, de *insolare*, exposer au soleil, de *in*, en, et *sol*, soleil; all. et angl. *insolation*; it. *insolazione, il soleggiare*; esp. *insolacion*). — Exposition au soleil. — Moyen employé en thérapeutique pour exciter l'organisme. — En médecine, *insolation* ou *coup de soleil*, ou *fièvre thermique* (Wood), effet produit, sur une partie quelconque d'un être vivant, animal ou végétal, par l'action d'un soleil ardent (Voy. COUP DE CHALEUR).

INSPECTION. — *Inspection de la poitrine* (Voy. AUSCULTATION et PERCUSSION).

INSPIRATION (*inspiratio*, de *in*, en, et *spirare*, souffler; εἰσπνοή; all. *Einathmen*; angl. *inspiration*; it. *inspirazione*; esp. *inspiracion*). — Action par laquelle l'air entre dans les poumons, par dilatation antéro-postérieure, transversale et verticale du thorax (Voy. RESPIRATION).

INSTILLATION (*instillatio*, de *in*, dans, et *stilla*, goutte; all. *Eintröpfeln*; angl. *instillation*; it. *instillazione*; esp. *instilacion*). — Action de verser un liquide goutte à goutte, surtout en parlant d'un collyre.

INSTINCT (*instinctus*, de *instinguere*, exciter, de *in*, vers, et *stinguere*, aiguillonner; all. *Instinkt, Naturtrieb*; angl. *instinct*; it. *istinto*; esp. *instinto*). — Mode d'activité cérébrale qui porte à exécuter un acte sans avoir notion de son but, à la suite d'excitations, d'impressions reçues par les organes internes; à employer des moyens toujours les mêmes, sans jamais chercher à en créer d'autres. L'instinct appartient donc à l'ordre des phénomènes réflexes; et, quoiqu'il soit plus complexe que la généralité de ces phénomènes, les actes auxquels il

donne lieu ne sont que des actes automatiques, coordonnés, il est vrai, pour un but déterminé, mais sans que les organes qui leur donnent naissance interviennent dans cette coordination. Un besoin, une sensation interne, sont les excitants ordinaires des organes qui président aux instincts; leur activité consiste en *émotions*, d'où résultent les *impulsions*, mais sans comporter jamais la *notion*, ni par suite le *jugement*. Il est probable que l'instinct résulte de la transmission héréditaire d'habitudes propres aux ascendants, c'est-à-dire que les actes répétés continuellement par ceux-ci deviendraient, chez les descendants, involontaires et instinctifs dès le moment de leur naissance (Darwin, Herbert Spencer). — *Instinct industriel* ou *de perfectionnement*. Celui qui porte un animal à la construction de tout ce qui peut améliorer son sort. Cet instinct, qui se trouve chez l'homme, et aussi chez un grand nombre d'animaux vertébrés ou articulés, tend à acquérir une activité de plus en plus grande, à mesure que la civilisation fait des progrès.

Instinct maternel [*instinct de l'amour de la progéniture* (Gall)]. — Celui qui fait aimer et protéger les enfants par leurs parents. Il se manifeste dans tous les animaux, avec une énergie plus ou moins grande suivant les espèces et suivant les sexes : presque toujours la femelle le possède à un degré plus élevé que le mâle.

Instinct sexuel [*instinct de la propagation, de la reproduction, de la génération, instinct vénérien* de Gall). — Celui qui préside à la conservation de l'espèce. Il n'appartient pas aux parties sexuelles (Gall).

INSTRUMENT (*instrumentum*; ὄργανον; all. *Werkzeug*; angl. *instrument*; it. *instrumento*; esp. *instrumento*). — Agent mécanique qu'on emploie dans une opération quelconque. — *Instruments de chirurgie*. Les bistouris, les ciseaux, etc.

INSUFFISANCE (*insufficientia*; all. *Unzulänglichkeit*; angl. *insufficiency*; it. *insofficienza*). — En pathologie, *insuffisance des orifices du cœur*, lésion des valvules qui, à l'état normal, ferment les orifices cardiaques : lorsque ces voiles membraneux sont dilacérés par suite d'un traumatisme, ou rétractés consécutivement à une inflammation locale, ou écartés les uns des autres par le fait de la dilatation de leur anneau fibreux, ils permettent le reflux du sang en sens inverse de son cours naturel et les orifices correspondants sont dits atteints d'*insuffisance*.

Insuffisance aortique. — Lésion de l'orifice cardiaque qui fait communiquer le ventricule gauche avec l'aorte. L'insuffisance aortique est souvent compliquée de rétrécissement du même orifice.

Insuffisance mitrale. — Lésion de l'orifice qui fait communiquer l'oreillette avec le ventricule gauche.

Insuffisance tricuspidienne. — Lésion de l'orifice cardiaque qui fait communiquer le ventricule droit avec l'oreillette droite.

Le *traitement* de l'insuffisance doit se baser sur les symptômes que présente le malade, plus que sur le siège de l'orifice atteint. D'une façon générale, la digitale est un agent précieux pour régulariser le pouls, établir l'équilibre dans la circulation périphérique, et prévenir l'asystolie.

INSUFFLATION (*insufflatio*, de *in*, en, et *sufflare*, souffler; ἐμφύσησις; all. *Einblasen*; angl. *insufflation*; it. *soffiamento*; esp. *insuflación*). — Action de souffler dans un organe ou une cavité un gaz ou une substance pulvérulente. En thérapeutique, les *insufflations de poudres* se font à l'aide d'un tuyau de plume, et sont usitées dans les maladies chroniques du larynx et dans un grand nombre d'affections oculaires : on se sert d'alun, de calomel, de sucre, d'oxyde et de sulfate de zinc, etc. — Les *insufflations sous-cutanées d'air aseptique* ont été proposées par Joly comme moyen de traitement des boiteries, dues à des efforts de tendons. Laborde a essayé les insufflations sous-cutanées d'air filtré pour détruire les microbes anaérobies dans la septicémie gangreneuse et le tétanos.

En anatomie, *insufflation*, distension d'une cavité naturelle (plèvre, péricarde, etc.), faite en y poussant l'air, en vue de l'étudier plus facilement, même à l'état sec.

INTELLIGENCE (*intellectus*; φρόνησις; all. *Verstand, Einsicht*; angl. *intelligence, understanding*; it. *intelligenza, intelletto*; esp. *intelligencia, intelecto*). — Faculté d'apprécier l'importance d'un ou de plusieurs faits, d'après les circonstances dans lesquelles ils ont lieu, d'en déduire les rapports, et de se déterminer suivant les conséquences. L'on ne peut contester l'intelligence à nos animaux, mais elle est rudimentaire. Il est rare qu'on constate sur eux un trouble de l'intelligence, son abolition ou sa perversion ; cela se voit cependant dans la rage, le vertige, les empoisonnements, les affections typhoïdes, etc.

INTENSE. — Se dit d'une maladie dont les symptômes se manifestent avec beaucoup de force, ou d'un symptôme qui est porté à un haut degré.

INTENTION (*intentio, propositum*; all. *Absicht*; angl. *intention*; it. *intenzione*; esp. *intencion*). — Fin que l'on se propose.

En chirurgie, réunion d'une plaie par *première intention*, ou par *seconde intention* (angl. *first, second intention*; it. *prima, secunda intenzione*; esp. *primera, segunda intencion*). — Synonyme de *réunion primitive* et *réunion secondaire*.

INTERCADENCE (*intercidentia*, de *inter*, entre, et *cadere*, tomber; all. *Zwischenschlag*; angl. *intercadentia*; it. *intercadenza*). — Trouble dans la succession des pulsations artérielles, offrant, de loin en loin, une pulsation surnuméraire.

INTERCURRENT. — Se dit des maladies qui surviennent dans des saisons ou dans des lieux où elles ne se manifestent ordinairement pas, et qui viennent compliquer ainsi les maladies régnantes.

INTERMITTENCE (all. *aussetzender, intermitterender Typus*; angl. *intermission*; it. *intermittenza*; esp. *intermittencia*). — Intervalle qui sépare les accès d'une fièvre ou d'une maladie quelconque, et pendant lequel le malade est à peu près dans son état naturel. On appelle *maladies intermittentes* celles qui reviennent à des époques fixes ou indéterminées, après des intervalles plus ou moins prolongés. On appelle plus particulièrement *périodiques* les accès qui reviennent après des intervalles un peu longs ; ainsi on dit fluxion périodique pour désigner cette ophtalmie qui ne revient que tous les deux ou trois mois, tandis qu'on dit fièvre intermittente pour la fièvre qui revient tous les deux ou trois jours ; on connaît aussi des boiteries intermittentes.

On se sert également du mot *intermittence* pour indiquer un temps donné pendant lequel une ou plusieurs pulsations d'une artère, un ou plusieurs battements du cœur, viennent à manquer, d'où il résulte qu'entre deux, trois ou quatre battements au plus, il en manque un ou deux (Voy. Pouls).

INTERNE. — On appelle *maladies internes* celles qui ont leur siège dans un organe intérieur, ou qui dépendent d'une cause interne.

INTERTRIGO (de *inter*, entre, et *terere*, frotter ; all. *Wundsein*). — Inflammation érysipélateuse causée par le frottement de deux parties l'une contre l'autre; excoriation de la peau par l'action prolongée de la sueur. On la constate surtout à l'aine ou aux ars. On dit *se frayer aux ars* en parlant de l'intertrigo de la face interne du bras sur le cheval.

Symptomatologie. — Il y a des excoriations de la peau avec suintement et parfois suppuration, chaleur, sensibilité et même boiterie.

Traitement. — Lavages chauds antiseptiques

puis lotions astringentes ou mieux avec la solution d'acide picrique à 12 p. 1000. Éviter l'emploi des pommades.

INTESTINS (ἔντερον; all. *Gedärme*; angl. *intestine*; it. et esp. *intestino*).

ANATOMIE ET PHYSIOLOGIE. — Voy. DIGESTION.

MALADIES DES INTESTINS.

Ægagropiles. — **Calculs**. — Voy. ces mots et l'article COLIQUES.

Congestion intestinale. — Encore appelée *tranchées rouges, coliques de sang, apoplexie intestinale, entérorragie, entérite suraiguë*, etc.

ÉTIOLOGIE. — La pléthore sanguine (chevaux de gros trait abondamment nourris en avoine), l'ingestion d'eau très froide, l'alimentation avec des fourrages et des grains nouvellement récoltés, sont des causes prédisposantes généralement admises. Une des causes les plus fréquentes est l'anévrysme de l'artère grande mésentérique produit par le sclérostome armé (Voy. ANÉVRYSME).

Ce sclérostome (fig. 920) vit à l'état adulte dans l'intestin du cheval ; ses œufs sont rejetés avec les excréments et éclosent ensuite dans l'eau des mares, les crottins humides, etc., pour donner naissance à des embryons qui, ingérés avec les boissons, arrivent dans l'intestin, en traversent les parois, pénètrent dans les artères à la face interne desquelles ils se fixent ; ils irritent l'endartère, les parois vasculaires s'enflamment, un dépôt fibrineux qui se produit ferme en partie le vaisseau ; celui-ci se dilate peu à peu en ce point et ses parois s'amincissent.

Un délai de trois mois serait suffisant pour permettre le développement d'un anévrysme (Railliet).

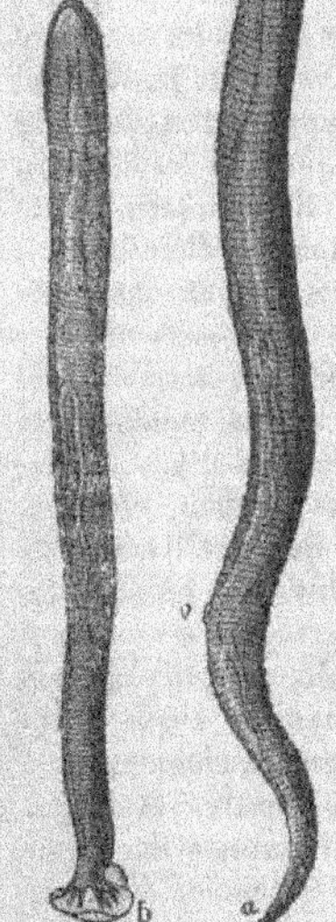

Fig. 920. — *Sclerostoma equinum*, individus aguins (grossis 3 fois).

1, mâle, 2, femelle; *a*, anus, *b*, bouche, *v*, vulve.

Sous l'influence d'une cause quelconque (émigration des parasites, action d'une cause prédisposante, etc.), un fragment du caillot se détache, est entraîné par le sang et va s'arrêter dans une artère intestinale plus petite, qu'il obstrue plus ou moins ; l'anévrysme siégeant le plus généralement sur le tronc droit de la grande mésentérique, le caillot est dirigé dans les artères cæcale et colique droites ; c'est ce qui explique pourquoi le cæcum et le côlon sont si souvent congestionnés. L'oblitération artérielle est suivie de la paralysie de la portion d'intestin non irriguée, de la stase veineuse, avec exsudation séreuse et de nombreuses hémorragies interstitielles.

Cependant la circulation collatérale peut rétablir le cours du sang.

D'après Bollinger, l'anévrysme vermineux

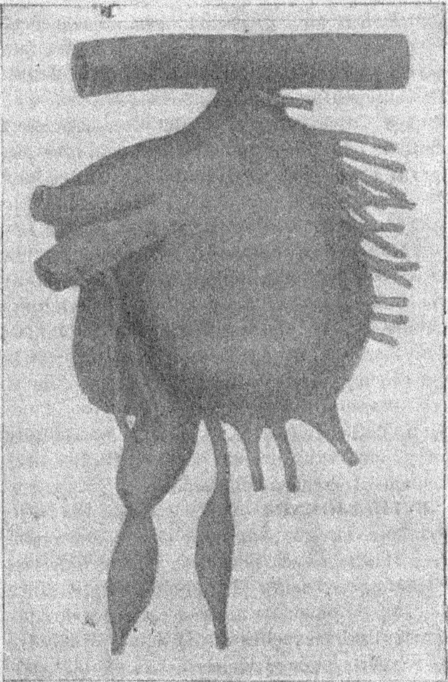

Fig. 921. — Anévrysme vermineux de la grande mésentérique (d'après Semmer).

s'observe chez les chevaux adultes dans une proportion de 90 à 94 p. 100. La fréquence augmente avec l'âge et on ne l'a trouvé qu'exceptionnellement chez les poulains (fig. 921).

SYMPTOMATOLOGIE. — La maladie se manifeste brusquement par des coliques extrêmement violentes ; le cheval gratte le sol, s'agite, se couche et se relève à tout instant ; puis les coliques augmentent ; alors le malade semble avoir perdu tout instinct de la conservation, il se jette violemment sur le sol, se roule, frappe les murs avec sa tête, projette les membres par secousses. Si on le force à marcher, il a la tête basse, les membres sont à demi fléchis ; il tord subitement le train de derrière en s'accroupissant sur les jarrets, puis se redresse brusquement pour recommencer le même mouvement.

Des poussées de sueur apparaissent sur les épaules, les flancs, l'encolure, la tête. Le pouls est vite et petit ; l'artère est dure, tendue ; les muqueuses sont injectées. La respiration est courte et précipitée.

La défécation est suspendue. La miction est supprimée, mais l'animal se campe fréquemment, il rejette parfois quelques gouttes d'urine huileuse, rougeâtre ; les propriétaires attribuent souvent ces coliques à une rétention d'urine.

Sur certains chevaux, surtout à l'époque du vert, on constate de la météorisation.

Les coliques sont continues et rarement interrompues par des périodes de calme de quelques minutes.

L'évolution est rapide : elle varie de deux à dix heures en moyenne.

Terminaisons. — Variables. La guérison est rare et due au rétablissement du cours du sang par la circulation collatérale ; elle est annoncée par la disparition subite des coliques ; le cheval se secoue, urine abondamment et se remet à manger. Parfois le malade succombe en deux ou trois heures par *épuisement nerveux*. Une terminaison fréquente est l'*hémorragie intestinale* : les douleurs cessent, les muqueuses pâlissent, les extrémités se refroidissent, le pouls devient imperceptible, la peau se couvre de sueurs froides, et l'animal succombe dans les convulsions. Après guérison, les récidives sont fréquentes. Certains chevaux sont atteints plusieurs fois par an, pendant plusieurs années, avant de mourir dans un dernier accès.

Complications. — Les parties de l'intestin irriguées d'une manière excessive, par suite de l'arrêt de la circulation, se contractent énergiquement, peuvent pénétrer dans la portion d'intestin paralysée, de là *invagination*, ou bien s'enrouler autour d'une portion saine, *volvulus*.

La *déchirure du diaphragme* est due à la pression de l'intestin distendu par les gaz et aux mouvements violents exécutés par le malade.

La *déchirure du côlon, du cæcum* peut se produire. La *fourbure* peut être une complication de la congestion intestinale (Trasbot). L'inflammation aiguë ou chronique de l'intestin est parfois consécutive à sa congestion.

Diagnostic. — Facile en raison du début

brusque des coliques, de leur intensité et de leur continuité. Il y a aussi à tenir compte des coliques antérieures sur le même animal. Lors de volvulus ou d'invagination, les coliques légères au début deviennent progressivement violentes ; il existe des périodes de rémission et les animaux prennent des poses anormales et variées. La hernie inguinale, qui doit toujours être soupçonnée chez les entiers, se diagnostique par les explorations du cordon testiculaire et rectale.

Pronostic. — Très grave. La mort survient dans le quart des cas environ, et dans plus de la moitié des cas si on n'intervient pas dès le début.

Lésions. — Congestion très intense d'une portion de l'intestin, généralement du cæcum et du gros côlon, d'autres fois de l'intestin grêle, très rarement du côlon flottant et du rectum. Les lésions portent sur une étendue variable : les parois intestinales à ce niveau sont rouge sombre, très friables, et ont acquis cinq à dix fois leur épaisseur normale ; leurs différentes couches sont noyées en un vaste caillot fibrineux, de couleur foncée et infiltrées par une sérosité abondante et rougeâtre (Leclainche). Lors d'hémorragie, les matières alimentaires forment, avec le sang qu'elles ont absorbé, un magma rougeâtre. Parfois le mésentère et les épiploons participent à la congestion, mais toujours les veines mésentériques sont gorgées de sang et présentent des ecchymoses.

Il est toujours facile de découvrir l'anévrysme de la grande mésentérique ; il est plus difficile de découvrir le siège de l'embolie.

Traitement. — Saignée de 6 à 8 litres, tout au début. Révulsion avec sinapisme, frictions sinapisées, essence de térébenthine ou vinaigre chaud en frictions sur les reins, la croupe, les épaules.

Pour atténuer la douleur on recommande : lavements de chloral (50 à 100 grammes dans 1 litre d'une solution mucilagineuse), injections sous-cutanées de morphine (0gr,50) ; ou bien laudanum (10 à 15 grammes), teinture d'opium, chloroforme en breuvages (dans infusion de camomille) ou en électuaires. Il ne faut pas oublier que la morphine et l'opium ont l'inconvénient de congestionner l'intestin et de déterminer la constipation.

Formule d'Alfort : Camphre, asa fœtida, éther sulfurique (15 à 20 grammes de chaque), eau tiède (1 litre) : dissoudre le camphre dans l'éther et bien pulvériser l'asa fœtida.

Le sulfate d'ésérine (12 à 15 centigrammes) est un décongestionnant de l'intestin, mais son emploi est dangereux. On a recommandé aussi le chlorure de baryum (30 à 50 centigrammes dans 10 centimètres cubes d'eau), en injections intraveineuses ; mais dans certains cas ces injections ont déterminé la mort subite du malade. Butel recommande les douches rectales (15 à 25 litres) pour combattre la paralysie intestinale. Si les coliques sont très violentes, on laissera le malade sur une litière épaisse ou un fumier. Dans les cas ordinaires, on le promènera.

Après la guérison, l'emploi des injections intraveineuses de chlorure de baryum donne de bons résultats pour faire cesser la constipation causée par les opiacés donnés pour calmer la douleur ; les trois jours suivant la guérison, on laissera le cheval au repos et à un régime diététique : barbotages tièdes additionnés de sulfate de soude et paille.

Déchirure. — Due à la présence de pelotes stercorales, d'abcès des parois intestinales, de calculs, corps étrangers, pelotes d'ascarides ou de tænias ; elle complique parfois la congestion, l'indigestion intestinale ; elle termine souvent les volvulus et l'invagination.

Elle peut se produire en tous les points de l'intestin ; généralement elle siège sur le gros côlon, au niveau des courbures pelvienne ou gastrique.

Les symptômes consistent en une diminution subite des coliques ; les malades tombent dans un état de prostration extrême ; le corps se couvre de sueur, la respiration est courte, le pouls inexplorable.

La mort a lieu par péritonite, dans un délai variant de quelques heures à deux ou trois jours, suivant l'étendue de la déchirure et la gravité de la péritonite.

Dilatation. — La dilatation primitive est due à une paralysie limitée des parois intestinales. Sur le gros intestin, on observe parfois des diverticules en forme de sacs dus à une hernie de la muqueuse à travers la musculeuse déchirée.

Les symptômes des dilatations et des rétrécissements consistent en des troubles digestifs variés, en des coliques intermittentes après les repas, surtout après l'ingestion de fourrages secs ; quand l'obstruction siège près du pylore, on constate des nausées et des vomissements.

L'animal finit par mourir par obstruction intestinale ou par suite de déchirure de la portion dilatée de l'intestin.

TRAITEMENT. — Alimentation légère, vert et barbotages.

Hémorragie intestinale. — Elle est consécutive aux traumatismes de la muqueuse par corps étrangers, parasites intestinaux, aux ulcérations, à l'action des caustiques solides ou liquides, aux troubles circulatoires, congestion, stases sanguines lors de maladie infectieuse (charbon, anasarque), parfois à l'ouverture d'un anévrysme artériel ou veineux.

Les symptômes sont ceux des hémorragies internes, et en plus les excréments expulsés sont imprégnés de sang ou mélangés de caillots sanguins.

Le diagnostic est rarement possible.

TRAITEMENT. — Boissons froides contenant des astringents, alun, tannin, sulfate de fer, lavements froids, injections d'ergotine (5 à 6 grammes).

Indigestion intestinale. — Voy. INDIGESTION.

Inflammation de l'intestin. — Voy. ENTÉRITE et DYSENTERIE.

Invagination de l'intestin. — Voy. INVAGINATION.

Parasites. — Les principaux sont les *ascarides*, les *oxyures*, les *sclérostomes*, les *tænias*, les *uncinaires* ou *ankylostomes* (Voy. ces noms).

Lorsqu'ils sont en grand nombre, ils déterminent des troubles de la nutrition, caractérisés par de la maigreur et de l'anémie ; des troubles intestinaux, entérite caractérisée par des alternatives de constipation et de diarrhée, des coliques, parfois de l'entérorragie ; des troubles nerveux de formes et de degrés divers : sur les chiens, par exemple, on signale l'épilepsie vermineuse ; enfin nous avons vu (*Congestion intestinale*) que les sclérostomes, en passant dans le système circulatoire, déterminaient la formation d'anévrysmes.

DIAGNOSTIC. — Il est établi par les symptômes : sur le cheval, par exemple, on cite le port de la tête qui est relevée, avec un mouvement spasmodique des lèvres, et le besoin de se frotter le nez sur la mangeoire ou le mur ; et par la recherche dans les excréments d'œufs ou de segments d'helminthes.

TRAITEMENT. — Il consiste dans l'administration d'*anthelminthiques* (Voy. ce mot).

Plaies. — ÉTIOLOGIE. — Elles sont la conséquence d'accidents : chutes sur des pieux, blessures par des armes blanches ou à feu, coups de boutoir de sangliers, etc. Elles sont quelquefois produites par le bistouri d'un opérateur, dans le traitement d'une hernie, par exemple, et sont même voulues dans le cas d'une opération d'invagination.

Elles sont variables en étendue et direction. La solution de continuité peut intéresser toutes les tuniques de l'intestin ou une d'entre elles ; il peut y avoir perte de substance.

Les piqûres donnent lieu à un simple écartement des lèvres, qui se rapprochent et se cicatrisent rapidement.

Lors de *plaies transversales*, les fibres longitudinales se rétractent, les bords de la plaie s'écartent ; la contraction des fibres circulaires rétrécit l'intestin au niveau de la plaie, à travers laquelle la muqueuse fait hernie. — Lors de *plaies longitudinales*, les fibres circulaires se rétractent, les bords de la plaie s'écartent, se renversent en dehors, et la muqueuse fait saillie ; la solution de continuité prend une forme presque circulaire et les matières contenues dans l'intestin s'échappent librement. — Lors de *section complète de l'intestin en travers*, on constate un écartement immédiat et considérable des deux orifices de l'intestin divisé ; il se fait des mouvements alternatifs de contraction et de relâchement ; une péritonite consécutive se déclare, même s'il n'y a pas eu d'épanchement de matières contenues dans l'intestin. — Lors de *plaies contuses* de l'intestin, comme celles par armes à feu, il y a souvent perte de substance ; si elle est peu étendue, la plaie peut guérir par le même mécanisme que les plaies transversales ou longitudinales produites par des instruments tranchants ; si elle est considérable, ou si l'intestin est complètement divisé, l'épanchement est quelquefois retardé par la congestion de l'intestin. Il est encore possible que des adhérences s'établissent entre cet organe et les parties voisines, ou avec les bords de la plaie des téguments, et qu'ainsi l'épanchement soit évité.

SYMPTOMATOLOGIE ET DIAGNOSTIC. — Lors de plaies des intestins, les parties blessées demeurent contenues dans la cavité abdominale, ou sortent à travers la plaie de la peau. — Si les organes divisés ne paraissent pas au dehors, on ne peut acquérir la connaissance de leur lésion qu'en examinant la direction de la solution de continuité, en se faisant rendre compte de la force avec laquelle l'instrument vulnérant a été poussé, et en comparant sa forme avec les dimensions de la plaie. Les présomptions fournies par les notions de ce genre se changent en certitude quand l'animal vomit du sang, quand les matières fécales sont sanguinolentes, ou encore lorsque des matières alimentaires ou stercorales s'échappent par la plaie.

PRONOSTIC. — Il est toujours très grave ; la complication de péritonite est à craindre ; le pronostic varie cependant avec l'étendue et la forme de la plaie intestinale, et surtout avec l'espèce à laquelle appartient le blessé, la péritonite étant toujours plus à craindre sur le cheval que sur le bœuf et sur le chien. — Parfois il se forme un *anus contre nature* : les deux abouts sectionnés s'accolent l'un à l'autre par leur surface péritonéale et adhèrent à la plaie abdominale par leurs extrémités ; leurs orifices communiquent ainsi avec le dehors.

TRAITEMENT. — Il diffère suivant les cas. S'il s'agit d'un cheval, on n'interviendra pas. Sur

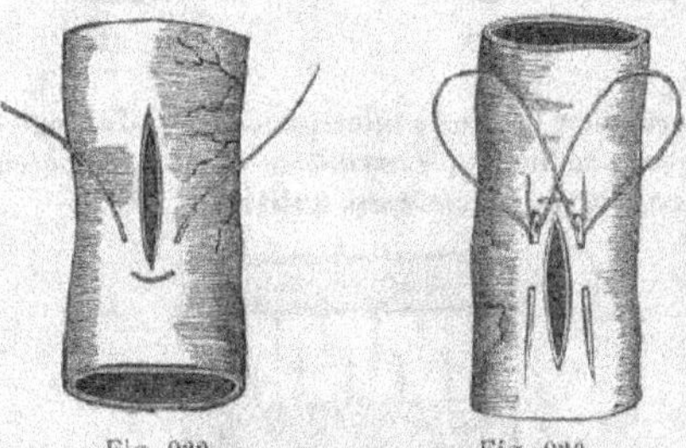

Fig. 922.   Fig. 923.

le chien ou le bœuf, si l'intestin est resté dans l'abdomen et si la plaie est étendue, on pourra

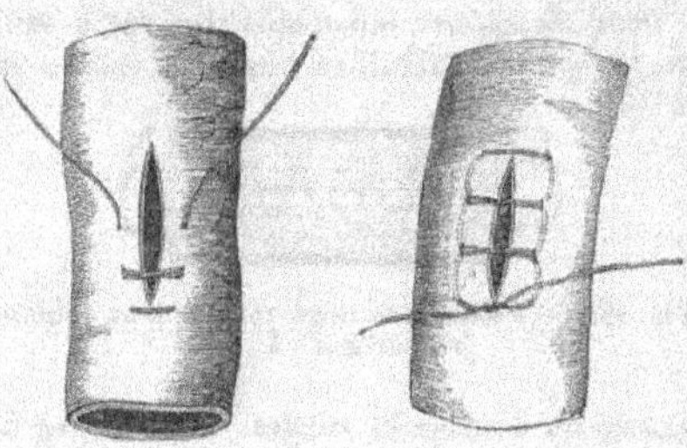

Fig. 924.   Fig. 925.

tenter la laparotomie et la suture intestinale.

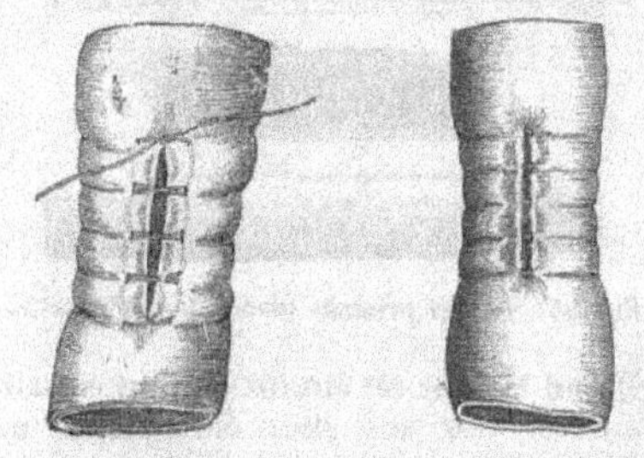

Fig. 926.   Fig. 927.

Si l'intestin blessé fait hernie à travers la

plaie abdominale, dans tous les cas, sauf lorsqu'il s'agit d'une plaie très étroite, on devra

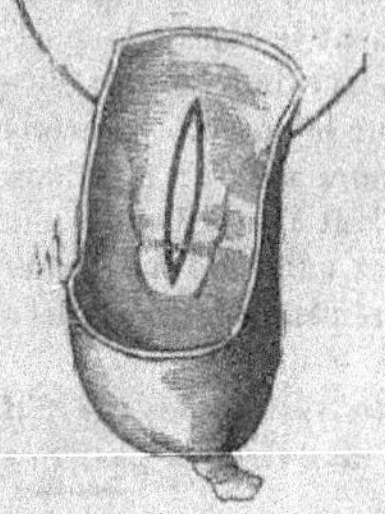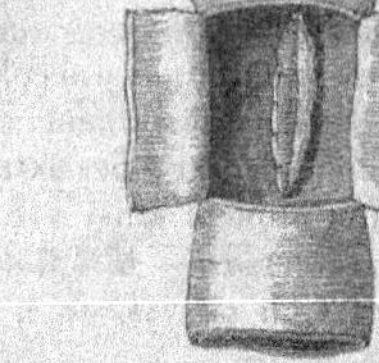

Fig. 928.   Fig. 929.

pratiquer la suture intestinale avant d'en opérer la réduction, à condition toutefois d'opérer avec la plus rigoureuse antisepsie.

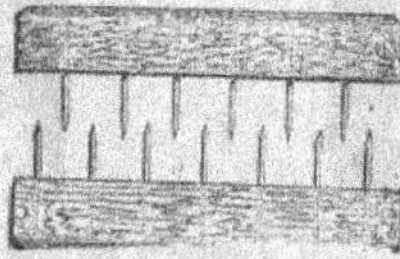

Fig. 930. — Épingles enfoncées dans des prismes de liège.

Pour les *sutures intestinales* (fig. 922 à 929), on se servira d'aiguilles très fines (plates de

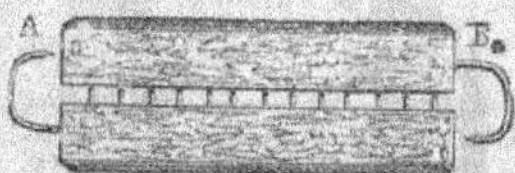

Fig. 931. — Prismes de liège réunis, deux épingles recourbées : A, B.

champ ou courbes et rondes) et de fil très fin (catgut ou soie).

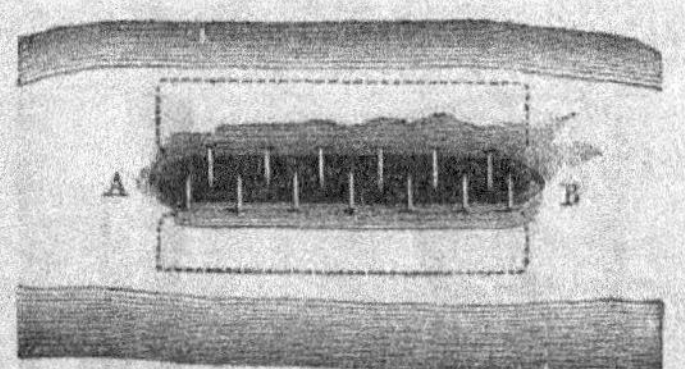

Fig. 932. — Les prismes placés dans l'intestin.

Quand la plaie est étroite, on peut en saisir les lèvres avec une pince et appliquer une ligature au-dessus des mors de celle-ci : c'est la *ligature latérale*.

Les sutures intestinales reposent sur le principe de l'*adossement des séreuses* (Jobert).

Dans la suture de Jobert, le fil est passé à travers les trois tuniques intestinales. Dans

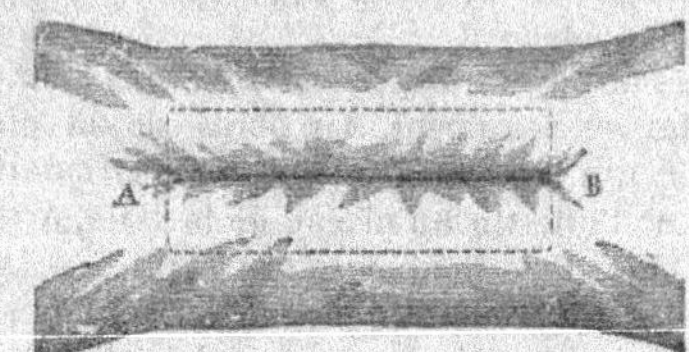

Fig. 933. — Aspect de la surface péritonéale au niveau de la suture.

celle de Lambert, le fil ne traverse que la séreuse et la musculeuse.

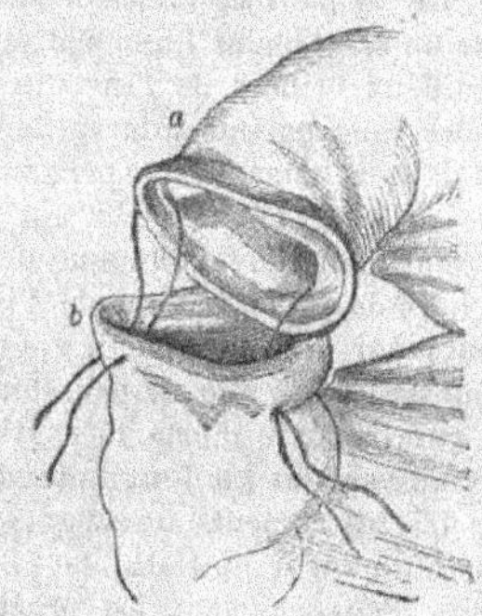

Fig. 934. — Suture de l'intestin par invagination (premier temps).

Si la plaie mesure plus du quart de la circonférence intestinale, la suture est suivie d'un

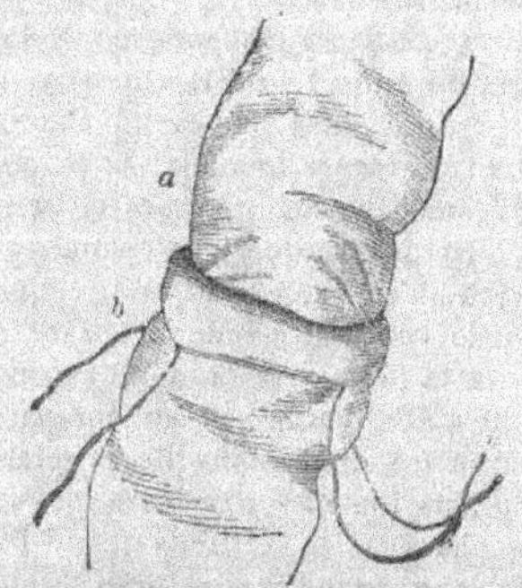

Fig. 935. — Suture de l'intestin par invagination (deuxième temps).

rétrécissement considérable. — Chaput recommande alors la *greffe intestinale*.

Lors de section transversale, ou après résec-

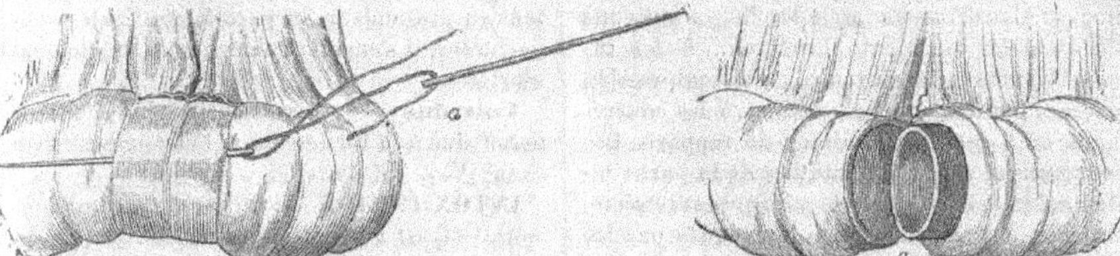

Fig. 936. — Suture de l'intestin avec une carte.

Fig. 937. — Suture de l'intestin avec
une virole métallique.

tion d'une portion de l'intestin, il faut réunir

En médecine humaine, on se sert de *boutons*
anastomotiques : boutons de Murphy, de Chaput

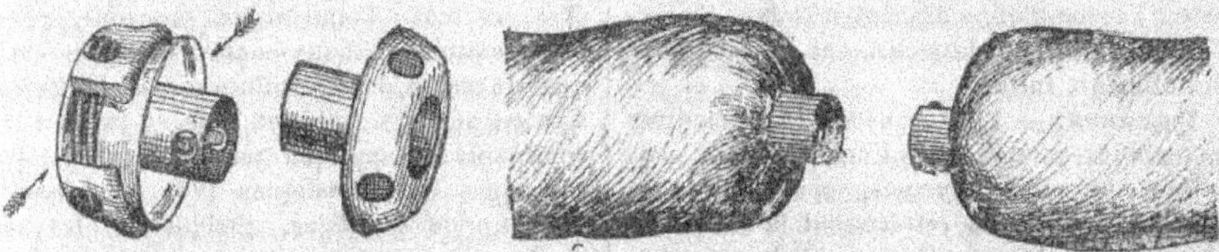

Fig. 938. — Bouton de Murphy.

Fig. 939. — Emploi du bouton de Murphy.

les deux extrémités intestinales, soit directe-

(fig. 938 à 941). Les jours suivants, l'opéré

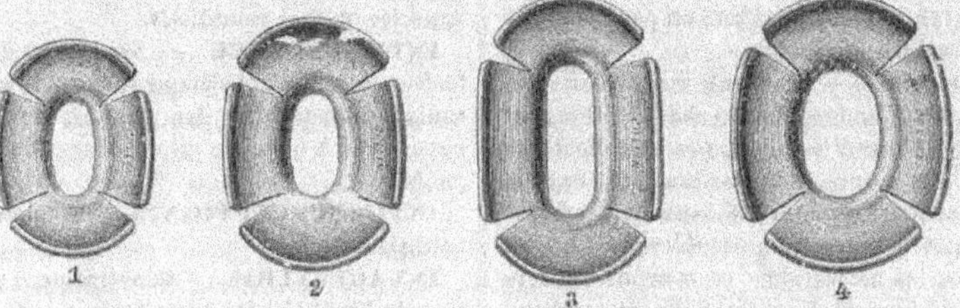

Fig. 940. — Bouton anastomotique de 1 à 4. — Les n°ˢ 1 à 3 sont destinés à la suture circulaire
de l'intestin grêle; le n° 4 à la suture circulaire du gros intestin.

ment en opérant une certaine invagination

sera laissé à la diète. Après, il faudra surveiller le régime et ne donner que des aliments
de facile digestion (fig. 942).

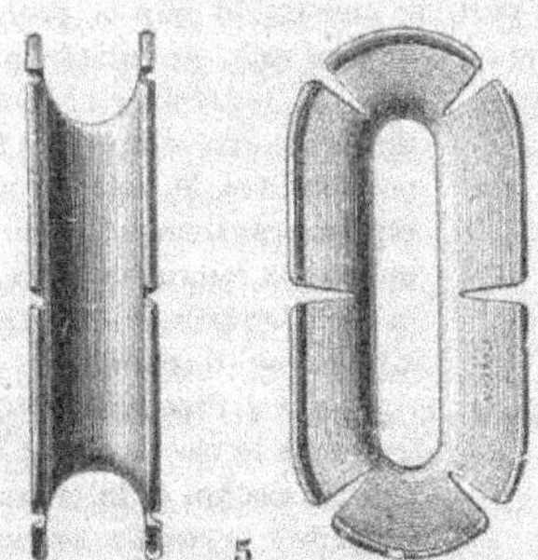

Fig. 941. — Bouton n° 5. vu de profil et de face.

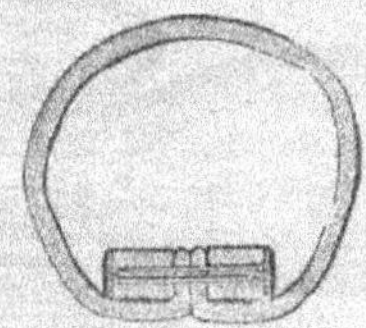

Fig. 942. — Coupe schématique de l'intestin
après la suture.

Rétrécissements. — Le rétrécissement
d'une partie de l'intestin peut être dû : à
un défaut de réplétion de cet organe par suite
d'une privation prolongée d'aliments, à l'hypertrophie de la membrane musculeuse, à la for-

(fig. 930 à 937), soit à l'aide d'une carte, ou
d'une virole métallique.

mation de bourrelets volumineux de la muqueuse (dans l'intestin grêle des chevaux atteints de catarrhe intestinal chronique), à des tumeurs (surtout des fibromes), à la compression exercée par des tumeurs voisines, à des concrétions ou à des modifications de rapports. Les *conséquences* sont : la dilatation de la partie intestinale située en avant de celle qui est rétrécie, ou bien les inconvénients provoqués par les obstacles mécaniques à la progression du contenu de l'appareil digestif.

Traitement. — Il est dans ces cas très variable ; il faut principalement, par un régime spécial, éviter l'accumulation des matières dans l'intestin et surtout leur desséchement : on donnera des aliments cuits.

Tumeurs. — Elles peuvent se rencontrer en tous les points ; ce sont des : lipomes, sarcomes, fibromes, myomes, épithéliomes et kystes. Ces tumeurs rétrécissant le canal, on observe tous les symptômes de l'obstruction intestinale chronique.

Le diagnostic est presque impossible ; parfois l'animal rejette avec ses excréments des morceaux de tumeur ; d'autres fois on peut les sentir par l'exploration rectale.

Ulcérations. — Siègent au niveau des follicules lymphoïdes. Chez le cheval, elles sont secondaires à l'entérite chronique, aux affections typhoïdes, la morve, l'anasarque, etc. Parfois elles succèdent aux thromboses des artères dépendantes de la grande mésentérique. Chez les ruminants, les ulcérations se rencontrent lors de peste bovine, de dysenterie, de tuberculose, de clavelée, de fièvre aphteuse. Chez le porc, à la suite du rouget, de la pneumo-entérite.

Les symptômes sont ceux de l'entérite chronique ; on peut soupçonner leur existence

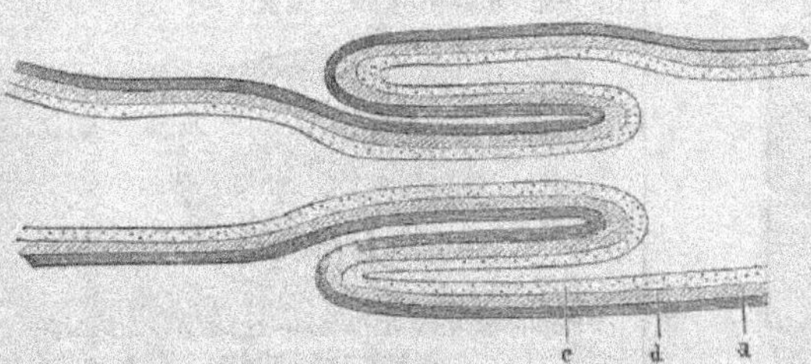

Fig. 943. — Schéma de l'invagination.

a, séreuse. — *b*, musculeuse. — *c*, muqueuse.

lorsque les excréments sont striés de sang et noirâtres.

Les ulcérations, en se cicatrisant, peuvent dé-

terminer un rétrécissement. Si elles augmentent en profondeur, les parois intestinales sont perforées, il s'ensuit une péritonite rapidement mortelle.

Volvulus. — C'est l'obstruction de l'intestin due à la torsion ou à l'étranglement du canal (Voy. Volvulus).

INTOXICATION (de *in*, en, et *toxicum*, poison). — C'est l'empoisonnement chronique, dû à l'ingestion prolongée de certaines substances. On observe surtout l'*ergotisme*, dû à l'ingestion des cryptogames dont les aliments sont quelquefois couverts (Voy. Ergotisme) ; la *cachexie mercurielle* (Voy. ce mot) ; l'*intoxication saturnine*, qu'on observe sur les animaux employés dans des fabriques de céruse, dans certaines mines ; l'*intoxication arsenicale*, signalée en Saxe, et qui chez les ruminants se complique très souvent de fistules gastriques caractéristiques (Voy. Fistules) ; l'*intoxication alcoolique*, quelquefois observée sur les animaux qui sont nourris avec les résidus de certaines distillations ; on l'a signalé sur des vaches ayant mangé des marcs de pommes ou de raisins, et aussi sur des volailles nourries dans les mêmes conditions.

INTUMESCENCE. — Synonyme de tuméfaction, tumeur qui s'étend sur tout le corps ou seulement sur une des parties, de manière cependant à occuper un espace assez considérable.

INTUSSUSCEPTION. — Invagination intestinale.

INVAGINATION. — Pénétration d'une portion de l'intestin dans une autre portion.

Généralement elle porte sur l'intestin grêle et surtout sur l'iléum. Une portion de l'intestin, étranglée en un cylindre résistant, pénètre dans la portion intestinale qui la précède ou qui la suit, en entraînant avec elle son mésentère. L'invagination peut être simple, ou bien la portion invaginée peut encore se replier plusieurs fois sur elle-même ; la longueur de la partie invaginée varie de 40 centimètres à 9 mètres (Harcourt).

On a vu l'intestin grêle pénétrer dans le cæcum, ou à la fois dans le cæcum et le côlon.

Parfois le cæcum se renverse partiellement ou totalement dans le côlon.

La partie comprimée par celle qui l'enveloppe s'enflamme (fig. 943).

Terminaisons. — 1° Si l'occlusion intestinale est

incomplète, l'invagination persiste à l'état chronique ; 2° la portion invaginée se gangrène, est expulsée avec les excréments, tandis que les parois intestinales se soudent ; cette terminaison se voit chez le bœuf ; 3° une péritonite locale se développe autour de l'invagination, ou bien l'intestin gangrené se rupture et il se déclare une péritonite mortelle.

Étiologie. — S'observe dans les maladies qui troublent violemment les fonctions digestives : congestion intestinale, entérite, indigestions ; elle est assez fréquente dans l'anasarque, dans certaines jaunisses du chien. Elle se produit chaque fois que, avec une contracture ou une paralysie d'une portion de l'intestin, coïncident des mouvements péristaltiques tumultueux des parties voisines, comme après l'ingestion d'eau très froide.

Symptomatologie. — La digestion est suspendue ; les coliques, légères au début, augmentent rapidement d'intensité ; la défécation d'abord pénible est arrêtée. — Pendant le cours des coliques, on observe souvent des rémittences assez prolongées, suivies de crises violentes dues aux contractions péristaltiques. — Le cheval prend des positions anormales variées, il se couche en *sphinx*, ou prend la position du *chien assis* ; de plus il exécute avec sa tête des mouvements d'encensoir. L'état général est grave, la respiration est courte, précipitée, les naseaux sont dilatés, la face se ride (rire sardonique), la peau se couvre de sueurs. Si l'invagination siége près du pylore, on constate des nausées et des vomissements. — La mort peut survenir en six à douze heures, précédée d'une accalmie trompeuse. — D'autres fois les coliques persistent plus longtemps, deux à dix jours.

L'invagination du cæcum dans le côlon n'occasionne ni stase sanguine, ni obstruction complète, et peut durer des mois en se manifestant par des coliques sourdes après les repas.

Chez le bœuf, on note des coliques violentes ; des poussées concentrées et courtes se reproduisant de temps à autre, lorsque l'animal est debout ; le rejet par l'anus de mucosités striées de sang ; un bruit de gargouillement en imprimant au flanc droit des mouvements saccadés ; une grande sensibilité du flanc droit ; enfin, à l'exploration rectale, on sent une tumeur cylindrique, dense, élastique, douloureuse et mobile (Butel).

Diagnostic. — Le mode d'évolution des coliques, leur durée (un à dix jours), les positions anormales que prennent les malades et parfois l'exploration rectale, permettent de diagnostiquer l'invagination.

Pronostic. — Très grave : généralement la mort survient à plus ou moins brève échéance.

Traitement. — Les tentatives de dilatation de la gaine, et de suppression de l'étranglement, avec les breuvages mucilagineux en grande quantité, associés aux purgatifs doux, huile de ricin, sulfate de soude, ne réussissent pour ainsi dire jamais. Trasbot recommande l'huile ordinaire (900 grammes) et l'huile de ricin (100 grammes). Les douches rectales peuvent être avantageuses.

Sur le bœuf et le chien, quand on est certain du diagnostic, on peut tenter la laparotomie.

Manuel opératoire. — Guittard, qui a fait plusieurs fois cette opération sur les bovidés, en donne les indications suivantes. Il opère l'animal étant couché.

1° *Lieu d'élection.* — Il préfère pratiquer toujours l'incision de l'abdomen à droite, d'abord parce que l'invagination est plus fréquente de ce côté, et que l'opérateur n'est pas gêné par le rumen. Le point du flanc indiqué est voisin du siège de l'invagination, si on l'a reconnu. Si cette indication manque, l'incision est faite à la partie inférieure de l'abdomen, au niveau de la rotule, mais très en avant pour que les mouvements du membre postérieur ne retardent pas la cicatrisation de la peau.

2° *Ouverture du flanc.* — L'incision cutanée est verticale et d'une longueur de 20 centimètres. Les lèvres de la plaie étant maintenues écartées avec des érignes, le muscle grand oblique est incisé suivant la direction de ses fibres. Les deux incisions se croisent. Les lèvres de la plaie étant toujours écartées, on incise les autres couches musculaires dans le sens de leurs fibres, qui est à peu près vertical. Cette disposition est préférable pour la réussite des sutures après l'opération.

3° *Opération.* — a. *Recherche de la lésion.* — Elle se fait avec la main droite : la partie intestinale malade donne l'impression d'un corps dur. Elle est attirée au dehors et placée sur un linge aseptique.

b. *Action sur l'intestin.* — Il faut essayer par des tractions modérées de réduire l'invagination. Si cela est impossible, on coupe la partie malade et on la détache du mésentère.

c. *Suture de l'intestin.* — On pourrait refaire une nouvelle invagination au moyen des boutons de Murphy ou de Chaput. Il paraît plus pratique de suivre le procédé de Guittard, qui consiste à faire une nouvelle invagination avec la suture de Jobert. Les deux abouts sectionnés étant vidés de leur contenu, on fait rentrer l'about antérieur dans le postérieur en ayant soin de replier en dedans l'extrémité de

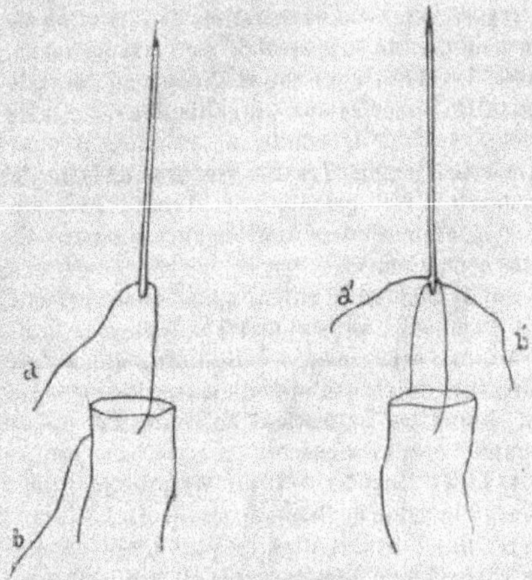

Fig. 944. — Suture de l'intestin.

ce dernier, de façon à mettre les deux séreuses en contact (fig. 944). On termine par une suture circulaire à points plutôt espacés, intéressant la séreuse et la musculeuse de l'intestin.

L'adhésion, sur une étendue de 3 à 4 centimètres, devient très solide trois ou quatre jours après l'opération, et les points de suture ont cessé alors d'être utiles.

Après lavages antiseptiques, l'intestin est rentré.

d. *Sutures de la plaie.* — Il en faut trois dont deux pour les incisions musculaires ; pour éviter les déchirures les points seront rapprochés et on évitera les tractions. On les recouvre d'une couche de ouate de tourbe phéniquée, et l'incision de la peau est fermée avec quelques bourdonnets.

Soins consécutifs. — Le lendemain, on enlève la ouate, on fait des lavages antiseptiques et une suture définitive à la peau. Par précaution, on met un bandage de corps pour soutenir l'abdomen. Le malade est mis à un régime émollient et de facile digestion.

INVASION. — Début d'une maladie.

IODE. — Métalloïde solide, gris d'acier, d'odeur chlorée, peu soluble dans l'eau, soluble dans l'alcool, l'éther et les essences.

EMPLOI. — A l'extérieur, en teinture pure ou étendue, pour frictions ou injections ; à l'intérieur, en breuvage et en bol.

DOSES.

Grands animaux....	4	à 8 grammes.
Moyens animaux .	0,50 à	1 gramme.
Petits animaux.....	10	à 25 centigr.

EFFETS ET USAGES. — Cautérise les divers tissus sur lesquels on l'applique. En injections dans les synoviales, il détermine une inflammation adhésive qui fait disparaître leurs hydropisies ; à l'intérieur, on l'administre contre les affections strumeuses. C'est un bon antiseptique.

Teinture d'iode.

Iode........................	1 partie.
Alcool à 34°..................	12 parties.

Faites dissoudre et filtrez.

Pommade fondante (C. Leblanc).

Iode pur...................	1 gramme.
Iodure de potassium........	4 grammes.
Axonge....................	64 —

IODOFORME. — Composé jaune pâle, insoluble dans l'eau, soluble dans l'alcool, l'éther, le chloroforme, les huiles ; contient les 9 dixièmes de son poids d'iode. Antiseptique à la surface des plaies.

Mélange antiseptique (Gavazzini).

Iodoforme.................	55 parties.
Acide salicylique	
Sous-nitrate de bismuth...	āā 20 —
Camphre..................	5 —

IODURE (PROTO-) DE FER. — Agit comme les préparations d'iode et celles de fer. S'emploie aux mêmes doses.

IODURE (PROTO-) DE MERCURE. — Peut s'employer à l'intérieur, mais surtout à l'extérieur contre l'ecthyma chronique (Mégnin).

Pommade au proto-iodure de mercure.

Proto-iodure de mercure...	20 grammes.
Axonge...................	200 —

Mêlez.

Employée comme fondant sur les pustules d'ecthyma chronique.

IODURE (DEUTO-) DE MERCURE. — Plus actif que le précédent. Employé à l'extérieur principalement et en frictions contre les engorgements synoviaux, tendineux, osseux ou articulaires. Son emploi doit être prolongé et nécessite certaines précautions.

Pommade de deuto-iodure de mercure.

Deuto-iodure de mercure....	4 grammes.
Axonge..................	32 —

Pommade fondante.

Vaseline...................... 100 grammes.
Térébenthine de Bordeaux.. 10 —
Biiodure de mercure....... 10 —
Huile de croton............ 5 à 10 gouttes.

IODURE DE PLOMB. — S'emploie sous forme de pommade contre les engorgements glandulaires.

Pommade d'iodure de plomb (Reynal).

Iodure de plomb............ 1 gramme.
Axonge..................... 8 grammes.

IODURE DE POTASSIUM. — Sel blanc, cristallisant en cubes, très soluble dans l'eau ; saveur âcre.

Emploi. — A l'intérieur en solution, breuvage ou boisson ; à l'extérieur en pommade.

Doses.

Grands animaux........ 10 à 32 grammes.
Moyens animaux....... 1 à 3 —
Petits animaux........ 25 à 50 centigr.

Effets et usages. — A l'extérieur, il agit comme fondant ; à l'intérieur, il arrête les néoplasies. Aussi est-il utilisé contre les tumeurs ou engorgements divers, dans la pneumonie du cheval (Trasbot) et dans l'ecthyma chronique (Mégnin).

Pommade d'iodure de potassium.

Iodure de potassium........... 1 partie.
Axonge....................... 3 parties.
Mêlez.

En frictions à la dose de 5 à 30 grammes.

Pommade de Robinson.

Lanoline................... 100 grammes.
Vaseline................... 40 —

Faire fondre et mélanger à une solution de 50 grammes d'iodure de potassium dans 30 grammes d'eau. — Cette pommade réussit dans les lymphangites et engorgements ganglionnaires du cheval.

Injections trachéales (G. Lévi).

Iodure métallique........... 2 grammes.
Iodure de potassium....... 10 —
Eau distillée.............. 100 —

On commence par injecter 2 grammes de cette préparation étendue de 3 grammes d'eau distillée, en augmentant de 2 grammes tous les deux ou trois jours. En même temps, on diminue la quantité d'eau de manière à donner

20 grammes de solution pure. Selon M. Lévi, ce traitement serait curatif de la morve au début.

IPÉCACUANHA. — Racine de la plante rubiacée dont une variété est l'*ipéca annelé*. Son principe actif est l'*émétine*.

Effets thérapeutiques. — Vomitif et expectorant, sert à rétablir la rumination sur le bœuf.

Doses vomitives.

Porc.................. 1 à 2 grammes.
Chien................. 2 à 3 —
Chat.................. 25 à 75 centigr.

Les doses simplement expectorantes sont trois fois moindres. On donne dans ce cas 10 à 15 grammes aux grands herbivores et 2 à 5 grammes aux petits.

Mode d'emploi. — En suspension dans une infusion aromatique.

IRIDECTOMIE. — Opération qui consiste à exciser une portion de l'iris dans le but de créer une pupille artificielle, c'est l'*iridectomie optique*, ou pour combattre des phénomènes inflammatoires, c'est l'*iridectomie antiphlogistique*.

La première est indiquée pour remédier aux opacités de la cornée, à l'occlusion de la pupille ou à la cataracte. — La seconde est employée pour combattre le glaucome, l'iritis, l'irido-choroïdite chronique, pour rompre des synéchies (Voy. Fluxion périodique).

IRIDOCÈLE. — Hernie de l'iris à travers une plaie ou un ulcère de la cornée.

IRIDO-CHOROÏDITE. — Voy. Fluxion périodique.

IRIS. — Membrane de l'œil. Voy. Œil (*Anatomie-Physiologie*).

IRITIS. — Inflammation de l'iris ; elle peut être *séreuse*, *plastique*, *parenchymateuse*, *suppurative*, *hémorragique* (hypohéma). Parfois l'iris seul est atteint ; généralement, l'iris, le corps ciliaire et la choroïde sont affectés simultanément : il y a alors iritis, cyclite et choroïdite.

Étiologie. — La grande cause, chez le cheval, est la fluxion périodique. Les coups sur l'œil peuvent la déterminer. Elle peut être rhumatismale.

Symptomatologie. — Elle se reconnaît à l'injection périkératique, aux modifications de couleur de l'iris qui prend une teinte jaunâtre ou rouillée, au trouble de l'humeur aqueuse, enfin au resserrement de la pupille.

En peu de temps, l'iritis entraîne la formation de *synéchies* qui empêchent la pupille de se dilater uniformément et lui donnent des formes spéciales. Elle peut aussi s'accompagner de glaucome.

Traitement. — Il doit être appliqué de bonne heure : saignée à l'angulaire de l'œil. compresses chaudes et astringentes maintenues en place ; on fera de fréquentes instillations entre les paupières avec le collyre suivant :

Sulfate neutre d'atropine.	10 à 15 centigr.
Acide borique..........	20 —
Eau distillée............	20 grammes.

L'atropine empêche la formation des synéchies, et si son emploi est continué, elle peut rompre de récentes synéchies ; après les instillations, la pupille se dilate d'autant plus que l'affection est moins grave.

Si des phénomènes glaucomateux apparaissent, on aura recours aux instillations d'ésérine et à la ponction de la cornée. Si l'iritis est de nature rhumatismale, on donnera du salicylate de soude. On aidera à la résorption des exsudats par le calomel à l'intérieur, les injections sous-cutanées de sublimé ou de pilocarpine. S'il existe des synéchies tenaces, on pratiquera l'iridectomie. (Cadiot et Almy, *loc. cit.*)

IRLANDAISE (Race bovine). — Une des races

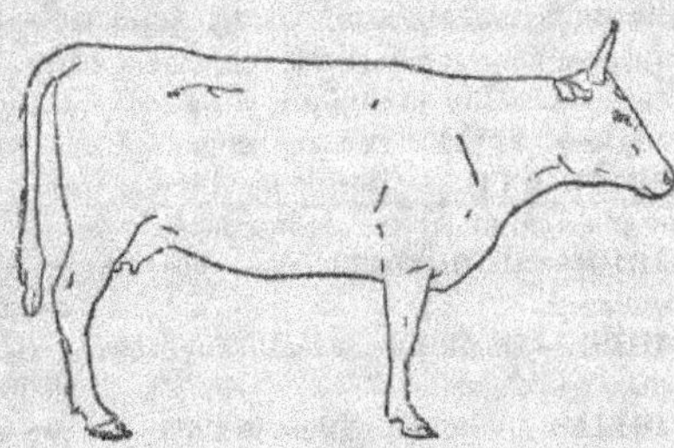

Fig. 945. — Vache bretonne.

dolichocéphales de Sanson ; elle est de petite taille, très rustique, donne un lait riche en beurre

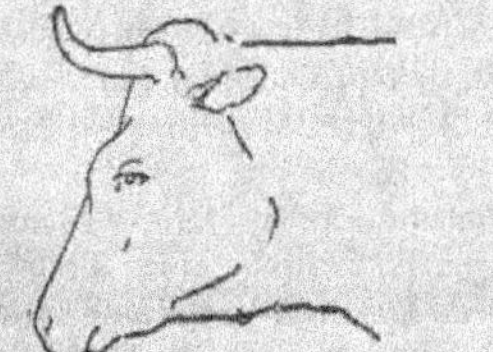

Fig. 946. — Tête de vache bretonne.

et une viande de bonne qualité. Les variétés les plus connues sont : en Angleterre, celles de Kerry, de Ayr, de Devon, de Jersey (V. ce mot) ; en France, les variétés *bretonnes* (V. ce mot) et *bordelaise* (fig. 945 et 946).

IRLANDAISE (Race chevaline). — La race irlandaise de Sanson comprend les chevaux de l'Irlande, du pays de Galles, et d'une partie de la Bretagne. Elle est plutôt petite, trapue, à tête camuse avec des crins abondants. On l'utilise surtout pour la selle et le trait léger. Les variétés bretonnes constituent les races de *Léon* et du *Conquet*, que l'on trouve dans les Côtes-du-Nord et le Finistère et dont la taille dépasse parfois 1ᵐ.60.

Cheval de chasse irlandais. — Obtenu par le croisement avec le pur sang, il est de taille moyenne avec des formes amples, bien musclé, il résiste à la fatigue, et a surtout une aptitude spéciale pour le saut des obstacles.

IRRÉDUCTIBLE. — En chirurgie, ce qui ne peut être réduit, remis en position normale : fracture, luxation, hernie.

IRRIGATION. — Action d'arroser une partie du corps en y faisant arriver de l'eau froide ou tiède. L'irrigation *continue* rend de grands services en thérapeutique (Voy. Hydrothérapie).

IRRITABILITÉ (*irritabilitas* ; all. *Irritabilitat, Reizbarkeit* ; angl. *irritability* ; it. *irritabilita* ; esp. *irritabilidad*). — Propriété dont jouissent tous les éléments anatomiques, et, par suite, les tissus et les organes, de réagir en présence d'une excitation artificielle ou physiologique. Ce terme ne désigne aucune propriété appartenant spécialement à une espèce d'élément anatomique ; l'activité vitale étant toujours provoquée, l'irritabilité qui la provoque est une propriété générale, variable seulement par la façon dont elle se manifeste, comme par sa rapidité et son intensité, suivant la nature des éléments où on l'observe ; dans la fibre musculaire, c'est à une contraction qu'elle donne naissance ; dans les glandes, c'est à une sécrétion, etc. Haller, ayant reconnu que les muscles avaient en propre la faculté de se contracter sous l'influence de certains irritants, et en dehors de celle des nerfs, donna, avec Glisson, le nom d'*irritabilité musculaire* à cette force contractile, qui appartient en propre au tissu musculaire. À partir de Bichat, le terme *irritabilité* a repris sa signification générale, et a été remplacé avec raison, pour ce qui concerne le tissu musculaire, par celui de contractilité.

IRRITANT, ANTE (*irritans* ; all. *irritirend, reizend* ; angl. *irritant* ; it. et esp. *irritante*. — Se dit de ce qui excite les organes outre mesure, de manière à changer le rythme habituel de leurs fonctions. Un stimulant assez énergique pour provoquer de la tension, de la chaleur et de la douleur, devient *irritant*. — En *pathologie*, ce sont toutes les causes morbides, les agents capables de déterminer l'inflammation ; les principaux sont les parasites et les microbes. — En *thérapeutique*, ce sont les agents qui, appliqués sur une partie du corps, provoquent une inflammation locale, dans le but de faire cesser la congestion ou l'inflammation d'une autre partie. On les distingue en *dérivatifs* et *révulsifs*.

IRRITATION (*irritatio*, ἐρεθισμός ; all. *Irrilacion, Reizung* ; angl. *irritation* ; it. *irritazione* ; esp. *irrilacion*). — Action des irritants, ou état d'une partie qui est irritée. Broussais a défini l'*irritation*, l'état d'un organe dont l'*excitation* nécessaire à l'exercice de ses fonctions est portée à un tel degré d'intensité, que l'équilibre résultant de la balance de ces fonctions est rompu. L'*excitation* et l'*irritation* sont deux degrés d'un même genre d'action dont l'intensité dépend autant de la susceptibilité relative des organes que de la nature de l'excitant ; en sorte qu'une substance qui n'est qu'excitante pour tel individu ou pour tel organe, est irritante pour un autre individu ou pour un autre organe (Voy. INFLAMMATION, RÉVULSION).

ISABELLE (*aureus* ; all. *isabellenfarbig* ; angl. *light bay* ; it. *isabella*). — Robe du cheval caractérisée par la couleur jaune clair de toute la surface du corps, quelle que soit la nuance des crins. L'isabelle peut être *clair*, *ordinaire* ou *foncé*, avec ou sans *raie de mulet*.

ISCHURIE. — *Rétention d'urine*. — Ce n'est pas une maladie, mais un symptôme propre à des affections très variées, où l'urine, toujours sécrétée par les reins, se trouve retenue dans l'une des cavités ou des canaux : bassinet rénal, uretère, vessie, urètre, qui doivent naturellement la recevoir ou l'expulser. L'ischurie est *complète*, ou *incomplète*.

ISOLEMENT (all. *Isolirung, Absonderung, Sperre* ; angl. *parting* ; it. *isolamento* ; esp. *aislamiento*). — En *police sanitaire*, la mesure qui a pour but de soustraire les animaux sains à la contagion, en les séparant des malades. C'est, de tous les moyens préservatifs, le plus efficace, mais ce n'est pas toujours le plus facile à appliquer.

Cette mesure est réglementée par les articles 3-4-5-28-30-31 de la loi du 12 juillet 1881 et 3-4-5-43-44 du décret du 12 novembre 1887 pour l'Algérie.

Tout animal atteint ou soupçonné atteint de peste bovine, péripneumonie contagieuse, clavelée, fièvre aphteuse, gale, morve, dourine, rage, charbon, tuberculose, rouget, pneumo-entérite infectieuse du porc, devra être, immédiatement, et avant même que l'autorité administrative ait répondu à l'avertissement, séquestré, séparé et maintenu isolé, autant que possible, des autres animaux susceptibles de contracter la maladie (art. 3).

Le propriétaire est tenu d'isoler et de séquestrer les animaux dès qu'il a fait sa déclaration. Le maire doit s'assurer que ces formalités sont remplies et y pourvoit d'office s'il y a lieu. Le vétérinaire sanitaire constate et au besoin prescrit l'isolement.

La durée de l'isolement se prolonge jusqu'à complète guérison pour les malades et doit être supérieure à la période d'incubation de la maladie pour les animaux suspects. Elle est indiquée pour chaque maladie contagieuse par le règlement d'administration publique.

L'isolement se fait sous forme de séquestration, de cantonnement et de quarantaine.

La *séquestration* est le meilleur mode, au point de vue sanitaire ; mais quand elle s'applique à tout un troupeau, elle est ruineuse. Elle consiste à renfermer les animaux malades ou suspects dans des locaux n'ayant aucune communication avec ceux qui sont habités par les animaux sains. Elle n'est complète que si les personnes préposées à la garde ou aux soins à donner aux malades ne communiquent pas avec les animaux sains ; il en est de même des fourrages, objets de pansage, harnais, ustensiles d'écurie, etc.

Le *cantonnement* consiste à affecter aux malades et aux suspects un pâturage ou un emplacement pour le travail ; l'endroit choisi sera isolé, éloigné des chemins fréquentés par les animaux, entouré d'une haie, d'un fossé, etc.

Le cantonnement est *permanent*, quand les animaux restent nuit et jour au pâturage ; il est *mixte*, quand les animaux sont rentrés pour la nuit dans des locaux.

La *quarantaine* est tantôt le temps pendant lequel les animaux sont séquestrés, tantôt l'isolement qui est appliqué à la frontière de terre ou de mer, aux malades ou suspects provenant des pays étrangers (Voy. IMPORTATION). Les animaux sont isolés dans des locaux spéciaux ou *lazarets*.

ISSUES. — Nom collectif des parties des animaux qui sortent de la boucherie sans y être vendues comme *viande nette*. Ce sont : la peau, le suif, la tête, le bas des membres à partir du dessous du genou, les pieds, les viscères thoraciques et abdominaux. Leur poids est de un tiers à la moitié du poids total de la bête.

ITALIENNES (Races bovines). — On signale en Italie deux races principales : 1° la *Romagne* ou *Romagnoise*, assez grande, de couleur grise ou brune, ayant de l'aptitude pour la graisse et la chair, elle peut être classée parmi les races des plaines; les vaches sont bonnes laitières; 2° la race du *Parmesan*, qui n'est autre chose que celle de *Schwitz* importée dans le pays.

IVRESSE (*ebrietas*; all. *Trunkenheit, Rausch*; angl. *drunkenness*; it. *ebbrezza*; esp. *embriaguez*). — Pour nos animaux (vaches, volailles), l'ivresse est comme un empoisonnement par les alcooliques, par les marcs de pommes ou de raisins (Voy. Empoisonnement).

IXODES (*tiques, tiquets, poux de bois, poux de cerf*). — Acariens volumineux, aplatis quand ils sont à jeun, bombés quand ils sont repus.

La femelle fécondée s'attache aux animaux par son rostre, enfoncé profondément dans le derme, car si on arrache la parasite, ce rostre reste dans la plaie. Se nourrissant du sang de son hôte, elle acquiert dix fois son volume primitif, celui d'une graine de ricin, d'une olive; elle retire alors son rostre et tombe à terre où, cachée sous un abri, elle pond des œufs d'où sortent des larves qui se transforment en nymphes puis en ixodes parfaits.

Les solipèdes, en France, ne sont attaqués par les ixodes que s'ils circulent dans les forêts (chevaux de chasse à Chantilly, Fontaine-

bleau, etc.) ; à la Guadeloupe, les chevaux et mulets sont parfois porteurs d'ixodes, sur les parties que l'animal ne peut atteindre.

Les bœufs d'Auvergne et du Midi sont parfois attaqués par les ixodes.

Le chien est fréquemment porteur de tiques, surtout quand il court dans les broussailles.

On trouve l'*ixode ricin* sur le chien (fig. 947), l'*ixode réticulé* plus spécialement sur les bœufs

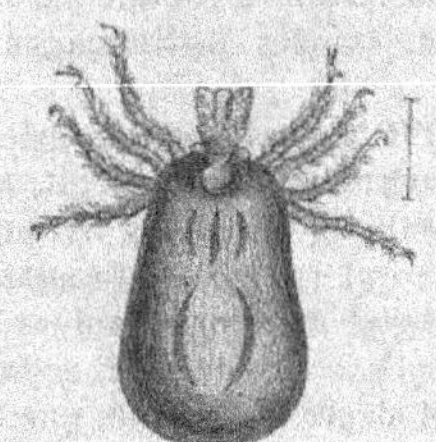

Fig. 947. — Ixode du chien.

et moutons. L'*ixode marginé* et l'*ixode fouisseur* se rencontrent sur le cheval. L'ixode fouisseur a été trouvé par Mégnin au fond des boutons d'une affection pustuleuse des membres.

Les ixodes sont les agents de transmission de beaucoup de maladies (Voy. Hématozoaires), telles que la fièvre du Texas, l'hémoglobinurie, le mal de brou sur les bêtes bovines, certaines affections du chien, etc.

Traitement. — Il consiste à ne pas arracher, mais détacher les ixodes à l'aide de la benzine, du pétrole, de l'essence de térébenthine.

J

JABOT (*ingluvies*; all. *Kropf*; angl. *crop*; it. *gozzo*; esp. *buche*). — Anatomie et physiologie. — Dilatation de l'œsophage, qu'on observe chez les oiseaux, particulièrement chez les granivores, et dans laquelle les aliments séjournent quelque temps pour s'y imbiber d'une liqueur analogue à la salive, avant de passer dans le ventricule succenturié, et, de là, dans le gésier.

Maladies du jabot. — **Pourriture du jabot.** — D'après M. Pelletan, cette maladie se développe dans l'estomac des pigeons privés de leurs petits peu de temps après l'éclosion. Le liquide laiteux sécrété par la muqueuse stomacale, ne trouvant pas à s'utiliser, détermine un engorgement pouvant déterminer la mort.

« Le meilleur remède, lorsque cela est pos-

sible, consiste à donner aux malades d'autres nourrissons. Souvent la maladie n'est qu'une indigestion causée par l'altération de la membrane de l'estomac. On peut alors la traiter par la chaleur, les excitants, une boisson salée, au besoin avec 20 centigrammes d'aloès dissous dans un peu d'eau-de-vie. Enfin, on isole le malade pour le nourrir pendant quelques jours avec de l'orge cuite, et de l'eau tenant un peu de sel de nitre en dissolution. »

Jabot œsophagien (all. *Schlundbruch*). — Dilatation anormale de l'œsophage qui s'observe tantôt dans la portion cervicale, tantôt dans la portion thoracique de l'organe. Elle paraît plus fréquente sur les chevaux que sur les bêtes bovines et surtout que sur les autres animaux.

ÉTIOLOGIE. — La première cause est l'action des corps étrangers, qui, retenus dans l'œsophage, provoquent une solution de continuité de la musculeuse sans entamer la muqueuse; quelquefois ils déterminent la dilatation de tout l'organe. On a vu se produire un jabot à la suite de l'écrasement de l'organe en broyant les corps arrêtés dans sa portion cervicale, ou de l'emploi brutal de la sonde pour refouler le corps étranger, ou à la suite de violences extérieures. Généralement la dilatation existe lors de paralysie et d'atrophie de la couche musculaire, consécutives à une altération nerveuse.

SYMPTOMATOLOGIE. — On constate, par intervalles, la gêne, l'impossibilité de la déglutition et de la rumination, avec météorisme, efforts de régurgitation ou de vomituritions, disparaissant lorsque le jabot s'est vidé. Les autres symptômes varient suivant le siège de la poche. Dans la partie cervicale, on voit du côté gauche une tumeur dure ou molle, ordinairement indolente, de volume variable, atteignant parfois celui d'une tête d'enfant; généralement la compression en réduit le volume, et si on comprime de bas en haut, le contenu remonte vers la partie supérieure de l'œsophage et se trouve rejeté par le nez; la tumeur, pouvant se vider naturellement dans l'estomac, n'a pas toujours les mêmes dimensions; il y a quelquefois de la dyspnée, par suite de la pression exercée sur la trachée.

Dans la partie thoracique de l'œsophage, on peut seulement soupçonner l'existence d'un jabot, par les nausées et les vomituritions répétées. Les vomissements étant rares chez les ruminants, et surtout chez les solipèdes, leur apparition, sans signes d'indigestion, doit toujours faire soupçonner le jabot. Les aliments rejetés ainsi ne sont ni chymifiés ni altérés, n'ont pas l'odeur aigrelette que communique le suc gastrique; il n'y a pas vomissement proprement dit, mais vomiturition. Chez les ruminants il y a ordinairement météorisme plus ou moins prononcé.

ANATOMIE PATHOLOGIQUE. — Ordinairement le jabot est à la paroi postérieure de l'œsophage; celui de la portion thoracique est souvent en avant du passage de l'œsophage à travers le diaphragme; celui de la portion cervicale, en avant de l'entrée du thorax. Sa formation est quelquefois due à une dilatation progressive de l'œsophage en un point; plus souvent, à une hernie de la muqueuse à travers la paroi musculaire; on trouve alors les bords de la plaie musculaire renflés, fibreux et lisses; la poche

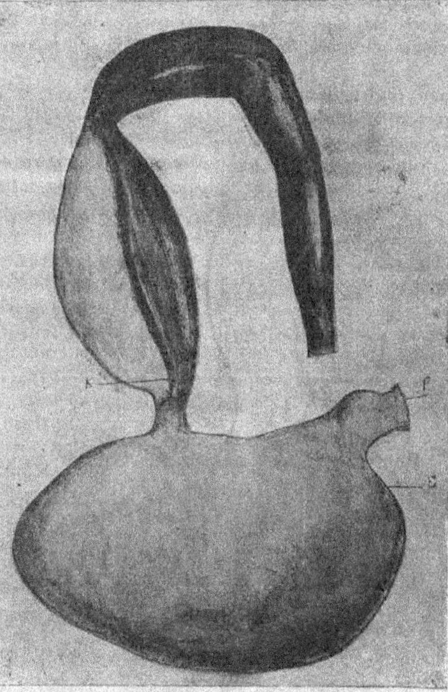

Fig. 948. — Jabot du cheval (Mauri) (photographie Cadéac).

A, déchirure de la tunique musculaire de l'œsophage s'étendant du voisinage de l'estomac jusqu'à la partie inférieure de la gouttière jugulaire. — E, estomac. — P, ouverture pylorique.

muqueuse est souvent doublée à son pourtour par du tissu cellulaire épaissi (fig. 948).

MARCHE, DURÉE ET TERMINAISONS. — C'est une affection chronique; les matières alimentaires, s'introduisant dans le jabot, s'y accumulent et contribuent à l'augmentation continue de la hernie. Ordinairement la déglutition difficile et la digestion incomplète font rapidement maigrir l'animal; parfois le jabot, devenu comme un accessoire naturel de l'œsophage, se remplit et se vide alternativement sans donner lieu à des vomituritions. Il peut se rupturer à la suite d'inflammation et d'ulcération de la muqueuse ; si la rupture a lieu dans la portion cervicale, le contenu, épanché dans le tissu cellulaire voisin, y détermine des abcès et quelquefois une fistule œsophagienne ; si elle a lieu dans la cavité thoracique, les aliments, se répandant dans le sac pleural, déterminent une inflammation mortelle. — On a constaté parfois le passage dans le larynx et la trachée des matières qui ne peuvent être déglutie ou qui sont régurgitées ; de là, quintes de toux, accélération de la respiration, et broncho-pneumonie gangreneuse mortelle.

TRAITEMENT. — Le jabot avec hernie de la muqueuse n'est curable qu'à la condition de faire adhérer les deux lèvres de la plaie ; il est impossible d'obtenir ce résultat, dans la portion thoracique de l'œsophage. Pour le jabot cervical, on peut essayer un traitement palliatif consistant dans l'emploi d'un bandage compressif. Il vaut mieux tenter de suite l'opération : inciser les tissus jusqu'à la poche muqueuse, que l'on réduit pour pratiquer ensuite une suture dans la partie charnue préalablement rafraîchie sur les bords de la déchirure ; le tamponnement et les sutures complètent l'opération ; on opérera peu de temps après un repas ; le jabot étant fortement rempli, recouvre et garantit les vaisseaux et les nerfs de la région.

Après cette opération, faite avec les précau-

tions antiseptiques, il est préférable de nourrir le cheval surtout avec du foin sec ou vert et de l'eau pure comme boisson. Chauveau a montré que le foin, pour être avalé, exige peu de contractions de l'œsophage, et l'expérience a prouvé que les barbotages, les aliments mous peuvent s'infiltrer dans la plaie malgré les sutures.

JALAP. — Racine résineuse du *Convolvulus jalapa.*

EMPLOI. — A l'intérieur, en électuaire ou en breuvage. Chez les animaux, c'est un purgatif peu certain (Moiroud).

DOSES.

Grands animaux......	60 à 100 grammes.
Moyens animaux. ...	60 —
Petits animaux.......	4 à 16 —

JAMBE. — ANATOMIE. — La jambe fait suite à la cuisse et précède le jarret. Elle a pour base le tibia et les muscles qui l'entourent.

EXTÉRIEUR. — La jambe sera toujours bien musclée, mais sa longueur et son obliquité seront en rapport avec les aptitudes du cheval (fig. 949 et 950). Le coureur doit l'avoir très longue ; le cheval de trait, fortement musclée, et le cheval de selle ou de trait léger, dans des conditions moyennes de développement.

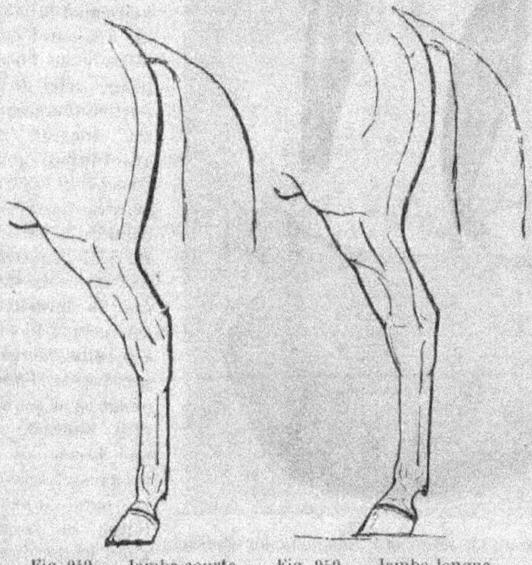

PATHOLOGIE. — **Amputations de la jambe, du tarse ou du métatarse.** — Ne se pratiquent d'ordinaire que sur les petits animaux : chiens, chats, et par trois procédés dans la continuité du membre ou par désarticulation : 1° amputation circulaire ; 2° amputation à un ou deux lambeaux ; 3° amputation ovalaire ou oblique.

Manuel opératoire. — Anesthésier le malade, placer un garrot ou comprimer l'artère fémorale ou la radiale. Couper la peau et les muscles qui se rétractent, et scier l'os aussi haut que possible, afin qu'il se trouve au fond du cône représenté par la plaie ; si on désarticule, faire tomber d'un trait de scie la surface diarthrodiale qui forme le moignon.

Arrêter l'hémorragie, par ligature ou torsion des artères. Les fils sont ramenés au dehors de la plaie, qui elle-même est fermée par une suture lâche pour laisser écouler le pus. Recouvrir le tout d'une étoupade modérément serrée. Nécessité de se conformer aux procédés d'anti-

Fig. 949. — Jambe courte.   Fig. 950. — Jambe longue.

sepsie rigoureuse, aussi bien pour l'opération que pour le pansement : drains, fumigations et pansements phéniqués.

Surveiller le régime. Repos. Vers le cinquième ou sixième jour, faire un premier pansement, suivi de plusieurs autres, distancés selon la saison. Ils deviennent de plus en plus rares à mesure que la guérison se prononce. Se conformer aux indications commandées par les complications, s'il en survenait (Signol).

Sur les poulains, veaux, agneaux, l'amputation d'une jambe supplémentaire peut être faite peu après la naissance et alors l'application d'un lien élastique suffit le plus souvent.

Eaux-aux-jambes. — Voy. Eaux-aux-jambes.

Plaies. — Contusions. — Elles seront traitées suivant les règles d'antisepsie. Les coups de pied ayant porté là où le tibia n'est protégé que par la peau (face interne par exemple), sont souvent suivis de fêlures et de fractures. Malgré le peu de gravité de la boiterie, il sera prudent, dans ces cas, de faire de suite une forte application vésicante entourant toute la jambe et d'éviter pendant plusieurs semaines les efforts musculaires.

JARDE, JARDON, JARDE TOURNANTE

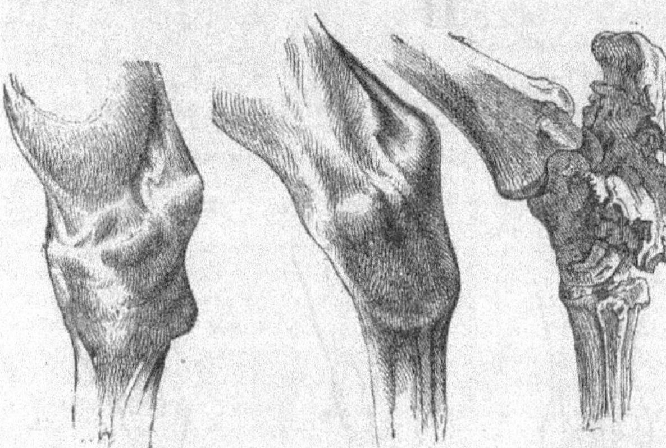

Fig. 951. — Jarde.   Fig. 952. — Jarde.

(all. *Rehbein* ; it. *giarda*). — Ces expressions, dans le langage ordinaire, servent à désigner toutes les tares de la partie inférieure, faces externe et postérieure du jarret du cheval.

Le jardon est la tumeur osseuse comblant le creux de la face externe du jarret. La jarde est une exostose plus étendue de la région inféro-postérieure de la face externe du jarret, faisant saillie et déformant le profil postérieur du jarret. La jarde tournante, encore plus étendue,

occupe la face externe du jarret, sa face postérieure, et un peu sa face interne, de façon à se confondre en cette région avec l'éparvin (fig. 951 et 952).

Ce sont les tares des jarrets mal conformés, étranglés à la base ; c'est ce qui explique leur caractère héréditaire. — Les causes occasionnelles sont les violents efforts de l'articulation, les mouvements de torsion, le travail.

Les symptômes sont ceux des exostoses ; cependant, au début, le jardon offre la sensation d'une tumeur fibreuse, faisant très rarement boiter, car elle n'intéresse jamais les articulations tarsiennes.

Souvent on confond avec ces tares, la nerf-férure des perforants, l'hydropisie de la gaine tarsienne, les kystes de cette région. Ces tumeurs ne sont pas des causes persistantes de boiterie, mais elles indiquent une faiblesse de jarret et pour cela elles déprécient le cheval. Les Anglais l'appellent la courbe : *the curb*. Quelquefois, sur les poulains, cette courbe, au moment du dressage, est le siège d'un vessigon avec boiterie, tuméfaction, chaleur, qui disparaît rapidement par la cautérisation ou la vésication.

Sur les chevaux de courses, on constate dans certaines familles (celle de *Saxifrage* en particulier) une forme sinueuse de la ligne postérieure du jarret. C'est une disposition congénitale de jarret bien conformé et n'ayant pas d'importance.

Traitement. — Vésicants ; cautérisation.

JARRE. — Nom donné aux poils courts, grossiers, qui, mêlés à la laine des moutons, des chèvres de Cachemire, etc., diminuent la qualité de la toison.

JARRET. — En hippologie, le jarret, compris entre la jambe et le canon, a pour base les abouts articulaires du tibia et du métatarse, les os tarsiens, ainsi que les tendons qui glissent à la surface de ces os. Il correspond aux articulations tibio-tarsiennes et du tarse, aux os métatarsiens. Des tendons nombreux passent ou s'insèrent au niveau de cette région, dont la conformation est en rapport avec l'énergie et la souplesse des mouvements de l'animal.

Il présente quatre faces : une antérieure, une postérieure, une externe et une interne.

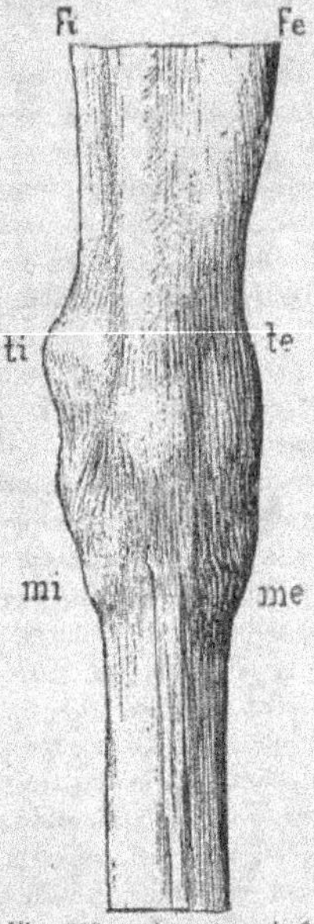

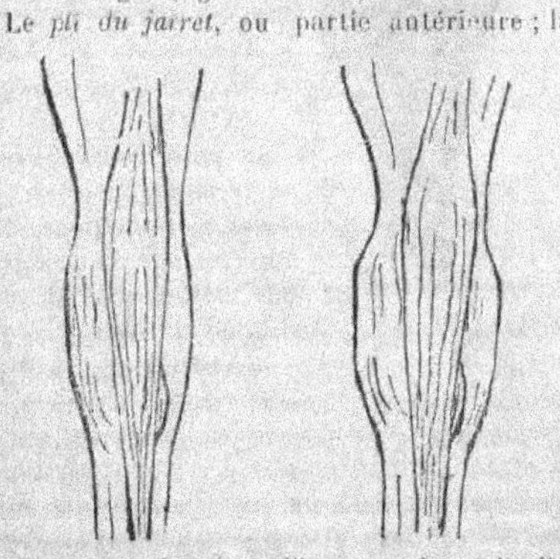

Fig. 953. — Jarret vu de face.

Fe, ligne externe. — *te*, malléole externe du tibia. — *me*, extrémité supérieure du métatarsien externe. — *Fi*, ligne interne, avec la malléole du tibia, *ti*, et l'extrémité du métatarsien interne, *mi*.

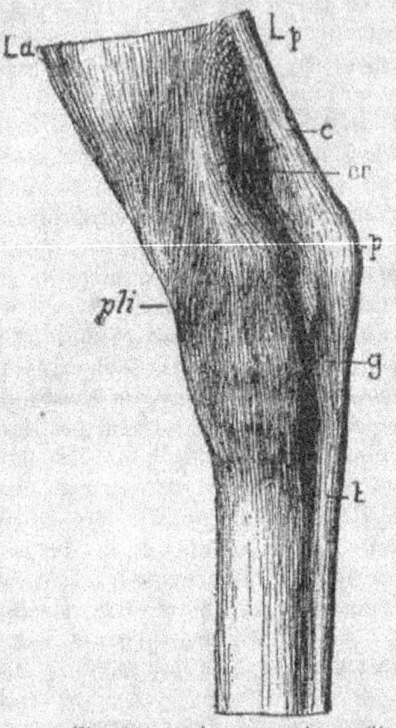

Fig. 954. — Jarret vu de profil.

Lp, ligne postérieure. — *p*, pointe du jarret. — *c*, corde du jarret. — *cr*, creux du jarret. — *La*, ligne antérieure avec le pli du jarret. — *g*, gouttière. — *t*, tendon (Montané, *L'extérieur du cheval*).

On distingue (fig. 953 et 954) :

Le *pli du jarret*, ou partie antérieure ; la

située au-dessus de la pointe et formée par la réunion de plusieurs tendons ; le *creux du jarret*, ou cavité placée, de chaque côté, entre la corde et la pointe.

Le jarret, pour être beau, doit être large de la pointe au pli, épais de la face externe à la face interne, sec et net, c'est-à-dire ne présenter aucune tare, avoir l'angle articulaire ni trop ouvert, ni trop fermé, suivre une direction parallèle à l'axe du corps et s'unir, sans transition brusque, avec la jambe et le canon : ainsi conformé, son action est puissante pour chasser la masse en avant (fig. 955).

Le jarret peut être *étroit*, *étranglé*, *droit*, *coudé*, *crochu*, *trop ouvert*. Le jarret est dit *étroit*, quand il manque de largeur dans toute son étendue (fig. 956) ; *étranglé*, s'il est excessivement étroit à sa partie inférieure : *droit*, lorsque l'angle articulaire est trop ouvert (fig. 957) ; *coudé*, si l'angle est trop fermé (fig. 958) ; *crochu*, quand la pointe est tournée en dedans : on dit alors que le cheval est *clos du derrière* ; *trop ouvert*, si la pointe est tournée en dehors : le cheval est dit *trop ouvert du derrière*. Toutes ces défectuosités exposent le jarret à se tarer très vite, par manque de force.

Tares du jarret — *Tares molles* : ce sont

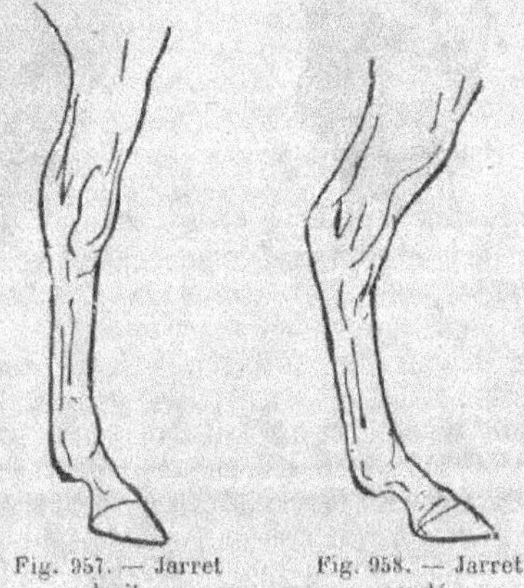

Fig. 955. — Jarret large et épais.

Fig. 956. — Jarret étroit et étranglé.

(D'après Eugène Alix, *Le cheval*).

Fig. 957. — Jarret droit.

Fig. 958. — Jarret coudé.

(D'après Eugène Alix, *Le cheval*.)

pointe du jarret, ou partie postérieure ayant pour base le calcanéum ; la *corde du jarret*, les *vessigons* articulaire et tendineux, les ca-

pelets (Voy. ces mots). — *Tares dures :* ce sont les *éparvin, jarde, courbe* (Voy. ces mots) ; le jarret *cerclé* est entouré d'exostoses qui peuvent déterminer une fausse ankylose.

Le pli du jarret peut être le siège de crevasses (*malandres*).

JARRETÉ, ÉE. — Se dit des solipèdes qui ont les jambes de derrière tournées en dedans, et dont les deux jarrets se touchent presque en marchant.

JARREUX, EUSE. — Se dit de la toison d'un animal qui porte plus ou moins de jarre.

JARS. — Voy. Oie.

JAUNISSE. — Voy. Ictère.

JAVART (all. *Fesselgeschwür* ; it. *giarda* ; esp. *gialaris*). — Mot de l'ancienne hippiatrique, désignant toute inflammation avec suppuration et gangrène, suivie de l'élimination de la partie atteinte, qui prend le nom de *bourbillon*. On distingue les javarts *cutané, tendineux* et *cartilagineux.*

Javart cutané. — Il a son siège sur la peau des extrémités des membres, est fréquent chez le cheval, surtout pendant l'hiver. Si l'inflammation atteint la cutidure, le bourrelet, on dit le *javart encorné* ; le bourbillon est alors formé aux dépens du bourrelet et de la partie supérieure du tissu feuilleté (Voy. Atteintes).

Javart tendineux (all. *Hornwurm*). — Il se trouve sur les tendons des régions inférieures des membres du cheval ; c'est le *javart nerveux* des anciens hippiatres. — On l'observe aussi sur le bœuf.

Étiologie. — Surtout fréquent aux membres antérieurs, et sur les chevaux lymphatiques. — C'est une complication possible du javart cutané, des abcès, des plaies infectées des tendons.

Symptomatologie. — La boiterie est forte, l'appui du membre à peu près nul. Au niveau de la lésion, le membre est tuméfié, chaud, extrêmement sensible ; au début, on peut sentir la fluctuation en un point, l'abcès se forme lentement, s'ouvre au dehors ; il existe alors une ou plusieurs fistules par où s'écoule abondamment du pus, contenant souvent en suspension des lambeaux du tendon nécrosé.

Le foyer de nécrose ne se délimite pas, il a de la tendance à s'étendre.

Si on n'intervient pas, le javart tendineux se complique d'inflammation suppurative des gaines tendineuses (téno-synovite), des articulations digitales, de gangrènes diffuses, de décollement du sabot, avec infiltration purulente sous la boîte cornée, de javart cartilagineux, etc.

Le malade ne mange plus, a de la fièvre ;

l'appui du membre est nul et on doit craindre la fourbure de l'autre pied.

Chez le bœuf, le javart tendineux est encore plus douloureux ; il s'accompagne d'un engorgement qui peut monter jusqu'aux genoux ; l'animal cesse de ruminer et est très triste. La chute du bourbillon laisse à découvert une plaie plus ou moins profonde, avec ouverture fréquente de l'articulation interphalangienne ; par son séjour, le pus peut intéresser le ligament interdigité, compliquer l'affection et la rendre incurable.

Diagnostic. — Il est facile à cause de la boiterie, et de la fistule.

Pronostic. — En général grave. Il varie avec l'ancienneté et le siège des lésions, le service du cheval. La javart de l'extenseur des phalanges est moins grave que celui des fléchisseurs et surtout du perforant, ou que le javart encorné. Les lésions les plus dangereuses sont les plus profondes et les plus voisines du sabot.

Traitement. — *Préventif*. — Ponctionner hâtivement les abcès, les débrider. — Traiter antiseptiquement les javarts cutanés, les plaies tendineuses, etc., éviter la formation ou le séjour du pus au voisinage des tendons.

Curatif. — Favoriser l'écoulement du pus. Débrider largement de façon à assurer l'action aussi directe que possible des médicaments sur le foyer de nécrose. — On pratiquera des contre-ouvertures, on passera des drains.

Les agents thérapeutiques sont nombreux : on a recommandé la cautérisation de la partie malade, avec le fer rouge, les caustiques, le nitrate d'argent, la liqueur de Villate, la teinture d'iode, les sulfates métalliques, les glycérolés antiseptiques. L'irrigation continue peut être avantageuse. Mieux vaut recourir au traitement antiseptique : débridement large, bains prolongés antiseptiques (solution concentrée de sublimé dans l'alcool), pansement iodoformé.

Le traitement dure parfois plusieurs semaines. Si des complications surviennent, on ponctionnera hâtivement les abcès ; on débridera les plaies largement ; il sera nécessaire de coucher le cheval une ou plusieurs fois et d'enlever au bistouri les parties malades.

Après la guérison, les tendons sont fortement endommagés et leur fonctionnement est mauvais. — On aura alors recours à l'exercice modéré, aux massages, aux frictions, aux bains ; si la boiterie persiste, il faudra essayer la cautérisation ou la névrotomie.

Javart cartilagineux (all. *Hufknorpelfistel* ; *javart encorné improprement dit* de Lafosse fils ;

javart coronaire de Vitet ; *fibrochondrite du troisième phalangien* de Vatel, *javart encorné cartilagineux* de Girard ; *javart proprement dit* de Delwart).

C'est la nécrose du fibro-cartilage de la

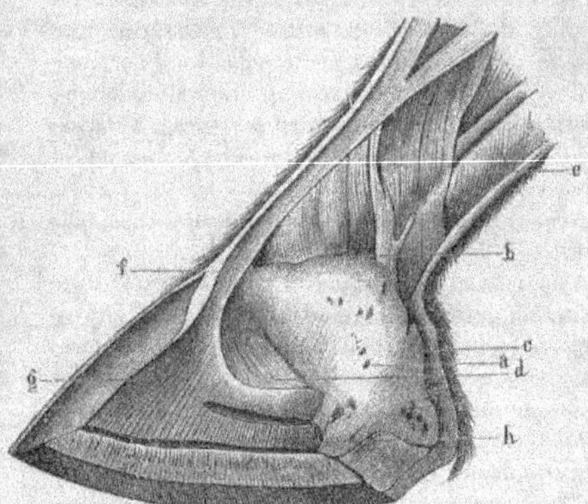

Fig. 959. — Appareil cartilagineux du pied du cheval.

a, fibro-cartilage latéral. — *b*, bord supérieur. — *c*, bord postérieur. — *d*, ligament latéral antérieur bordant en avant le cartilage. — *e*, tendons fléchisseurs. — *f*, tendons extenseurs. — *g*, os du pied. — *h*, apophyse rétrorsale.

troisième phalange. Elle est spéciale aux équidés (Voy. PIED : *Anatomie*), et plus fréquente aux pieds antérieurs.

A cause du peu de vitalité du cartilage, elle progresse lentement d'arrière en avant et de haut en bas. Il est rare que la disjonction de l'îlot nécrosé s'opère naturellement ; cela ne se voit guère que dans les régions postérieures du cartilage, qui sont constituées à la fois par du tissu fibreux (couche profonde, vasculaire et plus résistant à l'inflammation, et par du tissu cartilagineux (couche superficielle) (fig. 959).

SYMPTOMATOLOGIE. — Au début, il y a seulement inflammation du cartilage avec tuméfaction douloureuse ; s'il y a plaie, elle n'est pas encore bourgeonneuse, et ne suppure que peu ou point.

La boiterie est peu intense ; parfois elle est même nulle et les animaux peuvent continuer leur service, surtout au pas ; quand le javart siège dans les parties postérieures, si la carie se trouve en avant et dans un point plus rapproché des surfaces articulaires, la lésion affecte alors les tissus fibreux, les douleurs sont plus grandes, la boiterie plus marquée (fig. 960).

Sur la partie latérale du pied, vers les talons ou les quartiers, on trouve une tuméfaction plus ou moins accusée, douloureuse et indurée, au centre de laquelle, au milieu des poils hérissés, se trouve une plaie bourgeonneuse. Il y a une ou plusieurs fistules, dont le trajet toujours dirigé en avant est direct ou sinueux ; par ces fistules s'écoule un pus granuleux, séreux, de couleur grise et pâle, ordinairement inodore ou peu fétide, renfermant souvent des parcelles verdâtres, débris du fibro-cartilage ; ce pus se concrète, adhère aux poils et à la corne, et détermine une légère érosion de la peau. Si une de ces fistules se cicatrise, on constate bientôt dans son voisinage une saillie fluctuante, qui est bientôt ulcérée et formera alors l'ouverture d'un nouveau trajet fistuleux.

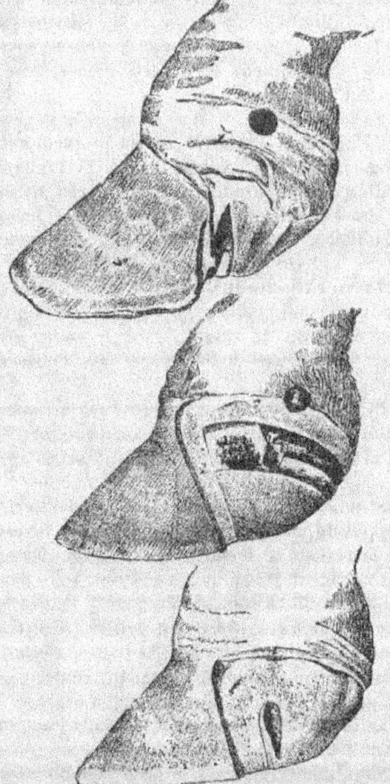

Fig. 960. — Javart cartilagineux : places différentes de la fistule (d'après Liautard).

Si le mal est un peu ancien, la corne du quartier correspondant se dépouille de son périople, devient rugueuse, cerclée ou fendillée ; la paroi est épaissie. L'étendue en hauteur de cette altération cornée est proportionnelle au temps depuis lequel le javart s'est formé ; elle en indique, par conséquent, la durée d'une manière assez exacte, quand on sait que la corne croît de 1 centimètre environ par mois.

Quand le javart cartilagineux est la complication d'une autre affection du pied (enclouure, bleime suppurée), il y a d'abord les symptômes de ces maladies, et en plus la fistule du javart. Souvent cette dernière n'est plus externe et coronaire, mais bien située dans la partie inférieure du sabot, à la face interne du bord inférieur de la muraille, sur la sole, se confondant quelquefois avec la plaie de l'une de ces maladies du pied.

ÉTIOLOGIE. — *Causes prédisposantes.* — Ce sont toutes celles qui favorisent les blessures du pied : service du gros trait, saison froide à cause des glissades, ferrure avec garniture exagérée, avec crampons, mauvais aplombs, etc.

Causes occasionnelles. — Traumatismes des cartilages, contusions, plaies, abcès. — Souvent le javart cartilagineux complique le javart tendineux, le javart encorné, la seime quarte, le clou de rue, l'enclouure, la bleime.

COMPLICATIONS. — La nécrose peut atteindre le ligament latéral antérieur de l'articulation du pied, la troisième phalange, le tissu podophylleux, le coussinet, l'aponévrose plantaire. L'arthrite du pied est une complication grave pouvant accompagner la nécrose du ligament latéral antérieur, avec la carie de la troisième phalange, ou de l'ulcération du cul-de-sac de la synoviale articulaire. Ces complications sont annoncées par des douleurs vives, lancinantes, une boiterie intense.

DIAGNOSTIC. — Facile, en tenant compte de la tuméfaction et des fistules. Le sondage avec un fil de plomb, ou l'injection d'eau dans les fistules précisent le diagnostic. L'induration de la couronne, la déviation de la paroi, l'aspect rugueux et les cercles de la muraille renseignent sur l'ancienneté de la lésion.

PRONOSTIC. — Il est toujours grave, mais varie avec l'ancienneté de la lésion et son siège et avec les complications qui peuvent l'accompagner. Le javart est moins grave aux membres postérieurs, en raison de la vascularisation plus grande de leurs cartilages, et, pour la même raison, il est moins grave dans les parties postérieures des cartilages des membres antérieurs.

TRAITEMENT. — On doit chercher à obtenir soit la délimitation et l'élimination de l'îlot nécrosé, soit sa destruction et le bourgeonnement de la plaie résultant de son élimination ou de sa destruction.

Les moyens de traitement peuvent être divisés en trois classes :

1° La cautérisation ; 2° les injections escarrotiques ou antiseptiques ; 3° l'extirpation du cartilage.

1° La *cautérisation* avec le cautère chauffé à blanc n'a donné de résultats que dans les nécroses des parties postérieures du cartilage et surtout sur des sujets jeunes et bien constitués. Il en est de même de la cautérisation avec les caustiques solides, en trochisques ou en poudre, sublimé et aloès, cône de sublimé, nitrate d'argent, acide arsénieux, etc.

2° Les *caustiques liquides* sont plus efficaces : solutions de sublimé, de sulfate de cuivre, de nitrate d'argent, etc.

De tous les liquides escarrotiques, celui qui a donné le plus de résultats est sans contredit la liqueur de Villate préconisée par Mariage en 1847, en injections dans les fistules. Ce traitement n'est efficace que s'il est appliqué au début et avec beaucoup de soins : les fistules seront débridées, et élargies par le tamponnement ; au besoin, on pratiquera une contre-ouverture, surtout si le trajet fistuleux s'étend sous le bourrelet ou le tissu podophylleux (dans ce cas, on amincira la muraille, en croissant, jusqu'à pellicule, et on passera une mèche ou un drain) ; quand on se sera assuré que le liquide baigne bien l'îlot mortifié et s'échappe facilement au dehors, on nettoiera les fistules deux ou trois fois par jour avec une irrigation d'eau chaude suivie d'injections de liquide escarrotique, de 20 à 30 grammes chaque fois. Le cheval sera laissé au repos, avec un fer à planche ne portant pas sur le quartier malade ; on pourra calmer l'inflammation par un cataplasme émollient et antiseptique.

Au début pour le javart des régions postérieures du cartilage, cette méthode de traitement amène la guérison en deux à quatre semaines ; mais souvent le cartilage enflammé s'ossifie et il persiste une forme.

Si le javart est ancien, s'il siège dans les régions antérieures, s'il y a menace de complications, de nécrose du ligament latéral antérieur, d'ulcération de la synoviale articulaire, il faut recourir à l'opération.

3° *Opération.* — Elle consiste dans l'excision de tout le cartilage latéral (parties saines et parties malades), en ayant soin de ménager le bourrelet et le tissu podophylleux, afin d'assurer la pousse régulière du sabot. Pendant plusieurs jours, on ramollira la corne par des cataplasmes émollients et antiseptiques :

    Farine de lin.................... 2 litres.
    Solution de sulfate de cuivre à
      4 p. 100...................... Q. S.

ou bien sciure de bois arrosée avec une solution de crésyl à 5 p. 100. On coupe les poils sur l'étendue de la tuméfaction, on désinfecte la région et on approprie le sabot. — Pour pratiquer l'opération, on couche le cheval, du côté opposé au pied malade, si la lésion siège sur le cartilage latéral externe, et du côté du pied malade, si le cartilage interne est atteint; dans le premier cas, on entrave le membre malade en position simple au-dessous du jarret ou du genou; dans le second, en position croisée au-dessous du jarret ou du genou; il est bon d'appliquer un garrot hémostatique.

Premier temps : Amincissement du sabot. — On amincit à fond la sole, la barre et le quartier du côté malade. On creuse ensuite, sur la hauteur de la paroi, une rainure partant de l'extrémité antérieure du cartilage, oblique de haut en bas et d'avant en arrière, de façon à délimiter ainsi, en avant, un lambeau de muraille deux fois plus étendu au niveau du bourrelet qu'au bord inférieur ; on amincit ensuite la corne à pellicule sur toute la hauteur de ce lambeau, surtout au voisinage du bourrelet; cet amincissement doit se faire sans blesser le tissu feuilleté.

Deuxième temps : Incision du bourrelet — Avec la feuille de sauge (fig. 961) tenue à pleine main, le pouce prenant un point d'appui sur le quartier (fig. 962), on incise le tissu podophylleux au niveau de son bord supérieur, ainsi que la mince pellicule de corne qui le recouvre encore ; on sépare ainsi le bourrelet de ce tissu feuilleté. Cette incision, commencée en avant, doit se prolonger dans la lacune latérale, en contournant l'arc-boutant ; l'incision ne devra pas toucher le cartilage.

Troisième temps : Décollement du bourrelet et de la peau. — On décolle le bourrelet du cartilage sur toute l'étendue de l'incision et sur une hauteur d'un demi-centimètre, avec une sonde plate.

Ensuite, vers le milieu de l'incision, on introduit la feuille de sauge double (fig. 961, C), convexité en dessus, entre le bourrelet et la peau d'une part et le cartilage de l'autre; puis on décolle ces deux parties, en arrière d'abord en faisant exécuter à l'instrument, tenu à pleine

main, de légers mouvements d'avant en arrière ; arrivé au bord postérieur du cartilage, on le contourne en retirant légèrement l'instrument, afin de ne pas blesser le bourrelet trop tendu ; enfin on achève le décollement dans la partie antérieure. Pendant ces manœuvres, on aura soin de ne pas blesser le cartilage, et surtout le bourrelet.

Quatrième temps : Extirpation du cartilage. — On prend une feuille de sauge simple, dont on tient le manche à pleine main (fig. 962). Ici il faut tantôt opérer de la main gauche, tantôt de la main droite. Prenant un point d'appui avec le plat du pouce sur la face plantaire du pied, on engage la lame entre la peau et le cartilage, le tranchant tourné en arrière et en bas; on fait exécuter au poignet un mouvement de semi-rotation d'arrière en avant et de haut

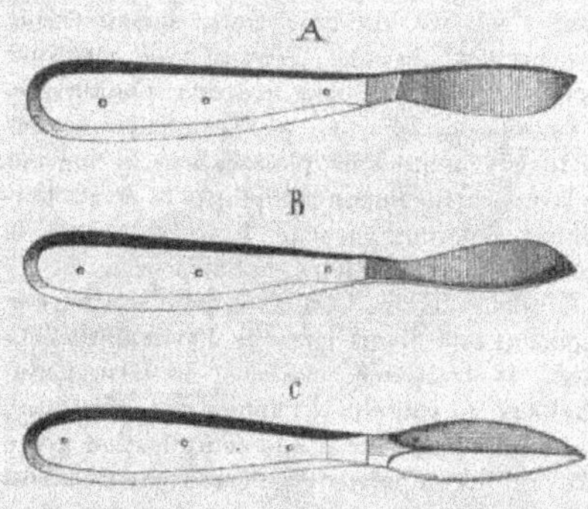

Fig. 961. — Feuilles de sauge.

A, feuille de sauge à gauche. — B, feuille de sauge à droite. — C, feuille de sauge double.

en bas (fig. 962) ; on saisit avec une érigne ou des pinces la portion qui commence à se détacher; on la ramène en avant et en dessous, en contournant le cartilage, et l'on retranche les brides qui le retiennent. Il est bon de faire relever le bourrelet avec une érigne plate par un aide. On commence par la partie postérieure, pour éviter la capsule synoviale articulaire, que l'on pourrait ouvrir en commençant antérieurement. Arrivé à la partie moyenne antérieure du cartilage, située presque sur cette capsule, qu'il importe tant de ne pas blesser, on fait tenir le pied fortement tendu et porté du côté opposé au mal, ce qui rend le ligament latéral plus distinct; par ce moyen, on tend les parties articulaires, et on est moins en danger de les blesser. On glisse ensuite l'instrument tranchant, et l'on enlève avec précaution ce qui reste du cartilage, soit de la même manière, soit par couches successives, jusqu'à ce qu'on ait détruit jusqu'à la base de ce corps. On l'ampute ainsi en deux ou trois temps.

Parvenu à la fin de l'opération, on s'assure bien, avec le doigt, qu'il ne reste plus de por-

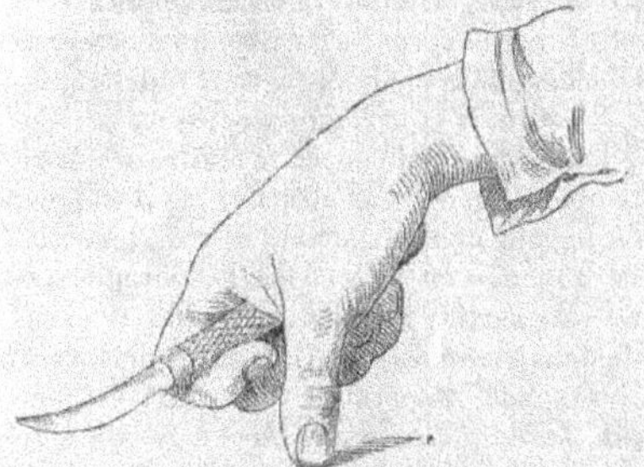

Fig. 962. — Emploi de la feuille de sauge.

tions cartilagineuses, ou que des couches très minces dont il serait dangereux de tenter l'extraction ; on fait ensuite fléchir le pied deux ou trois fois de suite pour se convaincre que l'on n'a pas ouvert la capsule articulaire, et l'on est

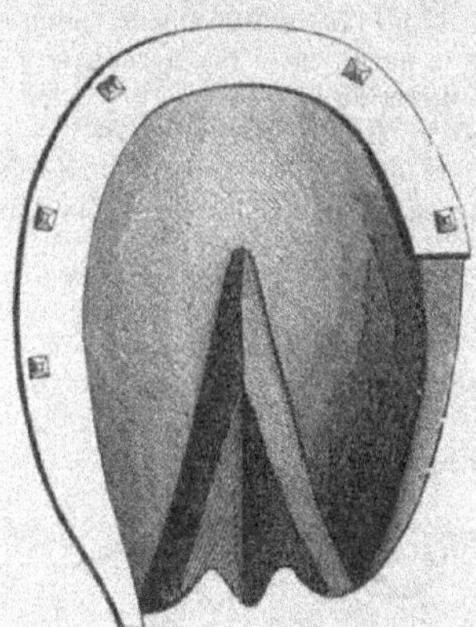

Fig. 963. — Fer à javart ordinaire.

certain qu'il en est ainsi, si on la voit se boursoufler et faire saillie sans laisser échapper de synovie.

Pansement. — On fixe un *fer à javart* : c'est un fer peu épais dont la branche correspondant au quartier aminci est couverte et ne porte que deux ou trois étampures en mamelles (fig. 963 et 964); on replie sans la couper

la lame du clou fixé dans l'étampure de la mamelle opposée.

On désinfecte soigneusement la plaie, on la saupoudre d'iodoforme, on comble d'ouate hydrophile la brèche pariétale, et on dispose ensuite sur le quartier et la couronne des couches d'étoupe ou d'ouate de tourbe que l'on fixe avec des tours de bande : « passez le premier tour au milieu du pansement, croisez la

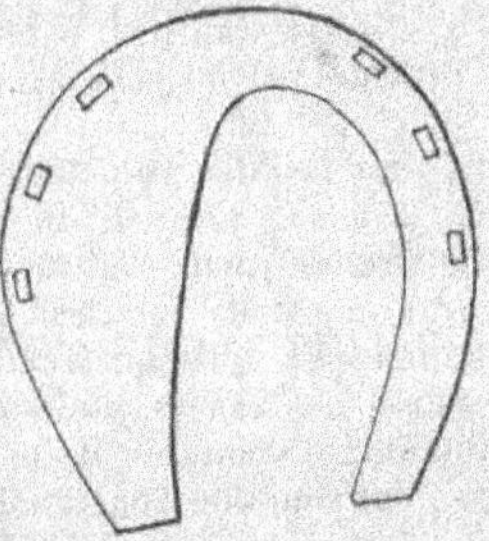

Fig. 964. — Fer semi-plantaire (collection Delpérier).

bande au niveau de l'éponge du côté opposé et faites tenir le chef en ce point perpendiculairement à la surface plantaire; passez d'arrière en avant le deuxième tour en haut et le troisième en bas. Fixez ensuite solidement le pansement en associant des renversés aux tours circulaires, tous passés entre l'éponge et le

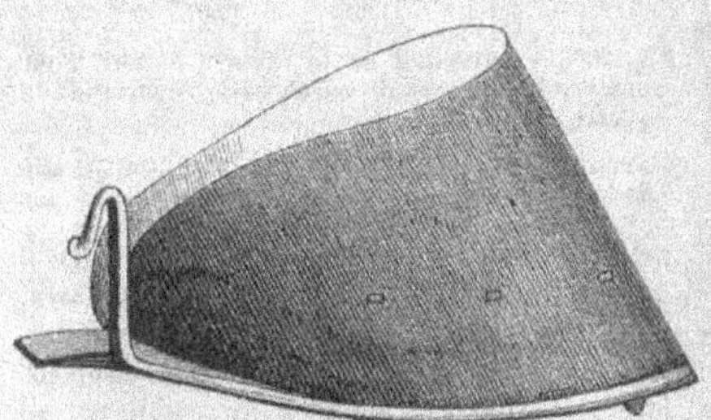

Fig. 965. — Fer Desplas pour le cheval opéré du javart.

chef, et se recouvrant en partie comme dans le pansement de la seime » (Cadiot et Almy, *loc. cit.*).

Généralement on fait passer les tours de bande sous la lame repliée du clou de mamelle.

On peut aussi appliquer un pansement sous fer (Voy. CLOU DE RICE), avec le fer Desplas (fig. 965).

On enlève le garrot, on relève le cheval que l'on place autant que possible dans un box.

La plaie se cicatrise d'ordinaire rapidement; la brèche se comble par bourgeonnement.

Le pansement peut être laissé en place huit à dix jours; mais si l'appui du membre est nul, si l'animal est triste, a de la fièvre, il faudra lever le pansement, s'assurer de l'état de la plaie et traiter en conséquence. Généralement, au bout de la semaine, le malade peut être remis à un service au pas; la brèche pariétale est protégée par un pansement au goudron.

Autrefois, pour faciliter l'ablation du cartilage, au lieu d'amincir la paroi du sabot, on préférait l'enlever en partie (fig. 966). Ce procédé a l'inconvénient de retarder davantage l'utilisation du cheval après guérison.

Dans ces dernières années, plusieurs opérateurs, profitant des avantages de la méthode antiseptique, ont simplifié l'opération en sup-

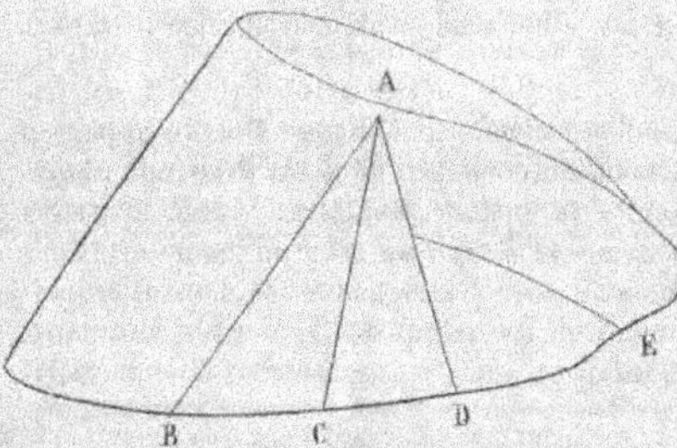

Fig. 966. — Direction de la rainure à faire pour enlever le lambeau de corne dans l'opération du javart cartilagineux.

AB, suivant Lafosse père. — AC, suivant Rey. — AD, suivant Renault. — AE, suivant Lafosse fils et Dieterichs.

primant tout ce qui a rapport à l'amincissement ou à l'ablation d'une partie de la paroi. Ils incisent la peau au-dessus du bourrelet, soit en croix, soit en côte de melon, pour enlever les parties malades du cartilage en empiétant un peu sur les parties saines, et font ensuite une application antiseptique avec suture de la peau. Par ce moyen, la guérison est plus rapide.

ACCIDENTS ET COMPLICATIONS. — La blessure ou la nécrose du ligament latéral antérieur sont des accidents graves; on traitera par l'antisepsie, on fera l'ablation des fibres ligamenteuses nécrosées.

L'*ouverture de la synoviale articulaire* peut être un accident opératoire ou être due à la nécrose de ses parois. Dans le premier cas, la blessure guérit rapidement. Dans le second cas, le pronostic est très grave; généralement l'arthrite survient et il est préférable d'abattre le cheval. Si on tente la cure, on traitera comme il est dit à l'article ARTHRITE.

Si, pendant l'opération, on trouve le cartilage en partie *ossifié*, on enlèvera les exostoses avec la rénette à petite gorge; s'il existe une forme, on la détachera de la phalange avec la rénette, puis avec le brochoir et le rogne-pied, et on la séparera des tissus voisins avec la feuille de sauge. Cette opération est très difficile, car il importe de ne blesser ni la synoviale ni les ligaments.

Si l'os du pied est carié ou nécrosé, on enlèvera toutes ses parties mortifiées. Quand il existe des lésions étendues, altérations du perforant, du sésamoïde, l'opération du javart se complique de celle du clou de rue; à moins d'urgence, on opérera en deux fois. Quand le bourrelet a été coupé, il peut survenir une seime. S'il a été mortifié, la corne n'est plus sécrétée que par le tissu podophylleux; il existe un *faux quartier*.

Le *décollement de la paroi* peut survenir si la corne qui descend du bourrelet ne contracte pas d'adhérences avec celle du tissu podophylleux. Il importe de bien appliquer les pansements et de les faire suffisamment compressifs, afin que la paroi, en se régénérant, ne prenne pas une direction vicieuse.

JERSEY (RACE BOVINE DE). — C'est une variété de la race irlandaise de Sanson; on la trouve surtout dans les îles de la Manche.

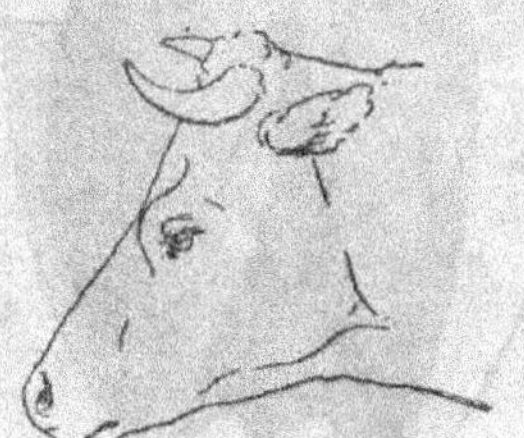

Fig. 967. — Race bovine de Jersey.

Elle est de petite taille, mais très longue de corps, se recommande surtout pour la finesse de sa peau et ses qualités laitières. C'est une des races les plus *beurrières* que l'on connaisse (fig. 967).

JETAGE (all. *Auswurf*). — Écoulement par les naseaux du cheval d'un mucus plus ou moins abondant et de qualités variables; on dit alors que le cheval *jette*.

Le jetage est dit *continu* ou *permanent* quand

l'écoulement se fait sans interruption ; dans le cas contraire, il est *intermittent*.

Suivant ses caractères physiques, on le dit *séreux, muqueux, rouillé, purulent, grumeleux, sanguinolent, visqueux*, etc. ; quand des matières alimentaires s'ajoutent au jetage, on le dit *alimentaire*. Au point de vue de son odeur, le jetage est *inodore, fétide, infect*.

C'est un symptôme de la plupart des affections des voies respiratoires : coryza, angine, bronchite, pneumonie ; il existe lors de collection des poches gutturales, collection des sinus, etc. En cas de morve, il a des caractères spéciaux. Il s'observe dans le cours de nombreuses maladies infectieuses, tuberculose, coryza gangreneux, etc.

JEUNE (all. *Junge* ; angl. *young* ; it. *giovane, pulcino*). — En anatomie et en physiologie, *le jeune* des mammifères, des oiseaux, etc., être nouvellement né ou en voie d'accroissement, n'ayant pas encore sa taille, son pelage, son plumage, etc., définitifs.

JOINTÉ, ÉE (all. *lang, kurz gefesselt.*) — *Cheval long-jointé* ou *court-jointé*. Celui dont le *paturon* est trop long ou trop court (Voy. ce mot).

JOUE (*gena*, γένυς ; all. *Wange* ; angl. *cheek* ; it. *guancia* ; esp. *carrillo*). — Les joues sont situées sur les parties latérales de la tête et entourées par les yeux, le chanfrein, les naseaux, les lèvres, la barbe, les ganaches et les tempes.

Elles présentent deux régions : une supérieure, appelée le *plat de la joue*, a pour base la partie élargie du maxillaire recouverte d'un muscle et de la peau ; l'autre inférieure, ou *poche de la joue*, allongée, est formée aussi par un muscle recouvert par la peau.

Les joues, chez le cheval de sang, doivent être *saillantes, sèches* et recouvertes d'une peau fine. Celles du cheval commun peuvent être plus ou moins développées sans nuire à la beauté.

La partie inférieure de la joue forme quelquefois à l'extérieur une saillie, qui, le plus souvent, provient de l'accumulation des aliments entre les dents et la joue, ce qui fait dire que le cheval fait *magasin*.

Cette région peut être le siège de fistules salivaires, et on y constate parfois des traces de séton faisant suspecter une maladie des yeux (fluxion périodique) (Rélier).

JUGEMENT. — En médecine, le mot jugement est parfois pris comme synonyme de terminaison ; on dit qu'une maladie se *juge* par des sueurs, par une diarrhée, etc., quand une amélioration sensible et soutenue se manifeste à la suite d'une évacuation quelconque.

JUMART. — On a donné ce nom au prétendu produit de l'accouplement du taureau et de la jument.

JUMEAU (all. *Zwilling* ; angl. *twin* ; it. et esp. *gremello*). — On appelle jumeaux les animaux nés d'une même portée d'une femelle habituellement unipare : jument ou vache par exemple.

JUMENT. — Femelle du cheval.

JUMENTEUX, EUSE (de *jumentum*, bête de somme ; all. *trübe* ; angl. *troubled* ; it. *turbato* ; esp. *jumentoso*). — Se dit des urines colorées, troubles et sédimenteuses, semblables à celles du cheval. Le sédiment est formé d'urates alcalins ou de carbonates et de phosphates calcaires ou ammoniaco-magnésiens.

JURASSIQUE (RACE BOVINE). — D'après Sanson, cette race remarquable par sa grande taille, son squelette volumineux, son poids élevé (1 000 kilogrammes pour certains mâles adultes), se trouve en France dans le Jura et dans les parties voisines de la Suisse et du grand-duché de Bade. Suivant les localités, on distingue les variétés de *Simmenthal, Bernoise, Fribourgeoise, Pinzgau, Bressane, Comtoise, Fémeline, du Glane, du Donnersberg, Charolaise, Nivernaise, Bourbonnaise, de Montbéliard.*

Les animaux de ces diverses variétés se font remarquer, les uns par leurs aptitudes laitières (Bernoise, Simmenthal), les autres comme animaux de trait (Simmenthal, Charolaise), les autres enfin par leur qualité au point de vue de la boucherie (Charolaise).

JURISPRUDENCE. — *Jurisprudence médicale.* Application à la médecine de la connaissance des principes du droit et des arrêts rendus sur des questions concernant l'exercice de la médecine, la responsabilité des vétérinaires pour les faits de leur pratique, le secret en médecine, la patente, la vente des clientèles, celle des médicaments, les honoraires. — *Jurisprudence spéciale vétérinaire* [Voy. RÉDHIBITOIRE (*Vice*)].

JUSQUIAME. — Plante solanée, indigène, dont l'alcaloïde est l'*hyoscyamine*.

S'emploie en breuvage, en électuaire ou en cataplasme. Peu usitée, si ce n'est dans les maladies des yeux. S'administre à dose triple des autres solanées.

JUTLAND (RACE CHEVALINE DU). — Elle se rapproche, avec plus d'étoffe et moins de distinction, de la race danoise. Charpente forte ; œil beau, d'une bonne expression ; ganache empâtée, encolure courte, forte et peu gracieuse ; croupe et côtes arrondies, reins courts, poitrail ouvert ; pieds très bons, mais quelquefois panards ; robe dominante noire et bai-brun ; poils longs et foncés ; taille : 1 m. 50 à

1 m. 60. Les chevaux du Jutland sont robustes, ils sont propres aux services de la cavalerie et de l'attelage.

K

KAMALA. — Tænifuge employé seulement pour les petits animaux, ou les jeunes.

Faire macérer dans l'eau-de-vie. Mouton et chien : 2 à 10 grammes.

KAMSTCHATKA (CHIEN DU). — Sa conformation se rapproche beaucoup de celle du loup.

deux asters (*amphiaster*), et le peloton chromatique se divise en *bâtonnets*, qui se portent vers l'équateur de la cellule (*couronne équatoriale*). Ensuite chacun des bâtonnets tourne vers un pôle son sommet, d'abord tourné vers l'équateur, et monte vers le pôle, d'où résulte la formation

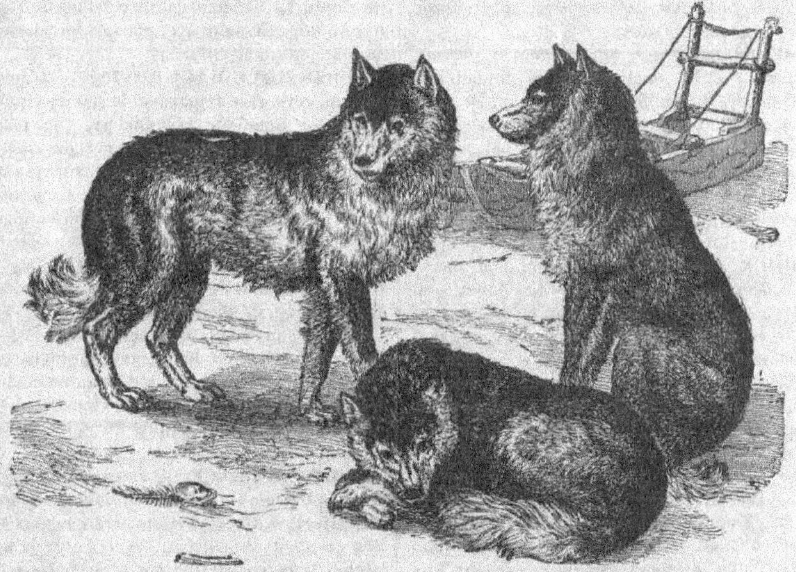

Fig. 968. — Chien des Esquimaux.

Il est utilisé comme celui des *Esquimaux*, celui de *Sibérie*, pour traîner des fardeaux (fig. 968).

KARYOKINÈSE (de κάρυον, noyau, et κινεῖν, mouvoir). — Mode de multiplication des cellules, par division indirecte, résultant des mouvements imprimés au noyau par le protoplasma (fig. 969). Dans celui-ci s'établissent des courants qui dessinent l'apparence d'une étoile (*aster*), autour du noyau, dont le réseau chromatique est remplacé par un filament enroulé (*peloton chromatique*). Puis l'aster se dédouble, chaque aster secondaire gagne un des pôles du noyau ; le protoplasma pénètre dans celui-ci où il forme le *fuseau nucléaire* unissant les

à chaque pôle d'une couronne de bâtonnets (*double couronne polaire*). Enfin, dans chaque couronne polaire, les bâtonnets se réunissent en réseau, le nucléole reparaît dans chaque nouveau noyau, qui s'entoure d'une membrane, le protoplasma se divise entre deux noyaux néoformés, il en résulte deux cellules-filles.

KÉLOTOMIE INGUINALE. — Opération de la hernie inguinale étranglée (Voy. ce mot).

KENT (RACES OVINES DE). — Ce sont des variétés de la race des Pays-Bas, d'après Sanson. On en distingue deux : *Kent méridionale* ou *Romney-marsh*, *Kent septentrionale* ou *perfectionnée*. — *Romney-marsh*. Corps gros et arrondi, jambes longues, tête forte et blanche, chanfrein plissé ; laine fine, blanche et longue, mais sans brillant ; toison pesant de 3 à 4 kilogrammes. Cette race est rustique, s'entretient bien dans les terres humides, et s'accommode d'une nourriture aqueuse. — *Kent perfectionnée* ou *new-Kent*. Elle a une conformation plus régulière que la première ; mais elle est moins rustique et demande plus de soins, quoiqu'elle s'accommode encore d'une nourriture aqueuse. Sa laine est belle, longue, fine et brillante. Ces deux races ont souvent été croisées ensemble. — La race de Kent perfectionnée représentée en France par la race de la Charmoise (Voy. ce mot) a été croisée avec le mérinos pour constituer la variété *kentomérine*.

KÉPHYR. — Voy. LAIT.

KÉRACÈLE (de κέρας, corne, et κήλη, tumeur ; esp. *keratocele*). — Tumeur cornée développée à la face profonde de la sole.

S'observe sur les pieds plats ou combles ; est due à une inflammation chronique d'une partie du tissu velouté.

Il y a généralement boiterie ; l'exploration du pied met en évidence la sensibilité en un point de la sole où la corne est sèche et dure, tandis qu'autour elle est souple. — La tumeur cornée, de volume variable, à peu près hémisphérique, a sa base attenante à la face interne de la sole ; le tissu velouté correspondant est atrophié ; l'os du pied peut être évidé.

On se contente généralement d'amincir la corne avec la rénette et d'appliquer un pansement au goudron maintenu par une plaque. Le traitement curatif comporterait la dessolure totale ou partielle, l'ablation du tissu velouté altéré et la rugination de la phalange, et l'application d'un pansement protecteur.

KÉRAPHYLLEUX, EUSE (de κέρας, corne, et φύλλον, feuille). — *Tissu kéraphylleux* (Bracy-Clark), ou *tissu feuilleté*. Portion du tissu corné de la paroi, formant les nombreuses lames verticales qui s'engrènent avec les lames correspondantes du tissu podophylleux (Voy. PIED et SABOT).

KÉRAPHYLLOCÈLE (de κέρας, corne, φύλλον, feuille, et κήλη, hernie ; esp. *kerafi-*

locele). — Tumeur cornée développée à la face interne de la paroi. C'est le résultat de l'inflammation chronique d'une partie limitée du tissu podophylleux ou du bourrelet, qui augmente la sécrétion cornée.

ÉTIOLOGIE. — Le kéraphyllocèle survient lors de seime, de fourbure, de fourmilière, d'actions

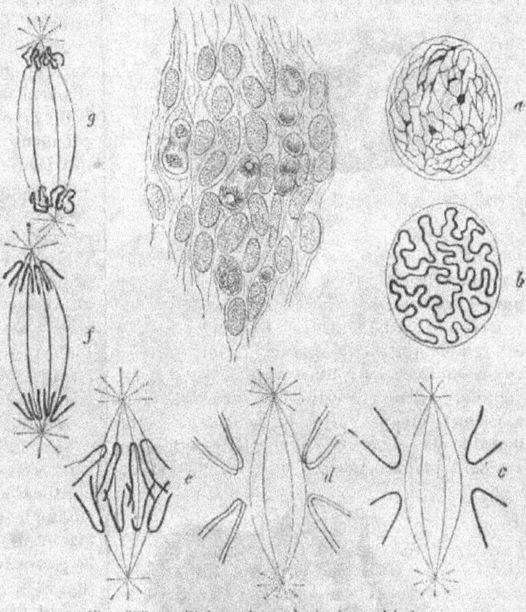

Fig. 969. — Phénomènes de la karyokinèse.

a, noyau avec son réseau. — *b*, formation du peloton. — *c*, fuseau nucléaire avec anses simples. — *d*, anses dédoublées sur le fuseau. — *e*, plaque équatoriale formée par les anses qui glissent sur le fuseau amphiaster. — *f*, anse ayant glissé sur le fuseau et formant le diaster. — *g*, retour de deux noyaux-filles à la formation pelotonnée.

traumatiques portant sur la couronne, le bourrelet ou la paroi ; il peut être dû à l'irritation et à la compression causées par les clous brochés trop profondément ; l'action des coups de brochoir donnés pour rabattre le pinçon est plus problématique. Parfois il survient lentement sans cause connue, ou après une opération pratiquée sur la paroi.

SYMPTOMATOLOGIE. — Généralement il y a boiterie ; cependant on a vu de volumineux kéraphyllocèles se développer lentement sans provoquer de claudication. A l'exploration du pied on trouve une sensibilité très accusée en un point de la paroi, qui est souvent bombée ; en parant la sole, on voit sur la zone commissurale une courbe rentrante qui est l'extrémité inférieure du kéraphyllocèle. Souvent il y a une fistule (*décollement*) s'ouvrant à cet endroit (fig. 970 et 971).

COMPLICATIONS. — Le kéraphyllocèle volumineux peut atrophier le tissu podophylleux, creuser la phalange qui parfois se fracture, ou bien déterminer l'inflammation du tissu feuilleté avec boiterie intense. Quand il y a décol-

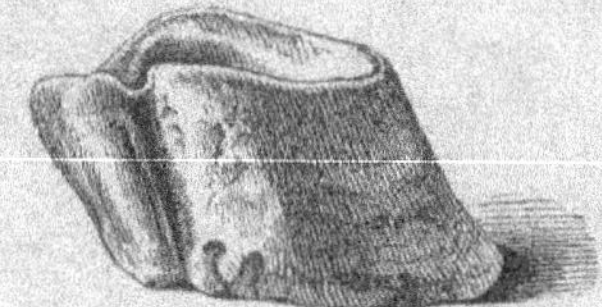

Fig. 970. — Kéraphyllocèle accompagnant une seime.

lement, l'infection des tissus sous-cornés peut survenir, le podophylle se gangrener, l'os du pied se carier.

ANATOMIE PATHOLOGIQUE. — La tumeur cornée est cylindrique ou fusiforme, parfois conique ou pyramidale; son volume varie de celui d'une aiguille à tricoter à celui du pouce. Elle peut n'occuper qu'une partie de la hauteur de la muraille ou s'étendre de la gouttière cutigérale au bord plantaire. La fistule, si elle existe,

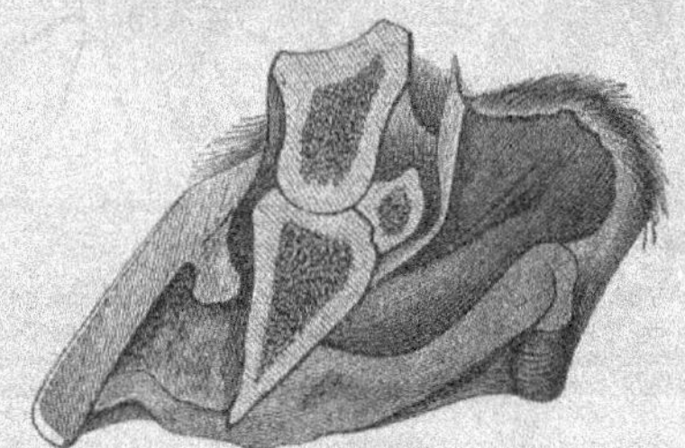

Fig. 971. — Pied fourbu, où l'on voit le kéraphyllocèle, période intermédiaire.

s'ouvre en bas, sur la zone commissurale et, en haut, se termine dans la tumeur ou aboutit sur le tissu feuilleté.

DIAGNOSTIC. — Facile en général, à cause de la sensibilité et de la forme bombée de la paroi en un point, de la courbe rentrante au niveau de la zone commissurale, parfois de la fistule ou du décollement.

PRONOSTIC. — Grave, des complications étant à craindre, et la tumeur pouvant récidiver après l'opération, et aussi à cause de la longue indisponibilité du cheval, même après l'opération.

TRAITEMENT. — Si le kéraphyllocèle n'est pas compliqué, ne cause ni douleur ni boiterie, on se contentera, à chaque ferrure, d'échancrer le bord inférieur de la paroi à son niveau.

1° *Palliatif.* — Cataplasmes émollients; amincissement avec la rénette de la tumeur cornée, ou de la portion de muraille qui supporte la tumeur cornée. Parer le pied en biseautant, de façon à empêcher l'appui sur le fer à cet endroit.

2° *Curatif.* — Ablation de la tumeur cornée, surtout quand elle est volumineuse ou quand il existe des complications.

On procède par *amincissement* ou plus généralement par *extirpation* : les deux rainures qui limitent le lambeau pariétal à extirper sont légèrement divergentes en bas; on creuse une troisième rainure sur la ligne commissurale déviée; on incise la pellicule cornée au fond des sillons. Avec les tricoises, on fait ensuite l'ablation du lambeau de muraille.

Si cela est nécessaire, on excise le tissu feuilleté altéré et on rugine la phalange au niveau de sa dépression. Ensuite on applique le pansement avec un fer à pince prolongée (fig. 972).

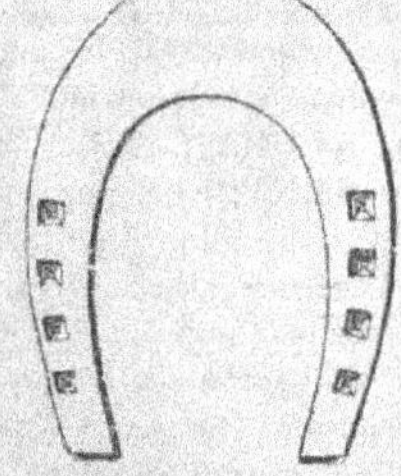

Fig. 972. — Fer à pince prolongée.

Tant que la couche de corne podophyllienne ne sera pas recouverte par la corne descendante du bourrelet, on l'amincira et on l'enduira d'onguent de pied. On remettra progressivement le cheval à un léger service. On peut essayer de faire une paroi artificielle avec la gutta-percha.

KÉRAPSEUDE (et non **KÉRAPSEYDE**) (de κέρας, corne, et ψευδής, faux ; esp. *kerapseudo*). —Corne fendillée, raboteuse et cassante, qui est sécrétée par le bord du sabot, et recouvre une autre portion de corne fournie par le tissu réticulaire, de manière à produire deux parois superposées, entre lesquelles existe un décollement.

KÉRATINE (de κέρας, corne ; all. *Hornstoff*; *substance propre de la corne*). — Substance organique qui se trouve dans la corne, l'épiderme, les ongles et les poils. Elle est insoluble dans la potasse, à l'inverse de toutes les substances organiques.

KÉRATITE. — Voy. CORNÉE (MALADIES DE LA).

KÉRATOCÈLE (*keratocele*, de κέρας, cornée, et κήλη, hernie; all. *Hornhautbruch*; it. *ceratocele*;

esp. *queratocele*). — Hernie de la cornée, petite tumeur formée par la membrane de Descemet faisant saillie à travers une ulcération de la cornée, ou par une dilatation de la superficie de la cornée, dont les lames profondes sont affaiblies par une sorte d'ulcération interne. Quelquefois la *kératocèle* est consécutive à l'opération de la cataracte par extraction, et consiste en une vésicule gris pâle, demi-transparente et ovale, formée par l'humeur aqueuse qui a distendu le tissu encore imparfaitement adhérent de la cornée, soit que le pansement n'ait pas été fait d'une manière méthodique, soit que l'appareil ait été dérangé.

KÉRATOGÈNE (de κέρας, corne, et γεννάω,

Électuaire au kermès.

Poudre de réglisse......... 200 grammes.
Kermès minéral .... 100 —

Diviser en dix doses : de une à trois par jour pour le cheval.

KERRY (RACE BOVINE DE). — Variété de la race irlandaise de Sanson, qui est répandue dans presque toute l'Irlande. Cette race a une petite taille, une robe de couleur variable, des cornes coniques, longues, pointues et élevées. Elle est sobre et robuste ; les femelles sont bonnes laitières. La sous-race de *Dexter* a des formes plus larges, plus arrondies, des jambes plus courtes.

KERRY (RACE OVINE DE). — Sa taille tient

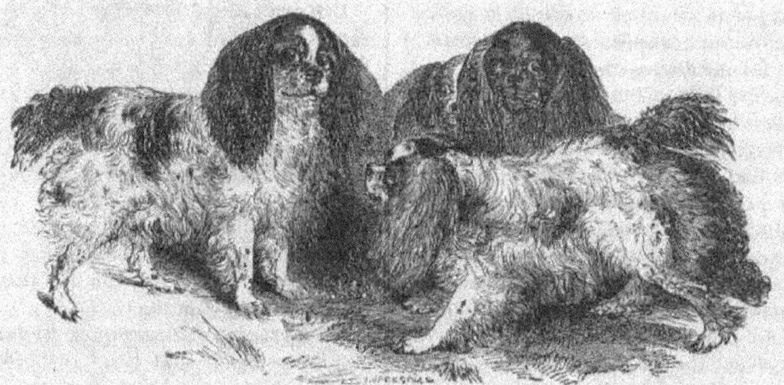

Fig. 973. — King-Charles.

engendrer). — *Appareil kératogène, membrane kératogène* (Voy. PIED et SABOT).

KÉRATOTOMIE. — Incision de la cornée transparente (Voy. CATARACTE).

KERMÈS MINÉRAL. — Préparation formée de sulfure et de protoxyde hydratés d'antimoine ; de couleur chocolat, inodore, insoluble dans l'eau.

EFFETS ET USAGES. — Vomitif ; contre-stimulant, sudorifique et diaphorétique.

EMPLOI. — A l'intérieur, en breuvage, bol ou électuaire, dans les pneumonies, les affections des bronches.

DOSES.

Grands animaux...... 32 à 80 grammes.
Moyens animaux. .... 4 à 8 —
Petits animaux........ 2 à 4 —

Breuvage au kermès.

Sirop..................... 100 grammes.
Kermès.................. } à 20 —
Réglisse .... }
Eau...................... 2 litres.

le milieu entre celle des plus petites races et celle des races ordinaires. Les moutons du Kerry sont sauvages, d'une croissance lente ; leur toison, de finesse médiocre, est irrégulière et jarreuse ; leur viande, de bonne qualité.

KING-CHARLES (CHIEN). — C'est un chien d'appartement avec le museau court et la tête ronde, les oreilles tombantes et couvertes de poils soyeux traînant presque jusqu'au sol. La robe est noire et feu, ou noire et blanche (fig. 973).

KOUMYS. — Voy. LAIT.

KOUSSO. — Tænifuge, s'emploie seulement pour les petits animaux.

DOSES. — Feuilles de kousso en décoction :

Mouton. .... 15 à 20 grammes.
Porc.................. 10 à 15 —
Chien................. 2 à 10 —

KYSTE (de κύστις, vessie ; all. *Kyste, Balggeschwulst* ; angl. *cyst* ; it. *ciste* ; esp. *quisto*). — Tumeur formée par un sac, sans ouverture, dont la paroi est ordinairement membraneuse, qui renferme des matières variées, et qui résulte de la formation d'une cavité nouvelle ou de la distension anormale d'une cavité préexistante.

Les kystes ont des origines multiples, et forment une classe artificielle, dans laquelle on range, à côté de véritables tumeurs constituées par les cavités de nouvelle formation (*kystes dermoïdes*, *kystes prolifères*), des tuméfactions développées aux dépens d'une cavité préexistante, enflammée (*hygroma*), ou anormalement distendue par rétention d'un produit de sécrétion (*kystes sébacés*).

A. Kystes sébacés. — Les *kystes sébacés proprement dits* résultent de la distension de ces follicules par la rétention du sébum et des cellules épidermiques formées en quantité exagérée et ayant subi une dégénérescence spéciale, peut-être de nature microbienne (Bard), qui les rend graisseuses. Leur contenu est dit *mélicérique* ou *stéatomateux*, suivant qu'il a la consistance fluide du miel et renferme beaucoup de graisse libre, ou qu'il est plus solide et riche en cellules épidermiques. Leur paroi est formée par un tissu conjonctif qui devient souvent graisseux ou calcaire. Leur surface présente fréquemment, mais non toujours, un point noir, qui est l'orifice du follicule pileux distendu. On en trouve souvent de petits à la face postérieure du genou sur les porcs.

B. Kystes séreux, muqueux et colloïdes. — Cavités contenant un liquide clair ou gélatiniforme, et développées tantôt dans des bourses séreuses sous-cutanées chroniquement enflammées (*hygroma*), ou dans des gaines tendineuses dont les prolongements périarticulaires sont normalement distendus (*ganglion*); tantôt dans des organes glandulaires en état de dégénérescence : tels sont les *kystes du foie, du rein, du testicule, de la mamelle*.

C. Kystes dermoïdes. — Tumeurs congénitales, développées en dehors des glandes, comprenant des tissus multiples dans leur composition, et formant deux variétés d'après la nature de leur contenu.

Les *kystes dermoïdes simples* contiennent des masses épidermiques, de la graisse, des touffes de poils englobés dans la matière sébacée ou implantés sur la paroi. Celle-ci a une structure analogue à celle de la peau normale, dont elle ne diffère qu'en ce que les éléments épidermiques sont plus petits et moins nombreux, les couches cornées plus minces, les papilles dermiques absentes (Bard).

Les *kystes dermoïdes complexes* renferment,

en plus des matières grasses et pileuses, des dents en nombre variable, libres ou implantées sur une plaque osseuse ou sur un rebord osseux. Ces kystes, sur le cheval, se voient quelquefois à la base de l'oreille, plus rarement dans les cavités nasales et les sinus. On peut trouver aussi des os, des cartilages, des muscles, des éléments nerveux.

D. Kystes prolifères. — Spéciaux à l'ovaire (Voy. ce mot).

E. Kystes parasitaires. — Formés au sein des tissus par une ou plusieurs membranes superposées, au centre desquelles existent des vésicules résultant de l'enkystement de *cysticerques* ou d'*échinocoques*.

I. *Kystes à cysticerques.* — Les *cysticerques* représentent une des phases du développement d'un *tænia*. On les rencontre chez le mouton, le lapin, dans les muscles, le cerveau, le foie, le péritoine. Le kyste est constitué par une *membrane adventice* de tissu conjonctif, au centre de laquelle est une *vésicule* arrondie, remplie d'un *liquide transparent*, qui contient le parasite, ordinairement rétracté sur lui-même. La vésicule présente un petit orifice par lequel on fait saillir la tête et le cou de l'animal quand on presse sur la poche.

II. *Kystes à échinocoques hydatiques.* — Les *échinocoques* sont l'état embryonnaire du *Tænia echinococcus*. Les kystes qu'ils forment, beaucoup plus fréquents que les précédents, se rencontrent surtout sur le bœuf, principalement dans le foie et le poumon. Les parties qui les constituent sont, de la périphérie au centre :

1° Une *membrane adventice*, conjonctive, formée aux dépens des parties voisines irritées ;

2° Une *membrane propre*, gélatiniforme, transparente, constituée par une substance amorphe, et disposée en feuillets stratifiés, minces, faciles à dissocier ;

3° Une *membrane fertile* ou *germinative*, hérissée de granulations, qui sont les vésicules dans lesquelles sont contenus les échinocoques;

4° Un *liquide transparent*, ne contenant pas d'albumine tant que les échinocoques sont vivants.

Si le kyste ne se termine pas par suppuration ou par ouverture en un point quelconque, et s'il reste dans l'organisme, les échinocoques meurent; le liquide devient albumineux et disparaît par résorption; les membranes se rompent, se divisent en fragments ; la membrane adventice se rétracte, subit la dégénérescence graisseuse ou l'infiltration calcaire, et ne contient plus qu'une bouillie diversement colorée, et riche en sels de chaux.

L

LACRYMAL (APPAREIL) (*lacrymalis*, de *lacryma*, larme, δαϰρυάδης; angl. *lacrymal*; it. *lacrimale*; esp. *lagrimal*).

ANATOMIE. — Cet appareil comprend des organes sécréteurs : la glande lacrymale et les canaux hygrophtalmiques; et des canaux effé-

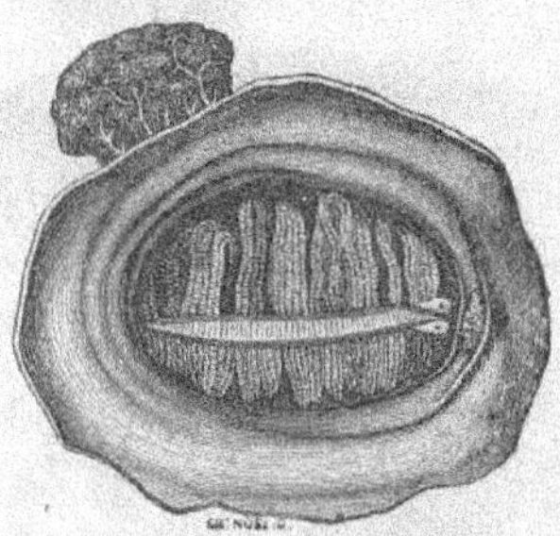

Fig. 974. — Glande lacrymale avec ses conduits excréteurs.

rents : les conduits lacrymaux, le sac et le canal lacrymal. — La *glande lacrymale*, toujours entourée de graisse, est une glande en grappe située entre l'apophyse orbitaire du frontal et la partie supérieure du globe de l'œil, allongée, mince et aplatie de dessus en dessous, elle est formée de granulations très ténues, réunies par du tissu conjonctif, desquelles partent quelques *canaux hygrophtalmiques*, très étroits, traversant la conjonctive et débouchant près de l'angle externe de l'œil, à la face interne de la paupière supérieure; on en compte de cinq à sept, chez les grands quadrupèdes, et de un à trois, chez les petits. Elle secrète les *larmes*, que les canaux hygrophtalmiques déversent à la surface libre de l'œil. L'excédent des larmes arrive à l'angle nasal de l'œil, où la *caroncule lacrymale*, petit corps fusiforme de couleur brune ou noirâtre, qui n'est qu'un prolongement de la conjonctive renfermant quelques follicules adipeux, le dirige vers les *points lacrymaux*, qui sont de petites ouvertures, situées une à chaque paupière, par lesquelles les larmes passent par les *conduits lacrymaux*, très courts, dans le *sac lacrymal*, petit réservoir à paroi muqueuse, logé dans l'excavation infundibuliforme de l'os lacrymal, lequel sac se prolonge par le *canal lacrymal* ou *canal lacrymonasal*, long tube formé par une muqueuse,

Dict. vétérinaire.

ayant à son intérieur quelques petits replis valvulaires, traversant le canal osseux du lacrymal et du sus-maxillaire, puis passant sous la muqueuse nasale, et se terminant, par un orifice arrondi, l'*égout nasal*, aux environs de la commissure inférieure des ailes du nez, près de la ligne de démarcation entre la peau et la muqueuse (fig. 974).

PATHOLOGIE. — **Maladies de la caroncule**. — Son hypertrophie, inflammatoire ou néoplasique, est l'*encanthis* (Voy. ce mot).

Maladies de la glande lacrymale. — Les lésions traumatiques, l'inflammation ou *dacryoadénite*, s'accompagnent de douleur et tuméfaction locales et d'une hypersécrétion lacrymale ou *épiphora*, que l'on ne doit pas confondre avec celui dû à l'oblitération des voies lacrymales. Les *fistules* sont cutanées ou conjonctivales : on les traite par la cautérisation.

Maladies des voies lacrymales. — Elles ont un symptôme commun : le *larmoiement* (all. *Thrænenfluss*; angl. *the watery eye*; it. et esp. *epifora*), qui s'observe dans nombre d'affections de

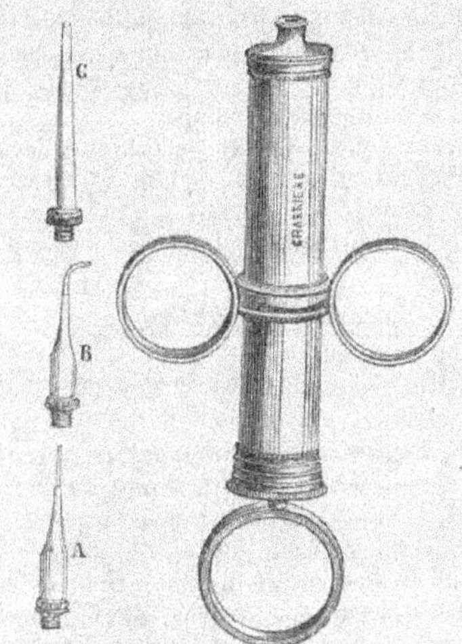

Fig. 975. — Seringue d'Anel.

A, canule droite; B, canule courbe; C, canule conique.

l'œil, de la conjonctive, lors de trichiasis, d'encanthis, de coryza, etc.; souvent il est dû à une obstruction des voies lacrymales. Pour en déterminer le siège, on examine les points lacrymaux pour s'assurer qu'ils ne sont pas oblitérés, rétrécis ou déviés. S'ils sont nets, on fait, par le point lacrymal inférieur, une injection d'eau tiède à l'aide de la seringue d'Anel (fig. 975) : si le liquide sort par la narine, les voies lacrymales sont libres; s'il sort par le point lacrymal supérieur, le sac ou le canal sont altérés, et les conduits sont libres; enfin si le liquide reflue par le point lacrymal injecté, c'est que le conduit correspondant est oblitéré.

Déviation des points lacrymaux. — Elle peut être due au gonflement ou à l'hypertrophie de la conjonctive, elle accompagne l'atrophie de l'œil (fluxion périodique) ; généralement elle porte sur le point lacrymal inférieur et se produit en dedans (*inversion*), lors d'entropion, et en dehors (*éversion*), lors d'ectropion.

On traitera la cause et on débridera le point et le conduit lacrymaux.

Obstruction des points lacrymaux. — Consécutive aux conjonctivites chroniques, aux brûlures des paupières avec ectropion, etc. On fera le débridement du point et du conduit.

Oblitération des canalicules lacrymaux. — Due aux concrétions calcaires, kystes sébacés, corps étrangers, induration cicatricielle, etc. Quand les deux conduits sont oblitérés, il faut débrider le sac par une ponction au bistouri et ensuite passer un séton qui empêche la cicatrisation du nouveau conduit.

Inflammation du sac *ou* ***tumeur lacrymale*** *ou* ***dacryocystite.*** — Elle est rarement aiguë ; souvent elle s'établit à la suite de conjonctivite catarrhale, ou bien d'obstruction du

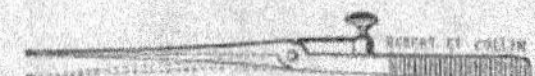

Fig. 976. — Dilatateur de Galezowski.

canal ; elle accompagne souvent l'inflammation de la pituitaire, en cas de gourme, de maladie des chiens. — Au début, il y a du larmoiement, de l'injection de l'œil, puis on voit dans l'angle interne de l'œil une saillie globulée ou ovoïde ; si on comprime cette tumeur, elle se vide par les conduits lacrymaux ou par le canal. Parfois la tumeur devient phlegmoneuse, le pus s'échappe au dehors et il persiste une fistule qui peut se compliquer de lésions nécrosiques.

On rétablira la perméabilité des voies lacrymales par le cathétérisme (fig. 976, 977, 978) ou le débridement, puis on traitera par des injec-

tions antiseptiques ou astringentes tièdes faites à l'aide de la seringue d'Anel (azotate d'argent

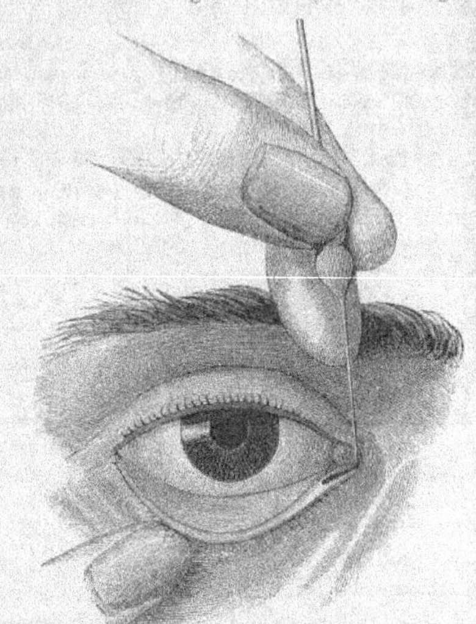

Fig. 977. — Cathétérisme par le point lacrymal inférieur incisé.

à 1 p. 300, sublimé à 1 p. 4000, etc.). On ponctionnera l'abcès soit par la peau, soit par

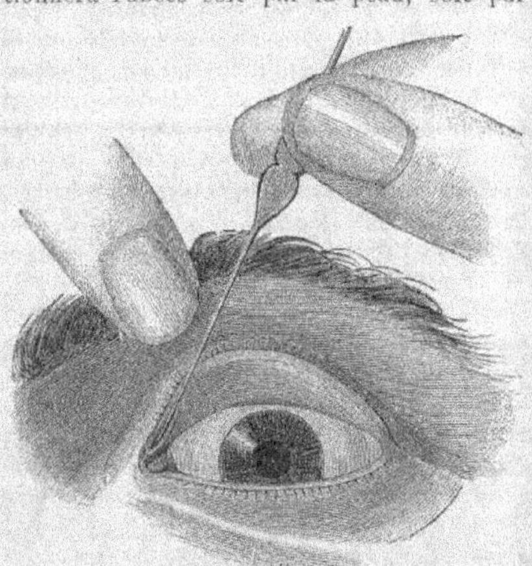

Fig. 978. — Cathétérisme par le point lacrymal supérieur incisé.

le point lacrymal supérieur. Si ces moyens échouent, on fera l'ablation de la glande lacrymale, pour éviter le larmoiement.

Obstruction du canal lacrymal. — Elle est congénitale ou acquise. Dans le premier cas, elle est souvent due à l'imperforation de l'orifice nasal ; il y a une tuméfaction fluctuante avec larmoiement ; il suffira de débrider au niveau de la tumeur pour rétablir le cours des larmes. — L'obstruction acquise succède à l'inflammation du canal ou de la pituitaire ; parfois elle est due à une tumeur. On traitera par le sondage et les injections antiseptiques. Quand l'affection est ancienne, Leblanc conseille d'introduire dans le canal, par le point lacrymal supérieur, un stylet de baleine, que l'on enfonce jusqu'à ce que l'on sente une résistance ; alors on pratique une contre-ouverture au point où l'extrémité de l'instrument est arrêtée ; on crée ainsi une voie artificielle pour l'écoulement des larmes dans la cavité nasale.

LACTATION (*lactatio*, de *lac*, lait ; θηλασμός ; all. *Saugen*, *Stillen* ; angl. *lactation* ; it. *allattamento* ; esp. *lactacion*). — Synonyme d'*allaitement*. Pour quelques auteurs, la sécrétion et l'excrétion du lait (Voy. Lait et Mamelle).

LACTÉ, ÉE (*lacteus*, de *lac*, lait ; γαλάκτινος, γαλακτικός ; all. *milchig* ; angl. *lacteal* ; it. *latteo*). Qui a rapport ou qui ressemble au lait.

LACTIGÈNE (de *lac*, lait, et *generare*, produire ; all. *milchbilden* ; angl. *lactigenous*). Qui engendre le lait. — *Aliments lactigènes*. Ceux qui font sécréter beaucoup de lait, ex. : les fourrages verts.

LACTIQUE (ACIDE). — Acide sirupeux, résultant de la fermentation des sucres, gommes et amidons. Il se trouve dans le petit lait aigre et le lait de beurre.

Effets thérapeutiques. — Il agit comme antiseptique, et comme caustique léger.

Mode d'emploi. — En injections sous-cutanées, pur ou dilué dans les tumeurs pour les faire fondre, — il a été essayé aussi dans la mélanose. — En boisson, la potion suivante réussit parfois dans la diarrhée du veau :

Eau.............................. 75 gr.
Acide lactique.................. 2 gr.

Une cuillerée dans du lait, à renouveler plusieurs fois dans la journée.

LACTOBUTYROMÈTRE, LACTODENSIMÈTRE, LACTOSCOPE. — Voy. Lait.

LACTOSE. — Voy. Lait.

LADRERIE (de *ladre*, qui veut dire lépreux ; all. *Finne* ; angl. *leprosy* ; it. *lepra* ; esp. *ladreria*) **ou CYSTICERCOSE**. — Affection caractérisée par la présence dans les tissus, et en particulier dans les muscles, de *cysticerques*. La ladrerie du porc est due au *C. cellulosæ* ; celle du bœuf est due au *C. bovis* ; exceptionnellement, la ladrerie peut atteindre le mouton, le chien, le chat, le lapin et même l'homme.

1° Ladrerie du porc. — Autrefois on attribuait l'affection à la malpropreté, à l'alimentation insuffisante, aux mauvaises conditions hygiéniques. Les travaux de von Siebold, Küchenmeister, Haubner, etc., ont montré que la ladrerie était due au *C. cellulosæ*, forme cystique du *Tænia solium* de l'homme ; le porc s'infecte en mangeant des aliments souillés, ou en buvant de l'eau contaminée par des excréments humains, et contenant des œufs de ténias. — Ces œufs arrivent dans l'estomac où leur coque est dissoute ; la partie active ou oosphère a sa tête munie de crochets avec lesquels elle traverse les parois digestives et pénètre dans le système circulatoire ; elle est entraînée dans tout l'organisme et s'arrête de préférence dans les muscles, où elle se transforme en cysticerques. L'évolution complète se fait en trois mois ; après vingt jours, le parasite a les dimensions d'une tête d'épingle. En mangeant la viande de porc ladre, l'homme s'infecte à son tour, et le cysticerque se transforme dans son intestin en *Tænia solium*.

Les jeunes porcs seuls sont susceptibles d'être infectés.

Description du parasite (fig. 979 et 980). — Voy. Cysticerque.

Anatomie pathologique. — Les cysticerques peuvent envahir tous les muscles de l'organisme du porc, mais ils sont surtout fréquents dans les muscles sous-scapulaires, de la langue, du cou, du diaphragme ; on les rencontre souvent dans le tissu conjonctif sous-muqueux des faces latérales de la langue, de la marge de l'anus, sous les paupières ; parfois le poumon, le foie, le cœur (fig. 981), le testicule, les reins, le cerveau, les ganglions lymphatiques, les couches profondes du lard, etc., sont envahis.

Les muscles atteints sont décolorés, mous, flasques, humides ; en les incisant, la sérosité des vésicules divisées s'écoule ; les vésicules intactes ont l'aspect de granulations logées dans des petites cavités creusées dans le tissu conjonctif interfasciculaire ; on les en fait sortir facilement par le grattage.

Après un temps variable, les vésicules s'infiltrent de granulations calcaires ; quand cette dégénérescence est devenue générale, c'est la *ladrerie sèche*.

Symptomatologie. — La ladrerie ne se révèle à l'extérieur par aucun caractère particulier. — Quand on examine la bouche, on sent parfois des vésicules sous la langue, sur les côtés du frein ; autrefois c'était le seul moyen de dia-

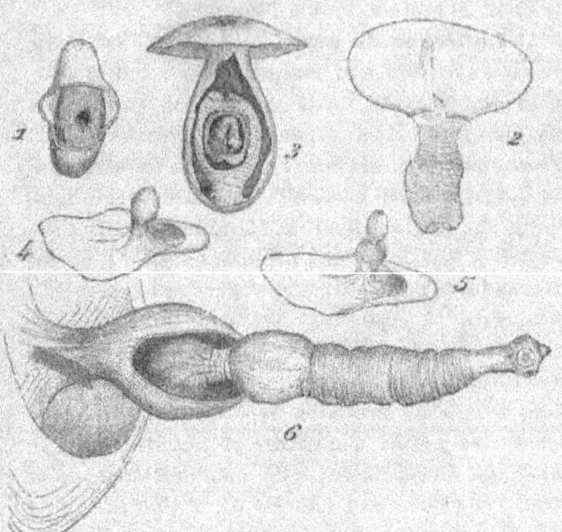

Fig. 979. — Disposition et mode d'invagination d'un cysticerque (C. ladrique), d'après Ch. Robin.

1, kyste adventif (grandeur naturelle), un lambeau enlevé laisse voir le cysticerque ; 2, corps du cysticerque (grossi) sorti de sa vésicule par pression, le pertuis a été un peu déchiré par le passage du corps ; dans cette situation, la vésicule constitue un appendice caudal, ce qui, selon Robin, n'est pas un état naturel ; 3, cysticerque invaginé dans la vésicule. Celle-ci n'est représentée que par un segment correspondant au pertuis ; du pourtour du pertuis naît une vésicule, qui est contenue dans la précédente ; du fond de cette seconde vésicule, à l'opposé du pertuis, naît le corps du cysticerque. Deux segments ont été enlevés du corps pour montrer l'invagination de la tête, du col et du corps en lui-même ; 4, vésicule extérieure ouverte pour montrer la vésicule intérieure pisiforme renfermant le corps du cysticerque ; 5, même disposition ; par une incision pratiquée à la vésicule intérieure le corps du cysticerque a été renversé en dehors, la tête est invaginée ; 6, figure grossie, même disposition que la précédente, avec cette différence que la tête n'est pas invaginée dans le corps.

gnostic de la ladrerie, et sur les marchés cette opération était pratiquée par les *langueyeurs jurés* ; il est vrai que souvent les vendeurs, avant

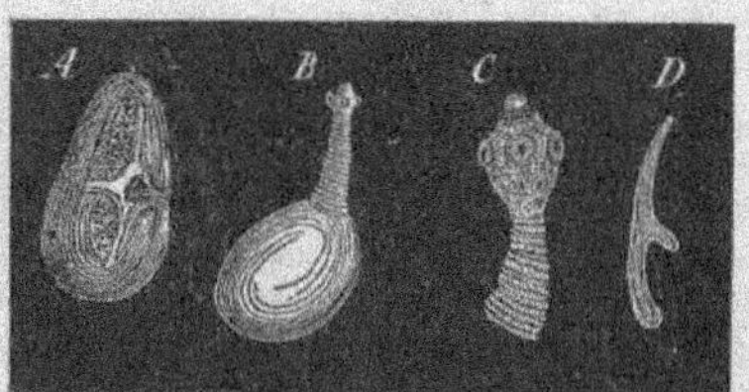

Fig. 980. — Cysticerque.

A, animal retiré dans son ampoule ; B, animal développé ; tête et cou isolés ; D, un des crochets.

de faire visiter leurs animaux, pratiquaient l'opération de l'*épinglage*, qui consistait à crever les vésicules apparentes.

L'opération est facile : on couche le porc et on écarte ses mâchoires avec un bâton. Le *langueyeur* tire la langue au dehors, au moyen d'un linge pour qu'elle ne glisse pas. Avec la main libre, il la palpe partout, et sent les parasites enkystés. S'ils ont été épinglés, il retrouvera les points déchirés même après la cicatrisation. Aujourd'hui, cet examen est généralement supprimé : on préfère ne déclarer la ladrerie qu'après l'examen de la viande.

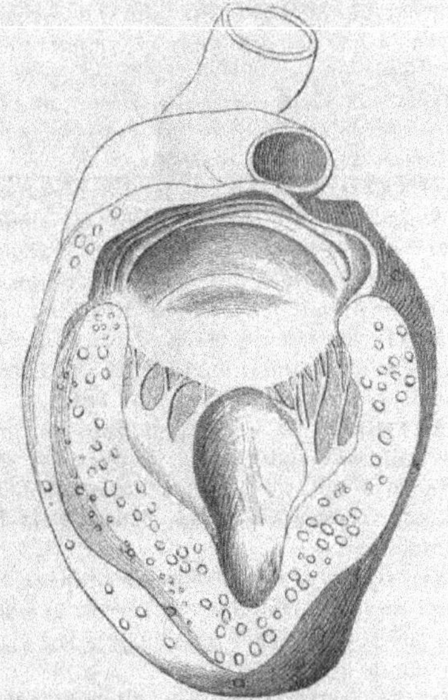

Fig. 981. — Ladrerie du porc (cysticerques du cœur).

Quand les cysticerques sont très nombreux et ont envahi le foie, le cœur, le poumon ou quelque autre organe important, ils occasionnent parfois un état maladif ; ce n'est qu'à la longue et rarement que l'on constate des hydropisies passives, de la cachexie.

On a signalé parfois comme symptômes, l'enrouement, la toux, l'hyperesthésie du groin, les épaules remontées, les troubles nerveux, etc. ; ce sont des signes sans valeur spéciale.

DIAGNOSTIC. — Impossible sur l'animal vivant, à moins de découvrir des cysticerques sur la langue, la marge de l'anus, etc. Sur le cadavre, il est basé sur la présence des cysticerques (fig. 979 et 980), qu'il faut parfois rechercher avec attention.

TRAITEMENT. — Il est prophylactique : éviter de contaminer les porcs, en les conservant dans des locaux propres.

Consommation des viandes. — La chair du porc affecté de ladrerie doit être saisie. Cependant une bonne cuisson ordinaire suffit pour faire disparaître tout danger, le parasite étant tué à une température de 48°.

La salaison, quand elle est bien pratiquée, tue les cysticerques en un temps très court.

Il résulte de ceci que la consommation d'une viande peu ladre et bien cuite ou salée, n'offre pas de dangers, et que par précaution on doit toujours manger la viande de porc bien cuite ou convenablement salée.

Jurisprudence. — La ladrerie du porc est un vice rédhibitoire reconnu par la loi du 2 août 1884. Le délai pour exercer l'action en garantie est de neuf jours francs. C'est un peu illusoire, car l'article 4 de cette loi dispose que l'action en garantie ne peut être admise si le prix de vente n'est pas supérieur à 100 francs, et puis il faut que l'animal, pour être reconnu par le vendeur, ait une marque distinctive. Si le porc vendu pour la charcuterie est saisi, l'acheteur intentera alors l'action en garantie, non d'après la loi de 1884, mais d'après les règles de la garantie spéciale des animaux de boucherie.

2° Ladrerie du bœuf. — Elle est déterminée par le *C. bovis*, forme cystique du *Tænia inerme* ou *Tænia saginata* de l'homme. L'étiologie est à peu près la même que pour le porc.

Description du parasite. — Voy. Cysticerque.

Anatomie pathologique.—Les cysticerques sont logés dans des cavités creusées dans le tissu conjonctif interfasciculaire des diverses régions musculaires ; les vésicules sont difficiles à apercevoir, car elles sont rares et petites ; on les rencontre plus souvent dans les muscles des masséters, du cœur, de la langue, du cou, de la poitrine, du diaphragme, etc. ; rarement dans les poumons, le foie, etc. Les vésicules sont rapidement atteintes de dégénérescence calcaire ou de fonte purulente.

Symptomatologie. — Les symptômes sont nuls, sauf dans les cas graves où il y a un état cachectique.

Diagnostic. — Ne peut être fait que sur le cadavre, en examinant surtout les muscles des masséters, la langue, le cœur.

Traitement. — Il est prophylactique.

Pour l'homme, il est important de ne manger que de la viande bien cuite ; le parasite résiste peu à l'action de la chaleur et du froid ; il est tué à une température de 48°, et aussi par la salaison, après quatorze jours (Perroncito).

LAIE. — La femelle du sanglier.

LAINE. — La peau des moutons porte deux sortes de productions pileuses :

1° Des poils grossiers, roides, désignés sous le nom de *jarre* (Voy. Jarre) ;

2° Des poils relativement fins, souples, plus ou moins onduleux, qui constituent la *laine* (fig. 983).

Les poils grossiers ou *jarre* se trouvent sur la face et sur les membres ; la laine, mélangée ou non de jarre, occupe le corps, en s'étendant plu- ou moins sur les membres, et constitue la *toison*.

La laine ayant seule une valeur commerciale,

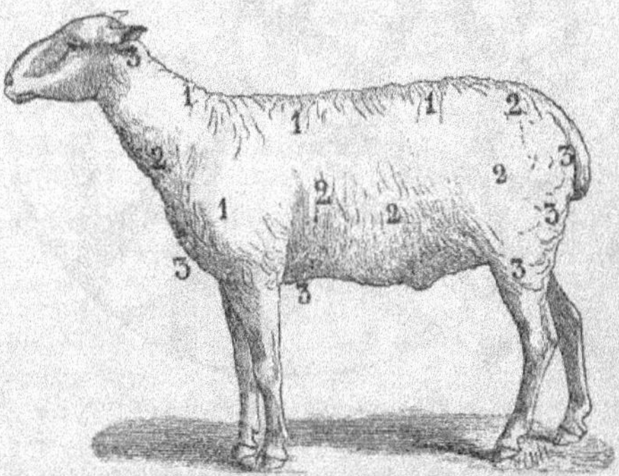

Fig. 982. — Indication des qualités de la laine dans la toison.

la toison préférable sera celle dont elle couvrira la plus grande surface de peau.

Chez les mérinos, la toison s'étend jusqu'au bout du nez et jusqu'aux onglons, en couvrant toute la surface inférieure de l'abdomen.

Les qualités de la toison ne sont point les mêmes sur toutes les régions du corps. La figure 982 indique ces régions par des numéros correspondant aux degrés de valeur, le numéro 1 marquant la laine de qualité supérieure. Pour apprécier la qualité générale de la toison, il faut l'examiner de préférence à l'une des places portant le numéro 3.

C'est à ces places, et notamment à la base de la queue et au-dessous, à la face externe de la cuisse, *bas morceaux de la toison*, que le jarre disparaît en dernier lieu. C'est là aussi que la laine se montre avec ses autres qualités au moindre degré et qu'on peut juger avec le moins de chances d'erreur.

L'ensemble de la toison est composé de mèches ou de groupes de brins de formes variables, selon la variété ovine. On distingue ainsi : les *mèches courtes, longues* ou *hautes, cylindriques, carrées, coniques, pointues, serrées, lâches, brouillées,* et ensuite les *toisons fermées, ouvertes* ou *mécheuses, tassées, creuses, vrillées, brouillées* ou *emmêlées*, etc.

Tout cela dépend seulement de l'*égalité de longueur des brins* composant les mèches et de leur *nombre par millimètre carré* de la peau.

Les brins de longueur égale forment des

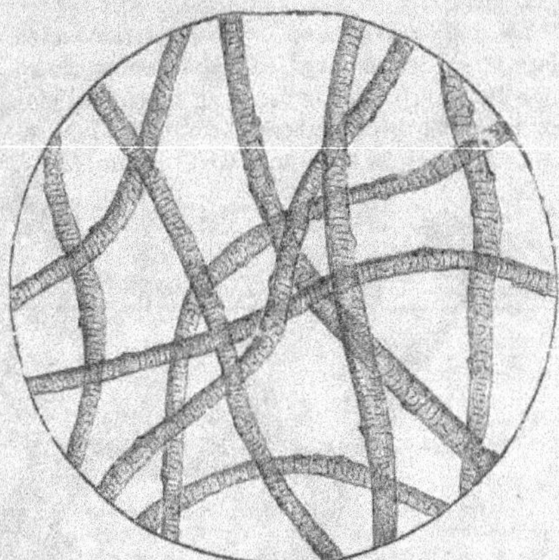

Fig. 983. — Laine, vue au microscope.

mèches cylindriques ou carrées, en tout cas une *toison régulière ou homogène*, ce qui est important. Inégaux en longueur, ils forment, au contraire, des mèches coniques ou pointues et une toison plus ou moins ouverte, suivant leur nombre ou le *tassé*.

L'*homogénéité* ou la régularité, résultant de l'égalité de longueur et de direction des brins, est la qualité à rechercher dans la constitution des mèches. Le reste dépend des autres propriétés de ces brins, propriétés qui sont, par ordre d'importance :

D'abord la *finesse* du diamètre moyen des brins. Pour faciliter les appréciations pratiques, on peut admettre trois catégories dans le classement des laines.

Dans la première se rangent les *laines fines*, qui ont moins de 0^{mm},03 de diamètre. Dans la deuxième, les *laines communes*, qui ont de 0^{mm},03 à 0^{mm},04. Dans la troisième, les *laines grossières*, qui ont plus de 0^{mm},04.

La sélection des reproducteurs doit avoir pour objet de préférer les sujets dont la laine se rapproche le plus du diamètre minimum dans chacune de ces trois catégories.

Le mieux serait de mesurer ce diamètre avec précision, au moyen du micromètre (fig. 983).

Mais avec un peu d'habitude on arrive à dis-

tinguer facilement à l'œil nu, surtout par comparaison, les brins plus fins des moins fins. Les bons éleveurs de mérinos, par exemple, ne se trompent guère sur la finesse comparative des brins de laine, non plus que sur ce qui concerne l'*égalité du brin*, qui s'entend de sa forme parfaitement cylindrique ou de l'égalité de diamètre dans toute sa longueur.

L'*égalité du brin* est essentielle, parce qu'elle indique une pousse régulière, et par conséquent une ténacité de la laine dans toutes ses parties.

Rien ne peut, chez un individu donné, augmenter le diamètre normal du brin, qui dépend de celui de la gaine du follicule laineux; mais ce diamètre peut être diminué par un ralentissement de la production, dû à une nutrition amoindrie, soit par l'alimentation insuffisante, soit par un état pathologique. Chez la brebis, une lactation prolongée produit une laine qui a un moindre diamètre et moins de force. Elle est connue sous le nom de *laine à deux bouts*, lorsque l'affaiblissement se montre dans sa partie moyenne.

Quant à l'amoindrissement continu du diamètre, dû à ce que la gaine ou filière n'est pas remplie, par le fait de l'insuffisance de la substance laineuse, il s'accompagne du défaut de ténacité. C'est la *faiblesse du brin*, ou encore le *manque de nerf*. Cela veut dire que le brin se rompt facilement.

Le *nerf*, la *force*, l'*élasticité* sont en effet une seule et même chose : la résistance opposée à la rupture, sous l'effort de traction dans le sens de sa longueur.

Elle dépend d'ailleurs d'une autre, appréciable sans difficulté par le toucher, et qui est la *douceur*, qui se perçoit en palpant la mèche de laine entre le pouce et l'index. Elle correspond à la sensation que donne un corps bien imprégné d'huile fine.

Toute laine douce est nécessairement *forte, nerveuse, élastique*, et laisse peu de *blousse* ou de déchet.

La relation qui existe entre la *douceur* et la *force du brin* est facile à comprendre. Elle tient à une propriété générale des matières organiques, qui deviennent cassantes en se desséchant.

La *force de la laine* dépend par-dessus tout de la *qualité du suint* qui l'imprègne.

Le *suint* est le produit de sécrétion des glandes grasses de la peau. Sa composition est très variable, sa proportion totale varie beaucoup, comme sa qualité, selon les variétés et les individus. Elsner von Gronow a trouvé des écarts compris entre 20,89 et 79,15 p. 100. Stoeckhardt, qui a étudié des laines de mouton des bruyères du Nord, de southdown-franconien, de southdown-mérinos et de mérinos, a trouvé ces écarts compris entre 7 et 40,6 p. 100.

Le *suint abondant et très fluide*, riche par conséquent en oléine, rend la *laine douce* et *forte* ou *nerveuse*. C'est le plus à rechercher.

Le *suint abondant et pâteux*, riche en stéarine et palmitine, la rend *rude*, *poisseuse* ou *gluante*, *moins forte*, parce qu'il peut moins facilement pénétrer sa substance.

Le *suint peu abondant*, quelle que soit sa qualité, mais surtout quand il est pauvre en oléine, la rend *sèche* et *cassante*.

Le plus fluide a ordinairement une nuance plus ou moins *jaunâtre* ; le moins fluide, une nuance *blanche* ou *vitreuse*.

Les brins de laine ont généralement une direction onduleuse.

On a cru longtemps qu'il y avait un rapport entre la longueur totale du brin et le nombre des ondulations, d'où les termes de *laine courte* et *laine frisée, laine à carde* et *laine à draperie*, et ceux de *laine longue* et *laine lisse, laine à peigne*.

Le diamètre du brin dépend de la section de la gaine du bulbe, et la frisure de sa génératrice, qui sont l'une et l'autre des attributs individuels. La longueur du brin dépend de l'activité nutritive et de l'abondance régulière de l'alimentation.

Les brins plus longs n'ont proportionnellement ni plus ni moins de courbes que les plus courts.

A égalité de toutes autres qualités, les brins les plus longs sont toujours préférables. Ce sont les plus estimés des fabricants d'étoffes.

Indépendamment de toute forme du brin, il y a des *laines courtes* et des *laines longues*, et dans chaque sorte ce sont les plus longues mèches, les plus douces, les plus tassées et les plus homogènes, celles qui contiennent le plus grand nombre de brins, et par conséquent dont les brins sont les plus fins, qui doivent être l'objet de la sélection, ainsi que les toisons qui contiennent le plus grand nombre de mèches ou sont les plus étendues.

La dernière condition s'apprécie à l'œil ; pour apprécier les autres, il faut ouvrir la toison à diverses places, en écartant ses mèches, en isoler une, placer de champ l'index et le médius à sa base, en appliquant celui-ci sur la peau, puis tirer brusquement sur la mèche saisie de l'autre main pour l'arracher.

L'intensité de la traction nécessaire donne

la mesure de l'état constitutionnel de l'animal, et par là un bon indice au sujet des qualités principales de sa laine. Chez les sujets souffrants ou mal nourris, dont la laine a peu de force, la mèche se laisse arracher facilement.

Les toisons à mèche longue, composée de brins de la plus grande finesse, sont maintenant les plus estimées; il convient donc d'écarter de la reproduction tout bélier dont la toison ne présente point ces caractères, et aussi toute brebis, quelles que soient d'ailleurs ses qualités de conformation.

Il faut donc réformer les mères dites *à mèche courte* ou insuffisamment fine, à mesure qu'elles peuvent être remplacées par des jeunes à toison meilleure.

En principe, la sélection doit être toujours bilatérale. Elle ne peut rester unilatérale que quand il est impossible de faire autrement, au début des entreprises d'amélioration.

Enfin, l'attention doit encore être attirée sur un fait connu depuis longtemps. Il concerne les béliers, qui, par cela seul qu'ils ont, à la face interne des lèvres, à la langue ou sur un point quelconque de la muqueuse buccale, une tache noire, pigmentée, si blanche, si dépourvue de pigment que puisse être leur peau, procréent cependant souvent des agneaux à toison noire et dont la valeur est moins grande.

Surtout pour les variétés à toison estimée, il faut donc, dans l'examen des reproducteurs, et particulièrement dans celui des béliers, ne pas négliger l'exploration de la bouche à ce point de vue, afin d'éliminer ceux qui sont ainsi tachés.

LAIT (*lac*, γάλα ; all. *Milch* ; angl. *milk* ; it. *latte* ; esp. *leche*). — Liquide sécrété par des glandes spéciales aux femelles des mammifères; c'est le premier aliment des jeunes animaux. Nous résumons ici les travaux de Sanson sur sa composition et sa production (1).

Composition du lait. — C'est un liquide opaque, d'une teinte blanchâtre particulière, formé par de l'eau tenant en dissolution des sels minéraux et une matière sucrée, et en suspension des matières organiques azotées et une matière grasse spéciale à l'état d'émulsion.

Cette matière grasse, qui est l'élément essentiel du lait, s'y trouve divisée sous forme de globules ou corpuscules d'un diamètre variable entre $0^{mm},020$ et $0^{mm},040$, fortement réfringents. Peu après leur formation, ils prennent une enveloppe albuminoïde (de Sinéty, fig. 984).

---

(1) Sanson, *Zootechnie*.

Ils sont chimiquement constitués par les corps gras neutres connus sous les noms de *palmitine* ou *margarine*, *stéarine*, *myristicine*, *butine*, *butyrine*, *capronine*, *capryline*, *caprine* et *oléine*, dont aucun n'existe tout formé dans le sang. Les propriétés de ces corps gras

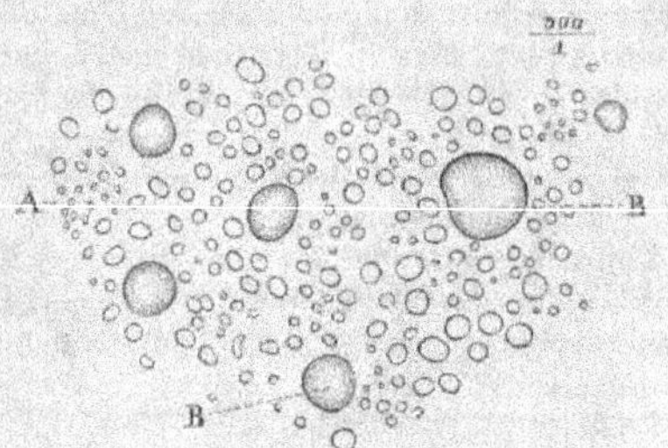

Fig. 984. — Corpuscules du lait.

Les corpuscules placés en A sont ceux qu'on trouve habituellement dans le lait ; les plus gros sont ceux qu'on trouve dans la crème ; B désigne les plus grands de ces derniers.

diffèrent beaucoup, ainsi que leurs proportions, dans les globules butyreux.

En raison de leur densité plus faible, les globules butyreux s'élèvent à la surface du lait, lorsque celui-ci est en repos dans un vase. Ils s'y rassemblent pour former la *crème*, entraînant dans leur ascension une partie des autres éléments.

Le principal de ces autres éléments est la *caséine*, matière azotée diluée à la faveur de l'alcalinité du liquide, et qui se coagule et se précipite dès qu'à cette alcalinité fait place l'acidité produite, soit artificiellement par l'addition d'un acide, soit naturellement par la fermentation qui transforme le *sucre de lait* ou

lactose en acide lactique. La caséine coagulée ou prise en masse est le *caillé*, qui emprisonne toujours une partie plus ou moins forte des globules butyreux. Le liquide acidulé restant, après l'enlèvement de caséum et le battage de la crème pour en obtenir le *beurre*, est le *petit-lait*.

La caséine contient une proportion déterminée d'acide phosphorique qu'aucun lavage ne peut lui enlever. C'est vraisemblablement un phospho-albuminate de potasse, qui n'existe point non plus tout formé dans le sang. Il en est de même de la *lactose*, différant de la glycose par son impossibilité de subir directement la fermentation alcoolique.

Les proportions relatives des éléments constituants du lait varient selon les genres, les espèces, et même, à nourriture égale, selon les individus.

La constitution des sels ou matières minérales a un grand intérêt. Voici quelles sont, d'après Haidlen, leurs variations pour le lait de vache et pour 100 parties de cendres :

Phosphate de chaux.........	0,231 à 0,344	parties.
— de magnésie....	0,042 à 0,064	—
— d'oxyde de fer..	0,007 à 0,009	—
Chlorure de potassium.....	0,144 à 0,183	—
— de sodium........	0,024 à 0,034	—
Soude....................	0,042 à 0,045	—

Colostrum. — L'activité des mamelles commence un peu avant le terme de la gestation

	D'après Doyère.								D'après Gohren.
	JUMENT.		ANESSE.		VACHE.		CHÈVRE.		BREBIS.	TRUIE.
	Maximum.	Minimum.	Maximum.	Minimum.	Maximum.	Minimum.	Maximum.	Minimum.	Moyenne.	Moyenne.
Beurre...........	1,70	0,05	1,72	0,30	5,40	1,46	5,10	3,15	7,50	3,944
Caséine..........	1,00	0,35	0,85	0,10	4,30	1,90	4,00	2,00	4,00	9,295
Albumine........	1,90	1,17	2,05	0,92	1,50	1,09	3,35	0,50	1,70	
Sucre de lait ou lactose.........	6,70	3,10	7,30	5,90	5,25	3,90	3,90	2,70	4,30	2,314
Sels	0,47	0,36	0,35	0,27	0,88	0,65	0,40	0,30	0,90	1,001
Eau.............	88,23	94,97	87,73	92,51	82,67	91,01	83,25	91,35	81,60	83,446
	100,00	100,00	100,00	100,00	100,00	100,00	100,00	100,00	100,00	100,000

(fig. 985), mais le produit de leur sécrétion présente alors des propriétés particulières. Il est plus riche en éléments solides. Observé sous le microscope, au moment de la naissance du petit et durant plusieurs jours après la parturition, il présente, outre les globules gras, des corpuscules d'un plus fort diamètre, qui s'en distinguent en outre par une couleur plus

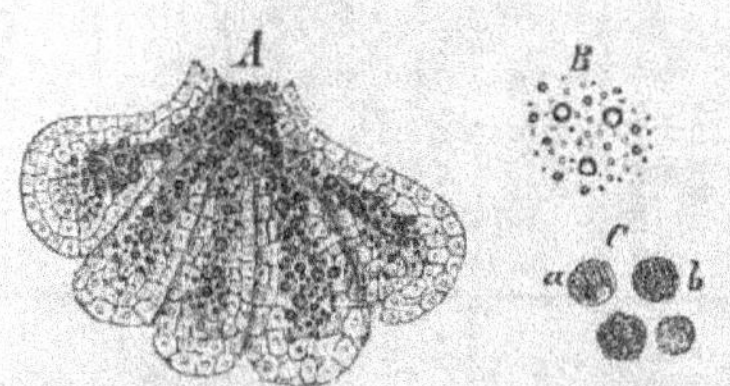

Fig. 985. — Glande mammaire pendant la lactation.

A, lobule glandulaire de la glande mammaire avec le lait qui s'en échappe; B, globules laiteux; C, colostrum; *a*, cellule à granules graisseux bien nets; *b*, la même dont le noyau disparaît; grossissement : 280 diamètres (Virchow, *Pathologie cellulaire*).

foncée et par leur forme irrégulière (fig. 986). Ce sont les *corpuscules du colostrum*, qui, d'après

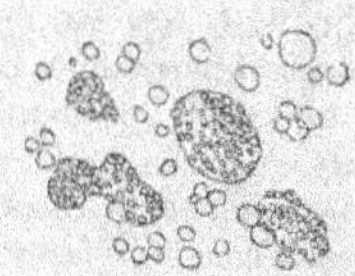

Fig. 986. — Lait altéré par les éléments du colostrum.

Fürstenberg, sont des cellules d'épithélium laissant apercevoir un noyau entouré de

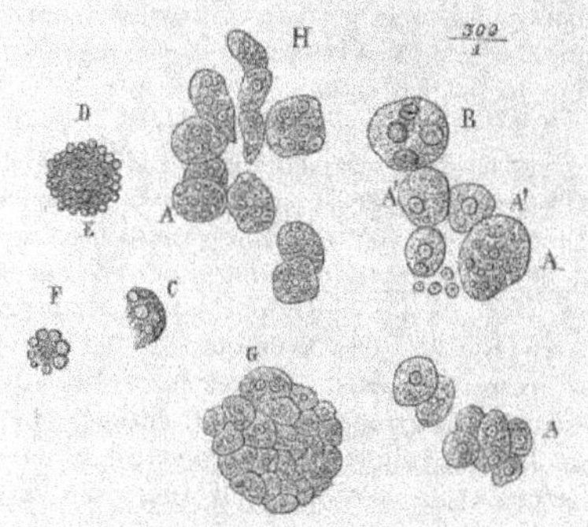

Fig. 987. — Colostrum (d'après Fürstenberg).

A, cellules ordinaires; A', cellules ayant déjà éprouvé la métamorphose graisseuse; B, cellules à fortes gouttelettes de graisse; C, cellules dont les parois sont en voie d'altération; D, E, F, cellules dont les parois ont disparu et où il n'y a plus que les corpuscules du colostrum : G, H, agglomérats de cellules de la muqueuse des canaux lactifères.

granulations fines, de couleur foncée, nageant dans un liquide (fig. 987).

Ces caractères sont ceux de vieilles cellules épithéliales. Ces corpuscules, nombreux la première semaine, sont remplacés progressivement par les globules gras, et disparaissent après trois à quatre semaines.

Le colostrum se caractérise aussi par sa composition différente. Il est en général plus pauvre en sucre et en matière grasse, mais plus riche en albumine. Par ce fait, il a une consistance visqueuse et une coloration jaune foncé. Du reste, voici les compositions qui lui ont été trouvées chez les vaches par Boussingault, par Crusius et par A. Muller :

	Boussingault.	Crusius.	A. Muller.
Eau..................	78,40	60,6	80,21
Caséine et albumine.	15,60	15,5	13,64
Beurre...............	2,60	8,4	2,23
Sucre de lait.........	3,10	0,0	3,00
Sels................	0,30	14,5	0,92
	100,00	100,0	100,00

Une action laxative est, à juste titre, attribuée au *colostrum*.

Lait de jument, d'ânesse. — On a préconisé. pour l'alimentation des enfants, les laits de jument, d'ânesse, dont la composition se rapproche de celle du lait de femme, puis aussi les laits de chienne et de truie.

Lait de chèvre. — L'usage du lait de chèvre est resté comme étant plus pratique. Il contient plus de caséine, autant de beurre et moins de sucre que celui de la femme. Voici quelle est sa composition moyenne :

Densité....................................	1,032
Eau.......................................	87,16 p. 100
Résidu sec................................	12,4 —
Albuminoïdes..............................	3,7 —
Beurre....................................	4,20 —
Lactose...................................	4 —
Sels......................................	0,56 —

Des analyses chimiques nombreuses ont été faites à la chèvrerie du Val-Girard (1).

Le tableau ci-dessous résume les analyses de lait de *cinq races caprines différentes* et pratiquées tantôt au début, tantôt à la fin de la période de lactation. Toutes ces chèvres étaient soumises *au même régime alimentaire depuis plusieurs mois*.

Voici maintenant l'analyse du lait d'un troupeau de quinze chèvres alpines, d'une part au moment de leur arrivée à Paris à la fin d'octobre 1901, d'autre part, après trois semaines

(1) Crépin, *Bulletin de la Soc. nat. d'acclimatation.*

	N° 1	N° 2	N° 3	N° 4	N° 5	N° 6	N° 7	N° 8	N° 9	N° 10
	GROSSE CHÈVRE des Pyrénées (lactation ancienne).	CHÈVRE de Murcie (lactation ancienne).	CHÈVRE de Murcie (lactation nouvelle).	CHÈVRE suisse (lactation ancienne).	CHÈVRE suisse (lactation nouvelle).	CHÈVRE de Malte.	LAIT PROVENANT de 60 chèvres alpines.	ENSEMBLE de la traite.	MÉLANGE DES laits n° 1 et n° 5 (par moitié).	MÉLANGE DES laits n° 3 et n° 5 (proportion de 3 à 2).
Réaction	Neutre.	Légèrement alcaline.	Faiblement alcaline.	Neutre.	Faiblement alcaline.	»	»	Neutre.	»	»
Densité	1031,5	1032 »	1030 »	1032,5	1027 »	1033 »	1025,3	1030 »	1020 »	1028 »
Résidu sec	139,75	128,75	129 »	115,5	100 »	146,5	102,5	132,5 par litre.	120 »	111,6
Eau	891 »	903 »	901 »	917 »	926 »	»	»	897,5	908 »	916 »
Sels	7,50	7,50	7,20	8 »	6 »	8,10	7,45	7,85	7 »	6,48
Partie organique	132,22	121,25	121,80	107 »	94,5	»	»	124,65	113,36	105,42
Beurre	50 »	36,50	41 »	26 »	24 »	44,83	31,40	39,6	37 »	30,80
Sucre de lait	54,02	55,66	47,97	52,78	46,74	46,30	41,50	49 »	50,38	47,22
Caséine	27,80	28,40	31,33	28 »	22,76	36,62	24,10	34,5	25,50	26,18
Lactoprotéine et div.	0,43	0,68	1,50	0,72	1 »	»	»	1,55	0,70	1,20

d'un régime alimentaire rigoureusement suivi.

	Lait de chèvres alpines arrivant des Alpes.	Lait des mêmes chèvres modifié par l'alimentation et le climat.
Densité	1,032	1,028,3
Résidu sec	123,250	119,45
Caséine	35,055	17,30
Beurre	35,575	40,05
Sucre	44,600	54,90
Sels	8,020	7,20

Examen du lait à l'aide d'instruments. — Il est souvent nécessaire de s'assurer de l'état et de la qualité du lait vendu pour la consommation publique. Si l'on ne peut pas faire une analyse complète, on cherche à doser seulement quelques principes au moyen d'instruments spéciaux.

a. *Lactodensimètre* ou *pèse-lait*. — Il y en a de plusieurs sortes; ce sont tous des aréomètres à volume variable et à poids constant, à l'aide desquels on apprécie uniquement la *densité, qui est tout à fait insuffisante* pour renseigner sur les autres qualités. Nous signalerons les appareils de Bouchardat et Quévenne, de Lenglet, de Pinchon (fig. 988). D'ailleurs tous les laitiers savent bien qu'on peut enlever au lait une partie de sa crème et lui redonner une densité voisine de 1,032, en ajoutant de l'eau d'une façon modérée (J. Rouvier). On ne peut donc pas approuver les jugements correctionnels, nombreux autrefois, et seulement basés sur les constatations faites par le commissaire de police à l'aide du pèse-lait.

b. *Crémomètre.* — Il faut recourir à d'autres instruments tels que les crémomètres comme ceux de Jeannier et de Krocker (fig. 989, 990). Ces instruments sont basés sur le principe que, abandonné à lui-même pendant un certain temps, le lait se sépare en deux couches, dont la supérieure formée par la réunion des corpuscules graisseux constitue la crème, qui renferme en moyenne 372 parties de beurre pour 1 000.

Une objection sérieuse, c'est que les couches de crème de même hauteur et obtenues dans les mêmes conditions ne renferment pas la même quantité de matière grasse (Cornevin); d'où l'indication du contrôle du crémomètre par le lactodensimètre.

c. *Lactobutyromètre, de Marchand.* — C'est un appareil assez simple, dans lequel le lait, traité successivement par la soude caustique et par l'éther, donne la proportion exacte de beurre qui ne doit jamais descendre au-dessous de 30 p. 1 000, ce qui équivaut à 1 kilogramme de beurre pour 33 litres 33 de lait (fig. 991).

d. *Autres appareils.* — Il est encore d'autres instruments, d'un emploi plus délicat, sinon plus difficile (lactoscopes), permettant de doser exactement la caséine et le sucre contenus dans le lait.

Aussi bien la Cour d'appel de Paris, depuis longtemps déjà, infirme les jugements prononcés pour fraude sur la qualité du lait, si l'appréciation n'a été faite qu'à l'aide du pèse-lait des commissaires de police. Elle exige une analyse complète par des experts spéciaux des échantillons prélevés ou saisis.

Altérations du lait. — Ces altérations sont dues : à une nourriture excessive, ou insuffisante ; à un état morbide général ou chronique ;

aux affections localisées aux mamelles, à des microorganismes; à des matières toxiques ou infectieuses, introduites dans l'économie.

Une cuillerée à soupe à chaque repas (Friedberger et Frohner).

Lait gras. — Causé par une nourriture trop

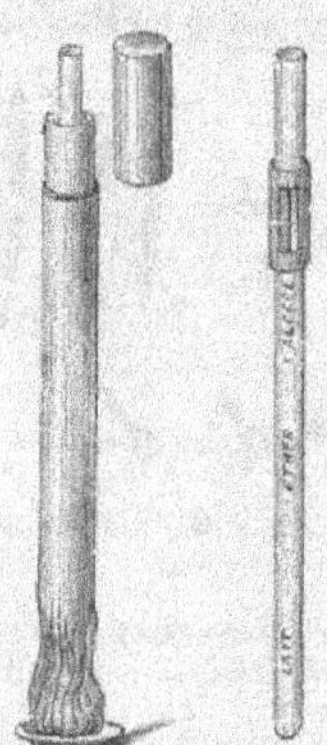

Fig. 991. — Lactobutyromètre.

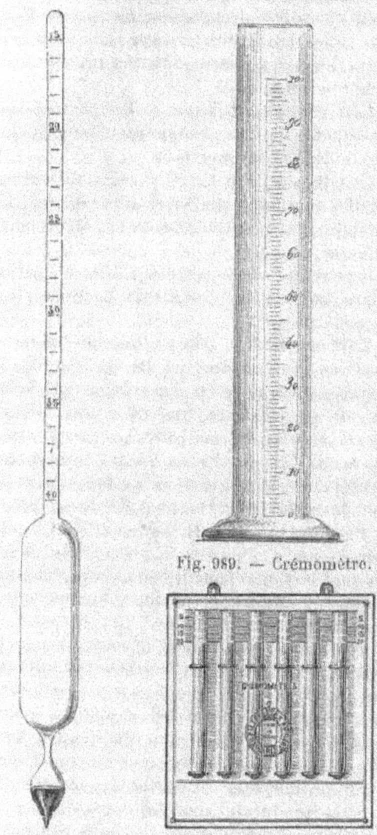

Fig. 989. — Crémomètre.

Fig. 988. — Lactodensimètre.

Fig. 990. — Appareil crémométrique.

alibile; préjuciable aux nourrissons, chez lesquels il provoque la diarrhée.

Traitement. — Régime rafraîchissant.

Lait caillé. — Caractérisé par la coagulation trop rapide du lait (Lait caillé doux).

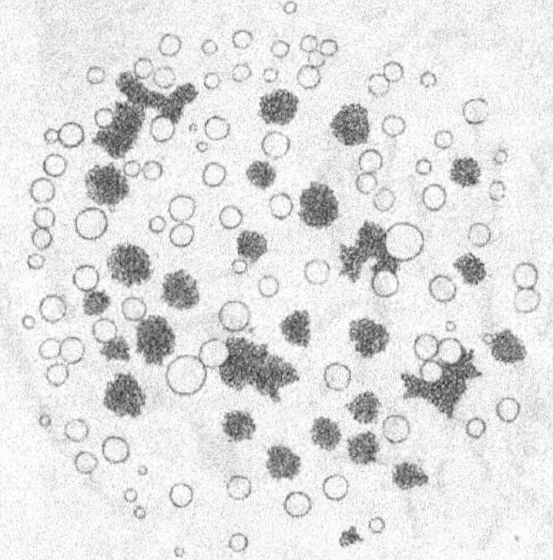

Fig. 992. — Lait purulent.

Lait purulent. — Le lait peut contenir du pus (fig. 992), dans les cas d'abcès aigus ou chroniques, de mammites tuberculeuses, etc.

Lait aqueux. — Caractérisé par une quantité insuffisante de graisse et de caséine. Il est bleuâtre, de densité plus élevée et est causé par une nourriture aqueuse ou un état cachectique des laitières.

Traitement. — Pour remédier à ces inconvénients, il faut donner à l'animal :

Chlorure de sodium........... 200 gr.
Poudre de Carvi..............)
— de gentiane.......... } ãã 50 —
— d'acore odorant.......)

Causes. — Nourriture acide, influences atmosphériques et électriques, malpropreté des crèches. Présence d'un ferment transformant le sucre en acide (fig. 993).

Traitement. — Alcalins; mélanger au lait, après la traite, une pincée de bicarbonate de soude par litre.

Lait sans beurre. — Couche de crème insignifiante après la traite ; difficulté ou impossibilité de préparer le beurre.

Lait putride. — Rare ; causé par la malpropreté des locaux, des ustensiles, des vases, etc.

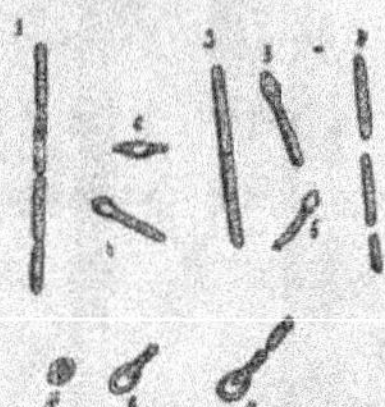

Fig. 993. — Bacillus butyricus, 1200/1.

Les agents microbiens qui provoquent la putridité sont : le *Bacterium termo* et le *Bacterium lineola*.

CARACTÈRES. — Formation de bulles sur la crème : mauvaise odeur ; point de beurre.

Lait bleu. — Altération fréquente dans les temps chauds et orageux (fig. 994).

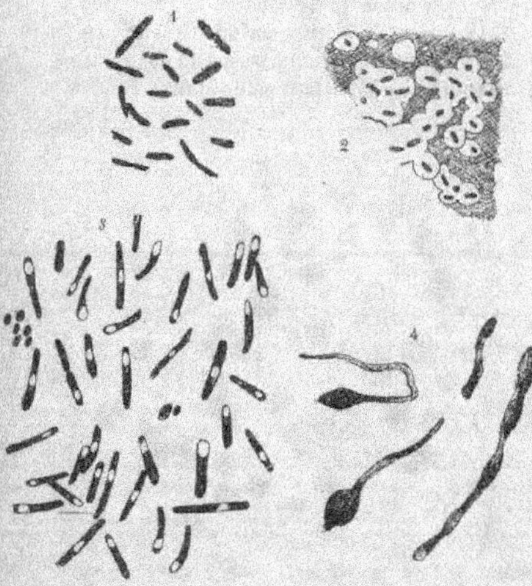

Fig. 994. — Bacilles du lait bleu.

1, bâtonnets libres dans le lait ; 2, bâtonnets avec auréole gélifiée ; 3, bâtonnets sporifères ; 4, formes d'involution (d'après Nuelsen).

CAUSES. — Elle est due au *Vibrio cyanogenus*, qui décompose l'albumine, et donne naissance à une matière colorante analogue au bleu d'aniline.

La contamination s'opère d'une traite à l'autre dans les laiteries, par l'air ou des agents de transport (mouches) ; souvent aussi par les vases ou ustensiles.

TRAITEMENT. — Aération des laiteries, propreté excessive, désinfection des locaux et des ustensiles. Lavage du pis des vaches laitières avant la traite, avec des substances antiseptiques (acide borique faible).

Lait rouge, lait jaune. — Le *lait rouge* est causé par le *Bacillus prodigiosus* ; et le *lait jaune*, par le *Bacillus synxanthus*.

Le lait peut être altéré par des substances sapides anormales et désagréables : odeur d'ail ; camphre ; essence de térébenthine ; éther, chloroforme, etc., etc.

Il peut être altéré par des substances pathogènes, comme les produits de la tuberculose mammaire.

Lait cruenté. — Quelquefois, sur les fortes laitières, au moment où la sécrétion lactée s'établit après le vêlage, on constate que le lait de un ou plusieurs trayons a une couleur pouvant varier du rose pâle au rouge, et même au brun. Cela résulte de petites hémorragies mammaires, et disparaît en quelques jours. Ce lait, désagréable à la vue, n'est pas altéré (Cagny).

Production du lait. — Nous allons l'étudier sur la *vache*, puis sur la *brebis* et la *chèvre*. Ce sont les seules femelles domestiques dont on cherche à utiliser et modifier la production laitière.

1° *Vaches*. — MÉTHODES DE PRODUCTION. — Le lait se produit industriellement selon trois méthodes. Dans la première, les vaches qui le fournissent sont en même temps exploitées comme mères pour la production des jeunes bovidés (1). Ce cas est l'un des plus répandus, dans l'Europe moyenne et surtout occidentale. Le lait, se produisant sous des circonstances climatériques favorables, ne rencontre cependant pas en nature un débouché facile, à cause de l'éloignement des grands centres de consommation. Il est alors soumis à des manipulations pour en extraire le beurre ou le fromage, plus transportables.

La coutume générale est de réduire le nombre des élèves à une fraction plus ou moins forte de celui des mères exploitées. En Hollande, par exemple, on ne conserve pour l'élever qu'un veau sur quatre vaches ; en Auvergne, on en conserve deux.

Dans un autre système, où la culture arable domine sur la prairie, les vaches sont exclusivement exploitées comme laitières. Les veaux

(1) D'après Sanson, *Zootechnie*.

ne sont pas conservés au delà du moment où le lait de leur mère a acquis les qualités marchandes : huit à dix jours après leur naissance, ils sont vendus aux engraisseurs.

Les vaches vont, durant la belle saison, un certain nombre d'heures au pâturage chaque jour.

Le lait produit est parfois traité aussi pour en extraire le beurre ou le fromage, mais le plus souvent il est vendu en nature. Cela dépend de la situation de la ferme. La condition nécessaire est que la traite du soir puisse arriver, dès la première heure du lendemain matin, au centre de consommation, soit par les voies de terre, soit par les voies ferrées. Ceci est possible jusqu'à des distances de 80 kilomètres. L'approvisionnement de Paris en fournit de nombreux exemples.

Enfin le troisième système est celui des laiteries urbaines, et aussi de quelques exploitations rurales dans lesquelles la prairie est absente ou à peu près : les vaches sont alors constamment entretenues à l'étable. Ce procédé est le moins économique de tous. Il n'est admissible qu'à la condition d'un prix de vente élevé du produit. Ce prix, dans les conditions actuelles, ne peut guère descendre au-dessous de 35 à 40 centimes le litre.

C'est le cas surtout de la laiterie urbaine, dans laquelle, indépendamment de ce que tous les aliments sont achetés au prix du marché et augmentés de droits d'octroi, l'opération est en outre grevée de loyers élevés.

Choix des laitières. — La première question qui se pose est celle du choix d'une race laitière, car il n'est pas toujours pratique de choisir, parmi les races bovines, celle qui semble la plus fortement laitière.

D'abord, il faut éliminer le cas dans lequel la production du lait est combinée avec celle des jeunes. Il est évident qu'en ce cas le choix n'est pas à faire. La race exploitée sera celle qui se produit dans le milieu considéré, en vertu de déterminations auxquelles la laiterie reste étrangère. Elle est dans son milieu géographique naturel.

Restent les deux autres cas.

Le producteur a le droit d'exploiter une race quelconque et de n'obéir dans son choix qu'à des prédilections personnelles, sauf à en subir les conséquences pécuniaires.

Considérées chacune dans son pays propre, les races donnent des rendements moyens assez différents, comme le montre le tableau suivant :

VARIÉTÉS.	QUANTITÉ annuelle de lait en litres.	DURÉE de la période de lactation en jours.
Hollandaises	3,654	340
Flamandes	3.274	340
Courtes-cornes anglaises	2,907	255
Normandes	3,400	340
Schwitz.	2,882	340
Jersey-Alderney	1,930	340
Ayrshires	1,805	285
Bretonnes	1,710	285

Voici, d'après Cornevin, le rendement annuel en lait des principales races bonnes laitières :

RACES	RENDEMENT annuel.	
Race hollandaise	3,400	litres.
— flamande	3,100	—
— Schwitz	2,800	—
— d'Ayr	2,750	—
— cotentine	2,700	—
— fribourgeoise	2,400	—
— montbéliarde	2,400	—
— Simmenthal	2,300	—
— jersiaise	2,185	—
— auvergnate	2,000	—
— tarentaise	1,900	—
— bressane	1,800	—
— fémeline	1,800	—
— bretonne	1,600	—
— limousine	1,550	—

Mais ces renseignements sont insuffisants. Le rendement est étroitement lié aux conditions de milieu. Nul doute que sur le Righi (Suisse), par exemple, la vache la plus capable des polders de la Hollande septentrionale ne se montrât inférieure à la vache suisse de capacité moyenne, et inversement. Le transport des vaches hollandaises les plus puissantes dans les régions méridionales, à climat sec, a montré plus d'une fois l'importance des circonstances climatériques.

Le professeur Baldassarre a montré que des vaches hollandaises de première taille, introduites dans l'Italie méridionale, ne donnaient que 11 litres de lait au plus par jour, deux mois après leur parturition, alors que dans leur pays elles en eussent donné au moins le double.

Une autre comparaison faite à Parme en 1883, à la suite d'un concours entre les meilleures vaches laitières de la province, a montré que les hollandaises et les suisses avaient donné

15,03 de lait par jour, tandis que les parmesanes n'en donnaient que 13 ; mais le lait de celles-ci contenait 14,80 de matière sèche p. 100, dont 3,85 de beurre, 5,79 de caséine, 4,54 de lactose et 0,72 de sels, tandis que celui des autres ne contenait que 12 et 12,10 de matière sèche, dont 3,38 et 3,97 de caséine, 3,10 et 3,25 de beurre. Les parmesanes produisaient donc par jour plus de fromage, tout en donnant moins de lait.

Cette considération des conditions climatériques est toutefois dominée par une autre, de l'ordre purement économique.

La production laitière est d'autant plus lucrative que se renouvelle plus fréquemment, avec bénéfice, le capital en exploitation.

Le premier soin à prendre, c'est donc de livrer au commerce toute vache exploitée dont la valeur a atteint son maximum et qui ne pourrait plus que perdre, si on la conservait. Cela se montre, dans la pratique, à des âges divers, selon la méthode de production usitée.

Dans les deux premières énoncées plus haut, c'est ordinairement lorsque la vache a fait son deuxième ou son troisième veau, alors qu'elle est le plus recherchée par les industriels qui l'exploiteront pour la laiterie urbaine, suivant la troisième méthode.

Dans cette dernière, c'est lorsque, après avoir achevé sa période de lactation, elle aura été engraissée et pourra être vendue pour la boucherie, avec la plus-value du poids de viande qu'elle aura acquis.

Pour mettre en pratique, partout, ce mode d'exploitation des vaches laitières, préconisé depuis longtemps par Sanson, il faut au moins vendre celles qui ont atteint le terme fixé, et acheter celles qui doivent les remplacer, à moins qu'on ne les produise soi-même, comme c'est le cas de la combinaison de la laiterie avec la production des jeunes. Et alors pratiquement la variété la plus exploitable sera toujours celle dont les individus pourront être achetés et vendus avec le plus de facilité, c'est-à-dire celle qui se présente en plus grand nombre sur les marchés voisins, c'est par conséquent la variété locale.

Toutes les considérations économiques et physiologiques se réunissent pour lui faire accorder la préférence. C'est celle qui sera le mieux accommodée aux conditions de milieu et qui par conséquent rendra le plus dans ces conditions ; c'est celle aussi qui, étant toujours présente sur le marché, permettra de saisir les bonnes occasions pour les achats et pour les ventes.

Ce principe économique admis, l'opération consiste à préférer la plus capable ou la plus laitière, parmi les vaches qui n'ont encore fait qu'un veau, ou deux au plus.

La quantité totale du lait obtenu dépend du nombre de vaches nourries. L'important est que les aliments soient utilisés au plus haut degré. Plus on en nourrit dans ces conditions, plus le profit augmente, puisque le capital en exploitation s'accroît en même temps que son revenu.

On voit la solidarité existant entre les trois méthodes économiques de production du lait. L'agriculteur qui, en raison de son système de culture, pratique la deuxième, ne peut se procurer les jeunes vaches nécessaires qu'en les achetant à l'un de ceux qui pratiquent la première, dans laquelle ils sont en même temps producteurs de jeune bétail. Il les achète à terme de leur premier veau ou fraîches vêlées, et il leur en fait faire deux autres, ce qui l'oblige à entretenir un taureau, pour les vendre à son tour, à terme ou plutôt fraîches vêlées du troisième, au laitier urbain, celui-ci, à cause des frais élevés de son industrie, ne pouvant exploiter que des vaches arrivées au maximum de leur aptitude.

La question de race ou de variété étant résolue, restent à choisir les individus à acheter ou à conserver pour l'éleveur [Voy. LAITIÈRES (*Vaches*)]. Examinons maintenant les particularités de la production laitière.

CONDITIONS D'HABITATION. — Le fonctionnement des mamelles est d'autant plus actif que l'air est plus humide. L'eau qui s'élimine par les poumons et par la peau est autant de perdu pour la sécrétion laiteuse. Il serait donc peu pratique de songer à exploiter des vaches laitières dans un climat sec.

C'est là une vérité dont l'ignorance a causé bien des déceptions. Des vaches de Hollande, par exemple, introduites en certains pays méridionaux, notamment en Italie, ont surpris leurs introducteurs par leur faible rendement.

La température moyenne, pour le même motif, a une grande influence. Au delà d'un certain degré de chaleur de l'atmosphère, qualifié de climat tempéré, il n'y a plus de vaches exploitables pour la laiterie. On n'en trouve plus au-dessous du 43e degré de latitude nord, si ce n'est exceptionnellement. Il n'y en a pas davantage au-dessus du 53e degré. Les aires géographiques des variétés laitières sont toutes comprises entre ces deux extrêmes, et toutes situées près du littoral des mers, comme en Danemark, en Hollande, en Angleterre et en France, sur les rives des grands cours d'eau, ou sur les montagnes pourvues de grands lacs et fréquemment couvertes de brouillards, comme en Suisse et en France, sur le Jura, les Vosges ou les monts d'Auvergne.

Les recherches de May sur l'influence de la température à l'égard de la production du lait ont donné les résultats suivants :

Température de l'étable. °c	Consommé en dix jours.		Lait produit.	Variations du poids du corps.
	Foin.	Eau.		
5°	251^k,5	789^k,5	160^k	— 11^k
12°,5	255	911	157	+ 17^k,5
15°	254	861	147^k,5	— 3
18°,75	253	896^k,5	153	— 16^k,5

D'après ces résultats, la température de 12 degrés centigrades est la plus favorable, c'est avec elle que coïncide la plus forte production de lait en même temps que la plus grande augmentation de poids vif, pour une consommation alimentaire à peine plus élevée. C'est sous son influence qu'a lieu la plus forte consommation d'eau. Ils confirment l'observation courante, qui admet que la température normale des étables pour les vaches laitières doit être comprise entre 12 et 15 degrés centigrades.

Quant aux dispositions de logement proprement dit, elles concernent la commodité du service et l'entretien de la propreté. Dans les vacheries, le lait séjourne, en vases ouverts, au moins jusqu'à ce que la traite soit achevée. Il absorbe avec la plus grande facilité les gaz odorants qui se dégagent soit du corps des animaux, soit de leurs déjections. Or ces gaz sont d'autant plus abondants que l'étable est tenue moins proprement, et la qualité du lait, qui sent davantage la vacherie, en est d'autant plus altérée. Une ventilation convenable est donc en outre nécessaire pour entraîner ces gaz odorants qui se produisent toujours, quelle que soit la propreté de l'étable. Mais les courants d'air qui frappent le corps des vaches et notamment leurs mamelles diminuent la lactation.

Les fenêtres des vacheries ne doivent laisser passer que la quantité de lumière nécessaire pour assurer le service. Les vaches faiblement éclairées sont dans les meilleures conditions de quiétude et de calme pour transformer en lait et en accroissement de poids la plus forte proportion de leurs aliments.

Alimentation. — Le mieux est toujours de nourrir les vaches au maximum. Les vaches, à aptitude égale, produisent du lait, dont la quantité et la richesse sont proportionnelles à la quantité et à la richesse de leur alimentation.

Une méprise fort commune consiste à prétendre que l'alimentation a une influence sur la qualité du lait, sans au préalable définir la signification de ce mot.

Dans le sens exact, la qualité du lait est proportionnelle, d'une part à sa richesse en matière sèche, et d'autre part à sa richesse en beurre et à la finesse du goût. La matière sèche totale contenue dans le lait peut varier entre 8 et 16 p. 100. Quelle que soit la composition de cette matière sèche, le lait en contenant 16 p. 100 sera meilleur ou plus nutritif que celui n'en contenant que 8.

La proportion d'eau, dans le lait produit, dépend de celle des aliments. Par exemple, les vaches nourries avec des feuilles vertes de betteraves donnent du lait plus aqueux que celui qu'elles produisent avec des aliments plus riches : avec les feuilles vertes, la proportion d'eau, en quatre jours, a pu passer de 84,88 à 88,18 p. 100, soit une augmentation de 3,30 p. 100 avec une diminution de la matière sèche qui est passée de 15,12 à 11,82 p. 100. Ce lait, riche au début, se rapprochait à la fin des plus pauvres.

Les recherches de Stohmann, E. Wolff, G. Kühn, Fleischer, Biedermann, Striedter, A. Haase, H. Baesecke, G. Kühn ont prouvé que l'alimentation peut augmenter ou diminuer la quantité absolue de matière grasse contenue dans le lait, mais qu'elle reste sans influence sur sa proportion dans la matière sèche totale de celui-ci. Cette proportion dépend de l'aptitude individuelle, de la constitution même des mamelles. Une vache est beurrière ou elle ne l'est pas, quel que soit son régime alimentaire.

Voici ce que dit G. Kühn : « Des résultats rassemblés il ressort que la production du lait, ainsi que la possibilité d'agir d'une manière décisive, par l'alimentation, sur la quantité ou la qualité du produit, dépend de l'individualité de la vache ; que conséquemment l'agriculteur, dans le choix de ses vaches laitières comme dans leur alimentation, doit *considérer en première ligne l'individualité*. »

On doit admettre comme certain qu'en général la proportion de matière sèche contenue dans le lait est en raison de la richesse de l'alimentation. En ce sens, l'alimentation agit sur la lactation. Mais elle n'enrichit ni n'appauvrit le lait particulièrement en matière grasse ou en caséine. Elle agit sur les deux à la fois. L'aptitude dans un sens ou dans l'autre tient d'abord à la race, puis dans chaque race à la variété, enfin dans chaque variété à l'individu.

Il ne faut jamais le perdre de vue dans le choix des laitières. Avec les mêmes aliments, telle vache fait une forte proportion de beurre, telle autre en fait une faible, avec une forte proportion de caséine. Nous ne pouvons pas modifier ces dispositions individuelles. Notre pouvoir se borne à porter au maximum la quantité de matière sèche totale produite dans la journée. Quant à la composition de cette matière sèche du lait, elle échappe à notre action.

Il est un point cependant qui touche à la qualité du lait et au sujet duquel l'alimentation intervient.

La saveur normale de la matière grasse butyreuse, qui est celle du lait, peut être altérée par la présence de corps sapides étrangers. La mamelle est une des glandes par lesquelles s'éliminent les substances organiques ou minérales non nutritives introduites dans l'économie. L'industrie de la préparation des laits médicamenteux a été fondée sur cette notion.

Les mamelles éliminent de même les principes immédiats odorants et savoureux non nutritifs qui se trouvent mélangés avec les aliments. Lorsque les odeurs et les saveurs sont agréables, cela n'a que des avantages, et c'est ainsi que certains pâturages ont la réputation de produire du lait excellent. Mais lorsque les odeurs ou les saveurs sont désagréables, on ne manque point de s'en apercevoir encore bien plus. Il suffit de goûter le lait d'une vache nourrie avec des herbes parmi lesquelles se trouvent quelques plantes de la famille des Asphodélées, pour en être convaincu.

Il faut donc écarter de l'alimentation des vaches laitières toute substance douée d'odeur ou de saveur désagréable. Les prairies de mauvaise qualité, dont la flore contient une forte proportion de plantes à saveur âcre, ne sont point propres à l'alimentation des vaches laitières. C'est surtout dans la composition des rations d'hiver qu'il importe de tenir compte de cette considération : la plupart des tourteaux de graines oléagineuses, surtout ceux de lin et de colza, ont une saveur désagréable qu'ils communiquent au lait ; ceux de palme ou palmistes, d'arachide, de sésame et de coton, en sont dépourvus et peuvent être utilisés.

Pour les vaches qui ne sont point nourries principalement d'herbes vertes prises au pâturage ou à l'étable, il est indispensable de ne pas oublier que le lait contenant au minimum 84 p. 100 d'eau, les mamelles doivent en trouver une forte proportion dans le sang qui leur arrive. Cette eau ne peut y être introduite convenablement que par l'alimentation et non point par les boissons.

La teneur normale en eau d'une ration de vache laitière doit être au moins de 70 p. 100, comme celle des herbes de bonne prairie. On la réalise surtout en délayant les aliments concentrés complémentaires de la ration, ou en les mélangeant avec des betteraves, des pulpes, des drêches, du maïs vert ou conservé, ou autres aliments humides. Malpeaux [1] après de nombreuses expériences, arrive aux conclusions suivantes :

On peut réduire considérablement le coût d'une ration par un choix rationnel des aliments concentrés, et particulièrement par l'emploi des tourteaux. Dans la comparaison de différents de ces résidus, les essais ont classé par ordre de mérite coton, coprah, lin, sésame, colza et œillette. La supériorité du tourteau de coton est incontestable.

Les fourrages aqueux, comme les feuilles de betteraves, le maïs-fourrage, la moutarde, ne conviennent pas à la production beurrière ; on ne doit les faire entrer qu'en proportion réduite dans la ration des vaches laitières.

Parmi les tubercules et les racines, l'emploi de la pomme de terre n'est pas recommandable ; la carotte est supérieure à la betterave, mais l'augmentation de richesse beurrière due à la carotte n'est pas suffisante pour compenser le prix de la ration.

L'avoine enrichit le lait en beurre ; la féverole, considérée souvent comme beurrière, ne l'est pas.

Le son du froment augmente la sécrétion du lait et son emploi est avantageux, mais on ne doit pas le distribuer à l'exclusion des tourteaux. Les touraillons et les drêches peuvent entrer dans la ration des vaches ; les drêches, comme les betteraves, doivent être associées à des aliments concentrés, pour donner de bons résultats.

Les pulpes ensilées sont distribuées sans inconvénient aux bêtes laitières, à la condition toutefois que la conservation ait eu lieu sans fermentation putride, qui en aurait altéré la qualité. La bonne pulpe ensilée n'exerce aucun effet fâcheux sur la qualité du lait et du beurre.

Le régime de pâturage réalise les meilleures conditions d'alimentation des vaches laitières,

(1) *Congrès de l'alimentation rationnelle du bétail,* 1902. — Voy. Dumont, *Manuel pratique de l'alimentation du bétail.* Paris, 1903.

mais il faudrait tenir compte de la qualité des herbages exploités.

Voici des exemples de ration d'hiver :

1er type.

	Matière sèche.	Protéine.	Matières solubles dans l'éther.	Extractifs non azotés.	Ligneux.
5k000 Betteraves......	0k600	0k055	0k005	0k450	0k050
0k800 Foin de trèfle....	0k670	0k129	0k013	0k283	0k161
0k500 Paille de froment.	0k485	0k010	0k008	0k175	0k246
1k000 Son de froment..	0k866	0k140	0k038	0k450	0k183
0k200 Germes de malt...	0k178	0k047	0k006	0k072	0k040
0k250 Tourteau d'œillette	0k225	0k081	0k025	0k066	0k031
7k750	3k024	0k462	0k095	1k496	0k711

$$\text{Relation nutritive} = \frac{MA\ 462}{MNA\ 95 + 1{,}496} = \frac{1}{3{,}44} = \frac{mg\ 95}{ma\ 462} = \frac{1}{4{,}8}$$

2e type.

	Matière sèche.	Protéine.	Matières solubles dans l'éther.	Extractifs non azotés.	Ligneux.
1k000 Foin de pré.....	0k857	0k085	0k030	0k383	0k293
3k000 Drêche de brasserie	0k690	0k144	0k048	0k285	0k186
0k750 Paille d'avoine...	0k612	0k037	0k015	0k267	0k309
0k400 Son de froment...	0k346	0k056	0k015	0k180	0k073
0k400 Tourteau d'arachide	0k368	0k116	0k044	0k102	0k031
5k550	2k912	0k438	0k152	1k217	0k945

$$\text{Relation nutritive} = \frac{MA\ 438}{MNA\ 152 + 1{,}217} = \frac{1}{3{,}12} = \frac{mg\ 152}{ma\ 438} = \frac{1}{2{,}8}$$

3e type.

	Matière sèche.	Protéine.	Matières solubles dans l'éther.	Extractifs non azotés.	Ligneux.
6k000 Maïs conservé....	1k206	0k101	0k046	0k506	0k294
0k800 Son de froment...	0k692	0k112	0k030	0k260	0k146
0k600 Tourteau de palme.	0k549	0k098	0k081	0k219	0k129
0k600 Tourteau de coton.	0k540	0k141	0k040	0k192	0k120
8k000	2k987	0k452	0k197	1k177	0k689

$$\text{Relation nutritive} = \frac{MA\ 452}{MNA\ 197 + 1{,}177} = \frac{1}{3} = \frac{mg\ 197}{ma\ 452} = \frac{1}{2{,}2}$$

Voici, pour une exploitation bien conduite des environs immédiats de Paris, la composition, par mois, de la ration des vaches constamment entretenues à l'étable, et fournissant du lait vendu à un prix très élevé.

En janvier, cette ration se compose de betteraves, de foin, de luzerne, de paille d'avoine et de remoulages.

De février à mai, les remoulages sont remplacés par du tourteau de coton, la ration restant la même pour le reste.

En juin, minette verte, trèfle vert et paille d'avoine, sans aucun aliment concentré.

En juillet, luzerne verte, trèfle vert, foin de luzerne, paille d'avoine et tourteau de coton.

En août, luzerne verte, trèfle vert, foin de luzerne et paille d'avoine.

En septembre, luzerne verte, trèfle vert, foin de luzerne, paille d'avoine et tourteau de coton.

En octobre, luzerne verte, foin de luzerne, paille d'avoine et son de froment.

En novembre, betteraves, foin de luzerne, paille d'avoine et tourteau de coton.

En décembre, betteraves, foin de luzerne, paille d'avoine et tourteau de coton.

Pour l'année considérée, les vaches très nombreuses de cette exploitation ont produit une moyenne de 2 920 litres de lait par tête. Ce lait, analysé au commencement de chaque mois, s'est toujours montré d'une grande richesse.

TRAITE DES VACHES. — On doit veiller à ce que les vachers soient habiles en leur métier et à ce que chaque fois les mamelles soient complètement vidées, afin d'obtenir toujours les plus forts rendements. La personne chargée de la traite doit, avant tout, laver soigneusement à l'eau bouillante les vases dans lesquels le lait doit être recueilli, et *surtout ses mains* ; laver ensuite le pis tout entier et particulièrement les trayons à l'eau tiède afin d'enlever les impuretés pouvant tomber dans le *seau à traire*.

D'une main douce, caressante, elle malaxe d'abord le pis. Puis, elle saisit le trayon à pleine main, le pouce étendu et dressé en haut et, en appuyant doucement, elle fait couler le lait. D'ordinaire on trait deux tétines à la fois, une de chaque main. Cornevin conseille d'agir sur les trayons opposés en diagonale, pour que l'excitation nécessaire à la sécrétion lactée se fasse sur chaque glande mammaire plus complètement. L'opération n'est terminée que lorsqu'il ne coule plus une seule goutte de lait des tétines.

La question intéressante est celle de l'influence qu'exerce sur le rendement le nombre des traites effectuées dans les vingt-quatre heures. Pour élucider cette question, voici les résultats de l'expérience de E. Wolff.

Il a mesuré pendant onze jours le lait produit par une vache que l'on trayait trois fois par jour et trouvé 161 litres ; puis pendant les onze jours suivants, il a mesuré le lait chez cette même vache, traite deux fois seulement, et il a obtenu 139 litres.

Le lait, extrait des mamelles trois fois par jour au lieu de deux, s'est montré plus riche en beurre, pour la même vache.

	Lait de trois traites p. 100.	Lait de deux traites p. 100.
Eau...............	87,6	87,9
Beurre...........	4,1	3,5
Caséine...........	4,5	4,4
Sucre et sels........	3,8	4,2
	100,0	100,0

De son côté, Rudolf Hoffer a obtenu, en deux traites par jour, 130 litres de lait, et 146 en trois, soit un dixième en plus.

Roedecker, Struckmann, Wicke, ont montré que le lait n'a pas la même richesse en beurre à toutes les heures de la journée. Sept analyses exécutées par Wicke, notamment, ont donné en moyenne les résultats suivants :

	Beurre p. 1 000.
Lait du matin....................	46,07
— de midi....................	41,46
— du soir....................	52,14

Les procédés mécaniques à l'aide de tubes trayeurs (fig. 995) et de pompes dites *aspirantes*, imaginés en Amérique, ont l'avantage, quand

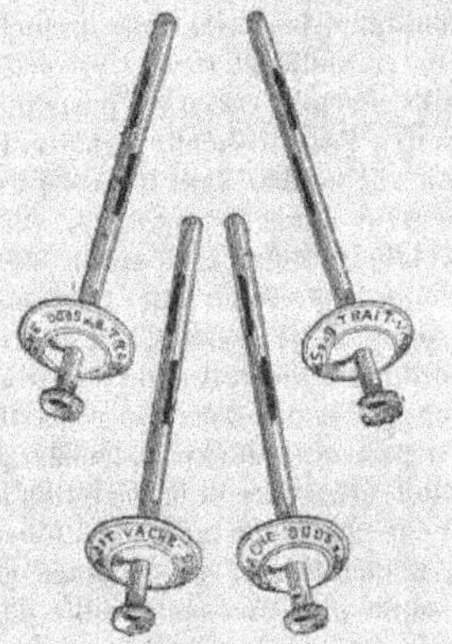

Fig. 995. — Appareil à traire les vaches.

ils fonctionnent bien, d'atteindre le but cherché ; mais ils ont des inconvénients pratiques, déterminent souvent des accidents mammaires ; on ne peut donc vraiment les recommander.

Du reste, dans le choix d'un vacher, son habileté dans la pratique de la traite des vaches est de première importance. En supposant que, comme dans le cas de l'expérience de Wolff, il obtienne par jour 2 litres de lait en plus ou en moins de chaque vache, cela fait, pour une vacherie de 20 têtes, par exemple, une différence journalière de 40 litres qui, à 0 fr. 20, valent 8 francs. La perte ou le gain est donc de 2 920 francs par an, c'est-à-dire de beaucoup plus que la valeur du salaire du vacher.

2° *Brebis*. — Le lait de brebis, dans quelques pays méridionaux, est consommé pour les besoins des petits ménages de pasteurs montagnards, qui en vivent presque exclusivement durant la saison d'été. Il est l'objet d'une exploitation industrielle importante dans la partie de la France habitée par la variété ovine du Larzac de la race des Pyrénées, aux

environs de Roquefort (Aveyron). Il entre aussi pour une part (un dixième environ) dans la fabrication des fromages de Saint-Marcellin et de Sassenage (Isère).

3° *Chèvres*. — Les chèvres européennes et africaines ne donnent comme produits que leurs chevreaux et leur lait. Seules, celles d'Asie fournissent en outre du duvet.

La production du lait par les chèvres est considérable par sa quantité. Le peu de cas qui en est fait tient sans doute à ce que ce lait n'est pas un grand objet de commerce et que les populations qui s'en nourrissent sont au nombre des plus pauvres.

Les méthodes de production sont au nombre de deux.

Dans l'une, les chèvres sont exploitées au régime à peu près constant du pâturage, sur les cimes élevées des systèmes de montagnes, notamment dans les Pyrénées et dans les Alpes, en France, en Suisse, en Italie et ailleurs, et quelquefois aussi dans l'agriculture proprement dite, comme en Poitou.

Dans l'autre, qui se pratique surtout par les petits cultivateurs des pays vignobles principalement, elles sont entretenues dans des chèvreries, avec des aliments préparés et des résidus de ménage qui sans elles ne recevraient aucun emploi. C'est le cas, par exemple, du Mont-d'Or lyonnais, et aussi des parties hautes du Dauphiné, où le lait de chèvre contribue, avec ceux de vache et de brebis, à la fabrication des fromages de Saint-Marcellin, de Sassenage et de Septmoncel.

Pour tout ce qui concerne l'habitation, l'alimentation, la traite fréquente, les principes sont ceux exposés dans l'article consacré aux Laitières (*Vaches*).

Produits dérivés du lait. — Ce sont d'abord le *beurre* et le *fromage* réservés pour l'alimentation de l'homme.

Le *képhyr* est un lait de vache transformé par un ferment : le *Dispora caucasica*, et qui se présente sous la forme de petites masses jaunes nommées *graines de képhyr*. Il contient de 1 à 2,30 p. 100 d'alcool et est employé en Russie dans le traitement des maladies gastro-intestinales des enfants.

Le *koumys*, employé comme boisson en Russie, résulte de la fermentation lactique et alcoolique du lait de jument. Il renferme de 1 à 3 p. 100 d'alcool et est considéré comme un bon aliment dans la tuberculose.

Le *lait de beurre*, résidu de la fabrication du beurre, et le *petit-lait*, résidu de la fabrication du fromage, sont utilisés pour l'alimentation des porcelets et des veaux.

EMPLOI THÉRAPEUTIQUE. — Le régime lacté, soit au moyen du lait complet, soit au moyen du petit-lait ou du lait de beurre, n'a pas en médecine vétérinaire la même importance qu'en médecine humaine. Mais il est cependant très employé dans les maladies intestinales des chats, des chiens, des porcs, des poulains déjà sevrés. Pour les chevaux, il donne de bons résultats dans le cours des affections typhoïdes, et dans toutes les convalescences longues.

Laits médicamenteux. — PRINCIPE DE LA MÉTHODE. — Au lieu d'administrer un certain nombre de médicaments en nature, on pense obtenir une meilleure absorption, surtout pour les enfants, en les présentant intimement incorporés au lait.

On sait, en effet, que ce liquide élimine une certaine quantité des corps chimiques ingérés par la femelle laitière.

Dans cette élimination on pense que ces corps se présentent sous forme de combinaisons organiques, plus facilement assimilables.

Ceux qu'on trouve dans le commerce sont surtout : le lait phosphaté simple et le lait iodé ; puis, moins courants, les laits : ferrugineux, arsenical, mercuriel, chloruré, nitré, etc.

Pour les obtenir, on mêle à la nourriture des animaux, vaches ou chèvres, les médicaments qu'en veut faire passer dans le lait, phosphates, iodures, sels de fer, etc. On pourrait aussi en mêler à leur boisson. Pour le lait mercuriel, on a fait des frictions d'onguent napolitain à des chèvres dont on recueillait le lait.

Le lait phosphaté contiendrait jusqu'à 6 grammes de phosphate au lieu de 3 à l'état normal.

LAITERIE. — Plus que les autres locaux de la ferme, la laiterie a besoin de dispositions spéciales bien appropriées, et surtout a besoin d'être tenue très proprement.

Nous donnons d'après Bouchard-Huzard le plan d'une laiterie (fig. 996). A, est la pièce de réception de laquelle on descend par quatre marches dans le caveau à lait. Celui-ci possède une rangée d'étagères sur tout son pourtour ;

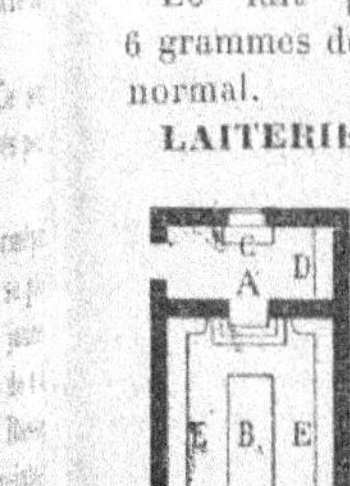

Fig. 996. — Modèle de laiterie.

en B, il contient un bassin alimenté par de l'eau courante. Dans la pièce A, on trouve en C un évier pour le lavage des ustensiles, en D on

peut installer une chaudière ou un calorisateur pour pasteuriser le lait.

Une laiterie bien comprise doit toujours être isolée et même éloignée des fumiers, de la fosse à purin, des machines à battre, des tarares et des habitations de tous les animaux.

Elle doit être fraîche sans être humide, et facile à aérer.

Suivant qu'elle sera destinée à la vente du lait en nature, ou à la confection, en petites quantités, du beurre et du fromage, ou qu'elle doive comporter une installation compliquée pour la transformation du lait, elle sera plus ou moins grande.

Pour une petite ou une moyenne exploitation, deux compartiments de plain-pied sont suffisants, avec l'addition, dans le fond, d'un caveau voûté plus frais encore et non humide, pour la conservation de la crème.

Dans le premier compartiment a lieu la réception du lait et la sortie de celui qui est vendu en nature. Dans le second se trouvent tous les ustensiles avec un évier pour leur lavage, et l'appareil de chauffage pour l'hiver (fig. 997).

La laiterie doit être pavée de briques sur champ ou dallée en portland artificiel d'un nettoyage très facile. Les parois et le plafond seront blanchis à la chaux ou recouverts de plaques de faïence, ce qui serait préférable au point de vue de la propreté.

Les tables seront en pierre dure, en marbre ou en faïence vernissée, avec une hauteur de 50 à 60 centimètres. Des auges peu profondes pour le rafraîchissement des produits, seront placées sous les tables. L'eau y arrivera en abondance et s'en écoulera facilement, d'une façon continue. On en réglera le débit à volonté (fig. 998).

Les ouvertures, de petites dimensions, seront vitrées et garnies de volets et de châssis avec toiles métalliques.

LAITERIE MÉCANIQUE. — S'il s'agit d'une laiterie mécanique, il faut prévoir les dispositions nécessaires pour l'installation des machines centrifuges, des délaiteuses mécaniques. Si on doit employer un moteur à vapeur, celui-ci sera placé dans une pièce spéciale, afin que la fumée et la vapeur d'eau ne pénètrent pas dans la laiterie. On peut utiliser la vapeur pour nettoyer les ustensiles et alimenter le calorisateur.

Nous donnons un type de laiterie avec écrémeuse et délaiteuse, établi par M. Pilter (fig. 999 et 1000). Il convient pour une exploitation traitant 400 à 600 litres par jour. Le moteur A (manège rotatif, manège à plan incliné, locomobile) est placé à gauche de la figure 999 ; B, écrémeuse Laval ; C, mouvement intermédiaire ; D, arbre

fraichissoir pour la crème ; U, pesage du beurre délaité ; V, hangar ; X, crème ; Y, lait écrémé (fig. 1000).

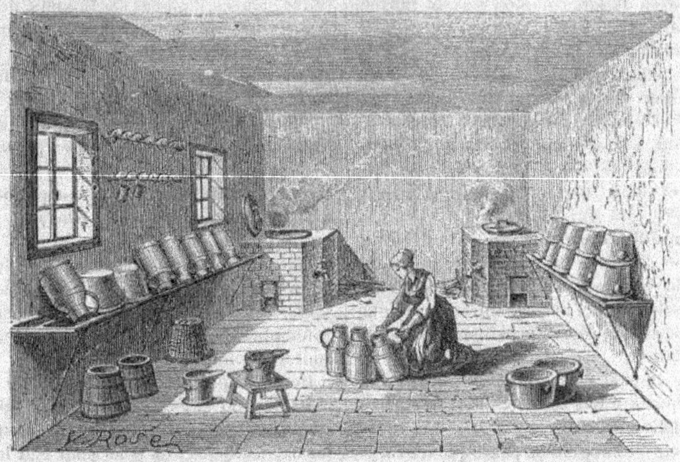

Fig. 997. — Laiterie.

de transmission ; E, réservoir à lait ; H, baratte danoise nº 5 ; M, étagère pour pots vides ; N, bac à échauder ; O, charbon ; P, fourneau écono-

LAITIÈRES (CHOIX DES VACHES). — La bonne vache laitière a un embonpoint moyen, — la production du lait et la produc-

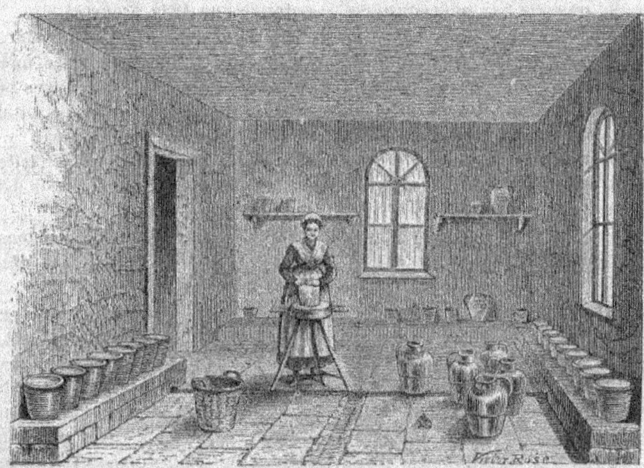

Fig. 998. — Laiterie du Bessin.

mique ; Q, instrument de vérification ; R, réception du lait ; G, délaiteuse petit modèle ; F, malaxeur rotatif ; I, auge à beurre ; J, moule à beurre ; K, table ; L, étagère ; S, sortie ; T, ra-

tion de la graisse étant antagonistes. — Le squelette est fin, les membres sont courts et minces. La poitrine, bien développée, paraît toujours peu ample en raison de l'abdomen énorme.

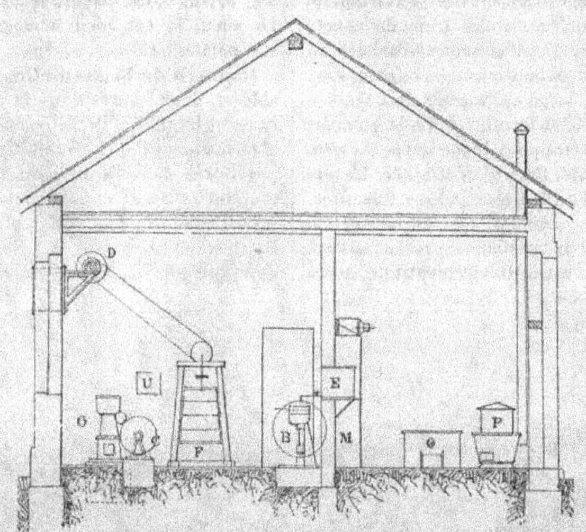

Fig. 999. — Coupe d'une laiterie mécanique, système Pilter.

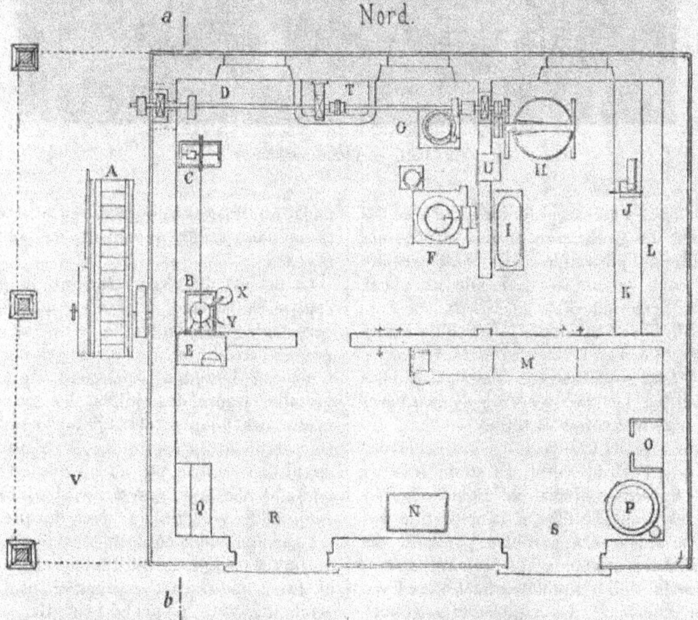

Fig. 1000. — Plan d'une laiterie mécanique pour une moyenne exploitation (400 à 600 litres par jour),
système Pilter.

Cette disproportion fait croire qu'une bonne laitière a la poitrine étroite. L'épaule courte et droite, quoique paraissant détachée du thorax, est cependant bien musclée. La croupe est bien développée, large et longue ; c'est l'indice d'un bassin ample déterminant un écartement des cuisses suffisant pour loger le pis à l'aise. La queue est petite, fine, bien attachée. La tête doit être fine, éveillée, les cornes luisantes, lisses, les oreilles grandes. La vache normande (fig. 1001) est un bon spécimen de vache laitière.

La peau souple est ordinairement fine, assez les narines. La démarche est facile, légère. La mamelle est bien homogène dans toutes ses parties (1).

Examen de la mamelle. — On doit considérer deux choses dans la mamelle : le volume et la qualité de l'élément sécréteur.

La mamelle doit être ample, faisant une saillie prononcée dans l'entre-deux des cuisses, débordant en avant et en arrière le profil de la jambe et se prolongeant le plus possible sous l'abdomen. La peau, de coloration jaunâtre, douce au toucher, onctueuse, doit en être fine,

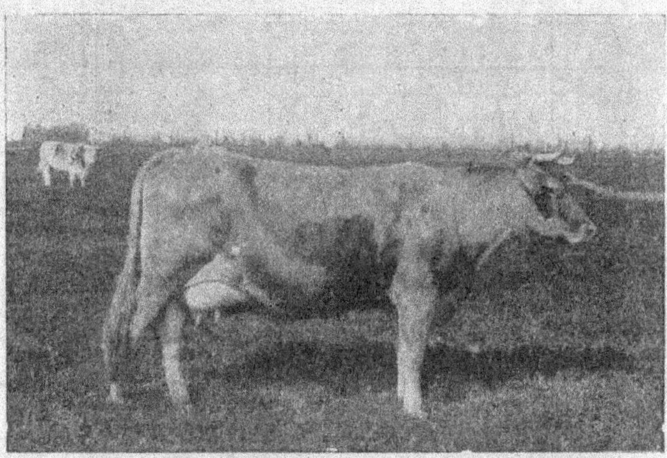

Fig. 1001. — Vache normande.

épaisse dans les races de montagne ; elle se détache bien des tissus sous-jacents et présente à l'encolure des plis rapprochés et entre-croisés qui ne sont jamais assez nombreux. Leur ensemble forme une sorte de *dentelle*.

La physionomie est douce, l'œil vif, le caractère tranquille. Les bêtes nerveuses, irritables sont à rejeter, quelles que soient d'ailleurs leurs qualités. Les *taurelières* ou *nymphomanes* sont les plus mauvaises de toutes.

Il importe que la laitière soit saine. On reconnaît le bon état de santé au mufle frais et humide, laissant suinter en abondance des gouttelettes transparentes, à la coloration rosée des muqueuses apparentes. Le poil est lisse, brillant, onctueux. La colonne vertébrale dans la région lombaire fléchit modérément au pincement. La respiration régulière est lente — 15 à 18 mouvements respiratoires à la minute ; — aucun jetage ne s'écoule par

facile à plisser et à doubler, peu adhérente aux tissus sous-jacents, recouverte de poils fins et soyeux.

Le pis est dit *charnu* lorsque la peau est épaisse, adhérente, faisant en quelque sorte corps avec la glande. Le pis envahi par la graisse est dit *gras*, il fournit peu de lait. Au toucher, le bon pis est spongieux. On sent, à la pression légère des doigts, les granulations mammaires souples, élastiques et nombreuses. On perçoit même les limites de chaque lobule. Avant la traite, le pis est un peu ferme, distendu et résistant ; après, il est toujours beaucoup moins volumineux, mou, flasque.

La mamelle bien conformée est régulière dans toutes ses parties. Le bord inférieur de son profil décrit une courbe se rapprochant du demi-cercle (fig. 1002). Le pis en bouteille, ou de bre-

(1) E. Thierry, *Les vaches laitières.*

bis, est allongé en bas, ballottant. Il est peu estimé (fig. 1003).

L'examen du système circulatoire de la mamelle donne des renseignements utiles. Il est

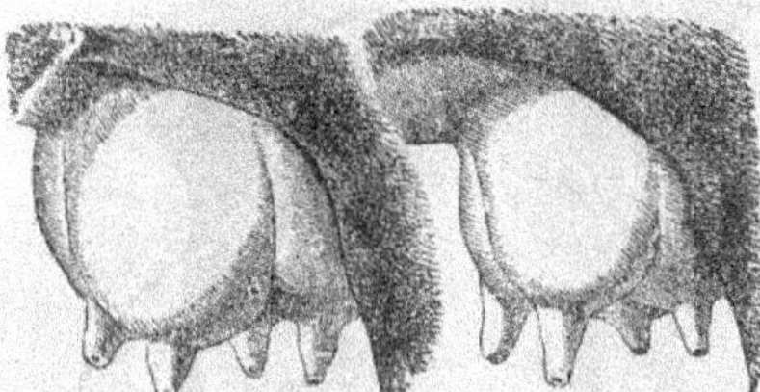

Fig. 1002. — Pis de bonnes laitières.

important d'examiner les veines qui n'amènent pas le lait dans les mamelles, comme on

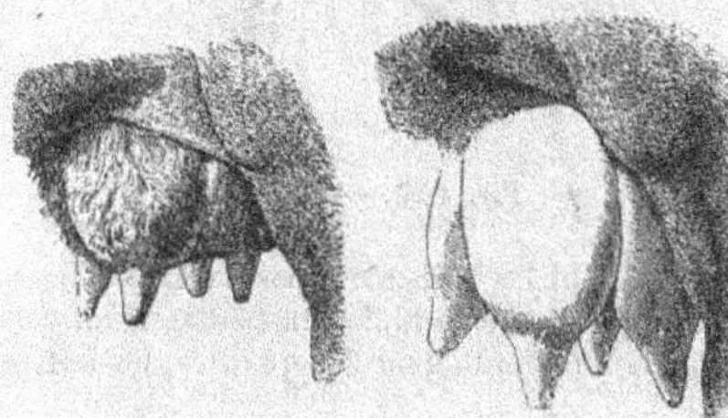

Fig. 1003. — Pis de mauvaises laitières.

l'a cru longtemps, mais qui ramènent au cœur le sang amené par les artères, et ayant servi pour la nutrition et le fonctionnement de la mamelle. Si elles sont très développées, sinueuses, — ce qui allonge leur parcours, — c'est que les artères ont amené au pis une quantité considérable de sang qui favorise la grande activité de la sécrétion.

Outre les veines sous-cutanées qui doivent être nombreuses, apparentes, flexueuses, les mamelles présentent encore, dans la région abdominale, deux veines, une de chaque côté, qui, partant du bord antérieur du pis, circulent à la face inférieure de l'abdomen dans lequel elles entrent à l'extrémité postérieure du sternum. Ces veines, volumineuses chez la bonne laitière, sont aussi très sinueuses et comme variqueuses. Les ouvertures par lesquelles elles entrent dans l'abdomen sont larges et laissent facilement pénétrer le doigt indicateur : ce sont les *fontaines* ou *portes du lait*. Quelquefois la veine se divise : il y a dans ce cas deux et parfois trois ouvertures de chaque côté.

Le long de la colonne vertébrale, dans la région lombaire, on trouve aussi des veines et des *portes de dessus*, dont les dimensions sont considérées comme importantes.

L'activité de la circulation des mamelles est encore appréciée par le volume et la sinuosité des deux veines périnéales qui, partant de la partie postérieure du pis, montent de chaque côté vers les organes génitaux externes.

Système Guénon. — Le premier, Guénon a remarqué que, contrairement aux poils du reste du corps, ceux de la région périnéale étaient dirigés de bas en haut au lieu de l'être de haut en bas. Il résulte de cette disposition qu'à la rencontre des poils du périnée et de ceux de la fesse, il y a une ligne visible limitant la surface désignée sous le nom d'*écusson*, d'*épi*, de *gravure* et dont les poils vont de bas en haut.

Le système de Guénon, bien que vrai dans la plupart des cas, a été très discuté.

Les erreurs commises, dit Sanson, s'expliquent facilement. Cet écusson donne seulement des indications pour les quartiers postérieurs des mamelles, qui peuvent être très développés sans qu'il en soit de même pour les antérieurs, et réciproquement. Cela prouve que l'appréciation exacte ne peut point être faite dans tous les cas en tenant compte seulement de l'écusson.

Guénon, doué d'un grand esprit d'observation, a fait comme tous les inventeurs, il a exagéré la valeur des signes fournis par l'écusson.

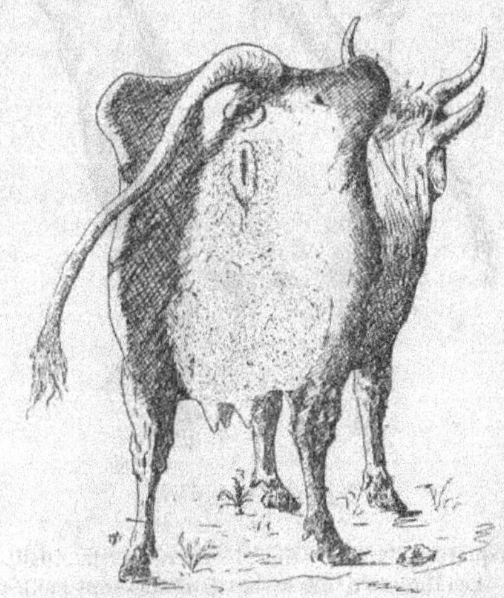

Fig. 1004. — Flandrine.

Il a établi dix classes d'écussons rangées

dans l'ordre suivant : 1° flandrine (fig. 1004) ; 2° flandrine à gauche (fig. 1005); 3° lisière (fig. 1006);

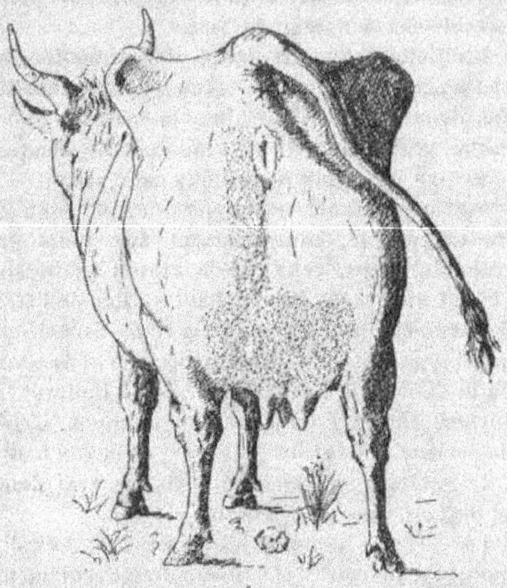

Fig. 1005. — Flandrine à gauche.

4° courbeligne ; 5° bicorne (fig. 1007) ; 6° poitevine (fig. 1008) ; 7° double lisière (fig. 1009); 8°

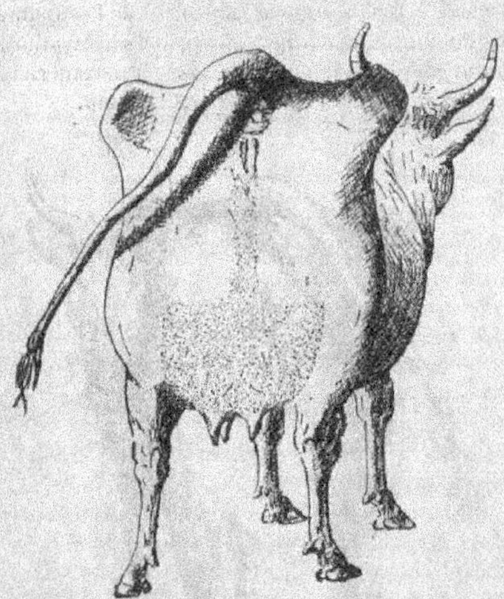

Fig. 1006. — Lisière.

équerrine ; 9° limousine ; 10° carrésine (fig. 1010).

Les limites de ces divers écussons sont faciles à déterminer par le simple toucher, la ligne de rencontre des poils ayant une direction différente formant une arête.

Guénon tient compte aussi des *épis* accompagnant l'écusson.

Ce sont des petites surfaces généralement

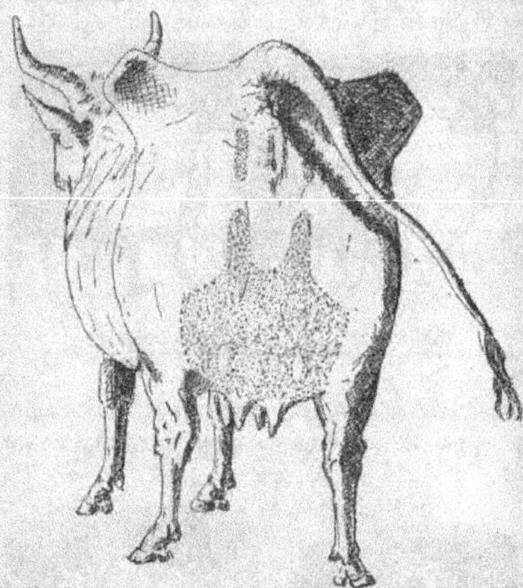

Fig. 1007. — Bicorne.

ovales, dont les poils n'ont pas la même direction que ceux de la région immédiatement voisine. Les uns indiquent des qualités, les autres

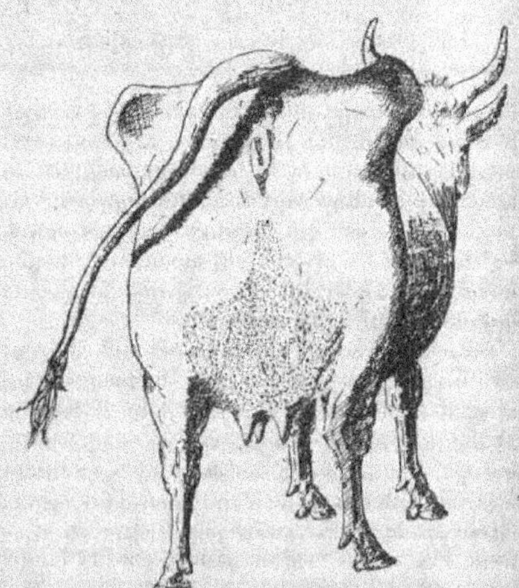

Fig. 1008. — Poitevine.

des défauts, comme celui, par exemple, de la cessation rapide de la fonction sécrétoire de la mamelle.

D'après Mansuy, dans chaque classe, moins

l'écusson a d'échancrures dans son contour et plus sa surface est étendue, plus la vache est bonne laitière.

C'est du reste l'opinion admise généralement

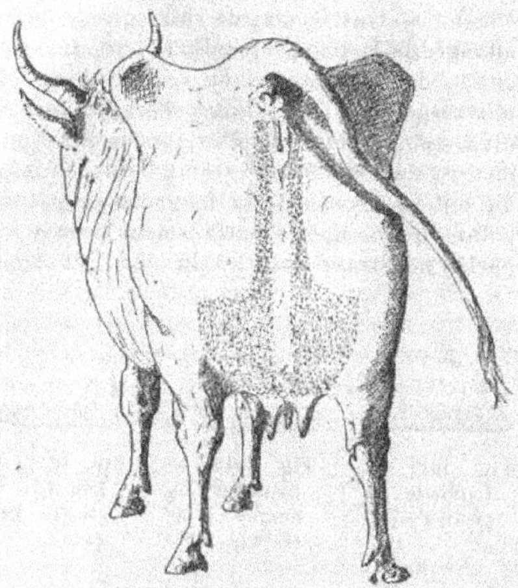

Fig. 1009. — Double lisière.

aujourd'hui : la forme de l'écusson n'a d'importance que par l'étendue qu'elle délimite. Que l'écusson s'étale au maximum, voilà l'important ;

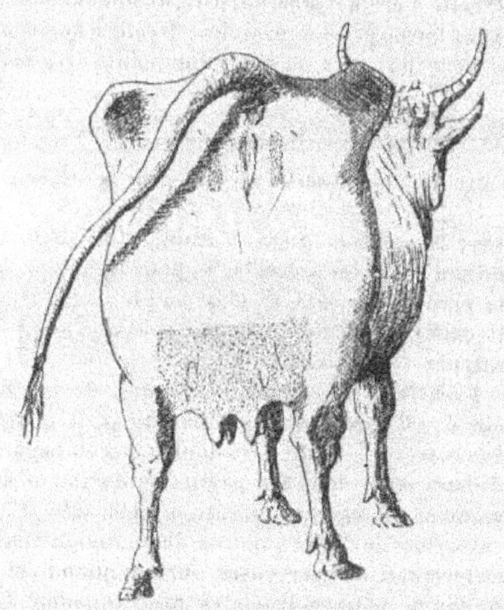

Fig. 1010. — Carrésine.

qu'il le fasse sous telle ou telle forme géométrique, c'est accessoire.

Signes des qualités beurrières. — Le meilleur moyen de constater la qualité d'un lait au point de vue du beurre, c'est de faire son analyse chimique.

Mais sur un marché de vaches il faut trouver un procédé plus pratique.

1° Renoult-Lizot a reconnu que si les papilles qu'on trouve dans la bouche, à la face interne des joues d'une vache, sont grosses, larges et plates, elle est bonne beurrière ; si les papilles sont rondes, les qualités beurrières sont ordinaires ; enfin si les papilles sont pointues, la vache est mauvaise beurrière.

2° Sur une vache en bonne santé, quand la peau, dans les régions où elle est dépourvue de poils, principalement à la face interne des oreilles et à la partie postérieure des mamelles, est riche en glandules sébacées qui lui donnent une couleur jaune, on peut la considérer comme bonne beurrière.

LAMINEUX (TISSU). — Voy. Cellulaire.

LAMPAS (all. *Frosch*; angl. *lampers*; it. *lampases*; esp. *haba*). — Expression ancienne désignant l'inflammation du palais sur le cheval.

Anatomie. — En regardant dans la bouche d'un cheval, on voit en haut le *palais*, limité en avant par les incisives, sur les côtés par les barres et les molaires, en arrière par le bord du voile du palais (fig. 1011).

La muqueuse a une coloration blanchâtre et paraît toujours boursouflée.

En arrière des pinces se trouve un gros tubercule, la *fève*, d'où part un sillon médian ; de chaque côté on compte une vingtaine de sillons transversaux, dont la concavité regarde en arrière. Sous la muqueuse passent les deux artères palatines se réunissant en avant ; il y a aussi un réseau veineux très complet, formant une sorte de tissu érectile (fig. 1011).

Étiologie. — Toutes les inflammations de la bouche déterminent celle de la muqueuse palatine : éruption des dents de remplacement, blessures, stomatites, etc. ; mais l'inflammation spéciale de la muqueuse palatine n'existe pour ainsi dire jamais ; seulement ceux qui ne connaissent pas bien sa conformation et sa coloration à l'état de santé, qui n'examinent la bouche d'un cheval que dans le cas d'indisposition, de refus des aliments, constatant la pâleur et le gonflement du palais, croient à une maladie de cette région. Sur beaucoup de poulains la muqueuse déborde le niveau des incisives, ce qui est considéré à tort comme le symptôme d'une maladie du palais.

Traitement. — Contre toutes les inflammations

buccales, les injections légèrement astringentes et antiseptiques sont recommandées, de même que les moucheteures et les scarifications peu profondes. Pour éviter les hémorragies des artères palatines, il faudra se servir d'une

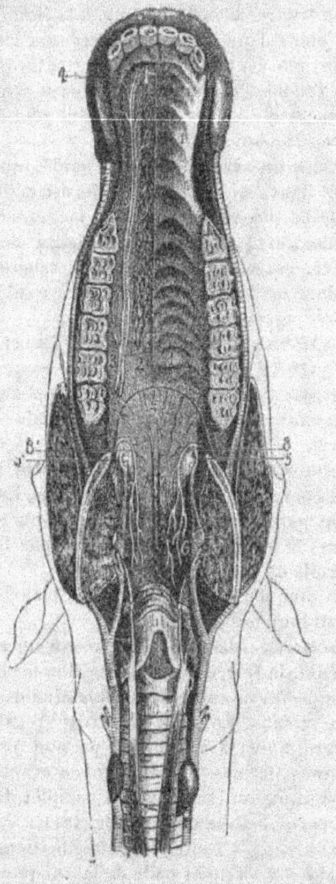

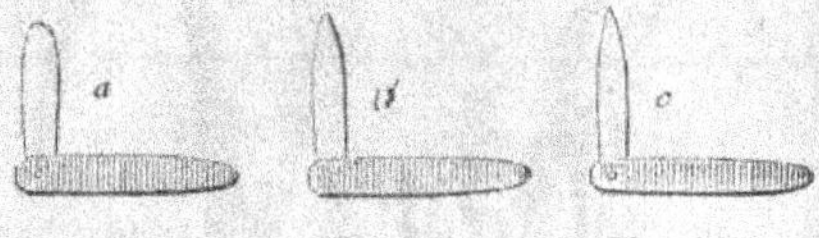

Fig. 1011. — Palais et voile du palais (on a enlevé la muqueuse du palais, du côté droit, avec la muqueuse et la couche glanduleuse du voile du palais).

1, sillons de la muqueuse palatine. — 2, réseau veineux de la couche profonde, entamé du côté externe pour montrer l'artère palatine. 3, accompagnée par les filets du nerf palatin. — 4, languette cartilagineuse sur laquelle passe et s'infléchit l'artère palatine. — 5, aponévrose staphyline (Chauveau et Arloing).

petite lancette et les pratiquer sur la ligne médiane, au niveau des quatrième et cinquième sillons. Les moucheteures par écrasement faites avec un instrument obtus, comme une corne de bœuf plus ou moins propre, donnent lieu à des plaies facilement infectées. Avant de recourir à ces moyens, il faudra s'assurer qu'il y a réellement inflammation du palais.

LANCETTE (*scalpellum*, *phlebotomus*; μαχαίριον; all. *Lanzette*; angl. *lancet*; it. *lancetta*; esp. *lanceta*). — Instrument de chirurgie de forme allongée, et destiné à l'opération de certaines saignées, des vaccinations ou scarifications, et, plus rarement, à l'incision des abcès. La lancette est composée d'une *lame* plate, longue de 3 centimètres, tranchante sur les deux bords, à partir du milieu environ de sa longueur jusqu'à sa pointe, qui doit être parfaitement acérée (la partie non tranchante est le *talon*), et d'une

Fig. 1012. — Lancette à grain d'orge.

Fig. 1013. — Lancette à langue de serpent.

Fig. 1014. — Lancette à grain d'avoine.

châsse formée de deux petites plaques d'écaille, de corne ou de nacre, réunies à leur base par un clou rivé, qui traverse aussi le talon de la lame de façon que celle-ci se trouve placée entre les deux plaques de la châsse. On distingue: 1° celle *à grain d'orge* (fig. 1012, *a*), dont la pointe a une forme presque ovalaire ; 2° celle *à langue de serpent* (fig. 1013, *b*), qui a une pointe très acé

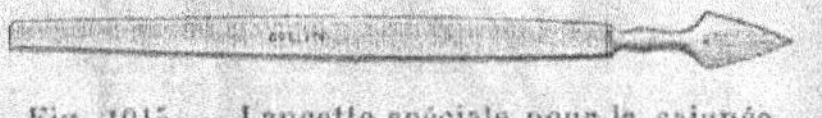

Fig. 1015. — Lancette spéciale pour la saignée.

rée ; 3° celle *à grain d'avoine*, qui tient le milieu entre les précédentes pour la finesse de la pointe (fig. 1014, *c*), c'est la plus employée. Il existe aussi une lancette spéciale pour la saignée (fig. 1015).

LANCINANT, ANTE (*lancinans*, de *lancea*, lance ; all. *stechend* ; angl. *lancinating* ; it. et esp. *lancinante*). — Se dit de la douleur accompagnée d'*élancements* dans les parties enflammées au moment de chaque pulsation artérielle. Elle existe lors de l'inflammation d'une région riche en terminaisons nerveuses, surtout quand cette région ne peut se distendre ni se tuméfier. Le cheval manifeste cette douleur en levant le membre ou en le portant en avant, presque à chaque pulsation dans les lésions sous-cornées.

LANDAISE (Variété bovine). — Comme sa voisine la béarnaise, elle appartient à la race ibérique de Sanson. Elle est de petite taille (1ᵐ,10 à 1ᵐ,20), mais est bien conformée, étant basse sur jambes. Elle est de couleur fauve avec les extrémités noires.

Les vaches, médiocres laitières, sont sobres et vigoureuses. C'est contre elles, et non contre les taureaux, que les *écarteurs* luttent dans les courses.

Les bœufs sont agiles et relativement très forts. Bien engraissés, leur poids vif dépasse 500 kilos. Leur viande a une saveur agréable, avec une proportion de suif un peu trop forte.

Variété chevaline. — C'est la plus petite des variétés françaises de la race asiatique (race arabe) de Sanson. Quelques landais ont une hauteur de 1 mètre seulement, mais leur conformation est régulière et même élégante : leurs membres sont solides, leur tempérament est robuste, et avec cela ils sont sobres et résistants.

Variété ovine. — Elle se rattache à la race des Pyrénées, race ibérique de Sanson. La taille varie de 0ᵐ,60 à 0ᵐ,80. Les cornes sont longues, la toison blanche avec mèches bouclées est grossière. Les brebis font deux agneaux. La viande est bonne, le poids vif pouvant atteindre 40 kilogrammes.

LANGUE (*lingua* : γλῶσσα ; all. *Zunge* ; angl. *tongue* ; it. *lingua* ; esp. *lengua*). — Organe principal du goût, servant aussi à la déglutition et à la phonation.

Anatomie. — Corps charnu, symétrique, composé de muscles susceptibles de l'allonger, de le raccourcir, de le creuser en canal, et de faire passer sa pointe sur toutes les parties de la bouche, où la mastication disperse les aliments.

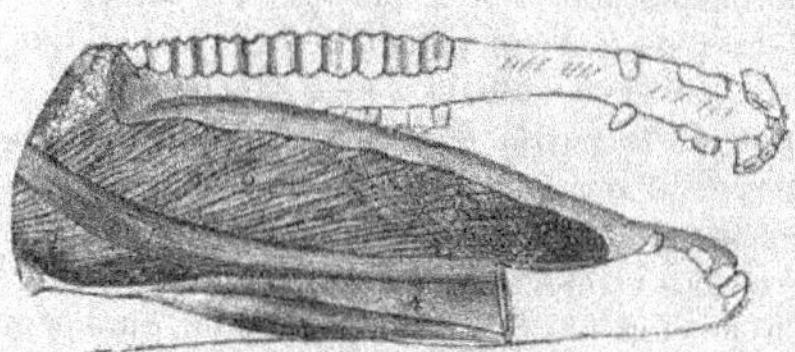

Fig. 1016. — Structure de la langue.

1, muscle stylo-glosse. — 2, muscle basio-glosse. — 3, le même couvert par les fibres du plan charnu sous-muqueux formé par l'épanouissement du petit hyo-glosse. — 4, muscle génio-glosse.

La *partie fixe*, située en arrière, est prismatique, maintenue par le *frein*, et la *partie libre*, en avant, est plus ou moins pointue. Au point de vue de la structure, on distingue les muscles, les glandules, les vaisseaux, les nerfs et la muqueuse qui l'enveloppe (fig. 1016). Le derme de la mu-

queuse présente des *papilles* recouvertes par des couches stratifiées d'épiderme (fig. 1017). Sur le cheval, les papilles *filiformes*, nombreuses sur la face supérieure, s'élèvent moins à la pointe ; les *fongiformes*, moins nombreuses, sont disséminées entre les précédentes, et les *caliciformes* se trouvent surtout vers la base. Sur les grands ruminants, la muqueuse, rugueuse, est recouverte dans les deux tiers antérieurs de papilles *coniques* tournées en arrière, entremêlées de papilles fongiformes. Pour les petits ruminants,

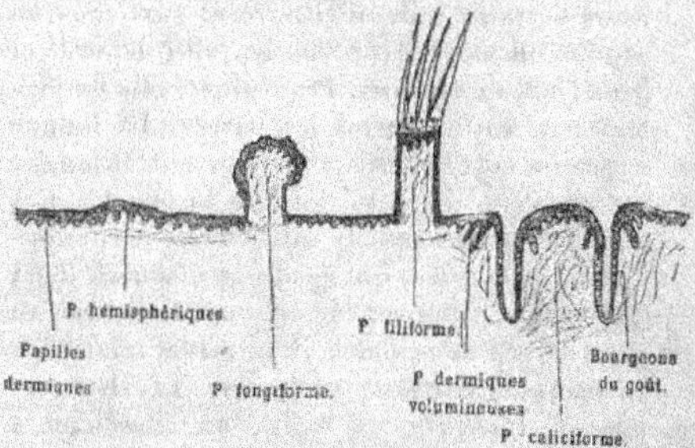

Fig. 1017. — Papilles de la langue.

la muqueuse est moins rude au toucher et la partie libre présente un sillon dans son milieu. La langue du porc est lisse, douce au toucher, aplatie de dessus en dessous. La langue du chien est analogue ; on trouve à la face inférieure de la partie libre un sillon médian, avec un *cordon cartilagineux*, désigné vulgairement sous le nom de *ver de la langue*. De temps à autre, on entend préconiser, sans succès du reste, comme un remède préventif des maladies des jeunes chiens, l'extirpation de ce cartilage : c'est l'*éverration*. La langue du chat est munie de papilles qui la rendent dure au toucher. Chez les oiseaux, la langue est un organe rigide ayant pour base des os ou des cartilages ; en forme de fer de lance chez les gallinacés, elle est en spatule chez les palmipèdes ; elle est munie de papilles cornées. Chez les poules, la pointe est revêtue d'une couche cornée (*pépie*).

Physiologie. — Les mouvements de la langue sont de deux sortes : les uns lui permettent de s'élargir, de devenir convexe ou concave, de se recourber, enfin de changer de forme ; les autres lui permettent de se déplacer, d'avancer, de reculer, de s'abaisser, de s'élever, de s'incliner, etc. Au moyen de tous ces mouvements, elle sert à la préhension des aliments, sur les herbivores, en agissant comme une main, et, sur tous les animaux, à l'insalivation, la mastication, la déglutition des aliments. Pour la préhension des boissons, elle agit comme le piston d'une pompe, surtout dans l'action de téter ; chez les carnivores, c'est l'organe du *lappement*, elle prend la forme d'une cuiller pour jeter la boisson dans la bouche.

Pour l'émission des sons et de la voix, son rôle est beaucoup moins important sur les animaux que sur l'homme.

Extérieur. — La langue doit remplir exactement l'espace intermaxillaire et participer au soutien du mors. Trop *épaisse*, elle déborde et gêne l'action du mors. Trop mince, elle ne protège pas suffisamment les barres. La langue *serpentine* sort et rentre constamment ; la langue *pendante* est toujours hors de la bouche. Ces deux anomalies sont la cause d'une perte considérable de salive qui n'est pas déglutie. Il est à remarquer que sur les chevaux très forts au point de vue musculaire et en même temps très énergiques, la langue est épaisse et résiste fortement, lorsqu'on la saisit, en cherchant à l'attirer au dehors.

Maladies de la langue.

Gangrène de la langue. — Elle est la conséquence d'une plaie ou due à la présence d'un corps étranger.

Traitement. — Lavages antiseptiques, scarifications et ablation du corps étranger.

Glossite. — Inflammation aiguë ou chronique de la langue.

Etiologie. — Les glossites aiguës, fréquentes chez le cheval et le bœuf, sont consécutives aux blessures produites par des aliments durs, épineux, ou bien à l'inflammation des joues, de la gorge, ou bien encore elles sont une manifestation d'une maladie infectieuse (horsepox, fièvre aphteuse).

Symptomatologie. — La langue est inerte, gonflée, généralement insensible, d'un rouge bleuâtre ; la salive coule de la bouche, les mâchoires sont écartées, la respiration est gênée.

Marche, terminaison. — Au bout de peu de jours, la résolution survient ou bien l'organe se gangrène ; les malades peuvent mourir asphyxiés ; parfois l'inflammation persiste à l'état chronique.

Traitement. — Scarifications de la langue, irrigations antiseptiques. Nourrir les malades avec des liquides, du lait.

Glossite chronique ou macroglossie. — Étiologie. — Elle est souvent d'origine parasitaire ou microbienne ; elle peut terminer la glossite aiguë ou survenir lors de l'alimentation avec des fourrages très durs et grossiers.

Traitement. — Lavages antiseptiques.

Kystes. — Ils sont *glandulaires*, *dermoïdes*, *séreux* ou *muqueux* ; ils gênent la mastication, la déglutition, et peuvent produire l'asphyxie.

Traitement. — Incisions larges, cautérisation de la surface malade.

Langue de bois. — Voy. Actinomycose.

Paralysie ou glossoplégie. — Elle peut être due à une lésion d'un ou des deux nerfs hypoglosses ; alors la langue est déviée dans le premier cas, inerte, pend hors de la bouche dans le second. Elle peut être due à une lésion de l'encéphale (hydrocéphalie aiguë, méningite, etc.); elle peut apparaître au cours de certaines maladies infectieuses (pneumonie infectieuse, fièvre typhoïde, rage, maladie des chiens).

Si la paralysie est totale et ne s'atténue pas au bout de peu de temps, il vaut mieux sacrifier le malade pour la boucherie.

Plaies. — Étiologie. — Elles sont produites par les corps étrangers contenus dans les aliments, les irrégularités dentaires, les tractions violentes lors de l'examen de la bouche ; par le mors du bridon, par la longe ou la chaîne passée dans la bouche, lorsque l'animal attaché tire au renard ; quelquefois par les morsures du cheval voisin. Elles peuvent être la conséquence d'une autre maladie : fièvre aphteuse, muguet, etc.

Traitement. — Les plaies superficielles, les ruptures du frein sont peu graves et guérissent facilement.

Lors de plaie profonde, on nourrira le cheval avec des barbotages et on fera des lavages antiseptiques ; on a proposé la suture des lèvres de la plaie pour hâter la cicatrisation: elle est assez difficile à bien exécuter. La section de la partie libre de la langue s'accompagne d'une hémorragie peu abondante ; la section totale n'est grave que lorsqu'elle siège juste au niveau du frein. Après la cicatrisation, la mastication est encore possible, quoiqu'un peu gênée ; on peut alors inciser le frein pour faciliter les mouvements du moignon.

Tumeurs de la langue (fibromes, sarcomes, épithéliomes, lipomes). — Elles sont très rares.

Traitement. — Le seul efficace, c'est l'ablation hâtive et totale.

LANGUEUR. — Diminution lente des forces ; état de faiblesse habituelle, de dépérissement, le plus ordinairement par suite d'une maladie.

LANGUEYEUR. — Celui qui est chargé d'examiner les côtés de la langue du porc pour savoir s'il est ladre (Voy. Ladrerie).

LANGUISSANT. — État d'un animal en *langueur*.

LAPAROTOMIE. — Ouverture chirurgicale de la cavité abdominale.

Le lieu d'élection de l'opération varie suivant le but de l'intervention et l'espèce animale : chez le cheval, généralement on incise le flanc gauche ; chez le bœuf, le flanc droit (sauf pour la gastrotomie) ; on évite ainsi les dangers de l'éventration ; chez les petits animaux, l'incision se fait sur la ligne blanche ou sur les côtés (castration des femelles). Dans la castration des animaux cryptorchides, on incise en un point variable de la région inguinale ; dans l'ovariotomie, c'est au fond du vagin.

Les précautions antiseptiques les plus rigoureuses sont indispensables, chez le cheval surtout.

A moins d'urgence absolue, l'opéré est préparé quelques jours avant par un régime diététique et la purgation. Les instruments (bistouris, ciseaux, pinces, sonde, drains, aiguilles et fil à suture, etc.) sont rendus parfaitement aseptiques. L'animal est couché sur le dos ou en décubitus latéral, autant que possible sur une table, et anesthésié ; la zone opératoire est désinfectée et rasée.

L'incision de la ligne blanche est faite couche par couche, jusqu'au péritoine, que l'on débride sur la sonde cannelée.

Dans le creux du flanc, on incise la peau et les couches musculaires, à égale distance de la hanche et de la dernière côte, sur une étendue variable, suivant la taille et le but à atteindre. Il est préférable de faire des incisions successives n'ayant pas toutes les mêmes directions ; on arrête l'hémorragie par la forcipressure ou la ligature ; on perfore ensuite le péritoine ou on le débride sur la sonde cannelée.

Les manœuvres intra-abdominales terminées, on fait aux couches musculaires une ou plusieurs sutures au catgut, puis on suture la peau ; on peut mettre un ou plusieurs drains. On protège la plaie par un pansement.

Les jours suivants, l'opéré sera laissé à la diète : barbotages ou lait, et bien surveillé, afin de reconnaître la péritonite à son début ; une élévation de la température rectale légère et passagère, survenant le lendemain ou le surlendemain de l'opération, n'a rien d'inquiétant.

Si, après l'opération, le malade est abattu, si le *choc traumatique* est intense, on essayera les boissons alcoolisées, les injections sous-cutanées d'éther et de caféine.

LAPIN (*cuniculus* ; κόνικλο; , κόνικος ; all. *Kanin-chen* ; angl. *rabbit*, *coney* ; it. *coniglio* ; esp. *conejo*). — Mammifère de l'ordre des rongeurs. Il est originaire de l'Afrique.

ANATOMIE ET PHYSIOLOGIE. — Les lapins sont des animaux coureurs, à pelage épais, avec de longues oreilles, des membres postérieurs forts et une queue courte.

Ils ont quatre incisives à la mâchoire supérieure, dont deux petites postérieures, et deux à la mâchoire inférieure, pas de canines. Les cinq molaires inférieures sont placées un peu en dedans des supérieures, de sorte que la mastication s'exécute avec des mouvements de latéralité.

Les membres antérieurs, courts, ont cinq

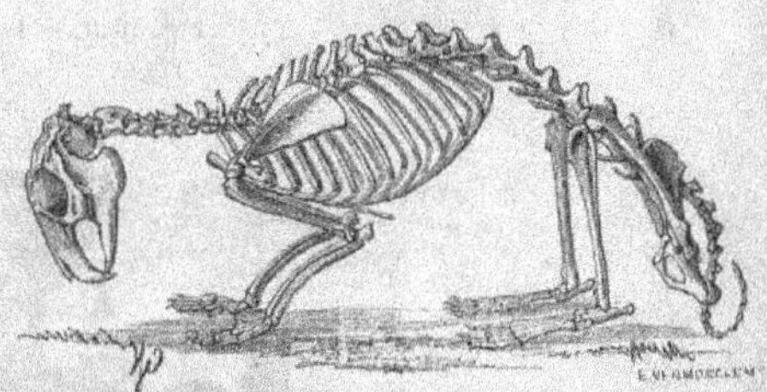

Fig. 1018. — Squelette de lapin.

doigts, et les postérieurs, plus longs, seulement quatre (fig. 1018).

Le lapin *sauvage* ou *de garenne* a environ 43 centimètres de longueur, dont 8 pour la queue. Le pelage est gris en dessus, brun jaunâtre en arrière, roux sur les flancs et en avant.

Il vit en troupes ; se logeant dans des *terriers*, il n'habite que les terrains secs, sablonneux et faciles à fouiller.

Il se nourrit d'herbes, d'écorces, sortant de préférence le soir, le matin et une partie de la nuit.

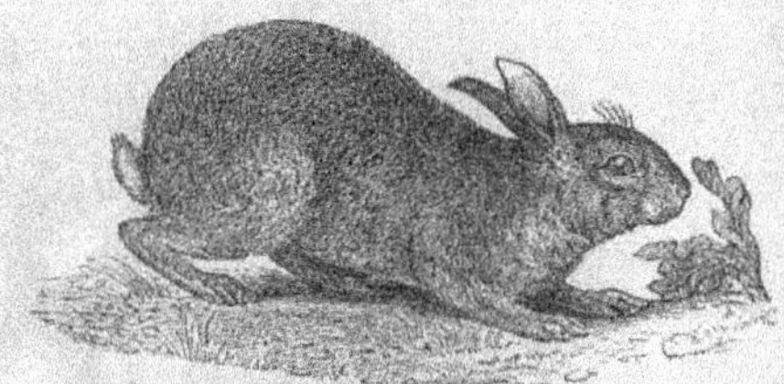

Fig. 1019. — Lapin de garenne.

Son poids est de 1 kilogramme environ (fig. 1019).

Les lapins font six à sept portées par an, durant chacune trente et un jours. Le nombre des petits varie de quatre à huit à chaque portée. Les jeunes, qui sont aveugles et nus à la naissance, sont déposés dans un terrier spécial (*rabouillère*),

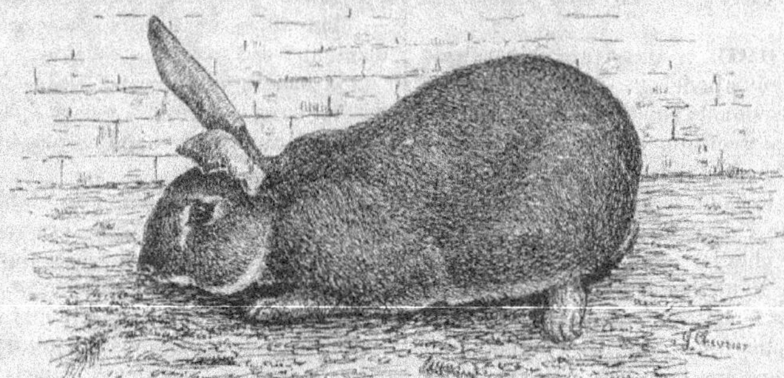

Fig. 1020. — Lapin domestique.

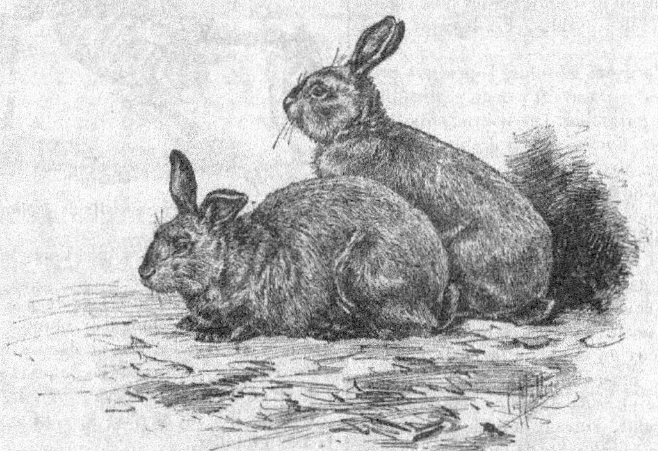

Fig. 1021. — Lapins argentés.

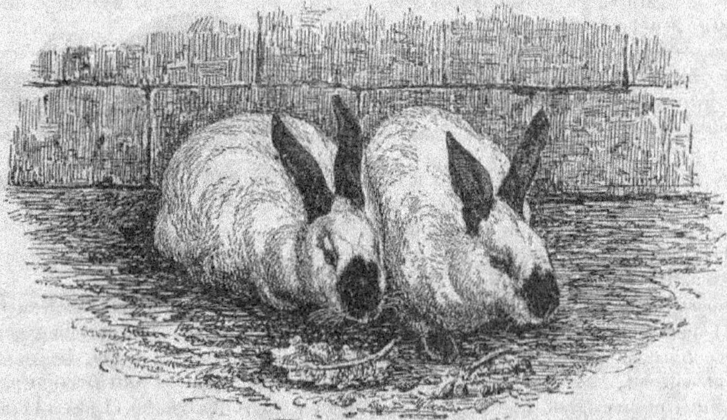

Fig. 1022. — Lapins russes.

dont le fond est garni d'herbes sèches, et l'ouverture bouchée complètement les premiers jours avec de la terre.

Les lapins de garenne sont nuisibles aux récoltes dans leur voisinage.

Variétés. — Le *lapin domestique*, ayant une alimentation plus riche et plus abondante, est devenu plus fort : 2 à 3 kilos en moyenne (fig. 1020).

En utilisant les lois de l'hérédité et de la sélection, les éleveurs ont créé de nombreuses variétés, différant par la taille et le poids, mais

cause de la longueur et de la consistance de son poil.

Le *lapin géant des Flandres*, qui peut arriver à peser 6 à 8 kilos.

Le *normand*, qui arrive au même poids.

Le *bélier des Anglais*, à oreilles tombantes, qui pèse de 9 à 11 kilos. C'est un gros mangeur peu fécond, dont la chair est médiocre.

Le *Saint-Hubert*, qui, au contraire, donne une chair fine et appréciée; il est de couleur gris argenté, d'un poids de 5 à 6 kilos.

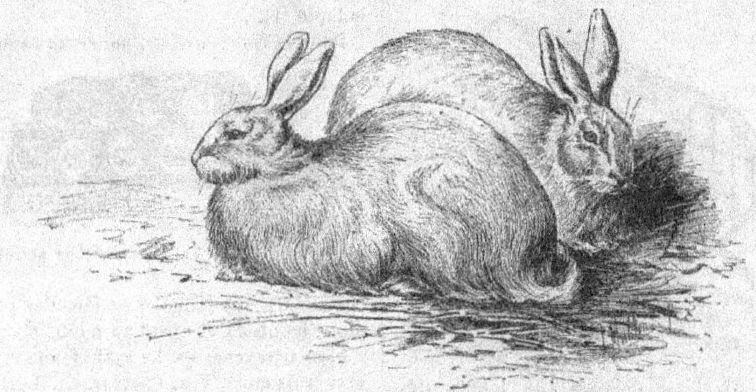

Fig. 1023. — Lapins angoras.

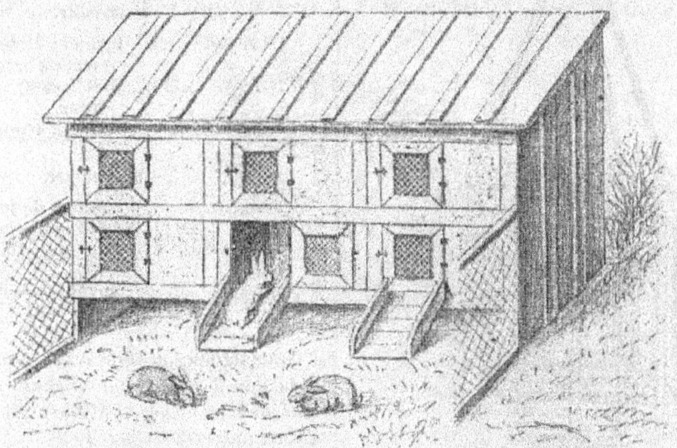

Fig. 1024. — Clapier à six loges (Mégnin).

surtout par la couleur et aussi la finesse du pelage. Le *lapin argenté* (fig. 1021), le *lapin russe* (fig. 1022), sont des variétés de luxe.

Parmi les variétés qui sont utiles, nous signalerons surtout :

Le *lapin angora* (fig. 1023), qui est recherché à

Élevage et hygiène. — On crée quelquefois des garennes artificielles où les lapins sont élevés en liberté, à peu près comme à l'état sauvage.

Le plus souvent ces animaux sont logés dans un coin de la basse-cour. Il ne faut pas oublier que le lapin se plaît partout, à la condition d'être au sec, dans un local propre, et d'avoir une nourriture abondante ; il faut éviter l'humidité dans son logement et la nourriture trop aqueuse.

Dans les *clapiers* (fig. 1024), des loges superposées ou non permettent d'isoler les mâles, les femelles, les jeunes sevrés et ceux à l'engraissement. Elles doivent être tenues très proprement. On peut distribuer la nourriture au moyen de râteliers placés dans un enclos attenant aux loges (fig. 1025 et 1026).

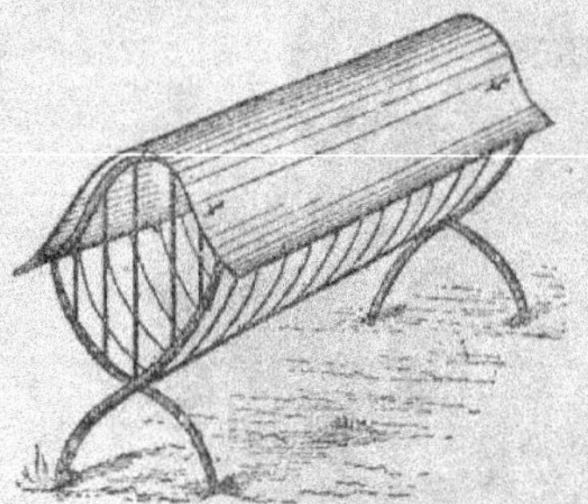

Fig. 1025. — Râtelier à lapin (Sohier).

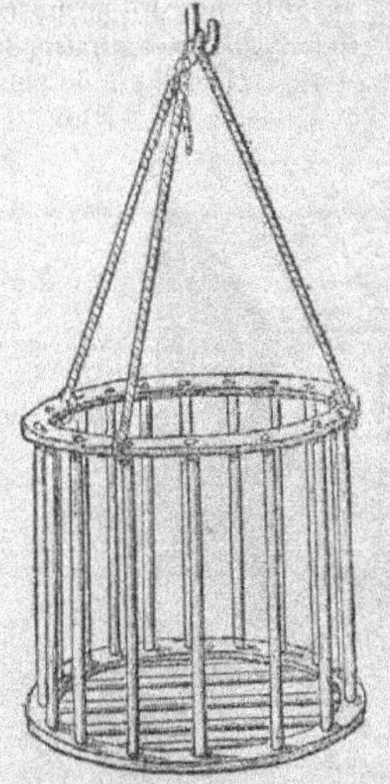

Fig. 1026. — Râtelier à lapin suspendu.

On préfère souvent ne pas faire de constructions et utiliser des tonneaux, surtout ceux qui ont servi au transport du pétrole, à cause de leur odeur antiparasitaire (fig. 1027).

La litière doit toujours être sèche : pour cela on préférera le sable recouvert de paille. Comme nourriture, on utilisera à peu près tous les végétaux usuels : fourrages secs et verts fournis par les légumineuses, salades diverses, betteraves et pommes de terre, grains, etc., en évitant cependant les choux en excès, les navets qui donnent un mauvais goût à la chair. Les feuilles d'if et de cytise sont des poisons pour le lapin (1).

Pour la reproduction, on devra évidemment

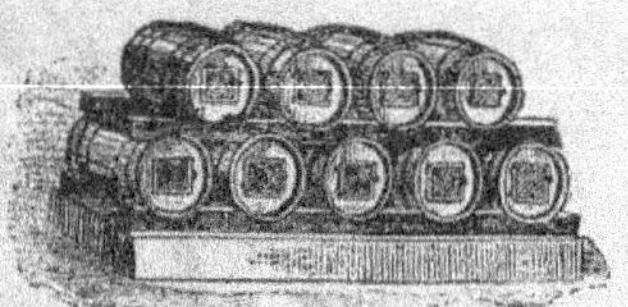

Fig. 1027. — Tonneaux-niches empilés.

choisir les sujets mâles et femelles parmi les plus vigoureux et ayant au moins six mois.

Engraissement. — Le mâle jeune est châtré vers trois mois (Voy. Castration). Il est ensuite soumis à une nourriture spéciale, comme celle préconisée par M. de Foucault :

1re *semaine.*

1er repas........... Pommes de terre cuites, son
2e repas........... Carottes, céleri.
3e repas........... Betteraves, maïs cuit.

2e *semaine.*

1er repas........ Pommes de terre cuites, farine d'orge.
2e repas........ Maïs cuit, chicorée, laitue.
3e repas........ Cerfeuil, avoine avec sel.

3e *semaine.*

1er repas........ Pommes de terre cuites, farine d'orge.
2e repas........ Maïs cuit, tourteaux de lin.
3e repas........ Thym, cerfeuil et pain avec lait.

Nous signalerons sans le recommander le procédé dans lequel le lapin à l'engrais est placé sur une planche élevée et droite où il ne peut faire aucun mouvement (fig. 1028).

La durée de l'engraissement est de trois semaines à un mois : si le lapin est bien choisi, son poids augmente d'un cinquième dans ce temps.

Peaux et poils. — Le lapin ne fournit pas seulement de la viande pour l'alimentation.

(1) Mégnin, *Le lapin et ses races.*

On utilise en France 70 à 80 millions de peaux de lapins domestiques et 4 à 5 millions de peaux de lapins sauvages. Les premières fournissent environ 2 millions et demi de kilos de poils, les secondes 700 000 kilos, et l'on importe encore 900 000 kilos de poils, dont le prix varie, suivant la qualité, de 3 francs à 25 francs le kilogramme.

Certaines variétés sont élevées surtout à cause de leurs fourrures, comme les *argentées* de diverses nuances, la *Chinchilla* et surtout l'*Angora*.

A partir de l'âge de six semaines, le jeune angora doit être peigné quatre fois par mois. A trois mois, on plume le duvet en tirant légèrement l'extrémité. Trois mois après, la fourrure a repoussé, et on recommence à la plumer. On obtient ainsi par an 300 grammes d'un duvet dont le

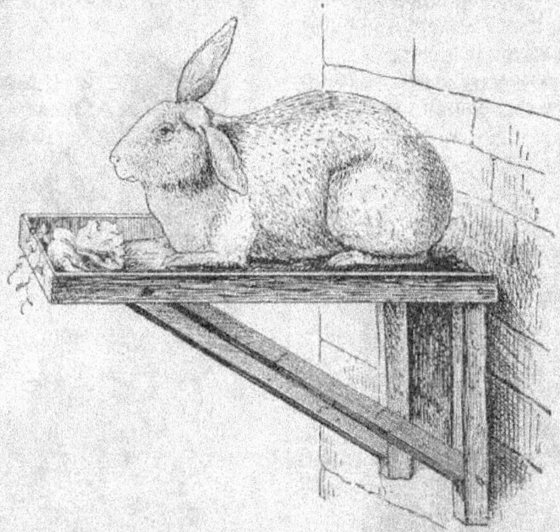

Fig. 1028. — Lapin domestique soumis à l'engraissement, dans les Flandres.

et des animaux, parfois aussi pour des essais de thérapeutique.

PATHOLOGIE. — Les maladies du lapin ont été surtout étudiées par Mégnin, dont nous résumerons les travaux.

1° **Maladies de la peau**. — Les divers *prurigos* sont des démangeaisons causées par des parasites :

Puces, poux, lepte automnal ou *rouget*, etc. — Comme traitement, on utilisera la poudre de pyrèthre en insufflation, et surtout la désinfection des habitations.

Gale. — Il y a trois sortes de *gales* (Voy. ce mot) ; une des plus meurtrières est celle des *oreilles* ; dans la gale causée par le *Sarcoptes scabiei*, étudiée par Neumann, on note un symptôme spécial : le nez s'allonge en forme de groin. Cela tient à la formation d'une croûte qui agglutine les poils (fig. 1029).

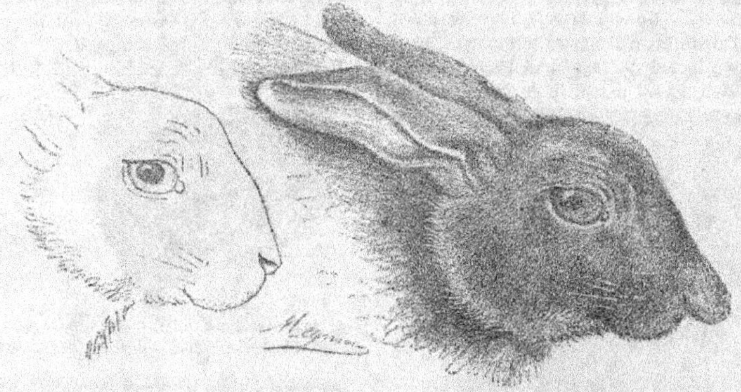

Fig. 1029. — Museau de lapin sain et museau de lapin galeux (Mégnin).

prix moyen est de 15 à 20 francs le kilogramme.

Recherches scientifiques. — Le lapin, comme le cobaye, est très utilisé dans les laboratoires pour les recherches physiologiques, et surtout pour l'étude des maladies contagieuses de l'homme

Contre les gales, les lotions de sulfure de potasse (10 grammes par litre) réussissent bien.

Teigne. — Elle est rare, mais très contagieuse. Elle n'atteint que les jeunes au-dessous de quatre mois, et guérit spontanément sur les adultes.

Sur les malades on arrache les croûtes et on badigeonne les plaies avec la teinture d'iode.

2° Maladies de l'appareil digestif. — *Affections vermineuses.* — Elles sont nombreuses ; elles ont comme symptômes communs : le gros ventre, l'anémie et la cachexie.

Dans la *gastrite vermineuse*, causée par un strongle, on observe un eczéma du nez spécial,

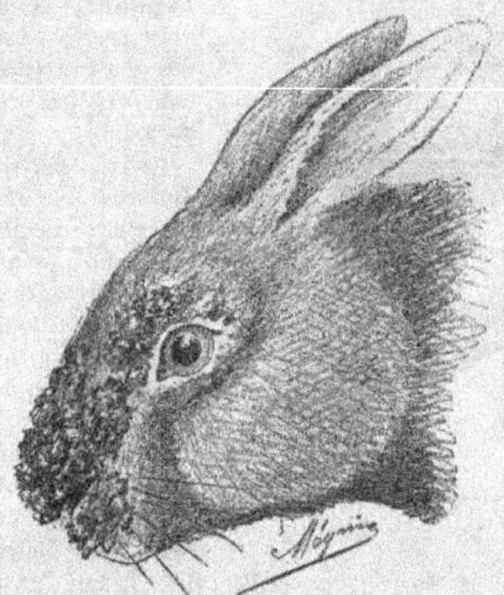

Fig. 1030. — Tête de lapin de garenne atteint de gastrite vermineuse (Mégnin).

le lapin se frottant le nez contre les arbres ou les murs (fig. 1030).

Traitement. — Donner dans la nourriture des feuilles d'absinthe, d'armoise, de tanaisie ; bien désinfecter le sol du clapier et l'arroser avec une solution de sel marin ou de sulfate de fer.

Contre le *tænia*, même traitement et même désinfection.

Coccidiose. — Une autre maladie grave est due à la présence des *coccidies* (Voy. ce mot). A l'autopsie des malades, on trouve une multitude de petits points blancs sur l'intestin ou sur le foie (fig. 1031 et 1032).

Pour les lapins de garenne et plus facilement pour ceux de clapier, on essayera les feuilles et écorces de saule dans la nourriture ainsi que la spirée ulmaire, la camomille, l'absinthe, etc. ; on arrosera les aliments avec une solution de 2 grammes d'acide salicylique par litre d'eau. On évitera l'humidité stagnante du sol, que l'on arrosera avec les solutions de sel marin et de sulfate de fer.

Ladrerie. — Aussi fréquente sur les lapins sauvages que sur les autres, elle est due à la présence dans le péritoine du *Cysticercus*

pisiformis provenant du *Tænia serrata* du chien.

Il n'y a pas de traitement : il faut détruire les cadavres et surtout ne pas les donner aux chiens.

Péritonite. — C'est une maladie d'hiver, due

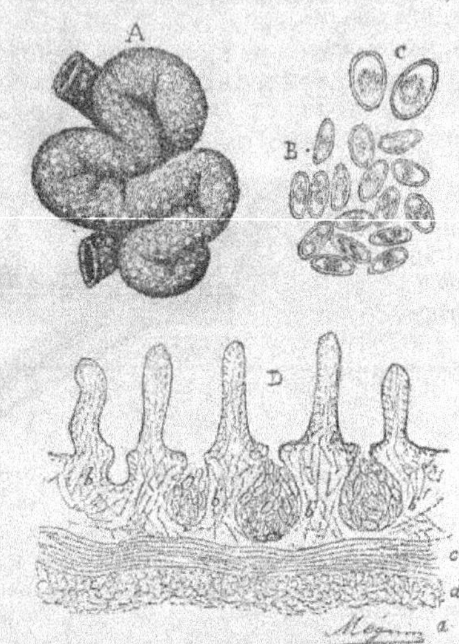

Fig. 1031. — Coccidie perforante et intestin malade.

A, portion d'intestin malade. — B, coccidie perforante grossie. — C, coccidie oviforme grossie. — D, coupe de muqueuse intestinale montrant les amas de coccidies dans les follicules (A. Mégnin).

au froid humide, amenant très rapidement la mort. Le traitement, préventif seulement, consiste dans des soins hygiéniques.

Constipation. — Elle est rare, mais la diarrhée

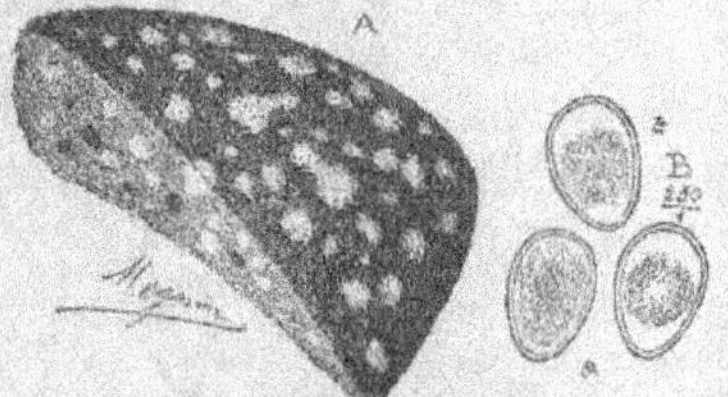

Fig. 1032. — Foie atteint de tuberculose coccidienne (A). — Coccidies oviformes très grossies (B).

causée par l'abus d'une alimentation aqueuse est plus fréquente. On la guérit en donnant une alimentation sèche.

3° Maladies de l'appareil respiratoire. — Les *angines*, *bronchites*, *pneumonies*, sont le résultat du froid humide. Le traitement, qui ne peut être que préventif, consiste à prendre des mesures hygiéniques.

La *bronchite vermineuse*, très contagieuse et très meurtrière, se reconnaît à l'autopsie par la présence de nodosités dans les poumons, formées par les œufs et les embryons d'un strongle que l'on trouve adulte dans les bronches.

Le traitement est celui indiqué pour les autres épizooties vermineuses.

4° **Septicémies infectieuses et syphilis.** — Dans les laboratoires, où les animaux

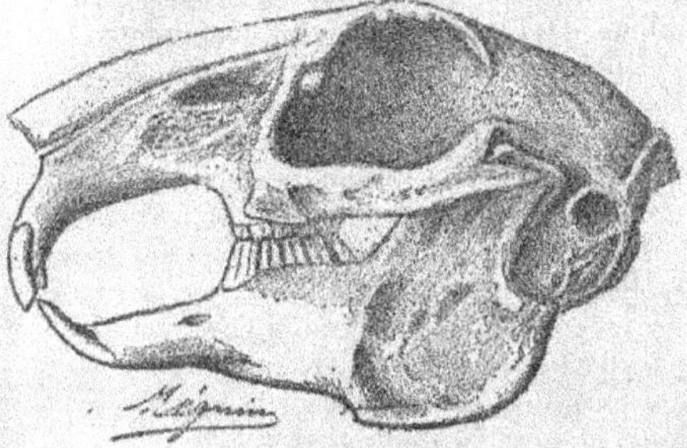

Fig. 1033. — Crâne de lapin à incisives normales.

destinés aux expériences sont souvent trop nombreux, dans les clapiers, où il y a de l'encombrement, on observe des *septicémies infectieuses*, très contagieuses et très meurtrières. Au lieu d'essayer un traitement, il est préférable de tuer les malades et les sains, en détruisant les cadavres des premiers, de désinfecter très sérieusement les locaux, et de les laisser sans habitants pendant plusieurs mois.

La *syphilis du lapin* paraît analogue à la *dou-*

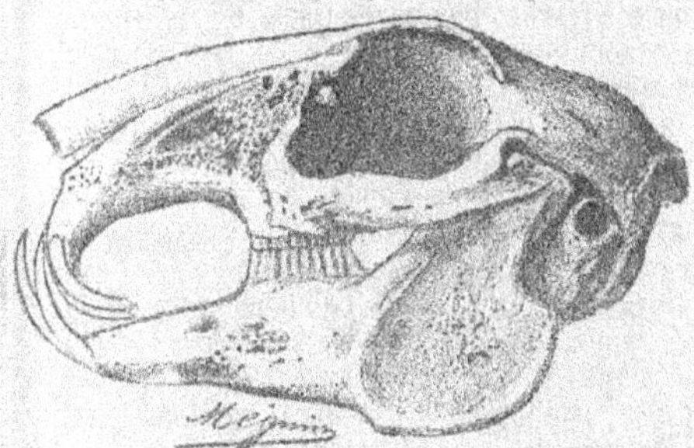

Fig. 1034. — Crâne de lapin à incisives irrégulières.

rine du cheval. Ici encore il est préférable de sacrifier de suite les malades et les suspects.

5° **Difformités.** — Dans les élevages, où l'on abuse de la consanguinité, on voit naître des *lapins sans oreilles* ou avec *une seule oreille*.

Si on les conserve, on constate que cette anomalie se reproduit sur quelques-uns de leurs descendants.

On observe quelquefois, sur les lapins de garenne comme sur les domestiques, un *développement exagéré des incisives* par défaut d'usure, qui détermine la mort par inanition (fig. 1033 et 1034).

LANOLINE. — Substance extraite du suint de mouton, neutre, ne rancissant pas, absorbant son poids d'eau et le double de son poids de glycérine, et qui sert à préparer des pommades facilement absorbables, en lui incorporant une solution de sel, d'extrait, d'alcaloïde, etc.

LARD (all. *Speck*; angl. *bacon*; it. *lardo*). — Le pannicule adipeux du porc.

LARDACÉ, ÉE (all. *speckicht*; angl. *lardaceous*; it. et esp. *lardaceo*). — Se dit des tissus dont l'aspect, la couleur, la consistance, sont analogues à ceux du lard.

LARME (*lacryma*; δάκρυ; all. *Thräne*; angl. *tear*; it. et esp. *lagrima*). — Humeur excrémentitielle qui lubrifie le globe de l'œil et facilite son mouvement dans l'orbite. Les larmes, sécrétées par la glande lacrymale, sont incessamment versées sur la conjonctive et étalées sur le globe oculaire: une partie disparaît par l'évaporation; l'autre partie, portée vers le grand angle, passe par les points et les conduits lacrymaux, qui les dirigent dans le sac lacrymal et dans le canal nasal. Lorsque la sécrétion prend une abondance exagérée, comme dans la fluxion périodique du cheval, les larmes coulent en partie sur les joues, et comme elles sont fortement alcalines, elles finissent par déterminer une dépilation presque caractéristique.

LARVE (de *larva*, masque; *vermiculus*; μορφο-

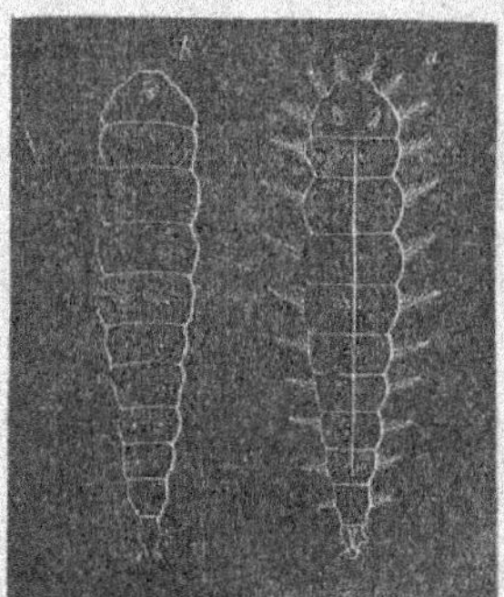

Fig. 1035. — Larve.

λύχη, μορμών; all. *Larve*; angl., it. et esp. *larva*). — Premier état des insectes, celui dans lequel ils se trouvent après leur sortie de l'œuf, époque à laquelle ils ont une apparence vermiforme et sont dépourvus d'organes reproducteurs (fig. 1035).

Chez les animaux, ce sont presque toujours des larves de diptères que l'on trouve dans l'estomac du cheval, dans le derme des chevaux et des bœufs, dans les plaies malpropres. Il est à remarquer que la gangrène ne complique pas les plaies habitées par des larves.

LARYNGITE (*laryngitis*, de λάρυγξ, larynx; all. *Kenlkopfbräune*; angl. *laryngitis*; it. *laringite*; esp. *laringitis*). — Inflammation de la muqueuse du larynx, confondue longtemps avec la *pharyngite*, sous le nom d'*angine* et d'*esquinancie*. — Quelquefois l'inflammation est étendue à la fois au larynx et au pharynx; mais le plus souvent l'inflammation est nettement localisée.

Les *laryngites spécifiques* qui se manifestent au cours de la morve, de la tuberculose, de la gomme, de la maladie du jeune âge, etc., sont étudiées avec chacune de ces maladies. Ce sont de beaucoup les plus fréquentes.

Nous ne nous occuperons ici que des laryngites non spécifiques, qui sont divisées en : *aiguë, chronique, striduleuse.*

Laryngite aiguë. — Étiologie. — Le jeune âge, la débilité, le défaut d'entrainement, le séjour dans des écuries chaudes sont des causes prédisposantes. — Les causes occasionnelles sont le refroidissement déterminé par les courants d'air, les changements brusques de la température, les pluies froides, l'ingestion de boissons froides; l'irritation de la muqueuse laryngienne par la poussière des routes, les fumées âcres d'incendie, les vapeurs de chlore, d'acide sulfureux, l'ingestion de fourrages poussiéreux, ou de fourrages trop secs provenant des prairies artificielles, etc. ; les traumatismes de la région laryngienne, les sondages maladroits, etc. La laryngite est parfois secondaire et complique la pharyngite, les bronchites, les pneumonies.

La cause déterminante est l'infection par les microbes non spécifiques qui habitent l'arrière-gorge ou qui y sont amenés par les exsudats et qui deviennent pathogènes quand la nutrition de la muqueuse laryngienne est troublée.

Dans les régiments et les dépôts de remonte, on observe souvent, surtout au commencement de l'automne et du printemps, de véritables épizooties de laryngites, à allure infectieuse et contagieuse, qui ne sont pas des manifestations de la gourme.

Chez le bœuf, la laryngite aiguë est rare et n'apparaît guère que sur les animaux de travail.

Symptomatologie. — Au début, toux sèche, quinteuse sans rappel, larynx tuméfié, douloureux à la pression qui provoque la toux, mouvements de la tête sur l'encolure pénibles et limités; après un ou deux jours, apparition d'un jetage séro-muqueux un peu mousseux, qui devient bientôt purulent ; respiration un peu accélérée; parfois cornage accusé ; ganglions de l'auge tuméfiés et douloureux. La réaction fébrile est surtout accusée chez les chevaux de sang : la température peut dépasser 39°; l'appétit est diminué; avec la tristesse, l'abattement, la déglutition pénible, la respiration difficile, on constate parfois du cornage.

Terminaison. — La résolution survient généralement en dix à douze jours. La laryngite peut se compliquer de trachéite, de bronchite, de pneumonie, de pleuro-pneumonie, surtout dans les formes infectieuses. Mais la maladie peut aussi passer à l'état chronique.

Diagnostic différentiel. — Dans la pharyngite, il y a jetage mêlé de parcelles alimentaires, et la déglutition des liquides est impossible. Dans la bronchite, il y a toux forte avec rappel, et puis les symptômes locaux de la laryngite manquent.

Pronostic. — Peu grave, hors le cas de complications ; cependant certaines laryngites, légères en apparence, deviennent chroniques avec un cornage persistant.

Traitement. — Frictions sinapisées sous la gorge; fumigations de vapeurs d'eau tiède ou d'eau crésylée, phéniquée tiède, ou de décoctions émollientes (guimauve ou foin) et narcotiques (têtes de pavot); électuaires d'extrait aqueux de belladone (3 à 4 grammes) quand la toux est douloureuse et fréquente, puis de kermès (10 à 12 grammes) ou de kermès et d'iodure de potassium (10 à 12 grammes). Pendant la résolution, on donnera de l'eau de goudron en boisson. Le malade sera laissé au repos, très couvert, dans une écurie chaude et aérée; il sera nourri avec des aliments de facile déglutition (barbotages, mashes, vert) et recevra des boissons tièdes.

Si l'asphyxie est imminente, on aura recours à la trachéotomie provisoire.

Il sera bon d'isoler le malade et, après guérison, de désinfecter les objets qu'il aura pu souiller.

Laryngite chronique. — Étiologie. — Terminaison de la forme aiguë qui persiste atténuée; s'observe surtout quand l'affection aiguë n'a pas été traitée ou quand le malade a été placé dans de mauvaises conditions hygiéniques et exposé à des refroidissements répétés. Cette forme peut avoir pour origine les mêmes causes que la précédente, mais agissant d'une façon persistante et peu intense (fumées, poussières, etc.).

Les tumeurs, les corps étrangers du larynx, les parasites, déterminent l'irritation de la muqueuse dans le voisinage.

Symptomatologie. — Toux quinteuse, sans rappel, sèche ou grasse, qui s'entend surtout au sortir de l'écurie, au début du travail, ou au moment du repas; larynx sensible à la pression, qui provoque des quintes de toux; jetage surtout muqueux, peu abondant, intermittent ou nul (*laryngite sèche*); pas de glande ni de tuméfaction laryngienne.

L'affection tend à persister indéfiniment; elle peut s'atténuer par le repos et un traitement approprié, mais reparaît sous l'influence des moindres causes; les animaux sont fréquemment atteints de cornage et deviennent emphysémateux; à la longue, elle se complique de bronchite.

Lésions. — Épaississement et induration de la muqueuse qui est dépourvue de son épithélium; déformation des cartilages et de la cavité laryngienne; parfois ossification des cartilages.

Diagnostic. — Basé sur les caractères de la toux, du jetage, la sensibilité du larynx à la pression. La toux est forte, suivie de rappel, dans la bronchite; elle est petite, avortée dans l'emphysème; grasse avec jetage alimentaire et trouble de la déglutition dans la pharyngite chronique.

Traitement. — Frictions vésicantes sur la gorge; la cautérisation en pointes fines, un séton passé autour de la gorge ne donnent pas de meilleurs résultats. Fumigations de goudron, d'essence de térébenthine, de crésyl, de vapeurs aromatiques. Administration d'iodure de potassium, de kermès, de térébenthine en électuaires; on calmera la toux avec l'extrait aqueux de belladone. Si aucune amélioration ne se produit, on aura recours aux injections intralaryngiennes de solution de Lugol :

Iode......................	1 gramme.
Iodure de potassium.......	5 grammes.
Eau.....................	200 —

Ces injections sont faites à l'aide d'une seringue munie d'une aiguille courbe qui traverse le ligament crico-trachéal et dont la pointe est tournée vers la glotte; elles sont renouvelées, suivant les cas, tous les un à cinq jours :

on évitera les injections astringentes comme celles d'alun à 5 p. 100, et les malades seront placés dans de bonnes conditions hygiéniques, recevront comme boisson de l'eau de goudron et seront nourris avec des fourrages exempts de poussière, avec des mashes, du lait, etc.

Laryngite striduleuse. — Sous ce titre on réunit toutes les formes de laryngite caractérisées par leur marche rapide et la gravité des symptômes : laryngites suraiguë, croupale, infectieuse, angine phlegmoneuse, cornage aigu, etc.

Étiologie. — Les causes invoquées sont celles de la laryngite aiguë agissant sur des animaux jeunes ou débilités. Ces causes ne doivent avoir qu'une influence prédisposante et il est probable que la maladie est de nature infectieuse, déterminée par un microbe spécifique.

Symptomatologie. — Au début, tristesse, inappétence, légère hyperthermie, puis accélération de la respiration, toux rare, douloureuse, inspiration et expiration s'accompagnant d'un bruit de sifflement laryngien, région laryngienne chaude, tuméfiée, très sensible. Bientôt les symptômes prennent une acuité extrême; la respiration est courte, vite, le cornage intense s'entend à distance, les naseaux sont largement dilatés, les sueurs apparaissent à la région parotidienne, les muqueuses deviennent rouge foncé et présentent des ecchymoses. La main appliquée sur le larynx perçoit un tremblement, un bruit de frémissement dû à la vibration des fausses membranes; à l'auscultation du larynx on entend un bruit de gargouillement ou *râle croupal*.

La toux est forte, quinteuse, douloureuse et, après chaque quinte, il y a aggravation de la gêne respiratoire.

La résolution survient ordinairement vers le troisième ou le quatrième jour; elle est marquée par une toux plus grasse et par le rejet, par les naseaux, de muco-pus et de fausses membranes fibrineuses; la respiration est plus facile, l'anxiété disparaît. La guérison survient en deux à huit jours.

La terminaison par asphyxie est fréquente dès le deuxième ou troisième jour, si l'on n'intervient pas.

Diagnostic. — Basé sur la gêne respiratoire, l'apparition rapide d'un cornage d'intensité croissante, l'absence de signes locaux dans la poitrine.

Pronostic. — Souvent l'asphyxie peut être évitée si l'on intervient au début.

Anatomie pathologique. — La muqueuse congestionnée, tuméfiée, considérablement épaissie, présente des taches hémorragiques et parfois des ulcérations ; la présence des fausses membranes fibrineuses, d'un jaune grisâtre, n'est pas constante ; le tissu sous-muqueux est œdématié ; l'inflammation peut être étendue au pharynx, à la trachée.

TRAITEMENT. — Tout au début, saignée, puis révulsion sur la gorge ; fumigations, breuvages édulcorés par le miel, électuaires opiacés et au kermès, au calomel, etc. Si la dyspnée est intense et pour éviter l'asphyxie, on fait la trachéotomie provisoire. Mêmes

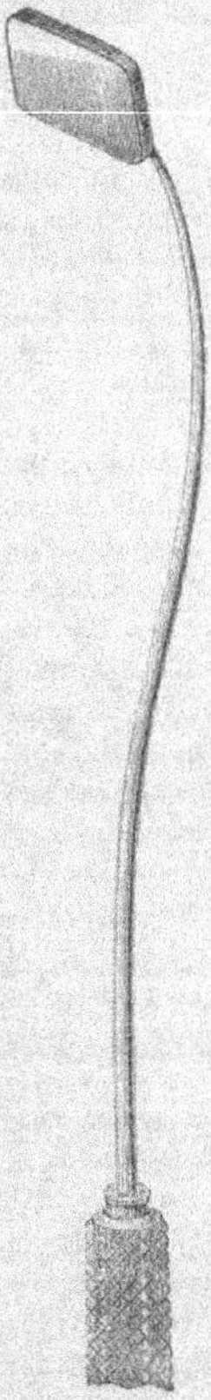

Fig. 1036. — Miroir laryngien en acier, de grandeur moyenne, avec sa tige flexible à volouté.

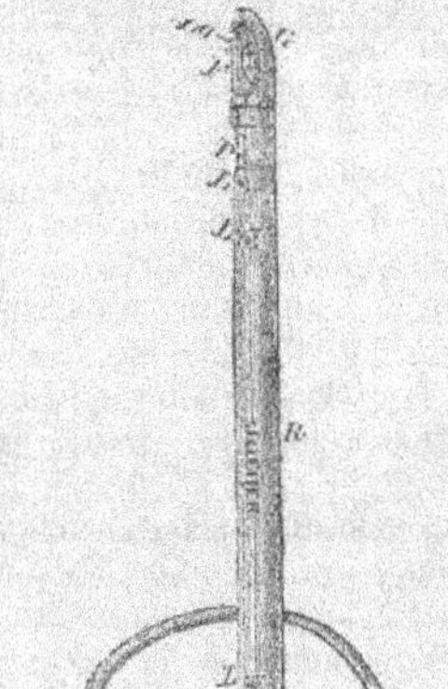

Fig. 1037. — Laryngoscope de Potansky Schindelka, d'après Friedberger.

conditions hygiéniques et alimentaires que pour la laryngite aiguë.

Les injections sous-cutanées de sérum de Marmoreck, faites au début, ont déterminé une atténuation rapide des symptômes.

LARYNGOSCOPIE. — Examen de la cavité laryngienne, qui se fait au moyen d'instruments spéciaux ou *laryngoscopes*. Il n'est guère possible que sur les petits animaux.

Le laryngoscope se compose d'un miroir de petite dimension muni d'une tige courbée que l'on introduit jusque dans le larynx en abaissant le plus possible la langue, les mâchoires de l'animal observé étant maintenues écartées. Un miroir réflecteur, dont le centre percé d'un trou correspond à l'axe visuel de l'observateur, est destiné à envoyer dans le larynx et sur le premier miroir la lumière d'une lampe. C'est en regardant par le trou central du second miroir que l'observateur reçoit sur le premier l'image du larynx (fig. 1036 et 1037).

LARYNGOTOMIE. — Voy. ARYTÉNOÏDECTOMIE.

LARYNX. — ANATOMIE. — C'est un conduit court, situé dans la région de la gorge sur la plupart des mammifères, vers le tiers supérieur du cou chez le porc, qui sert à la production de la voix et surtout à la respiration. Sur les oiseaux, l'organe vocal est plus bas que la gorge, au bas de la trachée, au niveau de sa bifurcation. Le larynx se compose d'une charpente cartilagineuse formée de cinq pièces, d'articulations et de membranes réunissant ces cinq pièces, et de muscles qui les font mouvoir ; il reçoit des vaisseaux sanguins et des filets nerveux. La face interne est tapissée par une muqueuse lisse pourvue de glandules et de cellules munies de cils vibratiles. Les *cordes vocales* sont deux ligaments fibro-élastiques recouverts par la muqueuse, l'un à droite, l'autre à gauche. Rétrécissant le calibre du larynx, ils lui donnent à leur niveau l'aspect d'une fente triangulaire, dont le sommet est en bas (fig 1038).

PHYSIOLOGIE. — Les fonctions du larynx sont nombreuses et importantes. Dans la *respiration*, à chaque mouvement d'inspiration le larynx s'abaisse, se raccourcit et s'élargit ; pendant l'expiration, il se relève, s'allonge et, au contraire, son calibre intérieur se rétrécit. Aussi le bruit causé par le passage de l'air, *souffle laryngien*, est toujours plus prononcé dans l'expiration. Dans certains cas il prend le nom de *cornage* (Voy. ce mot). Pour la production de la *voix*, les muscles et surtout les cordes vocales exécutent des mouvements spéciaux. Le larynx, au moment des *efforts* musculaires, se ferme complètement, les poumons ne s'affaissent plus, les parois thoraciques demeurent fixes et fournissent des points d'appui aux muscles qui peuvent alors plus facilement assurer la rigidité de la colonne vertébrale. Ce rôle du larynx est utile, mais non indispensable pour la production de l'effort musculaire, car les chevaux ayant une ouverture permanente à la trachée, et dont les poumons s'affaissent pendant l'effort, peuvent encore courir ou traîner des fardeaux.

Pendant la *déglutition*, le larynx sert de point d'appui aux muscles du pharynx. Ceux-ci entraînent le larynx sous la base de la langue, au moment du passage du bol alimentaire. Enfin les cils vibratils de la muqueuse poussent les

TRAITEMENT. — Enlever, si c'est possible, les corps étrangers ou la tumeur. S'il est nécessaire pour cela de coucher le malade, il faudra auparavant faire la trachéotomie provisoire.

2° *Inflammation.* — Voy. LARYNGITE.

3° *Occlusion du larynx.* — C'est sa fermeture plus ou moins complète.

ÉTIOLOGIE. — Elle peut être d'origine nerveuse et due à une lésion du nerf laryngé supérieur, c'est le *spasme laryngien*. Elle est souvent d'origine mécanique, due à des tumeurs

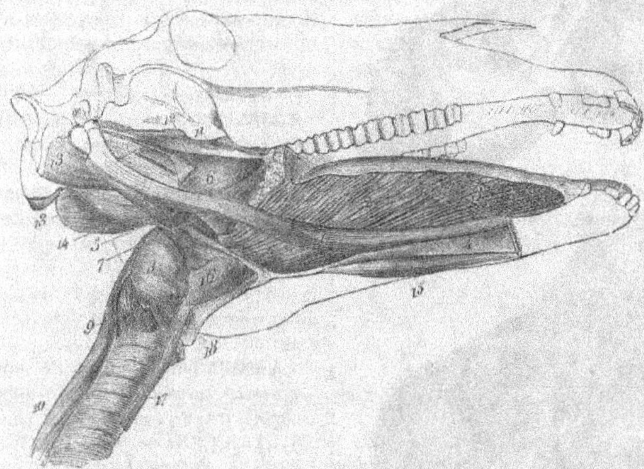

Fig. 1038. — Muscles de la langue, du voile du palais et du pharynx.

1, muscle stylo-glosse. — 2, muscle basio-glosse. — 3, le même couvert par les fibres du plan charnu sous-muqueux ormé par l'épanouissement du petit hyo-glosse. — 4, muscle génio-glosse. — 5, muscle stylo-pharyngien. — 6, muscle ptérygo-pharyngien. — 7, muscle hyo-pharyngien. — 8, muscle thyro-pharyngien. — 9, muscle crico-pharyngien. — 10, œsophage. — 11, muscle péristaphylin externe. — 12, muscle péristaphylin interne. — 13, muscle occipito-styloïdien. — 14, muscle stylo-hyoïdien. — 15, muscle génio-hyoïdien. — 16, muscle hyo-thyroïdien. — 17, muscle sterno-thyroïdien. — 18, muscle thyroïdien. (A. Chauveau et S. Arloing, *Traité d'anatomie comparée des animaux domestiques*.)

mucosités trachéales et laryngiennes vers le haut du larynx où la muqueuse est riche en filets nerveux; au contact de ces mucosités, comme à celui des corps étrangers arrivant de la bouche ou des fosses nasales, il se produit une expiration brusque : la *toux*, destinée à les rejeter au dehors ou tout au moins dans la bouche.

PATHOLOGIE. — 1° *Corps étrangers. Tumeurs.* — Ils peuvent déterminer l'occlusion du larynx, d'autres fois le fonctionnement imparfait de l'épiglotte et l'occlusion insuffisante du larynx pendant la déglutition. Pendant les repas, on observe de violents accès de toux, parfois du cornage, puis le rejet de matières alimentaires par les naseaux. Au bout de peu de temps, survient une pneumonie gangreneuse, due à la chute de matières alimentaires dans le poumon (fig. 1039).

pédiculées, des kystes de la base ou de la face antérieure de l'épiglotte qui sont entraînés en arrière dans le pharynx, lors de la déglutition, et ne peuvent revenir à leur situation primitive, restant accrochés à la face postérieure du voile du palais. Ils empêchent l'abaissement de l'épiglotte et produisent l'asphyxie. D'autres fois l'occlusion est due à un corps étranger, à un bol purgatif mal administré, à des matières alimentaires.

SYMPTOMATOLOGIE. — Subitement la respiration s'arrête, les muqueuses s'injectent, la physionomie de l'animal exprime une angoisse extrême, il tombe sur le sol, s'agite et meurt asphyxié; ou bien, le plus souvent, il survient une expiration violente, des mucosités sanguinolentes sont rejetées par les naseaux, puis tous les troubles disparaissent; d'autres crises suivent à des intervalles plus ou moins longs.

TRAITEMENT. — Pratiquer d'abord la trachéo-

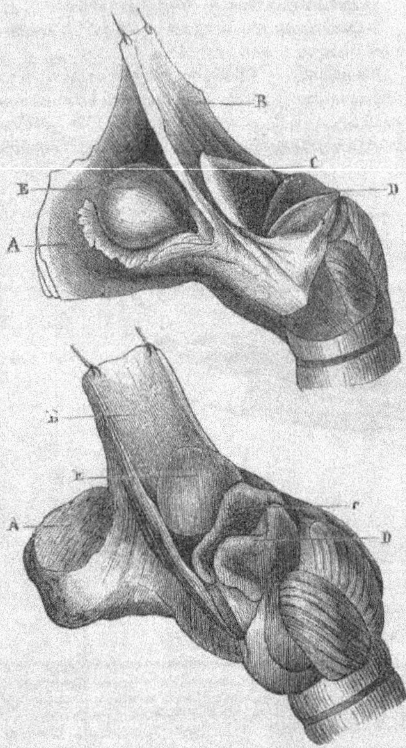

Fig. 1039. — Polypes du pharynx.

A, base de la langue. — B, voile du palais. — C, épiglotte. — D, glotte. — E, polype.

tomie, puis chercher à enlever les corps étrangers, les tumeurs.

4° **Œdème du larynx**. —Infiltration du tissu sous-muqueux, avec rétrécissement ou oblitération de la glotte.

ÉTIOLOGIE. — C'est une lésion des laryngites aiguës et striduleuses, des inflammations avec abcès des organes voisins, des blessures du voile du palais. Elle peut se produire lors de la strangulation, des phlébites de la jugulaire, etc. Certaines maladies infectieuses, anasarque, charbon, septicémie, pyohémie, coryza gangréneux, tuberculose, etc., peuvent provoquer cet accident. L'iodure de potassium, à haute dose, l'exagère ou le produit.

SYMPTOMATOLOGIE. — Au début, on n'observe qu'un cornage léger, mais la gêne respiratoire augmente rapidement, puis apparaît une toux forte, quinteuse, convulsive; en auscultant le larynx et la trachée, on entend un bruit strident, le cornage devient intense.

TERMINAISON. — L'animal peut succomber rapidement à l'asphyxie; d'autres fois l'œdème ne se développe que lentement et se résorbe, il peut même offrir un caractère intermittent.

TRAITEMENT. — On traitera par des révulsifs appliqués loin du larynx pour ne pas augmenter la congestion, par la trachéotomie, les applications locales de glace, les fumigations de goudron.

5° **Paralysie du larynx**. —Voy. CORNAGE.

LARZAC (VARIÉTÉ OVINE DU). — Variété de la race des Pyrénées de Sanson, que l'on trouve dans l'Aveyron. La taille varie de 70 à 80 centimètres; la toison, du poids moyen de 3 kilos, est médiocre. Les brebis sont de bonnes laitières. Tayon a signalé chez elles la fréquence de quatre mamelons. Elles sont exploitées pour la production du fromage de Roquefort. Le produit moyen annuel par tête est de plus de 12 kilogrammes de fromage.

LASSITUDE. — État de dépression des forces survenant généralement après de longues fatigues, un exercice violent et prolongé.

LATENT (*latens*, de *latere*, être caché). — Caché. — *Maladie latente*, celle dont les symptômes sont peu appréciables; se dit aussi d'une maladie virulente pendant sa période d'incubation.

LATHYRISME. — Intoxication chronique qui s'observe chez l'homme, le cheval, le bœuf, le mouton, le porc, les oiseaux de basse-cour, à la suite de l'alimentation avec les *gesses*.

ÉTIOLOGIE. — Chez le cheval, c'est surtout le *Lathyrus cicera* ou *jarousse*, *jarosse*, *pois cornu*, *petite gesse*, *pois carré*, *pesette*, etc., qui a déterminé les empoisonnements. On a incriminé aussi le *Lathyrus sativus*.

Chez le bœuf, les intoxications sont dues à l'emploi d'une autre espèce.

Les accidents semblent être dus à l'accumulation dans la substance grise médullaire des principes toxiques (githagine et acide oxalique) contenus dans la gesse, en proportions variables suivant la période de la vie de celle-ci; à la maturité, toutes les parties du végétal sont toxiques, surtout les graines.

SYMPTOMATOLOGIE. — Chez le cheval, les symptômes n'apparaissent qu'après l'usage assez prolongé de la graine, parfois après la cessation de son emploi ; ils consistent en un affaiblissement marqué du train de derrière simulant l'effort de reins, un cornage accentué ; souvent on observe de la paralysie lombaire existant seule ou avec la paralysie laryngienne, des troubles circulatoires, des éruptions cutanées débutant au niveau du garrot, parfois s'étendant aux gencives et aux joues.

L'animal meurt asphyxié ou paralysé. Chez le bœuf, on observe parfois au début du vertige, des symptômes d'excitation, vite remplacés par des accidents paralytiques.

TRAITEMENT. — Supprimer l'alimentation par la gesse, faire la trachéotomie, administrer des excitants pour combattre la paralysie.

LAUDANUM. — Préparations à base d'opium. Il y en a deux : le laudanum de Sydenham et celui de Rousseau, deux fois plus actif que le premier ; le praticien devra faire attention à ce dernier quand il formulera, mais c'est le premier qui est le plus employé.

Laudanum de Sydenham.

Opium	64 grammes.
Safran	32 —
Cannelle	4 —
Clous de girofle	4 —
Vin blanc	500 —

EFFETS THÉRAPEUTIQUES. — Calme les douleurs, s'emploie contre les coliques, l'avortement, etc.

Le laudanum de Sydenham entrera dans toutes les prescriptions où il y a de la douleur à calmer, soit pour l'usage interne, soit pour l'usage externe.

MODE D'EMPLOI. — En breuvage à l'intérieur, en lotions sur les plaies.

DOSES.

Cheval	10	à 15 grammes.
Bœuf	12	à 25 —
Chien	0,50	à 1 gramme.

LAURAGUAISE (VARIÉTÉ OVINE). — C'est une variété de la race des Pyrénées de Sanson, que l'on trouve dans les départements de l'Ariège, du Gers, de la Haute-Garonne, etc. La taille est petite, 60 à 80 centimètres ; la toison, du poids moyen de 3 kilos, est médiocre. Les moutons pèsent 35 à 40 kilos, mais, après engraissement, ils donnent une viande fine et agréable. Cette variété est presque toujours sans cornes, même pour les béliers.

LAVAGE. — **Lavage de l'estomac.** — Il n'est pas usité en vétérinaire.

Lavage de l'intestin. — Il se pratique au moyen de lavements (Voy. ce mot).

Lavage du sang. — Il consiste à mélanger au sang des solutions salines au moyen d'injections sous-cutanées, rectales, intraveineuses, intrapéritonéales, intrapulmonaires, etc. — Les injections, surtout les sous-cutanées, doivent être faites lentement, un litre à l'heure ; le liquide doit être à la température du corps, 37° à 38°.

EFFETS THÉRAPEUTIQUES. — On croyait d'abord que ces injections agissaient en délayant les toxines qui se trouvent dans le corps pendant les maladies infectieuses, et en nettoyant le sang par un véritable lavage. On admet aujourd'hui qu'elles excitent le système nerveux, augmentent le pouvoir bactéricide des liquides normaux du corps et activent la sécrétion des reins.

APPLICATIONS THÉRAPEUTIQUES. — Elles donnent de bons résultats dans l'anémie, surtout celle consécutive aux grandes hémorragies ; dans les maladies infectieuses : gourme, maladies des jeunes chiens, jaunisse, affections typhoïdes, etc., mais à condition que les reins fonctionnent bien.

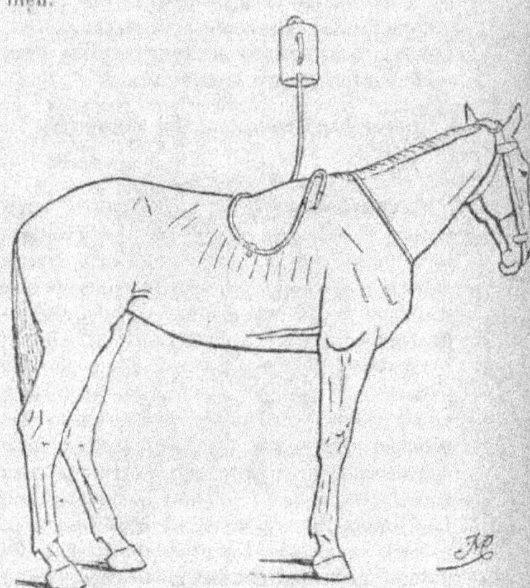

Fig. 1040. — Cheval recevant une injection de sérum.

CHOIX DU LIQUIDE. — Sauf indications spéciales, on injecte le sérum de Hayem :

Chlorure de sodium	5 grammes.
Sulfate de soude	10 —
Eau stérilisée	1000 —

DOSES. — Environ 3 litres pour les grands herbivores, 1 à 2 litres pour les petits, 50 à

60 grammes par kilogramme de poids vivant pour les chiens.

MODE D'ADMINISTRATION. — Pour les injections sous-cutanées, on se servira d'un appareil analogue à celui de Brocheriou (fig. 1040).

Le réservoir a une contenance de 3 litres et demi, le tube en caoutchouc a 1 centimètre de diamètre et 3 mètres de long. A 30 centimètres de son extrémité inférieure il est sectionné, les deux parties sont réunies par un tube de verre muni d'un tampon de ouate aseptique qui sert de filtre. On adapte à l'extrémité inférieure un robinet en corne pour régler le débit et une aiguille comme celle d'un aspirateur.

Pour les autres injections, on se sert de seringues ou d'appareils comme les aspirateurs Dieulafoy, Potain.

LAVANDE. — Genre de plantes de la famille des Labiées. Elles contiennent une essence ayant des propriétés antiseptiques, et utilisée depuis longtemps dans le traitement des plaies sous le nom d'*huile d'aspic*.

Cette huile agit comme excitant général, lorsqu'elle est donnée en breuvage dans l'eau ou une infusion aux doses suivantes :

Grands herbivores.....	30 à 60 grammes.
Petits................	8 à 12 —
Chiens...............	4 à 8 —

LAVEMENT (*clystère*; all. *Klystier*; angl. *clyster*; it. *clistero*; esp. *clister*). — Préparations liquides qu'on injecte par l'anus dans la portion postérieure des gros intestins. On les distingue en *évacuatifs*, *alimentaires* et *médicamenteux*. Les premiers, ou *hygiéniques*, facilitent l'évacuation des excréments, lorsqu'elle ne s'effectue pas convenablement. Les *alimentaires*, ou *analeptiques*, sont employés lorsqu'un obstacle matériel quelconque s'oppose à l'introduction des aliments dans l'estomac, et servent alors à nourrir les animaux pendant quelques jours. Les lavements *médicamenteux* sont *suppletifs*, *révulsifs* et *topiques*. Les premiers doivent être absorbés, et suppléent aux médicaments qu'on administre habituellement par la bouche: les seconds, plus ou moins irritants, sont destinés à déterminer une action révulsive sur le rectum; ils sont parfois simplement purgatifs; les derniers doivent séjourner dans l'intestin, et agir par voie de contiguïté sur les organes contenus dans le bassin; de ce nombre sont les lavements anodins, rafraîchissants, etc.

Les lavements ont pour véhicule ordinaire l'eau commune; ils consistent le plus souvent en des infusions ou décoctions de substances végétales, et parfois en de simples dissolutions de matières pures, minérales ou organiques. On les donne chauds ou froids.

EFFETS PHYSIOLOGIQUES. — Le liquide, en arrivant sur la muqueuse rectale, agit comme un corps étranger et détermine des efforts expulsifs qui varient avec la quantité de liquide et sa température. Pour le cheval, un demi-litre d'eau à la température du corps ne produit aucune excitation et reste jusqu'à absorption. Chauds ou froids, les lavements irritent la muqueuse; trop chauds, c'est-à-dire au-dessus de 40°, ils peuvent même déterminer des brûlures graves. Sur le cheval, les lavements de 1 litre et demi ne vont guère plus loin que 1 mètre et demi de l'anus. Des lavements de 30 à 40 centilitres sur le chien peuvent arriver jusqu'à l'intestin grêle. Dans le cas de *douche interne*, qui consiste à envoyer, au moyen d'appareils spéciaux, plusieurs litres d'eau, elle arrive en deux minutes jusqu'au cæcum. Lorsque l'on administre des lavements destinés à être absorbés, il y a avantage à vider le rectum, non pas immédiate-

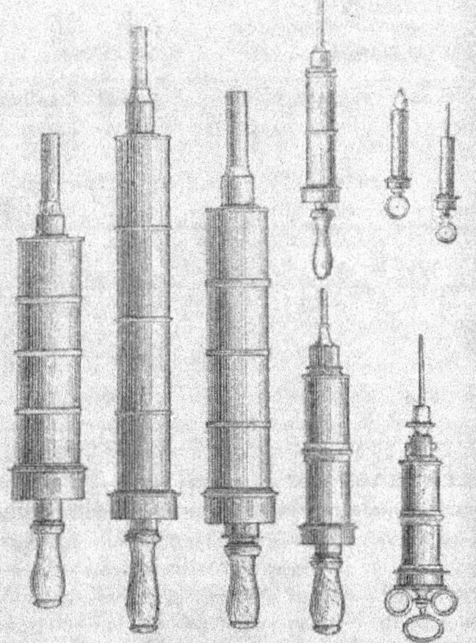

Fig. 1041. — Divers modèles de seringues (Gasselin).

ment avant, ce qui exciterait des efforts expulsifs, mais au moins un quart d'heure avant.

Quantités. — Les lavements évacuants ordinaires seront, pour le cheval et les grands ruminants, de 3 à 5 litres, de 30 à 40 centilitres pour les autres animaux.

Mode d'administration. — L'animal étant suffisamment maintenu par un ou plusieurs aides, le liquide est administré au moyen de *seringues* de diverses grandeurs dont la canule, métallique et non en verre, est introduite dans le rectum avec précaution pour ne pas blesser la muqueuse (fig. 1041).

Pour les petits animaux, on peut utiliser les irrigateurs, et les injecteurs employés en médecine humaine.

Si l'on veut donner une douche interne aux grands animaux, on pourra se servir de l'appareil Criquet (fig. 1042), le réservoir étant placé bien au-dessus de la croupe de l'animal;

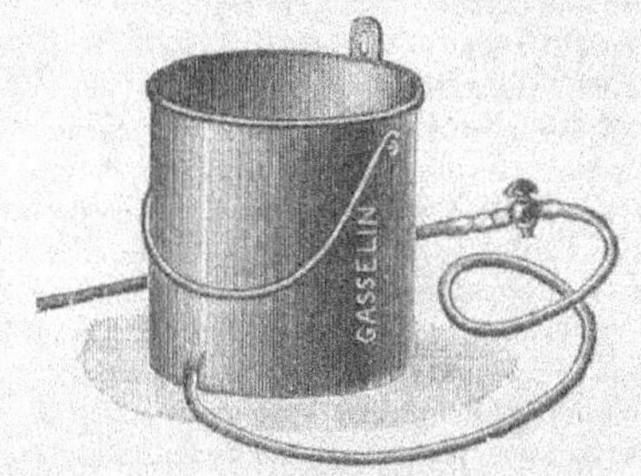

Fig. 1042. — Appareil à lavage (modèle Criquet).

à son défaut, on improvisera un appareil avec une tinette et un tube en caoutchouc (tube à gaz).

LAXATIFS (*laxativus*, de *laxare*, relâcher; all. *laxirend*; angl. *laxative*; it. *lassativo*; esp. *laxativo*). — Médicaments qui déterminent la purgation sans irriter l'intestin, tels que le miel, la manne, le tamarin, la casse, les huiles grasses, etc.

LAXITÉ (*laxitas*; all. *Schlaffheit*; angl. *laxity*; it. *lassità*, *allentatura*). — Relâchement, défaut de force et de tension dans les fibres.

LAXUM. — Mot latin autrefois employé pour désigner la cause hypothétique des hydropisies, paralysies et autres phénomènes morbides dans lesquels il y a diminution réelle ou supposée de l'énergie normale des actes de l'économie. Le *laxum* était l'opposé du *strictum*.

LEICESTER. — Nom anglais d'une variété ovine de la race germanique de Sanson. Elle est connue en France sous le nom de *Dishley* (Voy. ce mot, t. I, p. 380).

LÉPORIDÉS. — Zoologie. — Nom français du genre *Lepus*, qui comprend deux groupes : celui des *Lièvres* et celui des *Lapins* (Voy. ce mot) qui diffèrent surtout par la conformation du crâne, la face du lièvre paraissant beaucoup plus large et plus courte que celle du lapin.

Zootechnie. — Sous le nom de *léporide* ou *Lep. Darwinii*, on a décrit les produits résultant du croisement d'un lièvre et d'une lapine, et présentés comme pouvant se reproduire entre eux et formant par conséquent une nouvelle espèce. Cette question de la création d'une espèce a été l'objet de longues discussions entre les zootechniciens dans ces dernières années. Des études de Sanson sur ce point, il résulte que les produits obtenus peuvent se féconder, mais qu'au bout de quelques générations, les sujets obtenus retournent purement et simplement au type du lapin, quelques-uns seulement au type du lièvre. Il n'y a donc pas eu création d'une espèce nouvelle. Au point de vue pratique, on constate au premier accouplement, et moins sur les suivants, que la chair, la taille, etc., participent à la fois des qualités du lièvre et de celles du lapin.

LEPTOTHRIX. — Parasite des muqueuses, sorte de champignon, d'algue granuleuse hérissée de petits filaments très fins, grenus à leur intérieur, généralement réunis par la base à une gangue amorphe, granuleuse et formant des faisceaux.

Il existe en grand nombre sur la muqueuse

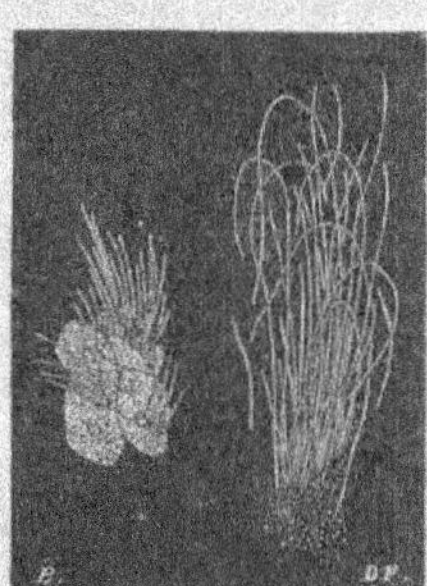

Fig. 1043. — *Leptothrix buccalis*.

buccale (*L. buccalis*), dans la salive, le suc gastrique, les liquides intestinaux. Il joue un rôle important dans la fonction digestive et sert aux transformations chimiques des aliments (fig. 1043).

LÉSION (*læsio*, de *lædere*, blesser; πάθος; all. *Verletzung*; angl. *lesion*; it. *lesione*; esp. *lesion*). — Changement morbide survenu dans la continuité des organes, leur situation, leurs rapports, leur conformation, ou leur organisation intime. Toute lésion est *organique*, c'est-à-dire qu'elle intéresse la constitution des tissus et des organes ; il ne peut y avoir de lésions purement *vitales*, puisque la vie n'est qu'une manifestation de l'état dit *d'organisation*, le mode d'activité des êtres organisés. — *Lésion* se dit surtout du changement *anatomique* accompli, déterminé par telle ou telle modification survenue dans les actes ; *trouble* et *perturbation* désignent le changement en mal qui s'observe dans les *actes*. Ainsi l'on dit : *trouble de la digestion, lésion des intestins*, et l'on ne doit pas dire : *lésion de la digestion, perturbation des intestins*. On appelle particulièrement *lésions de structure, lésions moléculaires*, les changements survenus dans la composition de la substance même des éléments anatomiques.

LÉTHALITÉ (de *lethum*, mort). — On entend par *léthalité des blessures*, certaines conditions qui les rendent nécessairement mortelles.

LEUCOCYTE (λευκός, blanc, et κύτος, cavité ; *globule du pus, globule blanc du pus, globule de la lymphe, granule ou corpuscule de la lymphe; granule ou globule du chyle, globule de mucus, globule de chyle dans le sang ; globule fibrineux du sang, du pus, du mucus, de la salive, de l'urine ; globule blanc du sang, globulin du sang ; globule muqueux, cellule de la lymphe, cellule du pus et du mucus, globule d'inflammation ou d'exsudation, cellule granuleuse ou granulée, globule granuleux de l'exsudation ou de l'inflammation, globule pyoïde, corpuscule incolore du sang, globule lymphatique, vésicule incolore du sang, corpuscule ou globule cytoïde, cellule incolore du sang, pyocyte*). — Éléments anatomiques qui se présentent, soit à l'état de cellules, soit à l'état de noyaux libres (*globulins*) ; ces derniers sont entourés d'une mince couche de protoplasma, sans nucléoles, tandis que les leucocytes de la variété cellule se distinguent par la forme sphérique, mais surtout par les actions coagulantes et dissolvantes spéciales de l'eau, de l'acide acétique, etc., qui les pâlissent et y font apparaître généralement de un à quatre petits amas ou noyaux, lorsque leur état finement granuleux n'a pas été remplacé par le dépôt de granulations graisseuses dont ils sont souvent le siège. On trouve à l'état normal ces globules dans toutes les parties où existent les globules rouges du sang, ainsi que dans la lymphe. C'est dans ces diverses conditions qu'ils ont reçu les noms de *globules de la lymphe, du chyle*, et de *globules blancs du sang*. Ils se rencontrent en outre dans toutes les autres humeurs de l'économie, soit normales, soit accidentelles, dans lesquelles on les a pris longtemps pour des espèces différentes des précédentes, sous les noms de *globules du mucus, du pus, du colostrum*, etc. Le liquide de la surface des muqueuses, dans des conditions normales, n'en renferme pas. Enfin ils constituent l'élément principal, et presque à l'exclusion de tout autre, dans le sérum du pus et dans la sérosité des vésicatoires, où ils sont en suspension.

LEUCOCYTHÉMIE ou LEUCÉMIE (de λευκός, blanc, κύτος, cavité, cellule, et αἷμα, sang ; all. *Leukhaemie*). — Altération du sang consistant en une augmentation considérable des globules blancs (Voy. LYMPHADÉNIE).

LEUCOMA. — Voy. CORNÉE (*Maladies de la*).

LEUCOMAÏNES. — Ce sont des alcaloïdes produits normalement dans les organes de l'animal vivant ; presque toujours riches en oxygène, ils sont en général peu vénéneux pour l'animal qui les produit. Ils résultent de la dislocation de la matière organique. Le protoplasma des cellules est riche en granulations ou *plastidules*, qui ont la propriété de modifier les matières albuminoïdes fournies au protoplasma par le sang et de les transformer en produits nouveaux. C'est un phénomène d'hydratation avec ou sans perte d'acide carbonique. A la périphérie de la cellule, ou en dehors d'elle, ces produits soumis à l'action de l'oxygène subissent alors de nouvelles transformations par oxydation.

Dans l'état de maladie, si l'oxygène des tissus n'est plus en quantité suffisante, la composition de ces leucomaïnes se trouve modifiée, et, par suite, leurs propriétés peuvent se rapprocher de celles des *toxines*.

Elles diffèrent des ptomaïnes qui sont le résultat de l'action des microbes de l'infection dans les maladies, ou de ceux de la putréfaction cadavérique après la mort.

La rétention ou la production excessive de ces leucomaïnes peut déterminer nombre de troubles organiques. Quand elles ne sont pas éliminées par les sécrétions, l'urine en particulier, elles s'accumulent dans les cellules vivantes et amènent la dégénérescence, la mort de ces cellules et l'intoxication de l'organisme.

Le nombre des leucomaïnes étudiées par les chimistes et principalement par A. Gautier est considérable ; nous citerons seulement : la *spermine*, la *plasmaïne*, la *xanthine*, l'*hypoxanthine* ou *sarcine*, les *leucomaïnes* des urines normales, des gaz expirés, du sang.

LEUCOPHLEGMASIE. — Voy. Lymphangite.

LEUCORRHÉE (de λευχός, blanc, et ῥεῖν,
couler; *flueurs blanches*, *catarrhe utérin*; all.
weisser Fluss; angl. *leucorrhœa*; it. et esp.
leucorrea). — Catarrhe ou inflammation plus
ou moins chronique de la muqueuse de l'utérus,
et particulièrement de son col et du vagin,
accompagné d'un écoulement muqueux, de
couleur variable. — Voy. Métrite.

LÈVRES. — Ce sont les appareils de fermeture de la bouche.

Anatomie. — On les distingue en *lèvre inférieure* et *lèvre supérieure* se réunissant par leurs
commissures. Leur face externe sur le *cheval* est
couverte d'une peau fine, ayant des poils, la plupart fins, courts, avec quelques autres longs,
raides, qui sont des *poils tactiles*. Leur face

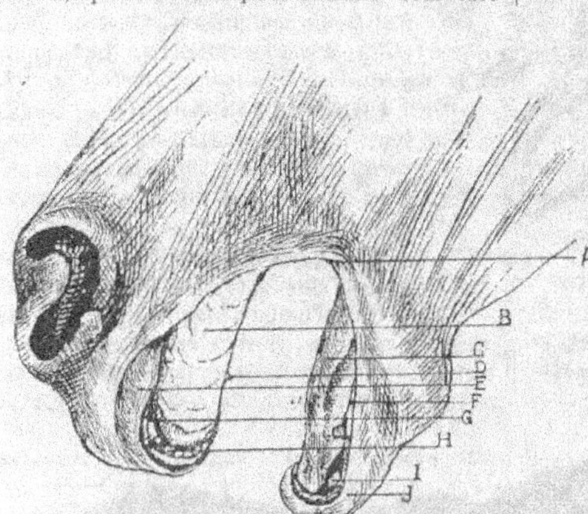

Fig. 1044. — Bouche ouverte.

A, commissure. — B, palais. — C, langue. — D, crochet. —
E, lèvre supérieure. — F, barres. — G, gencive. — H, arcade
incisive supérieure. — I, une incisive inférieure. — J, lèvre
inférieure (Montané).

interne est protégée par la muqueuse buccale,
lisse, pourvue de glandules salivaires. Les *bords*,
lisses et tranchants, sont formés par la rencontre de la peau et de la muqueuse. La
lèvre supérieure, la plus mobile, présente un
léger sillon médian. L'inférieure porte un
repli : la *houppe du menton*. Elles ont des nerfs,
des vaisseaux sanguins et des muscles qui les
font mouvoir (fig. 1044).

Différences. — Celles des grands *ruminants*
sont épaisses, peu mobiles ; la supérieure, toujours humide à l'état de santé, est le *mufle*. La
lèvre supérieure du *mouton*, plus mobile, est

recouverte de poils. La lèvre supérieure du
porc se confond avec le *groin*. Chez le *chien*,
les deux lèvres ferment la *gueule*; la supérieure présente un fissure analogue au bec de
lièvre chez les bouledogues. La lèvre supérieure du *lapin* est fendue et pourvue de
poils et de moustaches.

Physiologie. — Ce sont des organes d'*expression* : elles prennent diverses formes suivant
que l'animal est gai, qu'il est irrité ; elles
donnent une expression particulière à la tête
de l'étalon qui flaire la jument, à celle de
l'animal très malade, etc. Elles servent à la
préhension des aliments, à celle des boissons, à
l'émission de la voix ; ce sont aussi des organes tactiles permettant au cheval de reconnaître des substances piquantes dans ses aliments et en même temps de les écarter.

Extérieur. — Trop *épaisses*, les lèvres
font paraître la tête plus commune et
annulent l'action du mors sur les barres.
Trop *minces*, elles donnent plus d'élégance à la tête — on dit que le cheval *boit
dans un verre*, — mais ne protègent plus
suffisamment les barres. La lèvre inférieure *pendante* annonce la fatigue et
l'usure, et laisse écouler la salive. Sur
certains chevaux, surtout quand ils sont
bridés, la lèvre inférieure est continuellement agitée : on dit qu'ils *cassent la
noisette*; cela est plus disgracieux que
nuisible. Enfin on voit parfois de véritables *moustaches* à la lèvre supérieure
des chevaux.

Tare des lèvres. — Les cicatrices laissées
par le tord-nez doivent faire supposer
que le cheval examiné est difficile ou même
rétif.

Pathologie. — Les plaies, les inflammations
dues à des agents irritants (vésicatoire), à des
maladies infectieuses (fièvre aphteuse, horse-
pox) ou parasitaires (gales) n'offrent rien de
particulier.

Le *bec-de-lièvre*, fissure congénitale de la
lèvre supérieure dans toute son épaisseur,
est assez rare chez nos animaux ; si on veut
intervenir, on avivera les bords de la fissure
avant de les suturer.

L'*éléphantiasis* des lèvres est également très
rare.

Chez le chat, on observe parfois un *ulcère*,
improprement appelé *cancroïde*, qui débute
généralement au bord libre de la lèvre puis
s'étend et se creuse de plus en plus ; cependant
la guérison peut survenir naturellement. Cet

ulcère, de nature parasitaire, est contagieux (Cadiot, Gilbert et Roger).

Tumeurs. — Chez le chien et le chat, on ren-

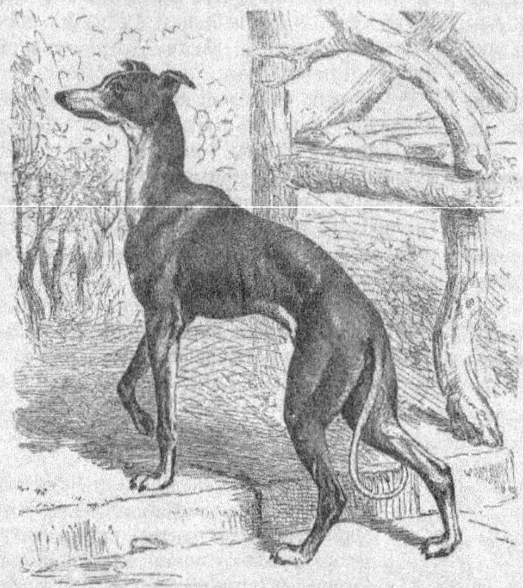

Fig. 1045. — Lévrier italien.

contre souvent des papillomes, que l'on traite par l'excision et l'administration de magnésie calcinée à l'intérieur.

On observe aussi des *kystes glandulaires*, des *mélanomes*. L'*épithéliome ou cancroïde des lèvres* est assez fréquent chez le chien, il s'accompagne d'adénopathie cervicale; quand elle sera possible, on fera l'excision totale et précoce de la tumeur.

Sur les poulains et les veaux, on voit parfois de nombreuses petites *verrues*, qui disparaissent le plus souvent sans traitement, à l'âge de quinze à vingt-quatre mois.

LÉVRIER (CHIEN). — Les lévriers sont caractérisés par une tête et un museau très allongés; ils sont hauts sur pattes, et ont le flanc retroussé. Comme ils sont très rapides à la course, ils étaient

autrefois utilisés pour la poursuite du gibier. On en connaît plusieurs variétés:

Le *lévrier d'Italie* ou *levrette* est un chien d'appartement aux formes gracieuses; il est à poils ras (fig. 1045), et comme il souffre du froid, il est de mode de lui mettre des couvertures.

Le *lévrier d'Écosse* est à poils longs (fig. 1046), ceux de *Russie*, de *Grèce*, d'*Afrique* ou *Sloughi*. Le *charnègre*, résultant du croisement du lévrier et du chien courant, est encore utilisé dans la Camargue pour la chasse du renard, du lièvre, etc.

LIENTÉRIE (de λεῖος, glissant, et ἔντερον, intestin; all. *Magenruhr*; it. et esp. *lienteria*). — Évacuation par l'anus, ordinairement prompte et fréquente, d'aliments mal digérés. C'est un symptôme d'une vive irritation du tube digestif.

LIGAMENT (*ligamentum*, de *ligare*, lier; σύνδεσμος; all. *Band*; angl. *ligament*; it. *legamento*; esp. *ligamento*). — Faisceau de tissu fibreux très serré, peu extensible, difficile à rompre, qui adhère, par ses extrémités, à des os ou à des cartilages, et sert ainsi de moyen d'union pour les articulations ou pour quelques parties osseuses et cartilagineuses. On divise les ligaments en *articulaires*, qui prennent le nom de *capsulaires*

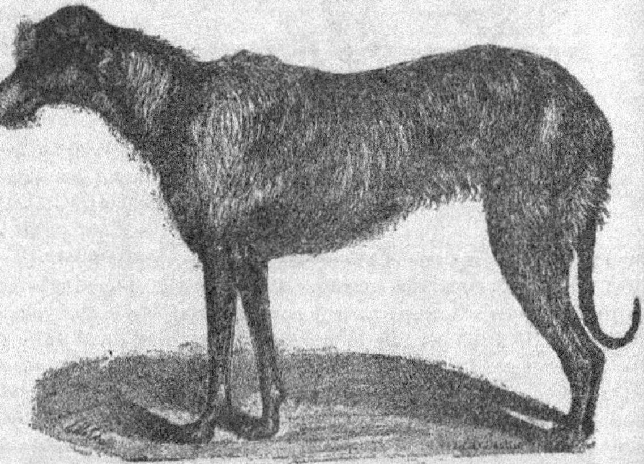

Fig. 1046. — Lévrier d'Écosse.

(*capsules articulaires, capsules fibreuses*) lorsqu'ils enveloppent les extrémités des deux os formant une articulation; *non articulaires*, qui se portent d'une partie à l'autre d'un même os, pour oblitérer une ouverture ou convertir en trou une échancrure, en remplissant un espace interosseux ; et *mixtes*, qui servent à l'insertion des muscles.

LIGATURE (de *ligare*, lier ; all. *Schnur*, *Unterbinden* ; angl. *ligature* ; it. *legatura* ; esp. *ligadura*). — Ce mot désigne les liens qui servent à étreindre les tissus vivants, et aussi l'opération par laquelle on les applique. On s'en sert soit pour étreindre les tumeurs ou les organes dont on veut provoquer lentement la chute, soit pour lier les vaisseaux pour arrêter une hémorragie (Voy. Hémostase). — On dit la ligature *immédiate* quand elle n'embrasse que les parties sur lesquelles on veut agir, vaisseau, tumeur ou organe, et *médiate* quand l'anse de la ligature embrasse non seulement ces parties, mais d'autres environnantes, peau, muscles, etc. ; on la dit encore ligature *en masse*. — La simple ligature s'effectue avec un lien quelconque, une ficelle de fouet généralement ; la *ligature élastique* se fait avec un fil de caoutchouc, ou mieux un caoutchouc creux ou plein de calibre proportionné à la masse à couper. La ligature élastique a le grand avantage d'avoir une action continue et de ne pas en nécessiter une seconde à la suite du resserrement de la première dès que les couches superficielles sont sectionnées.

La ligature élastique est surtout employée pour l'ablation des tumeurs : un aide tient un des chefs, l'opérateur saisit l'autre, tend le lien et l'enroule trois ou quatre fois autour du pédicule, puis croise les deux bouts et les fixe à l'aide d'un fil ordinaire, ou on fait simplement trois nœuds au-dessus l'un de l'autre. Rossignol et Cagny ont obtenu d'excellents résultats dans le fouettage des ovidés et bovidés (Voy. Castration). On peut utiliser encore cette ligature pour l'amputation de la queue du cheval (Cagny), l'amputation de la matrice herniée, etc. Sur certaines tumeurs non pédiculées, Cagny applique une première ligature élastique qui limite plus ou moins la tumeur, et permet ensuite d'en placer une deuxième ou même une troisième sur le pédicule factice formé par la première.

LIMACE (all. *Klauengeschwür* ; it. *limarmola*). — Maladie particulière du pied des bêtes bovines, caractérisée par l'inflammation suppurative de l'intervalle interdigité des onglons, se propageant au ligament situé dans cet espace ; elle a assez d'analogie avec le *fourchet* et le *piétin* des bêtes ovines (Voy. ces mots) : c'est le furoncle du coussinet graisseux qui se

trouve au-dessous du ligament interdigité (fig. 1047).

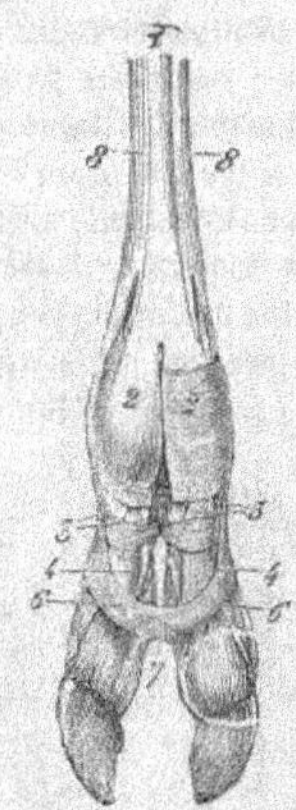

Fig. 1047. — Appareil tendineux et ligamenteux de la face postérieure de la région digitée chez le bœuf (membre postérieur).

1, tendon du perforé. — 2.2, branches terminales de ce tendon. — 3,3, leur bifurcation. — 4,4, perforant. — 6,6, brides supérieures du ligament interdigité inférieur, s'attachant sur la première phalange. — 7, ligament interdigité inférieur. — 8,8, ligament suspenseur du boulet (A. Chauveau et S. Arloing).

Étiologie. — Elle est due généralement à une plaie par un corps étranger qui s'introduit entre les onglons, et s'observe plus souvent sur les animaux marchant sur des chemins cailouteux, irréguliers, sur des terrains hérissés de chaume ; les plaies produites s'infectent facilement par le purin, le fumier, etc.

Symptomatologie. — Boiterie intense ; région interdigitée tuméfiée, chaude, sensible, douloureuse ; parfois la résolution survient, mais le plus souvent, au bout de quelques jours, la tuméfaction s'étend au boulet et gagne la couronne, la peau de la région se mortifie ; l'animal éprouve alors des souffrances très vives et reste couché ; il y a fièvre avec inappétence.

Marche et terminaison. — Après l'élimination du bourbillon, la plaie peut se cicatriser, la douleur et la boiterie disparaissent alors ; ou bien le ligament interdigité, les tendons se nécrosent, il y a javart tendineux ; ou bien enfin l'inflammation suppurative s'étend à l'articulation du pied, il y a arthrite ; le malade, restant couché, s'épuise et meurt avec des abcès généralisés.

Traitement. — Au début, ouverture et débridement de la plaie, bains du pied malade fréquemment renouvelés dans une solution antiseptique (crésyl, sulfate de cuivre), puis application d'un pansement imbibé de cette solution.

Si des complications surviennent, on traitera suivant les cas : ponction hâtive des abcès, drainage, extirpation des lambeaux tendineux et ligamenteux nécrosés, etc. (Voy. Javart tendineux). Quand les altérations sont trop étendues, surtout s'il y a arthrite, il est préférable de pratiquer l'ablation de l'ongle (Voy. Amputation).

Dans les cas graves, on songera d'abord à sacrifier le malade pour la boucherie, s'il est en bon état.

LIMOUSIN, INE. — Qui appartient à l'ancienne province du Limousin.

Variété bovine. — Elle a été formée par l'importation d'animaux de la race aquitaine de Sanson, venant des environs d'Agen. Les vaches sont bonnes laitières et utilisées pour les travaux de culture. Les jeunes bœufs, achetés par les éleveurs de la Dordogne et de la Charente, travaillent à la culture et, engraissés, donnent un poids vif de 900 à 1000 kilogrammes. Quant à ceux qui sont conservés dans le pays en vue de l'engraissement, ce sont des animaux remarquables au point de vue de la boucherie, égaux et même supérieurs aux durhams dans les concours d'animaux gras.

Variété chevaline. — Le cheval limousin appartient à la race asiatique de Sanson. De tout temps, il a été réputé comme un beau et bon cheval de selle. Au haras de Pompadour, existe un élevage d'arabes et d'anglo-arabes destinés à fournir des reproducteurs.

Variété ovine. — C'est une des plus petites de la race auvergnate. Sa taille a parfois seulement 40 centimètres. La toison légère est souvent colorée et formée de brins frisés en mèches pointues. La viande est de très bonne qualité.

Variété porcine. — Les porcs limousins appartiennent à la race ibérique de Sanson ; ils sont très renommés ; dans ces dernières années, on a fait des croisements avec des reproducteurs anglais qui ont amélioré leur conformation. Vivant en liberté, les porcs limousins sont très sujets à la *ladrerie* (Voy. ce mot).

LINCOLN (Variété ovine). — Voy. Dishley.

LINGUATULE. — La *linguatule tænioïde* ou *Linguatula rhinaria* ou *Pentastoma tænioïdes*, de l'ordre des arachnides, est un parasite des cavités nasales du chien ; il a été trouvé rarement dans celles des solipèdes, du mouton, de la chèvre.

A l'état larvaire, ce parasite vit dans le foie, le poumon, les ganglions mésentériques du bœuf, du cheval, du lièvre, du chat, etc.

La linguatule tænioïde a le corps blanchâtre, allongé, lancéolé (fig. 1048), formé de quatre-vingt-dix anneaux environ ; le mâle est long de 18 à 20 millimètres ; la femelle, d'un gris blanchâtre ou brunâtre, a 8 à 10 centimètres de long.

La larve, encore appelée *linguatule denticulée*, est allongée, aplatie, formée d'anneaux qui portent à leur bord postérieur une série de petits piquants, d'où son nom ; à son complet développement elle a 6 à 8 millimètres de long.

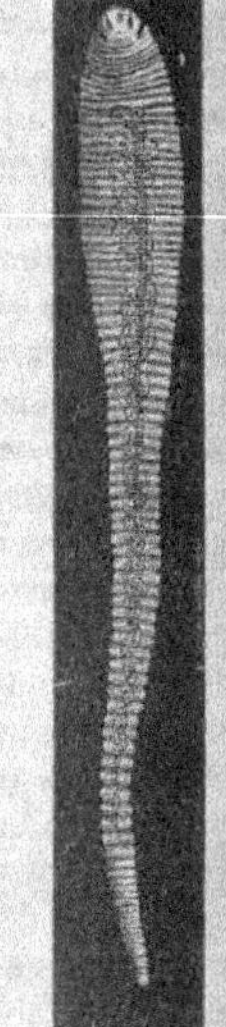

Fig. 1048. — Linguatule rhinaire (Cadéac).

Le chien s'infecte en mangeant des ganglions ou des organes contenant des larves enkystées qui pénètrent dans les cavités nasales, soit par les narines, soit par la gorge, puis acquièrent leurs organes génitaux et s'accouplent. Les femelles se fixent dans les anfractuosités des cavités nasales et surtout dans le cul-de-sac du méat moyen, et dans les volutes ethmoïdales ; les mâles, plus nomades, se répandent un peu partout, même jusque dans l'arrière-bouche.

Ces parasites déterminent chez leur hôte un coryza : le chien se frotte le nez contre les corps durs, se gratte avec ses pattes, éternue fréquemment d'une façon brusque, saccadée, convulsive ; il y a un catarrhe nasal chronique ; parfois la respiration est ronflante, d'autres fois on observe des symptômes asphyxiques. Les parasites séjournent ainsi longtemps dans les cavités nasales ; finalement ils sont expulsés ou meurent.

La femelle pond des œufs très nombreux, qui sont expulsés avec le mucus, tombent sur le sol, dans l'herbe, les fourrages ; ces œufs sont ingérés par un herbivore (lapin, bœuf, mouton, etc.), dans l'intestin duquel les embryons sont mis en liberté ; ces derniers traversent les parois intestinales et vont se fixer dans les ganglions mésentériques, le foie, le poumon, où ils se transforment en larves.

Traitement. — Il est surtout prophylactique.

Comme traitement curatif, on indique les injections d'huile empyreumatique, d'essence de térébenthine, de crésyl, d'eau phéniquée ; des inhalations d'ammoniaque, de chloroforme, etc. Tout cela est inefficace et difficile à exécuter. Dans les cas graves on pourrait essayer la trépanation des sinus et des cavités nasales.

LINIMENT (*linimentum*, de *linire*, oindre doucement ; ἔγχρισις ; all. et angl. *liniment* ; it. et esp. *linimento*). — Topique de consistance moyenne, entre celle de l'huile et de l'axonge, et destiné à être employé en frictions ou en onctions. Les liniments sont composés d'huile ou de graisses, et d'une substance adoucissante, tonique, irritante, etc., selon l'effet que l'on veut déterminer. — *Liniment ammoniacal* ou *volatil*. On le prépare en mêlant et conservant dans une fiole bien bouchée 10 grammes d'ammoniaque liquide à 22° centésimaux, et 90 grammes d'huile d'amandes douces. Il agit comme irritant, rubéfiant ou vésicant, selon la durée de l'application. — *Liniment ammoniacal camphré*. Ammoniaque liquide, 10 grammes ; huile camphrée, 90 grammes. — *Liniment antipsorique*. Styrax liquide, 30 grammes ; huile d'olives, 15 grammes. — *Liniment calcaire* ou *oléo-calcaire*. On l'obtient en mêlant eau de chaux, 9 parties, et huile d'amandes douces, 1 partie ; il sert contre les brûlures. En ajoutant, pour 128 grammes, 2 grammes de laudanum de Sydenham, on a le *liniment calcaire opiacé*. — *Liniment camphré*. Il est préparé avec huile d'olive, 45 grammes, et camphre, 5 grammes. Stimulant. — *Liniment camphré composé*. Camphre, 23 parties ; essence de lavande, 1 ; ammoniaque liquide, 43 ; alcool à 85°, 118. Stimulant et rubéfiant. — *Liniment camphré opiacé*. Huile camphrée, 80 grammes ; cérat de Galien, alcoolé d'opium, ãã 1 gramme. Calmant. — *Liniment de cantharides camphré*. On le fait en dissolvant 2 grammes de camphre dans 128 grammes d'huile d'amandes douces, et en y mêlant, par trituration, teinture de cantharides et savon amygdalin, ãã 32 grammes. — *Liniment savonneux opiacé*. Huiles d'amandes douces, 90 grammes ; poudre de savon, teinture d'opium, ãã 5 grammes.

LIOTHÉ (*Liotheum* ; all. *Vogellauss* ; angl. *liotheum* ; *ricin et pou des oiseaux*). — Genre d'insectes aptères parasites de l'ordre des anoploures, voisins des poux. Ils vivent, chez les oiseaux, sous le bec, autour des narines ou entre les barbes des plumes des ailes ; presque chaque genre d'oiseau nourrit une espèce différente. Ils peuvent causer la mort. Ils quittent le corps des oiseaux tués, dès que commence le refroidissement, et, s'ils passent sur l'homme, ils lui causent de vives démangeaisons, mais

sans vivre longtemps sur lui : tel est le *liothé pâle* (*Liotheum* ou *Menopon pallidum*), le *liothé dissemblable* (*Philopterus* ou *Goniodes dissimilis*), qui vivent sur les poules.

LIPOME (de λίπος, graisse, all. *Fettbalg* ; it. et esp. *lipoma*). — Tumeur graisseuse. — Hypertrophie locale du tissu adipeux, avec une multiplication exagérée de ses éléments ana-

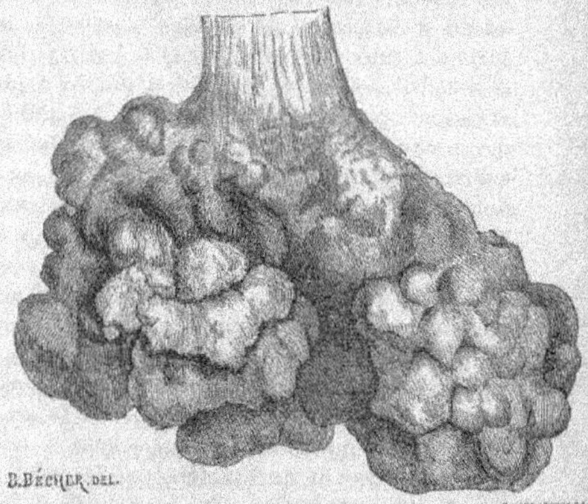

Fig. 1049. — Lipome fibreux du rectum.

tomiques. Appelé encore *adipome*, *stéatome*, *cholestéatome* (fig. 1049 et 1050).

Le *lipome pur* a les mêmes caractères que le tissu adipeux normal. Le *myxomateux* renferme des travées de tissu muqueux. Le *fibreux* (fig. 1049) ou *adipo-fibrome* contient des travées de tissu fibreux. L'*érectile* a des vaisseaux nombreux et distendus.

Ces tumeurs peuvent subir la *dégénérescence granulo-graisseuse* ou la *calcification*.

Les lipomes sont fréquents chez les chiens et les chevaux ; ils siègent dans le tissu conjonctif sous-cutané, sous-muqueux, sous-séreux, dans les glandes, les interstices musculaires, les centres nerveux, où ils forment des masses plus ou moins volumineuses, mamelonnées, bien délimitées, pédiculées quand ils siègent sur les séreuses ; ils sont mous et dépressibles,

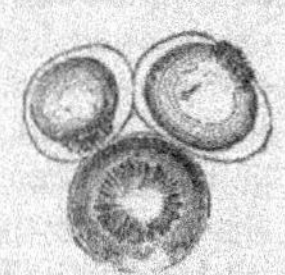

Fig. 1050. — Vésicules adipeuses isolées avec des cristaux de margarine à la surface. Deux d'entre elles renferment du liquide entre la paroi et le contour graisseux (Tood et Bowman).

et sur la coupe il se produit un suintement graisseux.

TRAITEMENT. — Ablation par la ligature élastique de préférence.

LIPOTHYMIE (de λείπειν, manquer, et θυμός, âme ; all. *Ohnmacht*). — Perte subite et instantanée du mouvement, la respiration et la circulation continuant encore ; au lieu que, dans la *syncope*, ces deux dernières fonctions sont aussi suspendues.

LIQUEUR (*liquor*, ὑγρόν, ὑγρότης ; all. *Likör* ; angl. *liquor* ; it. *liquore* ; esp. *licor*). — Nom donné à beaucoup de liquides composés, et surtout à ceux dont la base est l'alcool (*liqueurs alcooliques*). — *Liqueur arsenicale de Fowler.* Acide arsénieux, carbonate de potasse pur, ãã 5 grammes ; eau distillée, 500 grammes ; alcoolat de mélisse composé, 15 grammes. La liqueur contient le centième de son poids d'acide arsénieux, c'est-à-dire 1 centigramme par gramme : 4 à 10 gouttes en plusieurs fois dans la journée. — *Liqueur arsenicale de Pearson.* Solution d'arséniate de soude cristallisé, 1 gramme, dans eau distillée, 600 grammes. Elle renferme 1 centigramme d'arséniate de soude pour 6 grammes : dose, de 3 à 6 grammes. — *Liqueur de Villate.* Liquide cathérétique employé par les vétérinaires et quelquefois par les médecins (Notta) en injection dans les fistules, suite de carie osseuse, il est composé de : sous-acétate de plomb liquide, 30 grammes ; sulfate de zinc, sulfate de cuivre, ãã 15 grammes ; vinaigre blanc, 200 grammes.

LISIÈRES (**VACHES**). — Deuxième classe des vaches laitières dans la classification de Guénon. Elles ont un écusson qui s'élève, dans le premier ordre des mamelles, jusqu'à la vulve, sous forme d'une bande étroite comme une *lisière* sans écussons latéraux, et s'abaisse successivement dans les différents ordres jusqu'au huitième, où la marque est à peine visible au-dessous des pis.

LISTE (all. *Blässe*). — Bande blanche, située à la partie antérieure de la tête du cheval, occupant le front et le chanfrein, et dont les dimensions, les déviations à droite ou à gauche, les mouchetures, etc., servent au signalement.

LITHIASE. — Formation de calculs dans les voies biliaires et urinaires (Voy. Calculs).

LITHINE. — Carbonate de lithine. — Poudre blanche, inodore, soluble dans l'eau, administrée dans une eau chargée d'acide carbonique (Royat, Châtel-Guyon). C'est un diurétique qui a l'avantage de former des urates solubles. Les chiens goutteux ou atteints de gravelle se trouveront bien de l'usage de ce sel à la dose de 1 gramme à 1^{gr},50 par jour.

LITIÈRES. — Les litières constituent un lit souple pour les animaux ; elles les protègent contre le refroidissement ; elles absorbent leurs déjections ; mélangées aux excréments, elles constituent le fumier de ferme.

Les litières doivent être souples, élastiques, douées de propriétés absorbantes.

Souvent on utilise pour litière des substances alimentaires. C'est ainsi que la paille de blé est la plus employée pour les chevaux, la paille d'avoine étant réservée pour les ruminants, elle fait une litière plus humide ; la paille d'orge et celle de seigle sont plus dures.

Les *fanes* des diverses plantes (pomme de terre, colza, fèves, haricots, etc.) sont peu employées ; elles sont riches en principes fertilisants.

Les *feuilles mortes* ne sont utilisées que dans les pays pauvres ou lorsqu'il y a disette de fourrages ; à la longue, cette sorte de litière irrite les tissus des pieds et de la mamelle (Boucher).

La *sciure de bois* est douce, absorbante, mais salit les animaux ; la sciure de chêne rend le fumier acide et irrite le pis des vaches.

La *tourbe* forme une bonne litière, moelleuse, élastique, qui a des propriétés absorbantes considérables pour les liquides et les gaz ; elle donne un bon fumier. Cependant il faut réserver la tourbe pour le cheval et le mouton, et encore elle est accusée de ramollir la fourchette et la sole ; elle ne convient pas pour les animaux qui urinent beaucoup (porc).

On utilise aussi comme litière dans certains pays, les fougères, mousses, algues, ainsi que la bruyère, les ajoncs, les genêts, les roseaux, qui doivent être préalablement broyés, la terre, le sable, etc.

La quantité de litière à donner aux animaux varie suivant sa nature, l'espèce animale, l'alimentation, la saison, la disposition du sol des étables, etc.

Boucher donne les chiffres moyens suivants :

Cheval............	2 à 5	kilogr. de paille par jour.
Bœuf ou vache...	3 à 6	—
Porc.............	2 à 3	—
Mouton..........	0,500	—
Chèvre..........	1	—
Chien...........	0,500 à 1	—
Lapin...........	0,500	—

La quantité ne doit pas être exagérée, afin que le fumier ne soit pas trop pailleux.

La litière doit être répandue en couche uniforme. Le temps que la litière doit rester sous les animaux varie suivant les mêmes conditions que la quantité.

Dans les locaux bien tenus, les excréments

sont enlevés au fur et à mesure dans le jour ; chaque matin, les excréments de la nuit et la litière souillée sont enlevés, la partie sèche est relevée dans un coin, le sol est balayé et lavé.

Dans beaucoup de fermes, on ne renouvelle la litière des écuries qu'une ou deux fois par semaine.

Dans les étables, on retire les excréments chaque jour et on n'enlève le fumier qu'à de rares intervalles.

Dans les bergeries, le renouvellement de la litière ne se fait souvent qu'au commencement de chaque saison : c'est la véritable litière permanente. Ce système a de grands inconvénients : le local devient trop chaud par la fermentation de la litière, et les moindres plaies des animaux peuvent être infectées.

LITHOCLASTIE. LITHOTRITIE. — Opération qui a pour but de réduire les calculs vésicaux en morceaux d'un assez petit volume pour qu'ils puissent ensuite sortir d'eux-mêmes ou être extraits par l'urètre. (Voy. CALCULS et URÉTROTOMIE.)

LOCHIES (de λοχός, femme en couches ; all. *Lochien* ; angl. *cleansings* ; it. *locchj* ; esp. *loquios*). — Évacuation sanguinolente, séreuse, qui suit le part, et s'effectue par la vulve après la délivrance jusqu'au moment où l'utérus a repris ses dimensions normales.

Cet écoulement physiologique est souvent intermittent ; il commence deux jours après la parturition et ne dure que quelques jours.

La quantité de liquide qui s'écoule est variable suivant l'espèce, l'individu, l'alimentation, l'état de pléthore, etc.

Autrefois on attribuait à la suppression des lochies une influence considérable dans l'étiologie des affections des femelles après la parturition, fièvre vitulaire, métrite, etc. On confondait sous ce nom l'écoulement physiologique et tous les écoulements symptômes de métrites, de catarrhe vaginal, etc.

LOCOMOTION (*motio*, all. *Bewegung* ; angl. *locomotion* ; it. *locomozione* ; esp. *locomocion*). — Exercice de la faculté par laquelle l'animal se transporte d'un lieu à un autre. La locomotion dépend de la disposition mécanique du squelette et de la contraction musculaire ; elle comprend la *marche*, la *course*, le *saut*, le *vol*, la *natation* et tous les mouvements du tronc et des membres. — Le déplacement du corps est la conséquence de l'oscillation des membres ; pour qu'il n'y ait pas perte de force, il faut que les membres ne vacillent pas, qu'ils se déplacent parallèlement à l'axe du corps. — Si on se place derrière un cheval en marche par exemple, on constate que les membres postérieurs suivent bien la direction des membres antérieurs, sans obliquer ni en dedans, ni en dehors. D'après les recherches de Marey, l'impulsion donnée au corps par les membres postérieurs se faisant suivant une direction à peu près horizontale, il en résulte que le cheval *haut du devant* s'enlève en même temps qu'il avance, ce qui est un inconvénient. Quant au cheval *bas du devant*, il est exposé à une chute, parce qu'il *rase le tapis*.

LOI. — **Les lois en médecine.** — *La loi est l'expression d'un rapport nécessaire et constant entre deux phénomènes.*

1° *Lois physiologiques.* — I. LOIS PHYSICO-CHIMIQUES OU LOIS DES ACTIONS EXTERNES. — L'être vivant est soumis à toutes les forces qui agissent sur la matière brute (pesanteur, chaleur, électricité, lumière, etc.). Ce sont ces lois qui, physiologiquement, règlent la circulation, la respiration, les échanges chimiques de l'organisme, etc., et qui, pathologiquement, amènent le changement des organes hypertrophiés, déterminent le siège de l'œdème, des épanchements séreux, etc.

II. LOIS BIOLOGIQUES OU LOIS DES ACTIONS INTERNES. — Elles déterminent les actions qui permettent à l'organisme d'être constamment dans un état d'équilibre, par rapport aux forces cosmiques. Tant que cet équilibre est maintenu, l'organisme est dit *sain* ; quand il est rompu, l'organisme est *malade* ; il tend par des réactions appropriées, qui constituent l'essence même de la *maladie*, à reprendre son état d'équilibre.

1° *Lois des adaptations au milieu extérieur.* — Tout organisme tend à s'adapter au milieu dans lequel il est plongé. Ex. : des amibes d'eau douce, acclimatées à vivre dans de l'eau salée, s'y accommodent de telle sorte qu'elles meurent si on les remet brusquement dans l'eau douce.

2° *Lois de la nutrition.* — Tout être vivant prend dans le milieu inorganique dans lequel il vit les éléments minéraux stables, qu'il transforme en éléments organiques instables : par cette transformation, il emmagasine une certaine quantité d'énergie. Ce premier stade de la nutrition est suivi d'une période de désassimilation, pendant laquelle les éléments organisés se désagrègent et tendent à revenir à leur état primitif : il se produit en même temps un dégagement d'énergie.

3° et 4° *Lois de la reproduction.* — *Lois du type originel.* — La matière vivante ne peut s'accroître d'une manière continue : elle est forcée de se diviser et l'être qui naît ainsi conserve les caractères de son origine. S'il diffère plus ou moins de ses générateurs, c'est parce qu'il exagère leurs phénomènes morbides ou qu'il a été formé dès sa naissance dans des conditions extérieures nouvelles.

5° *Lois de l'individualité.* — On doit considérer comme un individu « tout centre ou axe capable de présenter d'une manière indépendante l'accommodation continue des relations internes à des relations externes, ce qui constitue la vie » (Herbert Spencer).

A mesure que l'on descend l'échelle des êtres, l'individualité diminue ou plutôt devient divisible.

6° *Lois de la restauration du plan primitif.* — « Dans tout germe vivant, il y a une *idée directrice ou créatrice*, qui se développe et se manifeste par l'organisation » (Cl. Bernard). Chez un être vivant, les cellules qui le constituent se groupent suivant un plan copié sur le générateur; pendant la vie, l'effort de l'organisme tend à conserver ce prototype. Cette loi régit la perpétuité du genre, de l'espèce et du type individuel.

2° *Lois pathologiques.* — I. Lois DES ACTIONS EXTERNES (LOIS ÉTIOLOGIQUES ; LOIS PATHOGÉNIQUES). — A une maladie définie, il faut une cause constante et déterminée. Le microbe spécifique du charbon est la loi *pathogénique*, la cause nécessaire de cette maladie.

Cependant il ne faut pas oublier la part que prend *l'organisme* dans la maladie : « C'est l'organisme et non le microbe qui fait la maladie. » L'organisme peut se comporter de la même façon vis-à-vis de microbes différents (broncho-pneumonies, angines) et réciproquement un même microbe peut susciter des manifestations diverses.

Ce que l'on dit des microbes peut s'appliquer aux *poisons* : l'alcoolisme peut se traduire par le délirium tremens, la paraplégie, la cirrhose hépatique.

II. Lois DES RÉACTIONS MORBIDES. — Les réactions morbides peuvent être différentes alors que les agents sont semblables, ou semblables, alors que les agents sont différents. — Ces réactions ont leurs lois bien déterminées, très difficiles à découvrir à cause de la complexité des phénomènes.

III. Lois DES COMPENSATIONS. — Quand un organe est partiellement détruit, la partie subsistante tend à suppléer à la portion qui manque et à accomplir un excès de travail.

IV. LOI DES SUPPLÉANCES. — Elle s'applique à des organes aptes à se remplacer : quand le rein est malade, le foie le supplée, en détruisant une plus grande quantité de poison; quand le foie est malade, l'élimination par le rein est augmentée.

A cette loi, se rattache *celle des sympathies morbides* (troubles cardiaques dans les affections du foie et du rein).

3° *Lois pharmacologiques.* — Ces lois déterminent l'action des corps chimiques sur un organisme normal. D'après M. Bouchard, on appelle *équivalent toxique* la dose constante qu'il faut pour tuer un kilogramme de l'animal; mais cette dose est loin d'être constante pour la même espèce; elle varie d'un animal à l'autre.

4° *Lois thérapeutiques.* — Elles étudient l'action des médicaments et leur dose mortelle; mais elles ne découlent pas des lois pharmacologiques. Elles ont pour base la pathogénie.

LOMBRIC. — Voy. ASCARIDE.

LONG, ONGUE (*longus*, μακρός, all. *lang*, angl. *long* ; it. *lungo* ; esp. *largo*). — Dont l'étendue en longueur est plus considérable que l'étendue en largeur.

Longues cornes (*races*). — Nom générique d'un groupe de bêtes ovines occupant autrefois les parties occidentales des îles Britanniques, le Lancastre, l'Irlande, etc., et qui avaient pour caractère commun des cornes longues, courbées d'abord en bas et relevées. C'est sur une race longues cornes, déjà perfectionnée, la race Canley, que Bakewell a fait les premières expériences qui l'ont conduit à créer la race ovine de Dishley.

Longue laine (*races*). — Nom commun à toutes les races ovines dont la laine est lisse, longue de 15 à 35 centimètres, et propre au peignage.

Long jointé. — Se dit du cheval dont le paturon est trop long.

LONGE. — En vétérinaire, portion de la colonne vertébrale et des muscles qui s'y attachent, chez le veau et les petits animaux de boucherie, comprenant particulièrement les vertèbres dorsales et lombaires supérieures avec leurs *muscles*; le *râble*, au contraire, comprend les régions lombaire inférieure et sacrée supérieure. La *surlonge*, chez le bœuf, est la partie profonde des mêmes parties dures et molles, au niveau du *paleron*.

LOULOU (CHIEN). — C'est le plus commun des chiens d'appartement et peut-être le plus intelligent.

Il est le *guide des aveugles*. Son museau est pointu et il a les oreilles droites. De taille moyenne, il a le poil laineux, non frisé et de couleur variable (fig. 1051).

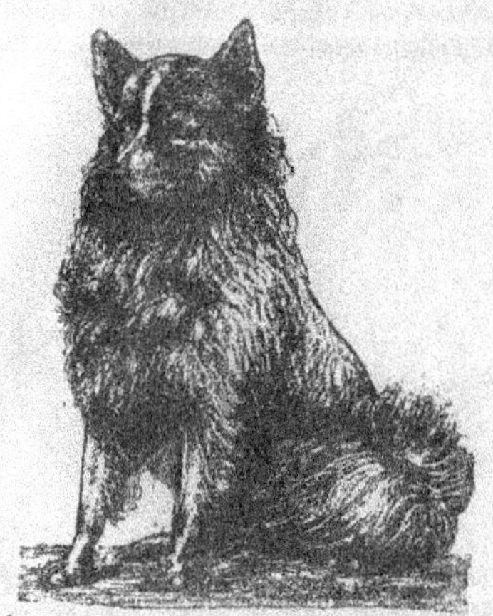

Fig. 1051. — Chien loulou.

LOUPE. — Nom vulgaire de toutes les tumeurs placées sous la peau, lorsqu'elles sont indolentes, circonscrites, mobiles. Souvent ce sont des kystes, d'autres fois ce sont des tumeurs proprement dites.

LOURDAISE (Variété Bovine). — Elle appartient à la race d'Aquitaine de Sanson. Produite aux environs de Lourdes et dans la vallée d'Argelès, elle offre cette particularité, rare dans le midi de la France, que les vaches sont exploitées surtout pour la laiterie. On leur demande aussi un peu de travail.

LOUVET (esp. *lobuno*). — Charbon des bêtes à laine.

LOUVET, ETTE (all. *wolfsgrau*; angl. *wolf-like*; it. *lupino*; esp. *lobuno*). — Robe caractérisée par la présence du jaune et du noir, qui lui donne une certaine ressemblance avec le poil du loup. Le *louvet* n'est, à proprement parler, qu'un *isabelle charbonné*.

LUMBAGO. — Voy. Entorse dorso-lombaire, Effort de reins.

LUMIÈRE. — *Action physiologique.* — On sait que les animaux qui vivent en plein soleil se font remarquer par leur vigueur et leur endurance, alors que ceux maintenus dans des endroits obscurs, sont mous, sans énergie, comme les vaches laitières et les animaux à l'engrais.

D'après quelques expériences, de jeunes porcs conservés dans un local garni de verres violets auraient eu une croissance plus rapide, que ceux de la même portée, exposés à la lumière ordinaire.

Action thérapeutique. — Dans ces dernières années, il a été reconnu que la lumière rouge, obtenue par la pose de rideaux rouges aux fenêtres, entraverait le développement des microbes de la suppuration. Il ne semble pas que ce procédé ait été employé en vétérinaire; mais, dans les cas de tétanos, on place des rideaux noirs ou bleus dans l'écurie des malades; on en met aussi pour protéger les animaux blessés contre les mouches.

LUTTE. — Expression employée pour désigner spécialement l'acte de la saillie, pour les moutons. L'état de rut se manifeste chez les brebis à partir de huit à dix mois; on attend souvent jusqu'à l'âge de vingt-quatre à trente mois pour les faire saillir. Si elles appartiennent à des variétés précoces et sont bien nourries, il y aura avantage à les faire féconder à douze mois. Les jeunes mâles peuvent être utilisés pour quelques saillies à partir de douze à quinze mois. Toutes les brebis ne présentant pas des symptômes de rut en même temps, le nombre de celles qui peuvent être saillies par un seul bélier pourra varier de trente à cent dans la saison suivant son âge.

Dans la *lutte en liberté*, la plus fréquente et la plus simple, on laisse dans une bergerie un ou plusieurs béliers, qui se fatiguent et fatiguent les brebis. Dans la *lutte à la main*, on met dans la bergerie un bélier *boute-en-train*, dont le ventre est garni d'un tablier pour l'empêcher de saillir. Il permet de reconnaître les brebis bien disposées, que l'on isole ensuite pendant tout le temps nécessaire avec le véritable bélier. La durée moyenne de la gestation étant de cent cinquante jours, on doit en tenir compte dans la pratique pour choisir l'époque la plus favorable pour l'élevage des jeunes. On appelle *agnelage du printemps*, celui dans lequel la plupart des naissances ont lieu en mars; *agnelage d'été*, celui correspondant aux naissances de juin et juillet; et enfin *agnelage d'hiver*, celui des naissances de décembre et janvier.

LUXATION (de *luxare*, déboîter; all. *Verrenkung*; angl. *luxation*; it. *lussazione*; esp. *luxacion*). — Déplacement permanent des extrémités articulaires des os. Dans la *luxation complète*, ces dernières n'ont plus aucun contact entre elles; dans les *luxations incomplètes*, elles se correspondent encore dans une étendue variable.

La luxation *simple* peut se réduire immédiatement; la luxation *compliquée* s'accompagne de lésions du voisinage : fracture des os, plaie articulaire, rupture des vaisseaux, etc.

Pour indiquer le siège de la luxation, on se sert du nom de l'articulation luxée, on dit « luxation coxo-fémorale », ou bien on indique l'os dévié : luxation en dehors de l'avant-bras.

Étiologie. — *Causes prédisposantes.* — *Age.* — C'est un accident des animaux adultes ; chez les jeunes et les vieux, les os, moins solides, se fracturent.

Service. — Les luxations sont fréquentes chez les animaux de trait, les chevaux de chasse, de courses d'obstacles ;

La laxité des ligaments dans les affections chroniques (arthrites, hydarthrose), l'atrophie musculaire, conséquence d'une boiterie ancienne, de la faiblesse de l'organisme, sont des conditions favorables à la production des luxations dites : *pathologiques* ou *consécutives.*

Les luxations se produisent plus facilement aux articulations avec mouvements étendus, dont les extrémités osseuses sont moins profondément emboîtées les unes dans les autres.

Causes déterminantes. — Ce sont les violences extérieures et la contraction musculaire. Le traumatisme peut porter sur un seul ou sur les deux os ou sur l'articulation elle-même ; il peut porter en un point éloigné de l'articulation luxée, c'est ainsi que la luxation de l'épaule du cheval peut suivre une chute sur les genoux : dans ce cas, l'accident est de *cause indirecte.* Il n'est pas rare d'observer une luxation sur un cheval vigoureux maintenu couché et entravé d'une façon spéciale pour certaines opérations.

La luxation *congénitale* se produit sur le fœtus. Les luxations dites *spontanées* se produisent sans cause connue ou sans effort violent.

Symptomatologie. — Localement, on trouve l'articulation chaude, douloureuse, gonflée ; par comparaison avec l'autre, on peut constater l'existence de saillies, de dépressions anormales ; plus tard, lorsque la tuméfaction a disparu, l'exploration peut indiquer les changements de rapport des os.

Il y a une boiterie intense si la luxation siège à un membre (celui-ci est généralement raccourci), ou bien une déviation avec suppression partielle ou complète des mouvements de l'articulation luxée (luxation vertébrale).

Anatomie pathologique. — Dans les luxations récentes, il existe presque toujours une déchirure plus ou moins complète des ligaments, de la capsule articulaire, parfois des tendons ; les muscles voisins sont souvent déchirés, les vais-

seaux et nerfs rupturés ; il y a épanchement sanguin ; les cartilages articulaires peuvent être écrasés ou arrachés ; les os ont éprouvé des déplacements plus ou moins grands. Parfois

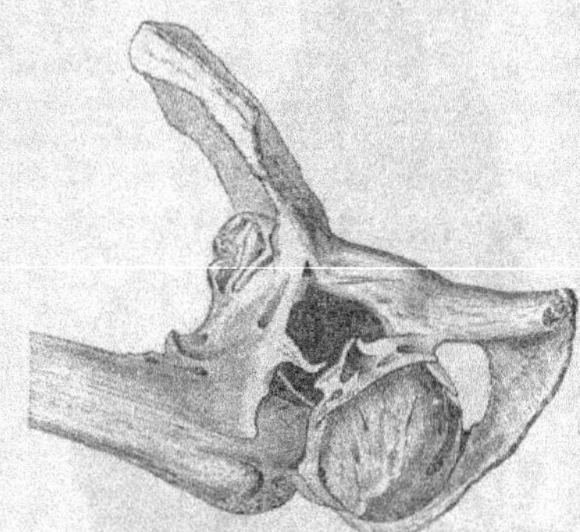

Fig. 1052. — Fausse articulation. Luxation ischiopubienne incomplète.

la peau est déchirée, l'articulation ouverte et l'extrémité osseuse est visible.

Si la luxation est ancienne, on trouve un tissu

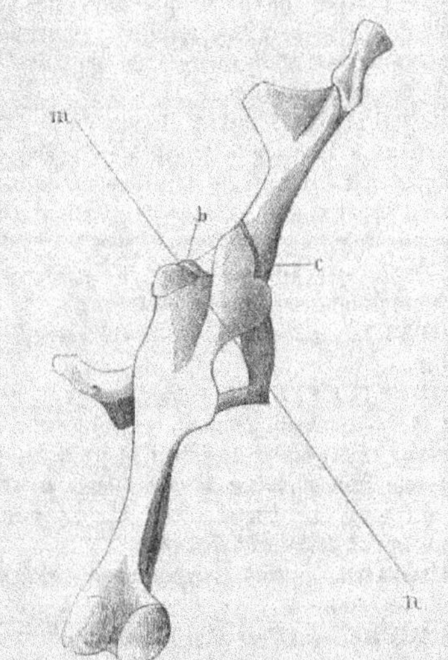

Fig. 1053. — Luxation ilio-pubienne ancienne.

On voit en *b* et *c* deux cavités de nouvelle formation répondant à la tête du fémur et au grand trochanter. — *mn*, direction normale du fémur (d'après nature).

fibreux cicatriciel qui a réparé en partie les ligaments, les capsules fibreuses, les membranes synoviales ;

Si la luxation était complète, l'os luxé a obéi

à l'action des muscles, jusqu'à ce que son extrémité articulaire ait rencontré une surface résistante, un os ; elle finit par s'y creuser une cavité et il se forme là une nouvelle arti-

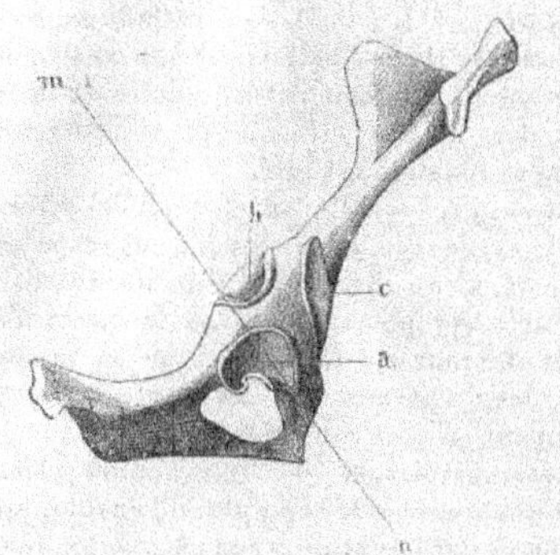

Fig. 1054. — Coxal de la luxation précédente.

a, cavité cotyloïde. — *b* et *c*, cavités articulaires de nouvelle formation. — *nn*, la ligne de direction normale du fémur.

culation (*pseudarthrose*) à laquelle les muscles et les tissus voisins servent de moyens d'union et de capsule fibreuse (fig. 1052, 1053, 1054).

Si la luxation était incomplète, l'articulation a pu conserver quelques mouvements limités ; parfois elle s'ankylose complètement.

Les muscles entourant l'articulation sont atrophiés et subissent parfois la dégénérescence graisseuse.

DIAGNOSTIC. — Il est facile de différencier la luxation de l'entorse, de la contusion articulaire, de la fracture.

La crépitation, la mobilité anormale des abouts osseux, permettent de reconnaître la fracture épiphysaire ou intra-articulaire.

PRONOSTIC. — En général, la luxation est un accident très grave, entraînant souvent l'abatage de l'animal ; même dans le cas de réduction immédiate, il y a presque toujours persistance d'une boiterie. La gravité augmente avec l'étendue des lésions, le siège et l'ancienneté de l'accident.

TRAITEMENT. — Il faut : 1° opérer la réduction ; 2° prévenir le retour de la luxation ; 3° guérir les complications.

On pratiquera la réduction par l'*extension*, la *contre-extension* et la *coaptation*, comme pour les fractures (Voy. FRACTURES). Il sera nécessaire de coucher l'animal et de l'anesthésier ; des longes passées sous le corps, ou plutôt sous

la partie supérieure du membre (ars et aine), serviront à pratiquer la contre-extension. L'extension sera obtenue en se servant de plates-longes passées dans le pli du paturon, au canon, au-dessus du genou ou du jarret, suivant le cas. Il sera nécessaire de déployer une force considérable en raison de la résistance musculaire, et, dans le cas de luxations anciennes des grands animaux, on indique l'usage de tourniquets ou de moufles. L'opérateur, à l'aide de ses mains, essayera d'obtenir la coaptation.

Si ces manœuvres ne réussissent pas, on pourra, sur les petits animaux, faire l'arthrotomie pour remettre le rayon dévié en place : on incise la peau, les muscles, les brides fibreuses, on ouvre l'articulation et on replace les extrémités osseuses en bonne position. Cette opération n'a encore été tentée que chez le chien (Cadiot) et doit être faite suivant les règles de l'antisepsie. On prévient le retour de l'accident en appliquant des bandages, des pansements inamovibles, de formes différentes suivant l'articulation luxée. Pour éviter la récidive, il faut les laisser en place au moins pendant trois semaines, mais une immobilisation trop prolongée amènerait de l'atrophie et de l'ankylose. Les animaux seront promenés au pas. Si la claudication persiste, on pourra recourir aux applications vésicantes, à la cautérisation, à la névrotomie.

Les complications de plaies seront traitées par l'antisepsie ; pour les grands animaux, si la plaie intéresse l'articulation ou si la luxation est compliquée de fracture, il est préférable de sacrifier le malade ; pour les petits animaux, on désinfectera la plaie soigneusement, on réduira la luxation et ensuite la fracture.

En général, chez les grands animaux, on n'entreprendra le traitement que si la luxation est simple, peu grave et peut se réduire facilement.

Luxations en particulier. — *Luxation de la mâchoire inférieure*. — Rare chez les grands animaux, elle est plus fréquente chez le chien (fig. 1055).

ÉTIOLOGIE. — En général, elle est le résultat d'un écartement excessif des mâchoires lorsque l'animal mord un corps volumineux, ou d'un effort violent exercé sur le maxillaire inférieur.

Elle est unilatérale ou bilatérale, simple ou compliquée de fracture de l'apophyse coronoïde.

SYMPTOMATOLOGIE. — Elle est caractéristique ; la mâchoire inférieure, toujours ouverte, est souvent déviée à droite ou à gauche (luxation unilatérale), la préhension et la mastication des aliments sont impossibles ; une salive visqueuse coule de la bouche ; les animaux semblent souffrir beaucoup.

DIAGNOSTIC. — On différenciera facilement

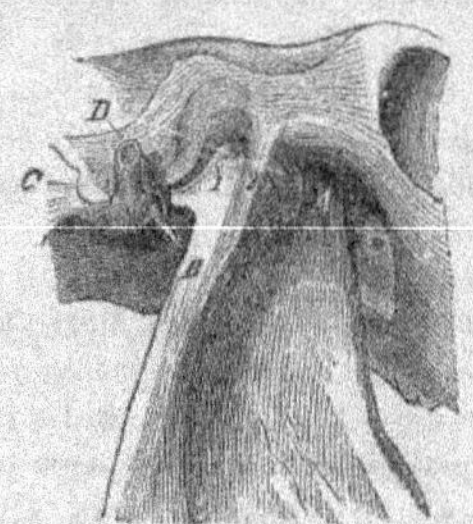

Fig. 1055. — Articulation temporo-maxillaire.

1, fibro-cartilage interarticulaire. — 2, faisceau externe du ligament capsulaire. — A, base de l'apophyse coronoïde. — B, col du condyle maxillaire. — C, apophyse mastoïde. — D, hiatus auditif externe (A. Chauveau et Arloing).

avec la présence de corps étrangers de la bouche, avec la paralysie de la mâchoire (dans ce cas, on peut à l'aide de la main la rapprocher du maxillaire supérieur), et avec la rage où d'autres symptômes apparaissent.

TRAITEMENT. — La réduction de la luxation bilatérale est difficile sur les grands animaux ; Lafosse conseille de glisser entre les arcades molaires, loin en arrière, un billot de bois fixé à une tige longue et solide que l'on unit étroitement au moyen d'une courroie au col du maxillaire. En rapprochant la tige des incisives supérieures, on éloigne les arrière-molaires l'une de l'autre, et il est alors facile de réduire la luxation en tirant ensuite en avant ou en arrière suivant le siège de la luxation.

Dans le cas de luxation unilatérale, il suffit d'exercer une traction de la mâchoire inférieure en sens inverse du déplacement, après avoir écarté celle-ci à l'aide d'un billot de bois placé entre les arrière-molaires.

Les jours suivants, on ne donnera aux animaux que des aliments liquides.

Luxations atloïdo-occipitale et axoïdo-atloïdienne. — Ces luxations se produisent très rarement ; elles sont toujours suivies de mort à bref délai par suite de déchirure de la moelle. Les cas de guérison observés doivent plutôt se rapporter à des entorses simples de ces articulations.

Les *luxations des vertèbres* s'accompagnent toujours de fracture, de lésion de la moelle, de paralysie consécutive, et la mort survient plus ou moins promptement.

Luxations des membres. — ***Luxation de l'épaule.*** — L'articulation scapulo-humérale est une énarthrose maintenue par un ligament interosseux, un ligament capsulaire et surtout par des masses musculaires considérables ; aussi sa luxation est rare.

ÉTIOLOGIE. — Elle survient à la suite de chute sur le côté ou sur les genoux, consécutivement à un heurt de l'épaule contre un obstacle fixe (poteau placé au tournant d'une piste de course) ; Gobert l'a vue se produire sur deux chevaux qui s'étaient heurtés en galopant en sens contraire.

SYMPTOMATOLOGIE. — Tuméfaction chaude, très douloureuse de la pointe de l'épaule, apparition de saillies et de creux anormaux, immobilisation complète de l'articulation dans la marche ; l'épaule et le bras sont portés en avant tout d'une pièce, la pince du pied traîne sur le sol, claudication très forte, reculer presque impossible. Plus tard, on peut sentir la tête de l'humérus sortie de la cavité cotyloïde et déviée le plus souvent en avant.

PRONOSTIC. — Toujours très grave, car, même réduite, la luxation détermine une boiterie.

TRAITEMENT. — On devra essayer de pratiquer la réduction debout, sans quoi l'accident se reproduirait très probablement au relever. On porte le membre dans la direction du déplacement à l'aide d'une plate-longe fixée dans le pli du paturon, puis par des pressions méthodiques on refoule la tête de l'humérus dans sa cavité. Si la réduction est impossible à obtenir debout, on couche l'animal sur le côté opposé sur un travail à bascule, ou avec un système de larges sangles qui serviront à le relever doucement sans effort de sa part.

Les bandages destinés à prévenir le retour de l'accident sont nombreux. On peut se servir du *ferrement de Bourgelat* : bande métallique solide, placée à cheval sur le garrot et dont les extrémités correspondent à la pointe des épaules ; celles-ci sont protégées par une plaque feutrée (fig. 1056). On emploie plus généralement des bandes de toile, disposées en tous sens et maintenues en place à l'aide d'une substance agglutinative : poix, térébenthine, plâtre, etc.

Il sera prudent de suspendre l'animal, de l'attacher court au râtelier. On enlèvera le pansement au bout de deux ou trois semaines et le malade sera promené au pas.

Luxation du coude. — Elle est rare chez nos animaux domestiques; on en a recueilli quelques observations sur le cheval et le chien.

L'articulation huméro-radio-cubitale est un ginglyme parfait ne permettant que la flexion et l'extension; elle est maintenue par des ligaments solides et par des masses musculaires considérables; aussi sa luxation s'accompagne-t-elle souvent de lésions graves, déchirures des ligaments et des muscles, fracture de l'olécrâne ou du radius. On l'a observée à la suite de violentes contusions portées sur l'articulation (coup de pied), à la suite d'une chute d'un animal pesamment chargé, d'une violente contraction musculaire.

Le pronostic de l'accident est toujours grave; on ne tentera le traitement sur les grands ani-

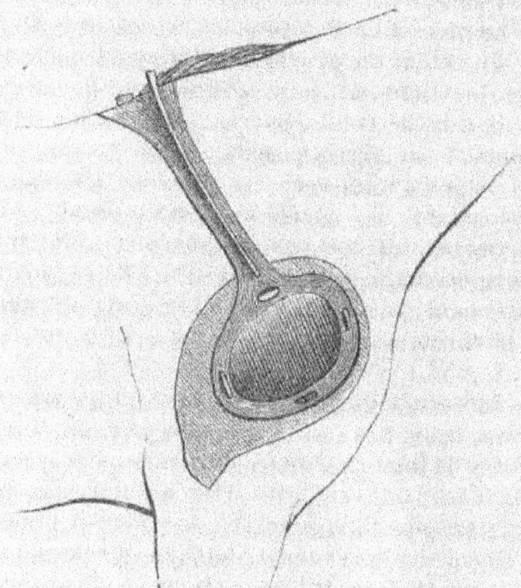

Fig. 1056. — Ferrement de Bourgelat pour les luxations de l'épaule.

maux que si la luxation est simple et facilement réductible; sur les petits animaux, les chances de guérison sont plus grandes.

TRAITEMENT. — Coucher l'animal pour obtenir la réduction; recourir à l'anesthésie; l'extension et la contre-extension se feront à l'aide de plates-longes placées sur le bras et sur l'avantbras au-dessus du genou. On fléchira l'avantbras sur le bras et on pratiquera la coaptation. L'articulation sera ensuite immobilisée à l'aide d'un pansement. Suspendre les chevaux pendant une dizaine de jours.

Luxation du genou. — Elle est extrêmement rare et presque toujours compliquée de frac-

ture. On ne traitera que les animaux d'un grand prix.

Luxation des os du bassin. — *Luxation ilio-sacrée*. — Elle s'accompagne d'une marche pénible, de la déformation de la croupe et d'une boiterie intense.

Luxation de la symphyse pubienne. — Elle est plutôt une fracture de l'amphiarthrose ischiopubienne qui s'est ossifiée; elle se rencontre parfois sur les bêtes bovines. Dans ces deux cas, si l'animal est conservé, on le laissera en

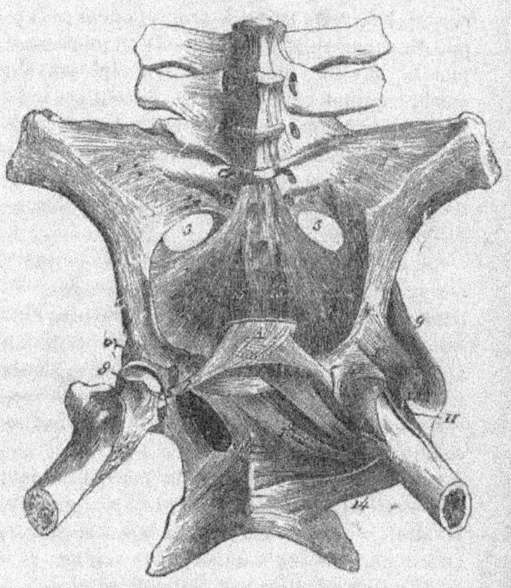

Fig. 1057. — Articulations sacro-iliaque et coxo-fémorale, avec les petits muscles profonds qui enveloppent cette dernière.

1, ligament sacro-iliaque. — 2, ligament sacro-sciatique. — 3, grande échancrure sciatique. — 4, partie antérieure du ligament capsulaire de l'articulation coxo-fémorale. — 5, bride interne du bourrelet cotyloïdien. — 6, ligament coxo-fémoral. — 7, ligament pubio-fémoral. — 8, son insertion au fémur. — 9, muscle petit fessier. — 10, origine du muscle droit antérieur de la cuisse. — 11, muscle grêle antérieur. — 12, muscle obturateur externe. — 13, muscle carré crural. — 14, muscle sacrococcygien inférieur (A. Chauveau et Arloing).

liberté dans un box, avec une bonne litière pour l'engraisser.

Luxation de la hanche. — L'articulation coxo-fémorale est une énarthrose parfaite, maintenue par un ligament rond, interosseux, une capsule fibreuse et par des muscles volumineux et résistants (fig. 1057).

ÉTIOLOGIE. — Cette luxation est assez fréquente; elle résulte toujours de glissades, le membre postérieur porte en avant ou en arrière, dans l'abduction ou dans l'adduction. Elle peut être consécutive à un coup violent, à la contraction musculaire, lorsque l'extrémité inférieure du membre est maintenue fixe à la barre d'un travail et que l'animal fait des efforts violents pour se dégager.

Parfois, la luxation est simple ; souvent elle s'accompagne de fracture de la tête du fémur, du trochanter, des os du bassin, de déchirure musculaire ; en tout cas, la condition essentielle pour que l'accident puisse se produire est la rupture du ligament coxo-fémoral.

Symptomatologie. — La boiterie est très accusée, l'animal boite à trois jambes ; l'appui du membre lésé se fait soit en pince, soit par la surface plantaire ; son aplomb est dévié, l'animal paraît panard ou cagneux du membre luxé, qui se porte en avant tout d'une pièce et en exécutant un mouvement de faucher caractéristique ; tantôt il est raccourci (luxation en avant et en dehors), tantôt il est allongé (luxation en arrière).

La douleur locale est grande et le moindre attouchement du membre provoque des défenses énergiques de la part du malade. Plus tard, on peut sentir la tête du fémur qui a glissé le long de l'ilium, et on constate que la saillie trochantérienne est surélevée, ou abaissée, ou a disparu par suite de la luxation en dedans.

L'accident peut entraîner la mort du sujet ; souvent il est compatible avec la vie, et si la luxation n'est pas réduite, la tête fémorale se creuse une cavité, là où elle s'est arrêtée, et il se forme une fausse articulation (fig. 1053).

Diagnostic. — Il est en général facile ; cependant on peut confondre avec le décollement épiphysaire de la tête du fémur.

Pronostic. — Il est grave d'une façon générale ; si la luxation est simple et réduite aussitôt après l'accident, la guérison survient facilement. Si la luxation est compliquée ou très ancienne, il est préférable de faire abattre l'animal.

Traitement. — Coucher l'animal doucement, du côté opposé à la lésion, et l'anesthésier.

On place un lacs sous le pli de l'aine pour pratiquer la contre-extension, et une platelonge au-dessus du jarret pour obtenir l'extension ; il est nécessaire de déployer une force considérable et les moufles pourront être de quelque utilité ; on peut placer un fort rondin de bois recouvert de paille entre les deux cuisses et peser fortement sur la partie inférieure du membre lésé, de façon à agir par un levier du premier genre ; pour la luxation en dehors, on couche l'animal du côté luxé et on place le rondin de bois sous la cuisse déviée. Pour les luxations en avant, on poussera fortement d'avant en arrière la tête du fémur ; pour les luxations en arrière, on portera le membre dans l'abduction, puis on lui imprimera un brusque mouvement d'adduction et de rotation en dehors.

Un craquement particulier, qu'il ne faut pas confondre avec celui annonçant une fracture du col, indique que la coaptation est obtenue.

La contention est difficile à obtenir ; on peut employer un bandage formé de bandes et de poix ou de térébenthine.

On suspend l'animal pendant dix à quinze jours, au bout desquels on le fait promener au pas. Pour les petits animaux, si la lésion est ancienne, la réduction est impossible à obtenir, par suite de la formation de brides fibreuses ; il est préférable de laisser les choses en état.

Luxation du grasset. — Un grand nombre de luxations de cette articulation, en particulier de la rotule, qui ont été relatées sont dues à un accrochement de la rotule sur la lèvre interne de la trochlée fémorale. Cependant la luxation fémoro-tibiale ou fémoro-rotulienne peut se rencontrer. Elle résulte de coups, de heurts violents. Elle se réduit aisément, mais la contention est obtenue difficilement (Voy. Accrochement *de la rotule*, t. I, p. 21.)

Luxation du jarret. — C'est un accident rare, mais très grave, qui s'accompagne toujours de fracture d'un ou plusieurs os du tarse, de l'astragale ou bien d'un métatarsien, de rupture des ligaments, etc. Aussi est-il préférable d'abattre l'animal plutôt que d'entreprendre un traitement long, coûteux et incomplet.

Luxation du boulet. — Étiologie. — C'est celle de l'entorse, qui n'est que le premier degré. Elle est souvent une manifestation de l'ostéisme ; Cagny a relaté l'observation d'un étalon de pur sang *Veston*, qui s'était luxé les deux boulets postérieurs en se relevant.

Symptomatologie. — Boiterie intense, appui nul sur le membre lésé qui est porté en avant de la ligne d'aplomb ; le boulet luxé est extrêmement sensible ; la luxation peut se produire en avant, en arrière, en dedans ou en dehors ; souvent les extrémités osseuses ont déchiré les ligaments, rupturé les tendons, perforé la peau et apparaissent au dehors ; on a vu ainsi l'extrémité inférieure du métacarpien venir poser sur le sol en repoussant le paturon en arrière ou en avant.

TRAITEMENT. — Il ne sera entrepris que dans le cas de luxation simple : on pratiquera facilement la réduction sur l'animal couché ; on préviendra la récidive par des frictions astringentes ou vésicantes sur le boulet, ou mieux avec des bandages divers, notamment le bandage plâtré. Il sera bon de suspendre le malade.

Si on voulait à tout prix conserver un animal reproducteur atteint de luxation compliquée, il faudrait pratiquer la réduction et réparer, autant qu'il sera possible de le faire, les désordres produits : arrêter l'hémorragie, réduire la fracture, affronter et au besoin suturer les tendons et ligaments, désinfecter la plaie et appliquer un pansement antiseptique ou un bandage plâtré, fenêtré.

A la suite de la luxation du boulet, il persiste souvent une boiterie assez accusée que l'on traite par la cautérisation, la névrotomie haute ou celle du médian.

Luxations phalangiennes. — Elles sont extrêmement rares et presque toujours accompagnées de fracture des phalanges. Même traitement que pour la luxation du boulet.

LUZERNE (*Medicago sativa*, l..., all., *Luzernerklee* ; angl. *lucerne, medic* ; it. *medica* ; esp. *mielga*). — Plante légumineuse, cultivée comme plante de prairie artificielle. Elle constitue un excellent fourrage ; mais, à l'état frais ou humide, elle détermine du météorisme.

LYMPHADÉNIE. — Affection caractérisée par l'augmentation permanente des leucocytes du sang et par l'hypertrophie des organes lymphoïdes.

Il peut y avoir augmentation des globules blancs du sang ou *leucocytose* sans hypertrophie ganglionnaire et inversement, ou *adénie* ou *pseudo-leucémie*.

La leucocytose et l'adénie sont deux manifestations d'une même diathèse, la *lymphadénie*, de Cornil et Ranvier, la *diathèse lymphogene* de Jaccoud, la *maladie de Hodgkin*.

Chez les animaux, la lymphadénie est l'expression de diverses maladies infectieuses, et surtout de la morve et de la tuberculose.

SYMPTOMATOLOGIE. — Elle se manifeste par des symptômes *généraux* : faiblesse, signes de l'anémie, engorgement des membres, alternatives de constipation et de diarrhée, et *locaux* : hypertrophies ganglionnaires localisées ou généralisées (augmentation de volume bilatérale et symétrique des ganglions sous-maxillaires, rétro-pharyngiens, prépectoraux, etc.) et troubles fonctionnels (cornage dans le cas d'altération

des ganglions du pharynx, troubles digestifs, coliques dans le cas d'altération des ganglions mésentériques, etc.).

TERMINAISON. — L'évolution est lente ou rapide ; la maladie se termine par la mort.

DIAGNOSTIC. — Lorsque les glandes sont apparentes, le diagnostic est facile et basé sur leur symétrie, leur mobilité ; on les différenciera des tumeurs morveuses par l'absence de chancre de jetage (ganglions de l'auge) et surtout par l'emploi de la malléine. Dans les cas de tuberculose, on pourra extirper les ganglions et les inoculer au cobaye, au lapin. Les adénites cancéreuses sont presque toujours unilatérales.

ANATOMIE PATHOLOGIQUE. — Le sang contient un nombre relativement considérable de globules blancs, le nombre des hématies est diminué ; le rapport des premiers aux seconds peut atteindre un quinzième, un douzième et même un tiers ; le sang, plus aqueux, paraît pâle, décoloré.

Les ganglions lymphatiques sont hypertrophiés partiellement ou totalement ; il y a production anormale de tissu lymphoïde analogue au tissu adénoïde normal. La rate est hypertrophiée. Le cœur a augmenté de volume, l'endocarde est infiltré, ainsi que l'endartère. Le foie peut doubler de volume et présenter les altérations du foie cardiaque. Les autres organes, reins, poumon, tube digestif, les séreuses, sont souvent le siège de tumeurs lymphatiques.

TRAITEMENT. — Thérapeutique des symptômes ; on combattra l'anémie par les toniques, les ferrugineux, etc.

LYMPHADÉNOME. — Tumeur lymphatique, hypertrophie ganglionnaire sous la dépendance de la lymphadénie (Voy. ce mot).

LYMPHANGITE (*angeioleucite, phlegmatia alba dolens*). — Inflammation des vaisseaux lymphatiques, due à la pénétration d'éléments infectieux. Tantôt les microbes pénètrent par une plaie de la peau, tantôt ils proviennent d'une infection préexistante (morve, tuberculose, gourme).

Lymphangite traumatique — Elle succède généralement à une blessure accidentelle de la peau ; parfois aucune lésion apparente n'indique la porte d'entrée des microbes, on admet dans ce cas qu'il y a auto-inoculation, par des agents infectieux préexistants dans les tissus, mais c'est très rare ; le plus souvent, lorsque la lymphangite apparaît, la plaie est cicatrisée ; d'autres fois, la lymphangite est la suite de contusions, de frottements répétés, du contact irritant sur la plaie de liquides septiques, de pus.

SYMPTOMATOLOGIE. — 1° *Forme aiguë*. — Chez le cheval, elle est fréquente aux membres postérieurs. Brusquement, du jour au lendemain, un membre postérieur est engorgé, très douloureux à la pression ; il est porté en avant difficilement et, dans l'abduction, la boiterie est très accusée ; le cheval, triste, abattu, se tient à bout de longe, ne mange plus ; si on explore le membre malade, on trouve un engorgement œdémateux, sensible, pâteux, surtout accusé au plat de la cuisse, et au milieu duquel on sent un cordon dur, sensible, noueux, qui est le vaisseau enflammé ; il se rend aux ganglions lymphatiques voisins de l'aine, qui se tuméfient à leur tour et deviennent douloureux.

— Les jours suivants, l'engorgement augmente, descend vers les régions inférieures du membre qui prend l'aspect d'un poteau.

D'autres fois, la lymphangite succède à une plaie opératoire, à la névrotomie par exemple ; son mode de développement est le même.

TERMINAISON. — L'affection se termine souvent par résolution ; en huit à quinze jours, l'engorgement disparaît peu à peu, et le membre récupère son jeu normal. Mais les récidives sont fréquentes et se produisent à intervalles plus ou moins éloignés ; certains chevaux y sont prédisposés.

La lymphangite peut aboutir à la *suppuration* ; le pus peut se former dans les vaisseaux lymphatiques, dans le tissu conjonctif environnant et même dans l'épaisseur du derme : le long du cordon on sent des nodosités arrondies, fluctuantes, qui s'ouvrent et laissent écouler un pus crémeux, blanchâtre.

Ces abcès se cicatrisent facilement ; il est rare qu'une lymphorragie persiste. Mais lorsque la lymphangite est profonde, siège sur un gros tronc lymphatique, il peut se produire des clapiers étendus, des décollements ; ou bien lorsque les microbes ont une virulence spéciale ou que l'affection a été méconnue, on peut voir survenir des complications septiques ou gangreneuses Ces accidents sont annoncés par la tuméfaction énorme du membre, qui est chaud, tendu, très douloureux ; parfois on perçoit de la fluctuation ; les ganglions voisins sont engorgés, douloureux ; l'appui sur le membre est nul ; la fièvre réactionnelle est intense.

Enfin la lymphangite aiguë peut persister sous la forme chronique.

2° *Forme chronique*. — Elle succède à la forme aiguë, ou bien elle apparaît d'emblée et peu à peu acquiert ses caractères définitifs. Le membre est plus ou moins empâté, les saillies osseuses disparaissent ; la peau est froide et indurée surtout dans les régions inférieures du membre. Souvent, à la suite d'un travail pénible, l'engorgement augmente, le membre est un peu chaud, il y a une légère boiterie, puis la chaleur s'atténue. A la longue, le paturon, le boulet, le canon s'engorgent de plus en plus sous l'influence de ces poussées subaiguës, le membre prend l'aspect d'un poteau ; il y a alors un fibrome éléphantiasique.

TRAITEMENT. — Il sera surtout préventif : désinfecter les plaies, assurer l'écoulement du pus, faire des pansements antiseptiques.

On traitera les lymphangites aiguës par les antiseptiques : désinfection des crevasses, des blessures qui sont la porte d'entrée des microbes ; application d'un pansement antiseptique humide.

Contre les lymphangites légères, on emploiera les douches, les massages. Lors de lymphangite intense, on aura recours aux bains antiseptiques chauds, aux pulvérisations antiseptiques, au badigeonnage du membre avec une solution iodée. Autrefois on recommandait les frictions répétées de pommade mercurielle sur la région tuméfiée.

Contre les complications suppuratives, infectieuses, gangreneuses, on pratiquera des contre-ouvertures, on placera des drains, on ouvrira largement les clapiers ; on fera des ponctions au cautère dans l'engorgement et on prescrira les injections de teinture d'iode, etc. ; on donnera des toniques à l'intérieur.

La thérapeutique est presque impuissante contre la lymphangite chronique et les engorgements froids ; les vésicants, la cautérisation donnent souvent un résultat inverse de celui que l'on attend ; Zundel recommande la pommade de laurier et la pommade camphrée additionnée d'extrait de belladone ; d'autres préconisent le séton à la cuisse et les scarifications.

Il vaut mieux recourir aux douches en pluie, au massage et à une compression modérée et permanente effectuée avec des bandes de flanelle ou une bande de caoutchouc.

Après les douches, on séchera bien le membre et on évitera l'action des irritants sur la peau.

Lymphangites spécifiques. — Les lymphangites *tuberculeuses* sont très rares chez nos animaux. Les lymphangites *gourmeuses* sont fréquentes et relativement peu graves.

Les lymphangites *cancéreuses* sont fréquentes lors de tumeurs épithéliales graves chez le chien (aux mamelles).

Lymphangites du farcin (Voy. Farcin et Morve. Voy. ce mot, t. I, p. 510). Lymphangites dues au *farcin du bœuf.*

Lymphangite épizootique ou **Farcin d'Afrique, farcin de Naples.** — Affection longtemps confondue avec le farcin, s'observant chez les solipèdes, caractérisée par des suppurations des lymphatiques superficiels et due à un microbe spécial. C'est le *farcin curable, farcin en cul-de-poule, farcin de rivière* des anciens vétérinaires.

Étiologie. — Le microbe spécifique est un gros microcoque répandu avec le pus dans la litière, sur les auges, les bat-flancs, les couvertures, objets de pansage, etc. ; il pénètre dans les voies lymphatiques des animaux sains par une plaie, une excoriation cutanée ; cependant l'infection ne s'opère que difficilement et les tissus lui opposent une grande résistance. Il est pathogène pour le cheval, l'âne, le mulet, les bovidés ; le chien, le chat, le veau, le porc sont réfractaires.

Autrefois la maladie était répandue en France et en Algérie, surtout sur les chevaux de cavalerie et ceux de bateaux ; sa transmission était favorisée par l'agglomération et la cohabitation des animaux. Elle n'est plus signalée en France aujourd'hui. Elle est fréquente en Italie, au Japon, à la Guadeloupe.

Symptomatologie. — Les accidents se produisent généralement sur la peau, rarement sur les muqueuses ; ils débutent presque toujours au niveau d'une plaie préexistante et se manifestent après une incubation variant entre quelques jours et des mois.

La plaie change d'aspect, s'étend ; les bourgeons charnus prennent une teinte pâle, s'indurent et donnent un pus séreux ou blanchâtre, puis, après un temps variable, apparaissent autour de la plaie des reliefs sinueux, formés par les lymphatiques enflammés. — Quand la plaie est cicatrisée depuis longtemps, il se forme au niveau de la cicatrice une tumeur qui s'abcède, puis apparaît la lymphangite des vaisseaux voisins. Les cordes lymphatiques gagnent vers les ganglions voisins ; sur leur trajet, de petites tumeurs sphéroïdales se développent qui deviennent douloureuses et fluctuantes ; après leur ouverture, il s'écoule un pus crémeux, jaunâtre.

Les ganglions voisins s'enflamment, s'infiltrent, deviennent bouclés, puis indurés, enfin s'abcèdent.

Les plaies *en cul-de-poule*, consécutives à l'ouverture des abcès, se remplissent de bourgeons charnus exubérants, saignant au moindre contact, donnant un pus d'abord crémeux puis jaunâtre, huileux ; plusieurs plaies se réunissent et forment une tranchée ulcéreuse. La région envahie est le siège d'une lymphangite réticulaire ; l'engorgement est étendu à tout un membre ou localisé à une articulation.

Parfois des lésions apparaissent sur la pituitaire et les ulcérations simulent le chancre de la morve.

Terminaison. — L'évolution est lente ; la guérison ne survient qu'au bout de six mois et plus ; les récidives sont à craindre ; si on n'intervient pas, les animaux succombent cachectiques ou à la suite de lésions pulmonaires spécifiques.

Diagnostic. — Parfois difficile lors de plaies ulcéreuses anciennes ; on aura recours à l'examen microscopique du pus et à l'injection de malléine.

Traitement. — Au début, on curettera la plaie à fond, on la cautérisera au fer rouge, puis on la recouvrira d'un pansement antiseptique ; si une corde existe, on l'enlèvera après l'avoir ouverte au cautère. Quand les lésions sont étendues, on détruira par le fer et le feu les cordes qui tendent à gagner en dehors, on ouvrira largement les abcès, puis on badigeonnera les cavités mises à découvert avec de la teinture d'iode, le chlorure de zinc, les préparations mercurielles, l'eau de Rabel.

Prophylaxie. — La note ministérielle du 11 février 1887 prescrit, dans l'armée, des mesures rigoureuses à cet égard : visites fréquentes, suppression de l'éponge, isolement des malades, désinfection du harnachement, des effets de pansage, des places occupées par les malades, etc. (Nocard et Leclainche, *loc. cit.*)

Lymphangite ulcéreuse. — Affection simulant le farcin, caractérisée par des abcès et des plaies ulcéreuses qui siègent sur les lymphatiques superficiels.

Elle est due à un bacille spécifique isolé par Nocard ; ce bacille est aérobie, se colore bien par le Gram et cultive dans les différents milieux.

Les accidents débutent ordinairement aux parties inférieures des membres postérieurs ; la région s'engorge, des boutons se développent dans le derme, grossissent, s'abcèdent, donnent un pus d'abord crémeux, puis huileux ; les plaies résultant de leur ouverture prennent l'aspect de chancres farcineux, mais elles se cicatrisent facilement.

D'autres boutons apparaissent, les lymphatiques de la région s'enflamment, et on voit s'élever, de l'engorgement, une corde noueuse qui gagne, à la face interne de la cuisse, la région inguinale ; cette corde s'abcède en plusieurs endroits ; les ganglions s'infiltrent, mais ne s'indurent pas et ne s'abcèdent pas.

Parfois les lésions restent localisées ; d'autres fois elles finissent par envahir tout le corps et l'animal succombe.

Diagnostic. — Elle se différencie du farcin, par la non-abcédation des ganglions, la cicatrisation facile des plaies et par l'emploi de la malléine ; l'inoculation intrapéritonéale du pus au cobaye doit être rejetée, car dans les deux cas il y a orchite symptomatique.

Traitement. — Grattage des plaies ; désinfection, pansements antiseptiques.

LYMPHATIQUES (Ganglions). — **Maladies des ganglions lymphatiques** (Voy. t. I, p. 639).

Adénite. — C'est l'inflammation des ganglions lymphatiques. Elle est aiguë ou chronique. Elle est due aux germes infectieux transportés par la lymphe et qui sont arrêtés par les ganglions faisant office de filtres, ou bien elle succède à une inoculation directe produite par une plaie des ganglions.

Les agents microbiens producteurs des adénites sont le plus généralement les microbes ordinaires de la suppuration (streptocoques et staphylocoques) ; les adénites gourmeuses sont causées par le streptocoque de Schütz.

Les ganglions irrités s'hypertrophient, deviennent chauds, œdémateux, sensibles, et semblent noyés dans une gangue conjonctive infiltrée.

Lorsque l'adénite siège sur un membre, il y a engorgement et boiterie plus ou moins accusée ; parfois une réaction fébrile.

Suivant que les microbes charriés par la lymphe existent en plus ou moins grand nombre, ou sont plus ou moins virulents, la tuméfaction œdémateuse disparaît et les ganglions reprennent leurs fonctions normales, ou bien ils s'indurent en partie ou en totalité, forment une glande dure, rénitente, chaude, très sensible à la pression, qui présente de la fluctuation en un point et s'abcède ; le pus qui s'écoule est ordinairement épais, crémeux, d'un blanc jaunâtre, parfois strié de sang.

Dans tous les cas, on traitera par l'antisepsie la plaie, cause de l'infection. Quand l'inflammation ganglionnaire est peu grave, on aura recours aux compresses antiseptiques tièdes.

Quand le ganglion s'indure, on hâtera la formation du pus en appliquant un large vésicatoire sur la glande. Dès que la fluctuation sera perçue, on ponctionnera l'abcès au bistouri ou mieux avec le cautère ; l'ouverture de certains abcès ganglionnaires (sous-parotidiens, rétropharyngiens, ars, aine) exige de grandes précautions, afin de ne pas blesser les vaisseaux et nerfs environnants ; on pourra inciser la peau au bistouri et pénétrer peu à peu jusque dans l'abcès avec un corps mousse, sonde ou ciseaux courbes ; ces derniers sont préférables, car ils permettent d'agrandir l'ouverture en écartant les branches. Il sera parfois nécessaire de pratiquer une contre-ouverture et de passer un drain. Ensuite on traitera par l'antisepsie.

L'*adénite chronique* peut succéder à l'adénite aiguë ; généralement elle s'établit peu à peu sous l'influence de maladies spécifiques : morve, tuberculose, carcinose, dont elle est une manifestation ; d'autres fois, elle est due à une irritation lente et continue des ganglions, par une infection permanente, des frottements réitérés, etc.

Les ganglions sont hypertrophiés, durs, peu sensibles ; ils forment une *glande* ; les ganglions d'un même groupe restent indépendants et isolés des parties environnantes (adénite simple), ou bien ils se soudent entre eux et adhèrent aux tissus voisins (maxillaire, langue, etc.) ; il y a dans ce cas adénite et périadénite.

Une fois établie, l'adénite chronique a peu de tendance à disparaître ; il peut survenir une poussée aiguë qui amène la fonte purulente.

Traitement. — Il est surtout causal ; quand l'adénite chronique intéresse les ganglions de l'auge, on s'assurera qu'elle n'est pas de nature morveuse ; elle peut être due à une blessure de la muqueuse buccale par des aspérités dentaires ; on fera disparaître ces dernières. Le traitement local consiste dans l'emploi de vésicants ou de la cautérisation ; à l'intérieur, on pourra donner de l'iodure de potassium.

LYMPHATIQUES (Vaisseaux). — Préposés à l'absorption et au transport du chyle et de la lymphe, les *vaisseaux lymphatiques* sont des canaux à direction convergente, à parois transparentes et minces, qui prennent naissance dans les organes par de fines radicules réticulées, et qui, après avoir traversé un ou plusieurs *ganglions* placés sur leur trajet aboutissent dans le système veineux par deux troncs : le *canal thoracique* et la *grande veine lymphatique* (Chauveau et Arloing).

Les lymphatiques sont les *veines à sang blanc.* Ce sont des tubes cylindriques, noueux, pourvus à l'intérieur de valvules qui correspondent aux nœuds visibles à l'extérieur (fig. 1058); les uns sont profonds et logés dans les gaines vasculo-nerveuses intermusculaires; les autres, superficiels, rampent sous la peau, à la surface des aponévroses.

Ces lymphatiques ont leur origine dans des

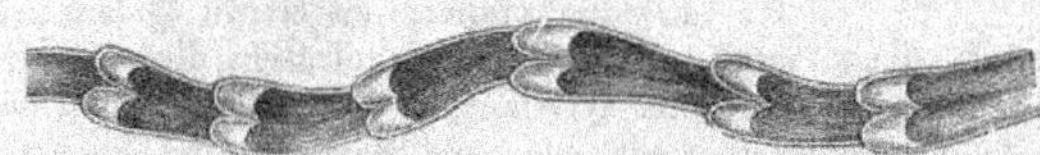

Fig. 1058. — Vaisseau lymphatique avec ses valvules.

capillaires formant des culs-de-sac terminaux (villosités intestinales) ou des réseaux superficiels ou profonds, de forme variable, représentant des mailles plus ou moins irrégulières (fig. 1059); ces réseaux existeraient dans la peau, les muqueuses, les séreuses, surtout dans les glandes et organes glandiformes, mais n'existeraient pas dans les tissus osseux, musculaire, nerveux. Pour les anatomistes, ces réseaux ne

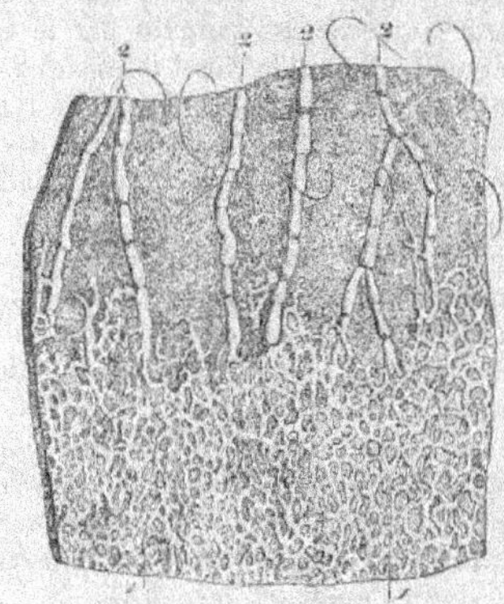

Fig. 1059. — Lymphatiques de la peau.

1, 1, réseau lymphatique cutané; 2, 2, 2, troncs partant de ce réseau en passant dans le tissu cellulaire graisseux sous-cutané.

seraient que l'origine apparente des lymphatiques qui prendraient naissance, dans les épithéliums, pour Kühn; dans les cellules plasmatiques du tissu conjonctif, pour Virchow; dans les membranes séreuses, pour Recklinghausen.

Les vaisseaux lymphatiques suivent le trajet des veines, mais ils ont une direction à peu près rectiligne. Sur leur parcours, sont échelonnés des corps glandiformes, renflements ovoïdes, gris, roses ou rougeâtres, ou *ganglions lymphatiques.* Ces ganglions sont en nombre considérable; ils sont le plus souvent rassemblés par groupes le long des vaisseaux sanguins. Les lymphatiques arrivent dans ces ganglions et ressortent, après s'être reformés en plusieurs canaux principaux, généralement plus gros et plus nombreux. Les premiers sont les vaisseaux *afférents*, les seconds sont les vaisseaux *efférents.*

Le *canal thoracique*, dans lequel viennent se déverser les lymphatiques du corps, sauf ceux du membre antérieur droit et de la moitié droite de la tête, du cou, du thorax, s'étend sous la colonne vertébrale, depuis la première vertèbre lombaire jusqu'en dehors de l'entrée du thorax; à son origine, il est renflé, c'est le *réservoir sous-lombaire* ou *citerne de Pecquet*; il se termine par une ampoule qui s'ouvre dans la veine cave antérieure.

Dans ce canal viennent déboucher : 1° les lymphatiques des membres postérieurs, du bassin, des parois abdominales et des organes pelvi-cruraux qui viennent tous converger vers un groupe énorme de ganglions occupant la région sous-lombaire ou *ganglions sous-lombaires*; sur leur trajet existent d'autres groupes ganglionnaires, *inguinaux superficiels* et *profonds*, *poplités*, etc.; 2° les lymphatiques des viscères abdominaux : rectum et côlon flottant, côlon replié, cæcum, intestin grêle (au nombre d'une trentaine, et ganglions mésentériques), estomac, foie, rate, etc.; 3° les lymphatiques des organes de la cavité thoracique, auxquels sont annexées des chaînes ganglionnaires et notamment les *ganglions bronchiques* situés autour de la bifurcation de la trachée; 4° les lymphatiques des parois thoraciques; 5° enfin, les lymphatiques de la tête, du cou, du membre antérieur qui se dirigent tous vers l'entrée de la poitrine, vers un fort groupe ganglionnaire ou *ganglions prépectoraux*; sur leur trajet se trouvent placés quatre autres groupes, ganglions pharyngiens, sous-maxillaires, préscapulaires, brachiaux.

La *grande veine lymphatique*, longue de 2 à 3 centimètres chez le cheval, part des ganglions prépectoraux du côté droit et s'ouvre ordinairement à la jonction des jugulaires, non loin du canal thoracique; elle reçoit les lymphatiques du membre antérieur droit, des régions axillaire et costale superficielle droite, de la moitié droite de la tête, du cou, du diaphragme. (Chauveau et Arloing, *Anatomie*.)

PLAIES. — Elles donnent lieu à un écoulement de lymphe ; si le vaisseau sectionné est important, on arrêtera la lymphorragie par la suture et un pansement antiseptique modérément compressif. Une fistule persiste parfois à la suite d'une plaie lymphatique ; on traite par la cautérisation ou la ligature du bout périphérique.

La *rupture sous-cutanée* détermine l'*épanchement traumatique de sérosité*.

Inflammation des vaisseaux lymphatiques. (Voy. LYMPHANGITE.)

LYMPHE. — Liquide très abondant dans l'économie, qui circule dans un ensemble de vaisseaux et de cavités, constituant le *système lymphatique*, et qui, issu du sang dans l'intimité des tissus, revient au torrent sanguin par l'intermédiaire du système veineux.

A. PROPRIÉTÉS PHYSICO-CHIMIQUES, CONSTITUTION. — Ordinairement incolore, parfois colorée en rose par des globules rouges, d'odeur faible rappelant celle de l'animal, de saveur un peu salée, la lymphe est constituée par des éléments solides, liquides et gazeux.

Les *éléments solides* ou *figurés* sont des *globules blancs* ou *leucocytes*, identiques à ceux du sang : leur nombre est d'environ 8 000 par millimètre cube de lymphe. Celle-ci contient, en outre, des *globules rouges* (surtout dans la rate et le canal thoracique), des *hématoblastes*, et des *granulations graisseuses* microscopiques, entourées d'une couche d'albumine (*membrane haptogène*), qui les empêche de se réunir en gouttelettes.

La *partie liquide* ou *plasma* se compose de *fibrine* et de *sérum*. La *fibrine* est un peu plus lente à se coaguler que celle du sang (*bradyfibrine*) ; la lymphe sortie des vaisseaux se prend spontanément, après un quart d'heure environ, en un *caillot* mou, petit, peu rétractile, incolore, rougeâtre, quand quelques globules rouges s'y sont mêlés accidentellement. Le *sérum*, qui reste après la coagulation de la fibrine, contient les mêmes éléments que le sérum sanguin, mais dans des proportions différentes : les matières albuminoïdes y sont moins abondantes ; les matières extractives azotées qui représentent les produits excrémentitiels des tissus, l'urée surtout, y sont en plus grande proportion ; on trouve, de plus, des sels (à base de soude comme dans le sérum sanguin), des matières grasses, de la cholestérine, etc.

Les *gaz* de la lymphe sont : l'*acide carbonique* (35 p. 100), l'*azote*, en petite proportion.

L'oxygène fait presque complètement défaut.

B. CHYLE. — On donne le nom de *chyle* à la lymphe contenue dans les vaisseaux lymphatiques de l'intestin, vaisseaux qui prennent alors le nom de *chylifères*. Les deux liquides ont les mêmes caractères, mais après les repas, pendant l'absorption, le chyle est blanchâtre, laiteux, opaque, très riche en matières grasses.

C. CIRCULATION, RÔLE PHYSIOLOGIQUE DE LA LYMPHE. — Les recherches récentes sur les vaisseaux lymphatiques permettent d'affirmer qu'ils ne communiquent pas directement avec les vaisseaux sanguins au niveau de leur origine, et qu'une communication directe entre les deux systèmes n'existe qu'au niveau des veines sous-clavières. Mais cette indépendance anatomique n'existe pas en physiologie : au point de vue fonctionnel, les systèmes lymphatique et veineux succèdent également, à peu près au même titre, au système artériel (Mathias Duval). Sous l'influence de la pression sanguine, le plasma du sang contenu dans les capillaires passe en partie dans les veines qui le ramènent directement au cœur, transsude en partie à travers la paroi des capillaires et se répand dans les tissus, surtout dans les mailles du tissu conjonctif, où les lymphatiques le reprennent pour le ramener, par une voie détournée, au système sanguin, par la grande veine lymphatique et le canal thoracique, aboutissant aux veines sous-clavières : les lymphatiques constituent donc un *appareil de drainage*, qui fait rentrer dans la circulation sanguine le plasma transsudé et non employé à la nutrition ou au fonctionnement des tissus (Beaunis).

Comme dans les veines, la *pression sanguine* est la principale cause de la circulation de la lymphe dans les canaux, après avoir déterminé son exsudation des capillaires sanguins. Il y a aussi des causes accessoires, représentées par les *valvules*, les *contractions des muscles* voisins, l'*inspiration*. De plus, les lymphatiques d'un certain volume possèdent des fibres musculaires lisses, qui les rendent contractiles.

En résumé, la lymphe sert d'intermédiaire entre le sang et les tissus ; elle leur fournit les matériaux nécessaires à leur nutrition et à leurs diverses fonctions, sécrétions et autres, matériaux qui sont fournis par le sang artériel dont elle s'est séparée ; d'un autre côté, elle se charge des produits de désassimilation, des déchets organiques, qui proviennent de l'usure des tissus, et qu'elle ramène au sang veineux. Ce rôle explique la pauvreté relative du plasma de la lymphe en matières albuminoïdes, l'albumine du sang ayant été utilisée par les tissus, et aussi sa richesse en urée et autres matières excrémentitielles.

LYMPHE PLASTIQUE. — Blastème, exsudé à la surface des plaies, des séreuses, etc., et donnant naissance aux éléments anatomiques des bourgeons charnus, des cicatrices, etc. Les matériaux qui servent à sa production sont ceux du plasma sanguin.

LYMPHORRAGIE. — Écoulement persistant de lymphe après blessure d'un vaisseau lymphatique.

LYSOL. — Corps de consistance de savon mou, soluble dans l'eau, résultant de la coction d'un mélange de goudron, de graisse, de résine et d'alcali. Employé comme antiseptique d'une grande activité bactéricide (Gerlach) en solution à 1, 2 ou 3 p. 100, pour la désinfection des mains, le pansement des plaies, les injections vaginales.

LYSSES. — Vésico-pustules siégeant sur la face inférieure de la langue du chien, dues à des érosions accidentelles, ou sortes de kystes glandulaires, et auxquelles Marochetti avait attribué, à tort, une valeur diagnostique pour la rage.

M

MÂCHE (en anglais : *Masch*). — Sorte de soupe ou pâtée rafraîchissante, qui doit être donnée de temps en temps aux chevaux qui font un service pénible et qui mangent beaucoup d'avoine. Elle a pour but de rafraîchir le cheval, de le faire uriner, de ramollir son crottin et de lui donner une légère purgation.

Dans les écuries de course, on donne la mâche une fois par semaine, et on a soin, autant que possible, de la donner la veille d'un jour de repos. — On donne encore la mâche aux animaux en purgation avec les bols (le bol se donne après la mâche), pour faciliter l'action du médicament et la dissolution du bol.

PRÉPARATION. — Voici la composition des mâches telles qu'elles se font en Angleterre : 1° environ un quart de litre de graine de lin ; 2° un litre de farine d'orge ; 3° deux litres d'avoine. Jeter dessus trois litres environ d'eau bouillante, puis recouvrir le tout avec trois litres de son sec que l'on égalise et tasse un peu avec la main par-dessus. On laisse macérer jusqu'au soir en entourant le seau d'une couverture de laine afin d'éviter autant que possible l'évaporation. Le soir, on mêle le tout avec une spatule de bois, et on le donne encore tiède au cheval.

Certains chevaux gourmands avalent trop vite. Pour éviter cet inconvénient, on peut y ajouter quelques litres de paille hachée.

On peut ajouter à la mâche, en la faisant, 10 grammes de sel de nitre et 100 grammes de sulfate de soude.

Voici quelques exemples de ces préparations :

Mâche restaurante et ferrugineuse (Delafond).

Seigle macéré pendant 24 h.	1 litre.
Avoine concassée............	2 litres.
Peroxyde de fer............	10 grammes.
Carbonate de potasse......	10 —

Mâche restaurante et émolliente (Delafond).

Avoine cuite..............	2 litres.
Farine de graine de lin....	1/2 —
Carottes crues coupées par tranches................	N°
Farine d'orge.............	1/2 —
Eau chaude.............	3 ou 4 —

Mâche restaurante et émolliente pour les ruminants.

Seigle cuit................	2 litres.
Farine de lin.............	1/2 —
Lentilles ou fèves cuites...	1/2 —
Eau chaude.............	2 à 3 —

EFFETS THÉRAPEUTIQUES. — Ces préparations sont bonnes dans les maladies avec anémie, dans les affections chroniques débilitantes.

MÂCHELIÈRE. — Se dit des dents molaires, surtout chez les herbivores.

MÂCHOIRE (*maxilla*, σιαγών ; all. *Kiefer, Kinnlade* ; angl. *jaw* ; it. *mascella* ; esp. *quijada*). — Nom donné aux pièces osseuses qui supportent les dents des animaux vertébrés, et qui forment les organes principaux de la *mastication*. Les mâchoires se distinguent en *supérieure* et en *inférieure* : cette dernière, exclusivement formée par le maxillaire inférieur, est dite *diacranienne* parce qu'une articulation lâche et ligamenteuse l'unit au crâne ; l'autre, constituée par les os maxillaires supérieurs, intermaxillaires, palatins, ptérygoïdiens, zygomatiques, lacrymaux, nasaux, le vomer, est immobile et articulée avec le crâne.

MÂCHURES. — Bords désorganisés de certaines plaies par écrasement ou par armes à feu.

MACROCÉPHALIE (de μακρός, grand, et κεφαλή, tête). — Difformité de la tête ayant acquis un volume considérable par suite du développement exagéré du cerveau.

MADAROSE (de μαδαρός, chauve). — Chute des cils qui garnissent les paupières, généralement due à l'inflammation de leur bord libre (chien et chat).

MAGASIN ou GRENIER. — On dit qu'un cheval fait magasin, lorsque, en mangeant, il laisse les substances s'accumuler entre la face interne de la joue et les molaires. Ce défaut dépend de l'irrégularité des dents molaires usées inégalement. Lorsqu'il est porté à l'excès, on remarque au-dessus de la commissure des lèvres une tumeur allongée qui résulte de l'accumulation des fourrages en forme de pelote, soit d'un seul côté, soit des deux. Ces aliments s'altèrent et communiquent une mauvaise odeur à l'haleine de l'animal. On y remédie en enlevant les aspérités des dents [Voy. DENTS (*Maladies des*)].

MAGNÉSIE. — MATIÈRE MÉDICALE. — Poudre blanche et douce ; la magnésie anglaise est plus tassée.

EFFETS PHYSIOLOGIQUES. — Absorbant, antiacide et laxatif.

EFFETS THÉRAPEUTIQUES. — Purgatif à action lente, n'irritant pas l'intestin. Il donne de bons résultats dans les empoisonnements par les acides, et dans les diarrhées des jeunes animaux.

DOSES. — 15 à 20 grammes pour les veaux et les poulains, 1 à 5 pour les jeunes chiens, 5 à 10 pour les porcelets et les agneaux.

MODE D'ADMINISTRATION. — Par cuillerées, en boisson dans de l'eau ou du lait.

Médecine de magnésie pour le chien.

Lait................	60 grammes
Sucre...............	50 —
Magnésie...........	5 —

MAIGREUR (all. *Magerkeit* ; angl. *leanness* ; it. *magrezza* ; esp. *flaqueza*). — État d'un animal chez lequel le tissu cellulaire ne contient pas de graisse, ou n'en contient qu'une très petite quantité. Cet état, compatible avec la santé, est souvent inhérent au tempérament, et ne doit pas être confondu avec l'*amaigrissement*, qui est toujours un symptôme morbide ou le résultat d'une maladie, ni avec l'état d'*entraînement*, qui fait saillir les masses musculaires.

MAILLE. — En vétérinaire, *la maille*, synonyme de la *hanche*.

MAL (*malum* ; all. *Schmerz, Weh* ; angl *evil, ill* ; it. *male* ; esp. *mal*). — Tout ce qui est opposé à l'état de santé.

MAL D'ÂNE. — Voy. CRAPAUDINE.

MAL DES ARDENTS. — Voy. CHARBON, ÉRYSIPÈLE.

MAL DE BROU. — Maladie qui attaque les bestiaux qu'on mène paître dans les bois (Voy. CYSTITE, HÉMATURIE, NÉPHRITE).

MAL DE CADERA. — Voy. TRYPANOSOMES.

MAL CADUC. — Voy. ÉPILEPSIE.

MAL DE CERF. — Voy. TÉTANOS.

MAL DE COÏT. — Voy. DOURINE.

MAL DE CONTAGION. — Voy. MAL DE TÊTE.

MAL D'ENCOLURE. — Nom générique donné aux blessures de la partie supérieure de l'encolure, produites par des contusions ou des frottements répétés, observés principalement chez le cheval de trait, sur le point d'appui du collier. Les symptômes sont ceux du *mal de taupe* (Voy. NUQUE).

MAL DE GARROT. — Voy. GARROT.

MAL DE MONTAGNE. — Commence à se produire vers l'altitude de 3000 à 4000 mètres. Les symptômes sont : accélération de la respiration et de la circulation, sécheresse de l'arrière-bouche, bourdonnements d'oreilles, battements aux tempes, palpitations ; état congestif du système veineux ; hémorragies multiples par les muqueuses ; fatigue, céphalalgie ; affaiblissement de tous les sens.

La cause de ce malaise réside dans la diminution de la tension de l'oxygène (Paul Bert) (Voy. AIR).

MAL DE MOUTON. — La pourriture.

MAL NOIR. — Voy. CHARBON.

MAL DE NUQUE. — Voy. NUQUE.

MAL DE PIED. — Nom vulgaire du piétin.

MAL DE PIS. — Voy. MAMMITE.

MAL DE REINS ou DE ROGNONS. — Voy. REINS.

MAL ROUGE. — Voy. MALADIE DE SOLOGNE, ROUGET.

MAL SACRÉ. — Voy. ÉPILEPSIE.

MAL DE SAIGNÉE. — Voy. PHLÉBITE et THROMBUS.

MAL DE SAINT-ANTOINE. — Voy. ÉRYSIPÈLE.

MAL DE TAUPE. — Voy. NUQUE.

MAL DE TÊTE DE CONTAGION. — 1° Du *cheval*. (Voy. ANASARQUE.) — 2° Du *bœuf* (Voy. CORYZA GANGRENEUX).

MALACIE. — Dépravation du goût qui porte les animaux à manger des substances étrangères à l'alimentation ; c'est le plus souvent un symptôme d'une maladie de l'appareil digestif.

MALADIE (*morbus*, νόσος; all. *Krankheit*; angl. *disease*; it. *malattia*; esp. *enfermedad*). — Perturbation survenant dans une ou plusieurs des parties du corps, et se manifestant par le trouble des actes d'un ou de plusieurs organes, d'un ou plusieurs appareils.

Division et Classification. — A. *Maladies innées.* — Ce sont celles que l'être présente en naissant, ou du moins dont il apporte le germe avec lui. On nomme spécialement *congénitales* celles qui existent au moment même de la naissance. Celles dont le germe seul est apporté par le nouveau-né, *maladies héréditaires*, ne se développent ordinairement qu'au bout d'un temps variable après la naissance.

B. *Maladies acquises.* — Celles qui surviennent après la naissance, sans disposition héréditaire ni organique. On les divise en :

1° *Maladies sporadiques*, qui n'atteignent qu'un individu à la fois ou quelques individus isolément; qui surviennent indifféremment en tout temps, en tout lieu, sous l'influence d'actions morbifiques propres à chacun;

2° *Maladies panzootiques*, qui attaquent à la fois un grand nombre d'individus, sous l'influence d'actions morbifiques universellement répandues sur un espace plus ou moins vaste. Elles se divisent elles-mêmes en *maladies enzootiques* et *épizootiques*.

On a nommé *idiopathiques* ou *essentielles*, celles existant par elles-mêmes, et non comme conséquence d'une autre.

Les maladies *symptomatiques* dépendent d'une affection antérieure, et cessent avec celle-ci.

Les maladies *deutéropathiques* se développent sous l'influence de l'existence actuelle d'un état morbide antécédent, mais persistent après sa disparition.

Enfin les maladies *sympathiques* ne sont reliées par aucune cause physique appréciable à l'état morbide préalable d'où elles résultent.

Sous le rapport de l'évolution, les maladies sont dites *aiguës* ou *chroniques*.

Elles sont encore divisées artificiellement en :

1° *Maladies externes*, qui atteignent des parties sensibles à la vue, et qui guérissent par une opération manuelle ou par des topiques.

2° *Maladies internes*, n'atteignant que les organes et les fonctions hors de la portée des sens, ou produites par une cause interne.

Quant à leur *classification*, ou leur distribution méthodique en un certain nombre de classes, de genres et d'espèces, elle a été successivement basée sur leurs causes (*méthode étiologique*), leurs symptômes (*méthode symptomatique*), leurs sièges (*méthode anatomique*), etc.

Un état morbide ne pouvant exister sans l'intervention d'une cause initiale qui lui est propre, la classification rationnelle des maladies, au moins quant aux divisions fondamentales, serait la classification étiologique, si leurs causes pouvaient toujours être exactement déterminées.

Mais à côté de l'influence accidentelle, apparente, se trouve le mode de réaction de l'organisme, et c'est l'action combinée de l'influence extérieure et de la prédisposition organique qui constitue la cause vraie, prochaine, de la maladie. La nature de ce conflit n'étant pas toujours connue, la cause complète et suffisante de l'état morbide reste souvent difficile à préciser.

Cependant on peut classer provisoirement avec Hallopeau (*Traité de Pathologie générale*) les maladies de la façon suivante :

1° Maladies par causes externes.

Maladies traumatiques.	Traumatismes.	mécaniques, physiques, chimiques, électriques,	des téguments. des os. des viscères, etc.
Maladies parasitaires.	Déterminées.	Malaria, tuberculose, morve, charbon, diphtérie, gourme, septicémie, pyémie, gale, phtiriase, teigne, etc.	
	Indéterminées.	Clavelée, vaccin.	
Maladies par hétéro-intoxication.	Hydrargyrisme. Ergotisme. Lupinose, etc.		

2° Maladies par causes internes.

Maladies d'inanition.	Anémie. Scorbut. Rachitisme.		
Maladies par ralentissement de la nutrition	Obésité. Lithiase biliaire, urinaire. Rhumatisme. Diabète. Ostéomalacie.		
Maladies d'excès ou de fatigue.	Myélites. Encéphalites. Arthrites. Myosites, etc.		
Maladies par auto-intoxication.	Érythèmes. Pemphigus. Urticaires, etc.		
Maladies diathésiques.	généralisées..	Arthritisme.	
	systématisées.	Névropathies. Endartérites.	
Maladies d'évolution.	Mélanose. Rachitisme. Cancer, etc.		

MALADIE APHTEUSE. — Voy. Aphtes et Fièvre aphteuse.

MALADIE DES BÊTES A LAINE. — Voy. Maladie de Sologne.

MALADIE DES BOIS. — Voy. Hématurie.

MALADIE DE BRIGHT. — Voy. Albuminurie.

MALADIE CARBONCULAIRE. — Voy. Charbon.

MALADIE CHARBONNEUSE. — Voy. Charbon.

MALADIE DES CHATS. — Affection épizootique que l'on observe parfois sur presque tous les chats, surtout les jeunes, d'un même village, et qui est très meurtrière. Elle est analogue à la maladie des chiens (Voy. Maladie des chiens).

MALADIE DES CHIENS (*maladie du jeune âge, gastro-bronchite, morve des chiens, gourme*; all. *Staupe, Sucht*; angl. *distemper*; it. *cimorro*; esp. *reuma*). — Maladie contagieuse sévissant sur les chiens et les chats, caractérisée par une éruption cutanée et des accidents inflammatoires portant sur les muqueuses et divers organes. Elle est plus souvent dénommée *maladie du jeune âge*.

Étiologie. — D'origine microbienne et due à un agent spécifique du genre *Pasteurella* de Lignières (Voy. Pasteurelloses), elle est contagieuse et inoculable. — Le virus existe dans l'exsudat des muqueuses enflammées, le jetage, les larmes, le contenu des vésicules de la peau. Les chiens de toutes les races et de tout âge peuvent contracter la maladie. Cependant on constate certaines prédispositions : *race*, les chiens d'appartement, les terre-neuve, et les danois contractent presque toujours une maladie grave; *âge*, l'affection est surtout grave sur les sujets jeunes; *individu*, dans une même portée, certains contractent une maladie grave, mortelle, d'autres restent indemnes; *climat*, en certaines régions (Chine), elle a toujours une forme grave. Le refroidissement, les mauvaises conditions hygiéniques agissent comme causes occasionnelles.

Une première atteinte donne l'immunité. Comme cette affection est très fréquente et répandue presque partout, les possesseurs de chiens la considèrent comme inévitable et même nécessaire à la santé de leurs animaux. La cohabitation est le moyen le plus sûr de transmission; le virus paraît se conserver longtemps dans les locaux infectés. L'inoculation cutanée, pratiquée expérimentalement, donne une maladie grave; il est probable que la contagion naturelle se fait par les voies respiratoires et digestives. La période d'incubation varie entre six et quinze jours.

Symptomatologie. — Généralement on observe une éruption cutanée, l'inflammation catarrhale, parfois éruptive, de la muqueuse oculaire, des premières voies respiratoires et du tube digestif, avec des complications secondaires : broncho-pneumonie, épilepsie, chorée; les troubles digestifs et nerveux sont presque toujours consécutifs à l'éruption cutanée, au catarrhe nasal, aux troubles oculaires, qui sont les manifestations les plus constantes.

La maladie débute généralement par un état fébrile : tristesse, abattement, faiblesse, inappétence, frissons, tremblements, sécheresse et chaleur du nez, hyperthermie plus ou moins accusée.

Au point de vue clinique, on distingue quatre formes, suivant que les altérations prédominent sur la peau, la muqueuse oculaire, l'appareil respiratoire, ou l'appareil digestif; on observe encore des inflammations secondaires, des complications nerveuses.

A. *Forme cutanée* ou *éruptive*. — Elle existe dans près des trois quarts des cas, surtout pendant l'été; elle consiste en une éruption bulleuse ou vésiculeuse siégeant surtout aux régions où la peau est fine : ventre, face interne des cuisses, ars; parfois l'éruption envahit tout le corps, et même les muqueuses nasale, buccale, oculaire, auditive (*catarrhe auriculaire*). Les vésicules débutent par un pointillé ou des taches rougeâtres, puis en quarante-huit heures elles sont complètement formées; elles ont alors les dimensions d'une lentille, d'un pois, et une teinte jaunâtre; après leur rupture coule un liquide clair qui devient un peu purulent et forme des croûtes d'un jaune brunâtre; ces dernières tombent en quelques jours, et la guérison peut être définitive; ou bien les éruptions se renouvellent par poussées successives pendant deux ou trois semaines. Dans certains cas, on observe en même temps ou après, un exanthème étendu à diverses régions : tête, cou, épaules, croupe; les poils sont agglutinés par un exsudat visqueux, puis il se forme des pellicules grisâtres qui tombent et entraînent les poils dans leur chute.

Cette éruption s'observe seule ou associée à l'une des autres formes; c'est la manifestation la moins grave de la maladie.

B. *Forme oculaire.* — Elle marque souvent le début de l'infection : œil larmoyant, paupières tuméfiées, photophobie, conjonctivite purulente, inflammation du bord libre des paupières avec chute des cils, chassie jaune verdâtre abondante; généralement on voit une kératite diffuse unilatérale ou double. Ces altérations peuvent guérir, ou bien il se forme une ulcération avec perforation de la cornée ou avec une ophtalmie interne purulente et perte de l'œil; si l'ulcération guérit, il persiste une tache cicatricielle blanchâtre.

C. *Forme respiratoire*. — Elle débute par des symptômes généraux graves : tristesse, abattement, frissons, faiblesse générale, inappétence; la température atteint 40 à 41°. Les symptômes sont ceux du coryza avec ou sans angine : éternûments, toux facile, quinteuse, jetage d'abord séreux, puis muco-purulent, strié de sang, grisâtre, très abondant, qui obstrue les narines, dont la muqueuse se couvre de vésico-pustules, d'ulcérations; la respiration est accélérée, sifflante. Le malade reste couché, se déplace avec peine et en chancelant; souvent on constate en même temps des troubles digestifs, du vomissement, de la diarrhée.

Dans les formes légères ces troubles persistent deux à trois semaines puis s'atténuent et disparaissent.

Dans les formes graves, les bronches et le poumon sont envahis; les symptômes généraux s'aggravent, la température peut atteindre 42° avec des oscillations de 1 à 2 degrés; la respiration est très pénible, il existe du souffle labial; on note tous les signes de la *broncho-pneumonie*. Généralement la mort arrive brusquement, par asphyxie.

D. *Forme digestive*. — Fièvre, tristesse, inappétence, soif vive, vomissements, tels sont les symptômes du début. Muqueuses injectées, bouche sèche, avec une odeur fétide. Constipation bientôt suivie de diarrhée abondante, spumeuse, parfois sanguinolente (dysenterie). Ces symptômes peuvent persister plusieurs semaines avec alternatives d'amélioration et d'aggravation; souvent il survient des complications : *stomatite ulcéreuse, ictère, invagination, renversement du rectum, troubles oculaires, cutanés, nerveux*. La mort par épuisement est la terminaison ordinaire.

Complications. — Les plus fréquentes sont les *troubles nerveux* d'ordre cérébral ou médullaire, qui s'observent au cours de l'une des formes précédentes. Ils consistent en un état de dépression intense, faiblesse, démarche chancelante, accidents comateux; d'autres fois on observe des périodes d'excitation. Les symptômes sont ceux des méningites, ou de l'épilepsie, de la chorée, de la parésie, de la paraplégie, de l'anesthésie généralisée.

Si les animaux survivent, il est extrêmement rare que la guérison soit complète : il persiste de l'amaurose, de la surdité, des paralysies locales, de la parésie du train postérieur.

Diagnostic. — La maladie survenant chez des animaux jeunes est facilement reconnue. Dans tous les cas, le diagnostic est basé sur la diversité des localisations et surtout sur la coexistence d'accidents cutanés éruptifs, de troubles oculaires et de troubles respiratoires, digestifs ou nerveux, enfin sur l'état général presque toujours grave. Dans certains cas les lésions nerveuses déterminent des symptômes rabiformes; Krajewski préconise dans ce cas, comme moyen de diagnostic, les inoculations expérimentales.

Pronostic. — Il varie suivant la race des animaux, leur âge, la localisation de la maladie, l'intensité des accidents. L'apparition précoce de l'éruption cutanée, la conservation de l'appétit et de la gaité, l'âge adulte sont des signes favorables; cependant les complications sont toujours à craindre.

La forme thoracique est toujours grave; les animaux de race perfectionnée succombent dans la proportion de 60 à 80 p. 100.

La forme intestinale est presque aussi meurtrière.

En outre, quand les animaux ne meurent pas, ils ne guérissent pas toujours complètement et il peut persister des symptômes de bronchite chronique, de catarrhe intestinal, de la dyspepsie, etc... Les complications nerveuses sont presque toujours mortelles.

Anatomie pathologique. — Le cadavre est dans un état de maigreur accusé et exhale une odeur fétide.

Dans l'appareil respiratoire, il y a des lésions inflammatoires étendues depuis l'ouverture des narines jusqu'aux poumons et même à la plèvre; les ganglions bronchiques sont infiltrés et purulents.

Les lésions digestives portent surtout sur l'intestin grêle, qui est parsemé de taches ecchymotiques et d'ulcérations. Les ganglions mésentériques sont hypertrophiés et infiltrés.

Dans le système nerveux, il y a une congestion généralisée des centres nerveux et des méninges, parfois de l'œdème et du ramollissement cérébral; d'autres fois, du ramollissement médullaire, de l'hydrorachis, de l'épanchement intraventriculaire, etc.

Dans les formes chroniques, on peut observer des foyers de ramollissement et de sclérose, surtout au niveau de la moelle lombaire.

TRAITEMENT. — 1° *Préventif.* — On évitera la contagion, en isolant les malades, désinfectant les chenils, et interdisant leur accès à tous les chiens, aux personnes étrangères, etc.; les chiens seront soumis à une bonne hygiène.

L'inoculation des animaux sains avec du sang et de la sérosité pulmonaire donnerait une maladie relativement bénigne, d'après Bryce (mortalité de 10 à 15 p. 100, au lieu de 30 à 70 p. 100 lors de maladie naturelle.)

Vaccinations préventives. — La forme cutanée ressemblant un peu à la variole humaine, on voit préconiser de temps à autre comme un préservatif infaillible : *l'inoculation du vaccin de génisse.* L'expérience montre chaque fois que ce procédé n'a aucune valeur.

Plus récemment, Phisalix a annoncé qu'il avait trouvé un *vaccin.* Les résultats contrôlés jusqu'à présent sont contradictoires ; cela tient, d'après Mégnin, à ce que l'on confond sous le même nom plusieurs maladies différentes ayant des symptômes communs. Ces maladies seraient, d'après lui : 1° la *gourme*, angine avec ou sans broncho-pneumonie, due aux microbes habituels de la suppuration dont la multiplication serait favorisée par les mauvaises conditions hygiéniques ; 2° la *grippe*, due à un microbe spécial, ce serait contre elle que le vaccin Phisalix paraîtrait avoir une action efficace ; 3° le *typhus*, qui serait la forme suraiguë de la maladie du jeune âge.

2° *Curatif.* — On devra avant tout soutenir les forces du malade, combattre les phénomènes d'intoxication et établir une thérapeutique de symptômes.

Le malade sera placé dans un endroit chaud et bien couvert ; on le nourrira avec du lait, du bouillon, de la viande crue hachée, donnés souvent et en petites quantités. Si la faiblesse est grande, on ordonnera les toniques, les excitants diffusibles : café, thé, alcool ; on fera des injections sous-cutanées de caféine. Lorsque la fièvre existe, on ordonnera la quinine, ou mieux l'antipyrine en solution aqueuse ($0^{gr},25$ à $0^{gr},50$ toutes les deux heures).

Les éruptions sous-cutanées seront favorisées par la chaleur extérieure (naturelle ou artificielle), les breuvages chauds et excitants contenant 3 à 6 gouttes (par jour) de teinture de Mars tartarisée. Les croûtes seront recouvertes de glycérine, de vaseline boriquée ; les plaies seront lavées avec une solution astringente et recouvertes d'une poudre absorbante.

Les troubles oculaires ne comportent pas d'indications spéciales [Voy. CONJONCTIVITE, CORNÉE (*Maladies de la*), etc.].

Les troubles respiratoires seront traités par la révulsion (frictions de pommade stibiée ou de teinture d'iode), les fumigations de goudron, de crésyl ; contre la toux, on ordonnera le sirop diacode, le sirop d'éther, le kermès, l'extrait aqueux de belladone ; contre le jetage, l'essence de térébenthine (1 à 2 grammes dans l'huile), les fumigations, etc.

Dans le cas de broncho-pneumonie, on prescrira l'émétique, l'ipéca, le sulfure d'antimoine, la terpine, l'acétate d'ammoniaque, les fumigations antiseptiques ; on peut calmer la toux par la morphine et l'eau d'amandes amères :

Morphine...................	$0^{gr},25$
Eau d'amandes amères.....	10 grammes.
Eau distillée...............	150 —

Au début des accidents intestinaux, on prescrira un purgatif doux (huile de ricin, ou calomel à petites doses, $0^{gr},05$ à $0^{gr},20$, répétées). Régime lacté. — Les vomissements seront traités par les opiacés, extrait d'opium ($0^{gr},02$), de laudanum ($0^{gr},50$ à 1 gramme), de belladone (quelques gouttes), potion blanche de Sydenham (une cuillerée à bouche toutes les deux heures). Lavements alimentaires de bouillon, lait.

Contre la diarrhée, on prescrira le salicylate de bismuth, le laudanum, le camphre, le tannin donnés dans le lait coupé d'eau de riz par parties égales. On ordonnera également les antiseptiques : naphtaline, salol, naphtol, ($0^{gr},50$ à 2 grammes), créoline (1 à 2 grammes).

Bicarbonate de soude.......	2 grammes.
Salol......................	$0^{gr},50$
Salicylate de bismuth.......	$0^{gr},10$

Une à cinq doses par jour, suivant la taille (Nocard et Leclainche).

Contre les troubles nerveux, avec spasme, convulsion, chorée, le bromure de potassium, le sulfonal, le chloral. Contre les symptômes paralytiques, les injections sous-cutanées de caféine, de strychnine, les granules d'arséniate de strychnine à l'intérieur et l'infusion de café à haute dose.

Pendant la convalescence, on surveillera de près le malade qui sera soumis à une excellente hygiène. On excitera l'appétit et on combattra l'anémie avec les toniques amers, la liqueur de Fowler, les ferrugineux ; contre la toux chronique, ipéca, sirop de chloral, terpine, apomorphine et morphine, iodure de potassium à hautes doses; contre la diarrhée rebelle, opium, tannin, sous-nitrate de bismuth, nitrate d'argent, etc. (1).

Dans la forme pectorale ordinaire, la vésication sur les côtes avec la pommade stibiée, et l'administration fréquente du sirop Desessart par cuillerées espacées, donnent de très bons résultats, surtout si le malade est dans de bonnes conditions hygiéniques.

MALADIE CONVULSIVE. — Voy. Tremblante.

MALADIE ÉPIZOOTIQUE DES OISEAUX DE BASSE-COUR. — Voy. Choléra des poules.

MALADIE DE HANOVRE. — Voy. Dourine.

MALADIE NAVICULAIRE. — Voy. Naviculaire.

MALADIE DE POITRINE DU GROS BÉTAIL. — Voy. Péripneumonie.

MALADIE ROUGE DES BÊTES A CORNES. — Voy. Maladie de Sologne.

MALADIE DE SANG. — Voy. Maladie de Sologne et Charbon.

MALADIE DE SOLOGNE. — Maladie des bêtes ovines (Flandrin et Tessier) enzootique dans la Sologne ; dite aussi *mal rouge, maladie rouge,* parce que les malades rendent quelquefois du sang avec les urines ; *maladie de sang,* parce qu'elle a été assimilée au *sang de rate.* Les causes de cette maladie dépendent de la nature du sol, des habitations très humides, de la nourriture, etc. Aujourd'hui cette maladie est reconnue comme étant une forme grave de la *cachexie aqueuse,* nullement assimilable au sang de rate. Dès qu'elle se déclare, il faut améliorer l'alimentation et les conditions hygiéniques des troupeaux (Voy. Cachexie aqueuse, t. I, p. 142).

MALADIE TREMBLANTE DES MOUTONS. — Voy. Tremblante.

MALADIE VÉNÉRIENNE DES SOLIPÈDES. — Voy. Dourine.

MALANDRES. — Crevasses du pli du genou du cheval (Voy. Crevasses, tome I, page 339).

MALARIA ou PALUDISME (*Fièvre palustre, cachexie palustre, hémato-typhose*). — Maladie spéciale aux climats chauds et humides, sévissant sur le cheval et le mulet, due à la

présence dans le sang d'un parasite découvert par Laveran, le *Plasmodium malariæ.* L'affection a été observée sur le cheval comme chez l'homme, dans les marais des Dombes, en Algérie, en Sicile, dans la plupart de nos colonies et surtout à Madagascar.

Le *Plasmodium malariæ* est un sporozoaire polymorphe, qui se présente sous quatre états successifs : corps sphériques, flagella, corps en croissant, corps segmentés ou en rosace (fig. 1060).

Sa biologie est peu connue ; il est probable qu'il peut vivre en dehors de l'organisme ; on ne connaît pas les modes de l'infection : l'affection est contagieuse et se transmet par contact direct ou par voie indirecte.

La maladie s'observe surtout au commencement de l'été, dans les régions chaudes, lorsque les marécages se dessèchent et que probablement les eaux en se retirant mettent à nu les sols infectés.

Elle est surtout plus meurtrière sur les animaux importés.

Symptomatologie. — *Forme aiguë.* — Au début, accès fébriles avec tristesse, abattement, inappétence, tremblements, démarche pénible, élévation de la température, qui peut atteindre 41° et même 42°. Conjonctive injectée, œdématiée, avec des taches ; cornée infiltrée, opaque ; larmoiement. Peau sèche, chaude, insensible. Respiration très accélérée. Battements du cœur violents. Pouls irrégulier, imperceptible.

La durée de l'accès varie de quelques heures à deux ou trois jours et plus. Parfois l'accès disparaît et la température redevient normale, mais il peut se prolonger quatre ou cinq jours et des *complications* apparaissent.

La dyspnée, la toux, un jetage muco-purulent, mousseux, annoncent les complications pulmonaires : congestion ou pneumonie. On peut aussi constater un accès d'hémoglobinurie avec rejet d'urine foncée, sirupeuse, ou bien des symptômes d'endocardite, ou de gastro-entérite avec diarrhée fétide, ou de vertige, de paralysie, etc., suivant les organes atteints.

Dans certains cas, on constate une ophtalmie intense, ou bien la gangrène sèche des extrémités, ou bien une éruption vésiculeuse, ou bien une orchite simple ou double.

Parfois l'évolution de la maladie est foudroyante et la mort survient en quelques heures.

Forme chronique. — Les animaux sont faibles, somnolents, mangent peu et présentent tous les

---

(1) Nocard et Leclainche, *Maladies microbiennes.* — Cadéac, *Pathologie interne. Maladies du sang et maladies générales.*

signes de l'anémie : amaigrissement conjonctive jaunâtre, infiltrée, ascite, hydrothorax, œdèmes des membres ; l'hyperthermie est constante ; le sang est très aqueux et les hémorragies sont très difficiles à arrêter. L'animal finit par succomber dans le marasme.

Pronostic. — Grave. Sous la forme aiguë, la mortalité est parfois de 90 p. 100 sur les chevaux importés, tandis qu'elle n'est que de 20 à

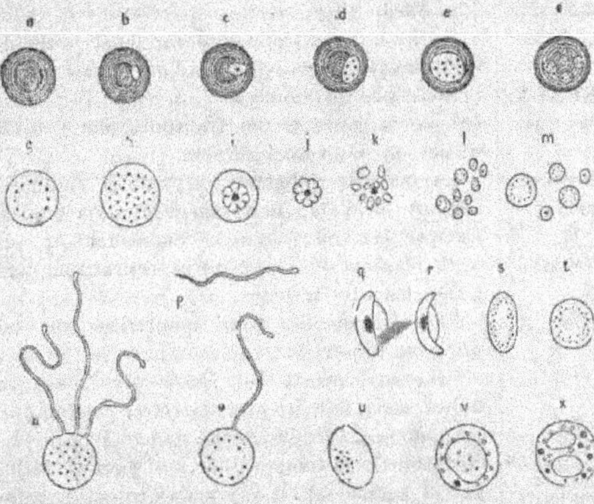

Fig. 1060. — Hématozoaires de l'impaludisme (Laveran).

a, hématie normale. — *b*, hématie avec un corps sphérique de très petit volume, non pigmenté. — *c*, *d*, *e*, hématies avec des corps sphériques pigmentés, petits et moyens. — *f*, hématie avec quatre petits corps sphériques. — *g*, *h*, corps sphériques libres, ayant atteint leur développement complet. — *i*, corps segmenté adhérent à une hématie. — *j*, corps segmenté libre. — *k*, les segments s'arrondissent et deviennent libres. — *l*, *m*, petits corps sphériques libres. — n, corps sphérique avec trois flagella. — o, corps sphérique avec un flagellum. — *p*, flagellum libre. — *q*, *r*, corps en croissant. — *s*, corps ovalaire. — *t*, corps sphérique, dérivé de corps en croissant. — *u*, corps sphérique après le départ des flagellas. — *v*, *x*, leucocytes mélanifères.

30 p. 100 sur les indigènes ; les mulets résistent mieux que le cheval.

Anatomie pathologique. — Sang fluide, décoloré, se coagulant lentement ; au microscope, les globules sont agglomérés en masses, irréguliers, déformés ; le sang contient le parasite.

La rate est hypertrophiée, bosselée, ramollie, parfois rupturée, d'une teinte brun-chocolat ; elle renferme des parasites en grand nombre. Le foie est hypertrophié, friable, jaune brunâtre. Les reins sont ramollis, noirâtres, et renferment de nombreux foyers hémorragiques.

Les poumons sont congestionnés. Les séreuses ont des ecchymoses et contiennent une sérosité jaunâtre. Le cœur est friable, décoloré. L'intestin est jaunâtre avec de nombreux foyers hémorragiques. Le cerveau et la moelle présentent un piqueté rougeâtre.

Dans la forme chronique, on observe les lésions de la cachexie, des altérations du sang et des organes ; ces dernières sont celles de la congestion passive avec induration fibreuse.

Traitement. — On administrera la quinine au début de l'accès et on en continuera l'usage dans l'intervalle des crises. Pierre recommande les injections intraveineuses :

Sulfate de quinine.	3	grammes.
Acide tartrique....	2	—
Eau distillée.......	30	—

pour une injection.

On calmera la fièvre avec les bains, l'enveloppement humide.

Les complications seront traitées comme il convient (1).

MAL-BOUCHÉ, **MAL-DENTÉ**, **ÉE**. — Se dit d'un cheval chez lequel une mauvaise disposition des dents, une usure trop lente ou trop rapide, rendent difficile ou impossible l'appréciation de l'âge.

MALÉINE (de *maleus*, morve). — Extrait stérilisé des diverses cultures du bacille de la morve, préparé et utilisé pour la première fois par Helman, vétérinaire militaire russe.

La *maléine brute* est un liquide sirupeux, d'un brun foncé, d'odeur vireuse ; mélangée au dixième dans l'eau phéniquée à 5 p. 1 000, elle donne la *maléine diluée*, qui sert pour le diagnostic de la morve. Chez les chevaux morveux, l'inoculation sous-cutanée de maléine provoque une réaction thermique, une réaction organique et une réaction locale, tandis qu'elle ne produit aucun effet appréciable sur les chevaux non morveux (Voy. Morve).

MALIGNITÉ (*malignitas*, κακοηθεια ; all. *Bösartigkeit* ; angl. *malignancy* ; it. *malignità* ; esp. *malignidad*). — Caractère insidieux d'une maladie, qui se manifeste par l'apparition de symptômes inaccoutumés ou par une modification dans l'évolution des symptômes habituels, et qui amène souvent une mort rapide dont l'explication ne se trouve pas toujours dans les lésions constatées à l'autopsie. La *malignité* des maladies ne doit pas être confondue avec leur *gravité* : c'est la forme anormale, la marche

(1) Cadéac, *Pathologie interne, Maladies du sang* (*Encyclopédie vétérinaire*).

irrégulière des symptômes qui produit la malignité ; c'est l'intensité des symptômes anormaux qui fait la gravité. — *Tumeurs malignes*. Celles qui se développent en peu de temps, envahissent simultanément ou successivement plusieurs organes, sont sujettes à un agrandissement rapide lorsqu'elles s'ulcèrent, et récidivent si on les enlève : carcinome, sarcome, épithéliome. La *malignité des tumeurs* n'est pas due à une propriété spéciale et nouvelle des éléments anatomiques.

MALTE (**CHIEN ou BICHON DE**). — C'est un chien d'appartement à poils longs, blanc pur ou légèrement jaunâtres et à queue recourbée (fig. 1061).

MAMELLES (*mamma*, μ⍺τρ⍴ς ; all. *weibliche Brust* ; angl. *breast* ; it. *mammella*, *poppa* ; esp. *mama*, *teta*).

Anatomie et physiologie. — Organes glanduleux chargés de sécréter le lait qui doit nourrir le petit animal après la naissance ; ce sont des organes rudimentaires dans la jeunesse, se développant à l'âge où les femelles deviennent aptes à la reproduction, prenant tout leur volume à la fin de la gestation, entrant en pleine activité après la mise bas, se tarissant et revenant sur eux-mêmes quand la période [d'allaitement est terminée.

Un tissu adipeux plus ou moins abondant, subjacent à une peau fine, entoure de toutes parts la *glande mammaire* ; plus développée pendant la lactation, elle est manifestement formée de petits lobes blanchâtres, unis entre eux par un tissu lamineux dense, rarement graisseux, et composés eux-mêmes de lobules contenant (fig. 1062, *l*) une multitude d'acini, d'où naissent les conduits excréteurs. Les conduits connus sous le nom de *vaisseaux galactophores* ou *lactifères*, émanés des lobes (*ss*), sont flexueux ; extensibles, demi-transparents, et unis entre eux par du tissu lamineux, ils se rendent au *mamelon* ou *trayon*, organe de succion et d'excrétion, sans s'anastomoser entre eux, passent par son centre, et viennent s'ouvrir isolément à sa surface (*m*), de sorte que chaque lobe, ayant son conduit excréteur propre, représente en quelque sorte une glande distincte. Les mamelles sont un type de *glandes en grappe composée*, c'est-à-dire constituées par des *acini* nombreux, rassemblés en lobules (*l*), dont le conduit excréteur (*r*) se réunit à d'autres pour former les conduits galac-

tophores (*s*). Ces derniers sont composés d'un épithélium cylindrique, de fibres élastiques nombreuses et ramifiées, peu anastomosées, et de fibres lamineuses. Les *acini* ont leurs culs-de-sac tapissés d'épithélium polygonal, pourvu de nucléoles chez certains sujets, en manquant chez d'autres. Pendant que la sécrétion du lait est active, les cellules épithéliales des *acini* augmentent de volume et de nombre, s'infiltrent de graisse dans leur partie superficielle, et tombent avec le lobule graisseux qu'elles entourent, en même temps que leur partie pro-

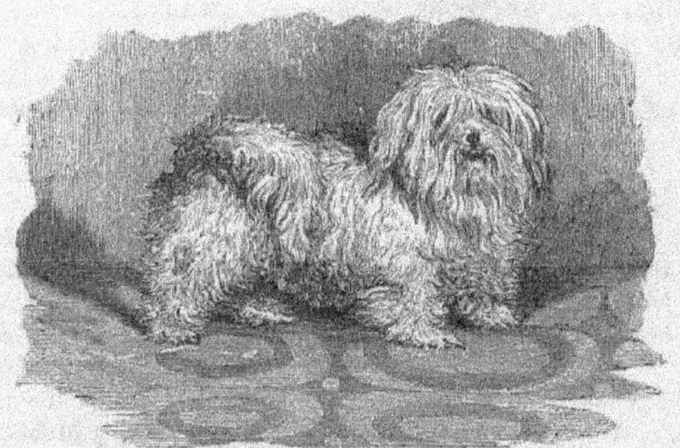

Fig. 1061. — Chien de Malte.

fonde se régénère et produit ainsi de nouveaux matériaux à la sécrétion lactée (fig. 1063 et 1064).

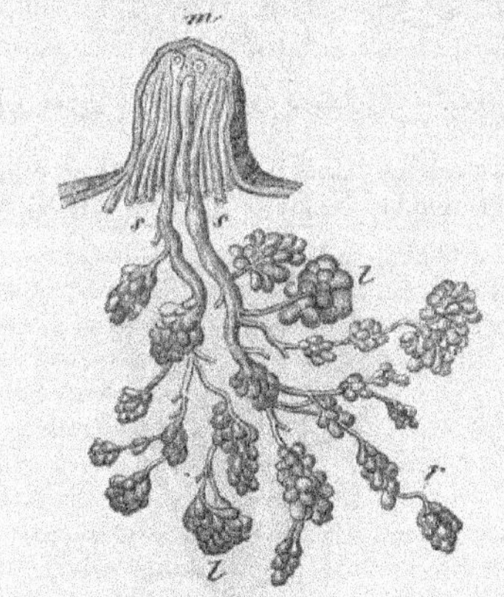

Fig. 1062. — Lobules de la glande mammaire de la femme.

Les mamelles sont le caractère distinctif d'une classe nombreuse d'animaux, les *mammifères* ; le plus ordinairement, elles ne sont pas gonflées de graisse comme chez la femme et ne deviennent apparentes que dans le temps de l'allaitement. Le mamelon, ordinairement creux, n'est tra-

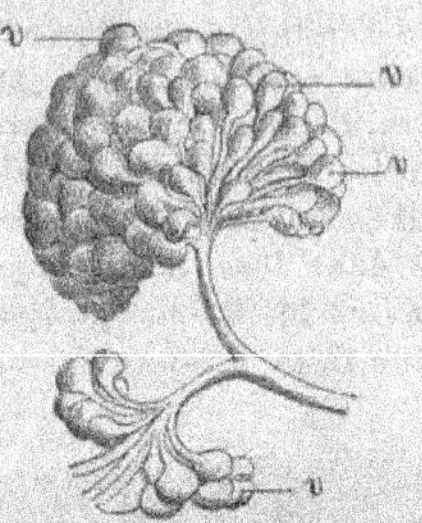

Fig. 1063. — Vésicules des lobules mammaires (grossies).

v, v, vésicules dont un certain nombre ont des follicules cana- liculés apparents, et dont les autres sont cachés par les vési- cules mêmes (P. Dubois).

versé que par un ou deux canaux larges, dans lesquels les conduits lactifères versent le lait. Leur nombre est très variable, même dans une

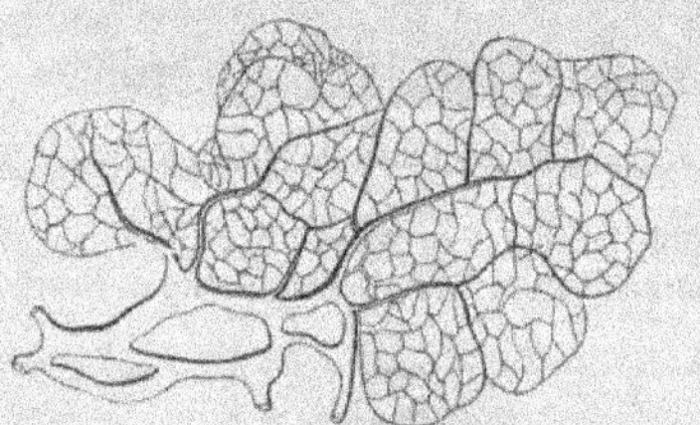

Fig. 1064. — Capillaires des mamelles (gross. : 180).

même espèce; mais il est toujours en rapport avec le nombre des petits (fig. 1065 et 1066). Elles

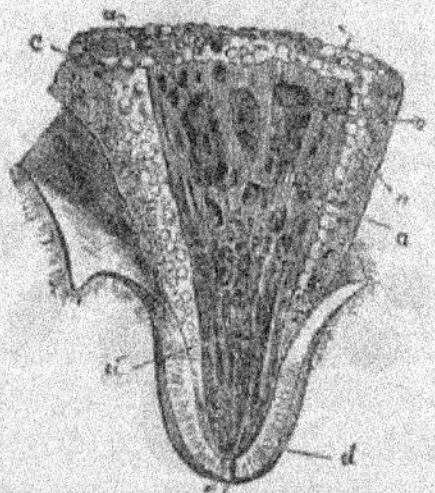

Fig. 1065. — Mamelon ou trayon de vache.

c, c, conduits galactophores aboutissant dans la cavité.

différent quant à leur situation; de là, la dis- tinction des *mamelles pectorales, abdominales,*

inguinales. La jument a deux mamelles ingui- nales; la vache en a quatre qui constituent une masse unique appelée *pis*, composée de deux parties symétriques accolées l'une à l'autre, et donnant naissance à quatre principaux mame- lons, qu'on nomme les *trayons, tétines* ou *pis*, en arrière desquels se trouvent quelquefois deux

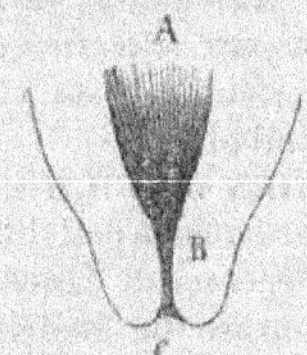

Fig. 1066. — Coupe de l'extrémité inférieure d'un trayon de vache.

A, partie large du canal. — B, partie étroite. — C, orifice.

mamelons plus petits appelés *tetins*, qui ne fournissent que rarement du lait. Dans les mul- tipares, les mamelles sont disposées en deux rangées, une de chaque côté de la ligne médiane, depuis le pubis jusque sous le sternum.

Le nombre des mamelles est, chez la brebis, de 6, chez la chèvre 2, chez la truie 10, chez la chienne 10, chez la chatte 8.

Les mamelles ne sont pas seulement des organes de sécrétion, elles servent aussi à l'*élimination* des produits de déchet de l'or- ganisme normal ou fébrile, à celle des toxines dans les maladies infectieuses comme la tuber- culose, à celle des médicaments, etc.

PATHOLOGIE. — Les affections des mamelles sont nombreuses (1). On peut les classer ainsi :

Anomalies...	Anatomiques.......	{ Congénitales. { Acquises.
	Physiologiques.	
Maladies microbiennes.	{ Éruptions diverses. { Mastites.	
Lésions chirurgicales.	{ Calculs. { Contusions. { Éruptions. { Fistules. { Plaies.	
Tumeurs......	{ Bénignes. { Multiples.	

1° Anomalies. — Anomalies anato- miques. — a. Congénitales. — L'absence com- plète de mamelles ou *amazie* est excessivement rare; la *polymastie* est due à l'existence de mamelles supplémentaires; on constate plus

(1) Voy. Leblanc. *Les maladies des mamelles de nos animaux domestiques.*

fréquemment, surtout sur les vaches, la *polythélie*, caractérisée par des trayons supplémentaires. L'*oblitération* des trayons plus ou moins complète s'observe quelquefois.

b. *Acquises*. — L'*atrophie* est souvent la conséquence d'une mastite. Il en est de même de l'*hypertrophie*, causée par la persistance de l'épaississement du tissu cellulaire. Mais chez les femelles domestiques entretenues pour la lactation, elle peut être le résultat de la sélection et du fonctionnement exagéré de l'organe. L'*oblitération* des trayons, partielle ou complète, peut être la conséquence de tumeurs, de cicatrices, etc.

Anomalies physiologiques. — Depuis Aristote, on connaît, surtout sur le bouc *mâle*, des exemples de *sécrétion lactée*. La sécrétion *hétérochrone* s'observe sur des femelles non fécondées, et à l'époque qui correspondrait au part si elles avaient été fécondées. Les exemples en sont fréquents sur la chienne, plus rares sur la jument. La *prolongation* de la sécrétion lactée au delà du terme moyen est fréquente sur les femelles après l'ablation des ovaires et, même sans cela, sur les vaches bonnes laitières (dix-huit à vingt-quatre mois parfois). L'*exagération* de la sécrétion sur les vaches laitières (30 litres et plus par jour) est le résultat des conditions hygiéniques et de la prédisposition individuelle.

2° Lésions chirurgicales. — A. **Amputation de la mamelle.** — Indiquée dans le cas de gangrène étendue ou lors de tumeurs volumineuses. En raison des dispositions anatomiques, chez la vache, on doit enlever les deux quartiers d'un même côté atteint; chez la brebis et la chèvre, les deux quartiers sont rarement atteints et on n'en enlève ordinairement qu'un seul. L'animal est couché sur le côté opposé à la glande à extirper; la région est désinfectée. On fait, dans le sens antéro-postérieur, deux incisions demi-elliptiques, réunies par leurs extrémités, de manière à enlever un lambeau de peau avec la glande; on détache celle-ci des parties environnantes et de ses attaches supérieures; on ligature les vaisseaux sanguins. On désinfecte la plaie, on suture la peau et on applique un pansement antiseptique.

B. **Calculs.** — Voy. tome I, p. 154.

C. **Congestion des mamelles ou empissement laiteux.** — S'observe sur les femelles laitières, vaches, brebis, chèvres, ordinairement avant ou après la mise bas; les primipares y sont prédisposées. L'empissement se produit

également quand la sécrétion lactée est brusquement arrêtée par le sevrage ou la mort des petits. Le froid, les traumatismes, l'obstruction du trayon peuvent le déterminer.

Symptomatologie. — Tuméfaction subite de la mamelle ou d'un quartier, qui devient un peu dur, tendu, mais en conservant sa souplesse; il y a un peu de rougeur, de chaleur et de douleur; le gonflement n'est jamais œdémateux. Le lait, moins abondant, a ses caractères normaux, mais est souvent teinté en rose ou rouge par du sang (*lait cruenté*) (Cagny); parfois le sang coule goutte à goutte des trayons.

La bête conserve les apparences de la santé, mange et rumine normalement; il n'y a pas de fièvre.

En général la congestion se termine par résolution en deux à quatre jours; sinon, elle se complique de mammite.

Traitement. — Saignée à la jugulaire; celle de la mammaire se complique très souvent de thrombus et de phlébite; sur les petites femelles, on pourra appliquer des sangsues.

On pratiquera fréquemment la mulsion à l'aide du tube trayeur.

On appliquera sur la glande des compresses astringentes ou de la vaseline camphrée.

D. **Contusions.** — Elles sont fréquentes chez la vache; parfois le tissu glandulaire est complètement désorganisé; souvent le lait est coloré en rouge par suite d'hémorragies capillaires. Lors de contusions graves, il peut se former un hématome volumineux, une *tumeur laiteuse* par suite d'épanchement de lait dans le tissu conjonctif qui peut s'abcéder, ou une collection kystique; il peut même y avoir gangrène d'une partie de la glande.

On traitera par les douches en pluie fréquemment répétées, ou bien par les compresses antiseptiques tièdes maintenues en place par un bandage; on peut recouvrir la région de vaseline antiseptique; les injections antiseptiques faibles dans le trayon de la mamelle sont recommandées.

E. **Crevasses ou gerçures.** — Fréquentes chez les vaches peu après la mise bas; plus rares chez les autres femelles.

Symptomatologie. — Il y a sur le mamelon des plaies transversales, plus ou moins profondes, très rouges, comme érythémateuses, sécrétant une humeur visqueuse qui forme des croûtes. Le mamelon est très sensible; la femelle se défend lorsque son nourrisson veut saisir le trayon malade. Ces gerçures ont une tendance presque naturelle à gagner en profondeur aussi longtemps que le petit tette ; elles peuvent devenir sanguinolentes. Quelquefois il s'établit des gerçures sur le bout du mamelon, à l'entrée des conduits excréteurs, qui s'enflamment, sécrètent une humeur, obstruant le conduit : cette oblitération peut amener un engorgement laiteux.

ÉTIOLOGIE. — Elles résultent surtout des fortes tractions exercées par le nourrisson sur les trayons lors de la succion, si le lait est peu abondant et la peau du mamelon fine (surtout chez les primipares). — L'action irritante du fumier, d'une litière sale, a une certaine importance.

TRAITEMENT. — Une condition essentielle est de sevrer le petit et de traire avec la main, ou, mieux, avec les tubes trayeurs. — On appliquera sur les gerçures des topiques calmants et un peu dessiccatifs, mais sans odeur ; le liniment calcaire est utile, ainsi que la glycérine légèrement boratée ; Lafosse recommande le collodion ; il faut parfois toucher les gerçures avec le crayon de nitrate d'argent.

F. *Oblitération et obstruction des trayons.* — Elle peut être congénitale ou acquise ; dans ce dernier cas, elle est souvent due à des polypes ou à l'épaississement de la muqueuse, par suite d'inflammation chronique ou consécutive à une pustule aphteuse ou de cow-pox, à une blessure de l'extrémité ou à des *calculs* (Voy. tome I, p. 154). Quand l'oblitération est *totale*, le lait, ne pouvant s'échapper, s'accumule dans le sinus galactophore, distend la mamelle : il y a *empissement laiteux*. Quand il y a oblitération partielle, simple rétrécissement, le lait s'écoule difficilement en un mince filet.

TRAITEMENT. — Si le canal n'est que fermé par la peau à son extrémité chez une primipare, on fait une incision cruciale avec le bistouri.

Si le canal est rétréci, on peut en tenter la dilatation à l'aide d'une petite sonde, d'un simple bout de corde à violon, d'une plume de pigeon, d'une tige de laminaire, d'un tube trayeur, préalablement désinfectés.

Dans les cas plus graves, on incise le trayon avec un ténotome très étroit, ou mieux avec

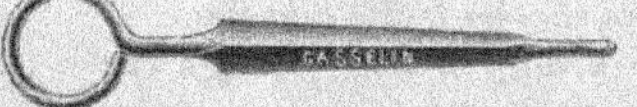

Fig. 1067. — Trayonotome triangulaire Gasselin.

un trayonotome (fig. 1067) introduit doucement dans le canal et retiré rapidement ; mais l'incision est parfois suivie d'un rétrécissement plus marqué.

Lorsque des tumeurs obstruent le canal, on doit les extirper ; on peut utiliser la sonde Luthi (fig. 1068), que l'on introduit à travers les

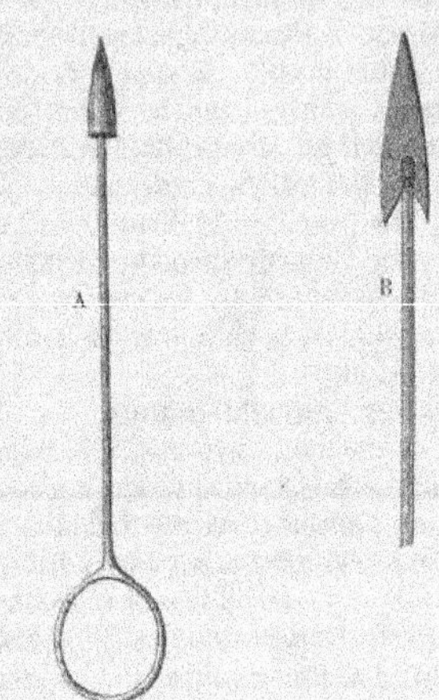

Fig. 1068. — Sonde Luthi pour désobstruer les trayons.

A, mi-grandeur. — B, grandeur naturelle et coupe du cône.

végétations dans le trayon, puis que l'on ramène vers l'orifice, que l'on repousse ensuite, etc., de façon à racler le conduit. On peut aussi se servir du trocart ordinaire. Les jours suivants, on laisse dans le trayon une bougie ou une mèche. Si ces moyens échouent, on pourrait extirper les végétations à ciel ouvert après avoir débridé le trayon, ou même couper ce dernier au-dessus de l'obstacle.

Dans le cas d'*obstruction congénitale*, on perfore le trayon avec un trocart dont on laisse la canule quelque temps à demeure ; parfois on est forcé de recourir à l'amputation ; mais l'amputation du trayon sera toujours un mauvais mode de traitement, car elle peut déterminer d'abord une *incontinence* de lait, et plus tard être suivie d'un rétrécissement cicatriciel. Elle ne doit donc être considérée que comme un palliatif supprimant la douleur et permettant ensuite l'engraissement.

G. *Plaies.* — Elles sont plus ou moins grandes, superficielles ou profondes, peuvent être dues aux actions traumatiques ordinaires, se produire dans les circonstances les plus variées ; on observe souvent sur les vaches et les brebis des morsures de chien, et parfois sur les chiennes des morsures de vipère.

Elles peuvent être *simples* ou *compliquées* ; elles

sont graves, si un vaisseau important, le sinus ou les canaux galactophores, ou bien un fort canal lactifère sont lésés ; l'écoulement de sang ou de lait, quelquefois des deux liquides mêlés, permet de reconnaître la nature de la lésion. — Les plaies superficielles, n'intéressant que la peau et le tissu lamelleux sous-cutané, ne présentent pas d'autres indications que les plaies simples ; profondes, elles intéressent l'appareil glanduleux et peuvent facilement se compliquer de mammite et de suppuration profonde ; le pus fuse facilement entre la peau et la glande, et provoque alors des décollements considérables ; il peut se développer des abcès multiloculaires avec clapiers et fistules.

Les *fistules laiteuses*, sont le plus souvent la conséquence des plaies de la partie inférieure de la mamelle, ou du trayon lui-même ; le lait s'écoule alors par cette voie. Les plaies de la partie supérieure et épaisse de la mamelle, même profondes, n'ont pas le même inconvénient.

TRAITEMENT. — Pour les plaies simples, on fait des sutures, si l'on n'a pas à craindre la fistule laiteuse et si les plaies ne sont pas trop profondes ; il est des cas où le cicatrisation par première intention n'est plus possible ; les injections fréquentes avec une solution antiseptique, de permanganate de potasse par exemple, sont alors d'une grande utilité.

Le traitement des fistules laiteuses, durant la période d'allaitement, est souvent impossible. Si la fistule occupe le milieu environ du trayon, on peut avec une sonde trayeuse permettre l'écoulement continu du lait, en faire le sacrifice pour quelques jours, et suturer la fistule ; pour la chèvre, il faut un tube très long. Mais si la plaie est sur la mamelle même, si le lait vient du sinus ou d'un fort canal lactifère, ou si la plaie occupe l'extrémité du trayon, rien ne réussit. — Ces fistules guérissent facilement dès que la femelle cesse de donner du lait ; il suffit de raviver les bords de la plaie, et de la cautériser au nitrate d'argent.

3° **Maladies microbiennes.** — *Mammite ou mastite.* — Maladie fréquente chez toutes nos femelles, après la parturition, et surtout chez les vaches, les chèvres et les brebis, où on l'observe pendant toute la durée de la lactation. Elle est rare en dehors de la période de lactation ; on l'a quelquefois observée après l'avortement.

Les divisions des mammites sont nombreuses ; elles sont basées sur l'intensité de l'inflammation : *mammites aiguës* et *chroniques* ; sur leur localisation : *mammites épithéliales, interstitielles* ; sur le mécanisme de l'infection, *mammites hématogènes, galactogènes, lymphogènes*, etc.

Généralement dues à l'infection, les mammites ont cependant des origines diverses. Dans un premier groupe, on peut ranger les mammites qui sont une simple localisation d'une infection générale : tuberculose, actinomycose, agalactie contagieuse (Voy. ces mots).

Le second groupe comprend les inflammations spécialisées à la mamelle, ce sont les *mammites proprement dites*. Elles sont dues à des microbes divers, dont les uns sont absolument spécifiques, comme ceux de la *mammite contagieuse des vaches laitières* et de la *mammite gangreneuse des brebis* ; les autres se développent sur l'organe altéré par une plaie, une contusion, etc., et déterminent la production de mammites non spécifiques qui se divisent en aiguës et chroniques.

Mammites aiguës. — Elles sont les plus fréquentes.

ÉTIOLOGIE. — *Causes prédisposantes.* — Activité sécrétoire des mamelles (la maladie s'observe surtout sur les bonnes laitières) ; rétention prolongée du lait dans la glande, due à l'obstruction des trayons ou à une traite incomplète ou irrégulière ; les affections des mamelons, plaies, gerçures ; la malpropreté des litières.

Causes occasionnelles. — Le froid a été incriminé par Lafosse, Saint-Cyr, Violet, Trasbot, surtout quand il agit sur la mamelle en état de congestion ; il semble favoriser surtout l'infection.

Causes déterminantes. — Les traumatismes déterminent rarement la mammite par eux-mêmes. La grande cause est l'infection, les pullulations microbiennes dans les sinus galactophores ou le tissu conjonctif interstitiel. La voie par laquelle s'opérerait l'infection serait presque toujours, chez nos femelles domestiques, les trayons (*mammites galactogènes*) ; les microbes déposés sur les mamelons par les mains du trayeur, la bouche du nourrisson, la litière, parviendraient dans les sinus et remonteraient jusqu'aux éléments de la glande.

SYMPTOMATOLOGIE. — Un ou plusieurs quartiers atteints, ainsi que leurs mamelons, deviennent volumineux, turgescents ; la peau, souvent brillante, est colorée en rouge si elle n'est pas pigmentée ; l'organe est dur, chaud, sensible, œdémateux et la pression du doigt laisse une empreinte. L'attitude des malades est caractéristique : arrêtés ou en marche, ils écartent les jambes pour éviter la compression des mamelles.

La sécrétion lactée est supprimée souvent même dans les quartiers sains ; la mulsion donne une sérosité jaunâtre ou rougeâtre, renfermant des grumeaux, du pus, parfois de la sanie gangreneuse ou des îlots de tissu mortifié.

Il existe un œdème sous-cutané se prolongeant en avant jusqu'à l'ombilic, en arrière dans la région périnéale et sur le plat des cuisses.

On constate en même temps l'inappétence, l'arrêt de la rumination, la constipation, le poil piqué, et un état fébrile.

MARCHE, TERMINAISON. — L'évolution est ordinairement rapide ; si la maladie se termine par *résolution*, en trois ou quatre jours, les symptômes s'atténuent peu à peu, l'engorgement diminue, et la lactation se rétablit ; mais rarement avec la quantité antérieure à la maladie, il faut pour cela une nouvelle gestation. Chez les vaches, quatre à cinq semaines sont nécessaires pour la résolution complète ; un peu moins chez la chèvre et la jument.

Dans certains cas, la suppuration survient, il se développe des abcès superficiels ou profonds ; la période d'état semble se prolonger, puis vers le huitième ou le dixième jour, la douleur devient de plus en plus forte ; l'engorgement augmente, surtout en un point où bientôt l'on constate de la fluctuation. Le pus se fait jour au dehors, si on n'ouvre pas l'abcès ; il ne faut pas se presser d'ouvrir, parce qu'alors on s'expose à des rechutes ; dans quelques cas, l'abcès s'ouvre dans le sinus d'où la mulsion fait sortir le pus avec le lait. Ce pus est ordinairement associé à du sérum de lait, à des grumeaux de caséum, des débris glanduleux, le tout exhalant souvent une odeur fortement ammoniacale. Les plaies, après avoir suppuré un certain temps, se cicatrisent toujours lorsque l'abcès était sous-cutané ; après les abcès profonds, il reste des fistules. Les abcès se répètent ; ils sont souvent multiples dès le début, et il peut y avoir presque autant d'abcès qu'il y a de lobules enflammés.

Plus rarement des foyers nécrosés se forment dans la profondeur de l'organe ; on peut constater aussi la *gangrène* de toute la mamelle ou au moins d'un de ses lobes. La gangrène superficielle s'annonce par une teinte violacée, noirâtre de la peau, l'insensibilité et la froideur locales et l'élimination par suppuration de

l'îlot nécrosé. La malade succombe souvent à l'infection purulente.

Enfin la maladie peut passer à l'*état chronique*.

ANATOMIE PATHOLOGIQUE. — Au début, la vascularisation de la glande est activée, il y a souvent des hémorragies insterstitielles.

L'inflammation peut n'intéresser que le système des acini et des tubes galactophores, c'est la *mammite épithéliale* ; ou bien elle peut n'intéresser que le tissu interstitiel qui renferme les faisceaux élastiques, la graisse, les vaisseaux, c'est la *mammite interstitielle*.

Dans les deux cas, il y a une néoformation conjonctive abondante, mais, dans le premier, il y a prolifération épithéliale active et les cellules sont légèrement modifiées ; dans le second, il y a atrophie par compression du tissu mammaire.

On peut rencontrer des cavités purulentes plus ou moins étendues, des fistules, parfois des îlots de gangrène ; les sinus renferment un liquide séreux, caillebotté.

PRONOSTIC. — Grave d'une façon générale ; car, même après guérison, la sécrétion lactée disparaît presque toujours dans le quartier malade. Le pronostic varie avec les complications et la nature de la terminaison.

TRAITEMENT. — La saignée n'est guère efficace. On peut essayer les applications locales astringentes, émollientes, antiseptiques ; on a recommandé les douches en pluie, l'irrigation continue d'eau froide, les cataplasmes, les applications de blanc d'Espagne et de vinaigre, ou de terre glaise, de vinaigre et de sel marin. Il vaut mieux employer les compresses antiseptiques tièdes, fréquemment renouvelées et maintenues en place par un bandage, ou bien les pommades antiseptiques, la vaseline boriquée, camphrée.

Dans le cas de mammite épithéliale, on a recommandé les injections antiseptiques faibles et tièdes (eau boriquée à 1-2-3 p. 100) faites par les trayons dans les sinus galactophores.

On évacuera fréquemment le contenu de la glande par une douce mulsion.

Les abcès seront ouverts ; on peut activer leur développement par des applications de pommade iodurée ou mercurielle. Les fistules seront traitées par les injections antiseptiques et la cautérisation.

Lors de gangrène, on pratiquera des scarifications profondes, ou bien on fendra la glande de façon à ce que les liquides septiques puissent facilement s'écouler; on traitera ensuite par l'antisepsie.

On instituera un traitement général antifébrile; on donnera une alimentation alibile, des laxatifs et des diurétiques légers.

L'infection étant la grande cause de la maladie, il est indiqué de prendre des *mesures préventives* : renouvellement fréquent des litières, désinfection du sol, lavage des trayons avec une solution antiseptique faible, traitement des plaies des trayons, etc.; on recommandera de ne traire qu'en dernier lieu les bêtes malades.

Mammites chroniques. — *Mammite chronique franche*. — Elle s'observe surtout chez la vache et succède à la mammite aiguë, ou bien elle débute d'emblée sous cette forme. La cause est encore l'infection; les microbes pénètrent dans la glande surtout par les canaux excréteurs.

Le pis hypertrophié est le siège d'un empâtement diffus, un peu douloureux, ou bien on sent dans la masse un ou plusieurs noyaux indurés, peu sensibles à la pression. La sécrétion lactée est normale dans les mamelles saines, tandis que l'on ne retire de la mamelle malade qu'une sérosité jaunâtre, trouble, caillebotée, dont la quantité augmente tous les jours.

Il est rare que l'inflammation chronique se termine par résolution avec réapparition de la sécrétion lactée. L'induration peut persister ou bien augmenter peu à peu; le quartier affecté est définitivement perdu, et on désigne alors la femelle laitière sous le nom de *manchotte, manquette*. L'abcédation est exceptionnelle : il se produit dans ce cas une fonte purulente du noyau induré (abcès *tiède* ou abcès *froid* de la mamelle).

Traitement. — Il est peu efficace : on peut faire sur la mamelle des applications de pommade iodurée ou mercurielle; dans le trayon malade, on injectera une solution antiseptique faible et tiède (eau boriquée, phéniquée à 1 p. 100, solution de chlorure de sodium ou d'alun à 1 p. 500). Dans le cas d'abcès froid, ponction et injection antiseptiques.

Mammite contagieuse des vaches laitières. — Étiologie. — Fréquente dans les vacheries de la Brie, de la Normandie, du Valois.

Elle est due à un microbe spécial, un streptocoque isolé pour la première fois par Nocard et Mollereau en 1884; ce microbe, inoculé dans une mamelle saine, détermine la maladie (fig. 1069). L'affection est nettement contagieuse; la virulence est limitée à la mamelle

atteinte et à son contenu; dans les étables infectées, la transmission s'opère d'une vache à une autre par l'intermédiaire des trayeurs; la diffusion de la maladie est amenée par l'introduction d'une vache malade dans une étable.

Symptomatologie. — Au début, on constate qu'un quartier fournit moins de lait; celui-ci tourne facilement. Bientôt on sent vers la base du trayon un noyau induré; la mamelle « se noue ». L'état général de la bête ne paraît pas modifié. Le foyer malade a primitivement les dimensions d'un œuf de pigeon, du poing d'un enfant, puis augmente très lentement et ce n'est qu'après plusieurs mois que l'induration

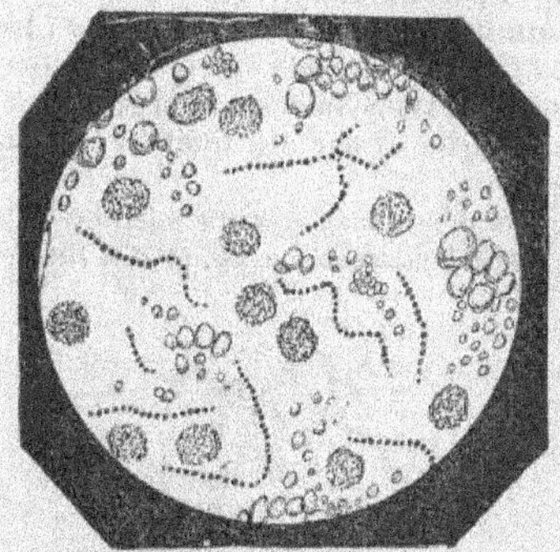

Fig. 1069. — Mammite contagieuse des vaches laitières

a envahi le tiers ou la moitié de la glande. Le lait devient visqueux, séreux, jaunâtre ou brun rosé, grumeleux, acide, parfois fétide. Primitivement, les lésions sont localisées à un seul quartier; après quelques semaines, un autre est atteint et toute la glande finit par être envahie.

La sécrétion lactée diminue d'ordinaire rapidement, et après quatre à cinq mois elle est ordinairement tarie.

Diagnostic. — Basé sur le *nœud* de la mamelle, qui a un siège à peu près fixe à l'origine du trayon, sur l'aspect et l'odeur du lait, et sur la contagion.

Traitement. — Au début, Nocard et Mollereau recommandent des injections pratiquées dans le trayon avec une solution boriquée à 4 p. 100 :

« On injecte aussitôt après la traite 100 à 150 grammes de la solution tiède; l'opération est pratiquée deux ou trois fois à cinq ou six jours d'intervalle. »

Si les lésions sont anciennes, on ne tentera pas la cure; il vaut mieux renouveler l'injection boriquée quatre ou cinq fois à douze heures d'intervalle, de façon à obtenir la suppression complète de la sécrétion ; l'animal cesse ainsi d'être dangereux pour les autres.

Prophylaxie. — Les vaches seront placées à part dans un coin de l'étable ou isolées. On enlèvera leurs fumiers et on désinfectera leurs plaies. Avant la traite, le trayeur se lavera les mains et lavera le pis de la vache avec une solution phéniquée à 2 ou 3 p. 100. Ce double lavage sera répété après la traite de chaque vache. Les vaches malades seront traites en dernier lieu et on commencera par les quartiers sains ; leur lait ne devra servir qu'à l'alimentation des porcs (Nocard et Mollereau).

Mammite gangreneuse des brebis (*Araignée* ou *Cru*). — Spéciale aux brebis laitières ; caractérisée par une inflammation gangreneuse de la mamelle et par des troubles généraux graves.

Elle est déterminée par un microbe spécifique, un petit micrococque (fig. 1070 et 1071) ; ce

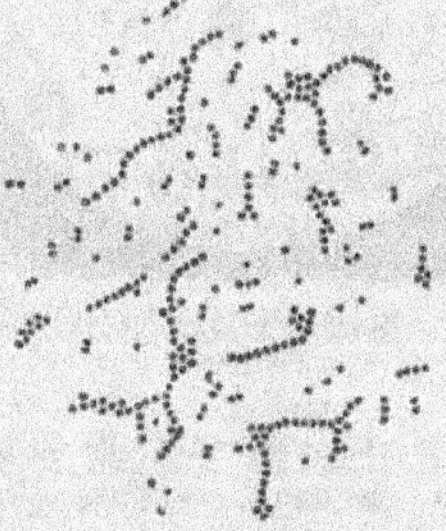

Fig. 1070. — Microbe de la mammite gangreneuse des brebis.

microbe, qui existe en abondance dans le lait, n'est pathogène que pour la brebis. La transmission de la maladie s'effectue par son introduction dans les conduits galactophores en contact avec les litières souillées par du lait provenant d'une mamelle atteinte.

SYMPTOMATOLOGIE. — Le début est brusque ; la brebis est triste, abattue, ne mange plus, cesse de ruminer ; sa température s'élève un peu (39°,5 à 40°). La mamelle (parfois les deux) est volumineuse, dure, tendue, sensible, d'une teinte rouge violacé. En peu de temps, les symptômes généraux s'aggravent ; la peau est rouge vif ; un engorgement douloureux gagne le ventre, les cuisses, le périnée ; les régions primitivement envahies deviennent froides et prennent une teinte grisâtre. Parfois la malade

succombe en vingt-quatre heures, ordinairement en quatre à cinq jours. La guérison spontanée, par délimitation naturelle de la partie gangrenée, est rare, et dans ce cas, la malade amaigrie perd toute sa toison.

TRAITEMENT. — Généralement on fait dans la mamelle une profonde incision en croix, et on enlève ensuite les lambeaux par arrachement. Le traitement de choix consiste à *amputer* la mamelle atteinte ; on applique ensuite un pansement légèrement compressif avec une solution

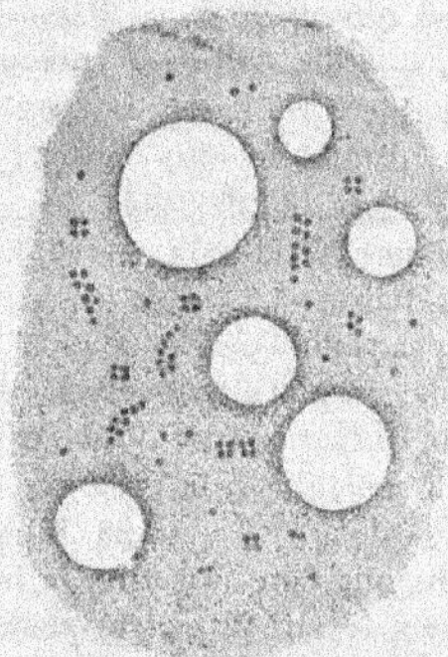

Fig. 1071. — Culture du microbe de la mammite gangreneuse des brebis.

saturée de sulfate de cuivre, ou avec l'iodoforme et le goudron.

Cagny a obtenu quelques guérisons en faisant dans le tissu malade et autour de fréquentes injections interstitielles d'eau oxygénée.

La bergerie infectée sera évacuée et désinfectée ; on observera les mêmes précautions pour la traite que pour la mammite des vaches.

Maladies éruptives. — Voy. CORYZA GANGRENEUX (tome I, p. 322) ; FIÈVRE APHTEUSE (tome I, p. 70).

4° **Tumeurs.** — Elles sont fréquentes et variées sur la chienne, moins sur la vache et rares sur les autres femelles domestiques.

SYMPTOMATOLOGIE. — Au point de vue clinique, les unes, *bénignes*, localisées, sans complications ganglionnaires, ne récidivent pas après extirpation ; les autres, *malignes*, récidivent et sont accompagnées de complications ganglionnaires : on les appelle souvent des *cancers*. Ball et Leblanc (1) les classent ainsi :

____

(1) Ball et Leblanc, *loc. cit.*

Végétations.|Papillomes (vache).

Tumeurs ...
  Bénignes..
    Adéno-fibrome.
    Fibrome.
    Lipome.
    Myxome.
    Chondrome.
  Malignes ou cancer.
    Épithéliales..
      Épithéliome.
      Carcinome.
    Conjonctives.|Sarcome.

DIAGNOSTIC. — Le début passe souvent inaperçu, mais l'augmentation de volume est généralement rapide. Les tumeurs bénignes sont peu étendues et bien localisées, et surtout limitées. Les cancers ont bientôt une base large, à tendance envahissante, et sont mal limités, les ganglions correspondants s'infiltrent rapidement.

PRONOSTIC. — Il est grave pour les tumeurs cancéreuses.

TRAITEMENT. — Les tumeurs bénignes doivent être enlevées, lorsque leur volume, leurs excoriations par la litière les rendent réellement nuisibles.

Pour les tumeurs malignes, leur ablation au début s'impose, c'est le seul moyen de prolonger l'existence de la malade, mais il ne faut pas oublier qu'elles récidivent.

Lorsqu'elles ont déjà envahi les organes voisins, leur extirpation semble parfois hâter la généralisation, et l'on voit par exemple une chienne opérée à la mamelle mourir, au bout de deux à trois semaines, par suite du développement de tumeurs abdominales.

Papillomes ou verrues. — Les *papillomes* ou *verrues* sont fréquents. On les trouve souvent aux trayons, quelquefois entre les trayons, rarement sur la peau qui recouvre la glande ; parfois ils se propagent dans le canal galactophore, très rarement dans le sinus, où ils occasionnent quelquefois la galactorrhée, plus souvent l'oblitération des trayons.

Leur grandeur est variable ; celui occupant l'espace entre les trayons devient quelquefois assez considérable pour faire dévier le mamelon et gêner la mulsion. Les verrues de l'intérieur du canal varient de la dimension d'une petite lentille à celle d'une noisette.

Si elles gênent la mulsion, on les enlève à l'instrument tranchant, puis on cautérise la plaie. On préfère souvent l'emploi de l'écraseur linéaire ou la ligature élastique.

Kystes. — Les *kystes* se forment par rétention, généralement à la suite de tumeurs sanguines ou de tumeurs laiteuses ; le volume et le contenu sont variables ; les parois sont fibreuses, parfois avec des noyaux cartilagi-

neux. En général ils ne gênent pas le fonctionnement de la glande.

Cancer. — Les *tumeurs cancéreuses*, sarcome, carcinome, cancroïde, sont fréquentes chez la chienne. Elles restent stationnaires, puis se développent par poussées successives ; les ganglions voisins sont vite atteints ; souvent elles s'ulcèrent.

Le seul traitement est l'ablation précoce et totale.

Fibromes, myxomes, lipomes, etc. — On peut aussi rencontrer des *fibromes*, des *myxomes*, des *lipomes*, des *enchondromes* et chez la chienne des tumeurs de structure complexe formées de tissus fibreux, cartilagineux, osseux.

C'est seulement quand ces tumeurs sont volumineuses et gênent l'animal que l'on doit en tenter l'ablation.

MAMMIFÈRES (de *mamma*, mamelle, et *ferre*, porter ; *mammalia* ; all. *Saugethiere* ; angl. *mammifera* ; it. *mammiferi* ; esp. *mammiferos*). — Animaux formant la première classe de l'embranchement des vertébrés. Tous sont vivipares, ont une température fixe, des mamelles, des poumons, un cerveau volumineux, un cœur à deux ventricules, et un diaphragme musculaire entre la poitrine et le ventre ; presque tous ont les mâchoires garnies de dents ; presque tous aussi ont un système pileux plus ou moins développé et quatre membres ongulés. Les mammifères comprennent environ 3 000 espèces qu'on divise en plusieurs ordres : ceux des carnivores, rongeurs, proboscidiens, solipèdes, ruminants, pachydermes, fournissent les animaux domestiques.

MAMMITE. — Inflammation de la mamelle (Voy. MAMELLES, *Pathologie*).

MANIEMENT. — Action de toucher, de palper avec la main les régions où s'accumule la graisse chez les animaux de boucherie, pour juger de leur degré d'engraissement. — Région du corps appréciable à l'exploration, dans laquelle la graisse se dépose ou s'accumule. La situation des maniements est précise, fixe, et leur a fait donner des noms particuliers (Goubaux). Les maniements sont *principaux* ou *accessoires*, suivant que la graisse s'y accumule au début ou à une époque très avancée de l'engraissement : les premiers ont pour centre un ou plusieurs ganglions lymphatiques ; les seconds ne répondent pas à des ganglions lymphatiques, mais à du tissu cellulaire lâche, plus ou moins abondant.

Certains maniements se développent plus tôt

que d'autres dans le cours de l'engraissement (Goubaux).

A. *Maniements se développant les premiers.* — La poitrine, la côte, la hanche, le grasset, les abords ou le couard.

B. *Maniements se développant les derniers.* — Le dessous de langue, le cordon, la veine ou avant-cœur, le contre-cœur, le cœur, le travers ou aloyau, le flanc.

Les uns indiquent exclusivement la graisse extérieure ; d'autres, la graisse intérieure ou le suif ; d'autres, la graisse dans toutes les parties du corps, superficielles et profondes.

A. *Maniements indiquant la graisse extérieure.* — La poitrine, le paleron, le contre-cœur, le cœur, la côte, les abords ou le couard.

B. *Maniements indiquant la graisse intérieure ou le suif.* — Le dessous de langue, le cordon, la veine ou avant-cœur, la veine de l'épaule (ce maniement répond au *paleron*, au *cœur*, et au *contre-cœur* de l'énumération de Chamard), l'oreillette, le grasset.

C. *Maniements indiquant la graisse dans toutes les parties (superficielles et profondes) du corps.* — Le travers ou aloyau, le flanc, la hanche.

Les figures 1072, 1073 et 1074 indiquent la situation des principaux maniements sur quelques-uns de nos animaux de boucherie (1).

MANNE. — Suc que l'on extrait du Frêne par des incisions sur sa tige. On distingue la *manne en larmes*, qui est la meilleure, la *manne en sorte*, et la *manne grasse*, qui irrite l'intestin.

EFFETS THÉRAPEUTIQUES. — Dissoute dans un peu d'eau et mélangée au lait, elle calme les inflammations intestinales, elle donne de bons résultats dans les indigestions laiteuses des veaux et des agneaux. Cagny conseille d'en donner deux ou trois fois par semaine 1 à 5 grammes aux chiens d'appartement, afin d'éviter la constipation. C'est du reste ce que font les dompteurs pour les grands fauves de ménagerie.

Doses :

Veau............	20 à 25 grammes.	
Agneau........	15 à 20	—
Chien adulte..	50 à 60	—

MARASME (*tabitudo*; μαρασμός, de μαραίνειν, dessécher, flétrir; all. *Marasmus*; angl. *marasm*; it. et esp. *marasmo*). — Dessèchement général, maigreur extrême de tout le corps, suite ordinaire des maladies chroniques. — Le marasme peut aussi être occasionné par la pénurie des fourrages, les aliments de mauvaise qualité

ou peu nourrissants, les exercices violents et prolongés au delà des forces, les fatigues de tous genres, le défaut de soins, la malpropreté habituelle, l'abus de l'acte vénérien chez le chien, le bélier. Cette dernière cause fait souvent tomber les verrats dans un état difficile à guérir.

MARCHÉS et FOIRES. — POLICE SANITAIRE. — L'article 39 de la loi de 1881 prescrit aux communes où il existe des foires et marchés aux chevaux ou aux bestiaux, de préposer, à leurs frais, et sauf à se rembourser par l'établissement d'une taxe sur les animaux amenés, un vétérinaire pour l'inspection sanitaire des animaux conduits à ces foires et marchés.

« Cette dépense sera obligatoire pour la commune. »

L'article 80 du règlement du 12 juin 1882 prévoit la disposition des lieux destinés aux foires et marchés.

« Les emplacements affectés aux foires et marchés à bestiaux sont divisés en compartiments pour chaque espèce d'animaux, avec des entrées spéciales autant que faire se peut.

« Si l'emplacement le permet, il est réservé un espace libre entre les animaux appartenant à des propriétaires différents. »

Le vétérinaire chargé de la visite des animaux sur les foires et marchés, doit porter immédiatement à la connaissance de l'autorité locale tous les cas de maladies contagieuses ou de suspicion qu'il a constatés ; il doit faire sans délai une enquête, et il doit proposer des mesures pour prévenir la contagion.

La police, dès qu'elle est prévenue qu'une maladie contagieuse a été constatée sur le marché, fait mettre immédiatement en fourrière les animaux malades ou suspects. Les mesures sanitaires à prendre ensuite varient avec la nature de la maladie. Dans tous les cas, le maire de la commune d'où proviennent les animaux est informé (articles 80-81-82 du règlement).

Quand certaines maladies contagieuses prennent un caractère envahissant, peste bovine, fièvre aphteuse, péripneumonie contagieuse, etc., le préfet peut interdire, momentanément, les foires et les marchés.

Désinfection. — L'article 81 du règlement d'administration publique dit : « Après chaque tenue de marché, le sol des halles, des étables, des parcs de comptage, de tous les autres emplacements où les animaux ont stationné, et les parties en élévation qu'ils ont pu souiller, sont nettoyés et désinfectés. »

(1) Bourrier, *Les Industries des abattoirs.*

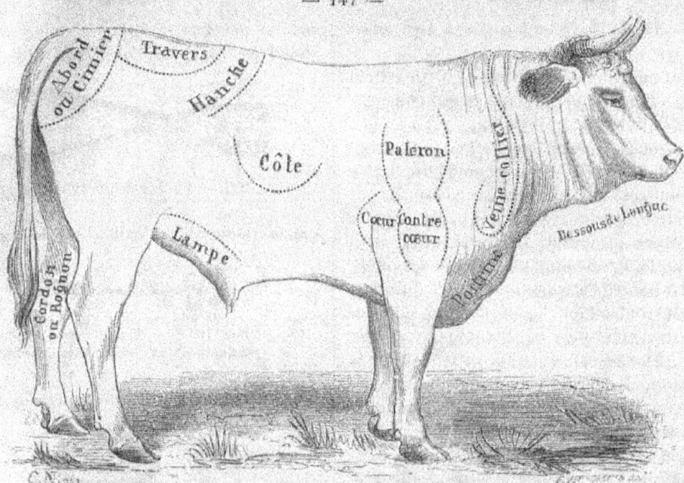

Fig. 1072. — Maniements du bœuf.

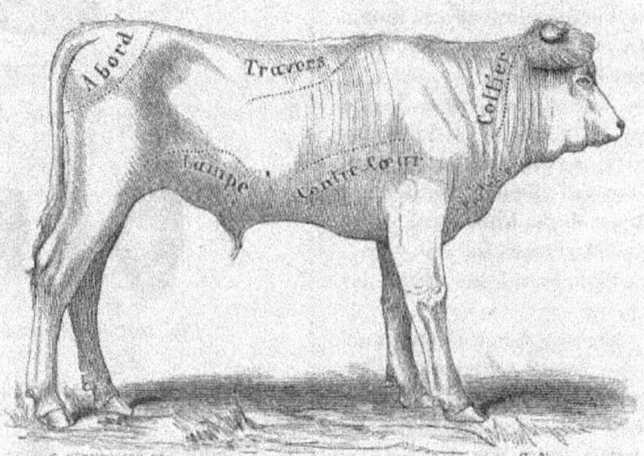

Fig. 1073. — Maniements du veau.

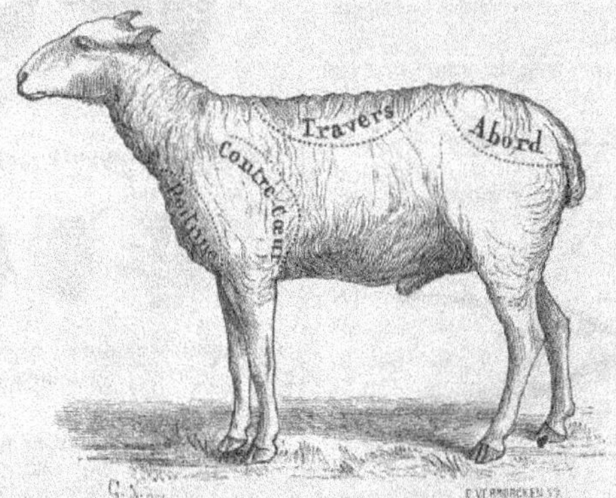

Fig. 1074. — Maniements du mouton.

Le procédé de désinfection devra être aussi élémentaire que possible.

C'est au maire de la commune qu'appartient la police des marchés, et tout ce qui concerne leur installation et leur entretien.

Le plus généralement, les marchés se tiennent sur des places publiques, ou en plein champ dans un endroit qui n'est même pas limité par des barrières ; quelquefois les animaux amenés s'effrayent, se sauvent de tous côtés et blessent les assistants. Pour éviter les *paniques des foires*, on devrait exiger l'attache de tous les animaux à des balustrades bien fixées dans le sol. Des hangars devraient être construits pour abriter le public et les animaux ; enfin, pour faciliter la désinfection, il devrait y avoir de nombreuses prises d'eau, et le sol devrait être pavé et cimenté.

MARCHOISE. *Variété bovine.* — Une des variétés de la race vendéenne de Sanson souvent confondue avec la Berrichonne ; elle a le pelage fauve et est de petite taille : 1^m,35 en moyenne. Les vaches sont relativement bonnes laitières ; les bœufs, rustiques, sont très vigoureux, mais difficiles à engraisser.

Variété ovine. — Elle appartient à la race du plateau Central de Sanson. La toison est parfois blanc grisâtre, mais la face et les membres sont presque toujours tachés de noir ou de roux. Le poids vif est de 25 kilos environ. Les moutons, engraissés et connus à Paris sous le nom de *Dourachons*, fournissent une viande très estimée.

MARQUE (all. *Zeichen, Kennzeichen* ; angl. *mark* ; it. *marchio*). — POLICE SANITAIRE. — Mesure qui est le complément de l'isolement et qui consiste à appliquer un signe conventionnel sur une partie du corps des animaux atteints ou suspects de maladies contagieuses (A. Conte). Elle a pour but d'empêcher la vente et le remplacement des animaux.

La marque se fait sur la joue gauche et au

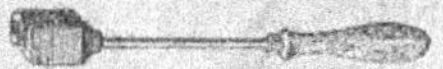

Fig. 1075. — Marque à chaud.

fer rouge, lors de peste bovine, péripneumonie

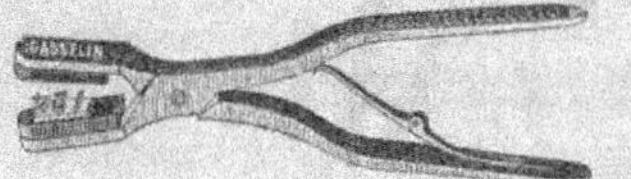

Fig. 1076. — Pinces à tatouer, dites à composteur.

contagieuse, morve, dourine. Dans les autres

cas, la marque se fait à la corne avec un fer chaud (fig. 1075) ou à l'oreille ou sur le corps avec

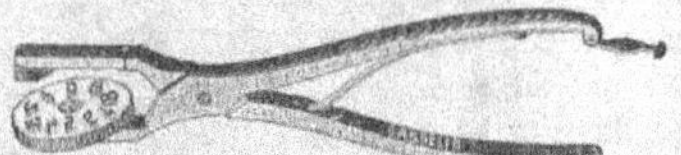

Fig. 1077. — Pinces à tatouer dites à cadran.

une matière colorante (fig. 1076, 1077 et 1078) ; ou

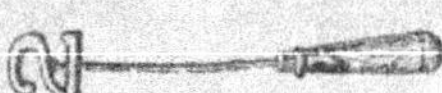

Fig. 1078. — Marque à la couleur (spécialement pour les moutons).

bien au moyen de quelques coups de ciseaux sur

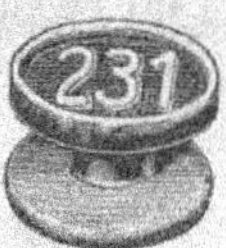

Fig. 1079. — Marque à oreilles.

la croupe. On peut, pour l'oreille, utiliser les

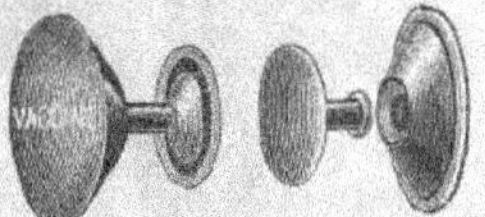

Fig. 1080. — Boutons à ressort.

boutons d'oreilles (fig. 1079 à 1082) qui exigent

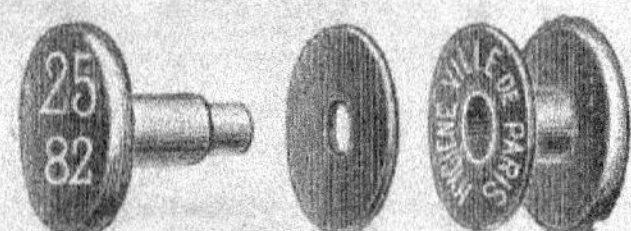

Fig. 1081. — Boutons pour oreilles.

l'emploi d'un emporte-pièce (fig. 1083) pour faire

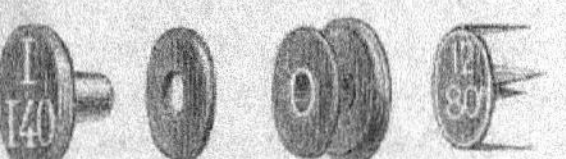

Fig. 1082. — Boutons légers pour lapins, chats et cobayes.

leur passage et d'une pince à river (fig. 1084) pour les fixer (fig. 1085).

INSPECTION DES VIANDES. — Les animaux reconnus sains et bons pour la boucherie sont marqués avec une matière colorante. — La viande est également marquée.

Marques dans l'armée. — Les chevaux et mules

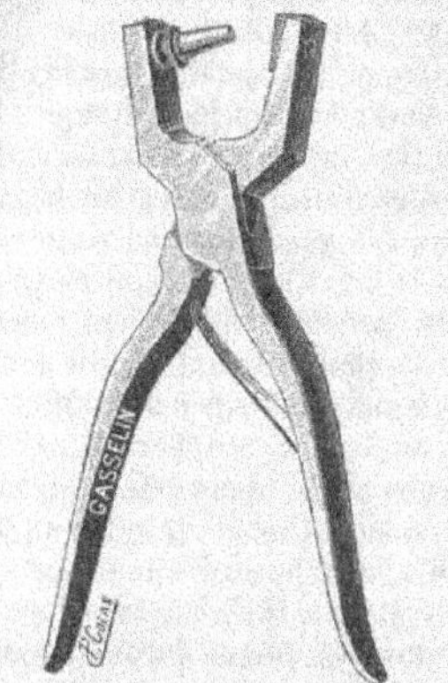

Fig. 1083. — Pince emporte-pièce.

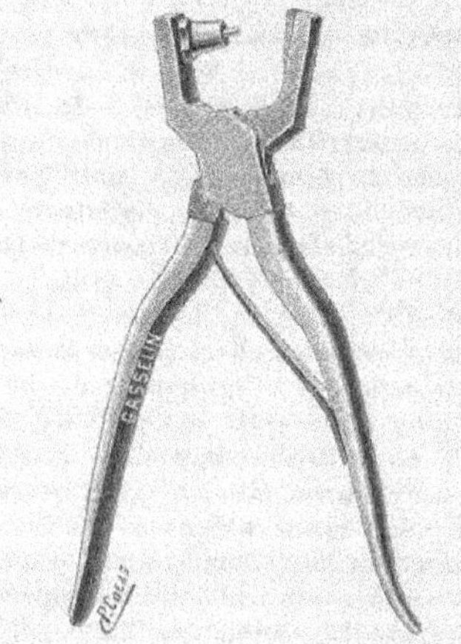

Fig. 1084. — Pince à river.

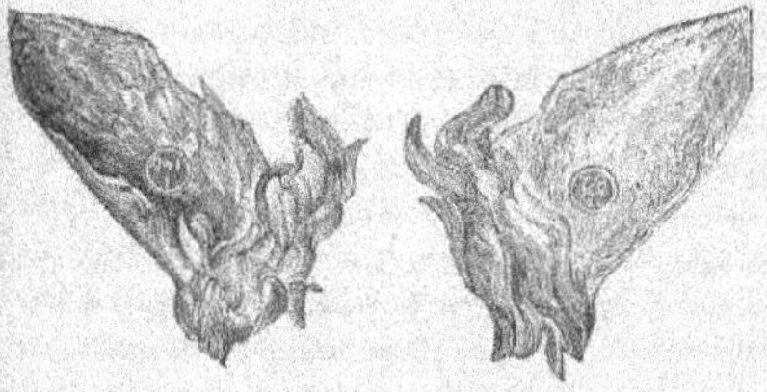

Fig. 1085. — Oreilles avec boutons en place.

sont marqués sur les sabots : le sabot gauche

porte le numéro matricule du cheval, le droit porte le numéro du régiment (2. H pour 2ᵉ Hussards).

Une circulaire ministérielle prescrit que les chevaux réformés comme dangereux doivent être marqués au fer rouge, d'un D sur l'encolure.

Lors d'expéditions internationales, les chevaux et mulets français sont marqués au fer rouge d'un F à la fesse gauche.

Marques des haras. — Les *étalons* autorisés ou approuvés sont marqués d'une étoile, au fer chaud, à l'encolure, sous la crinière. En cas de réforme, ils sont marqués d'un R.

MARRON D'INDE. — Fruit du marronnier qui est parfois utilisé pour l'alimentation des animaux après cuisson. Donné cru, il irrite l'intestin. Cantiget a montré que la poudre de marron d'Inde, non cuite et mélangée à l'avoine (50 à 100 grammes par jour) est un bon remède contre la pousse du cheval.

MARTEAU DE MAYOR. — Voy. Eau bouillante, t. I, p. 394.

MARTELAGE. — Voy. Castration.

MASSAGE (de μάσσειν, pétrir ; all. *Massiren* ; angl. *schampooing, massage, kneading* ; esp. *masage*). — Action de presser, de pétrir, pour ainsi dire, avec les mains, toutes les parties musculaires du corps et d'exercer des tractions sur les articulations, afin de leur donner de la souplesse et d'exciter la vitalité de la peau et des tissus sous-jacents. Le *massage méthodique* constitue un bon mode de traitement des suffusions sanguines, des engorgements articulaires chroniques et tendineux. Les diverses formes du massage sur les animaux domestiques comprennent : 1° la *friction* (all. *Streichung*), glissement des mains le long ou autour d'un membre, du tronc, ou d'une de leurs parties, qui se fait tantôt à main légère, tantôt avec une certaine pression ; 2° le *frappement*, exécuté avec la main à plat, ou armée d'un gros bouchon de foin.

Le massage excite les contractions musculaires, active la circulation, favorise la résorption des exsudats, des infiltrations séro-sanguines, qui sont ainsi étalés, répartis dans un territoire cellulaire plus étendu. Il constitue un excellent mode de traitement des inflammations des tissus sous-cutanés : couches conjonctives, muscles, tendons, articulations et tissus périarticulaires.

Ordinairement on recouvre la région engorgée de vaseline, afin de faciliter le glissement de la main, ou seulement des pouces ; aux membres, il est préférable de faire le massage en interposant entre la peau et la main une bande de parchemin ou de papier fort enduit de vaseline, pour ne pas être gêné par les poils, car les pressions doivent toujours être faites dans le sens des courants veineux et lymphatiques, c'est-à-dire à « rebrousse-poil » pour les membres. On commence par de légères pressions, afin d'engourdir la région, puis on augmente leur force.

Les manœuvres de cinq à dix minutes, répétées deux fois par jour, suffisent. Le massage est ordinairement complété par une compression modérée.

MASTIGADOURS. — On désigne sous ce nom des préparations pâteuses, destinées à être mâchées après avoir été enveloppées dans une toile. On les prépare comme les électuaires.

Administration. — On enveloppe la pâte dans plusieurs doubles d'une toile forte et on la fixe ensuite dans la bouche des animaux. Pour les solipèdes, on l'attache au mors d'un bridon ou d'un filet ; pour les ruminants, on ficelle le nouet sur un billot de bois, et, au moyen d'une corde, fixée à chaque extrémité, on l'attache aux cornes ou au sommet de la tête (Tabourin).

Les mastigadours sont rarement employés aujourd'hui.

MASTITE. — Inflammation des mamelles. Voy. Mamelles (*Pathologie*).

MATIÈRE. — Mot employé quelquefois comme synonyme de *pus*.

MATRICE. — Voy. Utérus.

MAXILLAIRES (OS). — Anatomie. — Ils sont au nombre de trois, un *inférieur* et deux *supérieurs*, ou *sus-maxillaires* ; ils forment le squelette des premières voies digestives et respiratoires. Le maxillaire inférieur est articulé avec l'os temporal.

Suivant le mode d'articulation, les dents incisives des deux mâchoires se correspondent exactement comme chez le cheval, ou les incisives supérieures sont en avant comme chez le lévrier et le lapin, ou sont en arrière comme chez certains dogues.

Pathologie. — 1° **Luxation** (Voy. Luxation).

2° **Nécrose**. — Étiologie. — La cause est presque toujours un coup ou une carie dentaire ; au maxillaire inférieur, elle peut être la conséquence de l'action brutale du mors de bride.

Symptomatologie. — Fistules, suppuration, dénudation osseuse, mobilité du séquestre, renseignements fournis par la sonde. Difficulté de la mastication.

Traitement. — Extraire la dent, si cela est nécessaire, enlever le séquestre osseux après avoir débridé les fistules, ruginer l'os, faire des injections antiseptiques, nourrir ensuite l'opéré au moyen de breuvages (lait, eau de lin, etc.) donnés avec la seringue.

MÉCHANCETÉ (all. *Boshaftigkeit*). — Habitude vicieuse qu'ont certains chevaux d'user de leurs moyens de défense, pour attaquer l'homme ou les autres animaux, souvent sans aucun motif ; ces chevaux mordent, ou frappent, ou ruent, etc., dès que l'homme les approche.

La méchanceté n'est pas un vice rédhibitoire. Cependant, l'acheteur trompé peut, dans certains cas, surtout quand il peut établir des faits de dol ou de fraude, invoquer le droit commun et se faire rendre justice par les tribunaux. S'il n'y a pas eu de manœuvres dolosives de la part du vendeur, l'acheteur qui veut obtenir la résiliation du marché ou des dommages-intérêts, doit prouver, outre le caractère vicieux de l'animal, le dommage que ce dernier a causé.

En dehors de la vente, un animal méchant qui blesse une personne ou d'autres animaux engage la responsabilité de son propriétaire.

MÉCONIUM (*meconium*, de μηκώνιον, suc de pavot, de μήκων, pavot ; all. *Mekonium, Kindspech* ; angl. *meconium* ; it. et esp. *meconio*). — Anciennement, suc qu'on fait découler en larmes du pavot à l'approche de sa maturité. — Actuellement, par analogie de couleur et de consistance, matière qui s'accumule dans les intestins du fœtus et qui est expulsée après la naissance.

MÉDECINE (*medicina, ars medica*, ιατρική ; all. *Medicin, Heilkunde* ; angl. *physic, medicine* ; it. et esp. *medicina*). — Art qui a pour but la conservation de la santé et la guérison des maladies. La *médecine* comprend : 1° l'*hygiène*, qui préserve des maladies ; 2° la *thérapeutique*, qui traite des agents propres à combattre le trouble survenu dans l'économie, agents qu'elle emprunte à la matière médicale, à l'hygiène et à la chirurgie. La médecine est un *art*, et non pas une science, car elle cherche un résultat pratique, et non une vérité scientifique ; elle repose sur des procédés individuels et par conséquent variables, et non sur des principes, sur des formules constantes : c'est l'art de guérir, art élevé par son but, complexe par les connaissances qu'il exige. Mais, comme tous les arts, elle repose sur un certain nombre de sciences qui méritent le nom de *sciences médicales* : en effet, l'*hygiène* suppose connue la *science des milieux* avec lesquels l'organisme est en relation immédiate, auxquels il emprunte des matériaux, et dans lesquels il rejette les produits inutiles ou nuisibles; la *thérapeutique* exige une application incessante et minutieuse de la *pathologie* (qui suppose connues l'*anatomie* et la *physiologie*), de l'*histoire naturelle*, de la *physique* et de la *chimie appliquées*, sciences sans lesquelles les causes (*étiologie*), les symptômes (*symptomatologie*), le diagnostic et le pronostic (*sémiologie*), des maladies générales locales, parasitaires ou autres, ne sauraient être déterminés, sans lesquelles la nature des médicaments et autres moyens thérapeutiques reste ignorée.

MÉDIASTIN (*mediastinum*, ou *medianum*; all. *Mittelfell*; it. et esp. *mediastino*). — Cloison médiane qui sépare en deux la cavité thoracique et qui est formée par l'adossement des deux sacs pleuraux (Voy. PLÈVRES). Plusieurs organes et surtout le cœur sont compris entre les deux lames de cette cloison. On appelle *médiastin antérieur* la partie située en avant du cœur et *médiastin postérieur* la partie située en arrière; il paraît que les trous observés dans ce médiastin, sur le cheval, se forment par la pression de l'air, lorsque l'on ouvre le thorax.

MÉDICAMENT (*medicamentum*, *medicamen*, *pharmacum*, φάρμαχον; all. *Heilmittel*; angl. *médicament*; it. et esp. *medicamento*). — Corps simple ou composé, qui est appliqué extérieurement ou pris à l'intérieur dans un but curatif. Le médicament n'agit qu'en faisant partie, temporairement au moins, de la substance organisée des humeurs ou des éléments anatomiques des tissus; assimilé momentanément par cette substance, il en modifie la nutrition, en change la constitution intime, et, par suite, il exagère, diminue ou pervertit les propriétés spéciales des tissus, d'une façon qui varie avec sa nature, sa quantité, etc.; de là résultent dans l'organisme des changements qui concourent au but qu'on se propose d'atteindre.

ABSORPTION DES MÉDICAMENTS. — Passage des médicaments de l'extérieur dans le courant sanguin. Les conditions physiques d'endosmose ou d'imbibition sont ici les mêmes que pour l'absorption en général : le médicament doit être dissous et avoir un faible équivalent endosmotique, la pression du sang dans les vaisseaux ne doit pas être trop forte. Mais la condition inhérente au tissu qui absorbe est la plus importante : la rapidité de l'absorption et, par suite, de l'action diffusée du médicament, est subordonnée principalement à la voie choisie pour son introduction dans l'organisme. Les voies d'introduction des médicaments sont les suivantes :

1° *Estomac.* — L'absorption se fait lentement et mal; mais elle se continue et s'achève dans l'intestin, dont la surface a un épithélium peu dense et des sécrétions alcalines.

2° *Rectum.* — Organe très vasculaire, à surface étendue, à épithélium peu épais, à sécrétions peu abondantes, le rectum absorbe les médicaments portés à son contact sous forme de lavements, beaucoup mieux que l'estomac.

3° *Bouche.* — Muqueuse épaisse, peu propre à l'absorption.

4° *Peau.* — Recouverte de son épiderme, la peau absorbe mal les médicaments; l'absorption, quoique faible, se fait si ceux-ci sont appliqués par frictions dans les régions où la peau est fine. L'absorption est au contraire rapide et énergique dans le derme et le tissu cellulaire sous-cutané.

5° *Voies respiratoires.* — La muqueuse des bronches, très étendue, très vasculaire, couverte d'un épithélium très mince, présente les conditions les plus favorables à l'absorption.

6° *Muqueuses des voies génito-urinaires.* — Ayant un épithélium dense et une surface peu étendue, douées d'une absorption faible, qu'on n'utilise pas chez les animaux.

En résumé, le classement des surfaces d'absorption qu'on doit considérer pour choisir la voie d'introduction, est le suivant : surface respiratoire; tissu cellulaire et derme; tube digestif; muqueuse génito-urinaire; peau.

ACCUMULATION DES MÉDICAMENTS. — Phénomène qui consiste en ce qu'un médicament, pris chaque jour à doses normales, s'entasse pour ainsi dire dans l'organisme sans produire d'action marquée, jusqu'à ce que, toutes ces doses agissant simultanément à un moment donné, des symptômes plus ou moins graves apparaissent. Les médicaments s'accumulent dans diverses circonstances : lorsque leur élimination est ralentie; lorsqu'ils se concentrent en un point du courant sanguin, de façon à y produire une sorte d'emmagasinement; lorsque, les premières doses administrées restant inertes par suite de l'insuffisance de l'absorption, on continue ou on augmente ces doses, et que, l'absorption reprenant son activité normale, les doses anciennes et nouvelles passent ensemble dans le sang et y produisent des effets toxiques; enfin lorsque certains organes ont acquis, après les premières doses, une sensibilité telle à l'action d'un médicament donné, que les doses suivantes, bien qu'ordinaires, déterminent des effets hors de proportion avec les effets habituels.

Antagonisme et incompatibilité des médicaments. — Opposition que se font en quelque sorte certains médicaments dans leur mélange, celui-ci déterminant l'annulation de leurs propriétés médicinales ou leur exaltation à un degré nuisible. On distingue :

1° L'*incompatibilité chimique* ou *posologique*, qui provient de ce que certaines réactions chimiques, se passant entre les médicaments mélangés, annulent leurs propriétés actives par formation d'un composé insoluble, inactif; ainsi les acides et les alcalins, le tannin et les sels métalliques, etc. sont incompatibles;

2° L'*incompatibilité physiologique* ou *pathogénique*, déterminée par l'antagonisme des effets physiologiques de deux médicaments : l'opium est antagoniste de la belladone;

3° L'*incompatibilité thérapeutique*, résultant de ce que le mélange de deux médicaments annule les effets thérapeutiques de chacun d'eux : ainsi le café annule les effets hypnotiques de l'opium. L'incompatibilité thérapeutique n'est pas une conséquence nécessaire de l'incompatibilité physiologique : car l'opium, qui combat le délire produit par la belladone, ne neutralise pas l'action calmante que celle-ci manifeste contre la douleur.

Élimination des médicaments. — Expulsion des médicaments hors de l'économie, après qu'ils ont manifesté leur action sur les tissus. Les médicaments sont éliminés avec les produits que l'accomplissement régulier des fonctions entraine au dehors : les urines sont la voie principale d'élimination; puis viennent la sécrétion lactée, l'exhalation pulmonaire, la sueur, la salive, la sécrétion des follicules de la muqueuse gastro-intestinale. Le temps que les médicaments passent dans l'organisme varie pour chacun d'eux. Au moment de son élimination, le médicament exerce sur la surface de sortie une action locale : ainsi l'iodure de potassium, éliminé par la peau, l'irrite et produit l'eczéma; éliminé par les glandes salivaires, il détermine la salivation; par le rein, il produit la diurèse.

MÉDICATION (*medicatio*, du verbe *mederi*, remédier; ἰατρεία; all. *Heilart, Kurmethode*; it. *medicazione*; esp. *medicacion*). — Primitivement, ensemble des changements immédiats que l'action des médicaments détermine dans l'économie animale. — Aujourd'hui, administration d'un ou de plusieurs agents thérapeutiques pour satisfaire à une indication déterminée, pour produire une modification dans la structure ou les fonctions de l'organisme. *Médication* n'est pas synonyme de *traitement* : celui-ci a pour but de guérir ou de pallier une maladie; celui de la médication est de provoquer un effet particulier, diurèse, sueur, etc., pour arriver au but définitif. Ordinairement un *traitement* comporte l'emploi simultané ou successif de plusieurs *médications*.

MÉLANOME. — Tumeur (Voy. Mélanose).

MÉLANOSE (*mélanosis*, de μελάνωσις, noir-

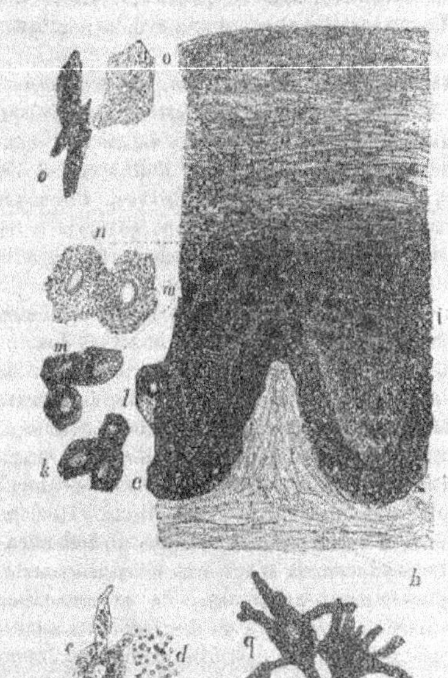

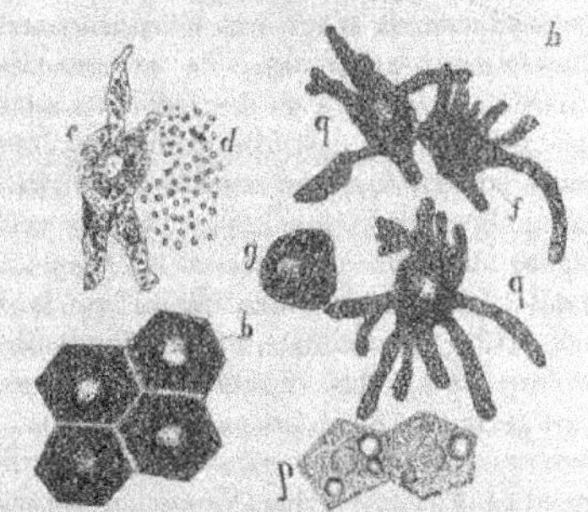

Fig. 1086. — Mélanine ou pigment.

b, cellules épithéliales pigmentaires; *c*, cellules épithéliales de la rangée profonde de la couche de Malpighi; *d*, granules dans l'iris par petits groupes; *m*, cellules irrégulières à angles mousses; *e*, cellules à noyau sphérique, incolore, clair; *f*, cellules étoilées de la lamina fusca; *a*, couche de Malpighi; *o*, cellule sans noyau.

im, amas de pigment dans les cellules; *h*, cellules pigmentaires irrégulières; *p*, cellules pigmentaires avec des gouttes d'huile dans leur épaisseur; *q*, granulations pigmentaires libres; *en*, granulations pigmentaires des cellules de la couche de Malpighi.

cissement; all. *Melanose, Schwarzstoff*; angl. *melanosis*; it. *melanosi*; esp. *melanosis*) — Coloration noire que prennent les tissus normaux ou pathologiques de l'organisme par suite de l'imprégnation de leurs éléments par les granules de *mélanine*, substance noire qui se trouve à l'état normal dans les cellules épithéliales de la couche de Malpighi (fig. 1086). Certains tissus sont colorés en noir par l'hématosine séparée des globules sanguins, mais ce sont là de *fausses mélanoses*.

La mélanose vraie n'est pas une *production accidentelle*, c'est une sorte d'imprégnation de divers tissus par la mélanine qui se dépose dans des cellules normales, préexistantes, ou dans des cellules de nouvelle formation (fig. 1087) : dans le premier cas, c'est la *mélanose simple*; dans le second, on a les *tumeurs mélaniques*, sarcomateuses ou carcinomateuses (Cornil et Ranvier).

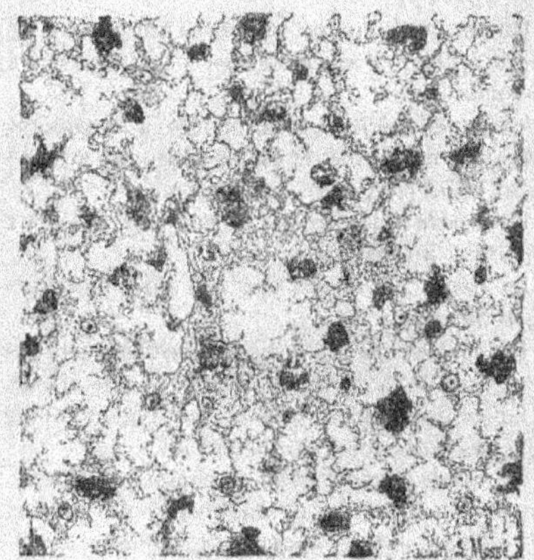

Fig. 1087. — Grossissement de 330 diamètres; au milieu du stroma et d'une façon irrégulière, le pigment a envahi les éléments cellulaires. Quelques-uns sont restés intacts. (Cliché P. Leblanc.)

Chez le cheval, à l'inverse de ce qui se passe chez l'homme, les tumeurs mélaniques proprement dites sont extrêmement rares, et c'est la *mélanose simple*, sous forme de *masses mélaniques*, qu'on rencontre le plus souvent, avec une marche très lente, d'ailleurs. Ce sont les chevaux blancs ou marqués de blanc qui en sont le plus ordinairement atteints (fig. 1090). La *mélanose en masse*, désignée vulgairement sous le nom d'*hémorroïdes des chevaux*, se montre le plus souvent au pourtour de l'anus, à la base de la queue, autour du fourreau chez le mâle, à la vulve et aux mamelles chez les femelles; où elle offre parfois un volume considérable (fig. 1091) : Gohier en a vu du poids de 18 kilogrammes, on en trouve aussi sur d'autres parties du corps.

La forme de ces masses est irrégulière, bosselée, tantôt sphérique, tantôt semblable à des

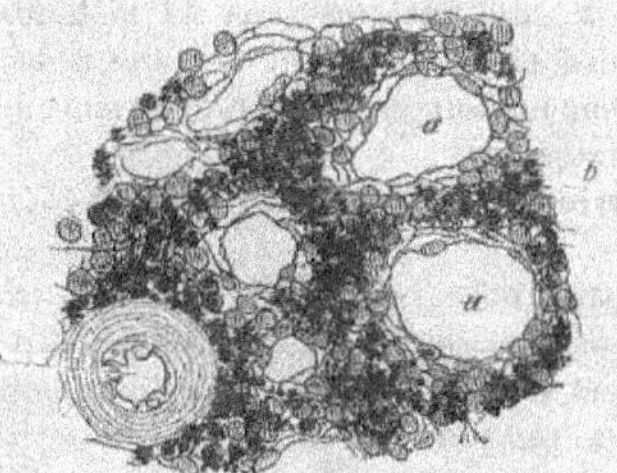

Fig. 1088. — Mélanose de la rate.
Coupe pratiquée dans le centre de l'organe.

a, veines liénales caverneuses ; *b*, cordons intervasculaires avec leur pigment ; *c*, branche de l'artère liénale (Grossissement : 300).

grappes de raisin. Ses saillies présentent à travers la peau une teinte bistre.

Les grosses masses mélaniques ne s'observent guère que sur les chevaux déjà âgés.

Leurs dimensions sont variables; elles s'accroissent *lentement*; leur couleur va du gris-

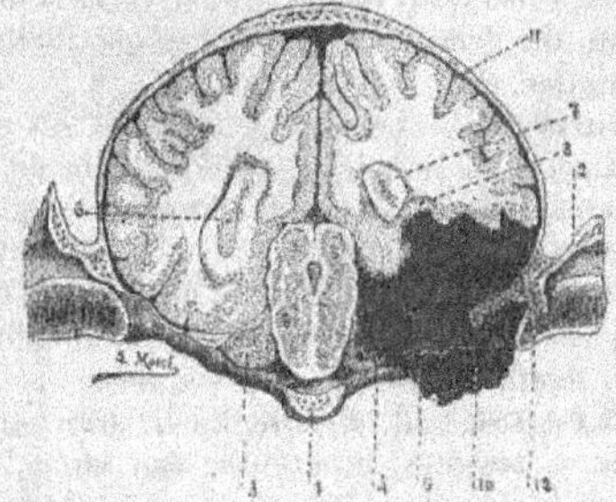

Fig. 1089. — Mélanose du cerveau.

1, corps du sphénoïde coupé en arrière de la selle turcique ; 2, apophyse zygomatique du temporal ; 3, ganglion de Gasser gauche; 4, ganglion de Gasser droit envahi par la mélanose; 5, coupe des tubercules de l'aqueduc de Sylvius et des pédoncules cérébraux; 6, coupe de l'hippocampe gauche ; 7, coupe de l'hippocampe droit, refoulé par la tumeur mélanique; 8, lobule sphénoïdal refoulé; 9, tumeur mélanique (portion intra cranienne); 10, tumeur mélanique (portion extra-cranienne); 11, pie-mère infiltrée de pigment; 12, oreille du temporal infiltrée de pigment (Cadéac).

ardoise au brun noirâtre; elles sont dures et indolentes.

Elles se généralisent et peuvent envahir les divers tissus, et surtout la plupart des viscères contenus dans les grandes cavités splanchniques, les ganglions lymphatiques, les séreuses, le poumon, le foie, la rate (fig. 1088), la moelle des os, etc., et aussi la pie-mère, le cerveau (fig. 1089) et la moelle épinière.

On a cité quelques cas de mélanose pulmonaire chez le veau, et Leblanc a décrit un myxome mélanique de l'abdomen sur une vache de quatre ans.

Barrier a décrit le *foie noir* des moutons russes.

La mélanose subit parfois la *dégénérescence granulo-graisseuse* : la masse se ramollit en un point et se transforme en une boue noirâtre.

Sous l'influence de causes irritantes diverses, généralement blessures par les harnais, la tumeur peut s'enflammer ; l'inflammation aboutit rapidement à la suppuration : l'abcès s'ouvre au dehors, parfois dans le rectum ; il s'écoule un pus noirâtre, fétide ; il persiste une plaie anfractueuse qui finit presque toujours par se cicatriser.

La mélanose n'est nuisible que par les troubles qu'elle apporte au jeu des organes atteints ou comprimés.

Quoique se développant lentement, les tumeurs finissent par gêner un organe important, elles déterminent alors des accidents graves, et souvent incurables : arrêt de la défécation, de l'émission de l'urine, obstructions artérielles, etc.

TRAITEMENT. — Le plus souvent, il est nul. Bissange a pu obtenir la fonte partielle de tumeurs cutanées, au moyen d'injections interstitielles d'acide lactique pur. — Le seul traitement efficace est chirurgical : c'est, lorsque cela est possible, l'ablation des tumeurs, au moyen de la ligature élastique de préférence.

MÉLASSE (all. *Melasse, Zuckersirup* ; angl. *melasses, molasses* ; it. *melassa* ; esp. *melote*). — Espèce de sirop brunâtre, épais, qui reste après la cristallisation du sucre de betterave, de canne, etc., et qui refuse de donner des cristaux. On en trouve aussi dans le miel, dans les oignons, etc. La mélasse est laxative, elle sert à sucrer les tisanes ; depuis quelques années, on l'utilise dans l'alimentation des animaux à la dose de 1 à 3 kilogrammes par jour pour les grands herbivores, mélangée avec des fourrages hachés, des farines, ou des tourteaux pulvérisés.

MÉLICÉRIS (*meliceris*, μελικηρία, μελικηρίς, de μελίκηρον, rayon de miel ; all. *Honiggeschwulst* ; angl. *meliceris* ; it. *meliceride* ; esp. *meliceris*). — Espèce de *loupe*, formée par une matière jaunâtre qui a la consistance du miel. Le *mélicéris* est arrondi, mou, élastique ; il ne conserve pas l'impression du doigt, et l'on y reconnaît, par le toucher, la présence d'un fluide (Voy. KYSTE et LOUPE).

MEMBRANE (*membrana*, ὑμήν, μήνιγξ ; all. *Haut, Membran* ; angl. *membrane* ; it. et esp. *membrana*). — Nom générique des divers organes minces, représentant des espèces de lames ou de toiles, souples, dilatables, variables dans leur coloration, leur structure et leurs propriétés vitales, destinés à absorber et à sécréter certains fluides, ou à envelopper d'autres organes. On distingue quatre espèces de membranes : les *fibreuses*, les *muqueuses*, les *séreuses*, et la *peau*.

MEMBRES. — Les membres sont des colonnes brisées, servant au support et à la progression du corps (1).

On les distingue en membres antérieurs, ou thoraciques, et en membres postérieurs, ou abdominaux.

On appelle *bipède* deux membres considérés dans leur ensemble, et on les distingue en *antérieur, postérieur, latéral* et *diagonal*.

Le *bipède antérieur* est formé par les deux membres antérieurs.

Le *bipède postérieur*, par les deux membres postérieurs.

Le *bipède latéral droit* est constitué par les deux membres droits antérieur et postérieur.

Le *bipède latéral gauche* par les membres gauches antérieur et postérieur.

Le *bipède diagonal droit* se compose du membre antérieur droit et du postérieur gauche.

Le *bipède diagonal gauche*, du membre antérieur gauche et du postérieur droit.

Chaque membre se compose de plusieurs régions :

Les régions des membres antérieurs sont : l'*épaule*, le *bras*, le *coude*, l'*avant-bras*, le *genou*, le *canon*, le *tendon*, le *boulet*, le *paturon*, la *couronne*, le *fanon*, l'*ergot* et le *pied*.

Celles des membres postérieurs comprennent : la *croupe*, la *hanche*, la *fesse*, la *cuisse*, le *grasset*, la *jambe*, le *jarret*, le *canon*, etc., comme dans les membres antérieurs.

Sans décrire chacune des régions en particulier, nous ferons connaître la conformation qu'elles doivent présenter suivant les aptitudes du cheval.

Chaque membre comprend des régions supérieures et des régions inférieures. Les premières sont situées au-dessus du genou et du jarret et les deuxièmes au-dessous de ces mêmes articulations.

(1) Relier, *Guide pratique de l'élevage du cheval*, Paris, 1889, p. 105.

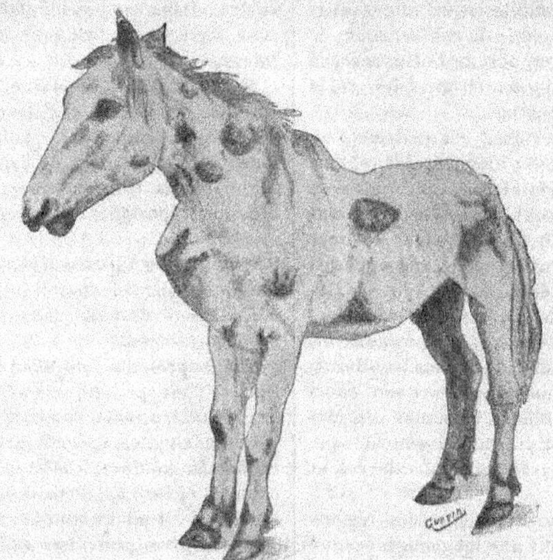

Fig. 1090. — Mélanose cutanée (Cadéac).

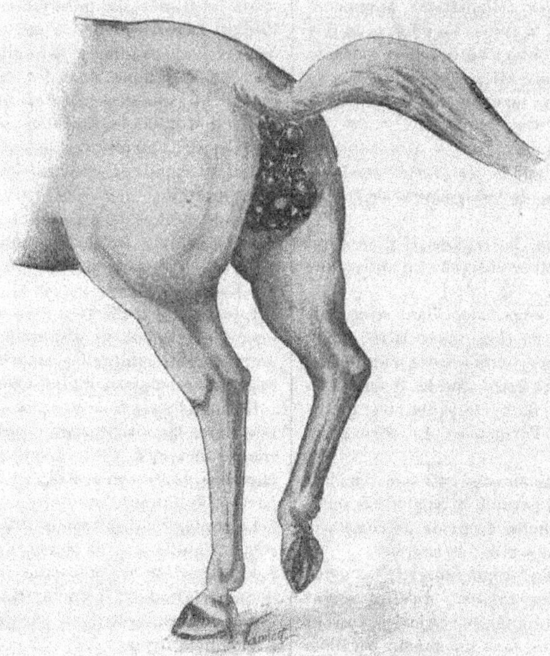

Fig. 1091. — Mélanose du pourtour du rectum (Cadéac).

Cette distinction établie, nous allons examiner dans leur ensemble la conformation de ces régions, sous le rapport de la *longueur*, de la *largeur*, du *développement musculaire*, de la *direction* et des *mouvements*.

Longueur. — Il est à remarquer qu'il existe un rapport inverse entre la longueur des régions supérieures et celle des inférieures, c'est-à-dire que lorsque celles-là sont longues, celles-ci sont courtes et *vice versa*. Or, de la longueur des unes ou des autres résultent des effets tout opposés. Ainsi, quand les supérieures sont longues, les rayons qui les forment embrassent plus de terrain ; de là, des mouvements plus étendus et, par conséquent, plus de vitesse dans les allures. Si, au contraire, ces mêmes régions sont courtes, alors l'espace parcouru est moins considérable et, par suite, il y a ralentissement dans les allures, qui, en revanche, sont relevées et brillantes.

Enfin, une longueur moyenne des régions supérieures entraînant une longueur moyenne des inférieures, il en résulte une vitesse moyenne dans les allures.

Largeur. — La largeur et l'épaisseur des régions, surtout aux articulations, annoncent de la solidité et de la force. En effet, plus il y a de points de contact entre deux surfaces qui sont unies, moins elles sont exposées à se désunir et plus leurs mouvements se font avec assurance.

Développement musculaire. — Des muscles bien développés, suivis de forts tendons, dénotent de la force, de la vigueur et de l'énergie.

Direction. — Parmi les régions, il y en a qui affectent une direction oblique et d'autres une direction verticale.

L'obliquité des unes, coïncidant avec leur longueur, favorise l'action musculaire ; donc plus les rayons supérieurs auront d'obliquité, plus la vitesse sera considérable. Il suit de là que l'inclinaison doit être plus ou moins accusée, suivant l'exigence du service de l'animal.

La direction verticale des autres est nécessaire, parce qu'elle permet la répartition régulière et proportionnelle du poids du corps sur les colonnes qui lui servent de support.

Mouvements. — En ce qui concerne les mouvements, toutes les régions, qu'elles soient longues, courtes, obliques ou verticales, doivent toujours se mouvoir dans un champ parallèle à l'axe du corps (ligne fictive tirée d'avant en arrière et partageant le corps en deux parties égales). Dans ces conditions, les mouvements sont libres et ont lieu sans décomposition des forces.

MÉNINGITE (*meningitis* ; all. *Meningitis, Hirnhautentzündung* ; angl. *meningitis* ; it. *meningitide* ; esp. *meningitis*). — Inflammation simultanée de la dure-mère, de l'arachnoïde et de la pie-mère, les trois enveloppes de l'axe cérébro-spinal portant collectivement le nom de *méninges*.

Par suite du voisinage et des rapports anatomiques, elle se complique toujours d'encéphalite et devient, dans la pratique, une *méningo-encéphalite*.

Elle se présente sous deux formes bien distinctes, l'une sporadique (Voy. MÉNINGO-ENCÉPHALITE, tome I, p. 441), l'autre épizootique.

Les méningites épizootiques observées chez les bœufs, moutons, chèvres, sont encore peu connues et incomplètement différenciées. Celle du cheval est mieux connue.

Méningite cérébro-spinale épizootique du cheval. — Elle est caractérisée cliniquement par des accidents d'excitation cérébrale, accompagnés de contractures musculaires et suivis de paralysies envahissantes. Elle est la conséquence d'une intoxication des centres nerveux, due à la multiplication d'un microbe spécifique dans les méninges cérébrales et spinales (Nocard et Leclainche). L'affection a de la tendance à se perpétuer dans les lieux où elle s'est développée ; son évolution est rapide et sa terminaison ordinairement mortelle.

La maladie existe à l'état enzootique en Saxe (méningite de Saxe), en Hongrie, en Angleterre, en Russie, et dans certaines contrées des États-Unis.

ÉTIOLOGIE. — L'affection sévit surtout au printemps et en été, et disparaît en hiver. Les autres causes habituelles, mauvaises conditions hygiéniques, etc., ont une influence peu marquée.

La maladie est liée à la présence d'un agent infectieux, d'un micrococque spécifique dans les centres nerveux ; c'est ce qui résulte des recherches de Siedamgrotzky et Schlegel d'une part, et de Johne d'une autre.

La contagion proprement dite ne joue qu'un rôle insignifiant dans la genèse de l'affection. Les modes de transmission ne sont encore qu'imparfaitement connus. Mais il est admis que la méningite de Saxe, par exemple, est une « maladie à foyers ».

SYMPTOMATOLOGIE. — Comme dans la méningite aiguë sporadique, au début, il y a des frissons, puis apparaissent des signes d'une méningite subaiguë : excitation avec hyperesthésie cutanée, dépression avec somnolence et coma. La température oscille autour de 39°, s'élève rarement jusqu'à 41°.

On observe des troubles locaux de l'innervation qui aboutissent à la paralysie ; on note de la contracture des muscles de la face, des lèvres, de l'œil (strabisme), des masséters (trismus), des muscles du cou, tantôt d'un côté, tantôt des deux ; des muscles de la nuque et de la partie supérieure de l'encolure, avec extension forcée de la tête ; ce dernier symptôme est considéré surtout comme signe diagnostique important : c'est ainsi qu'en Saxe on désigne la maladie sous le nom de « crampe de la nuque » ; les muscles du pharynx peuvent être contracturés (dysphagie), de même les sphincters. Parfois la contracture est remplacée par de légères convulsions, des tremblements, des frémissements.

Dans l'intervalle des accès, le malade est immobile, insensible aux excitations extérieures. Si on le force à se déplacer, il tourne en cercle ; les mouvements sont incoordonnés et les chutes sont fréquentes. Il existe de la constipation. L'urine est de consistance mucilagineuse et foncée.

A une dernière période, surviennent des paralysies envahissantes des lèvres, de la langue, du pharynx ; la paraplégie succède à la parésie du train de derrière ; l'animal succombe rapidement.

L'évolution est ordinairement complète en quatre à huit jours ; d'autres fois la mort ne survient qu'au bout de dix à dix-huit jours. La terminaison fatale peut être hâtée par une fracture du crâne ou une pneumonie par corps étranger.

PRONOSTIC. — Il est toujours grave. La guérison n'est guère possible que dans 10 p. 100 des cas ; il persiste souvent de l'amaurose, de la paralysie du facial, de la parésie du train postérieur, de l'immobilité.

ANATOMIE PATHOLOGIQUE. — Les lésions portent surtout sur les méninges et sont localisées au niveau du cerveau, de la moelle allongée, de la moelle cervicale, parfois de la moelle lombaire.

Les espaces arachnoïdiens renferment un liquide abondant, clair, jaunâtre. La pie-mère est hyperémiée. La substance nerveuse est ramollie, infiltrée par l'œdème.

DIAGNOSTIC. — Basé sur l'existence des troubles nerveux, avec contractures musculaires et para-

lysies envahissantes. On différenciera par là, la maladie de la congestion du cerveau, des intoxications par les narcotiques, de la rage, du tétanos, de la paraplégie infectieuse, etc.

TRAITEMENT. — Les médications conseillées ne donnent que des résultats insignifiants. On a recommandé la révulsion, la réfrigération du crâne (irrigation, sachets glacés), les purgatifs, le chloral, le bromure et l'iodure de potassium, l'opium, la morphine, la pilocarpine, etc. Les alcalins, les diurétiques, les lavements froids sont indiqués dans tous les cas. On pourrait essayer les fortes saignées suivies d'injections de sérum artificiel. Les indications prophylactiques comportent le nettoyage et l'aération des écuries, l'écoulement régulier des eaux. Si plusieurs cas sont constatées dans une écurie, on l'évacuera et on la désinfectera.

MENSURATION. — Action de mesurer.

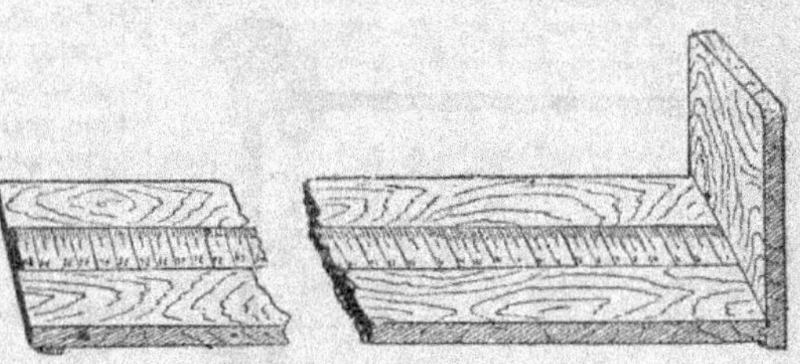

Fig. 1092. — Planche ostéométrique.

On prend des mesures sur le corps de nos animaux domestiques.

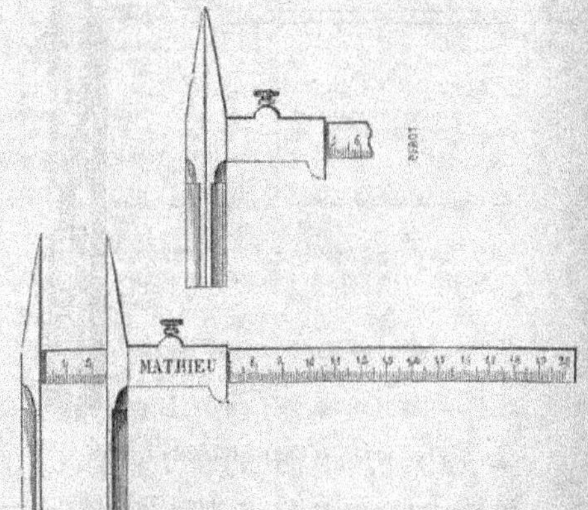

Fig. 1093. — Compas à glissière.

MENSURATION EN ANATOMIE. — Il est utile, par exemple, de connaître les dimensions moyennes de la plupart des organes et des os. Cela se fait au moyen d'un ruban métrique, et aussi d'instruments spéciaux comme la *planche ostéométrique* (fig. 1092), et le *compas à glissière* (fig. 1093).

Les données nécessaires dans ces diverses circonstances s'obtiennent en général au moyen d'un ruban métrique, de la canne hippométrique (fig. 1094) et de la *canne-toise*.

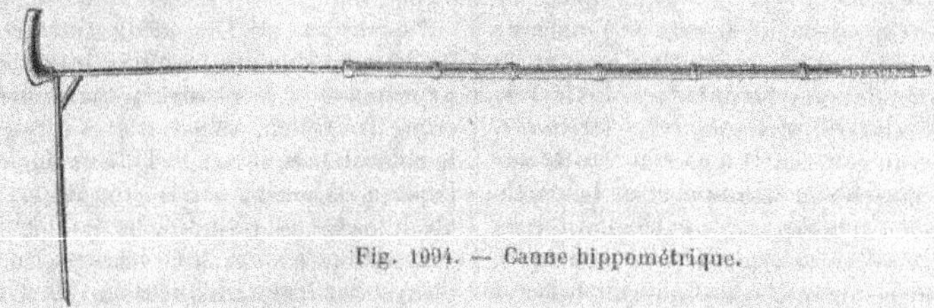

Fig. 1094. — Canne hippométrique.

MENSURATION EN ZOOTECHNIE ET EN EXTÉRIEUR. — Lorsque l'on fait le signalement d'un animal, on indique la taille (hauteur au garrot).

Lorsqu'il s'agit de la description d'une race, il y a lieu de connaître la conformation moyenne

Méthode Lydtin. — Dans ces dernières années, Lydtin a fait un usage très judicieux des mensurations pour améliorer le bétail du grand-duché de Bade. Le principe qu'il a posé est celui-ci : choisir plusieurs centaines de taureaux et vaches reconnus comme ayant une bonne conformation, mesurer sur ces animaux certaines régions importantes et ayant une base anatomique fixe, les comparer entre elles et en déduire des proportions qui seront considérées comme celles de la bonne moyenne de cette race, puis ne conserver pour la reproduction que les animaux ayant au moins d'aussi bonnes proportions.

Voici comment il procède : l'animal étant placé sur un plan horizontal, la canne dont Lydtin se sert est à la fois une canne-toise et un compas à glissière (fig. 1095).

Pour s'assurer que la ligne du dos se rap-

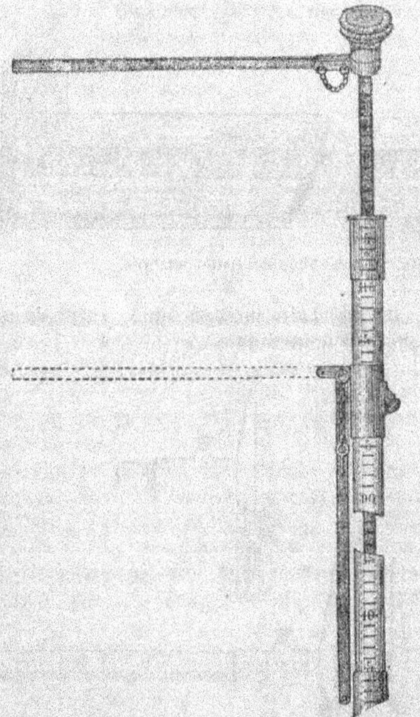

Fig. 1095. — Canne-toise de Lydtin.

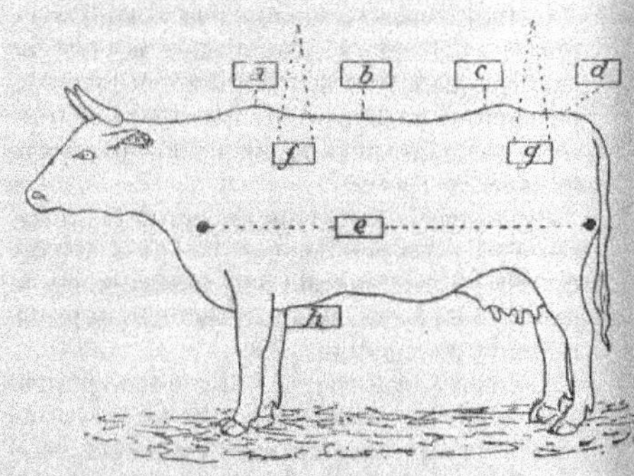

Fig. 1096. — Proportions d'une bête bovine ayant une bonne conformation.

de ses représentants ; et dans le choix d'un individu, soit comme animal de travail, soit comme reproducteur, il importe de savoir si sa conformation est au moins aussi bonne que cette conformation moyenne.

proche de l'horizontale (fig. 1096), on prend la hauteur du corps au garrot *a*, puis au milieu du dos *b*, à l'entrée du bassin *c*, à la naissance de la queue *d*. Ensuite, en utilisant les deux tiges horizontales, on mesure la longueur du corps, *e*, depuis la pointe de l'épaule jusqu'en arrière de la fesse, le largeur des côtes en arrière des épaules, *f*, enfin la largeur du bassin au niveau des articulations coxo-fémorales, *g*, et la hauteur de la poitrine, *h*, juste en arrière du coude. Ces mensurations sont suffisantes pour la masse des animaux. Plusieurs centaines de mesures prises sur des animaux reconnus bons par les meilleurs connaisseurs du pays ont permis d'établir au début les proportions suivantes :

a	$= 1^m,54$
b au moins égal à	$a - 0^m,02$
c inférieur à	$a + 0^m,04$
d inférieur à	$a + 0^m,10$
e au moins égal à	$a + 1/10$ de *a*
f au moins égal à	$1/3$ de *a*
g au moins égal à	$1/3$ de *a*
h au moins égal à	$1/2$ de *a*

Il est arrivé ainsi à modifier fort heureusement la conformation générale du bétail, surtout en ce qui concerne l'attache de la queue, si défectueuse sur les races non perfectionnées (fig. 1097 et 1098) et surtout sur celles de montagne.

La manière de prendre la longueur du corps paraît en contradiction avec le principe indiqué. Le point de repère en arrière n'est pas fixe, et en admettant que la canne soit tenue bien horizontalement, si le membre postérieur est porté un peu en avant, la longueur réelle se trouve diminuée d'un ou plusieurs centimètres ; elle se trouve, au contraire, augmentée, si ce membre est rejeté en arrière. Il y a là dans la pratique une petite difficulté, exigeant une grande attention de la part de l'opérateur.

Pour avoir la longueur d'une façon plus scientifique, Lydtin a proposé d'abord de la prendre en suivant une ligne oblique allant de la pointe de l'épaule à la pointe de la fesse, le point de repère postérieur étant alors l'extrémité de l'os ischium. Mais il a bien vite reconnu qu'un animal pourrait avoir ainsi une bonne longueur de corps, tout en ayant la cuisse mal descendue, et c'est pour diminuer ce défaut qu'il a adopté la mesure horizontale et non oblique (fig. 1099 et 1100).

Ce sont là les principales mesures ; dans le choix des animaux, à inscrire sur les livres généalogiques on en prend d'autres : longueur de la tête, longueur de l'épaule, largeur des canons, etc. ; et aussi, à mesure que la race se perfectionne, on modifie les proportions : ainsi aujourd'hui il faut que la largeur des côtes, et

celle du bassin soient au moins égales à 36 p. 100 et non plus seulement à 33 p. 100 de la hauteur (fig. 1101, 1102 et 1103).

Après une conférence faite au Congrès agricole de Carcassonne, P. Cagny s'est rendu au Concours régional agricole, et, devant l'auditoire, a fait mesurer par M. Sicard, vétérinaire, quelques-uns des taureaux exposés. Les résultats suivants ont été trouvés :

	1.	2.	3.	4.	5.	6.	7.	8.
Hauteur :								
Garrot	1.20	1.35	1.35	1.25	1.19	1.15	1.36	1.32
Dos	1.20	1.25	1.38	1.23	1.17	1.11	1.32	1.29
	1.18	1.32	1.33	1.23	1.17	1.15	1.34	1.30
Bassin	1.28	1.38	1.38	1.29	1.22	1.17	1.38	1.36
	1.24	1.39	1.39	1.30	1.23	1.19	1.40	1.36
Queue	1.32	1.37	1.43	1.33	1.20	1.22	1.38	1.41
	1.30	1.45	1.45	1.35	1.30	1.19	1.48	1.42
Longueur du corps	1.47	1.59	1.61	1.49	1.46	1.24	1.62	1.54
	1.40	1.48	1.48	1.37	1.30	1.26	1.50	1.45
Largeur :								
Épaules	0.44	0.50	0.50	0.49	0.32	0.34	0.56	0.45
	0.40	0.45	0.44	0.41	0.39	0.38	0.45	0.44
Bassin	0.44	0.51	0.50	0.48	0.42	0.37	0.51	0.455
	0.10	0.45	0.44	0.51	0.39	0.33	0.45	0.44
Profondeur de poitrine	0.63	0.70	0.77	0.67	0.50	0.58	0.77	0.70
	0.60	0.67	0.67	0.62	0.58	0.57	0.68	0.66

1. Taureau non primé.
2. Taureau n° 15 (M. Mir).
3. Taureau bazadais (24 mois). Mme de Fauchet Martin (2e prix).
4. Taureau bazadais (1er prix).
5. Vache laitière bordelaise (2e prix).
6. St-Gironnais (1er prix), 2 ans.
7. Béarnais, Limousin, Croisé.
8. Taureau gascon, n° 22.

Pour mieux faire comprendre la méthode, on a placé au-dessous de chaque mesure constatée, la mesure moyenne correspondante, calculée d'après l'échelle de proportions adoptée dans le grand-duché de Bade.

Cette méthode pourrait être utilisée pour les moutons ; elle l'est déjà pour les porcs en Allemagne.

Mensuration du porc. — On se sert d'une canne plus petite : hauteur maxima 0,80, longueur maxima 1,50. Les proportions varient suivant les races. Pour les races anglaises, on admet, par rapport à la hauteur au garrot, les proportions suivantes :

Longueur du corps, au moins	$1^m,40$
Largeur de poitrine	$0^m,50$
Largeur du bassin	$0^m,45$
Profondeur de poitrine	$0^m,60$

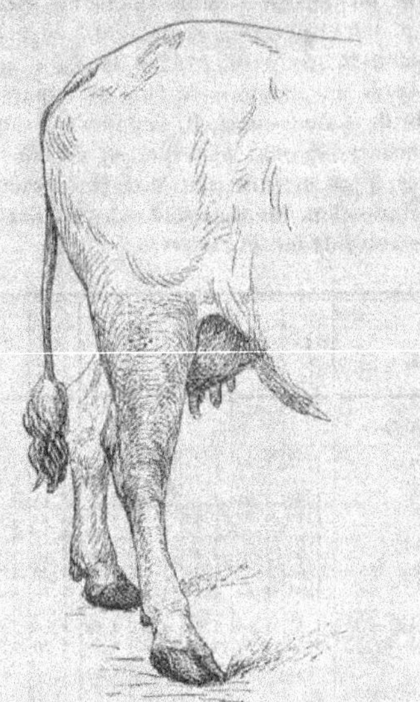

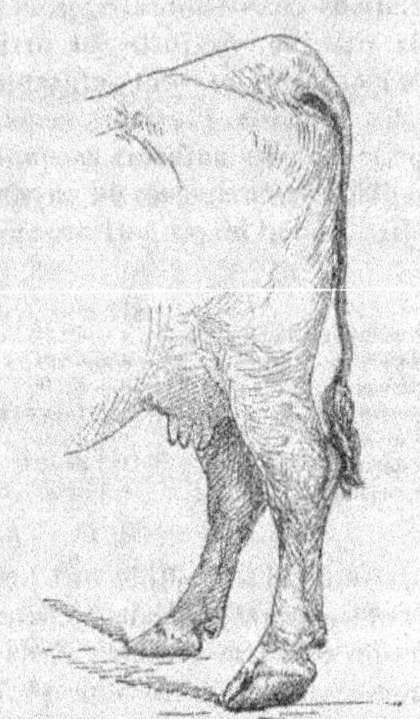

Fig. 1097. — Exemple de queue surbaissée à son attache.

Fig. 1098. — Exemple de queue surélevée à son attache.

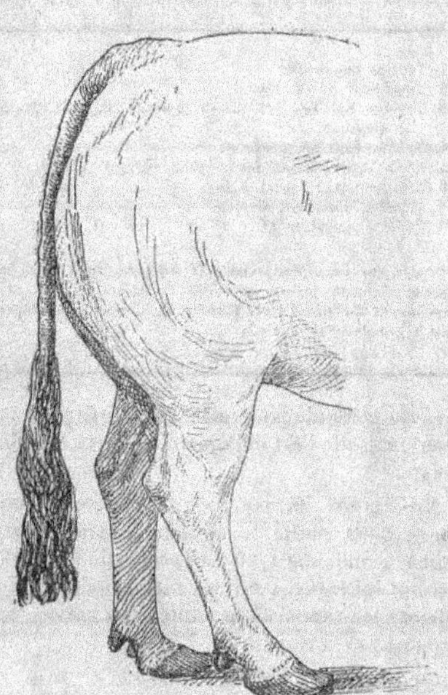

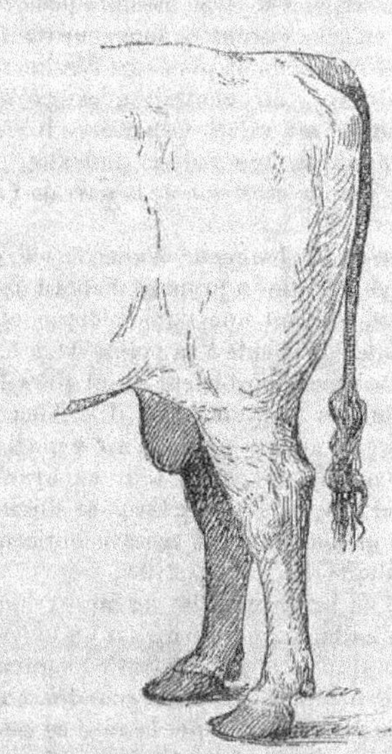

Fig. 1099. — Exemple de cuisse rentrante.

Fig. 1100. — Exemple de cuisse bien descendue.

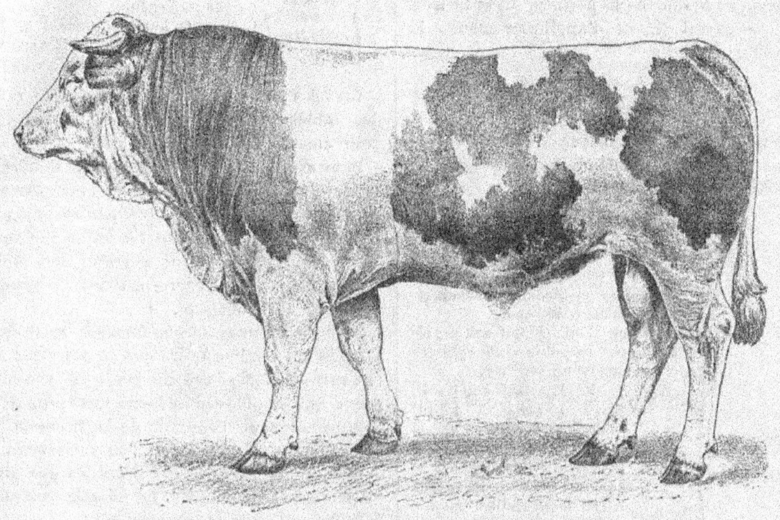

Fig. 1101. — Race du Simmenthal, *Sultan*, taureau de l'Oberland badois, commune de Villengen, âgé de trois ans. 983 kilos; hauteur du garrot, 1^m,54; longueur, 2^m,25; circonférence du thorax, 2^m,35.

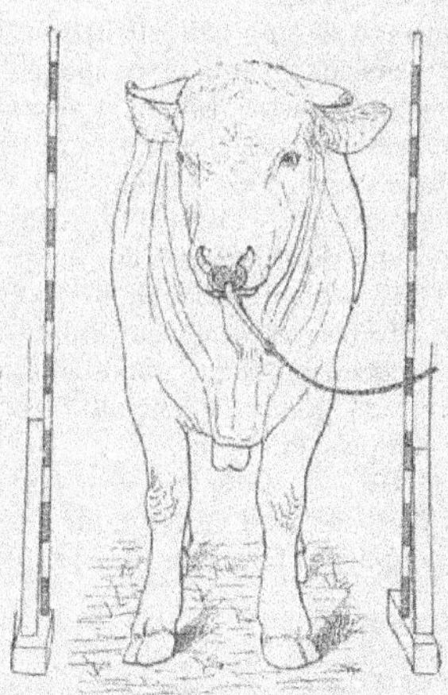 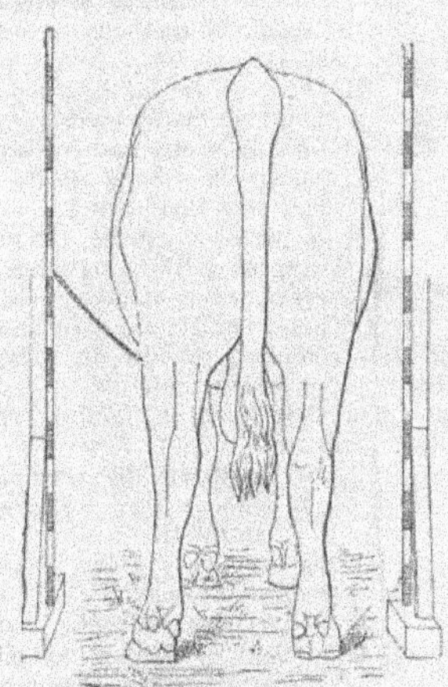

Fig. 1102 et 1103 — Race du Simmenthal, *Sultan*; vues du train antérieur et du train postérieur.

Mensuration des animaux de boucherie. — Pour se rendre compte du *poids vif* d'un animal de boucherie, Quételet a proposé de prendre le tour de la poitrine (C) et la hauteur au garrot (H), et d'appliquer ensuite la formule suivante :

$$P = 3{,}14 \left(\frac{C}{36{,}28} \right)^2 \times H + \frac{1}{10}.$$

Nous reproduisons d'après Manget (1) le tableau suivant, qui indique la façon de procéder :

Évaluation du poids brut.

Procédé de Quételet.

Principes de la méthode.

Évaluer le poids brut des animaux par leur volume, la densité de la viande se rapprochant sensiblement de celle de l'eau.

Le volume d'un animal est représenté par le poids d'un cylindre augmenté de un dixième.

$$(\pi R^2 \times H) + \frac{1}{10} = \left[\pi \left(\frac{C}{2\pi} \right)^2 \times H \right] + \frac{1}{10}.$$

- Base (πR^2). { Section verticale de la poitrine passant derrière la pointe des coudes.
- Hauteur (H). { Ligne horizontale mesurée de la partie moyenne du bord antérieur de l'épaule à l'aplomb de la pointe de la fesse.
- Observation $\frac{1}{10}$. { L'augmentation de volume de $\frac{1}{10}$ se rapporte aux poids des pieds, de l'encolure, de la tête, etc.

Mesure de la base du cylindre.

1. Placer l'animal sur un sol horizontal.
2. Chercher le parallélisme et l'aplomb des quatre membres, la tête étant dans une position normale.
3. Placer un aide à droite de la bête, près de l'épaule.
4. Se porter à gauche, du côté opposé, faisant face à l'aide.
5. Fixer, avec la main gauche de l'aide, l'extrémité d'un mètre déroulable, partant du sommet du dos de l'animal.
6. Descendre le mètre verticalement :
   a. En arrière des épaules;
   b. Sous la face inférieure du sternum.
7. Le prendre à l'aide, dans cette position médiane.
8. Achever de son côté la mensuration circulaire et symétrique, en s'arrêtant sur le sommet du dos, point de départ.
9. Relever la circonférence (C) en centimètres.

Mesure de la hauteur du cylindre.

1. Maintenir un bâton ou un fil à plomb sur la pointe de la fesse.
2. Placer le mètre déroulable sur la *partie moyenne* du bord antérieur de l'épaule.
3. Mesurer horizontalement la distance (H) de ce point à la verticale menée en § 1.

(1) Manget, *Tableaux synoptiques pour l'inspection des viandes.*

Crevat a construit avec son ruban (fig. 1105) des tables où l'on trouve le calcul tout fait pour chaque valeur de C.

Pour avoir le *poids net*, Mathieu de Dombasle se servait d'un *ruban métrique* (fig. 1104), partant du garrot d'abord en avant des épaules, puis passant entre le poitrail pour remonter de l'autre côté jusqu'au garrot; il a établi des tables donnant le poids correspondant à chaque longueur ainsi obtenue.

Anderson a proposé une formule assez compliquée qui revient à dire que le poids net est environ de 53,5 p. 100 du poids vif. On comprend que ce poids net dépend beaucoup de la conformation de l'animal, de la grosseur de son squelette et de son état d'engraissement.

Aussi nous ne citons ces procédés que pour ne pas les recommander. Le passage sur une bascule sera toujours préférable.

MENSURATION EN PATHOLOGIE. — A l'imitation de ce qui se fait en médecine humaine, on a proposé de prendre un peu avant le part certaines mesures sur le bassin des vaches, pour savoir si son défaut de largeur ne serait pas une cause de dystocie.

On peut aussi mesurer une articulation malade comparativement avec la correspondante de l'autre membre restée saine, et les tendons des membres malades pendant le traitement.

Dans la pratique, c'est surtout dans le traitement de l'*encastelure du sabot* (Voy. t. I, p. 490) que l'on prend régulièrement des mesures.

MENTHE. — Plante de la famille des Labiées, dont les diverses espèces sont employées en infusions chaudes comme stimulantes.

DOSES. — 25 grammes dans un litre d'eau, dans les coliques du cheval.

MENTHOL. — Camphre de l'essence de menthe. C'est un bon antiseptique ; mélangé avec le camphre, il forme un liquide sirupeux :

Huile de vaseline......	100 grammes.
Camphre..............	6 —
Menthol..............	3 —

MÉPHITISME. — Viciation de l'air devenu irrespirable, quelle que soit sa nature.

MERCURIAUX (*mercurialia*; all. *Merkurialmittel*; angl. *mercurial preparations*; it. *mercu-*

riali ; esp. *mercuriales*). — Médicaments dont le mercure est la base et le principe actif. Appliqués à l'extérieur, sur des surfaces ulcérées, ils agissent comme antiseptiques ou caustiques. A l'intérieur, les mercuriaux agissent comme altérants : à petite dose, ils produisent

variétés, dont certaines, tout en conservant leur aptitude à la production de la laine (Voy. ce mot), ont été très améliorées au point de vue de la conformation et de la boucherie. Les variétés d'Algérie, d'Espagne, de Provence et du Roussillon sont généralement petites, et

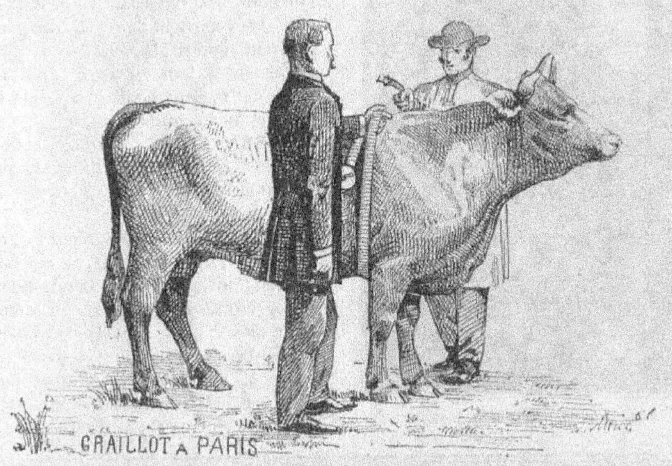

Fig. 1104. — Ruban de Mathieu Dombasle à mesurer les bœufs, pour en savoir le poids.

tous les symptômes d'un premier degré d'irritation gastro-intestinale, la stomatite et le ptyalisme. A dose trop forte, ou trop longtemps continuée, ils amènent les *maladies mercurielles*. A dose thérapeutique, on les emploie surtout comme purgatifs et anthelminthiques.

MÉRINOS (Mouton). — Le mouton mérinos est le type de l'espèce O. A. *africana* de Sanson. Il est caractérisé, à l'état primitif, par un corps étroit, sur des membres longs et gros, avec un large cou et une tête forte. Ses membres lui donnent une grande aptitude pour la marche, aussi est-ce lui qui constitue une grande partie des *troupeaux transhumants*. Sa toison étendue existe souvent jusqu'au bout du nez et aux onglons. Le mâle a des cornes volumineuses, longues, en spirales et entourant chaque oreille (fig. 1106). Sa toison est formée de brins à ondulations rapprochées, elle pèse de 9 à 6 kilos suivant la taille. Cette race se plaît partout où elle n'est pas exposée à l'humidité trop grande du sol ou de l'atmosphère. Aussi on la trouve en Europe, en Amérique, en Australie et aussi en Afrique, formant de nombreuses

diffèrent peu du type naturel. En Allemagne (variétés électorales, Negretti, etc.), mais surtout en France, dans le Châtillonnais, la Champagne, la Beauce, la Brie, on trouve des animaux bien améliorés. Les meilleurs sont ceux du Soissonnais. Ils sont précoces, avec un poids

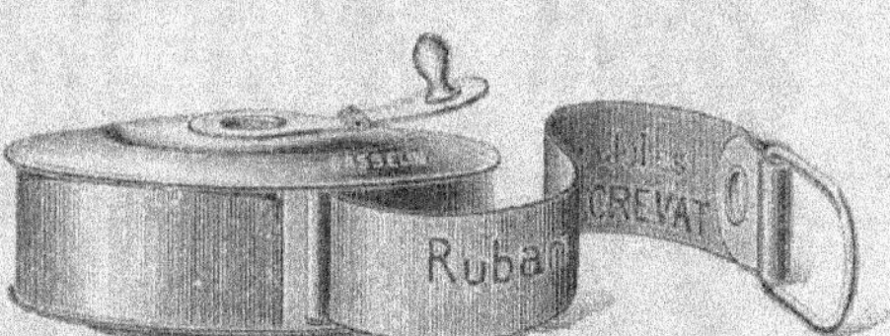

Fig. 1105. — Ruban de M. Crevat à mesurer les bœufs pour en savoir le poids.

moyen de 65 à 70 kilos, une laine fine, et donnent une viande de bonne qualité.

Il faut citer aussi le mérinos de Rambouille (fig. 1107).

MÉROCÈLE. — Hernie crurale (Voy. Hernie).

MÉSENTÈRE (*mesenterium*, μεσεντέριον, de μέσος, qui est au milieu, et ἔντερον, intestin ; all. *Gekröse* ; angl. *mesenter* ; it. et esp. *mesenterio*). —

Nom sous lequel on comprend plusieurs replis

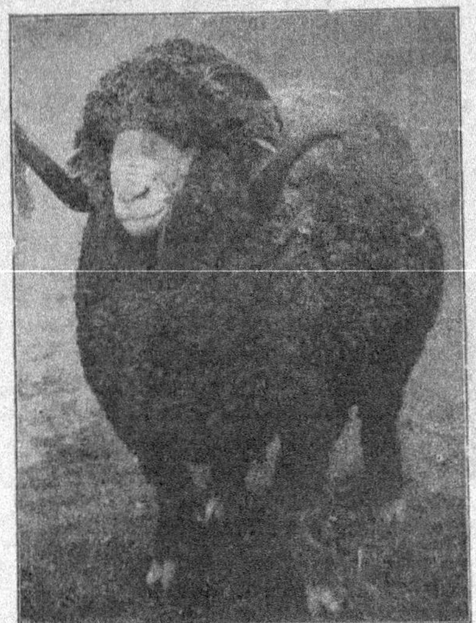

Fig. 1106. — Bélier mérinos.

du péritoine qui attachent les diverses portions du conduit intestinal aux parois de l'abdomen, en laissant cependant à chacune une mobilité plus ou moins grande. Ils sont formés chacun de deux lames de tissu cellulaire, dans l'intervalle desquelles la portion correspondante de l'intestin, des vaisseaux lymphatiques et sanguins, des nerfs et de nombreux ganglions, se trouvent compris. Le *mésentère* proprement dit appartient à tout l'intestin grêle. Les autres replis ont reçu les noms de *mésocæcum*, de *mésocôlon* et de *mésorectum*.

MÉSENTÉRITE. — Inflammation du mésentère ; cette maladie ne peut, quant à ses symptômes, être distinguée de la péritonite.

MÉTACARPE (*métacarpius*, *metacarpion*, μετακάρπιον, de μετά, après, et καρπός, carpe ou poignet ; all. *Mittelhand* ; angl. *metacarpus* ; it. et esp. *metacarpo*). — Partie du membre antérieur située entre le carpe et les phalanges, composée d'os parallèles, appelés *os métacarpiens*, et distingués en *premier métacarpien*, *deuxième*, etc., dont le nombre varie. Il est de quatre ou cinq chez les carnivores, de quatre

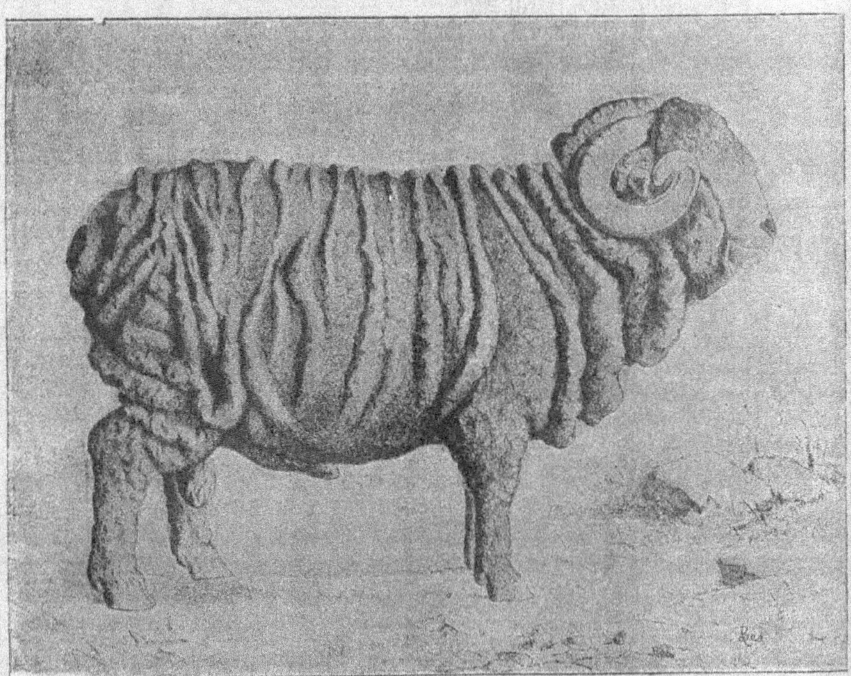

Fig. 1107. — Bélier mérinos de Rambouillet.

chez le porc et seulement de trois chez les chevaux, de deux ou trois chez les ruminants, dont un *principal* (pourvu d'un sillon chez les ruminants) et deux *latéraux*, beaucoup plus petits. Le métacarpien principal du cheval est

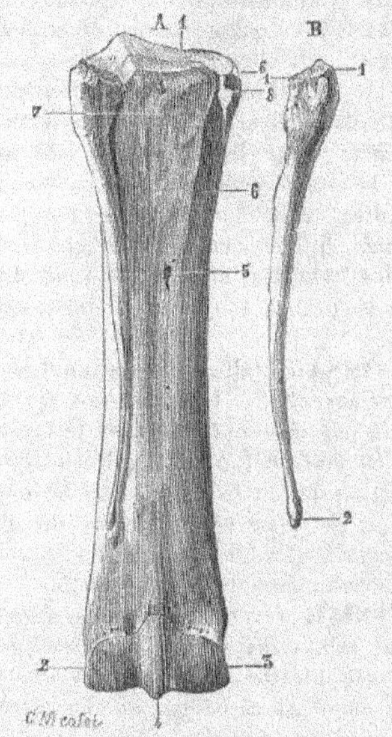

Fig. 1108. — Os métacarpien du cheval.

A. Os principal et os rudimentaire externe maintenus dans leurs rapports normaux et vus en arrière : 1, surface articulaire supérieure; 2, 3, condyles de la surface articulaire inférieure; 4, arête médiane qui les sépare ; 5, trou nourricier ; 6, surface rugueuse pour l'insertion du ligament interosseux qui unit le métacarpien rudimentaire interne au métacarpien principal; 7, empreintes destinées à l'insertion du ligament sésamoïdien supérieur; 8, 8, facettes diarthrodiales répondant au métacarpien rudimentaire interne.

B. Métacarpien rudimentaire interne vu par sa face antérieure: 1, 1, facettes articulaires inter-métacarpiennes; 2, bouton terminatif (A. Chauveau et Arloing).

l'os *du canon* (fig. 1108) (Voy. ce mot, t. I, p. 15).

MÉTAMORPHOSE (*metamorphosis*, μεταμόρφωσις, de μετά, préposition qui indique un changement, et μορφή, forme ; all. *Metamorphose* ; angl. *metamorphosis*; it. *metamorfosi*; esp. *metamorfosis*). — Changement que certains animaux subissent dans le cours de leur développement, et qui fait que ces êtres passent par plusieurs états successifs, dans chacun desquels ils ont une forme, une organisation et des mœurs différentes. On distingue chez les insectes, par exemple, trois états parfaitement distincts qui ont reçu des noms particuliers. L'insecte au

sortir de l'œuf est une *larve*, active et vorace, qui s'accroît plus ou moins rapidement en subissant des mues; arrivée au terme de son accroissement, cette larve se transforme en un être, la *nymphe*, qui est inactif et incapable de prendre de nourriture, mais après un temps variable elle devient l'*insecte adulte*.

MÉTASTASE (de μεθίστημι, je change de place ; all. *Metastase* ; angl. it. et esp. *metastasis*). — Déplacement d'une maladie qui se porte d'un endroit sur un autre, dans des organes semblables ou différents.

Bouchut admet deux espèces de métastase ; la première, *réflexe*, nerveuse, produite par la sympathie d'un tissu ou d'un organe avec un autre, lorsque l'irritation des nerfs vaso-moteurs de l'un entraîne dans l'autre un état de même nature. C'est ainsi que l'inflammation chronique d'un œil amène parfois la perte de l'œil opposé par le transport de l'irritation ; l'irritation d'une surface articulaire peut se déplacer et se produire sur la plèvre ; la peau entretient avec les différentes muqueuses des rapports très intéressants de sympathie ; enfin, chez la femelle, il y a un rapport intime entre la matrice et les mamelles. La seconde, dite *humorale*, est déterminée par le transport de la matière morbifique solide ou liquide d'un organe malade sur un organe sain ; c'est ainsi qu'on voit le pus absorbé dans la plaie par les veines ou par les lymphatiques produire des abcès métastatiques du foie, des poumons ou du cerveau, etc.

Malgré leurs terminaisons souvent funestes, les métastases sont quelquefois utiles pour la guérison des maladies, surtout celles qui ont lieu de l'intérieur à l'extérieur.

Le diagnostic n'est pas toujours facile. Elles peuvent être confondues avec certaines complications des maladies ou avec la manifestation, nécessaire d'accidents particuliers des diathèses ou des maladies générales.

MÉTASTATIQUES (ABCÈS). — On désigne ainsi les abcès qui se produisent pendant la cicatrisation d'une plaie suppurante, lors d'une collection de pus, et qui ont lieu dans un organe éloigné du point primitivement malade : le foie, le poumon, la rate ; on les voit aussi dans les muscles, le tissu cellulaire, les articulations, etc. Ils accompagnent l'infection purulente (Voy. Pyohémie).

MÉTATARSE (de μετά, après, et ταρσός, tarse; all. *Mittelfuss*; angl. *metatarsus*; it. et esp. *metatarso*). — Partie du membre postérieur située entre le tarse et les phalanges. Le métatarse est composé d'os disposés parallèlement, appelés *métatarsiens*, et distingués par leurs noms numériques, *premier*, *deuxième*, etc., en comptant de dedans en dehors, au nombre de cinq chez les carnassiers et le porc. Les chevaux n'en ont que trois, dont un *principal* (c'est le *canon*), et deux rudimentaires ou *latéraux*. Les ruminants n'en ont que deux.

MÉTÉORISATION et MÉTÉORISME (de μετέωρος, élevé ; all. *Aufblæhung*). — Voy. Coliques et Indigestions.

MÉTÉOROLOGIE. — Partie de la physique qui traite des météores, des phénomènes qui se passent dans les régions supérieures de l'atmosphère. — On distingue : 1° les *météores aériens*, déterminés par la rupture de l'équilibre des colonnes de l'air atmosphérique : ce sont les vents ; 2° les *météores aqueux*, qui résultent de la condensation et de la précipitation de la vapeur d'eau suspendue dans l'air : ce sont les brouillards, les nuages, la pluie, la neige, la grêle, la rosée ; 3° les *météores lumineux*, qui sont l'effet de la réflexion ou de la réfraction de la lumière par les molécules aqueuses en suspension dans l'air : ce sont l'arc-en-ciel et les péri-hélies ; 4° les *météores ignés* : les feux follets, les éclairs, la foudre, l'aurore boréale et les étoiles tombantes.

Il y a un rapport certain entre la météorologie d'une part, et la pathologie, l'hygiène et la thérapeutique d'autre part ; l'étude de ces rapports constitue la météorologie médicale (Voy. Air, Eau, Climats, etc.).

MÉTHODE (*methodus*, μέθοδος ; de μετά, par, et ὁδός, chemin ; all. *Methode* ; angl. *method* ; it. et esp. *metodo*). — Manière de dire ou de faire quelque chose avec un certain ordre et suivant certains principes.

En médecine, *Méthodes opératoires*. Les diverses manières principales dont une opération peut être pratiquée. Par exemple, l'amputation d'un membre peut être faite circulairement ou à lambeaux ; l'opération de la cataracte peut être faite par abaissement ou par extraction ; de là autant de *méthodes* différentes, qui se composent chacune d'un plus ou moins grand nombre de *procédés* ou de manières particulières d'opérer. Du reste, ces deux mots, *méthode* et *procédé*, sont souvent employés l'un pour l'autre.

Méthode sous-cutanée. Nom donné aux opérations qui se pratiquent sous la peau, incisions, ponctions, etc., pour extraire des corps étrangers, couper des tendons, des muscles, etc., tout en réduisant la plaie extérieure à une simple piqûre, et mettant les parties profondes à l'abri du contact de l'air.

Méthodes thérapeutiques. Principes sur lesquels reposent les interventions en thérapeutique ; par exemple, la thérapeutique peut être symptomatique ou empirique.

MÉTIS (de l'espagnol *mestizo*, du latin *mixtus*, mélangé ; all. *Mestize* ; angl. *mongrel*, it. *meticcio*). — C'est un produit résultant du croisement d'animaux appartenant à deux types différents ; pour les végétaux on emploie plutôt le mot *hybride*. Mais en zootechnie on peut dire, avec Sanson, que les produits inféconds, comme ceux de l'âne et du cheval, sont des hybrides, tandis que ceux du bouc et de la brebis, toujours féconds, sont des métis.

MÉTISSAGE (all. *Kreuzung* ; angl. *crossing* ; it. *incrociamento*). — Le métissage, dit Sanson, ne doit pas être confondu avec le croisement (Voy. ce mot, t. I, p. 340) qui s'occupe de la production des métis, tandis que le métissage s'occupe de leur reproduction. On fait du métissage toutes les fois que l'un au moins des reproducteurs est déjà un métis.

MÉTRITE (μήτρα, matrice ; all. *metritis*, it. *metrite*, esp. *metritis*). — Inflammation de la muqueuse utérine. On distingue une *métrite simple aiguë* ou *chronique*, et une *métrite septique* ou *métro-péritonite*.

Métrite simple aiguë. — Elle est presque toujours consécutive à la parturition ou à l'avortement ; l'infection de la muqueuse est facilitée par les manœuvres obstétricales, les plaies de la muqueuse, etc. Cependant elle se développe parfois sans causes appréciables, après un part facile et une délivrance rapide.

Elle peut être une manifestation secondaire d'une maladie infectieuse, ou bien elle résulte de l'extension à la muqueuse utérine d'une inflammation du voisinage, d'une vaginite par exemple.

Symptomatologie. — Il existe un gonflement vulvaire avec tous les signes d'une vaginite ; la miction est gênée et la sécrétion lactée diminuée ; il y a parfois des coliques et une fièvre assez évidente. Un liquide purulent jaunâtre ou rougeâtre abondant coule par la vulve. A l'exploration vaginale, on sent le col de l'utérus tuméfié et dilaté.

Terminaison. — La maladie se termine quelquefois par la guérison, plus souvent par le passage à l'état chronique ou par la mort, lorsqu'il y a infection purulente.

Pronostic. — Il est grave ; l'inflammation a peu de tendance à la résolution ; la suppuration continuelle et abondante amène l'amaigrissement et est une cause de non-fécondité.

Traitement. — Autant que possible on isolera la malade. On fera disparaître la cause de l'infection si elle existe encore (fragment de délivre). On fera dans la matrice de fréquentes injections avec une solution antiseptique légère et tiède. Pour effectuer les lavages de la matrice, on remplacera la seringue par un long tube de caoutchouc communiquant avec un réservoir, placé au-dessus de l'animal et contenant le liquide désinfectant. On donnera des boissons farineuses, additionnées de purgatifs légers.

Métrite chronique. — Terminaison fréquente de la précédente.

Symptomatologie. — Les symptômes sont ceux de la métrite aiguë, mais atténués ; de la vulve, il s'écoule par intermittences un liquide purulent abondant ; l'animal maigrit. Parfois, au cours de la maladie, le col se ferme, et le muco-pus se collecte dans la matrice ; la poche purulente se vide à intervalles espacés ; c'est ainsi que se développent l'*hydrométrie* et la *pyométrie*, qui peuvent faire croire à une gestation ou à l'ascite.

Diagnostic. — Basé sur les évacuations du pus par les voies génitales, l'exploration rectale et vaginale chez les grandes femelles, la palpation bimanuelle chez les petites.

Traitement. — Identique à celui de la métrite aiguë, mais ici on peut employer des liquides un peu astringents : solution de nitrate d'argent à 2 p. 100, solution d'alun à 2 à 4 p. 100. Si le col est fermé, il faudra le dilater artificiellement ou pratiquer le cathétérisme de l'utérus.

Le traitement est toujours long et les malades sont très difficiles à engraisser.

Métrite septique, Métro-péritonite ou **Septicémie de parturition**. — Complication grave du part, qui s'observe dans toutes les espèces et particulièrement chez les carnivores.

Étiologie. — La maladie est due à l'infection par des microbes, ordinairement des streptocoques ou des staphylocoques, qui pénètrent la muqueuse utérine au niveau des blessures qu'elle présente ou aux points où elle est dépouillée de son épithélium. L'affection se manifeste surtout à la suite de parts laborieux, lors de non-délivrance, de rétention anormale du fœtus. Les agents infectieux peuvent être introduits dans la matrice par les mains de l'opérateur et les instruments ; ou bien ils pénètrent après avoir remonté les voies génitales et déterminé une vulvo-vaginite ; dans les cas de non-délivrance, de rétention du fœtus, ils existent toujours en grand nombre dans la cavité utérine.

Symptomatologie. — Les premiers symptômes apparaissent ordinairement un à trois jours après le part ; dans le cas de non-délivrance, ils se montrent au bout de cinq à six jours.

La fièvre est intense ; l'appétit est diminué ou nul ; on constate de légères coliques. L'écoulement est en général purulent et sanguinolent avec une odeur infecte. Si on explore les voies génitales, on trouve une augmentation de chaleur considérable, le col n'est pas rétracté, et on note la présence de liquides putrides dans la cavité utérine. Au bout de quelques jours, les malades restent couchés ; une diarrhée abondante, fétide, impossible à arrêter, les épuise ; il y a en même temps de l'albuminurie.

Diagnostic. — La fièvre et les signes locaux permettent de différencier la maladie de la paraplégie et de la fièvre vitulaire.

Pronostic. — Très grave. La mort survient au bout de peu de jours, au moins dans 50 p. 100 des cas. Si la malade ne meurt pas, sa convalescence est toujours très longue et elle reste ordinairement inféconde.

Traitement. — 1° *Prophylactique*. — Désinfecter les étables où la maladie a existé. Séparer les femelles prêtes à mettre bas des bêtes qui ont avorté, de celles atteintes d'écoulement vulvaire, de plaies suppurantes. Prendre des précautions antiseptiques lors des parturitions.

2° *Curatif*. — Désinfection de l'utérus et du vagin par de fréquentes irrigations antiseptiques tièdes (permanganate de potasse à 1 p. 1000, solution iodo-iodurée à 1 ou 2 p. 100, créoline à 1 ou 2 p. 100). On administrera des purgatifs, du calomel, des excitants diffusibles, des liquides alcooliques ; on combattra la fièvre par les antipyrétiques ; on a recommandé les injections d'ergotine, le tannin, le camphre pour combattre la diarrhée et diminuer la résorption des produits purulents.

MÉTROCÈLE. — Hernie formée par la matrice (Voy. Hernie).

MÉTRO-PÉRITONITE. — Voy. Métrite septique.

MÉTRORRAGIE. — Hémorragie de la matrice. Voy. Utérus (*Maladies de l'*).

METTRE BAS. — Voy. Parturition.

MEURTRISSURE. — Synonyme de *contusion* avec écrasement de la peau.

MIASME (*miasma*, μίασμα, de μιαίνειν, souiller ; all. *Ansteckungsstoff, Sympfluft* ; angl. *miasm* ; it. et esp. *miasma*). — Agent qui, bien qu'inappréciable le plus souvent par les procédés de la physique ou de la chimie, se répand dans l'air, adhère à certains corps avec plus ou moins de ténacité, et exerce sur l'économie animale une influence plus ou moins pernicieuse. Les miasmes sont constitués par les particules de *substances organiques* arrivées à divers états d'altération, et provenant des tissus animaux en voie de décomposition, des produits volatils de l'exhalation pulmonaire ou cutanée, de matières virulentes, etc. C'est ce qu'on nomme aussi les *émanations miasmatiques*.

Pasteur a montré que les miasmes renferment de nombreux organismes vivants, algues, vibrions, bactéries.

MICROBE. — Mot proposé par Sédillot pour désigner les organismes inférieurs qui existent, à l'état de germes ou à l'état adulte, dans l'air, dans l'eau, sur les corps qui nous entourent, et qui produisent, ainsi que Pasteur l'a démontré, un grand nombre, sinon la totalité, des maladies infectieuses et virulentes de l'homme et des animaux. Les termes de *microbe* et de *bactérie* n'ont pas tout à fait la même signification, malgré la synonymie généralement usitée entre eux. Le premier s'applique à tous les organismes microscopiques, à quelque règne qu'ils appartiennent, et comprend non seulement des végétaux, comme les levures, les moisissures, etc., mais encore des animalcules, tels que les coccidies des néoformations épithéliales et les hématozoaires de l'impaludisme. Depuis Cohn, on désigne sous le nom de *bactéries*, un groupe de végétaux inférieurs, monocellulaires, microscopiques, se reproduisant par scissiparité et très répandus dans les milieux extérieurs et les cavités ouvertes du corps de l'homme et des animaux. Les bactéries présentent les caractères microchimiques propres aux cellules végétales ; de plus, elles fixent les colorants des noyaux (couleurs basiques d'aniline) : elles semblent, en effet, constituées par un noyau volumineux entouré par une mince couche de protoplasma réduit à l'état de membrane d'enveloppe (Bütschli). Elles ont longtemps été considérées comme des champignons, et, étant donnée leur propriété de se reproduire par division transversale ou *scissiparité*, elles furent réunies sous le nom de *schizomycètes* ou *schizophytes* ; en réalité elles se relient par certains caractères aux *moisissures* et aux *levures*, et par d'autres aux *algues cyanophycées*. — Au point de vue des formes, on distingue : les *coccus*, constitués par des cellules arrondies ou ovalaires tantôt isolées (*micrococques*), tantôt groupées, par deux (*diplocoques*), en chaînettes (*streptocoques*), en amas (*staphylocoques*), en série de quatre ou de seize disposées en rectangle ou en cube (*tétrades, sarcines*) ; les *bacilles*, bâtonnets plus ou moins allongés ; les *spirilles* et *spirulines*, bacilles recourbés et plus ou moins enroulés en spirale. Les coccus et les bacilles peuvent être groupés en amas ou *zooglées* dans une gangue glaireuse sécrétée par les cellules elles-mêmes. Enfin on a longtemps rapproché des bactéries un groupe de végétaux monocellulaires, les *streptothricées*, que l'on rattache aujourd'hui au genre Oospora. Beaucoup de bacilles sont mobiles ; cette mobilité est due à des *cils vibratiles* insérés sur les côtés ou aux extrémités du bacille. La forme spécifique des bactéries a une base fixe, immuable (*loi de Cohn*), mais, dans certaines conditions, ordinairement anormales, on peut observer chez ces êtres des modifications morphologiques passagères (*pléomorphisme, formes d'involution*). — Fig. 1109 à 1118. Types de bactéries saprophytes (Miquel, *Analyses microscopiques de l'air du cimetière Montparnasse*). — 1109.

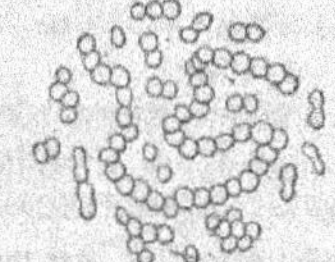

Fig. 1109. — Gros micrococque en chaîne.

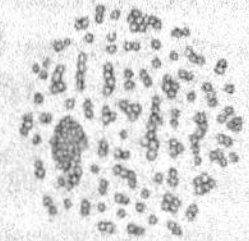

Fig. 1110. — Petit micrococque irrégulier.

Gros micrococque en chaîne, très vulgaire, répandu en toute saison dans l'atmosphère. — 1110. *Petit micrococque irrégulier*, à grains de 0,5 à 1 μ de

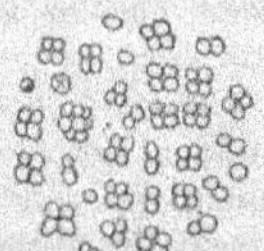

Fig. 1111. — Sarcine.

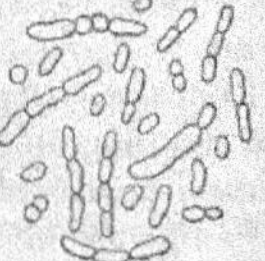

Fig. 1112. — Micrococque elliptique.

diamètre ; moins répandu dans l'air que l'espèce précédente. — 1111. *Sarcine*, à grains disposés en carré ou en cube. — 1112. *Microcoque elliptique.* — 1113. *Bactérie commune.* — 1114. *Bacillus fluo-*

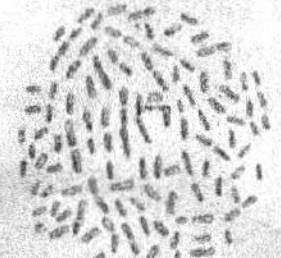
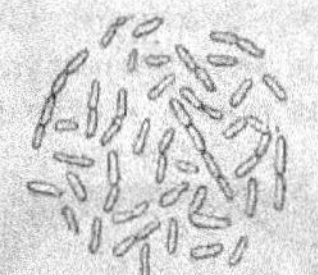

Fig. 1113. — Bactérie commune.

Fig. 1114. — *Bacillus fluorescens.*

rescens, très répandu dans les eaux communes. 1115. *Bacillus rigidus.* — 1116. *Bacillus subtilis*

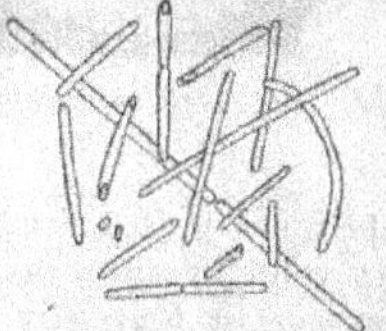
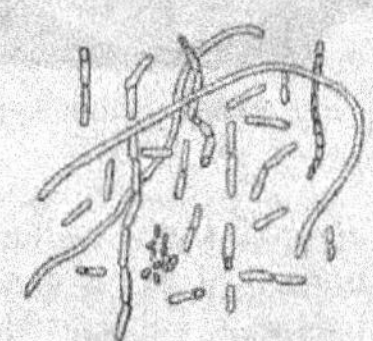

Fig. 1115. — *Bacillus rigidus.*

Fig. 1116. — *Bacillus subtilis.*

(bacille du foin), le bacille que l'on rencontre le plus souvent dans l'air, les eaux, le sol. — 1117. *Bacillus ureæ.* — 1118. *Bacillus amylobacter,*

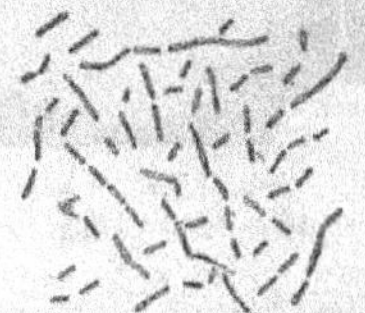
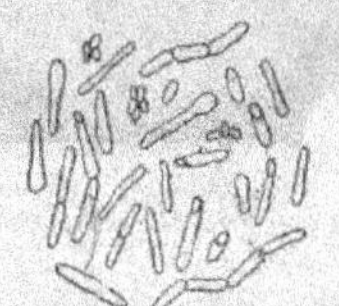

Fig. 1117. — *Bacillus ureæ.*

Fig. 1118. — *Bacillus amylobacter.*

à filaments renflés et diversement boursouflés, un des organismes de la putréfaction. — Certaines bactéries ont des dimensions se rapprochant sensiblement de la longueur des ondes lumineuses, elles échappent à l'observation microscopique ; tel est le microbe de la *péripneumonie des bovidés* (Nocard et Roux). — On sait aujourd'hui cultiver les bactéries en les plaçant dans des milieux appropriés (*bouillons de culture*) ; dans ces milieux, les bactéries se multiplient et forment des colonies visibles à l'œil nu. Pour toutes les bactéries, la reproduction a lieu par scissiparité ; de plus, certains bacilles ont la propriété de former des *spores* ou *endospores* ; ces spores apparaissent sous l'aspect de granulations réfringentes, à l'inté-

rieur des bacilles, et sont mises en liberté par la destruction de ceux-ci ; elles sont très résistantes, peuvent garder leur vitalité pendant plusieurs années, puis germer et donner une bactérie nouvelle quand elles se trouvent placées dans des conditions favorables. Les coccus ne forment pas d'endospores, ils peuvent s'entourer d'une membrane dure, s'enkyster, pour donner une forme de résistance, l'*arthrospore.* — Comme toutes les cellules vivantes, les bactéries ont besoin d'oxygène, les unes le prennent dans l'air (*bactéries aérobies*), les autres dans les milieux nutritifs ; ces dernières, dites *bactéries anaérobies*, ne peuvent vivre en présence de l'oxygène libre, elles empruntent cet élément à ses combinaisons qu'elles décomposent en produisant les *fermentations* ; certaines bactéries sont indifféremment aérobies ou anaérobies. — Le développement des bactéries exige la présence d'eau, de matières organiques hydrocarbonées et azotées et de sels minéraux, mais chaque espèce bactérienne à des exigences spéciales : tandis que certaines se contentent de solutions minérales additionnées de sucre, d'autres ne se développent que dans des milieux très complexes, contenant de l'albumine, de l'hémoglobine, etc.

Pour les étudier on se sert de milieux *liquides* ou *solides*, elles se développent mieux dans les premiers, et ceux-ci permettent d'étudier les toxines sécrétées.

Les principaux milieux liquides sont : les bouillons, simple, peptonisé, glycosé, glycériné, le lait, le sérum, l'humeur aqueuse, l'eau de levure, de malt et les liquides inorganiques.

Liquide de Pasteur.

Eau..........................	1000 grammes.	
Sucre candi................	10	—
Carbonate d'ammoniaque.	1	—
Cendres de levure........	1	—

Liquide de Cohn.

Eau.........................	200 grammes.	
Tartrate d'ammoniaque...	20	—
Phosphate de potasse.....	20	—
Sulfate de magnésie.......	10	—
Phosphate tribasique de chaux...................	0gr,10	

Les milieux solides permettent de mieux isoler les colonies, et d'avoir des cultures pures, dont les caractères se reconnaissent mieux, ce qui est important pour le diagnostic. On se sert de gélatine, de gélose ou agar-agar, de sérum coagulé par la chaleur, de pommes de terre, ou d'albumine de l'œuf coagulée par la chaleur.

Le développement des bactéries exige une température appropriée, variant entre + 10° C. et + 40° C., suivant les espèces ; par contre, l'action d'une température élevée les détruit rapidement ; la plupart succombent entre 60° C. et 80° C., seules les spores peuvent résister à des températures dépassant parfois 100° C. Les bactéries sécrètent, lors de leur développement, des substances très diverses, suivant les espèces ; certaines, dites *chromogènes*, sécrètent des pigments colorés, d'autres donnent des *colonies phosphorescentes*, un grand nombre préparent des ferments ou *diastases*, qui leur permettent d'utiliser les matières nutritives dont elles disposent ; de ces diastases, les unes intervertissent les sucres, saccharifient l'amidon, les autres peptonifient les albumines, liquéfient la gélatine, solubilisent la cellulose, etc. ; beaucoup de diastases microbiennes sont des poisons puissants pour les cellules animales. Enfin elles peuvent encore produire des acides gras, de l'indol, des composés ammoniacaux, des toxalbumines, des ptomaïnes, etc. — Beaucoup de bactéries vivent uniquement sur les matières organiques mortes qu'elles dissolvent, solubilisent et transforment en substances assimilables par les végétaux supérieurs, elles causent la *putréfaction* ; on les désigne sous le nom de *bactéries saprophytes*, elles sont très répandues dans le sol, l'air, les eaux, les cavités du corps ouvertes à l'extérieur. — D'autres bactéries ont la propriété de vivre en parasites dans les tissus vivants et de produire des maladies, ce sont les *bactéries pathogènes* ; elles pénètrent dans l'organisme par les solutions de continuité des téguments, les voies digestives ou respiratoires, se développent dans nos tissus et y sécrètent des *toxines* (diastases, albumoses) causes directes des lésions et des symptômes morbides. L'organisme se défend contre l'invasion des bactéries au moyen d'une fonction spéciale dévolue aux cellules mésodermiques amœboïdes : la *phagocytose* (V. ce mot). — Parmi les bactéries pathogènes, nous citerons : — 1119. *Gonocoque de Neisser*. — 1120. *Bacille du tétanos*. — 1121. *Vibrion du choléra*. — 1122. *Bacille de la fièvre typhoïde*. — 1123. *Vibrion septique*. — 1124. *Bacille de la grippe*. — 1125. *Pneumocoque*. — 1126. *Streptocoque pyogène*. — 1127. *Staphylocoque du furoncle*. — 1128. *Bacille de la diphtérie*. — 1129. *Spirille de la fièvre récurrente*. — 1130. *Bacille de la fièvre typhoïde (cils)*. — *Bacille du charbon*. — La division des bactéries en *saprophytes* et *pathogènes* n'a rien d'absolu ; beaucoup des bactéries réputées les plus inoffen-

sives sont susceptibles de devenir pathogènes, à la condition d'agir sur des organismes dont la résistance est affaiblie par l'inanition, le froid, le traumatisme, etc. ; réciproquement, on peut rendre inoffensives les bactéries patho-

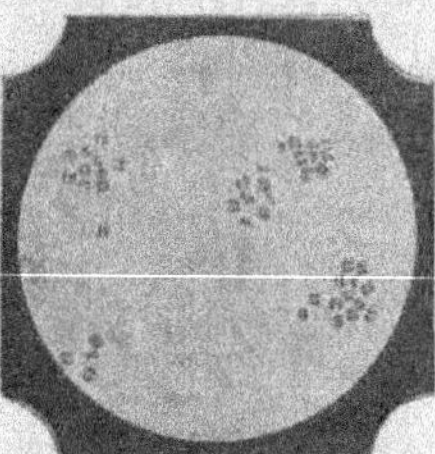

Fig. 1119. — Gonocoque de Neisser.

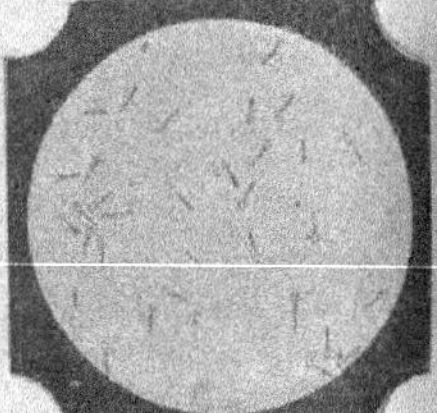

Fig. 1120. — Bacille du tétanos.

gènes les plus redoutables ; bien plus, à l'état normal, il existe dans les voies digestives des bactéries qui sont dépourvues de toute viru-

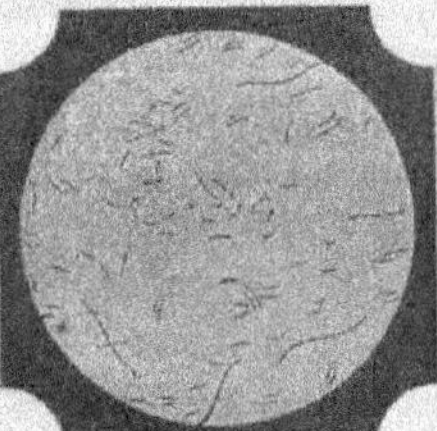

Fig. 1121. — Vibrion du choléra.

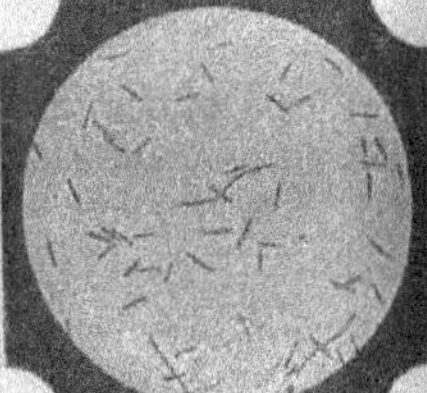

Fig. 1122. — Bacille de la fièvre typhoïde.

lence, mais qui peuvent, dans certaines circonstances, devenir pathogènes et causer des affections très graves : tels sont le streptocoque pyo-

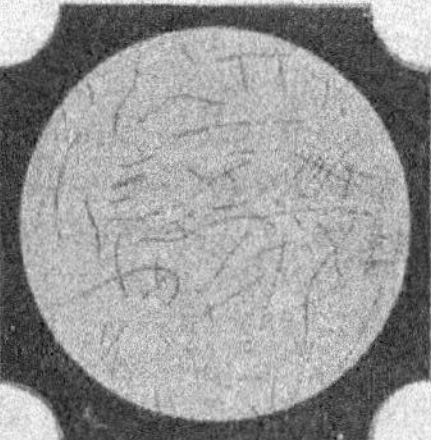

Fig. 1123. — Vibrion septique.

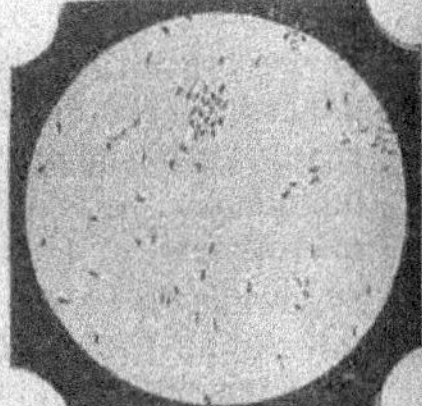

Fig. 1124. — Bacille de la grippe.

gène et le pneumocoque, par exemple. Les *associations microbiennes* constituent la cause la plus importante de passage à la virulence de bactéries vivant à l'état saprophytique ; deux bactéries, inoffensives quand on les considère séparément, peuvent causer une maladie mortelle si on les inocule ensemble. Beaucoup de maladies connues aujourd'hui ne l'ont pas été de

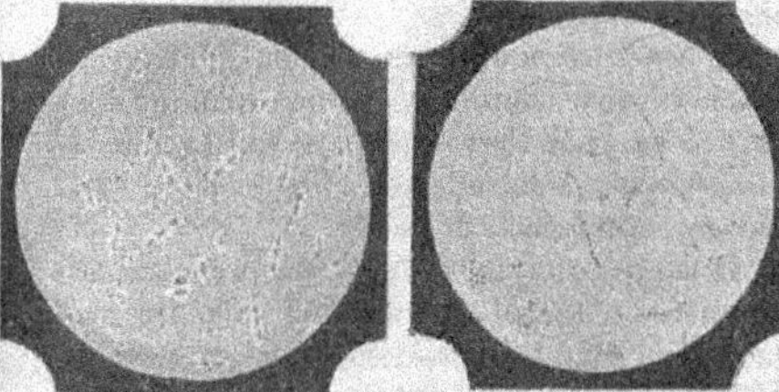

Fig. 1125. — Pneumocoque.

Fig. 1126. — Streptocoque pyogène.

toute antiquité; pour expliquer l'apparition des maladies récentes, on admet que les bactéries qui les causent n'ont pas toujours existé : les

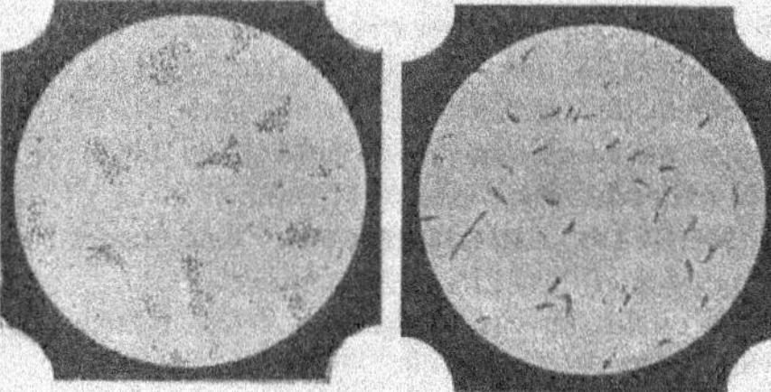

Fig. 1127. — Staphylocoque du furoncle.

Fig. 1128. — Bacille de la diphtérie.

faits expérimentaux nous autorisent à admettre qu'une bactérie originairement saprophyte a pu, à un moment donné, envahir une espèce

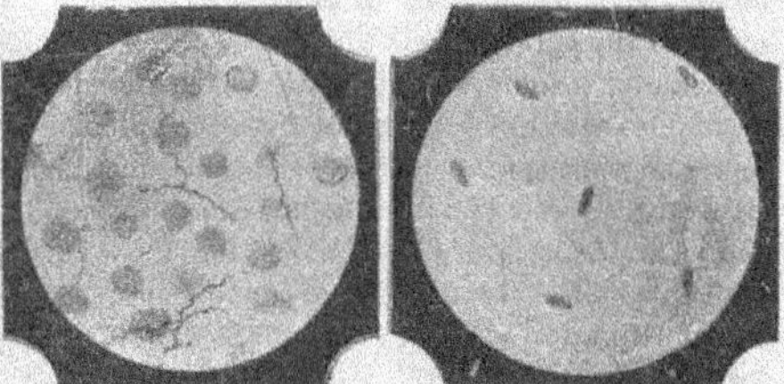

Fig. 1129. — Spirille de la fièvre récurrente.

Fig. 1130. — Cils du bacille de la fièvre typhoïde.

animale naturellement ou accidentellement réceptive, s'y développer, y exalter ses propriétés pour s'élever progressivement jusqu'à l'homme, au moyen de passages successifs par

des espèces de plus en plus résistantes. On sait d'autre part que les bactéries ont dû apparaître sur le globe en même temps que les premiers végétaux : elles se montrent dans les débris animaux et végétaux de l'époque dévonienne. Van Tieghem en a rencontré dans l'écorce des conifères de la houille (Dr Besson).

MICTION (*mictio, mictus*, ούρησις; all. *Harnen*; angl. *to urine*; it. *orinare*; esp. *mear*). — Action de rejeter les urines hors de la vessie, que cet acte soit normal (*miction facile, normale*) ou troublé (*miction difficile, lente, douloureuse,* etc.). L'usage a mis quelque différence entre *miction* et *pissement,* qui est employé pour désigner que l'urine est altérée par du sang ou du pus. A l'état normal, la miction se produit par contraction des fibres musculaires longitudinales de la vessie et relâchement de son sphincter; au début et à la fin de la miction, un léger effort, pendant lequel la vessie est comprimée par les viscères abdominaux, est nécessaire; cet effort est beaucoup plus prononcé dans la miction difficile. Il est facilité par la position que prennent les membres : les herbivores se *campent*; les carnivores, suivant leur âge et leur sexe, s'*accroupissent* ou *lèvent* un membre postérieur.

MIEL (*mel*, μέλι; all. *Honig*; angl. *honey*; it. *mele*; esp. *miel*). — Substance mucoso-sucrée que les abeilles préparent en introduisant dans leur estomac le suc visqueux et sucré qu'elles recueillent dans les nectaires et sur les feuilles de certaines plantes, et le dégorgeant ensuite dans les alvéoles de leurs gâteaux. Pour l'extraire, on enlève les lames de cire qui forment les alvéoles, et l'on expose les gâteaux sur des claies à une douce chaleur : le *miel vierge* ou *miel blanc,* le plus pur, s'écoule. On brise ensuite les gâteaux, on les fait égoutter, et, à l'aide d'une chaleur plus forte, on obtient le *miel jaune*. Enfin le résidu, exprimé, puis écumé et décanté, donne le *miel commun,* d'un rouge brunâtre, impur. Le meilleur miel provient des plantes labiées; ceux de Mahon, du mont Hymette, de l'Ida, de Cuba, sont les plus renommés : ils sont liquides, blancs, transparents. Après eux viennent les miels du Gâtinais, blancs et grenus. Les moins estimés sont ceux de Bretagne, qui sont d'un rouge brun et qui ont une saveur âcre et une odeur désagréable. Ils sont mêlés avec du *couvain,* qui leur donne la propriété de se putréfier. — Le miel est employé comme médicament adoucissant, et comme laxatif (une ou plusieurs cuillerées de *gros miel* ou miel de Bretagne dans un lavement). On s'en sert pour préparer les électuaires. A l'extérieur, le miel blanc est adoucissant, pour les inflammations de l'œil, des mamelles. Mélangé avec un antiseptique, il forme des cataplasmes très utiles dans les crevasses du paturon.

MILIAIRE. — Qui a la forme et les dimensions d'un grain de mil. Désignation de certains tubercules répandus en grand nombre à la surface et dans la profondeur d'un organe. La tuberculose du foie est souvent miliaire (Voy. Morve pulmonaire).

MILK SICKNESS (mots anglais qui signifient proprement *maladie du lait*; autre nom anglais : *trembles*). — Affection contagieuse du bétail en certains districts des États-Unis, particulièrement dans l'Indiana et l'Illinois. Les animaux ont l'haleine fétide ; yeux injectés, démarche chancelante ; quand on les fait marcher, ils sont pris de convulsions qui souvent les font mourir. Le lait, le beurre, les fromages, la viande de ces animaux, sont vénéneux et produisent la même maladie chez l'homme et chez d'autres animaux. Le traitement est très incertain ; toutefois il faudrait employer celui du *typhus*, soutenant les forces et calmant l'irritabilité nerveuse. Il semble y avoir des connexions entre cette affection et la *pustule maligne*, qui sévit sur le bétail en Europe, et parfois sur la côte des États-Unis ; toutefois le *milk sickness* paraît confiné aux lieux actuellement infectés, et cela, depuis cent ans ; de plus, il ne présente pas de pustules.

MIROITÉ. — Se dit d'un cheval dont la robe noire ou baie offre des taches d'une nuance plus claire.

MITES. — On désignait autrefois de cette façon tous les acariens (Voy. Gale. t. I, p. 623).

MOBILISATION DES FRACTURES. — Traitement des fractures par le massage et par la méthode ambulatoire. — Il consiste à immobiliser le moins longtemps possible, à masser et à mobiliser le plus tôt possible les membres fracturés, pour éviter les complications produites par l'immobilisation : l'atrophie musculaire, les raideurs articulaires, etc.

Les principes à appliquer sont très simples :

Massage très doux, prolongé, quotidien, *s'arrêtant au niveau des extrémités fragmentaires*. Ce massage non seulement ne doit *jamais être douloureux*, mais il doit déterminer dans la région une *anesthésie suffisante* pour que les mouvements provoqués ne soient pas douloureux. Les mouvements provoqués ne doivent

jamais entraîner les extrémités fragmentaires, de telle sorte qu'ils tendent à les disjoindre.

L'appareil de contention ne doit servir qu'à *empêcher les mouvements fonctionnels* du membre et à donner une *situation* commode pour éviter les douleurs.

La *constriction* du membre par les appareils est mauvaise en principe. Dans quelques cas rares, on peut tirer quelque avantage de la *compression*. Mais elle doit toujours être *très modérée et de courte durée*.

Aussitôt que la solidité du membre est acquise, la liberté complète du membre permettra de rétablir *le mouvement par les fonctions*. Mais il ne faut jamais oublier que, pour obtenir un membre souple, indolore et vigoureux, les mouvements doivent être d'abord de médiocre amplitude. Il est *toujours inutile qu'ils soient douloureux*. Ils doivent être lentement progressifs.

Cette méthode, employée avec nombreux succès sur l'homme par Lucas Championnière, a donné à Cagny de bons résultats sur le chien. Le massage n'est pas indispensable, mais il importe de laisser au début le malade isolé dans un local dont le sol est uni, de façon à lui éviter les mouvements brusques.

MOELLE ÉPINIÈRE (all. *Rückenmark* ; angl. *spinal Cord*; it. *midolla spinale*).

Anatomie et physiologie. — Voy. Nerveux (*Système*).

Pathologie. — **Congestion**. — Voy. Hémoglobinurie (t. I, p. 713).

Hémorragies. — Étiologie. — Les traumatismes et fractures de la colonne vertébrale sont les causes les plus fréquentes. Chez le cheval, elles s'observent au cours de la gourme, de l'hémoglobinurie, de la dourine. Chez le chien, elles sont sous la dépendance de la maladie du jeune âge.

Symptomatologie. — Apparition brusque de paralysies multiples et surtout d'une paraplégie généralement plus accentuée d'un côté que de l'autre. L'appétit et l'intelligence sont conservés. La température est normale. Parfois, souvent même chez le chien, on observe de l'incoordination des mouvements, de l'ataxie locomotrice.

Lésions. — Les hémorragies peuvent être plus ou moins nombreuses, disposées en foyers ou sous forme d'infiltrations et avoir leur siège dans la moelle ou ses enveloppes, ou dans les deux. Généralement elles se produisent dans les parties postérieures de la moelle, au niveau du renflement lombaire. La moelle est souvent ramollie, réduite en bouillie.

PRONOSTIC. — Grave. La guérison est possible, dans les hémorragies légères de la moelle ou des enveloppes, s'il n'y a pas altération de la substance nerveuse. Mais généralement les animaux meurent avant que la résorption du sang soit accomplie.

Inflammation. — L'inflammation des enveloppes de la moelle, la *méningite spinale* est rare chez nos animaux; elle est presque toujours une manifestation de la gourme chez le cheval, de la maladie du jeune âge chez le chien; elle est presque toujours associée à la *méningite cérébrale* et fait partie des affections connues sous le nom de *méningite cérébro-spinale* (Voy. MÉNINGO-ENCÉPHALITE, t. I, p. 441).

Myélites *ou* **méningo-myélites**. — Ce nom, qui devrait ne s'appliquer qu'à l'inflammation de la moelle et de ses enveloppes, désigne toutes les affections de la moelle : inflammation, ramollissement, sclérose, etc.

On distingue des myélites *aigües* et *chroniques*. La division en *myélites diffuses* disséminées un peu partout, *poliomyélites* à lésions localisés dans la substance grise, *leucomyélites* à lésions de la substance blanche, *myélites transverses* localisées à un court segment médullaire, a peu d'importance aux points de vue étiologique et pratique.

Les myélites sont des affections secondaires et peuvent être rangées en 1° myélites par *infection* et 2° myélites par *intoxication*.

Myélites aiguë et chronique. — ÉTIOLOGIE. — Les causes soupçonnées sont les traumatismes, les glissades, les chutes, les efforts de reins. On a incriminé aussi les refroidissements, l'action prolongée du froid humide, la diathèse rhumatismale, l'abus des saillies pour les mâles. Certaines formes sont liées à l'évolution de la gourme chez le cheval, de la maladie du jeune âge chez le chien, et chez ce dernier animal elle peut être une conséquence d'affections cardiaques ou vasculaires.

Dans d'autres cas, elle est consécutive à la carie des vertèbres, à la présence de trajets fistuleux ou d'abcès avec pénétration du pus dans le canal vertébral.

SYMPTOMATOLOGIE. — Dans les formes légères, on observe de la difficulté dans la marche, de l'incertitude des mouvements des membres postérieurs, qui s'entre-croisent; la démarche est incoordonnée, comme spasmodique ; le reculer et le tourner sont pénibles; dans les descentes, l'animal retient la voiture avec peine; on observe parfois la contracture et la paralysie de certains groupes musculaires. Il y a parfois gêne dans la défécation et dans la miction.

Généralement, après un certain temps d'exercice, les mouvements des membres sont meilleurs. L'incoordination des mouvements s'accuse davantage si on couvre les yeux du malade. Dans l'observation de Barrier et Weber, les symptômes consistaient en une incoordination des mouvements portant alternativement sur un membre et sur l'autre. Pendant la station, les muscles des régions préhumérale et crurale antérieure étaient durs, tandis que les muscles olécrâniens et cruraux postérieurs étaient flasques et tremblotants.

Dans les formes graves, la station debout est pénible, parfois impossible. Le malade ne se déplace que très difficilement, ses membres s'entre-croisent, se jettent de côté, fléchissent sous le poids du corps. Il y a des troubles de la sensibilité de la peau. Souvent des paralysies partielles apparaissent, puis s'étendent peu à peu. Dès que l'animal reste couché, les troubles s'exagèrent, la paralysie gagne et la mort survient rapidement.

Certains cas des affections des chevaux de courses, confondues sous le nom de *mal de chien*, sont dus à des myélites.

DIAGNOSTIC. — On différenciera aisément l'affection de l'hémoglobinurie, par l'évolution lente des symptômes, l'absence de coloration des urines, la conservation de la station.

La nature et l'intensité des symptômes indiquent le siège et l'étendue des lésions : en cas de myélite transverse, la paraplégie est la règle ; en cas d'incoordination motrice accusée, il y a presque toujours altération des cordons postérieurs. Quand il existe de la paralysie motrice et des contractures, il y a lésion des cordons latéraux et antérieurs.

ANATOMIE PATHOLOGIQUE. — Les lésions portent sur les méninges et sur la moelle.

Méninges. — Il existe souvent un liquide abondant, rosé, parfois des exsudats purulents; les méninges sont hyperémiées. Ces lésions sont étendues ou localisées en divers points.

Moelle. — Regardons d'abord une coupe de la moelle à l'état normal (fig. 1131).

Les lésions médullaires sont variables et consistent généralement en foyers hémorragiques et de ramollissement souvent limités.

Dexler a observé l'inflammation aiguë disséminée chez un cheval de neuf ans : la section de la moelle dorsale et cervicale présentait un grand nombre de petits foyers de la grosseur d'un grain de chanvre, rouge sombre, disséminés dans la substance grise (fig. 1131). Hamburger

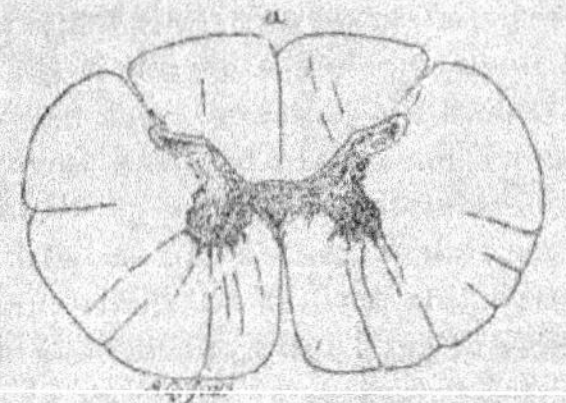

Fig. 1131. — Moelle du cheval à l'état normal. Coupe au niveau du segment cervical (Dexler).

a noté des altérations des cordons et des cornes postérieures, alors que les cornes antérieures étaient intactes.

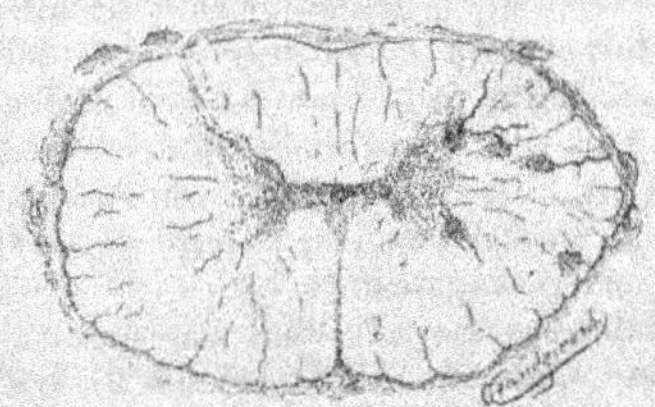

Fig. 1132. — Myélite disséminée. Coupe de la moelle à travers le premier et le troisième segment cervical (Dexler).

Dans l'observation de Barrier et Weber, les altérations consistaient en une sclérose

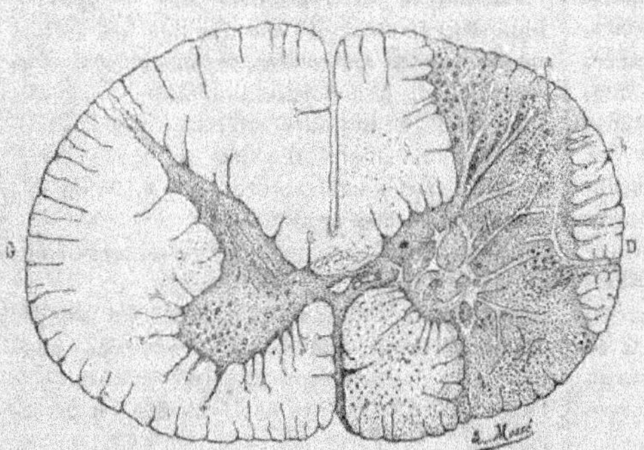

Fig. 1133. — Inflammation de la moelle. Coupe de la moelle au niveau de la lésion sur le renflement cervical (Weber et Barrier).

médullaire occupant le côté droit dans la région cervicale, et l'épaisseur de la moitié latérale gauche dans la région lombaire (fig. 1133).

PRONOSTIC. — Il est généralement grave. Cependant, si les lésions sont peu accusées, la maladie peut guérir à la longue.

TRAITEMENT. — Peu efficace. Les révulsifs, l'application des sachets de glace sur la région lombaire, les médications iodurées et mercurielles ont donné peu de résultats.

Compression lente de la moelle. — C'est la cause principale de la *paraplégie chronique*.

ÉTIOLOGIE. — Une cause fréquente est la présence de tumeurs débutant rarement dans la moelle, plus souvent dans les méninges, parfois en dehors. Celles qu'on rencontre habituellement sont : les *sarcomes* et notamment les *sarcomes mélaniques*, qui siègent ordinairement dans la région lombo-sacrée, les *papillomes*, les *cholestéatomes*, qui sont assez rares. Les *abcès* intra- et extrarachidiens, ordinairement de nature gourmeuse, peuvent aussi comprimer la moelle. Il en est de même de certaines *fractures*, avec léger déplacement des abouts, des *entorses* et surtout de l'*entorse dorso-lombaire*, des *périostoses* et *énostoses*.

Chez le bœuf, la *tuberculose* vertébrale, l'actinomycose sont des causes de compression.

Chez le chien, la pachyméningite ossifiante peut être une cause de compression, surtout chez les vieux animaux.

SYMPTOMATOLOGIE. — Au début, on observe ordinairement un excès de sensibilité au niveau de l'endroit comprimé, dû à l'irritation des racines et des nerfs rachidiens. Dans certains cas, la douleur est unilatérale et se montre sur la moitié ou le quart du corps.

Bientôt surviennent des symptômes paralytiques variant avec le siège et l'étendue de la compression.

A la *région cervicale*, la paralysie débute ordinairement par les membres antérieurs, puis longtemps après on voit survenir la parésie progressive des membres postérieurs. — On voit en outre des émaciations musculaires, des troubles respiratoires et circulatoires, parfois du vertige. Il peut y avoir des tremblements convulsifs de certains muscles.

A la *région dorso-lombaire*, l'animal est faible, raide des reins ; on note des troubles de la motilité ; le cheval couché a beaucoup de peine à se relever ; il éprouve de la difficulté à reculer, à tourner ; les membres se déplacent difficilement surtout au trot, ils s'entre-croisent; on constate en outre un balancement de la croupe ; parfois il y a flexion brusque d'un membre postérieur et la chute est imminente. Plus tard, le malade a de la peine à se tenir debout, puis il reste couché et la mort survient à la longue.

On observe en outre l'incontinence d'urine par paralysie de la vessie et relâchement des sphincters, le pénis est pendant, le rectum est dilaté, rempli par des excréments ; la queue est flasque. Les muscles de l'arrière-train sont ordinairement atrophiés.

La compression de l'*extrémité terminale de la moelle* entraîne la paralysie de la queue et des sphincters, de l'anus et du rectum, de la vessie, du vagin.

DIAGNOSTIC. — L'affection se différencie de l'*entorse dorso-lombaire*, par la diminution de la sensibilité, l'affaiblissement et la disparition de la motilité. Dans l'*oblitération de l'aorte postérieure*, les troubles locomoteurs s'exagèrent sous l'influence de l'exercice et se manifestent d'emblée après quelques temps de trot. Dans les *inflammations chroniques*, il y a incoordination des mouvements, et les troubles moteurs et sensitifs, qui marchent de pair, sont précédés par une période hyperesthésique ; le diagnostic différentiel a peu d'importance dans ce dernier cas.

TRAITEMENT. — Il est nul. Il est préférable de sacrifier le malade, dès que le diagnostic est assuré.

Parasites de la moelle. — Ils sont extrêmement rares. — On a rencontré des *larves d'œstres*. — Les *cœnures* peuvent se développer dans la moelle lombaire et déterminer la paraplégie par compression.

MOISI, IE (*marcidus* ; all. *schimmelig* ; angl. *mouldy* ; it. *muffato* ; esp. *mohecido*). — Se dit d'un corps couvert de moisissures. — *Foin moisi*. L'odeur en est forte, désagréable, la saveur âcre. Les bestiaux ne le mangent que pressés par la faim. Il provoque le développement de maladies intestinales, d'affections du sang, etc. Aucun moyen ne corrige ces funestes propriétés ; le foin doit être converti en fumier.

MOITEUR. — Commencement de sueur.

MÔLE. — Voy. MONSTRUOSITÉ.

MOLETTE (all. *Steingalle*, *Windgalle* ; angl. *wind-gall* ; it. *schienella*, *molletta*). — Hydropisie des gaines synoviales, tendineuse et articulaire du boulet.

L'hydropisie de la gaine tendineuse ou grande gaine sésamoïdienne est la *molette tendineuse* (fig. 1135). On donne parfois aussi le nom de

molette à l'hydropisie de la synoviale qui facilite le glissement du tendon de l'extenseur antérieur des phalanges sur la face antérieure du boulet.

Celle de la gaine synoviale articulaire est la *molette articulaire* (fig. 1134).

1° **Molettes tendineuses**. — Elles constituent la manifestation extérieure de l'inflammation

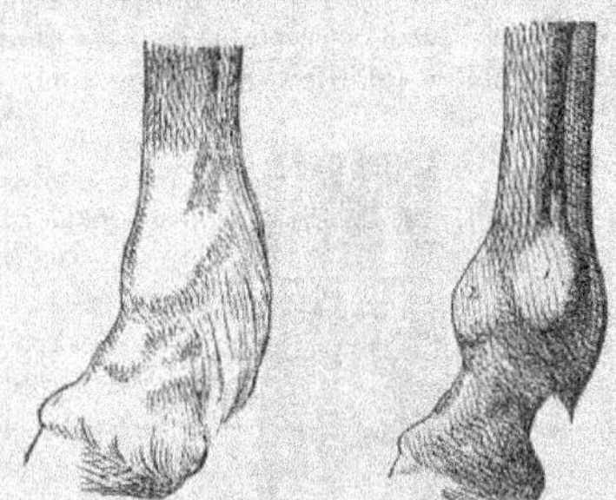

Fig. 1134 et 1135. — Hydarthroses du boulet ou molettes.

Fig. 1134: molettes articulaires. — Fig. 1135 : 1, molette tendineuse ; 2, hydarthrose tendineuse du devant du boulet, c'est là aussi le siège de l'hygroma du boulet.

chronique allumée dans la grande gaine sésamoïdienne du boulet. C'est une tare « de service » qui survient parfois sans excès de fatigue chez des individus prédisposés, mais généralement à la suite d'un travail pénible et répété.

ÉTIOLOGIE. — Les causes sont celles des *synovites chroniques* en général (Voy. SYNOVITES.) Elles sont la conséquence du *claquage* du boulet, de l'effort des tendons et surtout du perforant au niveau du boulet ; elles accompagnent également l'arrachement des branches terminales du suspenseur du boulet, l'effort de boulet, etc.

SYMPTOMATOLOGIE. — A la suite d'un effort, d'une lésion traumatique du boulet, il se développe parfois une inflammation aiguë de la grande gaine sésamoïdienne, une synovite aiguë close, avec hydropisie. La gaine est chaude, tendue, douloureuse, et la synoviale vient faire hernie aux points où elle est peu soutenue ; la boiterie est marquée ; puis l'inflammation disparaissant, la résolution des tumeurs est possible. Si l'inflammation devient chronique, les molettes persistent. Très souvent les molettes apparaissent lentement sous l'influence de l'inflammation chronique qui s'établit peu à peu dans la grande gaine sésamoïdienne et elles grossissent progressivement.

Elles forment au-dessus des sésamoïdes, le long des tendons fléchisseurs, des tumeurs arrondies ou ovoïdes, de volume et de consistance variables, remontant plus ou moins haut le long du canon, mais ne dépassant pas ordinairement le bouton des péronés. Parfois l'hydropisie n'est visible que d'un côté du boulet, la molette est *simple*; souvent les dilatations externe et interne ont un égal volume : la molette est *chevillée*; dans certains cas, les dilatations externe et interne sont réunies en ar-

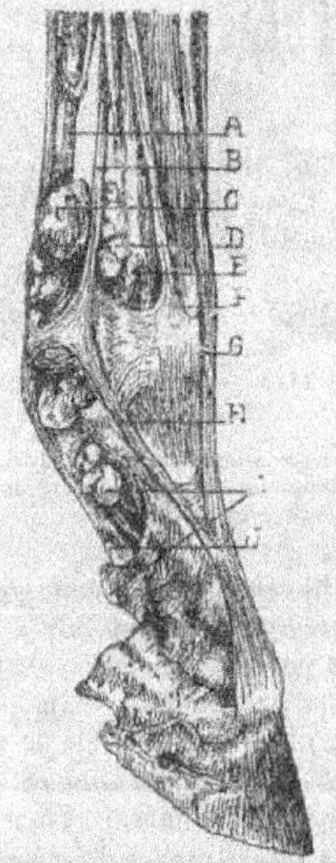

Fig. 1136. — Molettes disséquées.

A, tendons fléchisseurs. — B, ligament suspenseur du boulet. — C, molette tendineuse. — D, molette articulaire. — E, métacarpien principal. — F, extenseur latéral des phalanges. — G, extenseur antérieur des phalanges. — H, bride phalangienne du ligament suspenseur. — I, cul-de-sac inférieur de la synoviale grande sésamoïdienne. — J, tendons fléchisseurs des phalanges.

rière des tendons, immédiatement au-dessus des sésamoïdes : c'est la molette *cerclée*. Fréquemment, en outre, il existe dans le pli du paturon, de chaque côté des tendons et sur la ligne médiane, plusieurs petites dilatations.

Généralement les molettes sont insensibles, froides et ne s'accompagnent d'aucune boiterie. Cependant, à la suite d'un travail pénible, elles deviennent un peu tendues, chaudes, assez douloureuses à la pression, et une boiterie généralement peu intense se manifeste.

A la longue, les dilatations synoviales grossissent; les parois de la gaine s'épaississent, le fonctionnement du boulet est gêné, le cheval est raide dans ses mouvements; on dit les *molettes indurées*. La synovite chronique de la grande sésamoïdienne s'accompagne parfois de lésions des tendons ou des sésamoïdes (fig. 1136).

DIAGNOSTIC. — Les molettes tendineuses se différencient des molettes articulaires en ce qu'elles sont situées plus en arrière, ont une forme plus allongée, plus ovoïde et remontent plus haut sur les tendons.

PRONOSTIC. — En général peu grave. La plupart des chevaux atteints ne boitent pas. Lorsqu'elles sont très développées, elles constituent une tare qui déprécie le cheval de luxe. Il ne faut pas oublier qu'elles peuvent être une cause de boiterie, après un travail fatigant.

TRAITEMENT. — Au début et chez les chevaux jeunes, la mise au pré et les applications astringentes, ou bien l'exercice modéré, l'emploi des flanelles, les compresses d'eau blanche, sont des moyens qui suffisent ordinairement à les faire disparaître, si elles sont peu développées.

A une période plus avancée, on emploiera les vésicants : pommade rouge, vésicatoire mercuriel, pommade au bichromate, les feux liquides, le liniment Géneau, etc.

Si ces moyens échouent, on aura recours à la cautérisation en raies, en pointes fines, en aiguilles.

Contre les molettes très anciennes, rebelles à tout traitement, qui occasionnent une boiterie persistante, on tentera la *synovectomie*, la névrotomie du médian ou du sciatique, etc.

Cagny a préconisé les *injections coagulantes*, qui lui ont donné la disparition persistante des molettes et de la boiterie. Il se sert de la seringue de Pravaz de 1 gramme; le pied étant levé comme pour la ferrure, il introduit d'abord l'aiguille dans la molette externe, laisse couler quelques gouttes de sérosité, puis, suivant le volume de la molette, injecte 2 ou 3 grammes de la solution suivante :

Alcool à 96°..............	100 grammes.
Tannin à l'alcool.......	à 10 —
Antipyrine...............	

Il répète l'opération du côté interne. Il a obtenu les mêmes résultats avec une solution à 2 p. 100 de chlorure de zinc pur dans l'eau.

2° *Molettes articulaires*. — ÉTIOLOGIE. — Les causes sont celles des hydarthroses en général (Voy. HYDARTHROSES, t. I, p. 758). Certains chevaux y sont prédisposés. Souvent elles sont accompagnées de molettes tendineuses.

Symptomatologie. — On observe deux dilatations situées au-dessus des sésamoïdes, entre l'os du canon et le ligament suspenseur du boulet, l'une en dehors, l'autre en dedans, tumeurs de dimensions variant entre celles d'un pois et celles d'une noix, ordinairement dures pendant l'appui, molles et fluctuantes si le membre est levé. Si elles sont volumineuses, il existe en même temps plusieurs petites tumeurs synoviales dans le pli du paturon, de chaque côté et le long des ligaments sésamoïdiens moyen et superficiel. Lorsqu'elles sont développées, elles déterminent une boiterie visible surtout pendant ou après l'exercice; le boulet est alors un peu chaud et les dilatations synoviales sont tendues et douloureuses.

À la longue, les saillies de la gaine s'indurent, leurs parois peuvent se calcifier, s'ossifier.

Traitement. — Identique à celui des molettes tendineuses.

MOMIFICATION. — Dessiccation des tissus qui se produit spontanément dans certains cas de *gangrène sèche*, ou qu'on provoque artificiellement, à l'aide de substances absorbantes et antiseptiques, coaltar, poudres de charbon et de quinquina, permanganate de potasse, etc., en vue de prévenir la putréfaction des tissus destinés à être éliminés et de permettre au malade d'attendre sans danger l'élimination naturelle.

En obstétrique, dans la rétention anormale, le fœtus se momifie, si le col de l'utérus reste fermé.

MONORCHIDIE. — Voy. Cryptorchidie, t. I, p. 342.

MONSTRE (*monstrum*, de *monstrare*, montrer; τέρας; all. *Missgeburt*; angl. *monster*; it. *mostro*; esp. *monstruo*). — En physiologie, corps organisé, animal ou végétal, qui présente une conformation insolite dans la totalité ou dans quelques-unes de ses parties.

MONSTRUOSITÉ (*monstrosa deformitas*, τεραταία; all. *Monstruosität*; angl. *monstruosity*; it. *monstruosità*; esp. *monstruosidad*). — Terme employé pour désigner tantôt toute altération originelle du type spécifique, depuis la plus légère jusqu'à la plus grave, tantôt seulement les anomalies les plus apparentes, celles qui altèrent sensiblement la forme des organes et ne sont pas dues à une cause accidentelle.

Isid. Geoffroy Saint-Hilaire (1) définit les monstruosités, des anomalies graves, toujours apparentes au dehors, et plus ou moins nuisibles à l'individu qui les présente, parce que,

(1) Geoffroy Saint-Hilaire, *Traité des anomalies de l'organisation chez l'homme et chez les animaux.*

lors même qu'elles n'exercent aucune influence fâcheuse sur ses fonctions et ne changent en rien ses conditions de viabilité, elles impriment aux formes extérieures des modifications très remarquables, et leur donnent une configuration vicieuse fort différente de celle que présente ordinairement l'espèce.

On admet généralement aujourd'hui, après Meckel et Geoffroy Saint-Hilaire, que les monstruosités résultent d'*un trouble* ou d'*un arrêt dans le développement*, et non dans la naissance des éléments et des organes, trouble dû lui-même à certaines conditions morbides de la mère, du germe ou de l'embryon.

Classification. — Geoffroy Saint-Hilaire sépare les *monstruosités* des vices de conformations, qu'il distingue en *hémitéries*, ou anomalies organiques simples et peu graves sous le rapport anatomique, et en *hétérotaxies*, ou simples changements dans la situation des organes, presque toujours sans altération de la position relative et des connexions. Il forme encore une classe à part des *hermaphrodismes* (Voy. ce mot, t. I, p. 729). Les monstruosités sont divisées par lui en deux classes : celle des *monstres simples* ou *unitaires* et celle des *monstres composés*, *doubles* ou *triples*.

Chacune des classes de Geoffroy Saint-Hilaire renferme plusieurs ordres et chacun des ordres renferme plusieurs familles, divisées en genres, auxquels se rapportent, comme autant d'espèces, tous les cas de monstruosités connus.

Monstres simples ou **unitaires**. — Cette première classe comprend trois ordres :

1° Les *monstres autosites*, capables de se

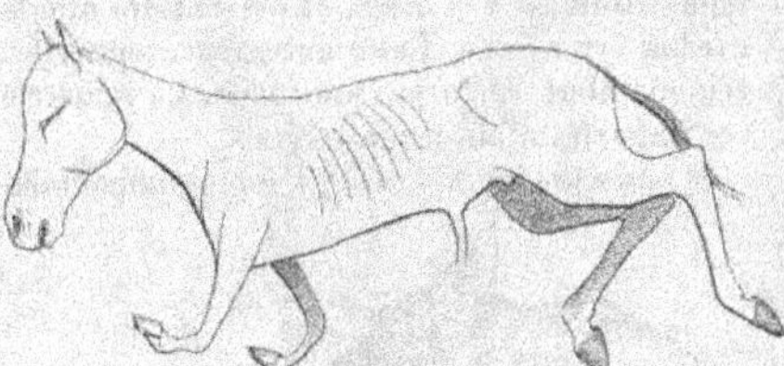

Fig. 1137. — Monstre ectromélien.

nourrir par le jeu de leurs propres organes (αὐτός, soi-même ; σῖτος, nourriture). Ils peuvent subsister plus ou moins longtemps hors du sein de leur mère. Dans les autosites, la monstruosité n'affecte qu'une ou plusieurs régions du corps. Il existe toujours un appareil plus ou moins parfait de circulation et spécialement un cœur. Les poumons, presque tous les viscères digestifs, et pour le moins une partie de la tête, sont conservés. Tous les caractères anatomiques et physiologiques sont traduits extérieurement par la forme générale

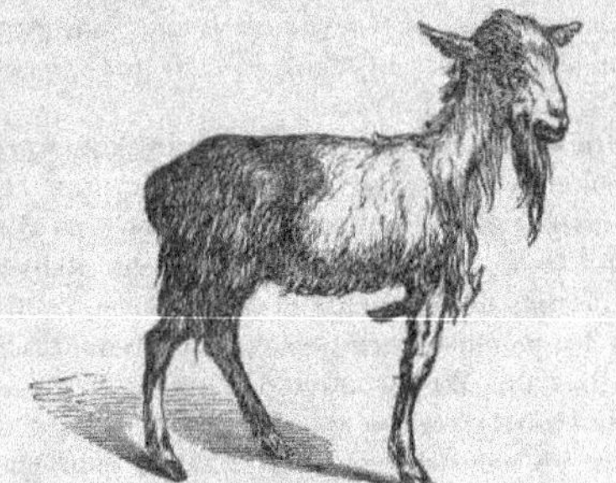

Fig. 1138. — Monstre ectromélien.

qui, dans la plus grande partie du corps, reste symétrique et presque normale.

2º Les *monstres omphalosites* (de ὀμφαλός,

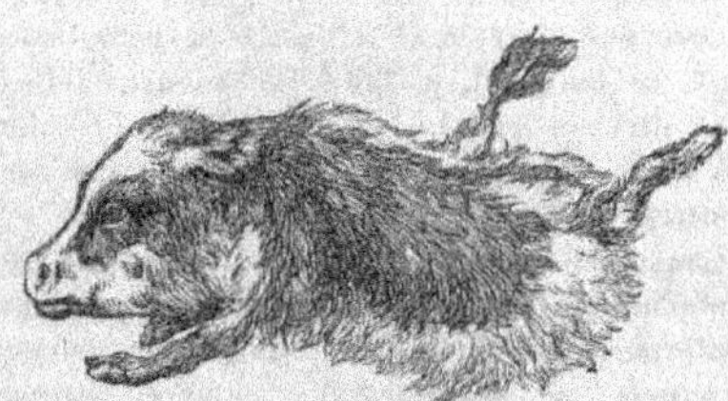

Fig. 1139. — Monstre symélien.

ombilic, et σῖτος, nourriture), ou ceux vivant d'une vie imparfaite, entretenue par la communication avec la mère, et cessant dès que le cordon est rompu. Extérieurement, toutes les régions sont de forme anormale. La symétrie est imparfaite ou même effacée.

3º Les *monstres parasites*, les plus imparfaits

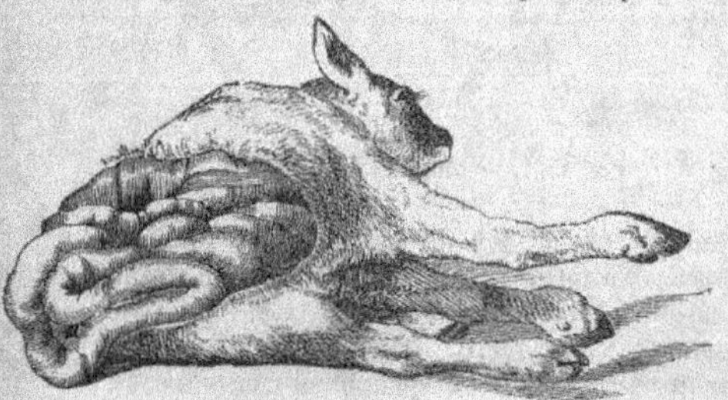

Fig. 1140. — Monstre célosomien (Baumeister).

de tous ; ce sont des masses inertes, irrégulières, formées d'os, de graisse, etc. ; dépourvus

de cordon ombilical, et implantés directement sur les organes générateurs de la mère, aux

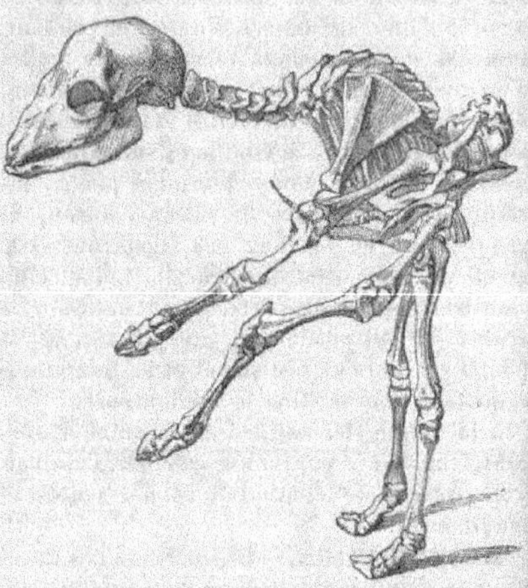

Fig. 1141. — Squelette de célosomien montrant la déviation de la colonne vertébrale.

dépens de laquelle ils vivent d'une vie obscure, parasitaire.

Monstres unitaires autosites. — Parmi les monstres unitaires autosites, il y a :

Les *ectroméliens* (de ἐκτρόω, je fais avorter, et μέλος, membre) : il y a avortement plus ou moins complet des membres (fig. 1137 et 1138);

Les *syméliens* (de σύν, avec, et μέλος, membre), avec fusion plus ou moins complète des membres (fig. 1139) ;

Les *célosomiens* (de κήλη, hernie, et σῶμα, corps), où il y a éventration ou hernie congénitale d'un très grand nombre de viscères, compliquée d'anomalies variables (fig. 1140 et 1141);

Les *exencéphaliens*, où le cerveau est déformé,

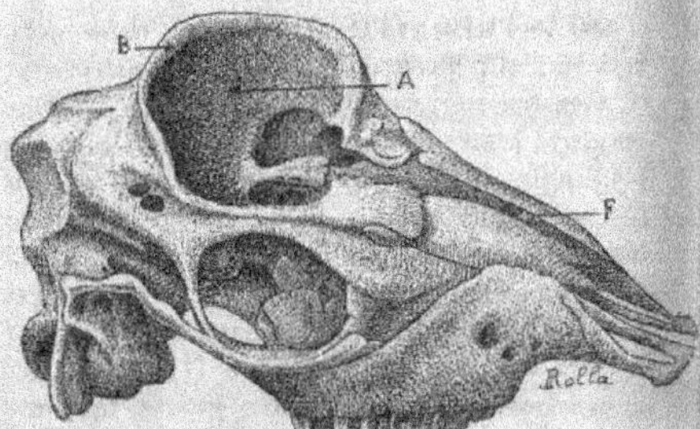

Fig. 1142. — Crâne de veau exencéphalien proencéphale.

plus ou moins incomplet, et placé, au moins en

partie, hors de la cavité cranienne, elle-même | posant sur la base du crâne dont la voûte manque ;

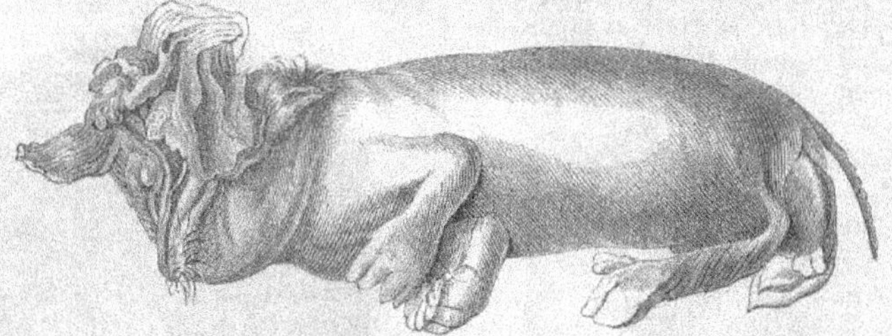

Fig. 1143. — Monstre pseudencéphalien (Hering).

plus ou moins imparfaite (fig. 1142) ;

Les *anencéphaliens*, où il y a absence complète

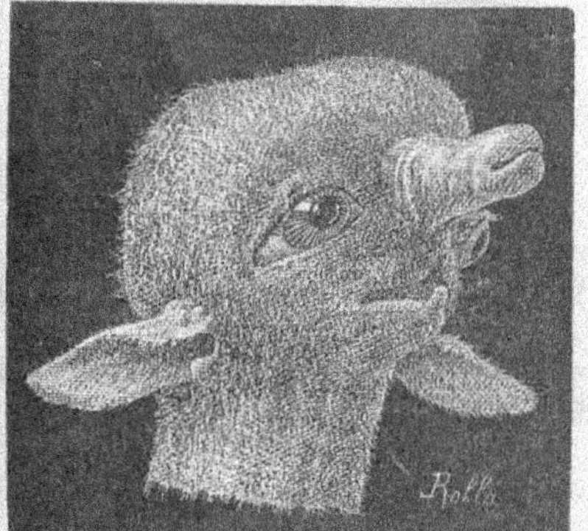

Fig. 1144. — Monstre cyclocéphalien, ethmocéphale (mouton).

Les *pseudencéphaliens* (fig. 1143), où l'encéphale

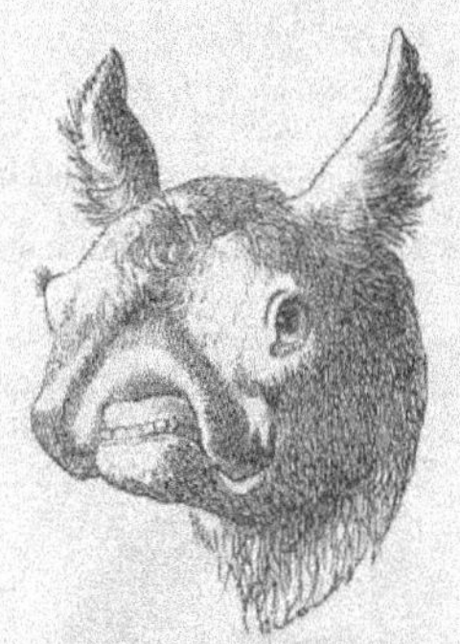

Fig. 1146. — Monstre cyclocéphalien.

de l'encéphale et de ses représentants ; la voûte

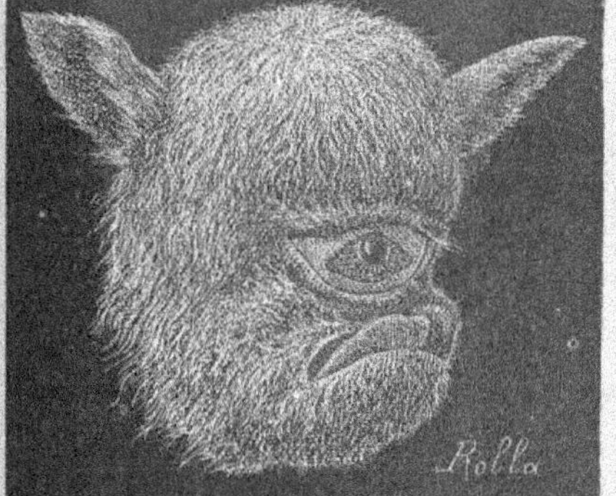

Fig. 1145. — Monstre cyclocéphalien, cyclocéphale.

est remplacé par une tumeur d'un rouge vif, composée d'une multitude de petits vaisseaux, et re-

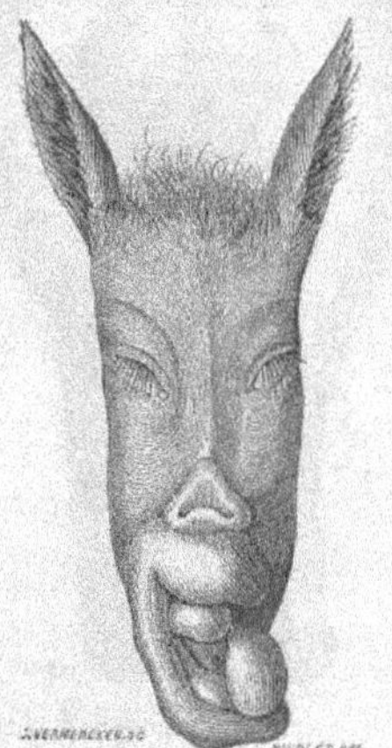

Fig. 1147. — Monstre cyclocéphalien (Gurlt).

du crâne manque totalement ;

Les *cyclocéphaliens* (de κύκλος, cercle, et κεφαλὴ, tête), où il y a atrophie de l'appareil nasal (fig. 1144, 1145, 1146 et 1147) et rapprochement ou fusion médiane des deux globes oculaires ; les oreilles conservent leur disposition ordinaire ;

Les *otocéphaliens* (fig. 1148)) (de οὖς, oreille, et κεφαλὴ, tête), où l'atrophie de la région centrale de la face est portée à un tel degré, que

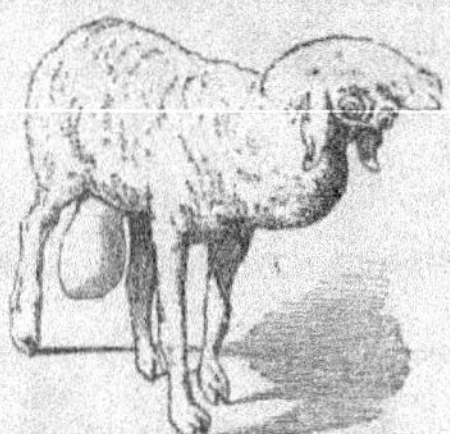

Fig. 1148. — Monstre otocéphalien.

les oreilles viennent se conjoindre sur la ligne médiane (fig. 1148).

Monstres unitaires omphalosites. — Il y a :

Les *paracéphaliens* (de παρὰ, préposition qui indique un défaut, et κεφαλὴ, tête), qui ont la tête

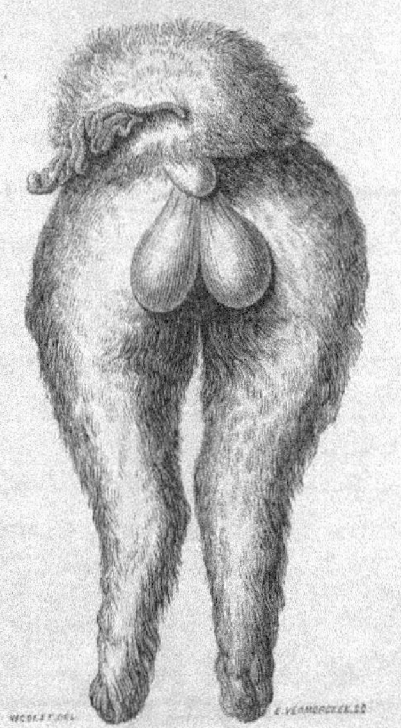

Fig. 1149. — Monstre acéphalien (Hering).

mal conformée, plus ou moins atrophiée ; il y a absence de circulation cardiaque et autres imperfections atteignant, à la fois, tout le corps ;

Les *acéphaliens* (fig. 1149), où il y a absence complète ou presque complète de la tête, et

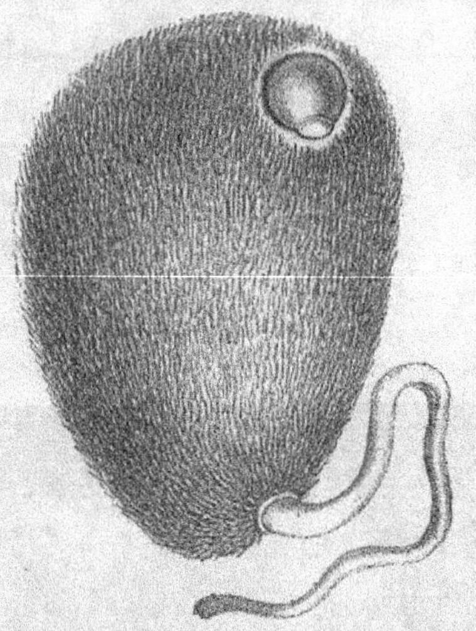

Fig. 1150. — Monstre anidien provenant d'un animal de l'espèce bovine (Gurlt).

quelquefois manque de cou, de thorax et des organes thoraciques ;

Les *anidiens* (de α privatif et εἶδος, forme),

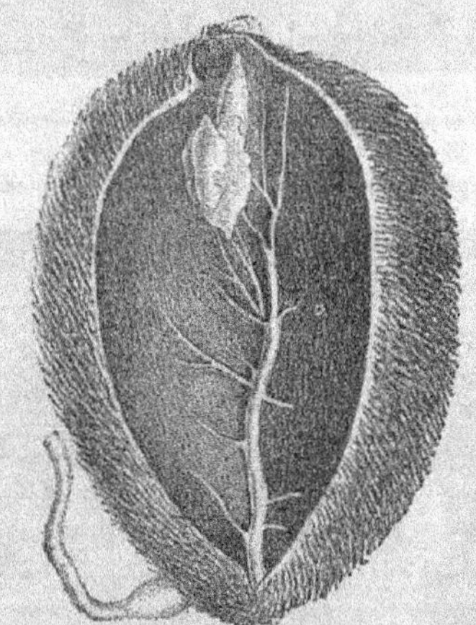

Fig. 1151 — Monstre anidien ouvert (Gurlt).

où le corps ne contenant plus de viscères est presque réduit à une bourse cutanée (fig. 1150 et 1151).

Monstres unitaires parasites. — Ils forment une famille unique, les *zoomyliens* (de ζῶον, animal, et de μύλη, môle) (fig. 1152), dont la forme est extrêmement anormale et absolument indéterminable ; ce sont des masses confuses formées par quelques os ou dents diversement groupés, souvent accompagnés de graisse et de poils, adhérentes par l'intermédiaire d'un

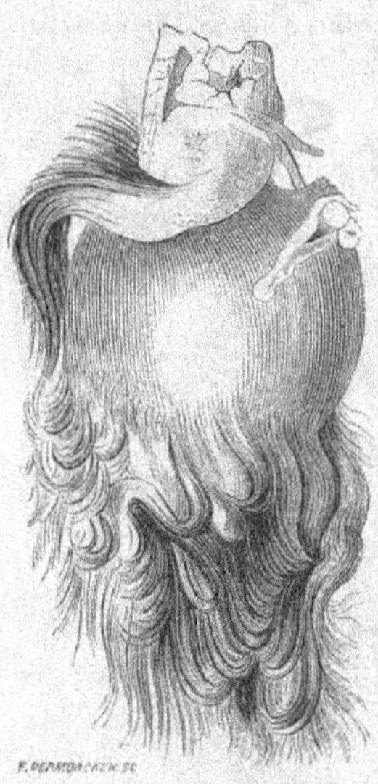

Fig. 1152. — Monstre zoomylien.

cordon ombilical aux organes de la mère et, dans quelques cas, à un placenta très imparfait. Parfois c'est une simple agglomération de vésicules hydatiques (fig. 1153).

Monstres composés, doubles ou triples. — La seconde classe comprend :

1° Les *monstres doubles autositaires*, composés de deux individus sensiblement égaux en développement. Les deux individus composants ont une égale activité physiologique et concourent, dans la même mesure, à la nutrition et à l'accomplissement des autres fonctions nécessaires à la vie commune.

2° Les *monstres doubles parasitaires*, composés de deux sujets distincts, très inégaux ; le plus petit, étant aussi le plus imparfait, se nourrit aux dépens du plus grand, comme un parasite.

Monstres doubles autositaires. — Il y a :

Les *eusomphaliens* (de εὖς, bon, et ὀμφαλός), où chaque individu composant a son ombilic, son cordon ombilical propre ;

Les *monomphaliens*, où il n'y a qu'un seul ombilic et une seule région ombilicale ;

Les *syncéphaliens* (de σύν, ensemble, et κεφαλή)

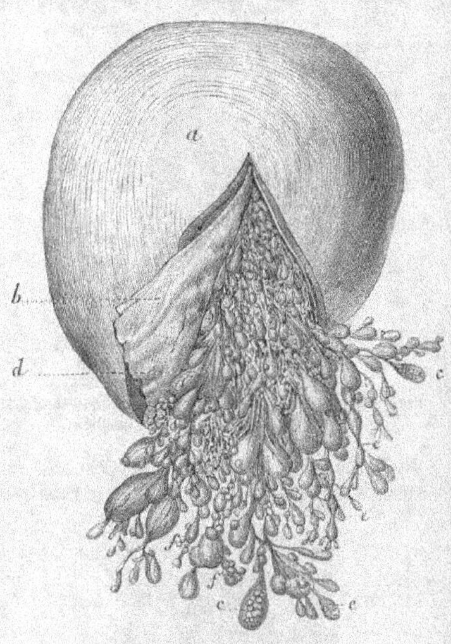

Fig. 1153. — Môle hydatique.

Cette masse, du poids de 2 livres 9 onces (1 280 grammes), a conservé la forme de l'utérus où elle était renfermée. La môle, ouverte sur une portion de sa longueur, laisse échapper une certaine quantité des vésicules hydatiques qu'elle contient. Sur la coupe de la tumeur on distingue deux couches membraneuses : la première *a, a, a*, membrane externe utérine analogue à l'épichorion ou decidua ; la deuxième, *b, b, b*, membrane fine, transparente, qui paraît être un débris du chorion ; *c, c, c*, vésicules granuleuses ; *d, d, d*, vaisseaux blancs, dont quelques-uns viennent s'ouvrir à la surface sous forme de bourgeons, et d'autres servent de pédicules aux globules qui les terminent ; *e, e, e*, vésicules oblongues qui semblent être des vaisseaux déprimés ou dilatés ; *f, f, f*, vésicules à bourgeons (Mme Boivin).

à deux corps distincts ou même complètement séparés au-dessus de l'ombilic, surmontés d'une double tête plus ou moins incomplète ; il y a fusion de deux têtes (fig. 1154) ;

Les *monocéphaliens*, dont les corps sont tantôt séparés, tantôt réunis dans la région sous-ombilicale, et surmontés d'une tête unique et simple (fig. 1155) ;

Les *sysomiens* (de σύν, ensemble, et σῶμα, corps), dont les corps sont confondus, au moins en grande partie, en un tronc complexe et manifestement double (fig. 1156) ;

Les *monosomiens*, où il y a fusion et atrophie

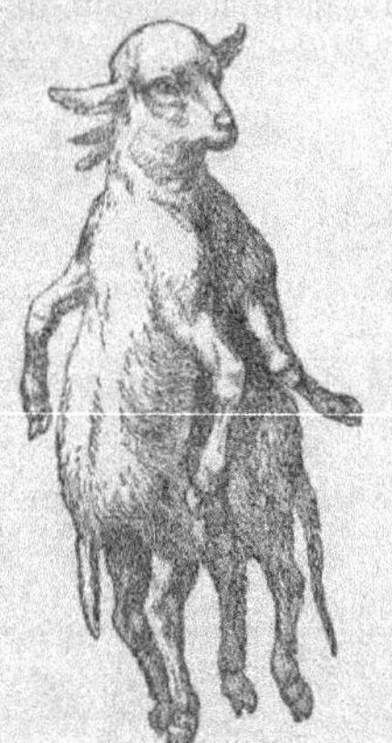

Fig. 1154. — Monstre syncéphalien, une face est atrophiée, on voit les deux oreilles.

des deux corps, portées beaucoup plus loin encore; il n'existe plus, si ce n'est pour l'analyse

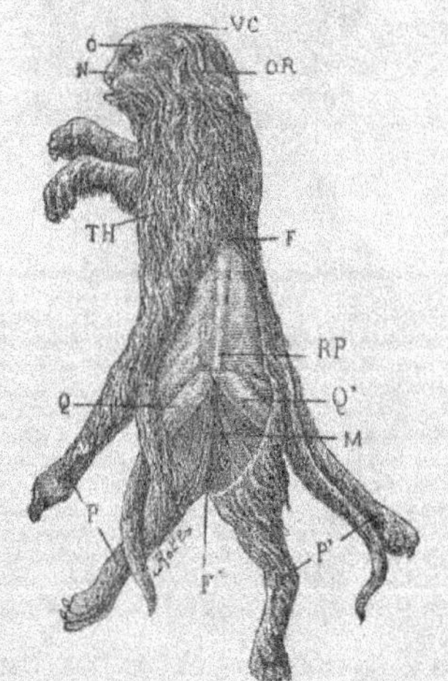

Fig. 1155. — Chat monocéphalien iléadelphe.

La peau a été fendue de F en F' et légèrement écartée sur les flancs, afin de mettre à nu les régions lombaires et pelviennes, ainsi que les points d'origine des deux queues. On voit en M et M' les muscles de la cuisse droite de l'un des sujets et ceux de la cuisse gauche de l'autre, ces muscles ne sont pas soudés entre eux. Il en est de même des os des deux cuisses contiguës. TH, thorax muni de deux pattes seulement; RP, région pelvienne bifurquée, c'est-à-dire formée de deux arrière-trains ayant chacun deux pattes P et P' et Q et Q' (Joly).

anatomique, qu'un corps unique et simple (fig. 1157).

Monstres doubles parasitaires. — Il y a :

Les *hétérotypiens*, où le plus petit des deux sujets est attaché à la face antérieure du corps, à peu de distance, et souvent immédiatement au-dessus de l'ombilic (fig. 1158);

Les *hétéraliens*, où le parasite est très incomplet et réduit à une seule région, par exemple,

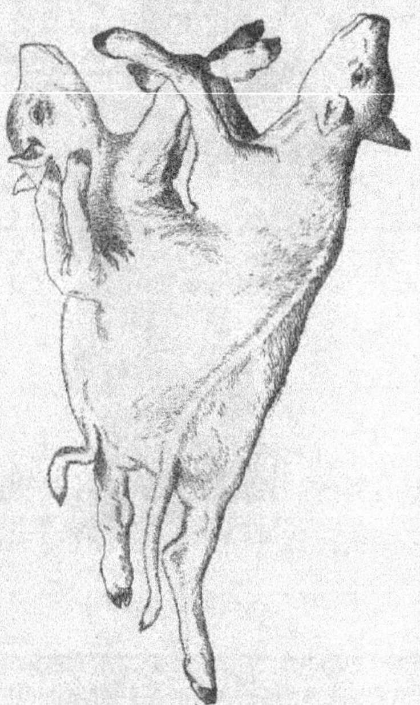

Fig. 1156. — Veau sysomien.

une tête sans corps; le lieu d'insertion est très éloigné de la région ombilicale;

Les *polygnathiens* (de γνάθος, mâchoire), où le parasite est réduit à des mâchoires et à quelques autres parties céphaliques attachées aux mâchoires du sujet principal (fig. 1159 et 1160);

Les *polyméliens* (de μέλος, membre), où il y a tête et corps uniques avec membres surnuméraires; ces derniers sont tantôt dans la région fessière, derrière ou entre les membres pelviens normaux, quelquefois insérés sur le dos ou sur les épaules; souvent alors il y a à côté de ces membres surnuméraires une tumeur informe reposant sur le dos (fig. 1161); quelquefois les membres sont insérés sur la tête, sur l'abdomen; quelquefois les membres rudimentaires sont insérés par leur base sur les membres principaux (fig. 1161, 1162, 1163 et 1164);

Les *endocymiens* (de ἔνδον, en dedans, et κύμα, fœtus) sont les monstres doubles par inclusion; un ou plusieurs organes du parasite sont enfermés dans le corps de l'autre individu; l'inclu-

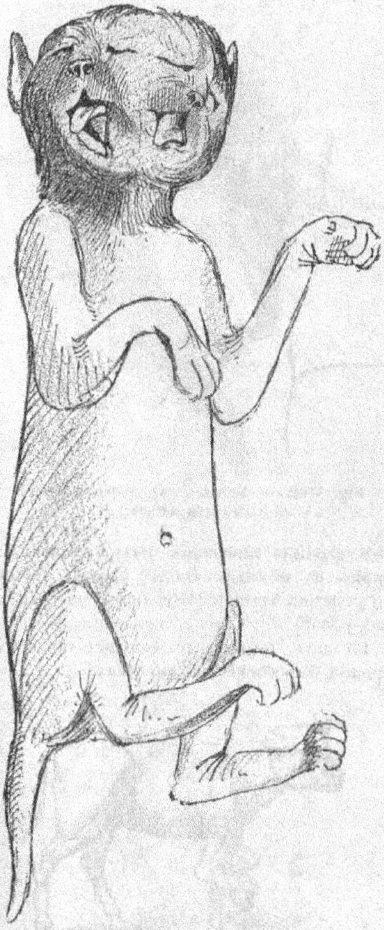

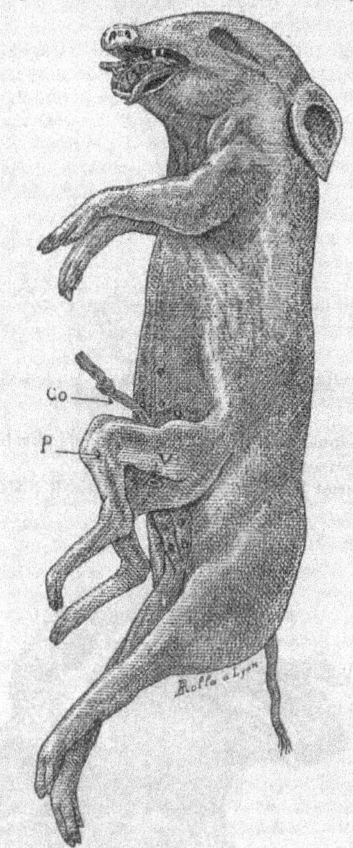

Fig. 1157. — Chat monosomien opodyme.

sion peut être sous-cutanée ou abdominale (1).

Cette classification de Geoffroy Saint-Hilaire est certainement très savante, et depuis qu'elle est adoptée, à peine a-t-on observé quelques monstruosités, dont Joly a dû faire des genres nouveaux; tous les genres nouveaux se rangent dans les familles établies. Cette classification, qui a de grands avantages

(1) Guinard, *Traité de Tératologie.*

au point de vue de la science anatomique, est peut-être moins utile quand on se place au point de vue exclusif de la pratique de l'obstétrique, et sous ce rapport la classification de Gurlt, quoique incomplète, a peut-être certains avantages.

Gurlt divise les monstres en monstres simples et monstres doubles ou multiples.

Fig. 1158. — Monstre porcin hétérotypien hétéradelphe.

P, sujet parasite avec sa vulve v; Co, cordon ombilical commun au parasite et à l'autosite (X. Lesbre).

Dans les premiers, il distingue : 1° ceux où certaines parties plus ou moins importantes de l'organisme ne se sont pas développées ; 2° ceux où ces parties sont restées rudimentaires ; 3° les monstres où une fissure anormale s'est produite, ordinairement sur la ligne médiane du corps ; 4° ceux où une fissure ou une ouverture normale ne s'est pas produite (imperforations) ;

5° les cas où il y a fusion d'organes ; 6° ceux où il y a une situation et une forme anormales de certaines parties du corps, sans qu'il y ait absence de ces parties ; 7° l'excès de développement de certaines parties, sans qu'on puisse

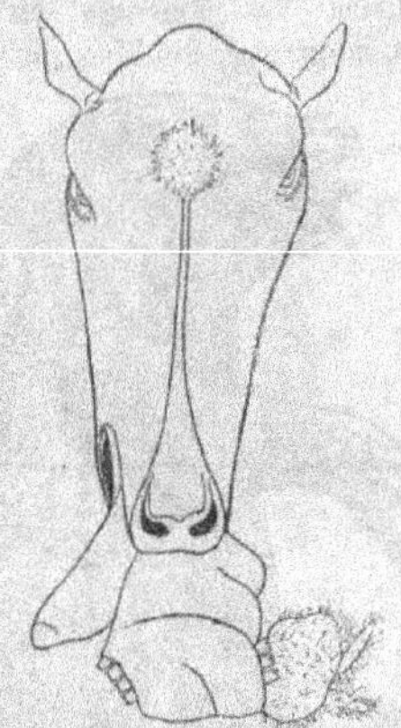

Fig. 1159. — Monstre polygnathien hypognathe. Cheval (Is. Geoffroy Saint-Hilaire).

l'attribuer à la présence d'un second individu ; 8° l'hermaphrodisme.

Parmi les monstres multiples, Gurlt distin-

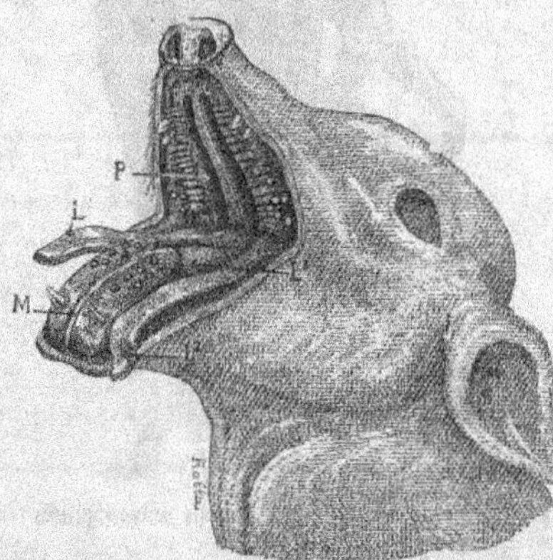

Fig. 1160. — Monstre polygnathien anagnathe. (Lesbre).

M, mâchoire inférieure surnuméraire ; P, palais avec fissure médiane qui laisse voir les formes L¹ L² L³, les trois parties de la langue trifide.

gue : 1° les monstres triples ; 2° les monstres bicéphales à tronc unique et membres simples ; 3° les monstres bicéphales à deux corps ; 4° les monstres doubles à une seule tête ; 5° la polymélie où il n'y a que les membres multiples,

avec tête et tronc simples ; 6° ceux où les corps manifestement doubles, ainsi que la tête et les membres, sont unis par divers points du corps.

PATHOLOGIE. — Nous avons vu que l'évolution

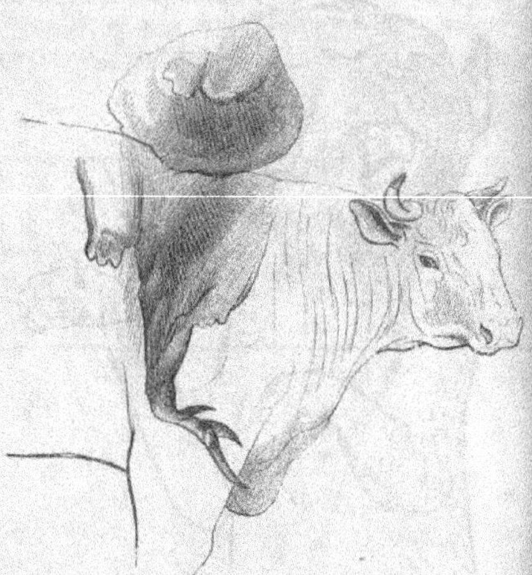

Fig. 1161. — Monstre polymélien notomèle (d'après nature).

des produits anormaux tératologiques, des môles ou *monstres anidiens*, pouvait simuler la gestation normale [Voy. GESTATION (*Fausse*), t. I, p. 662].

En outre, les monstres sont une cause fréquente d'accouchement laborieux.

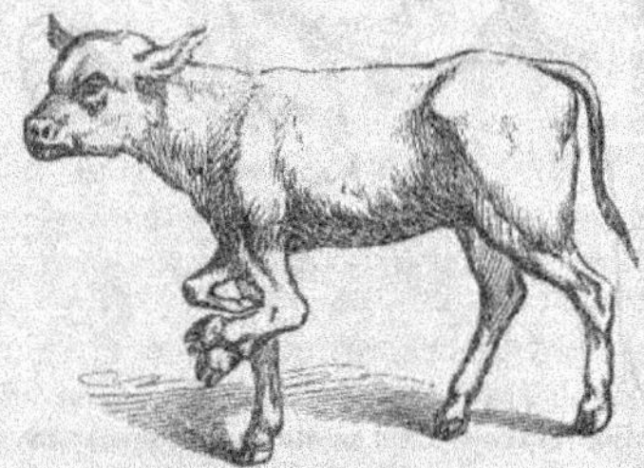

Fig. 1162. — Monstre polymélien (Baumeister).

Parmi les *monstres simples*, nous citerons les *célosomiens* qui donnent lieu à des dystocies quand il y a déviation des membres ou de la colonne vertébrale. Le diagnostic est facile quand les intestins du fœtus apparaissent à la vulve. Mais souvent il est assez difficile de se rendre compte de la nature du monstre, de la position qu'il affecte. Il est bon de pratiquer l'éviscération avant d'essayer de déterminer la région qui est le siège de la déformation ; ensuite on fera sortir le fœtus, soit par l'extraction forcée,

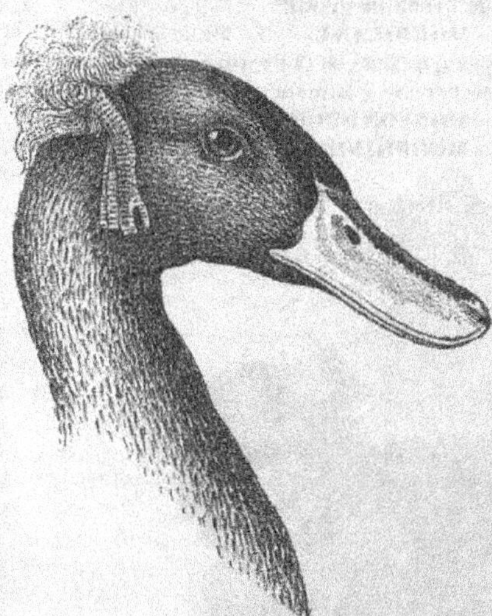

Fig. 1163. — Monstre polymélien-céphalomèle (Is. Geoffroy Saint-Hilaire).

soit après dislocation du fœtus, ou enfin après avoir pratiqué l'embryotomie en commençant l'avulsion des membres.

Les *monstres doubles* entraînent des dystocies

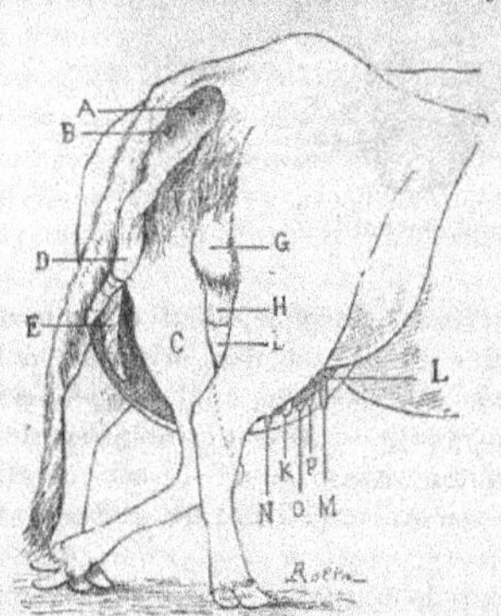

Fig. 1164. — Monstre polymélien. Vache pygomèle.

A, anus ; B, vulve de l'autosite ; C, l'une des jambes postérieures du parasite ; D, l'autre jambe postérieure du même, incomplètement développée ; E, sabot unique de ce membre ; G, testicule ; H, fourreau du pénis ; Fl, pénis (Joly).

très graves ; la mort des produits est la règle et les jours de la mère sont fortement compromis.

Les *eusomphaliens* (à ombilics distincts) et les *monomphaliens* (à ombilic commun) peuvent faire croire à une gestation gémellaire ; on établira facilement le diagnostic en attirant ou repoussant l'un des fœtus, l'autre suit le même mouvement ; de plus, parfois on peut sentir le point de soudure, en introduisant la main entre eux. L'intervention est délicate ; quand on peut atteindre le point de soudure, on essaiera de rendre les jumeaux indépendants en incisant les parties qui les réunissent, puis on pratiquera successivement l'extraction de chaque fœtus. Si la main ne peut arriver au point de soudure, il est préférable de sacrifier la mère, à moins de tenter l'embryotomie ou l'opération césarienne.

Monosomiens. — Si le monstre à un seul corps et à deux têtes se présente en position normale, il ne peut s'engager dans le canal pelvien et le diagnostic est facilement établi.

Lors de présentation antérieure, on désarticulera l'une des deux têtes, puis on terminera l'accouchement par l'extraction forcée.

Lors de présentation postérieure, l'arrêt se produit quand les têtes sont en contact avec le détroit antérieur ; alors on repousse un peu le monstre, on engage la main dans le vagin : elle perçoit nettement la cause de l'arrêt ; on sectionne le train postérieur, puis on refoule le train antérieur, on change la présentation et on opère ensuite comme pour la présentation antérieure.

Sysomiens. — Monstres à corps double dans quelques-unes de ses parties.

Lors de présentation antérieure, on fait l'avulsion des membres et de la tête, puis on pratique l'extraction forcée. Lors de présentation postérieure, on fait la section du train postérieur, on tente la version et on opère comme dans la présentation antérieure.

Monocéphaliens (tête unique, deux corps plus ou moins soudés), *syncéphaliens* (têtes soudées, deux corps plus ou moins soudés). — Chez ces monstres, le train postérieur est toujours double. Il vaut mieux conseiller l'abatage de la mère, l'opération n'étant pas pratique.

Polyméliens. — Monstres à membres existant en nombre exagéré. On essaiera l'extraction forcée, ou bien on pratiquera l'avulsion des membres supplémentaires (Voy. PARTURITION).

MONT SAINT-BERNARD (CHIEN DU). — Ce chien est connu pour les services qu'il rend aux voyageurs égarés dans les environs de l'hospice du Mont-Saint-Bernard (Alpes Valaisannes). L'espèce primitive était à pattes fortes, à tête grosse, avec un pelage jaune, très fourni mais un peu court (fig. 1165).

MONTE. — Pour les herbivores domestiques, les mâles ne s'accouplent qu'à certaines époques de l'année dites pour cela : *saisons de monte*. Les endroits où sont envoyés les étalons de l'administration des haras sont des *stations de monte*. L'acte de l'accouplement se nomme *saut* ou *saillie* (Voy. ce mot). La saison naturelle

MORAILLES. — Voy. Contention (*Moyens de*), t. I, p. 290.

MORAINE. — Nom vulgaire des vers sortant de l'anus du cheval.

MORDICANT. — Se dit de la chaleur de la peau, quand elle fait éprouver un sentiment de sécheresse à la main qui la touche.

MORFONDURE. — Voy. Coryza, t. I. p. 321.

MORPHINE (*morphina*, *morphium*, *morpheum*,

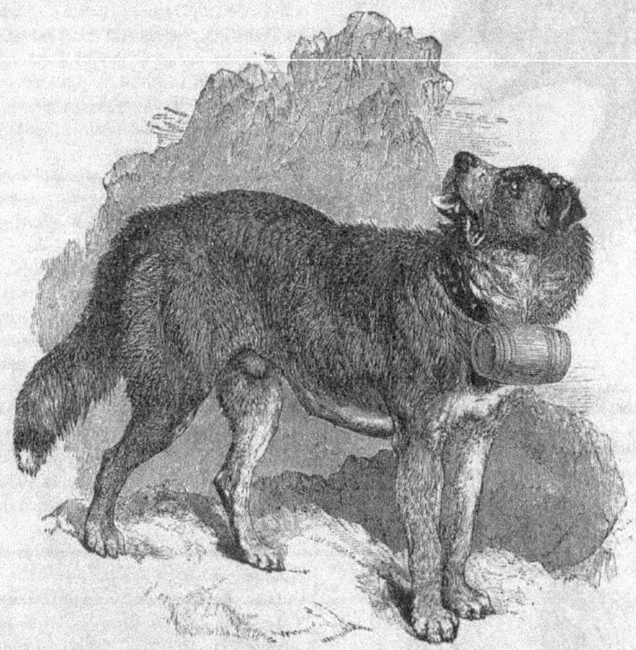

Fig. 1165. — Chien du Mont Saint-Bernard.

de monte est le printemps. Mais au point de vue de l'exploitation des animaux, pour le lait par exemple, elle varie.

Le propriétaire d'un troupeau de vaches laitières a intérêt à espacer les naissances de façon à avoir à peu près toute l'année la même quantité journalière de lait.

Les producteurs de poulains préfèrent que les naissances se produisent au plus tôt en avril, saison où les herbages sont utilisables. Pour les chevaux de courses au contraire, dont l'âge est compté à partir du 1er janvier de l'année de la naissance, les éleveurs préfèrent que leurs poulains naissent dans les premiers mois de l'année, et la saison de monte dure de février au commencement de mai.

de *Morpheus*, Morphée, dieu du sommeil, la morphine étant un des principes actifs de l'opium ; all. *Morphin* ; angl. *morphium* ; it. et esp. *morfina*). — Un des principaux alcaloïdes de l'opium, dans lequel il est combiné à l'*acide méconique* (à l'état de *méconate de morphine*).

Les sels de morphine utilisés en thérapeutique sont l'acétate, le chlorhydrate et le sulfate, qui sont solubles dans l'eau.

Effets physiologiques. — Sur le tube digestif, la morphine excite d'abord les sécrétions, puis les arrête, provoque le vomissement chez les carnivores et arrête la digestion. Elle congestionne le cerveau et détermine alors le sommeil ; mais auparavant, il y a une période d'excitation parfois très vive, et pouvant durer plusieurs heures, sur le cheval principalement.

EFFETS THÉRAPEUTIQUES. — Elle calme la douleur, diminue les hypersécrétions intestinales. On l'emploie dans les boiteries, les coliques, les superpurgations, les diarrhées et surtout pour l'anesthésie.

CONTRE-INDICATIONS. — Éviter son emploi dans toutes les congestions aiguës, les fièvres, la constipation.

MODE D'EMPLOI. — Injections sous-cutanées.

DOSES. — Quantité de sel de morphine :

Cheval...................... 0gr,50 à 1gr,50
Chien...................... 0gr,02 à 0gr,05

Pour l'anesthésie, on l'associe à l'atropine, afin d'éviter la période de surexcitation ; on emploie les formules suivantes :

1° Cheval.

Chlorhydrate de morphine...... 0gr,10
Sulfate neutre d'atropine....... 0gr,005
Eau...................... 15 gr.

Au bout de trente minutes, on peut coucher le cheval, et lui faire respirer du chloroforme.

2° Chien.

Chlorhydrate de morphine....... 2 gr.
Sulfate d'atropine................ 0gr, 02
Eau...................... 100 gr.

Injection sous-cutanée de 2 grammes pour un chien de 20 kilogrammes, et un quart d'heure plus tard administration du chloroforme.

MORS (*frenum*, χαλινός; all. *Gebiss*; angl. *bit*, *curb*; it. *morso*; esp. *freno*). — Partie de la bride du cheval qu'on place au niveau des barres, sur lesquelles elle agit lorsque le cavalier presse sur les rênes. — *Mors d'Allemagne.* Instrument employé dans les mêmes cas que les *morailles*, qui sont préférées en France comme maîtrisant le cheval plus facilement et ne blessant pas la commissure des lèvres (Voy. CONTENTION, t. I, p. 290).

MORSURE (all. *Bir*; angl. *bite*; it. *morsura*, *morsicatura*; esp. *mordedura*). — Plaie avec contusion ou déchirure, que les animaux font en mordant. La morsure est *simple*, quand elle est faite par un animal qui ne laisse aucun virus dans la plaie ; elle est *compliquée*, quand l'animal a déposé dans la plaie un virus ou un principe venimeux (Voy. PLAIES).

MORT (all. *Tod.*; angl. *death*; it. *morte*; esp. *muerte*). — Cessation définitive de tous les actes dont l'ensemble constitue la vie des êtres organisés. La mort est ordinairement précédée de quelques symptômes graves qui dépendent du trouble de la respiration, de la circulation ou des fonctions cérébrales, et qui constituent l'*agonie*. Celle qui arrive tout à coup et sans phénomène précurseur est appelée *mort subite*.

— La mort est dite *naturelle*, lorsqu'elle a lieu à la suite d'une maladie survenue spontanément ; *accidentelle*, lorsqu'elle arrive d'une façon fortuite ; *violente*, lorsqu'elle est l'effet d'une violence quelconque.

Tout corps vivant s'accroît, tant que l'assimilation y prévaut sur la désassimilation ; il décroît dès que cette relation devient inverse ; enfin il meurt quand leur harmonie fondamentale est rompue à un degré suffisant. De la rénovation continue qui caractérise la vie, résulte l'accroissement d'abord, la décroissance ensuite. L'*atrophie complète*, ou *résorption*, est la mort la plus *naturelle* qu'on puisse concevoir ; mais elle ne s'observe jamais pour l'organisme total, même lorsque, ayant déjà toutes ses parties formées, il n'est pas entièrement développé (*fœtus*) ; l'embryon seul s'atrophie ou se résorbe quelquefois en entier. La *mort accidentelle* résulte d'une cessation brusque des fonctions, ou a lieu par suite d'*hypertrophies* ou d'*atrophies* partielles ou générales des éléments ou des tissus, avec ou sans lésions de leur structure ; la cessation des fonctions est déterminée souvent par des *productions nouvelles*, suite d'hypergenèse de certains tissus ou de leur naissance hétérotopique ; enfin la mort peut provenir de ce que le double acte assimilateur et désassimilateur est rendu impossible, partout à la fois, par changement lent ou brusque de la composition des humeurs. La *destruction de l'organisme mort* est caractérisée par des fermentations et des putréfactions : fermentations, quand il s'agit des principes formés par désassimilation, et qui devaient être rejetés définitivement ; putréfactions, quand il s'agit des substances organiques, et de principes venus du dehors, unis ou non à ces principes, à ces substances. Ces actes élémentaires sont la source de phénomènes souvent nuisibles qui, interrompus à temps ou dirigés convenablement par divers moyens d'invention humaine (fabrication des vins, des huiles, produits caséeux, etc.), sont tournés par l'humanité à son profit. Lorsque la destruction de l'organisme mort peut ne pas avoir lieu, ce fait reçoit le nom de *conservation* ; la conservation peut être naturelle ou artificielle.

Signes de la mort. — Ils servent à distinguer la *mort réelle* de la *mort apparente*, état dans lequel les fonctions de circulation et de respiration sont suspendues ou affaiblies au point de faire croire à la mort, sans que les propriétés vitales des tissus aient disparu. Bouchut indique deux signes capitaux pour reconnaître si la vie a définitivement cessé : l'abaissement graduel du thermomètre à 28° dans l'anus, et la suspension des battements du cœur pendant quatre ou cinq minutes, *constatée par l'auscultation précordiale* ; la syncope peut être complète, le pouls avoir disparu, sans que pourtant l'oreille cesse de percevoir de faibles battements à la région du cœur. Il y a encore quatre signes certains de mort : 1° rigidité cadavérique ; 2° absence de contraction musculaire ; 3° altération, avec passage à l'état crénelé, des globules rouges du sang ; 4° putréfaction. Il existe d'autres signes moins importants.

Mort subite. — Celle qui survient tout à coup, sans phénomènes précurseurs annonçant la terminaison immédiate de l'existence (*apoplexie foudroyante* pour le vulgaire). La mort subite peut survenir dans l'état de santé ou de maladie : mais elle a pour caractères constants d'être soudaine et imprévue ; de plus, on exclut généralement du cadre de ses causes celles qui sont de nature toxique ou traumatique. Ainsi entendue, elle résulte d'un arrêt définitif et brusque, simultané ou successif, des fonctions du cœur, du cerveau, du poumon. Les fonctions du *cœur* peuvent être brusquement arrêtées, lorsque le tissu de l'organe se rompt, qu'il est hypertrophié, qu'il a contracté des adhérences avec le péricarde enflammé ; lorsque l'aorte et l'artère pulmonaire présentent des altérations chroniques ; lorsque l'aorte dilatée ou anévrysmatique se rompt ; lorsque avec ou sans altérations de l'aorte il y a des lésions vasculaires du cœur : mais ce sont les lésions des valvules sigmoïdes de l'aorte, particulièrement l'insuffisance aortique, qui sont le plus souvent cause de mort subite par arrêt des fonctions du cœur. Pour ce qui concerne le *cerveau*, ce sont les différentes formes d'apoplexie, l'anémie et la congestion, qui amènent la mort subite. La congestion et l'apoplexie jouent aussi un grand rôle dans l'arrêt soudain des fonctions du *poumon* ; il en est de même pour les polypes du larynx, et surtout les embolies qui obstruent l'artère pulmonaire.

MORT AUX MOUCHES et **MORT AUX RATS**. — Voy. ARSENIC et ARSÉNIEUX, t. I. p. 79.

MORTIFICATION. — Voy. GANGRÈNE.

MORVAN. — *Race bovine du Morvan*. Taille petite, formes anguleuses, lourdes, robe rougeâtre. Elle est sobre, rustique, propre au travail dans les lieux en pente, à cause de la sûreté de son pied.

Race chevaline du Morvan. — Cheval petit, robuste, sobre, peu précoce, mais d'une longue durée.

MORVE (all. *Rotz, Rotzkrankheit* ; angl. *glanders, snot* ; holl. *snot, verroting* ; it. *moceio, ciamorro* ; esp. *muermo*). — Maladie contagieuse, inoculable, caractérisée par la production de tubercules dans les organes et d'ulcérations sur la peau et les muqueuses, et due à la pullulation dans l'organisme d'un microbe spécifique.

Elle peut accidentellement se transmettre à tous les animaux domestiques et à l'homme ; cependant, à la suite de la contagion naturelle, elle ne s'observe guère que sur le cheval, l'âne et le mulet.

Elle peut se présenter sous deux formes distinctes : dans l'une, les lésions apparentes sont localisées à la peau, c'est la morve cutanée ou *farcin* ; dans l'autre, les lésions siègent sur les muqueuses et le poumon, c'est la *morve* proprement dite. Le mode d'évolution des symptômes permet de reconnaître une forme *aiguë* et une forme *chronique*.

ÉTIOLOGIE. — La morve est due à la pullulation dans l'organisme d'un microbe spécifique. C'est un fin bacille qui se colore par les bleus de Lœffler ou de Kühne ; aérobie, il cultive dans la plupart des milieux à des températures comprises entre 25° et 42°.

Le morve est presque exclusivement observée sur les solipèdes, âne, mulet et cheval par ordre de réceptivité décroissante. Les bovidés sont à l'abri de la morve ; les petits ruminants la contractent rarement. Le porc est réfractaire à la contagion naturelle. Les carnassiers peuvent être contaminés à la suite de l'ingestion de produits virulents.

L'homme peut contracter la morve.

Matières virulentes. — Dans la morve aiguë, la virulence est ordinairement disséminée dans tout l'organisme. Dans la morve chronique, les lésions spécifiques sont virulentes, de même les produits de sécrétion ou d'excrétion souillés à leur contact : jetage, salive, parfois mucus intestinal, urine.

Modes de la contagion. — La contagion s'effectue parfois par contact direct, mais le plus généralement par l'intermédiaire d'objets souillés, par les matières virulentes : fourrages, litières, seaux, abreuvoirs, harnais, brosses, étrilles, éponges, etc. La transmission se fait facilement dans les endroits où cohabitent de nombreux chevaux, dans les écuries des régiments, les dépôts de remonte, etc. Elle peut s'opérer par le simple séjour d'animaux sains dans une écurie infectée, écuries d'auberge, etc.

La contagion de la morve est d'autant plus facile que sa forme chronique reste longtemps méconnue ; des animaux sains en apparence propagent la maladie.

Modes de pénétration du virus. — Ils sont encore imparfaitement connus. Presque toujours, c'est par les voies digestives que pénètre le contage ; les érosions de la muqueuse facilitent l'inoculation.

Pathogénie. — Les microbes sont apportés par la circulation lymphatique dans le sang et surtout dans le poumon, où ils produisent des lésions étendues (morve aiguë), ou bien, en raison de leur activité moindre, de la résistance du milieu, ils ne déterminent que des lésions discrètes et limitées (morve chronique) ; les tubercules constituent un mode de défense de l'organisme contre l'invasion microbienne.

Cependant il résulte des observations et recherches de Nocard, que l'organisme peut triompher de l'infection déjà établie, et que des lésions morveuses initiales peuvent guérir spontanément.

« Les faits démontrent que, contrairement aux convictions acquises, la pénétration accidentelle du bacille morveux est loin d'être fatale chez le cheval. Les animaux résistent dans la grande majorité des cas à une première invasion, et ils guérissent s'ils sont soustraits à des infections nouvelles. » (Nocard et Leclainche.)

L'apparition des signes cliniques indique la plupart du temps une généralisation de l'infection qui est favorisée par les mauvaises conditions hygiéniques, la fatigue, une maladie coexistante, etc.

Pour la description qui va suivre nous avons pris pour guide l'article Morve des *Maladies microbiennes* de MM. Nocard et Leclainche.

Historique. — La morve était connue des auteurs grecs et latins comme une affection redoutable et contagieuse. En 1682, Solleysel affirme à nouveau la contagiosité de l'affection. Mais, en 1749, Lafosse père soutient que la morve est une affection locale, inflammatoire et non contagieuse. Cette théorie est combattue par Bourgelat et les Écoles de Lyon et d'Alfort ; plus tard, à l'École d'Alfort, surtout à l'époque de Renault, Delafond, H. Bouley, la contagion fut niée.

A l'étranger, les vétérinaires, et parmi eux Hausmann, Youatt, Percival, Volpi, croient à la contagion. Cependant, la doctrine contagieuse finit par triompher. Urbain Leblanc soutient contre l'École d'Alfort la cause de la contagion ; Rayer observe la transmission à l'homme. Enfin Saint-Cyr, à Lyon, donne les preuves de la contagion de la morve chronique. De nombreux auteurs s'occupent de la question ; parmi eux Breschet et Rayer résument les connaissances acquises expérimentalement sur la maladie ; Virchow étudie le tubercule morveux pulmonaire. En 1882, le microbe de la morve est isolé et cultivé à la fois en France par Bouchard, Capitan et Charrin, et en Allemagne par Lœffler et Schutz. Les premières recherches de Chauveau, de Semmer, de Christat et Siener avaient ouvert la voie. Plus tard, en 1890-91, deux vétérinaires russes, Helman et Kalning, découvrent la *maléine*. Enfin, les études de Roux, de Nocard, de Kitt, de Schindelka, etc., donnent des indications précises sur la maléine et les conditions de son emploi.

Épidémiologie. — La morve existe en Europe depuis les temps les plus anciens. En France, elle fit de grands ravages, surtout de 1820 à 1840, sous l'influence de la doctrine de la non-contagion. Maintenant, avec les mesures sanitaires prescrites et l'emploi de la maléine, sa fréquence diminue progressivement. La France est contaminée en toutes ses régions :

Années	1895	1896	1897	1901
Morveux abattus	1312	1690	1349	1067

Les divers États de l'Europe sont contaminés également. La Grande-Bretagne, la Russie sont envahies à un haut degré. En Afrique, la maladie existe sur tout le littoral méditerranéen. On l'a constatée à Madagascar, au Tonkin, au Japon, aux États-Unis.

1° **Morve aiguë.** — Symptomatologie. — Au début, on constate une fièvre intense, la température atteint 40-41°, les muqueuses sont injectées, l'appétit a disparu, la soif est vive, la locomotion pénible, le poil terne, piqué.

Après un à trois jours, des signes locaux apparaissent : la pituitaire présente des taches ecchymotiques, au niveau desquelles se montrent des vésico-pustules qui s'ouvrent, laissant à découvert des surfaces ulcéreuses qui se transforment en *chancres*. Un jetage, ordinairement bilatéral, d'abord séreux, puis muco-purulent strié de sang, de teinte jaune foncé, devient tous les jours plus abondant ; il renferme parfois des tissus mortifiés, tandis que les ulcérations primitives progressent en tous sens, et que d'autres parties de la muqueuse se mortifient.

On observe souvent des engorgements œdémateux des membres, des épaules, de l'extrémité inférieure de la tête. En douze à vingt-quatre heures, l'œdème se résorbe un peu, puis des boutons apparaissent qui se ramollissent, s'ulcèrent, et présentent une plaie profonde, d'un rouge sombre ; ces chancres donnent écoulement à un pus sanieux, de couleur lie de vin ou jaune foncé. Les lymphatiques de la région s'indurent et forment des *cordes* qui vont jusqu'aux ganglions voisins ; des boutons se montrent sur leur trajet, puis se ramollissent et s'ulcèrent ; la corde est bientôt transformée en une tranchée ulcéreuse. Les ganglions explorables, comme les sous-glossiens, les inguinaux, sont tuméfiés, douloureux, noyés dans un œdème abondant ; souvent ils s'abcèdent et laissent écouler un pus mal lié, de couleur safranée ou lie de vin. Les symptômes généraux s'aggravent, le malade maigrit beaucoup. La mort arrive ordinairement en huit à trente jours.

Outre ces symptômes essentiels, on observe aussi des inflammations testiculaires, vaginalite, orchite, et des synovites ou des arthrites.

2° **Morve chronique**. — La morve chronique peut se présenter sous la forme cutanée ou *farcin*, ou bien elle peut affecter les muqueuses, les organes, et notamment les poumons, c'est la *morve proprement dite*. Cette dernière peut se localiser dans les cavités nasales, le larynx ou la trachée, le poumon, et se subdivise ainsi, au point de vue clinique, en diverses formes : *morve nasale*, *morve laryngo-trachéale*, *morve pulmonaire*. Cependant, lors de poussées subaiguës, apparaissant au cours de la morve chronique, la maladie peut faire retour à la forme aiguë.

a. **Morve cutanée** *ou* **Farcin**. — Le farcin peut se manifester seul ou en même temps que les autres formes de la morve chronique.

En diverses parties du corps, surtout là où la peau est fine : face interne des cuisses, faces latérales de l'encolure, flancs, on voit apparaître des tuméfactions qui intéressent la peau et le tissu conjonctif sous-cutané et qui ont le volume d'une noisette à un œuf ; après quelques jours, les symptômes inflammatoires disparaissent et il persiste un nodule arrondi, indolore, fluctuant en son centre (c'est un *bouton farcineux*), qui ne tarde pas à s'abcéder et laisse écouler un liquide huileux, visqueux, jaune ou strié de sang (*huile de farcin*). La plaie se cicatrise et prend le caractère ulcéreux, ses bords sont taillés à pic ; c'est le *chancre farcineux*, qui s'étend en profondeur et en surface. Plusieurs chancres peuvent se réunir et former une plaie étendue. L'éruption des boutons peut être confluente ou discrète ; elle peut se faire en une seule fois par des poussées successives.

Chez les animaux en bon état, les plaies peuvent se cicatriser à la longue.

La *lymphangite farcineuse* évolue en même temps que le bouton. Les ganglions lymphatiques voisins, situés entre le siège de l'éruption et le ganglion correspondant, s'enflamment. Il se produit un engorgement œdémateux, chaud, douloureux, puis l'inflammation disparaît et on perçoit au centre de l'engorgement un cordon dur, volumineux, formé par les parois épaissies du lymphatique. Les symptômes sont d'autant plus accusés que les lymphatiques sont plus abondants et plus superficiels.

La *corde* peut persister avec ses caractères, mais le plus souvent des renflements ovalaires apparaissent sur son trajet et lui donnent l'aspect d'un chapelet. Chaque nodosité s'abcède et s'ulcère ; ces ulcères, en se réunissant, forment des tranchées ulcéreuses.

Les ganglions afférents s'enflamment en même temps que la corde apparaît. A leur niveau, se développe un engorgement œdémateux, chaud, douloureux, puis après quelques jours, l'œdème disparaît et le paquet ganglionnaire enflammé forme une masse unique, indolore, dure et bosselée ; rarement des foyers de ramollissement apparaissent et ils n'aboutissent jamais à l'abcédation.

Outre ces trois symptômes essentiels, bouton, corde et adénite, il se développe parfois sur les côtés ou les faces de l'encolure, des *kystes farcineux*, tumeurs du volume d'un œuf à celui du poing, d'abord dures, puis uniformément fluctuantes, sans caractères inflammatoires, qui contiennent un liquide huileux, filant.

b. **Morve nasale**. — Chancre, jetage, glande, tels sont les trois symptômes de la morve nasale.

Le *chancre* évolue sur la pituitaire et se présente sous la forme d'une plaie arrondie, à bords saillants et taillés à pic, durs, comme cartilagineux, à fond gris jaunâtre recouvert d'un enduit muco-purulent. Il débute soit par une vésicule, soit par un bouton qui s'abcède et s'ulcère.

Les chancres s'agrandissent peu à peu, se réunissent et forment des plaies à contours irréguliers et découpés. Parfois la plaie se couvre de fins bourgeons charnus et se comble ; il persiste des cicatrices fibreuses d'apparence rayonnée.

Pendant l'évolution des chancres, les vaisseaux veineux s'obstruent, quelques-uns se rupturent et il se produit des épistaxis.

Le *jetage* est ordinairement unilatéral, continu ou rémittent; au début il est muqueux, puis muco-purulent, mêlé de grumeaux caséeux, parfois il est strié de sang; presque toujours il est visqueux, poisseux et adhère au pourtour des naseaux.

La *glande* est unilatérale ou bilatérale; les ganglions sous-glossiens sont tuméfiés, « forment une masse unique, arrondie, indolore, uniformément dure en tous les points, mamelonnée à sa surface, rarement adhérente à la peau, fixée profondément dans l'auge et comme attachée à la base de la langue » (Nocard et Leclainche). Ces symptômes ne se manifestent guère qu'à une période avancée de la maladie et lors de lésions étendues. Au début, quelques lobules ganglionnaires sont seuls atteints et forment de petites masses dures, indolores, isolées des autres lobules. Il est rare que la suppuration s'établisse dans la glande.

c. Morve laryngo-trachéale. — La présence de chancres sur la muqueuse du larynx ou de la trachée se manifeste par une toux fréquente, l'expectoration de mucosités purulentes striées de sang et la sensibilité des régions laryngienne et trachéale. Cette localisation de la morve a été étudiée pour la première fois par Abadie.

d. Morve pulmonaire. — Morve interne. — Les symptômes sont parfois nuls, d'autres fois peu accusés et nullement caractéristiques; on peut noter les signes d'une bronchite chronique, ou d'une pleurésie locale.

e. Complications diverses. — Outre ces diverses localisations de la morve, on peut constater des accidents secondaires.

La *collection des sinus*, la *collection des poches gutturales* sont dues à une éruption ulcéreuse sur les muqueuses des sinus et des poches et se manifestent par les symptômes ordinaires.

La *lymphangite réticulaire* apparaît parfois au début du farcin ou au cours de la morve. Un engorgement étendu, chaud, douloureux, se montre sur un membre, rarement sous le ventre; la boiterie est accusée dans le premier cas. Après quelques jours, l'inflammation disparaît, mais l'engorgement persiste, froid, indolore; des boutons peuvent apparaître à son niveau.

Les *inflammations testiculaires* surviennent brusquement chez les chevaux entiers, au début de la morve. On observe alors les symptômes de la vaginalite, de l'orchite.

Des *arthrites*, des *synovites* peuvent évoluer au cours de la morve; elles surviennent brusquement et ont le caractère ambulatoire des inflammations d'origine rhumatismale.

On a observé des cas de *localisation morveuse oculaire*, de *kératites* ulcéreuses.

Enfin, généralement, on note des *signes généraux* annonçant l'affaiblissement de l'organisme.

MARCHE DE LA MALADIE. — Elle est variable. Sur certains sujets la morve chronique peut passer inaperçue pendant des années. Sur d'autres elle se manifeste par des symptômes manifestes, surtout au cours de poussées subaiguës. Au début de l'infection, surtout chez les individus adultes et bien nourris, la guérison complète peut survenir.

ANATOMIE PATHOLOGIQUE. — 1° *Morve aiguë.* — Au niveau des engorgements œdémateux du début, le derme et le tissu conjonctif sous-cutané sont infiltrés par une sérosité de teinte rosée. Les boutons et les cordes sont dus à une densification conjonctive et à l'épaississement des parois des lymphatiques. La muqueuse respiratoire est congestionnée, surtout sur la cloison nasale et les cornets; elle est parsemée d'ulcérations qui font suite à une éruption vésiculeuse; les sinus et les cornets renferment un pus huileux de teinte jaune foncé.

Le poumon est le siège d'une congestion générale; à la palpation, on sent, sous la plèvre, des nodules indurés, des granulations de dimensions variables. Une coupe pratiquée au niveau de ces foyers montre qu'ils ont une forme pyramidale à base sous-pleurale (*infarctus*) et qu'ils sont formés par un tissu compact, hépatisé, de teinte blanchâtre. En certains points, ces foyers se réunissent, forment des foyers de pneumonie lobulaire ou lobaire contenant de petites masses caséeuses (fig. 1166). La plèvre épaissie est parsemée d'ecchymoses.

Les ganglions lymphatiques, surtout ceux de l'auge, de l'aine, médiastinaux, bronchiques, sont volumineux, ramollis, tuméfiés, infiltrés. Sur la coupe, ils montrent des cavités étendues contenant un pus huileux, ou, à une période plus récente, des foyers multiples contenant de petites masses glutineuses.

Le foie est volumineux, congestionné. La rate est ramollie, tuméfiée. Au niveau de la région testiculaire on note les lésions de la vaginalite, de l'épididymite, de l'orchite avec des thromboses étendues et parfois des granulations miliaires.

2º *Morve chronique.* — a. *A la peau.* — Les lésions débutent par des foyers de congestion, avec hémorragies interstitielles et exsudation fibrineuse, puis le tissu conjonctif se densifie à la périphérie et forme une coque enveloppante; au centre du nodule, un foyer de dégénérescence apparaît, il se forme un abcès qui s'ouvre et laisse écouler une lymphe épaisse ou *huile de*

les cornets, parfois la cloison nasale est perforée. Les boutons et les chancres peuvent aussi siéger sur la muqueuse des sinus, du larynx, et notamment à la base des cordes vocales et sur l'épiglotte, sur la trachée, les grosses bronches; la muqueuse pharyngienne peut être envahie par continuité de tissu; les lésions sont rares sur les muqueuses

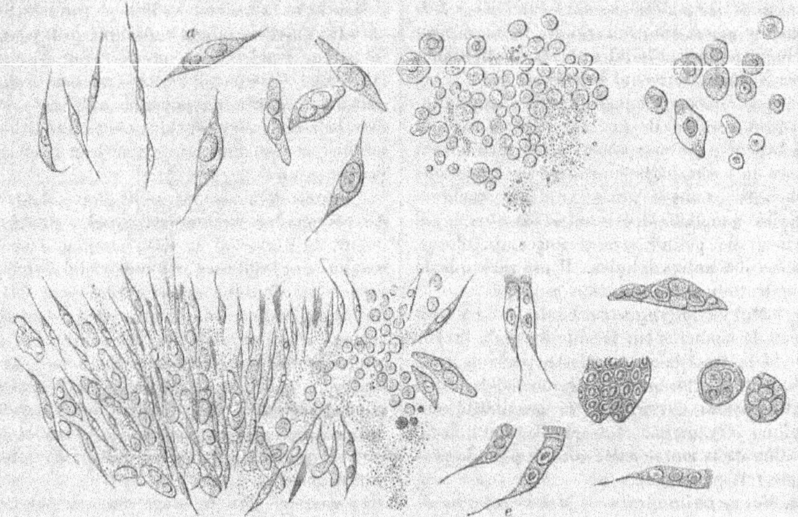

Fig. 1166. — Cellules prises au niveau de différentes lésions morveuses (Gross. 300).

farcin; la plaie s'ulcère et se cicatrise rarement.

Dans le tissu conjonctif sous-cutané, les lésions débutent de même et consistent en des nodules qui siègent souvent sur le trajet des vaisseaux. Lors de lymphangite, les lésions sont infiltrées par une lymphe épaisse; parfois une néoformation conjonctive s'opère à la longue (*éléphantiasis*).

b. *Sur les muqueuses.* — On rencontre des vésicules isolées ou confluentes qui ne tardent pas à s'ulcérer, des *boutons* qui évoluent dans les couches profondes du derme muqueux, qui subissent la dégénérescence, s'abcèdent et s'ulcèrent, parfois des infiltrations lymphatiques diffuses, de l'œdème (morve infiltrée).

Ces diverses lésions siègent presque exclusivement sur la muqueuse respiratoire : sur la pituitaire, où les ulcères sont souvent localisés, sur le repli muqueux de l'aile du nez, et sur

intestinale (pointe du cæcum) et vaginale (fig. 1167).

c. *Vaisseaux lymphatiques.* — Dans les régions envahies, ils sont altérés. Pendant l'évolution des lésions, les lymphatiques du voisinage charrient une lymphe trouble, leurs parois s'épaississent, le tissu conjonctif périphérique s'infiltre, puis la lymphe se coagule et le vaisseau est entouré d'un manchon fibreux. Aux lymphatiques des membres, les boutons farcineux se développent dans la paroi des vaisseaux, s'abcèdent et s'ulcèrent.

d. *Ganglions.* — Ils sont hypertrophiés, infiltrés, puis plus tard renferment des foyers caséeux à coque fibreuse.

e. *Poumon.* — Les altérations essentielles consistent dans le développement des *tubercules miliaires.*

« Ces tubercules se développent isolément dans toute la masse des deux lobes; ils sont plus

ubondants sous la plèvre, où leurs caractères
sont mieux appréciés par la vue et par le tou-

ecchymose arrondie, des dimensions d'un
grain de mil à celles d'une pièce de cin-

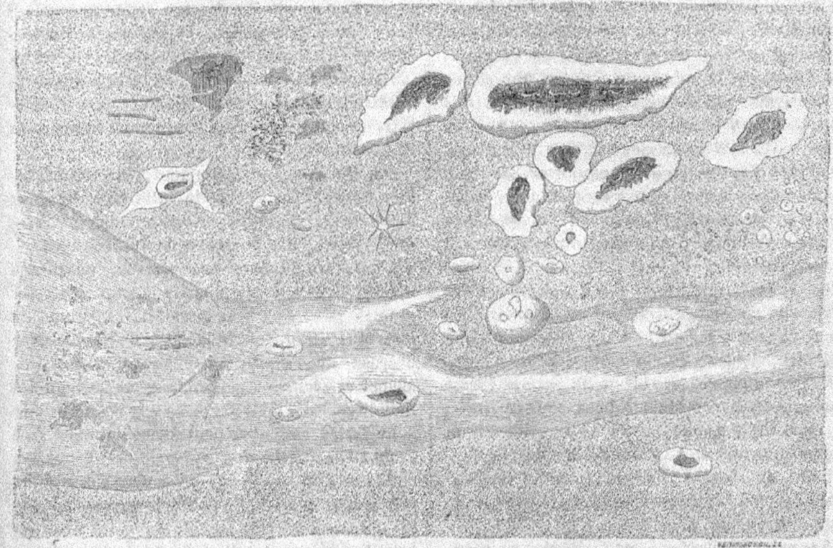

Fig. 1167. — Cloison nasale d'un cheval morveux. — Une bande jaunâtre d'infiltration plastique parcourt
la pituitaire; sur cette bande, on voit à gauche des érosions de différentes formes; au milieu, une nodosité morveuse, une autre ulcérée et un chancre; à droite, une nodosité avec aréole, une pseudo-cicatrice; un chancre en bas sur la pituitaire saine; en haut, il y a à droite des érosions granuleuses; vers le
milieu, des chancres profonds à bourrelet dur et saillant, puis une pseudo-cicatrice; des érosions de
toutes formes, des nodosités à points plus blancs; enfin un chancre sur une partie érodée.

cher. Dans la plupart des cas, on rencontre,
dans un même poumon, des lésions de diffé-

quante centimes; le centre de l'ecchymose
devient grisâtre et est formé d'un tissu élastique,

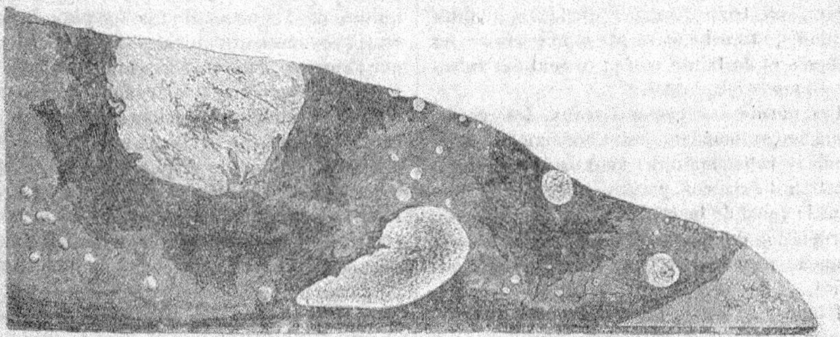

Fig. 1168. — Coupe du poumon d'un cheval morveux (grandeur naturelle). — On y voit nombre de tubercules miliaires, des tubercules plus grands, entourés d'une zone d'hépatisation pulmonaire; à l'angle
droit, il y a de l'infiltration morveuse.

rents âges qui permettent de suivre toutes les
phases de l'évolution. » (Nocard et Leclainche.)

Au début, le tubercule est annoncé par une

puis cette tache grise est remplacée par un
foyer opaque d'un blanc sale.

« Les tubercules adultes se présentent sous la

forme de noyaux arrondis, du volume d'un grain de mil à celui d'un pois, irrégulièrement disséminés ; les plus superficiels soulèvent légèrement la plèvre ; explorés avec le doigt, ils donnent la sensation d'un corps fibreux, dur, enchâssé dans le tissu élastique de l'organe ; sur la coupe, le tubercule montre une coque fibreuse épaisse, intimement confondue avec le parenchyme voisin, et un contenu caséeux d'un blanc sale, détaché facilement par le grattage. Quelques foyers anciens acquièrent jusqu'au volume d'une noisette ; par la suite, leur paroi épaissie envoie des prolongements fibreux dans le tissu perméable qui les entoure. » (Nocard et Leclainche.)

On rencontre parfois aussi disséminés des foyers de *pneumonie lobulaire morveuse*. On les trouve à la surface du poumon avec une teinte jaunâtre, ils sont auréolés d'une zone congestive. Sur la coupe, on voit qu'ils ont une forme conique ou pyramidale à base sous-pleurale, et leur tissu a une teinte blanc sale et un aspect granuleux. A la longue, les lobules présentent des foyers caséeux ; parfois ils sont frappés par la gangrène ou envahis par la suppuration (fig. 1168).

Les *voies lymphatiques* sont altérées au voisinage des tubercules, dans les travées interlobulaires, et les gaines péribronchiques et périvasculaires. Un œdème abondant distend le réticulum ; les espaces lymphatiques sous-pleuraux sont remplis de lymphe et dessinent des vésicules allongées ; à la longue, des néoformations conjonctives épaississent les travées, les parois des vaisseaux et des bronches. Sur la plèvre, on trouve parfois quelques nodules arrondis, translucides et jaune clair, ou opaques et de teinte rosée ; ce sont des *tubercules pseudo-lymphoïdes*.

Les parois des gros vaisseaux, des grosses bronches, se tuméfient, puis s'enflamment, et les troubles inflammatoires aboutissent à la destruction totale des parois, avec pénétration dans le canal de leucocytes et de bacilles, et à la réplétion du vaisseau, à l'obstruction de la bronche par un bourgeon de tissu embryonnaire.

f. *Rate, foie.* — Des tubercules peu nombreux peuvent évoluer dans la *rate*, plus rarement dans le *foie* et le *myocarde*. Nocard a rapporté une observation d'abcès morveux du *rein*.

g. *Centres nerveux.* — Boschetti a vu des localisations au niveau des plexus choroïdes, sous forme de tumeurs d'apparence myxomateuse.

h. *Muscles.* — On rencontre rarement des tu-

bercules dans les *muscles* striés. Des foyers limités de *carie osseuse* ont été rencontrés parfois.

Diagnostic. — 1° *Diagnostic sur l'animal vivant.* — a. *Examen clinique.* — Les symptômes généraux (amaigrissement, variations de température) et les symptômes secondaires (boiteries d'apparence rhumatismale, engorgements articulaires, lymphangites, inflammations testiculaires, épistaxis) peuvent donner des indications et mettre sur la voie.

On différenciera facilement, en raison des lésions de la peau et de la pituitaire, la *morve aiguë* de la *fièvre charbonneuse*, de la *fièvre typhoïde* et de la *gourme* à évolution rapide.

L'éruption de *horse-pox* sur la muqueuse respiratoire ne s'accompagne que de symptômes généraux peu accusés. L'examen doit être plus attentif dans le cas d'*anasarque* avec nécrose de la pituitaire, jetage de mauvais aspect et accidents gangreneux au niveau des membres.

Le *farcin chronique* peut être confondu avec la *lymphangite simple* (Voy. ce mot) ; l'éruption confluente de *horse-pox*, qui cependant se différencie par les caractères des pustules, la qualité du pus, etc. ; les *plaies* de mauvaise nature et les *abcès* siégeant à l'extrémité des membres ; les *plaies d'été*, mais celles-ci s'accompagnent d'un bourgeonnement exubérant et renferment des granulations calcaires ; les *abcès gourmeux* ; l'*exanthème pustuleux*, qui se traduit par des éruptions successives de boutons indurés, mais qui ne présente jamais ni corde, ni glande ; la *lymphangite épizootique* (Voy. ce mot), mais ici les plaies sont bourgeonneuses et donnent un pus de bonne nature ; la *lymphangite ulcéreuse* (Voy. ce mot), qui se différencie surtout par l'absence d'induration ganglionnaire.

La *morve nasale* se diagnostique par ses trois symptômes classiques : chancre, jetage, glande ; mais ces signes ne sont pas toujours caractéristiques ; de plus, le chancre peut ne pas être appréciable à l'examen extérieur. On peut confondre avec la *collection purulente des sinus*, la *collection des poches gutturales*, l'inflammation chronique de la pituitaire, entretenue par l'inhalation de poussières irritantes, les *blessures* profondes des parois des cavités nasales avec accidents nécrosiques, la *carie dentaire* avec périostite alvéolaire, certaines *tumeurs* développées profondément sur la muqueuse ou dans les parois des cavités nasales, l'éruption de *horse-pox*, etc.

La nature du jetage, les caractères de la glande peuvent donner des indications importantes. On pourra faciliter le diagnostic par l'*éclairage* des parties profondes des cavités nasales ; on pourra se servir pour cela des tubes rhinoscopiques, du rhino-laryngoscope, ou simplement d'un miroir et d'une lampe (Voy. LARYNGOSCOPIE).

Il ne faudra pas oublier que des tumeurs peuvent envahir les ganglions sous-glossiens (fibrome mélanique) et que la *lymphadénie* s'accompagne de tuméfaction ganglionnaire.

La *morve laryngo-trachéale* peut être soupçonnée par la nature des expectorations, la facilité de la toux et la sensibilité du larynx et de la trachée. Pour préciser le diagnostic, on provoque la toux et on attire en même temps la langue au dehors : on constate alors le rejet par la bouche de mucosités filantes et sanguinolentes.

La *morve pulmonaire* reste méconnue le plus souvent.

En somme, l'examen clinique peut faire soupçonner l'existence de la morve ou du farcin, mais les caractères ne sont pas toujours suffisamment tranchés pour pouvoir affirmer le diagnostic.

b. *Recherche et culture du bacille morveux.* — L'examen bactériologique du pus ou du jetage permet parfois de découvrir le bacille, surtout lors de morve aiguë.

Le bacille de la morve cultive très bien sur la pomme de terre cuite ; après quelques jours, la surface ensemencée prend une teinte fauve qui se fonce de plus en plus, mais d'autres bacilles de la suppuration donnent une culture de couleur analogue.

c. *Inoculation.* — On inoculera autant que possible des produits virulents purs : le pus des boutons, le produit de raclage de chancres sont constamment virulents ; le jetage renferme d'autres éléments qui peuvent masquer les effets de l'inoculation, aussi plusieurs inoculations sont souvent nécessaires.

L'inoculation peut être pratiquée suivant les cas : soit sur le malade lui-même (auto-inoculation), soit sur le cobaye, le chien, le chat et l'âne.

Auto-inoculation. — L'inoculation du cheval morveux se pratique par piqûre de la peau : après trois à six jours, il se développe une plaie ulcéreuse au point d'inoculation ; cependant, parfois la plaie se cicatrise, aussi la méthode n'est pas sûre.

Inoculation au cobaye. — Elle se fait par piqûres et scarifications sur la région du dos, ou mieux par injection sous-cutanée à la face interne de la cuisse. Dans le premier cas, après quatre à huit jours, les plaies deviennent ulcéreuses ; dans le second, il se produit des abcès dans les ganglions voisins ; de plus, si on sacrifie le cobaye après vingt-cinq à trente jours, on trouve la rate, le foie, le poumon farcis de petits abcès miliaires.

Mais cette méthode n'est pas sûre ; parfois les inoculations virulentes restent sans effet ; d'autres fois les animaux succombent à une autre infection. Straus a préconisé l'inoculation intrapéritonéale faite avec des produits *purs*. Les cobayes mâles présentent, après deux ou trois jours, une tuméfaction des testicules ; ils succombent d'ordinaire en huit à quinze jours et on trouve une vive inflammation de la gaîne vaginale.

Ce procédé expose également à des erreurs : les animaux peuvent mourir de péritonite purulente, et d'autres affections (lymphangite ulcéreuse) sont dues à des microbes qui peuvent produire les mêmes effets.

Inoculation au chien. — Elle se fait par piqûres ou scarifications, de préférence sur la région du crâne. Après trois à quatre jours, les plaies deviennent ulcéreuses et la région s'engorge.

Inoculation à l'âne. — Elle se pratique par scarifications sur la région du front. Dès le deuxième ou le troisième jour, débutent les symptômes de la morve aiguë, la plaie d'inoculation s'ulcère et l'animal meurt en cinq à vingt jours.

d. *Emploi de la maléine.* — Voy. MALÉINE. On injecte, à l'aide de la seringue de Pravaz, 2 centimètres cubes et demi de la dilution de maléine brute au dixième, sous la peau de l'encolure, à égale distance du bord supérieur et de la gouttière jugulaire. Généralement on pratique l'inoculation vers huit ou dix heures du soir. On prend la température du sujet neuf, douze, quinze, vingt heures après l'injection. Si le sujet n'est pas morveux, on ne trouve au point d'inoculation qu'un très léger œdème, peu sensible ; l'état général et la température ne sont pas modifiés.

Si le cheval est morveux, on note une *hyperthermie* de 1°,5 à 2°,5 et plus, qui atteint ordinairement sa limite maxima vers la douzième heure et persiste vingt-quatre heures au moins, puis la température s'abaisse ensuite régulièrement jusqu'à la normale. En outre, on note une *réaction organique*, indiquée par de la tristesse, de l'abattement, des frissons, l'animal est dans un état de prostration intense ; sa démarche est pénible ; l'appétit est diminué ou supprimé ; les flancs sont retroussés ; les grandes fonctions sont accélérées et les muqueuses sont injectées ; ordinairement un membre est soustrait à l'appui. Enfin il se manifeste une *réaction locale*, qui consiste dans le développement au point d'inoculation d'une tumeur œdémateuse assez étendue, chaude, sensible, douloureuse, ne se résorbant qu'en quatre à huit jours.

Chez quelques sujets cependant la réaction est douteuse, ébauchée : l'hyperthermie est comprise entre 1° et 1°,5 ; les réactions locale et générale sont atténuées ; ces animaux doivent être considérés comme *suspects*, surveillés et soumis à des injections ultérieures de maléine.

Il est nécessaire de se mettre à l'abri de certaines causes d'erreur lors de l'épreuve de la maléine. Les animaux seront laissés au repos quarante-huit heures avant l'inoculation ; on prendra leur température le matin, à midi et le soir, afin d'obtenir une température moyenne exacte ; ils seront soustraits aux variations atmosphériques : soleil, pluie. Si dans la journée la température varie beaucoup (plus d'un degré), de même si la température reste constamment au-dessus de 39°, l'opération sera différée.

En général, l'épreuve de la maléine donne des indications précieuses ; elle constitue la meilleure méthode de diagnostic chez les animaux suspects ; de plus, elle permet de dénoncer la maladie en l'absence de tout symptôme, surtout chez les animaux qui ont pu être contaminés.

e. *Séro-diagnostic.* — L'application du procédé de l'agglutination à été faite dans ces derniers temps (Voy. Séro-diagnostic).

2° *Diagnostic sur le cadavre.* — Dans le cas de morve aiguë, les lésions ont presque toujours une signification évidente.

En cas de morve chronique, on basera le diagnostic sur la constatation des lésions spécifiques de la muqueuse respiratoire ou des organes.

Cependant il ne faudra pas confondre les tubercules morveux pulmonaires avec les altérations de la *bronchite chronique*, ou les *pseudotubercules* d'origine parasitaire, les lésions de la *tuberculose* ou certaines *tumeurs* qui affectent la forme d'infiltration diffuse.

On peut établir la spécificité des lésions par la recherche microscopique du bacille, la culture, l'inoculation.

Traitement. — La morve peut guérir sous l'influence d'un traitement approprié. On a recommandé les injections intratrachéales de la solution iodo-iodurée, de l'acide phénique, de l'huile créosotée, etc. Lors d'infection récente, la guérison complète peut survenir sous l'influence d'inoculations de maléine répétées. Enfin des chevaux morveux peuvent guérir par les seules forces de la nature, sous l'influence de bonnes conditions hygiéniques. Dans la pratique, il n'est pas prudent de chercher la guérison de la morve confirmée. La loi sanitaire agit sagement en ordonnant l'abatage.

Prophylaxie. — 1° *Abatage* immédiat des animaux morveux. La découverte des morveux est facilitée par les visites sanitaires, la surveillance sanitaire des abattoirs hippophagiques, des foires, marchés, clos d'équarrissage, etc.

2° Les animaux suspects sont soumis à l'épreuve de la maléine. Peuvent être considérés comme suspects les animaux d'un milieu infecté, ceux qui ont cohabité avec un morveux, ceux qui présentent des lésions pouvant être rapportées à la morve. Ceux qui présentent une réaction complète avec quelque signe clinique de la morve doivent être abattus. Ceux qui présentent une réaction complète ou même incomplète doivent être isolés et soumis à une deuxième épreuve après un mois ; le propriétaire ne peut en disposer que s'ils ont cessé de réagir à deux épreuves successives de maléine. Les animaux qui ne réagissent pas sont considérés comme sains (Voy. plus bas *Police sanitaire*). A l'étranger, dans la plupart des pays, les suspects sont abattus et on indemnise le propriétaire.

3° Les locaux contaminés sont désinfectés.

4° Une bonne mesure consiste à maléiner tous les chevaux nouveaux introduits dans des écuries à effectif nombreux (Compagnie générale des voitures à Paris).

Police sanitaire. — Les mesures sanitaires applicables à la morve sont réglementées par les articles 8 et 14 de la loi de 1881, 43 à 46, 70 § 4, et 87 du règlement d'administration publique, l'article 21 de l'arrêté ministériel du 12 mai 1883.

La déclaration de la maladie, la visite sanitaire, l'arrêté préfectoral portant déclaration d'infection, sont des mesures communes à toutes les maladies contagieuses.

Les animaux morveux sont abattus. Les cadavres sont enfouis ou livrés à l'équarrissage ; dans ce dernier cas, après l'abatage, l'animal est injecté à l'essence de térébenthine ou à l'acide phénique. Les locaux où la maladie a été constatée sont évacués et désinfectés ; les éponges, brosses, licols, harnais de tête, cordes d'attache, etc., sont brûlés ; les mors, chaînes d'attache, étrilles et autres objets en fer sont flambés ; les harnais sont nettoyés à l'eau phéniquée bouillante et rembourrés à neuf ; les couvertures sont désinfectées ; les auges, réservoirs, sont vidés et lavés à la brosse. Les locaux dans lesquels se trouvent les animaux malades sont mis en quarantaine et placés sous la surveillance d'un vétérinaire délégué à cet effet.

Les animaux exposés à la contagion sont placés sous la surveillance du vétérinaire délégué pendant un délai de deux mois. Pendant la durée de la surveillance, ils peuvent être utilisés sous la condition qu'ils ne présentent aucun symptôme de maladie. Il est interdit de les exposer dans les concours publics, de les mettre en vente, si ce n'est pour l'équarrissage.

L'instruction du 14 septembre 1894 du Comité consultatif des épizooties règle l'*emploi de la maléine* :

« L'injection de maléine, en désignant ceux des animaux contaminés qui sont actuellement dangereux ou qui peuvent le devenir, permet de parer à ce danger (la contagion). Il y a donc lieu de soumettre à l'épreuve de la maléine tous les compagnons d'écurie du cheval reconnu morveux :

« 1° Ceux qui manifesteront la réaction ordinaire (hyperthermie, œdème, prostration, etc.) seront déclarés *suspects* ; ils seront rigoureusement isolés des autres, marqués et soumis à la surveillance du service sanitaire pendant un an, au même titre que ceux qui ont présenté quelque symptôme pouvant se rattacher à la morve (art. 46 du règlement) ; au cours de cette surveillance, l'injection sera répétée tous les deux mois ; ceux qui, en outre de la réaction à la maléine, viendraient à présenter l'un quelconque des signes cliniques de la morve (glande indurée, jetage, lymphangite suppurée, sarcocèle, ulcération nasale ou cutanée, etc.) seront considérés comme morveux et abattus ; au contraire, ceux qui auront subi sans réaction deux injections successives de maléine seront déclarés sains ; ils pourront être remis dans le rang ; le propriétaire en disposera librement.

« En tout cas, les sujets déclarés suspects à la suite de l'injection de maléine resteront en surveillance tant qu'ils n'auront pas subi, sans réagir, deux injections de maléine ; ils pourront être utilisés tant qu'ils ne présenteront aucun symptôme clinique pouvant les faire considérer comme dangereux, et seulement sous la condition de ne jamais boire aux abreuvoirs communs et de ne jamais entrer dans une écurie autre que la leur.

« Quant à ceux des animaux contaminés qui n'auront pas réagi à la maléine, le propriétaire en aura le libre usage, à la condition de les maintenir isolés rigoureusement des suspects et de désinfecter à fond l'écurie et tous les objets à leur usage ; toutefois, ces chevaux ne pourront être vendus pendant les deux mois qui suivront l'épreuve de la maléine (art. 44 du règlement). »

Quand la maladie est constatée sur une *foire* ou un *marché*, le malade est saisi et abattu ; les animaux qui ont été exposés à la contagion sont renvoyés dans leur pays d'origine, dont le maire est informé.

Quand la morve est constatée à la *frontière*, le malade est abattu ; les animaux qui ont été exposés à la contagion peuvent être admis en France après une période de surveillance de deux mois.

Dans l'*armée*, les chevaux morveux sont abattus sur l'ordre du colonel, après proposition de la commission d'abatage.

Les chevaux suspects sont isolés et étroitement surveillé. Lorsque les symptômes de morve ou de farcin que présentait le cheval ont disparu, cet animal doit subir encore trois semaines d'observation à l'infirmerie et plusieurs épreuves aux allures vives avant d'être remis dans le rang.

Tout cheval encore suspect de morve après trois mois d'observation doit être abattu.

Lorsque la morve est constatée dans un corps de troupe, les autres corps de la garnison doivent être immédiatement prévenus. L'autorité militaire doit également en donner avis à l'administration préfectorale.

Les mesures à prendre en cas de morve sont réglées par une instruction du 20 septembre 1895 (*Bulletin officiel du ministère de la guerre*).

En *Allemagne*, les animaux atteints et ceux qui présentent des symptômes suspects sont abattus. Il est accordé une indemnité des trois quarts de la valeur.

En *Autriche*, les malades sont abattus ; les suspects sont isolés et surveillés pendant six semaines ; ils peuvent être abattus, si la surveillance est insuffisante.

En *Belgique*, les malades sont abattus ; les suspects sont surveillés pendant deux mois et peuvent être abattus par ordre du ministère. Il est accordé des indemnités variables suivant le service de l'animal.

En *Grande-Bretagne*, les malades, les suspects et ceux qui ont été exposés à la contagion sont abattus par ordre des autorités locales. L'indemnité est de la moitié de la valeur pour les animaux atteints et de la totalité dans les autres cas.

En *Suisse*, les malades sont abattus ; les suspects sont séquestrés et soumis à la surveillance d'un vétérinaire.

Morve de l'appareil de la génération. — Voy. DOURINE, t. I, p. 383.

Morve des chiens. — Voy. MALADIE DES CHIENS.

Morve des moutons. — Voy. CORYZA, t. I, p. 321.

MOUCHERONS. — Voy. MOUCHES.

MOUCHES (*musca*, μυῖα ; all. *Fliege* ; angl. *fly* ; it. et esp. *mosca*). — Genre d'insectes diptères (insectes à deux ailes), contenant un grand nombre d'espèces, et ayant pour type la famille des *Muscidés*. Leurs mandibules et leurs mâchoires ont la forme d'une lancette écailleuse, et leurs lèvres forment un canal en suçoir entourant cet appareil ; ces insectes ont les glandes salivaires bien développées et leur salive est souvent irritante. Un caractère qui leur est propre, c'est de subir des métamorphoses complètes ; ils passent successivement par l'état de larve (Voy. ce mot) et par celui de nymphe, avant de prendre leur forme définitive.

Les larves de mouche vivent dans la terre, les eaux croupies, les excréments, les fumiers, le parenchyme des végétaux, le tube digestif des animaux vivants, sur les plaies, etc.

Le nom de *mouche* est appliqué dans la pratique à tous les insectes qui offrent une certaine analogie avec la mouche commune.

Ces insectes servent à la nourriture des oiseaux, d'animaux et d'insectes ; ils travaillent à la destruction des débris organiques et des matières en décomposition et semblent ainsi chargés de la salubrité publique ; mais aussi ils peuvent, soit directement, soit par leurs larves, déterminer des affections les unes légères, les autres graves.

C'est ainsi que le *taon des tropiques* (*Tabanus tropicus*) constitue l'agent de transmission du trypanosome du *Surra* (Voy. ce mot), que le trypanosome du *Nagana* (Voy. ce mot) se transmet par la mouche *tsé-tsé* (*Glossina morsitans*), que l'agent du *paludisme* (Voy. ce mot) se transmet par les *moustiques*, etc.

On distingue plusieurs groupes.

1° *Moucherons.* — Divisés surtout en *cousins* et *simulies*, ils sont aussi appelés *moustiques* et *maringouins*.

Ce sont des insectes au corps allongé, grêle et cylindrique, monté sur des pattes très

longues et très minces, à ailes plus ou moins étroites et membraneuses (fig. 1169). Leur tête est petite, mais elle présente une trompe très longue (fig. 1170 et 1171), renfermant un suçoir, qui peut s'introduire dans les tissus qu'elle irrite souvent de manière à produire une sorte d'enflure et un prurit qui est parfois l'origine d'accidents assez graves. Ils sont avides du

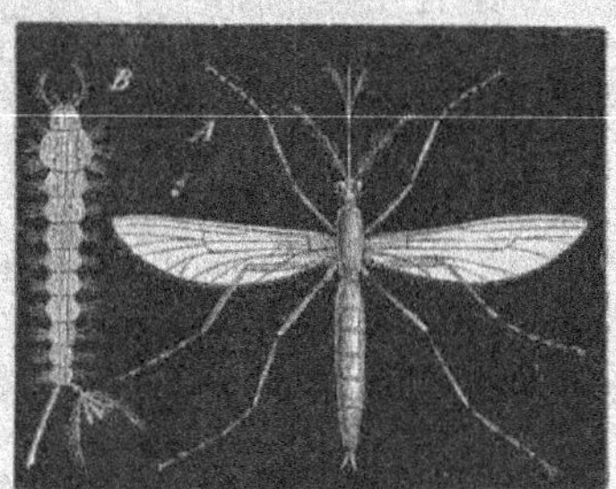

Fig. 1169. — Cousin.

A, cousin. — B, sa larve.

sang de l'homme et des animaux. — L'insecte pond à la surface des eaux ou dans la terre humide, parce que ses larves sont aquatiques ; celles-ci fourmillent dans les eaux stagnantes

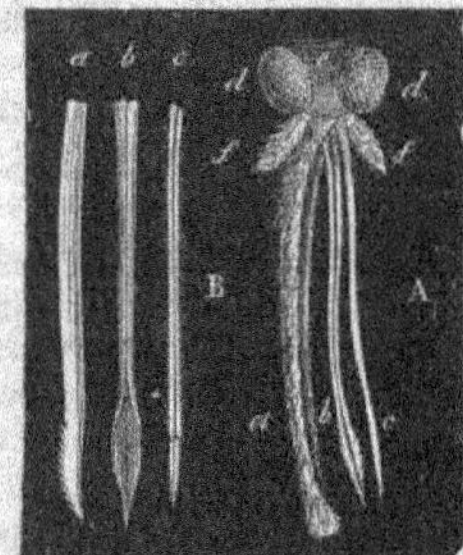

Fig. 1170. — Trompe du cousin.

A, trompe. — *a*, lèvre inférieure servant de gaine. — *b*, mâchoires et mandibules en forme de soies, réunies ensemble. — *c*, lèvre supérieure formant une cinquième soie. — *d, d*, yeux. — *e*, tête. — *f, f*, palpes maxillaires. — B, soies isolées. — *a*, une des deux soies dentées en scie. — *b*, une des deux soies terminées par une lancette.

pendant toute la belle saison. L'insecte parfait est très mobile ; cependant il s'éloigne rarement des lieux où il s'est développé, et c'est pour cela qu'on le trouve surtout dans les environs des rivières, des fossés, des mares ; mais quelquefois les vents le transportent assez loin. C'est surtout par les temps chauds et humides que les cousins pénètrent dans les habitations de l'homme et de nos animaux et les tourmentent.

La *simulie tachetée* a été considérée, vers 1863, comme la cause d'une épizootie ayant sévi sur les animaux du canton de Condrieu (Rhône). Plusieurs bêtes bovines sont mortes présentant des lésions un peu analogues à celles du charbon. Mégnin leur attribue une sorte de dartre de la face interne des oreilles du cheval.

Une autre simulie, la *mouche de Kolumbaz*, fréquente dans la partie méridionale de la Hongrie, en Serbie et en Moravie, se trouve aussi dans les parties marécageuses de toute l'Allemagne. C'est un diptère qui n'a que les dimensions d'une forte puce, mais qui produit parfois une mortalité considérable parmi les animaux domestiques. Il se montre au mois de mai; quelquefois il est tellement abondant qu'un cheval blanc en paraît tout noir; chaque piqûre provoque une forte tuméfaction qui

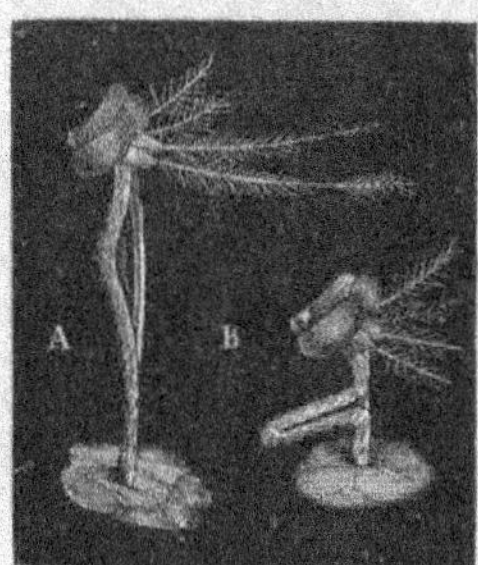

Fig. 1171. — Trompe du cousin en action.

A, trompe au commencement de l'introduction des soies. — B, trompe quand les soies sont tout à fait enfoncées.

dure de huit à dix jours. L'animal peut succomber.

TRAITEMENT. — *Préventif.* — Lorsqu'on ne peut éloigner les animaux des endroits dangereux, on essayera les lavages de tout le corps avec une solution de tabac, ou encore de crésyl.

Curatif. — Les piqûres, si elles sont nombreuses, seront traitées par des lavages antiseptiques et un peu astringents (eau vinaigrée), et dans les cas graves, on aura recours aux injections sous-cutanées d'éther ou de caféine, aux breuvages avec l'acétate d'ammoniaque.

2° **Taons.** — Ces insectes ailés ne s'attaquent jamais aux cadavres. Ils se tiennent de préférence auprès des lieux boisés. On leur attribue des épizooties meurtrières en Abyssinie, en Nouvelle-Calédonie. Le *taon des bœufs* est le type

du genre (fig. 1172). Le *petit taon aveuglant*, fréquent en Espagne, attaque les animaux autour des yeux (fig. 1173).

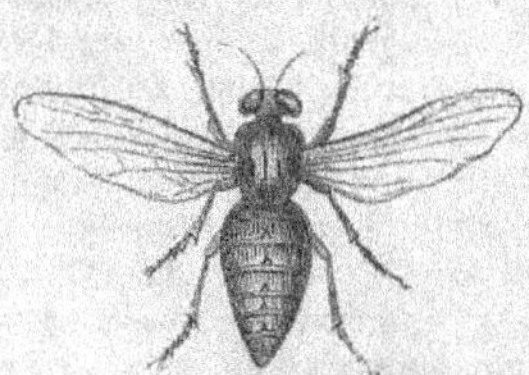

Fig. 1172. — Taon des bœufs.

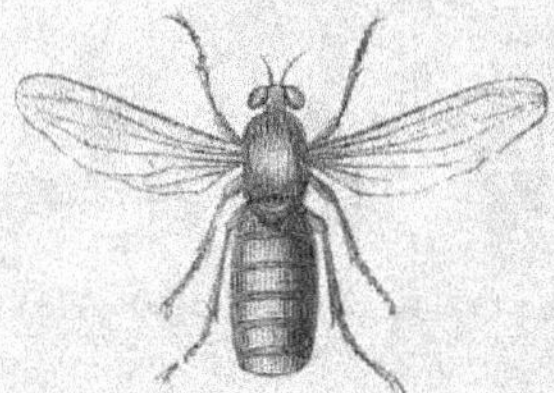

Fig. 1173. — Taon aveuglant.

3° **Mouches.** — Elles comprennent des espèces nombreuses, vivant les unes sur les cadavres, les autres sur les animaux vivants.

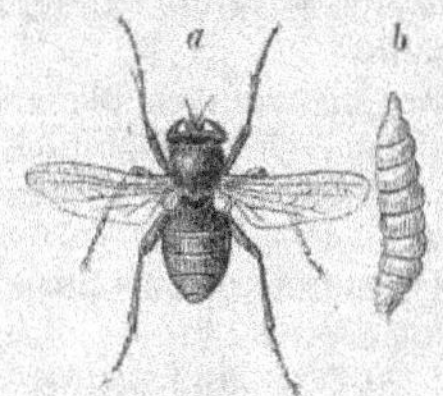

Fig. 1174. — Mouche lucilie dorée.

a, la mouche. — b, sa larve.

La *sarcophage magnifique* est celle dont les larves se trouvent dans les plaies des animaux.

La *mouche commune* tourmente les animaux

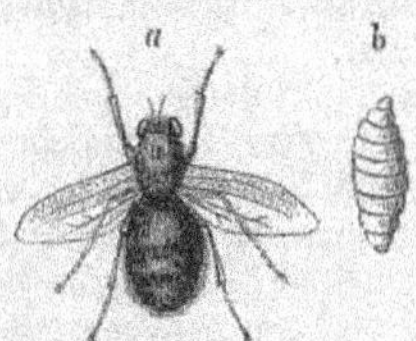

Fig. 1175. — Mouche carnassière.

a, la mouche. — b, sa larve.

lorsqu'elle est trop abondante dans leurs habitations, mais elle n'est pas dangereuse.

La *mouche bleue* de la viande ne s'attaque pas aux animaux vivants.

La *lucilie dorée, mouche verte*, est celle dont les larves sont récoltées sur les cadavres, sous le nom d'*asticot*, pour la nourriture des oiseaux (faisans) et pour la pêche. En Hollande, on trouve ces larves sous la peau des moutons, elles sont alors une cause de maladie (fig. 1174).

Les larves de la *mouche carnassière* se trouvent aussi sur les cadavres (fig. 1175).

La *lucilie bouchère*, ou *mouche hominivore*, est très dangereuse en Amérique. Elle dépose ses œufs dans les plaies et les cavités naturelles

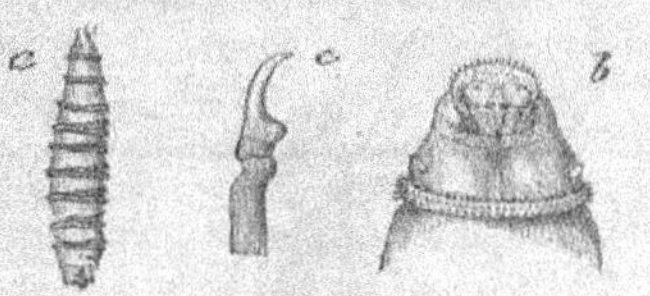

Fig. 1176. — Larve de lucilie bouchère ou mouche hominivore.

de l'homme et des animaux. Ses larves, nommées *vers à vis*, font des déchirures dans les tissus vivants. On les détruit avec la benzine et l'acide phénique étendu d'eau (fig. 1176).

Les larves de la *mouche du Cayor* se trouvent au Sénégal sous la peau des chiens, de préférence aux pattes.

Les *stomoxes*, ou mouches piquantes d'automne, font des piqûres douloureuses aux chevaux. On les a accusés, sans grandes preuves, de servir de porte-virus et de transmettre certaines maladies contagieuses.

La *mouche Tsé-Tsé*, fréquente dans l'Afrique centrale, est considérée comme très dangereuse pour tous les animaux. Il est admis aujourd'hui que ce n'est pas par un venin spécial qu'elle agit, mais qu'elle joue le rôle de porte-virus pour beaucoup de maladies contagieuses, qu'elle propage par ses piqûres.

Prophylaxie. — Comme moyens destinés à préserver les animaux, nous signalerons la fermeture des habitations et l'obscurité sans empêcher l'aération, obtenue par l'application aux portes et fenêtres de toiles bleues. Dehors, on met sur le corps des animaux des *filets* protecteurs, qui ont l'inconvénient d'être trop chauds. Les lavages fréquents avec l'eau crésylée, la décoction de feuilles de noyer donnent

des résultats satisfaisants. Les plaies seront préservées contre les larves par des lavages antiseptiques et même des pansements protecteurs.

Traitement. — Pour débarrasser les plaies envahies par les larves, on emploiera les solutions légères de sulfate de cuivre ou simplement le pétrole, l'essence de térébenthine, purs ou mélangés avec l'huile.

MOUCHETÉ, ÉE (all. *getüpfelt*; angl. *fleabitten*; it. *frastagliato*; esp. *atabanado*). — Se dit des robes blanches et gris clair, lorsqu'elles sont parsemées de taches noires de très petites dimensions.

MOUTARDE. — La moutarde blanche, *sinapis alba*, est peu utilisée en vétérinaire. Cependant ses *graines*, à la dose de 250 à 500 grammes en électuaires, ou en suspension dans l'eau miellée, ont donné de bons résultats dans le traitement des indigestions vertigineuses du cheval.

La moutarde noire, *sinapis nigra*, est d'un usage bien plus fréquent. La *farine* des *graines* est employée comme révulsif sur les animaux sous le nom de *sinapisme*. Elle doit être délayée dans l'eau tiède et non chaude, et est le plus souvent appliquée sur les côtés de la poitrine (fig. 1177 et 1178).

L'essence de moutarde ou principe actif a été isolée et est employée sous le nom de *sinapisme liquide Savary*.

Effets physiologiques. — La douleur sur le

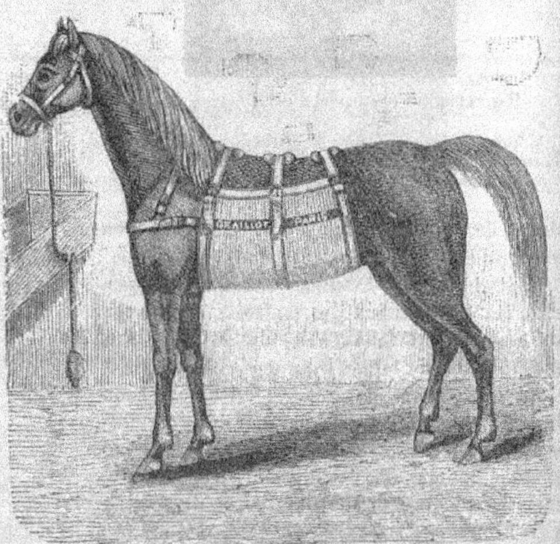

Fig. 1177. — Application du sinapisme chez le cheval.

cheval et le chien est vive; au bout de deux à six heures, apparaît un œdème volumineux au lieu d'application. Sur les animaux à peau fine, les applications répétées peuvent déterminer une vésication avec suppuration et lésion persistante de la peau.

Indications. — Au début de toutes les congestions, on donne quelquefois 25 à 50 grammes de

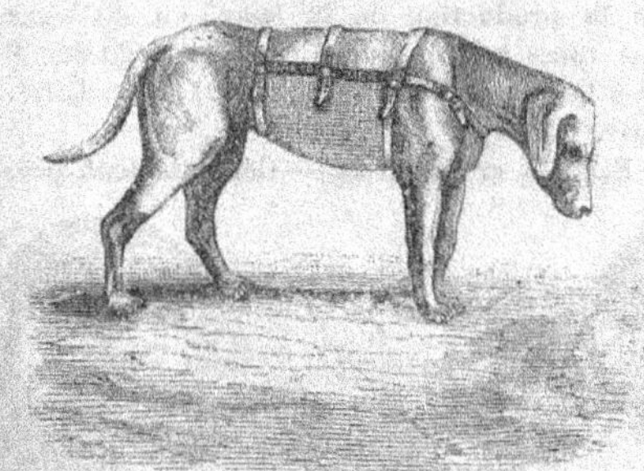

Fig. 1178. — Application du sinapisme chez le chien.

farine de moutarde en électuaire plutôt qu'en boisson, comme tonique et excitant de toutes les sécrétions de l'appareil digestif.

MOUTON (*ovis*, πρόβατον; all. *Schauf*; angl. *sheep*; ital. *moutone*; esp. *carnero*). — Mammifère, bisulque, ruminant, de la famille des cavicornes, et de la sous-famille des ovidés.

Les moutons vivent en troupe. Le mâle ou *bélier* a généralement des *cornes*, il est apte à la reproduction vers dix à douze mois et peut féconder 50 brebis. — La femelle ou *brebis*, pourvue en général de deux mamelles inguinales, devient en chaleur vers huit à dix mois; la gestation, souvent double, rarement triple, dure en moyenne cinq mois. Les hybrides du mouton et de la chèvre se nomment *chabins* (Voy. t. I, p. 207). Le jeune mouton se nomme *agneau blanc* ou de lait, puis *agneau gris*. Il devient *antenais*, vers douze mois. Le mot *mouton* est habituellement synonyme de mâle châtré.

En troupeau, le mouton se montre peu intelligent, mais isolé, il est capable d'un certain dressage. Les bergers en dressent qui portent le nom de *Martin*.

Extérieur. — Les formes sont généralement

arrondies, le chanfrein busqué, le front plat ou convexe. Les cornes, contournées en spires, sont au nombre de deux, quelquefois de quatre et même de cinq. Les membres sont plutôt minces et grêles (1). Sur la brebis, la tête est toujours

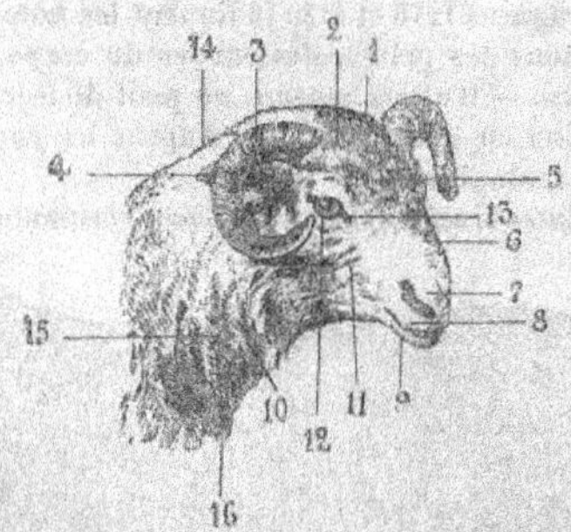

Fig. 1179. — Tête et cou du mouton.

1, chignon; 2, naissance des cornes; 3, cornes; 4, oreilles; 5, front; 6, chanfrein; 7, narines; 8, bouche et lèvre supérieure; 9, menton; 10, gorge; 11, joue; 12, paupières et œil; 13, larmier; 14, nuque; 15, cou; 16, partie inférieure de l'encolure.

plus fine et les cornes, si elles existent, sont moins développées que sur le bélier.

La tête est toujours plus volumineuse dans

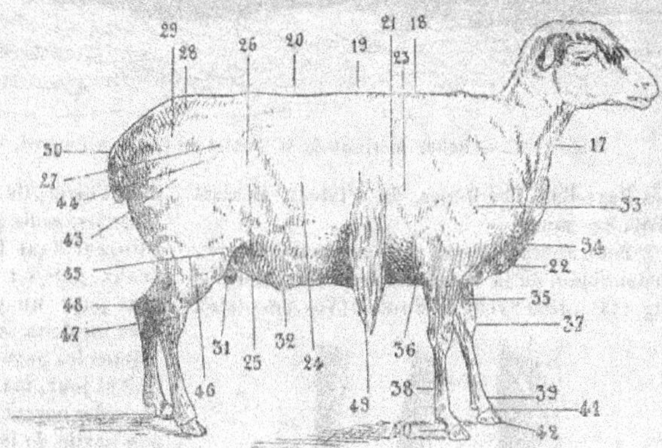

Fig. 1180. — Extérieur du mouton.

Tronc. — 17, fanon ou cravate; 18, garrot; 19, dos; 20, rein; 21, côtes; 22, poitrail; 23, poitrine; 24, ventre; 25, flanc; 26, creux du flanc; 27, hanche; 28 et 29, croupe; 30, queue; 31, bourses; 32, fourreau; 49, laine.
Membres antérieurs. — 33, épaule; 34, pointe de l'épaule; 35, avant-bras; 36, coude; 37, genou; 38, canon; 39, boulet; 40 paturon; 41, couronne; 42, pied et onglons.
Membres postérieurs. — 43, cuisse; 44, articulation de la cuisse ou noix; 45, grasset; 46, jambe; 47, jarret; 48, pointe du jarret.

les races communes. — Le cou est court sur le mouton amélioré, long et mince sur les autres.

(1) Thierry, *Le Mouton*.

Les membres, généralement grêles, surtout dans certaines races (dishleys), sont plus gros chez les mérinos. Les masses musculaires postérieures sont très développées dans les variétés améliorées (gigot).

Les figures 1179 et 1180 indiquent les noms et situations des principales parties du corps.

RACES. — D'après Sanson, on peut diviser les moutons en deux groupes, d'après les caractères zoologiques.

1° *Races brachycéphales.* — Races germaniques

suffit de mettre en parallèle le mouton sans laine du Sénégal et des régions tropicales et le mérinos européen, dont la toison est développée au maximum (Pl. V).

UTILISATION. — Les moutons produisent de la *laine*, de la *viande*, et du *lait*. Au point de vue de la production de la *laine*, on distingue des races à laine fine A, à laine demi-fine B et à laine commune C (fig. 1182) (Voy. LAINE, LAIT, VIANDE).

ÉLEVAGE ET ENTRETIEN. — Généralement, pen-

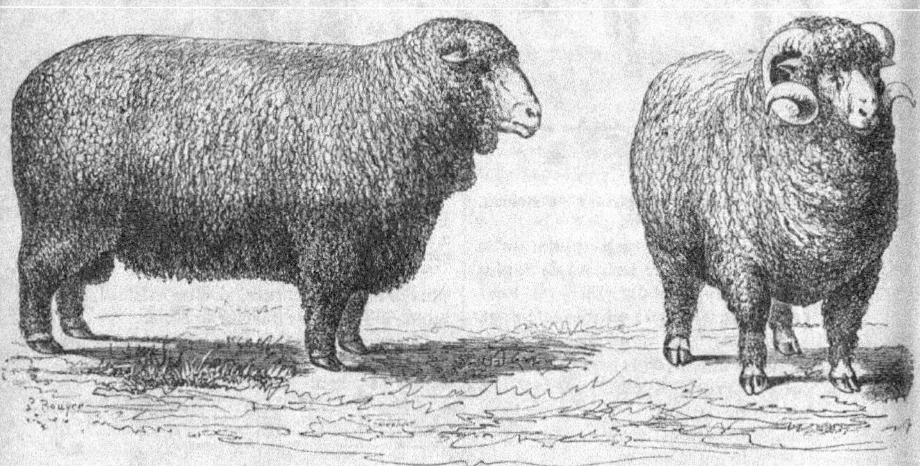

Fig. 1181. — Bélier mérinos de M. Noblet de Château-Renard, vu de profil et vu de face.

des Pays-Bas, des Dunes, du Plateau Central (Voy. ces mots).

2° *Races dolichocéphales.* — Races du Danemark, Britannique, de la Loire, des Pyrénées, Mérinos (fig. 1181), de la Syrie, du Soudan (Voy. ces mots).

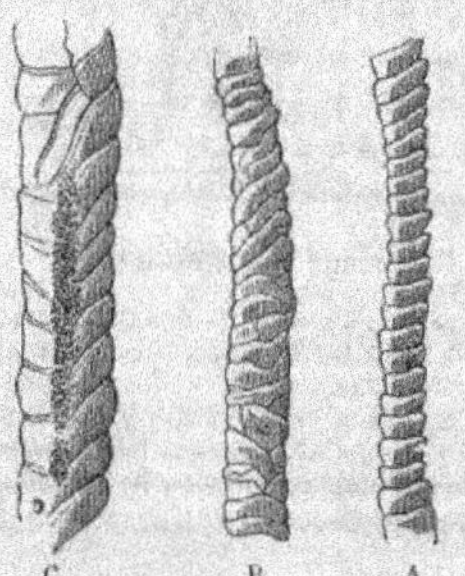

Fig. 1182. — Laine vue au microscope.
(Grossissement : 150.)
A, mérinos. — B, Southdown. — C, mouton commun.

Le milieu exerce une grande influence ; il

dant l'hiver, ils sont nourris et logés dans des *bergeries*, mais pendant le reste de l'année, ils pâturent dans les champs, formant des troupeaux plus ou moins nombreux, 500 têtes au plus pour un gardien nommé *berger*, ayant avec lui deux ou trois *chiens* (fig. 1183).

Dans les pays de *transhumance*, ils sont libres nuit et jour, mais dans les fermes, on les réunit dans des *parcs* fermés avec des claies, la nuit, et une partie de la journée, pour empêcher le vol ou la perte, et aussi pour fumer les terres avec leurs déjections.

PATHOLOGIE. — Les moutons ont généralement le tempérament lymphatique. Les races originaires des pays chauds supportent mieux la chaleur et la sécheresse que l'humidité. C'est l'inverse pour les races d'origine maritime comme la race britannique. On observe, dans certains pays, le *charbon* ; dans d'autres, les *affections vermineuses* ; la *gale* est fréquente sur les animaux entretenus dans de mauvaises conditions hygiéniques. Comme maladie spéciale nous

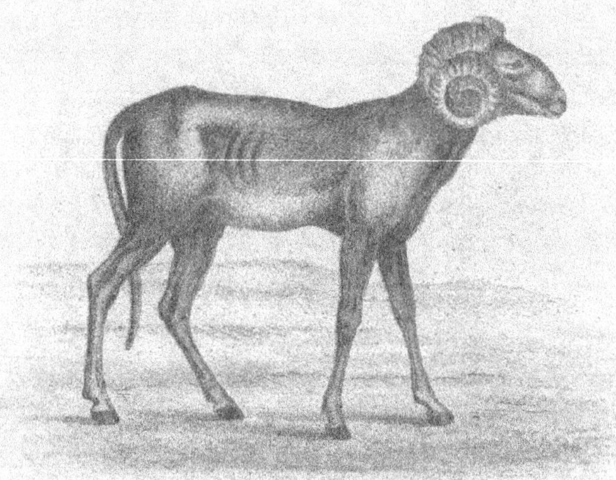

Fig. 1

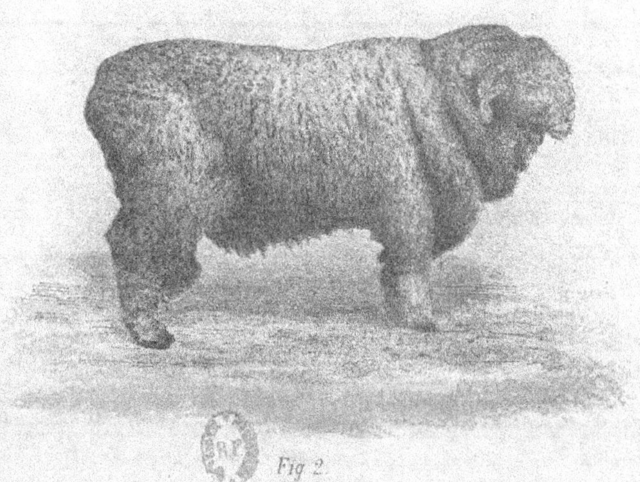

Fig. 2

Fig. 1. — Mouton du Sénégal (d'après A. de Rochebrune).
Fig. 2. — Mouton mérinos.

signalerons : le *piétin*, abcès des glandes inter-
digitées, et une maladie éruptive, la *clavelée*.

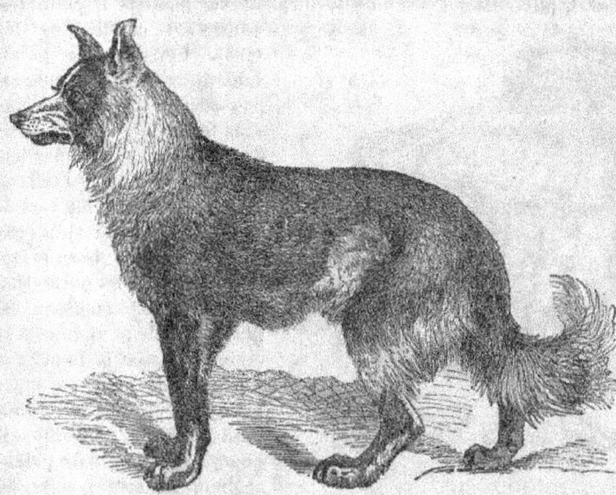

Fig. 1183. — Chien de berger.

La figure 1184 indique le siège des principales
maladies du mouton.

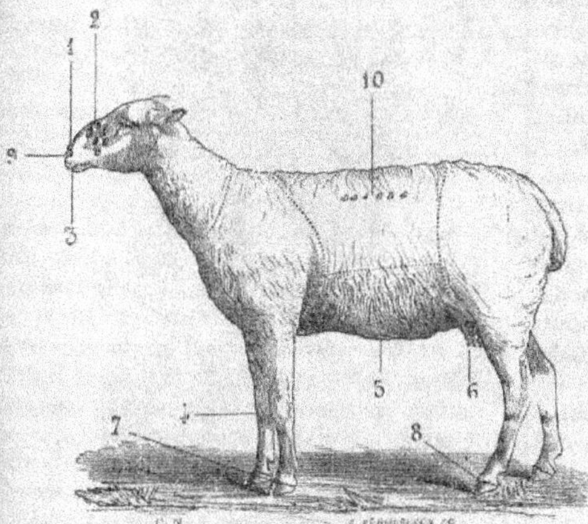

Fig. 1184. — Maladies du mouton.

1, noir museau ; 2, clavelée ; 3, typhus, fièvre aphteuse, muguet ;
4, arthrite des agneaux ; 5, omphalo-phlébite ; 6, mammite ; 7, fièvre aphteuse ; 8, piétin ; 9, catarrhe nasal ; 10, gale.

MOUTONNÉ, ÉE. — Se dit de la tête du cheval quand elle a la forme busquée comme celle
du mouton mérinos.

MOXA. — On désigne ainsi toute substance
brûlée sur une partie du corps, dans le but de
produire une cautérisation lente et une escarre
superficielle. C'est un mode de révulsion qui
n'est plus employé aujour-
d'hui.

MUCO-PUS. — Mélange
de mucus et de pus qui se
produit à la surface des
muqueuses enflammées.

MUE (*profluvium*, πτίγωσις ;
all. *Mause*, *Mauserung* ;
angl. *moulting* ; it. et esp.
muda). — Travail physiologique par lequel, sans
subir aucune altération organique, un animal se dé-
pouille de son épiderme ou
des appendices épidermi-
ques de la surface de son
corps, qui se reproduisent
ensuite. La desquamation
continuelle de l'épiderme et
de l'épithélium est une véritable mue insensible. Sur
nos animaux domestiques,
elle se produit généralement deux fois par an,
au printemps et à l'automne, et souvent les
poils repoussent avec une nuance
différente ; le *poil d'hiver* n'est pas
aussi clair, aussi brillant que le *poil
d'été*, il est moins fin et plus long.

Mue des chevaux et des chiens. —
La mue s'accompagne toujours d'un
certain état maladif surtout chez les
chevaux et les chiens. Chez les chevaux,
l'appétit diminue, on observe un peu
de nonchalance, moins d'énergie, parfois, il y a un peu d'œdème des membres. Sur les chiens, à diathèse herpétique, on constate une aggravation des
lésions cutanées (rouge, eczéma, dartres, etc.). C'est souvent lors de la première mue que la couleur du poil ou
des flancs devient différente, ceci s'observe surtout sur les chevaux (poils
de poulain), les chats de Siam, les
sangliers, etc.

Il serait avantageux (Gautier) de
donner aux animaux de l'arsenic un
peu avant le moment de la mue.

Mue des volailles. — C'est la chute des
vieilles plumes et leur remplacement par des
jeunes. La quantité de matière consommée par
ce remplacement est considérable. Si l'animal
est bien nourri pendant la mue et pendant les
semaines précédentes, la chose se fait rapide-

ment, quinze jours à trois semaines, et sans dérangement de la santé; ce sont les plumes de la queue qui tombent les premières, puis celles

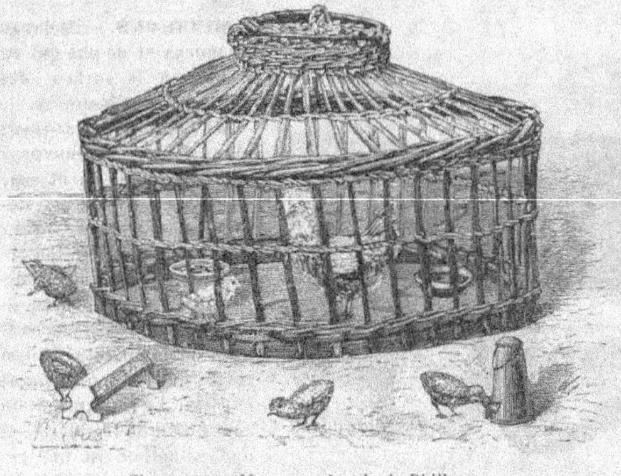

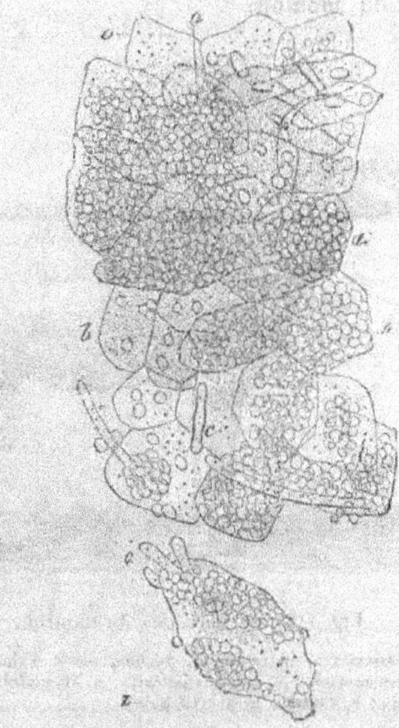

Fig. 1185. — Mue en osier de J. Philippe.

du cou, des ailes, enfin du corps, de façon que l'oiseau n'est jamais complètement dénudé. Il faut cependant protéger les volailles contre le froid et l'humidité, surtout les jeunes, leur fournir outre les graines habituelles, une nourriture azotée riche en phosphate et en matières grasses: hachis de viande, pain détrempé, poudre d'écailles d'huîtres, graines de chênevis, etc.

Mue ou *Beriete*, ou cage à poussins. — C'est une cage mobile à couvercle mobile et à claire-voie ayant 1 mètre de hauteur et 3 mètres de circonférence dans laquelle on place la poule couveuse et ses poussins pendant une dizaine de jours. Ils peuvent circuler autour de la cage. Elle doit être placée à l'abri du froid et de la chaleur suivant la saison (fig. 1185).

MUFLE (all. *Maul, Schnauze*; angl. *muzzle*; it. *muso*; esp. *hocico*). — Partie nue et recouverte d'une membrane muqueuse, qui termine le museau de certains mammifères.

MUGUET (all. *Schwaemmchen*; angl. *trusch*). — Inflammation de la muqueuse buccale, avec production pseudo-membraneuse; elle est assez fréquente chez les jeunes veaux, chez les agneaux, même chez les poulains, et a une grande analogie avec la maladie observée sur les enfants.

SYMPTOMATOLOGIE. — La muqueuse buccale, un peu plus rouge qu'à l'ordinaire, se montre chaude et sèche; bientôt on voit apparaître, d'abord sur les gencives, puis à la commis-

sure des lèvres, sur la face interne des joues, au bout de la langue, des points blancs qui s'étendent, forment des plaques irrégulières, minces et confluentes (fig. 1186). Lorsque les points sont discrets, la maladie est peu grave; ils se détachent sous forme de lamelles ou de flocons, qui se renouvellent plusieurs fois; mais l'inflammation se dissipant vers le quatrième ou le huitième jour, ils cessent de se reproduire. Lorsque les points sont confluents, la guérison est plus difficile; une couche crémeuse revêt la bouche et s'épaissit de jour en jour; bientôt la production jaunit; l'inflammation envahit le pharynx et le voile du palais, et de là les autres voies digestives; le petit malade s'affaiblit et succombe.

ÉTIOLOGIE. — La maladie est due au déve-

Fig. 1186. — Plaque de muguet au troisième jour, avec lamelles épithéliales recouvertes de spores.

a, a, spores. — b, b, groupes de spores ayant la forme de lamelles épithéliales. — c, c, c, tubes commençant à se développer (Ch. Robin, Histoire naturelle des végétaux parasites).

loppement sur la muqueuse buccale d'un

cryptogame végétal, le *Saccharomyces albicans* ou *Oidium albicans*, découvert par Berg et Comby en 1842. Ce végétal est constitué par des filaments tubuleux, cloisonnés d'espace en es-

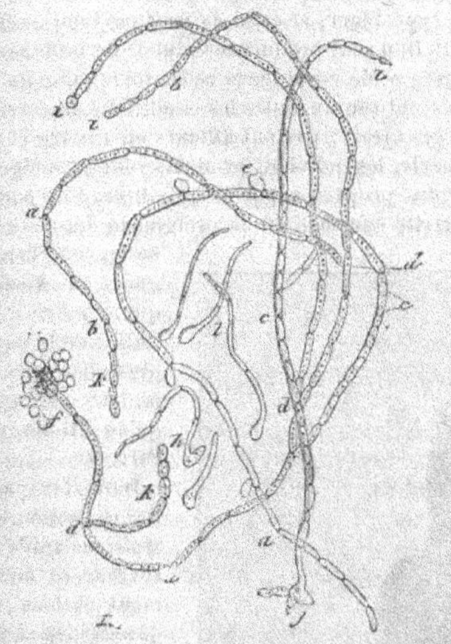

Fig. 1187. — Filaments tubuleux du muguet bien développés, cylindriques, flexueux, de 0,100 à 0,600 de long.

a, a, cloisonnement des tubes. — *c, c*, quelques cellules ovoïdes des tubes. — *d, d*, ramifications des tubes. — *e*, ramifications qui commencent à poindre par une seule cellule (Robin, *Histoire naturelle des végétaux parasites*, planche I).

pace et ramifiés ; il porte des spores (fig. 1186 et 1187).

La contagion joue un rôle essentiel, mais il est nécessaire que le cryptogame rencontre un terrain favorable à son développement. En général, le muguet est une affection secondaire, qui apparaît comme l'expression d'un mauvais état général ; le jeune âge, la cachexie, la mauvaise hygiène y prédisposent.

TRAITEMENT. — Bonne nourriture et bonne hygiène. Laver fréquemment la bouche avec une solution de *borax* à 3 à 4 p. 100 ; on détache les plaques avec un linge un peu rude. On peut aussi utiliser l'eau de Vichy, pour laver la bouche.

MULASSERIE. — Industrie ayant pour objet la production du mulet.

MULASSIÈRE (JUMENT). — Jument employée à la production du mulet et de la mule. Les caractères à rechercher sont de bons membres ; une taille forte ; une croupe, des reins et un poitrail larges ; des pieds plutôt grands que petits.

MULET (*mulus*, ἡμίονος ; all. *Maulesel*, *Maulthier* ; angl. *mule* ; it. et esp. *mulo*). — Produit de l'accouplement de l'âne et de la jument ; le mot *bardot* désigne le produit du cheval et de l'ânesse.

CARACTÈRES DISTINCTIFS. — Le mulet présente à la fois les caractères de l'âne et ceux de la jument ; c'est un âne plus ou moins grandi, ayant gardé le tempérament de son père, mais ayant pris l'ampleur de sa mère ; sa taille est celle de la jument dont il se rapproche par le volume du corps, la forme de l'encolure, de la croupe, l'uniformité de la robe et par les dents ; il a pris de l'âne la tête grosse et courte, les longues oreilles, les jambes sèches, la queue faiblement poilue à la racine et les sabots étroits (fig. 1188). — Les cas de fécondation de la mule par un âne ou un cheval ne sont pas très rares ; mais il est à peu près sans exemple qu'aucun mulet se soit jamais montré fécond ; cependant ses organes génitaux sont bien conformés et il ressent, même avec intensité, les ardeurs génésiques. D'ailleurs, la mule fécondée avorte souvent et donne rarement un produit viable.

La jument porte le mulet un peu plus longtemps que son poulain ; la moyenne est de 375 jours. Dans l'élevage des mulets, les bons soins donnés à la femelle pleine constituent la principale condition à remplir ; car les avortements sont fréquents. Le mulet nouveau-né est moins fort sur ses jambes que le jeune cheval, et sa croissance est plus lente. Avant quatre ans, on ne peut guère le mettre au travail ; mais par contre il garde sa force jusqu'à vingt, trente et même quarante ans.

ORIGINE ET RACES. — Le croisement entre l'âne et la jument ne se fait jamais volontairement ; l'intervention de l'homme est nécessaire. Il faut donc certains artifices pour obtenir des croisements. Souvent on bande les yeux à la jument qui doit être saillie par l'âne, afin qu'elle ne puisse le voir ; on est obligé de la placer dans un travail ; on la met en chaleur avec un cheval, qui sert de boute-en-train, et que l'on remplace par le baudet au dernier moment.

On fait des mulets depuis la plus haute antiquité.

En France, il y a aujourd'hui quatre centres de production du mulet : le Poitou, les montagnes du centre, les Pyrénées et le Dauphiné. Les produits obtenus diffèrent par la taille ; ceux du Poitou sont forts, à corps long et velu dans la jeunesse; on les recherche pour le labour dans les départements du Languedoc et de la Provence; on les exporte en Espagne, en Italie et aussi en Amérique; ceux du Dauphiné sont de taille moyenne, bien corsés et trapus; ceux du centre et des Pyrénées sont plus légers et plus agiles.

L'industrie mulassière du Poitou est une des branches les plus importantes de la fortune agricole de la France. Quelques auteurs font remonter à Philippe V, roi d'Espagne, l'époque de l'importation de la race chevaline mulassière en Poitou et en Gascogne. Mais Ayrault cite des documents du XVIᵉ, même du Xᵉ siècle, attestant à la fois son ancienneté et sa prospérité. Cette industrie si florissante aujourd'hui fut pendant bien longtemps l'objet de violentes attaques, et n'eussent été les grands avantages qu'en retire l'éleveur, et cela avec peu de frais, elle n'aurait pu se maintenir.

On fait encore des mulets en Espagne et en Italie; on en produit beaucoup en Algérie et dans l'Amérique du Sud.

Fonctions économiques. — Les mulets réunissent les qualités de leurs parents. Ils ont la sobriété, la patience, le pas sûr et doux de l'âne, la force, la vigueur de la jument. Leur sobriété les rend très propres à travailler dans les contrées où régnent pendant longtemps une température élevée et une grande sécheresse; ils résistent aux fatigues et se contentent d'une petite quantité de nourriture; dans les montagnes, ce sont des animaux indispensables; ils sont aux Américains du Sud ce que le chameau est aux Arabes. M. Guénon, vétérinaire major au 25ᵉ d'artillerie, s'est fait l'historien et l'avocat du mulet; dans un livre plein d'entrain et de finesse (1), il a

(1) Guénon, *Le mulet intime, une réhabilitation,* Paris, 1899.

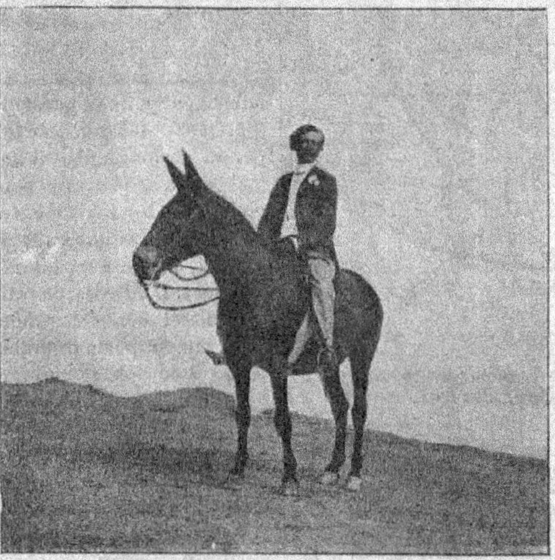

Fig. 1188. — Mulet du Poitou (Guénon).

réhabilité la pauvre bête; il a mis en lumière les qualités qui ornent ce beau caractère; il a démontré que ses soi-disant défauts étaient au contraire des qualités incomprises par nous.

Quant au service, on distingue le *mulet de bât,* ou type léger, et celui *de trait* ou type étoffé; le Poitou seul produit des mulets de taille assez élevée et de corpulence assez forte pour qu'ils puissent réunir toutes les conditions du service de gros trait; partout ailleurs en France et en Algérie, les individus produits sont tous légers et plus propres à porter qu'à tirer. Une particularité curieuse est la préférence donnée à la mule, en Espagne, en Amérique, même en Italie; on la paye plus cher que le mulet; c'est elle qu'on attelle au carrosse.

Dans les pays de production, les *muletons* après le sevrage se nomment *gitons* et *gitones* jusqu'à un an, puis *doublons* et *doublonnes* jusqu'à deux ans; ils deviennent alors *mulets* et *mules d'âge.*

Dans l'armée, le mulet est utilisé comme animal de bât; dans les batteries dites de *montagne,* la pièce de canon est portée par trois mulets : un porte la pièce, un autre l'affût, un troisième les roues; les munitions sont placées dans des caisses que portent d'autres mulets.

Les mulets poitevins achetés pour l'armée sont payés de 600 à 800 francs; mais dans les foires du Poitou, certaines mules sont payées 1300 et même 1500 francs. Les mulets algériens se paient de 300 à 500 francs.

Pathologie. — Les mulets sont rarement malades; ils ne sont malades que pour mourir. On observe sur eux des blessures de harnais; ceux mis trop jeunes au service du bât sont exposés à des paralysies par entorse vertébrale.

MULSION. — Action de traire les femelles laitières [Voy. Lait (*Production du*)].

MUQUEUSE (all. *Schleimhaut*; angl. *mucous*

membrane; it. *membrana mucosa*; esp. *membrana mocosa*; *membrane muqueuse*). — Nom donné aux membranes qui tapissent la face interne de tous les organes creux communiquant avec l'extérieur par les diverses ouvertures du corps : leur surface libre est habituellement humectée par un *mucus*.

ANATOMIE. — Comme la peau, toute muqueuse est composée d'un revêtement ou *épithélium*, et d'un *chorion*, soit lisse, soit surmonté de papilles pour les unes, de villosités pour les autres. Les muqueuses ne présentent que ces dispositions communes à toutes; car l'épithélium diffère de l'une à l'autre des cavités qu'elles tapissent; quant à la trame du chorion, elle présente aussi des différences importantes. Le chorion est appelé *chorion muqueux* par Bichat, *muco-derme* ou *tissu muco-dermeux* par de Blainville, qui nomme *chorio-derme* le derme cutané. Les lymphatiques varient dans leur distribution d'une muqueuse à l'autre. On suit des nerfs jusqu'à leur face profonde, où, avant de se terminer, ils présentent d'assez nombreux ganglions formés d'une à vingt cellules environ.

PHYSIOLOGIE. — Ce sont des organes de *protection*, surtout celles placées à l'entrée des cavités naturelles et celles pourvues de papilles; mais leur sensibilité diminue à mesure que l'on s'éloigne des ouvertures. Leur rôle d'*absorption* est d'autant plus considérable que leur épithélium est plus mince et leur chorion plus vasculaire.

Le rôle absorbant de la muqueuse intestinale est important, mais la muqueuse respiratoire absorbe bien les liquides limpides et les gaz.

Comme appareils de sécrétion, ce sont encore les plus vasculaires qui sécrètent le plus, mais la quantité de mucus sécrété peut même empêcher l'absorption, comme pour la muqueuse gastrique du cheval. La muqueuse respiratoire sécrète peu.

Pour produire du *mucus*, la cellule devient *caliciforme*. A sa partie supérieure, s'accumule la matière mucigène, qui forme une grosse goutte; l'eau lui vient des parties inférieures de la cellule, le mucus se trouve formé, il se gonfle, il distend le protoplasma, qui éclate et le met en liberté. La cellule vidée a alors l'aspect caractéristique d'un verre à pied (fig. 1189).

PATHOLOGIE. — L'exagération et l'altération de la sécrétion normale constitue le *catarrhe*.

Lorsqu'il existe sur une partie d'une muqueuse, il arrive souvent que la sécrétion du reste, et même celle des autres muqueuses, est diminuée ou supprimée. S'il y a inflammation, la sécrétion devient du *muco-pus*. Quelquefois le produit sécrété est liquide et analogue au sérum sanguin (*diarrhées* séreuses des veaux, des jeunes chiens). L'*exsudat croupal* est plus fréquent chez les ruminants, qui expulsent parfois des fausses membranes qui ont l'aspect, la forme de portions intestinales. On l'observe quelquefois sur le cheval (*crottins coiffés*).

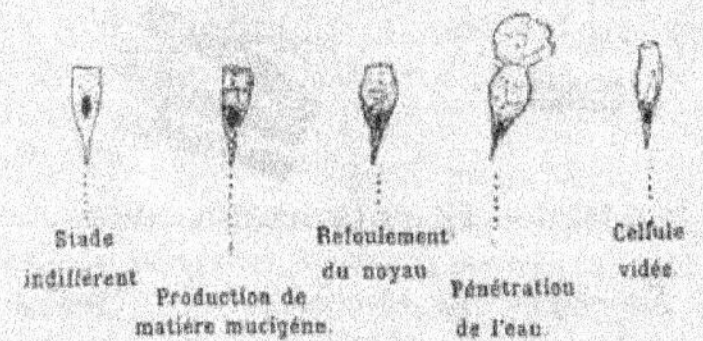

Fig. 1189. — Stades d'une cellule caliciforme.

Enfin, on peut observer des plaies, des brûlures, des chancres (morve, typhus, etc.), des pustules (fièvre aphteuse, horse-pox, clavelée, etc.).

Les *tumeurs* sont rares chez les animaux domestiques (Voy. MYXÔME).

MÛR, RE. — Se dit d'un abcès arrivé à son complet développement.

MURAILLE. — Synonyme de *paroi*. Partie visible du sabot, lorsque le pied est à l'appui (Voy. PIED).

MUSCLE (*musculus*, μῦς; all. *Muskel*; angl. *muscle*; it. *musculo*; esp. *musculo*). — Organe *contractile*, qui sert à l'exécution des mouvements, partiels ou généraux, volontaires ou involontaires.

ANATOMIE. — Il se compose de cellules plus ou moins modifiées dans leur forme, ordinairement allongées en fibres, et ayant pour caractéristique la contractilité. Bichat avait divisé les muscles en *volontaires* et *involontaires*; cette division répond à une différence considérable de structure, on doit la conserver et décrire séparément le *tissu musculaire strié*, le *tissu musculaire lisse*, enfin le *tissu musculaire cardiaque*, qui leur sert d'intermédiaire.

Tissu musculaire strié. — Il se compose de *fibres*, réunies en faisceaux par du *tissu conjonctif*, et recevant des *vaisseaux* et des *nerfs*.

Fibre striée. — On l'obtient aisément à l'état d'isolement, par la dissociation d'un fragment de muscle. Elle se fait sur une lame à l'aide d'aiguilles que l'on applique ensemble, au *même point*, pour les écarter l'une de l'autre d'un mouvement régulier. En répétant plusieurs fois cette petite manœuvre, on parvient aisément à décomposer le muscle en faisceaux visibles à l'œil nu; souvent même, on voit plusieurs fibres isolées.

Au point de vue de leur constitution, les fibres striées comprennent (fig. 1190) :

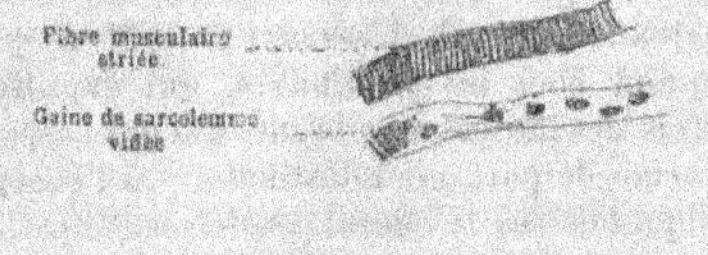

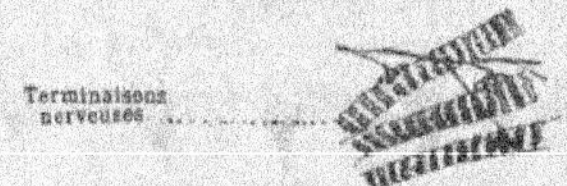

Fig. 1190. — Fibres musculaires striées.

A. *Enveloppe* ou *sarcolemme*. — C'est une membrane, encore désignée sous le nom de *myolemme*. Elle est très mince, et possède la même réfringence que le tissu musculaire, en sorte qu'on ne peut la voir sur un faisceau

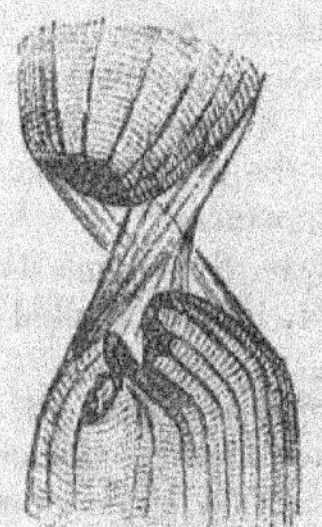

Fig. 1191. — Fibre musculaire déchirée ; les deux fragments sont réunis par le sarcolemme (Bowman).

intact ; il faut, pour déceler sa présence, produire une rupture brusque de la fibre qu'elle contient ; le sarcolemme, plus élastique, ne se rompt pas, et se trouve vidé sur une longueur plus ou moins considérable (fig. 1191). Il est continu, entourant la fibre même à ses extrémités, assurant l'adhérence des fibres entre elles, en se cimentant aux sarcolemmes voisins ; au niveau de l'insertion tendineuse, l'adhérence est encore assurée par le sarcolemme, qui se colle dans une dépression du tendon pour recevoir le cône terminal des fibres musculaires.

B. *Noyaux*. — Les colorants nucléaires font apparaître, sur les bords de la fibre, une série de noyaux aplatis, mieux visibles sur une gaine vide de sarcolemme ; ils adhèrent à sa face profonde et sont entourés d'une mince lame de protoplasma granuleux. Celui-ci envoie dans l'intérieur de la fibre de minces cloisons amor-

phes (protoplasma hyalin), décomposant la fibre musculaire en colonnettes parallèles (*colonnettes de Leydig*).

C. *Substance musculaire*. — Elle apparaît avec une double striation, qui donne au muscle un aspect quadrillé. La *striation longitudinale* répond aux cloisons du protoplasma, décom-

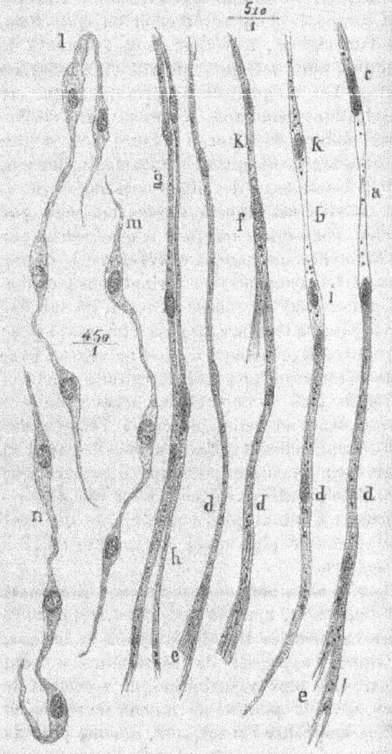

Fig. 1192. — Cellules et fibres musculaires.

m, cellules musculaires déjà soudées bout à bout. — *a*, fibre musculaire plus développée. — *b* à *d*, aspect nettement strié. — *f*, deux noyaux contigus et accolés dans un faisceau de fibrilles (d'après Ch. Robin).

posant la fibre en colonnes de Leydig, dont chacune est formée d'un faisceau de fibrilles unies par un ciment. L'eau bouillante, l'alcool au tiers dissolvent le ciment et mettent les fibrilles en liberté. Enfin, chaque colonnette de Leydig contient elle-même un carrelage plus petit.

L'aspect que présente une fibre musculaire coupée transversalement est désigné sous le nom de *champs de Cohnheim*.

La *striation transversale* apparaît très nette par l'action du suc gastrique, de l'acide chlorhydrique à 1 p. 1000, de la congélation, qui décomposent les fibrilles en disques empilés : ce sont les *disques de Bowman*.

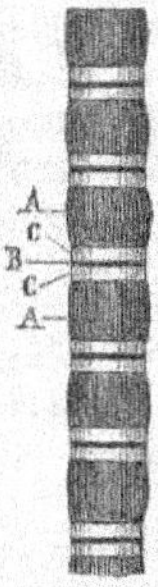

Cette striation est due à la composition de la fibre constituée par des disques alternativement sombres et clairs, empilés comme des pièces de monnaie. Chaque disque clair est, lui-même, subdivisé en deux, par une petite strie sombre (*disque sombre mince, ou strie d'Amici*); les disques sombres sont de même divisés par une, quelquefois même par deux étroites bandes claires (*disque clair mince, strie de Hensen*) (fig. 1192, 1193, 1194).

Physiologie : théorie de la contraction. — On sait que tout muscle qui se contracte se raccourcit et s'épaissit, ne changeant ainsi aucunement son volume ; diverses théories ont essayé de fixer la part qui revient, dans ce phénomène, aux deux sortes de disques.

Ranvier a tiré de l'observation des faits les conclusions suivantes : la substance claire est élastique ; on le prouve en comparant

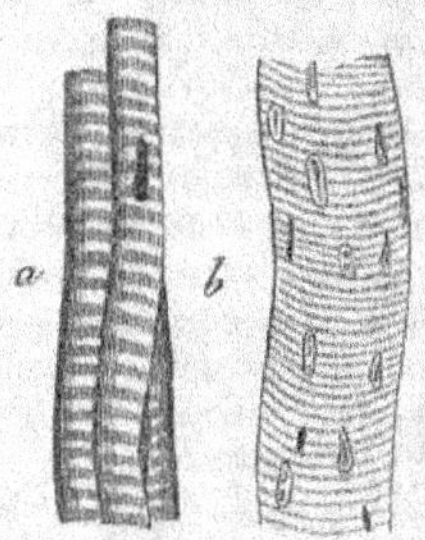

Fig. 1193. — Fibrille musculaire d'insecte.

A, segment obscur. — B, bande obscure transversale (disque intermédiaire) traversant le segment clair C. (1000 diamètres).

Fig. 1194. — Types de fibres musculaires.

a, fibres musculaires d'embryon avec striation transversale et un noyau. — *b*, fibres avec plusieurs noyaux (Bowman).

un muscle *contracté*, mais maintenu en parfaite *tension*, avec un muscle non tendu ; dans le premier cas, les disques clairs sont allongés ; les disques épais sont devenus sphériques, d'où un raccourcissement ; en outre, ils ont diminué de volume, en exprimant la substance liquide dont ils étaient imbibés ; cette substance, ne trouvant d'issue que sur les côtés, s'y accumule, produisant l'épaississement de la fibre, et rendant la striation longitudinale plus nette pendant la contraction, comme l'avait constaté Krause. La strie d'Amici n'est qu'une pièce de charpente.

Ainsi, la substance contractile se trouve répartie en petites masses, ce qui assure la rapidité ; la substance élastique emmagasine la force, pour la restituer aussitôt, régularisant ainsi la contraction (Mathias Duval).

Chimie du muscle. — On n'a encore pu analyser que le suc musculaire, qui coagule spontanément grâce à une fibrine spéciale, la *myosine* ; cette coagulation est la cause de la rigidité cadavérique. Mais, fait important, la coloration rouge du muscle est due à de l'hémoglobine, dont le muscle présente toutes les réactions. L'hémoglobine sert à fournir au muscle l'oxygène dont il a besoin pour se contracter. Or les vaisseaux sont oblitérés pendant la contraction ; s'il n'y avait pas d'hémoglobine, la contraction serait brusque, instantanée, une secousse cessant aussitôt. Cette disposition se trouve réalisée dans les muscles pâles du lapin.

D. Tissu conjonctif des muscles. — Chaque fibre, désignée sous le nom de *faisceau primitif*, est entourée par quelques fibres conjonctives ; un certain nombre de fibres se réunissent en un faisceau secondaire, épais de 1/2 à 1 millimètre, et qu'entoure une gangue conjonctive plus épaisse, dans laquelle apparaissent des fibres élastiques et des cellules adipeuses ; plusieurs faisceaux secondaires se réunissent en un faisceau tertiaire, etc. En résumé, le muscle est entouré d'une gaine conjonctive (*périmysium externe*), qui, parfois, se condense en lame aponévrotique : de la face profonde de cette gaine partent des cloisons de plus en plus ténues, le *périmysium interne*, subdivisant le muscle, et lui amenant ses vaisseaux et nerfs.

E. Vaisseaux et nerfs. — Les *vaisseaux sanguins* forment autour de la fibre une cage capillaire, constituée par un réseau à mailles très allongées dans le sens des fibres, et présentant des renflements variqueux, qui servent de véritables réservoirs d'oxygène, permettant au muscle des contractions soutenues.

Les *vaisseaux lymphatiques* sont peu nombreux ; ils ne pénètrent pas jusqu'à la fibre.

Les *nerfs* sont de deux ordres : les *moteurs* perdent leur gaine de myéline en abordant la fibre musculaire ; la gaine de Henle se continue avec le sarcolemme ; il reste donc le cylindre-axe, qui perce le sarcolemme et se ramifie dans le protoplasma sous-jacent ; il est revêtu de sa gaine de Schwann ; les arborisations se terminent par un renflement terminal, libre ou revêtu de la gaine de Schwann. Telle est la *plaque motrice*, entrevue par Doyère (1840). Dans d'autres cas (chez la grenouille), les arborisations terminales s'anastomosent un grand nombre de fois, formant le « buisson » de Kühne.

Les *terminaisons sensitives* se trouvent dans les grosses cloisons conjonctives ; ce sont des nerfs terminés en bouton. D'autres terminaisons nerveuses se trouvent au niveau des tendons ; ce sont les *corpuscules de Pacini* ; en outre, Golbi a décrit, à l'union du muscle et du tendon, quelques faisceaux musculo-tendineux, richement innervés, connus sous le nom de *corpuscules de Golbi*.

Tissu musculaire lisse. — Beaucoup moins abondant que le strié, il forme, chez les vertébrés supérieurs, la couche externe, sous-péritonéale, du tube digestif, moins la moitié supérieure de l'œsophage ; on en trouve autour des bronches (muscles de Reissessen), dans la peau, etc. Il se caractérise par son aspect blanc rosé ; dans l'utérus, il est un peu plus foncé et forme un tissu compact d'une dureté remarquable. Il est constitué par (fig. 1195) :

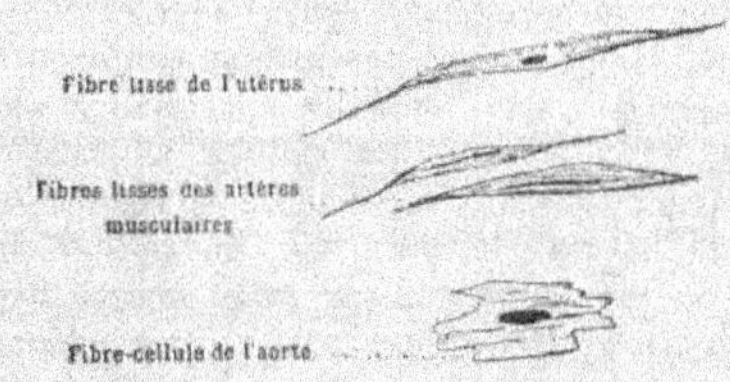

Fig. 1195. — Fibres musculaires lisses.

A. *Fibre lisse.* — On ne peut l'isoler avec les aiguilles comme la fibre striée, parce que les fibres sont unies entre elles par un ciment très résistant, qu'il faut dissoudre par les dissociateurs chimiques.

Chaque fibre isolée apparaît comme une masse fusiforme, très allongée, de dimensions fort variables. Les fibres lisses sont homogènes, sauf après l'action de l'alcool, qui y fait apparaître des fibrilles ; l'acide acétique les gonfle et décèle leur *noyau*, qui est allongé en bâtonnet plus ou moins sinueux ; cette forme est caractéristique. Autour du noyau se trouve une masse de *protoplasma*, qui envoie de fines cloisons entre les fibrilles, donnant à la coupe transverse d'une fibre l'aspect dit

champs de Cohnheim. On n'y trouve pas de membrane d'enveloppe, ni de striation transversale. Enfin, quelquefois, dans la tunique moyenne des vaisseaux sanguins par exemple, la fibre musculaire prend l'aspect d'une *cellule musculaire* aplatie, irrégulière, revêtant toutes les formes possibles, et dont les bords sont hérissés de crêtes qui s'engrènent avec celles des fibres voisines.

La substance contractile présente les mêmes réactions que les disques sombres ; seulement, elle se trouve à l'état de masses plus considérables, produisant une contraction lente, soutenue.

B. *Tissu conjonctif.* — Un certain nombre de fibres lisses s'unissent en faisceaux secondaires qui sont entourés de tissu conjonctif, riche en fibres élastiques, et pauvre en cellules adipeuses.

C. *Vaisseaux et nerfs.* — Ils viennent par l'intermédiaire du tissu conjonctif :

Les *vaisseaux* forment un plexus à mailles plus ou moins serrées autour des faisceaux secondaires ;

Les *nerfs* se terminent par un renflement en bouton, après avoir, le plus souvent, formé des plexus contenant soit des ganglions, soit des cellules nerveuses aux points nodaux (plexus de Meissner et d'Auerbach de l'intestin). Il s'agit uniquement de fibres de Remak, c'est-à-dire sans myéline.

Tissu musculaire du cœur. — Sur une coupe du cœur, on voit que le *myocarde* est formé de fibres intermédiaires, comme structure, aux fibres striées et lisses. Ce sont de véritables cellules musculaires, ayant conservé leur individualité ; le *noyau* est resté au centre, entouré d'une masse de protoplasma, qui envoie des cloisons entre les fibrilles striées qui constituent la plus grande partie de la cellule ; souvent, il y a deux noyaux. On ne

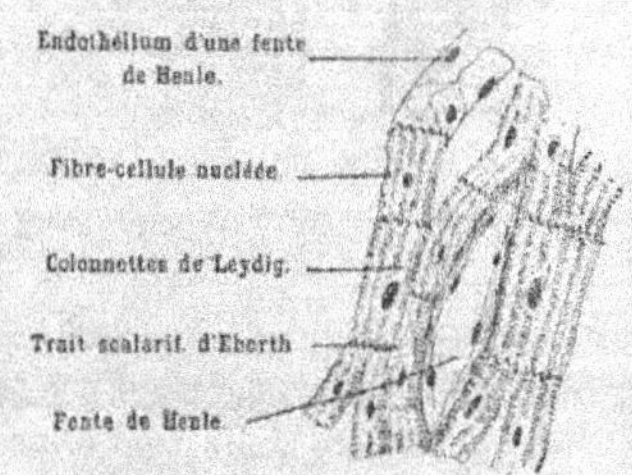

Fig. 1196. — Fibres musculaires du cœur.

trouve jamais de membrane d'enveloppe, mais les fibres sont unies entre elles par un ciment colorable en noir par le nitrate d'argent, et qui figure une ligne dentelée ; *traits scalariformes* d'Eberth (fig. 1196) ; cette disposition produit un véritable engrènement des cellules. — Cette union ne se fait pas en tous les points de la périphérie, comme pour les fibres lisses, mais seulement aux extrémités de la cellule, qui semble, au premier abord, bifurquée, de manière que l'ensemble de plusieurs cellules figure un réseau. Mais cette bifurcation n'est qu'apparente, elle tient à ce que les cellules se branchent en V, ou à ce que, à une cellule volumineuse succèdent deux petites cellules qui vont en s'écartant (Duval).

Les *vaisseaux* offrent la disposition décrite pour les fibres striées ; seulement, dans chacune des cages capillaires, se trouvent souvent deux ou trois cellules.

Une couche délicate de tissu conjonctif revêt les faisceaux de cellules myocardiaques ; chaque faisceau est tapissé d'un endothélium ; en sorte que certains auteurs ont considéré les fentes séparant les fibres cardiaques (*fentes de Henle*), comme des lymphatiques.

Les *nerfs* sont avec ou sans myéline. Ils viennent des ganglions du cœur, perdent rapidement leur myéline, et se terminent comme ceux des fibres lisses.

Le développement des fibres cardiaques explique leur forme ; ce sont des cellules musculaires ayant conservé leur individualité. Souvent même, on trouve, sous l'endocarde des animaux, surtout du mouton, des cellules moins avancées en développement ; elles ont l'aspect de cellules endothéliales, dont le protoplasma se différencie, à la périphérie, en fibrilles striées : ce sont les *cellules de Purkinje.*

Caractères distinctifs des trois sortes de fibres musculaires. — I. *Fibre striée.* — Double striation (en long et en travers). Membrane d'enveloppe (sarcolemme). Noyaux périphériques et souvent aussi centraux. Décomposée en fibrilles, formées elles-mêmes de parties élastiques (disques clairs), unissant la substance contractile très fragmentée (disques sombres). Constituée par plusieurs cellules mésodermiques, soudées bout à bout.

II. *Fibre lisse.* — Fusiforme ou cellule aplatie très irrégulière, pas de sarcolemme, mais ciment intercellulaire solide. Striation longitudinale ; peut être décomposée en fibrilles ayant les réactions histo-chimiques des disques sombres. Noyau central en bâtonnet.

III. *Fibre du cœur.* — Fibre striée, résultant de cellules qui ont gardé leur individualité.

Noyau central, donc pas de sarcolemme. Fibrilles striées disposées autour. Ciment unissant les cellules (traits scalariformes d'Eberth). Reconnaissables, à un faible grossissement, à l'aspect réticulé à mailles allongées (fentes de Henle) que présente le myocarde.

Physiologie. — *Muscles striés.* — Les muscles ont comme propriété essentielle : l'*élasticité*, à laquelle se rattachent la *tonicité* et la *contractilité.* Ils possèdent en outre une *sensibilité* et des *propriétés électromotrices* spéciales.

Élasticité musculaire. — Un muscle *au repos* est doué d'élasticité : il s'allonge sans se rompre, et revient à son état primitif dès que cesse d'agir la force qui modifiait sa forme et son volume.

La *limite* de l'élasticité, allongement maximum que le muscle subit sans perdre la propriété de revenir à sa longueur, est évaluée à 50 grammes pour le gastrocnémien de la grenouille.

Le muscle *à l'état d'activité*, de contraction, est plus extensible qu'au repos. Il est aussi plus mou qu'au repos ; c'est ce qu'on constate, par exemple, sur un membre amputé dont les muscles, pris de tétanos, se contractent. Cet accroissement de mollesse et d'extensibilité du muscle contracté, en contradiction apparente avec ce qu'on observe sur le vivant, résulte de ce que, dans ce dernier cas, le muscle ne réalise jamais complètement sa forme active, le déplacement qu'il fait subir aux os ne lui permettant pas de se raccourcir au delà des deux sixièmes de sa longueur ; il est donc alors fortement étiré, et, s'il est dur au toucher, c'est à cause de son état de tension, et non de sa contraction (Mathias Duval).

L'élasticité favorise le travail musculaire, une force de courte durée, appliquée à mouvoir une masse, ayant plus d'effet utile quand elle agit sur cette masse par l'intermédiaire d'un corps élastique (Marey) : extensible, le muscle s'allonge sans grande dépense de force quand les antagonistes se contractent ; rétractile, il revient facilement à sa longueur primitive quand les antagonistes se relâchent.

Tonicité musculaire. — L'état permanent des muscles, intermédiaire à la contraction et au relâchement, fait que le muscle toujours tendu, tiré à ses deux extrémités par la contraction des antagonistes ou l'éloignement de ses points d'insertion, n'a presque jamais sa longueur naturelle ; aussi quand on sectionne le tendon d'un muscle au repos ou qu'on coupe en travers son corps charnu, il se raccourcit légèrement, ses deux parties s'écartant l'une de l'autre. Cette propriété, qui existe aussi dans le muscle actif, favorise la contraction : elle permet au muscle d'avoir, dès qu'il se contracte, le degré de tension nécessaire pour agir sur les os (Beaunis).

Contractilité ou irritabilité musculaire. — Le muscle, comme tous les tissus, est doué *d'irritabilité*, propriété de l'élément vivant de réagir aux forces extérieures qui modifient brusquement son état actuel (Ch. Richet). Le muscle, ayant la *contraction* pour mode de réaction, a pour attribut la *contractilité*, c'est-à-dire le pouvoir de se raccourcir brusquement quand il est excité.

Cette propriété appartient au muscle même, et ne dépend pas exclusivement des nerfs moteurs qu'il reçoit. Il y a une excitation *directe*, portant sur le muscle, et une excitation *indirecte*, portant sur son nerf moteur ; mais il faut une excitation plus forte pour exciter directement le muscle que pour l'exciter par l'intermédiaire du nerf.

Le degré d'excitation nécessaire pour provoquer la contractilité, l'*excitabilité* musculaire, varie suivant certaines circonstances. Elle est moindre sur les muscles dont la secousse est lente (tortue, limaçon, écrevisse) que sur les autres, chez le nouveau-né que chez l'adulte (Ch. Richet). Un court repos ou un exercice modéré, la chaleur ne dépassant pas une certaine limite, la dilatation vasculaire, et toutes les causes qui font affluer le sang dans un muscle, augmentent la contractilité ; elle est diminuée par l'arrêt de la circulation sanguine, la fatigue, un repos trop prolongé, le froid.

La *durée* de l'irritabilité musculaire dépend de l'intensité des actions chimiques dont le muscle est le siège : elle disparaît d'autant plus vite que ces actions sont plus intenses (Ch. Richet).

Les agents qui mettent en jeu l'irritabilité du muscle, ou *excitants de la contraction musculaire*, sont nombreux.

Les *excitants mécaniques*, piqûre, percussion, etc., provoquent une contraction qui se localise au point touché, et qui peut devenir persistante quand les excitations se répètent fréquemment.

Les *excitants chimiques* altèrent le plus souvent le muscle. Ils sont très nombreux : les alcalins et acides très dilués, eau de chaux, ammoniaque en solution, acide carbonique, vératrine, ésérine excitent la contractilité. Inversement les sels de potassium, et même tous les sels métalliques (sauf ceux de sodium), la digitaline, l'émétine, la diminuent.

Des *excitants physiques* le mieux connu est *l'électricité*. Les muscles sont surtout excitables par des courants de longue durée (courants de pile) ; les excitations faibles augmentent l'excitabilité, les fortes la diminuent : du reste, on peut dire que tout ce qui, à faible dose, excite la fonction d'un tissu irritable, la paralyse à dose plus forte (Ch. Richet). La *température* influence aussi l'excitabilité : la glace fait contracter les muscles des artères, une chaleur de $+40°$ produit un véritable tétanos ; toutefois les brusques variations de température influencent plus difficilement les muscles striés (*athermosystaltiques*) que les muscles lisses (*thermosystaltiques*). Il en est de même pour la *lumière*.

Il n'y a qu'un *excitant physiologique* : c'est le nerf moteur, qui agit seul à l'état normal.

Contraction musculaire. — La contraction d'un muscle consiste dans sa *diminution de longueur* et son *augmentation d'épaisseur*. Physiologiquement, elle se produit sous une influence nerveuse, d'origine centrale (*contraction volontaire*) ou périphérique (*contraction réflexe*) : pourtant certains muscles (cœur, diaphragme, muscles vasculaires) ont des *contractions spontanées et rythmiques*, indépendantes de toute excitation.

A. *Secousse musculaire.* — Quand un excitant est directement porté sur la fibre musculaire, elle se *gonfle* et se *raccourcit*. Au moyen d'instruments comme le myographe, on voit que la secousse se décompose en une série de petites contractions ou *secousses musculaires*, dont chacune présente trois périodes :

1° *Période d'excitation latente (temps perdu du muscle)*, pendant laquelle le muscle reste encore au repos, bien que l'excitation ait déjà agi sur lui ; sa durée oscille autour de 8 millièmes de seconde ;

2° *Période d'ascension de la courbe (énergie croissante du muscle)*, qui répond à la contraction proprement dite, au raccourcissement musculaire, et qui dure 4 à 5 centièmes de seconde ; la contraction est plus rapide (à peu près le double) pendant sa première partie que pendant sa seconde ;

3° *Période de descente (énergie décroissante)*, dans laquelle le muscle revient à sa longueur primitive ; sa durée est très variable ; en tout cas le relâchement musculaire est d'abord très rapide, puis de plus en plus lent.

Les causes qui troublent la nutrition du

muscle (fatigue, froid) rendent la secousse moins rapide, allongent ses trois périodes, diminuent la hauteur de la courbe (Ch. Richet).

B. *Tétanos physiologique.* — Sous l'influence d'excitations successives et égales entre elles, l'excitabilité du muscle s'accroît : si la première secousse était faible, les suivantes sont plus fortes ; si la secousse était nulle, le mouvement se produit ensuite, quoique les excitations restent égales, les premières excitations, restées impuissantes en apparence, ayant accru l'excitabilité ; on donne à ce phénomène le nom d'*addition latente* (Ch. Richet).

Si les excitations se répètent assez fréquemment pour que chacune surprenne le muscle dans le cours de la secousse provoquée par l'excitation précédente, chaque contraction nouvelle commence avant que la descente antérieure soit achevée. Cet état, nommé *tétanos physiologique*, résulte de la fusion des secousses primitives due à l'élasticité musculaire. Le nombre d'excitations nécessaires et suffisantes pour le provoquer est en moyenne, chez l'homme, de 40 par seconde pour les muscles striés, de 2 pour les muscles lisses (Ch. Richet).

C. *Bruit et onde musculaires, contraction idiomusculaire.* — Si on ausculte un muscle contracté, ou si pendant la nuit on contracte fortement les masséters, on entend un bruit sourd, *bruit musculaire* ou *bruit rotatoire des muscles*. Le ton de ce bruit répond à 36 ou 40 vibrations par seconde : ce nombre est celui des excitations nécessaires au maintien du tétanos physiologique expérimental, et, par suite, celui des secousses primitives du muscle en contraction.

Quand on excite par l'électricité une extrémité d'un muscle long, cette extrémité se gonfle la première, puis ce gonflement se manifeste dans toute l'étendue du muscle jusqu'à l'autre extrémité suivant une sorte d'ondulation : cette *onde musculaire*, qui se propage avec une vitesse de 1 mètre par seconde, n'est perceptible qu'au microscope. Cette ondulation paraît être suivie d'une *onde secondaire*, plus faible (Ch. Richet).

Au lieu de progresser par ondes, le gonflement peut rester localisé et persister plus ou moins longtemps dans le point même du muscle qui est excité : ce phénomène, appelé *contraction idio-musculaire*, s'observe surtout sur les muscles très fatigués, dont la nutrition est profondément troublée, voisins de la rigidité cadavérique.

D. *Théories de la contraction musculaire.* — La contraction *volontaire*, exécutée sous l'influence de l'ordre cérébral transmis par les nerfs, a été assimilée à un tétanos physiologique parfait (Jolyet).

Volontaire ou expérimentale, la contraction musculaire, mal connue dans sa nature, a été expliquée de diverses façons. La *théorie de l'onde musculaire* assimile le muscle à une substance liquide ou demi-liquide, et la contraction au mouvement ondulatoire d'un liquide ébranlé : cette théorie n'est pas applicable à tous les muscles (Ch. Richet).

Dans la *théorie du ressort*, la fibre musculaire représenterait au repos une spirale très allongée, qui, sous l'influence d'une excitation, reviendrait brusquement sur elle-même et se transformerait en un ressort en hélice à tours très rapprochés, dont la longueur primitive serait réduite de quatre cinquièmes : la contractilité ne serait alors qu'une propriété d'élasticité purement physique (Rouget).

La *théorie thermo-dynamique*, défendue par Chauveau, attribue la contraction à une transformation en mouvement d'une partie de la chaleur produite par le muscle actif ; — la *théorie électrique*, aux phénomènes d'électricité dont le muscle est le siège ; — la *théorie chimique*, aux processus d'oxydation, de fermentation, etc., qui se passent dans le muscle.

Propriétés chimiques, nutrition du muscle. — Chimiquement, le tissu musculaire se compose de deux parties : une enveloppe élastique, insoluble, le *sarcolemme* ; un contenu, *plasma musculaire*, qui est la substance contractile. Ce plasma, liquide, sirupeux, opalin, jaunâtre, neutre ou faiblement alcalin, se coagule spontanément à la température ordinaire et se sépare en deux parties : la *myosine*, analogue à la fibrine du sang, insoluble dans l'eau, que l'acide chlorhydrique dilué transforme en *syntonine* ou fibrine musculaire, et le *sérum musculaire*, liquide qui surnage le caillot de myosine, et qui contient : de l'*eau* (75 p. 100) ; des *matières albuminoïdes* (20 p. 100) ; des *substances extractives* (1,5 p. 100) : *créatine, créatinine, xanthine, hypoxanthine, acide urique, urée, taurine* et *lécithine* (qui n'existent guère qu'à l'état pathologique) ; des *ferments* (traces), peu connus, dont ne ne sait s'ils existent dans le muscle vivant ou s'ils ne se produisent qu'après la mort ; des *sucres* (1 p. 100) ; des *graisses* (4 p. 100) ; des *substances minérales* (1,5 p. 100) ; des *gaz*.

A l'état de repos, le muscle se nourrit, respire ; sa composition chimique varie incessamment. Sa respiration, très active, consiste dans une absorption d'oxygène avec élimination d'acide carbonique.

A *l'état de contraction*, la circulation est activée, le muscle reçoit plus de sang, ses vaisseaux sont dilatés, la consommation d'oxygène et l'exhalation d'acide carbonique augmentent, les combustions intramusculaires s'accroissent : aussi le sang qui sort du muscle est plus noir, plus riche en acide carbonique que pendant le repos. Les matériaux aux dépens desquels se font les combustions, et qui sont apportés par le sang, ne sont pas, dans les conditions ordinaires, des substances albuminoïdes ; ce sont les substances hydrocarbonées, particulièrement la glycose qui résulte de la transformation du glycogène du foie et des muscles : cette glycose se change en acide lactique ou sarcolactique, par suite d'une oxydation ; aussi le muscle, alcalin à l'état de repos, devient acide quand il conserve longtemps la forme active. Dans certaines conditions de fatigue ou d'apport insuffisant de matériaux non azotés (arrêt de la circulation, etc.), le muscle consomme des albuminoïdes et fournit des produits azotés (Beaunis).

Phénomènes caloriques de la contraction musculaire. — Les phénomènes chimiques qui ont lieu dans le muscle à l'état de contraction donnent lieu, en plus de l'exhalation carbonique, à un dégagement de forces qui se traduit par du *travail*, de l'*électricité*, de la *chaleur*. On a constaté que la température générale baisse d'un demi-degré pendant le sommeil, augmente de la même quantité pendant l'exercice; que les aiguilles thermo-électriques enfoncées dans un muscle accusent une augmentation de 2 à 5 dixièmes de degré quand il est tétanisé ; que le travail mécanique effectué et la chaleur produite forment une valeur variable dont la somme est égale à la valeur des forces chimiques de tension qui se sont dégagées (Ch. Richet). Ainsi, si on appelle *statique* la contraction musculaire dans laquelle il n'y a pas de mouvement produit en raison de la fixité des muscles et des leviers osseux, et *dynamique* celle dans laquelle un travail mécanique extérieur est effectué, on trouve que la quantité de chaleur engendrée est bien plus considérable dans la première que dans la seconde, par application de la loi de l'équivalence des forces (Béclard).

Travail musculaire. Force et fatigue du muscle. — Quand un muscle se contracte, il se raccourcit. Tétanisé au maximum, le muscle n'a que le sixième de sa longueur de repos (Frédéricq).

Le *travail du muscle*, ou *effet utile*, est le produit du poids soulevé par la hauteur à laquelle il est soulevé $(T = P \times H)$. La *force de contraction*, la *force musculaire absolue*, s'évalue, elle, en cherchant le poids maximum auquel le muscle fait équilibre en se contractant, sans tenir compte de la hauteur à laquelle ce poids peut être élevé.

Cette force musculaire augmente avec l'intensité des excitations. Elle est diminuée par la *fatigue musculaire*, état qui survient dans un muscle en état de travail prolongé, et qui se manifeste par la difficulté, puis l'impossibilité de produire des contractions aussi fortes et aussi rapides.

Électricité musculaire. Pouvoir électromoteur des muscles. — Le muscle *au repos* a un pouvoir électromoteur, donne naissance à des courants électriques, qu'on constate à l'aide du galvanomètre. Dans un *muscle actif* le courant électrique change de sens.

Sensibilité musculaire. — La sensibilité des muscles a été niée : elle est pourtant incontestable, ainsi que la présence de nerfs sensitifs indépendants des nerfs moteurs, dans les muscles (Ch. Richet). Elle est démontrée par les mouvements réflexes qui se produisent chez la grenouille dont on excite un muscle par l'électricité ou l'ammoniaque. Les muscles ont une sensibilité particulière, *sens musculaire*, qui fait partie des *sensations internes*.

Rigidité cadavérique. — On nomme ainsi l'état de dureté dans lequel se trouvent les muscles d'un animal quelque temps après sa mort (Ch. Richet).

La rigidité est constante après tous les genres de mort, chez tous les animaux; mais le moment de son début et sa durée varient. En général, plus elle est précoce, moins elle persiste. La chaleur l'active, le froid en ralentit l'apparition et en prolonge la durée. La fatigue musculaire la rend précoce, elle survient très vite chez les animaux forcés à la course, surmenés.

La rigidité du muscle ne dépend pas de la coagulation du sang qu'il contient, puisque des muscles exsangues deviennent rigides : elle est due à la coagulation de la myosine, qui, se rétractant et se solidifiant, donne au tissu musculaire sa dureté.

Muscles lisses. — Leurs propriétés et fonctions se rapprochent de celles des muscles striés, mais elles en diffèrent.

L'*irritabilité* ou *contractilité* des fibres lisses est surtout remarquable en ce qu'elle n'est pas mise en jeu par la volonté : ce sont des *muscles involontaires*. Les autres excitants sont de même nature que pour les muscles striés, mais quelques-uns d'entre eux n'agissent pas de même : ainsi, tandis que dans ces derniers l'excitabilité du nerf moteur est plus grande que celle du muscle, c'est l'inverse pour les muscles lisses ; de plus, quand on place sur ceux-ci les deux pôles d'un courant d'induction à une certaine distance l'un de l'autre, la contraction n'a lieu que dans les deux points touchés, et non dans toute la longueur comme dans les muscles striés ; dans les muscles dont les contractions sont péristaltiques et se propagent dans un sens déterminé (intestin), les contractions s'arrêtent sous l'influence d'un courant de même sens qu'elles, mais sont renforcées par un courant de sens contraire. Les variations de température agissent bien plus vivement sur les muscles lisses que sur les muscles striés : ainsi l'air froid, l'immersion dans l'eau froide, suffisent à provoquer les contractions du dartos et des muscles de la peau en général (chair de poule chez l'homme). De même, la lumière agit à peine sur les fibres striées, et fait contracter les fibres lisses. Enfin l'irritabilité de ces dernières est un peu plus faible que celle des fibres striées, mais persiste plus longtemps après la mort.

La *contraction* des muscles lisses est plus lente à se montrer que celle des muscles striés : la période d'excitation latente est plus longue. Une fois établie, elle dure plus longtemps, la période de descente est surtout très prolongée. Elle se compose d'une secousse simple : ils n'ont donc pas de tétanos physiologique. L'excitation, au lieu de rester localisée à la fibre excitée, se propage aux fibres voisines, d'où la forme péristaltique des contractions.

Les *propriétés chimiques*, la *nutrition* paraissent être les mêmes que dans les muscles striés ; il en est probablement de même pour le *pouvoir électromoteur*. Le *travail musculaire* des fibres lisses n'a pas été évalué, mais doit pouvoir être considérable, si on en juge d'après la force que déploie l'utérus dans la parturition. La *fatigue musculaire* doit se présenter ici avec les mêmes caractères, dans les mêmes circonstances que sur les muscles striés. La *rigidité cadavérique* a également lieu.

PATHOLOGIE. — 1° *Atrophie.* — Diminution de volume des faisceaux musculaires, aussi difficile à apprécier que leur hypertrophie.

Dans l'*atrophie simple*, les muscles sont mous, pâles, plus rarement violets ou d'un rouge vineux. La largeur de leurs fibres est amoin-

drie, souvent la striation est conservée ainsi que les noyaux, qui s'accusent par des gonflements de place en place. Quelquefois la substance contractile a disparu, le sarcolemme est vide et rétracté (fig. 1197).

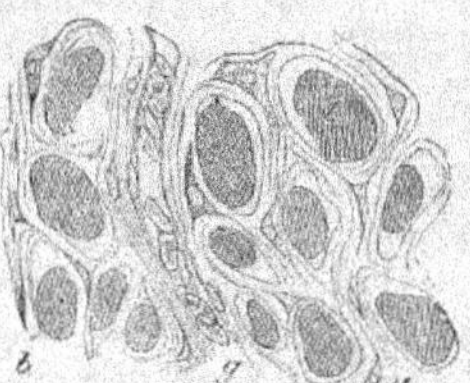

Fig. 1197. — Atrophie simple du muscle.

a, tissu conjonctif interstitiel avec grosses cellules. — *b*, fibre musculaires à différents degrés de l'atrophie. — *g*, vaisseau capillaire (grossissement : 300).

Dans les *atrophies dégénératives*, les muscles sont ramollis, présentent les dégénérescences granuleuse, graisseuse, etc. (fig. 1198).

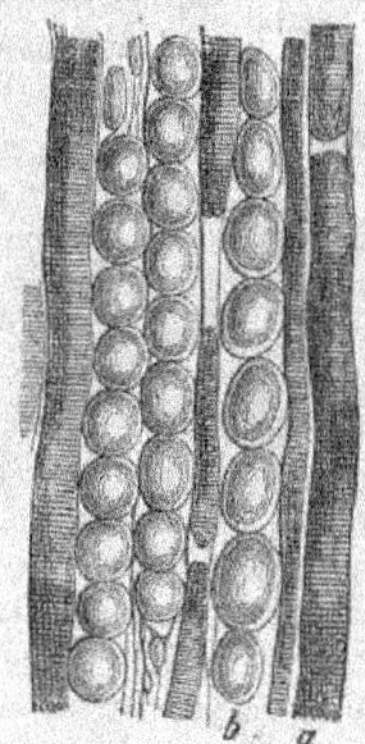

Fig. 1198. — Atrophie simple du muscle avec formation interstitielle de graisse.

a, fibres musculaires en voie d'atrophie. — *b*, rangées de cellules adipeuses, parallèles aux fibres musculaires (grossissement : 300).

2° *Dégénérescences et surcharges.* — A. *Dégénérescence granuleuse.* — Les faisceaux musculaires, plus opaques, moins nettement situés dans le sens transversal qu'à l'état normal, contiennent des granulations fines et très nombreuses. Le sarcolemme est sain ; les noyaux sont normaux ou parfois multipliés. La dégénérescence granuleuse est souvent le premier degré des autres dégénérescences.

B. *Dégénérescence graisseuse.* — Les faisceaux musculaires sont friables, pâles, de couleur jaunâtre ou feuille morte, moins nettement striés, opaques. Ils contiennent des granulations graisseuses, disposées en séries longitudinales entre les faisceaux primitifs conservés. Le sarcolemme reste transparent.

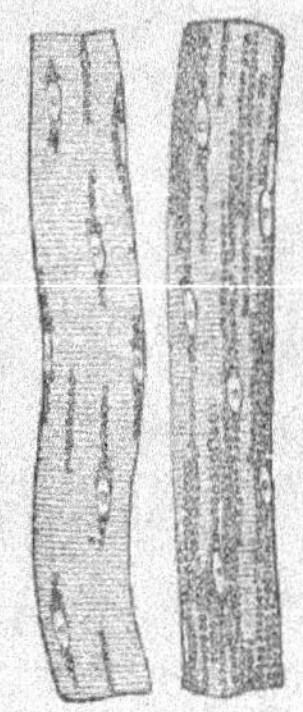

Fig. 1199. — Dégénérescence graisseuse des fibres musculaires striées (grossissement 300).

Cette dégénérescence, surtout fréquente dans les paralysies, les fièvres, l'infection purulente, indique un trouble nutritif local ; l'analyse chimique ne démontre pas plus de graisse dans un muscle atteint de dégénérescence graisseuse de moyenne intensité que dans un muscle normal. Les faisceaux atteints reviennent peut-être à l'état normal ; le plus souvent ils disparaissent, ainsi que les granulations graisseuses, et le sarcolemme revient sur lui-même (fig. 1199).

C. *Dégénérescence vitreuse ou cireuse.* — Elle dépend de causes locales (tumeurs, abcès des muscles), ou générales (maladies infectieuses).

Les muscles ont une couleur grisâtre. Ils ne sont pas atteints dans leur totalité, mais seulement au niveau de quelques faisceaux, dont la substance contractile perd sa striation, et se transforme en une masse hyaline, réfringente ; les noyaux et le protoplasma restent indemnes. Sous l'influence des mouvements imprimés à cette masse inerte, par les fibres restées contractiles, elle se fragmente en blocs. Le sarcolemme, revenant sur lui-même au niveau des fentes produites par les cassures, donne aux fibres un aspect moniliforme.

Les muscles atteints sont souvent le siège de *ruptures* spontanées.

D. *Surcharge pigmentaire.* — Accumulation de granulations brunes, arrondies ou anguleuses, venant d'une transformation de la matière colorante des muscles, dans le sarcolemme ou dans la substance contractile elle-même.

3° *Hernies musculaires.* — Elles sont rares et on ne les a guère observées qu'aux membres ; elles sont dues au passage d'une portion de muscles à travers une déchirure de leur aponévrose de contention.

SYMPTOMATOLOGIE. — Boiterie intense avec tumeur sous-cutanée, molle, dépressible, insensible, et dont les dimensions augmentent peu à peu.

TRAITEMENT. — Réduction si possible et application d'un bandage compressif ou d'un vésicatoire. Si l'étranglement se produit, on incise la peau, pour débrider l'aponévrose, réduire la hernie, puis on suture séparément les plaies aponévrotique et cutanée.

4° *Hypertrophie.* — Augmentation des muscles, se produisant sous l'influence d'un travail considérable (biceps, gastrocnémiens, cœur, etc.), de la gestation (utérus), etc. Elle est d'une appréciation difficile en raison des différences que présente, à l'état normal, le diamètre des faisceaux musculaires. Il n'est pas aisé de savoir si elle dépend d'un accroissement

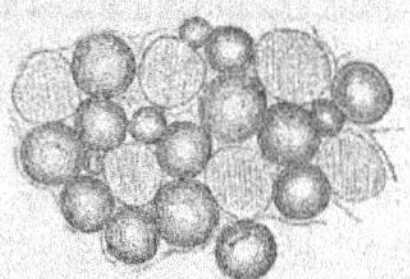

Fig. 1200. — Coupe d'un muscle à l'état d'hypertrophie fausse. Les fibres musculaires sont séparées par des cellules adipeuses.

de largeur des faisceaux anciens ou de la formation de faisceaux nouveaux : cependant la néoformation paraît constante dans l'hypertrophie vraie (fig. 1200).

5° *Luxations musculaires.* — Elles sont exceptionnelles en vétérinaire, sauf la *luxation du long vaste*, qui est assez fréquente chez le bœuf.

Luxation du long vaste ou *Myotase crurale.* — Chez le bœuf, le muscle long vaste recouvre toute l'articulation coxo-fémorale et glisse sur le trochanter au moyen d'une vaste bourse muqueuse ; son bord antérieur est uni à l'aponévrose du fascia-lata, laquelle se dédouble pour recevoir le muscle entre ses feuillets. Or, il arrive que chez les animaux maigres, à trochanter saillant, sous l'influence de violents efforts de traction ou de glissades, le membre étant fortement porté en arrière, dans l'extension, l'aponévrose du fascia-lata se déchire au niveau du bord antérieur du muscle et alors le trochanter s'engage dans la déchirure. Les chutes, les faux pas, les écarts, en un mot tous les mouvements déterminant une extension forcée du membre ou un fort mouvement d'abduction, peuvent la produire (fig. 1201).

SYMPTOMATOLOGIE. — Le malade fléchit mal l'articulation coxo-fémorale ; il a de la peine à porter le membre en avant, et racle le sol avec le bout des onglons, traînant le membre un peu dévié en dehors et en arrière, mais il ne fauche pas. Pendant la progression, on constate une dépression à la région correspondant au bord antérieur du muscle. Ce bord, tiraillé par le trochanter, forme une sorte de corde fortement tendue, dirigée vers la rotule, que l'on sent sous le doigt et qui augmente de volume vers le centre du muscle. — La boiterie est plus intense si l'animal monte un terrain en pente, que pendant la descente.

Quelquefois le muscle se replace de lui-même, parfois même au bout d'un temps très long

dent de peu de gravité et qui se répare facilement quand le muscle a repris sa position normale. — On a cité des cas où la bourse muqueuse est devenue le siège d'un hygroma. Les symptômes d'inflammation locale sont rares.

Parfois, chez les bêtes très maigres, le muscle peut se loger en arrière du trochanter, la boiterie se manifeste, l'animal *corde* ou *fauche* ou *tire du nerf*, sans qu'il y ait eu division de l'aponévrose.

TRAITEMENT. — Le repos, une bonne alimentation, les applications vésicantes locales peuvent guérir des luxations peu accusées. L'opération donne des résultats plus certains et plus

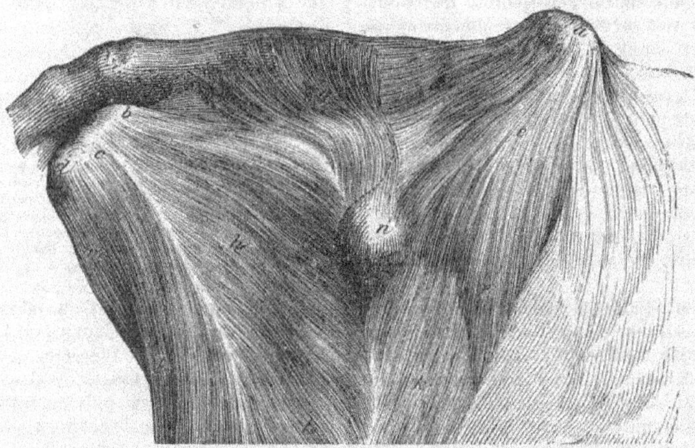

Fig. 1701. — Luxation du long vaste.

a, angle externe de l'ilium. — *b, c, d*, angle de l'ischium. — *e, e*, muscle ischio-rotulien (tenseur du fascia-lata). — *f*, moyen fessier recouvert de l'aponévrose du muscle suivant. — *g, h, i*, ischio-tibial externe (la portion *g* correspond au fessier externe; *h*, forme le long vaste). — *k*, vaste externe recouvert de l'aponévrose du tenseur du fascia-lata. — *l*, semi-tendineux. — *m*, semi-membraneux. — *n*, trochanter. — La ligne ponctuée qui va de *g* en *n* et *k* indique le déplacement qu'éprouve le long vaste.

(Sorillon). Le déplacement peut donc être temporaire ou même intermittent. Il se produit alors notamment lorsque l'animal gravit un terrain en pente ; à la descente, il peut arriver que le muscle se replace en faisant entendre un bruit sourd, et la boiterie cesse ; alors la flexion des rayons supérieurs s'exécute même avec beaucoup de rapidité et le membre est tout à coup porté en avant ; l'animal continue de marcher, sans que le même effet se renouvelle tout de suite.

Ordinairement l'effort se trouve unilatéral ; il y a cependant des cas signalés par Castex, Winkler, où la myotase était double. Le déplacement du muscle se complique facilement de la déchirure de la bourse muqueuse qui facilite son glissement sur le trochanter ; c'est un acci-

rapides. On opère sur l'animal debout, immobilisé dans le travail, ou sur l'animal couché sur le côté opposé au mal. Lorsque le sujet est maigre, comme la corde formée par le bord antérieur du muscle est bien saillante, on opère par la méthode sous-cutanée, en implantant à 8 ou 10 centimètres au-dessous du trochanter, le bistouri droit sous la saillie formée par la corde, puis en incisant l'aponévrose et le bord antérieur du muscle. Si le bord antérieur du muscle n'est pas nettement perçu, on divise au même niveau la peau et le fascia-lata sur une longueur de 4 à 5 centimètres, puis on débride le muscle et l'aponévrose sur la sonde cannelée engagée sous eux. La plaie est ensuite lavée avec un antiseptique et on fait quelques points de suture à la peau.

La réduction sans opération a réussi quelquefois ; l'animal étant bien fixé, le membre est porté très en avant, au moyen d'une plate-longe, en même temps que l'on agit sur la tumeur pour refouler le trochanter en dedans ; pour faciliter le mouvement, l'extrémité du membre est alors un peu amenée en dehors.

6° *Myosite*. — Inflammation aiguë ou chronique du tissu musculaire.

On reconnaît des myosites *primitives* ou *spontanées* et des myosites *symptomatiques*.

A. *Myosites primitives*. — Elles sont consécutives aux contusions, ou bien elles sont dues aux violents efforts musculaires. C'est ainsi qu'on les voit survenir sur les animaux entravés debout ou en position décubitale et qui se débattent beaucoup (*myosite de l'abatage*) ; elles affectent généralement les ilio-spinaux, ou les muscles du poitrail, de l'épaule, de la fesse.

a. *Myosite aiguë simple*. — SYMPTOMATOLOGIE. — — Le lendemain de l'accident, l'animal est triste, raide dans ses mouvements, et présente une réaction fébrile ; la région correspondant aux muscles atteints est tuméfiée, chaude, douloureuse, dure, tendue, élastique, rarement œdémateuse.

Dans cette forme, la résolution est la règle ; cependant il persiste plus ou moins longtemps une certaine raideur de la région. S'il existe dans la région intéressée un foyer purulent, les lésions musculaires peuvent se compliquer de suppuration ; on a vu la myosite de l'ilio-spinal survenant chez un cheval atteint de mal de garrot, se compliquer d'abcès intramusculaires.

La myosite s'observe également à la suite du surmenage, du fonctionnement exagéré des muscles, sur les bêtes de boucherie soumises à de longues marches avant d'être abattues ; sur les chevaux, à la suite de longs temps de trot rapide ; sur les chevaux de course, à la suite d'une épreuve sévère, etc. C'est la *myosite de fatigue* qui s'accuse par une boiterie, une vive sensibilité locale et par la tuméfaction de la plupart des muscles.

ANATOMIE PATHOLOGIQUE. — Le tissu musculaire est grisâtre ou jaunâtre, un peu granuleux, gonflé, cassant et ramolli (d'où ruptures spontanées faciles), très vascularisé, quelquefois au point d'être le siège d'ecchymoses ou de suffusions sanguines. Les fibres sont tuméfiées, hyperémiées. Les noyaux musculaires se multiplient et forment des séries à la surface ou dans l'épaisseur du faisceau ; la striation devient irrégulière, puis disparaît ; le sarcolemme est peu distinct. En même temps, les éléments du tissu conjonctif interfasciculaire prolifèrent, et forment un tissu embryonnaire dans lequel les capillaires sanguins sont nombreux et dilatés. Les faisceaux primitifs s'atrophient (fig. 1202).

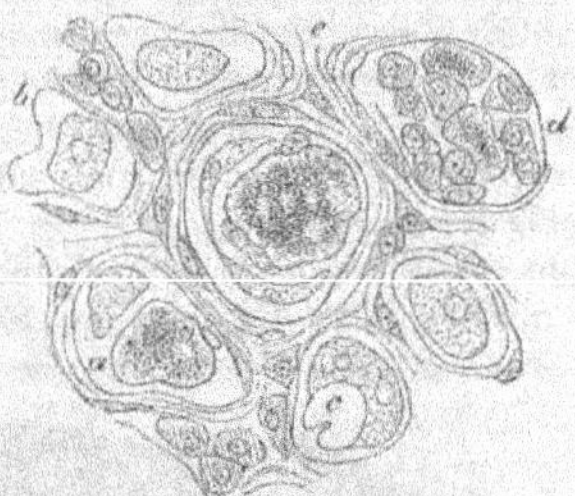

Fig. 1202. — Myosite typhique.

Coupe. — *a*, dégénérescence cireuse. Les fibres sont entourées de cellules semi-lunaires sur la coupe et destinées à la régénération. — *b*, tube de sarcolemme renfermant une jeune fibre musculaire, circulaire sur la coupe. — *c*, autre tube avec une jeune fibre musculaire, encore semi-lunaire sur la section, et montrant une lacune dans laquelle se trouve un reste de substance dégénérée. — *d*, tube de sarcolemme rempli de cellules typhiques, à côté desquelles se trouvent les restes de l'ancienne fibre musculaire. — *e*, tissu conjonctif interstitiel infiltré de cellules typhiques (grossissement : 300).

Si la guérison survient, le tissu embryonnaire s'organise en partie ; une autre partie disparaît, et le tissu musculaire se régénère.

TRAITEMENT. — Dans tous les cas, les animaux seront laissés au repos, puis après quelques jours promenés en main ; les sujets pléthoriques seront saignés ; on donnera à l'intérieur des alcalins ; localement on agira par le massage, les douches ou bien les frictions résolutives, alcool camphré, essence de lavande, plus souvent que par les frictions irritantes, essence de térébenthine, alcoolé de cantharide, charge Lebas, vésicants, etc.

b. *Myosite rhumatismale*. — Elle a été signalée chez les divers animaux, particulièrement chez le cheval, le bœuf et le chien. Elle s'observe surtout, au cours des temps froids et humides, sur les muscles du cou, de l'épaule, des cuisses, des lombes. Elle se manifeste par de la raideur, une boiterie intense, plus accusée au début de l'exercice, si les lésions siègent sur un membre, par une sensibilité locale très vive, une douleur intense qui s'exaspère par les pressions et les mouvements, rarement par de la tuméfaction locale et par des œdèmes sous-cutanés. La maladie a un caractère erratique et récidive souvent. Elle peut avoir une forme aiguë qui disparaît rapidement, ou une forme chronique qui affecte un groupe musculaire.

TRAITEMENT. — Il est local et général. On fera sur les muscles malades des frictions stimulantes : alcool camphré, liniment ammoniacal, essence de térébenthine ; on complétera par le massage ; si la douleur est vive, on appliquera des cataplasmes laudanisés ou on fera des injections sous-cutanées de morphine, de cocaïne. Si l'affection est chronique, on aura recours aux vésicants, aux sétons ; on combattra l'atrophie musculaire par les massages, l'exercice et les injections de la solution alcoolique de vératrine. Il faudra soustraire les animaux à l'influence du froid. A l'intérieur, on administrera les alcalins, et on donnera une nourriture rafraîchissante (vert, barbotages, lait). On a recommandé divers médicaments : salicylate de soude, sulfate de quinine, antipyrine, pilocarpine, etc.

B. *Myosites symptomatiques*. — Celles qui s'observent le plus souvent sont consécutives aux maladies infectieuses.

a. *Myosite suppurative*. — Elle est circonscrite (*abcès des muscles*) ou diffuse.

b. *Suppuration circonscrite*. — Le pus forme tantôt un abcès unique entre les faisceaux musculaires, à la suite d'une myosite simple ; tantôt, dans l'infection purulente, des foyers multiples, disséminés, contenant un détritus de tissu conjonctif et de faisceaux musculaires désagrégés (*abcès métastatiques*).

c. *Suppuration diffuse*. — Le pus est infiltré dans le tissu conjonctif interfasciculaire et dissèque les fibres musculaires, qui subissent la transformation graisseuse.

TRAITEMENT. — Donner écoulement au pus et faire des lavages antiseptiques.

d. *Myosite chronique*. — Elle est interstitielle, et consiste le plus souvent dans une hypertrophie et une sclérose du tissu conjonctif interfasciculaire ; les faisceaux musculaires, durs, moins élastiques, sont atrophiés ; les fibres subissent la dégénérescence graisseuse ou vitreuse.

e. *Myosite ossifiante*. — Elle consiste dans l'apparition d'une plaque osseuse développée dans un muscle sous l'influence de chocs brusques et répétés. Quelquefois cette myosite est *multiple et progressive*. On peut enlever ces *ostéomes*, et traiter ensuite la plaie formée.

7° **Plaies des muscles**. — On peut les distinguer en plaies par piqûre, par coupure, et en plaies contuses ; elles offrent les caractères des plaies en général. Il y a peu de douleur, à moins qu'un nerf soit lésé. Le symptôme qui domine dans les coupures transversales, c'est l'écartement des bords de la division ; les deux bouts des muscles subissent un déplacement considérable. Dans les plaies contuses, on a souvent signalé l'engourdissement, quelquefois la paralysie persistante et amenant l'atrophie musculaire. — L'hémorragie qui accompagne les plaies musculaires n'a de la gravité que si elle est considérable et si elle accompagne une forte destruction de la substance musculaire. On voit alors le sang épanché et coagulé, ainsi que le détritus des fibres musculaires, former un hématome et parfois un foyer purulent. Parfois la masse s'enveloppe d'une capsule fibrineuse et s'enkyste.

TRAITEMENT. — Il consiste surtout en lavages antiseptiques avec ou sans suture ou pansement protecteur.

8° **Ruptures musculaires**. — On les a observées chez tous nos animaux, mais elles sont surtout fréquentes chez le cheval. La *rupture partielle* n'intéresse qu'un petit nombre de fibres musculaires ; elle est fréquente et se complique de *myosite*. La *rupture complète* est plus rare que celle des tendons ; elle se produit au niveau de la zone charnue, mais le plus souvent au niveau de la région musculo-tendineuse.

Les lésions dégénératives sont une cause prédisposante. Chez les poulains, les veaux, quelque temps après la naissance, on observe parfois des pseudo-paralysies dues à des ruptures de muscles. La rupture peut être due à une contraction violente ; elle s'observe à la suite d'efforts violents, de chutes, de glissades, de coups. On a relaté des observations de ruptures des divers muscles : pectoraux, mastoïdo-huméral, biceps, ilio-spinal, psoas, etc.

SYMPTOMATOLOGIE. — Les *troubles locomoteurs* varient suivant le siège et les fonctions (boiterie) du muscle rupturé ; on observe de la tuméfaction, avec douleur et sensibilité ; parfois on peut sentir les deux abouts musculaires écartés par la tonicité musculaire ; il peut y exister des *troubles généraux* graves.

Le *diagnostic* peut être difficile.

La guérison peut survenir, les deux abouts rupturés se réunissant par l'interposition d'une bande fibreuse. Elle est toujours longue et le fonctionnement régulier du muscle ne se rétablit que lentement.

TRAITEMENT. — Les ruptures partielles guérissent facilement par le repos et les douches.

Lors de rupture complète, le blessé sera laissé au repos ; il sera parfois nécessaire de le suspendre. Au début, on traitera par les douches et les astringents ; quand la cicatrisation est en partie effectuée, on aura recours à l'exercice modéré, au massage, aux vésicants, aux injections irritantes, à la cautérisation.

9° *Tumeurs et parasites.* — Les *tumeurs* les plus communes sont : les *sarcomes*, surtout fasciculés, non primitifs, mais développés par continuité; — les *épithéliomes*, principalement de l'orbiculaire des lèvres, consécutifs aux cancroïdes de la peau et de la muqueuse labiale; — les *tubercules*, surtout à la langue et au pharynx; — les *carcinomes*, produits par propagation ou par généralisation. Les autres tumeurs sont plus rares.

Les *parasites* qu'on trouve le plus souvent dans les muscles sont les *trichines*, sur le porc, des *cysticerques*, sur le porc (*viande ladre*) et le bœuf (Voy. ces mots). Sur les divers animaux domestiques on ne peut trouver des *psorospermies* (Voy. ce mot). Enfin l'*actinomycose* (Voy. t. I, p. 24) a été signalée sur le cheval et sur le bœuf.

MUTILATION (all. *Verstümmelung*). — Ablation, sans nécessité absolue, d'une partie comme la queue, les oreilles, les cornes, les testicules, etc. — On emploie aussi ce mot pour désigner le retranchement accidentel d'un membre.

MYCOSE (de μύκης, champignon). — Nom générique des maladies produites dans l'organisme par un champignon, et, par extension, par une bactérie infectieuse. Telles sont :

La *mycose* localisée ou généralisée, due à l'*oïdium albicans*;

La *mycose intestinale*, résultant de l'entrée dans l'intestin de spores ou de bactéridies charbonneuses;

La *mycose pulmonaire*, engendrée par la pénétration de ces spores ou d'un *aspergillus* dans le poumon;

La *kératomycose*, due au développement dans la cornée de ce même champignon;

L'*actinomycose*, etc.

MYDRIASE (*mydriasis*; μυδρίασις; all. *Mydriasis, Pupillenerweiterung*; angl. *mydriasis*; it. *midriasi*). — Dilatation anormale et permanente de la pupille, avec immobilité persistante de l'iris.

ÉTIOLOGIE. — La mydriase peut être produite artificiellement par l'instillation dans l'œil d'un collyre au sulfate d'atropine ou à l'extrait de belladone. Spontanée, elle reconnaît deux ordres de causes: tantôt elle est d'origine paralytique, soit qu'elle résulte de la paralysie (par refroidissement, compression, etc.) du nerf moteur oculaire commun, qui anime le sphincter de l'iris, soit qu'elle résulte de ce que

la rétine (par suite d'amaurose ou d'amblyopie) n'a plus la perception de la lumière, point de départ du réflexe qui fait contracter le sphincter irien; tantôt elle est d'origine spasmodique, le grand sympathique, qui anime les fibres longitudinales, dilatatrices, de l'iris, étant irrité et transmettant cette irritation à ces fibres : la mydriase est alors symptomatique d'une névrose, d'une hydrophtalmie, d'une affection vermineuse.

TRAITEMENT. — Il varie avec la cause.

MYÉLITE. — Inflammation de la moelle épinière. Voy. MOELLE ÉPINIÈRE (*Maladies de la*).

MYITIS. — Inflammation des muscles (Voy. MUSCLES).

MYÔME. — Tumeur composée, principalement ou exclusivement, de tissu musculaire. Comme ce tissu se présente sous deux aspects, strié ou lisse, les tumeurs qu'il forme contiennent des fibres musculaires de l'une ou de l'autre de ces variétés.

Les *myômes à fibres striées* sont très rares. Les *myômes à fibres lisses*, plus fréquents, ont pour élément fondamental des faisceaux de fibres-cellules, et pour élément accessoire du tissu lamelleux lâche ou du tissu fibreux (*fibro-myômes*), parcouru par des vaisseaux sanguins.

MYOPIE (*myopia*, μυωπία, de μύω, cligner, et ὤψ, œil; all. *Myopie, Kurzsichtigkeit*; angl. *purblindess, nearsightedness*; it. et esp. *miopia*). — État de l'œil dans lequel les rayons lumineux parallèles à l'axe, au lieu d'aller former leur foyer sur la rétine, se réunissent en deçà de cette membrane par suite d'un allongement de l'axe optique. Cliniquement, la myopie est caractérisée par l'impossibilité de voir nettement les objets situés au loin, par la perception nette et distincte des objets rapprochés (Voy. ŒIL).

MYOSE (*myosis*, de μύω, cligner l'œil; all. et angl. *Myosis*; it. *miosi*; esp. *miosis*; *phtisie pupillaire*). Resserrement permanent, avec immobilité plus ou moins prononcée, de la pupille, état opposé à la *mydriase*, et que l'on produit artificiellement à l'aide de la fève de Calabar et de l'ésérine, de la santonine, de la morphine et de l'opium, de l'aconit, de la digitaline, etc. Il se produit spontanément, soit par paralysie des filets du grand sympathique qui animent les fibres longitudinales de l'iris, soit par irritation spasmodique des filets du nerf moteur oculaire commun qui se rendent au sphincter irien. La myose se rencontre dans les inflammations de l'iris.

MYOSITE. — Inflammation des muscles. Voy. MUSCLES (*Maladies des*).

MYOTASE CRURALE (de μῦς, muscle, et τάσις, allongement, effort). — Voy. Muscles (*Luxation des*).

MYOTOMIE (de μῦς, muscle, et τέμνω, couper). — Opération qui consiste à couper les muscles pour obvier aux déviations dont leur rétraction est supposée la cause.

Myotomie coccygienne ou *opération de la queue à l'anglaise* (all. *Englisiren*). — Voy. Queue.

MYXOME (de μύξα, mucosité). — Tumeur

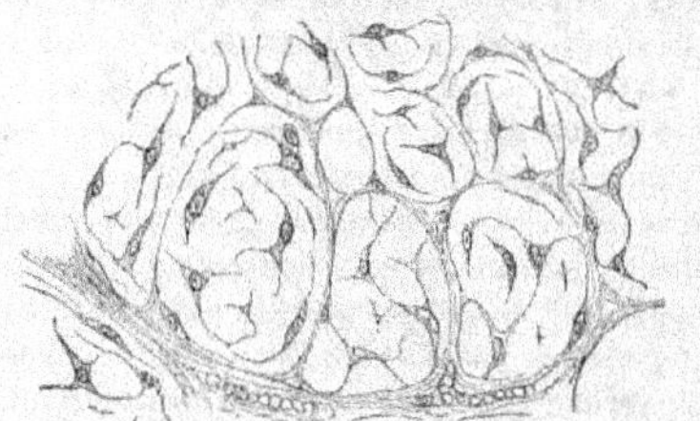

Fig. 1203. — Myxome hyalin développé dans le tissu conjonctif sous-cutané des environs de l'angle de la mâchoire inférieure (grossissement : 300).

formée de tissu muqueux, seul, ou mélangé de cellules adipeuses (*myxome lipomateux*), ou de fibres élastiques, ou de tissu lamineux ou fibreux (*fibro-myxome*), et que son aspect géla-tiniforme avait fait ranger parmi les tumeurs dites *colloïdes*. Ce tissu constitue les polypes des fosses nasales dits polypes muqueux : les tumeurs qu'il forme sont alors pédiculées. Les myxomes se rencontrent assez souvent dans les nerfs, le tissu cellulaire sous-cutané, les muscles, les centres nerveux, la mamelle, les os. Les môles hydatiformes sont généralement considérées comme des tumeurs de la même nature (Voy. Môle). Les myxomes superficiels peuvent s'enflammer et s'ulcérer : mais, enlevés complètement, ils ne récidivent que très rarement (Cornil et Ranvier) (fig. 1203).

Les *myxomes à paillettes de cholestérine* ont été rencontrés dans l'encéphale du cheval, dans les ventricules latéraux, rarement au niveau de la scissure qui sépare le cerveau du cervelet, parfois à la face supérieure de la moelle allongée. Ils sont ordinairement ovoïdes, aplatis de dessus en dessous et présentent à leur surface une multitude de paillettes blanchâtres. Ils peuvent déterminer des symptômes d'*immobilité* (Voy. ce mot).

Traitement. — Le seul traitement est l'ablation totale.

MYXOSARCOME (*myxosarcoma*, de μύξα, mucus, et σάρξ, chair). — Tumeur du scrotum qui paraît être un sarcocèle.

N

NAIN, AINE (*nanus*, νάνος ; all. *Ywerg* ; angl. *dwarf* ; it. *nano* ; esp. *enano*). — Nom donné aux êtres organisés (spécialement aux individus de l'espèce humaine) dont la taille est de beaucoup inférieure à la taille moyenne de leur race. Isid. Geoffroy Saint-Hilaire le réserve aux cas où l'exiguïté de la taille dépend de la diminution de volume de toutes les parties du corps.

NAISSANCE (*nativitas*, γενέθλη ; all. *Ursprung*, *Geburt* ; angl. *birth* ; it. *nascita* ; esp. *nacimiento*). — En physiologie, d'une manière générale, apparition d'un corps organisé qui n'existait pas. C'est par métaphore qu'il est employé comme synonyme de *mise au monde du fœtus*, le fœtus est né depuis longtemps, mais caché.

NANTAISE (Variété bovine). — C'est une variété de la race vendéenne de Sanson. On la trouve aux environs de Nantes, surtout sur la rive droite de la Loire. Elle est de grande taille, à peau épaisse, à pelage clair, et est très rustique.

Les vaches sont des laitières ordinaires. Mais les bœufs sont très renommés pour le travail. Beaucoup sont importés dans le nord de la France pour les travaux des distilleries et des sucreries. Ceux qui sont engraissés dans le pays sont connus à Paris sous le nom de bœufs *choletais* et donnent une viande estimée.

NAPHTOL (*phénol naphtylique*). — Nom donné à deux corps qui dérivent de l'acide sulfonaphtalique. L'un (naphtol α) est en aiguilles brillantes, très peu solubles dans l'eau, solubles dans l'alcool, l'éther et le chloroforme ; l'autre (naphtol β) est en lames brillantes, presque insolubles dans l'eau, même chaude. Le premier, moins toxique et plus antiseptique, s'emploie dans certaines dermatoses (prurigo, favus, gale, herpès tonsurant) sous forme de savon à 2 p. 100, ou de pommade à 5 ou 10 p. 100; pour le pansement des plaies et ulcères, et pour injections vaginales, en solution à 0,30 ou 0,40 p. 1000 dans l'eau alcoolisée; dans l'ophtalmie purulente (même solution). Le second est un bon antiseptique intestinal, son insolubilité lui permettant de traverser tout le tube digestif : on l'emploie dans les entérites infectieuses.

NAPOLITAINES (VARIÉTÉS). — On trouve dans la partie inférieure de l'Italie des chevaux, des bœufs et des porcs.

1° *Variété chevaline.* — Les chevaux, ressemblant aux algériens, sont de petite taille, de conformation médiocre, mais très sobres et très robustes ; ce sont eux qui sont attelés aux *corricolos*, à Naples. Depuis cinquante ans, on a essayé de grandir, d'améliorer cette variété. Les résultats sont encore peu avantageux.

2° *Variété bovine.* — Les bœufs napolitains sont les mêmes que les sardes et les algériens.

3° *Variété porcine.* — Elle appartient à la race ibérique de Sanson, et paraît avoir existé depuis très longtemps dans ce pays. Elle est remarquable par les formes cylindriques de son corps. Ce sont les porcs napolitains, introduits en Angleterre par lord Western, qui ont servi à améliorer les races primitives d'Angleterre.

NARCOTIQUE (*narcoticus*, ναρκωτικός, de νάρκη; assoupissement ; all. *narkotisch, Schlafmittel*; angl. *narcotic* ; it. et esp. *narcotico*). — Substance qui a la propriété d'assoupir, comme l'opium, la jusquiame, la belladone, etc. Les narcotiques exercent particulièrement leur influence sur le cerveau; ils prennent le nom de *sédatifs* ou de *calmants*, quand ils servent à modérer une excitation pathologique, à ralentir le cours trop rapide de la circulation et les mouvements trop vifs des organes ; celui d'*anodins*, quand ils font cesser la douleur; celui d'*hypnotiques*, quand ils déterminent le sommeil. — *Espèces narcotiques.* Feuilles sèches de : belladone, ciguë, jusquiame, morelle, pavot, tabac, mêlées à parties égales, et employées, en infusion, pour lotions et fomentations calmantes.

NARCOTISME (*narcosis*, νάρκωσις; all. *Narcotismus*; angl. *narcotism*; it. et esp. *narcotismo*). — Ensemble des effets produits par les substances narcotiques. Tantôt le *narcotisme* se borne à un assoupissement plus ou moins profond et peut

constituer une médication utile; tantôt c'est un véritable empoisonnement, caractérisé par un engourdissement général, de l'assoupissement, des nausées, des mouvements convulsifs, etc. Lorsque les narcotiques ont produit cet état, il faut faire vomir promptement les animaux qui le peuvent, ou provoquer les déjections alvines au moyen de lavements purgatifs, si l'on croit, d'après le temps écoulé depuis leur ingestion, que les narcotiques sont parvenus dans les intestins. On combat ensuite la stupeur à l'aide du café et des excitants.

NARINE (*naris*, μυκτήρ; all. *Nasenloch* ; angl. *nostril*; it. *narice*; esp. *nariz*). — Nom donné à chacune des deux cavités du nez, qui servent de vestibules aux fosses nasales, avec lesquelles elles se continuent supérieurement. Elles sont séparées l'une de l'autre par la partie inférieure du cartilage nasal ; leur face externe, concave, est formée par l'aile du nez; intérieurement, elles sont tapissées par un tégument qui sert de transition entre la peau et la membrane pituitaire.

NASALES (CAVITÉS ou FOSSES). —

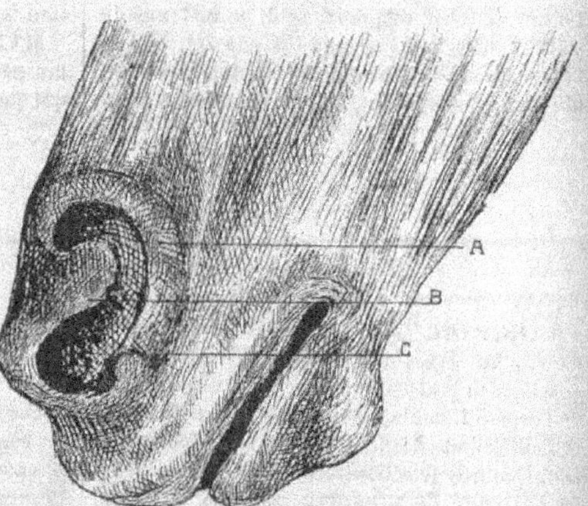

Fig. 1204. — Naseaux.

A, aile externe. — B, aile interne. — C, ouverture nasale.

ANATOMIE. — Ces deux cavités, qui n'ont aucune communication entre elles, sont séparées l'une de l'autre par une cloison ou paroi interne, dont le vomer forme la partie osseuse et supérieure, et que complète antérieurement le cartilage nasal (fig. 1204). La paroi inférieure, ou *plancher* des fosses nasales, est formée par les os maxillaires supérieurs, et par le palatin. Leur paroi externe présente trois lames saillantes et recourbées qu'on appelle les *cornets*, qui augmentent l'étendue de la surface olfactive, et qui sont séparées par autant de gouttières nommées *méats*. Cette paroi offre, en outre, plusieurs ouvertures, par lesquelles la membrane pituitaire va tapisser les sinus frontaux et maxillaires et les cellules ethmoïdales. La *voûte* ou paroi supérieure, très étroite, est formée par la face postérieure des os nasaux en avant, la lame criblée de l'ethmoïde au milieu, le sphénoïde en arrière.

Les fosses nasales sont tapissées dans toute leur étendue par une membrane muqueuse (fig. 1205 et 1206).

Physiologie. — Placées à l'entrée de l'appareil respiratoire et faisant suite aux narines, les fosses nasales servent à l'olfaction, à la respiration, et à l'émission de la voix.

Examen des fosses nasales. — On peut examiner les régions inférieures des fosses nasales, et l'intérieur des naseaux, à la lumière du jour, en écartant les lèvres des narines soit avec la main, soit à l'aide de *speculum nasi*. Pour examiner plus profondément, il faut se servir d'un miroir réflecteur qui concentre dans la cavité les rayons lumineux provenant d'une lampe. En ces dernières années, on a imaginé des

appareils qui permettent d'utiliser la lumière électrique pour l'exploration des fosses

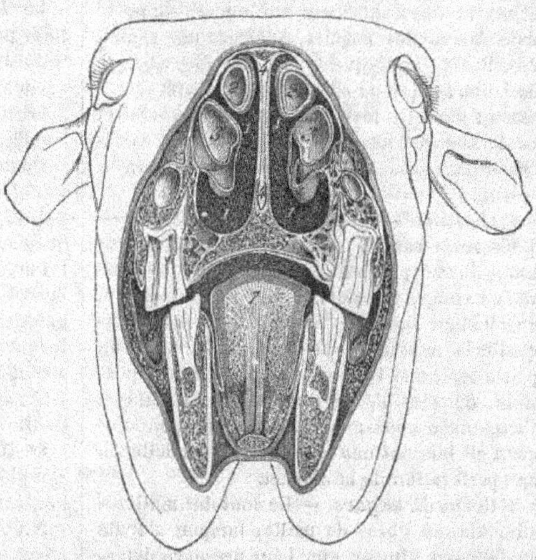

Fig. 1205. — Coupe transversale de la tête pratiquée sur un vieux cheval, montrant la disposition des cavités nasales et de la bouche.

1, fosse nasale; 2, cornet supérieur; 3, cornet inférieur; 4, cloison médiane du nez; 5, partie centrale de la cavité buccale (on l'a montrée à dessein plus spacieuse qu'elle n'est réellement dans l'état de rapprochement des deux mâchoires); 6, 6, parois latérales de la même; 7, coupe de la langue.

nasales : ce sont des *rhinoscopes*. Dans le réflecteur électrique de Bayer, le *panélectroscope*

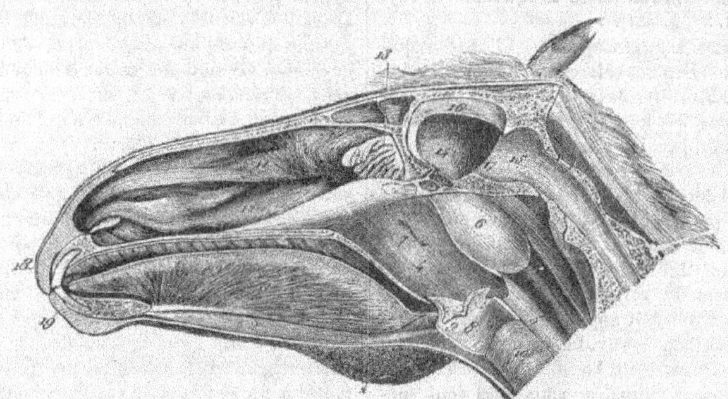

Fig. 1206. — Coupe antéro-postérieure de la tête, montrant dans leur ensemble les cavités nasales, la bouche, l'arrière-bouche et le larynx.

1, muscle génio-glosse; 2, muscle génio-hyoïdien; 3, coupe du voile du palais; 4, cavité pharyngienne; 5, œsophage; 6, poche gutturale; 7, ouverture pharyngienne de la trompe d'Eustache; 8, cavité du larynx; 9, entrée du ventricule latéral du larynx; 10, trachée; 11, cornet ethmoïdal; 12, cornet maxillaire; 13, volutes ethmoïdales; 14, compartiment cérébral de la cavité crânienne; 15, compartiment cérébelleux; 16, faux du cerveau ou cloison médiane; 17, cloison transversale ou tente du cervelet; 18, lèvre supérieure; 19, lèvre inférieure.

de Leiter, les *tubes rhinoscopiques* de Polowsky et Schindelka, la source lumineuse est externe et ses rayons concentrés sur un miroir porté dans les cavités nasales, éclairent une région de celles-ci, tandis que dans le *rhinolaryngoscope* de Leiter, la lampe électrique est portée directement dans les fosses nasales qu'elle éclaire. Ce dernier instrument permet également d'examiner la cavité laryngienne (Voy. LARYNGOSCOPIE).

PATHOLOGIE. — 1° *Abcès de la cloison.* — S'observent parfois sur le cheval. La respiration est gênée, sifflante. A l'exploration des cavités nasales, on voit, sur un point variable, une tumeur saillante, étalée, au niveau de laquelle la muqueuse est rouge, enflammée, un peu altérée; si l'exploration digitale est possible, on sent de la fluctuation. Ces abcès, abandonnés à eux-mêmes, s'ouvrent spontanément et laissent une destruction partielle ou une perforation de la cloison.

2° *Corps étrangers.* — Ce sont des matières alimentaires, fibres de paille, tampon d'ouate ou d'étoupe, plumes, etc. Leur présence détermine des troubles respiratoires, parfois du cornage, de l'épistaxis, et à la longue, un écoulement muco-purulent. L'exploration des cavités permet de faire le diagnostic.

On devra chercher à extraire ces corps étrangers et ensuite faire des lavages ou des fumigations antiseptiques.

3° *Épistaxis.* — Voy. t. Iᵉʳ, p. 478.

4° *Inflammation de la muqueuse.* — Voy. CORYZA (t. Iᵉʳ, p. 321).

5° *Lésions traumatiques.* — Elles accompagnent généralement la fracture des os du nez; en outre, les blessures de la pituitaire, de la cloison nasale, des cornets, peuvent être dues à la pénétration, par les naseaux, de corps étrangers.

On fera dans les cavités nasales des irrigations antiseptiques faibles ou mieux des pulvérisations. Lors de fracture, on tentera la réduction à l'aide d'une tige de bois qui servira de levier; il sera bon de garnir d'une couche d'ouate l'extrémité qui doit appuyer sur la muqueuse.

6° *Parasites.* — Voy. LINGUATULES.

7° *Tumeurs.* — On les observe chez les différentes espèces animales, mais elles sont surtout fréquentes chez le cheval, le bœuf et le chien.

On rencontre généralement des polypes, des sarcomes, des épithéliomes, des kystes mélicériques; on a parfois trouvé des kystes dentaires et des dents erratiques, qui, d'abord incluses dans les os, se développent dans une des cavités nasales.

Le *diagnostic* est basé sur la gêne respiratoire et le cornage, l'existence d'un jetage persistant, d'épistaxis, et surtout l'examen des cavités nasales avec un miroir et la lumière solaire ou une lampe, ou avec le tube rhinoscopique.

Quand les tumeurs gênent la respiration, il faut les enlever : si elles siègent près des naseaux, ou les excise directement; mais si elles sont situées profondément, pour pouvoir les atteindre, il est nécessaire de débrider la fausse narine et d'inciser la paroi supéro-externe de la cavité nasale jusqu'à l'angle formé par la réunion des os nasal et petit sus-maxillaire, ou bien il faut ouvrir la cavité nasale en trépanant l'os nasal correspondant.

8° *Ulcères.* — Ils sont ordinairement des symptômes de la morve ou du cancer, du horsepox, etc.

NAVARRINE (VARIÉTÉ CHEVALINE). — Les chevaux des Pyrénées appartenant aux races orientales étaient très renommés autrefois pour leur vigueur, leur solidité et leur élégance.

L'introduction d'étalons anglais, faite dans le but d'augmenter leur taille, leur a fait perdre toutes ces qualités. Depuis vingt-cinq ans environ on a importé partout des étalons arabes, et amélioré beaucoup les conditions hygiéniques; aussi actuellement la population chevaline est très améliorée. Elle est plus connue aujourd'hui sous le nom de *chevaux de Tarbes.* Ce sont des animaux dont la taille dépasse rarement 1ᵐ,58, mais ils sont énergiques, ont de bons membres et font de bons chevaux de cavalerie légère.

NAVICULAIRE (MALADIE) (*navicularis*, de *navicula*, petite barque, nacelle; all. *chronische Hufgelenklähme*; angl. *navicular disease*; it. *naviculare*; esp. *navicular*). — Affection particulière au cheval, qui, débutant par l'inflammation de la petite gaine sésamoïdienne, se complique plus tard d'altérations de tout l'appareil sésamoïdien: petite gaine sésamoïdienne, os naviculaire, aponévrose plantaire, etc. On l'observe tantôt à un seul, tantôt aux deux pieds antérieurs; elle est exceptionnelle aux pieds postérieurs.

ÉTIOLOGIE. — Les *causes prédisposantes* sont inhérentes à la race, au service, à la conformation du pied. On l'observe surtout chez les chevaux de race améliorée, utilisés aux allures rapides, tandis qu'elle est très rare chez les chevaux de trait travaillant aux allures lentes; cependant elle paraît moins fréquente sur les chevaux du Midi que sur les chevaux anglais et leurs dérivés, les Hanovriens, les Mecklembourgeois, les Normands. C'est une maladie de service affectant les chevaux de luxe ou de trait léger qui travaillent au trot sur le pavé des villes, les routes dures et macadamisées; elle survient aussi sur les animaux à allures brillantes et relevées, sur les *steppeurs*. Il semble qu'il existe une prédisposition héréditaire de la maladie (Voy. OSTÉISME) : on l'a constatée dès la mise en service de chevaux issus de parents qui en étaient atteints. Toutes les conditions anormales qui modifient l'aplomb du pied et surchargent l'appareil naviculaire (hauteur excessive de la pince, grande longueur de l'axe phalangien), surtout l'encastelure et la hauteur excessive des talons, prédisposent à l'affection. Il faut citer encore le séjour sur une écurie à litière sèche.

Parfois elle est une forme rhumatismale de synovite.

Les causes traumatiques, telles que les clous de rue, même quand la gaine sésamoïdienne est entamée, produisent des lésions qu'on ne saurait assimiler à la maladie naviculaire.

PATHOGÉNIE. — A chaque appui du pied, l'os naviculaire comprime la petite gaine sésamoïdienne et exerce sur l'expansion terminale du perforant une pression d'autant plus forte que le poids du corps est plus élevé, que la vitesse est plus grande et que le sol est plus dur. Ces compressions répétées irritent l'appareil sésamoïdien, surtout s'il existe une prédisposition, et il en résulte une lésion de la synoviale, puis à la longue de l'aponévrose plantaire et de l'os; la maladie naviculaire est alors constituée et s'accentue par la répétition de la cause. On s'explique ainsi pourquoi l'affection est si fréquente sur les animaux travaillant aux allures vives sur les terrains durs et pourquoi elle peut guérir lorsqu'elle ne fait que débuter, en plaçant le cheval au pré, ou en le faisant travailler au pas dans un terrain meuble (travaux de culture).

D'autre part, si le pied est encastelé, si les talons sont hauts et si la fourchette ne participe pas à l'appui, les pressions sont beaucoup plus considérables qu'à l'état normal, n'étant plus amorties en partie par le coussinet plantaire altéré, qui n'appuie plus sur le sol.

Sur les chevaux à pieds plats, à fourchette volumineuse, travaillant aux allures vives sur les terrains durs, l'inflammation est consécutive à la réaction directe du sol transmise à l'appareil sésamoïdien par le coussinet plantaire.

SYMPTOMATOLOGIE. — Le premier symptôme qui attire l'attention est une boiterie, ou seulement une certaine faiblesse du membre affecté; souvent cette claudication légère n'apparaît que par intermittences, et n'augmente que graduellement. L'animal placé à l'écurie *pointe*, le pied affecté appuyant surtout de la pince est placé en avant de la ligne d'aplomb, dans un état de relâchement général des muscles, avec le paturon redressé; cet appui incomplet devient plus apparent si on déplace le cheval; il pose le pied en hésitant; la même chose arrive aussi lorsque, pour reposer le membre opposé, l'animal fait son appui sur l'extrémité souffrante. Un examen rigoureux du sabot n'indique pas de lésion marquée; tout au plus un peu de chaleur vers les talons et surtout vers la fourchette, où il y a une certaine sensibilité profonde qui ne devient apparente que par la percussion au moyen du brochoir, par la pression des talons entre les mors d'une tricoise ou d'une pince à sonder, et surtout par la pression des talons et de la fourchette, entre les branches de la pince. Souvent la fourchette est indurée, avec un suintement noirâtre et fétide dans la lacune. — Le cheval en marche fléchit et butte facilement, parfois il se couronne; il évite l'appui du talon, et les mouvements du genou et du paturon sont bornés. Si alors le cheval a les talons abattus et que la fourchette les déborde, il boitera plus fort au trot. On peut obtenir le même résultat, en plaçant un fer à planche portant sur la fourchette et non sur les talons. — Quand, après quelque temps d'exercice, on arrête l'animal, il porte le membre en avant, pointe, en redressant le paturon et en fléchissant un peu le genou; il tremble de tout le membre, qu'il retire un peu pour l'avancer de suite de nouveau et en évitant tout appui sur les talons.

La maladie naviculaire peut débuter subitement par sa période d'état; à l'écurie, l'animal évite tout appui en talon, pointe en tremblant du membre malade; il hésite à appuyer sur le membre quand on le fait marcher; alors on serait disposé à croire à quelque lésion traumatique du sabot : clou de rue, enclouure ou bleime; cependant il n'y a ni chaleur, ni sensibilité exagérées du sabot.

Le mal tend toujours à augmenter; bientôt l'animal boite fortement, dès qu'il est un peu échauffé, surtout sur un terrain sec et accidenté. La chaleur du pied est alors un peu augmentée surtout après l'exercice, mais non en proportion avec l'intensité de la boiterie ; il en est de même de la sensibilité qui n'est rendue manifeste que par des pressions et des chocs explorateurs assez rudes. Quand le mal dure depuis quelques mois, on constate la déformation du pied qui s'allonge, en même temps qu'il se rétrécit d'une manière visible ; il y a une certaine atrophie générale du sabot ; le périople a disparu ou se détache sous forme d'écailles ; des cercles se sont formés en plus ou moins grand nombre ; ils sont surtout prononcés dans la région des talons ; la fourchette est petite, remontée haut ; les bleimes sont fréquentes ; les muscles de l'épaule s'atrophient.

Si les deux membres antérieurs sont atteints, le cheval pointe alternativement des deux pieds ; le temps d'appui sur chacun d'eux est toujours très court ; les membres postérieurs s'engagent sous le centre de gravité et les reins se voussent ; le décubitus devient fréquent. Au sortir de l'écurie, les membres antérieurs sont raides, les pieds rasent le sol. L'animal fléchit sur les boulets ; assez souvent il butte et tombe. Il marche avec les épaules chevillées, comme clouées au corps. Peu à peu cependant, les membres récupèrent leur souplesse ; les épaules paraissent plus libres et les allures finissent par être plus relevées. Mais le lendemain d'une journée de fatigue, tous les symptômes reparaissent avec bien plus d'intensité.

MARCHE, DURÉE, TERMINAISON. — La marche de la maladie, en général, est continue ; néanmoins, elle présente des rémissions dues aux conditions hygiéniques. A la première période, elle diminue si les animaux sont laissés au repos, sans fers, sur une litière humide, ou dans une prairie gazonnée.

Plus souvent la maladie progresse lentement et c'est après plusieurs années qu'elle rend les animaux impropres au service. Souvent il y a des complications. Outre l'émaciation de l'épaule, on constate la tuméfaction de la bride carpienne ou du tendon fléchisseur profond, l'ossification des fibro-cartilages latéraux de l'os du pied ; souvent il y a déviation du boulet tellement prononcée, qu'il fléchit en avant et arrive presque sur le sol chaque fois que l'animal fait son appui.

ANATOMIE PATHOLOGIQUE. — La maladie a son siège dans la capsule synoviale que forme la petite gaine sésamoïdienne entre l'os naviculaire et la portion du tendon perforant qui va former la patte d'oie à l'os du pied (fig. 1207). Au début,

on constate une injection de la synoviale, du cartilage trochléen et de la face correspondante du tendon ; la synovie est roussâtre et trouble, le tissu cellulaire est enflammé, infiltré. — Plus tard on constate l'épaississement des parois de la capsule qui est elle-même remplie par une sérosité redevenue citrine,

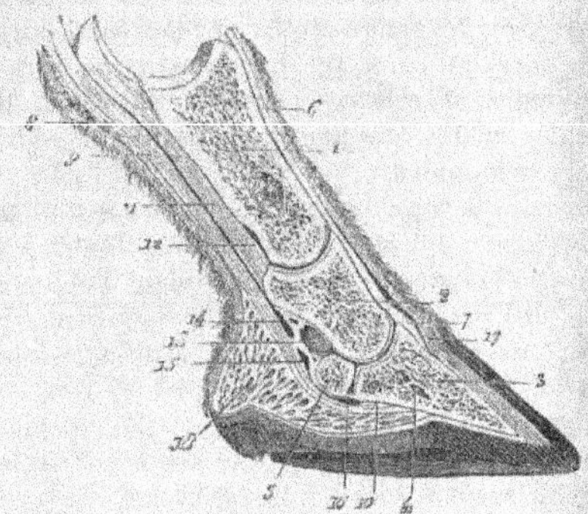

Fig. 1207. — Coupe longitudinale et verticale de la région digitée, montrant la disposition des synoviales articulaires et tendineuses.

1, première phalange. — 2, deuxième phalange. — 3, troisième phalange. — 4, sinus semi-lunaire de cette dernière. — 5, petit sésamoïde. — 6, tendon de l'extenseur antérieur des phalanges. — 7, son insertion à la troisième phalange. — 8, tendon du perforé. — 9, tendon du perforant. — 10, son insertion à la troisième phalange. — 11, ligaments sésamoïdiens inférieurs. — 12, cul-de-sac postérieur de la première synoviale interphalangienne. — 13, cul-de-sac de la deuxième. — 14, cul-de-sac inférieur de la grande gaine sésamoïdienne. — 15, cul-de-sac supérieur de la petite gaine sésamoïdienne. — 16, cul-de-sac inférieur de la même. — 17, coupe du bourrelet. — 18, coupe du coussinet (A. Chauveau et S. Arloing).

claire. A l'intérieur de la capsule, on a parfois observé des brides fibrineuses. — Si la maladie est ancienne, on constate des érosions de la couche diarthrodiale du sésamoïde, variables en nombre et en dimensions ; le tendon est dépoli à sa surface antérieure, creusé de sillons longitudinaux, qui font paraître cette corde comme éraillée. Avec le temps il s'atrophie, s'amincit ; on peut constater sa rupture transversale dans la ligne de sa poulie osseuse. Dans quelques cas, le cartilage de l'os naviculaire est détruit par places ; il y a production d'ostéophytes, puis plus tard d'ulcérations circulaires (ostéite raréfiante) ; l'os naviculaire peut même se rupturer.

DIAGNOSTIC. — Au début, il est difficile ; les symptômes n'ont rien de spécial ; aussi la boiterie est le plus souvent attribuée à un écart d'épaule. Il faut tenir compte des caractères de la boiterie, plus marquée à froid, et de l'attitude du cheval à l'écurie. Si l'encastelure existe, on la traitera d'abord pour s'assurer qu'elle n'est pas

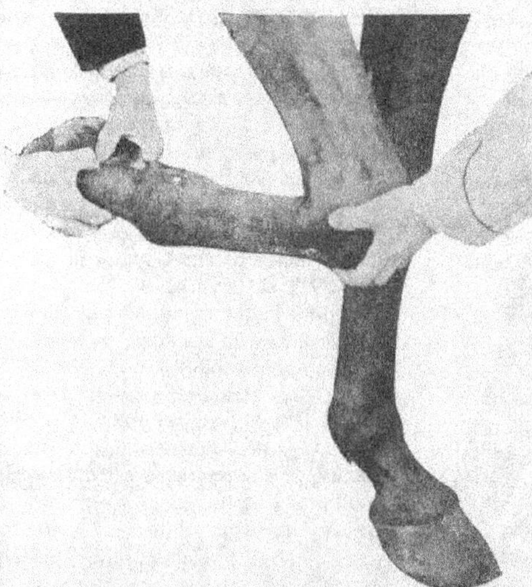

Fig. 1208. — Exploration du pli du paturon d'un membre antérieur (maladie naviculaire) (Chenot).

la cause de la boiterie. La claudication due à la maladie naviculaire s'exagère généralement par le travail sur un terrain dur et surtout si le pied malade est porteur d'un fer léger à éponges minces ou d'un fer à planche. Lungwitz se sert d'un coin de bois dur long de 0m,20, large de 0m,15 taillé en cône suivant un angle de 18°. On place ce coin sous le pied suspect, la pointe vers les talons, la base sous la pince, et on fait lever l'autre membre. Le cheval manifeste de suite une grande douleur qui n'existe pas si on place le coin en sens inverse.

Chenot (1) indique comme signe pathognomonique l'existence d'un point douloureux, situé au-dessus des glômes de la fourchette, au fond du sillon du pli du paturon. Pour le mettre en évidence, il faut enfoncer les pouces de haut en bas (palpation verticale), comme le montrent les figures 1208 et 1209. On peut encore faciliter le diagnostic par des injections de cocaïne (Voy. COCAÏNE, t. 1er, p. 272).

PRONOSTIC. — Toujours grave.

(1) P. CHENOT, *Exploration du membre boiteux.*

TRAITEMENT. — 1° *Prophylactique.* — Si cela est possible, on évitera d'aller aux allures vives sur les routes pavées, macadamisées ; les cavaliers rechercheront les bas-côtés des routes. On préviendra ou on traitera l'encastelure. Pour les pieds à talons hauts, on les diminuera autant que possible et on appliquera des fers à éponges minces qui permettront l'appui de la fourchette.

2° *Curatif.* — Il n'existe pas de traitement curatif. Le séton de la fourchette, proposé par Sewell, n'a pas donné de meilleurs résultats que les autres médications (fig. 1210).

Au début, la meilleure méthode consiste à arrêter le cheval dans son service, à le mettre en liberté dans une prairie humide, ou bien dans un box spacieux, sur une épaisse litière, ou mieux à l'employer aux travaux de la culture. On surveillera les sabots, on traitera l'encastelure et, après quelques mois, on remettra progressivement l'animal en service. Les fers à éponges fortes seront essayés surtout pour les pieds plats. Si le mal est pris à temps, ces simples moyens réussissent généralement ; ils ont

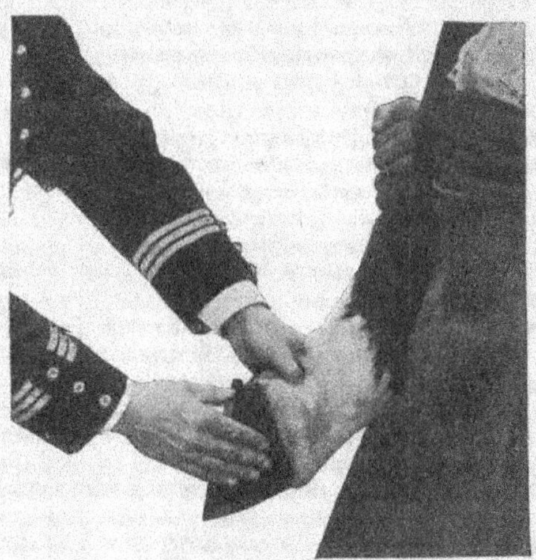

Fig. 1209. — Exploration du pli du paturon d'un membre postérieur (maladie naviculaire) (Chenot).

moins de chance de réussir si la maladie a déjà produit dans le pied des altérations graves on peut encore les tenter. Les cataplasmes au pied fréquemment renouvelés, les bains de pied, etc., sont généralement sans effets.

Si la maladie est ancienne et la boiterie forte, il faut recourir à la *névrotomie* basse et

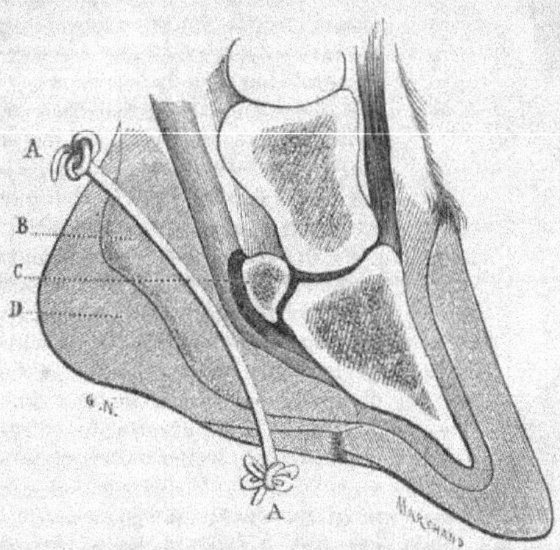

Fig. 1210. — Séton de la fourchette de Sewell.

AA, section. — B, coussinet plantaire. — C, os naviculaire. — D, fourchette.

double (Voy. NÉVROTOMIE). — Mais c'est là un traitement palliatif et non curatif, ne réussissant pas toujours; il arrive assez souvent que le cheval continue à boiter.

Parfois, la boiterie disparue reparaît longtemps après l'opération; ce peut être le résultat d'une névrite des nerfs coupés, mais généralement elle est due à l'extension des altérations de l'appareil sésamoïdien. Il reste alors à essayer la névrotomie haute et double, ou même celle du nerf médian.

NAZ (VARIÉTÉ OVINE DU). — C'est une variété de la race mérinos créée par Girod dans son domaine du Naz (Ain). Elle était de petite taille, ce qui tenait à la pauvreté du sol, mais remarquable par la finesse de sa toison, formée par une laine superfine ($0^m,01$ à $0^m,015$ de diamètre) en mèches très courtes de $0^m,04$ à $0^m,05$ de longueur, avec courbures régulières et rapprochées. Mais la toison ayant un poids faible, et cette qualité de laine n'étant plus recherchée par l'industrie, la variété du Naz a disparu.

NÉCROSE (*necrosis*, νέκρωσις, de νεκρός, mort; all. *Nekrose*; angl. *necrosis*; it. *necrosi*; esp. *necrosis*). — Mortification d'un tissu quelconque. Ainsi, parmi les lésions de la péripneumonie on décrit des séquestres pulmonaires. En particulier, mortification d'un os ou d'une portion d'os. La *nécrose* est aux os ce que la *gangrène* est aux parties molles : la partie d'os privée de vie est un corps étranger analogue à l'escarre gangreneuse, et dont la séparation, devenue nécessaire, est opérée par l'évolution des tissus ambiants ou par le chirurgien. La portion nécrosée, surtout quand elle est isolée de l'os dont elle vient, prend le nom de *séquestre*; si la nécrose est bornée à quelques lames osseuses superficielles, la séparation de ces lames nécrosées est appelée *exfoliation* (fig. 1211, 1212).

ANATOMIE PATHOLOGIQUE. — Les *séquestres* varient de forme et d'aspect. Ordinairement ils provoquent autour d'eux une ostéite raréfiante, avec agrandissement des canaux de Havers et destruction des travées osseuses : il en résulte que leur surface n'est pas lisse, mais présente des inégalités et des dépressions correspondant aux bourgeons charnus, qui bientôt les entourent et fournissent du pus (Cornil et Ranvier). Ce liquide n'a pas la propriété de dissoudre les séquestres et de les faire disparaître : s'ils sont quelquefois résorbés en partie, c'est par l'action des bourgeons médullaires nouvellement formés.

La raréfaction du tissu osseux voisin de la partie mortifiée la sépare des parties vivantes et prépare l'élimination du séquestre. S'il siège sous le périoste, il devient libre au milieu du pus et est facilement éliminé. S'il est profondément situé, un abcès se forme; il devient mobile et est expulsé avec le pus, spontanément ou par l'opération. Mais quelquefois, surtout quand la nécrose atteint un os dans une grande étendue, la couche sous-périostique prolifère, et forme un os nouveau, qui entoure l'ancien, dont le sépare une zone de bourgeons médullaires infiltrés de pus : ce séquestre est dit *invaginé*. Enfin il peut être enveloppé par une substance blanchâtre, formée par le pus qui, au lieu de se faire jour par les fistules, se dessèche sur place et subit la transformation caséeuse.

L'expulsion du séquestre varie suivant qu'il est ou non invaginé.

SYMPTOMATOLOGIE. — Un abcès ou une plaie accompagne toujours la nécrose. Les symptômes présentent des différences suivant qu'elle occupe la superficie ou la profondeur d'un os. Dans le premier cas, l'introduction d'un stylet par les fistules, jusqu'à la surface mortifiée, permet de constater qu'elle est dénudée, dure, rugueuse, et qu'elle donne à la percussion un son sec, comme fêlé. Au bout de

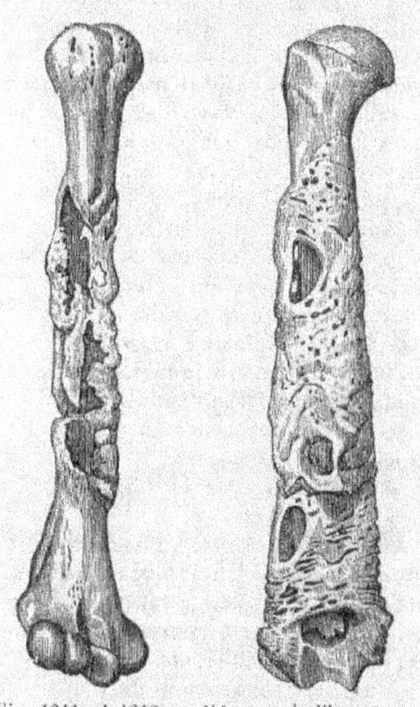

Fig. 1211 et 1212. — Nécrose de l'humérus.

1211. — La nécrose affecte la partie moyenne de l'os ; il y a eu extraction de séquestre. On voit l'os nouveau encore incomplet, mince et fragile (Bourgery).

1212. — La presque totalité de l'humérus est mortifiée. L'os nouveau est complètement solide. On voit les *cloaques*, ouvertures qui laissent apercevoir le grand séquestre mobile, libre dans la cavité de l'os nouveau.

quelque temps, on sent que le fragment d'os est mobile et cette mobilité s'accroît de plus en plus ; enfin l'esquille se détache, le pus l'entraîne au dehors, et alors, s'il n'y a plus de nécrose, la cicatrisation s'effectue ; la plaie reste béante ou fistuleuse, s'il reste encore quelque fragment à éliminer. — Lors de nécrose profonde, les abcès et les fistules sont généralement plus nombreux, entourés de chairs molles, livides et saignantes au moindre contact ; les dimensions de l'os sont bien plus considérables qu'à l'état normal ; il y a un très fort gonflement : la sonde fait sortir des quantités plus ou moins grandes de pus fétide.

DIAGNOSTIC. — La nécrose peut être confondue avec la carie. En cas de nécrose, la sonde exploratrice rencontre une surface dure, résistance, rugueuse, donnant par la percussion un son dur et sec ; en cas de carie, le stylet trouve une surface irrégulière et molle, facile à pénétrer (Voy. t. Ier, p. 150).

PRONOSTIC. — La nécrose superficielle et limitée est peu grave ; elle l'est beaucoup, quand elle est profonde et étendue : elle exige alors un traitement de longue durée.

ÉTIOLOGIE. — Les causes sont celles qui ont détruit les moyens de nutrition des os, soit les vaisseaux, soit le périoste ou la membrane médullaire : les brûlures, les caustiques, la congélation, la gangrène des parties molles environnant les os, les vastes abcès périosseux, dont le pus macère le périoste, les fractures comminutives avec esquilles plus ou moins fortes et détachées. On a également cité l'ostéomyélite suppurative ou gangreneuse. — Chez nos animaux, les traumatismes sont la grande cause déterminante des nécroses ; le radius et le tibia sont le plus exposés. Diverses infections, la gourme, s'accompagnent parfois de nécroses plus ou moins étendues.

TRAITEMENT. — Il faut prévenir la nécrose, si cela est possible ; favoriser l'expulsion du séquestre, combattre les accidents locaux et généraux qui peuvent se manifester pendant le cours de la maladie. Pour prévenir la mortification, lorsqu'un os a été mis à découvert par une blessure, il faut se hâter de réappliquer les parties molles à sa surface. Si, à la suite d'une contusion, du sang s'épanche entre l'os et le périoste, ou du pus se forme sous cette membrane enflammée, on donnera promptement issue au liquide épanché par une incision.

Lorsque le séquestre est peu étendu et superficiel, on peut l'extraire dès qu'il est mobile, en le saisissant avec des pinces. On peut hâter la délimitation du séquestre, par la cautérisation, l'injection de liquides escarrotiques ou caustiques, ou mieux antiseptiques. — Si le séquestre est invaginé, il faut attendre, pour en faire l'extraction, que l'os nouveau ait acquis de la solidité. On cherchera à lui frayer une issue, en le saisissant avec une forte pince introduite par l'un des cloaques. Si l'ouverture n'est pas suffisante, on mettra l'os à découvert à ce niveau par une incision convenable, puis on l'agrandira soit avec le trépan, soit en emportant une portion d'os à la scie ou avec la gouge et le maillet ; l'extraction proprement dite du séquestre se fera avec des pinces ; souvent il faut sortir le séquestre par fragments.

S'il existe une inflammation trop vive pendant la période de formation du nouvel os, on emploie les antiphlogistiques. Pendant la période de suppuration, on soutiendra les forces du malade, on traitera la plaie antiseptiquement et on favorisera l'écoulement du pus.

NEGRETTI (VARIÉTÉ OVINE). — C'est une des deux variétés mérinos d'Espagne. Elle est caractérisée par les nombreux plis de la peau surtout autour du cou. C'est elle qui a été importée autrefois à Rambouillet, et est encore conservée en Allemagne (*mérinos à plis*).

NEIGE (*nix*, χιών ; all. *Schnee* ; angl. *snow* ; it. *neve* ; esp. *nieve*). — Eau congelée qui tombe de l'atmosphère en flocons légers, d'un blanc éclatant, produits par des amas de cristaux.

On l'emploie quelquefois comme *réfrigérant* à l'extérieur.

NÉMATODES. — Ordre de *nématoïdes*, comprenant les anguillules et les nématoïdes parasites des animaux.

NÉMATOÏDES (de νῆμα, fil, et εἶδος, forme ; all. *Fadenwürmer*). — Classe d'helminthes caractérisés par un corps allongé, souvent filiforme, sans appareil circulatoire central, généralement pourvus d'un intestin ouvert aux deux bouts ; respiration cutanée ; système nerveux peu distinct ; leur génération est uniquement sexuelle. Leurs sexes sont généralement séparés, les femelles sont ordinairement plus grandes que les mâles. Ils sont ovipares ou vivipares. Cette classe est très nombreuse en espèces, principalement parasites entozoaires, telles que les *ascarides*, les *strongles*, les *filaires*, etc. Il en est qui ne sont parasites que pendant un temps limité, ou qui vivent à l'état de liberté dans divers liquides (anguillules) ou sur terre. Cette classe comprend les *Chétognathes* ou *Sagittelles*, les *Nématodes* ou *Nématoïdes* proprement dits, les *Gordiacés* et les *Acanthocéphales*.

La plupart sont parasites, se nourrissant des liquides de l'organisme de leur hôte. Quelques-uns sont de simples commensaux, mais d'autres attaquent les tissus avec leur armure buccale. Quelques-uns vivent aux dépens des plantes.

NÉPHRALGIE. — Douleur des reins ; encore appelée *colique néphrétique* ou *spasme des reins* (Voy. REINS).

NÉPHRITE (*nephritis*, νεφρῖτις, de νεφρός, rein ; all. *Nierenentzündung* ; angl. *nephritis* ; it. *nefrite* ; esp. *nephritis*). — Inflammation du tissu du rein, qu'il ne faut pas confondre avec la *pyélite* (ou

endonéphrite), ni avec le *phlegmon périnéphrétique* (ou *périnéphrite*) ; elle suit une marche aiguë ou chronique.

Néphrite aiguë. — ÉTIOLOGIE. — 1° *Aliments.* — Ingestion de plantes qui contiennent des principes irritants : renoncule, colchique, bryone, potentilles, carex, fenugrec, luzerne, les jeunes pousses de certaines essences forestières, les bourgeons de chêne ou d'arbres résineux ; ingestion d'aliments mal récoltés ou avariés : foins des prairies basses, pommes de terre crues altérées, certaines farines, pailles moisies et humides ; ingestion de fourrages recouverts de certains insectes, parasites, chenilles, pucerons de choux, etc.

2° *Médicaments* donnés en trop fortes quantités : cantharides, essence de térébenthine, goudron, acide phénique, iodoforme, plomb, mercure, préparations scillitiques, etc.

3° *Froid.* — La néphrite *a frigore* s'observe surtout sur les animaux jeunes, soumis à un refroidissement interne, exposés à la pluie, etc., sur les chiens voyageant en chemin de fer dans les niches des wagons.

4° *Traumatismes* sur la région lombaire, chutes sur le dos, etc.

5° *Maladies infectieuses.* — On observe des néphrites secondaires dans la plupart des maladies infectieuses : septicémie, pyohémie, pasteurelloses, bronchite, morve, gourme, coryza gangreneux, omphalo-phlébite, etc. Il semble que les lésions rénales sont surtout dues aux toxines microbiennes.

Une forme particulière de néphrite est observée dans l'hémoglobinurie (Voy. t. Ier, p. 713).

SYMPTOMATOLOGIE. — La maladie débute brusquement ; l'animal est triste, inquiet, ne mange plus et a des coliques sourdes ; dans l'intervalle des douleurs, il reste immobile, les quatre membres rapprochés, le dos voussé, la tête basse, tandis qu'il agite sa queue. Si on le force à se déplacer, il paraît raide et traîne ses membres ; les mouvements du train postérieur sont difficiles et vacillants, comme dans l'effort de rein ; l'action de tourner est très difficile et douloureuse ; la douleur rénale augmente par la toux, par l'éternuement et généralement dans tous les mouvements du tronc. Le décubitus s'effectue avec précaution et l'animal reste longtemps couché.

Les symptômes locaux sont importants : la région lombaire est très sensible aux pressions et aux chocs ; à l'exploration rectale, on constate le gonflement d'un seul ou des deux reins avec sensibilité exagérée; chez les ruminants, on peut provoquer la douleur en pressant le dessous des lombes, à l'aide du poing enfoncé sous les apophyses transverses des vertèbres de la région; on produit le même effet avec les doigts chez les petits animaux. Lorsqu'on touche la région des lombes, les animaux fléchissent presque jusqu'à terre, tâchant de se soustraire à la pression.

Au début, la sécrétion urinaire est diminuée; les mictions sont fréquentes, douloureuses et peu abondantes; l'urine est parfois colorée en rouge (hématurie), épaisse, mucilagineuse, fortement albumineuse; à l'examen microscopique, on y trouve de nombreux cylindres de tubes urinifères, des cellules épithéliales, des globules sanguins. Dans certains cas, l'anurie est complète.

Les symptômes généraux sont : respiration accélérée, battements du cœur précipités et forts, muqueuses congestionnées; température oscillant entre 39° et 40°; ventre tendu, douloureux.

Plus tard, la faiblesse et l'amaigrissement augmentent; le ventre est levretté; la constipation est marquée; des œdèmes apparaissent aux parties déclives. Les coliques ont disparu et sont remplacées par un état de prostration extrême.

TERMINAISONS. — La néphrite aiguë évolue en huit à quinze jours. La *résolution* est annoncée par la disparition des symptômes généraux, le retour de l'appétit, la sensibilité moindre des lombes et par une diurèse abondante. La *mort* survient dans la moitié des cas; elle est précédée par des troubles variables, généralement des coliques violentes, puis une prostration absolue. Elle est la conséquence de la désorganisation complète du rein et de l'urémie; elle arrive en trois, quatre ou cinq jours. La *suppuration* ne s'observe guère que dans les néphrites infectieuses.

DIAGNOSTIC. — On différenciera la néphrite de la congestion rénale, de la péritonite, par la coexistence des symptômes typiques : coliques, attitude particulière des animaux, sensibilité de la région lombaire, difficulté de la miction, caractères de l'urine; l'exploration rectale confirmera le diagnostic.

Lors de néphrite infectieuse, le diagnostic est plus difficile, car les symptômes spéciaux à la maladie prédominent; il faut examiner les urines, et rechercher si elles contiennent de l'albumine.

PRONOSTIC. — Grave surtout chez le cheval, où la mort survient dans la moitié des cas.

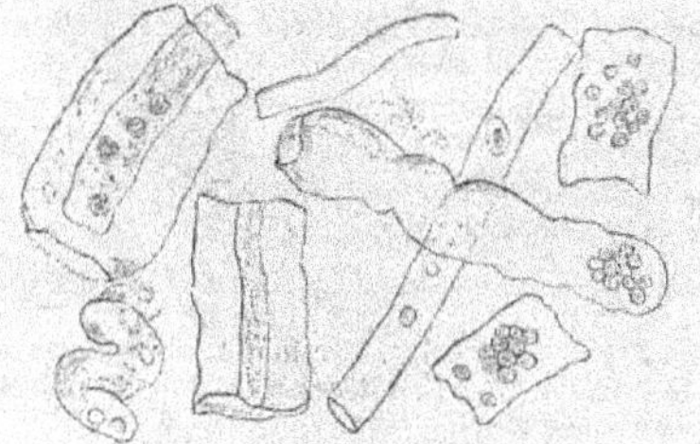

Fig. 1213. — Exsudats du rein (néphrite aiguë).

ANATOMIE PATHOLOGIQUE. — Quand l'inflammation est localisée, le rein a ordinairement conservé

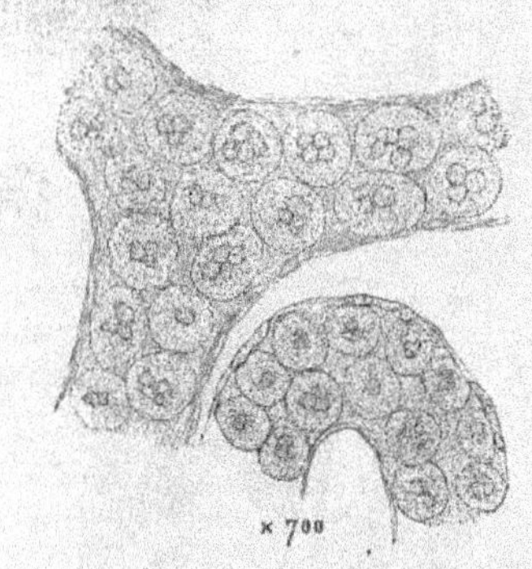

× 700

Fig. 1214. — Vaisseaux du rein dans la néphrite aiguë.

servé son volume; quand elle est diffuse, il est ramolli, friable, et a augmenté de volume.

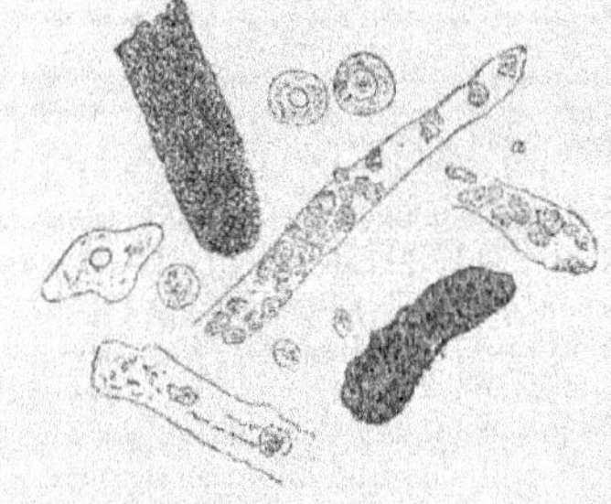

Fig. 1215. — Moules de tubes urinifères : quelques-uns pourvus d'épithélium. Deux sont de couleur très foncée par la présence d'urate de soude.

La capsule épaissie se détache facilement. L'organe a, au début de la maladie, une teinte brun foncé avec des taches hémorragiques ; plus tard apparaît la dégénérescence graisseuse, la coloration devient d'un gris pâle et la surface du rein est marbrée. Sur la coupe on

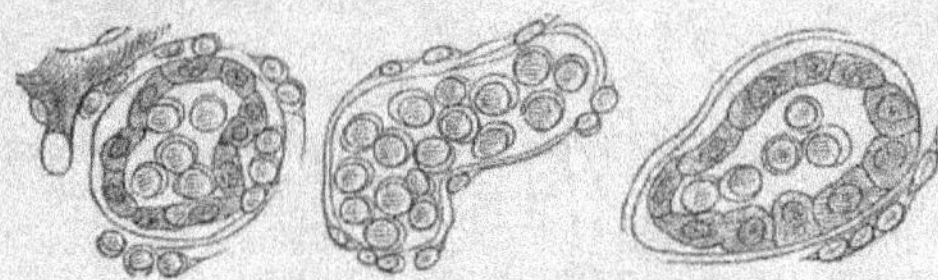

Fig. 1216. — Néphrite. Sections transversales et obliques des canalicules urinifères atteints de catarrhe (Grossissement : 500).

voit de nombreux foyers hémorragiques ; on peut y trouver des foyers de gangrène disséminés. A l'examen histologique, les glomérules

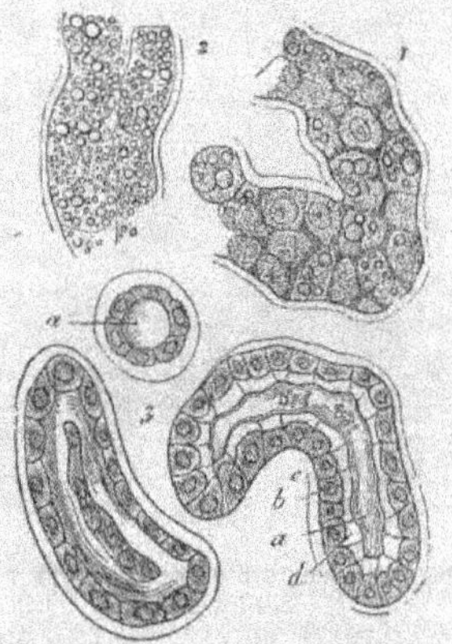

Fig. 1217.

1, tuméfaction trouble et dégénérescence graisseuse commençante de l'épithélium des canalicules urinifères contournés. — 2, dégénérescence graisseuse avancée. — 3, formation de cylindres fibrineux : *a*, coupe d'un canalicule urinifère oblitéré par un cylindre fibrineux ; *b*, épithélium ; *c*, tunique propre ; *d*, production à la surface des cellules épithéliales d'une nouvelle couche de substance colloïde qui soulève l'ancienne.

apparaissent doublés ou triplés de volume, remplis d'un exsudat fibrineux (fig. 1213) et les capillaires sont distendus par le sang (fig. 1214). Les tubes urinifères sont refoulés et comprimés par un exsudat interstitiel fibrineux (fig. 1215 et 1216) ; ils présentent une dégénérescence granulo-graisseuse ; les cellules épithéliales sont en voie d'élimination, beaucoup sont mortifiées (fig. 1217).

Dans les néphrites infectieuses, on constate une leucocytose abondante au voisinage des vaisseaux et des glomérules ; souvent il existe des foyers de suppuration.

Les altérations secondaires sont variables et peuvent manquer : périnéphrite, cystite, exsudat péritonéal. Lorsque la mort survient par urémie, on trouve l'œdème du poumon, du cerveau, et des taches ecchymotiques sur les séreuses.

TRAITEMENT. — Révulsion au moyen des frictions d'essence de térébenthine, de vinaigre chaud sur les lombes et les cuisses, frictions sèches sur les mêmes régions, application de sachets émollients sur les lombes ; la saignée modérée (3 à 4 litres) n'est guère recommandée que tout à fait au début de l'affection ; elle réussit bien chez le bœuf. On calmera l'irritation rénale par l'administration de camphre (8 à 10 grammes pour le cheval), de bromure de camphre, de bromure de potassium (4 à 6 grammes en deux fois), de salol. Contre l'arrêt de la sécrétion urinaire, on essaiera les injections de chlorhydrate de pilocarpine, les purgatifs (calomel, aloès), puis les diurétiques froids alcoolisés, à doses faibles et répétées : bicarbonate de soude (20 à 30 grammes, cheval), azotate de potasse (15 à 20 grammes, cheval), sulfate de soude.

Pour le bœuf, on a préconisé le breuvage suivant :

Camphre pulvérisé................	24 gr.
Jaune d'œuf....................	N° 1
Émulsionner. Ajouter :	
Nitrate de potasse..............	45 gr.
Décocté de graine de lin........	500 gr.

à faire prendre en trois fois.

Les malades seront tenus au chaud, bien couverts ; on ne leur donnera que peu de fourrage et plutôt des barbotages tièdes avec des décoctions émollientes d'orge, de graine de lin, du vert, des carottes.

Le chien sera mis au régime lacté ; on lui donnera des bains chauds.

Néphrite chronique. — Maladie presque toujours secondaire qui s'observe fréquemment sur le cheval, le bœuf, le chien ; elle est exceptionnelle chez le porc et le mouton.

ÉTIOLOGIE. — Elle peut succéder à la maladie aiguë ; généralement elle débute d'emblée et elle est due à l'action prolongée, mais peu intense, des causes de la néphrite aiguë, à toutes les lésions mettant obstacle à l'écoulement de l'urine (calculs, compression des uretères), thrombose de l'artère rénale, de l'aorte, endocardite. L'atrophie rénale se rencontre fréquemment chez les vieux chevaux.

SYMPTOMATOLOGIE. — Les symptômes sont ceux de l'affaiblissement de l'organisme : appétit capricieux, poil piqué, peau collée aux os, muqueuses infiltrées et pâles, essoufflement rapide, sueurs abondantes, diminution des forces, puis apparition d'œdèmes aux parties déclives, pas de fièvre. La miction est fréquente, cependant la quantité d'urine expulsée est moins grande que la normale ; l'urine est trouble, épaisse, jaunâtre ou brune, d'un poids spécifique élevé (1045-1050) ; elle est très albu-

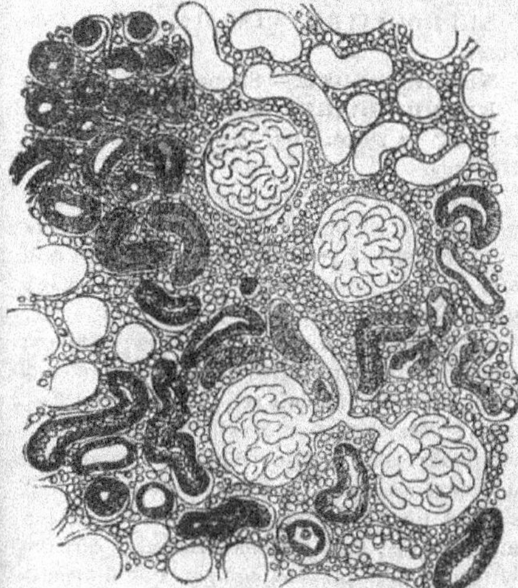

Fig. 1218. — Hyperplasie cellulaire du tissu conjonctif interstitiel (Grossissement : 500).

mineuse ; l'examen microscopique décèle la présence de cylindres hyalins, de cellules épithéliales, de globules graisseux, de globules rouges.

Cependant, dans la *néphrite à petits reins* (néphrite interstitielle), l'urine est abondante, aqueuse, claire et renferme peu de cellules et de cylindres.

La maladie a une marche très lente, surtout si l'animal est dans de bonnes conditions hygiéniques. A la longue, surtout sous l'influence du travail, l'albuminurie épuise le malade ; on observe une diarrhée profuse et abondante avec des coliques fréquentes, du catarrhe bronchique, des troubles cardiaques (dilatation du cœur droit), des œdèmes étendus, et la mort survient par épuisement ou par intoxication urémique.

DIAGNOSTIC. — Facile. — Lors d'affaiblissement progressif, il est indiqué d'examiner l'urine au microscope et d'y rechercher la présente de l'albumine.

PRONOSTIC. — Grave.

ANATOMIE PATHOLOGIQUE. — Les lésions varient

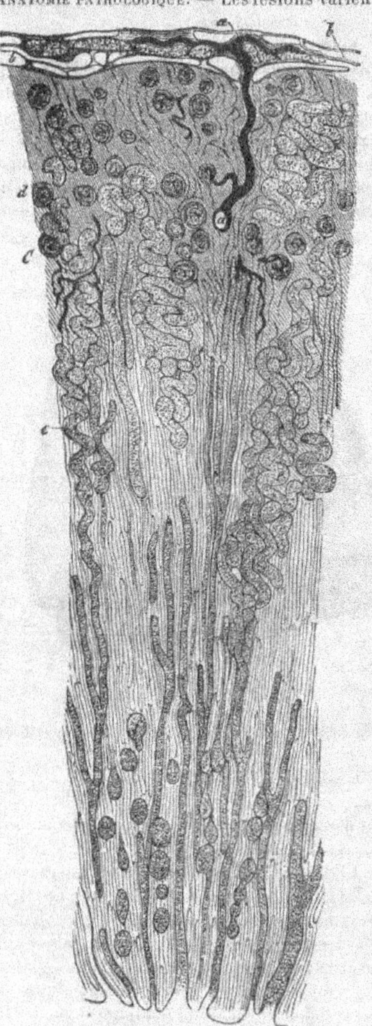

Fig. 1219. — Atrophie du rein. Coupe embrassant environ trois lobules depuis leur sommet jusqu'à leur base.

a, artériole ascendante. — *b*, capsule rénale parcourue par des espaces lymphatiques. — *c*, limite entre les substances médullaire et corticale. — *d*, glomérules de Malpighi atrophiés et disséminés au milieu du tissu conjonctif qui a remplacé tous les autres éléments de la substance corticale, à l'exception de quelques canalicules. — *e*, canalicules contournés situés dans la substance médullaire et produits par une ectasie des canalicules urinifères excréteurs. — *f*, kystes colloïdes situés dans le voisinage de la papille.

suivant que la maladie aboutit à l'hypertrophie

rénale (*néphrite à gros reins*) ou à l'atrophie (*néphrite à petits reins*).

Si le rein est hypertrophié, sa couleur est plus pâle et il existe quelques taches ecchymotiques à sa surface ; sa substance est plus molle et semble graisseuse. Au microscope on constate la dégénérescence et la desquamation de l'épithélium des glomérules de Malpighi ; on constate aussi une infiltration et une accumulation de globules blancs dans les capsules de Bowman

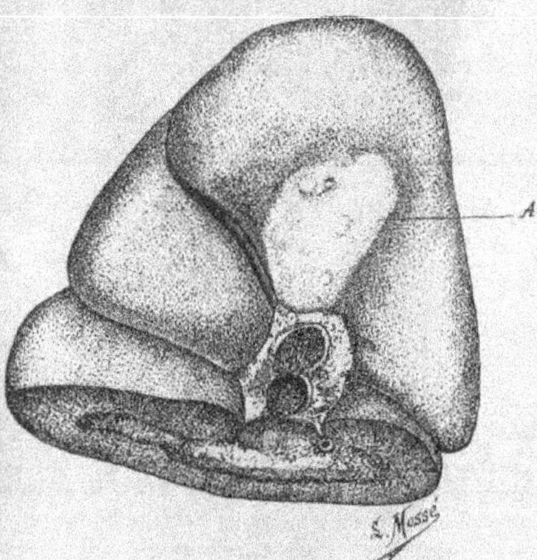

Fig. 1220. — Rein de bœuf atteint de néphrite chronique partielle (Leblanc).

A. zone malade.

et dans les tubes (néphrite parenchymateuse ou intratubulaire) (fig. 1218).

Chez le cheval, on ne rencontre guère que des néphrites à petits reins : l'organe a diminué de volume, sa surface est pâle et granuleuse ; le tissu est résistant et parsemé de traînées blanchâtres ; les glomérules sont à peine distincts ; on peut rencontrer des cavités kystiques dans la couche corticale. Au microscope, le tissu cellulaire périvasculaire et péricapsulaire est fortement hypertrophié, tandis qu'il y a atrophie du tissu du rein (néphrite interstitielle ou intertubulaire) (fig. 1219 et 1220).

Les lésions secondaires consistent en une hypertrophie du cœur gauche (cœur rénal), un engouement du poumon, une congestion passive des muqueuses, des œdèmes, etc.

Traitement. — Il n'existe pas de traitement curatif. On peut retarder la marche de la maladie par de bons soins hygiéniques.

On donnera des toniques pour stimuler l'appétit. Si le cœur faiblit, on utilisera la caféine, la digitale. Trasbot conseille les mercuriaux, les iodurés, l'iodure de potassium contre les altérations du rein. On traitera les complications (œdème, diarrhée, catarrhe bronchique, etc.) comme il convient.

Le dosage de l'albumine dans l'urine renseigne sur la marche de la maladie.

NÉPHROLITHE. — Calcul rénal (Voy. Calculs).

NÉPHROPYOSE. — Suppuration des reins.

NÉPHRORRAGIE. — Hémorragie dont le rein est le siège. Voy. Reins (*Maladies des*) ; Hématurie.

NÉPHROTOMIE. — Opération que l'on ne peut guère tenter que sur les petits animaux et qui consiste à pratiquer une incision au rein afin de retirer des calculs ou de donner issue à une collection purulente.

NERF (νεῦρον ; all. *Nerv* ; angl. *nerve* ; it. *nervo* ; esp. *nervio*). — Dans le très ancien langage anatomique, on confondait sous le nom de νεῦρον, *nerf*, toutes les parties blanches : nerfs, tendons et aponévroses. — Aujourd'hui on nomme *nerfs* des organes ayant la forme de cordons, qui servent de conducteurs aux sensations, aux mouvements, aux actions viscérales, circulatoires, etc., et qui sont composés de filaments particuliers, *tubes nerveux* ou *fibres nerveuses*, réunis en faisceaux.

Anatomie et Physiologie. — Voy. Nerveux (*Système*).

Pathologie. — ***Blessures***. — Elles s'accompagnent de troubles *immédiats* et de troubles *consécutifs*.

Les premiers résultent de la suppression de l'influx nerveux dans la région où se distribuait le nerf coupé. Mais la section d'un nerf n'entraîne pas toujours l'insensibilité et la paralysie de la région correspondante (névrotomie au-dessus du boulet) ; cela résulte des *anastomoses nerveuses*, des fibres *récurrentes* que s'envoient mutuellement les différents nerfs. La *régénération nerveuse*, qui a été l'objet de nombreuses controverses, est bien établie aujourd'hui par des observations cliniques et expérimentales. Quand un nerf est coupé, le bout périphérique se détruit, perd ses propriétés, seule la gaine de Schwann persiste ; au contraire, l'extrémité du bout central prolifère activement, les cylindraxes bourgeonnent et donnent naissance à des tubes à myéline ; si les abouts sont assez rapprochés, ces jeunes fibres traversent le tissu cicatriciel et pénètrent dans les gaines de Schwann du bout périphérique. La durée de la régénération varie avec l'âge, avec la hauteur à laquelle le nerf a été divisé, avec l'étendue du segment nerveux excisé; elle est en général de cinq à six mois. Pour la rendre plus rapide, on a proposé la suture dans les cas de blessures nerveuses.

La récurrence nerveuse explique ainsi la sensibilité conservée, et la régénération nerveuse explique la sensibilité recouvrée en des régions où se distribuait un nerf sectionné.

Comme troubles consécutifs observés dans la région où se distribue le nerf coupé, on cite : l'inflammation, la gangrène, l'atrophie, l'hypertrophie.

Compression des nerfs. — Elle est due à des causes dont l'action est brusque ou lente : lésions traumatiques, exsudats inflammatoires, cicatrices volumineuses, tumeurs, exostoses, etc. La compression des nerfs obturateurs peut se produire chez la vache au cours de la parturition. Elle s'accompagne toujours de *paralysie* de la région correspondante.

Contusions des nerfs. — Elles sont rares ; elles sont caractérisées par une douleur vive au point contusionné et par une paralysie sensitive et motrice plus ou moins grande.

Distensions, déchirures, arrachements des nerfs. — Se produisent presque toujours lors de luxations, de fractures et s'accompagnent de paralysie sensitive ou motrice.

Névralgies. — Douleurs avec élancements qui ont leur siège sur le trajet des nerfs. Elles sont souvent dues à la congestion, à la compression, à l'inflammation (*névralgies névrites*), d'autres fois à des causes encore indéterminées (*névralgies névroses*).

Chez les animaux, on a signalé des cas de névralgie *faciale*, de névralgie *fémoro-poplitée* ou *sciatique*, qui se caractériserait par des secousses, une claudication et une grande faiblesse du membre atteint, par des tremblements musculaires, etc., de névralgie *cervico-brachiale*, de névralgie *dorso-intercostale*, de névralgie *lombo-abdominale*, etc.

Le diagnostic en est toujours très difficile.

TRAITEMENT. — On pourra essayer les bromures, l'antipyrine, le salicylate de soude.

Névrites. — Inflammations des nerfs. — Elles sont mal connues en vétérinaire. Les distinctions en névrites *interstitielles* et *parenchymateuses*, *aiguës* et *chroniques*, *ascendantes* et *descendantes* n'ont pas d'importance au point de vue pratique.

La névrite est presque toujours due à des lésions traumatiques des nerfs. On peut observer une névrite plantaire consécutive à la névrotomie ; quand la plaie a suppuré, il se forme un volumineux îlot cicatriciel, très sensible, déterminant une boiterie.

TRAITEMENT. — La résection de la partie enflammée du nerf fait disparaître la claudication.

Chez les animaux de l'espèce bovine, Gellé a décrit une névrite des nerfs qui se distribuent aux muscles de la face externe de l'épaule, consécutive aux piqûres de l'aiguillon. La sensibilité est conservée, mais il existe de la paralysie motrice et une grande gêne fonctionnelle du membre ; de plus on rencontre une petite tumeur sous-cutanée, en arrière de l'épine acromienne. — On traitera par les douches ou les vésicants.

Enfin, on peut observer des polynévrites d'origine toxique ou infectieuse : névrite du récurrent, au cours de l'intoxication par les sels de plomb, névrite du médian et du crural au cours de la métrite septique, de la périovarite chez la vache (Hamburger), polynévrite de l'hémoglobinurie, névrite avec cornage à la suite de l'alimentation par la gesse, etc.

Les polynévrites *a frigore*, les polynévrites rhumatismales ne sont guère signalées en vétérinaire.

Névromes. — On a souvent confondu sous ce nom les tumeurs de nature variable, fibromes, myxomes, lipomes, développées sur le trajet des nerfs, et aussi les productions inflammatoires développées à l'extrémité des nerfs coupés (pseudo-névromes).

On doit réserver le nom de *névromes* aux tumeurs constituées par du tissu nerveux de nouvelle formation. Ils se développent sur du tissu nerveux : moelle épinière ou cordons nerveux. Les névromes de la moelle épinière n'ont été observés que chez l'homme. Rigot a rencontré sur le trajet des nerfs plantaires, au niveau des canons, des nodosités dures, du volume d'un haricot à celui d'un œuf de pigeon, très sensibles à la pression et qui déterminaient des boiteries. D'autres auteurs ont également rapporté des exemples de névromes. Sur les bovidés, Colin, Morot ont signalé des névromes généralisés qui ont transformé les nerfs (plexus brachiaux, grand sympathique, nerfs des régions dorsale, sternale, costale, des membres, etc.) en des chapelets de tumeurs. Ces lésions n'avaient été trouvées qu'à l'autopsie et étaient restées ignorées pendant la vie.

TRAITEMENT. — Si le névrome est douloureux, s'il occasionne une boiterie, on devra l'extirper.

Le bromure de potassium, l'antipyrine, le salicylate de soude sont recommandés lors de névromes généralisés.

NERF-FÉRURE. — Effort de tendons. — Voy. TENDONS.

NERVEUX (SYSTÈME). — ANATOMIE. — L'appareil nerveux (fig. 1221) comprend une partie centrale et une partie périphérique.

intervertébraux et vont se distribuer dans toutes les parties du corps; ce sont les *nerfs*.

1° **Nerfs**. — Les *nerfs* prennent naissance dans les centres nerveux par des filaments qu'on désigne sous le nom de *racines* : l'*origine apparente* d'un nerf est celle qui se montre à l'œil nu à la surface de l'axe cérébro-rachidien ; son *origine réelle* est le point des centres nerveux qui

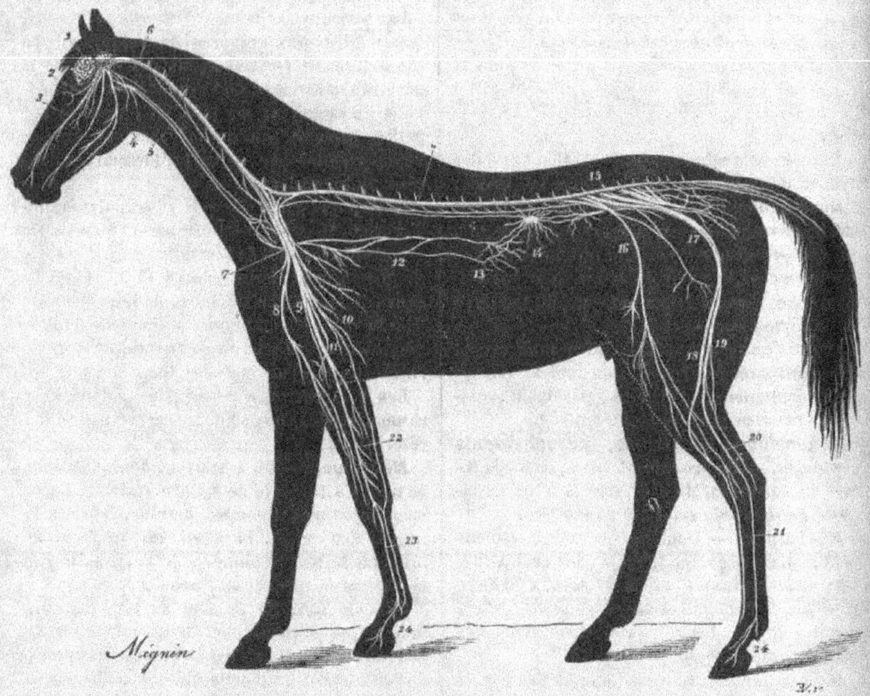

Fig. 1221. — Vue générale de l'appareil de l'innervation.

1, encéphale; 2, nerf optique; 3, maxillaire supérieure; 4, maxillaire inférieur; 5, nerf vague ou pneumogastrique; 6, moelle épinière ; 7, plexus brachial droit ; 8, nerf pré-huméral; 9, huméral antérieur ; 10, huméral moyen; 11, huméral postérieur; 12, pneumogastrique; 13, portion gastrique du plexus solaire ; 14, ganglion semi-lunaire centre du plexus solaire; 15, plexus lombo-sacré gauche; 16, nerf fémoral antérieur et nerf saphène; 17, tronc sciatique ; 18, nerf petit fémoro-poplité ou sciatique poplité externe ; 19, nerf grand fémoro-poplité ou grand sciatique; 20, nerf tibial postérieur; 21, nerf plantaire; 22, nerf cubito-plantaire ou médian; 23, nerf plantaire ; 24, 24, branches terminales du nerf plantaire.

La première est l'*axe cérébro-spinal*, ou *moelle épinière*, logée dans le canal rachidien des vertébrés, renflée à son extrémité antérieure ou *encéphale*, qui occupe la cavité cranienne (Voy. ENCÉPHALE, MOELLE ÉPINIÈRE).

La partie périphérique est constituée par une série double de cordons fasciculés qui s'échappent latéralement de la tige centrale par les orifices de la boîte cranienne et par les trous

lui donne réellement naissance, et qui est constitué par un amas de *cellules nerveuses* appelé *noyau* de ce nerf. Les racines, en se joignant, forment des troncs, qui, vers la périphérie, se divisent en branches, lesquelles deviennent de plus en plus grêles, et se terminent dans la substance des organes, soit par des éminences particulières dites *plaques terminales*, soit par des corpuscules spéciaux, dits *de Krause*, *de*

Meissner, de Pacini. Chaque nerf est constitué par un certain nombre de *tubes nerveux à myéline* (*tubes à double contour*), ou de *fibres grises* (*fibres de Remak*), séparés les uns des autres par des fibres conjonctives minces et longitudinales ; ces tubes ou ces fibres forment, par leur réunion, des *faisceaux primitifs* ou *filets*, épais au plus de un demi-millimètre, souvent plus minces, dont chacun est entouré d'une gaine propre (*périnèvre* de Ch. Robin, *gaine lamelleuse* de Cornil et Ranvier), et uni aux faisceaux voisins par du tissu conjonctif : ces différents faisceaux, constituant un même nerf, possèdent une gaine commune de tissu lamineux (*névrilème*, Ch. Robin) qui les maintient unis et se confond extérieure-

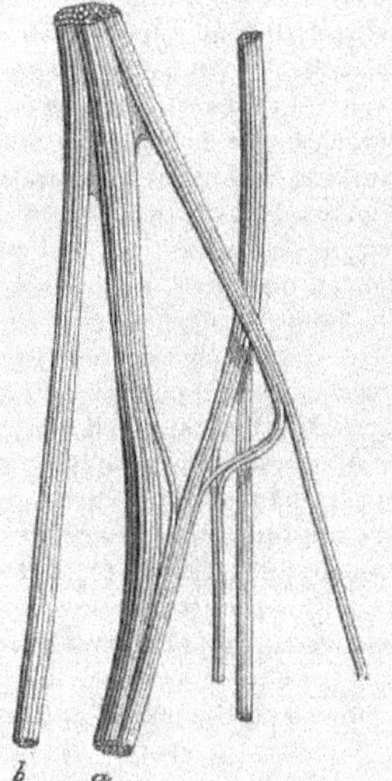

Fig. 1222. — Plexus nerveux.

ment avec le tissu lamineux ambiant ; enfin les vaisseaux sanguins forment, dans l'intérieur du périnèvre, un réseau à mailles longitudinales.

Les branches nerveuses sont de deux sortes :

Les unes, fermes, d'un blanc brillant, se répandent principalement dans les muscles du tronc et la peau ; elles portent le nom de *nerfs blancs* ou *cérébro-rachidiens* ou *de la vie animale* : elles sont surtout formées de tubes nerveux à myéline.

Les autres, molles, d'un gris rougeâtre, plates et unies ensemble par de nombreuses anastomoses, appartiennent surtout aux viscères et accompagnent les vaisseaux sanguins ; elles sont appelées *nerfs gris, mous, nerfs sympathiques végétatifs*, ou *nerfs de la vie végétative*,

et renferment principalement des fibres grises.

Les faisceaux primitifs des nerfs se joignent bien les uns aux autres, d'où résulte que les troncs forment, en beaucoup d'endroits, des anastomoses et des *plexus* (fig. 1222), par l'échange mutuel de leurs faisceaux (*a*) ; mais les tubes nerveux n'entrent pour rien dans cette ramescence purement extérieure, c'est-à-dire qu'ils ne font que passer d'un faisceau dans un autre sans subir aucune scission.

Ganglion nerveux. — Masse de substance nerveuse grise qu'on rencontre sur le trajet des racines postérieures des nerfs rachidiens, d'une part, sur le trajet du cordon du grand sympathique et des plexus qu'il forme, d'autre part. Chaque ganglion nerveux est formé de matière amorphe granuleuse, de fibres lamineuses, et de vaisseaux qui n'offrent rien de particulier dans leur distribution ; mais son élément fondamental, caractéristique, est représenté par les cellules nerveuses, qui communiquent, par les prolongements dont elles sont munies, entre elles et avec les tubes nerveux.

Tissu nerveux. — Celui qui forme essentiellement l'encéphale et la moelle épinière, d'une part (*tissu nerveux central*), les nerfs, d'autre part (*tissu nerveux périphérique*). Il est formé par des éléments particuliers (*éléments nerveux*) de deux sortes : les *cellules nerveuses*, et les *tubes nerveux*.

Les *cellules nerveuses* ne se trouvent que dans les centres et dans les ganglions nerveux. Ce sont des corps de forme variable, ayant $0^{mm},05$ à $0^{mm},10$, munis de prolongements simples ou ramifiés (fig. 1223), qui

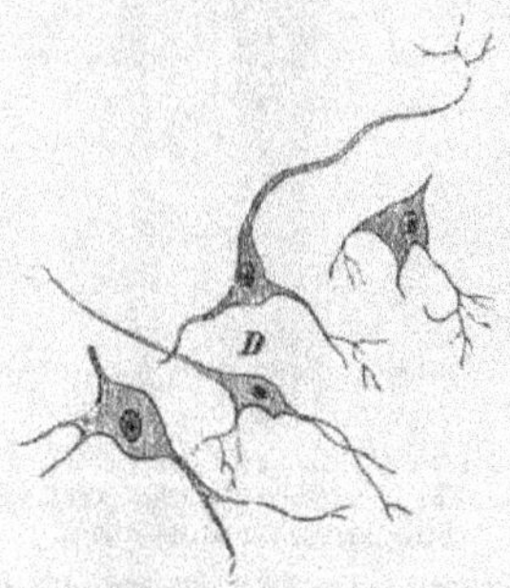

Fig. 1223. — Cellules nerveuses.

mettent les cellules en communication soit entre elles, soit avec les centres nerveux, par l'intermédiaire des tubes nerveux qui leur font suite : on trouve des cellules à prolongement unique (*cellules unipolaires*) dans les ganglions intervertébraux ; dans les centres nerveux, les cellules ont deux à cinq prolongements (*cellules bipolaires, multipolaires*), parmi lesquels un se continue toujours avec le cylindraxe d'un tube nerveux (*prolongement de Deiters*). Chaque cel-

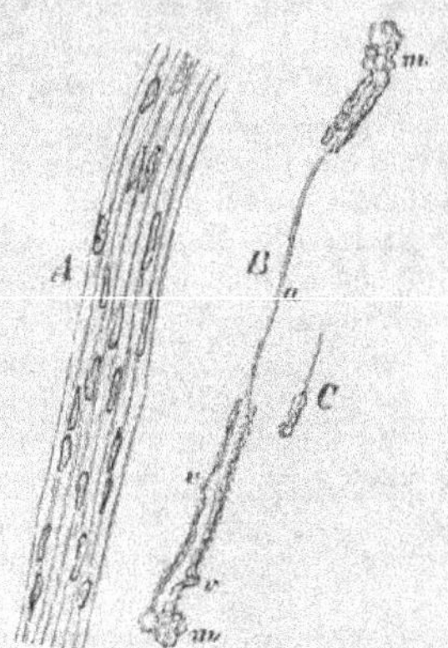

Fig. 1224. — Tubes nerveux.

A, fascicule gris, gélatineux, traité par l'acide acétique. — B, tube nerveux à myéline : *a*, cylindraxe, mis à nu ; *v. v*, points où le cylindraxe est revêtu de myéline ; *m*, myéline sortant en gouttelettes ; *c*, fibre sans myéline provenant du cerveau.

lule se compose d'une membrane homogène, finement granuleuse, striée, et d'un contenu solide, granuleux, avec un gros noyau clair,

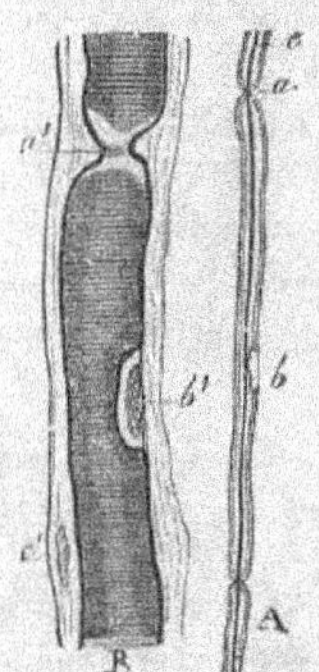

Fig. 1225. — Tubes nerveux avec leurs étranglements annulaires.

A, tube nerveux vu à un faible grossissement : *a*, étranglement annulaire ; *b*, noyau du segment interannulaire ; *c*, cylindraxe. — B, nerf très grossi et traité par l'acide osmique : *a'*, étranglement annulaire ; *b'* noyau de segment interannulaire ; *c'* noyau externe de la gaine.

transparent, sphérique, et un nucléole jaunâtre, brillant. Dans les centres nerveux, les cellules occupent exclusivement la subs-

tance grise et y offrent des formes variables.

Les *tubes nerveux* se rencontrent dans les centres nerveux avec les cellules dans la substance grise, sans elles dans la substance blanche, et dans les nerfs périphériques ; mais ils offrent une conformation qui varie avec la région qu'ils occupent : *tubes nerveux à myéline, tubes nerveux sans myéline*.

Les *tubes nerveux à myéline* (*tubes de la vie animale, tubes blancs, tubes à double contour*) sont, dans les nerfs périphériques, formés de trois éléments : 1° une paroi homogène, mince, transparente, résistante, quelquefois finement plissée ou striée (*membrane de Schwann*) ; 2° un contenu visqueux, oléagineux, liquide, épais de 1 à 3 millièmes de millimètre, blanc, très réfringent (*myéline, substance* ou *contenu médullaire*), sortant des tubes nerveux dès que ceux-ci sont sectionnés, et se pelotonnant alors, en forme de boules arrondies (Cornil et Ranvier) ; 3° une partie centrale qui a la forme d'un cordon arrondi, extrêmement fin (*cylindraxe, cylinder-axis*), et qui représente probablement un faisceau de fibrilles et non un simple filament : c'est ce petit cordon central qui entre en communication avec les cellules nerveuses, et qu'il met en communication avec la périphérie. D'après Ranvier, la membrane de Schwann et la myéline ne sont pas continues dans toute l'étendue d'un tube nerveux : celui-ci présente, de distance en distance, des *étranglements annulaires* (fig. 1224 et 1225) et se trouve ainsi formé de *segments interannulaires* égaux, auxquels répondent autant de fractions de myéline et de membrane externe, le cylindraxe seul se poursuivant sans interruption d'un segment à l'autre ; à chaque segment de la membrane de Schwann correspond un noyau ovale, unique, situé à sa face interne et entouré d'une mince couche de protoplasma ; de plus, chaque segment de myéline est enfermé dans une sorte de sac de protoplasma, dont un feuillet est au-dessous de la membrane de Schwann, et l'autre se réfléchit au niveau de chaque étranglement pour s'appliquer sur le cylindraxe : c'est ce qu'on appelle *gaine de Mauthner*. La disposition est beaucoup plus simple dans les centres nerveux, où la membrane de Schwann n'existe pas, et où la myéline n'a pas d'autre limite qu'une enveloppe de protoplasma molle et facile à rompre.

Les *tubes nerveux sans myéline* (*tubes à simple contour, fibres nerveuses, fibres grises ou gélatiniformes, fibres sympathiques, végétatives, nutritives, fibres de Remak*) se trouvent en très petit nombre dans les nerfs rachidiens, associés aux tubes à myéline : mais ils dominent dans les racines grises du grand sympathique, les filets gris que celui-ci envoie dans les viscères ; le pneumogastrique en renferme aussi une certaine quantité. Ces éléments sont des fibres cylindriques ou un peu aplaties, pâles, grisâtres, striées en long, anastomosées entre elles de manière à former un réseau dans les faisceaux des nerfs qu'elles contribuent à former.

2° **Axe cérébro-spinal.** — L'axe cérébrospinal, logé dans le canal rachidien des vertèbres et la boîte crânienne, est protégé par trois enveloppes qui le séparent des parois de la cavité osseuse ; ce sont les *méninges.* La plus externe est la *dure-mère*, forte membrane fibreuse, la moyenne est l'*arachnoïde*, tunique de nature séreuse formée de deux feuillets ; l'interne est la *pie-mère*, enveloppe cellulo-vasculaire, appliquée sur la moelle et l'encéphale, unie au feuillet viscéral de l'arachnoïde par un tissu conjonctif lâche, entre les mailles duquel se trouve déposé un liquide spécial ou *fluide céphalo-rachidien.*

*a. **Moelle épinière.*** — Gros cordon blanc, irrégulièrement cylindrique, logé dans le canal des vertèbres, commençant au niveau du trou occipital, et faisant suite au *bulbe rachidien* ; elle se termine en pointe vers le bord supérieur du canal sacré et donne naissance de chaque côté aux nerfs du tronc. Le volume de la moelle n'est pas uniforme : entre la cinquième vertèbre cervicale et la deuxième vertèbre dorsale existe le *renflement brachial* ; et plus loin vers le milieu se trouve le *renflement lombaire* ou bulbe crural, qui s'étend jusqu'à l'entrée du canal sacré.

La surface de la moelle présente deux sillons profonds et étroits, l'un *supérieur*, l'autre *inférieur*.

Sur une coupe transversale, on voit une cavité ou *canal central*, elliptique, tapissée par une mince membrane ou *épendyme*. On peut voir aussi que les deux sillons s'avancent l'un au-devant de l'autre, mais ne se rejoignent pas, et restent séparés par deux rubans horizontaux de substance nerveuse ou *commissures*.

La moelle est constituée par de la substance *blanche* au centre de laquelle existe de la substance *grise*, qui forme dans son ensemble une sorte d'H dont la branche horizontale est percée en son milieu par le canal central ; on donne le nom de *cornes grises* (supérieures et inférieures) aux branches de l'H.

Il résulte de cette disposition que la substance blanche est divisée, dans chaque moitié latérale de l'axe spinal, en trois *cordons* ou *fais-*

ceaux *secondaires*, un *supérieur* ou *postérieur*, un *moyen* ou *latéral*, un *inférieur* ou *antérieur.*

*b. **Encéphale.*** — Voy. t. Ier, p. 437.

*c. **Isthme de l'encéphale*** ou **moelle allongée.** — Sa face inférieure est croisée à peu près dans son milieu par un épais faisceau de fibres arciformes qui constituent la *protubérance annulaire*, le *pont de Varole* ou le *mésocéphale.* Tout ce qui est en avant de ce faisceau forme les *pédoncules cérébraux* ; ce qui existe en arrière appartient au *bulbe rachidien.*

La face supérieure du bulbe, couverte par le cervelet, est creusée dans son milieu d'une excavation qui constitue le plancher du quatrième ventricule et qui présente en arrière un angle taillé en bec de plume ; elle est nommée pour cette raison *calamus scriptorius.*

Les *pédoncules cérébelleux* sont deux gros et courts funicules latéraux qui attachent le cervelet sur la face supérieure de l'isthme.

Les *tubercules quadrijumeaux* sont quatre éminences arrondies, accolées deux à deux, qui surmontent les pédoncules cérébraux.

Les *couches optiques* constituent la région de la face supérieure de l'isthme, qui est située en avant des tubercules quadrijumeaux : elles sont donc placées au-dessus de la partie antérieure des pédoncules cérébraux.

L'isthme est creusé, au niveau des couches optiques, d'une cavité centrale ou *ventricule moyen*, cavité prolongée en arrière, sous les tubercules quadrijumeaux, par un conduit appelé *aqueduc de Sylvius*, qui aboutit dans le *ventricule postérieur*, ou *quatrième ventricule*, autre cavité comprise entre le cervelet et le bulbe rachidien. Ce ventricule moyen communique par l'*ouverture commune antérieure* ou *trou de Monro*, avec les ventricules latéraux.

*d. **Cervelet.*** — Masse globuleuse, parcourue à sa surface extérieure par un grand nombre de sillons, dont deux principaux règnent circulairement, de chaque côté de la ligne médiane, tout autour de l'organe, qu'ils partagent en trois lobes, un médian et deux latéraux. Il est supporté par l'isthme auquel il est attaché par les pédoncules cérébelleux.

*e. **Cerveau.*** — Il est constitué par les deux *hémisphères cérébraux*, accolés sur la ligne médiane, réunis l'un à l'autre dans leur partie centrale par une commissure transversale et l'isthme encéphalique.

A la surface des hémisphères, on remarque des saillies plus ou moins sinueuses, séparées les unes des autres par des sillons profonds ; ce sont les *circonvolutions cérébrales.*

Les deux hémisphères sont réunis entre eux par la grande commissure ou corps calleux.

Chaque hémisphère est creusé d'une cavité ou *ventricule latéral* ou *cérébral*; sur le plancher des ventricules, on remarque deux grosses éminences, le *corps strié* et l'*hippocampe*, et un cordon vasculaire, d'apparence grenue, formant le *plexus choroïde cérébral*.

Les deux ventricules latéraux communiquent entre eux et le ventricule moyen, par le trou de Monro. Ils sont tapissés par une fine membrane, l'*arachnoïde ventriculaire*, qui sécrète une humeur limpide, très peu abondante.

PHYSIOLOGIE. — *Rôle général du système nerveux.* — Le système nerveux a pour principal rôle d'assurer l'harmonie des différentes parties du corps, de relier entre eux physiologiquement les points les plus éloignés de l'organisme, de sorte que le moindre ébranlement d'un de ces points, au lieu d'y rester localisé, se propage et se fasse sentir à distance. Il remplit ce rôle grâce à l'*excitabilité* et à la *conductibilité* des nerfs.

On peut donc le concevoir comme composé des éléments suivants : surface sensible périphérique, représentée par l'épanouissement du nerf centripète à la peau ou sur une muqueuse; nerf centripète (sensitif); cellule nerveuse reliée au nerf précédent et au suivant, et le plus souvent aussi à d'autres cellules nerveuses, et représentant l'organe récepteur de la sensation, producteur du mouvement, ou commutateur de la sensation en mouvement; nerf centrifuge (moteur, sécrétoire, etc.); terminaison de ce nerf dans un muscle, une glande, etc.

Irritabilité et excitabilité des nerfs. — L'*irritabilité* du nerf est la propriété qu'il a d'entrer en activité sous l'influence d'un excitant; son *excitabilité* est la mesure de son degré d'activité, la force d'excitation qui peut provoquer l'irritabilité (Ch. Richet).

Conductibilité des nerfs, vibration nerveuse. — L'excitation d'un nerf produit une contraction du muscle auquel il aboutit ou une modification spéciale des centres nerveux : mais il agit comme un simple conducteur, et c'est son cylindraxe qui paraît être l'organe de transmission, la gaine de myéline ne servant qu'à isoler celui-ci. Trois lois régissent cette conduction (Ch. Richet) :

1° *Loi de l'intégrité de l'organe.* — Un nerf ne peut conduire une excitation que s'il est intact; son écrasement, sa ligature, etc., empêchent toute transmission de mouvement ou de sensibilité; mais il reprend ses fonctions après cessation de la compression, si celle-ci n'a pourtant pas détruit la continuité anatomique;

2° *Loi de la conductibilité isolée.* — L'excitation d'un nerf est conduite exclusivement par lui, sans se transmettre aux nerfs voisins, les centres seuls peuvent opérer cette transmission; les *contractions paradoxales*, secousses qui se produisent dans des muscles innervés par des branches nerveuses motrices autres que celle qui est excitée, paraissent contredire cette loi, mais sont simplement dues à l'électrotonus qui, remontant de la branche excitée au tronc nerveux, provoque dans les autres branches de celui-ci des excitations à distance;

3° *Loi de la conductibilité dans les deux sens.* — L'excitation d'un point du trajet d'un nerf paraît se transmettre dans les deux directions centripète et centrifuge : l'identité de structure des nerfs moteurs et sensitifs, l'existence des phénomènes de variation négative dans les deux bouts d'un même nerf, sont des preuves indirectes de cette loi; de plus, si on divise le muscle couturier d'une grenouille en deux languettes longitudinales, et qu'on excite l'une d'elles, l'autre se contracte, ce qui ne s'explique que par la conduction dans le sens centripète opérée par un nerf moteur, habituellement centrifuge.

Bien que le nerf soit un simple conducteur, et ne paraisse subir aucun changement entre le moment de son excitation et celui de la réaction du muscle ou du centre nerveux, il faut bien qu'une modification quelconque se soit produite et propagée suivant sa longueur pendant la transmission : c'est cette modification qu'on nomme *vibration nerveuse, influx* ou *courant nerveux*; elle correspond à la secousse musculaire, comme la *neurilité*, propriété qu'a le nerf de répondre par une vibration à une excitation, correspond à la contractilité (Ch. Richet). A l'état physiologique, chaque portion du nerf excité joue le rôle d'excitateur vis-à-vis de la portion suivante.

La façon dont cette vibration se propage n'est pas parfaitement connue : on sait pourtant que, si on excite un nerf moteur près du muscle, puis loin de celui-ci, la secousse est bien plus forte dans le second cas, d'où on conclut que la vibration s'accroît en cheminant dans le nerf; c'est la *théorie de l'avalanche*.

Nutrition des éléments nerveux. — La nutrition est très active dans les *centres nerveux*, composés surtout de cellules, dans lesquelles se font, par l'intermédiaire du sang, des échanges importants. Tandis que les muscles consomment surtout des substances hydrocarbonées et très peu d'albuminoïdes, les éléments nerveux utilisent surtout ceux-ci : ainsi les produits de leur combustion consistent-ils principalement en déchets azotés, tels que l'urée, qui est excrétée par l'urine en quantité directement proportionnelle à l'activité cérébrale. Un autre produit de désassimilation du cerveau est la cholestérine, éliminée par le foie avec la bile.

Action réflexe. — C'est une action nerveuse (motrice, sécrétoire, etc.), qui succède à une excitation sensitive transformée en mouvement, sécrétion, etc., par une ou plusieurs cellules nerveuses centrales, représentant un *centre réflexe.*

Un mouvement réflexe comprend trois phases : *excitation du nerf sensitif* quelconque, de sensibilité spéciale, générale ou viscérale, à son extrémité périphérique ou en un point de son trajet (le réflexe est plus intense dans le premier cas) ; — *excitation du centre réflexe* (cellules de la moelle épinière, de la moelle allongée, du cerveau), qui modifie et transmet au nerf moteur l'excitation amenée par le nerf sensitif ; — *excitation du nerf moteur* et contraction réflexe d'un seul muscle ou groupe de muscles (*mouvement réflexe simple*) ou de plusieurs muscles ou groupes de muscles (*mouvement réflexe composé*). L'ensemble d'un acte réflexe peut donc être représenté par une sorte d'arc, *arc diastaltique* ou *réflexe*, dont le sommet, occupé par le centre réflexe, est le point où aboutissent les nerfs centripètes et centrifuges.

Les *excitants des réflexes* sont les mêmes que pour les nerfs : mécaniques, chimiques, thermiques, électriques. Quel que soit l'excitant, le réflexe ne se produit que si l'excitation du nerf sensitif est assez brusque, et si elle est répétée dix-huit à vingt fois par seconde ; de plus, l'excitation de la peau est plus efficace que celle des autres parties de l'organisme, les extrémités des nerfs centripètes étant plus excitables que le tronc même de ces nerfs.

Les *lois des réflexes* sont au nombre de quatre (Ch. Richet) :

1° *Loi de la localisation :* L'excitation légère d'une région sensible détermine un mouvement réflexe dans les muscles voisins de celle-ci ;

2° *Loi de l'irradiation :* Si l'excitation est très forte, elle produit, après le mouvement des muscles du même côté, celui des muscles homologues du côté opposé (*irradiation transversale*) ; si l'excitation est encore plus intense, un mouvement dans les muscles placés au-dessus et au-dessous des premiers (*irradia-*

tion longitudinale) ; enfin, si l'excitation est très forte ou la moelle très excitable (empoisonnement par la strychnine), l'irradiation peut se faire à tous les membres ;

3° *Loi de la coordination :* Certains réflexes semblent *coordonnés*, associés de façon à produire un acte déterminé, qui souvent a un but de *défense*, de *conservation* (clignement des paupières, éternuement, toux expulsive de corps étrangers, etc.) ; plusieurs de ces mouvements s'expliquent par la juxtaposition dans la moelle de plusieurs centres nerveux moteurs (tel est le mouvement d'inspiration opéré par les muscles inspirateurs ayant un centre médullaire commun) ; d'autres, dits d'*adaptation*, sont encore inexpliqués : telle est l'expérience de la grenouille décapitée, qui fléchit la patte pour frotter le haut de la cuisse où on a posé une goutte d'acide acétique, et qui, si l'on coupe cette patte avant de renouveler l'irritation, essaye d'atteindre avec le même membre le point irrité, puis, n'y réussissant pas, fléchit l'autre patte qu'elle porte sur ce point ;

4° *Loi de l'ébranlement prolongé :* Si on produit le tétanos de tous les muscles d'une grenouille, en frappant sa tête contre un corps dur qui détermine une commotion cérébrale retentissant sur la moelle, et qu'on décapite ensuite l'animal, le tétanos continue ; la moelle présente donc un ébranlement, qui dure bien plus longtemps que l'excitation, contrairement au nerf qui revient à son état primitif dès lors qu'il n'est plus excité ; il se fait dans la moelle une sorte d'*addition latente*, et il peut s'écouler entre le début de l'excitation et la réaction de la moelle un temps de *stimulation latente*, égal à quatre-vingt-dix secondes.

La *vitesse des actes réflexes*, temps employé par la substance grise pour transformer et transporter sur un nerf centrifuge l'excitation apportée par un nerf centripète, est de 0,03 à 0,05 de seconde : d'autant plus grande que l'excitation est plus forte, cette vitesse est diminuée par le froid, augmentée par la strychnine. Les mouvements réflexes sont plus énergiques et plus faciles à provoquer en été qu'en hiver, quand la moelle est séparée de l'encéphale que quand la continuité est intacte. Ils sont exagérés par la strychnine, la morphine, la picrotoxine, la nicotine ; amoindris par l'anémie, l'épuisement que déterminent des excitations répétées, l'acide cyanhydrique, le chloroforme, le chloral.

La *classification des actes réflexes*, basée sur les voies que suivent les actions centripète et centrifuge, est la suivante (Mathias Duval). Une première classe, la plus nombreuse, comprend les réflexes dans lesquels les deux voies sont représentées par les nerfs rachidiens : déglu-

classe renferme les réflexes qui ont pour voie centripète les nerfs du sympathique, viscéraux, et pour voie centrifuge les nerfs céphalo-rachidiens : la plupart sont des actes pathologiques, convulsions produites par les vers intestinaux, éclampsie, hystérie, etc. — La dernière classe comprend les réflexes dont les deux voies de conduction sont dans les filets du grand sympathique : ce sont tous les actes d'innervation des organes de la nutrition et de nombreux réflexes pathologiques.

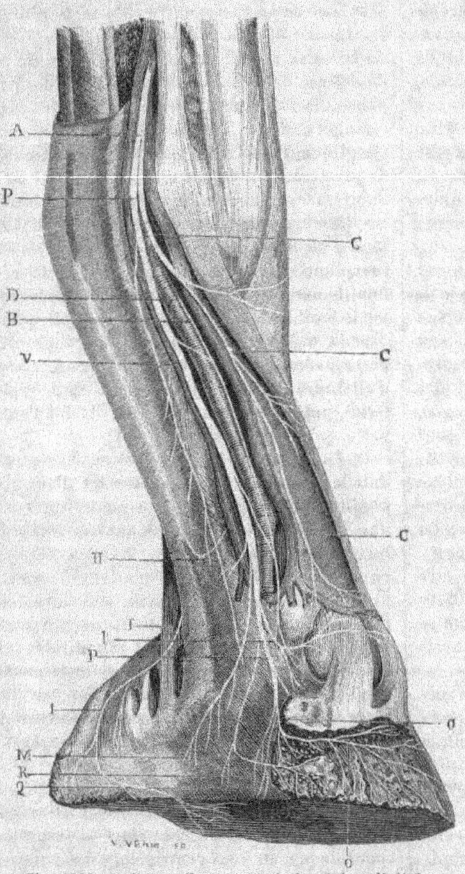

NÉVRALGIE. — Voy. Nerfs.

NÉVRITE. — Voy. Nerfs.

NÉVROME. — Voy. Nerfs.

NÉVROTOMIE (de νεῦρον, nerf, et τέμνειν, couper; all. *Nervenschnitt*; angl. *nevrotomy*; it. *nevrotomia*). — Section d'un cordon nerveux. Opération chirurgicale pratiquée quelquefois comme moyen curatif de certaines névralgies, lors de certains névromes, même lors de blessures incomplètes des nerfs, et qu'en vétérinaire on pratique surtout comme moyen palliatif pour faire disparaître ou pour atténuer une boiterie due à une lésion chronique et incurable du cheval.

Névrotomie plantaire phalangienne ou Névrotomie basse. — Sa principale indication est la *maladie naviculaire* (Voy. ce mot). Elle se pratique sur les deux nerfs plantaires, en commençant par le nerf interne (fig. 1226). Le lieu d'élection de l'opération est sur les faces latérales du paturon, à peu près à mi-hauteur de celui-ci.

Le cheval est couché sur le membre malade, qui est fixé sur le membre postérieur en diagonale, au-dessus du jarret.

En explorant avec la pulpe du pouce, la face latérale du paturon, on sent très bien en arrière une mince lanière dure et résistante, c'est la *bride du coussinet plantaire*, et très peu en arrière et plus profondément situé, un cordon plus gros, un peu dépressible, roulant sous les doigts; il est constitué par la veine, l'artère et le nerf plantaires, accolés par une sorte de gaine conjonctive; le nerf est en arrière; l'artère est située immédiatement en avant du nerf et un peu plus en dedans; la veine est à un demi-centimètre de l'artère; la position de ce cordon vasculo-nerveux fixe la ligne d'incision. Parfois la région est indurée, infil-

Fig. 1226. — Appareil nerveux de la région digitale.

P, nerf plantaire; B, branche moyenne; C, branche antérieure; D, artère digitale; H, division non constante destinée aux bulbes cartilagineux; I,I, branche du coussinet plantaire; K, branche transverse coronaire; M, division podophylleuse; O, branche préplantaire; Q, rameau descendant dans la scissure des patolobes; R, ramuscules artériels qui accompagnent l'artère digitale dans la scissure plantaire; V, veine, dont l'existence n'est pas constante, qui longe quelquefois le nerf plantaire dans tout son trajet phalangien (H. Bouley).

tition, éternuement, toux, marche, etc. — Une seconde classe se compose des réflexes dans lesquels le nerf sensitif appartient au système céphalo-rachidien, et le nerf moteur au grand sympathique (vaso-moteur le plus souvent) : sécrétions, érection, etc. — Une troisième trée et on ne perçoit pas nettement le cordon ; on doit alors faire l'incision à la limite des faces latérale et postérieure de la première phalange, à mi-hauteur de celle-ci, ou un peu au-dessus. Pour ne pas être gêné par le sang, on fait l'*hémostase* (Voy. t. Ier, p. 721,) au-dessus du boulet. La peau de la région est rasée, désinfectée.

On fait à la peau et au tissu cellulaire sous-cutané, dans le sens de l'axe de la phalange, une incision de 2 à 3 centimètres de long. Généralement on perçoit de suite le cordon vasculo-nerveux ; si on tombe sur la bride, on prolonge un peu l'incision en haut ou en bas et on maintient la bride écartée à l'aide d'une érigne ; si on ne trouve pas immédiatement le cordon, on agrandit un peu les lèvres de l'incision cutanée et on explore la plaie avec la pulpe de l'index. Dès que le cordon est trouvé, on incise avec précaution la gaine conjonctive qui réunit vaisseaux et nerfs ; celui-ci apparaît avec sa teinte blanc jaunâtre ; parfois, lorsque le sang a coulé, le nerf a une teinte rougeâtre et peut être confondu avec l'artère ; on s'assurera que l'on tient le nerf, parce qu'il occupe la situation la plus postérieure, et que le cheval réagit lorsqu'on le pince ou lorsqu'on le serre brusquement dans une anse de fil, et parce que la main appliquée sur lui ne perçoit pas de pulsations, enfin parce qu'il n'est pas dépressible. Dès que le diagnostic est bien établi, on isole le nerf soit avec le bistouri, ou mieux avec la pointe mousse de la sonde cannelée, tandis qu'un aide écarte les lèvres de la plaie à l'aide d'érignes. On charge le nerf sur la sonde cannelée, puis on le sectionne aussi haut que possible ; il est bon, au préalable, de le fixer avec une anse de fil, afin de pouvoir retrouver le bout périphérique après les réactions violentes que la section nerveuse détermine. On saisit le bout périphérique entre les mors des pinces, ou à l'aide du fil, et on excise un lambeau de 2 centimètres environ. On lave la plaie avec un antiseptique, on la saupoudre d'iodoforme, puis on suture les lèvres et on applique un pansement protégé par une flanelle. On réentrave le cheval, on le retourne, puis on pratique l'opération sur le côté externe.

Si on doit opérer aux deux membres antérieurs, on pratique d'abord la névrotomie au côté interne d'un membre et au côté externe de l'autre, puis, quand les plaies sont cicatrisées, on opère les côtés opposés.

Le pansement est levé après cinq ou huit jours ; on enlève les sutures ; souvent les plaies se cicatrisent par première intention.

L'animal peut être remis à un léger service un ou deux mois après l'opération.

La névrotomie basse ne supprimant que la branche postérieure du nerf plantaire, n'insensibilise que les parties postérieures du pied.

Névrotomie métacarpienne ou métatarsienne ou ***Névrotomie haute***. — Certains praticiens la recommandent contre la maladie naviculaire. Elle est indiquée surtout pour faire disparaître la boiterie due à des formes osseuses ou cartilagineuses. L'opération se pratique au-dessus du boulet et comporte l'excision d'une portion du nerf plantaire. Elle s'effectue d'un seul côté (boiterie) ou des deux (maladie naviculaire), suivant les cas ; dans ce dernier cas, on commence à opérer par le côté interne.

Le cheval est couché ; on entrave le membre antérieur ou postérieur à opérer au-dessous du jarret ou du genou, l'anse de la plate-longe étant fixée haut sur le canon. En explorant avec la pulpe du pouce la face latérale des tendons, un peu au-dessus du boulet, on sent très bien le nerf formant un cordon assez volumineux, que l'on déplace facilement et qui longe le tendon perforant. Mais dans cette région, plus encore qu'au niveau du paturon, il existe souvent de l'induration, de l'infiltration qui rendent le nerf inexplorable ; dans ce cas, la ligne d'incision est déterminée par le bord de la masse cylindrique que forment les tendons, ou un peu en avant. On assure l'hémostase, on coupe les poils, on rase et on désinfecte la peau de la région. On incise la peau et le tissu conjonctif sous-cutané, suivant l'axe du canon et sur une longueur de 2 à 3 centimètres, puis on va à la recherche du nerf ; on le trouve ordinairement de suite, accolé à l'artère qui est située plus profondément (au côté externe, il n'y a pas d'artère) ; la veine est plus en avant. On isole le nerf avec la pointe mousse de la sonde, on le charge sur la sonde cannelée et on le sectionne ; on excise ensuite un segment de 2 centimètres environ ; on désinfecte la plaie, que l'on suture ensuite. Mêmes soins consécutifs que pour la névrotomie basse.

La névrotomie haute et double a parfois entraîné une inflammation gangreneuse diffuse de la chair du pied et la chute du sabot. Il ne faudra l'employer qu'avec réserve ; les opérés ne seront remis en service que très progressivement et seulement deux à trois mois après l'opération.

Les chevaux névrotomisés, surtout après la névrotomie haute et double, perçoivent difficilement les inégalités de terrain et buttent souvent.

Névrotomie du médian. — Elle est indiquée lors de lésions chroniques et étendues d'un membre antérieur, lors d'insuccès de la névrotomie haute et double, lors d'effort de tendons ancien, avec boiterie, ayant résisté à la cautérisation, etc.

Le cheval est couché du côté du membre malade; celui-ci est désentravé, porté en avant et maintenu ainsi à l'aide de deux plates-longes fixées au canon et tenues par des aides, ou à l'aide du bâton à entravons; on peut aussi découvrir la région à opérer, en entravant le membre antérieur superficiel sur le postérieur correspondant.

« Explorez la face interne du coude avec la pulpe des doigts; en exécutant quelques mouvements d'avant en arrière et d'arrière en avant, vous percevrez facilement le volumineux cordon que forme le nerf médian. Légèrement oblique de haut en bas et d'avant en arrière, il est un peu plus superficiel que l'artère radiale, avec laquelle il s'engage, au-dessous du coude, entre le radius et la masse des fléchisseurs. » (Cadiot et Almy, *Thérapeutique chirurgicale.*)

La peau de la face interne du coude est rasée et désinfectée. Sur la ligne du nerf, immédiatement en arrière de l'extrémité supérieure du radius, on fait à la peau et au tissu conjonctif sous-cutané une incision de 4 à 6 centimètres; on incise ensuite le muscle sterno-aponévrotique, et l'aponévrose anti-brachiale apparaît avec sa teinte nacrée. On débride cette aponévrose sur la sonde cannelée. On fait écarter les lèvres de la plaie aponévrotique à l'aide d'érignes et on découvre le médian. Le nerf est saisi avec des pinces, isolé du tissu conjonctif adjacent avec le bistouri ou mieux avec le bec de la sonde cannelée, en évitant de blesser les veines et l'artère radiales.

On excise ensuite un lambeau de nerf de 2 centimètres environ. On désinfecte la plaie qu'on suture ensuite. La cicatrisation se fait en général rapidement, parfois par première intention.

Cette opération ne doit être tentée que quand tous les moyens de traitement ont échoué; elle permet d'utiliser encore, pendant un temps variable, certains sujets inutilisables avant, mais elle ne réussit pas toujours.

Névrotomie du sciatique. — Les indications sont à peu près les mêmes que celles de la névrotomie du médian.

L'opération se fait au côté interne du membre postérieur, à un travers de main au-

dessus de la pointe du jarret. Le cheval est couché sur le membre malade; on découvre la région en entravant le membre postérieur superficiel sur l'antérieur correspondant. A un travers de main au-dessus du jarret, à 3 centimètres en avant du tendon des jumeaux, on pratique, après avoir rasé et désinfecté la peau, une incision cutanée de 4 à 5 centimètres, faite dans le sens du tendon. On rencontre alors l'aponévrose jambière que l'on incise sur la sonde cannelée : on trouve le grand sciatique presque immédiatement sous l'aponévrose jambière. On isole le nerf avec le bec de la sonde cannelée et on en résèque un lambeau de 2 centimètres. Ensuite on désinfecte et on suture.

La névrotomie du sciatique, outre qu'elle est rarement suivie de succès, est beaucoup plus dangereuse que celle du médian ; on a signalé à la suite de cette opération un allongement des tendons, le boulet venant toucher le sol, et parfois, la chute du sabot.

NEW-KENT (Variété ovine). — Elle appartient à la race des Pays-Bas, de Sanson. Originaire des marais de Romney, elle a été améliorée par Richard Goord. Elle donne une viande de qualité moyenne, supporte très bien l'humidité du sol et du climat.

En France, Malingie a créé, à la Charmoise, un troupeau qui a eu une certaine célébrité.

NEZ (*nasus*, ῥίν ou ῥίς; all. *Nase* ; angl. *nose*; it. *naso*; esp. *nariz*). — Partie pyramidale, située à l'extrémité de la tête; elle recouvre et protège l'appareil de l'odorat représenté par la terminaison du nerf olfactif dans les fosses nasales; les faces latérales constituent les *ailes*, et la base est percée de deux ouvertures appelées *narines*; la surface interne est tapissée par la pituitaire.

Sur le cheval, le *bout du nez* est quelquefois garni de *moustaches*; il peut présenter des cicatrices circulaires, qui indiquent l'usage du tord-nez (Voy. Contention, t. 1er, p. 289).

Le bout du nez du chien s'appelle la *truffe.*

NICOTINE. — Liquide oléagineux soluble dans l'eau; c'est l'alcaloïde du tabac, dont il a l'odeur.

Effets thérapeutiques. — Ce médicament augmente l'excitabilité, accroît l'énergie et la vitesse des mouvements de l'intestin. Son action anti-parasitaire est très marquée.

Indications. — Un remède vulgaire consiste à écraser une pipe bien culottée dans l'eau-de-vie, et à donner le mélange au cheval atteint de coliques.

Contre la gale du mouton, les divers poux des animaux, on utilise le *jus de tabac*, fourni par les manufactures, en le diluant au dixième.

EMPOISONNEMENT. — Si les animaux se lèchent, ou si on asperge une trop grande partie du corps, il peut y avoir empoisonnement. On donnera du tanin et surtout du café à hautes doses.

NIQUETER. — Faire l'opération de la queue à l'anglaise (Voy. QUEUE À L'ANGLAISE).

NITRATE D'ARGENT, ou PIERRE INFERNALE. — EFFETS THÉRAPEUTIQUES. — Il agit à l'extérieur comme astringent, ou même comme caustique. Pommade ophtalmique :

    Nitrate d'argent.... 5 centigrammes.
    Axonge........... 4 grammes.

NIVERNAISE. — VARIÉTÉ BOVINE. — D'après Sanson, la population bovine nivernaise ne con-

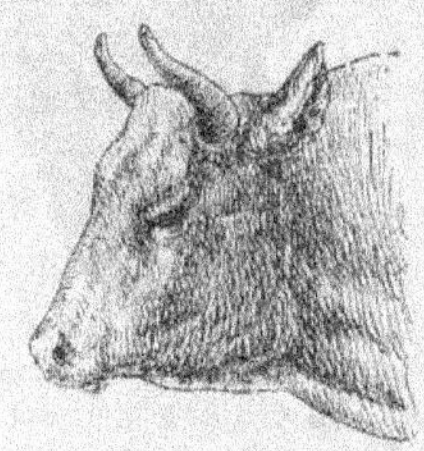

Fig. 1227. — Bœuf nivernais.

stitue pas une race ; elle résulte du métissage entre animaux appartenant les uns à la race des Pays-Bas, les autres à la race jurassique. Tous ont pour caractères communs une bonne conformation, l'aptitude à l'engraissement et au travail. Sur les animaux bien engraissés, on a trouvé des rendements de 65 à 68 p. 100 en viande nette (fig. 1227).

VARIÉTÉ CHEVALINE. — Depuis quelques années, on produit, dans le Nivernais et le Charolais, des chevaux de gros trait, et même de trait léger, qui sont beaux et bons. On les a obtenus par l'importation de reproducteurs mâles et femelles provenant de divers pays : Perche, Poitou, Boulonnais, etc.

NOIR, RE. — *Cheval noir* (race d'Angleterre), cheval de gros trait, d'une stature énorme, que l'on trouve dans les plaines du Lincolnshire et de Strafford. Il correspond au boulonnais par la masse et la taille ; mais il n'en a pas les qualités.

NOIR-MUSEAU. — Voy. GALE SARCOPTIQUE DU MOUTON, t. Iᵉʳ, p. 630.

NOIX D'AREC. — Bon vermifuge pour le chien. On le donne en poudre, dans de la viande, tous les jours, à une dose de 50 centigrammes à 1 gramme, pour un chien de moyenne taille.

NOIX VOMIQUE ou FÈVE DE SAINT-IGNACE. — EFFETS THÉRAPEUTIQUES. — Cette graine est le plus actif des excitants du système nerveux moteur ; ses principes actifs sont la *brucine*, l'*igasurine* et la *strychnine*.

MODE D'EMPLOI. — En teinture, en poudre ou en extrait.

Doses de poudre de noix vomique :

    Cheval............ .... 2 à 3 grammes.
    Bœuf................... 4 à 10   —
    Mouton .... 1 à 2   —

INDICATIONS. — Paralysie, non-délivrance, chorée, etc.

NON-DÉLIVRANCE (all. *Zurückbleiben der Nachgeburt*). — On désigne sous ce nom l'état pathologique où une femelle, qui vient de mettre bas, n'a pas, dans le temps voulu, expulsé les enveloppes du fœtus, ne s'est pas délivrée.

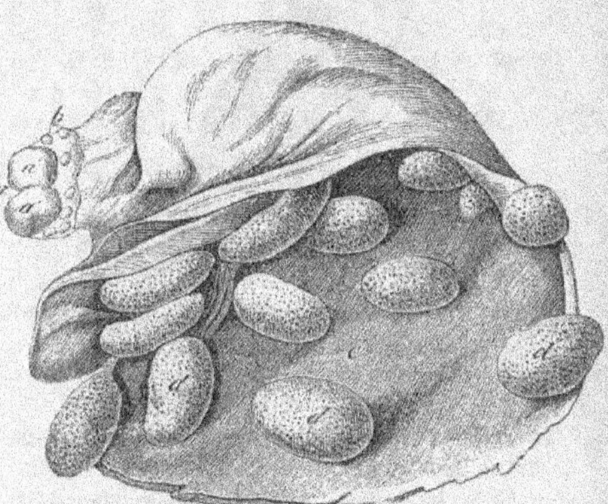

Fig. 1228. — Utérus de la vache pendant la gestation, faisant voir les cotylédons.

a, ovaire coupé en deux ; *a'a'*, un corps jaune coupé ; *b*, vésicule de Graaf ; *c*, surface interne de l'utérus ; *ddd*, cotylédons

Chez la jument, la truie et la chienne, la délivrance s'effectue presque toujours soit en même temps que le part, soit immédiatement après.

Mais, pour les femelles des ruminants, la disposition des cotylédons placentaires paraît

retarder la délivrance. Chez la vache, les cotylédons ont la forme et l'apparence extérieure
de gros macarons (fig. 1228); ils sont uniformément convexes, circulaires ou ovalaires, criblés
de trous destinés à loger les processus villeux
des cotylédons placentaires qui les embrassent
dans leur concavité et les enchâtonnent. Les
cotylédons sont plus gros et moins nombreux
dans le corps que dans les cornes de la matrice,
où ils sont disposés sur des lignes courbes

la masse descend quelquefois jusqu'aux jarrets de la vache, et l'on y remarque parfois
des poches remplies de liquide amniotique ou
allantoïdien. Dans d'autres cas, les enveloppes
n'apparaissent au dehors que quand la vache
est couchée. Il faut parfois recourir à l'exploration vaginale, qui ne donne pas toujours les
résultats voulus si le col de l'utérus est trop
serré pour laisser passer la main. — Si
la portion sortante du placenta est volu-

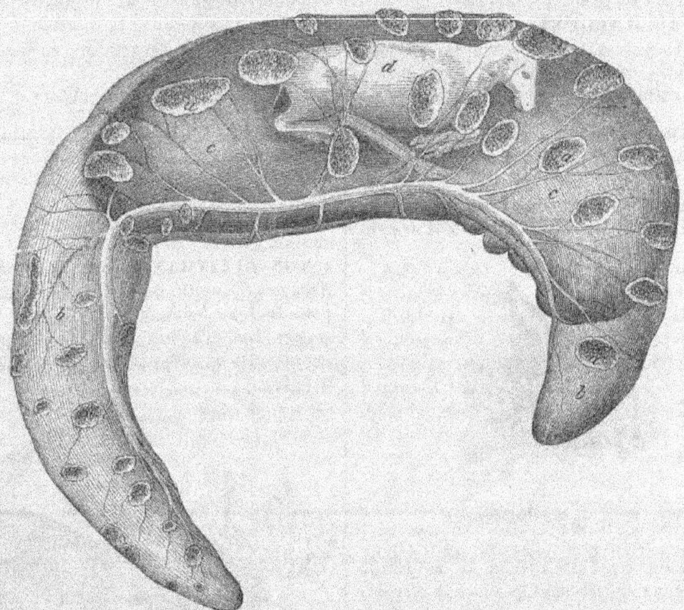

Fig. 1229. — Fœtus de la vache avec ses enveloppes.

aa, cotylédons placentaires; *bb*, chorion avec l'allantoïde qui lui adhère en dedans; *cc*, amnios vu par transparence; *d*, fœtus vu par transparence.

parallèles; leur nombre varie suivant les individus de 85 à 130 (fig. 1229).

Chez la brebis et la chèvre, le centre du
cotylédon utérin est creusé d'une cavité dans
laquelle est logé, comme le gland dans sa capsule, le renflement cotylédonnaire du placenta.

SYMPTOMATOLOGIE. — Une partie plus ou moins
considérable des enveloppes, quelquefois seulement du cordon ombilical, pend hors de la
vulve, dont les deux lèvres sont gonflées et
injectées. Pour peu que les enveloppes aient
été quelque temps exposées à l'air, surtout en
été, elles sont grises, un peu gluantes, souvent
salies par les excréments ou par le fumier

mincuse, elle peut appuyer sur le méat
urinaire et empêcher la sortie de l'urine. La
bête a parfois encore des contractions utérines,
lentes et faibles, par lesquelles elle parvient
à se débarrasser du délivre.

MARCHE, DURÉE ET TERMINAISONS. — Après deux
ou trois jours, la vache peut encore se délivrer
naturellement; elle peut même le faire vers le
neuvième jour.

Si la délivrance ne survient pas, les enveloppes se putréfient; la vache rejette des
lochies purulentes et se campe souvent. Après
quelques jours, on observe les signes de la
métrite puis de la métro-péritonite (Voy. ces

mots) ; la vache est triste, abattue, ne mange plus et a des coliques. Parfois les efforts expulsifs sont tellement violents qu'ils déterminent le renversement du vagin. L'animal peut mourir d'infection purulente ou de métro-péritonite.

Souvent, à la suite de la non-délivrance, il reste une irritation locale, une vaginite ou métrite chronique.

PRONOSTIC. — La non-délivrance qui ne dure que de deux à trois jours a rarement des suites graves. Elle est un peu plus grave quand le placenta a commencé à se décomposer et qu'il s'est déclaré un flux par la vulve ; cela provient surtout de ce qu'il y a eu absence de contractions utérines ; cependant ce cas encore se remet assez vite, et au bout d'une quinzaine de jours, si la santé générale reste bonne, tout est expulsé. — La gravité est grande quand il y a métrite ou métro-péritonite.

Si aucune portion du délivre ne se montre, le cas est grave, on peut craindre quelque occlusion du col de l'utérus. Le cas d'adhérence des enveloppes à la paroi interne de l'utérus, par suite de quelque exsudation plastique, est également grave, mais heureusement rare.

ÉTIOLOGIE. — La cause la plus fréquente se trouve dans le part qui a lieu quelques jours avant le terme ; la non-délivrance est à peu près constante à la suite des avortements. — L'accident paraît surtout fréquent chez les vieilles bêtes ; on admet aussi qu'il est plus fréquent chez les vaches qui travaillent, qui sont mal nourries, et sur les vaches tenues en stabulation permanente. On l'attribue à l'inertie de l'utérus.

TRAITEMENT. — Lorsqu'une partie du délivre pend hors de la vulve, il suffit souvent, pour déterminer le détachement du reste, d'y exercer une légère traction, lente et continue, d'y fixer un poids qui ne doit pas dépasser 750 grammes. En général, il ne faut pas recourir à des tractions trop fortes. En tous les cas, mais surtout quand la portion d'enveloppes qui se présente a peu d'étendue, on fait bien d'y attacher un lien, qui servira de guide si plus tard on est obligé de recourir à la délivrance artificielle. — Lorsque la masse sortie est très volumineuse, on réunit les lambeaux le plus près possible de la vulve, au moyen d'un ruban qu'on noue fortement et dont on laisse pendre les bouts ; on coupe la portion qui se trouve au delà de la ligature ; c'est au moyen de cette ligature qu'on exerce de temps à autre de légères tractions ; à mesure que des lambeaux sortent, on reporte plus haut la liga-

ture, jusqu'à ce que la femelle ait expulsé le tout.

La plupart des médicaments proposés ne donnent que de médiocres résultats. Nous citerons : les baies de laurier, 120 grammes dans les vingt-quatre heures, en ajoutant de l'anis (60 gr.) et du bicarbonate de soude (120 gr.); le tout dans 4 litres d'eau (en infusion) en deux fois ; on peut répéter le lendemain. Delwart, Rainard, Schrader recommandent le seigle ergoté ; Garreau, Drosse et Binz la sabine, d'autres la rue. Les toniques sont, en général, utiles ; on les combine aux alcalins. Ungefrohren recommande la graine de stramoine qu'il croit même spécifique. Il fait bon dans l'intervalle de donner des breuvages de tisane de graine de lin, très peu mucilagineuse, qui agira comme diurétique. Si les enveloppes sont déjà altérées, il est préférable de faire le lavage de l'utérus avec des injections antiseptiques ; on se sert pour cela d'un tube de caoutchouc de 2 à 3 mètres, muni d'une canule en guttapercha à son extrémité et que l'on introduit dans l'utérus ; l'autre extrémité est munie d'un entonnoir que l'on peut élever à volonté et dans lequel on verse le liquide à injecter. Il est bon de commencer par des lavages avec l'eau tiède à 35 ou 40°, jusqu'à ce qu'elle sorte claire, puis on injecte le liquide antiseptique : crésyl à 1 p. 100, solution iodo-iodurée (iode 1 gr., iodure de potassium 10 gr., eau 1 litre), eau phéniquée à 1 p. 100, permanganate de potasse (5 gr. par litre).

Si la femelle présente des troubles généraux, il importe de pratiquer immédiatement l'*extraction directe à la main*.

Opération. — On introduit la main imprégnée d'huile jusque dans le fond de la matrice, entre le chorion et la face interne de l'utérus, de telle sorte que sa face dorsale touche à la surface utérine interne et que sa surface palmaire réponde au placenta ; on la glisse ainsi toujours devant soi, détachant successivement avec le bout des doigts qui sont juxtaposés. Arrivé aux cotylédons, on déchatonne successivement chacun des renflements cotylédoniens de la partie du placenta fœtal qui lui est adhérente ; pour cela, on les saisit par leur sommet avec les trois premiers doigts, et on détruit par la pression les adhérences qui unissent chaque cotylédon fœtal à celui de la mère qui lui correspond. La pression est préférable à l'arrachement, qui, en déchirant brusquement les vaisseaux, peut produire un peu d'hémorragie et occasionne des plaies. Pendant que l'opérateur a la main engagée dans la matrice, un aide est chargé de tendre et d'attirer au dehors le cordon ombilical et les parties du placenta qui sont détachées.

Cette opération longue et délicate, assez pénible à cause des contractions utérines, doit être faite vers le troisième jour, époque où le col de la matrice est encore assez ouvert pour donner passage à la main; cependant, cette délivrance artificielle peut encore être faite le cinquième et même le huitième jour après le part. Dans ce dernier cas, les enveloppes se déchirent facilement. Entreprise avant le troisième jour, les cotylédons sont trop adhérents, et l'on risque d'une part un renversement de l'utérus, d'autre part, des déchirures des cotylédons. Les cotylédons, détruits ou arrachés par les manipulations, ne se régénèrent pas; la place qu'ils occupent est marquée par des cicatrices blanches, rayonnées et résistantes. Rainard recommande de bien examiner le délivre après l'opération, de l'étendre sur une table ou à terre sur de la paille, afin de voir s'il n'en est pas resté une partie dans l'utérus.

Après l'opération, il faut recommander des lavages chauds et antiseptiques de l'utérus pendant plusieurs jours.

L'opérateur, surtout lorsqu'il y a putréfaction des enveloppes, doit lui aussi bien nettoyer ses mains et ses bras avec des liquides chauds, antiseptiques, peu irritants (eau crésylée, eau phéniquée).

NORFOLK. — Variété chevaline. — C'était primitivement une variété noire de la race britannique. Depuis longues années, les Anglais produisent, dans ce comté, un cheval fort avec de bons membres, une couleur noire ou bai foncé et capable de trotter. Les norfolks sont plutôt des postiers que des chevaux d'attelage de luxe. On les obtient en croisant avec les pur sang de courses (race asiatique) des juments appartenant aux races locales (britannique et frisonne).

Race ovine. — On la trouve principalement dans les parties basses du comté de Norfolk et sur les dunes du Nord. Elle est rustique, facile à nourrir. Sa conformation est défectueuse : corps long, mince, face noirâtre, yeux vifs, cornes longues et contournées, jambes hautes et grêles. Sa toison n'est pas abondante, mais sa laine est fine et sa chair de bonne qualité.

NORMAND. — Variété chevaline. — Origines. — Le cheval normand, ou mieux *anglo-normand*, descend des chevaux du type germanique qui furent amenés en Normandie à la fin du ix° et au commencement du x° siècle par les Nor-

mands. Sa renommée remonte très haut et une charte du xiv° siècle de Robert, duc d'Alençon, en fait foi.

Colbert, en 1665, institua les haras, nouvellement créés au Pin.

Sous Louis XV, on introduisit en Normandie des étalons danois à tête busquée.

Sous Louis XVI, le prince de Lambèse fit venir vingt-quatre étalons anglais de chasse (hunter) parmi lesquels : *Glorieux*, *Lancastre*, *Volontaire* (fils d'Éclipse), etc.

Au commencement du xix° siècle, on introduisit en Normandie des étalons orientaux : *Bassa*, *Gallipoli*, *Tigris*, etc... De 1831 à 1864, on chercha à créer des trotteurs du Norfolk, avec des étalons importés : *Telegraph*, *Performer*, *The Norfolk*, *Phænomenon*. On obtint d'excellents résultats au point de vue de la vitesse du trot, mais ce fut au détriment de la beauté du modèle et surtout de la qualité du cheval de service. Actuellement les produits à tête busquée ont presque complètement disparu et sont remplacés par d'autres se rapprochant beaucoup du cheval de courses anglais.

Caractères extérieurs. — Sa taille varie de $1^m,55$ à $1^m,65$. Il est en général bien charpenté et assez régulier dans ses formes, il a d'assez bons membres. La tête est ordinairement droite, rarement busquée; l'œil est en partie couvert par la saillie des orbites. L'encolure est généralement longue et belle, parfois chargée. Le garrot est souvent noyé, le dessus est parfois assez bon.

La croupe aux hanches effacées est arrondie, peu inclinée, longue et bien musclée; la queue est attachée haut.

La poitrine manque fréquemment de développement, n'étant ni assez haute, ni assez profonde. Souvent le corps a plus d'ampleur dans les organes digestifs que dans les organes thoraciques. Les membres sont parfois un peu grêles, avec des genoux creux et des tendons faibles.

La robe est ordinairement de couleur foncée; le poil est soyeux, lustré, brillant.

Le cheval normand est tardif dans son développement; ses pieds et ses articulations ne sont pas toujours de première qualité.

Disposition géographique de la Normandie au point de vue de l'élevage. — L'élevage est extrêmement prospère dans trois départements de la Normandie : l'Orne, le Calvados et la Manche.

Le centre du département de l'*Orne* est le pays d'élevage par excellence.

Dans le *Merlerault*, de la *plaine d'Alençon* à

la *vallée du Mesles-sur-Sarthe*, on élève les chevaux de courses et anglo-normands; ces derniers sont remarquables par leur dis-

que dans l'ouest (arrondissement d'Argentan), on produit surtout des postiers demi-percherons.

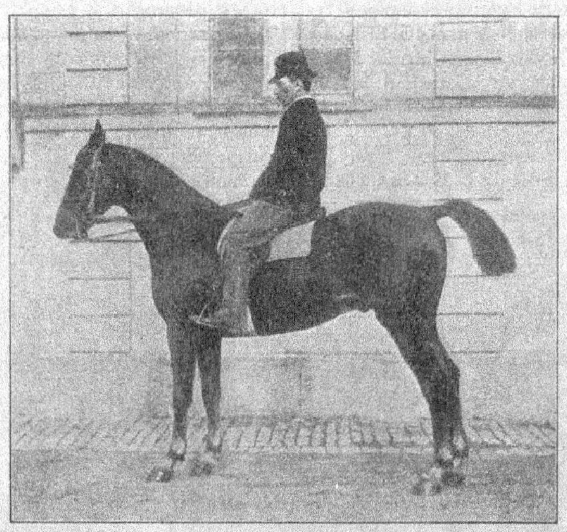

Fig. 1230. — *Quoniam*, cheval hongre, bai. (A. Gallier, *Le cheval anglo-normand*.)

tinction, leur degré de sang, la finesse et la solidité de leurs tissus (fig. 1230). Le

Le *Calvados* est plutôt un pays d'élevage que de production. Dans le nord-ouest du dépar-

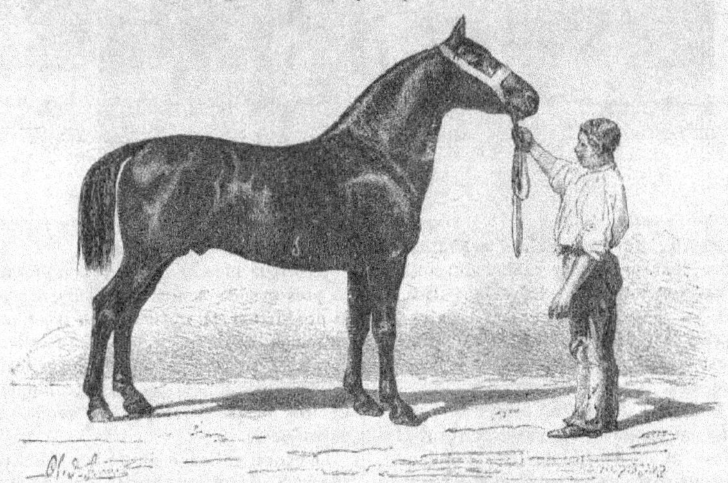

Fig. 1231. — Étalon demi-sang. (G. Guénaux, *L'élevage du cheval et du gros bétail en Normandie*.)

haras du Pin est situé dans le Merlerault. Dans l'est du département (arrondissement de Domfront) on fait des percherons, tandis

tement, aux environs de Bayeux, se trouve le *Bessin*, où on élève de bons chevaux de selle et d'attelage. Au sud-ouest (arrondissement de

Vire) s'étend le *Bocage normand*, où on produit un cheval de taille moyenne assez rustique qui constitue un bon petit carrossier et sert à remonter la cavalerie légère et de ligne. A l'est du département (arrondissements de Lisieux et de Pont-l'Évêque), s'étend la fertile *vallée d'Auge*, où on élève les grands carrossiers. Dans la *plaine de Caen* arrivent surtout des poulains venant de la Manche, du Merlerault, du Bessin, etc. ; c'est là qu'on trouve le carrossier de luxe.

Dans le département de la Manche, on dis-

L'*Avranchin*, au sud-ouest du département, est une contrée agricole dans laquelle on élève de bons chevaux de cavalerie. (Jacoulet, *Cours lithographié*.)

UTILISATION. — Le cheval normand est un des premiers carrossiers du monde. Il a comme trotteur une réputation très méritée.

Les défectuosités de conformation indiquées plus haut nuisent à son utilisation pour la selle. Néanmoins la majeure partie des chevaux de notre cavalerie de réserve, la plupart des

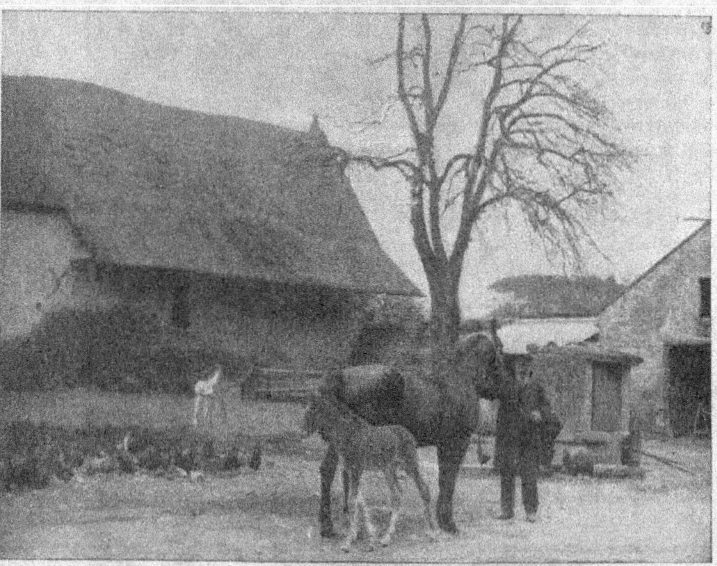

Fig. 1232. — Poulinière et son poulain (Guenaux).

tingue le *Cotentin*, la *Hague* et l'*Avranchin*.

Le *Cotentin*, situé entre Saint-Lô et Valognes, est divisé par une petite chaîne de collines en deux versants, dont le versant Est est surtout un pays éleveur ; son centre de production est *Carentan*. Le cheval qu'on y élève est un peu noyé dans ses formes et manque d'os.

Au sud du Cotentin se trouve le *pays de Saint-Lô* où on élève des chevaux ayant plus d'ossature et de densité de tissus. A l'ouest, dans les environs de *Coutances*, on élève de bons chevaux de cavalerie de ligne et des moyens carrossiers.

Dans la contrée de la *Hague*, au nord de Valognes, on élève un petit cheval nerveux et résistant.

chevaux de tête et de carrière se recrutent en Normandie.

L'éleveur normand oriente son élevage vers la plus grande source de profits, c'est-à-dire la production de trotteurs ; ce n'est qu'accessoirement qu'il fait le cheval de selle. Notre cavalerie se recrute en chevaux normands, parmi ceux qui ont échoué sur les hippodromes de trot ou qui n'ont pu être vendus comme carrossiers.

Le cheval normand est tardif ; jeune poulain (fig. 1232), il pâture en liberté et ne reçoit comme nourriture que du foin, de la paille, du son, des pommes de terre ; vers deux ou trois ans, il est préparé pour la vente et est soumis à une alimentation composée de grains cuits et de farineux ; il ne mange pas assez d'avoine ; c'est certainement la cause de son développement tardif.

« Nonobstant ces critiques, c'est un magnifique cheval d'attelage, et il devient dans nos régiments, sous l'influence d'un régime ali-

deux et appartiennent toutes deux à la race germanique de Sanson. Elles sont utilisées pour le lait et l'engraissement.

1° *Variété cotentine.* — La taille est élevée :

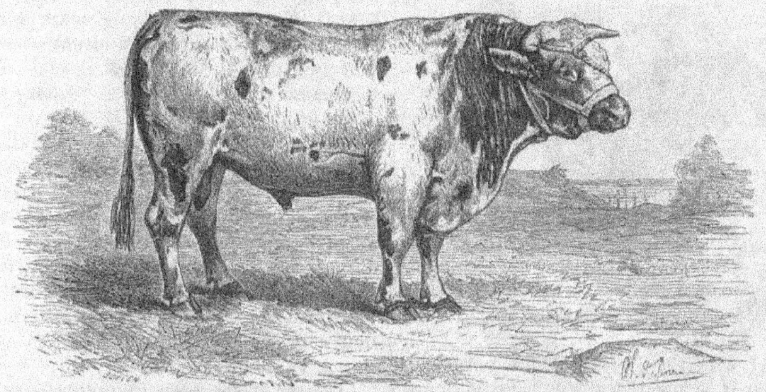

Fig. 1233. — Taureau normand.

mentaire substantiel, très bon cheval de guerre, surtout si on a su le ménager au début. C'est le type améliorateur de presque tous les chevaux de la moitié du nord de la France et, si

on a vu des bœufs ayant 2 mètres ; le squelette est grossier et la peau parfois épaisse, le mufle large (*tête de bouledogue*) (fig. 1233), le pelage rouge plus ou moins foncé est mélangé de

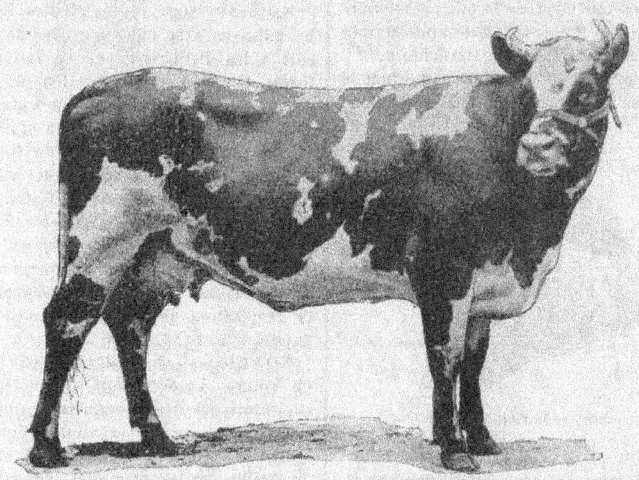

Fig. 1234. — Vache cotentine (Cornevin).

rien n'est changé dans nos institutions, il est appelé à transformer une grande partie de notre population chevaline (1) .»

VARIÉTÉS BOVINES. — Elles sont au nombre de

bandes noires (*robes bringées*). Les vaches sont de fortes laitières et donnent un lait très riche. Chez elles le dedans des oreilles, le périnée sont colorés en jaune, signes de qualité beurrière (fig. 1234).

Les bœufs ne sont pas utilisés pour le tra-

(1) Jacoulet et Chomel. *Hippologie.*

vail : engraissés à l'herbage, ils donnent une bonne viande avec un rendement de 55 p. 100.

2° *Variété augeronne* (fig. 1235). — Sa conformation est meilleure, mais elle est un peu plus

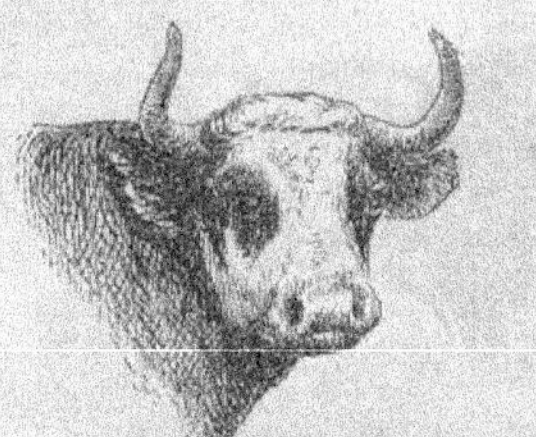

Fig. 1235. — Bœuf normand, variété augeronne.

petite ; la couleur du pelage est plus souvent pie rouge, mais elle est parfois blanc truité (*caille*).

Variété ovine. — Les moutons normands actuels sont le résultat de l'importation faite vers 1780 et 1820 de moutons venant d'Angleterre et appartenant à la race des Pays-Bas de Sanson. La toison ne couvre ni le ventre ni les membres, la laine est en mèches pointues, le corps bien musclé avec des jambes courtes.

Ils supportent bien l'humidité. Ceux qui sont engraissés au bord de la mer, et connus sous le nom de *Prés-salés*, ont une grande réputation comme animaux de boucherie.

Variété porcine. — Les porcs normands appartiennent à la race celtique de Sanson ;

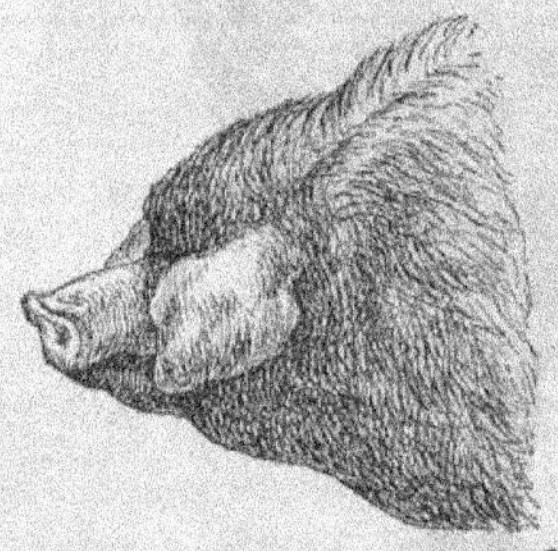

Fig. 1236. — Porc normand.

on les subdivise en diverses sous-variétés : *cauchoise*, *cotentine*, *alençonnienne*, *de Nonant*, *augeronne* (fig. 1236).

Moins bien musclés que leurs voisins de la Mayenne et de l'Anjou, ils sont moins hauts sur jambes. Leur viande est aussi moins fine. Les femelles sont très fécondes, et les jeunes sont en grande partie exportés dans les départements voisins de Paris pour y être engraissés.

A l'âge de dix-huit mois, ils peuvent peser de 350 à 400 kilos avec un rendement de 88 p. 100 en viande nette.

NOUET (*nodulus* ; all. *Säckchen* ; angl. *satchet* ; it. *sacchetto* ; esp. *cisquero*). — Linge dans lequel, au moyen de quelques tours de fil, on enferme une substance médicamenteuse qu'on veut faire bouillir ou infuser, sans qu'elle se répande dans le liquide. — Synonyme de *mastigadour*.

NOYAU DES CELLULES (*nucleus* ; all. *Kern* ; *Kernblaschen* (Nægeli) ; esp. *nucleo* ; vésicule nucléenne, *cytoblaste*). — En anatomie, partie qui entre dans la structure des éléments anatomiques ayant forme de *cellule* ou provenant de la soudure de plusieurs cellules ; il est azoté comme l'utricule. Le noyau est un petit corps ordinairement sphérique, ovoïde ou lenticulaire, à bords nets et bien déterminés, dans lequel on distingue la *masse* et le *nucléole*.

La masse est formée par une substance transparente, parsemée de granulations moléculaires, plus petites que le nucléole et plus ou moins abondantes, grisâtres ou teintées de jaune. Au bout de quelque temps après son apparition, le noyau devient creux avec *paroi* ou *contenant* distinct du *contenu*. Son volume varie entre $0^{mm},010$ et $0^{mm},020$, sur les plantes. Il varie chez les animaux avec chaque espèce de cellules et sert à les distinguer par ce fait et par sa forme. Il y en a quelquefois deux ou davantage dans les cellules épithéliales des glandes (salivaires, pancréas, foie), du rein et du poumon. Certains éléments normaux, de forme et de volume très variables, sont caractérisés surtout par la présence de *noyaux multiples*.

NOYÉ, ÉE (all. *ertrankt*, *Ertrunkener* ; angl. *drowned* ; it. *annegato* ; esp. *anegado*). — Animal qui a subi l'*asphyxie* par submersion. Ce n'est pas par l'eau bue, mais par la suppression de la respiration que meurent les noyés (Voy. Asphyxie, t. Iᵉʳ, p. 92).

NOYER. — Les feuilles de noyer sont riches en tannin. La décoction s'emploie contre les suppurations des muqueuses nasales, de l'oreille, des organes génitaux. Pour tarir la sécrétion lactée, on a proposé des cataplasmes de feuilles sur les mamelles, en même temps que des infusions en boisson.

NUAGE. — Voy. Cornée (*Taches de la*).

NUMÉRATION. — *Numération des globules rouges du sang* ou *hématimétrie*. — Mode d'exploration souvent employé en médecine comme moyen de diagnostic et consistant à compter les hématies contenues dans le sang d'un individu. Deux procédés surtout sont employés :

1° *Procédé de Malassez et Potain.* — Il consiste à préparer un sérum artificiel avec un volume d'une solution de gomme arabique d'une densité de 1,020 et 3 volumes d'une solution à par-

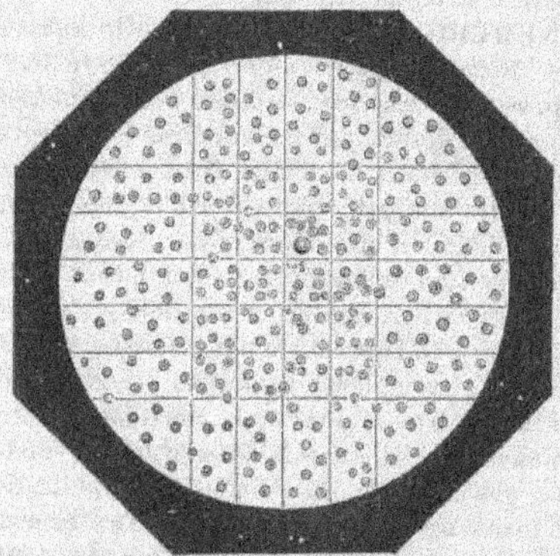

Fig. 1238. — Micromètre quadrillé.

fciel), exactement calibré, et porté par une lame de verre sur laquelle sont marqués des chiffres indiquant sa capacité pour plusieurs longueurs : ce capillaire artificiel étant placé sous le microscope, on compte les globules sur un micromètre quadrillé (fig. 1238).

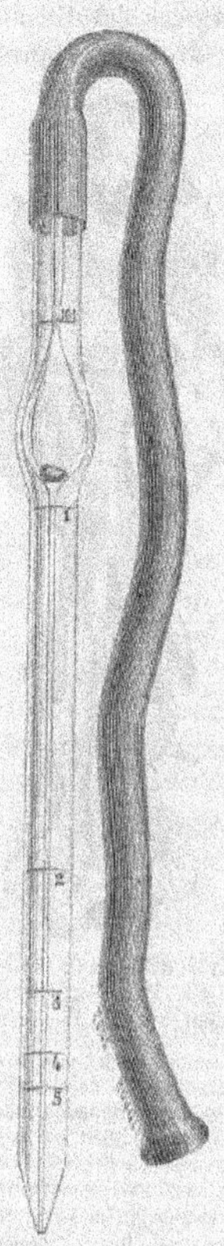

2° *Procédé de Hayem.* — Il consiste à aspirer le sang et le sérum dans deux pipettes graduées, et à mélanger les liquides dans une éprouvette; puis à déposer une goutte du mélange, dont on connaît le titre par la graduation des pipettes, dans une sorte de cellule constituée par une lamelle de verre épaisse de $1/5$ de millimètre, perforée, et appliquée sur une lame de verre (fig. 1239); on recouvre ensuite cette cellule par une lamelle de verre et on la porte sous un

Fig. 1237. — Mélangeur Potain.

ties égales de sulfate de soude et de chlorure de sodium, et à faire un mélange de ce sérum avec le sang qu'on étudie. Pour que ce mélange soit bien homogène, on se sert du *mélangeur Potain*, sorte de pipette à tube capillaire dont l'ampoule renferme une petite boule de verre libre dans cette cavité (fig. 1237). On aspire par le tube de caoutchouc une quantité de sang qui remplit la partie graduée, puis une quantité de sérum qui remplit l'ampoule : on a ainsi un mélange de sang au centième, qui est agité et rendu homogène par la boule de verre de l'ampoule. Ce mélange est introduit dans un tube de verre de petit diamètre (*capilla arti*-

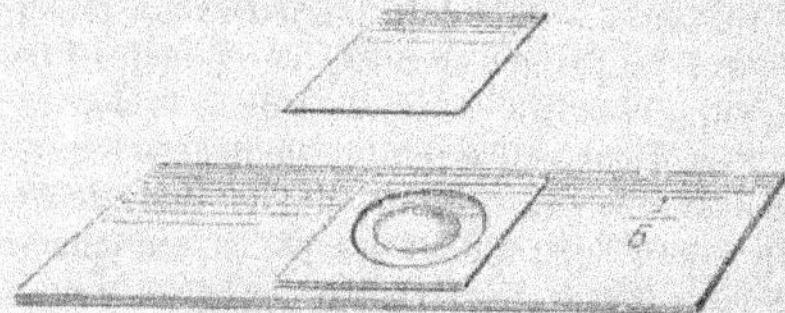

Fig. 1239. — Cellule pour la mensuration des globules.

microscope, dont l'oculaire, muni d'un micromètre carré, est enfoncé dans le tube du microscope jusqu'à un trait représentant le point où le micromètre a $1/5$ de millimètre de côté avec l'objectif dont on se sert, ce qui représente la hauteur de la cellule : l'observateur a ainsi sous les yeux la projection d'un tube de $1/5$ de millimètre de côté, et, en comptant les globules contenus dans le carré du micromètre, il a le nombre de globules contenus dans un cube de cette dimension; ce nombre, multiplié par 125, donne le nombre de globules contenus dans 1 millimètre cube du mélange, et ce dernier chiffre, multiplié par le titre du mélange, donne le nombre de globules contenus dans 1 millimètre cube du sang.

NUMÉRIQUE (MÉTHODE) (all. *numerische Methode*; angl. *numeric method*; it. et esp. *metodo numerico*). — Due à P.-C. Louis, elle consiste à établir par les nombres les résultats de l'observation médicale. C'est la statistique appliquée à la pathologie et à la thérapeutique. Elle a donné et elle donnera encore des appréciations dignes d'intérêt : ainsi elle a appris que le charbon bactérien est limité à un certain âge, etc. La *méthode numérique* ne doit pas chercher à remplacer les autres procédés d'observation en médecine ; mais, considérée comme un auxiliaire, elle tend à donner de la précision aux observations. Seulement son application exclusive a souvent fait négliger l'examen des caractères des autres ordres ; elle a trop tendu à faire croire que les connaissances anatomiques et physiologiques pourraient être remplacées par le calcul de la fréquence des symptômes sur un *grand nombre* de malades.

NUQUE (*cervix*, αὐχήν; all. *Nacken*; angl. *the nape of the neck*; it. et esp. *nuca*). — Sommet de la tête recouvert par les crins du *toupet*.

ANATOMIE. — La peau recouvre la corde du ligament cervical, les muscles extérieurs de la tête, et l'articulation de la tête avec la première vertèbre cervicale (fig. 1240).

PHYSIOLOGIE. — C'est la surface d'insertion pour les muscles extenseurs de la tête; sa largeur facilite leur action.

EXTÉRIEUR. — Elle doit donc être *haute* et *nette*, ce qui lui permet en outre de donner un bon appui à la *têtière* du licol ou de la bride.

PATHOLOGIE. — L'usage de têtières défectueuses, le défaut de pansage, surtout l'habitude de *tirer au renard* déterminent des plaies, qui peuvent devenir graves et se terminer par le *mal de nuque* ou *mal de taupe*.

Mal de taupe. Mal de nuque. — SYMPTOMATOLOGIE. — Chaleur, douleurs plus ou moins fortes ; tuméfaction simple ou double siégeant de chaque côté du ligament cervical; raideur de l'encolure, œdème, fièvre pendant la formation de l'abcès ; la tête est appuyée sur la mangeoire. Parfois, il y a des phénomènes de compression de la moelle. Quand l'abcès s'est ouvert ou a été ponctué, formation possible de clapiers, de fistules; écoulement de pus ayant fusé entre les muscles, les ligaments, baignant les vertèbres et produisant la carie des uns et des autres. Les parois des fistules, si le mal est ancien, sont dures et lardacées.

TRAITEMENT. — Au début, astringents, applications vésicantes; ponctuer et débrider les abcès, passer des mèches en reconnaissant la direction des clapiers, établir des contre-ouvertures; déterger avec des liquides caustiques :

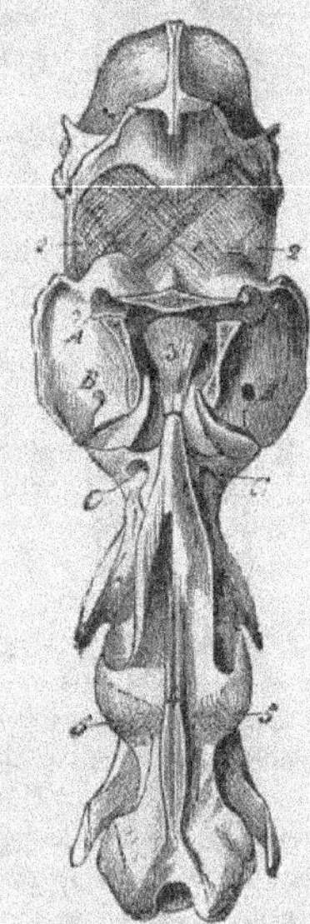

Fig. 1240. — Articulations axoïdo-atloïdienne et atloïdo-occipitale (l'arc supérieur de l'atlas a été enlevé pour montrer le ligament odontoïdien).

1,1, faisceaux de renforcement médians ; 2,2, faisceaux latéraux du ligament capsulaire de l'articulation atloïdo-occipitale; 3, ligament odontoïdien ; 4, ligament interépineux unissant la deuxième et la troisième vertèbre du cou ; 5, capsule fibreuse pour l'union des apophyses articulaires correspondantes de ces mêmes vertèbres ; A, trou antérieur interne de l'atlas converti en gouttière par la section qu'on a fait subir à l'os ; BB, trous trachéliens de l'atlas ; CC, trous remplaçant les échancrures antérieures de l'axis (Chauveau et Arloing).

liqueur de Villate, solution de sulfate de cuivre. Placer des drains. Pulvérisations phéniquées (Nocard). Parfois, nécessité d'extraire les parties ligamenteuses mortifiées. Les soins de propreté sont indispensables.

NUTRITION (*nutritio*, de *nutrire*, nourrir; θρέψις; all. *Ernährung*; angl. *nutrition*; it. *nutrizione*; esp. *nutricion*). — Propriété élémentaire des corps organisés, caractérisée par le double mouvement continu de combinaison et de décombinaison que présentent, sans se détruire, les éléments anatomiques de ces corps, végétaux et animaux. C'est la plus générale de leurs propriétés ; car tous les éléments anatomiques en jouissent, et il y a des éléments qui n'ont pas d'autre propriété. Lorsque les éléments cessent de présenter cette propriété, on dit qu'ils sont morts; alors ils se décomposent. Toutes les autres propriétés supposent la *nutrition*, elle est une condition d'existence pour toutes les autres, et caractérise la vie ou vitalité. Le corps organisé, l'élément anatomique étant donné, elle a pour condition d'existence ses propriétés d'ordre physique et d'ordre chimique ; mais ces propriétés ne se manifestent pas dans l'organisme vivant comme dans un laboratoire (Cl. Bernard), et, si la nutrition dépend de la propriété physique d'endosmose et exosmose, et des propriétés chimiques de se combiner et de se décomposer que possèdent les principes qui constituent la substance organisée des éléments anatomiques, il faut bien admettre qu'il n'y a pas là des phénomènes exclusivement physiques ou chimiques. La *nutrition* est la propriété vitale la plus simple, puisqu'elle consiste uniquement dans le fait de combinaison (*assimilation*) et de décomposition (*désassimilation*) simultanées des principes immédiats constituant la substance organisée. Ainsi les éléments anatomiques ont : 1° la propriété de se combiner incessamment avec les substances qui pénètrent en eux ; 2° celle d'abandonner en même temps, par décombinaison, des principes qui sortent d'eux, sans que pour cela ils cessent d'exister, et de là vient qu'ils n'acquièrent pas une masse indéfinie, ou finissent au contraire par disparaître en se décomposant tout à fait. A ces deux actes de la *nutrition* se rattachent la propriété d'*absorption* et celle de *sécrétion*, qui se rapportent, la première au fait de combinaison, la seconde au fait de décombinaison. C'est pour cela que la *nutrition*, l'*absorption* et la *sécrétion* reçoivent le nom d'*actes de la vie de nutrition* ; mais ce ne sont pas des propriétés de même ordre, puisque les deux dernières sont sous la dépendance de la première. Ce ne sont pas non plus les deux propriétés aussi fondamentales que celles de *développement* et celle de *reproduction* ; car il n'y a pas d'élément qui ne se nourrisse, qui ne se développe, et qui ne puisse se reproduire, tandis qu'il y a des éléments qui ne sécrètent pas, qui n'absorbent pas ou presque pas, comme la substance des os, celle des cartilages, celle des ongles ; en effet, il ne faut pas confondre l'imbibition ou endosmose, ni l'exhalation ou exosmose, faits physiques purs et simples, avec l'absorption proprement dite et la sécrétion.

NYCTALOPIE. — Voy. Amaurose.

NYMPHE (*nympha*; all. *Puppe*; angl. *nymph, chrysalis, pupa*; it. *ninfa*; esp. *ninfa*). — État de développement par lequel passent les insectes qui subissent des métamorphoses, et qui est intermédiaire à l'état de larve et à l'état parfait. Cet état diffère peu de celui qui le précède et de celui qui le suit chez les insectes à métamorphose incomplète ; il est beaucoup plus tranché chez les insectes à métamorphose complète.

NYMPHOMANIE (de νύμφη, nymphe, fille nubile, et μανία, manie ; all. *Mutterwuth*; it. et esp. *ninfomania*). — Penchant irrésistible à l'acte vénérien chez les femelles, allant quelquefois jusqu'à rendre ces bêtes furieuses. Les femelles nymphomanes hennissent, beuglent, miaulent, etc., appellent le mâle ; elles sont en état d'agitation perpétuelle, méchantes à l'homme et aux animaux, dangereuses à approcher (jument), ou bien paraissent tristes et ne mangent plus (chienne, chatte). Leurs organes génitaux, vulve, vagin, clitoris, sont congestionnés; ce dernier sort fréquemment hors de la vulve chez la jument.

Étiologie. — Les causes sont la privation du mâle et une nourriture abondante et excitante. L'affection a été rangée dans la catégorie des *névroses* et on la croit héréditaire.

Mais le plus souvent elle a pour causes des lésions des ovaires ou de l'utérus : kystes ovariques, rencontrés souvent chez les vaches taurelières, localisations tuberculeuses sur les ovaires, tumeur de l'utérus, polypes du vagin, éruption sur la vulve, présence d'oxyures dans le vagin, etc.

Symptomatologie. — Il ne faut pas confondre la nymphomanie avec l'excitation passagère des femelles à l'époque des chaleurs. Outre l'exaltation de l'appétit vénérien qui constitue le symptôme caractéristique, il y a souvent inappétence pour les aliments, un peu de météorisme, sensibilité exagérée de la région des lombes, sécrétion abondante d'urines claires et de mucosités vaginales; le clitoris, les lèvres de la vulve sont souvent tuméfiés. A la longue, l'animal finit par devenir triste, abattu ; la jument peut devenir immobile; la vache maigrit, cesse de donner du lait. D'autres fois la surexcitation paraît augmenter, des convulsions s'établissent.

Traitement. — Il s'en faut que l'accouplement avec un mâle la fasse cesser; le plus souvent le coït n'est pas suivi de fécondation. Cependant, comme souvent la nymphomanie cesse aussitôt que les femelles ont été saillies, et toujours dès qu'elles ont conçu, il convient avant tout d'essayer l'accouplement pour la guérir.

Le traitement thérapeutique varie suivant le siège et la nature de la maladie.

Beaucoup d'auteurs recommandent la diète, de petites saignées, un exercice ou un travail soutenu. Rychner, qui admettait une pléthore locale, conseillait la rhubarbe avec les salins.

D'autres ont conseillé les douches d'eau fraîche sur les parties génitales, sur les lombes, l'immersion de quatre à cinq heures par jour dans une eau très froide, dans une rivière par exemple. — Les antispasmodiques peuvent calmer les excitations du système nerveux ; on a surtout recommandé le camphre à forte dose (15 à 30 grammes à la jument) avec du nitre (Hering) ; l'assa fœtida aussi s'est montré utile quelquefois. On a aussi recommandé l'opium, et Adam préfère plus particulièrement la morphine.

La femelle nymphomane doit être séparée et éloignée des autres animaux de son espèce, soustraite aussi à l'influence des causes prédisposantes et occasionnelles qui ont fait naître l'état où elle se trouve. L'engraissement intensif lorsque l'état de l'appétit le permet a réussi sur certaines vaches.

La castration est une ressource pour combattre parfois efficacement la nymphomanie. L'amputation du clitoris a donné quelques résultats heureux.

O

OBÉSITÉ (de *obesus*, gras ; all. *Fetteibigkeit* ; angl. *obesity* ; it. *pinguedine* ; esp. *obesidad*). — On désigne ainsi l'excès de graisse, encore appelé *polysarcie*.

Cet état, dans lequel toutes les cellules du tissu conjonctif, même celui des muscles, sont transformées en vésicules graisseuses est celui de tous nos animaux engraissés pour la boucherie, surtout de ceux appartenant à des variétés améliorées (*viande persillée*). On l'observe sur certains chiens trop bien nourris, sur les bonnes vaches laitières en stabulation permanente, plus rarement sur les chevaux. Dans certains cas : oies grasses, vaches laitières, il n'y a pas seulement infiltration graisseuse, mais aussi dégénérescence graisseuse de certains organes (*foie gras*).

L'animal obèse est mou, indolent, il reste toujours couché, l'appétit diminue ; et en général, s'il n'est pas sacrifié à temps, il est exposé à des maladies graves : eczéma, infécondité, fourbure, congestion, fièvre de lait, etc.

TRAITEMENT. — Le meilleur traitement contre l'obésité, c'est la diète avec des purgatifs, et le travail ou la marche. Mais on a remarqué que les bœufs très engraissés, que l'on a ensuite fait maigrir, sont devenus de médiocres travailleurs, et qu'il est ensuite très difficile de les bien engraisser une seconde fois.

OBLITÉRATION (*oblitteratio* ; all. *Verwachsung* ; angl. *obliteration* ; it. *obliterazione* ; esp. *obliteracion*). — État d'un conduit qui a été rempli par un corps solide ou dont les parois ont contracté adhérence ensemble, de manière que sa cavité a disparu complètement ou en partie.

ÉTIOLOGIE. — D'après Leclainche, on peut distinguer : 1º les oblitérations dues à l'arrêt d'un corps étranger trop volumineux : calculs, parasites, etc. ; 2º celles causées par les modifications de matières existant normalement dans le conduit : embolies, pelotes, etc ; 3º celles dues à une altération des parois de l'organe : phlébite adhésive, etc. ; 4º celles déterminées par voisinage : compression par une tumeur, un œdème, étranglement par une bride, etc.

Tous les appareils de l'organisme peuvent être atteints dans leurs diverses parties.

SYMPTOMATOLOGIE. — Toujours on note l'arrêt des substances qui doivent habituellement traverser l'organe, il y a donc accumulation au-dessus du point, avec dilatation. Si l'écoulement n'est pas possible par des voies collatérales, il peut y avoir déchirure ; on observe la rupture de la vessie dans le cas d'oblitération de l'urètre. Il y a en outre des symptômes spéciaux pour chaque cas particulier : dyspnée et cornage, pour l'appareil respiratoire ; vomissement chez les carnassiers et régurgitation chez les herbivores, coliques, pour l'appareil digestif ; paralysies temporaires, gangrène, etc.

DIAGNOSTIC. — Il est à peu près possible dans beaucoup de cas, en tenant bien compte des symptômes, et en explorant avec soin les organes.

Traitement. — Il est presque toujours chirurgical, à condition que le siège de l'oblitération soit à portée de la main. Dans les oblitérations artérielles par embolies, on a cité quelques améliorations obtenues par l'usage de l'iodure de potassium en boisson.

OBSERVATION (*observatio*, τήρησις; all. *Beobachtung*; angl. *observation*; it. *osservanza*; esp. *observancia*). — Procédé logique, à l'aide duquel on constate toutes les particularités d'un phénomène en lui-même, sans le troubler par l'*expérimentation*.

OBSTÉTRIQUE (*ars obstetricia*; all. *Entbindungskunst*, *Obstetrik*; angl. *obstetrics*, *midwifery*; it. *ostetricia*; esp. *obstetricia*). — Art de la parturition (Voy. Parturition).

Elle suppose une connaissance exacte de l'anatomie des organes génitaux de la femelle, des lois de développement du fœtus, des diverses phases du part normal. Il ne faut pas intervenir trop tard, ni trop tôt. Le vétérinaire appelé pour un part difficile doit agir avec sang-froid, savoir prendre rapidement une décision favorisant le plus possible les intérêts du propriétaire; il doit surtout savoir commander à ses aides.

OBSTRUCTION (de *obstruere*, boucher; *obturatio*, *infarctus*, ἔμφραξις; all. *Verstopfung*; angl. *obstruction*; it. *ostruzione*; esp. *obstruccion*). — Dans la pathologie humorale et mécanique, c'était l'embarras formé dans les vaisseaux ou les conduits du corps vivant, soit par suite de leur rétrécissement, soit à cause de l'afflux de quelque humeur altérée en quantité, en sa qualité ou en son mouvement. On attribuait à l'*obstruction* un grand nombre de maladies, particulièrement celles qui affectent les viscères abdominaux; aujourd'hui, il faut considérer ce mot comme un terme générique, comprenant à la fois les *oblitérations* et les *occlusions* (Voy. ces mots).

OCCLUSION (*occlusio*, de *occludere*, fermer; ἐγκλεισμός; all. *Verschliessung*; angl. *occlusion*; it. *chiusura*; esp. *oclusion*). — Rapprochement, soit congénital, soit artificiel et momentané, des bords d'une ouverture naturelle.

Étiologie. — Les occlusions naturelles les plus fréquentes sont celles de l'anus et celles de la vulve; quant aux autres, elles peuvent être déterminées par la compression de tumeurs, d'œdèmes, d'abcès, par des plaies ayant modifié les bords naturels de l'ouverture. Dans certains cas, l'occlusion est le fait de sutures pratiquées par le chirurgien qui veut remédier à un accident: renversement du rectum, du vagin, de l'utérus, etc. Le *bouclement de la vulve* (Voy. t. Iᵉʳ, p. 129) était autrefois utilisé pour empêcher la fécondation des femelles.

Symptomatologie. — Les symptômes varient suivant l'importance de l'organe atteint. L'occlusion des canaux auditifs, par exemple, n'a pas la même gravité que celle du rectum, etc.

Traitement. — Il est chirurgical et varie suivant la cause et l'organe; parfois, il ne réussit que temporairement, par suite de la rétraction des tissus de cicatrice, qui, à la longue, déterminent une seconde obstruction de l'ouverture.

ODORAT (*odoratus*, de *odor*, odeur; ὄσφρησις; all. *Geruchsinn*; angl. *smell*; it. et esp. *odorato*). — L'un des cinq sens, celui par lequel les odeurs sont perçues. Le mucus nasal s'imprègne de l'air chargé d'odeur, au moment où il traverse les fosses nasales, et cet air se trouve arrêté sur la partie de la pituitaire recevant les nerfs olfactifs. Les altérations du sens de l'odorat chez les animaux sont peu connues. Sur les chiens courants, on constate qu'ils *n'ont plus de nez* par les grands orages, même si l'orage est à plusieurs kilomètres.

ŒDÈME (*œdema*, οἴδημα, de οἰδεῖν, grossir, se gonfler; all. *Œdem*, *Wassergeschwulst*; angl. *œdema*, it. et esp. *edema*). — Infiltration partielle, circonscrite, du tissu cellulaire par un liquide séro-albumineux transparent, qui contient toujours des leucocytes en petite quantité, et qui, contrairement à la sérosité d'origine inflammatoire, ne se coagule pas au contact de l'air.

On le rencontre dans toutes les régions vasculaires pourvues d'un tissu conjonctif peu dense et abondant, le plus fréquemment aux régions déclives du corps, sous le ventre, au fourreau, aux parties inférieures des membres où il prend le nom d'*engorgement* et est d'autant plus développé que le tissu conjonctif est plus abondant, et la région plus vasculaire. Si on incise la partie œdématiée, il s'écoule un liquide clair, aqueux, de teinte citrine ou un peu rougeâtre, qui n'est que du plasma sanguin extravasé; la peau est séparée des parties sous-jacentes par une épaisse couche de tissu conjonctif, dont les mailles sont distendues et remplies de sérosité.

Étiologie. — Ses causes sont nombreuses, mais il est toujours consécutif à un arrêt circulatoire, soit par obstruction, soit par compression des vaisseaux sanguins; dès que le sang ne circule plus dans les veines et dans les capillaires, sa partie liquide traverse les parois des vaisseaux et se répand dans les mailles du tisssu conjonctif périphérique, et les lois de la pesanteur lui font gagner les parties déclives. L'œdème accompagne l'inflammation (*œdème inflammatoire*) et les causes qui la provoquent (traumatismes, contusions, etc.); il constitue un symptôme d'abcès chauds au début (*œdème déclive*). Il est souvent dû à des altérations vasculaires : thromboses artérielle et veineuse, phlébite, etc., à des troubles circulatoires, à des lésions du cœur, des reins, etc.; lorsque le sang est fluide, peu riche en éléments figurés, quand la circulation est ralentie, on observe des œdèmes étendus aux parties déclives du corps : anémie, cachexie aqueuse (*bouteille*).

Il est plus fréquent sur le bœuf que sur le cheval, sur l'animal lymphatique que sur l'animal de sang.

L'œdème s'observe dans toutes les maladies où il y a altération du sang : septicémie (*œdème septique*), charbon, morve, etc.

Enfin il constitue le symptôme pathognomonique de l'anasarque.

Symptomatologie. — La peau soulevée est molle, froide, indolente, sauf dans l'œdème inflammatoire ; elle cède sous la pression du doigt, dont elle conserve la trace ; l'absence de crépitation distingue l'œdème de l'emphysème sous-cutané. Si l'on fait une incision, il s'écoule une certaine quantité de sérosité, limpide, claire ou légèrement rosée ; le tissu cellulaire, infiltré, est épaissi, surtout sur le bœuf.

Traitement. — Il varie avec la cause. Pour régulariser la circulation générale, on utilisera la digitale, la caféine, les diurétiques et les purgatifs. Localement, on diminuera la tension de la peau, au moyen de mouchetures, de scarifications, de cautérisations en pointes, puis on fera des lavages antiseptiques et astringents ; on utilisera les douches, le massage, les vésicants, etc.

ŒIL (*oculus*, ὄψ, ὀφθαλμός ; all. *Auge* ; angl. *eye* ; it. *occhio* ; esp. *ojo*). — Organe de la vue ; organe à peu près sphérique, contenu dans la cavité orbitaire, renfermant plusieurs humeurs plus ou moins liquides et une lentille transparente appelée *cristallin* (fig. 1241).

Anatomie. — Il est limité en dedans par le front et le chanfrein, en dehors par la joue, en bas par le chanfrein, en haut par la salière et la tempe. Les parties visibles sont (fig. 1242) :

Globe oculaire. — Partie essentielle. C'est un sphéroïde creux, disposé comme une chambre noire, et pouvant tourner sur place sous l'action des muscles moteurs (fig. 1242).

Il comprend des membranes qui sont : la

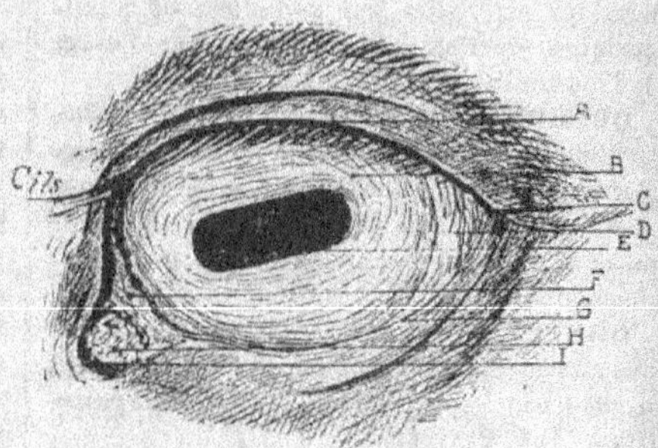

Fig. 1241. — OEil de cheval.

A, paupière supérieure ; B, cornée ; C, angle temporal ; D, sclérotique ; E, pupille ; F, corps clignotant ; G, paupière inférieure ; H, caroncule lacrymale ; I, angle nasal (Montané).

sclérotique et la *cornée*, constituant son enveloppe ; la cornée, transparente, est en avant comme une vitre bombée ; la sclérotique, d'un blanc opaque, recouvre les trois quarts postérieurs ; la *choroïde* est un enduit noir, revêtant sa face interne. En avant, se trouve l'*iris* et sa *pupille*, ouverture destinée à régler l'arrivée des rayons lumineux. La *rétine* est la plaque sensible de l'appareil et est formée par le développement des fibres terminales du *nerf optique*.

Le globe oculaire comprend aussi des milieux transparents, destinés à diriger les rayons lumineux.

Le cristallin est la partie essentielle à cet égard, c'est une lentille biconvexe. L'*humeur aqueuse* se trouve entre la cornée et le cristallin. L'*humeur vitrée* est en arrière du cristallin.

Paupières. — Elles sont au nombre de deux, une *supérieure* et une *inférieure*, réunies par deux *commissures* : l'interne, plus arrondie, ou *angle nasal*, l'externe ou *angle temporal*.

Leur bord libre est garni de *cils*, à la base desquels se trouvent des glandes de Meibomius sécrétant la *chassie* ; la peau forme leur face externe, l'interne est garnie par une muqueuse rose : la *conjonctive*. Elles sont aidées dans leur rôle protecteur de l'œil par le *corps clignotant*, organe mobile situé dans l'angle nasal.

Appareil lacrymal. — Il est composé des *glandes lacrymales*, qui sécrètent les larmes, puis des *points lacrymaux*, avec leur *caroncule lacrymale*, placés dans l'angle nasal pour recueillir les larmes, qui sont ensuite conduites dans les cavités nasales par les *conduits lacrymaux*.

ZOOLOGIE. — *Yeux composés*, chez les insectes, grands yeux situés sur les côtés de la tête et formés par la réunion d'un grand nombre d'yeux simples ; ils sont constitués par une cornée à facettes, dont chaque facette recouvre une lentille biconvexe ou cristallin, et un corps vitré entouré par la rétine, dont les fibres se dissocient, prennent une forme polyédrique, et se terminent par des renflements qui entrent en connexion avec le cristallin.

EXTÉRIEUR. — *Beautés* (1). — L'œil, pour être beau, doit réunir les conditions suivantes :

6° *Douceur du regard*, indiquant la franchise du caractère.

Défectuosités. — Les défectuosités de l'œil constituent des altérations aux diverses conditions de beauté.

L'œil petit, peu volumineux, est sans distinction ; il prend le nom d'*œil gras* ou *de cochon*, s'il possède une paupière supérieure grasse et retombante.

L'œil gros ou *de bœuf*, trop saillant et trop ouvert, donne une expression hébétée à l'animal.

Les *yeux inégaux* sont peu harmonieux.

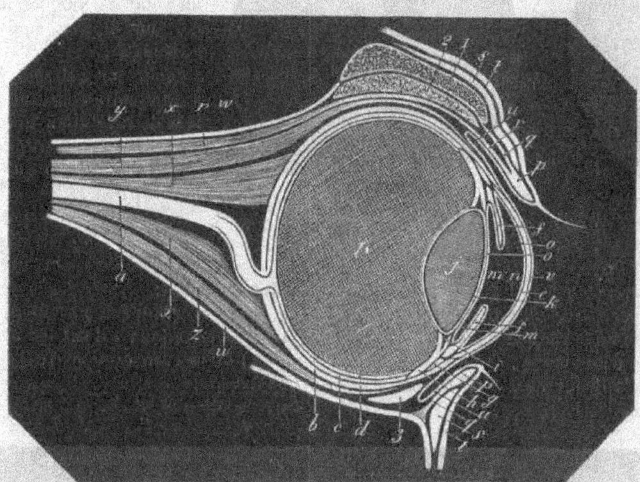

Fig. 1242. — Œil de cheval, coupe théorique.

a, nerf optique ; *b*, sclérotique ; *c*, choroïde ; *d*, rétine ; *e*, cornée ; *f*, iris ; *g*, *h*, cercle et corps ciliaires, dépendance de la choroïde, dont ils ont été représentés isolés pour mieux indiquer leurs limites ; *i*, insertion des procès ciliaires sur le cristallin ; *j*, cristallin ; *k*, capsule cristalline ; *l*, corps vitré ; *m*, *n*, chambre de l'humeur aqueuse ; *o*, indication théorique de la membrane de l'humeur aqueuse ; *p*, tarse ; *q*, membrane fibreuse des paupières ; *r*, muscle releveur de la paupière supérieure ; *s*, cartilage des paupières ; *t*, peau des paupières ; *u*, conjonctive ; *v*, lame épidermique qui représente cette membrane sur la cornée ; *x*, muscle droit postérieur ; *y*, muscle droit supérieur ; *z*, muscle droit inférieur ; *w*, gaine fibreuse de l'orbite (A. Chauveau et Arloing).

1° *Limpidité parfaite de la cornée et des milieux*, indispensable pour la transmission nette des images.

2° *Mobilité de la pupille*, destinée à mesurer le nombre et l'intensité des rayons lumineux.

3° *Coloration foncée de l'iris et du fond de l'œil*, afin que la vision ne soit pas douloureuse.

4° *Régularité et ampleur de l'arc palpébral*, découvrant largement le champ de la vision.

5° *Volume et mobilité du globe oculaire*, qui donnent à la physionomie de l'énergie et de la distinction.

L'œil cerclé est celui qui laisse apercevoir, à travers l'ouverture palpébrale, un *cercle* blanc de sclérotique qui communique au regard une dureté désagréable.

L'œil creux ou *cave*, ordinairement de couleur *fauve*, a une expression dure.

L'œil vairon est blanc par défaut de pigment ; la vision devient pénible, en même temps que le *facies* perd de sa distinction.

Les défectuosités, se rapportant à la limpidité et à la mobilité, sont des *maladies* ou des *tares*.

Tares. — Les tares de l'œil sont très nombreuses ; on peut citer :

1° Le *nuage* ou opalescence légère de la cornée.

(1) MONTANÉ, *L'extérieur du cheval*.

2° La *taie* ou *albugo*, qui se dit d'une opacité complète et circonscrite de la cornée.

3° Le *leucoma* est une cicatrice de la cornée.

4° La *cataracte* s'entend d'une tache blanche et opaque du cristallin.

5° Le *glaucome* intéresse le fond de l'œil qui prend une couleur de feuille morte.

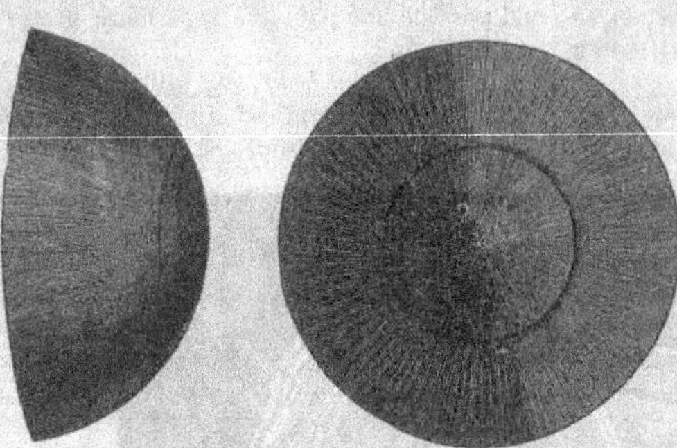

Fig. 1243. — Œil artificiel de cheval, vu de côté et de face, d'après Hertwig.

6° L'*amaurose* ou paralysie de la rétine, se traduisant par l'*immobilité* de la pupille.

7° La perte de la vue par opacité des milieux ou par suite d'amaurose ; le cheval est *borgne* ou *aveugle*, suivant qu'il a perdu un œil ou les deux yeux.

8° Le *trichiasis*, qui consiste dans le renversement des cils sur le globe oculaire.

9° Les *blessures* et les *cicatrices des paupières*.

10° La *brisure* de l'arc palpébral supérieur, à la suite de la *fluxion périodique* qui se termine par l'opacité du cristallin.

11° L'application d'un *œil artificiel* a été faite quelquefois (fig. 1243).

PHYSIOLOGIE. — **Réfraction** (1). — Les objets extérieurs envoient sur l'œil des rayons lumineux qui, après s'être réfractés dans ses différents milieux transparents (cornée, humeur aqueuse, cristallin, corps vitré), viennent former sur la rétine une image renversée de ces objets (fig. 1244).

On donne le nom de *dioptre* à toute surface courbe qui limite deux milieux d'inégale réfringence. L'œil est donc un assemblage de plusieurs dioptres que l'on peut remplacer, au point de vue de la réfraction, par un dioptre équivalent ; c'est l'*œil réduit*.

Quand un œil peut être assimilé à un dioptre constitué par une surface de révolution autour d'un axe et dont le foyer postérieur coïncide avec la rétine, on dit l'œil *normal* ou *emmétrope*.

S'il ne réunit pas ces deux conditions, on dit l'œil *amétrope*. L'amétropie peut donc être due à deux causes :

a. Le foyer principal postérieur ne coïncide pas avec la rétine : s'il est en avant, l'œil est *myope* ; s'il est en arrière, l'œil est *hypermétrope* ;

b. Le dioptre oculaire qui constitue l'œil réduit n'est pas une surface de révolution : l'œil est dit *astigmate*.

1° *Emmétropie*. — Le foyer principal postérieur du dioptre oculaire coïncidant avec la rétine, il s'ensuit que les rayons émanés de l'infini, vont, après réfraction, tomber au foyer principal postérieur, c'est-à-dire sur la rétine.

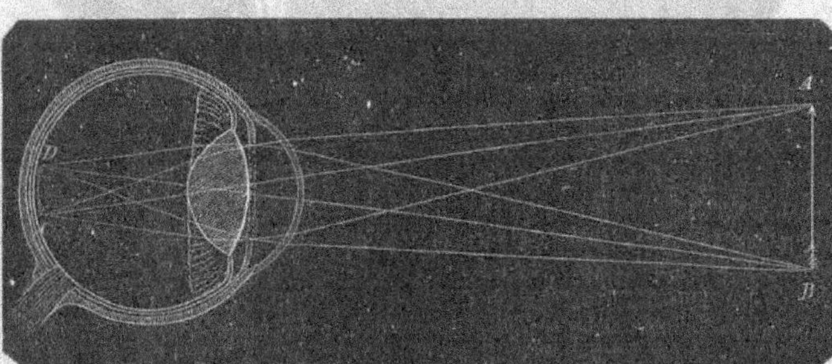

Fig. 1244. — Mécanisme de la vision.

(1) NICOLAS et FROMAGET, *Ophtalmoscopie vétérinaire*, Paris, 1898.

Les objets situés à l'infini viendront donc former sur la rétine des images nettes et perceptibles, si elles sont assez grandes (fig. 1245).

2° *Myopie.* — Le dioptre oculaire est une surface de révolution, mais son foyer principal postérieur est en avant de la rétine, de sorte que les rayons émanés de l'infini et parallèles

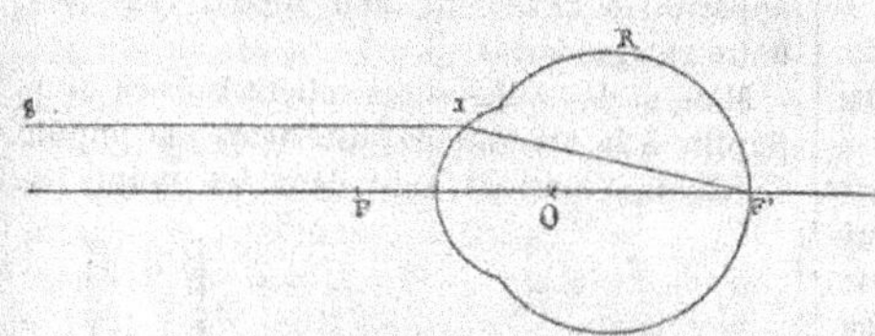

Fig. 1245. — Emmétropie.

à l'axe principal viendront tomber en avant de la rétine. L'œil myope ne pourra donc distinguer les objets éloignés (fig. 1246).

Mais un objet situé assez près de l'œil enverra sur l'œil des rayons lumineux qui, après réfraction, viendront tomber sur la rétine; c'est le cas du point r de la figure 1246, dont l'image se fait en R. Le point le plus éloigné que l'œil myope puisse distinguer est le *remotum* de cet œil. Ce remotum est *réel*, situé en *avant* de l'œil et à une distance *finie*.

La myopie peut être due à trois causes :

a. Allongement de l'axe antéro-postérieur de l'œil, qui reporte la rétine en arrière du foyer principal;

b. Augmentation de courbure du dioptre,

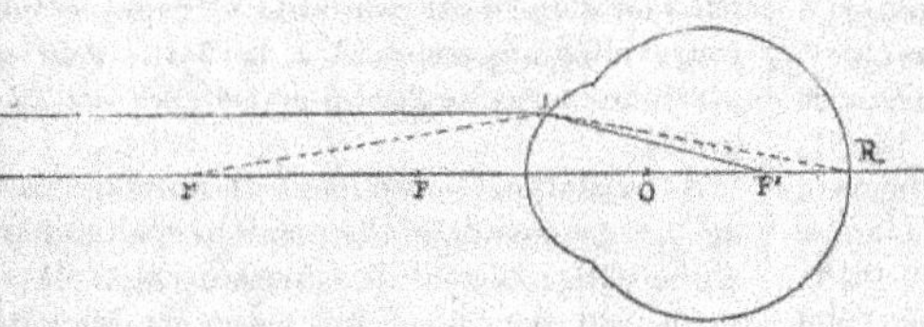

Fig. 1246. — Myopie.

reportant le foyer principal postérieur en avant;

c. Augmentation de l'indice de réfraction, reportant aussi ce foyer en avant.

3° *Hypermétropie.* — Le dioptre oculaire est une surface de révolution, mais son foyer principal postérieur est en arrière de la rétine.

Les rayons émanés de l'infini et parallèles à l'axe principal tomberont en arrière de la rétine et ne donneront qu'une image diffuse des objets (fig. 1247).

Un objet plus rapproché de l'œil sera encore bien moins perçu, puisque son image se formera encore plus en arrière de la rétine. Il n'y a que certains rayons *convergents*, KI' (fig. 1247) par exemple, qui, après réfraction, iront former l'image de l'objet sur la rétine.

Ce rayon KI' semble provenir d'un point *r*, qui est à l'intersection de son prolongement et de l'axe principal. Ce point *r* est le *remotum* de l'œil hypermétrope; il est *virtuel*, situé à une distance *finie*, en *arrière* de l'œil.

Dans l'emmétropie, le remotum est donc toujours à l'infini. Dans les amétropies, le remotum est à une distance très variable ; c'est sa détermination qui indique le degré d'amétropie ; ce dernier est d'autant plus élevé que le remotum est plus rapproché de l'œil.

On donne le nom de *dioptrie* au pouvoir réfringent d'une lentille dont le foyer est à

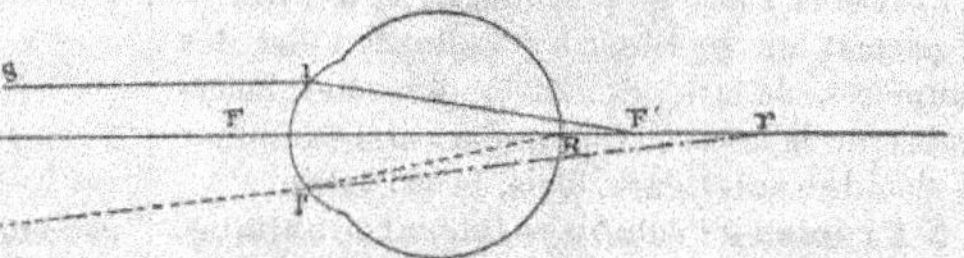

Fig. 1247. — Hypermétropie.

100 centimètres. Le pouvoir réfringent d'une lentille et sa distance focale étant en raison inverse, une lentille de 2 dioptries a pour distance focale $\frac{100}{2} = 50$ centimètres, et inversement une lentille de 50 centimètres de distance focale a $\frac{100}{50} = 2$ dioptries de puissance réfringente.

Ceci étant, on dit qu'un œil est myope ou hypermétrope de 1, 2, 3, 4 dioptries, quand son remotum est situé à $\frac{100}{1}$, $\frac{100}{2}$, $\frac{100}{3}$, $\frac{100}{4}$; 100, 50, 33, 25 centimètres en avant ou en arrière du foyer antérieur de l'œil.

La recherche de ce remotum est donc très importante, puisqu'elle permet de se rendre compte de l'état de réfraction de l'œil. Nous verrons plus loin comment on peut faire cette recherche (examen du fond de l'œil à l'image droite : kératoscopie).

4° *Astigmatisme.* — Le dioptre-œil ne peut plus être représenté par une surface de révolution autour d'un axe, l'œil n'ayant pas la même courbure dans tous ses méridiens. La différence qui existe entre le méridien de plus grande courbure et celui de plus petite courbure indique le degré d'astigmatisme.

Non seulement les courbures peuvent varier d'un méridien à l'autre (astigmatisme *régulier*), mais aussi dans le même méridien (astigmatisme *irrégulier*).

L'astigmatisme est dû à une affection de la cornée (astigmatisme cornéen) ou du cristallin (astigmatisme cristallinien).

Accommodation. — Si la réfraction de l'œil restait uniforme, les animaux ne pourraient voir que les objets placés au remotum. Mais l'œil possède le pouvoir d'augmenter sa propre réfraction par la contraction du muscle ciliaire qui augmente la courbure du cristallin.

La réfraction de l'œil peut donc se modifier suivant les distances des objets perçus.

Le pouvoir d'accommodation du cheval (le seul que l'on ait essayé de déterminer sur les animaux) est faible.

EXAMEN DE L'ŒIL. — 1° ***Examen à l'œil nu***. — Il permet de se rendre compte de l'état des paupières, de la conjonctive, des voies lacrymales, de la cornée. On pourra aussi examiner la chambre antérieure, l'iris, le cristallin.

2° ***Examen à l'éclairage latéral ou oblique***. — *Instruments*. — Lampe à huile ou à pétrole ordinaire. Lentille biconvexe de 15 dioptries environ.

Technique. — L'animal est tenu par un aide dans un local aussi sombre que possible ; lorsque le cheval est un peu difficile, il est bon de lui appliquer un tord-nez. Un aide tient la lampe allumée du côté de l'œil à examiner, à 20 ou 30 centimètres de celui-ci et à sa hauteur, soit en avant, soit en arrière. Le vétérinaire interpose la lentille entre l'œil et la lampe, l'éloigne ou la rapproche de l'œil, de façon à ce que le faisceau lumineux émané de la lampe converge sur la région à examiner (fig. 1248).

a. *Cornée*. — On se rendra compte de l'état des plaies, des lésions de kératite, de la présence de corps étrangers qui peuvent exister.

b. *Chambre antérieure*. — Celle-ci peut être trouble, peut tenir en suspension dans l'humeur aqueuse des flocons fibrineux, des caillots sanguins, du pus. Parfois on constate la présence d'un amas purulent à la partie inférieure de la chambre, c'est l'*hypopion*; si ce dépôt est formé par du sang, c'est l'*hypohéma*.

Parfois on rencontre des *grains de suie* qui se sont détachés et qui flottent librement dans l'humeur aqueuse.

Enfin on peut se rendre compte de la profondeur de la chambre antérieure.

c. *Iris*. — Il est bon de faire, une heure avant l'examen, des instillations de sulfate d'atropine à 0,05 p. 10 dans l'œil à examiner.

Sur un œil normal, la pupille s'élargit de plus en plus sous l'influence de l'atropine et elle apparaît, à l'examen, bien ronde, régulière, nette sur ses bords.

Mais si des adhérences relient le bord de la pupille à la cristalloïde antérieure, la pupille se dilatera partout, sauf dans les points où

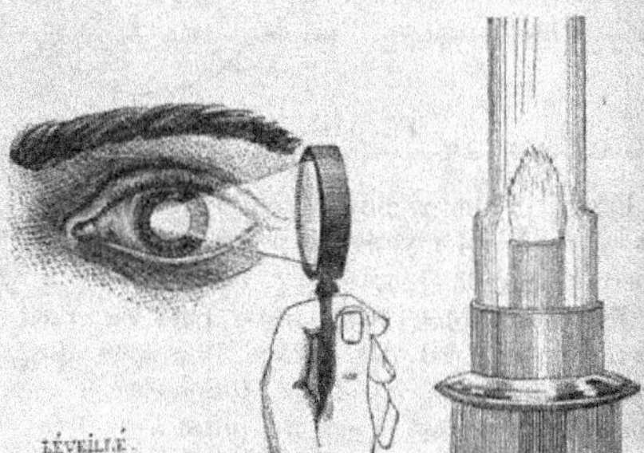

Fig. 1248. — Éclairage latéral.

existent les adhérences qui la retiennent et l'immobilisent ; de ce fait la pupille acquérera un aspect particulier.

Lorsque des adhérences existent sur toute la circonférence de l'iris, la pupille ne se dilate pas.

Ces adhérences ont reçu le nom de *synéchies postérieures*. Elles constituent le reliquat d'une *iritis* ou d'une *irido-choroïdite*, et presque toujours elles apparaissent à la suite d'un ou plusieurs accès de *fluxion périodique* (Voy. t. I, p. 553).

d. *Cristallin*. — On peut reconnaître à sa surface des exsudats inflammatoires, altérations d'une iritis ; ce sont de « fausses cataractes ».

On peut rencontrer les points ou les stries blanchâtres de la *cataracte* (Voy. t. I, p. 192).

3° ***Examen à l'ophtalmoscope***. — Il comprend l'examen du fond de l'œil et la détermination de la réfraction.

A. *Examen du fond de l'œil*. — Pour pouvoir examiner les membranes profondes de l'œil, on envoie sur elles, à travers la pupille, des rayons lumineux qui les éclairent, et l'observateur se place de façon que son œil à lui perçoive le faisceau lumineux qui émane des membranes éclairées.

Supposons un miroir plan ou mieux concave,

au centre duquel se trouve une surface arrondie dépourvue de tain, et une source lumineuse placée non loin de l'œil à examiner, en regard du miroir. La source lumineuse envoie sur le miroir des rayons qui se réfléchissent; un certain nombre tombent dans l'ouverture pupillaire et vont éclairer les membranes profondes de l'œil à examiner. L'œil de l'observateur placé derrière le miroir peut alors examiner, à travers la zone de celui-ci dépourvue de tain, les membranes ainsi éclairées.

Ce miroir est l'*ophtalmoscope*, dont le principe fut trouvé par Helmholtz en 1851.

L'ophtalmoscope doit être placé au-devant de l'œil droit de l'observateur, absolument comme un monocle. La source lumineuse sera placée du côté opposé de l'œil à examiner; cette source lumineuse peut être naturelle ou artificielle, mais, en général, la lumière du jour suffit. Le miroir faisant face à la source lumineuse, l'observateur cherchera, par de légers mouvements de l'ophtalmoscope, à projeter dans l'œil un faisceau réfléchi venant de la source lumineuse; dès qu'il a réussi, le fond de l'œil apparaît éclairé, brillant.

A l'aide de l'ophtalmoscope on peut examiner la transparence des milieux, c'est l'examen à l'éclairage direct, ou bien explorer le fond de l'œil soit à l'image droite, soit à l'image renversée.

a. *Examen à l'éclairage direct*. — L'observateur se tient à 50 centimètres environ de l'animal.

Nous venons de voir que dans l'œil normal, examiné à l'ophtalmoscope, le champ pupillaire est transparent et régulier. S'il n'en est pas ainsi, des opacités existent dans les milieux intra-oculaires. Ces opacités sont *fixes* ou *mobiles*.

Les *opacités fixes* ne se déplacent qu'avec l'œil et elles l'accompagnent dans tous ses mouvements. Elles siègent sur la cornée (taies) ou sur le cristallin : cataracte, uvée (signes de synéchies rompues).

Les *opacités mobiles* se déplacent dans des sens variables et indépendamment des mouvements de l'œil. Elles siègent dans l'humeur aqueuse et dans le corps vitré.

Quand on ne peut éclairer les régions postérieures de l'œil, on dit celui-ci *inéclairable* (hémorragie du vitré, décollement rétinien, etc.).

Instruments. — Pour examiner les membranes profondes des yeux amétropes, on se sert d'ophtalmoscopes munis de lentilles divergentes et convergentes, appelés *ophtalmoscopes à réfraction*.

Un des plus usités est l'*ophtalmoscope de Badal* : « En arrière d'un miroir ophtalmoscopique ordinaire, se trouve un disque, percé près de sa circonférence de treize ouvertures, de telle façon que chacune d'elles puisse venir successivement se placer en regard du miroir. D'un côté sont six lentilles positives, portant les numéros de 1 à 6 ; de l'autre, les six lentilles négatives correspondantes. La treizième ouverture est libre. Une légère pression de l'index de la main qui tient l'instrument, en faisant tourner le disque autour de son centre, permet d'employer chacune des lentilles » (fig. 1249). (Nicolas et Fromaget, *loc. cit.*)

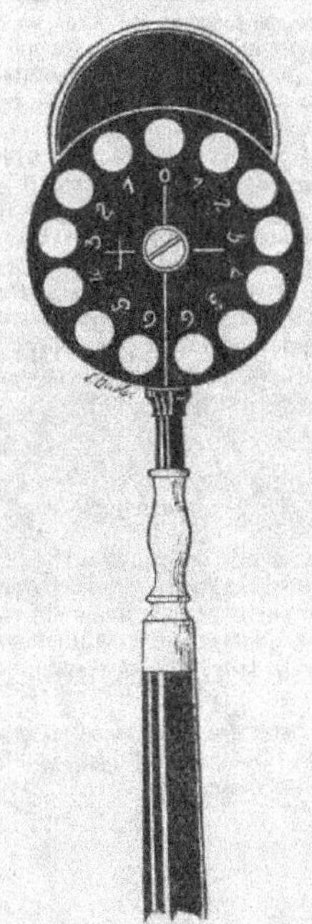

Fig. 1249. — Ophtalmoscope à réfraction, modifié, du professeur Badal.

Technique. — Une heure avant l'examen, instiller sur l'œil à examiner quelques gouttes d'une solution d'atropine à 1 p. 200.

L'animal est placé au fond d'une écurie dont on fermera la porte, et on le tournera de telle façon que l'œil à examiner soit du côté opposé à la fenêtre. Un aide placé du côté de celle-ci tient le cheval par le bridon et l'oreille. L'opérateur saisit l'autre oreille et amène l'œil du cheval à hauteur du sien.

PLANCHE VI (1)

Fig. 1. — *Cheval. Fond d'œil normal. — Papille avec ses différentes zones.*

Tapis clair, bleu verdâtre avec quelques taches violacées.

Tapis sombre, se fonçant de haut en bas; on y remarque des nuages rouges, qui sont le résultat d'une absence de la couche fondamentale de la choroïde ou d'une diminution dans son épaisseur et d'une raréfaction du pigment rétinien. A sa surface et formant comme deux ailes à la papille, on voit deux voiles extrêmement légers, appartenant à la rétine, et formés par des fibres à myéline très ténues.

La *papille* présente ses trois zones. Elle est échancrée inférieurement par un éperon choroïdien. En haut, le *croissant scléral* bleuâtre est nettement dessiné; son bord excentrique est limité par une traînée de pigment, appelée *anneau choroïdien*.

Les vaisseaux sont très nombreux; plusieurs, doubles, s'avancent jusqu'au centre.

Fig. 2. — *Choroïdite diffuse avec rétinite et atrophie totale de la papille.*

La teinte jaune sale est apparente et masque en partie le pointillé du tapis clair, qui est raréfié et flou; cependant une partie semble avoir été respectée.

Plaques de dégénérescence rétinienne autour du bord inférieur de la papille. Atrophie complète de la papille qui, blanc jaunâtre, ne présente plus que deux vestiges de vaisseaux. Bande d'aspect cicatriciel.

Un an plus tard, l'inflammation choroïdienne ayant fait des progrès, il survint du trouble de l'humeur vitrée, de la cataracte et de la phtisie oculaire.

Fig. 3. — *Bœuf. Mouton. Fond d'œil normal.*

Les vaisseaux rétiniens sont, comme chez l'homme, distincts en artériels et veineux, ceux-ci beaucoup plus gros et plus foncés. Ils s'étendent aussi beaucoup plus périphériquement que chez le cheval.

Fig. 4. — *Chèvre. Fond d'œil normal.*

Fig. 5. — *Chien. Anomalie congénitale.*

La papille est nettement triangulaire.

Le tapis sombre est très peu pigmenté et le pigment choroïdien, groupé autour des vaisseaux, leur forme une bordure qui les rend bien apparents.

Fig. 6. — *Chat. Fond d'œil normal.*

On voit dans le tapis sombre des îlots de dépigmentation laissant apparaître le tapis sous-jacent.

(1) Les six figures qui composent cette planche VI sont reproduites, avec l'autorisation des auteurs, d'après les planches du *Précis d'ophtalmoscopie vétérinaire* par MM. Nicolas et Fromaget. Nous remercions nos confrères de leur obligeance.

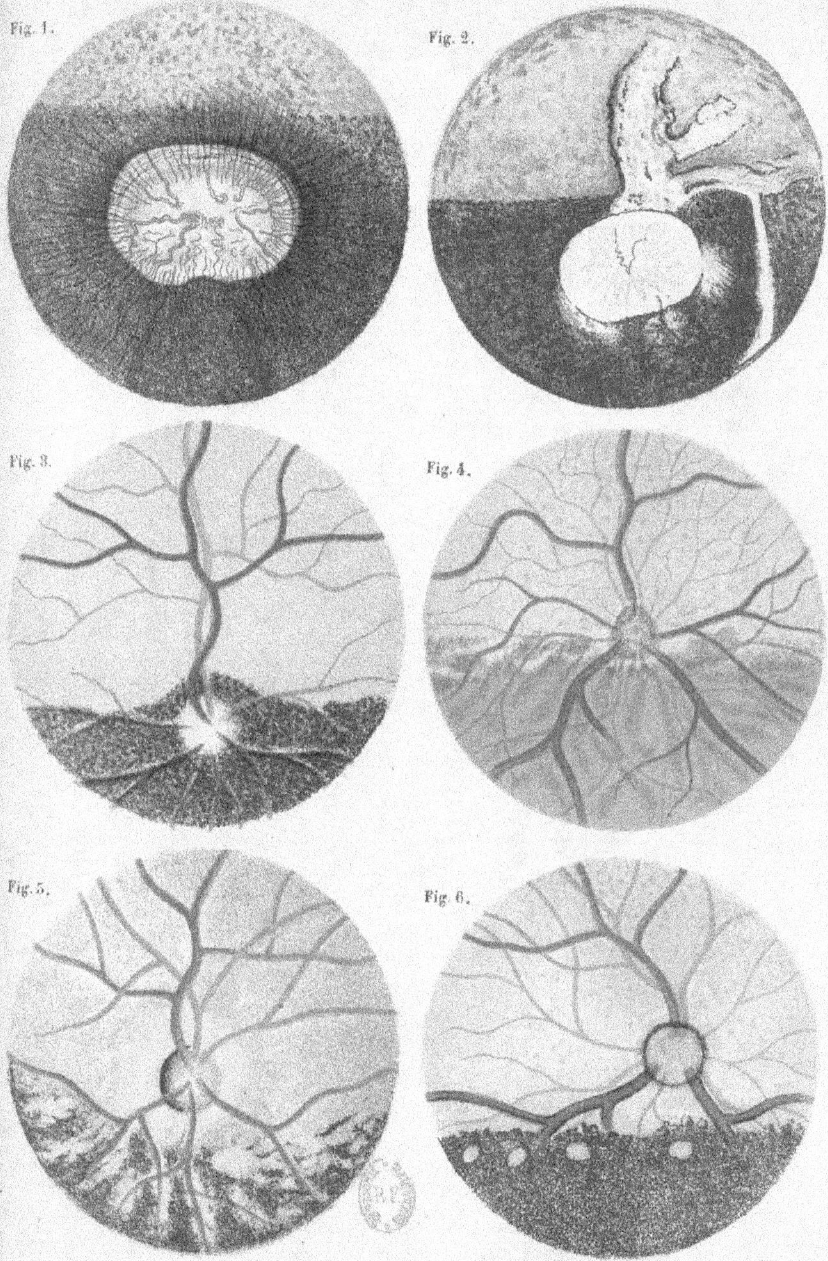

Fig. 1.　Fig. 2.　Fig. 3.　Fig. 4.　Fig. 5.　Fig. 6.

Fig. 1. CHEVAL. Fond d'œil normal, papille avec ses différentes zónes.

Fig. 3. BŒUF - MOUTON. Fond d'œil normal.

Fig. 5. CHIEN. Anomalie congénitale du fond de l'œil.

Fig. 2. CHEVAL. Rétino-choroïdite. Atrophie totale du Nerf optique.

Fig. 4. CHÈVRE. Fond d'œil normal.

Fig. 6. CHAT. id.　id.　id.　id.

Librairie J. B. Baillière et fils.　　　　　Imp. Monrocq, Paris.

La lumière ne doit pas être trop vive, afin d'éviter les défenses de l'animal.

L'observateur qui veut examiner le fond de l'œil, doit s'approcher aussi près que possible de l'œil de l'animal. S'il voit bien distinctement le fond de l'œil à travers l'orifice libre, il est inutile d'employer de verres correcteurs ; dans le cas contraire, il utilise les verres convexes ou concaves de l'ophtalmoscope.

Cette méthode est simple, facile, rapide et n'offre aucun danger. C'est la meilleure pour l'exploration des membranes profondes, sinon pour la détermination de la réfraction (fig. 1250).

b. *Examen à l'image droite.* — *Cette méthode est la méthode vétérinaire par excellence* (Nicolas et Fromaget). Le fond de l'œil examiné donne

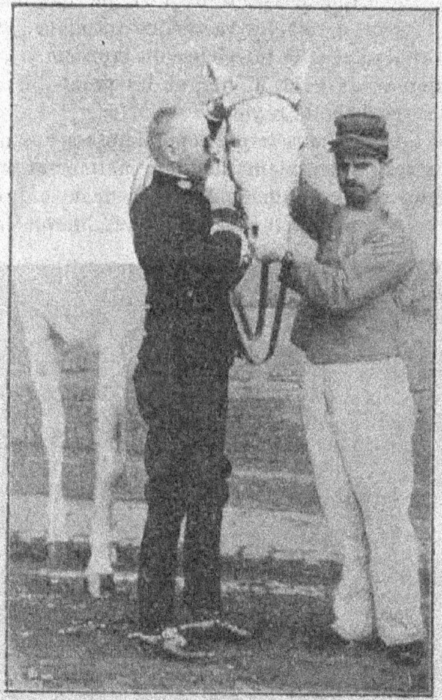

Fig. 1250. — Examen ophtalmoscopique (Nicolas et Fromaget).

à l'observateur une image *droite* et *virtuelle*, d'où son nom.

Principe de la méthode. — On suppose que l'observateur est emmétrope et qu'il n'accommode pas.

L'animal observé peut être emmétrope, myope ou hypermétrope (on ne s'occupera pas de l'astigmatisme).

Instruments et technique. — Ils sont les

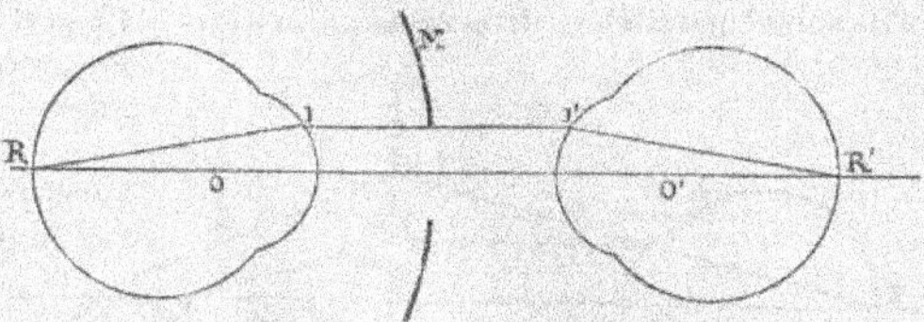

Fig. 1251. — Emmétropie.

mêmes que pour l'examen à l'éclairage direct.

Si l'œil à examiner est *emmétrope*, les rayons émanés de la rétine R, éclairée par le miroir M, sortent parallèles de l'œil O examiné, passent à travers l'ouverture sans tain du miroir, tombent sur l'œil O' de l'observateur et vont converger sur la rétine de cet œil (puisqu'il est emmétrope).

Donc si la rétine R de l'animal est suffisamment éclairée par le miroir M, l'œil O' de l'observateur aura une image nette de la rétine examinée (fig. 1251).

Si l'œil observé est *myope*, les rayons émanés de sa rétine sortent en convergeant vers le remotum et l'observateur ne pourra recevoir sur sa rétine une image nette de la rétine observée, car les rayons convergeront en avant d'elle. Pour pouvoir avoir une image nette, il faudra rendre *parallèles* les rayons *convergents*, en plaçant sur le trajet de ceux-ci une *lentille divergente*. La lentille dont le foyer coïncidera avec le remotum de l'œil observé les rendra parallèles.

L'observateur devra donc interposer entre l'œil examiné et le sien un verre *concave* pour voir le fond du premier.

Si l'œil est *hypermétrope*, les rayons sortent en divergeant ; l'observateur ne pourra voir le fond de cet œil.

Il est nécessaire pour cela de rendre ces rayons *parallèles* en interposant sur leur trajet une *lentille convergente* dont le foyer coïncidera avec le remotum de l'œil hypermétrope.

L'observateur devra donc interposer entre l'œil du sujet et le sien, des *verres convexes* pour voir le fond du premier.

c. *Examen à l'image renversée.* — *Principe de la méthode.* — Supposons que la rétine soit éclairée et envoie des rayons lumineux qui sortent par l'orifice pupillaire ; ces rayons sortiront :

Parallèles, si l'œil est emmétrope ;

Divergents, si l'œil est hypermétrope;
Convergents, si l'œil est myope.

Si nous plaçons en avant de l'œil une lentille de 15 dioptries environ, tous ces rayons,
qu'ils soient parallèles, divergents ou conver-

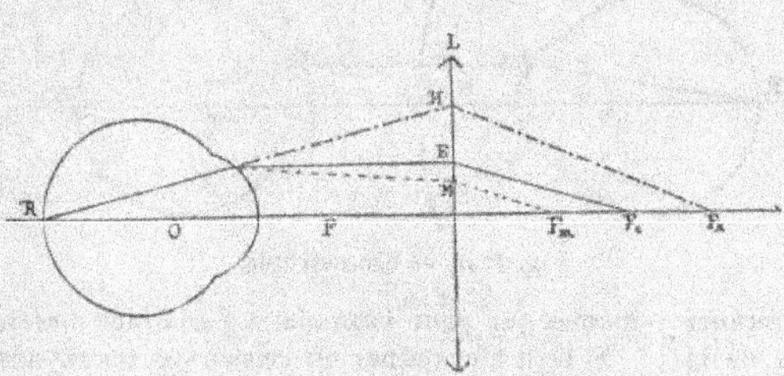

Fig. 1252. — Hypermétropie.

O, œil. — R, rétine. — L, lentille de 15 dioptries. — E, rayon issu de l'œil
supposé emmétrope, va converger après réfraction au foyer principal Fe. —
H, rayon de l'œil hypermétrope, converge en FH. — M, rayon de l'œil myope,
converge en Fm.

gents, viendront converger fortement vers le
foyer de la lentille et donneront une image
réelle et *renversée* du fond de l'œil.

Cette image se formera : au foyer principal
de la lentille pour l'œil emmétrope, *au delà*
pour l'œil hypermétrope (fig. 1252), *en deçà*
pour l'œil myope.

On se placera de façon à voir cette image,
et à examiner les membranes
profondes de l'œil.

Instruments. — Ophtalmoscope; lentille convexe de 15
dioptries ; lampe ordinaire.

Technique. — Atropiner l'œil
à examiner; une heure après,
placer le cheval dans une écurie
où on pourra faire une obscurité assez complète.

Une lampe est tenue par un
aide un peu au-dessus de l'œil
opposé à celui à examiner.
L'observateur se place à 60 centimètres en avant de ce dernier,
et, à l'aide de l'ophtalmoscope,
tenu en monocle, éclaire le fond
de cet œil.

Quand celui-ci lui apparaît
avec des reflets multicolores, il
prend la lentille de sa main
gauche et l'interpose sur le
trajet des rayons lumineux émanés du fond de
l'œil. Il cherche alors à voir l'image de ce dernier en avant de la lentille vers son foyer principal. Puis il déplace celle-ci jusqu'à ce qu'il

ait une image nette. La planche VI donne des
exemples du fond de l'œil normal et de l'œil
pathologique sur le cheval, le bœuf, le mouton, la chèvre, le chien et le chat. On y voit
l'aspect de la papille et de ses différentes
zones (fig. 1, 3, 4, 5 et 6); la
figure 2 indique l'aspect que la papille présente dans le cas d'atrophie
totale du nerf optique (rétino-
choroïdite du cheval).

B. *Détermination de la réfraction
statique.* — Elle peut être obtenue
par l'*examen à l'image droite* ou par
l'*examen kératoscopique*.

a. *Détermination de la réfraction
par l'examen à l'image droite.* — Pour
les instruments et la technique,
voyez plus haut l'*examen du fond de
l'œil à l'image droite.*

L'observateur se place aussi près
que possible de l'œil de l'animal
et cherche à voir les vaisseaux rétiniens, au
niveau de la limite inférieure du tapis clair, un
peu en avant de la pupille, ou les points bleus
ou verts de cette région.

Si l'œil est *emmétrope*, l'ophtalmoscope étant
au zéro, l'observateur distingue nettement les
vaisseaux; si on amène devant le trou central
un verre convexe ou concave de 1, 2... dioptries,

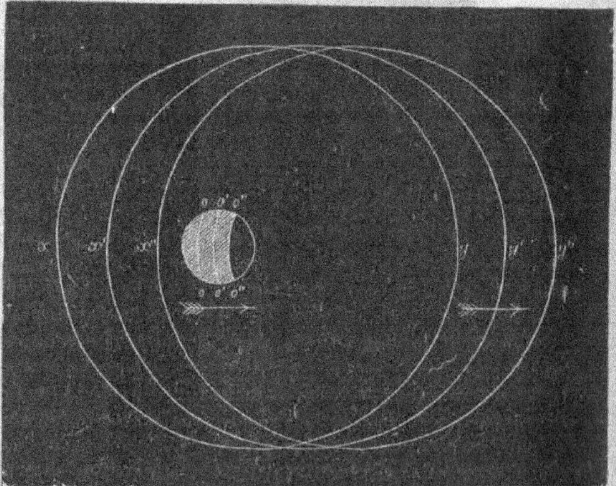

Fig. 1253. — Marche de l'ombre directe (Nicolas et Fromaget).

les vaisseaux ou les points sont de moins en
moins visibles.

Si l'œil est *hypermétrope*, le fond de l'œil
paraît diffus, l'ophtalmoscope étant au zéro;

pour distinguer aisément les régions précitées, il faut faire passer successivement des verres convexes de $+ 1, + 2, + 3$ dioptries, jusqu'à ce que l'image, après avoir été nette, devienne floue.

Si l'œil est *myope*, il en est de même, mais avec des verres concaves ($- 1, - 2, - 3$ dioptries).

Dans les deux cas d'hypermétropie et de myopie, *le numéro de la lentille indique le degré d'amétropie*.

Cette méthode est rapide et permet à la fois d'examiner le fond de l'œil et de se rendre compte de la réfraction. Mais elle exige une certaine expérience et permet difficilement de mesurer l'astigmatisme.

b. *Kératoscopie ou méthode des ombres de Cuignet.* — *Principe.* — Si, avec le miroir ophtalmoscopique, on projette des rayons lumineux dans un œil, la pupille tout entière est éclairée. Si on déplace le miroir latéralement, ou de bas en haut, ou de haut en bas, on voit se produire une *ombre* qui part du bord pupillaire et se déplace avec le miroir. Cette ombre est *directe* quand elle se meut dans le sens du miroir. Elle est *inverse* dans le cas contraire (fig. 1253).

Supposons l'observateur muni de son miroir concave, placé à 1 mètre de l'œil à examiner, c'est-à-dire au remotum d'un myope de 1 dioptrie.

L'ombre sera inverse quand le remotum de l'œil observé ne sera pas entre celui-ci et l'observateur, c'est-à-dire si l'œil est emmétrope (remotum à l'infini), hypermétrope (remotum en arrière de l'œil observé) ou myope de moins de 1 dioptrie (remotum en arrière de l'observateur).

L'ombre sera directe quand le remotum de l'œil observé sera entre celui-ci et l'observateur, c'est-à-dire si l'œil est myope de plus de 1 dioptrie (remotum placé entre l'œil observé et l'observateur).

L'ombre sera nulle ou indécise quand le remotum de l'œil observé coïncidera avec l'œil de l'observateur, c'est-à-dire si l'œil est myope de 1 dioptrie; c'est le *point neutre*.

On tentera donc d'obtenir le point neutre et il suffira d'ajouter ou de retrancher 1 dioptrie (puisqu'on rend l'œil myope de 1 dioptrie) au numéro des verres concaves ou convexes qui correspond au point neutre, pour avoir la réfraction vraie.

Nous empruntons au *Précis d'ophtalmoscopie vétérinaire* de Nicolas et Fromaget le tableau suivant, qui indique parfaitement la façon de procéder.

MARCHE DIRECTE.	MARCHE INVERSE.	POINT NEUTRE.
Myopie > 1 D.	1° M. < 1 D.; 2° Em.; 3° Hyperm.	Myop'e $= 1$ D.
Le n° du verre concave qui fait cesser la marche directe, augmenté de 1 D., donne le degré de myopie. Ex. : le verre concave de 1 D. fait cesser la marche directe; $$M = (- 1 \text{ D.}) + (- 1 \text{ D.}) = - 2 \text{ D.}$$	Placer devant l'œil le verre convexe de 1 D.; 3 cas peuvent se produire : 1° *La marche devient directe, c'est qu'il y a myopie* < 1 D.; remplacer alors le verre convexe de 1 D., successivement par les verres $+ 0,75, + 0,50, + 0,25$ et celui de ces verres qui donnera le point neutre diminué de 1 D. donnera le degré de M. Ex. : c'est $+ 0,75$ qui donne le point neutre; $$M = + 0,75 - 1 = - 0,25 \text{ D.}$$ 2° *On a le point neutre, c'est qu'il y a emmétropie.* 3° *La marche est toujours inverse, c'est qu'il y a hypermétropie*; remplacer alors le verre convexe de 1 D., successivement par des verres convexes plus forts de 1,5; 2; 2,50; 3; et celui de ces verres qui donnera le point neutre diminué de 1 D. donnera le degré d'H. Ex. : $+ 2,50$ donne le point neutre; $$H. = 2,50 - 1 = 1,50 \text{ D.}$$	Un verre convexe donne une ombre directe. Une lentille concave donne une ombre inverse.

Technique. — Atropiner l'œil une heure avant l'examen.

Placer le cheval comme il a été dit pour l'image droite et l'éclairage direct.

L'observateur se place à un mètre de l'œil du cheval et fait en sorte que son miroir ophtalmoscopique se trouve à la hauteur de l'œil à examiner, de façon à projeter le faisceau lumineux sur la partie inférieure du tapis clair (fig. 1254).

Suivant que l'ombre est directe ou inverse, il fait placer devant l'œil de l'animal, par un aide, des verres concaves ou convexes, jusqu'à ce qu'il ait obtenu le point neutre ou la marche en sens inverse. Ensuite il ajoute ou il retranche une dioptrie au numéro de cette lentille, suivant qu'elle est concave ou convexe, et obtient la réfraction statique de l'œil.

Enfin il cherche la marche de l'ombre non seulement dans le sens vertical, mais aussi dans le sens horizontal; la différence donne *l'astigmatisme total*.

État de la réfraction statique chez le cheval. — Les résultats obtenus par les auteurs qui se sont occupés de la question diffèrent notablement.

D'après Tondeur et Carrère, l'hypermétropie

faible (0,50 environ) et l'emmétropie seraient l'état normal, et la myopie serait l'exception et l'apanage des chevaux peureux.

Schmidt, en Angleterre, trouve 51 myopes et astigmates sur 100 yeux examinés.

Les résultats obtenus par Nicolas et Fro-

affections de l'œil comportent quelques indications générales :

Les *lavages* seront toujours faits avec des solutions chaudes, et on évitera l'emploi de solutions contenant des sels métalliques, plomb et zinc principalement, qui peuvent laisser des

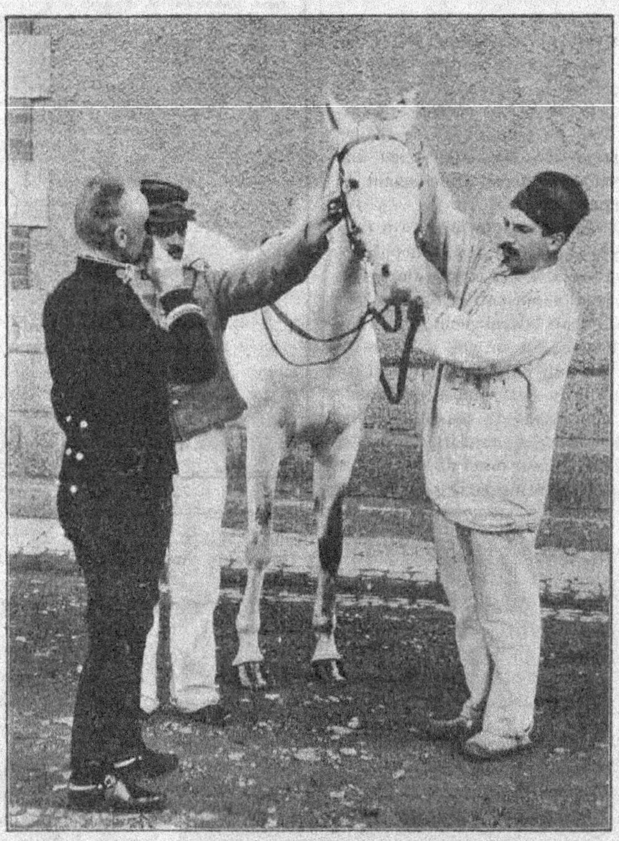

Fig. 1254. — Examen de la réfraction par la kératoscopie. Situation de l'observateur et des aides (Nicolas et Fromaget).

maget se rapprochent de ceux de Tondeur et Carrère : sur 103 chevaux examinés, ils ont trouvé :

Emmétropie............................... 29
Hypermétropie......... 26
Myopie................................... 19
Astigmatisme 29

PATHOLOGIE. — Les traitements des diverses

taches persistantes dans l'épaisseur de la cornée.

On protégera l'œil malade au moyen de *bandages* spéciaux. Le plus simple est un camail, pourvu d'une œillère creuse en cuir, dans laquelle on peut laisser à demeure une compresse, ou mieux une éponge arrosée avec un liquide antiseptique, astringent ou anesthésique.

Les figures 1255, 1256, 1257 et 1258 représentent quelques bandages spéciaux.

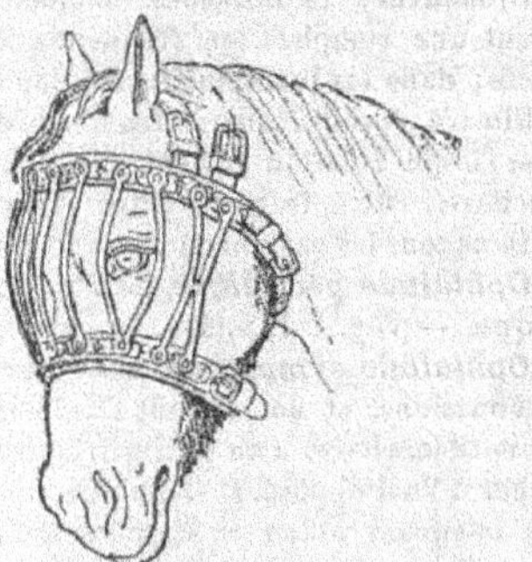

Fig. 1255. — Protecteur de l'œil.

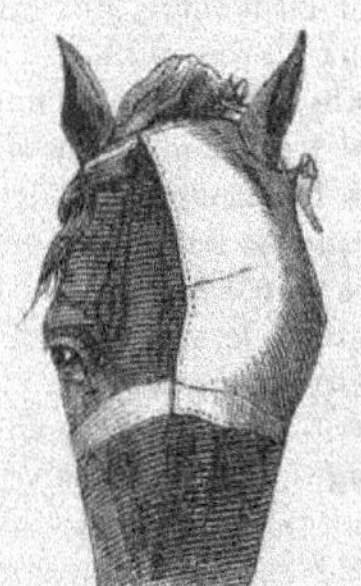

Fig. 1256. — Bandage monocle.

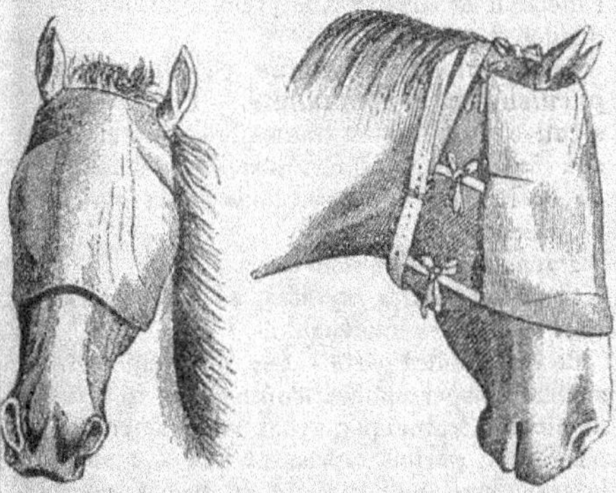

Fig. 1257 et 1258. — Bandage binoculaire.
Vu de face.   Vu de côté.

Amputation. — Voy. AMPUTATION, t. I, p. 47.

Brûlures. — Superficielles, surtout si elles sont étroites, elles peuvent laisser l'œil se rétablir complètement après la chute des escarres; plus profondes, elles sont ordinaire-ment suivies d'une opacité plus ou moins étendue; enfin, elles peuvent produire une désorganisation irrémédiable de l'œil. D'autres fois, la désorganisation n'est complète qu'après l'élimination de l'escarre.

Le traitement doit être surtout antiseptique.

En cas de brûlures par les caustiques, il faut des lavages à l'eau simple ou tenant en disso-lution des corps propres à neutraliser la sub-stance ;

Si l'œil est complètement perdu, il faut mo-dérer l'inflammation avec les solutions de co-caïne, parfois extirper l'organe.

Dans tous les cas où l'escarre est circonscrite, il y a indication d'attendre sa chute en main-tenant jusque-là l'inflammation dans de justes limites.

Cataracte. — Voy. t. I, p. 192.

Contusions. — ÉTIOLOGIE. — Les contusions sont fréquentes chez le cheval et le chien, et sont ordinairement produites par des coups de manche de fouet ou de cravache, ou des branches d'arbres.

SYMPTOMATOLOGIE. — Dans les cas les plus sim-ples, il y a des ecchymoses sous-conjonctivales, fermeture des paupières et larmoiement.

Si la contusion est forte, il peut y avoir de l'ophtalmie traumatique, des érosions de la cornée, rupture de l'iris et de la cristalloïde, luxation du cristallin, déchirure de la choroïde et de la rétine; quelquefois les vaisseaux inté-rieurs de l'œil sont déchirés, du sang s'épanche dans cet organe et se mêle à ses humeurs, qui alors peuvent se confondre de manière à ce que la vision ne se rétablisse plus; c'est l'*hé-mophtalmie* ou *hypohéma*.

Enfin on peut observer l'ouverture de l'œil, qui se fait ordinairement au niveau de la sclérotique.

TRAITEMENT. — Lors de contusion légère, on utilisera les lotions chaudes boriquées ou mieux on appliquera un pansement humide arrosé fréquemment avec une solution antisep-tique faible (eau boriquée) ou astringente légère.

Corps étrangers. — Ils peuvent adhérer à la face interne de la cornée, ou occuper la partie déclive de la chambre antérieure; ou bien encore être fixés dans l'iris, ou dans la capsule du cristallin; on les rencontre rare-ment dans la chambre postérieure.

Autant que possible, on doit s'attacher à faire le diagnostic précis de chacun de ces cas, qui sont loin d'offrir tous la même gravité. Ce diagnostic présente d'autant moins de diffi-cultés, que l'accident est plus récent et les désordres inflammatoires moins prononcés. Il ne faut pas confondre avec les corps appliqués à la surface externe du globe et simplement engagés entre lui et les parois de l'orbite.

La partie de l'intérieur de l'œil qui résiste le mieux est la chambre antérieure. Dans les autres parties, les corps étrangers causent plus souvent des accidents inflammatoires et nerveux, et presque toujours la perte plus ou moins complète de la vue ; parfois la rétine se paralyse par la compression de ces corps, surtout quand ils sont lourds, comme le plomb de chasse. — Les corps étrangers de la chambre antérieure peuvent être éliminés spontanément : ou bien ils sortent entiers par une ulcération de la cornée ; ou bien, soumis à l'action dissolvante de l'humeur aqueuse, ils disparaissent insensiblement ; ailleurs, l'élimination est extrêmement rare.

Le corps étranger petit et logé dans la chambre antérieure peut être toléré ou résorbé. Cependant, si la plaie est à la partie déclive de la cornée ou sur un point un peu plus éloigné du centre, il sera prudent de l'agrandir pour éliminer le corps étranger, puisque la cicatrice ne pourra pas nuire à la vision. On devra surtout opérer ce débridement si l'iris a été lésé, si le corps étranger a pénétré dans la chambre postérieure. — Pour les corps enchâssés dans l'épaisseur des membranes, leur extraction exige ordinairement l'emploi de pinces et d'élévatoires.

Si l'extraction immédiate pouvait faire redouter la sortie des divers liquides de l'œil, on devrait attendre l'élimination graduelle, en même temps que l'on modérera l'inflammation par les antiseptiques. — Enfin, s'il existe des désordres irrémédiables, il y a indication d'extraire le corps en ponctionnant l'œil, ou même de procéder à l'extirpation de cet organe.

Ectropion. — Voy. t. I, p. 402.

Entropion. — Voy. t. I, p. 460.

Glaucome. — Voy. t. I, p. 667.

Hydrophtalmie. — Voy. t. I, p. 762.

Luxation de l'œil. — Ordinairement produite par un corps étranger violemment introduit entre les parois de l'orbite et le globe ; si le nerf est rompu, il y a *avulsion* : dans le cas contraire, il y a *luxation*.

TRAITEMENT. — Dans le premier cas, il est préférable d'extirper l'œil, surtout si celui-ci est endommagé ; dans le second cas, on s'efforcera de réduire l'œil luxé.

Luxations du cristallin. — Les *luxations* sont *complètes* ou *incomplètes* ; dans les premières, le cristallin est entièrement déplacé et occupe soit le corps vitré, soit le tissu cellulaire sous-conjonctival ; ces luxations complètes constituent une complication fréquente de la cataracte ; dans les luxations incomplètes, le cristallin n'a éprouvé qu'une légère déviation, ou une simple rotation sur son axe, il est encore enchâssé entre le corps vitré et l'iris.

Dans tous les cas, on ne devra pas intervenir.

Ophtalmie périodique ou *Fluxion périodique.* — Voy. t. I, p. 553.

Ophtalmie sympathique. — Certaines inflammations, et notamment l'irido-choroïdite, d'abord localisées à un seul œil, peuvent se propager à l'œil opposé. Il semble prouvé que cela est beaucoup plus rare chez les animaux que chez l'homme ; on admet que les lésions seraient dues à la migration des germes infectieux de l'œil malade, qui suivraient la voie des vaisseaux ou des nerfs.

L'ophtalmie sympathique consiste ordinairement en une irido-choroïdite séreuse ou plastique ; dans le premier cas, il y a trouble de l'humeur aqueuse ; dans le second, la pupille est obstruée par des exsudats et l'iris adhère plus ou moins à la cristalloïde. L'atrophie du globe survient ordinairement.

TRAITEMENT. — Au début, compresses antiseptiques chaudes, instillations d'atropine, mercuriaux : une trentaine d'injections de 2 centigrammes de sublimé dans 3 grammes d'eau, à raison de 2 par jour (Rolland). On préviendra l'affection en énucléant le premier œil malade (Cadiot et Almy).

Ophtalmie traumatique ou *Ophtalmie purulente* ou *Panophtalmie.* — Elle est consécutive aux lésions traumatiques du globe, aux contusions, brûlures, plaies accidentelles ou opérations, aux ulcérations de la cornée (Voy. ces mots).

Parasites. — Ils sont rares.

La *filaire* (*Filaria papillosa*) a été rencontrée chez les différents animaux.

Ce ver produit parfois une ophtalmie très modérée, imperceptible, d'autres fois une inflammation chronique, ayant un caractère intermittent, parfois cependant une ophtalmie interne grave, dont le point de départ paraît être une iritis.

Le ver, de la dimension d'un fil ordinaire, et de la longueur de 24 à 36 millimètres, nage ordinairement dans l'humeur aqueuse, s'approchant tantôt de la cornée, tantôt de la pupille, parfois passant dans la chambre postérieure. Comme traitement, on a proposé l'extirpation du parasite, ou les applications locales de teinture d'aloès.

On a signalé dans l'œil du cheval le *pentastome* ; des *cysticerques* dans la chambre antérieure comme dans le corps vitré ; l'*échinocoque* entre la choroïde et la rétine.

Plaies. — Les *plaies non pénétrantes* ne dépassent pas l'épaisseur de la cornée et de la sclérotique. Ces blessures peuvent devenir graves par l'inflammation consécutive. Une plaie par instrument tranchant est parfois suivie d'une ulcération et d'une perforation de la cornée ; dans d'autres cas, la solution de continuité guérit, en ne laissant qu'une cicatrice linéaire.

Les *plaies pénétrantes* sont très variables, subordonnées au genre d'instrument vulnérant, et surtout aux parties intéressées.

Les *piqûres* superficielles sont rarement suivies d'accidents graves ; elles ne sont dangereuses qu'autant qu'elles sont profondes ; elles sont d'ailleurs fort rares. La blessure est presque toujours suivie d'une inflammation intense, quand la pointe de l'instrument a pénétré profondément.

Alors aussi parfois l'humeur vitrée s'écoule par la plaie, voire même le cristallin, ou bien la lentille devient opaque. Souvent l'inflammation consécutive à une plaie simple entraîne l'atrophie de l'œil et même la perte de la vision. — La blessure de l'iris est le plus souvent suivie d'une dilatation de la plaie et de la formation d'une pupille artificielle permanente. L'inflammation des lèvres de la plaie se transmet parfois aux autres parties et peut déterminer la destruction de tout le globe. — Les plaies de l'appareil cristallinien sont, la plupart du temps, suivies d'une cataracte traumatique, quelquefois d'un déplacement de la lentille.

Si la sclérotique est perforée entre l'iris et le cristallin, l'œil se vide et s'atrophie.

Si la blessure a son siège plus en arrière, la rétine peut être atteinte.

TRAITEMENT. — Il est basé sur l'antisepsie. Contre la douleur on utilisera les solutions de cocaïne à 1 ou 2 p. 100. Il est rare que l'on puisse pratiquer la suture des plaies de la cornée ou de la sclérotique ; on désinfectera soigneusement la plaie et on recouvrira l'œil d'un pansement humide et d'un bandage protecteur.

En cas de *hernie de l'iris*, il faut essayer de la réduire à l'aide d'une sonde aseptique puis, après antisepsie de la plaie, on instillera un collyre à l'ésérine ; on peut exciser la portion herniée de l'iris ou bien la cautériser.

Tuberculose. — La tuberculose oculaire a été signalée chez les bovidés, où elle est toujours secondaire. Les différents milieux peuvent être atteints ; parfois l'iris, la choroïde portent seuls de petits tubercules avec dépôt fibrineux à leur surface.

Tumeurs. — Elles sont *bénignes* ou *malignes* ; les premières siègent ordinairement sur la conjonctive ; les secondes, sur les membranes profondes, choroïde et rétine.

Tumeurs bénignes. — Sur la conjonctive, on peut rencontrer des lipomes, des mélanomes, des kystes, des polypes, des dermoïdes. Les dermoïdes, surtout fréquents chez les chiens, sont constitués par une plaque ou une languette, ayant les caractères de la peau et recouvrant la sclérotique ou une partie de la cornée. S'il survient des complications inflammatoires, on devra les exciser, après anesthésie de l'œil à la cocaïne, et en évitant de blesser la sclérotique ou la cornée.

Tumeurs malignes. — Les tumeurs malignes ont été décrites autrefois sous le nom de *cancer de l'œil*, et on distinguait un cancer externe et un cancer interne ou intra-oculaire ; ces tumeurs sont ordinairement des *épithéliomes*, des *sarcomes*, des *mélanomes*.

Tantôt la tumeur se développe dans la chambre antérieure, sur la cornée, la sclérotique, l'iris, et elle est facilement visible ; tantôt elle siège dans le vitré, est développée sur la choroïde, la rétine ou le nerf optique. Dans ce dernier cas, le diagnostic au début ne peut être fait qu'à l'ophtalmoscope ; le cancer

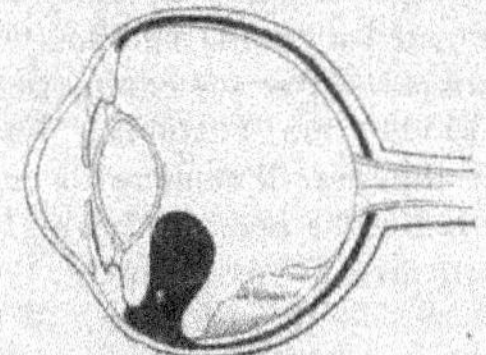

Fig. 1259. — Position du cancer intra-oculaire de la choroïde.

forme, au fond de l'œil, une surface d'un brillant inaccoutumé, d'une couleur fauve, verdâtre ou changeante ; la pupille est élargie, immobile, ce qui permet de voir plus facilement les modifications qui se produisent dans l'œil, et de distinguer que l'altération visible est trop profonde pour appartenir au cristallin. La vision, d'abord troublée, est plus tard abolie ; l'œil augmente de volume, devient bosselé ; la cornée se trouble et la conjonctive s'injecte fortement. Enfin, la cornée ou la sclérotique est perforée par la tumeur qui fait saillie plus ou moins au dehors (fig. 1259).

Dès que le diagnostic cancer sera porté, on devra pratiquer l'énucléation de l'œil (Voy. AMPUTATION, t. 1er, p. 47).

Nous n'avons traité ici que la pathologie du globe de l'œil. Pour les maladies de la *choroïde*, de la *conjonctive*, de la *cornée*, du *cristallin*, de l'*iris* et de la *rétine*, nous renvoyons aux mots CHOROÏDE (t. I, p. 258), CONJONCTIVE (t. I, p. 286), CORNÉE (t. I, p. 317), CRISTALLIN, IRIS (t. II) et RÉTINE.

ŒILLET. — Voy. HAMPE (t. I, p. 699).

ŒSOPHAGE. — ANATOMIE. — L'œsophage est un long canal, un peu étroit, reliant le pharynx à l'estomac. Il est placé au-dessus de la trachée jusque vers le milieu du cou; à cet endroit, il dévie à gauche, entre dans la poitrine en passant le long de la première côte gauche, se remet sur la trachée et traverse le diaphragme. Il est formé par une *membrane muqueuse*, blanche et plissée, ce qui facilite la dilatation, et une *couche charnue* composée de plusieurs petits muscles au voisinage du pharynx, et plus loin d'un mélange de fibres longitudinales et de fibres circulaires.

D'après Goubaux, voici les dimensions moyennes de son diamètre interne :

Bœuf......................	7 centimètres.	
Cheval, chien et porc. ...	4	—
Ane, mouton, chèvre.....	3	— 1/2

Par suite du voisinage des autres organes, il paraît rétréci, à son origine, à l'entrée de la poitrine et à la traversée du diaphragme. Mais on sait qu'il est très dilatable, surtout sur le chien et sur les grands ruminants.

PHYSIOLOGIE. — Par ses contractions, il conduit et guide vers l'estomac, les aliments solides et liquides. Il ramène au contraire les bols vers la bouche pendant la rumination, et les aliments lors du vomissement.

PATHOLOGIE. — *Œsophagite*. — Inflammation de la muqueuse.

ÉTIOLOGIE. — Très rare et presque toujours due à l'ingestion de liquides brûlants, de breuvages caustiques ou de corps étrangers volumineux ou aigus.

SYMPTOMATOLOGIE. — Lorsque l'inflammation siège dans la région cervicale, la pression de la gouttière jugulaire gauche, à ce niveau, détermine une douleur vive et des efforts de régurgitation. Quel que soit le point irrité, il existe de la *dysphagie œsophagienne*; le bol alimentaire et les liquides passant au niveau de la région enflammée déterminent une douleur vive et l'extension de la tête sur l'encolure;

souvent même les aliments et les liquides s'arrêtent à ce niveau, puis sont rejetés par une contraction antipéristaltique; chez les bovidés et les chiens, le vomissement est fréquent. Malgré ces douleurs, la soif est vive et l'animal boit souvent. La réaction fébrile est nulle ou peu intense.

La maladie dure de quatre à quinze jours et se termine ordinairement par *résolution* ; cependant, lorsqu'elle est déterminée par des corps étrangers acérés qui s'implantent dans la muqueuse, elle peut avoir pour résultat la formation d'*abcès sous-muqueux*, plus ou moins volumineux, qui s'ouvrent presque toujours dans le conduit.

TRAITEMENT. — On donnera des aliments de facile déglutition : barbotages, thé de foin, vert, grains cuits, lait, bouillon; si la dysphagie est intense, on laissera les animaux à la diète et on les soutiendra par des lavements alimentaires. A l'intérieur, on prescrira le sulfate de soude (100 à 200 gr.) ou l'iodure de potassium (5 à 10 gr.) dans les boissons, des breuvages légèrement antiseptiques ou mucilagineux (eau de graine de lin).

Si l'on craint la présence d'un corps étranger, on essayera l'œsophagotomie.

Jabot œsophagien. — Dilatation permanente, circonscrite ou étendue de l'œsophage (Voy. JABOT).

Déchirure de l'œsophage. — ÉTIOLOGIE. — On peut l'observer à la suite de contusions violentes, de coups de pied portant sur l'encolure, de l'ingestion de corps étrangers aigus, arêtes de poisson pour le chien et le chat, d'un sondage maladroit, de la rupture d'un jabot œsophagien.

SYMPTOMATOLOGIE. — Si la déchirure existe dans la région cervicale, on observe de l'inappétence, de la dysphagie, l'écoulement de salive mousseuse par la bouche, de violentes quintes de toux, tandis qu'un engorgement œdémateux, chaud, douloureux, apparaît à l'encolure, au niveau de la déchirure, gagne les parties environnantes et le poitrail. Après quelques jours, un abcès se forme au niveau de la lésion et s'ouvre au dehors; il s'écoule un pus sanieux, mêlé de salive et de parcelles alimentaires; un jetage purulent alimentaire coule abondamment des deux naseaux. La fièvre est accusée. Souvent la mort survient par infection ou par pleurésie purulente.

Lorsque la déchirure est dans la région thoracique, on observe des tremblements, des efforts de vomissement, des contractions spasmodiques des muscles du cou, et les signes de l'asphyxie; la pleurésie évolue rapidement et la mort arrive en vingt-quatre heures. Exceptionnellement, la rupture peut se faire dans la cavité abdominale.

DIAGNOSTIC. — Il est assez difficile à poser au début, lors de déchirure dans la région cervicale ; il est à peu près impossible, à moins de renseignements précis, lorsqu'elle siège dans la région thoracique.

TRAITEMENT. — Si la déchirure est dans la région cervicale, le malade sera mis à la diète absolue et nourri avec des lavements alimentaires ; l'abcès sera débridé et la plaie sera traitée antiseptiquement ; on tentera de suturer les lèvres de la plaie œsophagienne ;

Pour les autres déchirures, on ne peut que prescrire des soins hygiéniques.

Corps étrangers. — Voy. t. I, p. 320, et CATHÉTÉRISME, t. I, p. 195.

Obstruction. — Elle peut être la conséquence d'une compression par un abcès ou une tumeur. Le plus généralement, elle est due à l'arrêt d'aliments, ou de substances dégluties. On peut l'observer sur tous les animaux. Larcher en a cité un exemple (corde) sur un faisan ; sur les vaches et les bœufs, elle est causée par un fragment de tourteau, de betterave, d'une pomme, etc.

SYMPTOMATOLOGIE. — Il y a presque toujours météorisme, efforts de vomissement, une salive abondante coule par la bouche, il peut même y avoir commencement d'asphyxie. Si le corps est arrêté dans la portion cervicale, on constate à son niveau une saillie de forme et de dimensions variables.

TRAITEMENT. — Il faut d'une façon quelconque retirer le corps étranger, en ayant soin de faire à l'avance, si cela est nécessaire, la ponction du rumen ou la trachéotomie.

1° *Extraction par la bouche*. — Par l'action des deux mains, on peut, dans certains cas, faire remonter le corps et l'amener au niveau du pharynx. Si alors on a la précaution de faire maintenir la tête basse (Martin), un aide introduisant la main dans la bouche peut parfois arriver à saisir le corps et l'amener au dehors.

2° *Propulsion vers l'estomac*. — Si le premier procédé ne réussit pas, on cherchera à repousser le corps vers l'estomac, au moyen de *repoussoirs* ou de *sondes œsophagiennes*.

L'emploi de ces instruments exige beaucoup de précautions, parce que des mouvements brusques peuvent déterminer la déchirure de la muqueuse et même de la couche charnue de l'œsophage.

Dans les cas pressés, on peut improviser

une sonde avec un manche de fouet (Voy. CATHÉTER, t. I, p. 195).

Enfin, si on ne réussit pas, et surtout si le corps étranger est dans la partie cervicale, on cherchera à le diviser en fragments pour faciliter sa descente vers l'estomac. On fera l'*œsophagotomie* (Voy. ce mot).

Œsophagisme. — Spasme de l'œsophage, se manifestant par accès, et caractérisé par des vomituritions douloureuses.

ÉTIOLOGIE. — Les causes sont inconnues ; il est probable que l'affection est d'origine réflexe et produite par une lésion douloureuse de la muqueuse œsophagienne ou stomacale.

SYMPTOMATOLOGIE. — Les symptômes surviennent brusquement au cours des repas ou dans leur intervalle.

L'animal fait des efforts de régurgitation se succédant sans interruption : les muscles de l'encolure se contractent, celle-ci s'abaisse, on voit des ondulations parcourir l'œsophage, puis le cheval rejette de la salive mousseuse, abondante ; l'œsophage est dur, tendu, douloureux. Après un temps variable, quelques minutes à deux ou trois heures, tout rentre dans l'ordre, et l'animal se remet à manger. Les accès se reproduisent à intervalles très irréguliers, puis à la longue disparaissent.

TRAITEMENT. — On a conseillé le cathétérisme avec une forte sonde, les injections sous-cutanées de morphine ($0^{gr},50$), l'hydrate de chloral en lavements (50 grammes), etc.

Paralysie de l'œsophage. — Elle est assez commune chez le cheval, et vient compliquer d'autres affections plus graves et en particulier les affections cérébrales. On observe les signes de l'obstruction de l'œsophage : tristesse, inappétence, efforts de vomissement, rejet de salive par la bouche, ballonnement, etc.

Les aliments accumulés dans le conduit le transforment en un cylindre dur, résistant.

La guérison survient rarement ; on recommande le cathétérisme, les injections de sulfate de strychnine, d'ésérine, d'apomorphine, ou bien l'œsophagotomie.

Parasites. — Les *spiroptères* se trouvent sur le chien, contenus dans des tumeurs sous-muqueuses du volume d'une noisette, percées au centre d'une petite ouverture.

Les *psorospermies* s'observent sur le mouton et sont placées au centre de petites tumeurs du volume d'un grain de blé ; ces parasites ont la forme de corpuscules en croissant.

OESOPHAGISME. — Spasme de l'œsophage [Voy. ŒSOPHAGE (*Pathologie*)].

ŒSOPHAGITE. — Voy. Œsophage (*Pathologie*).

ŒSOPHAGOTOMIE (de οἰσοφάγος, œsophage, et τομή, incision ; all. *Schlundschnitt* ; angl. *œsophagotomy* ; it. et esp. *œsophagotomia*). — Cette opération consiste à diviser les parois de l'œsophage dans sa portion cervicale, afin d'en retirer un corps étranger qui s'y est arrêté et qui l'obstrue.

L'opération doit être pratiquée au point où est arrêté le corps étranger.

côté droit, la tête maintenue dans un état moyen d'extension sur l'encolure ; chez les sujets de l'espèce bovine, il existe souvent un fort météorisme qui nécessite, au préalable la ponction du rumen et, si elle est nécessaire, la trachéotomie provisoire.

Instruments. — Ciseaux droits et courbes, bistouris droit et convexe, sonde cannelée, pinces anatomiques, aiguille fine et fil.

Manuel opératoire. — On coupe d'abord les poils ; on fait ensuite, à la peau et au tissu cel-

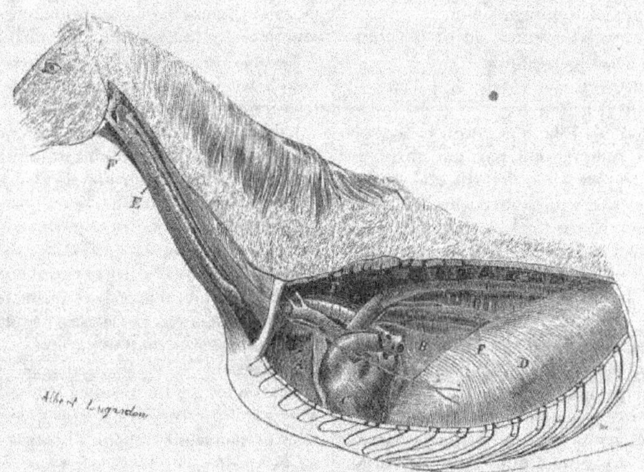

Fig. 1260. — Cavité pectorale et médiastin, avec le trajet de la trachée et de l'œsophage.

A, médiastin antérieur. — B, médiastin postérieur. — C, le cœur et le péricarde. — D, diaphragme. — E, trachée. — FF, œsophage, portions cervicale et thoracique.

Disposition anatomique. — L'œsophage, dans sa région cervicale, est enveloppé d'une couche épaisse de tissu cellulaire, qui l'unit d'une manière lâche aux organes environnants. En haut, il est longé de chaque côté par l'artère carotide primitive, accompagnée de ses nerfs satellites, c'est-à-dire le cordon commun au nerf grand sympathique et au pneumogastrique, et le laryngé inférieur. En bas, il se trouve en rapport du côté interne avec la trachée, et du côté externe avec le muscle scalène inférieur, les vaisseaux et les nerfs de la gouttière cervicale du côté gauche, y compris la veine jugulaire. — Il n'est pas absolument rare cependant de voir l'œsophage dévié à droite, en bas du cou ; on conçoit qu'alors les rapports changent (fig. 1260).

Lorsqu'on le pourra, l'opération sera faite sur l'animal debout ; sinon, il sera couché sur le

lulaire, sur une longueur de quatre travers de doigt environ, une incision à la hauteur de la gouttière de la jugulaire, parallèlement à la veine, et de manière à ce que la division se trouve au-dessus ou mieux au-dessous d'elle ; des aides, armés d'érignes mousses, écartent les lèvres de la plaie, tandis que l'opérateur comprime la jugulaire au-dessous, de manière à faire gonfler le vaisseau, afin de ne pas le blesser. On rencontre un grand espace rempli par du tissu cellulaire abondant, qui entoure l'œsophage, la carotide et les cordons œsophagiens ; on tâte la carotide, dont on sent les battements, on divise à côté de ce vaisseau, de manière à le laisser en arrière ou en avant, et l'on partage le tissu cellulaire jusqu'à ce qu'on puisse facilement porter les doigts sur la trachée. On sent un corps rond, roulant, dont le tissu est charnu, et peu résistant ; c'est l'œsophage. Quelquefois on croit ne pas le rencontrer, parce qu'il est grêle, ce qui résulte de son état de contraction. On l'isole en disséquant avec précaution le tissu cellulaire qui le retient, on l'amène au dehors, et on engage au-dessous des ciseaux courbes. Cela fait, on incise le conduit parallèlement à sa longueur, en tenant l'instrument tranchant de manière à ce que la pointe soit en haut ; on incise d'abord la tunique charnue, et ensuite la muqueuse ; on s'aperçoit qu'on a pénétré dans l'intérieur du canal alimentaire, lorsqu'on voit de longs plis ou rides parallèles à l'œsophage ; l'incision doit être assez étendue pour permettre la sortie du corps étranger.

L'œsophage reposant sur les ciseaux, à l'aide des pinces et d'une fine aiguille, on suture les lèvres de la plaie ; on ne réunira que les lèvres de la plaie muqueuse par une suture continue ou à points séparés faite avec du catgut ou de la soie ; on pourra aussi faire une double suture, la première sur la muqueuse, la seconde sur la musculeuse.

Quand l'œsophage est obstrué par un corps pouvant être facilement divisé, Tardivon a proposé, après que l'œsophage a été chargé sur les ciseaux, de ne pas inciser le conduit, mais de faire aux tuniques une simple ponction ; par cette plaie, on introduit le ténotome boutonné, avec lequel on divise le corps étranger. La plaie des parois œsophagiennes est alors insignifiante.

Lorsque le corps étranger qui obstrue l'œsophage a peu de cohésion (morceaux de tourteau), Cagny recommande de mettre l'œsophage à nu, comme il a été dit plus haut, de le placer sur les doigts de la main gauche et de frapper à petits coups, à l'aide d'un maillet tenu de la main droite, sur le corps étranger ; on arrive ainsi à le fragmenter sans produire de plaie œsophagienne.

Soins consécutifs. — Les jours suivants, il faudra nourrir les opérés herbivores avec de l'eau pure et du foin ; les aliments mous, les barbotages pouvant passer à travers les points de suture et déterminer la formation d'abcès. Du reste, les expériences de Chauveau ont montré que les bols de foin ou d'herbe sont ceux qui exigent les plus faibles contractions de l'œsophage pour passer.

ŒSTRE (œstrum ou œstrus, de οἶστρος, taon ; all. *Bremse* ; angl. *œstrus, gad-fly* ; it. et esp. *estro*). — Genre d'insectes diptères, qui forment aujourd'hui, sous le nom d'œstrides, une famille voisine des *muscides*. Ce sont de grosses mouches très velues, qui déposent leurs œufs dans l'épaisseur de la peau, sur les lèvres, dans le nez des animaux herbivores, ou dans le voisinage d'une de leurs ouvertures naturelles. Les

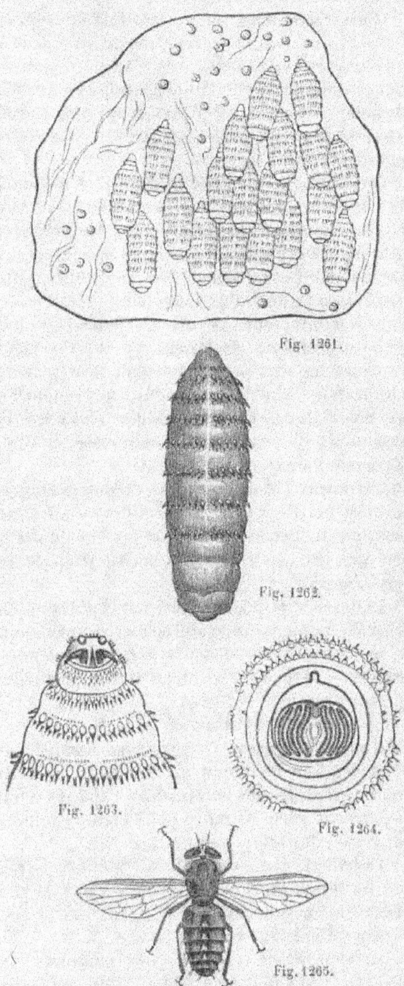

Fig. 1261.

Fig. 1262.

Fig. 1263.

Fig. 1264.

Fig. 1265.

Fig. 1261 à 1265. — Œstre du cheval (*Œstrus equi*).

Fig. 1261, larves implantées sur la membrane muqueuse de l'estomac. — Fig. 1262, une de ces larves. — Fig. 1263, la partie antérieure. — Fig. 1264, la partie postérieure. — Fig. 1265, insecte parfait.

larves qui en naissent vivent sous la peau (*cuticoles*), ou dans les cavités buccale, nasale et auditive (*caricoles*), ou s'attachent aux parois des intestins (*gastricoles*) jusqu'à leur complet développement, puis descendent dans l'intestin avec les matières excrémentitielles, et s'échappent par l'anus, lorsqu'elles sont devenues aptes à une nouvelle métamorphose.

ŒSTRE GASTRIQUE OU GASTROPHILE DU CHEVAL (*Œstrus equi*).—Il a l'aspect d'une mouche de 11 à 14 millimètres de largeur, de couleur jaunâtre, dont l'abdomen a une teinte rougeâtre marquée de noir, et dont les ailes présentent une bande noire transversale et à leur extrémité de petits points noirâtres (fig. 1265).

Cette mouche se rencontre un peu partout ; la femelle voltige en bourdonnant, aux heures chaudes de la journée, près des chevaux ; elle dépose rapidement ses œufs sur les poils, surtout sur ceux des membres antérieurs, puis s'envole aussitôt. Ces œufs d'un blanc sale, coniques, adhèrent aux poils et, après vingt-cinq jours, éclosent ; les larves (fig. 1261 à 1265) rampent sous les poils, déterminent du prurit ; l'animal, se léchant, les introduit dans sa bouche et les déglutit. La larve se fixe alors sur la muqueuse de l'estomac et se développe [Voy. ESTOMAC (*Parasites*), t. I, p. 491).

GASTROPHILE HÉMORROIDAL. — Analogue au précédent, mais un peu plus petit ; les ailes ne sont pas tachetées de noir ; la couleur du corps est d'un brun noirâtre et la partie postérieure est orangée.

La femelle pond ses œufs sur les lèvres du cheval ; même mode évolutif que le précédent.

GASTROPHILE DES BESTIAUX (*Gastrophilus pecorum*). — Mouche d'un brun foncé, aux ailes petites et un peu enfumées.

La larve habite l'estomac.

GASTROPHILE NASAL (*Gastrophilus nasalis*). — Diptère, dont le thorax est recouvert de poils noirâtres et jaunes entremêlés ; l'abdomen est également garni de longs poils blancs, noirs et orangés ; les ailes sont petites.

La femelle pond ses œufs sur les ailes du nez et les lèvres du cheval. Les larves ont de 13 à 15 millimètres de long et se fixent sur la muqueuse duodénale près du pylore.

GASTROPHILUS FLAVIPES. — Commun en Espagne, Afrique, Asie Mineure ; se rencontre surtout chez l'âne. Il porte des taches jaunes sur les côtés du dos ; son abdomen est d'un brun jaunâtre ; il a les pattes jaunes.

ŒSTRE DE LA BREBIS (*Œstrus ovis*). — C'est un diptère, long d'un centimètre environ, de teinte gris jaunâtre ou brunâtre et presque glabre, dont l'abdomen est taché de blanc, de jaune, de noir, dont les ailes sont petites, hyalines et marquées de trois points noirs à la base, dont les pattes sont brunes, garnies de poils jaunes.

Il vit près des troupeaux, dans les buissons, ou se cache dans les murs de bergerie. Pendant les étés secs et chauds, les œstres forment parfois de véritables essaims ; ils apparaissent au mois de mai jusqu'au mois d'octobre.

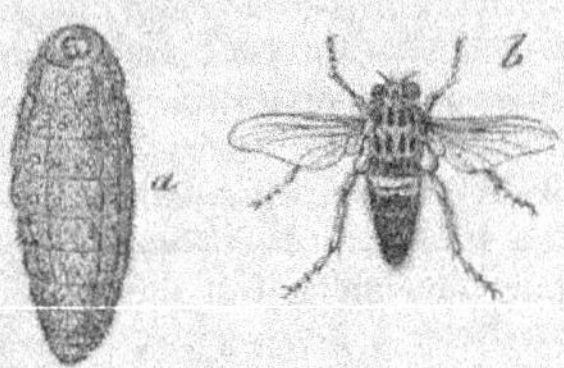

Fig. 1266.   Fig. 1267.
Œstre de la brebis.
Fig. 1266, larve. — Fig. 1267, insecte parfait.

La femelle pond des œufs au pourtour des naseaux du mouton ; ces œufs se transforment en larves, qui habitent les sinus frontaux et maxillaires du mouton et déterminent par leur présence l'inflammation chronique de la muqueuse de ces cavités et des troubles nerveux ; l'affection est désignée sous le nom de *mal d'œstre*, *vertige d'œstre* ou de *faux tournis* [Voy. TOURNIS (*Faux*)].

ŒUF (ὠόν, *ovum* ; all. *Ei* ; angl. *egg* ; it. *uovo* ; esp. *huevo*). — Nom donné vulgairement à une masse qui se forme dans les ovaires et oviductes d'un grand nombre d'animaux, et qui, sous une enveloppe commune, renferme le *germe* d'un animal futur (*ovule*) et des liquides destinés à le nourrir pendant un certain laps de temps, lorsque ont lieu la fécondation et l'incubation.

PHYSIOLOGIE. — Le mot *œuf* désigne à la fois l'ovule ou germe, dont l'existence est générale, et l'*œuf proprement dit*, qui résulte de l'addition successive à l'ovule de nouvelles parties durant son trajet dans l'oviducte, depuis l'ovaire jusqu'au dehors, c'est-à-dire jusqu'à la ponte. Si l'on excepte quelques reptiles (ovovivipares), cette addition de parties protectrices et nutritives est le propre des espèces dans lesquelles l'évolution embryonnaire a lieu hors des organes générateurs.

L'œuf des oiseaux (fig. 1268) se compose de plusieurs parties distinctes :

1° La *coquille* (*a*), coque ellipsoïde, en grande partie formée de carbonate calcaire et d'une matière animale ;

2° La *membrane de la coque* (*b*), pellicule mince, blanche, formée de deux feuillets, qui revêt la surface interne de la coquille ;

3° Les *chalazes* (*h*, *h*), qui tiennent le jaune suspendu dans la membrane de la coque ;

4° Le *blanc* ou *albumen*, masse visqueuse,

formée d'albumine avec quelques sels de soude, claire et fluide dans sa partie superficielle (*d*), épaisse dans sa partie moyenne (*e*), liquide dans sa couche profonde (*f*), beaucoup plus dense dans sa partie interne (*membrane chalasifère*, *g*), qui se continue avec les chalazes ;

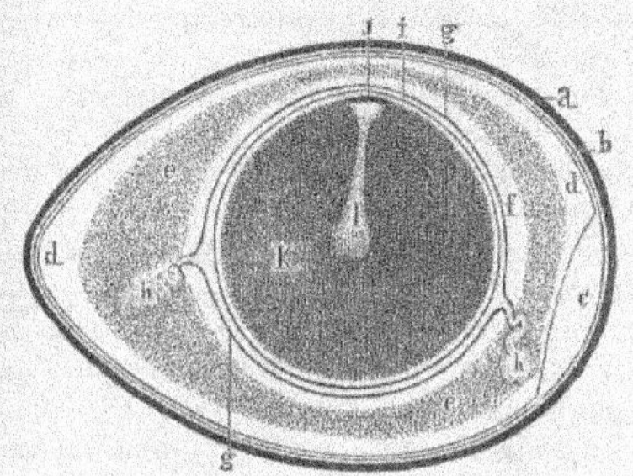

Fig. 1268. — Coupe d'un œuf d'oiseau.

5° Le *jaune* (*k*), masse globuleuse, jaune, opaque, molle, formée de vésicules sphériques ou polyédriques, que remplit un liquide albumineux et granuleux, enveloppée d'une membrane propre (*membrane vitelline*, *i*) et suspendue au milieu du blanc : il possède une cavité centrale (*latebra*, *l*), pleine d'une matière qui paraît claire, parce qu'elle est moins colorée, moins dense, que les vésicules du jaune, pourvue d'un canal, à l'extrémité duquel est une masse de cellules appelée *cumulus proligère* ;

6° La *cicatricule* (*j*), tache blanche, adhérente à la surface du jaune, et qui, pendant l'incubation, devient l'embryon de l'oiseau, par l'effet du développement.

Le *blanc* ou *albumen* se sépare (en *d*) de la *membrane testacée* ou de la *coque*, pour former la *chambre à air* (*c*), ainsi nommée des gaz qu'elle contient, et qui sont d'autant plus abondants que l'œuf est plus vieux, d'où la plus grande légèreté des œufs qui ne sont pas frais.

EMPLOI. — Outre son usage dans l'alimentation, l'œuf a plusieurs emplois médicaux ou pharmaceutiques ; la coquille, en poudre, a été employée dans les mêmes cas que le carbonate de chaux, dont elle est formée en grande partie ; le blanc d'œuf sert à clarifier les sirops, les vins, etc., et à combattre l'action toxique de certains composés chimiques, tels que le bichlorure de mercure, dans les cas d'empoisonnement ; le jaune fournit l'huile d'œuf.

OIE. — Voy. OISEAUX.

OIGNON. — Exostose de la face inférieure de la troisième phalange du cheval, qui survient dans la région des quartiers, plus souvent en dehors qu'en dedans et très rarement aux pieds postérieurs.

Les oignons ne s'observent guère que sur les pieds plats et combles. A leur niveau, la sole est bombée, convexe, très amincie, parfois le coussinet plantaire et même l'os sont mis à nu et enflammés.

Les pieds à oignons sont très délicats, exposés aux contusions de la sole, aux bleimes suppurées, à la fourbure.

TRAITEMENT. — On les protégera par des fers très couverts, à forte ajusture, de façon à recouvrir la protubérance de la sole sans la comprimer. On peut encore appliquer un fer un peu épais à ajusture anglaise et protéger la sole à l'aide d'une plaque en cuir, en tôle interposée entre la sole et le fer (fig. 1269).

S'il existe des lésions aiguës, on amincira la corne au niveau de l'exostose, on excisera la

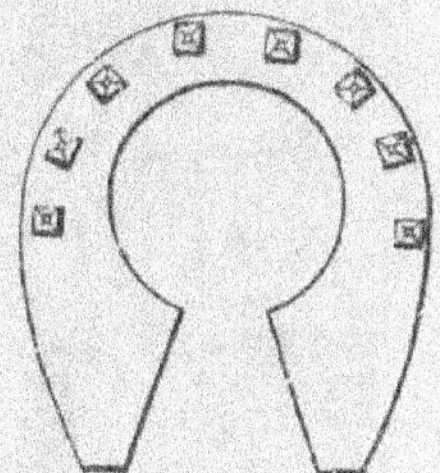

Fig. 1269. — Fer à oignons.

portion de coussinet plantaire mortifiée, on curettera l'os en cas de carie, etc., et on traitera la plaie par l'antisepsie.

L'ostéotomie, l'extirpation de l'exostose ne devra être tentée que si celle-ci rend impossible l'utilisation du cheval.

OISEAUX (*aves*, ὄρνιθες ; all. *Vogel* ; angl. *birds* ; it. *uccelli* ; esp. *aves*). — Classe des animaux vertébrés, dont le corps est couvert de plumes, dont les membres antérieurs ont en général la forme d'*ailes*, et dont la tête est terminée par un bec corné qui recouvre des mâchoires allongées, dépourvues de dents. La mâchoire inférieure est articulée avec un os particulier, *os tympanique*, uni à la portion écailleuse du temporal. Les vertèbres cervicales sont beaucoup plus nombreuses que chez les mammifères et très mobiles ; les vertèbres dorsales sont souvent soudées entre elles ; les lombaires et les sacrées le sont toujours ; les coccygiennes sont mobiles. L'apophyse coracï... .e forme un os distinct, *os coracoïdien*; les deux clavicules sont unies l'une à l'autre au niveau de leur union au sternum, et forment la *fourchette*; le sternum, large et convexe, présente une crête médiane et saillante, le *bréchet*. Les membres antérieurs ont trois doigts, dont un

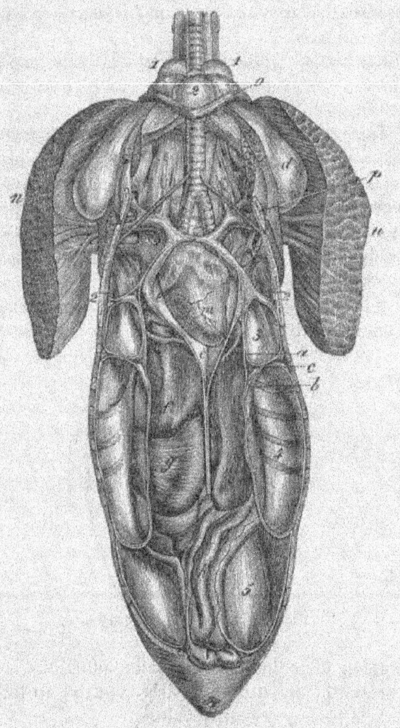

Fig. 1270. — Appareil respiratoire des oiseaux.

a, membrane constituant le réservoir diaphragmatique thoraco-abdominal. — *b*, membrane qui constitue le réservoir diaphragmatique postérieur. — *c*, coupe du diaphragme thoraco-abdominal. — *d*, prolongement sous-pectoral du réservoir thoracique. — *e*, réservoir. — *f,f*, foie. — *g*, gésier. — *h*, intestins. — *m*, cœur. — *n,n*, muscle grand pectoral coupé transversalement un peu au-dessus de son insertion à l'humérus. — *o*, clavicule antérieure. — *p*, clavicule postérieure du côté droit coupée et repoussée au dehors.

médian plus grand que les deux autres; les postérieurs en ont de deux à quatre, souvent réunis par une membrane. Les narines s'ouvrent sur les côtés du bec; la langue est cartilagineuse; les yeux sont grands, et occupent le plus souvent les côtés de la tête. L'œsophage présente trois dilatations, *jabot*, *ventricule succenturié*, *gésier*. L'intestin est court; le rectum se

termine dans un cloaque, avec les organes génitaux et urinaires : l'urine constitue la base du guano.

PHYSIOLOGIE. — Les oiseaux sont ovipares (Voy. ŒUF). Leur sang est rouge, chaud, et circule comme chez les mammifères. Les oiseaux offrent dans leur appareil respiratoire une disposition particulière [(fig. 1270 (Sappey)]. Ils ont deux poumons, qui adhèrent à la paroi thoracique et à la surface desquels rampent les grosses bronches. Ils ont deux diaphragmes : l'un, pulmonaire ou sterno-costal, est impair et médian; l'autre, thoraco-abdominal, est double, sépare le thorax de l'abdomen, répond au pilier du diaphragme des mammifères par ses insertions musculaires, et est aponévrotique dans une grande partie de son étendue. Chaque poumon est en communication, par cinq divisions bronchiques, avec les *réservoirs* ou *sacs à air*, ou *cavités aériennes*, au nombre de neuf : 1° un thoracique impair (fig. 1270, 2), communiquant avec les deux poumons et avec les os de la partie antérieure du tronc; 2° deux cervicaux (dont on voit l'extrémité antérieure sur la figure 1270, 1, 1), communiquant chacun avec une bronche, et avec les vertèbres et la cavité rachidienne; 3° et 4° deux réservoirs diaphragmatiques antérieurs (3) et deux postérieurs (4), communiquant avec les bronches, mais non avec les os; 5° deux abdominaux (5), avec ou sans prolongements rénaux, communiquant avec le poumon, d'une part, avec les os du train postérieur, d'autre part. Les os de la jambe, du pied, de la main, de l'avant-bras, les os de la tête, ne sont jamais aérifères. Ces sacs sont à peine vasculaires, et ne servent en rien à la respiration : la prétendue *respiration double* des oiseaux est une erreur. Leurs usages, purement mécaniques, sont : 1° de diminuer la pesanteur spécifique du corps pour un volume donné : leur développement, leurs communications avec les os sont en rapport direct avec l'étendue du vol; 2° de faciliter l'effort, qui devient possible sans suspension de l'inspiration; 3° d'augmenter l'étendue et l'intensité de la voix en servant de magasin à l'air, dont la dépense peut être plus abondante et de plus longue durée. Pendant que les réservoirs diaphragmatiques et les poumons se dilatent à l'aide des deux diaphragmes, les réservoirs abdominaux et cervicaux se dépriment, et réciproquement; leur jeu est continuellement opposé : il en est de même des quantités d'oxygène et d'acide carbonique qu'ils renferment.

CLASSIFICATION. — Les oiseaux se divisent

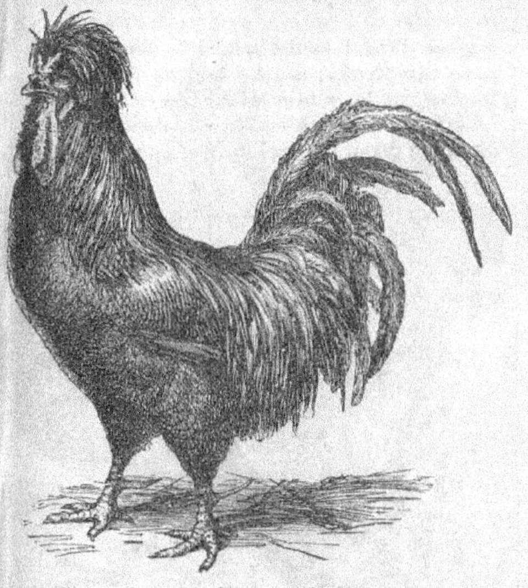

Fig. 1271. — Coq de la race de Crèvecœur.

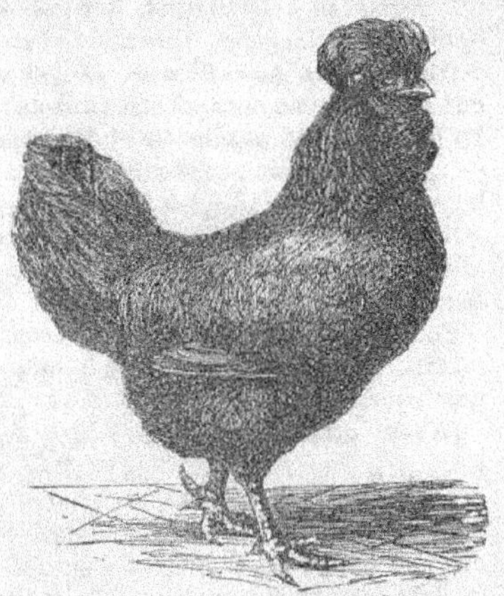

Fig. 1272. — Poule de la race de Crèvecœur.

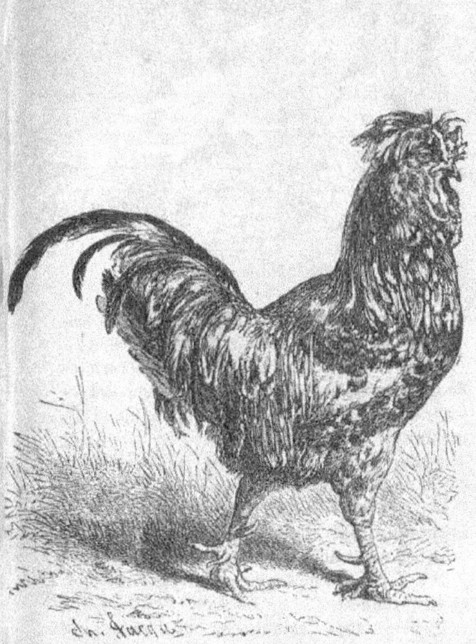

Fig. 1273. — Coq de Houdan.

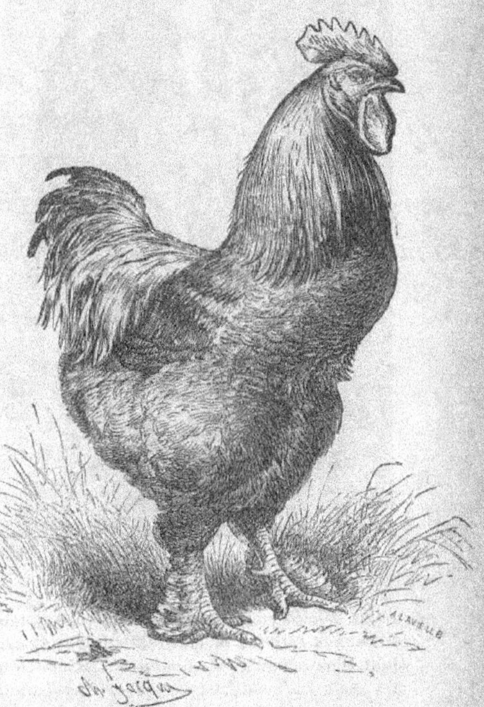

Fig. 1274. — Coq Cochinchinois.

en : *Brévipennes, Grimpeurs, Rapaces, Pigeons, Gallinacés, Palmipèdes, Échassiers, Passereaux.*

Oiseaux de basse-cour. — Les oiseaux que nous élevons se rapportent à trois ordres : les *gallinacés*, les *palmipèdes* et les *passereaux*. — L'ordre des gallinacés comprend les *poules*, les *faisans*, les *pintades*, les *dindons* et les *paons*; celui des passereaux comprend les *pigeons*; celui des palmipèdes comprend les *canards*, les *oies* et les *cygnes*.

Poules. — Ces animaux granivores, pulvérateurs, c'est-à-dire qui grattent le sol, sont les plus nombreux; ils sont polygames.

Ils sont originaires des Indes et de la Malaisie.

Les bonnes poules bien tenues pondent tous les jours; mais en moyenne une poule ne fournit que quatre-vingt-dix œufs par an; elles en donnent pendant quatre ans, mais alors leur ovaire est épuisé, flétri. Les poules sont plus ou

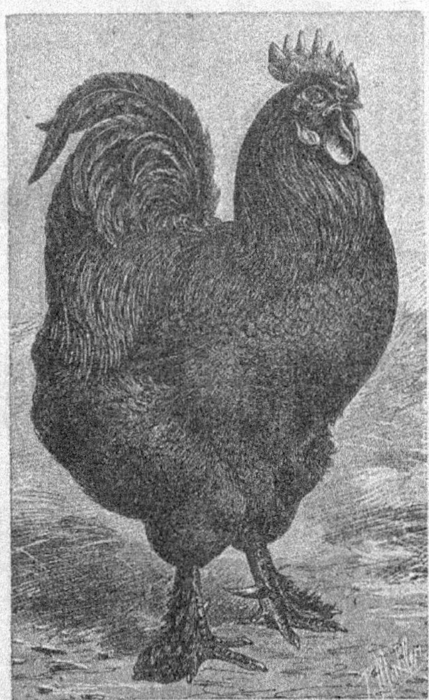

Fig. 1275. — Coq de Langshan.

moins bonnes couveuses, suivant la race; quelques-unes couvent même des œufs étrangers, dont elles adoptent les poussins. L'incubation des œufs dure vingt et un jours. L'incubation

artificielle, pratiquée chez les anciens, a été renouvelée en France et s'est généralisée. Le poussin devient poulet quand le duvet fait place aux plumes; dès cet âge, on distingue les coqs par la crête et les pennes.

Les races de poules sont très nombreuses. On distingue parmi les races domestiques :

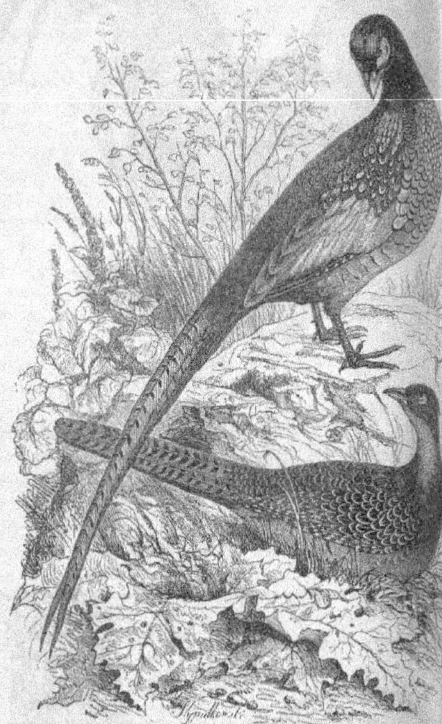

Fig. 1276. — Faisan.

1° Les races du centre de l'Europe, parmi lesquelles nous citerons la Gauloise, l'Elberfeld;

2° Les races de Padoue, avec leurs variétés de la Bresse, de la Flèche (pl. VII), de Crèvecœur (fig. 1271 et fig. 1272), de Houdan (fig. 1273), du Mans;

3° Les races anglo-belges, en particulier celles de Hambourg et de la Campine;

4° Les races méditerranéennes, celles de Leghorn (pl. VII) et d'Espagne;

5° Les races anglaises de Dorking;

6° Les races américaines de Plymouth-Rock et de Wyendotte;

7° Les races asiatiques de Cochinchine

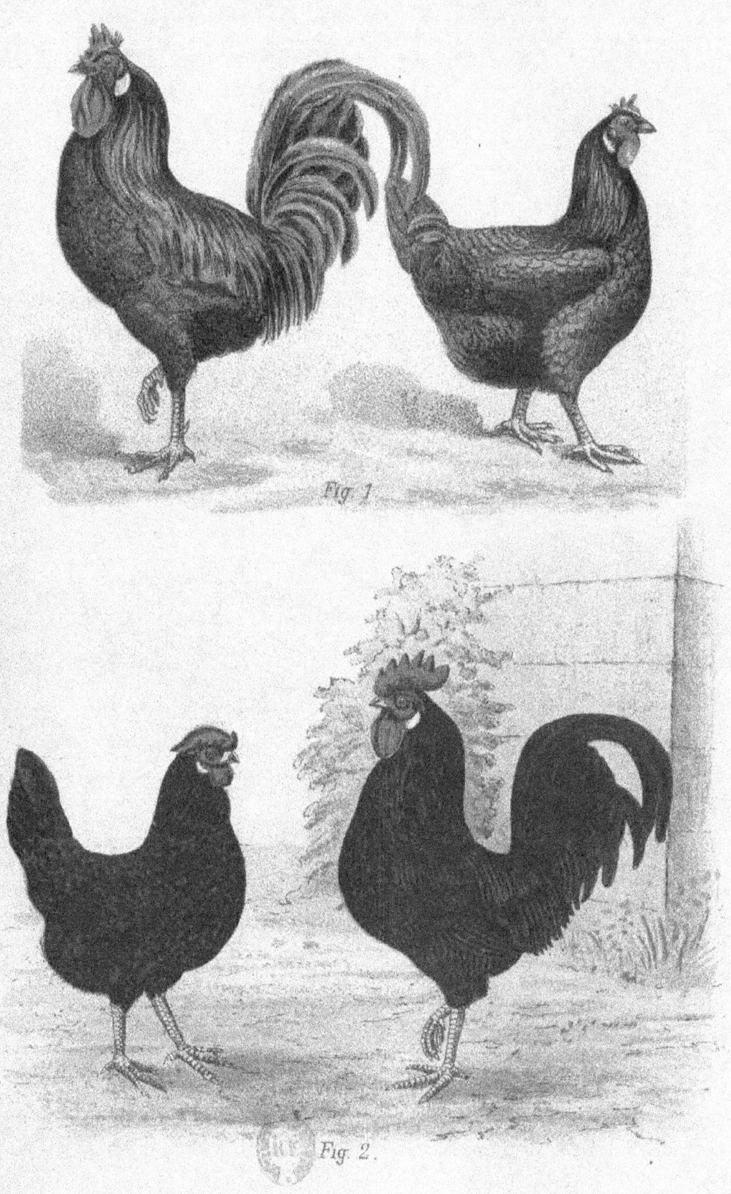

Fig. 1. — Coq et Poule de la Flèche
Fig. 2. — Coq et Poule de Leghorn.

(fig. 1274), de Langshan (fig. 1275), de Brahma-
poutra, etc. ;

8° Les races naines de Bantam, d'Anvers, etc. ;

9° Enfin les races de combat, anglaises, de
Bruges et celles des Indes.

Faisan. — Ce bel oiseau (fig. 1276), dont la
chair est très délicate, n'est pas encore assez
domestiqué pour vivre dans la basse-cour parmi
les volailles ; il faut absolument le tenir dans
une petite cour couverte en filets ou dans une

l'Amérique, où il habite l'est et le nord, depuis
le Canada jusqu'à l'isthme de Panama. Le plumage, noir sur l'espèce sauvage, est devenu brun,
gris et même bleu.

Cet oiseau se distingue par des caroncules
spongieuses, rouges, placées à la tête et à la
gorge, et, dans le mâle, par la faculté de relever
les plumes de la queue en roue (fig. 1278).

L'animal sauvage a parfois trois pieds de
haut ; sa taille a été réduite par la domesticité.

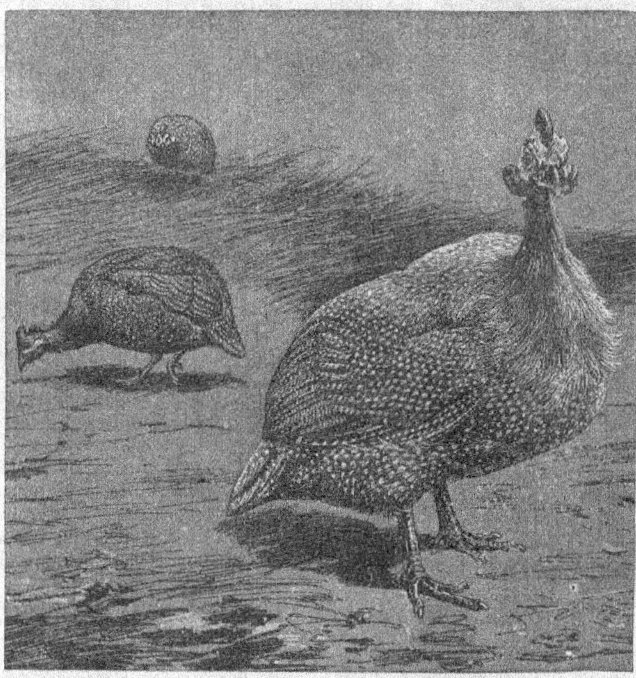

Fig. 1277. — Pintade.

vollère. Mais il est produit en grande quantité
pour la chasse (Voy. t. I, p. 509).

Pintade. — La pintade (fig. 1277) a le double
mérite d'embellir nos basses-cours et de nous
procurer un mets exquis ; son élevage est assez
difficile, quoique avantageux. La ponte donne
cent œufs par année, quand on a soin de les
enlever au fur et à mesure de leur arrivée, car
cet oiseau a la manie de pondre volontiers
hors des habitations.

On a produit des métis de pintade avec le
coq Dorking, le *paon* et le *dindon*.

Dindon. — Cet oiseau est originaire de

On compte un mâle pour dix femelles, lesquelles
peuvent servir pendant six ans, mais il vaut
mieux les engraisser dès la troisième année.

D'ordinaire, il y a deux pontes, l'une à la fin
de l'hiver, l'autre au commencement de l'été ;
chacune de quinze à vingt œufs ; les femelles sont
assez bonnes couveuses, l'incubation dure de
trente à trente-deux jours. Les dindonneaux
sont plus frileux et plus délicats que les poussins, n'acquièrent de la force qu'après le
développement des caroncules, c'est ce qu'on
appelle la *crise du rouge* : crise qui survient à
six ou sept semaines et tue souvent ces ani-

maux. On peut, après la poussée du rouge, les réunir par bandes, sans distinction de sexe, et les conduire au pâturage, dans une friche ; à la ferme, on fait bien de leur donner un peu de viande hachée ; ces animaux sont d'ailleurs omnivores, ils recherchent les insectes et les sauterelles.

L'élevage des dindons est assez lucratif s'il est bien conduit. Les œufs, quoique bons, ne sont généralement pas consommés par l'homme ; on abandonne aux dindonneaux ceux qu'on

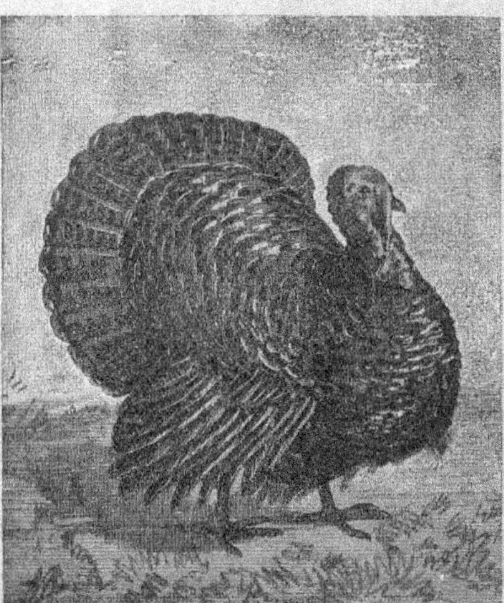

Fig. 1278. — Dindon.

ne fait pas couver. La chair est exquise et très recherchée. On utilise les plumes pour en faire des plumeaux.

Après engraissement, le poids dépasse 15 kilogrammes.

On a fait des métis de la poule avec le dindon.

Paon. — Cet animal, remarquable par son plumage, n'est plus guère élevé que pour l'ornement des parcs.

Originaire de l'Inde, il était connu des Grecs et des Romains, où il faisait l'honneur des tables les plus somptueuses.

Aujourd'hui, on trouve que sa chair, surtout celle des adultes, est médiocre. La femelle pond, au printemps, une douzaine d'œufs dans un lieu solitaire, voisin de l'habitation, les couve avec assiduité et amène les paonneaux à la maison aux heures des repas. — Si son plumage est beau, son cri est désagréable ; et ce volatile dégrade les bords des bâtiments où il aime à se nicher.

Pigeon. — Le pigeon est du genre de la colombe et comprend une multitude de races domestiques et semi-domestiques, que Pelletan croit cependant devoir rapporter à trois espèces : le *ramier*, le *colombier* et le *biset*.

Le *pigeon ramier* (fig. 1279), dit encore *pigeon des bois*, *pigeon sauvage*, *palombe*, est le plus grand de taille (45 centimètres de long) ; il se trouve dans toute l'Europe ; il niche sur les arbres des forêts et des environs des villages, parfois sur les arbres des promenades. Il a un caractère farouche et ne se mêle que rarement avec les pigeons domestiques, avec lesquels il vit cependant alors en bons rapports. Dans le Nord, le ramier est un oiseau de passage, mais, dans le Midi, il est sédentaire.

Le *pigeon colombier*, qu'on nomme aussi *pigeon des champs*, est plus petit (35 centimètres de long), habite les mêmes pays, mais est plus rare que le ramier ; comme lui, il habite les forêts, où il vit en bonne intelligence avec le pigeon domestique ; plus facilement il vient nicher à proximité des habitations rurales.

Le *pigeon biset*, qu'on nomme aussi *pigeon de roche*, est pour nous l'espèce la plus importante ; c'est d'elle, en effet, que proviennent les pigeons qui peuplent nos colombiers, et notamment le pigeon *fuyard*, qui vole en liberté à de grandes distances ; ceux plus avancés dans la domestication sont plus gros, n'ont plus la couleur cendrée uniforme, et leur plumage est varié. Pour certains *pigeons de race* ou *de volière*, cette origine est cependant un peu douteuse.

On distingue de nombreuses races de pigeons.

La ponte commence à six mois ; l'incubation, qui dure vingt jours, est alternativement faite par le père et la mère, qui se chargent de l'alimentation des premiers jours, en dégorgeant dans le bec de leurs petits une pâtée d'abord claire, mais qui s'épaissit successivement et selon les besoins de l'organisme. Quand les jeunes pigeons savent voleter, le père les chasse, pour qu'ils aillent chercher leur nourriture. A peine adultes (six mois), les pigeons cherchent à s'appareiller.

Les colombiers étaient autrefois beaucoup plus nombreux que de nos jours ; ils furent, comme les girouettes, réputés signes de féodalité ; on accuse avec raison les pigeons fuyards de déprédation dans les champs.

Pelletan a prouvé que cet élevage, aujourd'hui négligé, est lucratif, facile et peu dispendieux dans certaines conditions ; les pigeons fournissent une chair délicate et un engrais précieux.

beaucoup de pâture. L'oie est assez bonne pondeuse. Aussitôt qu'on la voit préparer son nid, il ne faut plus l'envoyer au pâturage ; elle pond de sept à quatorze œufs avant de couver, et si on les lui enlève au fur et à mesure, elle continue d'en pondre jusqu'à trente ou quarante, et même plus, dit-on ; il faut avoir soin de tenir la

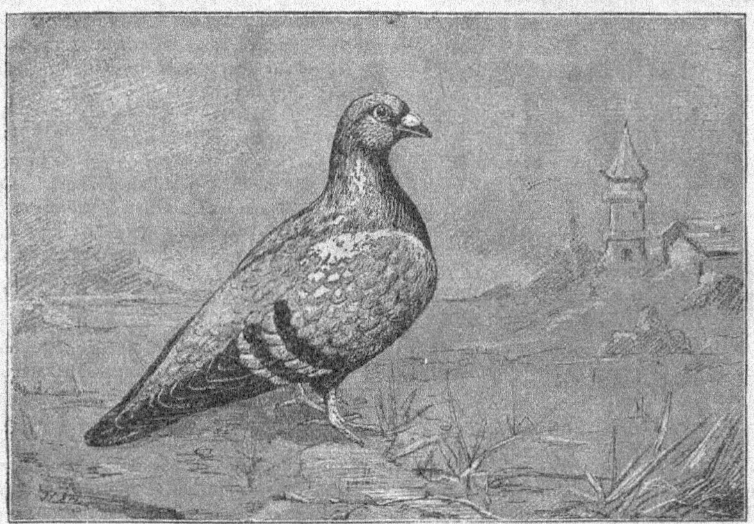

Fig. 1279. — Pigeon ramier.

L'élevage du *pigeon voyageur* a pris, en ces dernières années, une grande extension.

Canard. — Voy. t. I, p. 155.

Oie (*anser*, χήν ; all. *Gans* ; angl. *goose* ; it. *oca* ; esp. *ansar*). — Genre d'oiseaux palmipèdes lamellirostres, dont toutes les espèces sont alimentaires. Le mâle est appelé *jars*.

Une espèce, l'*Anser cinereus* Mayer, est la souche des variétés domestiques. D'autres, telles que l'*oie sauvage* ou *des moissons* (*Anser sylvestris* Briss.) et l'*oie rieuse* ou *à front blanc* (*Anser albifrons* Bechstein), s'apprivoisent et reproduisent en domesticité.

On a distingué plusieurs variétés d'oies, qui sont basées sur des signes accessoires. Les caractères les plus saillants de la *grande oie*, dite *de Toulouse* (fig. 1280), consistent dans sa grande taille, son fort volume, ses formes épaisses et trapues, ses pattes courtes, ses amples fanons, son abdomen traînant, sa couleur grise, et son poids de 5 à 10 kilogrammes.

On n'élève pas bien l'oie sans eau et sans

nourriture et la boisson à portée du bec de la couveuse. L'incubation dure à peu près un mois.

L'élevage du premier mois exige des soins extraordinaires ; au fur et à mesure de l'éclosion, il faut mettre les oisons en lieu chaud et dans un panier garni de laine ; puis on peut renfermer dans ce même lieu la mère et les jeunes pendant une semaine. A dix jours, s'il ne fait pas froid, on les laisse courir et même aller à l'eau. — Vers l'âge de trois mois, on plume les oies pour la première fois sous le ventre, sous les ailes et sur le cou ; deux mois plus tard, quand la mue commence, on les plume de nouveau, mais modérément, à cause de l'approche de l'hiver. A huit ou dix mois, après les avoir engraissées, ou les tue pour la plupart. Celles que l'on garde pour la reproduction vivent deux ou trois ans et sont plumées tous les deux mois. Une oie peut vivre plus de vingt ans.

L'engraissement est généralement lucratif. L'oie est omnivore, mais plus herbivore que le canard.

Les oies fournissent une chair qui, sans être aussi fine que celle du dindon, est cependant délicate et constitue, dans quelques pays, une grande ressource alimentaire. Le *foie gras*, dont le poids peut atteindre jusqu'à 3 kilogr., est recherché par les gourmets et forme la base des célèbres pâtés et terrines de Strasbourg. La graisse est délicieuse et généralement recherchée.

Les œufs sont employés pour la pâtisserie.

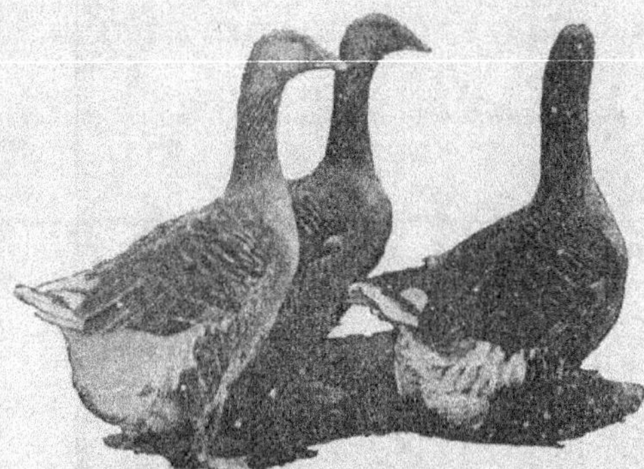

Fig. 1280. — Oies de Toulouse.

Les oies fournissent leurs petites plumes pour la literie et leur duvet pour les édredons.

Cygne. — Le cygne est aujourd'hui presque exclusivement un oiseau d'agrément. Sa ponte donne de cinq à huit œufs, et l'incubation dure six semaines.

Oiseaux de volière. — Ce sont exclusivement des animaux de luxe, entretenus pour leur chant ou leur plumage, dans de simples cages ou dans de grandes volières.

Nous citerons : les *colombes*, les *perroquets*, les *serins*, les *rossignols*, les *fauvettes*, les *pinsons*, etc.

Leur alimentation est généralement constituée par de petites graines (chènevis) et des pâtées.

PATHOLOGIE. — Les maladies de ces oiseaux sont dues à des refroidissements et surtout à l'excès de nourriture avec manque d'exercice.

TRAITEMENT. — Megnin recommande avec raison, comme traitement préventif, de ne pas leur donner à manger au moins un jour par semaine, et de ne pas nettoyer leurs cages ce jour-là. Il en résulte que les oiseaux sont obligés de se donner beaucoup d'exercice pour trouver les quelques graines qui sont tombées sur le sol de leur cage ou volière.

Oiseaux de chasse. — Autrefois, en Europe, on utilisait certains oiseaux pour la chasse. Cet usage subsiste un peu en Hollande et en Angleterre et, plus encore, dans certaines parties de l'Afrique et de l'Asie ; on dresse même le *cormoran* pour la pêche. Les oiseaux utilisés pour la chasse sont : le *faucon*, le *gerfaut*, le *sacre* et le *lanier*. Les anciens traités de *Fauconnerie* donnent des détails très intéressants sur l'élevage, l'hygiène de ces oiseaux, sur leurs maladies et leur mode de traitement.

OMBILIC [*umbilicus*, de *umbo*, bosse; ὀμφαλός; all. *Nabel*; angl. *navel*; it. *ombilico*; esp. *ombligo*]. — Cicatrice arrondie, déprimée ou saillante selon les espèces, située vers le milieu de la ligne médiane de l'abdomen chez les mammifères adultes, où elle remplace le trou par lequel passaient, chez le fœtus, l'ouraque et le cordon ombilical.

ANATOMIE. — La corde cylindrique, longue, grêle et flexible, qui unit le fœtus aux enveloppes et surtout au placenta, et porte le sang de l'un à l'autre, se compose, au moment de la naissance : de la veine ombilicale (il y en a deux chez les ruminants et les carnassiers, lesquelles se réunissent en un seul tronc à leur entrée dans l'abdomen) et des deux artères du même nom, qui rampent en se contournant autour de la veine; d'un tissu cellulaire très lâche et très perméable aux liquides, ce qui explique la facilité avec laquelle le cordon s'infiltre de la *gélatine de Wharton*, liquide visqueux qui contribue à augmenter le volume du cordon; et enfin de l'ouraque et d'une gaine formée par le prolongement du chorion et de l'amnios, le tout doublé de l'allantoïde (fig. 1281).

Peu de temps avant et pendant la parturition, la circulation dans le cordon n'est plus qu'incomplète ; celui-ci devient le siège d'un certain ramollissement à proximité de l'abdomen du fœtus, de sorte qu'il s'y rupture facilement et naturellement. Les carnassiers déchirent souvent le cordon avec les dents ; on admet même que les vaches agissent de même avec leur langue rugueuse. L'hémorragie du cordon rupturé est généralement insignifiante et ce n'est qu'exceptionnellement que, chez nos animaux, on a dû faire sa ligature. S'il faut aider sa rupture, il est prudent d'opérer par raclement plutôt que par section simple.

L'ombilic est généralement cicatrisé vers le dixième jour, ce qui fournit un assez bon caractère pour reconnaître la maturité des veaux de boucherie.

L'infection de la plaie ombilicale pouvant être la cause de maladies graves : *arthrites* et *synovites rhumatismales des nouveau-nés* (Voy. t. I, p. 85), *affections pulmonaires des veaux*, etc., il sera prudent, à titre préventif, de prendre des mesures pour que la parturition se fasse sur une litière propre, de laver la plaie ombilicale, aussitôt après la naissance,

ment du cordon, sa rupture en un point trop rapproché du ventre, les contusions de la plaie ombilicale, etc.

Symptomatologie. — La plaie ne se cicatrise pas ; l'ombilic s'infiltre et devient le siège d'un engorgement chaud, douloureux. S'il y a persistance de l'ouraque, on observe en outre un écoulement urinaire continu ou intermittent par l'ombilic. En explorant la plaie, on constate l'existence d'une fistule qui se dirige en

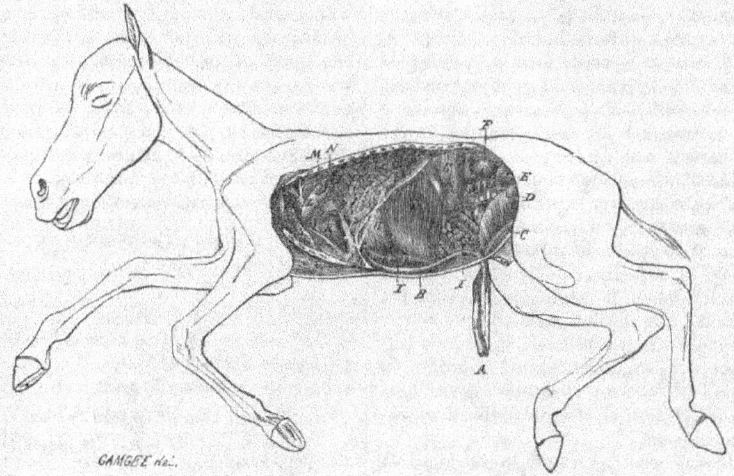

Fig. 1281. — Fœtus ouvert du côté gauche (figure principalement destinée à montrer le trajet des vaisseaux ombilicaux).

A, cordon ombilical. — B, veine ombilicale. — C, artère ombilicale. — D, vessie. — E, testicule. — F, rein. — G, rate. — H, foie. — I, intestin. — J, poumon. — K, cœur. — L, artère pulmonaire. — M, canal artériel. — N, thymus.

avec une solution faible de crésyl ou d'eau phéniquée, de la recouvrir avec un peu d'iodoforme ou un mélange de goudron et d'essence de térébenthine, et même d'y laisser un bandage protecteur. On renouvelle les pansements antiseptiques pendant quelques jours.

Pathologie. — **Hernie ombilicale**. — Voy. t. I, p. 742.

Inflammation de l'ombilic. — *Omphalophlébite des nouveau-nés* (all. *Nabelentzündung*). — Elle apparaît quelques jours après le part et se caractérise extérieurement par un engorgement chaud et douloureux de la région ombilicale.

Étiologie. — Bollinger a bien établi que la maladie était due à l'infection de la plaie ombilicale par le sol ou les litières.

Les causes prédisposantes seraient : le tiraille-

haut et en avant (phlébite) ou en haut et en arrière (ouraque).

Les complications sont fréquentes ; la plus commune est l'arthrite infectieuse des nouveau-nés (Voy. Arthrite, t. I, p. 85) ; les autres complications, presque toujours mortelles, sont : l'infection purulente, les pleurésies et les endocardites infectieuses, l'entérite diarrhéique.

Traitement. — 1° *Préventif*. — Propreté des écuries et des étables ; renouvellement fréquent de la litière des nouveau-nés. Désinfection de la plaie ombilicale jusqu'à cicatrisation.

2° *Curatif*. — On préconisait autrefois les applications vésicantes, les cautérisations à l'eau de Rabel, etc. Chassaing recommande d'introduire dans les fistules une tige flexible en osier munie à son extrémité d'un tampon imbibé de collodion (3 parties) et de sublimé (1 partie) ; le pansement est renouvelé tous les jours. Le traitement curatif comporte la désinfection fréquente et soignée de la région ombilicale et l'application sur la plaie d'une couche de vaseline antiseptique et d'un pansement protecteur ; les fistules seront débridées et traitées par la cautérisation au nitrate d'argent, par les badigeonnages de teinture d'iode. A l'intérieur on ordonnera les purgatifs légers, les antiseptiques intestinaux, des excitants et des toniques.

Persistance de l'ouraque. — L'ouraque fait communiquer, pendant la vie fœtale, la vessie et l'allantoïde ; après la naissance il s'oblitère, forme cordon, et la vessie se retire dans le fond de la cavité pelvienne. Or il peut arriver que cette oblitération n'ait pas lieu, et que sur le jeune animal il y ait écoulement de l'urine par le cordon ombilical.

Cet accident, presque toujours léger lorsqu'il n'existe que depuis plusieurs jours, peut devenir grave et occasionner l'omphalophlébite. Il se manifeste ordinairement le jour même de la naissance, quelquefois deux ou trois jours après. Il est moins fréquent chez les femelles que chez les mâles.

En supposant l'urètre libre, ce dont il faut s'assurer d'abord, on obtient la guérison en ligaturant le canal de l'ouraque saillant hors de l'anneau ombilical et ordinairement recouvert par la peau.

Sur le mâle et si l'on n'a pas la conviction de l'intégrité du canal urétral, on ne doit fixer la ligature que provisoirement et avoir soin de ne point blesser l'ouraque.

OMBRAGEUX, EUSE (*trepidus* ; all. *scheu* ; angl. *skyttish* ; it. *ombratico* ; esp. *asombradizo*). — Se dit du cheval qui a peur des objets qui s'offrent à sa vue, et qui cherche à les fuir. Ce défaut est souvent le résultat de la myopie ou d'une mauvaise vue.

OMPHALOCÈLE. — Voy. Hernie, t. I, p. 742.

ONAGRE [*onager*, ὄναγρος ; all. *Waldesel* ; angl. *onager* ; it. et esp. *onagra*]. — L'âne sauvage.

ONANISME. — La masturbation des organes génitaux par le frottement est souvent observée chez les singes mâles, et aussi chez les chevaux ; ceux-ci se frottent le pénis sur le ventre et même entre les avant-bras ; on l'a signalée chez les ruminants, chez les chiens, et même les chiennes. Ce vice altère les fonctions organiques, produit une certaine hébétude, parfois des paralysies, souvent une consomption mortelle. Les chevaux maigrissent, deviennent mous au travail, incapables d'un effort soutenu.

On recommande, pour y remédier, de maintenir à demeure, sous le ventre du cheval, un tablier de cuir ou de toile rude, muni de pointes ; comme dernière ressource, on a la castration.

ONGLET. — Inflammation chronique de la troisième paupière ou corps clignotant (Voy. Paupières).

ONGUENT [*unguentum*, de *ungere*, oindre ; ἔγχρισμα ; all. *Salbe* ; angl. *unguent*, *oilment* ; it. *unguento* ; esp. *ungüento*]. — Nom générique de médicaments destinés à l'usage externe, d'une consistance analogue à celle de l'axonge, mais contenant généralement des substances résineuses, qui ne s'agglutinent pas, mais se liquéfient à la chaleur de la peau, qu'on applique simplement sur des plaies ou qu'on emploie en frictions lorsqu'ils contiennent quelques substances qui doivent être absorbées.

Parmi les *onguents vésicants*, nous citerons :

Onguent vésicatoire anglais.

Cantharides pulvér... } āā 1 gramme.
Térébenthine......... }
Axonge.................. 4 grammes.

Faire fondre la graisse et la térébenthine et ajouter les cantharides.

Parmi les *onguents de pied* :

Onguent de pied de Lord Pembrock.

Huile de pied de bœuf. 30 grammes.
Térébenthine............ 500 —
Cire jaune.............. 300 —

Faire fondre la cire et la térébenthine et ajouter l'huile.

Parmi les *onguents spéciaux* :

Onguent antipsorique de Viborg.

Goudron............ } āā 16 grammes.
Savon vert.......... }
Hellébore pulvérisé..... 4 —

Mélanger le goudron et le savon, puis ajouter l'huile.

OPÉRATION CHIRURGICALE. — Tout ce que fait le chirurgien sur le corps vivant à l'aide d'instruments : soit qu'il divise des parties auparavant continues (*diérèse*), soit qu'il réunisse des parties séparées (*synthèse*), soit qu'il fasse l'extraction d'une partie quelconque (*exérèse*), ou qu'il substitue une partie artificielle à une partie naturelle qui manque (*prothèse*) ; ces opérations ont ordinairement pour but de conserver la santé des animaux ou de les guérir de leurs maladies. En vétérinaire, il y a quelques buts spéciaux : soit pour procurer aux animaux un embellissement qui est idéal ou de convention, comme l'amputation de la queue et des oreilles ; soit pour favoriser l'engraissement de quelques-uns, pour les rendre plus dociles, comme la castration.

L'animal à opérer doit être mis dans des conditions d'immobilité telles que ses essais de défense et de réaction contre la douleur ne soient pas dangereux pour l'opérateur, ni pour les aides, ni pour lui, et aussi qui permettent à l'opérateur d'agir sans blesser les organes qui ne doivent pas être entamés par les instruments (ouverture de vaisseaux sanguins, de synoviales, sections nerveuses, etc.) [Voy. t. I, ANESTHÉSIE, p. 56, et CONTENTION (*Moyens de*), p. 289].

THÉRAPEUTIQUE DES OPÉRÉS. — A la suite des grandes opérations, qui nécessitent l'emploi des moyens de contention énergiques, l'anesthésie, etc., on observe des troubles de nutrition, de la fièvre, une douleur très marquée. Une thérapeutique raisonnée permet de diminuer l'intensité de ces complications.

Lucas Championnière a observé, sur l'homme, pendant les jours qui suivent l'opération, une augmentation considérable de la quantité d'urine et des produits de déchet ; l'emploi des purgatifs est le meilleur moyen à opposer aux troubles intestinaux, même lorsqu'il s'agit d'opérations ayant porté sur l'intestin.

Voici les moyens que nous proposons :

1° *Avant l'opération.* — Mettre l'organisme dans des conditions moyennes de force et de sensibilité. En conséquence, diminution de la nourriture en quantité et en qualité ; administration d'un purgatif énergique, deux ou trois jours avant l'opération, dans le but de diminuer la nervosité. Mais, sur des animaux débilités, augmenter la quantité et la qualité de l'alimentation.

La veille de l'opération, diète presque complète et injections sous-cutanées de vératrine et de pilocarpine pour vider l'intestin ; le matin de l'opération, diète absolue.

2° *Après l'opération.* — Régime émollient, avec purgatifs salins et diurétiques, en se basant sur l'état général.

OPHTALMIE ou OPHTALMITE (ὀφθαλμός, œil). — Inflammation de l'œil [Voy. ŒIL (*Pathologie*)].

OPHTALMIE PÉRIODIQUE (*Fluxion périodique des yeux, ophtalmie lunatique, ophtalmie intermittente* ; all. *Mondblindheit, Monatblindheit* ; angl. *moonblindness* ; it. *lunatismo* ; esp. *fluxion periodico*). — Voy. FLUXION PÉRIODIQUE, t. I, p. 553.

OPHTALMOSCOPE (de ὀφθαλμός, œil, et σκοπεῖν, examiner ; all. *Ophthalmoskop, Augenspiegel* ; angl. *ophthalmoscope* ; it. et esp. *oftalmoscopio*]. — Instrument inventé par Helmholtz pour examiner l'intérieur de l'œil [Voy. ŒIL (*Examen de*)].

OPISTHOTONOS (de ὄπισθεν, en arrière, et τόνος, tension). — Voy. TÉTANOS.

OPIUM. — C'est le suc épaissi des capsules du *Papaver somniferum*. Il contient divers alcaloïdes, dont les principaux sont la *morphine* et la *codéine*.

EFFETS PHYSIOLOGIQUES. — Il est soporifique ; administré par la bouche, il donne moins d'indigestion que la morphine.

EFFETS THÉRAPEUTIQUES. — Il abaisse la température, et agit plus sur les animaux jeunes et sur les nerveux que sur les autres.

MODE D'EMPLOI. — En boissons ou en pilules. DOSES.

   Grands ruminants. 8 à 12 grammes.
   Chevaux . . . . 6 à 10 —
   Petits ruminants . . . 2 à 4 —
   Chiens . . . . 0gr,25 à 1 gramme.
En boissons alcoolisées.

Poudre de Dover.

   Opium . . . . } āā 1 gramme.
   Ipécacuanha . . . . }
   Sulfate de potasse . . . . 8 grammes.

Donnée dans du lait aux chiens comme fébrifuge. Dose : 0gr,10 à 0gr,30.

OPOTHÉRAPIE. — Médication basée sur l'emploi d'extraits d'organes d'animaux.

D'après Brown-Séquard, toutes les glandes élaborent des principes utiles ou détruisent des substances toxiques (1).

Il en résulte que, une glande ne fonctionnant plus normalement sur un malade, on pourra, dans un but thérapeutique, administrer une glande analogue enlevée à un animal bien portant.

En médecine vétérinaire, peu d'applications de cette méthode ont été faites. Il y a là des tentatives à essayer.

MODE D'EMPLOI. — Les organes recueillis dans les abattoirs seront facilement administrés aux *chiens, chats et porcs* ; pour les *chevaux* et autres *herbivores*, il faudra, après les avoir coupés en morceaux, les réduire en poudre fine sur la poudre de charbon ou de réglisse qui absorberont la partie liquide, et incorporer le tout dans un peu d'avoine cuite.

(1) ÉLOY, *La méthode de Brown-Séquard et les médications par extraits d'organes*, Paris, 1893.

Médication orchitique. — Les testicules augmentent la force du système nerveux et apportent dans le sang des matériaux nouveaux.

Nucléine. — Elle se trouve dans la pulpe de la rate, les jaunes d'œufs, le sang : c'est la substance du noyau des cellules animales.

Médication thyroïdienne. — Ne pas confondre le corps thyroïde avec le thymus ou la glande maxillaire. L'erreur est surtout facile sur le *mouton*.

Cette médication augmente la résistance à la fatigue. On a signalé chez l'homme la pousse des cheveux et des ongles. Elle serait à essayer sur les *animaux* de gros trait, dont la corne des sabots est défectueuse.

Transfusion nerveuse. — Elle se fait au moyen de cervelles ou de fragments de moelle ; elle agit comme tonique du système nerveux. A essayer dans les convalescences du *chien*.

On a proposé les médications par l'*ovairine* (ovaire), la *néphrine* (rein), etc.

Plus récemment, le *suc pulmonaire* a paru utile dans les pleurésies ; l'*extrait d'intestin*, dans les affections intestinales chroniques.

OPPRESSION. — État dans lequel la respiration éprouve de la gêne et s'exerce péniblement ; ce phénomène est ordinairement dû à l'engorgement du parenchyme pulmonaire, d'où résulte la diminution du calibre des voies aériennes. — On appelle *oppression des forces* l'état d'un animal qui semble faible, ou dont les forces sont seulement empêchées dans le développement de leur activité.

ORBITE (de *orbita*, proprement trace de roue ; de *orbis*, cercle, *orbis*, *orbiculus*, orbite de l'œil ; all. *Augeanhöhle* ; angl. *soket, orbit* ; it. et esp. *orbita* ; *cavité* ou *fosse orbitaire*). — Cavité destinée à loger l'organe de la vue [Voy. ŒIL (*Anatomie*)].

ORCHITE. — Inflammation du testicule. L'orchite, l'épididymite, la vaginalite marchent presque toujours ensemble ; aussi, au point de vue thérapeutique, y a-t-il avantage à les réunir dans une même description. A l'article *Sarcocèle*, nous étudierons l'inflammation aiguë, subaiguë ou chronique du testicule, de l'épididyme et de la gaine vaginale qui les enveloppe.

OREILLE (de *auricula*, diminutif de *auris*, oreille ; οὖς ; all. *Ohr* ; angl. *ear* ; it. *orecchio* ; esp. *oreja*). — Organe de l'ouïe.

ANATOMIE. — L'appareil auditif se décompose en *oreille interne*, système de cavités creusées dans l'épaisseur du rocher, tapissées par une membrane recevant les fibrilles terminales des nerfs auditifs, et *oreilles moyenne* et *externe*, deux autres systèmes de diverticules propres à recueillir les sons produits par les vibrations des corps.

L'oreille interne, entièrement creusée dans l'épaisseur de la portion pétrée du temporal, est constituée par le *labyrinthe osseux* comprenant le *vestibule*, les *canaux circulaires* et le *limaçon* ; dans ce labyrinthe osseux, se trouve le *labyrinthe membraneux* qui reproduit assez exactement, avec un moindre diamètre, les systèmes de cavités du labyrinthe osseux ; ces membranes sont séparées du labyrinthe osseux par un liquide limpide, dit *périlymphe* ; un liquide analogue, *endolymphe*, est contenu dans les ampoules et les tubes qui constituent le vestibule et les canaux demi-circulaires membraneux.

L'oreille moyenne, creusée dans la portion tubéreuse du temporal, sur la limite de la section pétrée et de la section mastoïdienne, mais principalement dans cette dernière, constitue une cavité irrégulière, déprimée d'un côté à l'autre, dans laquelle on peut considérer deux parois et une circonférence. La paroi externe est constituée par la membrane du tympan ; la paroi interne, formée par le rocher, présente deux ouvertures, la *fenêtre ovale* et la *fenêtre ronde*, situées l'une au-devant de l'autre, et séparées par une petite éminence qui porte le nom de *promontoire*. La circonférence est occupée, dans presque toute son étendue, par les cellules mastoïdiennes, cavités irrégulières largement ouvertes dans la *caisse du tympan* (fig. 1282). A l'intérieur, cette caisse contient une chaîne de petits osselets, composée du *marteau*, de l'*enclume*, du *lenticulaire* et de l'*étrier*, chaîne qui met en rapport la membrane du tympan avec la fenêtre ovale, en s'étendant ainsi d'une paroi à l'autre de la cavité tympanique (fig. 1283). Cette cavité, tapissée par une fine membrane muqueuse, communique avec le pharynx à l'aide du tube cartilagineux connu sous le nom de *trompe d'Eustache*, amenant l'air extérieur dans l'oreille moyenne.

L'oreille externe est représentée par le *conduit auditif externe* et par l'évasement appendiculaire, en forme de cornet ouvert à l'extérieur, désigné sous le nom de *conque* ou de *pavillon*. Le conduit auditif externe offre à son fond la membrane du *tympan*, qui le sépare de l'oreille moyenne ; son entrée, ou l'hiatus auditif externe, donne attache à l'infundibulum de l'appareil conchinien. Il est revêtu d'une mince membrane tégumentaire présentant les caractères intermédiaires entre ceux de la peau

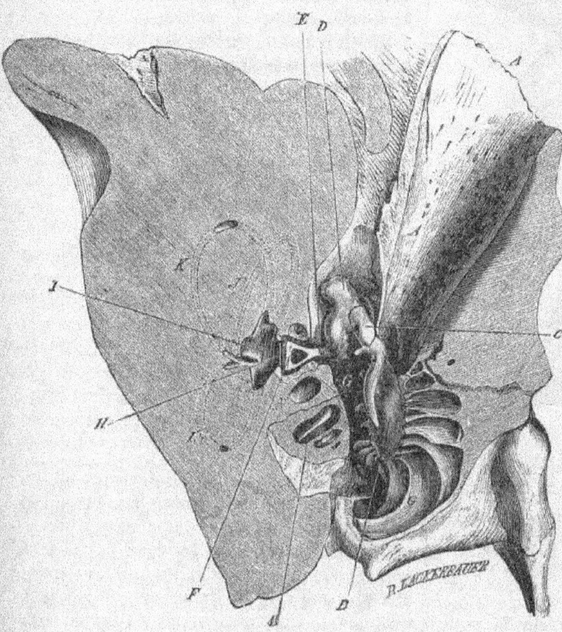

Fig. 1282. — Caisse du tympan du côté droit chez le cheval (coupe verticale et transverse, plan antérieur).

A, conduit auditif. — B, membrane du tympan. — C, marteau. — D, enclume. — E, lenticulaire. — F, étrier. — G, cellules mastoïdiennes. — H, fenêtre ovale. — I, vestibule. — J, K, L, indication schématique des canaux demi-circulaires. — M, limaçon. — N, origine de la rampe tympanique.

et ceux des muqueuses, et contenant dans son épaisseur un assez grand nombre de glandes analogues aux glandes sudoripares, sécrétant ici un liquide onctueux, désigné sous le nom de *cérumen*. L'appareil extérieur, en forme de cornet, que représente la conque, varie beaucoup dans sa configuration chez les différents animaux; mais, dans tous, il offre les mêmes détails d'organisation, c'est-à-dire une charpente cartilagineuse, composée de trois pièces : le *cartilage conchinien*, le *cartilage annulaire* et le *cartilage scutiforme*, des muscles pour mouvoir ces pièces, un coussinet graisseux, qui assure la liberté des mouvements, et des téguments, qui recouvrent le tout (fig. 1282 et 1283).

Mégnin a montré le premier que chez les jeunes chiens, au moment de la naissance, les oreilles sont fermées par l'adhésion des parois du conduit auditif. Cette adhésion disparaît après quelques jours (fig. 1284).

PHYSIOLOGIE. — Les ondes sonores rassemblées par la conque sont transmises au méat auditif qui les conduit à la membrane du tympan. De celle-ci, elles se communiquent d'une part à la chaîne des osselets, et de l'autre, à l'air de la caisse du tympan. La chaîne des osselets les propage à la fenêtre ovale, et par suite, aux parties molles du vestibule, d'où elles s'étendent aux canaux demi-circulaires et au limaçon. L'air de la cavité tympanique transmet ces ondes à la membrane de la fenêtre ronde, qui, à son tour, les fait passer au liquide du limaçon d'abord, puis à celui des autres parties du labyrinthe, qui communiquent toutes entre elles. Les ondes sonores, une fois arrivées au liquide du labyrinthe, impressionnent les ramifications nerveuses étalées sur la lame spirale du limaçon et dans les parois du labyrinthe membraneux. Enfin, de cette impression résulte la sensation de l'ouïe ; la sensation produite par les ondes sonores dépend donc des ébranlements communiqués aux nerfs auditifs par les fluides du labyrinthe.

EXTÉRIEUR. — L'oreille est placée de chaque côté de la partie supérieure de la tête, entre le front, la tempe, la nuque et la parotide ; elle a pour base principale la *conque* et répond à la presque totalité de ce que l'anatomie désigne sous le nom d'*oreille externe*.

Conformation intérieure. — L'oreille a la forme d'un cornet à base supérieure, présentant une *ouverture* et un *fond*. L'ouverture occupe le haut et le dehors de l'organe ; elle est de forme ovalaire, taillée obliquement de haut en bas et de dedans en dehors ; son angle supérieur forme un prolongement effilé, connu sous le nom de *pointe* de l'oreille. Le fond se dispose en infundibulum, dans lequel s'accumule le *cérumen*, produit gras et onctueux, sécrété par les glandes *cérumineuses* placées dans l'épaisseur du tégument.

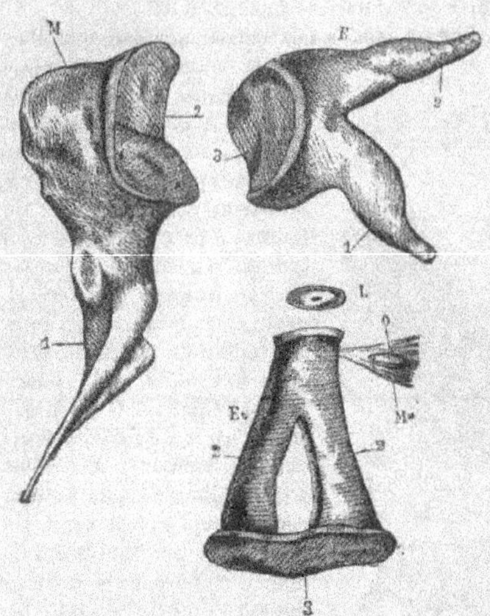

Fig. 1283. — Osselets de l'oreille moyenne du cheval, d'après une figure inédite de M. Lavocat.

M, marteau : 1, manche du marteau; 2, tête. — E, enclume : 1, branche inférieure; 2, branche supérieure; 3, corps. — L, lenticulaire. — *Et*, étrier : 1, sommet; 2, 2, branches; 3, base. — *Me*, muscle de l'étrier : o, noyau osseux noyé dans le tendon terminal (A. Chauveau et S. Arloing).

La peau de l'oreille est couverte de poils d'autant plus longs que le cheval est plus com-

être petite, fine, dirigée en avant, mobile, écartée du plan médian, plantée ni trop haut, ni trop bas de chaque côté d'un front large. Dans ces conditions, elle donne de la distinction à la physionomie et prend le nom de *hardie* ou de *renard*.

L'oreille *longue*, surtout si elle est implantée haut, donne une expression de vieillesse.

Le cheval commun a d'ordinaire l'oreille longue, *poilue*, peu mobile.

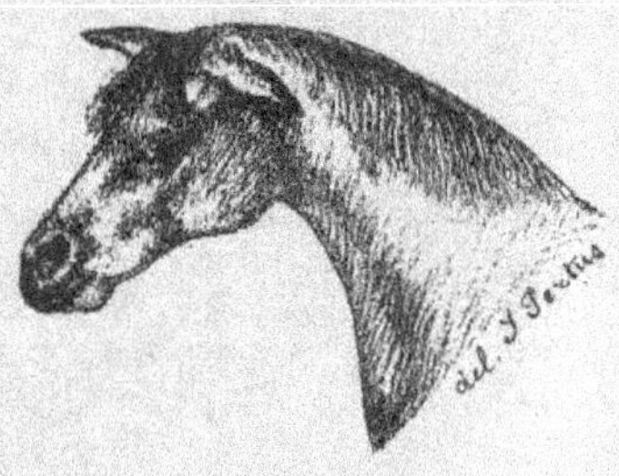

Fig. 1285. — Oreilles de cochon.

Dirigée en dehors, l'oreille devient *tombante*; on la dit *plaquée* ou *de cochon* (fig. 1285), lorsqu'elle tombe sur les côtés, abêtissant la physionomie. Le cheval, dans les deux cas, est *mal coiffé*; pendant la marche, ses oreilles s'élèvent et s'abaissent dans un mouvement désagréable, quelquefois alternatif, comme si l'animal *boitait de l'oreille*.

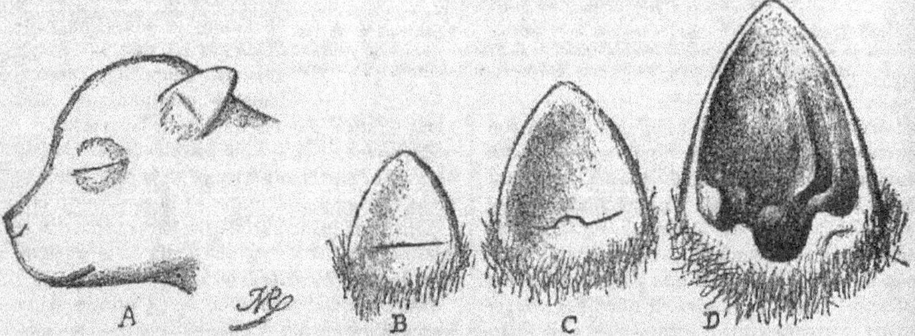

Fig. 1284. — Oreille.
A et B, oreille à la naissance du chiot. — C, à huit jours. — D, à quinze jours (Mégnin).

mun. Ceux de la face interne, particulièrement développés, empêchent les poussières atmosphériques de s'accumuler dans le fond ; on les brûle lorsqu'on fait *la toilette*, afin de donner plus de finesse à la région.

BEAUTÉS ET DÉFECTUOSITÉS. — L'oreille doit

Les chevaux qui se préparent à donner un coup de pied, *couchent les oreilles* sur l'encolure; les impressionnables sont *écouteux*, c'est-à-dire qu'ils remuent au moindre bruit et sans cesse les oreilles. Les chevaux aveugles sont particulièrement *écouteux*, car ils cherchent à suppléer, avec les oreilles, au sens qui leur manque ; ils essaient *de voir avec les oreilles*, pour employer l'expression pittoresque de H. Bouley.

Tares. — L'oreille *fendue* de l'ancien cheval réformé, *l'oreille cassée* à la suite d'un coup brutal, *l'oreille coupée* consécutive à une intervention chirurgicale, à un coup d'un gardien brutal, ou à une morsure d'un autre animal, sont les tares ordinaires de l'oreille.

Certains maquignons cherchent à redresser l'oreille cassée qui tombe depuis le point fracturé, ou l'oreille tombante et plaquée, au moyen d'un fil de soie adroitement dissimulé dans les crins du toupet.

On rencontre quelquefois, à la base de l'oreille, des traces circulaires d'application du tord-nez, indiquant un caractère difficile.

Pathologie. — **Abcès de la conque.** — Ils occupent les deux faces de l'organe ou une seulement.

La tumeur est chaude, très sensible, fluctuante, et siège ordinairement vers le milieu de la conque ; elle peut obstruer le conduit auditif externe. Le cheval a l'oreille douloureuse, enflammée et pendante ; il penche la tête du côté de l'abcès. L'abcès s'ouvre rarement en dehors ; le plus souvent le pus se fait jour vers les parties déclives, tombe dans la conque et occasionne ainsi une otite suppurée très grave ; d'autres fois, il fuse dans les tissus périauriculaires ou bien il mortifie le cartilage ; les abcès qui siègent près de la base de l'oreille exposent aux fusées purulentes sous-parotidiennes, au mal de nuque.

Traitement. — On devra ponctionner hâtivement les abcès et traiter ensuite par l'antisepsie.

Amputation. — Voy. t. I, p. 47.

Anomalies et difformités des oreilles. — a. *Absence de l'oreille externe.* — L'oreille externe peut manquer entièrement : quelques anatomistes considèrent cette anomalie comme la permanence de ce qui est l'état normal dans les premiers temps de la vie intra-utérine. Un accident peut cependant en être la cause (coup de fouet). A moins de complication, d'obstruction du conduit auditif externe, l'audition en ces cas est conservée malgré l'absence du collecteur des sons.

Cette anomalie a été fixée par hérédité dans la race du *mouton du Yung-Ti* (fig. 1286).

b. *Oreilles pendantes.* — On désigne ainsi une position anormale des oreilles, qu'on observe assez fréquemment chez les solipèdes, où la conque tombe en dehors ; cette disposition donne aux animaux un air disgracieux et commun, qui

nuit beaucoup à la valeur de ceux qui sont destinés aux services de luxe ; elle est en général un indice de peu d'énergie. Cette anomalie est quelquefois bornée à une seule oreille ; mais plus souvent elle s'observe aux deux. Il y a des oreilles pendantes de naissance, et alors elles ont généralement un excès de longueur. Souvent

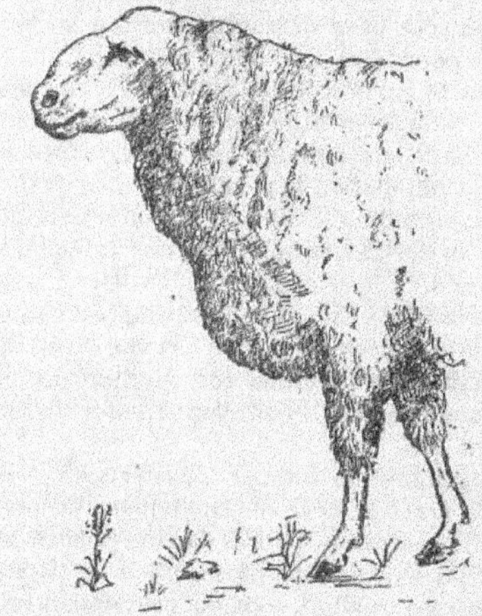

Fig. 1286. — Mouton de Chine sans oreilles.

cette anomalie est un effet de l'âge, de la faiblesse. Lapoussée et Lafosse l'ont vue survenir à la suite de paralysie essentielle des muscles auriculaires ; elle peut aussi dépendre d'une lésion matérielle du cerveau ou du nerf facial.

Traitement. — Lapoussée et Lafosse ont traité avec succès les oreilles pendantes à la suite de paralysie des muscles par des frictions excitantes. — Lorsqu'il n'y a pas paralysie, la difformité peut être combattue par l'extirpation du muscle parotido-auriculaire dans une étendue de 2 à 3 centimètres, à partir de son insertion à la conque ; la simple incision serait insuffisante ; on peut compléter l'opération par l'excision d'un lambeau de peau en côte de melon, plus ou moins large, entre chaque oreille et la nuque ; les bords de chacune des deux plaies seraient immédiatement réunis par des sutures.

Dans le cas de longueur excessive des oreilles, il suffit d'en réduire le poids par l'amputation du bout (*cheval moineau*).

c. *Obstruction et absence du conduit auditif.* — L'*absence* du conduit auditif, anomalie qui peut être unilatérale ou bilatérale, a pour résultat de rendre l'oreille impropre à l'audition ; elle est tout à fait irrémédiable.

Il n'en est pas de même de l'*obstruction* du conduit; cette altération, parfois congénitale, est plus souvent acquise.

Dans le premier cas, elle dépend de l'existence, à l'entrée du conduit, d'une membrane cutanée, en dessous de laquelle le conduit lui-même conserve ses dimensions normales ou se trouve plus ou moins rétréci; il suffit de ponctionner cette peau en croix et d'exciser les lambeaux pour faire disparaître la surdité.

Dans le cas d'obstruction acquise, elle provient ordinairement de l'écrasement de l'infundibulum de la conque, ou bien de l'arrachement ou de l'amputation du pavillon; cette opération se fait souvent sur le chien, et à la suite les tissus, en se cicatrisant, ferment l'entrée du conduit. Lafosse dit que cette même altération ne serait pas impossible, chez les solipèdes, après l'extraction de la conque, nécessitée par une carie; elle pourrait aussi se former consécutivement aux ulcérations, aux abcès affectant l'entrée du conduit auditif.

Congénitale ou acquise, l'obstruction, lorsqu'elle persiste, peut se compliquer d'accumulation de cérumen, d'abcès dans le conduit auditif, qui s'ouvrent un passage soit en forçant l'entrée du conduit, soit en provoquant une inflammation ulcérative qui perfore les cartilages ou les membranes et les ligaments qui opèrent leur jonction. L'obstruction du conduit auditif s'oppose à l'audition ou la rend confuse.

L'obstruction acquise est difficile à guérir, les incisions ne produisent qu'une amélioration passagère, car l'obstruction se reproduit avec la cicatrisation; il faudrait, après l'incision, introduire dans le conduit auditif une canule; l'accumulation de matière dans le conduit peut nécessiter l'emploi d'une curette ou d'injections réitérées.

Catarrhe auriculaire. — Voy. Oreilles, *Otite externe*, p. 293.

Chancre auriculaire. — Voy. t. I, p. 213.

Contusions. — Elles varient de gravité : il peut y avoir décollement de la peau, formation d'un hématome, ou bien fracture ou broiement du cartilage avec suppuration et gangrène consécutives.

Fistules de la base de l'oreille. — On a observé chez le cheval, des *fistules de la base de l'oreille*. Il ne faut pas les confondre avec les fistules dues à la carie du cartilage.

Elles sont souvent congénitales. D'autres fois, elles sont dues à la présence d'une molaire rudimentaire, à un kyste dentaire, ou bien à la non-oblitération d'une fente de la vie fœtale (Voy. Fistules, t. I, p. 549).

Hématomes. — Étiologie. — Ils sont communs chez les chiens et sont dus à des blessures.

Symptomatologie. — Ordinairement le liquide sanguin est collecté entre le périchondre et le cartilage. Les phénomènes inflammatoires qui accompagnent leur formation se dissipent rapidement et la lésion prend les caractères kystiques (*kyste de l'oreille*).

Traitement. — On traitera par la ponction, suivie de l'injection dans la cavité d'un liquide irritant et antiseptique (teinture d'iode, sublimé à 2 p. 1 000).

On recommande aussi de passer un séton à travers la poche, suivant son grand axe, ou bien d'inciser largement les parois du kyste; mais dans ce dernier cas, la suppuration survient et l'oreille est épaissie. Dans tous les cas, on devra immobiliser l'oreille par un bandage ou un béguin.

Nécrose du cartilage de la conque. — S'observe, chez le cheval, à la suite d'abcès, de contusions violentes; chez le chien, elle complique le chancre auriculaire.

Elle est caractérisée par un ulcère dont la situation varie, bien qu'il siège presque toujours sur les bords de la conque. Les bords de cette solution de continuité sont saillants, garnis de bourgeons qui saignent facilement. Il s'en écoule un pus séro-muqueux, grumeleux, sanguinolent, fétide. De l'ulcère partent parfois une ou plusieurs fistules plus ou moins profondes; sur quelques points de sa surface, on voit le cartilage d'un blanc terne ou grisâtre, rugueux, épaissi. Un prurit assez vif accompagne la carie; celle-ci tend généralement à s'agrandir.

Traitement. — Ici encore il faut empêcher les secousses que les animaux impriment aux oreilles, les frottements qu'ils exercent sur l'ulcère.

La cautérisation de la partie, l'excision d'une portion de la conque, en laissant à l'oreille une forme aussi normale que possible, afin de ne pas trop défigurer l'animal, sont les moyens auxquels on a recours habituellement.

Si les désordres sont trop étendus, le siège de la lésion très profond, il faut recourir à l'amputation de l'oreille (Voy. Amputation, t. I, p. 47).

Otite externe. — L'inflammation du conduit auditif externe est commune chez le chien, rare chez les autres animaux.

Elle est *simple* ou *parasitaire* et due à des cryptogames ou à des acariens (symbiotes et psoroptes). Voy. Oreilles, *Parasites*.

A l'état simple, elle peut être *aiguë* ou *chronique*.

Otite externe aiguë. — Étiologie. — Apparaît au cours de la maladie du jeune âge ; le plus généralement elle est une manifestation de la diathèse dartreuse et coexiste avec l'eczéma cutané.

Symptomatologie. — La maladie aiguë, récente, s'accompagne d'un prurit assez considérable, témoignant d'une douleur sourde, continue ; le chien cherche à se frotter la région, à se gratter avec les pattes, et surtout il secoue fréquemment les oreilles ; le cheval paraît triste et abattu, penche la tête de côté et refuse de se laisser toucher l'oreille. La pression de la base de la conque est surtout douloureuse ; les chiens poussent alors des cris aigus. Il y a des cas, lors d'inflammation phlegmoneuse notamment, où la douleur devient excessive, où elle est exaspérée par le moindre mouvement de la mâchoire.

Il s'écoule de l'oreille une matière d'abord séreuse, puis purulente, parfois sanguinolente, d'odeur fétide. On observe en outre une certaine réaction générale, de la tristesse et la diminution de l'appétit.

La maladie se termine par résolution, après quelques jours. D'autres fois il se développe des *abcès*, qui varient de siège et de volume ; ils se trouvent ordinairement à la base du pavillon de la conque, ou bien ils occupent les parties profondes du conduit, surtout l'hiatus auditif ou le point de jonction du cartilage annulaire avec la conque ; ces abcès provoquent de vives souffrances et une fièvre de réaction assez intense. — Le plus souvent l'otite aiguë devient chronique.

Traitement. — 1° Section des poils, nettoyage de l'oreille par un savonnage tiède.

2° Fréquentes injections avec une solution antiseptique tiède et faible.

3° Après chaque injection, ou simplement pour la nuit, on projettera sur la surface enflammée une poudre absorbante, poudre d'amidon ou de riz, oxyde de zinc et acide borique, tanin et iodoforme, etc.

4° Si les douleurs sont vives, on fera de fréquentes injections chaudes émollientes ou narcotiques : mauve, guimauve, pavot, solution de chloral à 1 p. 100, glycérine cocaïnée, préparation laudanisée, etc.

Otite externe chronique ou *catarrhe auriculaire*. — Étiologie. — Fait suite à l'otite aiguë ou apparaît d'emblée comme manifestation de la diathèse eczémateuse.

Symptomatologie. — Le chien tient la tête basse, secoue fréquemment la tête, frotte l'oreille malade contre les murs. Il s'écoule du conduit externe un liquide séreux ou purulent, d'odeur fétide ; souvent les parois du conduit sont ulcérées ou présentent des plaies fongueuses. La maladie n'a aucune tendance à la résolution ; elle est souvent difficile à guérir.

Traitement. — Soins de propreté ; lavages fréquents des oreilles. Injections de glycérine iodée ou de solutions d'alun (2 à 3 p. 100), de sulfate de zinc (1 à 3 p. 100), de tanin, d'eau blanche légère, de crésyl, d'acide phénique à 1 p. 100 ; les instillations d'acide chromique en solution à 3 p. 100 (10 à 20 gouttes), précédées et suivies d'un lavage à l'eau tiède, donnent de bons résultats. Cautériser légèrement les ulcères ; exciser les fongosités.

A l'intérieur, prescrire les arsenicaux, liqueur de Fowler, cacodylate de soude. Nourrir avec des pâtées maigres, du lait, auxquels on ajoutera 3 à 5 grammes de bicarbonate de soude, de l'iodure de potassium. Prescrire l'exercice et si possible le changement d'air.

Otite interne et moyenne. — L'otite interne est relativement rare chez nos animaux ; l'inflammation de l'oreille interne est possible, mais elle est à peine signalée : c'est l'oreille moyenne qui est surtout affectée. L'otite peut partir du pharynx, des poches gutturales (chez le cheval), envahir la trompe d'Eustache qui la transmet ensuite à la caisse ; ou bien, née dans le conduit auditif externe, elle peut s'étendre à la membrane du tympan et à la caisse.

Étiologie. — Les causes de l'otite externe, notamment le traumatisme, les corps étrangers, peuvent produire l'otite interne ; on a vu parfois les injections dans le conduit auditif faites avec trop de violence la produire. Elle peut résulter de l'extension de l'inflammation développée dans le pharynx, dans les poches gutturales et même dans le conduit auditif externe.

Il y a des exemples d'otite moyenne parasitaire ou bacillaire.

Symptomatologie. — Ce qui la caractérise essentiellement, c'est l'extrême douleur qui est exaspérée par le bruit, par la mastication, et quelquefois par le moindre mouvement du cou. L'animal porte la tête basse, tendue, le plus souvent un peu inclinée vers le côté malade ; il cherche à se frotter, se gratter, se secouer, mais il s'arrête aussitôt, tellement la douleur est intense. La surdité est à peu près complète, la chaleur de la région est élevée, mais peu facile à constater, parce que le toucher irrite fortement les animaux et les porte même à se défendre ; les chiens poussent des cris. Le gonflement du conduit externe est généralement faible, souvent nul ; peu ou point de rougeur ; l'écoulement par ce conduit, s'il s'établit, est tardif ; on ne le voit survenir qu'au bout de six à huit jours, tandis que dans l'otite externe il ne manque pas dès le deuxième ou troisième jour. C'est la membrane du tympan qui empêche cette élimination ; quand enfin elle est percée, la matière purulente est rejetée par le conduit auditif. D'abord abondante et épaisse, cette humeur diminue bientôt de quantité et de consistance. Souvent il y a, en même temps que les signes de l'otite interne, des symptômes de pharyngite, d'inflammation des poches gutturales.

Exempte de complication, l'otite interne peut se terminer en quelques jours par résolution ; alors tous les symptômes disparaissent. Mais si la suppuration se produit, les souffrances deviennent atroces, l'animal est dans un état de stupeur interrompu par des cris ou des gémissements ; au bout de quelques jours, le pus finit par se procurer une issue, soit par le conduit auditif externe, ou exceptionnellement par la trompe d'Eustache et le pharynx ; l'animal alors, en toussant ou en s'ébrouant, rejette le pus par le nez ou par la bouche. Dès que l'oreille moyenne est vidée, il y a un soulagement immédiat très prononcé. Lafosse admet qu'il n'est pas impossible que, chez nos animaux comme chez l'homme, le pus perfore, pour s'échapper, la protubérance mastoïde. — Au lieu de se tarir et de permettre la guérison, il y a quelquefois un écoulement chronique, une *otite catarrhale*, qui persiste par la trompe d'Eustache ou par le conduit auditif ; il y a alors surdité à peu près complète. — Des membranes, l'inflammation peut s'étendre aux os, amener une carie avec déformation de la portion pétrée du temporal. Si le pus fuse dans le crâne, la mort survient après l'apparition des symptômes de la méningo-encéphalite.

PRONOSTIC. — L'otite interne est toujours une maladie grave, et quand elle se complique d'ostéite, elle peut être mortelle. Quelle que soit sa terminaison, l'audition est compromise, soit par l'épaississement et la perforation du tympan, soit par un relâchement ou une tension trop grande de cette membrane, soit par le rétrécissement de la trompe d'Eustache ; on a parfois vu les osselets de la caisse entraînés avec le pus.

TRAITEMENT. — Saignées locales. On recommande l'instillation dans l'oreille d'huile de morphine, d'une solution glycérinée d'un sel de morphine, l'application d'un tampon de coton imprégné de laudanum, d'huile chloroformée ; en même temps, on fera des cataplasmes émollients sur la région auriculo-temporale. Pendant le fort de l'inflammation, on fera bien de s'abstenir de toute injection par le conduit auditif. Quand la trompe d'Eustache est surtout enflammée, on fera dans la bouche des gargarismes rafraîchissants.

Dès que la résolution n'est plus possible, il faut favoriser l'élimination du pus formé ; si le diagnostic précis de la présence du pus dans la caisse était possible, on pourrait perforer le tympan. Zundel pense qu'il vaut mieux recourir aux applications vésicantes faites autour et même dans la conque. Dès que la matière s'est procuré une issue, on insiste sur les fumigations, les gargarismes émollients et sur les injections. Une trop longue persistance dans l'écoulement serait une indication de recourir aux injections astringentes et stimulantes ; mais il faut bien se garder de supprimer trop brusquement la suppuration ; les injections avec une solution très diluée de permanganate de potasse sont préférables.

Parasites de l'oreille. — Ce sont ordinairement des mouches, des poux, des acares.

Les poux se plaisent au milieu des longs poils qui recouvrent la conque des grands ruminants ; on peut aussi y trouver des dermanysses, des rougets, des gamases.

Chez le chien, le chat et le furet, on peut trouver dans l'oreille une variété d'acare, le *Symbiotes auricularum*.

Chez la chèvre et le lapin, une autre variété, le *Psoroptes communis* (Voy. GALE, t. I, p. 637).

Plaies. — Elles sont les suites de morsures, de coups de fouet, ou le résultat d'un accident ; elles sont fréquentes chez les chiens.

SYMPTOMATOLOGIE. — Variables par leur étendue, leur forme, les parties qu'elles intéressent et leurs complications, elles sont en général peu dangereuses et cèdent ordinairement à un pansement bien fait.

TRAITEMENT. — Il est simple, quand la blessure est peu étendue ; il consiste en des lavages antiseptiques ; cependant, chez les petits animaux, la cicatrisation est gênée par les frottements et l'agitation continuelle des oreilles.

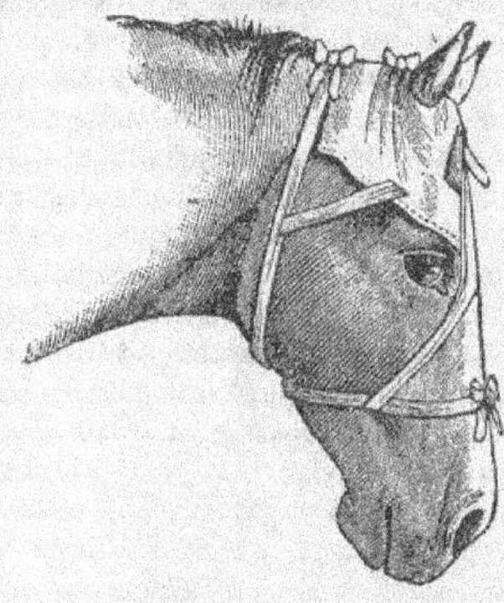

Fig. 1287. — Bandage d'oreilles de Bourgelat,
vu de côté.

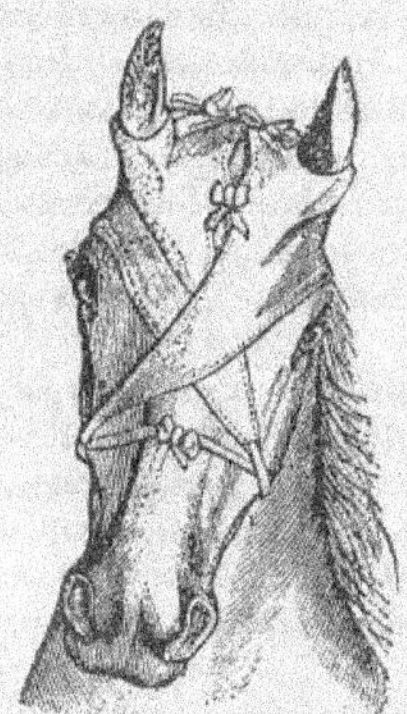

Fig. 1288. — Bandage d'oreilles de Bourgelat,
vu de face.

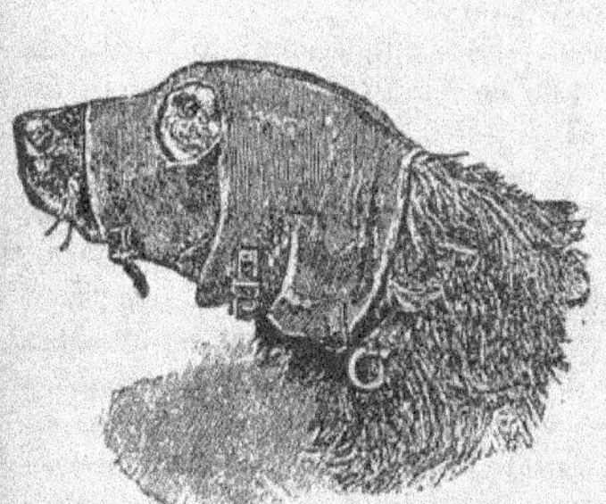

Fig. 1290. — Bandage allemand.

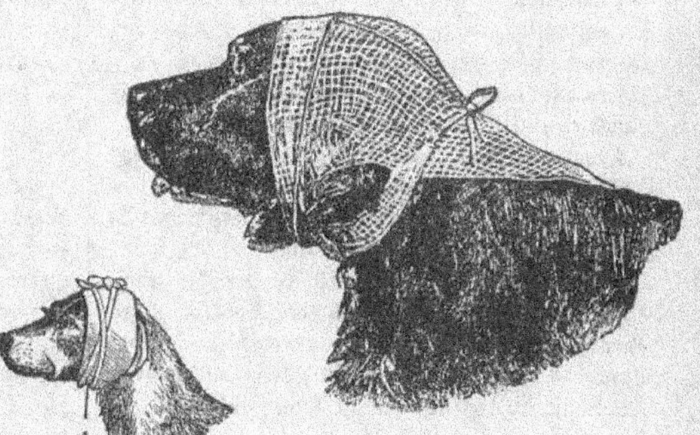

Fig. 1291. — Bandage allemand.

Fig. 1289. — Bandage
d'oreilles.

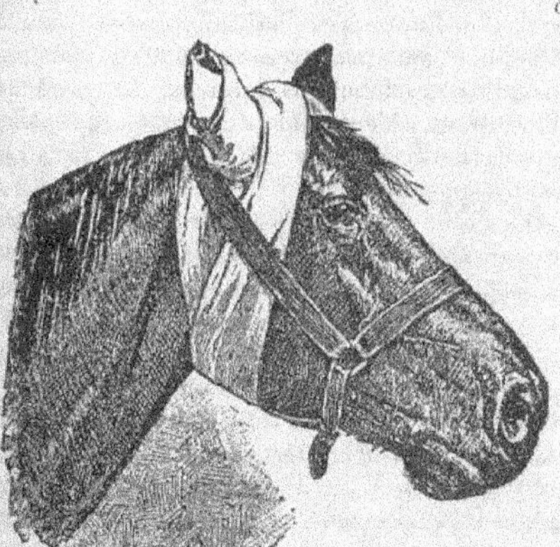

Fig. 1292. — Bandage d'oreilles américain,
vu de face.

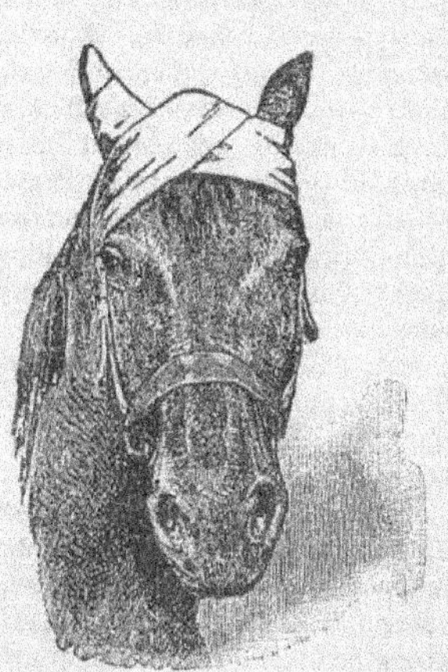

Fig. 1293. — Bandage d'oreilles
américain, vu de côté.

Si la plaie est assez étendue et si le cartilage est intéressé, la cicatrisation s'opère facilement, mais l'oreille reste fendue ; aussi est-il recommandé de la suturer ; si l'accident remonte déjà à quelques jours, on avivera au bistouri les lèvres de la plaie. La suture est recommandée surtout pour les plaies profondes de la base.

Dans les diverses opérations ou traitements à faire subir aux adultes, il est bon de protéger les oreilles par un pansement (Voy. Pansement) ; on peut se servir du bandage de Bourgelat (fig. 1287 et 1288), des bandages spéciaux imaginés en Amérique (fig. 1292 et 1293) (1).

Pour les petits animaux, on utilise ordinairement le béguin, bonnet ou coiffe en toile (fig. 1289, 1290, 1291).

Tumeurs. — On observe assez souvent chez les solipèdes, les bêtes bovines, les chiens, des verrues, des polypes, des kystes sébacés.

Ces tumeurs peuvent obstruer en partie le conduit auditif et gêner l'audition.

Les papillomes de l'oreille du chien succèdent ordinairement au catarrhe auriculaire.

Traitement. — On traitera ces tumeurs par la cautérisation ou par l'ablation.

OREILLETTE (diminutif de *oreille*; *auricula*; all. *Herzohr*, *Vorkammer*, *Vorhof*; angl. *auricle*; it. *orecchietta*; esp. *auricula*). — Nom donné à deux cavités de la partie supérieure du cœur, et distinguées en *droite* et *gauche*. — Voy. Cœur, t. I, p. 274.

OREILLONS (*angina maxillaris*; all. *Feifeln*; angl. *parotide mumps*; it. *orecchioni*; *ourles*, *parotidite contagieuse*). — Maladie aiguë, générale, présentant quelques points de ressemblance avec les fièvres éruptives, et caractérisée surtout par le gonflement inflammatoire du tissu lamineux qui entoure la glande parotide.

Cette maladie, assez fréquente dans l'espèce humaine, peut exister sur le chien. Le Dr Bousquet et Boudeaud ont montré qu'elle est transmissible du chien au chien et que l'on trouve dans la salive de l'animal malade un diplostreptocoque analogue et peut-être identique à celui trouvé dans les oreillons de l'homme.

Symptomatologie. — Dans les premiers jours, on note de la tristesse, avec fatigue générale, inappétence et frissons fréquemment répétés, ainsi que de l'enchifrènement et de nombreux éternûments. Bientôt apparaît la toux, en

même temps que se développe rapidement la tuméfaction des glandes salivaires, en particulier de la parotide et de la sous-maxillaire. La glande atteinte est volumineuse, très hypertrophiée, à ce point qu'on peut délimiter nettement les masses principales des lobules. La peau de la région correspondant à la glande envahie s'œdématie et devient légèrement douloureuse. Le canal de Sténon lui-même est tuméfié, dur, saillant, comme un tuyau rigide. Les ganglions correspondants sont envahis de bonne heure, du troisième au quatrième jour. La muqueuse buccale est sèche, légèrement décolorée ; la salive est rare. La mastication des corps durs est un peu pénible. L'état général, sauf une prostration manifeste, semble peu grave.

La durée de la maladie est d'une douzaine de jours ; la période d'incubation paraît être de trois à quatre jours.

Traitement. — Applications chaudes sur la région ; lavages antiseptiques de la cavité buccale ; s'il y a lieu, ponction de la parotide ; éviter les refroidissements.

ORGANE (*organum*, ὄργανον; all. *Organ*, *Werkzeug*; angl. *organ*; it. et esp. *organo*). — Subdivision complexe d'un appareil qui a sa conformation spéciale, et est divisible en parties diverses (*organes premiers* ou *primaires* ou *parties similaires*) dont l'ensemble forme les *systèmes*; ou *vice versa*, partie du corps formée par la réunion intime des *parties* similaires provenant de systèmes différents et constituant un tout unique de conformation spéciale (Bichat). A la notion anatomique d'organe se rattache, comme attribut physiologique, l'idée d'*usage spécial* ordinairement multiple, c'est-à-dire que chaque organe peut *servir* à l'accomplissement de plusieurs fonctions : tel est le canal de l'urètre, etc. L'ensemble des organes d'espèces qui concourent à une même fonction prend le nom d'*appareil*.

La règle du *balancement des organes* montre que nul organe normal, comparé d'une espèce à l'autre, ou monstrueux dans une même espèce, n'acquiert un développement considérable sans qu'un autre du même système ou en connexion avec lui ne soit amoindri en une même proportion : de là l'existence forcée, si l'on peut dire, des *organes rudimentaires*. La règle des connexions sert à les déterminer ; mais c'est la règle du *balancement* qui enseigne à les prendre en considération, bien que la physiologie les ait fait négliger, vu l'insignifiance de leur atrophie relative, ou parce qu'ils sont masqués par

(1) Liautard, *Manual of operative veterinary surgery*.

l'exagération de l'action des organes voisins très développés.

ORGANICISME (de *organicus*, organique; all. *Organicismus*; angl. *organicism*; it. *organicismo*). — Théorie médicale qui s'efforce de rattacher toute maladie à une lésion matérielle d'un organe. Son impuissance relative tient à ce que, prenant à la lettre sa signification étymologique, elle méconnaît les altérations de quantité ou de nature des principes immédiats et des éléments anatomiques, qui peuvent être

mal qui l'éprouve ne peut demeurer couché, et semble menacé de suffocation.

OS (*os*, ὀστέον; all. *Knochen*, *Bein*; angl. *bone*; it. *osso*; esp. *hueso*). — Les os constituent la charpente du corps des animaux domestiques, et leur assemblage forme le *squelette* (fig. 1294).

Les os sont distingués en *os longs*, en *os larges* ou *plats*, en *os courts*.

Les os longs appartiennent exclusivement aux membres et ils sont tous creusés à l'intérieur d'une cavité allongée, la *cavité médul-*

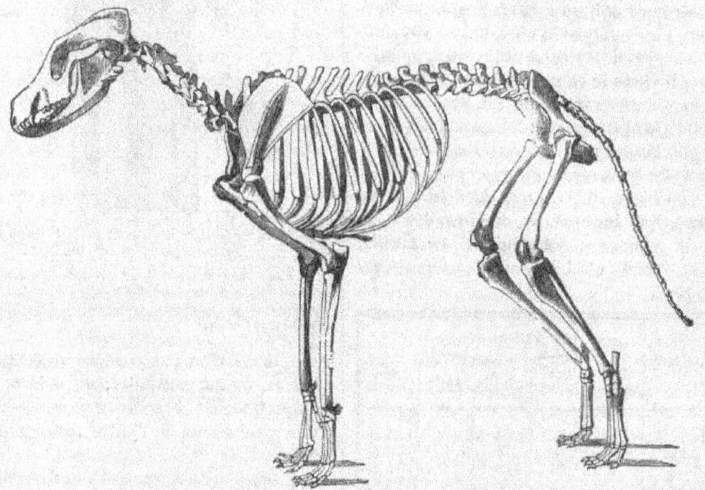

Fig. 1294. — Squelette de chien.

lésés sans que les organes dont ils sont parties constituantes le soient d'une manière apparente aux moyens ordinaires d'investigation.

ORGANISME (de *organum*, organe; all. *Organismus*; angl. *organism*; it. et esp. *organismo*). — Mot introduit dans la science au XVIIIe siècle par Charles Bonnet, puis par Chaussier, pour désigner l'ensemble des organes ou parties douées d'organisation (*Plan du cours de zoonomie*, 1809). Depuis, il a été parfois usité pour désigner le côté fonctionnel de l'économie, l'ensemble de ses actes ou des lois qu'ils suivent.

ORGELET. — Voy. BLÉPHARITE, t. I, p. 122.

ORLOFF (TROTTEUR RUSSE OU D'). — Famille de trotteurs appartenant à la race asiatique de Sanson. Ils ressemblent aux chevaux anglais de courses au galop, mais ils ont la croupe plus arrondie et le rein plus long.

ORTHOPNÉE (de ὀρθός, droit, et πνέω, respirer). — Difficulté de respirer telle, que l'animal qui l'éprouve ne peut demeurer couché, et

laire; on leur distingue toujours un *corps* ou *diaphyse*, qui est la partie moyenne la plus étroite de l'os, et deux *extrémités* ou *épiphyses*, présentant des renflements plus ou moins considérables.

Les os plats sont dépourvus de cavité médullaire et se rencontrent dans la tête et les régions supérieures des membres.

Les os courts sont privés comme les précédents de cavité médullaire et se trouvent dans le rachis et dans quelques régions des membres (fig. 1295).

ANATOMIE. — **Os en général.** — Voy. OSSEUX (*Tissu*).

Os en particulier. — 1° *Tête*. — Formée d'un grand nombre d'os particuliers, qui se soudent entre eux bien avant que le jeune animal ait atteint l'âge adulte. — On divise la tête en deux parties : le *crâne*, ou partie supérieure de la tête, et la *face*.

Le *crâne* se compose de sept os plats, cinq

impairs : *occipital, pariétal, frontal, sphénoïde, ethmoïde* ; un seul est pair, le *temporal.*

La *face* est composée des deux *mâchoires*. — La *mâchoire supérieure,* traversée dans sa longueur par les cavités nasales, est formée de dix-neuf os larges, dont neuf pairs : *maxillaires supérieurs, intermaxillaires* ou *incisifs, palatins, ptérygoïdiens, zygomatiques, lacrymaux, nasaux, cornets supérieurs, cornets inférieurs,* et un impair, le *vomer* — La *mâchoire inférieure* est formée d'un seul os, le *maxillaire inférieur.*

2° **Rachis ou colonne vertébrale**. — Formée par l'assemblage d'un nombre considérable d'os courts, impairs et tubéreux, appelés *vertèbres.* D'après la configuration de ces os, on divise la colonne vertébrale en cinq régions qui sont, d'avant en arrière : 1° la *région cervicale* ; 2° la *région dorsale* ; 3° la *région lombaire* ; 4° la *région sacrée* ; 5° la *région coccygienne.*

MM. Chauveau et Arloing, dans le tableau ci-dessous, ont indiqué le nombre des vertèbres de chacune des régions du rachis, pour le cheval et les autres mammifères domestiques.

ANIMAUX.	VERTÈBRES.				
	Cervicales.	Dorsales.	Lombaires.	Sacrés.	Coccygiennes
Cheval.......	7	18	6 ou 5	5	15 à 18
Bœuf.........	7	13	6	5	16 à 20
Mouton......	7	13	6 ou 7	4	16 à 24
Chèvre	7	13	6	4	11 à 12
Dromadaire..	7	12	7	4	15 à 18
Porc	7	14	6 ou 7	4	21 à 23
Chien........	7	13	7	3	16 à 21
Chat.........	7	13	7	3	21
Lapin	7	12	7	4	16 à 18

3° **Thorax**. — Sorte de cage suspendue sous les vertèbres de la région dorsale, composée d'arcs osseux ou *côtes,* en nombre double de celui des vertèbres dorsales (moitié de chaque côté), et d'un os impair, le *sternum,* qui sert d'appui direct ou indirect à l'extrémité inférieure des côtes.

4° **Membres antérieurs.** — Chaque membre antérieur se décompose en quatre régions secondaires : l'épaule, le bras, l'avant-bras et le pied antérieur.

L'*épaule* a pour base squelettique l'*omoplate* ou *scapulum* ; chez les carnassiers et le lapin, il existe deux os, le scapulum et la *clavicule.*

Le *bras* a pour base l'*humérus.*

L'*avant-bras* a pour base le *radius* et le *cubitus,* soudés en une seule pièce, chez la plupart de nos animaux domestiques.

Le *pied antérieur* ou *main* offre de grandes variétés suivant les espèces. — Chez les verté-

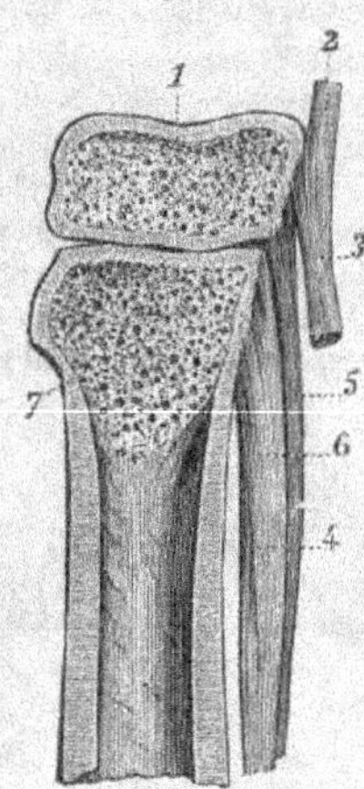

Fig. 1295. — Coupe médiane de la rangée inférieure du carpe et du métacarpe.

En 1 on voit un os court, le noyau est de substance spongieuse et l'enveloppe de substance compacte ; le métacarpien 7 a le corps formé de substance compacte et l'extrémité disposée comme un os court.

brés, la main se compose de un à cinq rayons plus ou moins parallèles, ou *doigts.* Le doigt complet se subdivise en trois sections placées l'une au-dessous de l'autre : *carpe, métacarpe, phalanges.*

Le *carpe,* qui correspond au genou du cheval, est situé entre l'extrémité inférieure du radius et l'extrémité supérieure des métacarpiens. Il est formé par un certain nombre de petits os, disposés en deux rangées superposées, et réunis entre eux par des liens articulaires solides.

Le *métacarpe,* os du canon du cheval, se compose : chez les solipèdes, de trois os accolés parallèlement les uns aux autres, un *métacarpien principal,* deux *métacarpiens rudimentaires, externe* et *interne* ; chez les ruminants, de deux os, un métacarpien principal, un métacarpien rudimentaire externe, parfois il existe un métacarpien interne ; chez les carnassiers et le lapin, de cinq métacarpiens articulés entre eux à leur extrémité supérieure ; chez le porc, de quatre métacarpiens.

Les solipèdes n'ont en apparence qu'un seul doigt, formé de trois articles placés bout à bout :

Le premier article comprend trois os, la *première phalange* et les deux *grands sésamoïdes,* qui flanquent la première phalange en arrière de son extrémité supérieure ;

Le deuxième article est formé par la *deuxième phalange* ;

Le troisième est constitué par la *troisième phalange*, ou *os du pied*, et par un petit os accessoire ou *petit sésamoïde*.

Le bœuf, le mouton et la chèvre possèdent deux doigts parfaits, qui comprennent chacun, comme le doigt unique du cheval, trois os phalangiens et trois os sésamoïdes ; ils ont en outre deux doigts rudimentaires représentés par deux petits os situés au-dessus et en arrière de l'articulation métacarpo-phalangienne.

Le porc possède quatre doigts complets articulés à la suite des métacarpiens.

Le chien, le chat, le lapin ont cinq doigts complets, qui rappellent ceux de la main de l'homme ; cependant le doigt interne n'a que deux phalanges et ne se met jamais en rapport avec le sol.

5° *Membres postérieurs*. — Chaque membre postérieur se décompose en quatre régions : le *bassin*, la *cuisse*, la *jambe* et le *pied*.

Le bassin est une sorte de cavité osseuse formée par l'union des vertèbres sacrées ou *sacrum* avec deux pièces latérales, les *coxaux*. Chaque coxal est divisé en trois pièces, soudées chez l'adulte : l'*ilium*, le *pubis* et l'*ischium*.

La cuisse a pour base le *fémur*.

La jambe a pour base trois os : le *tibia*, le *péroné* et la *rotule*.

Le pied postérieur est analogue au pied antérieur ; il comprend trois sections : le *tarse*, le *métatarse* et la *région digitée*.

Les os du tarse sont courts, compacts, au nombre de cinq, six ou sept suivant les espèces, et disposés comme ceux du carpe, en deux rangées superposées ; la rangée supérieure ne comprend que deux os, les deux plus gros, l'*astragale* et le *calcanéum*.

Les os métatarsiens et les os de la région phalangienne sont disposés comme au pied antérieur.

PATHOLOGIE. — *Altérations de la solidité des os*. — Sous ce nom nous décrivons deux affections du tissu osseux, que l'on rencontre dans presque toutes les espèces domestiques : le *rachitisme*, caractérisé par le ramollissement des os chez les jeunes sujets, et la *cachexie osseuse* ou *ostéomalacie*, caractérisée par les mêmes altérations survenant chez un animal adulte. Ces deux altérations morbides paraissent relever de causes semblables, et les différences constatées dans les lésions dépendent vraisemblablement de l'état de développement des os malades : dans l'ostéomalacie, l'os, déjà calcifié, aban-

donne ses sels calcaires, qui sont repris par la circulation et éliminés, tandis que les altérations du rachitisme sont le résultat d'une calcification insuffisante (Cadiot et Almy, *loc. cit.*).

ÉTIOLOGIE. — On a émis diverses théories pour expliquer le rachitisme et l'ostéomalacie.

1° *Théorie de l'insuffisance*. — Ces affections seraient dues à une insuffisance en sels minéraux dans les aliments donnés aux animaux, ou plutôt à une absorption insuffisante d'acide phosphorique par le tube digestif.

2° *Théorie des acides*. — L'os rachitique serait décalcifié par certains acides organiques et surtout par l'acide lactique en excès.

3° *Théorie de l'inflammation*. — La cachexie osseuse serait due à une ostéite généralisée, provoquée par un agent irritant. Moussu a montré que sur le porc, dans la maladie du reniflement, cet agent irritant est un microbe (Voy. plus loin, p. 300).

Cachexie osseuse. — *Ostéomalacie*. — *Ostéoclastie*. — *Ostéoporose*. — L'ostéomalacie consiste dans le ramollissement du tissu osseux chez les adultes ; on l'a observée chez le cheval, la chèvre, le porc, le chien.

L'ostéoclastie, spéciale aux bovidés, est un état particulier des os, dans lequel le canal médullaire serait agrandi, la substance spongieuse en partie résorbée ; les fractures surviendraient avec la plus grande facilité.

L'ostéoporose est une ostéite raréfiante généralisée : les canaux de Havers sont considérablement dilatés et il y aurait résorption de la substance compacte.

Ces divers états pathologiques, que l'on décrivait autrefois comme des entités morbides particulières, sont des manifestations d'une maladie générale à type cachectique, caractérisée par une fragilité anormale du tissu osseux due à la résorption de la substance spongieuse compacte, ou des sels calcaires.

ÉTIOLOGIE. — Autrefois, de nombreuses causes ont été incriminées dans la genèse de l'ostéomalacie : empoisonnement par les sels de plomb, mauvaise hygiène, absorption de certaines plantes (*anthericum ossifragum*), rhumatisme, etc. Les travaux de divers auteurs, et surtout de Cantiget, ont bien établi que la cause déterminante de la cachexie osseuse est la pauvreté du sol et des fourrages en phosphates et surtout en phosphate de chaux. La gestation et la lactation favorisent le développement de la maladie, en raison des besoins du fœtus et de la mère : chez les animaux de l'espèce bovine surtout, la maladie attaque presque exclusivement les vaches en état de gestation ou en pleine lactation, tandis que les mâles ne sont presque jamais atteints.

En ces derniers temps, Moussu a étudié la cachexie osseuse chez le porc (*maladie du reniflement*). Il a constaté qu'elle pouvait se transmettre par la cohabitation et être reproduite expérimentalement. Il conclut à l'existence d'un agent microbien, qui agirait comme cause déterminante. Il pense que l'étiologie de la maladie chez le cheval et le bœuf doit être la même.

SYMPTOMATOLOGIE. — Au début, les animaux semblent fatigués et restent plus longtemps couchés ; ils maigrissent, perdent un peu de leur appétit, présentent du pica, de la salivation. Au bout d'un certain temps, on observe des douleurs rhumatismales ou des synovites ; le lever devient de plus en plus difficile, le décubitus se prolonge des journées entières ; si les malades parviennent à se lever, ils restent immobiles ; ils marchent très difficilement, comme s'ils étaient fourbus. Dans une troisième phase, des fractures se produisent avec la plus grande facilité, parfois sans cause apparente ; ces fractures ont ceci de particulier qu'elles ne s'accompagnent pas d'épanchement hémorragique et que le cal ne se forme pas ; parfois, à l'autopsie, on trouve les deux abouts de l'os fracturé usés par le frottement. Enfin à la phase ultime, que l'on a **rarement** occasion de constater sur nos animaux, les os se ramollissent, cèdent à la pression au niveau des épiphyses, se déforment.

Dans le reniflement du porc, d'après Moussu, l'examen attentif du sujet révèle presque toujours à ce moment l'existence d'une lésion de la face. Tout à fait au début, celle-ci se traduit par le développement, de chaque côté de la ligne médiane de la tête, d'une *tuméfaction allongée* parallèlement au grand axe du nez. Cette tuméfaction est symétrique et assez ferme. *Il n'y a pas de jetage*. Peu à peu, les lésions s'accentuent au niveau de la face, et quelquefois, mais pas toujours, atteignent le maxillaire supérieur. Le cornage peut précéder de deux mois l'apparition des lésions locales. Celles-ci évoluent insensiblement et le vétérinaire n'est consulté que lorsque les symptômes présentés par le malade deviennent alarmants. A cette époque voici quelle est leur physionomie : « Toute la partie ayant pour base les deux maxillaires supérieurs est gonflée, luisante, d'un blanc laiteux, à peu près dépourvue de poils ; sur le **chanfrein**, un méplat accusé au niveau des sus-naseaux. Rien du côté des frontaux et des autres os du crâne. La mâchoire inférieure est aussi très tuméfiée, ses branches

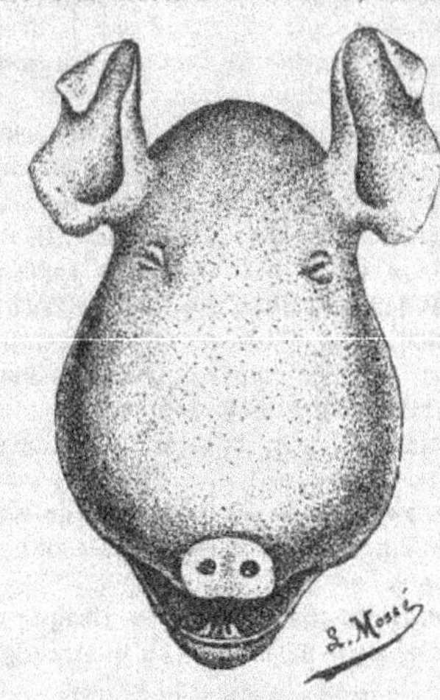

Fig. 1296. — Tête de porc montrant l'élargissement de la partie inférieure de la tête (cliché de MM. Mathis et P. Leblanc).

sont écartées en arrière, et elle n'atteint pas l'extrémité antérieure de la mâchoire supérieure : elle en reste distante de plusieurs centimètres. Les dents incisives, en haut comme

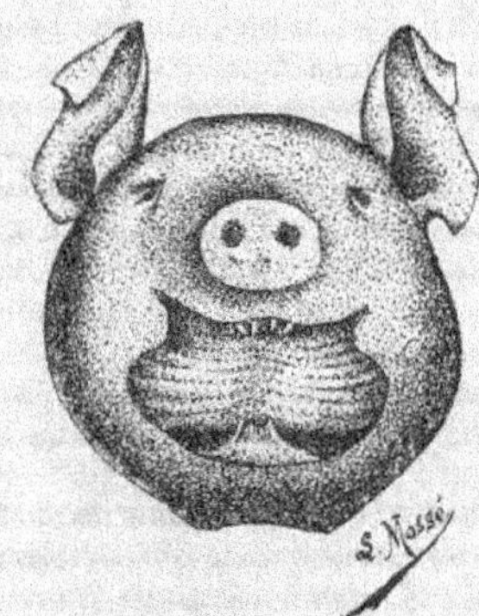

Fig. 1297. — Tête de porc montrant le bombement de la voûte palatine (cliché de MM. Mathis et P. Leblanc).

en bas, sont bien développées ; les molaires supérieures sont repliées au dehors, les inférieures bien sorties et verticales s'appuyant sur le palais très élargi et bombé. De profil, le palais, bombé, prend la forme d'une poire ou de la semelle d'un sabot » (fig. 1296 et 1297).

Chez le cheval, le mal débute souvent par des synovites localisées de préférence aux parties inférieures des membres, puis les maxillaires s'épaississent, le chanfrein se boursoufle ; la mastication devient pénible ; la respiration s'accélère ; le malade maigrit, ne mange plus, et finalement meurt dans le marasme.

La cachexie osseuse évolue toujours avec une grande lenteur et dure plusieurs mois. Traitée dès le début, elle guérit assez facilement, tandis que la mort survient presque toujours, lorsqu'on l'abandonne à elle-même.

ANATOMIE PATHOLOGIQUE. — Les os sont entamés facilement par l'instrument tranchant ;

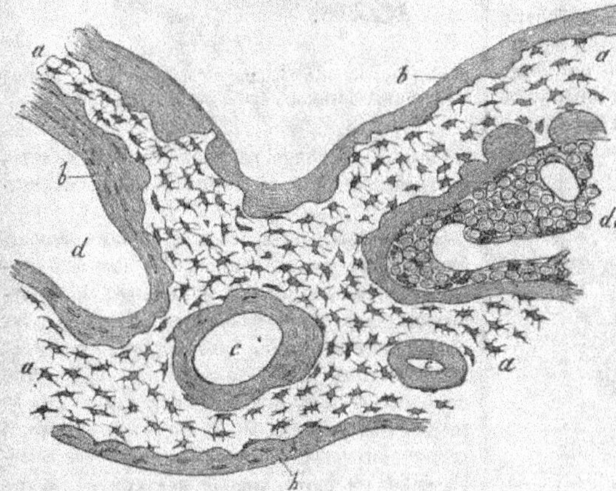

Fig. 1298. — Ostéomalacie. — Fragment de la substance spongieuse d'une côte ostéomalacique.

a, tissu osseux normal. — *b*, tissu osseux privé de la substance calcaire. — *c*, canalicules de Havers. — *d*, espace médullaire rempli de moelle rouge ; les vaisseaux capillaires sont béants. — Grossissement : 300.

le tissu compact est raréfié, ou bien la substance spongieuse est résorbée en partie ; les canaux de Havers, le canal médullaire sont augmentés dans leurs dimensions ; la moelle est souvent molle, rouge, gélatineuse ; parfois le périoste est décollé au point d'attache des ligaments (fig. 1298). Les fractures sont observées fréquemment ; elles présentent les caractères décrits plus haut ; dans certains cas, les ligaments articulaires désinsérés ont entraîné une plaquette osseuse. On peut noter des lésions des synoviales articulaires et tendineuses ; les cartilages articulaires sont détruits par places. Enfin on constate des lésions secondaires d'anémie.

DIAGNOSTIC. — Facile dans les contrées où la maladie est fréquente. Les cas isolés, survenant dans des pays où l'affection est rare, sont assez difficiles à diagnostiquer au début ; on peut confondre surtout avec des manifestations rhumatismales.

PRONOSTIC. — Assez grave, car la maladie sévit généralement à l'état enzootique, sur un certain nombre d'animaux d'une même exploitation ou d'un pays. Pour chaque malade en particulier, le pronostic est d'autant plus grave que l'affection est plus ancienne.

TRAITEMENT. — Il est surtout hygiénique. On modifiera l'alimentation, en ajoutant ou en substituant aux grains et fourrages récoltés dans le pays des substances alimentaires provenant de contrées où la maladie n'existe pas. On peut aussi améliorer l'alimentation en ajoutant à la ration des graines de céréales et de légumineuses, de fèves et de pois. On a obtenu de très bons résultats en donnant des tourteaux de coton, d'arachide, de lin, de colza ; ce sont des substances alimentaires très riches, qui, même mélangées à un mauvais fourrage, ramènent la ration à un rapport nutritif convenable. Le phosphate de chaux mélangé directement aux aliments est aussi utile. Enfin on excitera l'appétit et on soutiendra les malades avec des toniques amers (gentiane, quinquina), des ferrugineux (eau rouillée, teinture de Mars), de l'huile de foie de morue, des excitants diffusibles. Les lésions locales, synovites, arthrites, seront traitées par les moyens ordinaires.

Il est important, dans les contrées où la maladie sévit, de modifier la composition du sol, au moyen d'engrais chimiques riches en phosphates et en superphosphates.

Rachitisme (de ῥάχις, épine du dos ; all. *Rhachitis* ; angl. *the rickets* ; it. *rachitide* ; esp. *raquitismo*). — Appelé encore *ramollissement des os, maladie des membres, croissance naine*, etc... Fréquent sur les jeunes chiens et les porcelets, il s'observe aussi sur les jeunes animaux des autres espèces domestiques, sur les gallinacés.

SYMPTOMATOLOGIE. — Le rachitisme procède d'une manière plus ou moins lente ; ordinairement l'animal est triste et abattu, éprouve de la difficulté pour se mouvoir. L'appétit est assez bien conservé, mais l'animal maigrit, a mauvaise apparence ; le poil est piqué, la peau collée ; la laine du mouton est dure et cassante. Il y a fréquemment un peu de diarrhée ; on a également signalé des troubles dans les organes respiratoires et surtout du coryza. L'urine renferme un dépôt calcaire souvent très abondant.

Il y a quelquefois cependant déformation des os sans autres symptômes. On constate des gonflements, des courbures (fig. 1299), des torsions, des déviations, dans les parties inférieures du corps, dans les membres, et plus particulièrement dans les canons, moins souvent dans les paturons. Hering cite le cas de moutons ayant pris des jambes torses comme les bassets ; on a vu des porcs marcher sur l'avant-bras ; souvent les animaux marchent en s'agenouillant, ou bien ils s'accroupissent. Parfois, les mâchoires, les os du nez se gonflent, et il survient de l'enchifrènement et de la gêne dans la mastication. Rarement la colonne

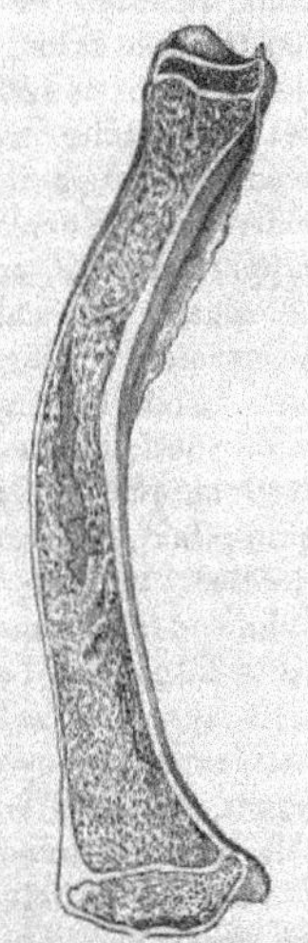

Fig. 1299. — Tibia déformé et spongieux.

vertébrale se dévie chez les animaux. Néanmoins on l'a vue, chez le cheval, présenter une double inflexion dans le sens vertical (*cyphose*, en contre-haut ; *lordose*, en contre-bas) et latéral (*scoliose*) à la fois. Lafosse l'a vue, sur plusieurs sujets, se creuser en arrière des épaules et en avant du sacrum, tandis qu'à la jonction du dos et des lombes, elle formait une gibbosité bien prononcée. Le sternum et les côtes subissent des déformations, des déviations ordinairement

subordonnées à celles de la colonne vertébrale. Ces altérations, en gênant les poumons, la

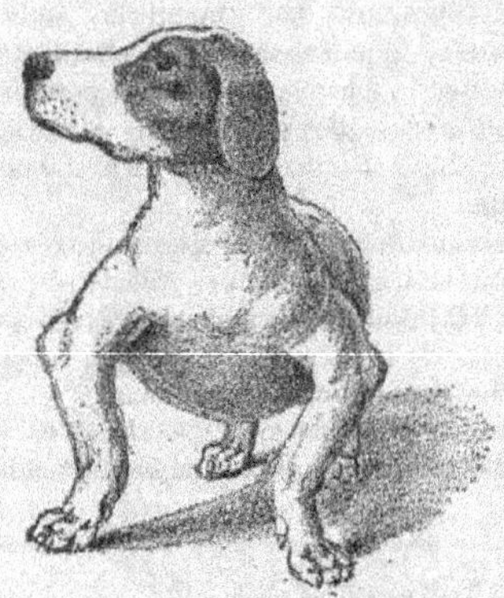

Fig. 1300. — Rachitisme chez un chien braque de Saint-Germain, âgé de sept mois (Mégnin).

trachée, l'œsophage, peuvent devenir des causes de troubles dans la respiration et la déglutition.

Si la maladie n'est pas arrêtée dans sa marche, on voit survenir la période dite de consomption rachitique. Le gonflement, la déformation, se prononcent encore davantage ; les os des membres se fracturent spontanément, et la locomotion devient à peu près impossible, ou bien les animaux ne peuvent plus que se traîner péniblement (fig. 1300). Chez le porc, il arrive souvent que les cavités nasales se rétrécissent à tel point, que le passage de l'air ne peut plus s'effectuer que par la bouche, qui reste constamment entr'ouverte ; la respiration s'accompagne d'un bruit qui se fait entendre à distance ; les dents s'écartent, s'ébranlent, et la mastication devient impossible ; les muqueuses, la peau prennent une teinte violacée ; l'appétit se perd ; le marasme se prononce et les malades succombent. Pendant cette période, les os gonflés, pressés entre les doigts, cèdent et crépitent ; le plus léger effort suffit pour les briser (Lafosse).

Dobler (1) a décrit un cas de rachitisme chez le chien : « La jambe est tellement tordue en spirale de droite en haut et extérieurement, à gauche en bas et interne autour de son axe, que l'olécrâne s'écarte loin du tronc, comme chez les bulldogs. L'articulation carpienne se trouve en flexion (fig. 1301) ; dans la marche, la jambe

_____

(1) Dobler, *Mittheilungen des vereins Badischer Thierarzte.*

malade est chargée autant que la saine ; toutefois la jambe malade décrit un petit arc vers le dehors et recule aussitôt au moment de l'appui dans un plan transversal, par quoi le carpe et les pointes des orteils sont tordus vers l'extérieur (fig. 1302). Aux épiphyses de la cuisse et de la jambe, ainsi qu'à l'humérus supérieur et inférieur, on constate des gonflements très distincts, l'articulation carpienne droite montre même distinctement une augmentation de la circonférence non douloureuse. A juger d'après les sauts burlesques, cette maladie ne détermine pas de douleurs. »

Marche, durée, terminaisons. — Ordinairement le rachitisme est chronique, et la maladie peut durer très longtemps, toujours pareille pendant des mois. La mort est une terminaison fréquente. Cependant on peut voir la guérison spontanée survenir avec l'âge adulte. L'individu reste petit, au-dessous de la moyenne et souvent difforme.

Anatomie pathologique. — A. *Troubles de l'ossification dans le cartilage.* — A l'état normal, il

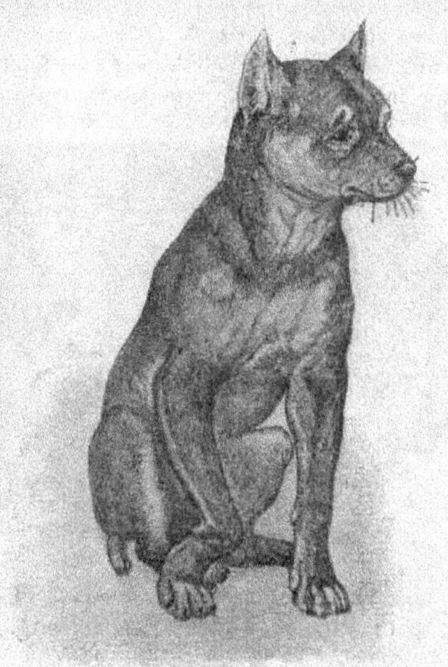

Fig. 1301. — Rachitisme chez un chien (Dobler).

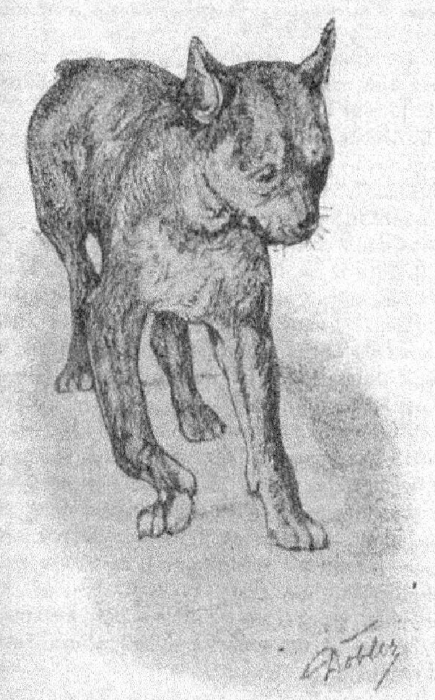

Fig. 1302. — Rachitisme chez un chien (Dobler).

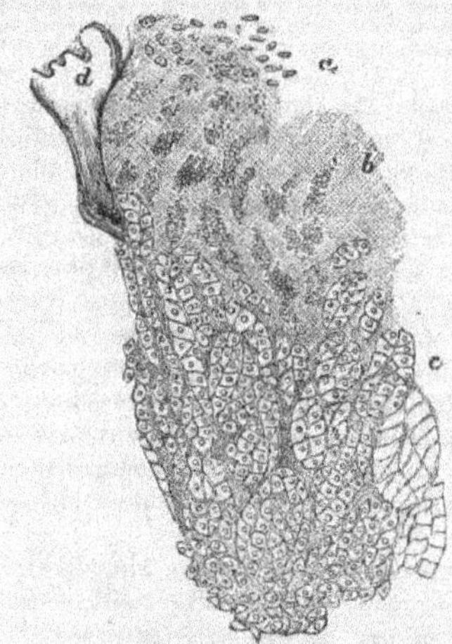

Fig. 1303. — Prolifération d'un cartilage diaphysaire pendant la croissance.

a, éléments du cartilage au voisinage de l'épiphyse ; les uns sont uniques, les autres commencent à se multiplier. — *b*, groupes de cellules produits par la division successive de cellules uniques. — *c*, groupes de cellules notablement développées, situés près du bord calcaire de la diaphyse, et produits par le développement et l'augmentation du volume des cellules uniques ; la substance intercellulaire devient de plus en plus rare. — *d*, coupe d'un vaisseau. — Grossissement : 150. (Virchow, *Pathologie cellulaire.*)

existe, dans le cartilage en activité d'ossification, une *couche chondroïde*, transversale, à bords

parallèles, translucide, bleuâtre, épaisse de 1 à
1 et demi millimètre (fig. 1303). Dans le rachitisme, cette couche atteint plusieurs centimètres
d'épaisseur ; ses limites du côté du cartilage et

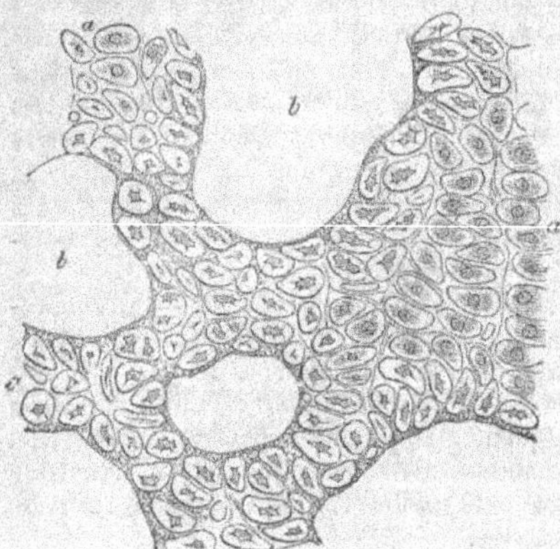

Fig. 1304. — Zone de prolifération d'un cartilage
épiphysaire rachitique.

a, colonnettes cellulaires non ossifiées. — *b*, espaces médullaires du tissu cartilagineux en voie d'ossification directement.
— Grossissement : 500.

du côté de l'os sont sinueuses, irrégulières ;
elle est sillonnée par des canaux médullaires
du cartilage, contenant des vaisseaux dilatés ;
les capsules cartilagineuses sont plus distendues, renferment un plus grand nombre de
capsules secondaires ; celles-ci sont plus volumineuses ; la prolifération est plus intense,
plus prolongée. Dans cette couche, on trouve
des grains durs, disséminés, séparés par de la
substance cartilagineuse, et représentant des
îlots d'infiltration calcaire, qui peuvent atteindre les capsules secondaires, contrairement à
ce qui se passe dans l'ossification physiologique.

Au-dessous de la couche chondroïde se
trouve normalement la couche dite *ossiforme*,
constituée par la substance fondamentale du
cartilage infiltrée de sels calcaires. Dans le
rachitisme, le couche ossiforme n'est pas
simplement augmentée de volume ; elle est
remplacée par le *tissu spongoïde*, tissu rouge, de
consistance spongieuse, séparé de la couche
chondroïde par une ligne sinueuse, mais nette,
tandis que la transition est insensible du côté
de l'os. Ce tissu est formé par des alvéoles
larges, irrégulières, anastomosées en un
système caverneux, contenant du sang et une
moelle d'abord rouge et très fluide, puis plus
consistante et présentant une ébauche d'orga-

nisation fibreuse. Les travées qui limitent ces
alvéoles sont des portions de tissu cartilagineux infiltré de sels calcaires ; on y aperçoit des
corpuscules anguleux, plus volumineux que

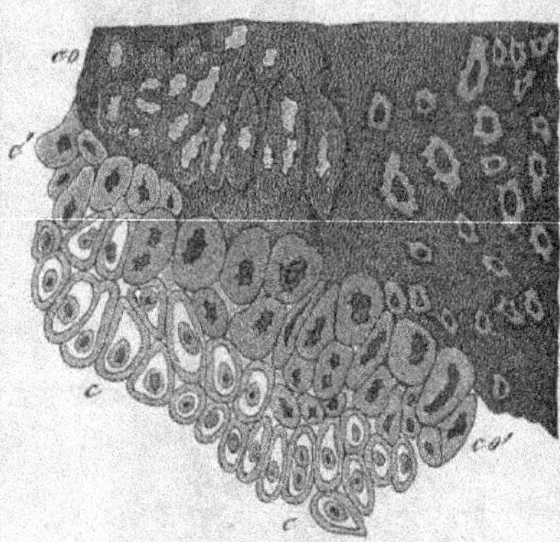

Fig. 1305. — Ilot d'ossification dans un cartilage
diaphysaire atteint de rachitisme.

c, c, cartilage ordinaire se développant (proliférant). — *c'*, les
capsules s'épaississent ; il se forme des cavités étoilées (cellules
cartilagineuses devenues ostéoïdes). — *co'*, infiltration calcaire
des cellules ostéoïdes du cartilage. — *co*, les capsules de cellules
envahies par la chaux commencent à se fusionner. — *o*, substance
osseuse. — Grossissement : 300. (Virchow, *Pathol. cellul.*)

les corpuscules osseux, disposés sans ordre
dans une substance granuleuse non lamellaire
(fig. 1304 et 1305).

B. Lésions de l'ossification sous le périoste. — La
moelle sous-périostique se transforme en tissu
conjonctif, d'abord mou, puis plus dense, et
unissant intimement le périoste à la surface de
l'os. Cette couche, parfois épaisse de plusieurs
millimètres, se transforme plus tard en *tissu
ostéoïde*, consistant en travées réfringentes,
onduleuses, anastomosées, qui sont les analogues des fibres de Sharpey, et qui contiennent
des cellules étoilées, qu'on trouve aussi dans
le tissu conjonctif du début.

C. Lésions de l'ossification dans la moelle. — La
moelle est rouge, fluide, fœtale, dans ses portions centrales ; mais la moelle périphérique
se transforme en couches fibrillaires de tissu
conjonctif, qui peuvent lui donner l'apparence
d'une membrane médullaire. Il en résulte que
l'ossification des systèmes de Havers, qui se
fait aux dépens des couches périphériques
de la moelle, est retardée et irrégulière dans
le rachitisme (J. Renaut).

D. Déformations et réparation. — La mollesse
de la couche chondroïde et du tissu spongoïde
empêche ces substances de résister à la pres-

sion qu'elles supportent, et les fait saillir sous forme de bourrelets autour des épiphyses (*nouures*). De plus, le défaut de résistance du tissu ostéoïde, la transformation fibreuse que subit la moelle des canaux de Havers dans

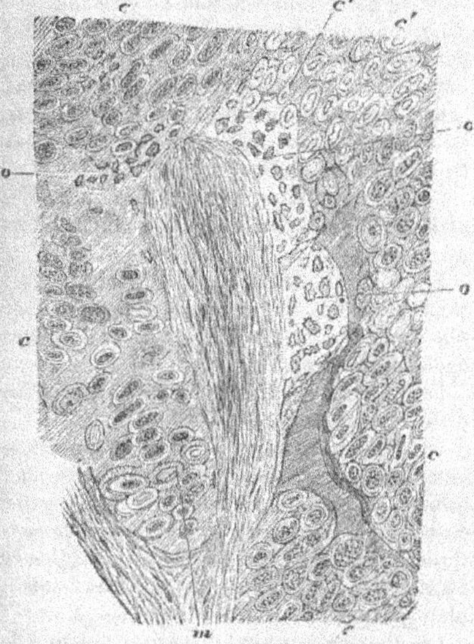

Fig. 1306. — Coupe verticale d'un cartilage diaphysaire d'un tibia rachitique, en voie de développement.

Un cône médullaire volumineux, envoyant à gauche une branche latérale, part de *m* et se prolonge dans le cartilage. — En *c*, *c*, *c*, au pourtour du cône, on voit le cartilage subissant la prolifération et présentant des cellules volumineuses et des groupes de cellules. — En *c'*, *c'*, les capsules du cartilage s'épaississent et se rident dans leur intérieur. — En *o*, *o*, elles se fondent et forment un tissu ostéoïde. — Grossissement : 300. (Virchow, *Pathol. cellul.*).

toute l'épaisseur de la diaphyse, la résorption consécutive des travées osseuses, exposent les os des rachitiques aux *courbures anormales* et aux *fractures* (fig. 1306).

Quand la guérison survient, la *réparation* se fait par simple infiltration calcaire, ou plus probablement par formation de tissu embryonnaire aux dépens duquel l'os se reconstitue : souvent alors celui-ci est éburné, a une dureté exagérée.

Diagnostic. — Facile, dès qu'apparaissent les déviations osseuses. On différenciera aisément le rachitisme de la polyarthrite infectieuse et des arthrites rhumatismales, affections qui

évoluent d'une façon bien différente et qui s'accompagnent de fièvre.

Traitement. — Donner des aliments riches en phosphate de chaux ; ajouter à la ration des grains, des farineux, des fèves, des féveroles, etc.; surveiller l'hygiène.

On a recommandé divers médicaments et substances qui ont l'inconvénient d'être coûteux et ne sont guère utilisés que pour les chiens : sirop de chlorhydro-phosphate (2 à 3 cuillerées à bouche par jour) ; poudre d'os (une cuillerée à soupe); huile de foie de morue (1 à 2 cuillerées à soupe par jour) ; huile de foie de morue lécithinée ou phosphorée ; phosphore (1 milligramme pour le chien, 1 à 5 centigrammes pour les poulains) donné dans l'huile.

Enfin on a recours aux toniques.

Le traitement local est peu important : frictions stimulantes ou applications vésicantes sur les tuméfactions osseuses ; on peut prévenir la déformation des membres par des bandages.

Carie ou *Ostéomyélite suppurée*. — Voy. Carie, t. I, p. 159.

Contusions. — Elles sont fréquentes, surtout sur le cheval, et sont occasionnées par les coups de pied d'un voisin, les embarrures, les chocs contre un corps dur (saut d'obstacles), etc. La gravité de la contusion varie avec l'épaisseur des couches qui protègent l'os, la nature du corps contondant, et la violence du choc, surtout aux os de l'avant-bras, de la jambe (face interne), du canon.

Symptomatologie. — A la suite de la contusion, il se développe généralement une *ostéite*; les symptômes locaux sont plus ou moins accusés, il y a boiterie. Après quelques jours, ces signes disparaissent. Il peut y avoir décollement du périoste et infiltration sanguine sous-périostique. Parfois le tissu osseux est broyé, désorganisé, sur une profondeur et une étendue plus ou moins grandes ; la moelle elle-même peut avoir subi une infiltration sanguine. La région est chaude, très sensible ; un engagement œdémateux apparaît sur toute l'étendue de l'os ; la boiterie est très accusée. L'ostéite évolue plusieurs semaines; c'est alors que la fracture peut survenir, après que les lésions de l'ostéite raréfiante ont diminué la résistance de l'os. Enfin les fortes contusions peuvent produire d'emblée la *fêlure* ou la *fracture*.

Traitement. — Laisser l'animal au repos, un temps variant suivant le cas.

Contre les contusions légères, on prescrira les douches répétées, les compresses froides et astringentes (eau blanche, eau alunée).

Si la contusion est forte, on pourra recourir au début aux mêmes agents, pour diminuer les phénomènes inflammatoires ; puis après deux ou trois jours on fera sur la région une large friction vésicante ; le cheval ne sera remis en service qu'après plusieurs semaines et progressivement.

Si la contusion est très forte, il sera parfois nécessaire de suspendre le blessé.

Exostoses. — Voy. t. I, p. 500.

Fractures. — Voy. t. I, p. 589.

Gangrène sèche des os. — Voy. NÉCROSE.

Inflammation des os. — *Périostite.* — *Ostéite.* — *Ostéomyélite.* — L'inflammation peut atteindre les diverses parties constitutives des os, le périoste, le tissu osseux, la moelle, au même degré ou à des degrés différents. Rarement elle reste localisée à un seul tissu ; après un certain temps, elle se propage de l'un à l'autre. Le plus souvent ces inflammations sont connexes, dues aux mêmes causes, et généralement, sur le vivant, on ne peut les distinguer.

La *périostite* est aiguë ou chronique.

ÉTIOLOGIE. — La *périostite aiguë* est ordinairement d'origine traumatique ; elle s'observe surtout sur les os longs, ceux des membres. Les causes sont les contusions, les plaies, les pressions prolongées, etc. ; aux épiphyses des os longs, le périoste est souvent irrité par les tiraillements incessants des ligaments qui s'y insèrent.

SYMPTOMATOLOGIE. — Les symptômes sont vagues ; l'animal éprouve une douleur sourde, fixe, continue à la surface de l'os ; si la périostite affecte un os des membres, la claudication est manifeste ; si l'os est superficiel, la région est enflammée et chaude, sensible, douloureuse à la pression, tuméfiée.

TERMINAISONS. — La périostite se termine par résolution, par suppuration, ou, le plus généralement, par le passage à l'état chronique. La résolution est rare. Lors d'inflammation suppurative, le périoste est décollé et un abcès sous-périostique se forme ; une portion superficielle de l'os, plus ou moins étendue, peut être nécrosée. Cette complication est annoncée par une douleur très vive et des symptômes locaux très intenses.

La *périostite chronique* est une terminaison fréquente de la précédente ; parfois elle s'établit lentement à la suite d'irritations répétées, de tiraillements ligamenteux continus ; certains chevaux y semblent prédisposés. Elles est commune chez le cheval et siège ordinairement aux os des membres.

Elle est *ossifiante*, ou *fibreuse*.

La première forme est consécutive à l'inflammation de la couche ostéogène du périoste et des couches superficielles de l'os (périostite et ostéite) ; il y a formation d'une *exostose*.

La *périostite fibreuse* est ordinairement consécutive à une inflammation du voisinage.

La couche la plus superficielle du périoste participe plus ou moins à cette inflammation, s'épaissit et se soude avec les tissus voisins ; souvent la couche ostéogène s'enflamme aussi et on observe une légère exostose au niveau de la zone enflammée.

Cadiot a observé sur deux chiens une *ostéopériostite diffuse*, généralisée à la plupart des os du squelette.

TRAITEMENT. — Pour la *périostite aiguë*, c'est le traitement des contusions osseuses ; si des abcès se forment, on devra se hâter de donner écoulement au pus.

Le traitement de la *périostite fibreuse* est celui des exostoses.

Ostéite traumatique. — Elle est consécutive aux contusions, aux plaies contuses, aux félures, aux fractures, aux pressions prolongées, au contact d'un corps étranger, de caustiques, etc. Les os les plus superficiellement placés et surtout les os des membres sont le plus souvent affectés.

La division en ostéite *abritée*, lorsque les parties molles environnantes sont intactes ou simplement contusionnées, et en ostéite *exposée*, lorsque les tissus péri-osseux sont divisés, est importante au point de vue clinique.

SYMPTOMATOLOGIE. — C'est celle des contusions ou des plaies contuses ; si l'os est profondément situé, les symptômes sont vagues ; si la lésion siège sur un os des membres, il y a boiterie intense ; si l'ostéite est exposée, le sondage de la plaie donne des indications.

Dans les ostéites abritées, l'inflammation osseuse suit son cours normal ; il y a d'abord congestion, puis raréfaction du tissu osseux (ostéite raréfiante), puis bientôt formation de tissu osseux nouveau (ostéite productive), qui aboutit à la réparation intégrale du tissu phlogosé. Il est rare que la suppuration survienne aux ostéites abritées ; elle est due alors à l'action des microbes pyogènes amenés par la circulation.

Les ostéites exposées se comportent comme les ostéites abritées, lorsque la plaie n'est pas infectée. Mais le plus souvent la suppuration survient aux ostéites traumatiques exposées ; elle aboutit à la formation d'abcès extra- ou intraosseux et le plus souvent à la *carie* (Voy. ce mot).

ANATOMIE PATHOLOGIQUE (1). — L'inflammation aiguë ou chronique du tissu osseux est essentiellement caractérisée par la prolifération très active dont ses éléments cellulaires sont le siège. L'abondante production de cellules embryonnaires qui s'opère dans les espaces médullaires et sous le périoste est le point de départ des deux lésions fondamentales de l'ostéite : *élargissement des canaux de Havers* et *production de nouvelles travées osseuses.*

L'agrandissement des canaux de Havers a été attribué à diverses causes. La raréfaction de la substance osseuse dépend de l'action des cellules proliférées et devenues embryonnaires sur les travées osseuses (Cornil et Ranvier) : c'est un cas particulier de cette loi générale en anatomie pathologique, qui fait que, quand les cellules sont ainsi modifiées, on voit disparaître les substances intercellulaires à la formation desquelles elles ont présidé (Bard).

La *production de nouvelles travées osseuses* dépend aussi de la prolifération des cellules et de leur passage à l'état embryonnaire : elle ne se manifeste que quand l'irritation est primitivement faible ou a déjà perdu de son intensité, et acquiert son maximum d'intensité sous le périoste (Ollier). Le tissu nouveau se développe suivant le mode de l'ossification physiologique.

L'ostéite est *simple, raréfiante* ou *productive,* suivant que les deux lésions précédentes se succèdent régulièrement, ou que l'une d'elles prédomine. Une autre variété d'ostéite est *l'ostéite phlegmoneuse diffuse.*

A. *Ostéite simple.* — Le périoste est soulevé par une couche de cellules embryonnaires, qu'on retrouve dans le canal médullaire et dans les canaux de Havers. Ceux-ci s'élargissent par raréfaction de la substance osseuse, et forment en s'anastomosant des lacunes irrégulières. Puis, quand l'irritation a diminué, les cellules embryonnaires devenues adultes reconstituent le tissu d'où elles sont issues, sous forme de travées compactes. Cette ostéite est donc successivement raréfiante et productive.

B. *Ostéite raréfiante.* — Dans cette forme, plus spéciale aux os courts, l'agrandissement des canaux de Havers domine, se continue sans être suivi d'un travail de réparation osseuse. Les cellules deviennent embryonnaires et proliférées par places, autour desquelles les lamelles osseuses sont érodées suivant une ligne brisée ; des saillies séparent les échancrures en

coup d'ongle, ou *lacunes de Howship,* qui résultent de l'érosion. Quelquefois celle-ci débute autour d'un corpuscule osseux, et forme une cavité qui, en s'agrandissant et en s'unissant aux cellules voisines, constitue bientôt une lacune à bords festonnés (Kiener). Un os peut ainsi disparaître complètement. Dans quelques cas, les travées osseuses, avant de disparaître, se creusent de canalicules arborisés, ou se décalcifient et subissent une transformation vitreuse (Kiener) (fig. 1308).

C. *Ostéite productive.* — Plus fréquente que la précédente, elle s'observe surtout dans les inflammations longues et peu intenses. Les productions auxquelles elle donne naissance peuvent paraître à la surface de l'os, dans le corps de l'os, ou dans la moelle centrale.

A la surface de l'os, sous le périoste, se développent les ostéophytes, masses osseuses de forme et de volume variables, communes surtout près des épiphyses. On les distingue de l'os ancien par la direction de leurs canaux de Havers, qui est perpendiculaire à celle des canaux de cet os, ce qui tient à ce que les canaux de Havers ont toujours une direction subordonnée à celle des vaisseaux, lesquels proviennent ici des vaisseaux ostéopériostiques.

Dans le corps de l'os se produit quelquefois un accroissement double ou triple du diamètre normal. Plus souvent le tissu osseux est simplement condensé (*ostéite condensante, éburnation*) : les canaux de Havers sont rétrécis, parfois obstrués, ce qui peut déterminer la nécrose par arrêt circulatoire. Ces canaux, ainsi que les systèmes de lamelles osseuses, présentent souvent des dispositions très irrégulières, parce que la raréfaction qui a précédé la phase productive a creusé le tissu osseux de cavités à bords festonnés, que comblent plus tard des couches osseuses nées aux dépens des cellules embryonnaires.

Dans le canal central la moelle peut s'ossifier par suite d'ostéite productive ; mais celle-ci est plus rare en ce point que dans les précédents.

D. *Ostéite phlegmoneuse diffuse, ostéomyélite, périostite phlegmoneuse, ostéite épiphysaire.* — Inflammation suppurative et infectieuse du tissu osseux, se développant par foyers ordinairement disséminés, surtout commune chez les jeunes sujets, sous le périoste, au niveau des épiphyses, dans la partie le plus rapprochée du cartilage de conjugaison, c'est-à-dire dans les points où les phénomènes d'accroissement sont le plus intenses (Lannelongue) ; mais elle

(1) Lefert, *Aide-mémoire d'anatomie pathologique.*

peut aussi exister dans le corps même de l'os
et dans le canal médullaire.

La moelle osseuse est d'abord congestionnée,
rouge, consistante; mais bientôt elle devient
molle et grisâtre, par suite de la prolifération
très active de ses cellules, aboutissant à la
formation du pus en vingt-quatre à quarante-
huit heures. Quand l'inflammation est très
violente et étendue, que le tissu spongieux des
épiphyses de la moelle centrale est infecté
de pus, celui-ci arrête la circulation sanguine
dans les canaux de Havers : il en résulte une
nécrose qui peut frapper la totalité d'un os,
dont la diaphyse entière forme un séquestre
mobile ou invaginé, sans raréfaction de la
substance osseuse.

L'inflammation est ordinairement plus
limitée. Souvent elle détermine le *décollement
des épiphyses*, qui tantôt se produit au niveau
même du cartilage de conjugaison, tantôt au
niveau de la jonction de la diaphyse avec le
renflement épiphysaire (Lannelongue). Quand
elle est superficielle, elle provoque une nécrose
circonscrite de la surface de l'os; ou après une
période de raréfaction du tissu osseux, elle
amène la production de nouvelles couches
osseuses sous-périostiques ou d'ostéophytes,
qui augmentent le diamètre de l'os et le déforment. Quand l'inflammation est surtout intense
au centre de l'os, des abcès se forment dans
la profondeur et se vident lentement par des
trous taillés comme à l'emporte-pièce sur la
diaphyse ou l'épiphyse.

TRAITEMENT. — On traitera les ostéites abritées
par les douches fréquemment répétées, les
affusions froides, les pansements humides, puis
par la compression légère (flanelle) et le
massage, ou par les frictions résolutives
légères, enfin par les frictions vésicantes.
L'animal sera laissé au repos, et au besoin on
le placera dans l'appareil de suspension. Après
guérison, il persiste généralement une exostose
(Voy. Exostoses, t. I, p. 500).

Pour les ostéites exposées, on désinfectera
soigneusement la plaie, afin de prévenir la
suppuration; ensuite on douchera, on recouvrira
la plaie d'iodoforme ou d'une autre poudre antiseptique et on la protégera par un pansement.
Dès que la plaie sera cicatrisée et que les complications seront écartées, on traitera comme
une ostéite abritée. Si un abcès se forme, on
l'ouvrira hâtivement. Contre la carie, on oppo-
sera le traitement ordinaire (Voy. CARIE).

Ostéite actinomycosique. — L'*actinomycose*
des os est assez fréquente dans certains pays,
sur les bêtes bovines. — Voy. ACTINOMYCOSE,
t. I, p. 24.

Ostéite morveuse. — Quelques cas d'ostéite
suppurée, de nature morveuse, ont été cités sur
une côte, une vertèbre cervicale, l'humérus.

Ostéite rhumatismale. — Très rare. Le
diagnostic est très difficile; à la longue, il y a
formation d'une hypérostose.

Ostéite tuberculeuse. — Moins fréquente
chez les animaux que chez l'homme, on l'observe surtout sur le bœuf et les oiseaux. Elle
a été constatée sur le tibia, l'humérus, les
côtes, etc., et de préférence aux épiphyses
(fig. 1307).

Parasites. — Il n'existe que peu d'observations d'*échinocoques des os*, chez le cheval et
chez le bœuf.

Plaies. — Elles sont produites par des
instruments piquants, tranchants; généralement on observe des plaies contondantes, dues
aux coups de pied, aux embarrures.

Les plaies aseptiques se réparent d'ordinaire
régulièrement et en peu de jours. Les plaies
infectées se compliquent de suppuration osseuse
(le pus peut se collecter
sous le périoste et former
un abcès sous-périostique),
de *nécrose*, de *carie*.

SYMPTOMATOLOGIE. — Un
pus mal lié coule de la
plaie; la boiterie est intense,
si la lésion siège sur un os
des membres. La région
est chaude, douloureuse,
très sensible, très engorgée.

Les plaies contuses,
comme les contusions,
s'accompagnent d'inflam-
mation du tissu osseux,
d'ostéite raréfiante et les
fractures sont à craindre.

TRAITEMENT. — On désin-
fectera minutieusement la
plaie; si elle suppure, on
donnera écoulement au

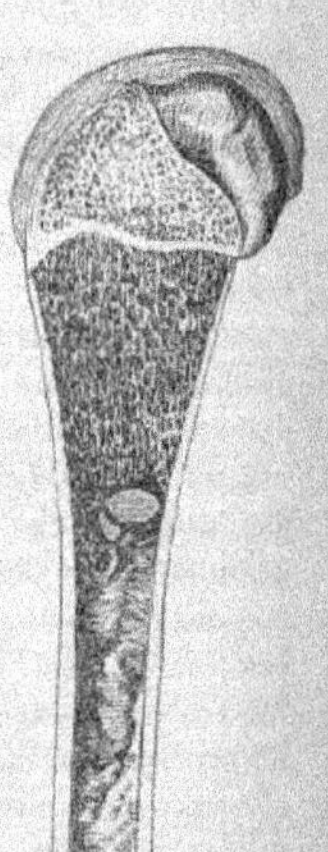

Fig. 1307. — Tuber-
cule enkysté.

pus par des débridements, le drainage (Voy.
CARIE et NÉCROSE).

Lors de plaie contuse, l'animal sera laissé
au repos complet; il sera parfois nécessaire
de le suspendre.

Tuberculose. — Les *tubercules des os*, dus au
bacille de Koch, sont rares chez les animaux
(Voy. TUBERCULOSE).

Tumeurs des os. — Il ne faut pas les

confondre avec les *tumeurs osseuses*, nom généralement réservé aux *exostoses*.

Le *fibrome*, simple formé par la transformation,
du tissu osseux en tissu lamineux ou connectif
(fig. 1308), est rare. On en a observé dans les
sinus maxillaires du cheval, sous la muqueuse
qui recouvre les os; ils sont arrondis, parfois lobulés, isolés ou multiples; ils ont à peine la dimension
d'une noisette; leur présence provoque un catarrhe chronique.

Le *chondrome* ou tumeur cartilagineuse est assez rare; celui qui
naît du périoste est appelé *péri-
chondrome*, et celui qui se développe dans l'épaisseur de l'os est
dit *enchondrome*. Le périchon-
drome a été observé par Gurlt
sur les maxillaires supérieur et
inférieur du cheval, de la chèvre
et du chien; un chondrome considérable, développé à la face
interne d'une côte et occupant
une forte étendue dans le thorax (la tumeur
avait plus d'un pouce de diamètre), a été observé sur le chien par Bruckmueller; en général
le chondrome est assez fréquent là où il y a eu
une fracture incomplètement réduite. L'enchondrome est rare.

Les *sarcomes* ont particulièrement été

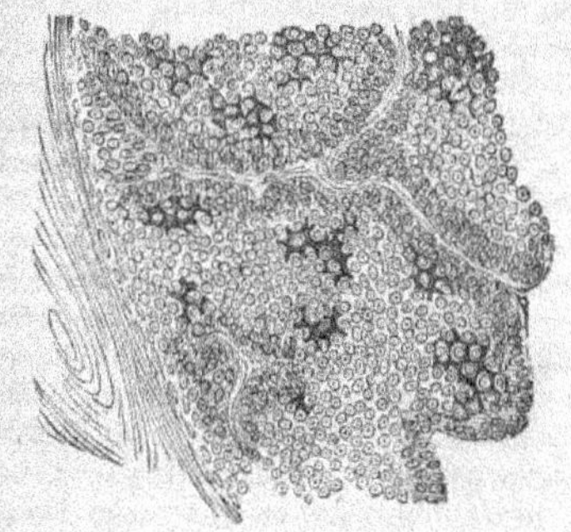

Fig. 1309. — Coupe transversale d'un sarcome ossifiant du périoste de la mâchoire inférieure. Sarcome globo-cellulaire à substance fondamentale
en partie calcifiée. Les endroits calcifiés forment
des esquilles allongées perpendiculaires à la surface de l'os et sont coupés en travers. — Grossissement : 500.

observés dans les os de la face, où ils peuvent
présenter un volume considérable ; les os qui
en sont le siège sont alors tuméfiés, boursouflés.

Ils sont surtout fréquents chez les bêtes
bovines; cependant Forster les a signalés chez
le porc, et Bruckmueller chez le cheval, où
même on les a trouvés dans le sinus maxillaire,
envahissant parfois d'une part les fosses nasales,
d'autre part la bouche, détruisant l'os par la

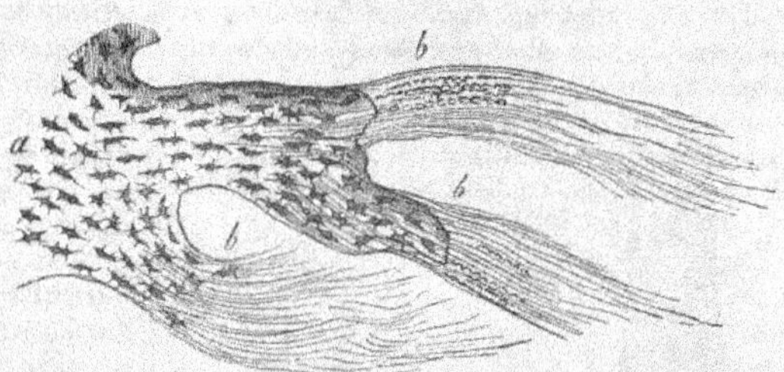

Fig. 1308. — Métamorphose du tissu osseux en tissu lamineux
ou connectif.

a, tissu osseux normal; *b*, tissu osseux privé de sa matière calcaire et en
dégénérescence fibrillaire. — Grossissement: 300.

pression qu'ils exercent sur lui. Les sarcomes
se développant dans l'os même, ou, émanant de
la substance médullaire, conservent une consistance molle; les sarcomes qui se développent
sous le périoste sont plus
riches en substance os-
seuse, et prennent alors
le nom spécial d'*ostéo-
sarcome* (fig. 1309). On les
a signalés sur les os des
membres; ils détermi-
nent une forte claudica-
tion et déforment la ré-
gion. La résistance des
os est diminuée et les
fractures sont fréquentes.

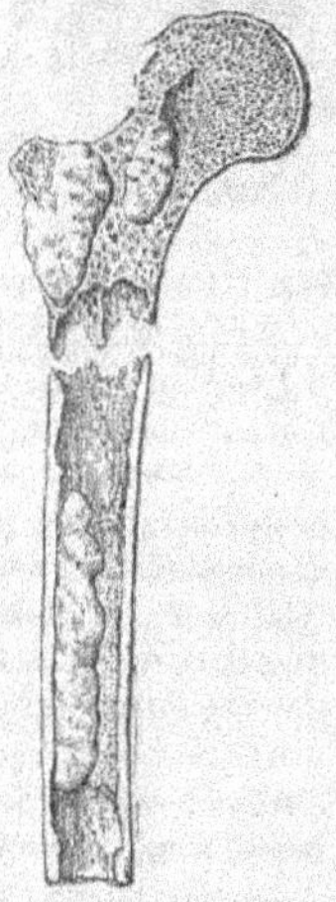

Le *mélanome* s'observe
particulièrement au pé-
rioste ; on l'a signalé à la
face inférieure des ver-
tèbres coccygiennes, où
il peut prendre assez de
développement et s'éten-
dre à la face inférieure
du sacrum et pénétrer
dans le bassin; ces tu-
meurs sont ordinaire-
ment assez molles. Les mélanoses du périoste
n'ont jusqu'ici été signalées que sur le cheval.

Le *carcinome* des os (fig. 1310) a été signalé par
Gellé, Leblanc, Roell, Lafosse, Bruckmueller, etc.
Souvent c'est un cancer de la peau, des mu-

Fig. 1310. — Cancer
des os.

queuses ou des glandes voisines, qui envahit l'os; les éléments cancéreux pénètrent dans les pores vasculaires élargis de la substance osseuse, et atrophient les territoires nutritifs intermédiaires du tissu osseux. Mais il y a aussi des cancers osseux primitifs, qui se développent à l'extrémité supérieure de l'humérus ou du fémur, et atteignent parfois un certain volume; ces cancers, qui naissent dans les parties

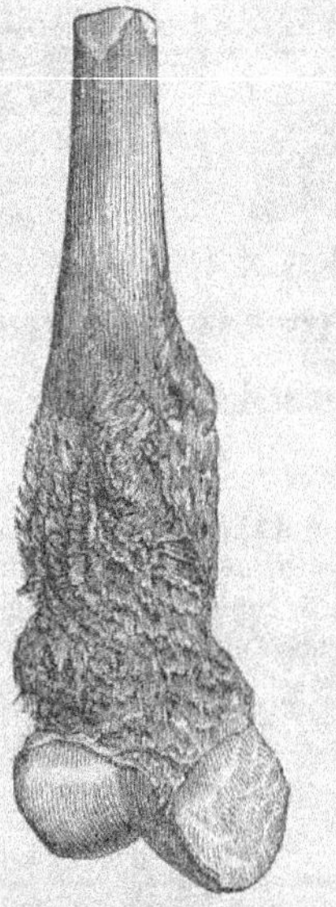

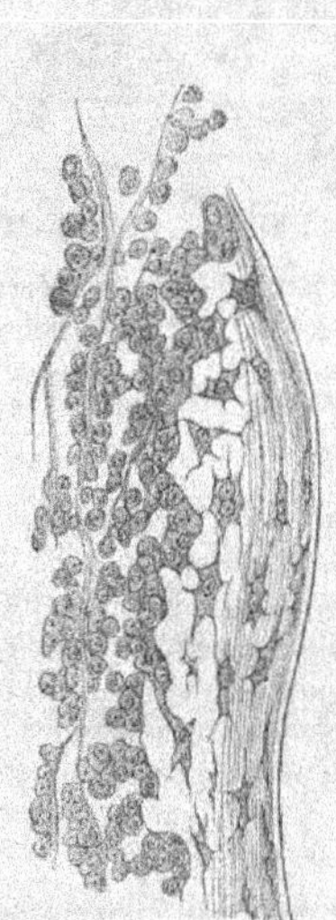

Fig. 1311. — Matière encéphaloïde répandue avec profusion dans la partie inférieure du fémur.

Fig. 1312. — Dégénérescence cancéreuse d'une trabécule osseuse. — Grossissement: 500.

profondes de l'os, produisent de la raréfaction, une destruction des tissus voisins; on les a particulièrement observés sur les bêtes bovines (fig. 1311 et 1312). Le cancer prend aussi quelquefois son point de départ dans le périoste.

Il a une marche envahissante et la destruction du tissu osseux est telle que l'os se fracture par le plus léger effort.

Au début, il n'occasionne pas de troubles bien prononcés; tout au plus produit-il une claudication, due à quelque douleur sourde, s'il a son siège aux membres; aux mâchoires, il occasionne une gêne de la mastication. Bientôt se montre une tumeur de caractère variable. A une période plus avancée survient l'infection cancéreuse.

Le cancer des os est très grave; l'ablation de la partie malade par une amputation, une résection ou une extirpation de l'os affecté, ne peut guère être pratiquée en vétérinaire.

OSCHÉOCÈLE. — Hernie inguinale scrotale (Voy. Hernie).

OSMOSE. — Lorsque deux liquides se mélangent à travers une cloison perméable, le phénomène prend le nom d'*osmose*. Or sur toute l'étendue des muqueuses et de la peau, on trouve une couche épithéliale simple ou stratifiée; par conséquent, toutes les substances qui doivent pénétrer dans l'organisme (*endosmose*) ou en sortir (*exosmose*) traversent un épithélium.

OSSELET (diminutif d'*os*; *ossiculum*; all. *Knöchlein*; angl. *ossicle, ossiculum*; it. *ossicino*; esp. *huesecillo*). — Petit os. — En pathologie vétérinaire, on donne le nom d'*osselets* aux exostoses du boulet.

Ce sont des tumeurs osseuses du genou; elles occupent presque toujours les faces latérales et sont développées sur la tête des métacarpiens; ce sont des suros haut placés, qui peuvent gêner les mouvements du genou. Parfois les osselets sont situés en avant du genou et sont développés sur les os de l'articulation carpienne; ils coïncident souvent avec des hydropisies synoviales, alors le genou est dit *cerclé*. Dans ce dernier cas, le pronostic est grave; il y a boiterie persistante et ankylose partielle de la jointure. (Voy. Exostose, t. I, p. 500 et Suros).

OSSEUX (TISSU) (*osseus*, ὀστώδης; all. *knöchern*; angl. *osseous*; it. *osseo*; esp. *huesoso*). — Celui qui forme la charpente fondamentale des os. Il est composé: 1° de *substance osseuse* ou *élément* anatomique propre des os; 2° de *vaisseaux* parcourant des conduits limités par la substance osseuse (*conduits* ou *canalicules de Havers, médullaires* ou *vasculaires*), vaisseaux accompagnés dans ces conduits par de la moelle osseuse. Ces conduits, quelque fins qu'ils soient, ne sont que des ramifications du *canal nourricier*, ou des autres canaux vasculaires s'ouvrant sur divers points de la surface de l'os. Ces conduits sont ramifiés et anastomosés, comme les vaisseaux qu'ils contiennent; ils limitent des mailles, dont les plus étroites ont un dixième de millimètre de large, rarement moins. Certains d'entre eux s'ouvrent d'espace en espace à la surface de l'os par de petits orifices taillés en bec de flûte, souvent visibles à la loupe seulement, et permettent des anastomoses des capillaires de l'os avec ceux du périoste (fig. 1313 et 1314).

Le tissu osseux se présente sous deux aspects

différents : l'un, *tissu compact*, formant la surface externe de tous les os et le centre des os longs ; l'autre, *tissu spongieux* ou *celluleux*, formant les os courts et les extrémités des os longs. Mais ces différences ne sont qu'extérieures : la substance compacte est essentiellement composée du même élément cellulaire que le tissu spongieux. Dans la *portion compacte*, l'*élément* ou *substance osseuse* est disposé en *couches* intimement adhérentes.

La composition du tissu osseux se trouve bien résumée dans le tableau suivant (1) :

Tableau de l'os adulte.

Substance osseuse.	Composition chimique.	*Sels calcaires* 60 p. 100. Surtout phosphate de chaux. *Osséine* 40 p. 100. Ébullition donne la gélatine.
	Système de Havers. / *Canaux de Havers.*	Remplis par 1 à 3 capillaires. Anastomosés en réseau. S'ouvrent dans le périoste et la cavité médullaire.
	Lamelles osseuses.	Épaisses de 5 à 10 µ. Entourent canal de Havers, sur 5 à 10 épaisseurs.
	Ostéoplastes.	Cavités aplaties, longues de 20 µ, larges de 10, situées entre les lamelles osseuses. Fins canalicules les faisant communiquer entre elles et avec le canal de Havers, ne sortent pas du système de Havers.
	Ostéoblastes.	Cellules formées d'un noyau et d'un corps protoplasmique ramifié, incluses dans les ostéoplastes.
	Systèmes intermédiaires. / *Lamelles osseuses.*	Remplissant l'espace triangulaire laissé entre 3 systèmes de Havers.
	Fibres de Sharpey.	Fibres conjonctives calcifiées, venant du périoste.
	Tissu conjonctif. / *Cellules embryonnaires.*	Tissu muqueux, surtout dans la moelle gélatiniforme des os du crâne.
	Fibres conjonctives.	Peu abondantes.
	Fibres élastiques.	Manquent totalement.
Moelle des os.	Vaisseaux sanguins. Capillaires nombreux, larges de 1 millimètre.	
	Cellules propres. / *Leucocytes.* Médullocelles de Ranin.	
	Cellules adipeuses. Surtout dans la moelle jaune.	
	Myéloplaxes.	Cellules polynucléées ; viennent des médullocelles, par l'intermédiaire des cellules bourgeonnantes de Bizzozero (division amitotique) ; peuvent y retourner (Pouchet).
	Leucocytes.	Dont le protoplasma contient de l'*hémoglobine* et, par bourgeonnement, donne les hématoblastes.

(1) P. LEFERT, *Aide-mémoire d'histologie.*

 — Le développement de l'os se fait soit aux dépens du cartilage, soit aux dépens du périoste.

A. *Ossification enchondrale.* — Le meilleur objet d'étude est le cartilage de conjugaison des os longs, c'est-à-dire la mince lame cartilagineuse interposée à la diaphyse et à l'épiphyse, et dont la fonction est de présider à l'allongement de l'os. Une coupe parallèle à l'axe de l'os montre tous les stades de la transformation du cartilage en os (fig. 1315), c'est-à-dire :

1° Au centre, une zone de *cartilage hyalin fœtal*, dont chaque capsule ne contient qu'une cellule ;

2° De chaque côté, du *cartilage série*, c'est-à-dire en voie d'accroissement. Chaque cellule se divise, donnant naissance à des cellules filles, qui se disposent bout à bout, en piles de monnaie, dans la capsule mère. Celle-ci s'allonge, et prend la forme d'un puits, séparé des puits voisins par des travées de substance hyaline. Mais les cellules filles n'ont pas le temps de se sécréter une capsule, car :

3° Plus en dehors, on les voit manger la substance fondamentale, en sorte que les parois de la capsule mère présentent l'aspect d'un boyau allongé avec des renflements irréguliers, qui peuvent arriver à perforer la cloison qui sépare deux capsules voisines. En même temps, les travées de substance fondamentale s'incrustent de sels calcaires ;

4° A un stade plus avancé, les vaisseaux sanguins de l'os envoient vers le cartilage de conjugaison des anses qui font éclater les boyaux cartilagineux, et s'y introduisent, amenant avec eux des cellules médullaires (ostéoblastes), qui se mélangent aux éléments cartilagineux. Il est possible de déduire leur sort, par analogie avec ce qu'on observe pour quelques capsules isolées, que ne pénètrent pas les vaisseaux. Dans ce cas, les cellules cartilagineuses s'atrophient, en sorte que l'os ne se forme pas par les cellules cartilagineuses, mais bien par les ostéoblastes qu'amènent les vaisseaux sanguins ; le cartilage ne fait que servir de modèle et de soutien provisoire, disparaissant quand l'os est constitué ;

5° Les ostéoblastes qui entourent les vaisseaux sanguins sécrètent une couche de substance osseuse qui les entoure, formant une lamelle ; puis, d'autres ostéoblastes se déposent, formant une nouvelle lamelle, qui repousse la première en dehors : la substance fondamentale du cartilage disparaît graduellement.

B. *Ossification périostée.* — Le périoste est une

membrane fibreuse qui entoure complétement les os; son épaisseur est plus considérable sur les os courts et les épiphyses, où il peut atteindre jusqu'à 3 millimètres, plus mince au niveau de la diaphyse et surtout au niveau des insertions tendineuses. Il adhère intimement à l'os par les fibres de Sharpey, et en dehors se continue avec le tissu cellulaire lâche, ou à son défaut, avec le chorion de la muqueuse qui recouvre immédiatement. La production de l'os par le périoste a été démontrée par Flourens, qui, entourant d'un anneau métallique les os de jeunes animaux, le retrouvait, au bout de quelques mois, enfoui profondément dans la substance osseuse. Ollier a montré que l'ossification périostée se fait seulement au niveau de la couche profonde, dénommée, pour ce fait, *couche ostéogène d'Ollier*.

Histologiquement, le périoste présente deux couches, entre lesquelles il n'y a pas de limite nette, mais une transition insensible. L'externe n'a aucun intérêt : c'est du tissu conjonctif tassé, comme celui du derme, mais les faisceaux conjonctifs et les fibres élastiques y sont remarquables par leur volume; l'interne, au contraire, est formée de fibres conjonctives moins denses, plus fines; les fibres élastiques y sont nombreuses, mais grêles; enfin on y trouve en abondance des vaisseaux et des cellules en voie d'active prolifération. Elles arrivent vite à former des amas, qui repoussent en anses les fibres conjonctives vers la partie déjà ossifiée; ces *fibres arciformes* sont englobées dans les progrès de la calcification, et s'incrustent elles-mêmes de sels calcaires, ce sont les *fibres de Sharpey* : ainsi s'explique l'adhérence du périoste à l'os. Mais leur rôle ne se borne pas là; en se laissant refouler, elles entrainent avec elles les vaisseaux sanguins et les cellules jeunes qui sécrètent de la substance osseuse, et sont ainsi assimilées aux ostéoblastes venus de la moelle; c'est donc avec raison que l'on a parlé de la *moelle sous-périostée*, désignant sous ce nom les amas de cellules jeunes de la couche ostéogène du périoste.

Ainsi, dans l'os périostique, les *travées directrices* sont remplacées par les *fibres directrices* de Sharpey; les deux modes d'ossification sont identiques : production d'anses vasculaires qui s'allongent et émettent autour d'elles les ostéoblastes, cellules sécrétant la substance osseuse par couches concentriques; l'ossification est guidée, dans un cas, par des vestiges de la substance hyaline, qui disparaissent ensuite, dans l'autre, par des fibres conjonctives qui s'ossifient.

Formation d'une pièce squelettique. — Les

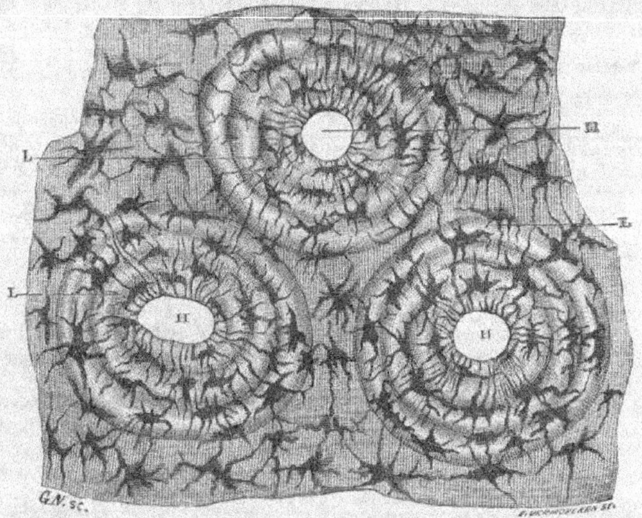

Fig. 1313. — Coupe transversale d'un os.

H, canaux de Havers. — L, lamelles osseuses et ostéoplastes disposés en zones concentriques autour des canaux de Havers.

deux modes d'ossification prennent une part fort inégale à la formation des divers os du corps.

A. Dans les os de la voûte du crâne, l'ossification est *uniquement périostée* : l'os apparaît

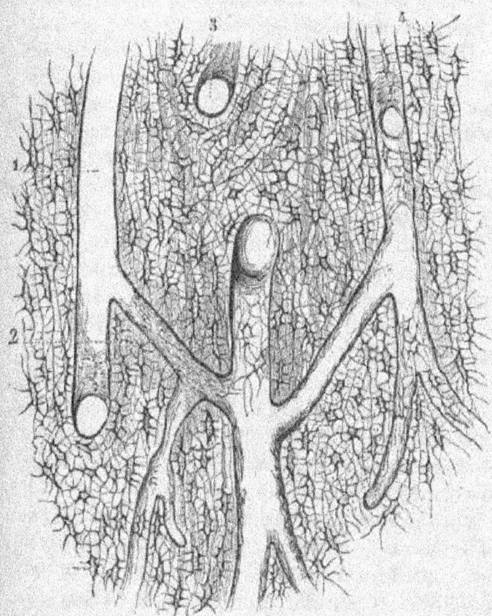

Fig. 1314. — Coupe longitudinale d'un os.

1, canal de Havers. — 2, anastomose transversale jetée entre deux canaux de Havers coupés en travers et entourés de systèmes de lamelles. — 4, ostéoplastes.

dans le tissu conjonctif sans ébauche cartilagineuse préalable ; il se développe en rayonnant autour d'un point d'ossification primitif.

B. Ailleurs, au maxillaire inférieur, il y a une

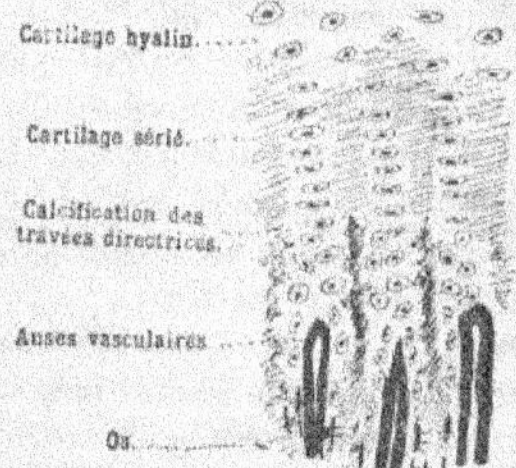

Fig. 1315. — Coupe d'un cartilage de conjugaison et de la partie voisine de l'os.

ébauche cartilagineuse ; c'est le *cartilage de Meckel*, mais l'ossification y est encore *uniquement périostée* ; le modèle cartilagineux ne sert qu'à soutenir le périoste ; il disparaît peu à peu à mesure que l'ossification avance, sans que

jamais les vaisseaux aient pénétré sa substance.

C. Dans l'immense majorité des cas, l'ossification est *à la fois enchondrale et périostée*. La chose est simple pour les os courts et plats, où, au tissu spongieux formé dans le cartilage, s'ajoutent des couches périphériques dues au périoste. Le processus est, au contraire, plus compliqué pour les os longs.

L'os est d'abord représenté en petit par un modèle cartilagineux, puis :

La *diaphyse* présente d'abord, vers son milieu, un anneau d'ossification périostée, qui gagne rapidement le centre du cartilage, et là, se forme un point d'ossification, d'où rayonneront des travées osseuses qui, peu à peu, remplacent le moule cartilagineux. Pendant ce temps, le périoste continue à apposer des couches successives qui débordent en haut et en bas la couche précédente, en sorte que le squelette cartilagineux, enserré à son centre, ne se développe plus qu'à ses extrémités, et prend une forme en sablier, tandis que l'anneau périosté est de plus en plus volumineux, et d'épaisseur plus considérable aux environs du point primitif d'ossification.

Les *épiphyses* se développent, comme la diaphyse, par l'envahissement de l'ossification périostée, qui forme, au centre de l'extrémité osseuse, un point épiphysaire d'ossification.

Ainsi, l'os s'ossifie tout entier, sauf à l'union de la diaphyse et des épiphyses, où il reste une bande cartilagineuse, épaisse de 1 à 2 millimètres ; c'est le *cartilage de conjugaison*, qui s'accroît en épaisseur, et s'ossifie à mesure, allongeant d'autant l'os. La soudure des épiphyses à la diaphyse, c'est-à-dire la disparition du cartilage de conjugaison, marque la fin de l'allongement de l'os.

PATHOLOGIE. — Le mot *ossification* désigne un mode d'altération par lequel des tissus acquièrent accidentellement la dureté, la compacité et les autres propriétés physiques des os. Souvent ce ne sont que de simples incrustations calcaires entre les fibres ou à leur place, et alors on appelle ce phénomène plus exactement une *calcification*. Dans l'ossification proprement dite, il se forme un tissu qui ne diffère pas essentiellement du tissu osseux normal et qui, procédant tantôt d'un cartilage, tantôt et plus souvent d'un blastème originaire mou, se développe dans les cartilages permanents, dans ceux des côtes, du larynx, dans les fibro-cartilages de l'os du pied, dans les tendons, particulièrement chez les oiseaux, dans la dure-mère, dans l'œil, dans l'ovaire, dans des tumeurs fibreuses, dans des kystes, etc.

OSTÉIDE (de ὀστέον, os, et εἶδος, apparence).
— Production osseuse accidentelle, ou, plus souvent, production morbide qui est une incrustation calcaire de tissus normaux ou de tumeurs fibreuses.

OSTÉISME. — Synonymes : *Ostéitisme, ostéite de fatigue, ostéo-arthrite ankylosante.*

Le travail imposé à nos moteurs animés peut

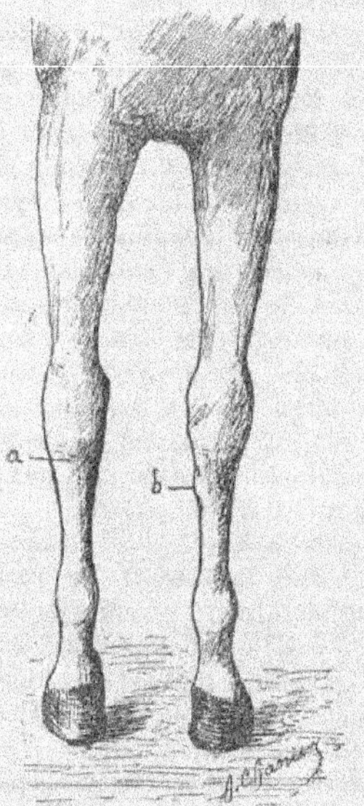

Fig. 1316. — Membres et sabots déformés par l'ostéite de fatigue (figure inédite).

déterminer, à une échéance variable, des altérations squelettiques caractérisées par une ostéite plus ou moins généralisée avec manifestations extérieures de *tares osseuses*, d'*affections du pied*, du *rachis*, et de déformations diverses dans les *aplombs* et la *conformation* des articulations ou des rayons osseux de l'appareil locomoteur (fig. 1316). L'ostéite déterminée par le travail imposé aux moteurs animés est dite *ostéite de fatigue*.

Cette ostéite de fatigue peut être acquise par le travail individuel, soit parce qu'il a été excessif, soit parce qu'il a été trop précoce, mais une fois acquise, cette affection peut se transmettre *héréditairement*. Elle apparaît alors chez certains descendants sous l'influence d'un travail très léger (hérédité prédisposante) ou même en l'absence de tout travail imposé (hérédité déterminante).

Le prédisposé est un *ostéitique*, il est affecté d'*ostéisme*. On peut même utiliser ces mots pour qualifier l'état actuel d'un malade affecté d'ostéite de fatigue plus ou moins généralisée, mais cependant acquise par sa propre fatigue et sans prédisposition héréditaire.

ÉTIOLOGIE. — Les causes de l'ostéite de fatigue acquise sont multiples ; en premier lieu on doit placer le travail violent des sujets trop jeunes, tardifs ou affaiblis par une cause quelconque ; puis les violences de toutes sortes : pressions, chocs, tiraillement ligamenteux, froissements, qui sont les résultats inévitables du travail imposé à nos animaux domestiques. Les manifestations extérieures de l'ostéite de fatigue sont jusqu'à un certain point modifiées par le mode de travail ; les fardiers de Paris ont surtout des ostéites de fourbure avec formes cartilagineuses, des éparvins, exostoses, etc. ; les chevaux de selle présentent plus fréquemment de l'ostéite d'encastelure avec formes coronaires, des ankyloses tarsiennes dépourvues d'exostoses, etc.

De telles causes pathologiques n'ayant rien d'accidentel, quoiqu'on l'ait avancé, agissant au contraire pendant presque toute la vie des individus et sur une immense suite de générations, devaient presque fatalement engendrer une affection héréditaire ; elles l'ont fait.

L'on ne sait exactement en quoi consiste la prédisposition ou la détermination héréditaire des sujets à contracter l'ostéite de fatigue sous l'influence d'un travail personnel nul ou minime. Les uns y voient une impulsion morbide initiale du système nerveux central ; les autres estiment que la trame osseuse porte en elle le germe de son évolution pathologique future ; d'autres s'attachent exclusivement à constater un vice de nutrition du squelette traduit par de la phosphaturie ; d'autres enfin avancent que ces ostéites sont peut-être toutes d'origine toxique ; mais ces vagues hypothèses, qui ne s'excluent d'ailleurs pas mutuellement, ne sont assises que sur des données insuffisantes.

Le phénomène qui préside à l'établissement des altérations ostéiques, examiné dans ses *résultats* et non plus dans sa cause, est au contraire aussi simple que naturel. Les exostoses, les soudures, les ankyloses qui se produisent comme conséquence de l'ostéite de fatigue acquise par surmenage individuel, sont soumises aux lois qui président à la formation physiologique des tubérosités ou des soudures du squelette normal.

La forme cartilagineuse, c'est l'ossification exagérée du cartilage de l'os du pied dont l'ossification progressive est normale.

Le suros est inséparablement lié à l'ossification intermétacarpienne essentiellement évolutive et qui devient normale à un âge de plus en plus précoce dans certaines familles chevalines (fig. 1317).

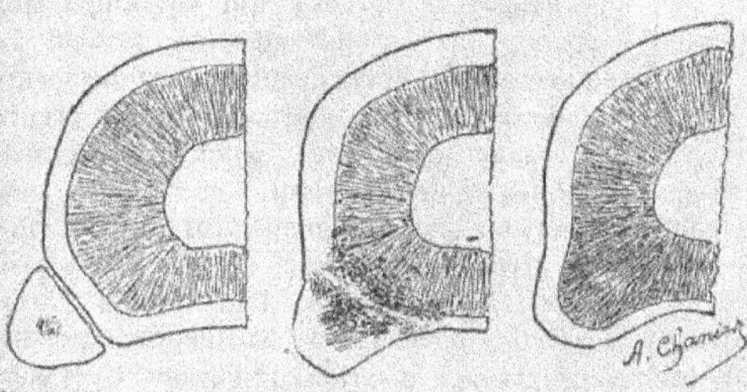

Fig. 1317. — Marche de l'ostéite de fatigue dans la production des soudures intermétacarpiennes et des suros intermétacarpiens (d'après G. Joly).

L'éparvin ne peut non plus se séparer des soudures intertarsiennes dont l'évolution héréditaire n'est plus guère contestable (fig. 1318).

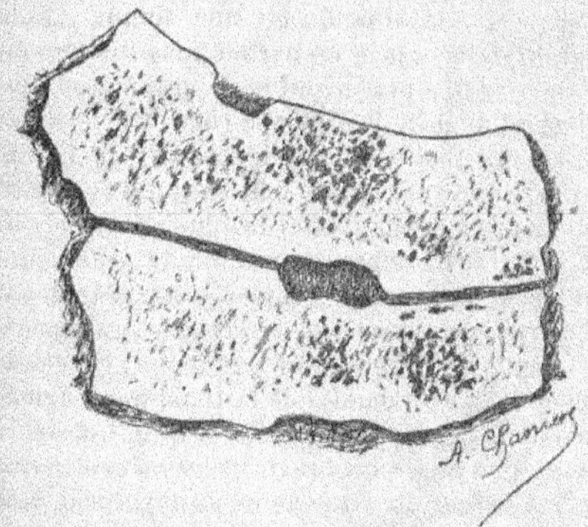

Fig. 1318. — Coupe du scaphoïde et du grand cunéiforme montrant l'ostéite primaire productive des ankyloses tarsiennes et de l'éparvin (d'après Eberlein).

Et l'ankylose lombaire ne fait que prolonger en avant l'ankylose sacrée normale.

Sous le nom d'*ostéisme*, on assiste donc, en fin de compte, à l'entrée dans le domaine pathologique d'un phénomène d'évolution squelettique relevant de la paléontologie.

L'*ostéisme* est la *maladie professionnelle* du cheval, dont la cause première remonte bien au delà de la découverte de la ferrure, au delà même de la domestication du cheval, puisqu'elle

agissait déjà, en remontant l'enchaînement du monde animal, lorsqu'elle simplifiait progressivement les doigts des précurseurs du solipède.

Symptomatologie. — Les principales localisations de l'ostéite de fatigue actuellement étudiées sur le cheval sont : les soudures intermétacarpiennes et les suros ; les ostéo-arthrites du jarret (éparvins), du genou, de l'articulation coronaire ; les formes diverses ; les ankyloses rachidiennes ; la fourbure ; certaines formes d'encastelure et leurs conséquences, etc. ; la liste de ces localisations s'accroît chaque jour.

En général, l'ostéite raréfiante débute dans les régions des os les plus vascularisées (système de Havers) et progresse de dedans en dehors vers les régions sous-périostiques où elles se manifestent par des productions d'ostéophytes, des ossifications d'attaches ligamenteuses, des destructions de cartilages articulaires, des soudures osseuses et des ankyloses.

Traitement. — Au point de vue pratique, il importe d'éviter autant que possible, par un travail modéré, le surmenage locomoteur des individus, surtout quand le squelette n'a pas acquis son complet développement ; il importe non moins d'éloigner de la reproduction de l'espèce tous les sujets marqués par les manifestations de l'ostéisme.

Il est évident que le traitement thérapeutique de l'ostéite de fatigue ne doit pas résider exclusivement dans l'application des traitements chirurgicaux indiqués pour chacune de ses principales manifestations cliniques ; les vasoconstricteurs sont utiles dans tous les cas : l'émétique, l'antiférine, la pilocarpine, l'ésérine, l'arécoléine, ont souvent été utilisés avec succès ; les phosphates semblent nécessaires quand la phosphaturie est constatée (G. Joly).

OSTÉITE. — Inflammation du tissu osseux. Voy. Os (*Pathologie*).

OSTÉOCLASTIE. — Fragilité des os. Voy. Os (*Pathologie*).

OSTÉOMALACIE. — Ramollissement des os. Voy. Os (*Pathologie*).

OSTÉOME. — Tumeur osseuse ; production osseuse hors du lieu où siègent normalement les os. Voy. Ossification.

OSTÉOMYÉLITE. — Inflammation de la moelle des os. Voy. Os (*Pathologie*).

OSTÉOPHYTE. — Voy. Exostose, t. I, p. 500.

OSTÉOPOROSE. — Raréfaction du tissu osseux. Voy. Os (*Pathologie*).

OSTÉOSARCOME (de ὀστέον, os, et σάρξ, chair). — Tumeur de nature sarcomateuse qui se développe dans les os. Voy. Os (*Pathologie*) et ACTINOMYCOSE, t. I, p. 24.

OSTÉOSCLÉROSE. — Éburnation des os. Voy. Os (*Pathologie*).

OTITE. — Inflammation de la muqueuse de l'oreille. Voy. OREILLES (*Pathologie*).

OTORRHÉE. — Écoulement de l'oreille. Voy. OREILLE (*Catarrhe auriculaire*).

OUÏE (*auditus*, ἀκοή; all. *Gehör*; angl. *hearing*; it. *udito*; esp. *oido*). — Celui des cinq sens par lequel sont perçus les sons, et dont l'oreille est l'organe.

L'organe de l'ouïe se compose de deux parties : 1° un nerf *spécifique*, nerf auditif, le seul qui ait la propriété de percevoir le son ; 2° un appareil capable de bien conduire les vibrations à ce nerf. Cet appareil n'est point indispensable ; car tout corps quelconque conduit les ondes sonores ; il résulte de là que, pourvu que ces ondes rencontrent le nerf, elles arrivent infailliblement à la perception. Toutes les pièces qui constituent l'organe auditif, membrane du tympan, caisse, osselets, limaçon, canaux demi-circulaires, vestibule, lymphe du labyrinthe, n'ont qu'un but, celui de faciliter la transmission des sons, de les multiplier par résonance, d'en accroître la netteté et l'intensité. Arrivées au nerf auditif, les vibrations sonores déterminent un ébranlement mécanique de ses filets terminaux (V. OREILLE).

Si on ne peut analyser la sensation produite, il faut reconnaître que nos animaux domestiques entendent. Ils distinguent la variété des sons. Le chien et le chat reconnaissent leur maître au bruit de ses pas. Le chien et le cheval devinent à la parole les mouvements qu'on leur demande d'exécuter, etc.

OURAQUE. — Voy. OMBILIC (*Maladies de l'*) et PARTURITION.

OUVERT. — Le cheval *ouvert du bas* a une conformation très défectueuse, car son poitrail est étroit, sa côte plate, son épaule peu descendue. L'appui se fait surtout par le côté interne de chaque membre, qui dans son oscillation coupe l'autre avec l'éponge de son fer.

Si les pointes des jarrets s'écartent, ils sont *cambrés* et le cheval est *ouvert du derrière* ; les jarrets sont alors *vacillants*, parce qu'ils se déplacent au moment de l'appui (Voy. APLOMBS, t. I, p. 73, fig. 130, et p. 74, fig. 138).

OVAIRES (all. *Eierstock*; angl. *ovary*; it. et esp., *ovario*).

ANATOMIE. — Les organes essentiels de la génération chez la femelle sont deux corps ovoïdes suspendus à la région sous-lombaire, flottant au bord antérieur du ligament large (fig. 1319). L'organisation des ovaires comprend une membrane séreuse qui enveloppe tout l'organe, une *tunique albuginée* servant de coque à celui-ci et envoyant des prolongements lamelleux dans son intérieur, le tissu propre de l'organe ou *stroma*, et enfin les *vésicules de Graaf* noyées dans ce tissu. Les vésicules sont à divers états de développement ; quand elles sont arrivées au terme de leur croissance, qu'elles sont remplies d'un liquide citrin, alors elles forment une saillie plus ou moins considérable à la surface de l'ovaire. C'est dans ces vésicules que se trouvent les *ovules* qui sont formés par l'ovaire et mis en liberté à des époques périodiques. — Les vésicules de Graaf existent déjà dans l'ovaire du fœtus, et à plus forte raison existent-elles pendant la jeunesse de l'animal ; mais elles n'entrent franchement en activité qu'à partir de l'âge de la puberté. Jusque-là, la vésicule est une simple cellule qui présente toutes les parties constituantes du futur ovule, une membrane granuleuse qui devient double, l'enveloppe (fig. 1320) ; bientôt les deux feuillets d'enveloppement de l'ovule se séparent pour former une cavité qui s'agrandit peu à peu en s'emplissant de liquide ; cependant, l'ovule, entouré par la membrane granuleuse interne, reste accolé à la membrane granuleuse externe. Les divisions artérielles des ovaires viennent de l'artère utéro-ovarienne ; elles rampent dans les vacuoles de la tunique albuginée avant de gagner la substance propre. Les veines sont d'un grand calibre, forment un réseau très serré autour de l'organe et se dégorgent dans le tronc de la veine cave, près des veines rénales. Les lymphatiques vont aux ganglions sous-lombaires. Les nerfs émanent du plexus de la petite mésentérique.

PHYSIOLOGIE. — Jusqu'au moment de la puberté, les vésicules ne sont pas le siège de phénomènes bien marqués ; mais à cette époque, l'ovaire se vascularise, un certain nombre de vésicules de Graaf augmentent de volume. À l'époque des chaleurs, une ou plusieurs d'entre elles, suivant les espèces, participent au mouvement fluxionnaire de l'ovaire, se vascularisent, se distendent, finissent par se rupturer et par projeter au dehors de leur cavité le disque prolifère et l'ovule. Celui-ci est reçu dans la trompe de Fallope ou *oviducte* et conduit vers l'utérus. — Après la rupture d'une vésicule de Graaf, sa cavité se remplit d'un caillot sanguin qui peu à peu se rétracte et se décolore ; il y

observée et ne peut guère, sur l'animal vivant, être distinguée d'une péritonite ou d'une métrite ; elle est d'ailleurs rarement isolée, et le plus souvent accompagnée de l'une ou de

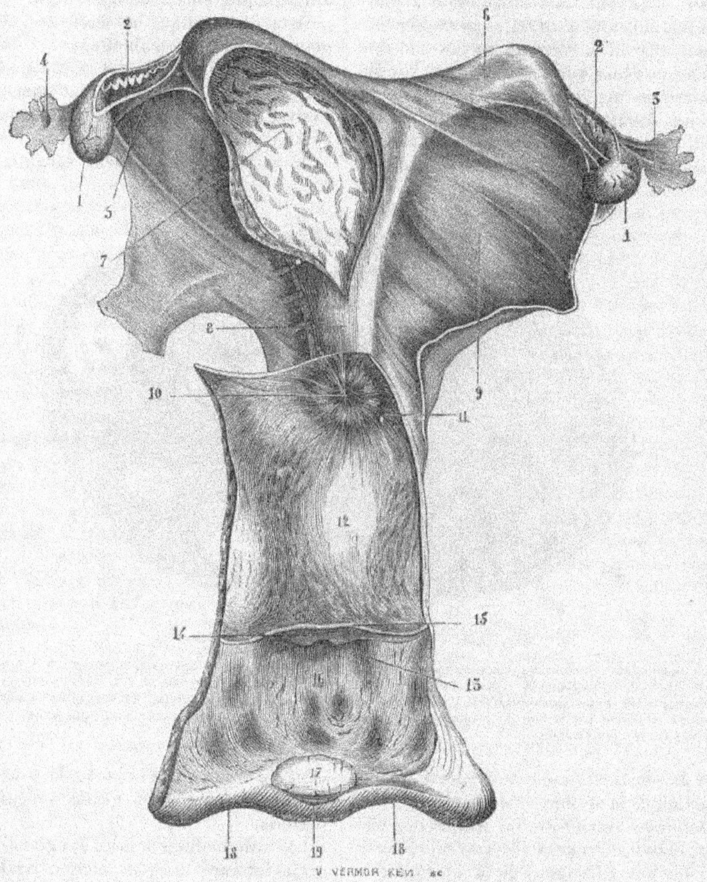

Fig. 1319. — Organes génitaux de la jument isolés et ouverts en partie.

1, 1, ovaires ; 2, 2, trompes de Fallope ; 3, pavillon de la trompe (face externe) ; 4, pavillon de la trompe (face interne avec l'orifice au milieu) ; 5, ligament de l'ovaire ; 6, corne utérine intacte ; 7, corne utérine ouverte ; 8, corps de l'utérus (face supérieure) ; 9, ligament large ; 10, col de l'utérus avec les plis muqueux qui forment la fleur épanouie ; 11, cul-de-sac du vagin ; 12, intérieur du vagin avec les plis de la membrane muqueuse ; 13, méat urinaire ; 14, valvule du méat urinaire ; 15, pli muqueux, trace de l'hymen ; 16, intérieur de la vulve ; 17, clitoris ; 18, 18, lèvres de la vulve ; 19, commissure inférieure de la vulve. (A. Chauveau et S. Arloing.)

a un peu d'infiltration graisseuse et formation d'une cicatrice connue sous le nom de *corps jaune*.

PATHOLOGIE. — **Inflammation**. — L'*ovarite* ou *oophorite* n'a encore été que rarement

l'autre de ces deux affections ; lors de métro-péritonite grave, il y a toujours ovarite.

Elle peut accompagner d'autres maladies infectieuses (gourme, tuberculose).

L'inflammation de la trompe, la *salpingite*,

coexiste souvent avec l'ovarite ; il y a *salpingo-ovarite*.

SYMPTOMATOLOGIE. — Ordinairement la maladie se manifeste par des coliques sourdes ; le ventre est retroussé, le dos est courbé en contre-haut, les reins sont très sensibles à la pression; il y a difficulté d'uriner ; les excréments sont rares et coiffés. Souvent on constate une surexcitation génésique assez accusée. Parfois on observe le gonflement des lèvres de la vulve, un écoulement sanguinolent par le vagin et tous les symptômes de la métrite ou de la métro-péritonite. L'exploration rectale

cier la salpingo-ovarite de la métrite et de la péritonite.

TRAITEMENT. — Le traitement antiphlogistique (saignée, révulsion sur les reins) est d'une efficacité douteuse ; il en est de même des injections antiseptiques chaudes dans le vagin et l'utérus.

Si on diagnostique un abcès de l'ovaire, on pourrait essayer son ablation.

Hémorragie. — Elle est rare. La congestion permanente de l'organe, l'inflammation, les kystes, les varices de la veine, l'anévrysme de l'artère ovarienne y prédisposent.

Rarement l'épanchement sanguin se fait

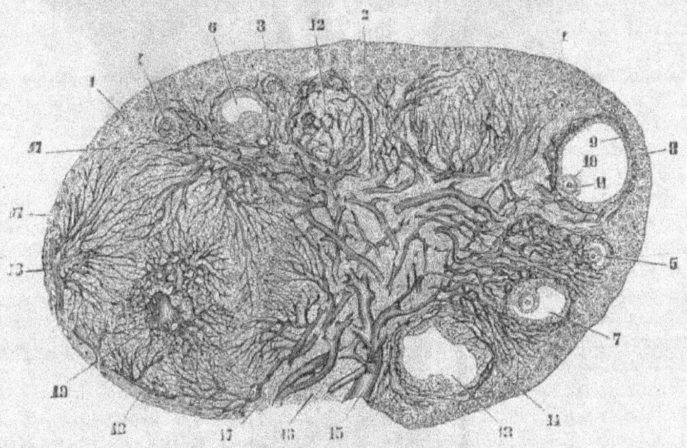

Fig. 1320. — Coupe de l'ovaire, d'après Schrœn.

1, vésicules corticales ; 2, vésicules plus volumineuses ; 3, vésicules entourées de la membrane granuleuse ; 4, 5, 6, 7, 8, follicules à des degrés divers de développement ; 9, membrane granuleuse ; 10, ovule ; 11, cumulus proligère ; 12, follicule qui n'a pas été ouvert, entouré par un réseau vasculaire ; 13, follicule dont le contenu s'est échappé en partie ; 14, stroma de la zone corticale ; 15, vaisseaux pénétrant par le hile de la glande ; 16, stroma du hile ; 17, membrane externe d'un corps jaune ; 18, artères du corps jaune ; 19, sa veine centrale.

permet de constater la sensibilité ainsi qu'une tuméfaction de la trompe et de l'ovaire.

La salpingo-ovarite évolue d'ordinaire lentement; mais la mort peut survenir rapidement et être due aux altérations de la métrite ou de la péritonite.

Certains auteurs admettent que l'affection peut se terminer par résolution. L'ovarite prend souvent la forme chronique et se complique de kystes de l'organe : celui-ci, qui était primitivement tuméfié, ferme, dur, ou très mou et friable, se sclérose, devient volumineux ou s'atrophie. La terminaison par suppuration n'est pas rare ; l'abcès peut s'ouvrir dans le péritoine et il survient une péritonite rapidement mortelle.

DIAGNOSTIC. — Il est très difficile de différen-

dans la trame de l'organe ; le plus souvent l'ovaire est rupturé et le sang s'écoule dans le péritoine.

Les symptômes sont ceux des grandes hémorragies internes : coliques, sueurs, tremblements, petitesse du pouls, pâleur des muqueuses, refroidissement des extrémités ; parfois du sang s'écoule par la vulve.

Le diagnostic est presque impossible à poser.

Le seul traitement efficace consisterait dans l'ablation de l'ovaire après ligature du pédicule.

Tumeurs. — Elles sont solides ou liquides.

Tumeurs solides. — Elles sont rares ; ce sont des fibromes, des sarcomes, des épithéliomes. Elles peuvent rester inconnues et leur présence n'est constatée qu'à l'autopsie ; d'autres fois elles s'accompagnent d'ascite, d'œdème des membres, d'étranglement intestinal.

Tumeurs liquides. — Elles sont assez fréquentes ; ce sont ordinairement des *kystes.*

Kystes séreux. — Ils sont souvent constitués par les vésicules de Graaf agrandies et remplies d'un fluide séreux. D'autres fois ce sont des kystes de formation nouvelle, provenant de l'agrandissement et de la transformation de cellules du stroma. Souvent ces kystes se confondent, en déterminant l'atrophie des parois. Certains kystes sont dus à des tumeurs sanguines, dont le contenu a été résorbé pour céder la place à de la sérosité. Enfin il y a des kystes dus à l'ovarite chronique.

Le contenu est ordinairement une sérosité citrine, ou bien un liquide trouble, visqueux, colloïde, renfermant quelquefois des traces de sang, parfois de la cholestérine, du pus ou des flocons pseudo-membraneux. De véritables kystes hydatiques, des échinocoques, peuvent aussi se former dans l'ovaire.

Les parois de la poche ont une épaisseur de 2 à 3 millimètres en moyenne ; elles sont parfois calcifiées en partie.

Le volume et le poids des kystes ovariques présentent de nombreuses variations ; ils peuvent avoir le volume d'une noisette ou dépasser de beaucoup le volume d'une tête d'homme ; on en a vu ne peser que quelques grammes, tandis que la moyenne est de 5 à 10 kilogrammes.

Les kystes présentent la forme d'un ovoïde assez régulier, dont la surface est lisse ou bosselée. Tantôt la tumeur est libre dans les divers points de son étendue, tantôt elle présente des adhérences avec les organes voisins.

Symptomatologie. — Ces kystes sont rares chez les petits animaux ; ils pourraient être diagnostiqués par la palpation à travers les parois abdominales. — Chez les grands animaux, et notamment chez les vaches, cet état occasionne le plus souvent une exaltation permanente de l'orgasme vénérien. Outre des chaleurs réitérées, il y a une sorte de nymphomanie, accompagnée chez les juments de ruades, de recul dans les brancards, chez les vaches de saillies sur d'autres bêtes, de beuglements continuels, de spasmes de la vulve, suivis du rejet de matières muqueuses et d'urine. Toujours il y a une certaine roideur dans les reins et dans l'arrière-train, un appétit capricieux, de la constipation, des coliques intermittentes. Ces bêtes, malgré leur ardeur génésique, sont infé-

condes (Voy. Nymphomanie). L'exploration rectale, chez les grandes femelles, permet de constater l'augmentation de volume de l'un ou des deux ovaires ; la masse est sphéroïdale, ou bien bosselée, ordinairement peu douloureuse.

Quelquefois la tumeur devient le siège de douleurs vives, indices probables d'une inflammation dont elle est le siège. Cette inflammation peut se propager au péritoine et donner lieu à des péritonites circonscrites ou même à une péritonite générale.

Il peut arriver que, sous l'influence d'un effort plus ou moins violent ou d'une secousse de l'abdomen, le kyste se crève et déverse son contenu dans la cavité abdominale ; si le liquide n'est pas trop abondant et aseptique, il peut être résorbé peu à peu par la surface péritonéale ; si le contenu est du pus ou une matière analogue, il peut en résulter une péritonite mortelle.

Par la pression que cette tumeur de l'ovaire exerce sur les viscères voisins, il se produit des symptômes morbides et surtout des coliques fréquentes, des troubles de la digestion. L'augmentation de volume du ventre peut faire croire à la gestation ou à de l'ascite.

Hors ces cas de maladies intercurrentes, où les animaux peuvent succomber quelquefois assez vite, la maladie a une marche lente ; elle exerce peu d'influence sur les fonctions nutritives.

On a constaté quelquefois la disparition spontanée du kyste, et cette disparition a coïncidé le plus souvent avec l'excrétion d'une abondante quantité d'urine ou avec de copieuses défécations.

Traitement. — Zangger a traité les kystes par écrasement à travers les parois du rectum. La ponction du kyste, suivie ou non d'injection iodée, n'a encore été que peu pratiquée en vétérinaire ; cette opération se pratique à l'aide d'un gros trocart que l'on fait pénétrer par la région latérale de l'abdomen, au niveau du point le plus culminant de la tumeur, ou bien par le vagin ou par le rectum. Après la ponction simple, le liquide se reproduit avec une plus ou moins grande rapidité. La ponction suivie d'une injection irritante dans l'intérieur du kyste donne de meilleurs résultats. — Mieux vaut, en cas de danger, enlever tout l'ovaire malade (Voy. Castration, t. I, p. 184).

OVARIOTOMIE. — Voy. Castration des femelles.

OVARITE. — Inflammation de l'ovaire. — Voy. Ovaires.

OVIDUCTES. — Anatomie. — Voy. Ovaires.

Pathologie. — Les maladies des trompes de Fallope, chez nos animaux domestiques, sont rares et à peine connues.

L'inflammation de la trompe, la *salpingite*, coexiste souvent avec l'ovarite (Voy. Ovaires).

On peut observer des *kystes séreux* dans l'enveloppe péritonéale des oviductes et des ligaments larges.

Le catarrhe de la muqueuse des oviductes ou de l'utérus peut donner lieu à l'obstruction ou à l'oblitération du canal, à l'accumulation de mucus ou de pus et à sa dilatation excentrique.

Chez les oiseaux, on observe assez communément l'*inflammation de l'oviducte* due à la fréquence trop grande de la ponte, au volume exagéré des œufs, à leur rupture. La poule fait de violents efforts pour pondre, ressent du ténesme, et se frotte la région anale sur le sol. On fera des injections antiseptiques ou émollientes tièdes dans l'oviducte; on retirera les débris de coquille, s'il en existe.

La *tuberculose* de l'oviducte a été signalée chez les oiseaux.

Le *renversement de l'oviducte*, à travers l'orifice extérieur du cloaque, peut accompagner l'inflammation. Il forme alors une tumeur piriforme, de volume variable, au centre de laquelle on voit l'extrémité de l'œuf qui se présente. — Si l'organe n'est pas trop altéré, on devra pratiquer la réduction; si la partie herniée est gangrenée, on en pratique l'ablation par la ligature élastique.

OXALURIE. — Dépôt d'oxalate de chaux dans l'urine, et conditions dans lesquelles ce dépôt a lieu. Ce dépôt se montre le plus souvent dans les affections où la respiration est gênée, lorsqu'il y a un ralentissement dans la décomposition des principes albuminoïdes de l'économie, lesquels ne se transforment qu'incomplètement en urée, et fournissent de l'acide urique; celui-ci se transforme plus tard en acide oxalique, en urée et en allantoïne, d'après Frerichs et Woehler. — L'oxalurie est un symptôme et non une maladie; elle se reconnaît à la présence de phosphates terreux dans l'urine; celle-ci, d'une teinte pâle, dépose une crème chatoyante, irisée, que l'on voit tapisser les rigoles de l'étable.

Traitement. — Tandis que Gallois préconise les alcalins pour faire cesser l'excrétion de phosphate de chaux, d'autres préconisent l'acide nitrique et les autres oxydants.

OXFORDSHIRE DOWN. — Variété ovine. — Ce sont des southdown grands avec des membres plus longs, moins fins, un cou allongé, une tête forte.

Il y en a quelques troupeaux en France, mais cette variété ne se répand pas dans notre pays.

OXYGÈNE. — Une des parties constituantes de l'air (1).

Effets physiologiques. — L'oxygène joue un rôle important dans les phénomènes de la res-

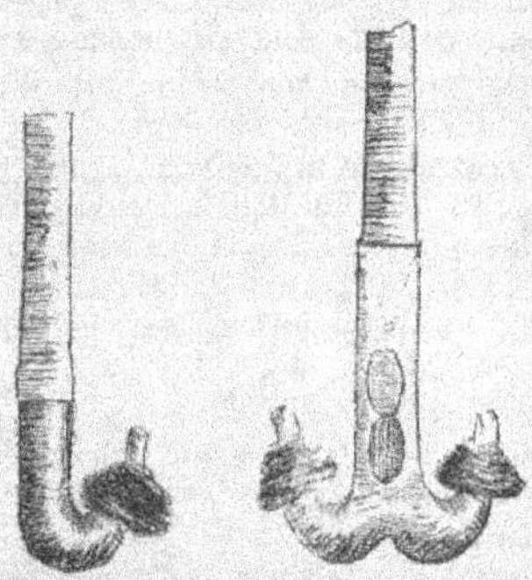

Fig. 1321 et 1322. — Tube simple et double.

piration. Dans un air dont la richesse en oxygène a été augmentée dans de justes limites (2 à 3 atmosphères), les phénomènes vitaux augmentent d'énergie, l'individu est plus gai, plus vigoureux.

Effets thérapeutiques. — M. Vasselin s'est préoccupé de l'application à la thérapeutique vétérinaire des inhalations d'oxygène et il a obtenu des succès dans l'anasarque, l'anémie, les angines, les diverses formes d'asphyxie et de congestions pulmonaires, l'emphysème, les pneumonies infectieuses, l'empoisonnement par le phosphore (chien). Cette pratique est bonne à imiter.

Mode d'emploi. — L'oxygène gazeux est livré par le commerce dans des récipients ou dans des bouteilles en acier.

L'oxygène sortant de la bouteille est amené par un tube en caoutchouc dans un ballon en caoutchouc destiné à régulariser la sortie et de là est amené par un autre tube dans l'une des cavités nasales ou dans les deux cavités; on emploie selon les cas un tube simple (fig. 1321) ou un tube double (fig. 1322), qui pénètre dans

(1) Cagny, *Précis de thérapeutique vétérinaire*.

une des narines ou dans les deux narines. La figure 1323 montre l'ensemble du dispositif adopté par M. Vasselin.

On a proposé les injections d'air pur, ou

animaux à se frotter continuellement; la marge de l'anus est tachée d'une matière blanchâtre. Mégnin prétend que les chevaux qui se couchent sur leur crottin renfermant des œufs

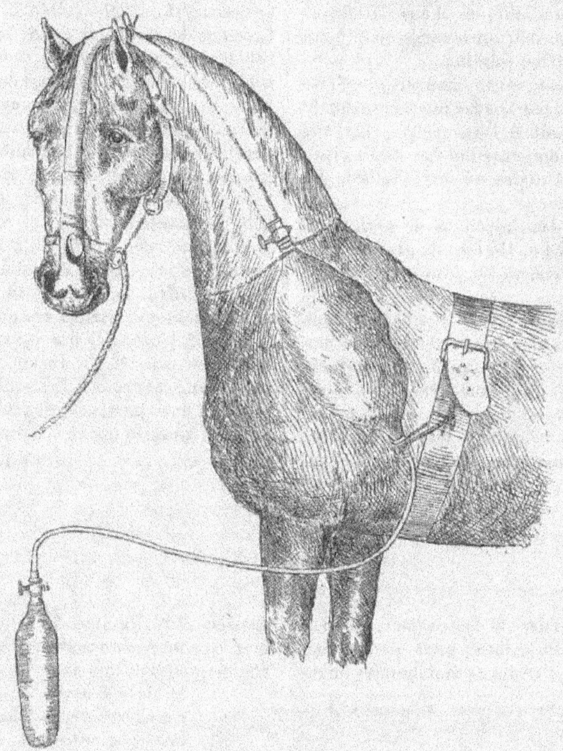

Fig. 1323. — Dispositif complet pour l'emploi de l'oxygène. Procédé Vasselin.

mieux d'oxygène dans les mamelles pour le traitement de la fièvre vitulaire.

OXYPHLEGMASIE. — Inflammation très intense, suraiguë.

OXYURE. — Petits vers arrondis de 1 à 5 centimètres de long, à corps un peu recourbé, à queue effilée. Ils vivent dans le gros intestin de nos animaux domestiques.

Les espèces les plus communes sont l'*Oxyuris equi*, dont l'habitat ordinaire est la courbure diaphragmatique du côlon du cheval, et l'*Oxyuris vermicularis* du chien (fig. 1324).

Lorsqu'ils quittent le gros intestin, ces parasites se fixent souvent à la muqueuse rectale, viennent faire saillie par l'anus, ou bien sont rejetés avec les crottins. Ils occasionnent un prurit assez vif de la région anale qui porte les

d'oxyures sont atteints d'eczémas rebelles; ces

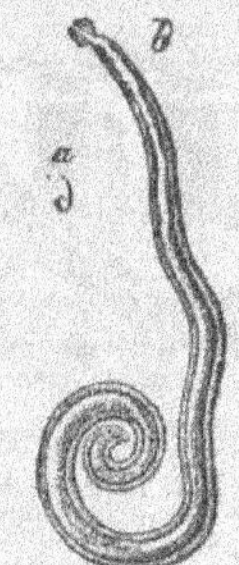

Fig. 1324. — Oxyure vermiculaire mâle.
a, de grandeur naturelle. — *b*, très grossi.

œufs peuvent même éclore sur le corps du

cheval, et les embryons, s'installant dans les plaies, produisent cette affection tenace, connue sous le nom de *plaie d'été*.

TRAITEMENT. — On aura recours aux vermifuges, aux anthelminthiques et aux lavements de crésyl à 2 ou 3 p. 100; sur le corps, on fera des lotions avec la même solution.

OZÈNE (de ὄζειν, sentir mauvais). — Symptôme caractérisé par l'odeur infecte provenant du nez, et dû soit à l'air expiré, soit aux mucosités; il accompagne l'ulcère de la pituitaire, la carie dentaire ou la collection des sinus.

TRAITEMENT. — Les injections de permanganate de potasse à 1 p. 150 font disparaître cette odeur momentanément. Il faut supprimer la cause.

OZONE (de ὄζειν, avoir de l'odeur; all. *Ozon*). — Oxygène à un état particulier, qui modifie ses propriétés physiques et chimiques : son nom lui vient de l'odeur forte qu'il répand.

On peut préparer l'ozone : en faisant passer des étincelles électriques à travers l'oxygène pur et sec; en soumettant de l'air ou de l'oxy-gène à l'action du phosphore humide. L'ozone est de l'oxygène condensé dans le rapport de 3 à 2; c'est un gaz d'odeur forte, de couleur bleue lorsqu'on le voit sous une grande épaisseur, liquéfiable, soluble dans l'eau et l'essence de térébenthine. Il se combine plus rapidement que l'oxygène ordinaire avec les corps oxydables. Sa présence dans l'air est certaine; il s'y combine rapidement avec les substances miasmatiques, les oxyde et les fait disparaître; il est plus abondant dans les campagnes que dans les villes; sa présence dans l'atmosphère semble purifier celle-ci. Il a une action irritante locale sur la muqueuse bronchique, analogue à celle du chlore; dans l'air ozonisé, la respiration des animaux s'accélère, des mucosités sont sécrétées abondamment, une bronchite et parfois une pneumonie se développent. L'ozone se fixe aux globules, comme l'oxygène; mais il n'a aucune action spéciale sur le sang, car, par le fait même de sa combinaison à une substance organique ou autre, il perd les qualités qui en faisaient un corps particulier.

P

PACHYDERMES (de παχύς, épais, et δέρμα, peau, cuir; all. *Dickhäuter*; angl. *pachyderms*; it. *pachidermo*). — Ordre de mammifères ongu-

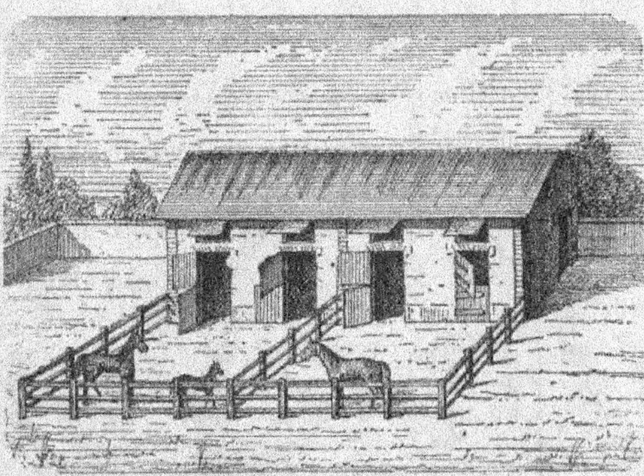

Fig. 1325. — Un paddock.

lés, herbivores, pourvus de dents mâchelières à surface large et propres à broyer les aliments; vivant réunis en troupes ou en familles; fournissant une chair nourrissante et des peaux épaisses et résistantes. On divise les pachydermes en : 1° *pachydermes proboscidiens* (de προβοσκίς, trompe), ou porteurs d'une trompe préhensive, et de défenses, ayant cinq doigts à tous les pieds (éléphant, etc.); 2° *pachydermes ordinaires*, n'ayant point de trompe, et ayant deux à quatre doigts (cochon, rhinocéros); 3° *pachydermes solipèdes*, n'ayant qu'un seul doigt ou du moins qu'un seul sabot à chaque pied (cheval).

PADDOCK. — On désigne ainsi l'ensemble formé par un box ou écurie, et une cour fermée par une palissade ou un mur, ensemble dans lequel les animaux circulent librement. Le plus souvent on les enferme dans le box pour la nuit. Le sol y est souvent recouvert de paille ou de fumier. Ce système est surtout utilisé pour les poulinières et leurs poulains (fig. 1325).

PAILLE (all. *Stroh*; angl. *straw*; esp. *paglia*). — On appelle ainsi le chaume desséché des graminées, et surtout des céréales, après qu'on a enlevé les graines de l'épi; par extension, on donne aussi ce nom aux fanes des légumineuses, du colza, du sarrasin, etc. Le mélange de ces fanes avec la paille d'avoine ou d'orge est appelé *dragée*; on nomme *conseau* celui des pailles de froment et de seigle, et *gerbée* la paille battue et mise en bottes, mais dans les épis de laquelle on a laissé des grains. Il y a des pailles qui ne sont bonnes qu'à faire de la litière, d'autres qu'on fait passer par le râtelier, où elles constituent un complément utile de la ration.

Division. — Variétés. — *Paille de graminées.* — Elle est formée de quelques feuilles étroites, minces, et de tiges ordinairement fistuleuses. La *paille d'avoine* est la meilleure, si elle a été bien récoltée; elle est plus molle, plus pourvue de feuilles et légèrement laxative; elle est recherchée par tous les herbivores. La *paille de froment* est plus souvent mise en première ligne, parce que généralement elle est mieux soignée et provient des terres les plus riches; mais les animaux ne la recherchent pas autant. La *paille d'orge* est jaunâtre, sapide, pourvue de larges feuilles, et cependant peu estimée, à cause de sa dureté; elle absorbe aisément l'humidité et s'altère facilement. La *paille de seigle* est dure, luisante, pourvue de peu de feuilles, résiste aux intempéries, mais est difficile à digérer. Elle est cependant utile pour les animaux mis à la diète; elle absorbe en effet les liquides sécrétés par la muqueuse digestive et provoque même cette sécrétion; elle combat quelque peu l'atonie du tube digestif (Haubner).

Paille de légumineuses. — Elle est plus grossière et plus difficile à digérer encore; elle est dure, peu recherchée des animaux; cependant elle est plus nutritive. La récolte doit en être faite avec soin, car les légumineuses s'altèrent et perdent leurs feuilles plus facilement encore quand elles sont mûres, que lorsqu'on les fauche vertes pour faire du foin. La *paille de fèves* est succulente et alibile, si elle a été bien récoltée; elle devient facilement noire, et communique cette couleur aux excréments, sans nuire à la santé; dans certains pays, les chevaux et les moutons sont nourris avec cette paille et s'en trouvent bien. La *paille de vesces* est molle, mais peu recherchée en général; elle paraît assez difficile à digérer. La *paille de lentilles* est préférable, d'après Magne, à plusieurs espèces de foin. La *paille de pois* est de qualité variable; celle des pois des champs, des pois nains et de ceux semés à la volée, est succulente et très bonne;

mais celle des pois à rames cultivés dans les jardins, longue, grosse, ne forme qu'un fourrage médiocre, comme la *paille de haricots*. La *paille de colza* est considérée par Sprengel comme la meilleure comme litière pour former des engrais. La *paille de sarrasin*, peu nutritive, ne convient surtout pas aux laitières; on fait bien de l'utiliser de suite en litière.

Alfa (*Stipa tenacissima*). — C'est une graminée très commune en Algérie. Là où le foin manque, elle facilite la digestion de l'orge.

Menues pailles. — Les *balles de blé*, les *siliques de colza*, et autres débris du même genre, ont les mêmes propriétés digestives et nutritives que les pailles et on les appelle *menues pailles*; elles sont surtout utilisées pour l'alimentation des ruminants, en mélange avec des racines fraîches coupées (on laisse fermenter le mélange), ou avec des pulpes, etc.

Pailles pressées. — Sous cette forme, l'appétence est plutôt diminuée et la paille, sauf mélanges avec des pulpes ou des mélasses, est surtout bonne pour la litière.

Composition et valeur nutritive. — La composition varie surtout entre la paille des graminées et celle des légumineuses. Voici un tableau donnant la composition moyenne des principales pailles:

	EAU.	CENDRES.	PROTÉINE brute.	CELLULOSE brute.	EXTRACTIFS non azotés.	GRAISSE brute.
A. — *Pailles de céréales.*						
Froment..............	14,3	4,6	3,0	40,0	36,9	1,2
Seigle...............	14,3	4,1	3,0	44,0	33,3	1,3
Orge................	14,3	4,1	3,5	40,0	36,7	1,2
Avoine..............	14,3	4,0	4,0	39,5	36,2	2,0
B. — *Pailles de légumineuses.*						
Vesce...............	16,0	4,7	7,5	42,0	29,0	1,0
Pois................	16,0	4,5	6,5	38,0	34,0	1,0
Lentillon...........	16,0	6,5	14,0	36,3	27,9	2,0
Féverole............	16,0	4,6	10,2	31,0	35,2	1,0
Lupin...............	16,0	4,1	5,0	40,8	32,1	1,1
Soja................	15,0	10,2	6,7	27,0	38,6	2,5
Trèfle ayant porté des graines........	16,0	5,6	9,4	42,0	25,0	2,0
C. — *Pailles diverses.*						
Pavot...............	14,8	9,4	6,7	31,5	36,1	1,5
Colza...............	16,0	4,1	3,5	40,0	35,4	1,6
Sarrasin............	10,4	5,0	3,9	45,9	33,2	1,6

Les tables d'équivalents attribuent aux pailles de céréales une valeur nutritive d'à peu près un tiers de celle du foin; pour la paille d'avoine, certains auteurs admettent qu'il n'y a qu'une différence de moitié, pour celle d'orge la proportion est de 100 à 250, et pour celles de légumineuses, de 100 à 150.

La composition de la paille, et conséquemment sa valeur nutritive, dépend beaucoup du degré de maturité du grain ; plus celle-ci est avancée, moins la paille est riche, surtout en phosphates. Il y a également une influence du sol ; plus celui-ci est riche, surtout en engrais minéraux, plus la paille en renferme ; dans un sol riche, il y a aussi une plus grande richesse de la paille en protéine, qui, d'après Haubner, peut arriver à 1/2 ou 1 p. 100 de plus que dans les pailles de sols pauvres. Dans le midi, les pailles sont beaucoup plus sucrées, plus nutritives, que dans les contrées froides ; les pailles des céréales d'automne, quoique dures, nourrissent mieux que celles du printemps, et celles de mars mieux que celles d'avril ; elles sont plus sapides après une année chaude et sèche qu'après une année froide et pluvieuse. La partie supérieure du chaume est aussi plus riche en principes alibiles que la partie près de la racine.

Diminution de la richesse de la base des tiges d'avoine (Dehérain et Nautier) *par la disparition des principes immédiats sauf l'amidon et la cellulose :*

24 juin.	28 juin.	11 juillet.	19 juillet.
18,87 p. 100.	8,13 p. 100.	7,18 p. 100.	3,18 p. 100.

Cette différence est surtout forte pour les légumineuses, où la partie supérieure est parfois encore en fleur lors de la récolte. Au point de vue de la *digestibilité*, il ne faut pas oublier que si les ruminants peuvent assimiler 40 à 50 p. 100 de la cellulose contenue, les chevaux n'en assimilent que 10 à 12 p. 100.

ALTÉRATIONS. — La paille peut être rouillée, moisie, vasée, salie. — La *rouille* se reconnaît à des taches rougeâtres qui se trouvent sous l'épiderme ; d'abord petites, elles deviennent grandes plus tard, soulèvent la cuticule, la rompent et forment une poussière roussâtre ; la rouille existe quelquefois sur la face supérieure des feuilles ; souvent, à côté des taches rouges, il y a des taches noires ; toutes sont dues à des champignons microscopiques du genre *uredo*. Les champignons constituant les taches irritent l'intestin. — La *carie* et le *charbon* sont des maladies des grains, qui détruisent les épis ; la paille est plus pâle.

La paille qui conserve de l'humidité se couvre de *moisissures* ; elle a une odeur nauséeuse, qui doit la faire rejeter, même comme litière. C'est trop souvent le cas de la paille d'avoine, que l'on a fait javeler dans les champs durant plusieurs semaines. — La paille est rarement *vasée*.

On ne doit pas chercher à remédier aux altérations de la paille ; il faut employer pour faire la litière celle qui est vasée, vieille, imprégnée de corps fétides, d'excréments ; quant à la paille moisie, rouillée, il faut la mettre de suite sur le tas de fumier, ne pas la répandre même dans les étables, de crainte que les animaux n'en mangent.

UTILISATION. — Toutes les pailles sont, de par leur constitution physique, de digestion un peu difficile ; elles absorbent mal les sucs des viscères gastro-intestinaux ; au contraire, elles excitent les viscères et provoquent en même temps la sécrétion des divers sucs. Grâce à la paille, les graines se digèrent mieux, et le trèfle cesse de provoquer des météorisations ; elle fournit une matière de consistance là où l'on nourrit surtout avec des racines, des pulpes et des résidus. — La paille seule ne saurait cependant entretenir les animaux, même quand ils ne travaillent pas ; il n'y a pas les principes alibiles assez concentrés pour entretenir le corps. Sa relation nutritive est faible (1/30 à 1/40). En additionnant de mélasse la paille hachée, on peut avoir une relation nutritive de 1/10 à 1/15. La paille est un bon fourrage supplémentaire, qui convient surtout aux chevaux de luxe ou de selle.

Aux ruminants, et notamment aux bêtes bovines, on donne les pailles hachées, macérées ou cuites ; elles sont alors plus digestibles ; cela est surtout utile pour les balles de blé, pour la menue paille, qu'on donne ramollies par l'eau ou la vapeur, mélangées à des résidus, à du malt, du son, des farines, du sel. Pour les ruminants, comme pour les chevaux, les pailles peuvent avantageusement servir à la stratification des foins.

PAIN (*panis*, ἄρτος ; all. *Brod* ; angl. *bread* ; it. *pane* ; esp. *pan*). — Aliment préparé avec la farine et l'eau, auxquelles on fait subir un certain degré de fermentation à l'aide de la levure. Toutes les substances végétales qui contiennent du gluten, du sucre et de la fécule, sont propres à faire du pain ; la farine de froment est préférable aux autres, parce que c'est elle qui contient le plus de gluten, matière qui donne à la pâte la propriété de lever et de se boursoufler ; ce qui la rend plus légère et plus facile à digérer. — Pour les animaux, on prépare des pains avec diverses farines ; on y ajoute de la mélasse, de la viande (biscuits Spratt pour chiens), etc. Généralement le prix de ces aliments est trop élevé, eu égard à leur richesse alimentaire; lorsqu'ils ne sont pas bien cuits, ils se couvrent de moisissures et déterminent des empoisonnements graves avec entérite. Pour les chiens de meutes, le pain est à base de farine d'orge.

Voici quelques formules de pain (1) dont on peut donner 4 à 5 kilogrammes par jour au cheval :

1° *Pain Dailly :*

Résidus de marc de pommes de terre. 1/3
Farine de froment ou balles de blé,
  ou paille hachée................. . 2/3

2° Pulpes................... . 20 kilogr.
  Recoupettes .... 20 —
  Farine de blé.... .... 24 —
  Sel................... 1 —

3° *Formule pour cavalerie importante :*

Farine de féveroles........ 875 kilogr.
  — de blé............ 250 —
  Recoupettes .... 1250 —
  Farine de criblures.... .... 250 —
  Fécule................... $37^{kg},500$
  Radicelles d'orges......... $37^{kg},500$

4° Farine de blé.. .... 2 kilogr.
  — de seigle........... 1 —
  Mélasse................... $0^{kg},150$
  Levure................ . $0^{kg},32$

Pain de guerre. — Pader et Barrier, après expériences, pensent que le pain de guerre ou *biscuit* de Varnier peut être un aliment utile pour les chevaux à intestin paresseux. On peut le donner sec et concassé, mélangé à l'aveine, ou l'arroser avec de l'eau chaude mélassée.

PALAIS (*palatum*, οὐρανός, οὐρανίσκος ; all. *Gaumen* ; angl. *palate* ; it. *palato* ; esp. *paladar*).

ANATOMIE. — Le palais forme le plafond de la bouche. Il est tapissé par la muqueuse buccale, qui présente une double rangée de sillons en arc, séparés par des crêtes intermédiaires.

PATHOLOGIE. — *Palatite ou Inflammation.* — Voy. LAMPAS.

Blessures. — Elles s'accompagnent souvent d'une forte hémorragie de l'artère palatine.

Le traitement consiste en lavages antiseptiques et application d'un pansement hémostatique, au moyen d'une planchette.

PALERON (all. *Vorderbug* ; angl. *shoulderblade* ; it. *paletta della spella*). — Maniement pair ou double, commun aux deux sexes, placé vers l'angle dorsal du scapulum, et pouvant s'étendre, suivant l'état des animaux, en bas vers le *contre-cœur*, en arrière dans la région des côtes.

(1) Déchambre et Curot, *Les aliments du cheval.*

Il est séparé de la peau par l'aponévrose du muscle sous-cutané du thorax et de l'abdomen. Il repose sur la face externe du muscle grand dorsal et sur l'extrémité supérieure du long extenseur de l'avant-bras. Il est limité en haut par le bord inférieur du trapèze dorsal, et en avant par le bord postérieur du gros extenseur de l'avant-bras. Sous le nom de *veines de l'épaule*, Guénon paraît avoir décrit trois des maniements de Chamard : le *paleron*, le *contre-cœur* et le *cœur* (Goubaux). Le paleron a vers son centre deux ganglions lymphatiques ; il comprend le scapulum et ses muscles.

PALLIATION (de *palliare*, couvrir, masquer ; ἴασις ἐπιπόλαιος ; all. *Palliativkur* ; angl. *palliation* ; it. *palliazione* ; esp. *paliacion*). — Action de pallier, de ne guérir un mal qu'en apparence.

Traitement palliatif. — Celui qui se propose non pas de guérir, mais seulement de modérer les symptômes d'une maladie, pour l'empêcher de faire des progrès, prolonger les jours du malade et diminuer ses souffrances.

Palliatifs. — Moyens thérapeutiques employés pour produire la palliation.

PALPATION et PALPER (*palpatio* ; all. *Betasten* ; angl. *palpation* ; it. *palpazione*). — Examen des parties normales ou morbides placées sous la peau ou dans les cavités naturelles à paroi souple, comme l'abdomen ou les bourses, par l'application méthodique de la main sur leur surface externe. On use du palper dans l'exploration des organes abdominaux, des testicules, etc. ; on en use aussi pour diagnostiquer la gestation, les mouvements du fœtus (*palper abdominal*). Le palper de la poitrine sert aussi à reconnaître les différences dans le retentissement de la toux, le frémissement vibratoire du cœur, etc.

PALPITATION (*palpitatio*, παλμός ; all *Herzklopfen* ; angl. *palpitation* ; it. *palpitazione* ; esp. *palpitacion*).

Palpitations cardiaques. — Battements du

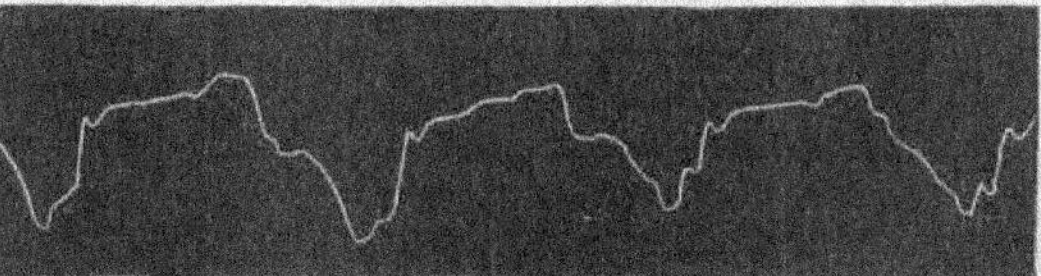

Fig. 1326. — Soubresauts du cœur (Marey).

cœur plus fréquents ou plus forts et plus étendus qu'à l'état normal, quelquefois irréguliers (fig. 1326). Les palpitations continues dépendent souvent d'une lésion physique du cœur ; celles qui sont intermittentes tiennent à l'anémie, à une affection nerveuse. Les premières sont toujours beaucoup plus graves que les secondes, quoique celles-ci puissent, en se répétant, conduire à une véritable affection cardiaque. La digitale, le bromure de potassium, et surtout l'éloignement des causes servent au traitement.

Ces palpitations sont fréquentes sur les chiens nerveux, lorsqu'une personne non connue les approche, ou cherche à les ausculter, percuter, palper, etc.

Palpitations du cœur. — On a décrit sur le cheval, sous le nom de *palpitations de cœur*, une affection assez rare, que Goubaux a prouvé être des *contractions cloniques du diaphragme*.

ÉTIOLOGIE. — La maladie s'observe sur des chevaux qui, immédiatement après un repas un peu volumineux, sont conduits à allure vive, soit montés, soit attelés à une voiture un peu lourde, surtout si les sangles sont très serrées. Les contractions sont probablement la conséquence de la fatigue éprouvée par le diaphragme obligé de repousser à chaque inspiration la masse formée par l'estomac.

SYMPTOMATOLOGIE. — Les mouvements respiratoires sont précipités ; à chaque inspiration on entend un bruit sec, analogue à celui d'un linge que l'on tire brusquement. En même temps le cavalier sent sa jambe secouée et soulevée le long des côtes.

La moindre excitation augmente les symptômes, ou les fait reparaître s'ils ont cessé. La durée de la maladie varie de quelques heures à vingt-quatre ou trente-six heures au plus.

TRAITEMENT. — Calme complet, injections sous-cutanées de morphine.

PANARD (all. *säbelbeinig* ; angl. *panard, crooked*). — On appelle *pied panard* celui dont la pince est tournée en dehors ; l'axe du pied est ainsi dévié, et cette déviation est généralement sous la dépendance d'une fausse direction des rayons supérieurs du membre : à un membre panard correspond un pied panard (Voy. APLOMBS, t. I, p. 74). Le quartier externe du pied est évasé, élevé, fort ; le quartier interne est bas, presque vertical, et le talon correspondant est resserré et tend à chevaucher l'autre. Cette défectuosité tient à ce que l'appui se fait surtout sur le quartier interne, qui, étant surchargé, pousse moins et reste faible. Elle s'observe presque toujours aux deux pieds antérieurs à la fois.

Le cheval panard est exposé à s'atteindre, à se couper ; la *bleime* est fréquente au côté interne ; les articulations du membre sont surchargées à leur face interne (fig. 1327).

TRAITEMENT. — Parer le sabot suivant un plan horizontal pendant l'appui et en ménageant le côté interne ; fer un peu couvert en mamelle et branche interne juste, pour éviter que le cheval ne se coupe, en diminuant la garniture de l'éponge interne, ferrer juste en dehors, et reporter l'appui en dehors, pinçon reporté un peu en dedans (1).

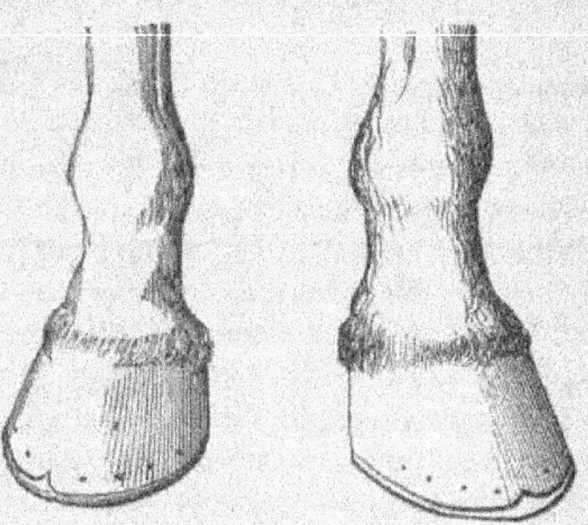

Fig. 1327. — Pieds panards.

Pour les poulains, la ferrure à quartier du côté interne est un bon moyen de rétablir peu à peu l'aplomb.

PANARIS. — Nom donné quelquefois au *javart tendineux* du cheval (Voy. JAVART), par analogie avec la tumeur phlegmoneuse des doigts de l'homme. Ce mot est synonyme de *furoncle interdigité*, ou *limace* sur les bêtes bovines (Voy. LIMACE).

PANCRÉAS. — ANATOMIE et PHYSIOLOGIE. — Voy. DIGESTION, t. I, p. 375.

PATHOLOGIE. — Les *maladies* du pancréas sont presque inconnues en vétérinaire. A l'autopsie d'animaux, on a trouvé des abcès de la glande, parfois des tumeurs mélaniques (cheval) ou cancéreuses (chien) ; on a aussi trouvé dans les conduits excréteurs des parasites (sclérostomes), et sur le bœuf, de petits calculs arrondis et à facettes.

PANDÉMIE. — Voy. PANZOOTIE.

PANNICULE (*vanniculus*, de *pannus*, pièce de drap ou d'étoffe ; all. *Fetthaut, Fleischhaut* ; angl. *panniculus, fleshy membrane* ; it. *pannicole* ; esp. *paniculo*). — Chez les mammifères, le *panicule charnu* (*muscle sous-cutané du thorax et de l'abdomen*) se continue antérieurement sur le bord de l'épaule avec le *peaussier* ou *sous-cutané de l'encolure*, qui aboutit au sous-cutané de la

(1) Bournay et Sendrail, *Chirurgie du pied* (*Encyclopédie Cadéac*).

face ; postérieurement, il se propage sur la croupe et la partie interne de la cuisse ; transversalement, il s'étend de l'épine dorso-lombaire à la ligne médiane de l'abdomen : il forme une vaste expansion membraniforme adhérente à la peau par un tissu lamineux fin et serré, et enveloppant presque toute la périphérie du corps ; c'est par ses contractions que se fronce la peau de l'animal.

PANNUS. — Kératite vasculaire, avec formation de nombreux vaisseaux dans les couches superficielles de la cornée (Voy. KÉRATITE).

PANSAGE (all. *Putzen*). — Opération qui consiste en des frottements méthodiques et répétés exercés sur la peau de nos animaux domestiques, du cheval surtout, dans le but de la nettoyer.

EFFETS ET UTILITÉ DU PANSAGE. — Le pansage approprie la peau ; il la débarrasse de la crasse produite par le mélange des corpuscules extérieurs, des détritus épidermiques, des résidus salins et gras de la respiration cutanée. Par cela même il embellit les animaux, dont le poil acquiert un brillant particulier ; il prévient les maladies cutanées de nature parasitaire et la démangeaison dues à l'accumulation de la crasse. En favorisant l'accomplissement des fonctions de la peau, il concourt à purifier le sang ; bien exécuté, il constitue un massage excellent qui stimule la circulation dans les muscles ; en outre ce massage de la peau engendre des réflexes qui rendent la digestion plus rapide et plus parfaite, etc.

« Propreté, endurance, économie, santé sont les quatre titres qui doivent placer le pansage au nombre des pratiques les plus importantes de l'hygiène. » (Boucher, *loc. cit.*)

LIEU DU PANSAGE. — A moins de circonstances particulières (mauvais temps, animaux malades, etc.), le pansage doit être exécuté dehors.

Le *moment* du pansage varie suivant le service de l'animal. En général, les animaux sont pansés le matin seulement ou matin et soir, avant les repas principaux.

Lorsque les animaux rentrent du travail, ils sont soumis à un nettoyage plus ou moins complet : lavage des membres, puis bouchonnage de tout le corps. Il serait préférable de faire, comme dans les écuries de courses, un bon pansage à ce moment.

INSTRUMENTS DE PANSAGE. — L'*étrille* ne doit être employée que modérément au début du pansage, et seulement sur les parties charnues ; elle sert à enlever la crasse, le fumier qui adhère aux poils et les agglutine. Celle en caoutchouc est utilisée surtout pour faire tomber le poil d'hiver. Sur les chevaux fins, on ne doit pas se servir de l'étrille.

La *brosse en chiendent* remplace l'étrille, surtout quand les animaux sont irritables.

La *brosse en crins* est le véritable instrument de pansage.

Le *bouchon* est une tresse de paille ou de foin que l'on promène méthodiquement et en pressant sur toute la surface du corps ; il est très employé dans les écuries de courses et constitue un excellent instrument de massage. On peut se servir d'une simple poignée de paille ou de foin avec laquelle on frotte vigoureusement le corps des animaux rentrant du travail couverts de sueur.

Les autres instruments de pansage généralement utilisés sont l'*époussette*, l'*éponge*, le *peigne* en corne ou en métal, le *cure-pied*, le *couteau de chaleur*, la *serviette*, les *ciseaux*, le *gant à frictions*, etc.

MANIÈRE DE FAIRE LE PANSAGE. — Nous ne pouvons mieux faire que de donner ici les prescriptions réglementaires dans l'armée :

« Le cheval, étant sec ou ayant été bouchonné, est attaché par le bridon, le frontal relevé, la sous-gorge débouclée pour permettre de nettoyer la tête. Par exception, et si le cheval a le poil un peu fort, le cavalier se sert de l'étrille ; prenant l'étrille de la main droite, il la passe légèrement à rebrousse-poil sur toutes les parties charnues, en commençant par la croupe, et en étrillant le côté droit d'abord, le gauche ensuite.

« La tête, le bord inférieur de l'encolure, la base de la queue, les hanches, l'épine dorsale, le fourreau, les mamelles, la face interne des cuisses et des avant-bras, les parties inférieures des membres, ne doivent jamais être touchés par l'étrille.

« Si le cheval a le poil fin, ou s'il est tondu, l'emploi de l'étrille est inutile ; le cavalier, à l'aide de la brosse en chiendent ou du bouchon, fait tomber le plus gros de la crasse ; puis, prenant l'étrille de la main gauche, les dents en dessus, et la brosse à cheval de la main droite, il brosse la tête, puis l'encolure et tout le côté droit, et exécute la même opération du côté gauche en commençant par la tête, ayant soin, après chaque coup de brosse, donné d'abord à rebrousse-poil, puis dans le sens du poil, de passer la brosse sur l'étrille pour enlever la crasse ; quand l'étrille en est chargée, il la frappe légèrement sur le sol en arrière du cheval.

« Le cavalier panse les membres de même en commençant toujours par la partie supérieure ; puis il repasse avec l'époussette sur toutes les parties du corps, pour lisser et lustrer les poils.

« Le cavalier brosse ensuite le toupet et la crinière qu'il ramène par mèches successivement sur le côté droit, puis sur le côté gauche ; il nettoie la queue en la séparant par mèches, et en brosse le tronçon pour éviter les démangeaisons que produirait la crasse.

« Enfin il passe la brosse en chiendent légèrement mouillée sur tous les crins, éponge le cheval comme il a été prescrit, frictionne les canons et les boulets en les frottant vivement et avec les deux mains à plat, en sens inverse, de haut en bas et de bas en haut, et termine le pansage en curant les pieds et en examinant la ferrure. » (*Cours d'hippologie militaire.*)

De temps en temps, en général une fois par mois pour les chevaux de luxe, on complète le

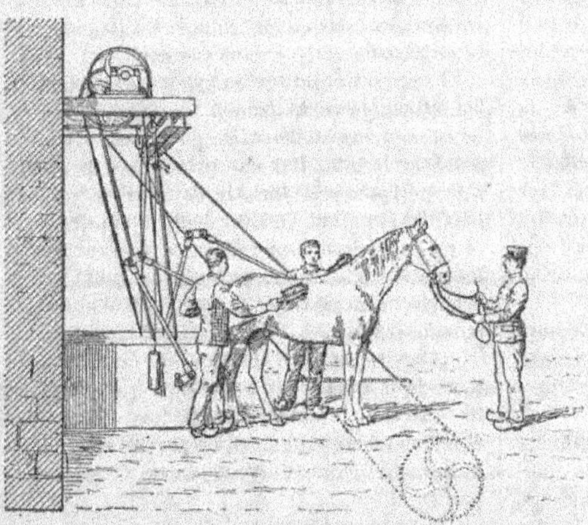

Fig. 1328. — Pansage à la machine, d'après Lavalard.

pansage en *faisant les crins* : on coupe aux ciseaux les crins des extrémités, on éclaircit la crinière et la queue, en arrachant avec précaution les crins trop longs ; enfin on brûle les poils longs et hérissés qui poussent sur les différentes parties du corps, mais qui sont surtout nombreux aux ganaches, le long du bord inférieur de l'encolure, sous le ventre ; cette dernière opération s'effectue soit avec une torche de paille allumée, ou mieux à l'aide d'un *brûloir* spécial à essence ou à gaz.

Pansage à la machine. — La plupart des grandes compagnies qui emploient une cavalerie nombreuse ont adopté la *machine à panser*, imaginée par Goodwin en 1875.

A la Compagnie des omnibus, on fait usage de cette machine, un peu modifiée : le pansage se fait en moins de cinq minutes ; le prix moyen du pansage ordinaire est abaissé de 0 fr. 35 à 0 fr. 25 (fig. 1328).

On reconnaît si *un animal est bien pansé* en passant la main à rebrousse-poil sur les différentes régions du corps : la crasse, s'il y en a, adhère à la pulpe des doigts ; on écartera également les crins de la crinière et de la queue, afin de se rendre compte de la propreté de ces régions ; enfin on terminera l'examen en faisant lever les pieds du cheval, et en s'assurant que la fourchette et la sole ont été nettoyées.

Les ânes et mulets doivent être pansés comme le cheval. Il faudrait tous les jours brosser et étriller les bêtes bovines, surtout celles qui vivent toujours à l'étable ; il faudrait toujours laver la queue, le bas des membres, les mamelles. Lorsque cela sera possible, la laine des moutons sera brossée régulièrement en évitant de l'arracher, on fera le *lavage à des* de la toison. Les chiens et chats, surtout ceux à poils longs, seront brossés et peignés tous les jours. Le brossage des pattes, pour les volailles, les préserve de la gale des pattes.

Les bains, les lavages à grande eau complètent le pansage.

On ne panse pas les poulinières, les poulains, ni les bêtes bovines lorsqu'elles restent nuit et jour à l'herbage.

PANSE (all. *Pansen* ; angl. *paunch, belly, rumen* ; it. *pancia, rumine* ; esp. *panza*). — Premier estomac des animaux ruminants (Voy. DIGESTION).

PANSEMENT (all. *Verband* ; angl. *dressing*). — On appelle ainsi l'application méthodique, sur les parties malades, de topiques, d'objets de pansement, comme des bandages et appareils, propres à en hâter la guérison. Cette application, à moins qu'elle n'ait été faite pour une lésion dont la guérison est rapide, doit se répéter d'une manière périodique, régulière ou irrégulière.

L'art de procéder au pansement est une des branches les plus importantes de la chirurgie vétérinaire ; il consiste en général à soigner convenablement les plaies, à les garantir du contact immédiat des corps extérieurs, à les préserver des brusques variations de la chaleur atmosphérique, à les garantir de l'air, des souillures des agents microbiens venant de l'extérieur ; à appliquer de la manière la plus favorable toutes les pièces des appareils et des bandages ; à absorber et recevoir les liquides qui s'écoulent des plaies, à calmer ou exciter à propos la surface d'un ulcère, et à employer les médicaments externes convenables, d'une part pour hâter la guérison, d'autre part pour empêcher la décomposition organique des tissus.

MATÉRIEL DE PANSEMENT. — Il comprend des instruments et des objets de pansement.

Les instruments servent à aider la main du chirurgien et ne doivent pas séjourner à la surface des plaies ; ils doivent être aseptiques. Leur nombre varie avec la nature de l'intervention et l'espèce de lésion que l'on se propose de panser ; on emploie généralement les bistouris, les pinces à dents de souris et à forci-pressure, les ciseaux droits et courbes, la sonde cannelée, les aiguilles à sutures, etc.

Les objets de pansement comprennent l'ouate, l'étoupe, la soie, le catgut ou le fil de Bretagne, les éponges et les compresses, la gaze, la bande ou la tarlatane.

L'*ouate hydrophile* est un excellent objet de pansement ; elle est douce, peu irritante, et a un pouvoir absorbant assez considérable ; malheureusement, elle est d'un prix de revient assez élevé, et doit être réservée pour les traumatismes graves.

L'*ouate de tourbe* est élastique, souple et coûte peu cher ; elle est d'un usage assez courant.

L'*étoupe* est la substance de pansement la plus répandue ; c'est le rebut de la filasse de chanvre. L'étoupe est généralement préférable à la filasse elle-même, parce qu'elle est plus feutrée, à brins plus entre-croisés. Elle doit être fine, douce et bien nettoyée. On utilise l'étoupe sous forme de *plumasseaux* (fig. 1329), de *boulettes* (fig. 1330), de *rouleaux* (fig. 1331),

 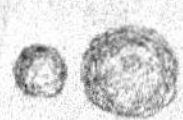

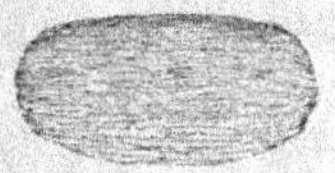

Fig. 1329. — Plumasseaux. Fig. 1330. — Boulettes.

de *bourdonnets*, de *tentes* (forts bourdonnets liés au milieu par un fil (fig. 1332), de *mèches*, de *pelotes* (fig. 1333).

La *gaze* est très absorbante et peu irritante ; on l'applique directement sur la plaie ; elle

est d'un prix assez élevé et d'un usage forcément restreint ; la *gaze iodoformée* est surtout employée.

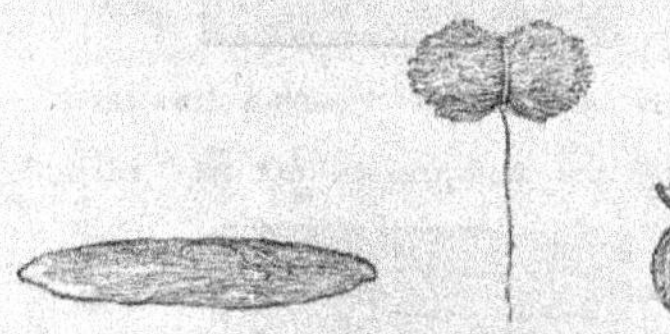

Fig. 1331. — Rouleaux. Fig. 1332. — Fig. 1333. —
Tente. Pelote.

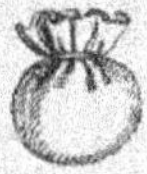

Les sutures se font généralement à la *soie* ou au *fil de Bretagne* ; parfois on utilise

 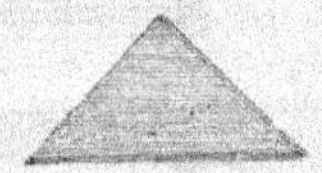

Fig. 1335. — Compresse triangulaire ; c'est la compresse carrée pliée de manière à réunir deux angles.

Fig. 1334. — Compresse carrée.

le *catgut* de différentes grosseurs, le *crin de Florence*, le *crin de cheval*.

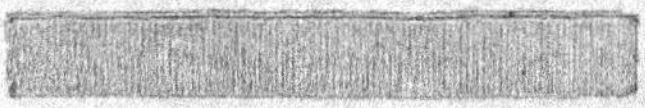

Fig. 1336. — Compresse longuette.

La *tarlatane* ou bien la *gaze*, ou bien des *linges* ordinaires servent à la confection des

Fig. 1337. — Compresse en fichu : c'est la compresse en triangle, repliée deux ou trois fois du sommet à la base.

compresses : la pièce de toile peut être simple ou plus ou moins doublée, et on l'applique soit

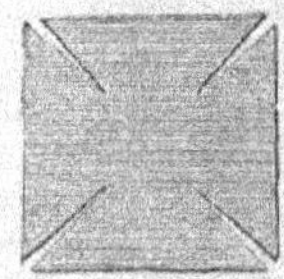 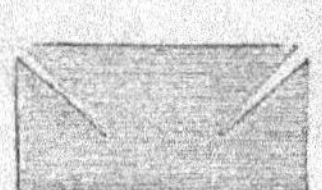

Fig. 1338. — Croix de Malte. Fig. 1339. — Demi-croix de Malte.

directement sur les plaies, soit par-dessus l'étoupe ou les topiques et comme intermédiaire entre ces matières et les bandes ou bandages par lesquels on achève le pansement.

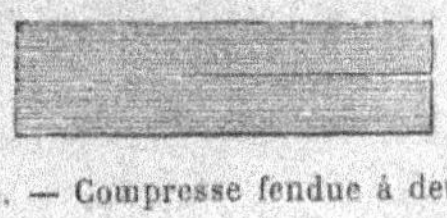

Fig. 1340. — Compresse fendue à deux chefs.

La forme des compresses est très variable

Fig. 1341. — Compresse fendue à trois chefs.

Voy. fig. 1334 à 1343). Elles sont peu employées

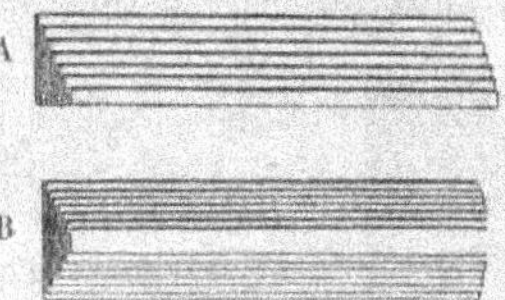

Fig. 1342. — Compresse graduée.

La figure A représente la compresse vue par son sommet ;
la figure B est la même compresse vue par une face latérale ;
on reconnaît là les degrés. Pour composer ce petit
appareil, on choisit une compresse longuette, mais
bien large ; on la replie un grand nombre de fois, de
manière que le second pli soit moins large que le
troisième et ainsi de suite ; le dernier pli représente
donc le sommet de la pyramide. On peut aussi commencer par ce pli et faire le second plus large, le troisième plus large encore, de manière à terminer par
le plus large, qui formerait la base de la pyramide.

en vétérinaire (Voy. t. Ier, p. 597,
fig. 713).

On fixe le pansement soit avec un

Fig. 1343. — Compresse fenêtrée.

lambeau de toile retenu par des liens,
soit avec de la tarlatane coupée en

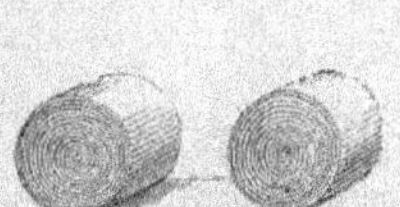
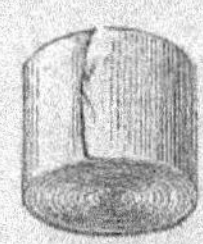

Fig. 1344. — Bande roulée   Fig. 1345.
à deux globes.   Bande roulée à
un globe.

lanières, soit le plus généralement
avec des *bandes*. Les bandes sont des
pièces de toile plus ou moins longues, de 6 à
8 centimètres de large en général (fig. 1344,

1345, 1346). En vétérinaire, on utilise beaucoup

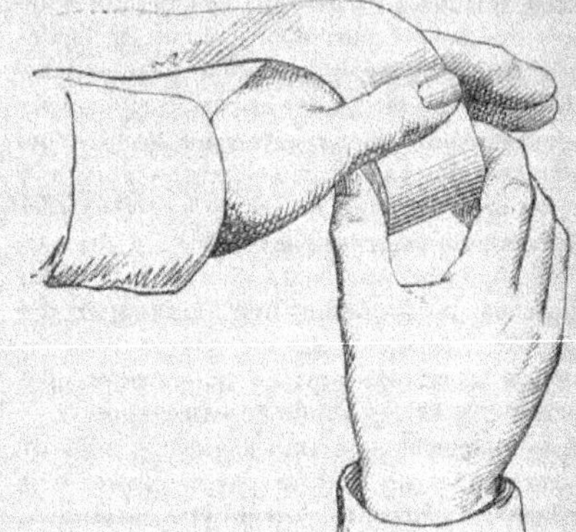

Fig. 1346. — Manière de rouler une bande en globe.

le *ruban de fil* de 2 à 3 centimètres de large

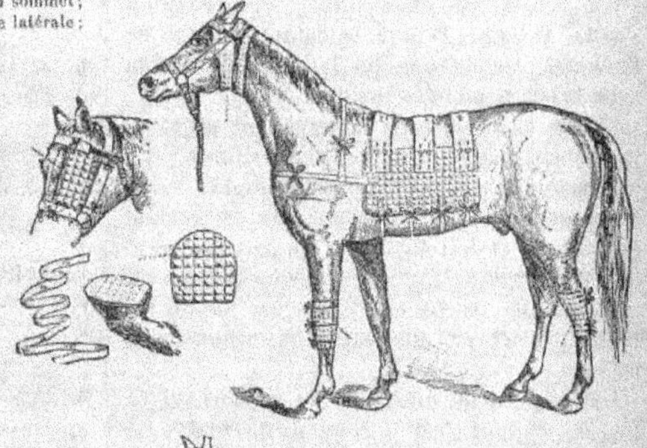

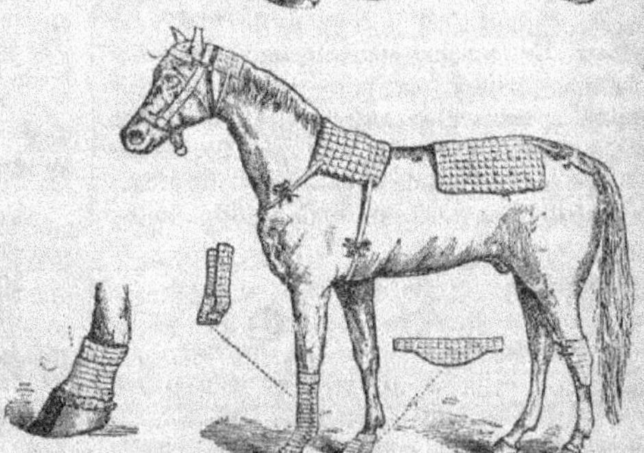

Fig. 1347. — Quelques exemples de pansements.

qui tantôt, comme les bandes, sert de bandage
simple surtout pour les pansements du pied,

tantôt sert de lien pour fixer les pansements.

La figure 1347, empruntée au *Manual of operative veterinary Surgery* de Liautard, montre quelques exemples de pansements appliqués sur les différentes parties du corps du cheval.

Nous signalerons les pansements de l'œil, des

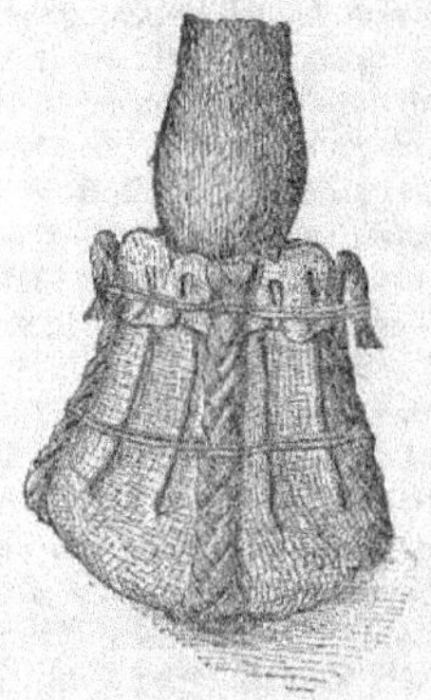

Fig. 1348. — Emmaillotement.

oreilles et de la gorge ; les pansements du garrot, de l'épaule, des côtes et des reins : ils sont peu utilisés jusqu'à présent en France sous cette forme. Il en est de même de ceux du genou et du

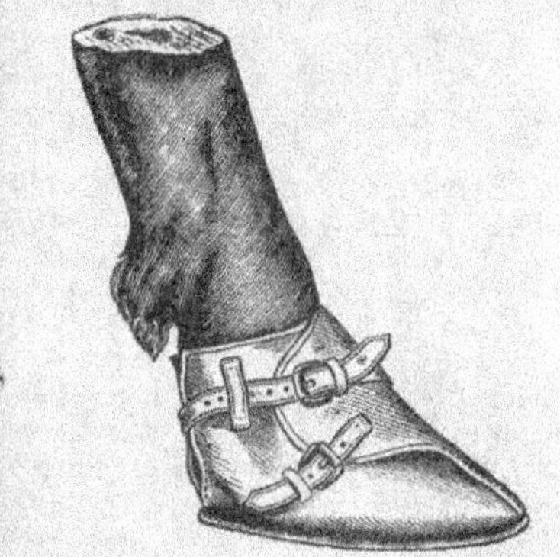

Fig. 1349. — Botte de König pour la maladie du sabot et pour maintenir les bandages en place.

jarret. Les pansements des tendons, des boulets, du paturon et du pied sont très pratiques et paraissent bien protéger les régions blessées.

Surtout pour le pied, on utilise des bottes, des emmaillotements (fig. 1348 et 1349) et avec des sabots en cuir pour maintenir le pansement et protéger la partie opérée (Voy. t. I, p. 128, fig. 180).

RÈGLES DE L'APPLICATION DES PANSEMENTS. — Nous n'exposerons ici que des règles générales ; les indications particulières à chaque affection ou opération sont énoncées à propos de ces opérations, des diverses espèces de plaies ou d'accidents.

On dispose, autant que possible, sur une table propre, les divers objets de pansement jugés nécessaires et dans l'ordre suivant lequel ils doivent servir : étoupes ou éponge, savon, seau contenant de l'eau chaude, cuvettes renfermant des liquides antiseptiques, etc. ; puis l'appareil proprement dit composé généralement d'ouate hydrophile ou ordinaire, ou d'ouate de tourbe ou d'étoupades, de bandes, parfois d'attelles, d'éclisses, de fers, etc.; enfin, les divers instruments nécessaires au nettoyage de la plaie ou à la confection du pansement ; en général, on place ces derniers objets dans une cuvette contenant une solution antiseptique (crésyl, eau phéniquée à 2 ou 3 p. 100).

Tout étant prévu d'avance et méthodiquement préparé, le vétérinaire, assisté d'un ou de plusieurs aides, assujettit l'animal à panser, fixe la partie malade dans la situation qu'elle doit conserver pendant toute la durée du pansement. Ensuite il découvre la partie malade avec précaution, détache avec ménagement les pièces les plus superficielles de l'ancien appareil, et successivement celles qui sont le plus profondément situées. Il doit éviter les tiraillements, l'effusion du sang, humecter ce qui est roide et dur, couper avec les ciseaux ce qui se détache, et épargner à l'animal les souffrances inutiles.

On doit panser promptement, mais sans précipitation, en ne laissant pas la partie malade trop longtemps exposée au contact de l'air. Il importe de ne pas toucher, ni sonder sans nécessité ; il faut éviter les soins trop minutieux, recouvrir même provisoirement la plaie d'une compresse tandis qu'on en nettoie les bords. La propreté n'est pas moins nécessaire et oblige de n'employer, pour les appareils, que des matières antiseptiques, de bien déterger la surface malade et de laver les environs. Le séjour d'un caillot sanguin dans une plaie et surtout d'une parcelle de tissus en décomposition, d'un corps étranger, peut avoir des conséquences graves : entretenir la suppuration, occasionner la gangrène, l'infection purulente ou septique.

Après lavage antiseptique ou désinfection de la plaie, il faut la recouvrir d'une matière souple, élastique, douée de propriétés antisep-

tiques, plutôt sèche qu'humide, et pouvant
absorber les divers liquides qui peuvent couler
de la plaie (pus, sérosité, sang, etc.). Les pansements *secs* sont en général préférables aux
humides. Puis on applique successivement les
sutures, les plumasseaux gradués, les emplâtres
ou les liniments, les étoupades ou les compresses, les bandages ou les liens. Toutes les
pièces de l'appareil doivent être appliquées de
telle sorte qu'elles ne fassent ni pli, ni bourrelet, et n'exercent sur les tissus ni gêne, ni
constriction, ni étranglement. On doit aussi
s'assurer que les enveloppes, les bandes et les
liens ne sont ni trop serrés, ni trop lâches, et
qu'ils n'exercent aucune action susceptible
d'accroître l'irritation et la phlogose des parties
lésées.

Les pansements ne doivent surtout pas gêner
la circulation, fonction facilement compromise
par des pansements trop serrés. Pour cela il y a
une règle générale, c'est, toutes les fois qu'on a
un bandage à appliquer à un membre, d'aller
toujours, en exerçant la compression, de la
périphérie au centre, et de prolonger si possible
ce pansement jusqu'à l'extrémité de ce membre.

Autant que possible, il faut donner au pansement une forme correcte, régulière, sans
cependant sacrifier à la forme aucune des prescriptions commandées par le but qu'on se propose.

Durée. — Le temps pendant lequel on laisse
le pansement en place varie nécessairement
avec un grand nombre de circonstances et surtout avec la nature et le siège de la lésion. Les
appareils qui recouvrent les plaies sans suppuration ne doivent être levés qu'au bout de quatre
à huit jours; les pansements pour fractures
doivent être laissés en place beaucoup plus
longtemps; au contraire, on doit lever tous les
jours les pansements qui recouvrent les plaies
étendues, profondes, anfractueuses, suppurant
beaucoup, compliquées de gangrène ou de
nécrose des tissus sous-cutanés. En général, les
symptômes généraux et fonctionnels donnent
des indications précieuses sur l'opportunité de
la levée d'un pansement : si l'animal est triste,
ne mange plus, s'il a de la fièvre, si l'appui du
membre malade est nul ou de plus en plus
pénible, l'appareil doit être levé sans retard et
on doit examiner minutieusement la plaie. Les
pansements qui serrent trop doivent être retirés
de suite.

L'animal devra être attaché de façon
qu'il ne puisse arracher son pansement avec
ses dents : on lui mettra un collier à chape-

let, etc. Si le pansement est appliqué sur un
membre, on le protégera par une flanelle
contre les souillures de la litière.

PANSPERMIE (de πᾶς, tout, et σπέρμα,
graine ; all. *Panspermie* ; angl. *panspermy* ;
it. et esp. *panspermia*). — Système physiologique suivant lequel les germes sont disséminés dans toutes les parties de la terre et
de l'espace qui l'environne, et se développent
quand ils rencontrent des corps disposés à
les retenir et à les faire croître. — *Panspermie
atmosphérique.* Dérivé de cette doctrine qui considère beaucoup de maladies et toutes les fermentations comme dues à des *germes* existant
dans l'atmosphère ou dans l'eau, et introduits
dans les êtres vivants (Pasteur). Elle est confirmée par l'expérience dans la plupart des cas.

PANZOOTIE. — On appelle *maladie pan-
zootique* ou *pandémique* celle qui envahit une
immense étendue de pays et qui atteint à peu
près la totalité des animaux d'une seule ou
de plusieurs espèces (peste bovine, fièvre
aphteuse).

PAPILLOME. — Tumeurs constituées par

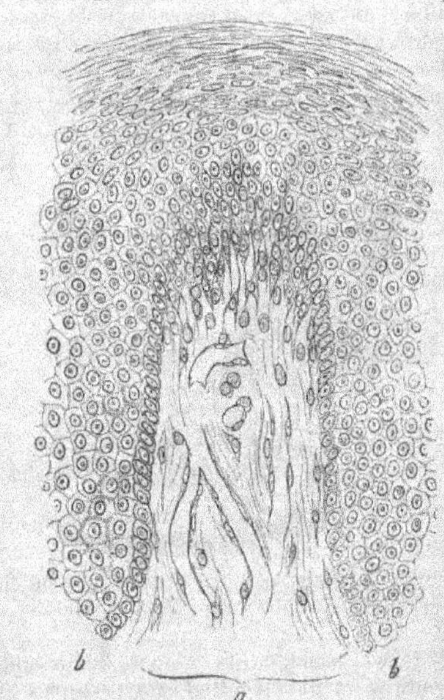

Fig. 1350. — Hyperplasie d'une papille dermique.

a, avec son épithélium ; bb, provenant du voisinage d'un
cancroïde de la lèvre (Rindfleisch).

des papilles hypertrophiées et recouvertes d'une
couche d'épithélium très épaisse. Elles forment

des masses peu volumineuses, de couleur variable, ordinairement grisâtre ou gris noirâtre, bien délimitées, disposées en plaques, en tubercules, en massues ou en cónes à la surface de la peau ou des muqueuses et se divisent en *papillomes malpighiens* ou *cornés* et en *papillomes muqueux*.

Leur constitution est analogue à celle des papilles normales ; la trame conjonctive qui en forme la base est recouverte de cellules épithéliales dont la prolifération est le point de départ de la tumeur (fig. 1350). On leur attribue une origine microbienne.

Les *papillomes cornés* sont de beaucoup les plus communs. Suivant leur forme, on les divise en plaques ou *cors* (Voy. Cor, t. I, p. 312), en *cornes* et en papillomes villeux ou *verrues*.

Les verrues se rencontrent assez fréquemment sur le bout du nez, le chanfrein, les lèvres, autour des organes génitaux du cheval ; chez les bêtes bovines, sur l'encolure, les côtes, les mamelles, au voisinage des ouvertures naturelles ; dans la bouche des chiens. Leur forme est globuleuse, plus ou moins allongée, avec une base un peu rétrécie et un sommet très découpé, dispositions qui les ont fait comparer à des choux-fleurs.

Les *papillomes muqueux* ou *polypes* se rencontrent surtout sur la muqueuse digestive, l'œsophage des bêtes bovines, dans le vagin (chienne), sur le pénis (chien). Leur surface est onctueuse ; ils peuvent acquérir un volume assez considérable (Voy. Polypes).

Traitement. — Si ces papillomes sont peu développés et ne gênent pas l'animal, il est préférable de ne pas les traiter. Si on intervient, on aura recours à l'ablation au moyen de la ligature ou de l'écraseur, qui n'est guère possible que lorsque les tumeurs sont peu nombreuses et pédiculées ; on cautérisera ensuite la plaie au fer rouge ou avec le crayon de nitrate d'argent. On peut aussi traiter par le fer rouge ou les caustiques.

Contre les verrues de la bouche du chien, Trasbot préconise la magnésie calcinée à l'intérieur. Leblanc a obtenu de bons résultats avec le chlorate de potasse.

Il ne faut pas oublier que sur les poulains, comme sur les jeunes bêtes bovines, ces tumeurs disparaissent souvent, d'une façon spontanée, vers l'âge de deux ans.

La pommade suivante, recommandée en médecine humaine et préconisée en vétérinaire par Pécus, donne de bons résultats dans le traitement des verrues persistantes :

Acide arsénieux..........	} āā 1 gramme.
Poudre de cantharides...	
Térébenthine de Bordeaux...	2 grammes.
Huile.....................	} āā 5 —
Cire.....................	

Faire deux applications à quelques jours d'intervalle. Recommencer si la verrue est volumineuse. Il est parfois nécessaire de continuer longtemps ce traitement.

PAPULE. — Petite élevure cutanée morbide, solide, c'est-à-dire ne contenant pas de pus comme les pustules, ni de sérosité comme les phlyctènes, et se terminant le plus souvent par une légère desquamation.

PARACENTÈSE (*paracentesis*, παραχέντησις, de παρά, à travers, et χεντεῖν, piquer ; all. *Durch-*

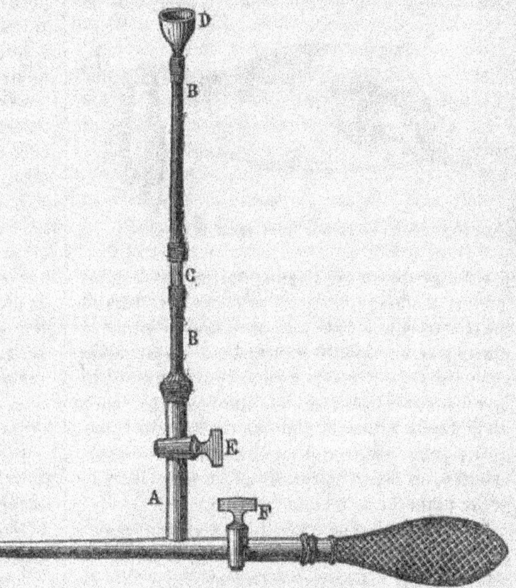

Fig. 1351. — Trocart paracento-injecteur de Reul.

stisch, Anstechen, Abzapfen, Punktion ; angl. *paracentesis, tapping* ; it. *paracentesi* ; esp. *paracentesis*). — En général, opération par laquelle on fait une ouverture à une partie quelconque du corps, pour évacuer un liquide épanché.

Paracentèse abdominale. — Ponction faite à l'abdomen pour évacuer la sérosité accumulée en cas d'ascite (Voy. Ascite, t. I, p. 89).

L'opération se pratique sur l'animal debout ;

on applique un tord-nez à la lèvre du cheval et on fait lever le membre postérieur gauche, ou bien on assujettit l'animal dans le travail; le chien sera maintenu debout sur une table.

INSTRUMENTS. — Ciseaux courbes, bistouri convexe, trocart capillaire ou celui de Reul, (fig. 1351); ce dernier préalablement flambé.

TECHNIQUE. — *Lieu d'élection.* — Sur la ligne blanche médiane, à égale distance du pubis et de l'appendice xiphoïde du sternum, ou à la partie déclive du flanc gauche (cheval et chien).

On coupe les poils à l'endroit choisi, on savonne, on rase, puis on désinfecte avec le savon phéniqué. Avec le bistouri, on fait à la peau une étroite incision qui n'est pas nécessaire pour le chien. On prend ensuite le trocart de la main droite, le manche fixé solidement dans la paume, l'index et le pouce allongés sur la canule, la pointe de l'instrument dépassant de 2 centimètres environ l'extrémité des doigts (fig. 1352). L'opérateur se

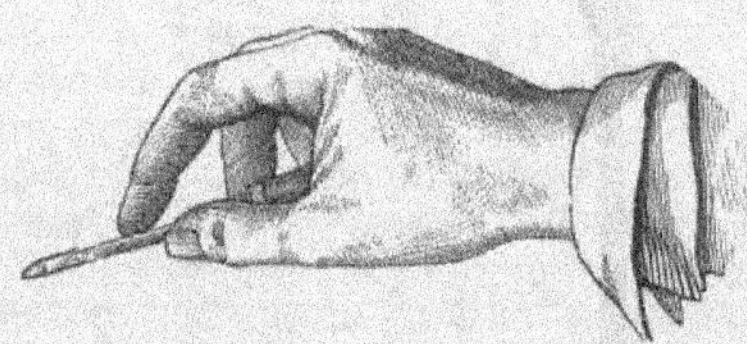

Fig. 1352. — Manière de tenir le trocart.

place au niveau de l'hypocondre gauche, les genoux fléchis, puis fait pénétrer l'extrémité du trocart dans l'abdomen, à la faveur de la plaie, par un double mouvement de pression et de rotation; il saisit ensuite la canule avec le pouce et l'index de la main gauche, puis de la droite retire la tige de l'instrument. Dès qu'on juge suffisante la quantité de liquide écoulée, on retire la canule et on saupoudre la petite plaie d'un peu d'iodoforme.

La paracentèse ne constitue qu'un traitement palliatif; la cause persistant, le liquide se reforme et il est rare que l'on ne soit forcé de renouveler l'opération; d'ailleurs, il est recommandé de ne pas donner écoulement à tout le liquide, dès la première opération.

Paracentèse pectorale. — Elle se pratique dans la pleurésie et pourrait être essayée dans la péricardite (Voy. THORACENTÈSE).

PARALYSIE (*paralysis*, παράλυσις, de παραλύειν, délier, relâcher; all. *Lähmung*, *Schlag*; angl. *palsy*; it. *paralisia*; esp. *paralisis*).

Paralysie en général. — La *paralysie* ou *akinésie* est l'abolition de la contractilité musculaire, dont la *parésie* est la simple diminution. La perte de la sensibilité est l'*anesthésie* ou *analgésie*. La paralysie et l'anesthésie (paralysie sensitive et motrice) existent souvent ensemble.

On distingue : 1° des *paralysies locales* ou *isolées*, intéressant un ou plusieurs muscles, un ou plusieurs groupes musculaires; 2° des *monoplégies* ou paralysies étendues à un seul membre; 3° des *hémiplégies* ou paralysies d'une moitié latérale du corps; elles sont *alternes*, lorsque la tête est paralysée du côté de la lésion encéphalique, et les membres du côté opposé; 4° des *paraplégies* ou paralysies de la moitié postérieure du corps; 5° des *paralysies associées*; 6° des *paralysies diffuses* ou *diaplégies*.

Les *paralysies neuropathiques*, les plus fréquentes, constituent des symptômes communs à diverses lésions du système nerveux; les *paralysies myopathiques* sont la conséquence des lésions musculaires. Enfin un membre peut perdre la faculté de se mouvoir et de sentir, par suite de l'oblitération de l'artère principale.

Nous nous occuperons surtout des paralysies neuropathiques.

ÉTIOLOGIE. — Elles sont consécutives à des lésions du cerveau, de la moelle ou des nerfs. Les causes sont variées : anémie ou congestion, hémorragie, ramollissement, inflammation aiguë et chronique, tumeurs des centres nerveux; intoxication par des poisons végétaux et minéraux, par certaines plantes (prêles), par les alcooliques, les narcotiques, les sels de plomb, l'ergot de seigle; infection et intoxication par des toxines microbiennes, comme dans la septicémie, la fièvre vitulaire, la peste bovine, la rage, les affections typhoïdes, la dourine, la maladie du jeune âge; des paralysies rhumatismales ont été signalées, etc.

Tandis que les paralysies rapidement produites sont dues ordinairement à des causes mécaniques, toxiques ou infectieuses, les paralysies à évolution lente relèvent presque toujours d'une inflammation chronique ou d'une tumeur.

SYMPTOMATOLOGIE. — Les caractères des paralysies varient nécessairement avec leur degré, les régions qu'elles affectent et surtout avec leur origine. Tantôt les muscles paralysés sont relâchés, flasques et mous; d'autres fois, ils sont durs, raides, contracturés. La station peut être impossible, ou bien il y a boiterie très accusée d'un membre, ou bien la région intéressée est déformée, etc. La sensibilité est augmentée, diminuée, supprimée ou pervertie; il en est de même des sensibilités spéciales. Les réflexes tendineux, rotulien et du tendon d'Achille sont supprimés, ou diminués, ou conservés.

Les caractères des paralysies d'origine cérébrale, médullaire ou nerveuse périphérique sont surtout importants à connaître, au point de vue du traitement.

Lors de *lésion aiguë de l'encéphale* (hémorragie, ramollissement, plus rarement congestion) (fig. 1353), la paralysie débute brusquement; elle est limitée à une moitié latérale du corps, et l'hémiplégie siège du côté opposé

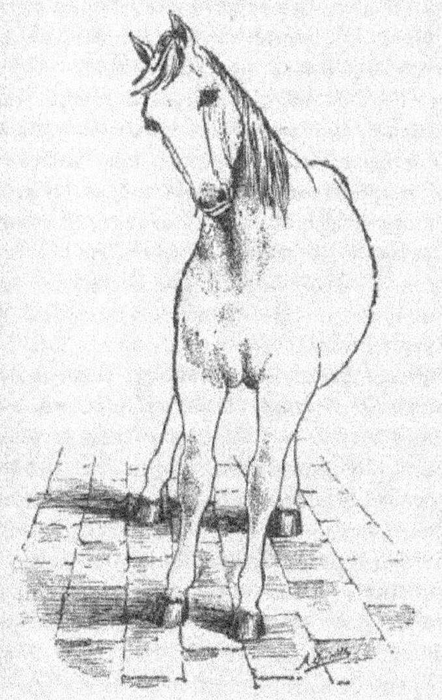

Fig. 1353. — Position de la tête dans l'hémorragie cérébrale (d'après Dollar).

à la lésion, parfois elle est alterne; la sensibilité est conservée, mais il y a coma, délire, perte de connaissance et parfois contracture.

S'il s'agit d'une lésion chronique (tumeur, induration, kystes), on note un certain état d'immobilité, avec des convulsions épileptiformes, des spasmes. Ici il y a conservation de la contractilité et de la sensibilité électrique.

Lors de *lésion de la moelle*, il y a généralement une douleur au niveau d'un point fixe du rachis et perte de connaissance; le siège habituel de la paralysie est aux membres abdominaux, où elle apparaît simultanément, et souvent au rectum et à la vessie; il y a troubles très graves de la respiration et extension de la paralysie aux membres thoraciques, si la lésion occupe les parties antérieures de la moelle; avec affaiblissement ou

abolition de la contractilité électrique et de la sensibilité des muscles paralysés.

Une paralysie limitée à la zone anatomique des ramifications d'un tronc nerveux doit par cela même faire rechercher s'il n'existe pas une *lésion d'un nerf*, soit traumatique, soit spontanée. Une inflammation des parties voisines, une compression par une tumeur ou par une lésion des os que le tronc nerveux traverse, peuvent quelquefois être constatées, ou du moins fortement soupçonnées. Des cas existent cependant où la paralysie est limitée aux muscles placés sous la dépendance d'un seul nerf et ne dépend d'aucune lésion matérielle appréciable. Schützenberger admet que souvent il y a des ruptures vasculaires périmédullaires aux racines des nerfs; Graves et Jaccoud admettent une atrophie locale des nerfs. L'atrophie des muscles, qui répond à celle des nerfs, n'a pas toujours le temps de se produire avant que la mort survienne; c'est toujours un signe d'une importance réelle.

Les *paralysies par lésions musculaires* sont en général plus faciles à reconnaître, parce qu'il y a myosite, atrophie musculaire, parfois cependant simple dégénérescence des fibres.

Les *paralysies symptomatologiques d'origine toxique ou infectieuse* se distinguent des paralysies neuropathiques, par leur début habituel aux extrémités des membres abdominaux, puis thoraciques, par leur marche ascendante et envahissante, et enfin par leur développement irrégulier d'un côté à l'autre du corps.

La constatation de ces différents groupes de symptômes donne de précieuses indications sur la cause. En outre l'*exploration des réflexes*, les *caractères de la sensibilité*, l'*exploration électrique* peuvent donner des renseignements pour l'établissement du *diagnostic* de la lésion. La contractilité électro-musculaire est conservée dans les paralysies cérébrales; elle est abolie dans les paralysies d'origine spinale avec désorganisation d'un segment de moelle et dans les paralysies périphériques rhumatismales, traumatiques ou toxiques; cette abolition est un signe pronostique fâcheux.

TRAITEMENT. — On s'efforcera de faire disparaître ou d'atténuer la cause, ensuite on agira sur la région paralysée. Souvent le traitement est inefficace et on ne doit pas l'entreprendre: plus la paralysie est ancienne et l'atrophie prononcée, plus le pronostic est grave. On agira à la fois sur le nerf et sur les muscles par l'*électricité* (Voy. t. I, p. 408). On préviendra l'amyotrophie par l'exercice, le massage, les vésicants, la cautérisation, les injections sous-cutanées, irritantes (vératrine, strychnine, eau salée). A l'intérieur, on conseille l'iodure de potassium et le salicylate de soude, si la paralysie est *a frigore*. L'exercice modéré et gradué, aussitôt que la marche est redevenue possible, constitue le traitement le meilleur et le plus pratique.

Paralysies en particulier. — *Paralysie générale*. — Rare chez nos animaux domestiques.

Elle débute assez subitement et se trouve de suite à son degré d'intensité; d'autres fois elle évolue lentement; dans le premier cas, on a parfois vu le malade se laisser choir comme une masse; dans d'autres cas, il ne se maintenait que sur ses membres fortement écartés et en s'appuyant au mur. L'animal est couché sur sa litière, dans l'impossibilité de mouvoir ses membres. Il y a ordinairement cécité; les yeux sont ternes; les pupilles sont dilatées et ne se contractent plus; les lèvres et les ailes du nez sont sans mouvement; la langue est épaisse, immobile. La colonne vertébrale est raide, insensible. La respiration est difficile; les flancs sont tendus et cordés. Le pouls est concentré, souvent intermittent; dans les intervalles des pulsations, on perçoit une espèce de fourmillement dans l'artère. Le pénis, flasque et froid, est pendant hors du fourreau; les oreilles et les extrémités sont froides; les membres, portés à droite ou à gauche, restent dans la position où on les a mis; les urines sont rares, les crottins petits et durs: la constipation opiniâtre.

Si on examine l'encéphale, on n'y rencontre souvent aucune lésion, d'autres fois on a pu attribuer le mal, plus chronique alors, à l'hydrocéphalie, à des tumeurs disséminées des deux côtés de l'encéphale. L'évolution est rapide et la mort survient à brève échéance.

Hémiplégie (all. *Halblaehmung*). — Elle est assez fréquente chez nos animaux. — On l'observe tantôt à droite, tantôt à gauche, complète ou incomplète, subite ou graduelle.

SYMPTOMATOLOGIE. — Du côté affecté, il y a abaissement de l'oreille et de la paupière, relâchement de l'aile du nez, de sorte que la narine se trouve rétrécie et que l'air y passe avec un certain sifflement; les lèvres sont déviées latéralement, tirées vers le côté sain, et l'inférieure, en s'abaissant, laisse voir un côté des incisives. La préhension des aliments est difficile; leur mastication ne s'effectue qu'à l'aide des dents correspondant au côté sain; du côté opposé, il y a séjour des aliments entre les joues et les molaires. — La cornée est en partie recouverte par la paupière; très souvent elle devient ulcéreuse; il y a souvent cécité par amaurose, et le cheval abandonné à lui-même va se heurter contre tous les corps (Prévost). La tête est inclinée vers l'épaule du côté resté sain, et l'encolure est contournée vers le même côté, quelquefois la colonne vertébrale et aussi la queue. L'animal peut encore porter la tête du côté malade et de haut en bas, mais non dans le sens opposé. Souvent le côté paralysé a conservé sa sensibilité qui est parfois exagérée; l'animal peut être effrayé par le moindre bruit (Olivier). Les membres de la moitié paralysée peuvent à peine supporter ou déplacer le corps; alors ils sont tremblants, et l'animal, au lieu d'avancer, tourne sur lui-même du côté où la tête se trouve déjà inclinée. Les chutes sur le côté malade sont par cela même fréquentes, et, lorsque le mal est très avancé, le décubitus est permanent jusqu'à la mort (fig. 1353).

Il peut y avoir hémiplégie alterne.

PRONOSTIC. — Il est toujours grave.

TRAITEMENT. — Voy. p. 335.

Paraplégie. — Paralysie des membres postérieurs, complète (*paraplégie*), ou incomplète (*parésie*). — C'est la paralysie la plus fréquente, plus chez le cheval que chez la bête bovine; chez le porc et le mouton que chez le chien.

ÉTIOLOGIE. — Elle est souvent le symptôme principal d'une affection de la moelle (myélite, congestion, hémorragie vers le renflement lombaire), de sa compression surtout par des lésions d'arthrite rachidienne (Voy. MOELLE). Elle peut être due à des lésions des nerfs du plexus lombo-sacré; Colin admet qu'il y a souvent paraplégie chez le cheval à la suite de ruptures musculaires, notamment des psoas, dues à des chutes, à des efforts violents, à des coups; enfin les oblitérations de l'aorte, des artères iliaques primitives ou des fémorales, peuvent la déterminer.

Les causes toxiques ou infectieuses sont fréquentes: on constate la paraplégie au cours de la septicémie, l'ergotisme, la fièvre vitulaire, la rage, la dourine, etc.; à ce groupe de paralysies infectieuses se rattachent la *méningite cérébro-spinale épizootique* (Voy. ce mot) et la *paraplégie enzootique* observée par Comény (Voy. plus loin). La paraplégie constitue la forme habituelle de la paralysie rhumatismale. Elle survient parfois chez les femelles pleines, c'est alors la *paraplégie ante partum* (Voy. GESTATION, t. I, p. 665). Sur les animaux, il n'y a pas à se préoccuper des *paraplégies psychiques*, déterminées par la peur ou une émotion vive.

Symptomatologie. — Les membres postérieurs ne peuvent plus soutenir le corps ; l'animal, assis ou couché du derrière, peut encore se soulever du devant et même se trainer avec le bipède antérieur ; chez le chien, la marche s'effectue parfois à l'aide des membres antérieurs, qui trainent l'arrière-train. — La queue est flasque ; ordinairement l'anus est plus ou moins relâché ; il peut même arriver que les excréments s'accumulent dans le rectum ; il peut y avoir aussi incontinence ou rétention d'urine au début.

La faiblesse des membres pelviens est d'abord marquée dans l'articulation du boulet et dans celle des phalanges, d'où elle gagne ensuite plus haut ; la pointe du pied traine d'abord, racle le pavé et fait broncher le malade sur le terrain inégal ; puis le jarret fléchit sous le poids du corps, ainsi que l'articulation du grasset, et les membres sont soulevés par des mouvements caractéristiques de la hanche et du bassin. La sensibilité est en même temps diminuée.

La paraplégie peut être complète au début, ou le devenir graduellement ; dans le premier cas la station est tout à fait impossible ; cependant l'animal couché peut quelquefois encore soulever ses membres, fléchir les articulations, mais la marche est impossible, et la paraplégie peut être considérée comme complète. — La paraplégie incomplète ressemble, à s'y tromper, à l'effort de rein, il y a la démarche vacillante de l'arrière-train, surtout perceptible au moment de tourner (Voy. Effort de rein, t. I, p. 407).

L'abolition de la contractilité électrique des muscles des membres abdominaux coïncide avec des lésions de la moelle ; si, dans la paraplégie, la contraction électro-musculaire est intacte, on peut admettre qu'il n'y a pas myélite.

Traitement. — C'est celui indiqué pour les paralysies en général.

Paraplégie infectieuse. — Observée par Comény sur des chevaux de troupe. Comme la méningite cérébro-spinale du cheval, à laquelle elle peut être rapportée, elle a un caractère enzootique.

La maladie évolue en deux à sept jours et se manifeste par une paralysie qui débute au niveau des régions postérieures de la moelle, puis gagne d'arrière en avant ; la mort arrive par asphyxie. Les lésions consistent en une congestion intense des méninges très accusée au niveau de la région lombaire. Il y a des cas de mort en quelques heures.

Il semble qu'il s'agit d'une maladie micro-

bienne ; l'infection s'opérerait par les voies génitales. Certains vétérinaires allemands croient qu'elle peut être due à la présence des prêles (*Equisetum vulgare*) dans les fourrages.

Traitement. — Les tentatives n'ont pas été heureuses. On pourrait essayer au début une grande saignée, 8 à 10 litres, suivie par des injections de 4 à 5 litres de sérum artificiel renouvelées à peu d'intervalle.

Paralysie labio-glosso-pharyngée. — On l'observe assez rarement sur le cheval, et à peu près exclusivement en Belgique et en Hollande ; elle n'a pas été rencontrée sur les chevaux nés et élevés en France. La maladie est caractérisée par une paralysie des muscles des lèvres, de la langue, du voile du palais, du pharynx et du larynx.

Étiologie. — Elle est mal connue. Il semble que l'affection soit héréditaire. Elle est quelquefois le résultat d'une poliencéphalo-myélite.

Cette paralysie coïncide généralement avec une altération des noyaux moteurs du bulbe, d'où le nom de *paralysie bulbaire* qu'on lui a encore donné.

Symptomatologie. — La maladie se caractérise par son évolution chronique et progressive ; elle est ordinairement symétrique. Au début, on constate de la gêne dans la préhension, la mastication et la déglutition des aliments. Ce symptôme augmente graduellement et lentement. Plus tard, les lèvres sont flasques et pendantes, la préhension des aliments se fait par les incisives, la salive s'écoule continuellement de la bouche, la langue est molle et inerte, parfois elle pend hors de la bouche ; enfin, chez certains animaux, il y a dysphagie pharyngienne par suite de la paralysie du voile du palais et du pharynx. On peut observer en outre la paralysie des masséters ou celle du larynx avec cornage intense.

Le malade finit par mourir de faim. Parfois la mort est la conséquence d'une maladie intercurrente ou d'une pneumonie par corps étranger.

Traitement. — On a conseillé l'huile phosphorée (un demi-gramme par jour), la noix vomique, l'ergot de seigle, etc. On recommande les aliments de facile mastication.

Paralysie de la queue. — La compression lente de l'extrémité terminale de la moelle entraine la paralysie de la queue et des sphincters (fig. 1354). Voy. Moelle épinière.

Paralysie du pénis. — Voy. Pénis (*Maladies du*).

Paralysies locales des membres. — a. *Nerf sus-scapulaire.* — Étiologie. — Ce nerf, qui anime une partie des muscles de l'épaule, est ordinairement lésé par des contusions portant sur l'épaule ou par des efforts musculaires énergiques, par des voltes brusquement exécutées.

SYMPTOMATOLOGIE. — Cette paralysie se traduit d'ordinaire par une boiterie légère, continue, dont la cause reste inconnue surtout au début :

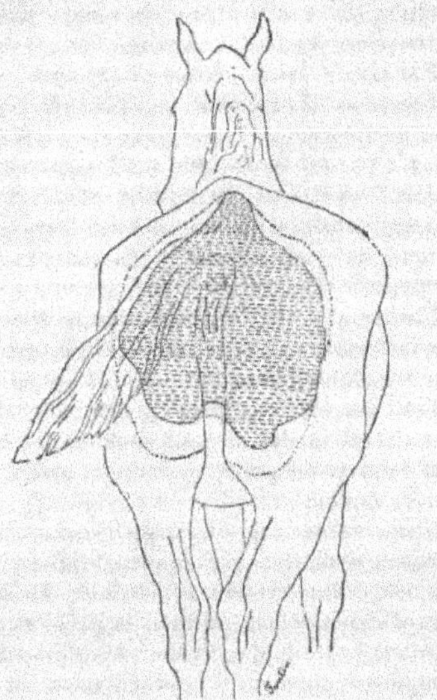

Fig. 1354. — Aspect d'une jument atteinte d'une paralysie de la queue.

On remarque une asymétrie dans le contour de la croupe ; en dedans de la ligne pointillée, la sensibilité cutanée était notablement diminuée, tout à fait conservée dans la partie striatiée, anus et vulve entr'ouverts (Dexler).

au repos, le membre est porté en avant de sa ligne d'aplomb, la saillie de la pointe de l'épaule est prononcée ; pendant la marche, l'angle de l'épaule s'écarte brusquement du thorax ; plus tard, l'atrophie des muscles de la face externe de l'épaule survient et le diagnostic est facile ; alors la boiterie s'accentue. La guérison se produit dans la moitié environ des cas.

TRAITEMENT. — Frictions vésicantes, cautérisation, injections sous-cutanées irritantes ; parfois le cheval ne peut être utilisé qu'au pas.

b. *Plexus brachial.* — ÉTIOLOGIE. — Cette paralysie peut être d'origine encéphalique, mais ordinairement elle est produite par des causes locales : hémorragies, tumeurs, abcès de la face interne de l'épaule ; elle est une complication de l'abatage, surtout quand l'animal a été entravé en position croisée.

SYMPTOMATOLOGIE. — Tantôt il y a parésie avec tremblements dans les olécràniens, ou bien paralysie complète : le membre pend inerte, traîné sur le sol, ses articulations fléchies ; la sensibilité est ordinairement conservée.

TRAITEMENT. — Dans le cas d'abcès, on le ponctionnera. On placera l'animal sur l'appareil de suspension et on traitera par les injections sous-cutanées irritantes ; à l'intérieur, on administrera l'iodure de potassium.

c. *Nerf radial.* — Il anime les extenseurs de l'avant-bras, du métacarpe et des phalanges. Sa paralysie a été observée sur le cheval, le bœuf et le chien.

ÉTIOLOGIE. — Ses causes sont celles de la paralysie du plexus brachial : les traumatismes, les tumeurs, les fractures, surtout l'assujettissement des animaux couchés en position croisée, et les efforts musculaires violents.

SYMPTOMATOLOGIE. — Quand la paralysie est incomplète, les symptômes sont peu significatifs au repos ; mais au trot, la boiterie est accusée, le membre est porté en avant avec peine, ses rayons fléchissent, son pied racle le sol. Quand la paralysie est complète, « au repos, l'épaule est affaissée, l'angle scapulo-huméral très ouvert ; les muscles olécràniens sont flasques, les articulations du coude et du genou sont fléchies, les extenseurs des phalanges sont paralysés, le boulet fléchi est porté en avant ; la pince du pied est tantôt au niveau de l'autre, tantôt un peu en avant ou en arrière de la ligne d'aplomb. L'appui se fait par la pince ou sur la face antérieure du sabot et de la région digitée. La marche est très difficile ; le membre est plutôt traîné que porté en avant ; au moindre appui, ses rayons fléchissent » (Cadiot et Almy, *loc. cit.*).

La sensibilité est ordinairement conservée. Le pronostic est généralement peu grave ; la guérison est la règle, et l'amélioration se manifeste après deux ou trois semaines, parfois seulement après deux mois.

TRAITEMENT. — On placera le malade sur l'appareil de suspension. On le traitera par les vésicants, les injections sous-cutanées irritantes, l'électrothérapie.

d. *Nerf fémoral.* — ÉTIOLOGIE. — La paralysie de ce nerf est une complication assez fréquente de l'*hémoglobinurie* (Voy. t. I, p. 713). Elle entraîne celle du triceps crural. Elle peut être due aussi à des causes locales, tumeurs, abcès, exostoses, ou bien à de violents efforts musculaires, à des ruades.

SYMPTOMATOLOGIE. — La boiterie est accusée et

caractérisée par une flexion brusque du grasset et du jarret à chaque appui du membre; à la longue survient l'atrophie des muscles rotuliens.

Traitement. — On recommande les vésicants, l'électricité et surtout la cautérisation. Le malade sera laissé en liberté dans un box ou sera mis au pré; il ne sera remis en service que progressivement.

e. *Nerf grand sciatique*. — Sa paralysie n'a que rarement été observée sur le cheval et le chien. Elle est d'ordinaire consécutive à une glissade ou à une chute. Le membre postérieur est paralysé; ses muscles sont inertes et s'atrophient à la longue.

f. *Nerf sciatique poplité externe*. — Il innerve par ses branches terminales les extenseurs latéral et antérieur des phalanges et le fléchisseur du métatarse. Sa paralysie est assez rare. Elle se manifeste par une boiterie à caractères particuliers, due à ce que l'extension des phalanges est devenue impossible : au poser, la région digitée fléchit sous le canon, et sa face antérieure ainsi que le boulet portent sur le sol ; en même temps, l'angle tibio-tarsien s'efface et la jambe et le canon se trouvent être dans la direction l'un de l'autre (Cadiot et Almy, *loc. cit.*).

PARAPHIMOSIS (*paraphimosis*; παραφίμωσις, de παρά, au delà, et φιμόω, je serre, j'étreins ; all. *Paraphimosis, spanischer Kragen* ; angl. *paraphimosis* ; it. *parafimosi*; esp. *parafimosis*). — Lésion dans laquelle le pénis ne peut plus se retirer, soit que le prépuce ou fourreau, enflammé, comprime la verge, soit que le gland devienne le siège d'une enflure considérable.

Cet état, qu'on observe sur le cheval et surtout le chien, parfois chez le porc, rarement chez les bêtes ovines et bovines, est un symptôme commun à un assez grand nombre de maladies, la *balanite* le plus souvent (Voy. . I, p. 113).

Étiologie. — Chez le cheval, cette lésion peut survenir aux étalons, à la suite de l'excès de l'acte vénérien, des frottements longs et continus sur les femelles avant le coït, sur les autres, à la suite de coups de fouet ou de bâton sur la verge, l'animal étant en érection, etc. Le paraphimosis peut être consécutif à l'infection du prépuce, au développement sur le pénis ou dans le fourreau de tumeurs, de poireaux, de fics, etc. La longue durée de l'accouplement est une cause pour le chien.

Symptomatologie. — La verge peut être étranglée en un point variable, par l'anneau préputial ; elle est tuméfiée, d'un rouge violacé, et est presque insensible; des plaques sphacélées peuvent apparaître en divers points; l'émission de l'urine est difficile, parfois impossible.

Traitement. — Le paraphimosis récent et peu développé guérit par les moucheturés et les douches froides. Généralement il faut réduire sans retard en refoulant la verge et en tirant le fourreau en avant. Si la réduction est difficile par suite de la tuméfaction, on fait quelques moucheturés sur le pénis et on l'irrigue pendant quelques minutes avec de l'eau tiède, puis on essaie à nouveau de réduire; si on échoue encore, on doit débrider le prépuce. Si la cause est l'infection ou bien des tumeurs, on désinfecte le fourreau après le savonnage, on excise aux ciseaux les fics, etc.

PARAPLÉGIE (*paraplegia, paraplexia*, de παρά, qui marque quelque chose de nuisible ou d'incomplet, et πλήσσειν, frapper; all. *Paraplegia, Querlähmung*; angl. *paraplegy*; it. et esp. *paraplegia*). — Paralysie de toute la partie postérieure du corps à partir de la région des reins (Voy. Paralysie).

PARASITE (*parasitus*, παράσιτος, de παρά, auprès, et σῖτος, nourriture ; all. *Parasit, Schmarotzer* ; angl. *parasitic, parasitical*; it. *parassito, parassitico*; esp. *parasito*). — *Monstre parasite* ou *parasitaire* (Voy. Monstruosité). — Animal ou végétal qui vit aux dépens de la substance des autres (Voy. t. I, p. 61).

On appelle *faux parasites, commensaux* ou *mutualistes*, les animaux ou plantes qui ne recherchent chez les autres animaux ou plantes qu'un véhicule, qu'un abri ou qu'un support.

On donne le nom de *parasitisme* à l'association intime de deux individus d'espèce différente, dont l'un est incapable de vivre isolément. Celui qui nourrit ou supporte le parasite s'appelle *hôte*; il est dit *naturel, accidentel* ou *transitoire*.

Classification. — On divise les parasites en parasites animaux ou *zooparasites* et parasites végétaux ou *phytoparasites*; les premiers sont des invertébrés, les seconds sont des champignons. Les *microbes* sont des parasites végétaux infiniment petits (Voy. Microbes).

On distingue aussi les *endoparasites* qui vivent à l'intérieur du corps de leur hôte, et les *ectoparasites* qui vivent à l'extérieur. Les endoparasites animaux sont appelés *entozoaires* (tænias, larves d'œstres, etc.). Les ectoparasites animaux vivent sur les téguments; ce sont les *ectozoaires* ou *épizoaires* (acares, insectes, etc.).

Les endoparasites végétaux sont appelés *endophytes* ; ce sont, pour la plupart, des champignons. Les ectoparasites végétaux s'appellent encore *ectophytes* ou *dermatophytes* ; ils appartiennent aux cryptogames ou aux phanérogames (trichophyton, achorion, etc.).

Évolution. — Généralement l'évolution comporte trois phases : 1° *embryonnaire* ; 2° *larvaire* ; 3° *adulte*. — Sa durée varie avec les espèces et certaines circonstances de milieu. En général, à chacune de ces phases correspond une forme, un état et un habitat particuliers du parasite.

Le parasite ne peut ordinairement se fixer que sur des espèces déterminées et dans un organe ou dans un système organique spécial ; nous venons de dire que cet habitat n'était pas toujours le même pour l'embryon, la larve et l'adulte. Cependant il peut arriver que le parasite s'égare sur un hôte ou dans un organe qui ne remplit pas les conditions nécessaires à son développement : c'est un *parasite erratique* ; il végète ou bien il meurt, ou il est expulsé.

Les parasites se fixent sur leur hôte de différentes façons : par des ventouses, des suçoirs, des crochets, ou bien ils s'enveloppent dans un kyste, etc.

Principaux parasites. — Parmi les zooparasites, citons les arachnides (linguatules, acariens), les insectes (diptères, poux, ricins, pucerons, etc.), les trématodes (douves), les nématodes (trichines, strongles, etc.), les acanthocéphales (échinorynque), les cestodes (tænias), les protozoaires (psorospermies, sarcosporidies, grégarines, coccidies), etc.

Les parasites végétaux sont des dermatophytes (*Trichophyton tonsurans, Achorion Schœnleinii*), des saccharomycètes (*Oïdium albicans*), des *Aspergillus* (l'*Actinomyces*), etc.

Les champignons sont des parasites des aliments, des boissons, des plantes ; le *Mucor mucedo* s'attaque aux liquides sucrés, l'*Acosphora mucedo* moisit le pain ; certains champignons envahissent les céréales : les urédinées (*Puccinia graminis* qui détermine la rouille du blé), les ustilaginées (champignons des genres *Ustilago* et *Tilletia*, qui déterminent la carie du blé et des autres graminées), etc...

Effets des parasites. — Ils sont extrêmement variables suivant leur nature, leur nombre, leur vitalité, leur habitat, l'espèce de leur hôte, sa résistance, etc. Certains sont inoffensifs ; d'autres engendrent des affections diverses ou *maladies parasitaires* ; ce n'est que quand ils s'attaquent à des organes essentiels ou lorsqu'ils arrêtent l'accomplissement d'une fonction importante, qu'ils déterminent la mort de leur hôte.

Les maladies parasitaires se transmettent d'animal à animal, soit directement soit indirectement. L'*infection parasitaire* est modifiée par un grand nombre de causes ; elle dépend du parasite, de l'hôte et du milieu.

Le parasite, par sa conformation, son genre de vie, sa fécondité, sa résistance, son habitat, favorise ou limite considérablement sa propagation.

L'hôte favorise ou restreint la transmission de la maladie en raison de son espèce, de son âge, de sa résistance individuelle, de son état de santé ou de maladie, etc.

Le milieu agit en favorisant ou en s'opposant à l'éclosion des œufs, au développement du parasite, en augmentant ou en diminuant sa vitalité, etc. (Cadéac, *Pathologie générale*).

L'action des parasites est, dans ce *Dictionnaire*, l'objet d'une description plus détaillée à propos des principaux parasites étudiés en particulier, des maladies des organes et des diverses maladies parasitaires.

PARASITICIDES. — Médicaments destinés à combattre les parasites siégeant :

1° Sur la peau (*parasiticides proprement dits*) ;
2° Dans l'intestin (*anthelminthiques*).

La plupart des antiseptiques sont parasiticides.

Parasiticides proprement dits ou parasiticides externes. — Mode d'emploi. — Lotions, lavages, bains, pommades.

Administration. — Avant l'application : 1° désinfection des locaux ; 2° désinfection des harnais au moyen de savonnage crésylé, de flambage, ou de destructions totales ou partielles (Voy. Désinfection) ; 3° savonnage chaud, général ou partiel du malade, enlèvement des croûtes, tonte générale ou partielle ; 4° application chaude pour les liquides ; 5° lavage et savonnage au bout de quelques jours.

Recommencer le traitement avec tous ses détails, au bout de cinq à six jours.

Savon de pétrole (Constantin Paul).

Savon de Marseille........	100 grammes.
Cire....................	40 —
Pétrole................. {	ãā 50 —
Alcool à 90°........... {	

Le pétrole pur irrite la peau de tous les animaux et détermine le vertige chez les chiens.

Pommade de sulfure de potasse.

Sulfure de potasse............	1 partie.
Axonge.....................	4 parties.

Pulvériser et mélanger.

Bains sulfureux.

Sulfure de potasse........ 20 grammes.
Eau ordinaire............. 1 litre.

Lotions sulfureuses.

Sulfure de potasse........ 100 grammes.
Eau ordinaire............. 1 litre.

Lotions de sureau ou de noyer.

Feuilles de sureau ou de
   noyer................. 32 grammes.
Eau...................... 1 litre.

En infusion.

Huile de Carapa guianensis (Guyane, Sénégal).
— Piqûres de mouches, etc.

Parasiticides de la Gale. — Voy. GALE.

Parasiticides de la Teigne. — Voy. TEIGNE.

**Parasiticides des Puces, Poux, Taons,
Mouches, etc.** — *Chiens, chats, lapins, pigeons
et poules.*

Soins de propreté, bains, savonnages.

Saupoudrer le corps avec poudres de *pyrèthre*, de graines de *staphisaigre*, de *cévadille*.

Désinfection des locaux, en les badigeonnant
à l'eau de chaux, en goudronnant les bois.
Litière de sapin.

Varech marin frais. — Déposer du varech
frais dans les appartements ou les niches envahis par les puces. Ces insectes s'y réfugient,
il n'y a plus qu'à noyer le varech.

POUX. — Eau de chaux sur les murs, goudron sur les bois.

Saupoudrer le corps des *oiseaux* de basse-
cour avec de la *fleur de soufre*, de la poudre
de *pyrèthre*, de *staphisaigre*, ou verser quelques
gouttes d'essence de térébenthine sur les
plumes.

Lotions de tabac.

Nº 1. Tabac............... 50 grammes.
     Eau.................. 1 litre.

Faire bouillir quelques minutes.

Nº 2. Jus de tabac des manufactures, délayé à
   1 p. 100.

Pour les *herbivores* et surtout les *moutons*.

TROMBIDIDÉS, ROUGETS ET IXODES. — Pour les
chiens et chevaux. — Désinfection du chenil, des
écuries, avec eau de chaux sur les murs, et
goudronnage des bois.

Changer la litière.

DERMANYSSES, POUX DE POULAILLERS. — Nettoyage des poulaillers, des colombiers à l'eau
bouillante.

Insufflations de poudre de *pyrèthre*.

Évaporation de *sulfure de carbone* dans les

locaux préalablement hermétiquement fermés,
et non habités.

MOUCHES, COUSINS, SIMULIES, TAONS, HIPPO-
BOSQUES. — Dans les écuries, demi-obscurité;
fumigations de crésyl, obtenues en jetant ce
liquide sur les murs ou la litière.

Sur le corps des animaux, couvertures de
toile aspergées avec un peu de crésyl.

Avant de sortir, frictions du corps avec décoction de feuilles de noyer ou teinture d'aloès
très étendue à 1 p. 50, ou lotions avec :

Acide phénique........ 1 gramme.
Teinture d'aloès....... 5 grammes.
Vinaigre .... 150 —

Les huiles de cade et empyreumatique ont
l'inconvénient de salir le corps et les harnais.

Les lotions de tabac peuvent être dangereuses à cause de la nicotine.

a. *Lavages et lotions.* — Nettoyage à l'eau
bouillante des niches, des bancs.

1º Tabac................ 50 grammes.
   Eau.................. 1000 —
2º Créoline............. 3 —
   Eau.................. 100 —
3º Benzine.............. 1 gramme.
   Savon vert........... 6 grammes.
   Eau.................. 20 —
4º Acide arsénieux...... 32 —
   Vinaigre .... 2 litres.
   Eau.................. 1 litre.

Bain insecticide.

Carbonate de soude........ 50 grammes.
Eau...................... 1 litre.
Poudre de staphisaigre..... 10 grammes.

Faire infuser la poudre de staphisaigre.

Mélanges de Schleeg.

Acide arsénieux.........}
Potasse................} ãã 15 grammes.
Eau....................}
Vinaigre...............} ãã 1 lit. 1/2

b. *Pommades.*

Pommades de staphisaigre.

1º Poudre de staphisaigre..... 8 parties.
   Vaseline.................. 32 —
2º Poudre de graines de staphi-
   saigre................... 10 grammes.
   Axonge................... 40 —
3º Poudre de graines de sta-   }
   phisaigre................}
   Poudre de cévadille......} ãã 10 parties.
   Suie de cheminée........}
   Huile....................} ãã Q. S.

Pour faire de pommades fluides.

Pommades de sabine.

1° Poudre sèche de sabine..... 1 partie.
   Axonge .... 2 parties.
2° Poudre sèche de sabine..... 1 partie.
   Térébenthine de Bordeaux.. 2 parties.

Parasiticides intestinaux. — Voy. Anthelminthiques, t. 1, p. 62 (1).

PARCAGE DES MOUTONS. — On désigne
ainsi l'opération agricole qui consiste à obliger
les moutons à séjourner la nuit et aussi parfois
une partie de la journée au milieu de la plaine,
dans un *parc*, c'est-à-dire un endroit fermé au
moyen de *claies* (fig. 1355). Elle a pour but
de fumer le sol, de le tasser, et en même
temps de faire consommer sur pied les récoltes.

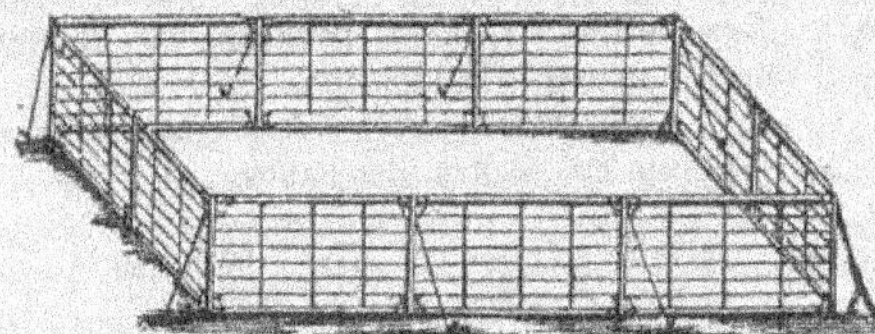

Fig. 1355. — Parc à moutons.

Elle ne se pratique guère que dans les pays
de grande culture. Cet usage a de notables
inconvénients au point de vue de la qualité de
la laine, qui est salie par la terre et par les
excréments du mouton; la poussière du sol, se
mélangeant à la laine, la prive d'une partie du
suint, ce qui la rend cassante.

PARENCHYME (*parenchyma*, παρέγχυμα, de
παρὰ, auprès, et ἔγχυμα, effusion, ἐν, en, et χύειν,
répandre; all. *Parenchym*; angl. *parenchyma*;
it. *parenchima*; esp. *parenquima*). — Tissu propre
aux organes glanduleux, composé de grains
agglomérés unis par du tissu lamineux et se
déchirant avec plus ou moins de facilité. Les parenchymes ont pour attributs physiologiques :

a. De produire des liquides caractérisés par la
présence de quelque principe spécial, souvent
cristallisable, fabriqué dans l'organe (glande),
et pouvant, du lieu où il est formé, rentrer
dans le sang veineux (glandes sans conduits
excréteurs ou glandes vasculaires sanguines),
ou être expulsé pour être quelquefois résorbé
(fluides excrémentitiels des glandes à conduits
excréteurs : foie, pancréas, glandes salivaires,
de Brunner, mammaires, etc.);

b. De rejeter au dehors ou d'échanger des prin-

(1) Voy. aussi pour plus de détails Cagny, *Formulaire des vétérinaires praticiens*. 4° édition, 1904.

cipes préexistants dans le sang (rein, poumon,
placenta), ou d'être le siège de la production d'éléments anatomiques spéciaux (ovaire, testicule).

Robin divise les parenchymes en : A. *parenchymes glandulaires* ou *glandes*; B. *parenchymes non
glandulaires*; physiologiquement, ces derniers
ne font que prendre des principes tout formés
dans le sang (poumon, placenta, rein) sans rien
fabriquer de toutes pièces, ou bien ils sont le
siège de la production d'éléments anatomiques
particuliers (spermatozoïdes, ovules), fonction
bien différente des sécrétions proprement dites.

PARÉSIE. — Paralysie légère, incomplète
(Voy. Paralysie).

PARIAS (Chiens). — Il y a sur les bords du
Nil, une race indigène de chiens, tout à fait
semblables aux chiens dont on retrouve les
momies dans les tombeaux de l'ancienne
Égypte. On les désigne sous le nom de
Parias. Leur existence à notre époque, avec
tous les caractères d'une race aussi ancienne, est un des exemples invoqués par les
adversaires du transformisme de Darwin.

PAROTIDE (*parotis*, παρωτίς, de πχρά,
proche, et οὖς, gén. ὠτός, oreille; all. *Ohrs-
peicheldrüse*; angl. *parotid gland*; it. *parotide*; esp. *parotida*). — La plus considérable
des glandes salivaires.

Extérieur. — C'est une région paire, limitée
en avant par la joue, en arrière par l'encolure,
en haut par l'oreille, en bas par la gorge. Elle
forme une dépression au point d'union de la
tête et de l'encolure.

Tares. — On y trouve des tumeurs, mélaniques le plus souvent, des fistules salivaires.

Anatomie. — La glande est logée entre le bord
postérieur du maxillaire inférieur et l'apophyse
transverse de l'atlas (fig. 1356). Elle a une forme
allongée et aplatie. Sa constitution est celle
des *glandes en grappe* (Voy. t. 1, p. 666).

Son canal excréteur, *canal de Sténon*, part de
son bord antérieur, arrive avec la veine et l'artère à la scissure maxillaire, traverse la joue
et s'ouvre dans la bouche au niveau de la troisième molaire supérieure.

Physiologie. — C'est le principal organe
de la sécrétion salivaire.

Pathologie. — *Parotidite*. — Elle s'observe
sur le cheval au cours de la gourme, mais ne
doit pas être confondue avec l'abcès des poches
gutturales, et se termine par la résolution, après
des applications émollientes.

Si elle se complique d'abcès, il faut les ponctionner.

On a décrit, chez le chien, une parotidite spéciale (Voy. Oreillons).

Calculs. — Voy. t. I, p. 147.

Fistules. — Voy. t. I, p. 519.

Tumeurs. — Ce sont le plus souvent des tumeurs mélaniques (Voy. Mélanose).

Elles peuvent gêner la déglutition, la respiration et la circulation, en même temps

de son accroissement, est expulsé de la matrice à travers les parties génitales.

L'ensemble des connaissances et des règles sur lesquelles repose l'assistance à donner pendant la parturition a parfois été appelé la *tocologie* (de τόκος, part, et λόγος, traité).

Nous avons étudié ailleurs ce qui est relatif à

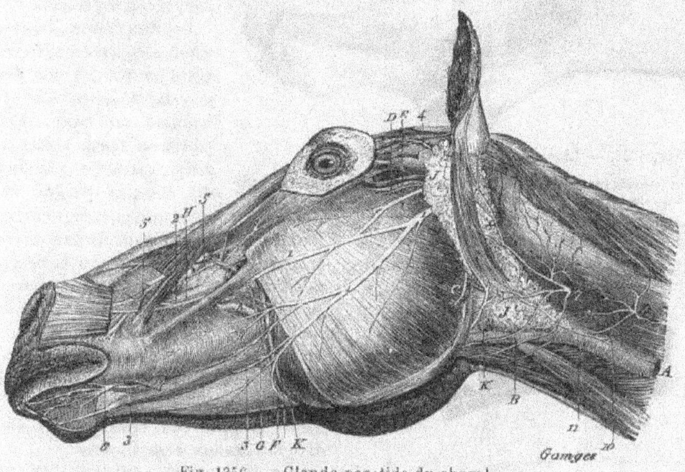

Fig. 1356. — Glande parotide du cheval.

JJ, parotide ; K, insertion du canal de Sténon.

qu'elles déterminent l'atrophie de la partie saine de l'organe.

PAROTIDITE. — Voy. Parotide et Salivaires (*glandes*).

PAROXYSME. — L'arrivée au plus haut degré des symptômes caractéristiques d'un accès de fièvre ; le moment le plus accentué d'une maladie.

PART (*partus*, τόκος ; all. *Geburt* ; angl. *delivery* ; it. et esp. *parto*). — Synonyme de *parturition* (Voy. ce mot).

On distingue le *part normal* ou *physiologique*, *part spontané à terme*, *part naturel*, qui se fait par les seules forces de la nature, et le *part vicieux* ou *dystocie* (de δύς, avec peine, et τόκος, part), ou encore *part contre nature*, où il faut les secours obstétricaux (de *obstare*, assister), par suite de quelque obstacle au part naturel. Le *part laborieux*, ou part normal un peu difficile, est la transition de l'un à l'autre.

PARTURITION (*parturitio* ; all. *Gebären* ; angl. *lying* ; it. *partorizione* ; esp. *parturicion*). — Action par laquelle le fœtus, parvenu au terme

la gestation (Voy. t. I, p. 658) ; nous devons examiner ici les organes de la femelle qui concourent à la parturition et le fœtus lui-même.

Organes de la femelle qui concourent à la parturition.

A. *Bassin (pelvis).* — C'est la partie du squelette renfermant les organes de la mère et le fœtus (Voy. t. I, p. 116).

Ses articulations, à l'exception de celles du sacrum avec le coccyx, ne sont pas mobiles ; leur rôle est plutôt de lui donner une certaine résistance élastique contre les chocs et les ébranlements.

Le bassin est généralement plus large et plus long sur les femelles que sur les mâles. Il est complété par des ligaments (fig. 1357).

On distingue : une *ouverture antérieure, entrée, détroit* ou *circonférence abdominale*, qui est ovalaire, formée en haut par le bord antérieur du sacrum, en bas par le bord antérieur du pubis, latéralement par la crête marquée sur les deux iliums ; une *ouverture postérieure, sortie, détroit* ou *circonférence périnéale* ou *recto-urétrale*, formée en haut par la base du coccyx, en bas par les crêtes et les tubérosités ischiales, et sur les côtés par les ligaments

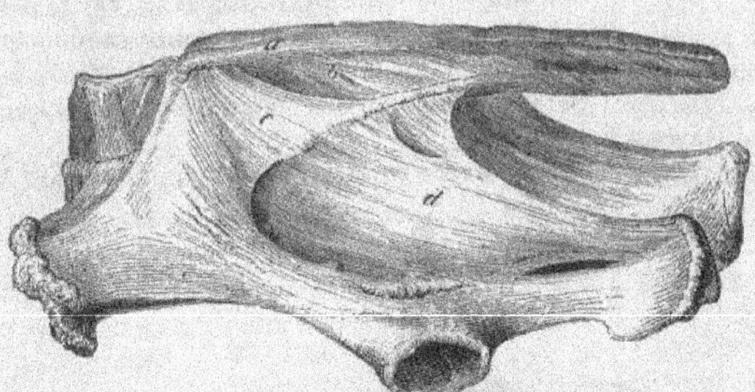

Fig. 1357. — Ligaments du bassin de la jument.

a, ligament sacro-iliaque supérieur ; *b*, prolongement tendineux du muscle transversaire épineux du sacrum ; *c*, ligament sacro-iliaque latéral ; *d*, ligament large.

sacro-iliaques ; cette ouverture est encore ovalaire avec son plus grand diamètre vertical. On

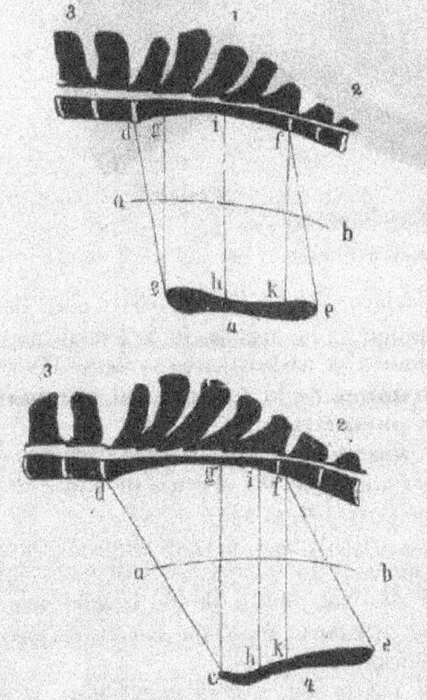

Fig. 1358 et 1359. — Coupes médianes du bassin de la jument (d'après Franck).

1, sacrum ; 2, les deux premières vertèbres coccygiennes ; 3, les deux dernières vertèbres lombaires ; 4, symphyse ischio-pubienne. — *ab*, axe du bassin ; *cd*, diamètre supéro-inférieur du détroit antérieur ; *ef*, diamètre supéro-inférieur du détroit postérieur ; *cg*, diamètre vertical du détroit antérieur ; *ih*, diamètre vertical du milieu du bassin ; *fk*, diamètre vertical du détroit postérieur.

appelle *excavation du bassin* ou *cavité pelvienne*, l'espace compris entre les deux détroits ; c'est

là que se trouve logé presque entièrement l'utérus des femelles, puis le fœtus lui-même dans les premiers temps de la conception ; plus tard, à mesure que ce dernier augmente de volume, c'est dans l'abdomen qu'il trouve un séjour plus large ; enfin, aux approches du part, il se rapproche du bassin.

Les dimensions du détroit antérieur s'apprécient au moyen de ses *diamètres* : 1° un *diamètre supéro-inférieur* ou *sacro-pubien* s'étendant du bord antérieur du pubis au bord antérieur du sacrum, diamètre qui normalement est oblique d'avant en arrière mais qui peut devenir vertical au moment de l'accouchement par suite du voussement de la colonne vertébrale et de la position du rassembler ; 2° trois *diamètres transverses* ou *bisiliaques*, supérieur, moyen et inférieur ; 3° deux *diamètres obliques* ou *sacro-iliaques*, allant de l'articulation sacro-iliaque à la région sus-cotyloïdienne du côté opposé.

VARIATIONS. — La conformation du bassin varie quelque peu chez les femelles de nos divers animaux domestiques.

Chez la *jument* (fig. 1358 et 1359), le diamètre vertical du détroit antérieur varie de 0ᵐ,18 à 0ᵐ,25, le diamètre transversal de 0ᵐ,16 à 0ᵐ,23 ; pour le détroit postérieur, le diamètre vertical de 0ᵐ,12 à 0ᵐ,17 et le transversal de 0ᵐ,14 à 0ᵐ,19 ; la longueur de la symphyse de 0ᵐ,18 à 0ᵐ,24.

L'axe pelvien de la jument est légèrement ascendant près de l'entrée du bassin, bien horizontal dans ses longueurs, et descend un peu pour la sortie.

Pour le *bassin de l'ânesse*, on a trouvé au détroit antérieur 0ᵐ,20 de diamètre supéro-inférieur, 0ᵐ,12 de diamètre transversal ; au détroit postérieur, on a trouvé 0ᵐ,12 de haut et 0ᵐ,10 de transversal ; la longueur de la symphyse était de 0ᵐ,10.

Le *bassin du dromadaire* est remarquable par sa grande obliquité, sa brièveté et son étroitesse ; le bord antérieur de l'ilium est convexe, le pubis et l'ischium sont très épais.

Le *bassin de la vache* (fig. 1360) est long et vaste (plus vaste en proportion que celui de la jument), avec un détroit postérieur presque aussi large que l'antérieur, et un diamètre transverse restreint ; la face supérieure du pubis, comme aussi celle de l'ischium, est fortement concave ; la crête ischiale est fortement entaillée. Goubaux a fait observer qu'à l'entrée du bassin de la vache, il y a une assez forte différence de niveau entre le plancher de la cavité pelvienne et celui de la cavité abdominale, au niveau des deux pubis ; il y a là une sorte de marche d'escalier, contre laquelle buttent parfois, soit la tête, soit surtout les jarrets du fœtus. Les diamètres pour une vache de grande taille sont, au détroit antérieur, 0ᵐ,23 pour le dia-

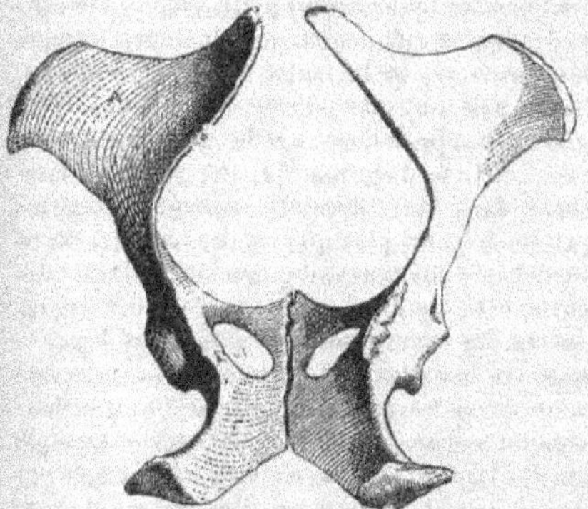

Fig. 1360. — Bassin de la vache.

mètre supéro-inférieur, pour le diamètre vertical, 0ᵐ,21 et 0ᵐ,19 pour le transversal ; le détroit postérieur mesure 0ᵐ,21 de haut sur 0ᵐ,20 de large ; la longueur de la symphyse est de 0ᵐ,125. L'axe de sortie du bassin de la vache est toujours un peu ascendant.

Le *bassin de la brebis* (fig. 1361) est bas, mais

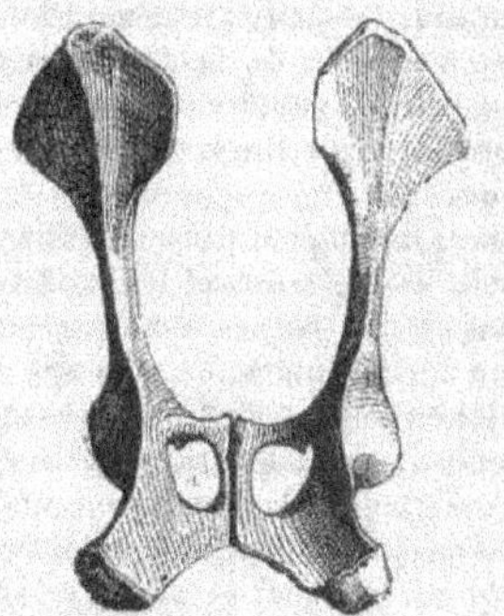

Fig. 1361. — Bassin de la brebis.

relativement très long ; les iliums sont étroits, situés assez bas, le pubis assez large. Pour une brebis de taille ordinaire, on a trouvé le diamètre supéro-inférieur de 0ᵐ,12, le transversal

de 0ᵐ,08 ; pour le détroit postérieur, on a trouvé 0ᵐ,09 de haut et 0ᵐ,06 de large ; longueur de la symphyse, 0ᵐ,03.

Pour le *bassin d'une chèvre* de taille moyenne, on a trouvé, au détroit antérieur, le diamètre supéro-inférieur de 0ᵐ,12, le transversal de 0ᵐ,09 ; le détroit postérieur mesurait 0ᵐ,07 en hauteur et autant en travers ; la longueur de la symphyse est également de 0ᵐ,07.

Le *bassin de la truie* a un axe un peu recourbé, rappelant d'une manière éloignée la courbure du bassin de la femme ; ascendant lors de l'entrée, à peu près horizontal dans la longueur de la cavité, il est fortement descendant près de la sortie. Les dimensions pour le détroit antérieur sont à peu près de 0ᵐ,10 pour le diamètre supéro-inférieur, de 0ᵐ,08 pour le transversal ; pour le détroit postérieur, la hauteur est de 0ᵐ,06 et le diamètre transversal de 0ᵐ,10 ; la longueur de la symphyse de 0ᵐ,10.

Chez les *carnassiers*, le diamètre latéral du bassin est plus grand en arrière qu'en avant ; l'ilium est presque vertical : sa face externe est fortement déprimée. Chez une *chienne* de forte taille, on a trouvé pour le diamètre supéro-inférieur du détroit antérieur 0ᵐ,06, et 0ᵐ,05 pour le transversal ; le détroit postérieur mesurait 0ᵐ,06 et le transversal 0ᵐ,05, la symphyse mesurait 0ᵐ,05. — Pour une *chatte* de taille ordinaire, on a trouvé en avant 0ᵐ,06 de diamètre supéro-inférieur, 0ᵐ,03 de transversal ; pour le détroit postérieur 0ᵐ,06 de haut et 0ᵐ,04 de large ; la longueur de la symphyse de 0ᵐ,04.

Pelvimétrie. — On a essayé de déterminer sur l'animal vivant les diamètres du bassin ; c'est la *pelvimétrie indirecte, externe* ou *obstétricale*. Elle consiste à mesurer certaines parties du corps de la femelle, puis, au moyen de formules spéciales, à déterminer quels sont les diamètres probables de son bassin, et savoir s'ils sont égaux ou inférieurs à ceux d'une femelle de même taille bien conformée, et si, par conséquent, un fœtus moyen peut facilement être expulsé. Cette recherche, outre qu'elle a beaucoup moins d'importance en vétérinaire qu'en médecine humaine, donne des résultats parfois entachés d'erreur, surtout si le sujet s'écarte de la conformation moyenne. Elle est peu pratiquée.

1° *Méthode Arloing.* — Il est nécessaire de recueillir trois données sur la femelle : 1° la distance transversale des angles de la hanche ; 2° celle des pointes des fesses ; 3° la distance verticale du sommet de la croupe à l'articulation coxo-fémorale.

Le diamètre transversal postérieur moyen est égal à la moitié de la somme des distances des hanches et des pointes des fesses.

Le diamètre vertical supérieur est égal aux trois quarts de la distance de la croupe à l'articulation coxo-fémorale.

Ces dimensions étant connues, on obtient les diamètres du *détroit antérieur* par les formules suivantes :

Diamètre transversal antérieur moyen = diamètre transversal postérieur × 1,22.

Diamètre vertical antérieur sacro-pubien = diamètre vertical postérieur × 1,3.

2° *Méthode Violet*. — a. *Jument*. — Diamètre vertical antérieur = hauteur au garrot × 0,143.

Diamètre transversal supérieur antérieur = distance des hanches × 0,43.

Diamètre transversal inférieur antérieur = diamètre transversal supérieur antérieur — 0^m,048.

Circonférence du canal pelvien = moyenne des diamètres × 3,60.

b. *Vache*. — Diamètre vertical antérieur = hauteur au garrot × 0,180.

Diamètre transversal supérieur antérieur = distance des hanches × 0,36.

Diamètre transversal inférieur antérieur = diamètre transversal supérieur antérieur — 0^m,02.

Circonférence = moyenne des diamètres × 3,44.

B. *Organes de la génération*. — Les *ovaires* et les *trompes utérines* ne présentent aucune particularité intéressante relative à l'obstétrique.

Les organes de la génération qui jouent un rôle direct dans la parturition sont : l'*utérus*, le *vagin* et la *vulve* (t. I, fig. 258, p. 185 ; fig. 259, p. 186).

a. *Utérus ou matrice*. — C'est l'organe qui renferme le fœtus. — C'est un sac membraneux, situé dans la cavité abdominale, à la région sous-lombaire, à l'entrée de la cavité pelvienne, où son extrémité postérieure se trouve engagée. Dans sa moitié postérieure, c'est un réservoir simple, cylindrique, un peu déprimé de dessus en dessous, et appelé *corps de l'utérus* ; dans sa moitié antérieure, il est bifide et divisé en *deux cornes* recourbées en haut.

Les cornes sont mêlées aux différentes portions de l'intestin.

Chez la *jument*, elles sont incurvées et offrent à considérer : une courbure inférieure convexe et libre ; une courbure supérieure concave, sur laquelle s'attachent les ligaments suspenseurs ; une extrémité postérieure ou base, fixée au corps ; une extrémité antérieure ou sommet

arrondie en cul-de-sac, tournée en haut, présentant l'insertion de l'oviducte.

Chez la *vache*, la concavité des cornes est tournée latéralement et en bas ; elle donne insertion aussi aux ligaments suspenseurs et il en résulte que l'extrémité des cornes semble tordue (Voy. t. I, p. 188, fig. 263) en dehors et en haut, tandis que la base conserve sa direction, maintenue par le corps de l'utérus.

Les cornes varient en étendue suivant que les femelles font un seul petit, comme les solipèdes et les ruminants, ou plusieurs, comme les carnivores et la truie. Chez les premières, les cornes sont plus courtes et semblent n'être que des appendices de la partie moyenne (Voy. t. I, p. 190, fig. 272). Le petit se développe dans cette dernière seulement et n'emprunte tout au plus qu'une des cornes, où se logent ses membres de derrière ; alors cette corne est plus développée que l'autre. Chez les autres, les cornes sont d'autant plus longues que les femelles font plus de petits ; ceux-ci sont placés les uns à la suite des autres dans chaque corne. Le corps de l'utérus manque chez la lapine ; l'utérus consiste en deux cornes qui s'ouvrent séparément dans le vagin (Voy. t. I, p. 191, fig. 273).

L'utérus est flottant dans la cavité abdominale, à la manière des intestins ; comme ceux-ci, il est attaché par des liens lamelleux qui le suspendent à la région sous-lombaire. Ces liens s'appellent *ligaments larges* ou *ligaments suspenseurs de l'utérus*. Ils sont au nombre de deux, rapprochés en arrière, écartés en avant, à la façon d'un V ; leur bord supérieur est attaché à la voûte sous-lombaire ; leur bord inférieur est fixé sur les côtés de la face supérieure du corps et sur la petite courbure des cornes ; leur bord antérieur, libre, soutient les oviductes et les ovaires.

La *cavité* de l'utérus présente trois compartiments : la *cavité du corps* et les *cavités des cornes*. Les cavités des cornes sont percées à leur fond par l'orifice utérin de la *trompe de Fallope*. La cavité du corps communique avec le vagin par un étroit canal qui traverse le rétrécissement postérieur de la matrice ou *col de l'utérus*, et que l'on appelle, en anatomie humaine, la *cavité du col*. Ce canal se prolonge au fond du vagin, à la façon d'un robinet dans un tonneau, et forme ainsi une saillie très prononcée sur laquelle est percé l'orifice vaginal du canal utérin. Au pourtour de cet orifice, la muqueuse utéro-vaginale présente de nombreux replis transversaux qui donnent au prolongement tapissé par cette membrane l'apparence d'une fleur radiée ; aussi appelle-t-on cette saillie du col *fleur épanouie* ; c'est le museau de tanche chez la femme.

Chez la vache, la fleur épanouie a une consistance presque cartilagineuse.

Les parois de la matrice sont formées de trois couches : une externe, séreuse ; une moyenne, musculeuse ; une interne, muqueuse.

La *séreuse* enveloppe tout l'organe, se prolonge en arrière sur le vagin, puis se replie circulairement autour de celui-ci et se porte sur le rectum, en haut, sur la vessie, en bas, sur les parois latérales du bassin, de côté.

La *musculeuse* est formée de fibres longitudinales, circulaires et obliques, dont le nombre augmente considérablement chez les femelles en état de gestation ; néanmoins, les parois de l'utérus s'amincissent pendant cette période.

La *muqueuse* forme de nombreux replis qui disparaissent avec la gestation ; elle est recouverte d'un épithélium vibratile et renferme de nombreuses glandes en tubes, qui prennent les caractères des glandes acineuses au niveau du col.

Chez la *vache*, la muqueuse utérine est parsemée d'un grand nombre de tubercules arrondis ou *cotylédons*, disposés dans les cornes en séries linéaires et longitudinales, d'autant plus nombreuses que le diamètre est plus grand : quatre près du corps, deux à l'extrémité opposée et trois dans la région intermédiaire ; ces cotylédons sont rares et petits dans le corps.

Chez la *brebis* et la *chèvre*, les cotylédons sont cupuliformes, au lieu d'être hémisphériques.

Pendant la gestation, l'utérus augmente considérablement de volume, et après le part, quoiqu'il revienne sur lui-même, il conserve encore un volume beaucoup plus grand qu'auparavant. C'est sur sa muqueuse que l'œuf se greffe par son appareil placentaire, pour puiser directement dans le sang de la mère les matériaux de son développement ; les plaques cotylédonaires établissent l'union entre le fœtus et la matrice. Les vaisseaux et les nerfs de l'utérus sont logés entre les deux lames des ligaments sous-lombaires ; ils se glissent ensuite entre la tunique séreuse et la musculeuse ; pénètrent dans cette dernière et forment entre elle et la muqueuse une multitude de ramifications capillaires.

b. *Vagin.* — Le *vagin* est le canal qui va de l'utérus à la vulve ; situé entre le rectum et la vessie, il a une forme cylindrique, est renflé dans son milieu et plus rétréci à son orifice extérieur ; sa longueur est d'environ 10 à 16 centimètres. Son diamètre s'agrandit après la copulation, et il a la plus grande capacité possible pendant le part. Dans les trois ou quatre premiers mois de la gestation des grandes femelles, il est allongé par suite du déplacement de la matrice, qui se porte en avant dans l'abdomen. Vers les derniers temps, sa longueur diminue à mesure que la matrice acquiert de l'ampleur ; à tel point qu'aux approches du part, si le fœtus est volumineux, surtout s'il y en a deux, la paroi postérieure de la matrice, repoussée dans l'excavation du bassin, efface plus ou moins la cavité du vagin, et dans quelques cas même la repousse entre les lèvres de la vulve et même au dehors. Il est tapissé par une muqueuse présentant de nombreux plis longitudinaux et qui sécrète un liquide glaireux surtout abondant au moment du part ; chez la jument, ce liquide cependant diminue considérablement ou semble disparaître à la suite de manipulations fréquentes pendant la parturition ; chez la vache, cette humeur diminue moins. Le vagin a en outre quelques plis transversaux, surtout chez la vache ; un de ces replis transversaux, plus marqué, est placé dans le milieu de la face inférieure du vagin, formant comme une valvule, d'autant plus étendue que le vagin est plus étroit, et que par conséquent la femelle est plus jeune ; c'est l'analogue de la membrane *hymen* de la femme ; parfois, sur la jument, c'est une véritable cloison circulaire.

c. *Vulve.* — La *vulve* est l'ouverture extérieure des organes génitaux, située un peu au-dessous de l'anus ; elle est formée de deux lèvres rapprochées et laissant entre elles une fente dont la grandeur varie suivant les âges ; les lèvres de la vulve, en se réunissant, forment ce qu'on appelle les *commissures*, une supérieure et une inférieure ; le tissu propre des lèvres est érectile, extensible, et entouré d'un tissu cellulaire adipeux. L'étroitesse de la vulve est rarement un obstacle à l'accouchement.

Fœtus et annexes. — L'ovule fécondé (Voy. FÉCONDATION, t. I, p. 512) se fixe sur les parois de l'utérus et se transforme en *embryon* et en *fœtus*. Sa présence dans l'utérus caractérise la *gestation* (Voy. ce mot, t. I, p. 658).

A. ***Annexes du fœtus.*** — Leur disposition anatomique varie suivant l'espèce animale que l'on envisage.

a. *Chorion.* — C'est la plus externe des enveloppes du fœtus (fig. 1362).

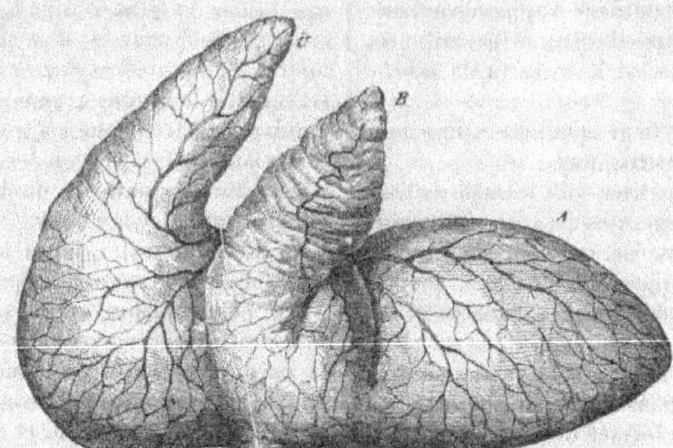

Fig. 1362. — Chorion de jument à mi-terme, insufflé.

A, partie postérieure du chorion occupant le corps de l'utérus. — B, corne gauche bosselée et plissée. — C, corne plus longue renfermant une partie du fœtus.

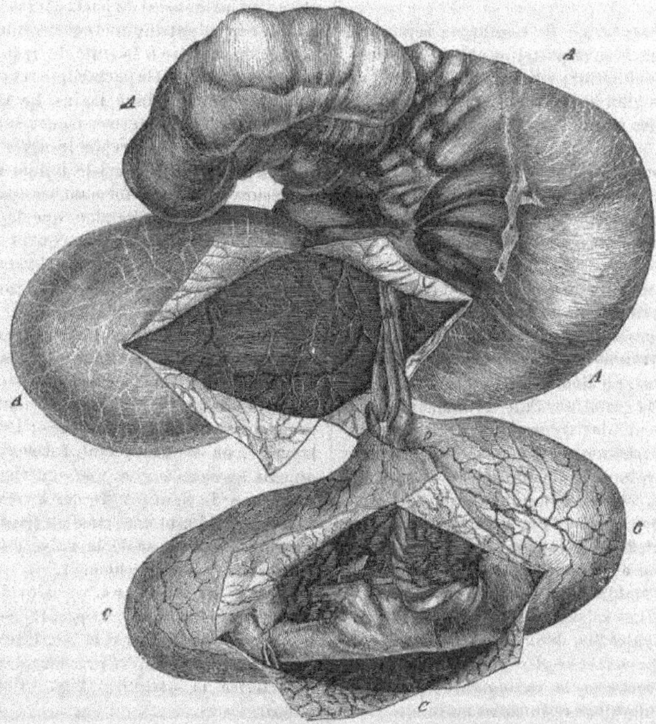

Fig. 1363. — Fœtus de jument et ses enveloppes.

A, sac chorial. — B, portion allantoïdienne du cordon ombilical. — C, sac amniotique retiré hors de la cavité allantoïdienne et ouvert lui-même de manière à laisser voir le fœtus. — D, infundibulum de l'ouraque. — b, point de la surface externe du chorion dépourvu de villosités placentaires et correspondant au lieu d'insertion de trois hippomanes pédiculés (A. Chauveau et Arloing).

α. *Jument.* — Sa forme rappelle celle de la matrice, avec un corps et deux cornes d'inégale grandeur. Sa face externe est hérissée de nombreuses papilles rouges, sortes de villosités qui constituent le *placenta* (Voy. plus loin) et qui pénètrent dans l'épaisseur de la muqueuse utérine (fig. 1363). Sa face interne est en contact avec le feuillet externe de l'allantoïde.

β. *Vache.* — Même forme que chez la jument. La surface externe est lisse et présente des plaques rougeâtres, nombreuses sur les cornes, formées par la réunion de longues villosités. Ces plaques s'unissent intimement chacune à

verte de nombreux plis constituant le placenta (fig. 1364).

b. Amnios. — Sa conformation est la même dans toutes les espèces. Il prend naissance autour de l'ombilic où il semble se continuer avec la peau du fœtus ; il entoure le cordon ombilical, en formant une gaîne membraneuse, puis il se réfléchit et forme un sac complet dans lequel le fœtus est entièrement renfermé, flottant dans le *liquide amniotique,* ou *eaux de l'amnios.* Ce liquide est d'abord peu abondant, fluide, blanchâtre, puis il augmente peu à peu, devient jaunâtre, de consistance mucilagineuse, et enfin se résorbe en partie aux approches de

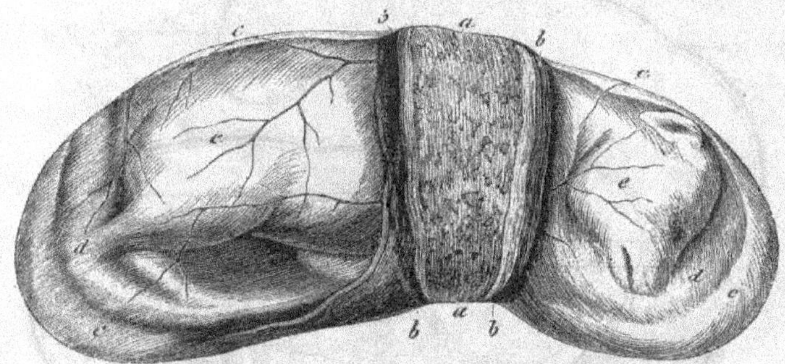

Fig. 1364. — Fœtus de chienne et ses enveloppes.

aa, placenta utérin. — *bb*, placenta fœtal. — *cc*, chorion. — *dd*, amnios vu par transparence. — *ee*, fœtus vu à travers les enveloppes.

un *cotylédon* (Voy. p. 346, *Utérus*) pour former le *placenta.* Le chorion est en rapport par sa face interne et dans sa partie moyenne avec l'amnios et l'allantoïde ; cette dernière seule est en contact avec les cornes choriales (Voy. t. II, p. 246, fig. 1229).

γ. *Brebis et chèvre.* — Même chorion que celui de la vache, mais les *cotylédons* sont cupuliformes et emprisonnent les masses placentaires du chorion. Lors de gestation gémellaire, un seul chorion enveloppe les fœtus (Voy. fig. 762, t. I, p. 662).

δ. *Truie.* — Le chorion est un sac ovoïde indépendant pour chaque fœtus. Sa face externe est hérissée de papilles comme chez la jument, mais celles-ci ont de la tendance à se grouper et il existe des points où elles font défaut (*taches chauves*).

ε. *Chienne et chatte.* — Il existe un chorion pour chaque fœtus. Sa face externe est lisse, sauf en sa partie moyenne où se trouve une zone de 4 à 5 centimètres de largeur, cou-

la mise-bas. Son rôle consiste à amortir les chocs et les pressions.

c. Allantoïde. — Elle est située entre le chorion et l'amnios ; sa disposition anatomique varie très peu suivant les espèces (fig. 1365).

« Lorsque l'allantoïde a acquis son développement complet, elle offre à considérer trois parties principales. La première, intra-abdominale, destinée à former la vessie et se terminant à l'ombilic ; la seconde, appelée *ouraque,* comprise dans le cordon ombilical, formant un conduit où s'abritent les vaisseaux ombilicaux ; la troisième, placée entre le chorion et l'amnios, contenant le *liquide allantoïdien.* » (Bournay, *Obstétrique.*)

En quittant le cordon ombilical, l'allantoïde s'évase et forme deux feuillets, dont l'un s'étale à la surface de l'amnios (*feuillet amniotique*) et l'autre tapisse la face interne du chorion (*feuillet chorial*).

Chez la *vache,* le *chèvre,* la *brebis,* la *truie,* la vésicule allantoïde présente un corps situé entre le chorion et l'amnios et deux cornes qui se portent en avant dans les cornes choriales.

Le *liquide allantoïdien*, d'abord incolore, devient jaunâtre ; il reste séreux et limpide ; il existe en assez grande quantité (7, 8, 15 litres chez les grandes femelles). Les *hippomanes* sont des corps élastiques, brunâtres, discoïdes, qui flottent dans le liquide allantoïdien ; leur rôle est inconnu.

d. *Vésicule ombilicale.* — Cet organe contient

4° par les *vaisseaux omphalo-mésentériques*, dont l'existence est liée à celle de la vésicule ombilicale. Du tissu muqueux, *gélatine de Wharton*, unit ces diverses parties.

Au moment de l'accouchement, le cordon ombilical est tordu plusieurs fois sur lui-même.

f. *Placenta.* — Il fixe l'œuf à la paroi utérine et c'est par lui que s'accomplissent les échanges nutritifs et respiratoires entre la mère et le fœtus. Les vaisseaux d'origine utérine et les

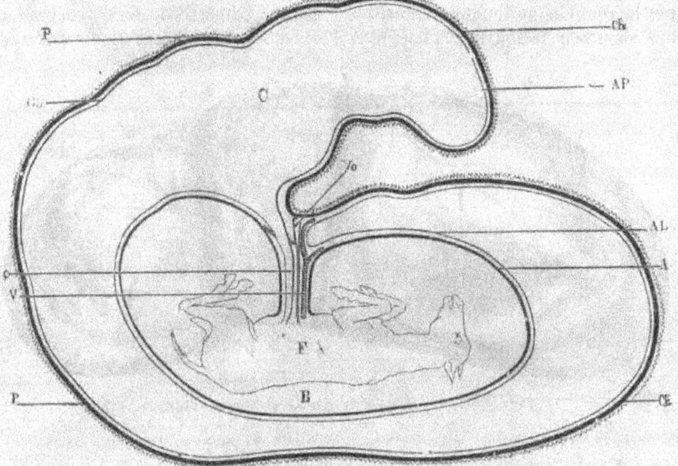

Fig. 1365. — Figure schématique montrant les différentes parties de l'œuf de la jument vers le milieu de la gestation (Chauveau et Arloing).

PP, placenta. — Ch, Ch, chorion. — AP, feuillet externe de l'allantoïde. — AL, feuillet interne de l'allantoïde. — o, ouraque. — C, cavité de l'allantoïde. — A, amnios. — Vo, vestiges de la vésicule ombilicale. — V, vaisseaux du cordon ombilical. — F, fœtus.

les substances nutritives nécessaires à l'embryon et s'atrophie ou disparaît dès que la circulation fœtale est assurée.

Chez le fœtus de *jument* et de *chienne*, elle existe encore au moment de la naissance sous la forme d'une poire ou d'un cordon logé dans la cavité formée par l'allantoïde en se réfléchissant sur l'amnios et le chorion.

e. *Cordon ombilical.* — Il est formé par : 1° les deux *artères ombilicales*, qui naissent de l'iliaque interne et se jettent dans le chorion où elles forment un riche réseau vasculaire qui alimente le placenta : 2° la *veine ombilicale*, qui recueille le sang du placenta et qui, arrivée à l'ombilic, se dirige en avant et se jette dans le foie en s'unissant à la veine porte ; 3° l'*ouraque*, conduit irrégulièrement cylindrique, qui est généralement oblitéré lors de l'accouchement; enfin

vaisseaux d'origine fœtale s'y trouvent au contact les uns des autres, et c'est par osmose que s'effectuent l'absorption des matériaux nutritifs et le rejet des produits de déchet ; il n'y a jamais (sauf dans le cas de lésion placentaire) communication libre entre le système circulatoire maternel et le système circulatoire fœtal.

Le placenta ne joue pas le rôle d'un simple filtre ; il ne se laisse pas traverser avec la même facilité par toutes les substances dissoutes dans le sérum sanguin. Le passage des microbes de la mère au fœtus ne paraît possible qu'autant que le placenta est altéré.

La disposition anatomique du placenta varie avec les espèces animales (Voy. CHORION). Nous empruntons à l'*Obstétrique* de Bournay le tableau suivant :

Animaux	à placenta simple	diffus................	Jument. Truie.
		local et circulatoire....	Chienne. Chatte.
	à placenta multiple	à cotylédons convexes.	Vache.
		à cotylédons concaves.	Brebis. Chèvre.

Le placenta offre à considérer une portion utérine ou *placenta maternel*, et une portion choriale ou *placenta fœtal*. Cependant, il résulte

porte au point où celle-ci pénètre dans le foie. Mais en outre, avant de se jeter dans la veine porte, la veine ombilicale communique directement par le *canal veineux* avec la veine cave postérieure. Cette dernière communication n'existe pas chez les solipèdes.

Appareil respiratoire. — Le poumon du fœtus est un organe compact, plus dense que l'eau, d'aspect rouge foncé, qui ne reçoit que la quantité de sang nécessaire à sa nutrition et à son

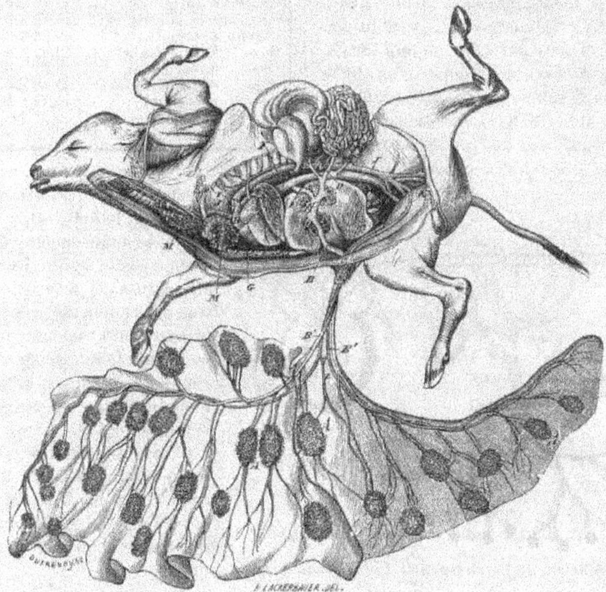

Fig. 1366. — Circulation du fœtus (Colin).

de travaux récents que le placenta est en grande partie d'origine fœtale.

B. *Fœtus.* — 1° ANATOMIE. — *Tube digestif.* — D'abord rectiligne, il se subdivise bientôt en régions distinctes : estomac, intestins, etc.; il contient dans toute son étendue un produit de sécrétion ou *méconium*. Le foie se développe de bonne heure et devient volumineux.

Appareil circulatoire. — Le cœur, d'abord simple, se cloisonne rapidement, mais les deux oreillettes restent en communication par le *trou de Botal.* Il existe en outre une communication entre l'aorte et l'artère pulmonaire par le *canal artériel.* Enfin il existe deux *artères ombilicales* (fig. 1366).

La *veine ombilicale* pénètre dans l'abdomen, se dirige en avant et se jette dans la veine

accroissement; ses alvéoles sont affaissés, mais l'organe est insufflable ; le placenta maternel joue, en effet, le rôle du poumon pendant toute la durée de la vie intra-utérine. Au moment de la naissance, si l'animal est expulsé vivant, l'air pénètre dans le poumon et celui-ci prend une teinte blanc rosé et devient plus léger que l'eau. On peut ainsi reconnaître si le fœtus a été expulsé mort ou vivant.

Entre les deux lames du médiastin antérieur on trouve, pendant la vie fœtale et chez les très jeunes animaux, un organe d'apparence glandulaire, le *thymus*, dont les fonctions sont inconnues.

Appareil génito-urinaire. — Pendant la vie fœtale, la vessie communique avec l'allantoïde par l'ouraque.

Les testicules restent dans la cavité abdominale jusqu'à la fin de la gestation, excepté pour les poulains.

2° Physiologie. — On avait pensé autrefois que le fœtus se nourrissait en ingérant les eaux de l'amnios. C'est dans le placenta que le fœtus puise ses éléments nutritifs et rejette ses produits de déchet.

La *circulation embryonnaire* s'effectue entre l'embryon et la vésicule ombilicale.

La *circulation fœtale* intéresse le fœtus et le placenta : après s'être vivifié au niveau du placenta, le sang revient par la veine ombilicale. Une partie se jette dans la veine porte où elle se mélange au sang veineux venant de l'intestin, traverse le foie et arrive dans l'oreillette droite ; l'autre partie (sauf chez les solipèdes) y arrive directement par le canal veineux et la veine

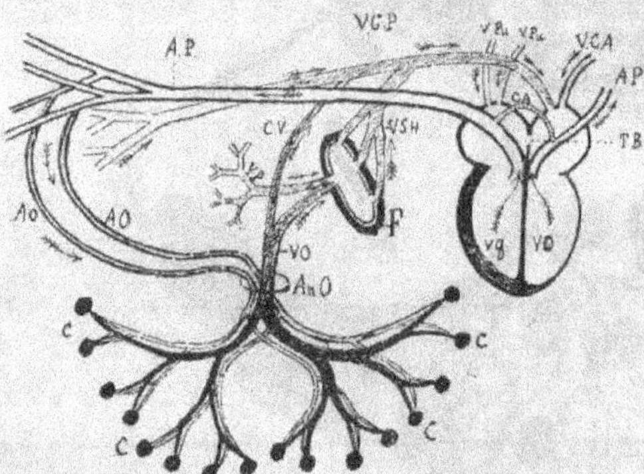

Fig. 1367. — Schéma de la circulation fœtale chez le veau.

Vg et Vd, ventricule droit et ventricule gauche ; AP, artère pulmonaire, aorte postérieure ; CA, canal artériel ; TB, trou de Botal ; VCA, veine cave antérieure ; VPu, veine pulmonaire ; VCP, veine cave postérieure ; AO, artère ombilicale ; C.C, cotylédons ; AnO, anneau ombilical ; VO, veine ombilicale ; VP, veine porte ; CV, canal veineux ; F, foie ; VSH, veine sus-hépatique.

cave ; le sang des deux oreillettes se mélange (par suite de l'existence du trou de Botal) et passe dans les deux ventricules, d'où il est chassé dans l'aorte et l'artère pulmonaire et arrive au contact des différents organes, tandis qu'une certaine quantité retourne se revivifier au placenta par les artères ombilicales (fig. 1367).

La *respiration*, nous l'avons dit, s'effectue au niveau du placenta.

Les *sécrétions* s'établissent de bonne heure.

3° Poids et dimensions du fœtus. — A la *naissance*, le poids du *poulain* varie entre 38 à 42 kilogrammes (Saint-Cyr) ; le poids du veau varie du 1/13 au 1/16 du poids de la mère (Tisserant) ; le poids moyen de l'agneau varie

autour de 4 kilogrammes ; le poids moyen du fœtus, chez la truie, est de 2ᵏᵍ,400 et chez la chienne de 0ᵏᵍ,440 (Chauveau et Arloing).

Tableau indiquant quelques dimensions prises à la naissance.

	POULAIN.	VEAU.
	mètres.	mètres.
Longueur de la tête......	0,32 à 0,37	0,24 à 0,27
Hauteur du thorax.......	0,26 à 0,34	0,27 à 0,29
Largeur de la croupe.....	0,18 à 0,21	0,18 à 0,19
Rayon brachial..........	0,22 à 0,26	0,21 à 0,26
— antibrachial	0,32 à 0,37	0,24 à 0,28
— métacarpien.......	0,27 à 0,30	0,20 à 0,24
— coxo-fémoral.....	0,33 à 0,37	0,28 à 0,33
— tibial............	0,38 à 0,40	0,31 à 0,37
— métatarsien......	0,37 à 0,40	0,28 à 0,32

4° Position du fœtus dans la matrice. — Jusqu'au neuvième ou dixième mois de la gestation, le fœtus chez la jument est incurvé sur lui-même, dirigé vers la croupe de la mère. La nuque touche au sacrum ; la tête est en flexion outrée sur la poitrine ; les membres postérieurs sont ramenés sous le corps ; les membres antérieurs sont fléchis aux genoux et accolés à la tête. Parfois la tête du fœtus est dirigée en avant, vers la tête de la mère.

Chez les femelles multipares, les fœtus sont distribués dans les deux cornes, les uns à la suite des autres, la tête généralement tournée du côté du col de l'utérus, parfois du côté opposé.

Au moment de la naissance, la position se modifie presque toujours, la tête et l'encolure se redressent et les membres s'étendent.

Présentations et positions. — 1° *Présentations*. — La présentation est la manière suivant laquelle le fœtus peut se présenter à l'entrée du bassin. Elle caractérise la direction du fœtus à l'intérieur de l'utérus.

La présentation est *longitudinale* quand le grand axe du fœtus est parallèle au grand axe de la mère ; cette présentation longitudinale est *antérieure*, quand le fœtus s'engage dans le détroit par son train antérieur, sa tête et ses membres pouvant occuper des positions diverses ; elle est *postérieure*, quand il s'engage par son train postérieur (fig. 1368).

La présentation est *transversale* quand le grand axe du fœtus est perpendiculaire au grand axe de la mère. Cette présentation transversale est *dorso-lombaire* (caractérisée par l'engagement d'un point quelconque de la face supérieure du fœtus vers l'entrée du canal pelvien) ou *sterno-abdominale* (caractérisée par l'engagement d'une partie quelconque de la moitié inférieure du corps vers l'entrée du canal pelvien).

Le *diagnostic* de ces présentations présente des difficultés variables suivant le degré d'engagement du fœtus dans le canal pelvien.

Le *pronostic* varie pour chacune d'elles. Suivant qu'elles permettent ou qu'elles empêchent mécaniquement la sortie du fœtus, on distingue : 1° des *présentations normales* ou *naturelles* ; ce sont les présentations *antérieure* et *postérieure* (cependant, dans ces cas l'accouchement peut être rendu impossible en raison de l'excès de volume du fœtus, du rétrécissement du canal pelvien, d'une direction vicieuse de la tête ou des membres, etc.) ; 2° des *présentations anormales* ou *dystociques* ; ce sont les transversales et les longitudinales dans lesquelles le corps ou les membres ont une direction vicieuse.

2° **Positions**. — Elles ont pour objet de caractériser les rapports d'un point déterminé du fœtus avec un autre point déterminé de la mère. Supposons, par exemple, une présentation antérieure : la partie antérieure du fœtus peut affecter des rapports variés avec les contours de la circonférence du détroit antérieur ; la position caractérise ces rapports.

Les points de repère, d'après Saint-Cyr, sont donc choisis sur le fœtus d'une part et sur la circonférence du bassin de la mère d'autre part. Pour le fœtus, ce sont les vertèbres du cou, spécialement le *dos*, dans la présentation antérieure ; la *croupe*, dans la présentation postérieure, et la *tête*, dans les présentations transversales. Pour le détroit antérieur du bassin de la mère, on distingue quatre points principaux : sacrum, pubis, branches montantes de l'ilium : on peut adopter en plus quatre points secondaires, les aboutissants des diamètres obliques du détroit.

La désignation des positions est faite d'après un nom composé. Le premier terme ou radical indique la région du fœtus (*dorso*, *lombo* ou *céphalo*). La terminaison indique le point du

détroit antérieur qui correspond à cette région du fœtus. Ainsi, dans la position *dorso-sacrée* (présentation antérieure), le garrot du fœtus est en contact avec le sacrum de la mère ; dans la position *lombo-pubienne* (présentation posté-

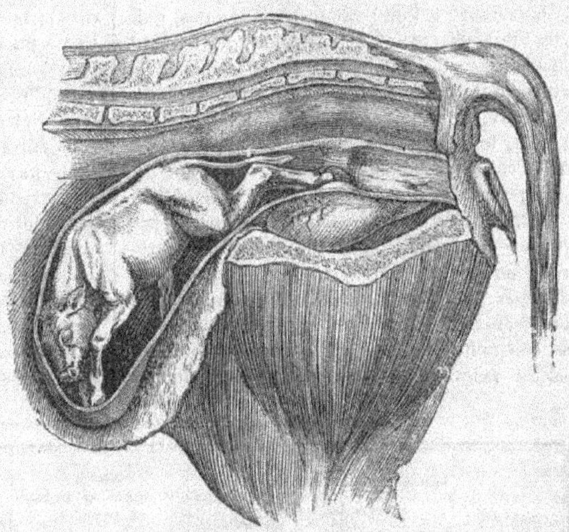

Fig. 1368. — Présentation postérieure, avec position lombo-sacrée.

rieure), le jeune sujet est sur le dos, ses membres au contact de la région sous-lombaire de la mère ; dans la position *céphalo-sacrée* (présentation transversale), le fœtus est assis sur son train postérieur et fait face ou tourne le dos au bassin.

Nous donnons ici le tableau des positions tel qu'il a été primitivement établi par Saint-Cyr ; il nous paraît plus simple et par suite plus pratique que celui de Violet.

POSITIONS.

PRÉSENTATIONS.			POSITIONS.
Longitudinales.	Antérieures.		1° Vertébro-sacrée.
			2° Vertébro-pubienne.
			3° Vertébro-iliale droite.
			4° Vertébro-iliale gauche.
	Postérieures.		5° Lombo-sacrée.
			6° Lombo-pubienne.
			7° Lombo-iliale droite.
			8° Lombo-iliale gauche.
Transversales.	Dorso-lombaires.		9° Céphalo-iliale droite.
			10° Céphalo-iliale gauche.
			11° Céphalo-sacrée.
	Sterno-abdominales.		12° Céphalo-iliale droite.
			13° Céphalo-iliale gauche.

D'après Saint-Cyr, le part naturel est : *en présentation antérieure, celui de la position vertébrosacrée, et, en présentation postérieure, celui de la position lombo-sacrée.*

Part naturel. — C'est celui qui s'exécute sans intervention et par les seuls efforts de la mère. On l'appelle encore *mise-bas, poulinage, vêlage, agnelage.*

Phénomènes physiologiques du part. — I. *Prodromes.* — Les signes précurseurs consistent dans : le gonflement des mamelles, qui, peu de jours avant la mise-bas, deviennent distendues et sensibles ; la tuméfaction de la vulve, qui laisse échapper un mucus gluant, visqueux, blanc jaunâtre ; l'affaissement du ventre, le creusement du flanc, l'affaissement de la croupe. Les femelles recherchent la solitude ; certaines cherchent à faire leur nid.

II. *Dilatation du col utérin et engagement du fœtus.* — La femelle paraît inquiète, s'agite, présente de légères coliques dues aux contractions utérines. Les petites femelles se couchent ; la brebis, la chèvre, la vache, la jument (fig. 1369) se couchent en décubitus sterno-abdominal, ou se relèvent ou restent debout pendant toute la durée du part. La femelle vousse sa colonne vertébrale en contre-haut, les muscles abdominaux se contractent énergiquement, le col utérin se dilate, les enveloppes s'y engagent et apparaissent entre les lèvres de la vulve sous forme de bouteille, puis se crèvent (*poche des eaux*) ; le chorion se rupture d'abord et donne lieu a un écoulement des *eaux allantoïdiennes*, puis l'amnios se montre à la vulve, tendue, arrondie, blanchâtre (*poche des eaux amniotiques*) et se rupture.

La rupture tardive de cette poche est préférable, car le fœtus progresse plus facilement ; si elle est trop hâtive, la muqueuse vaginale se dessèche et le produit glisse difficilement ; si elle est trop tardive, il faut intervenir et déchirer la poche des eaux.

III. *Contractions de l'utérus, le rôle de la pression abdominale pendant le part.* — Le professeur de Brain a fait des recherches sur ce sujet. Il les a résumées dans le tableau suivant :

Douleurs au stade de l'expulsion; vache primipare, 15 avril 1902.

NUMÉRO des douleurs.	DURÉE DES DOULEURS en secondes.		NOMBRE des contractions de l'abdomen.	DURÉE des pauses de douleurs en secondes.		TONUS de l'utérus en m/m de mercure.	PRESSION maxima des contractions utérines en m/m de mercure, au-dessus de zéro.	PRESSION maxima des efforts abdominaux au-dessus des contractions utérines, en m/m de mercure.	PRESSION minima des efforts abdominaux au-dessus des contractions utérines, en m/m de mercure.
	Contractions utérines.	Efforts expulsifs de l'abdomen.		Pauses des efforts abdominaux.	Pauses des contractions utérines.				
1	54	31	4	102	64	64	92	66	18
2	77	25,5	5	87,5	44	63	96	76	30
3	104	37	7	78	34	60	58	70	40
4	122	115	14	37	80	56	100	74	42
5	55	55	7	99	99	80	106	66	50
6	56	56	8	82	?	73	102	68	36
7	?	26	4	132	?	72	94	70	30
8	58,7	64,5	11	45	?	68	102	80	30
9	106	106	9	143	?	60	100	70	30
10	96	84	13	Part		60	100	76	11
Moyenne..	83	60	8	95	65	66	99	71,6	32

Ses conclusions sont les suivantes :

Il est probable, mais la chose n'est pas prouvée, que l'utérus se contracte du fond vers le col, et sa *force d'expulsion* dépend de trois causes :

1° La *tonicité utérine*, correspondant à une pression moyenne de 66 millimètres de mercure. Elle s'exerce indirectement sur le fœtus par les eaux fœtales. Elle change à chaque douleur, mais persiste en poussant l'utérus vers le col à mesure que son contenu diminue.

2° La *contraction utérine*, avec une pression moyenne de 99 millimètres de mercure. Elle agit aussi sur le fœtus par l'intermédiaire des eaux.

3° Les *efforts abdominaux*, avec une pression moyenne de 71ᵐᵐ,6. Produits par les contractions des muscles de l'abdomen, ils se succèdent rapidement et soutiennent la contraction utérine, à l'instant où elle est la plus forte, c'est-à-dire au moment le plus favorable.

IV. *Expulsion du fœtus.* — Les contractions utérines et abdominales augmentent et deviennent presque continues, ainsi que les douleurs qu'elles provoquent. Les membres antérieurs et la tête du fœtus sont dans le vagin, puis le corps du fœtus s'engage dans le bassin en se déformant ; il y a souvent un temps d'arrêt au moment où la poitrine du fœtus franchit le détroit postérieur du bassin ; les contractions redoublent et la poitrine franchit ce détroit, puis le produit est définiti-

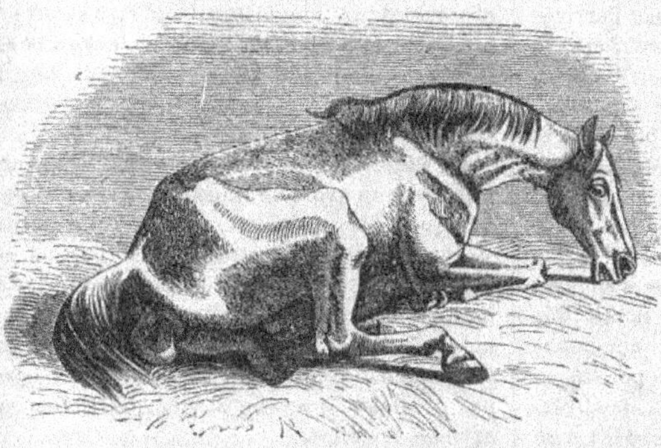

Fig. 1369. — Jument en parturition.

vement expulsé. Si la femelle est debout, la *rupture du cordon ombilical* se produit ; si elle est couchée, cette rupture survient quand elle se lève. Parfois le cordon résiste et le délivre suit le fœtus ; souvent la mère rompt le cordon avec ses dents.

La durée du part est de cinq à quinze minutes en moyenne chez la jument et d'une demi-heure chez la vache.

Mécanisme du part. — Ceci connu, si on compare les dimensions du fœtus avec celles du détroit antérieur, on voit que, dans le part normal, le fœtus est obligé de se déformer pour pouvoir franchir le canal pelvien trop étroit par un ou plusieurs de ses diamètres. Ces déformations momentanées subies par la masse fœtale sont constantes, mais s'effectuent avec plus ou moins de facilité, suivant la présentation et la position du fœtus.

Voyons par quel mécanisme le produit franchit le canal pelvien, lors de *présentations naturelles* seulement.

Position dorso-sacrée. — La tête et les membres antérieurs sont étendus et passent facilement dans le canal pelvien, en raison de leurs dimensions moindres, mais la hauteur du thorax du fœtus (diamètre sterno-dorsal) étant constamment supérieure au diamètre sacro-pubien, il est absolument nécessaire, pour que

le thorax puisse s'engager à travers le détroit antérieur, que le premier diamètre devienne inférieur ou égal au second ; d'autre part, le diamètre transversal du bassin de la mère est toujours supérieur au diamètre transversal du thorax du fœtus (fig. 1370).

On conçoit aisément que, pour franchir le détroit antérieur, la poitrine du fœtus devra se raccourcir dans le sens de sa hauteur et s'élargir latéralement. C'est ce qui se produit : les apophyses épineuses du garrot et du dos s'inclinent en arrière ; le sternum, venant buter contre le pubis, est repoussé en arrière et se rapproche de la tige rachidienne, tandis que les côtes se bombent davantage. Dès que le détroit antérieur est franchi par la poitrine, le fœtus progresse sans difficulté.

Chez la vache, le mécanisme du part est le même que chez la jument, mais l'accommodation des diamètres du veau à ceux du détroit antérieur est déjà nécessaire dès que la nuque et l'avant-bras ont franchi le

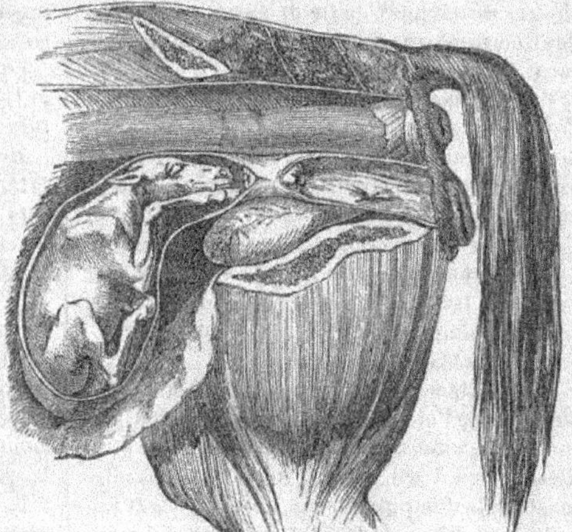

Fig. 1370. — Position dorso-sacrée.

détroit ; en outre, la réduction du diamètre sterno-dorsal est beaucoup plus considérable que chez le poulain. Il résulte de ceci que les efforts doivent être plus grands chez la vache que chez la jument et que la durée du part doit être plus grande.

Positions dorso-ilio-sacrées. — D'après Violet, ces positions ne se rencontreraient que sur les juments dont le bassin présenterait un diamètre sacro-pubien inférieur au diamètre bis-iliaque supérieur.

Le part s'effectue facilement jusqu'à l'arrivée de la croupe au détroit ; à ce moment le fœtus se redresse de façon à faire coïncider son diamètre bi-coxo-fémoral avec le bis-iliaque supérieur.

Position lombo-sacrée. — Elle est plus rare et crée plus de difficultés que les précédentes. Les membres postérieurs sont étendus et passent ordinairement ainsi que la croupe et l'abdomen, mais les difficultés se montrent dès que le thorax aborde le détroit ; le dos s'engage, entraîné par la région lombaire, tandis que le sternum vient buter par son appendice xiphoïde contre le pubis ; il est repoussé en avant, en même temps que les apophyses épineuses du dos et du garrot tendent à se relever d'arrière en avant. Grâce au glissement facile des surfaces en contact et surtout à la flexibilité et à la mobilité des côtes, la poitrine s'engage dans le canal pelvien, et l'accouchement se termine (fig. 1368).

Positions lombo-ilio-sacrées. — Sauf dans des cas exceptionnels (fœtus peu volumineux, bassin très développé), le fœtus devra prendre la position lombo-sacrée pour s'engager dans le canal pelvien.

V. *Délivrance. — Expulsion des enveloppes.* — Le fœtus peut être rejeté avec ses enveloppes, mais généralement elles séjournent et ne sont expulsées que quelques heures après. La délivrance comporte le *décollement du placenta* et l'*expulsion des enveloppes.* Lorsque les enveloppes accompagnent le fœtus à sa sortie, leur extrémité terminale, gonflée par une partie du liquide amniotique qu'elles avaient conservé, forme la *seconde poche des eaux.*

Le décollement du placenta est dû aux contractions de l'utérus qui se rétracte, revient sur lui-même, tandis que le placenta se plisse et se détache peu à peu. Chez la jument, ce décollement s'effectue rapidement (quinze à vingt minutes), en raison de la faible adhérence des villosités placentaires à la muqueuse utérine. Chez la vache, ce décollement se produit lentement, à cause des adhérences cotylédonaires, du grand nombre des cotylédons, de leur mobilité : souvent la délivrance ne s'effectue que dans les trois ou quatre heures qui suivent le part. Dès que les enveloppes sont décollées, de légères contractions utérines suffisent à les expulser au dehors.

Chez les femelles multipares, chaque fœtus est suivi par son délivre ; le dernier seul peut être retenu, mais la non-délivrance est rare.

Souvent les femelles ingèrent leur délivre. D'après des recherches récentes, c'est là un acte physiologique ; l'ingestion du délivre ayant une action favorable sur la sécrétion lactée, et sur la réapparition des chaleurs. En tous cas, les femelles qui mangent leur délivre n'en paraissent pas indisposées.

VI. *Phénomènes consécutifs au part.* — La vulve reprend son volume normal, mais présente quelques rides. Le vagin se rétrécit. La matrice se rétracte et cette rétraction est parfois accompagnée de légères coliques (*tranchées*). Les *lochies* sont constituées par un mucus sanguinolent ou blanc jaunâtre, inodore, sécrété par la muqueuse utéro-vaginale ; elles ne persistent pas au delà de quatre à cinq jours chez nos grandes femelles.

La plupart des fibres musculaires lisses de l'utérus s'atrophient. Le col utérin se resserre.

La mamelle fournit d'abord le *colostrum*, liquide jaunâtre, visqueux, de saveur âcre et albumineuse ; parfois il contient du sang et a une teinte rougeâtre ; il se coagule sous l'action de la chaleur. Il a des propriétés purgatives et, ingéré par le nouveau-né, il provoque l'expulsion du méconium.

Le colostrum disparaît et la mamelle sécrète le *lait* (Voy. ce mot) qui doit former la nourriture du nouveau-né.

Règles à observer pendant la parturition. — a. *Avant la mise-bas.* — La femelle sera, autant que possible, isolée ; la jument sera placée dans un box, pourvu d'une litière propre et abondante ; la vache sera mise dans un coin de l'étable et on lui donnera une place plus spacieuse et une bonne litière. Dans les établissements d'élevage, surtout dans les haras de chevaux de pur sang, les juments qui sont prêtes à pouliner sont placées dans des boxes communiquant tous par une petite fenêtre avec la chambre d'un garde d'écurie.

b. *Pendant le part.* — Il ne faut pas se hâter d'intervenir. Chabert a dit qu'il est aussi habile de savoir à propos laisser agir seule la femelle, que de l'aider, lorsque la sortie du fœtus paraît impossible.

Ceci est exact pour la plupart de nos femelles, surtout pour la vache, mais ne l'est pas pour la jument si l'on veut avoir le jeune animal vivant. Le veau peut rester sans danger plusieurs heures, la tête apparaissant à la vulve : le poulain meurt au bout de quelques minutes. Il faut donc, en général, intervenir de suite chez la jument en parturition.

Pendant la durée du part, on ne devra pas déranger la femelle, qui doit être laissée sous la garde d'une seule personne.

Ce n'est que lorsque le part se prolonge qu'il est indiqué d'explorer, avec beaucoup de précautions, les organes génitaux de la femelle ; on peut ainsi se rendre compte si le fœtus est vivant par la constatation des mouvements du produit, la perception du pouls fœtal sur les artères ombilicales, par la chaleur persistante des parties exposées à l'air ; on se rend compte aussi de la situation du fœtus et de sa présentation. Ensuite, lors de présentation antérieure ou postérieure, on exerce des tractions modérées et méthodiques sur le fœtus, lesquelles doivent coïncider avec les efforts expulsifs de la mère. Si la poche des eaux tarde à se rupturer, il faut l'ouvrir largement, soit avec des ciseaux, soit en la déchirant avec les mains. Si la rupture de la poche des eaux a été trop hâtive, on lubrifie les parois du vagin avec de l'huile.

En cas de *part tumultueux*, si l'on a bien constaté qu'il n'y a pas d'obstacle matériel, s'il y a contraction spasmodique de l'utérus sans que le travail avance, on fera marcher la femelle, on la bouchonnera, on aura recours à une saignée, aux sachets émollients sur les lombes, à un bain de siège, chez les petites femelles, à des lavements mucilagineux un peu narcotiques, et surtout à l'administration d'un peu de chloroforme ou d'éther ; si l'on manque de médicaments, il suffit d'injecter de l'eau tiède dans le vagin en plaçant la femelle sur un plan incliné avec le derrière élevé. Si c'est le col qui est fermé spasmodiquement, on y appliquera avec le doigt un peu d'extrait de belladone ou de pommade à l'atropine.

La parturition tumultueuse se rencontre ordinairement chez les jeunes femelles vigoureuses, irritables, qui mettent bas pour la première fois ; aux premières douleurs, elles se livrent à des efforts expulsifs violents qui entravent la marche naturelle du travail.

Dans le *part languissant*, les douleurs peuvent être trop faibles, trop courtes, trop rares ou même complètement nulles. La parturition languissante est due à une faiblesse de la mère, qui est trop vieille, affaiblie par un régime insuffisant ou de mauvaise qualité, fatiguée par des travaux pénibles, parfois épuisée par quelque maladie constitutionnelle. Après s'être assuré qu'il n'y a pas d'obstacle mécanique, il convient de fortifier la mère par des toniques,

café, vin chaud, alcool. On a souvent recommandé, pour combattre l'inertie de la matrice, de recourir aux utérins, au seigle ergoté, à la rue, la sabine ; l'action de ces médicaments se développe assez rapidement, en général au bout de quinze à vingt minutes, et les contractions utérines qu'ils provoquent sont prolongées, presque continues, souvent d'une énergie extrême ; mais parfois cet effet est trop fort, et il faut être réservé dans l'emploi de ces substances.

Après avoir ranimé les forces vitales de la mère, il faut l'aider en tirant modérément sur le fœtus.

c. *Après le part.* — La jument et la vache seront bouchonnées vigoureusement. On leur donnera à boire quelques litres d'eau tiède salée, dans laquelle on a jeté une ou deux poignées de farine d'orge ou bien deux litres de vin chaud sucré. La femelle sera tenue chaudement, à l'abri des courants d'air, et cela pendant un laps de temps variable, quatre à huit jours, et même plus longtemps si elle est affaiblie. On lui donnera à manger souvent et peu à la fois : barbotages, mashes, avoine, herbe verte, bon foin ; en boissons, on lui donnera du thé de foin ou de l'eau tiède blanchie avec un peu de farine d'orge.

Si le part a été pénible, il est indiqué de pratiquer la désinfection de la matrice.

La respiration du nouveau-né doit d'abord attirer l'attention. Si elle ne s'établit pas, on conseille de pratiquer la respiration artificielle. Un moyen simple consiste à lui souffler fortement dans le nez et à lui mettre du sel dans la bouche. Par action réflexe, on met ainsi en mouvement le cœur et les poumons. On peut aussi mettre quelques gouttes d'une solution de vératrine sur la muqueuse buccale, après avoir nettoyé la bouche et les naseaux.

Si le cordon ombilical ne s'est pas rompu, il faut le sectionner avec des ciseaux à 5 ou 6 centimètres de l'ombilic et y appliquer une ligature. La plaie ombilicale sera aseptisée et toujours tenue dans le plus grand état de propreté, en raison des complications possibles d'omphalo-phlébite.

On place ensuite le petit devant sa mère qui le lèche et le débarrasse de l'enduit jaunâtre qui agglutine les poils ; si la mère ne le léchait pas spontanément, on l'y invite en saupoudrant le corps du nouveau-né avec du son, de la farine d'orge, du sel marin pulvérisé. Outre que ces soins maternels approprient le petit, ils ont un effet salutaire sur son organisme tout entier ;

il essaie de se mettre debout ; il parvient peu à peu à se mettre sur ses membres et recherche la mamelle de la mère. On doit alors faire téter le nouveau-né. Parfois certaines mères sont méchantes ou chatouilleuses et refusent de laisser le jeune animal s'approcher de leur mamelle. Dans ce cas, on a recours aux caresses ou aux moyens de contention.

Si le nouveau-né est faible, ou refuse de téter, il faut l'aider, l'approcher de la mère, lui appliquer les lèvres au mamelon, le lui mettre même dans la bouche, et l'aider ainsi à opérer la succion du lait. En même temps, on caresse la mère, surtout si elle ne se prête pas volontiers à ce commencement d'allaitement, ce qui arrive quelquefois lors d'une première parturition, ou quand les mamelles sont très douloureuses. Pour les vaches laitières, on préfère traire la mère et donner à boire le lait au petit ; ses forces étant accrues, on le dirigera vers les mamelles. Comme les femelles multipares, telles que la truie, la chienne, se couchent pour allaiter leurs petits, ces précautions peuvent être négligées. — Si la mère n'a pas de lait, ou succombe pendant la parturition, il faudra recourir à l'allaitement par une nourrice ou à l'allaitement artificiel (Voy. ALLAITEMENT).

Après le premier lait, il y a ordinairement évacuation abondante de la matière résineuse noire qui remplit les intestins du fœtus, le *méconium* ; il faut veiller à ce que cette évacuation ait lieu ; elle est surtout provoquée par la préhension du premier lait de la femelle, du colostrum ; chez les nouveau-nés, qui seraient, par une cause ou une autre, privés de ce colostrum, il ne faut pas hésiter à donner un laxatif, de l'huile, ou de l'eau miellée, ou mieux 1 ou 2 centigrammes de pilocarpine.

Si le nouveau-né a été blessé, surtout lors de part laborieux, on traitera les plaies par l'antisepsie.

Lors de mort apparente (*syncope respiratoire*), en pratiquera la respiration artificielle, les tractions rythmées de la langue ; on aura aussi recours aux aspersions d'eau fraîche sur le crâne, aux lavements froids, aux frictions sèches, aux injections sous-cutanées d'éther, de vératrine (3 centigrammes pour le veau) (Cagny).

Dystocies. — On désigne sous ce nom les difficultés du part qui nécessitent l'intervention de l'homme. — Il faut que cette intervention ait une certaine importance. Le simple fait d'aider une femelle par des tractions légères ne suffit pas pour caractériser l'accouchement dystocique.

L'étude des dystocies est complexe, ainsi que leurs causes et les moyens propres à les combattre. Elles sont d'origine *maternelle* ou *fœtale*.

Dystocies maternelles. — Elles peuvent être dues à des lésions du bassin ou des organes génitaux.

1° *Bassin*. — Les lésions qui produisent le rétrécissement de cette cavité, c'est-à-dire l'*angustie pelvienne*, peuvent être plus ou moins graves.

Les causes les plus fréquentes sont : le *développement incomplet* qui s'observe surtout sur les femelles très jeunes, sur les juments issues du croisement d'une grosse poulinière avec un

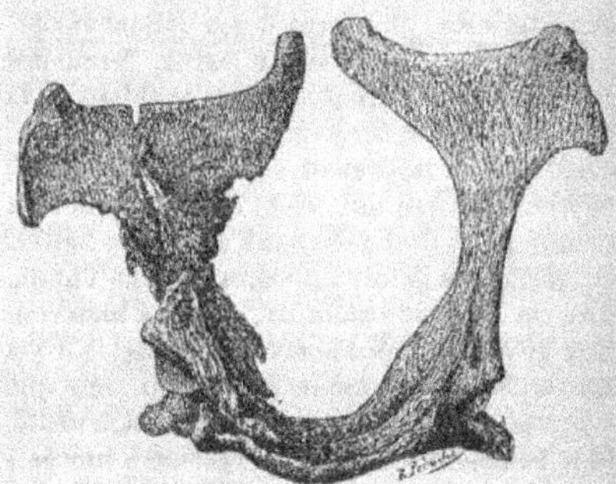

Fig. 1371. — Fractures de l'ilium et angustie pelvienne. Bassin de jument (Bournay).

étalon de pur sang, sur les races de petite taille, etc. ; la *déformation* du bassin, qui est totale ou partielle et dont la cause ordinaire est le rachitisme ; les *fractures* du col de l'ilium (fig. 1371), de la cavité cotyloïde, du sacrum, etc.; les *exostoses*; les *tumeurs* (fibromes, carcinomes, tumeurs mélaniques, etc.).

Le *diagnostic* de ces lésions peut être porté, dans certains cas (fractures), par la simple inspection de la femelle, mais le plus souvent on l'établit par l'exploration interne.

Il faut écarter de la reproduction les femelles affectées d'angustie pelvienne.

INTERVENTION. — Il faut intervenir, soit par l'*extraction forcée*, qui ne doit pas être tentée si le passage est manifestement trop étroit, soit en *agrandissant le passage* (ponction des tumeurs kystiques, *symphyséotomie*), soit par l'*embryotomie* (t. I, p. 415), enfin soit par l'*opération césarienne* (Voy. plus loin).

2° *Vulve*. — L'*atrésie vulvaire* peut être congénitale, mais elle est presque toujours acquise et consécutive à des blessures anciennes ou due à des tumeurs.

Intervention. — Si l'étroitesse vulvaire est bien établie lors de l'accouchement, il faut pratiquer, latéralement, une ou plusieurs incisions.

3° **Vagin**. — Les *cicatrices* du vagin amènent son rétrécissement. La *persistance* de l'*hymen*, surtout chez la vache, peut être un obstacle à la sortie du fœtus. Il en est de même des *brides vaginales*, liens fibreux qui unissent deux points opposés de la paroi vaginale et qui peuvent être congénitales, mais sont le plus souvent le résultat de déchirures anciennes. Ces brides peuvent être la conséquence soit d'une *torsion* incomplète (Voy. plus loin), soit d'une contraction anormale de certaines fibres du vagin ; c'est, dans le dernier cas, une variété de part tumultueux (Voy. plus haut).

Les *tumeurs* et les *kystes* peuvent mettre obstacle à la sortie du fœtus. Pendant la gestation, les tumeurs occasionnent parfois des efforts expulsifs et l'avortement, ou bien elles amènent un catarrhe chronique de la muqueuse utéro-vaginale, ou bien des hémorragies intermittentes. Les *polypes* du vagin sont fréquents chez la chienne.

Intervention. — Lors d'atrésie cicatricielle, inciser le vagin au niveau de ses cicatrices. Si la membrane hymen existe, il faut la déchirer.

4° **Vessie**. — Deux autres causes sont le *renversement de la vessie*, qui se retourne comme un doigt de gant dans le vagin, et la *rétroflexion de la vessie*, dont le fond fait hernie dans le vagin à la faveur d'une fissure de son plancher.

Intervention. — Ponctionner les kystes, enlever les tumeurs. Lors de renversement de la vessie, si on ne peut la réduire, protéger cet organe pendant la mise-bas, puis opérer la réduction. Lors de rétroflexion, diminuer le volume de l'organe en faisant une ponction capillaire, puis réduire la hernie, et si c'est possible, suturer la plaie vaginale.

5° **Utérus**. — Les *adhérences anormales* de l'utérus avec les organes voisins et la paroi abdominale peuvent mettre obstacle au part ; elles sont le résultat d'une péritonite locale.

Les *tumeurs de l'utérus* se rencontrent assez fréquemment (fibro-myomes, myxomes, papillomes, kystes). Elles peuvent gêner la progression du fœtus dans le canal pelvien.

Intervention. — On devra tenter leur refoulement dans l'utérus, ou, ce qui est préférable, en faire l'ablation.

Les *lésions du col utérin* sont assez fréquentes surtout chez la vache : *spasme, induration, oblitération* ; ces deux dernières résultent presque

toujours de blessures anciennes lors d'un part antérieur, ou bien sont la conséquence du développement d'une tumeur ou de la sclérose de l'organe.

Intervention. — Contre le spasme du col, on aura recours aux médicaments opiacés et belladonés, aux douches vaginales chaudes, à la dilatation progressive. Lors de rétrécissement ou d'oblitération, il faut faire deux ou trois débridements latéraux, sans toutefois inciser toute l'épaisseur de la paroi du col.

Déviation de l'utérus. — Dans les conditions normales, l'utérus semble continuer le vagin et reste sensiblement parallèle à la tige vertébrale. Il y a *déviation utérine*, quand il se coude plus ou moins brusquement sur le vagin. Cette déviation, qui, chez la femme, peut se produire en quatre directions, n'est guère possible chez nos femelles domestiques qu'inférieurement (*antéversion* de la femme) et parfois latéralement (*latéroversion*).

La déviation utérine s'observe à peu près exclusivement chez la vache ; elle est très rare chez la jument. Ses causes sont peu connues.

Au moment de la mise-bas, les efforts expulsifs de la femelle sont infructueux. Par l'exploration utéro-vaginale, on se rend compte de la direction anormale du col, ainsi que de la position presque verticale du fœtus ; on dit de celui-ci qu'il est *tombé dans le pis*.

Intervention. — Si la vache est debout, soulever son abdomen à l'aide d'une planche, d'un sac, ou mieux d'un drap plié, et exercer de légères tractions de bas en haut sur le fœtus.

Si on ne réussit pas, il faut coucher la parturiente et la placer en décubitus dorsal.

Hernie de l'utérus ou *Hystérocèle*. — Voy. Hystérocèle, t. I, p. 768.

Intervention. — Le part peut se faire naturellement, mais il est toujours plus long, en raison de l'affaiblissement des parois abdominales (fig. 1372).

Les indications à remplir varient suivant la nature et l'étendue des lésions, l'ancienneté de l'accident.

Si la hernie est récente, on peut en tenter la réduction à l'aide d'un drap placé sous l'abdomen que l'on soulève de chaque côté, ou même en faisant placer la femelle en décubitus dorsal et en exerçant sur la hernie une compression modérée. Dans chaque cas, l'opérateur devra d'abord dilater le col, crever le sac chorial s'il est intact, et fixer des lacs sur les membres du fœtus, afin de faciliter, par des tractions, les efforts de la parturiente.

Quand la mise bas est terminée, on devra sangler fortement l'abdomen à l'aide d'un bandage, afin de prévenir le retour de la hernie.

L'*opération césarienne* ne doit être tentée que si les moyens précédents ont échoué. Il sera souvent préférable d'utiliser la femelle

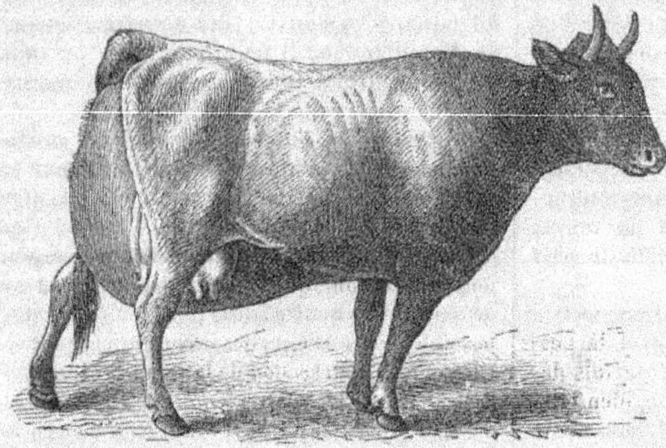

Fig. 1372. — Hystérocèle : hernie ventrale où l'utérus, avec le fœtus arrivé presque à terme, est logé dans la poche.

pour la boucherie aussitôt après l'opération.

Pour les *petites femelles*, l'opération césarienne peut seule permettre de délivrer la femelle. Il est indiqué de sectionner la corne utérine au niveau de l'ouverture herniaire et d'en faire l'ablation (*hystérectomie partielle*).

Torsion de l'utérus. — Caractérisée par la rotation de la matrice autour de son axe longitudinal et par la fermeture du conduit vagino-utérin.

1. *Chez la vache.* — Étiologie. — *Causes prédisposantes.* — Le *mode de suspension* de la matrice dont les cornes sont incurvées et décrivent une courbure à concavité *inférieure* ; comme les ligaments larges s'insèrent sur la concavité de ces cornes et se portent ensuite en dehors et en haut, le poids de la matrice fait que normalement l'extrémité de la corne se tord (Chauveau). Pour Goubaux, la torsion serait due à l'*allongement de la corne utérine gravide* dont l'extrémité libre, non soutenue par le ligament large, serait très mobile dans l'abdomen.

On a invoqué aussi l'entassement des femelles, la stabulation permanente, le régime des pâturages dans les terrains accidentés, le surmenage des femelles employées aux travaux des champs.

Causes déterminantes. — La *météorisation* ; les *mouvements du fœtus* ; les *efforts expulsifs vio-*

lents ; et surtout les *chutes*, particulièrement sur le train postérieur, et aussi les relevés brusques.

Pour Cagny, lorsque la vache est couchée, cette corne repose sur le rumen formant un plan plus ou moins incliné suivant sa plénitude, et l'extrémité de la corne peut être fortement rejetée, soit à droite, soit à gauche. Si la vache se relève brusquement, l'extrémité de la corne, au lieu de reprendre peu à peu sa place, tombe verticalement.

Symptomatologie. — Généralement, la torsion ne se révèle qu'au moment de l'accouchement. Le terme de la gestation atteint, les signes précurseurs de la parturition se montrent et les efforts expulsifs se produisent, mais restent infructueux. Pendant un temps variable, la femelle renouvelle ses efforts ; parfois il y a une période de rémission plus ou moins longue, toujours suivie de nouveaux efforts expulsifs. Souvent la vulve est plissée, on dit que *la vulve fait la grimace.*

Il est indiqué de pratiquer l'exploration vaginale.

« Lorsque la torsion est légère, on constate sur la paroi inférieure du vagin l'existence d'un pli dont la direction est subordonnée au sens de la torsion. Parfois, on rencontre aussi un pli analogue, dirigé en sens inverse, à la paroi supérieure ; mais sa constatation exige une certaine habitude (Violet). En contournant le feuillet membraneux qui forme le pli inférieur, la main peut arriver au col, elle trouve celui-ci plus ou moins dilaté ; et, si l'ouverture est suffisante, elle pénètre dans la matrice et atteint le fœtus (fig. 1373).

« Lorsque la torsion est plus prononcée, le vagin manque de profondeur et constitue un infundibulum spiroïde. Sa cavité se rétrécit rapidement par suite de la présence de nombreux plis à sa face interne. Toutes ces saillies convergent vers le fond du vagin en décrivant un trajet spiroïde ; en s'insinuant entre elles et en subissant le mouvement de torsion qu'elles lui impriment, la main peut parfois atteindre le col ; dans d'autres cas, ce dernier est complètement inaccessible.

« Ce plissement plus ou moins accentué du

vagin est un symptôme caractéristique de l'accident. » (Rournay, *Obstétrique*.)

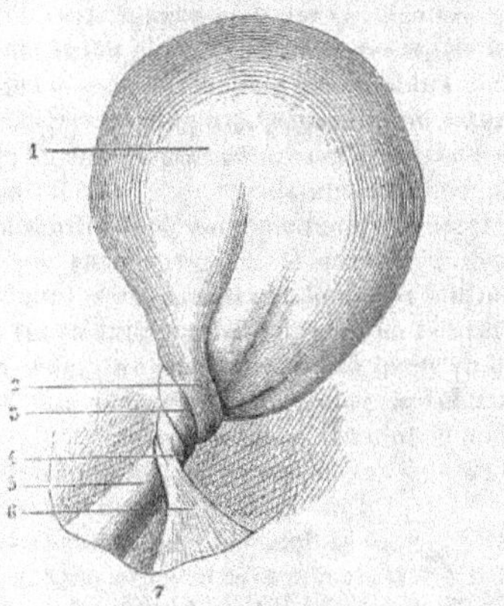

Fig. 1373. — Torsion de l'utérus. Torsion incomplète.

1, corps de l'utérus; 2, 3, 4, torsade en plis en spire dirigée de gauche à droite; 5, col de l'utérus et vagin; 6, ligament suspenseur.

Dans la torsion complète, on ne peut cependant pas toujours percevoir la direction des plis : ceux-ci font défaut si la torsion s'est effectuée en avant du col ou sur une corne (fig. 1374).

Le col franchi, on trouve le fœtus plus ou moins engagé dans le détroit antérieur ou complètement retenu dans la cavité abdominale; il est souvent en position dorso ou lombo-iliale.

Pronostic. — La mise-bas est impossible sans intervention. La mort survient souvent par rupture de la matrice ou par épuisement de la mère et infection de la matrice.

Diagnostic. — Il faut déterminer: 1° l'existence de la torsion : 2° le sens de celle-ci; 3° son degré.

1° *Existence de la torsion*. — Elle est aisément reconnue par la constatation des plis vaginaux. En outre, à l'exploration rectale, on sent la région du col qui forme un cordon dur, volumineux.

2° *Sens de la torsion*. — Saint-Cyr a posé des règles très simples pour s'entendre sur le sens de la torsion. On dit qu'il y a *torsion de gauche à droite*,

ou *torsion à droite* quand, la femelle étant debout et l'opérateur placé derrière elle, regardant la tête de l'animal, la paroi supérieure de la matrice s'est portée *à droite* pour devenir inférieure, etc. (fig. 1374). Il y a *torsion de droite à gauche* ou *torsion à gauche* quand la paroi supérieure de la matrice se porte *à gauche* puis devient inférieure, etc. (Saint-Cyr).

Quand la torsion est peu prononcée, la direction du pli que l'on rencontre sur la paroi inférieure du vagin donne le sens de la torsion.

« La torsion est *de gauche à droite*, ou *à droite*, s'il se dirige d'avant en arrière et de gauche à droite, et si, comme conséquence, la main droite, engagée le bord cubital en bas, doit, pour le contourner, éprouver un mouvement de rotation de gauche à droite et de haut en bas, c'est-à-dire se mettre en *supination*.

« La torsion est *de droite à gauche*, ou *à gauche*, s'il se dirige d'avant en arrière et de droite à gauche, et si la main droite, engagée comme ci-devant, doit, pour le contourner et arriver dans la matrice, éprouver un mouvement de rotation de droite à gauche et de haut

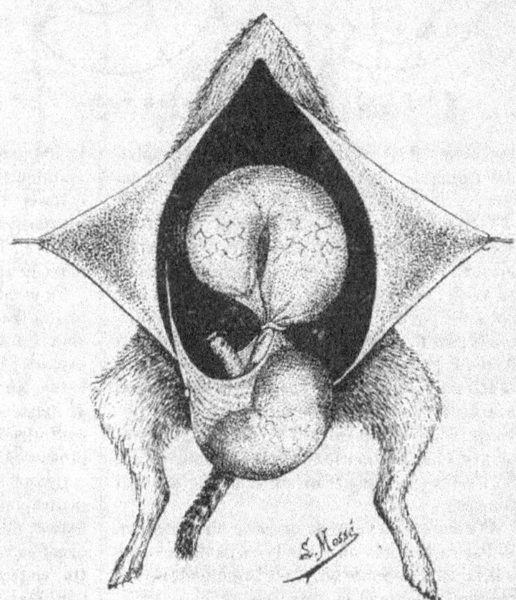

Fig. 1374. — Torsion de l'utérus (300°) à droite de la corne gauche chez une chatte, d'après le professeur Mathis (la corne droite a été rabattue en arrière) (Bournay).

en bas, c'est-à-dire se mettre en *pronation*. »

3° *Degré de la torsion.* — Il y a torsion d'un quart de tour, quand la main peut encore toucher le col utérin et même reconnaître la position du fœtus. Il y a torsion d'un demi-tour, quand on ne peut introduire que les doigts dans la portion rétrécie. Dans la torsion d'un tour ainsi que dans les torsions doubles, triples, etc., on ne peut introduire que le bout du doigt dans le rétrécissement.

INTERVENTION. — Autrefois, dès qu'on avait reconnu l'existence de la torsion, on sacrifiait l'animal pour la boucherie.

Divers moyens peuvent être employés pour obtenir la détorsion de la matrice.

On doit d'abord, par la ponction, diminuer

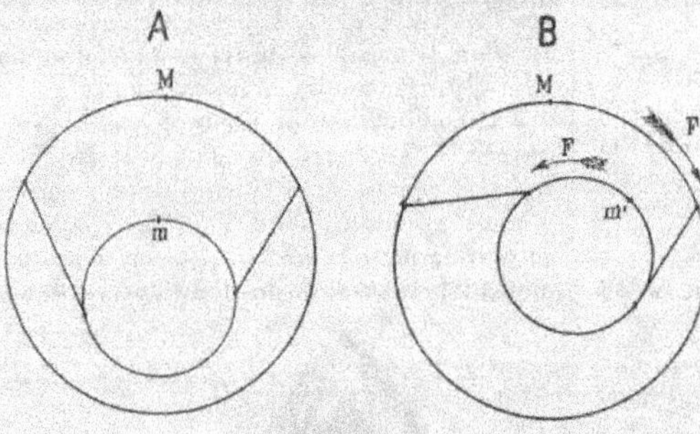

Fig. 1375. — Rotation du corps de la vache.

le volume des organes distendus (hydropisie de l'ammios, distension du rumen par des gaz).

Violet explique théoriquement (fig. 1375) comment l'utérus peut reprendre sa position normale. Le cercle *M* représentant le corps de la vache, *m'* représente l'utérus et le fœtus ; en A ces parties sont dans leurs rapports normaux ; en B, *m'* s'est déplacé dans le sens de la flèche F' ; pour remettre les choses en état il faut, en immobilisant le corps de la vache, faire tourner *m'* de la même quantité et en sens contraire, c'est-à-dire suivant F, ou bien, laissant *m'* fixe, faire tourner le corps de la vache suivant F', c'est-à-dire dans le même sens que *m'* avait tourné.

1° *Rotation du corps de la vache* ou *roulement.* — Par ce procédé on roule le corps de la vache à la façon d'un tonneau. C'est la méthode la plus recommandable et la plus sûre.

On opérera dans un local spacieux, ou mieux dehors sur un lit de paille très long et placé autant que possible sur un sol incliné afin de faciliter le roulement de la vache. On couche la femelle et on l'entrave.

Si on peut saisir le fœtus, ce qui est possible quand celui-ci est déjà engagé dans le canal, on attire ses membres vers la vulve, on les lie et à l'aide d'une planchette placée entre eux on les maintient solidement ; on empêche ainsi la matrice de suivre le mouvement de rotation imprimé à l'animal.

Quand l'opérateur ne peut introduire son bras à travers le rétrécissement du vagin, Guillod recommande d'engager le bras dans le vagin et de le faire pénétrer plus avant par un mouvement de rotation continu dans le sens de la torsion (pour cela l'opérateur doit se coucher et tourner sur lui-même).

Si on ne peut atteindre le fœtus ou même la matrice, on doit s'efforcer de maintenir la spire du vagin avec la main pendant la rotation de la femelle.

Dans les cas de torsion de l'utérus de gauche à droite, c'est-à-dire à droite, la vache doit être roulée de gauche à droite. Dans les cas de torsion de l'utérus de droite à gauche, c'est-à-dire à gauche, la femelle doit être roulée de droite à gauche. En un mot, la femelle doit être roulée dans le sens de la torsion.

Les aides font passer la vache alternativement sur le dos et sur l'abdomen, tandis que l'opérateur essaie de maintenir la matrice immobile, jusqu'à ce que celle-ci reprenne sa position normale. Ces manœuvres sont toujours longues et laborieuses, l'opération peut se prolonger une, deux heures et plus.

Le nombre de tours à imprimer à la vache ne peut être précisé. On reconnaît que la détorsion est obtenue quand les plis vaginaux ont disparu ; la main peut alors pénétrer jusqu'au fœtus. Au contraire, si, par suite d'une erreur de diagnostic, la vache est roulée dans un sens contraire à la torsion, le vagin se resserre de plus en plus.

Quand la matrice est énormément distendue (hydropisie des enveloppes, emphysème du fœtus), elle est en quelque sorte soudée aux organes voisins et l'opération est sans résultat. On conseille de ponctionner les enveloppes par l'infundibulum vaginal (Violet), de surélever le train antérieur ou le postérieur, d'imprimer à la femelle des secousses violentes quand elle est sur le dos, d'exercer des pressions sur son abdomen, etc.

Quand la détorsion est obtenue, on ranime les forces de la vache par des breuvages chauds et alcoolisés, on lubrifie le passage et on exerce sur le fœtus des tractions modérées.

2° *Taxis vaginal*. — Ce procédé ne peut guère être employé que si la torsion est incomplète et le col suffisamment ouvert.

On entrave la vache et on surélève son train postérieur. L'opérateur, après avoir reconnu le sens de la torsion, introduit son bras jusque dans la cavité utérine, saisit les membres du fœtus, les attire à lui aussi loin que possible et, par leur intermédiaire, imprime au corps du fœtus tout entier un mouvement de rotation inverse à celui que la matrice a exécuté pour se tordre. Les enveloppes et l'utérus suivent le mouvement et ce dernier se détord.

Ce procédé échoue souvent et exige, de la part de l'opérateur, une force musculaire considérable. Aussi a-t-on cherché des appareils qui permettent d'agir plus efficacement sur le fœtus et la matrice.

Le *rétroverseur utérin* de Darreau (fig. 1376) se

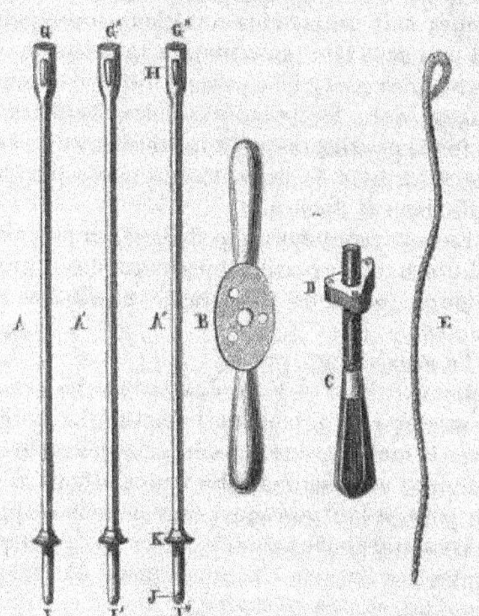

Fig. 1376. — Rétroverseur utérin de Darreau.

A, A', A'', tiges de fer qu'on fixe par leur extrémité G, G', G'' aux paturons et à la mâchoire inférieure du veau au moyen de cordes E, qui passent dans le trou longitudinal H de chaque tige. Ces tiges, par leur extrémité I, I', I'', sont reçues dans les trois trous d'une manivelle B, où elles sont enfoncées jusqu'en K ; un écrou mobile D fixe et tend ces tiges.

compose de trois tiges rigides (A, A', A''), d'une manivelle (B), d'une vis de tension avec son écrou mobile percé de trois trous (D), enfin de trois cordes (E) portant une anse.

On fixe les cordes par leur anse dans les paturons et à la mâchoire inférieure du veau ; on les passe ensuite dans les trous H des tiges et on fait glisser celles-ci jusqu'à ce que leurs extrémités G, G', G'', viennent au contact des paturons et de la mâchoire. On introduit les autres extrémités I, I', I'', dans les trous de la manivelle. Enfin, on passe l'extrémité libre de chaque corde dans chacun des trous de l'écrou mobile de la vis ; c'est au moyen de celle-ci qu'on les tend. On tourne la manivelle en sens inverse de la torsion.

Cet appareil est compliqué et embarrassant.

Le *mutateur dystocique* de Flocard (fig. 1377) se

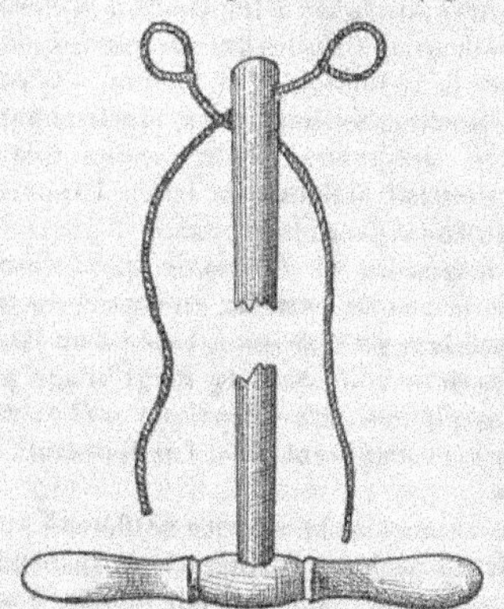

Fig. 1377. — Mutateur dystocique de Flocard.

compose : 1° d'une tige de bois dur, longue de 0^m,70 et d'environ 0^m,05 de diamètre, fortement fixée par un bout dans le milieu d'une traverse de bois de 0^m,40 de longueur, l'ensemble ayant la forme d'un T renversé. L'extrémité libre de la tige est traversée de deux ouvertures légèrement obliques placées l'une au-dessous de l'autre à 0^m,05 et 0^m,10 de cette extrémité ; 2° de deux cordes de chanvre de 0^m,01 à 0^m,012 de diamètre, d'environ 1^m,20 de longueur et portant un nœud coulant à l'une de leurs extrémités.

« On met un lacs à chacun des deux membres du fœtus, au-dessus du boulet, et on fait sortir parallèlement ces deux cordes. On présente ensuite l'extrémité libre du mutateur entre les cordes, et on introduit séparément ces dernières dans les trous correspondants, de façon que la corde du côté droit sorte à gauche et inversement.

« Lorsque la partie libre des cordes a glissé dans les trous du mutateur et que l'instrument est arrivé à l'entrée de la vulve, l'opérateur place la traverse du mutateur contre sa poitrine, saisit une des cordes dans chaque main, pousse l'instrument en avant en opérant une traction énergique sur les cordes pour les faire glisser à mesure que l'extrémité du mutateur se rapproche des membres du fœtus. »

Ensuite on fixe solidement les cordes sur la traverse de l'instrument et on fait exécuter à celui-ci un mouvement de torsion.

« Le premier tour ne sert qu'à tendre les cordes et à enrouler légèrement les membres en faisceau. On continue ensuite le mouvement rotatif par secousses modérées avec légers retours en arrière, de façon à imprimer à la masse un mouvement oscillatoire qui s'accentue bientôt et permet la réduction de la torsion. » (Flocard.)

Le mouvement imprimé à l'instrument doit être en *sens inverse* de la torsion. Quand la détorsion est obtenue, on retire l'appareil et on procède à l'accouchement.

3° *Suspension de la femelle par les membres postérieurs*. — On entrave, au-dessus du jarret, les membres postérieurs à l'aide d'un lacs que l'on passe ensuite dans la gorge d'une poulie fixée au plafond ; des aides tirent sur l'extrémité du lacs, et soulèvent ainsi l'arrière-train de la vache.

Par ce moyen, la matrice se détend comme le fait un câble tordu auquel est suspendu un sac pesant que l'on monte à la poulie (Masson). Il sera bon de ponctionner le rumen, afin que celui-ci, chassé en avant et moins distendu, laisse à la matrice une certaine liberté de mouvement. Ce procédé donne rarement des résultats.

4° *Opération césarienne*. — Celle-ci pourra être pratiquée dès le début lorsqu'on tiendra par-dessus tout à obtenir le produit vivant.

II. *Chez la jument*. — La torsion de l'utérus est moins fréquente mais beaucoup plus grave que chez la vache.

La torsion a de la tendance à se produire en avant du col (Goubaux), aussi on ne peut constater l'existence des plis spiroïdes qu'en avant du col ; l'exploration rectale permet de constater la torsion et parfois aussi un rétrécissement du rectum dû à la traction exercée sur celui-ci par les ligaments larges tiraillés.

III. *Chez les petites femelles*. — La torsion utérine a été observée très rarement chez la chienne, la chatte, la truie. Le diagnostic est très difficile à porter et la torsion n'est guère reconnue qu'à l'autopsie. Cependant, en présence des efforts expulsifs violents et infructueux que fait la femelle, on doit explorer les voies génitales et parfois on peut percevoir une torsion du vagin.

Intervention. — On devra tenter la réduction par le taxis ou bien on aura recours à l'opération césarienne.

Taxis abdominal. — On pratique la *laparotomie* dans le flanc droit, puis avec la main introduite dans l'abdomen on s'efforce d'obtenir directement la détorsion de la matrice.

Rétroflexion utérine. — Caractérisée par la présence d'une poche, formée par la corne utérine libre, dans laquelle certaines parties du fœtus sont retenues au moment de l'accouchement. Cette corne aurait basculé sur l'utérus, soit en haut, soit en bas, avec, comme charnière, son insertion sur ce dernier Ce repli utérin formant charnière, séparerait la corne du vagin et arrêterait les parties du fœtus contenues dans celle-ci.

Symptomatologie. — Les efforts expulsifs faits par la femelle restent infructueux. A l'exploration vaginale, on sent le col largement dilaté et la main peut pénétrer dans l'utérus. Quand le fœtus est en présentation longitudinale, on trouve soit un membre antérieur accompagné ou non de la tête (présentation antérieure), soit un membre postérieur (présentation postérieure) engagé dans les premières voies vaginales. Si le fœtus est en présentation transversale, il est placé au fond de la matrice et la main arrive difficilement jusqu'à lui.

En engageant davantage le bras, on perçoit le pli utérin et les parties supérieures des organes retenus (base de l'encolure, avant-bras ou jambe).

Le *pronostic* est grave.

Intervention. — Fixer des lacs sur les parties accessibles et repousser le fœtus (Le Berre). Avec la main, essayer de désenclaver les parties retenues en fléchissant les articulations. Si on ne peut, il faut pratiquer leur désarticulation.

Dystocies fœtales. — Elles comprennent toutes les formes d'accouchement dystocique dues aux causes suivantes :

1° Disposition anormale du cordon ombilical;
2° Excès de volume du fœtus ;
3° Maladies du fœtus ;
4° Monstruosités ;
5° Multiparité ;
6° Présentations et positions anormales du fœtus.

1° *Disposition anormale du cordon ombilical*. — Le cordon ombilical peut être enroulé autour d'un membre, du cou ou du corps du fœtus, et empêcher sa sortie.

Les efforts expulsifs étant infructueux, on explore les voies génitales et on reconnaît l'enroulement du cordon. Si on ne peut détruire cet enroulement avec la main, il faut sectionner le cordon et se hâter d'attirer le fœtus dehors, afin d'éviter l'asphyxie.

2° *Excès de volume du fœtus.* — Il peut y avoir *excès de volume total*, sorte de géantisme, ou *excès de volume partiel*. Ce genre de dystocie s'observe surtout chez la vache et chez la chienne, rarement chez la jument et la brebis.

Étiologie. — Dans certaines races (vaches normandes, fribourgeoises, chiennes King's Charles), le fœtus acquiert un volume assez considérable.

L'emploi d'un *mâle trop fort*, trop volumineux, par rapport à la femelle, n'aurait d'importance, d'après certains auteurs, que dans les cas d'accouplement d'animaux appartenant à des races différentes et assez distinctes dans leur développement. Mais l'emploi d'un mâle à tête très forte peut avoir des inconvénients pour les vaches et pour les chiennes.

La *diminution du nombre des petits* chez les multipares est une cause fréquente.

La *gestation prolongée* est la cause la plus ordinaire.

Parfois ce sont la tête seulement (*veaux à tête de bouledogue* ou *veaux camards*) ou bien la région fessière (*veaux à cul de poulain*) qui acquièrent un volume considérable.

Diagnostic. — Assez difficile. On le porte lorsque, à l'exploration des voies génitales, rien n'explique l'impossibilité du part ; on doit songer à l'excès de volume du fœtus lorsque la gestation a été prolongée au delà du terme.

Intervention. — L'*extraction forcée* (Voy. plus loin, *Opérations obstétricales*) ne doit être employée qu'avec circonspection. Collin (de Vassy) conseille d'attirer d'abord la tête vers la vulve et d'amener ensuite les membres lorsque le cou a pris la place de la tête au détroit antérieur. Lorsque les hanches du veau butent et s'opposent à la sortie, Lucet préconise les tractions obliques, à l'aide de crochets implantés au niveau de ces parties.

Enfin, comme ressource extrême, il reste l'*embryotomie* et l'*opération césarienne*. Chez la chienne, on broie la tête à l'aide d'un *forceps céphalotribe*. Voy. Embryotomie, t. 1, p. 413.

3° *Maladies du fœtus.*

Ascite. — Elle doit reconnaître les mêmes causes que chez l'animal adulte : troubles circulatoires, altérations du cœur, du foie, des reins. L'abdomen distendu ne peut franchir le détroit et rend l'accouchement dystocique.

On peut essayer d'obtenir le fœtus par des tractions graduées. Il vaut mieux recourir à la ponction directe de la cavité abdominale ou bien à l'éviscération.

Anasarque. — Causes inconnues, probablement altérations du cœur ou des reins. L'arrêt dans la progression du produit a lieu quand le thorax ou les hanches (suivant la présentation) viennent buter contre les branches de l'ilium.

Pratiquer des scarifications cutanées, permettant à une partie de la sérosité de s'écouler, et exercer sur le fœtus des tractions modérées, ou bien pratiquer l'éviscération.

Emphysème généralisé. — Caractérisé par l'accumulation de gaz dans le tissu conjonctif sous-cutané.

Même intervention que pour l'anasarque.

Contracture musculaire. — Consiste dans le raccourcissement, avec ou sans atrophie, d'un ou de plusieurs muscles. Les *causes* sont peu connues. On a incriminé les altérations du système nerveux central, les positions vicieuses du fœtus, la compression exercée sur lui par l'intestin, etc. Cette malformation a été observée assez souvent sur le veau, le poulain. Elle intéresse plus souvent les membres antérieurs et la tête. Elle entraine un raccourcissement très accusé des membres, l'arqûre, la bouleture, ou bien une extension exagérée du membre, suivant que ce sont les fléchisseurs ou les extenseurs qui sont contracturés. Les *ankyloses* complètes ou incomplètes accompagnent fréquemment ces rétractions.

Par l'exploration des voies génitales, on se rend compte de la rigidité des muscles et des membres ou de l'encolure ; la main est dans l'impossibilité de les redresser. Pour obtenir le produit, il faut sectionner les tendons ou les muscles et remettre les membres ou la tête en position normale. Parfois on doit recourir à l'embryotomie.

Tumeurs. — On les observe rarement sur le fœtus : kystes, papillomes. — On range parfois sous ce nom les monstres parasitaires, tels que les *anidiens*, qui se greffent sur la peau du fœtus bien conformé et gênent son passage à travers le canal pelvien.

Si la tumeur n'est pas trop volumineuse, on aura recours à l'extraction forcée. Si on échoue, on pratiquera l'embryotomie.

4° *Monstruosités fœtales.* — Voy. Monstres, t. II, p. 177.

Hydrocéphalie. — Intervention. — Lors de présentation antérieure, la main peut facilement atteindre la tête du fœtus. On donne écoulement au liquide contenu dans les méninges et les ventricules latéraux par la ponction ou bien par l'incision à l'aide du bistouri boutonné (*craniotomie*). Si la tumeur présente des parois ossifiées, il faut fragmenter la tête ou enlever les plaquettes osseuses avec la main.

Lors de présentation postérieure, on opère comme il vient d'être dit, si la main peut atteindre la tête du fœtus. Sinon, on coupera le fœtus au voisinage de la vulve (*détroncation*), on le refoulera, et enfin on amènera sa tête à portée de l'opérateur.

Célosomiens. — Ces monstres ne donnent lieu à des dystocies que quand il y a déviation des membres ou de la colonne vertébrale.

Quand les viscères digestifs du fœtus apparaissent à la vulve, le diagnostic est facile. Il est assez facile de ne pas les confondre avec ceux de la mère qui apparaissent dans les cas de déchirures utérines. Dans tous les cas, l'exploration manuelle renseigne l'opérateur et lui permet de reconnaître la position et la forme du fœtus. Généralement la main rencontre les quatre membres à l'entrée du bassin; parfois elle trouve les viscères et, dans ce cas, il est bon de les arracher afin de se rendre compte de la déviation.

INTERVENTION. — On obtiendra le fœtus par l'extraction forcée ou par l'embryotomie en commençant par l'avulsion des membres.

Eusomphaliens et *monomphaliens.* — En explorant les voies génitales, l'opérateur croit avoir affaire à une gestation gémellaire, mais lorsqu'un sujet est placé en bonne position, sa sortie est néanmoins impossible; de plus, tout mouvement imprimé à un fœtus se communique à l'autre; enfin la main peut parfois sentir la soudure.

INTERVENTION. — Si on peut arriver au point de soudure, il faut la détruire et amener successivement au dehors les deux fœtus. Sinon, il faut recourir à l'*embryotomie* ou à l'*opération césarienne* (Voy. plus loin, *Opérations obstétricales*).

Monosomiens et *sysomiens.* — Lors de présentation antérieure, le diagnostic est facile.

INTERVENTION. — Lors de présentation antérieure, décapiter l'un des sujets. Si le produit reste encore trop volumineux, amputer un ou deux membres antérieurs.

Lors de présentation postérieure, opérer la *détroncation* au niveau de la vulve, opérer la version du train antérieur et agir sur celui-ci comme dans le cas de présentation antérieure.

Sycéphaliens et *monocéphaliens.* — INTERVENTION. — Pratiquer l'*embryotomie* ou l'*opération césarienne*. — Il vaut mieux conseiller l'abatage de la mère.

Polyméliens. — INTERVENTION. — Tenter l'extraction forcée ou bien pratiquer l'avulsion des membres.

5° *Multiparité*. — L'accouchement n'est dystocique que quand deux produits superposés s'engagent ensemble dans le détroit antérieur.

INTERVENTION. — Immobiliser l'un des produits à l'aide d'un lacs fixé dans le pli des paturons et refouler l'autre fœtus. Si le refoulement est impossible, changer la position de la mère, et si on échoue encore, recourir à la section des membres.

6° *Présentations et positions anormales du fœtus* (1).

Tableau synoptique des dystocies fœtales dépendant des positions et présentations anormales (Violet).

I. — PRÉSENTATION ANTÉRIEURE.

A. — *Présentation antérieure naturelle.*

1° Positions anormales.	Dorso-pubienne. Dorso-sus-cotyloïdiennes (droite et gauche).
2° Obstacles provenant des membres postérieurs.	Ils sont étendus et retenus par les articulations fémoro-tibiales. Ils sont fléchis sous le corps et pénètrent avec lui dans le bassin.

B. — *Présentation antérieure dystocique pouvant se rencontrer dans toutes les positions.*

1° Obstacles provenant des membres antérieurs.	Ils sont placés sur la nuque. Ils sont incomplètement étendus dans le bassin. Ils sont fléchis aux genoux. Ils sont complètement retenus.
2° Obstacles provenant de la tête.	Elle est encapuchonnée. Elle est fléchie sous la poitrine. Elle est portée sur un côté. Elle est étendue sur le dos.
3° Obstacles combinés provenant de la tête et des membres.	La tête est retenue, et, avec elle, un ou les deux membres antérieurs. La tête étant retenue, ou l'un des membres antérieurs, l'un des postérieurs a pénétré dans le bassin.

II. — PRÉSENTATION POSTÉRIEURE.

A. — *Présentation postérieure naturelle.*

1° Positions normales.	Lombo-pubienne. Lombo-sus-cotyloïdienne (droite et gauche).
2° Obstacles provenant de la tête ou des membres antérieurs.	L'encolure est affectée de contracture. Les membres antérieurs accolés à la poitrine pénètrent avec elle dans le bassin.

(1) Notre description des accouchements dystociques est faite d'après les indications de Saint-Cyr et Violet et de Bournay.

B. — *Présentation postérieure dystocique pouvant
se rencontrer dans toutes les positions.*

Obstacles (Ils sont incomplètement étendus
provenant { dans le bassin.
des membres) Ils sont fléchis aux jarrets.
postérieurs. (Ils sont complètement retenus.

III. — Présentation transversale.

Sous toutes ses formes, il y a dystocie.

**Thérapeutique et chirurgi · obstétri-
cales.** — Avant d'intervenir, dans un part
dystocique, le vétérinaire doit mettre la femelle
dans les meilleures conditions possibles : si
c'est une grande femelle, la placer sur une
bonne litière, sur une table si c'est une petite.
Il doit avoir de la place autour de lui, se procurer des aides intelligents autant que possible
et en nombre suffisant; avoir à sa portée des
vases contenant de l'huile et de l'eau phéniquée ou crésylée ; dans certains cas de part à

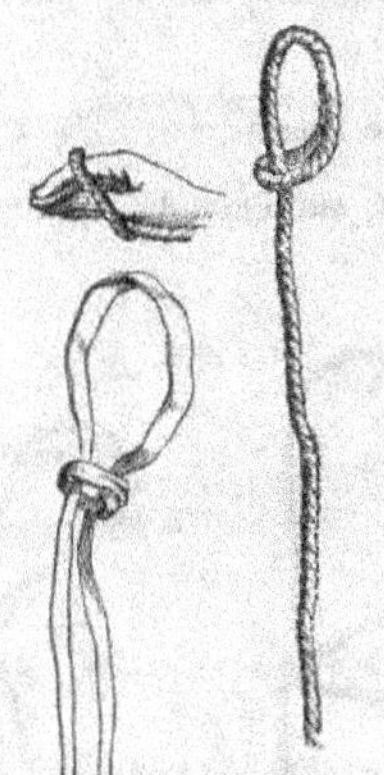

Fig. 1378. — Cordes et lacs, et manière d'introduire
le nœud coulant.

sec, il lui faut de l'eau mucilagineuse en
grande quantité.

Instruments. — Les *instruments* dont il peut
avoir besoin sont nombreux : il y a des cordes
ou *lacs*, des *licols* pour maintenir les diverses
parties du fœtus et les attirer au dehors, des
porte-lacs pour les fixer plus facilement, des *crochets*, des *repoussoirs* pour repousser certaines
parties du corps; des bistouris pour ouvrir ou
amputer certaines régions et diminuer le volume du fœtus, des écraseurs, des scies pour le
même but, enfin des *treuils* pour faciliter les
tractions.

Lacs. — Corde forte et souple, longue de
1^m,50 au plus, portant un nœud coulant à une

extrémité. Les lacs servent à saisir les membres et la tête (col du maxillaire inférieur).

Pour fixer la mâchoire inférieure, il est nécessaire d'employer des cordes fortes, mais assez
déliées.

Les lacs doivent être lavés soigneusement
après chaque opération, et ensuite enduits de
vaseline afin de leur conserver leur souplesse.

La figure 1378 indique la façon de les placer.

Quand on doit fixer le lacs sur une partie
mutilée du fœtus : l'encolure après la décapi-
tation, on fait une boutonnière dans un pli de la
peau et on engage le lacs dans cette boutonnière.

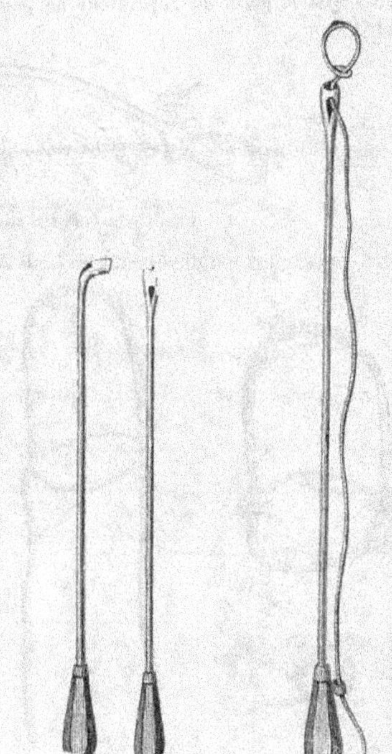

Fig. 1379. — Porte-corde   Fig. 1380. — Porte-
de Darreau.   corde de Darreau,
                                muni d'un lacs.

Porte-corde ou porte-lacs. — Tige cylindrique
montée sur un manche portant à son extrémité
libre un chas dans lequel passe un lien, corde
ou lacs. Il en existe différents modèles : le *porte-
corde de Darreau* (fig. 1379 et 1380), le *porte-
corde constricteur de Gunther* (fig. 1381), celui
de *Thomas* (fig. 1382).

Les porte-cordes sont utilisés toutes les fois que l'on veut saisir une partie quelconque

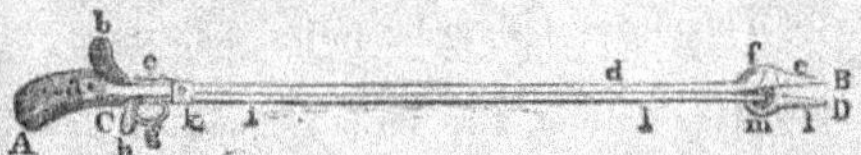

Fig. 1381. — Porte-corde de Gunther au 1/10.

A, manche ; B, mors supérieur d'une pince, montée sur une tige c, d, et présentant une ouverture ; b, c, ressort à anneau g, qui fait tourner la tige i, l, sur elle-même ; k, virole qui réunit les deux tiges ; D, mors situé au bout de la deuxième tige, muni d'une ouverture m, où la corde qui y passe est plus ou moins fortement tenue suivant la position de la tige et l'écartement du bec e, l.

du fœtus que la main de l'opérateur ne peut atteindre.

Chez les *petites femelles*, on emploie les *anses métalliques*, pour tirer sur la tête.

L'*anse de Breulet* se compose d'une anse métallique, dont les deux chefs s'engagent dans un tube (comme la chaîne d'un écraseur). On passe l'anse sur la nuque, on la rétrécit à l'aide du tube et on effectue des tractions (fig. 1387).

Crochets. — Ils sont pointus ou mousses, portant à leur extrémité droite un chas destiné à recevoir une corde, et emmanchés, simples ou articulés.

Les crochets permettent de saisir le fœtus, mais ils doivent être employés avec précaution, afin d'éviter des blessures graves de la mère et du fœtus. On fixe les crochets sur la symphyse maxillaire, sur l'orbite, en essayant de ne pas

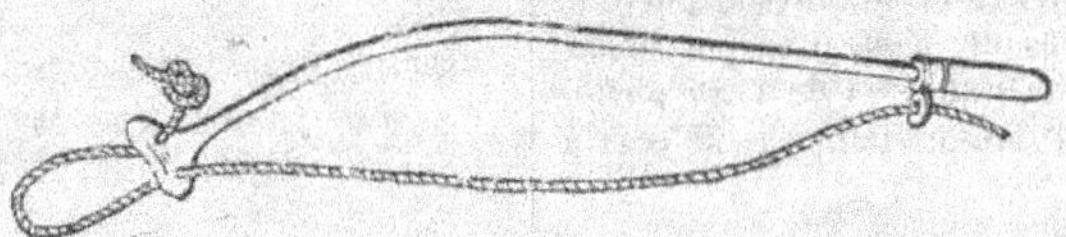

Fig. 1382. — Porte-corde constricteur de Thomas.

Licols. — Les plus employés sont les *licols de*   blesser l'œil, sur l'arcade palatine, sur le ra-

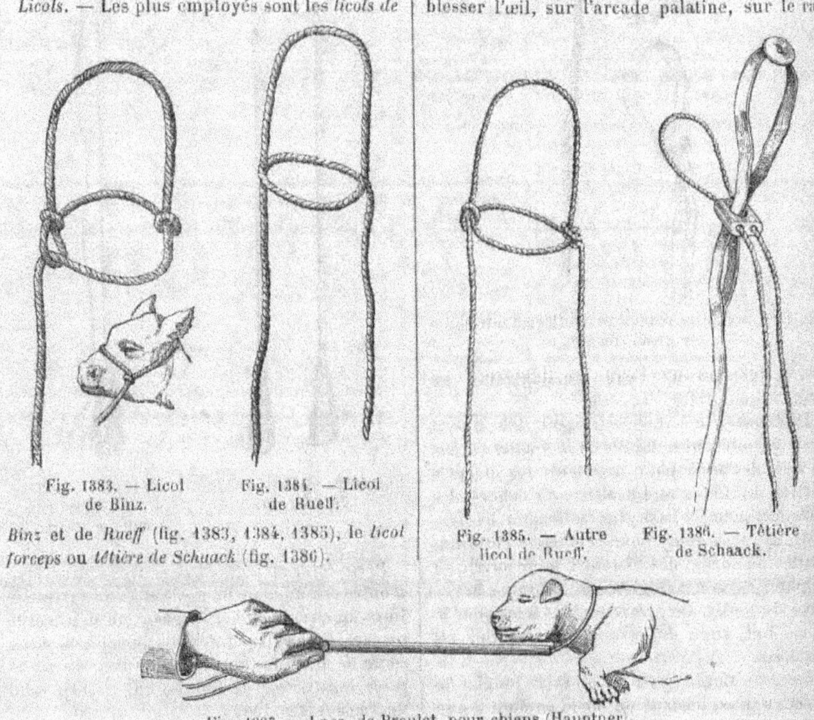

Fig. 1383. — Licol de Binz.

Fig. 1384. — Licol de Rueff.

Fig. 1385. — Autre licol de Rueff.

Fig. 1386. — Têtière de Schaack.

Binz et de *Rueff* (fig. 1383, 1384, 1385), le *licol forceps* ou *têtière de Schaack* (fig. 1386).

Fig. 1387. — Lacs, de Breulet, pour chiens (Hauptner).

chis, les côtes, le bassin (arcade pubienne, trou ovalaire, cavité cotyloïde). On peut les implan-

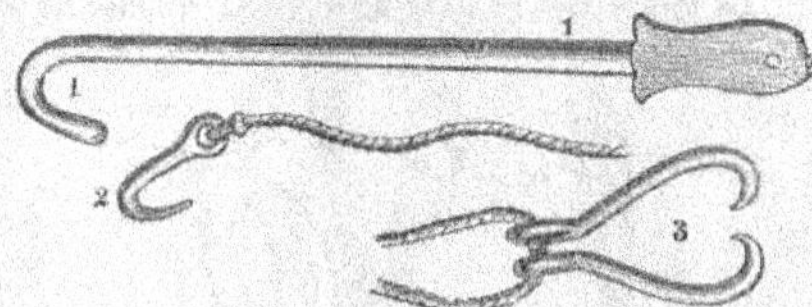

Fig. 1388 et 1389. — Crochets.

1, crochet mousse ; 2, crochet pointu avec lacs ; 3, deux crochets avec un lacs.

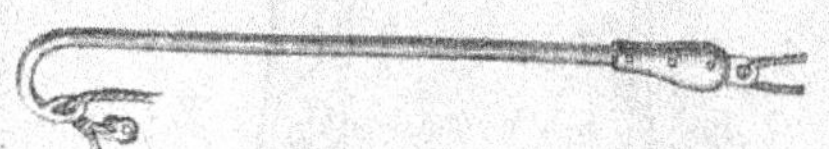

Fig. 1390. — Crochet porte-corde.

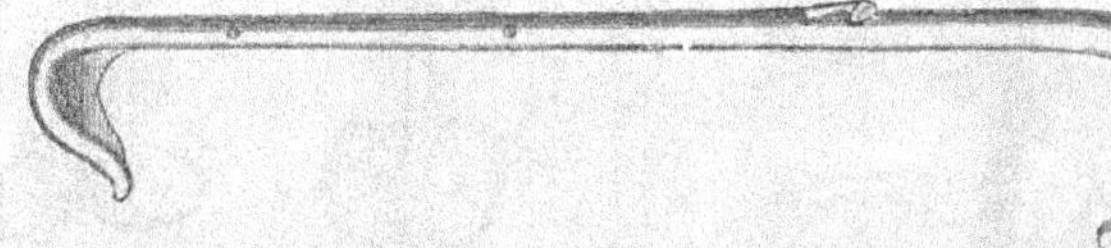

Fig. 1391. — Crochet mousse pouvant servir à l'embryotomie.

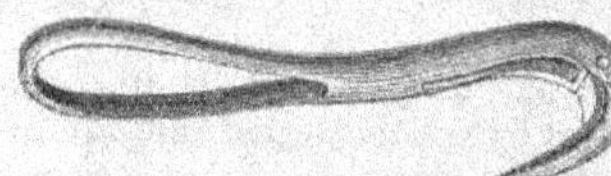

Fig. 1392. — Crochet articulé.

ter dans les masses charnues de l'encolure, de la croupe, mais l'opérateur doit redoubler de surveillance (fig. 1388 à 1392).

Repoussoirs. — Destinés à repousser le fœtus

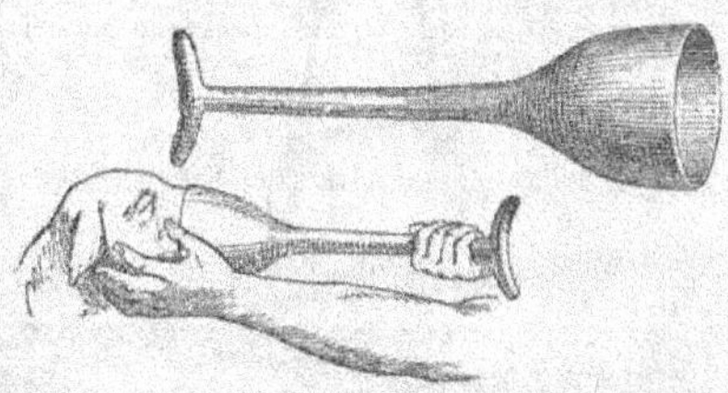

Fig. 1393. — Gobelet repoussoir de Binz.

vers le fond de l'utérus. Ceux que l'on emploie ordinairement sont : le *gobelet repoussoir de*

Dict. vétérinaire.

Binz (fig. 1393), le *repoussoir à béquille*, le plus

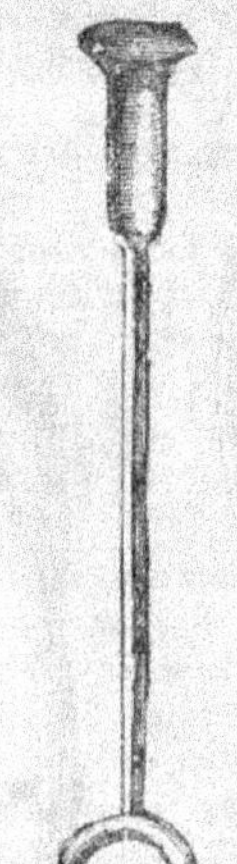

Fig. 1394. — Repoussoir à béquille.

connu (fig. 1394), le *propulseur* ou *repoussoir de Marlot* (fig. 1395).

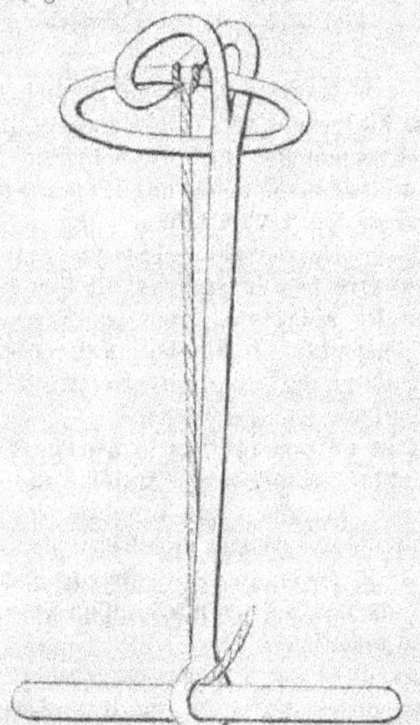

Fig. 1395. — Propulseur de Marlot.

Forceps. — Pince plus ou moins puissante dont les mors, ordinairement fenêtrés, sont

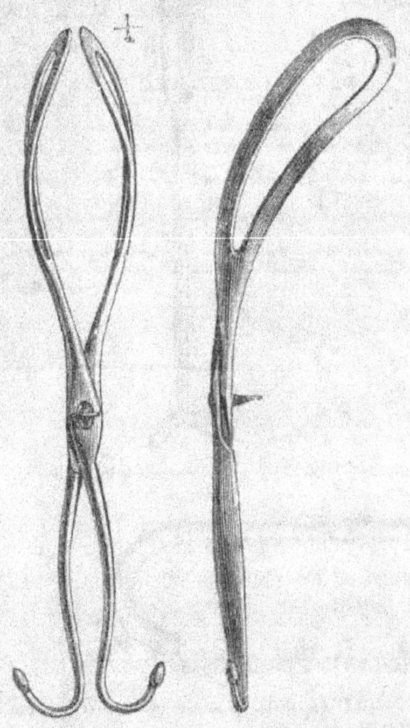

Fig. 1396. — Forceps français.

excavés de manière à pouvoir saisir la tête du fœtus. Le forceps ne s'emploie guère que chez les petites femelles (fig. 1396 à 1398).

On utilise dans le même but des *pinces tenailles* et *crochets* (fig. 1399 à 1402).

Tractions obstétricales. — Lorsque les tractions doivent être très énergiques, au lieu de multiplier les aides qui tirent par secousses et sans ensemble, il est bien préférable de se servir d'un treuil qui donne une traction lente et régulière, sans secousses.

Si l'on ne possède pas la *machine de Baron* (fig. 1403), on utilisera le treuil d'une voiture de ferme, la roue d'une brouette; on peut en improviser un avec un gros bâton placé en travers de la porte, autour duquel on enroule la corde de traction au moyen d'un autre bâton faisant tourniquet.

Avant de se servir de ces moyens de traction, il importe de s'assurer que le *seul obstacle* à la sortie du fœtus est une *question de frottement*,

comme cela arrive souvent dans les présentations postérieures de la vache, le veau venant à rebrousse-poil.

La femelle sera détachée; pour qu'elle ne se

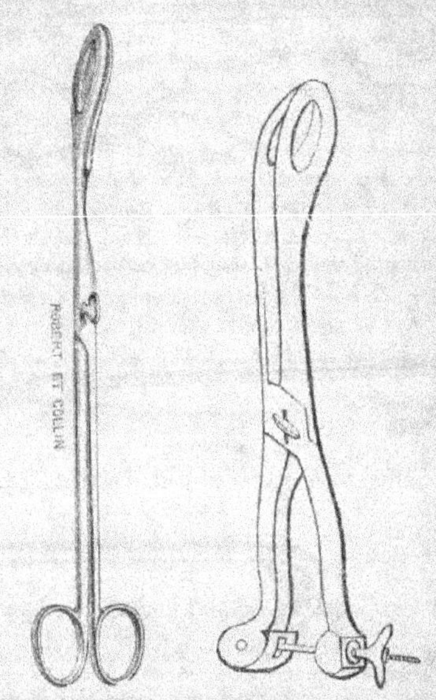

Fig. 1397. — Forceps pour la chienne.

Fig. 1398. — Forceps de Bouret.

déplace pas sous l'effet de la traction, on la maintient fixe en lui plaçant sur l'arrière-train

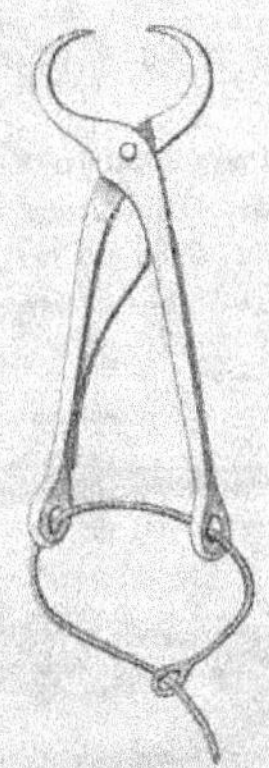

Fig. 1399. — Pince de Brogniez.

cette partie du harnais du cheval désignée sous le nom de *reculement* ou *avaloire*, des chaînes on cordes fixant le reculement au mur, ou aux

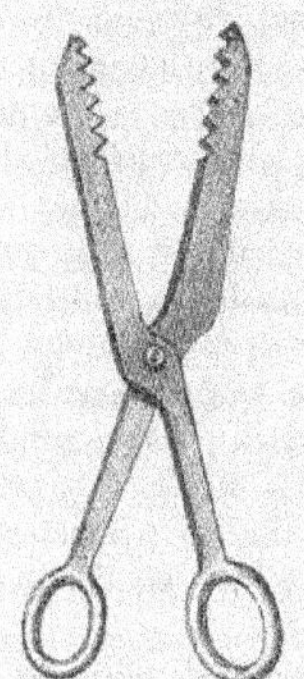

Fig. 1400. — Tenaille de Binz.

anneaux de la mangeoire. A son défaut, on

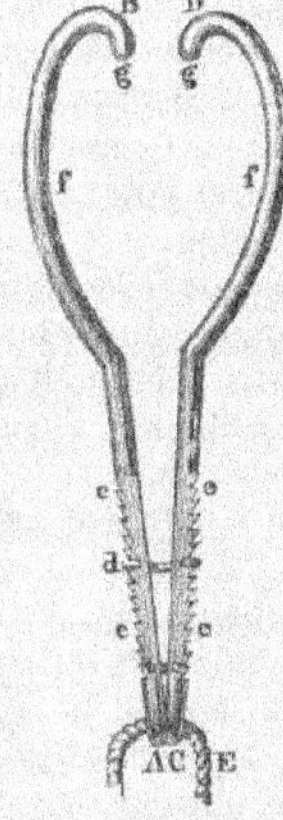

Fig. 1401. — Crochet for-
ceps de Gunther.

Les deux crochets AB, CD,
réunis en A et C par un lacs E
passant dans deux anneaux, sont
rapprochés par le cran *d* qui
marche sur la crémaillère *e e é e*.

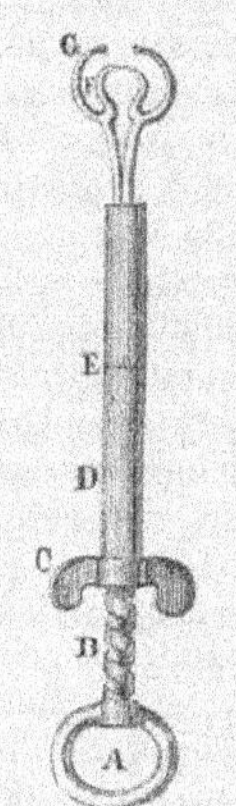

Fig. 1402. — Crochet
érigne de Fey.

A, anneau faisant tourner
la vis B dans l'écrou C, et
ramenant dans le tube DE,
les deux tiges d'une érigne
FG, disposée en griffes.

pourra se servir de plates-longes et de cordes.

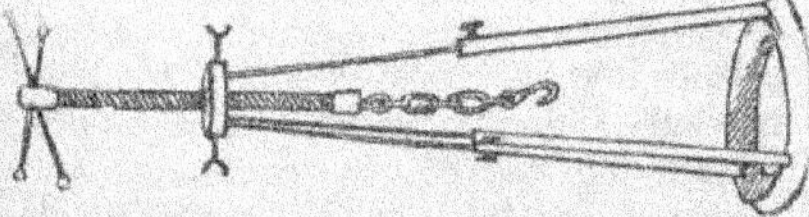

Fig. 1403. — Appareil Baron.

Opérations obstétricales. — *Propulsion*. —

Consiste à repousser le fœtus vers le fond de l'utérus, de façon à dégager l'entrée du bassin et faciliter les changements d'attitude du fœtus.

L'opérateur doit d'abord fixer des lacs sur la tête ou les membres qu'il peut saisir, ensuite il repousse le fœtus, *dans l'intervalle des douleurs*, à l'aide de la main ou d'un repoussoir; s'il utilise ce dernier, il le fixera solidement, afin d'éviter les *échappées*.

Rotation. — A pour but de changer la *position* du fœtus. Il est bon de pratiquer au préalable la propulsion.

Elle s'exécute ordinairement en saisissant avec la main l'avant-bras ou la jambe du fœtus et en s'en servant comme d'un levier pour obtenir la rotation. Il faut développer une force considérable. Parfois on échoue.

Il n'est pas nécessaire que la rotation s'effectue en entier dans l'utérus. Si les membres antérieurs ou les postérieurs sont engagés dans le vagin, on les attire le plus

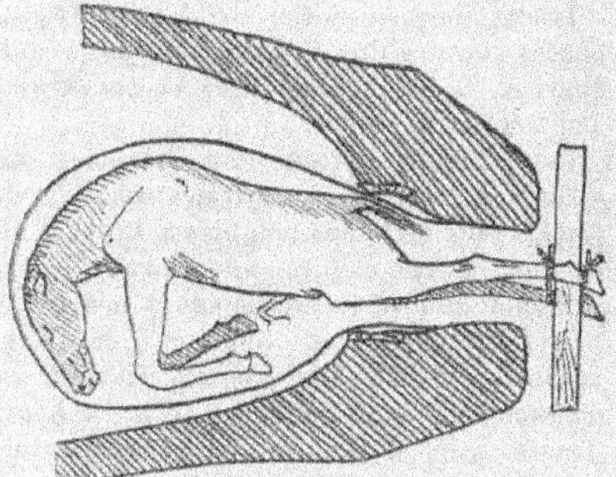

Fig. 1404. — Rotation.

loin possible au dehors, on les lie, on engage entre eux une planchette qui sert de levier et à l'aide de laquelle on tord dans le sens voulu (fig. 1404).

Version. — A pour but de changer la *présentation* du fœtus, en plaçant en regard du détroit antérieur l'extrémité du fœtus qui se prête le mieux à son expulsion.

La version est *antérieure* si l'opérateur amène l'avant-main vers le détroit; elle est *postérieure* dans le cas contraire. En général, la version postérieure doit être préférée, car on n'a pas à se préoccuper de la tête.

La version se pratique avec la main. Souvent elle est précédée par la propulsion.

Extraction forcée. — Consiste à extraire le fœtus par des moyens de traction violents.

INDICATIONS. — Étroitesse du bassin de la mère. Excès de volume du fœtus ; positions irréductibles de la tête ou des membres de celui-ci, etc. Lorsque par exemple la tête est repliée, on peut essayer la traction forcée sur la jument à terme ; sur la vache, elle ne peut être tentée que pour un fœtus petit et n'ayant pas huit mois de gestation. Avant d'employer ce moyen, on devra s'assurer au préalable qu'il n'entraînera pas de lésions graves des organes maternels.

PRÉCAUTIONS A PRENDRE. — Faire, au préalable, une injection d'huile dans le vagin. Diriger le fœtus dans la position qui peut offrir le moins de résistance.

Ensuite on place les lacs et les appareils dont on veut faire usage.

Il est bon de pratiquer la *contre-extension*, de maintenir la femelle à l'aide d'un drap plié, de cordes passées en arrière des fesses, ou simplement à l'aide de l'avaloire ; on fixe ces draps, cordes ou avaloire à la mangeoire.

Les tractions doivent se faire dans la direction la plus convenable à l'engagement du produit. Souvent, il est bon de tirer alternativement d'un côté et de l'autre.

Les tractions devront être exécutées sans secousses. On utilise généralement la force d'aides plus ou moins nombreux. On peut utiliser un treuil de voiture auquel on fixe les lacs.

Hystérotomie. — Incision de la matrice. Se pratique de deux façons différentes : dans l'une, on incise le col, c'est l'*hystérotomie ordinaire ou vaginale* ; dans l'autre, on incise le ventre (laparotomie) et ensuite les cornes utérines, c'est l'*hystérotomie abdominale* ou *opération césarienne*.

Hystérotomie vaginale. — Permet l'agrandissement du col de la matrice lors d'induration, de spasme, de tumeurs de ce col.

INSTRUMENTS. — Bistouri à serpette (fig. 1405) ou bistouri boutonné ou herniotome (fig. 866 et 867, t. I).

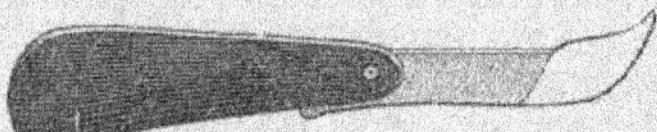

Fig. 1405. — Bistouri à serpette.

TECHNIQUE. — 1° Il y a rétropulsion de l'utérus et le col fait saillie en arrière de la vulve. 2° Le col reste caché vers le détroit antérieur.

On pratiquera les incisions de préférence sur les parties latérales du col utérin. Dans le premier cas, l'opération est simple et il suffit d'engager la lame de l'instrument dans le col et de le débrider. Dans le second cas, on devra introduire le bistouri avec beaucoup de précautions, afin d'éviter de blesser la muqueuse.

Les incisions au nombre de deux, de quatre ou même davantage, doivent être autant que possible superficielles, tout en permettant la dilatation. Il vaut mieux multiplier les incisions que de les faire trop profondes.

Les incisions sont suffisantes dès que l'opérateur peut introduire sa main dans la matrice ; alors il place les lacs et fait tirer lentement et modérément, afin de permettre la distension progressive du col et d'éviter sa déchirure totale.

PRONOSTIC. — C'est toujours une opération grave, quoiqu'on ait produit des statistiques où la mortalité chez la mère était de une sur trois ou quatre et chez le fœtus de une sur deux.

Les femelles qui ont subi cette opération ne doivent plus être livrées à la reproduction.

ACCIDENTS. — Hémorragie. Métrite. Péritonite.

Opération césarienne. — *Hystérotomie abdominale.* — *Gastro-hystérotomie.* — Opération qui consiste à ouvrir le ventre et l'utérus de la femelle pour en extraire le fœtus.

INDICATIONS. — Elles sont nombreuses : torsion irréductible de l'utérus, gestation extra-utérine, présentation transversale avec fœtus éloigné, hernie utérine irréductible (chienne), angustie pelvienne, tumeurs du bassin, etc.

Mais elles perdent beaucoup de leur valeur en vétérinaire, parce que la vache est ordinairement sacrifiée pour la boucherie, dès que la parturition présente des difficultés sérieuses. Il en est de même pour la brebis, la chèvre et la truie. Sur la jument, les probabilités de complication par infection putride sont trop à craindre. Cependant, parfois il y a lieu de conserver le produit, à raison de sa race, de son avenir probable, etc. En outre, toutes les fois qu'une vache est sacrifiée pour la boucherie pour cause d'accouchement dystocique, l'opération césarienne peut être pratiquée au moment de l'abatage, afin de sauver le produit s'il respire encore (Bournay). Mais pour les chiennes et chattes l'opération peut être tentée.

Dans tous les cas, on doit opérer le plus tôt possible, afin que l'organisme de la mère ne soit pas trop affaibli.

CONTRE-INDICATIONS. — Fatigue extrême de la mère, métrite, septicémie, etc.

PRONOSTIC. — Opération toujours grave, surtout chez les grandes femelles. Elle offre plus de chances de succès chez la chienne et, exécutée à temps, « elle est appelée à donner plus de succès que toutes les manœuvres aveugles employées pour l'éviter » (Desaintmartin).

Lieu d'élection. — Chez la *vache*, la *brebis*, la *chèvre*, dans le flanc droit. Chez la *jument*, dans le flanc gauche. Chez la *chienne* et chez la *chatte*, du côté où le fœtus est perçu le plus nettement; on peut aussi opérer sur la ligne blanche.

Instruments. — Bistouris droits et convexes, ciseaux, érignes, pinces à dents de souris et à forcipressure, sonde cannelée, bistouri boutonné, aiguilles à suture.

Liquides antiseptiques, objets de pansement, soie, catgut, bandage de corps.

Les instruments et objets de pansement doivent être absolument aseptiques.

Assujettissement. — La femelle est couchée sur le côté opposé à l'opération; le membre postérieur superficiel est porté en arrière à l'aide d'une plate-longe. La femelle est *anesthésiée*.

Le champ opératoire, limité par la dernière côte, l'angle de la hanche, les apophyses transverses des lombes et une ligne horizontale partant du grasset, est tondu, rasé, aseptisé; il est bon de le recouvrir d'un linge qui a été trempé durant au moins une demi-heure dans l'eau bouillante.

Technique. — *Premier temps : Laparotomie* (Voy. ce mot).

Deuxième temps : Ouverture de l'utérus. — L'opérateur attire la face supérieure de l'utérus en regard de l'ouverture, puis incise la paroi utérine couche par couche; les enveloppes fœtales doivent rester intactes. Une bonne précaution consiste à attirer l'utérus au dehors, à l'entourer de linge et d'une ligature élastique en arrière du fœtus, afin d'éviter l'écoulement des liquides de l'amnios dans le péritoine.

Troisième temps : Extraction du fœtus. — L'opérateur saisit une partie du chorion, l'amène au dehors, puis l'incise; il incise ensuite de la même manière l'amnios, puis il saisit le fœtus et l'amène *le plus rapidement* possible au dehors.

Ensuite l'opérateur délivre la femelle. Puis il termine en faisant la toilette de l'utérus.

Quatrième temps : Suture. — On suture au catgut la plaie utérine en adossant séreuse à séreuse; les sutures de Lembert à points séparés et de Gély sont à recommander (Voy. Sutures).

On réunit ensuite les lèvres de la plaie abdominale par deux étages de sutures au catgut à points séparés; pour la peau, on peut recourir à la *suture enchevillée.*

On désinfecte à nouveau la plaie, on la saupoudre d'iodoforme, on la recouvre d'un fort pansement ouaté maintenu en place par un morceau de toile collé au corps ou bien par un bandage de corps.

Chez la *chienne*, on peut aisément attirer la corne gravide au dehors et l'inciser. Il n'est pas toujours nécessaire d'inciser les deux cornes. On peut n'extraire que le fœtus cause de dystocie, les autres sont ensuite expulsés naturellement. Il n'est pas nécessaire de faire une suture utérine.

Embryotomie. — Voy. t. I, p. 415.

Intervention dans le part dystocique. — Les renseignements fournis par les personnes qui ont fait des tentatives d'extraction avant son arrivée et une exploration vaginale ou utérine, suivant les cas, permettent au vétérinaire de savoir quelles sont la présentation et la position du fœtus. C'est alors qu'il se rend compte de la façon dont il devra intervenir. À l'exploration, il est relativement facile de reconnaître la tête, le tronc ou les membres; pour distinguer un membre antérieur d'un postérieur, on se base sur le sens de la flexion au niveau de l'articulation principale, genou ou jarret (la confusion entre ces deux articulations est possible à la simple palpation).

Pour les femelles habituellement unipares comme la vache et la jument, il faut toujours être très prudent, avant de tenter l'extraction forcée d'un fœtus que l'on croit unique. Il faut s'assurer qu'il se présente bien seul, et que l'on ne tire pas, par exemple, sur la tête et un membre antérieur d'un fœtus, en même temps que sur un membre antérieur ou postérieur d'un autre.

Différencier un part gémellaire et un part avec monstre double autositaire (Voy. Monstruosités) n'est pas toujours facile; il serait cependant très important de pouvoir le faire. Les monstres autositaires étant habituellement en même position, se présentent tous deux par les mêmes régions; si donc on trouve une tête avec un membre antérieur d'un fœtus et un membre postérieur d'un autre, on est à peu près certain d'avoir affaire à un part gémellaire et non à un monstre. Il importe, pour le choix des mesures à employer, de savoir si le jeune est mort ou vivant. On peut d'emblée se prononcer pour la section des jarrets, par exemple, si on a la certitude qu'il est mort. À ce point de vue il est à remarquer que presque toujours le veau qui se présente *sur le dos*, position dorso-pubienne, est mort depuis deux ou trois jours.

Le vétérinaire étant bien renseigné sur ce qu'il aura à faire, doit garder toujours tout son sang-froid ; ses commandements seront courts, mais toujours très clairs. Il devra commencer par mettre un lacs à toutes les parties importantes, tête ou membre, qui se présentent à portée de sa main. Ceci a une grande importance, car si on est forcé à un moment donné de repousser une de ces parties, il peut être très difficile plus tard de la retrouver et de la placer en bonne position (tête que l'on est obligé de repousser pour amener un membre, ou inversement).

Tout ceci admis, les règles des manœuvres obstétricales sont *des plus simples en théorie* ; malheureusement *il n'en est pas de même dans la pratique*. Elles se réduisent à ceci : une partie du corps du fœtus se présentant en mauvaise position (tête ou membre fléchis), la remettre en bonne position (extension). C'est très facile à dire, mais plus difficile à exécuter.

Pour y arriver, voici quelques indications qui peuvent être utiles. Le membre ou la tête que l'on veut redresser ont leur extrémité hors de la portée de la main : dans ce cas, il ne faut pas

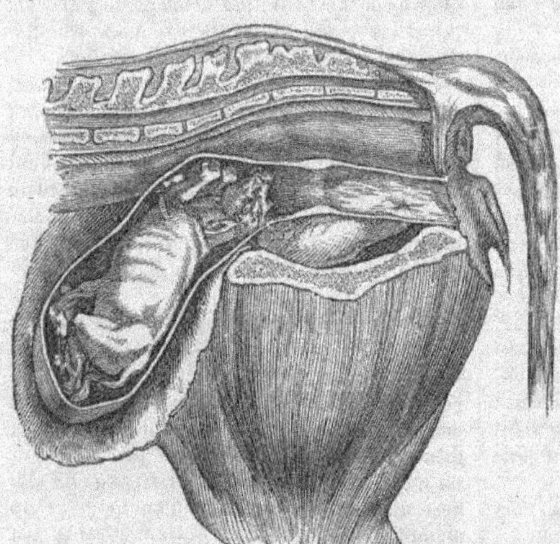

Fig. 1406. — Présentation antérieure avec position dorsale vertébro-pubienne.

hésiter à faire tirer le plus possible sur les parties qui se présentent, pour les repousser ensuite le plus possible, recommencer à faire tirer, et repousser, etc. Au bout de quelques

tentatives de cette sorte, un déplacement du fœtus se produit, et la partie éloignée se trouve très rapprochée.

Pour redresser un membre ou la tête fléchie, quelques vétérinaires réussissent, en prenant l'extrémité dans leurs mains, et en l'attirant vers la vulve. Ceci exige beaucoup de force, et n'est pas possible si cette extrémité est trop éloignée.

Voici un moyen pratique : fixer une anse de corde au-dessous de l'articulation que l'on peut atteindre (genou ou jarret pour un membre, région de la gorge pour la tête), faire tirer sur cette corde pendant qu'avec la main ou un repoussoir on repousse de toutes ses forces en arrière de son point d'application, au-dessus du genou ou du jarret, ou au milieu de l'encolure par exemple.

Par ce moyen, il est relativement facile de saisir l'extrémité cherchée, de la fixer au moyen d'un lacs mis au-dessous du boulet, de faire tirer sur le membre en repoussant le canon par exemple.

1° *Présentation antérieure naturelle.* — A. POSITIONS ANORMALES.

a. *Position dorso-pubienne.* — Peut se rencontrer chez toutes les femelles. Est assez grave chez la jument et plus encore chez la vache. Dans cette position, le diamètre sterno-dorsal du fœtus correspond au diamètre sacro-pubien de la mère, comme en position normale, mais les régions scapulo-humérale et coxo-fémorale du fœtus ne sont plus en rapport avec les plus grands diamètres transverses du détroit antérieur de la mère. En outre, la direction de l'axe longitudinal du fœtus s'écarte de celle de l'axe pelvien, et les membres du fœtus ont de la tendance à venir buter contre le plafond du vagin (fig. 1406). Sur la vache, le fœtus qui se présente dans cette position est souvent mort depuis quelques jours.

DIAGNOSTIC. — Facile d'après la position des pieds (face plantaire en haut quand ils sont allongés ; s'assurer que des genoux et non des jarrets correspondent à ces pieds).

INTERVENTION. — Fixer des lacs aux paturons et au maxillaire. Chez la jument et la vache, on peut souvent obtenir le produit dans la position qu'il occupe par de simples tractions quand les membres ont été mis en extension. Si on ne réussit pas, il faut repousser le produit au fond de la matrice, lui imprimer un mouvement de torsion pour le mettre, si possible, en position dorso-iléo-sacrée. Tirer ensuite sur les lacs ; le produit s'engage, son tronc se redresse.

b. *Positions dorso-sus-cotyloïdiennes.* — Mêmes caractères et mêmes moyens d'intervention.

B. Obstacles provenant des membres postérieurs.

a. *Les membres postérieurs, étendus, sont retenus par leurs grassets.* — Dystocie assez fréquente chez la vache, rare chez la jument. Elle résulte de ce que les deux articulations coxo-fémorales, accolées l'une à l'autre, sont plus larges que le diamètre bis-iliaque inférieur.

Diagnostic. — La mise-bas, d'abord régulière, s'arrête subitement ; il faut alors introduire avec précaution la main entre le fœtus et les parois pelviennes et se rendre compte de la nature de l'obstacle.

Intervention. — 1° Essayer, avec la main, de repousser l'une des articulations ; 2° tirer obliquement sur le fœtus, à droite ou à gauche ; 3° faire exécuter au fœtus un mouvement de rotation sur son axe longitudinal, pendant qu'on effectue des tractions ; 4° détroncation et version du train postérieur ; 5° extraction forcée. Moyen dangereux.

Parfois l'enclavement du fœtus est tel que ces moyens échouent ; livrer la femelle à la boucherie.

b. *Les membres postérieurs, plus ou moins allongés sous le corps du fœtus, pénètrent en même temps que lui dans le bassin.* — Cette forme de dystocie peut s'observer chez la vache, la jument, la brebis et la chèvre.

Diagnostic. — On la reconnaît assez facilement, par l'exploration manuelle. Cependant, il faudra s'assurer, lorsqu'on aura constaté la présence des membres postérieurs, qu'on n'a pas affaire à une gestation gémellaire.

Intervention. — 1° Repousser les membres postérieurs, en saisissant le pied du fœtus avec la main et en tentant de le soulever et le reporter dans la cavité utérine.

2° Attirer les membres postérieurs, en essayant d'amener le pied au niveau de l'oreille, puis faire tirer simultanément sur les membres antérieurs et sur le ou les membres postérieurs.

3° Si ces moyens échouent, pratiquer l'*embryotomie*, soit en enlevant les viscères (éviscération), soit en pratiquant la détroncation en repoussant l'arrière-train en arrière, et en opérant la version de celui-ci qui est amené ensuite au dehors par des tractions sur les membres pelviens.

2° *Présentation antérieure dystocique pouvant se rencontrer dans toutes les positions.* — A. Obstacles provenant des membres antérieurs.

a. *Un membre est placé sur la nuque.* — S'observe assez fréquemment chez la jument. L'arrêt dans la mise-bas se produit avant que la tête ait franchi la vulve.

Il faut remettre le membre en place.

b. *Les membres antérieurs sont incomplètement étendus dans le bassin.* — S'observe surtout chez la vache. La mise-bas débute normalement ; la tête apparaît ainsi que les pieds et les canons antérieurs, mais le bras et l'épaule ont une direction vicieuse ; les articulations scapulo-humérales et huméro-radiales sont restées sur le thorax et empêchent l'engagement de celui-ci en augmentant son volume.

Intervention. — Tirer sur les membres antérieurs ; parfois on obtient leur extension complète. Si on échoue, repousser le produit et étendre ensuite les deux membres successivement.

c. *Un ou les deux membres antérieurs sont fléchis aux genoux.* — S'observe chez toutes les femelles herbivores. Les membres fléchis augmentent le volume du thorax qui ne peut s'engager dans le canal pelvien. Parfois la tête se montre à la vulve ; d'autres fois rien n'apparaît.

Intervention. — 1° Passer une corde dans le pli de chaque genou ; 2° refouler le fœtus dans la matrice ; 3° tirer successivement sur chaque membre, par l'intermédiaire des cordes fixées aux genoux, pendant qu'on maintient le fœtus repoussé.

Chez la brebis et la chèvre, on peut obtenir le fœtus, par de simples tractions, sans modifier l'attitude de celui-ci.

d. *Les membres sont complètement retenus.* — La tête et l'encolure franchissent le détroit antérieur, mais les membres antérieurs restent complètement étendus dans la cavité utérine, et augmentent le volume du thorax qui ne peut passer (fig. 1407).

Intervention. — Trois moyens : 1° Repousser le fœtus dans la matrice et, à l'aide de la main ou de lacs, étendre les membres. Cette manœuvre ne s'effectue bien que si la tête se trouve encore à l'entrée du bassin ;

2° Extraction forcée. On conseille d'employer ce moyen quand la tête a franchi la vulve, et surtout chez la jument ;

3° Embryotomie : décapiter la tête, refouler le fœtus et étendre les membres.

B. OBSTACLES PROVENANT DE LA TÊTE.

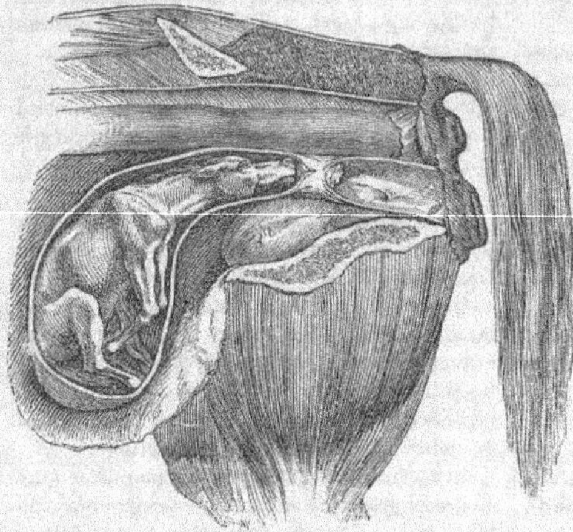

Fig. 1407. — Présentation antérieure avec les deux membres entièrement repliés sous le corps.

a. La tête est fléchie et plus ou moins encapuchonnée. — INTERVENTION. — Repousser le fœtus et étendre la tête ; si on ne peut y arriver, recourir à l'extraction forcée : on implante un crochet dans chaque orbite du fœtus et on tire simultanément sur la tête et les membres.

b. L'encolure est fléchie et la tête est portée sous la poitrine. — C'est une aggravation du cas précédent (fig. 1408).

INTERVENTION. — Étendre la tête et l'encolure avec la main ou à l'aide d'un lacs ou de crochets, après avoir repoussé le fœtus dans le fond de l'utérus. Si on échoue, embryotomie : extirper un ou les deux membres antérieurs, ce qui permet d'amener plus facilement la tête ; si on ne peut étendre celle-ci, recourir à l'extraction forcée ou bien sectionner le cou, puis extraire séparément la tête et le corps.

Chez les petites femelles, recourir à l'extraction forcée.

c. L'encolure est infléchie latéralement et la tête portée plus ou moins loin sur les côtés du corps. — INTERVENTION. — 1° Repousser le fœtus au fond de l'utérus (propulsion) et essayer de redresser la tête et l'encolure, soit à l'aide d'une corde placée dans le pli de l'encolure, soit à l'aide d'un crochet implanté dans les muscles de l'encolure, aussi près que possible de la tête, ou dans l'orbite, soit en saisissant l'oreille, ou l'orbite, ou le bout du nez, ou la commissure labiale avec la main.

Si la position vicieuse de la tête et de l'encolure est due à une *contraction*, ces moyens échouent toujours. Certains auteurs recommandent de soulever la femelle par son train postérieur, de la suspendre, afin de faciliter la mise en bonne position de la tête.

2° Extraction forcée, qui ne doit être tentée que chez la jument.

3° Embryotomie : on enlève d'abord le membre du côté opposé à celui où se trouve la tête ; si ce n'est pas suffisant, on enlève l'autre membre ; si on ne peut encore extraire le fœtus, sectionner l'encolure (décollation) et extraire successivement la tête et le tronc.

Quand cette cause de dystocie s'observe dans d'autres positions que la dorso-sacrée, il est nécessaire de ramener le fœtus en position dorso-sacrée. Pour redresser la tête,

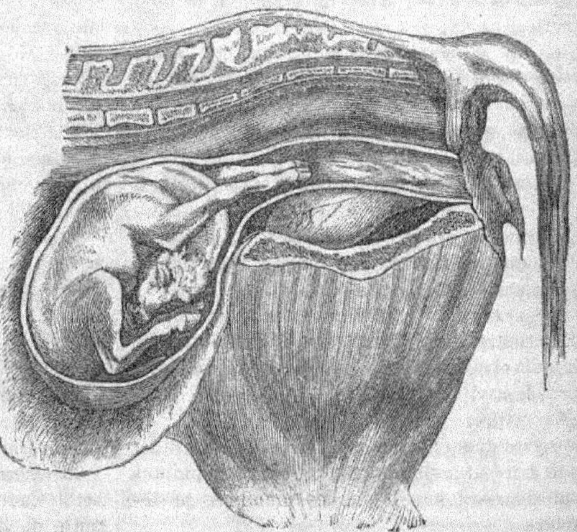

Fig. 1408. — Présentation antérieure avec la tête repliée en dessous.

Cagny propose le moyen suivant, permettant d'improviser partout un licol et n'exigeant que l'emploi d'une corde (*licol Cagny*).

Une corde pliée en deux est introduite par-dessus et autour de l'encolure, le plus près possible de la tête, l'anse formée est reprise en dessous pour recevoir les deux extrémités libres A et B de la corde (fig. 1409).

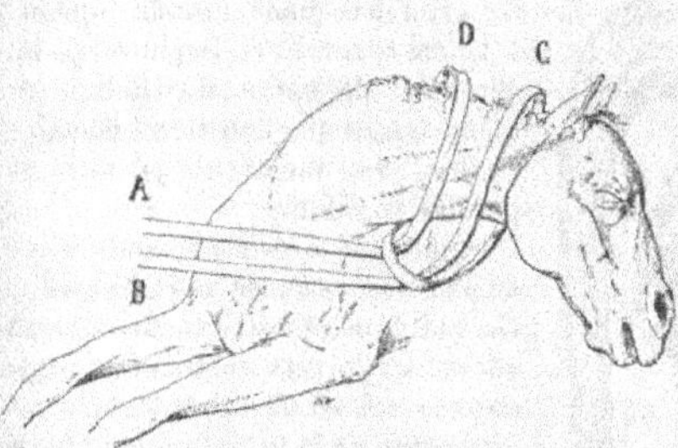

Fig. 1409. — Licol Cagny, 1er temps.

Il est préférable d'avoir à l'avance placé un anneau de fer ou de bois dans l'anse. Laissant libre le brin B, on fait tirer sur A pour rapprocher l'anse de la peau du cou, puis prenant le brin B en C, on cherche à le faire passer par-dessus une oreille d'abord puis l'autre, et même à le descendre jusqu'au-dessous des yeux (fig. 1410).

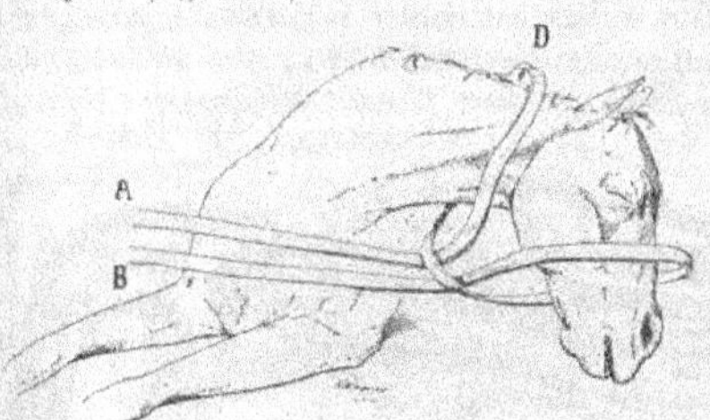

Fig. 1410. — Licol Cagny, 2º temps.

On fait alors tirer sur le brin B, pour terminer le licol.

Puis l'opérateur repousse le fœtus en appuyant entre l'épaule et le point D pendant que les aides tirent sur A et B.

La tête une fois redressée, le licol est utilisé comme moyen d'extraction.

d. *La tête, renversée directement en arrière, est portée plus ou moins loin sur le dos, sur les lombes ou vers l'un des flancs.* — Même intervention que pour le cas précédent (fig. 1411).

OBSTACLES COMBINÉS PROVENANT DE LA TÊTE ET DES MEMBRES.

a. *La tête est retenue, et, avec elle, un ou les deux membres antérieurs.* — INTERVENTION. —

Fixer des lacs aux parties que l'on peut saisir. Tenter le redressement de la tête et des membres. Si on ne peut y parvenir, recourir à l'embryotomie.

b. *La tête étant retenue ou l'un des membres antérieurs, l'un des membres postérieurs a pénétré dans le bassin.* — Refouler le produit, refouler le membre postérieur, essayer d'amener la tête ou le membre antérieur retenu.

Si on échoue, extraction forcée, ou mieux, embryotomie.

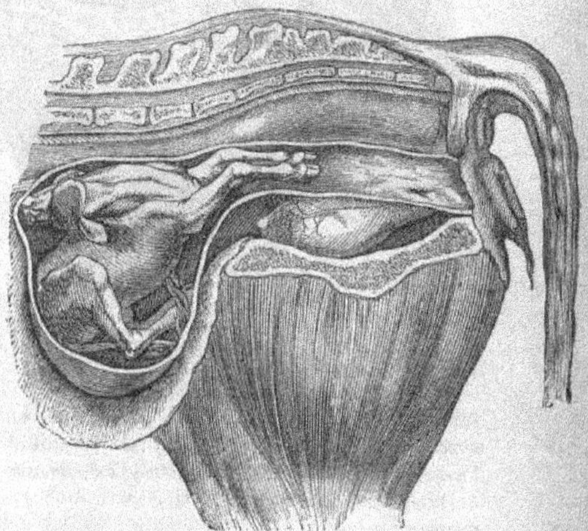

Fig. 1411. — Présentation antérieure avec la tête renversée sur le dos.

3º **Présentation postérieure naturelle.** — A. POSITIONS ANORMALES.

a. *Position lombo-pubienne.* — INTERVENTION. — Chez la vache, après avoir fixé des lacs au-dessous du jarret, on fait tirer sur ce membre en repoussant au-dessus du jarret; lorsqu'il est redressé, on agit de même sur l'autre; les deux membres étant allongés, on peut tenter l'extension; si cela n'est pas possible, on repoussera le fœtus et on tentera de le placer en position lombo-ilio-sacrée ou en position lombo-sacrée (fig. 1412).

Chez la jument, les manœuvres sont plus faciles.

b. *Positions lombo-cotyloïdiennes et lombo-sus-iliales.* — Mêmes moyens d'intervention que pour la position précédente.

B. OBSTACLES PROVENANT DE LA TÊTE OU DES MEMBRES ANTÉRIEURS.

a. *L'encolure est affectée de contracture.* —

Cette cause de dystocie est rare et se reconnaît difficilement.

INTERVENTION. — Extraction forcée. Embryo-

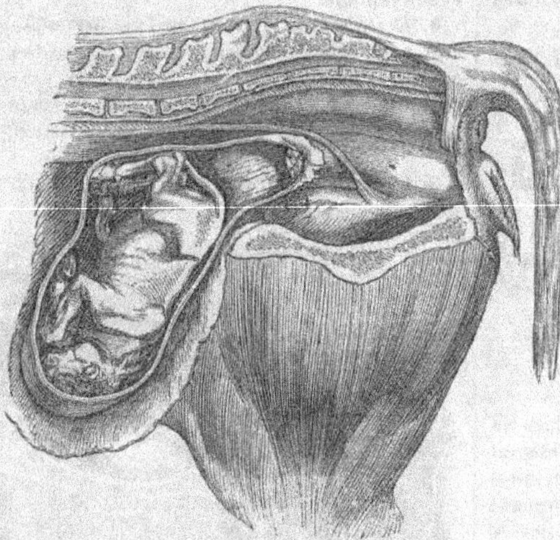

Fig. 1412. — Position lombo-pubienne.

tomie, en sectionnant le train postérieur au niveau des lombes (détroncation), en refoulant l'avant-main et en cherchant ensuite à redresser la tête, que l'on décapite si c'est nécessaire.

b. *Les membres antérieurs, plus ou moins serrés contre la poitrine, pénètrent avec elle dans le bassin.* — L'axe longitudinal du fœtus est oblique sur celui de la mère; c'est donc une sorte de présentation transversale.

INTERVENTION. — Divers moyens :
1° Repousser le membre antérieur engagé; ce moyen est bon, mais expose à blesser la matrice avec le pied du membre repoussé ;

2° Refouler le membre, de manière à placer les articulations scapulo-humérales et huméro-radiales en avant du thorax du fœtus; l'avant-bras seul augmente le volume du thorax ;

3° Sectionner le membre au genou et repousser l'avant-bras, ou bien arracher le membre.

4° *Présentation postérieure dystocique pouvant se rencontrer dans toutes les posi-*

tions. — OBSTACLES PROVENANT DES MEMBRES POSTÉRIEURS.

a. *Les membres postérieurs sont incomplètement étendus dans le bassin.* — Cause de dystocie assez rare, qui se rencontre principalement chez la jument.

INTERVENTION. — Repousser légèrement le corps du fœtus, en même temps que l'on étend complètement les membres postérieurs par des tractions.

b. *Les deux membres sont fléchis aux jarrets.* — Cause assez fréquente chez la jument et la vache. Chez la vache, les jarrets viennent se loger dans la *marche d'escalier* formée par l'insertion de la tunique abdominale au-dessous du pubis. En explorant le vagin, on y trouve les jarrets complètement fléchis. L'accident est grave (fig. 1413).

INTERVENTION. — Repousser le fœtus et essayer d'étendre les membres. Cette manœuvre est difficile chez la jument et échoue souvent. On peut recourir à l'embryotomie en désarticulant les jarrets, mais il vaut mieux sectionner la corde du jarret, ce qui permet l'extension du rayon phalangien; pour finir le part, il suffit de repousser légère-

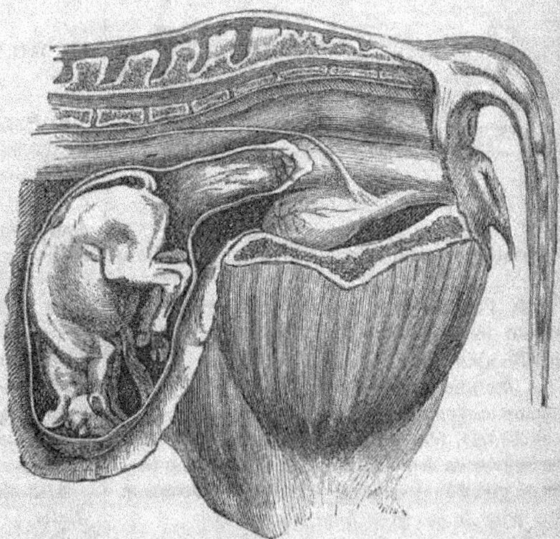

Fig. 1413. — Présentation pelvienne avec flexion des jarrets.

ment la croupe et de tirer sur le membre, afin d'étendre le tibia sur le fémur.

Sur la vache, Cagny fixe un lacs au-dessous du jarret, le plus près possible du boulet, puis prenant à pleine main la corde du jarret, il repousse le membre en faisant tirer sur le lacs ; le boulet et le pied viennent alors à portée de la main, il fixe un second lacs (ou il fait descendre le premier) au boulet ; repoussant alors le jarret, il fait tirer de nouveau, ce qui redresse le membre ; il agit de même sur le second.

« Dans les autres positions de la présentation postérieure, les indications précédentes sont applicables. Il est ordinairement plus facile de repousser le fœtus que dans le cas précédent, car la croupe pénètre beaucoup plus difficilement dans le bassin. » (Bournay, *loc. cit.*)

c. *Les membres, portés en avant, sont complètement retenus.* — Assez fréquente chez la jument et la vache. Le fœtus tend à sortir la croupe la première. Sauf si le fœtus est très petit, l'accouchement est impossible.

INTERVENTION. — Repousser le fœtus, attirer les membres et essayer de les étendre. Si cette manœuvre est trop pénible, amener les jarrets et en sectionner la corde. Si on échoue, pratiquer l'embryotomie (ablation d'un membre postérieur).

5° *Présentations transversales.* — On peut

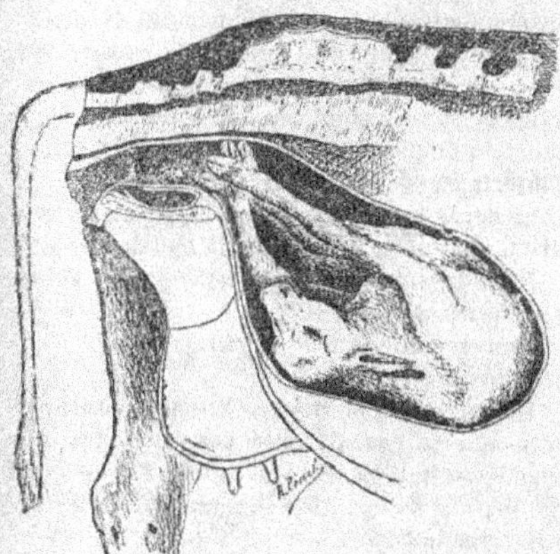

Fig. 1414. — Présentation sterno-abdominale, position céphalo-iliale droite.

ramener à deux principales, les diverses présentations que le fœtus peut avoir en arrivant au détroit antérieur : *présentation sterno-abdominale* (fig. 1414), les quatre membres et la tête s'engagent les premiers ; *présentation dorsolombaire* (fig. 1415), il aborde le bassin par son dos et ses lombes.

Dans chacune de ces présentations on peut distinguer quatre positions, déterminées par l'endroit où se trouve la tête : *positions céphalo-iliale droite* (tête dans le flanc droit),

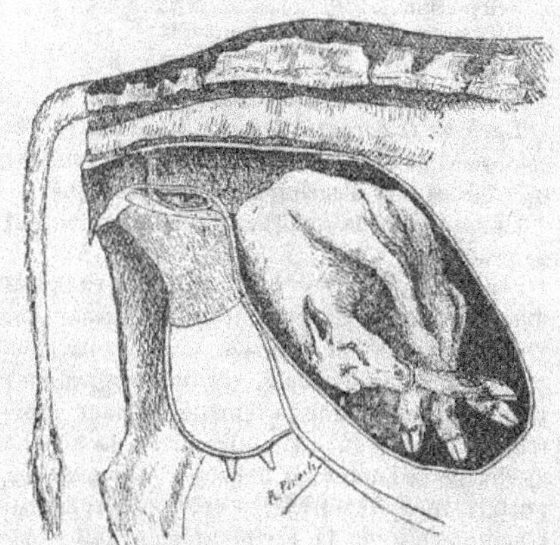

Fig. 1415. — Présentation dorso-lombaire, position céphalo-iliale droite.

céphalo-iliale gauche, céphalo-sacrée, céphalo-pubienne.

INTERVENTION. — On devra tenter, par la *version*, de transformer la présentation transversale en une présentation longitudinale.

L'embryotomie et l'opération césarienne sont les ressources extrêmes.

Accidents consécutifs au part. — *Éclampsie.* — Voy. t. I, p. 400.

Fièvre vitulaire. — Voy. VITULAIRE (*Fièvre*).

Fourbure de parturition. — S'observe chez la jument. Les *causes* sont inconnues. On a signalé l'état pléthorique de la jument, l'exercice trop prolongé avant la parturition, la suppression des lochies, la rétention d'une partie du délivre, etc.

Les *symptômes* sont ceux de la fourbure ordinaire. Voy. FOURBURE, t. I, p. 575.

PRONOSTIC. — Le retour de la sécrétion lactée est un symptôme favorable pour le pronostic.

TRAITEMENT. — Celui de la fourbure, injections antiseptiques dans la matrice (Jouquan).

Hémorragie post partum. — Consécutive à des déchirures, des blessures de l'utérus, du col, du vagin, surtout lors d'accouchement dystocique.

TRAITEMENT. — Injections antiseptiques froides. Tamponnement avec des linges propres imbibés de solutions antiseptiques froides. Si l'hémorragie est abondante, recourir aux injections sous-cutanées d'ergotine : 10 à 15 grammes de la solution suivante pour la vache :

Ergotine Boujean........	2 grammes.
Glycérine	15 —
Hydrolat de laurier-cerise...	15 —

Soutenir les forces par des stimulants.

Lésions traumatiques de l'utérus. — Les *contusions* et les *plaies* de l'utérus sont presque inévitables lors d'accouchement dystocique.

La *rupture* et la *déchirure* de l'utérus peuvent se produire.

SYMPTOMATOLOGIE. — Les *symptômes* auxquels donnent lieu ces traumatismes graves sont d'une constatation difficile lorsque l'organe est en position normale. On doit soupçonner la déchirure lorsque la femelle devient subitement calme, quand « elle ouvre la bouche et chasse la langue au dehors » (Thomassen) ; parfois une hémorragie vulvaire apparaît. L'exploration de la cavité utérine fait constater l'existence de plaies ou d'une déchirure, sauf si ces lésions siègent à l'extrémité de la corne. Les plaies de la muqueuse se cicatrisent assez rapidement, mais les perforations, les déchirures sont toujours graves.

TRAITEMENT. — Variable suivant la nature des lésions. Lors de plaies peu étendues et intéressant la muqueuse, traiter par les injections antiseptiques faibles et tièdes. Dans le cas de perforations, de déchirures, aseptiser la cavité utérine à l'aide de tampons de gaze iodoformée retenus par un fil.

Combattre la fièvre, laisser les animaux dans le calme, leur administrer des narcotiques, etc.

Lésions traumatiques du vagin. — Les contusions, plaies, déchirures du vagin sont dues à des causes diverses : lacs, crochets, mauvaise direction des membres du fœtus, volume exagéré de celui-ci, etc.

Les plaies peuvent se compliquer de *fistules vaginales*, de *fistules recto-vaginales*, d'abcès du bassin, de péritonite, de hernie de l'intestin, de hernie de la vessie. La cicatrisation de ces plaies amène une rétraction des parois du vagin (*atrésie vaginale*) qui en diminue les dimensions.

TRAITEMENT. — Il est antiseptique. L'eau oxygénée en lavages donne de bons résultats.

Lésions traumatiques de la vulve. — Elles n'offrent rien de particulier à signaler.

Métrite. — Voy. ce mot.

Non-délivrance. — Voy. ce mot.

Paraplégie post partum. — Caractérisée par l'impossibilité pour la femelle de se tenir debout. Elle ne représente qu'un état pathologique plus ou moins complexe, survenant après le part. Elle s'observe presque exclusivement chez la vache. Elle ne doit pas être confondue avec la fièvre vitulaire.

ÉTIOLOGIE. — On a invoqué la compression éprouvée par les nerfs, les muscles au passage d'un fœtus trop volumineux ou lors d'accouchement dystocique. Elle peut être consécutive à l'entorse ou l'arthrite coxo-fémorale, au relâchement des symphyses, aux glissades, à la rétention du délivre, à l'effort de reins. Pour Trasbot, elle serait due à une congestion de la moelle.

SYMPTOMATOLOGIE. — La paraplégie apparaît aussitôt après la mise-bas ou deux à quatre jours après. La vache est dans l'impossibilité de se relever. Son état général est bon. S'il y a congestion médullaire, la sensibilité est émoussée dans le train postérieur.

DIAGNOSTIC. — Facile. On différencie la maladie de la fièvre vitulaire par la persistance de la sensibilité générale. Il faut essayer de se renseigner sur la nature de la cause.

PRONOSTIC. — Variable suivant la nature de la cause et l'ancienneté de l'affection. Quand celle-ci est due à des causes persistantes et quand la femelle est affaiblie, le pronostic est grave.

TRAITEMENT. — Placer la malade sur une litière épaisse et la retourner matin et soir.

Le traitement varie suivant la cause : délivrer la femelle, lors de non-délivrance ; saignée et révulsion, lors de congestion de la moelle ; emploi des réfrigérants sur le rein. À l'intérieur, excitants généraux.

Si après huit à dix jours la paralysie persiste, abattre la vache pour la boucherie.

Renversement de l'utérus. — Voy. UTÉRUS (*Renversement*).

Renversement du vagin. — Voy. VAGIN (*Renversement*).

Rupture du périnée. — Elle se produit parfois chez la jument ; elle consiste dans une déchirure intéressant la vulve, l'anus et le vagin ; elle met en libre communication le rectum avec le vagin.

TRAITEMENT. — On peut essayer de suturer la plaie.

Thrombus de la vulve et du vagin. — Tumeur sanguine, due à l'infiltration du tissu conjonctif sous-muqueux par du sang épanché.

La muqueuse est bosselée, œdématiée, elle apparaît bleuâtre, violacée, ecchymosée, parfois mortifiée. Souvent la tumeur est entourée d'un œdème périnéal qui s'étend sur la croupe et la fesse.

Traitement. — Traiter par des mouchetures et des lavages antiseptiques.

Vaginite. — Voy. ce mot.

Soins consécutifs au part dysto-cique. — Ils sont encore plus indispensables pour la femelle et pour le fœtus qu'après le part naturel. On fera de suite des lavages chauds et antiseptiques des organes génitaux de la mère. On lui donnera des boissons chaudes alcooliques ; elle sera laissée dans le calme autant que possible.

Sur les femelles habituellement unipares, jument et vache, il faut, après la sortie d'un fœtus, *s'assurer toujours* par la palpation abdominale et l'exploration utérine qu'il n'en reste pas un second.

Quant au jeune, il sera bouchonné, séché ; si cela est nécessaire, on rétablira la respiration avec la vératrine, avec les insufflations, puis il sera placé dans un endroit chaud jusqu'à ce qu'on puisse l'approcher de la mère pour le faire boire.

PAS (*passus*; all. *Schritt*; angl. *pace*; it. *passo*; esp. *paso*). — Pendant la marche, les membres sont mis en mouvement par les muscles ; ils se portent d'abord en avant pour

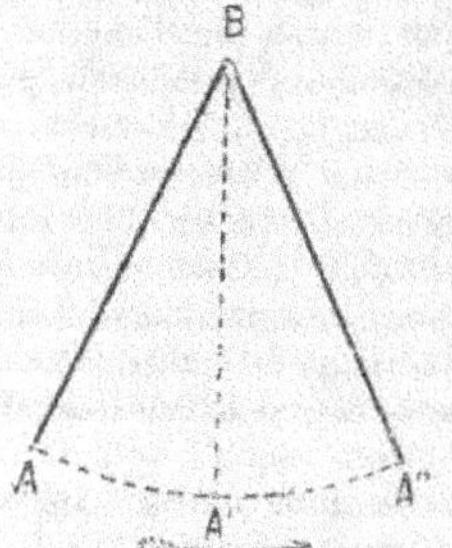

Fig. 1416. — Oscillation de soutien.

BA, lever ; BA', milieu du soutien ; BA'', poser.

entamer le terrain et y prendre un point d'appui. C'est la *période de soutien* (fig. 1416 et 1417).

Puis ils se déplacent d'arrière en avant, autour de leur point d'appui, c'est la *période d'appui* (fig. 1418).

Le pas est l'espace de terrain embrassé par un membre dans chaque période de soutien.

Allure du pas. — Dans cette allure, les quatre membres arrivent successivement à l'appui et font entendre par conséquent quatre battues distinctes. Le corps est alternativement supporté par un bipède latéral (postérieur et antérieur droits, par exemple), puis par un bipède dia-

gonal (postérieur gauche et antérieur droit) avec, dans l'intervalle, de courtes périodes d'appui tripédales (fig. 1419).

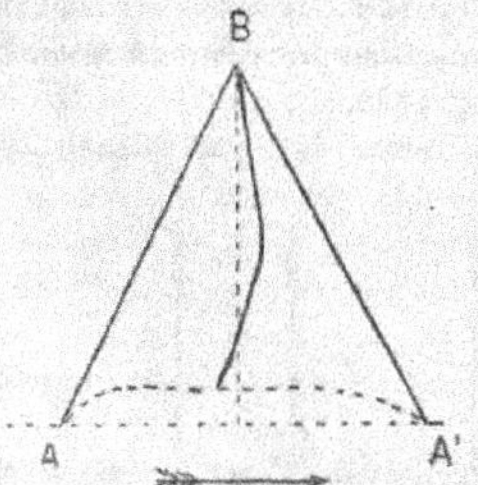

Fig. 1417. — Flexion du membre pendant l'oscillation de soutien (schématique).

Dans le *pas ordinaire*, les foulées successives

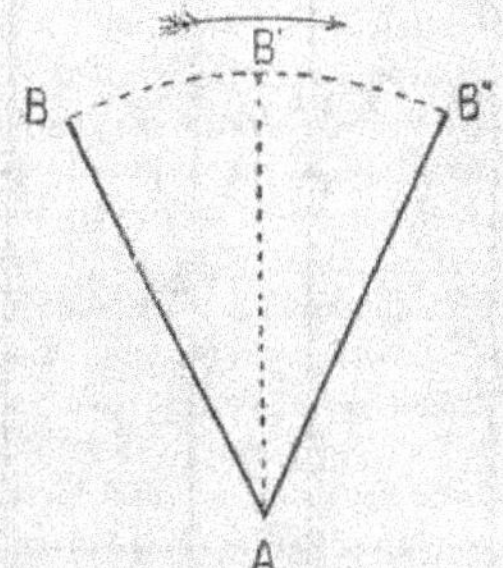

Fig. 1418. — Oscillation d'appui.

AB, poser ; AB', milieu de l'appui ; AB'', lever.

du membre antérieur gauche *a, b, c*, etc., al-

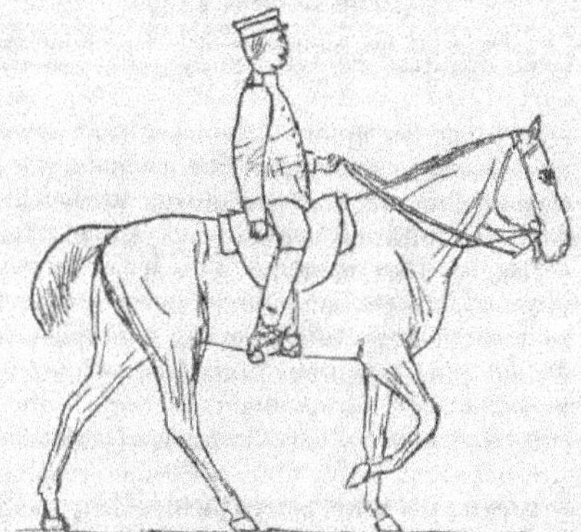

Fig. 1419. — Cheval au pas. Appui tripédal, échange d'appui sur le bipède postérieur.

ternent régulièrement avec celles du droit *a', b', c'*, etc. (fig. 1420, A), et celles des membres postérieurs les recouvrent exactement. Dans le *pas allongé*, la foulée postérieure dépasse plus ou moins l'antérieure (fig. 1420, B).

Enfin, dans le *pas raccourci* (effort de tirage) la foulée postérieure reste en arrière de l'antérieure (fig. 1420, C).

Le *pas relevé* est une allure douce pour

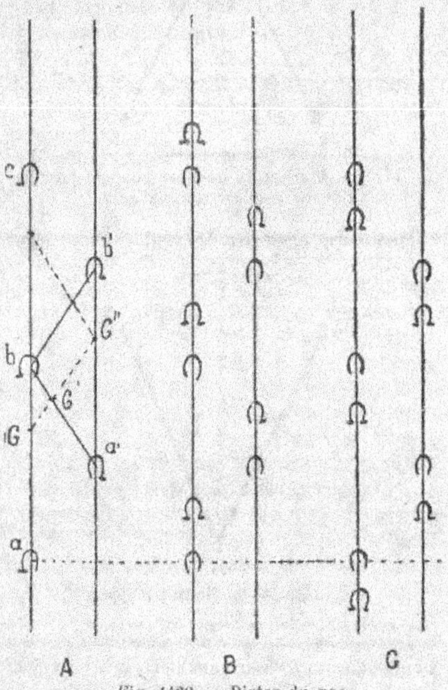

Fig. 1420. — Pistes du pas.

A, piste normale (pas jugé ou couvert). — B, pas allongé (pas méjugé ou mécouvert). — C, pas ralenti (pas déjugé ou découvert).

le cavalier, les appuis diagonaux l'emportent en durée sur les latéraux. Elle est naturelle à certains chevaux, mais on l'obtient artificiellement en entravant ensemble, à l'aide d'une corde, les deux membres d'un même bipède diagonal. Les chevaux marchant de cette façon sont des *bidets d'allure* ou de *haut pas*; ils étaient plus nombreux autrefois, surtout en Bretagne et en Normandie.

PAS-D'ANE. — Voy. Contention (*Moyens de*), t. I, p. 293.

PASSAGE DES SANGLES. — Le passage des sangles prolonge l'inter-ars en arrière des membres antérieurs, il se trouve placé en avant du ventre, entre la côte droite et la côte gauche.

Anatomie. — La base anatomique de la région est constituée : 1° par le sternum; 2° par l'extrémité inférieure des cinquième, sixième, septième et huitième côtes et les cartilages costaux correspondants, réunis au sternum au moyen des articulations chondro-sternales ; 3° par la partie postérieure élargie du muscle pectoral ascendant ou sterno-trochinien.

Conformation extérieure. — Le passage des sangles fait partie des parois de la poitrine et sert d'appui à la sangle de la selle ou de la sellette. Sa conformation est variable suivant les sujets : les chevaux communs ou de trait qui sont sanglés en avant ont la région *creuse* ou *concave*; les chevaux de sang, dont le sanglage est postérieur, ont la ligne inférieure qui s'élève graduellement pour aller rejoindre le ventre.

Beautés et défectuosités. — La largeur et la netteté constituent les deux conditions essentielles du passage des sangles.

La largeur est en rapport avec le diamètre latéral de la poitrine et le développement des pectoraux.

Un passage des sangles *étroit* est creusé en arrière du coude et le cheval est dit *sanglé*; il *n'a pas de passage*.

La *netteté*, c'est-à-dire l'absence de tares, est indispensable pour permettre l'application normale de la sangle.

Tares. — Les blessures sont produites par une sangle mal bouclée, elles entraînent l'indisponibilité de l'animal à cause de la douleur qu'elles occasionnent et aussi à cause des complications auxquelles elles pourraient donner lieu, dans le cas où on continuerait à utiliser le cheval.

On trouve aussi dans la région des traces d'applications vésicantes à la suite de maladies de poitrine et des traces de blessures (1).

Les bêtes bovines et ovines qui sont *sanglées* ne sont pas estimées, ni pour la reproduction, ni pour l'engraissement.

PASTEURELLOSES (2). — Groupe de maladies créé par Lignières, déterminées par un microbe du genre *Pasteurella*, et dont le type est la bactérie du choléra des poules (Voy. t. I, p. 255).

Cette bactérie présente les caractères suivants : cocco-bacilles immobiles, à pôles colorés et à centre clair, très polymorphes, sans spores, immobiles, généralement aérobies ; ils

(1) Montané, *L'extérieur du cheval*.
(2) Voy. Nocard et Leclainche, *Les maladies microbiennes des animaux*, 3° édition, 1903.

ne prennent pas la coloration de Gram ; ils cultivent dans les différents milieux, sauf sur pomme de terre naturelle acide ; leurs cultures ont une odeur *sui generis* ; ils ne liquéfient pas la gélatine, ne coagulent pas le lait, ne donnent pas d'indol dans le bouillon pancréatique, ne rougissent pas la gélose de Würtz.

Cette bactérie est très variable dans sa forme ; suivant des conditions particulières de culture dans les organismes infectés, une même bactérie peut acquérir des caractères spéciaux non seulement au point de vue de sa forme, de ses réactions dans les milieux de culture, mais aussi de ses propriétés virulentes.

Aussi, l'on ne peut classer les pasteurelloses d'après les caractères de la bactérie qui les engendre, car il faudrait décrire une série d'enzooties différenciées entre elles par quelque caractère souvent insignifiant de la bactérie rencontrée.

La considération de l'espèce animale habituellement affectée apparaît comme l'élément le plus important d'une classification pathologique (Nocard et Leclainche).

Les pasteurelloses affectent les divers animaux domestiques : cheval, bœuf, mouton, chèvre, porc, chien, chat, lapin, cobaye, oiseaux...

Les diverses maladies qui constituent le groupe des pasteurelloses représentent tous les modes de l'infection, depuis les septicémies suraiguës à marche foudroyante jusqu'aux processus lents qui aboutissent en dernier lieu à la sclérose et à l'ossification. Cependant ces pasteurelloses de diverses espèces ont entre elles de nombreux caractères communs, et elles offrent des analogies frappantes aux points de vue étiologique, clinique et anatomo-pathologique.

Lignières a bien mis en évidence une particularité commune à beaucoup de bactéries de ce groupe : elles provoquent une infection légère et éphémère, mais leurs toxines diffusent dans l'organisme, diminuent sa résistance et facilitent des infections secondaires multiples et variées.

Les diverses pasteurelloses décrites jusqu'à ce jour sont les suivantes :

1. Pasteurellose aviaire (*Choléra des poules*). — **2. Du lapin.** — **3. Du cobaye.** — **4. Des animaux sauvages** (*Wildseuche*). — **5. Du mouton** (*Pneumo-entérite*). — **6. De la chèvre** (*Pneumonie infectieuse*). — **7. Des bovidés.** Septicémie hémorragique (*Pneumo-entérite*). Pleuro-pneumonie septique des

veaux. Diarrhée des veaux (*White scour*). Entéqué. — **8. Du buffle** (*Barbone*). — **9. Du porc** (*Pneumonie contagieuse, Swine-plague, Schweineseuche*). — **10. Du cheval** (*Fièvre typhoïde, Pneumonie infectieuse*). — **11. Du chien** (*Maladie du jeune âge des chiens. Typhus du chien*).

Nous allons passer en revue ces différentes formes en insistant sur les principales. Certaines ont été déjà décrites dans le cours de l'ouvrage.

1. Pasteurellose aviaire. — Voy. Choléra des poules, t. I, p. 254.

2. Pasteurellose du lapin (*Septicémie du lapin*).

Étiologie. — Due à un microbe analogue à celui du choléra des poules ; ce microbe tue le lapin, le cobaye, la souris et tous les oiseaux. La contagion s'opère très facilement de lapin à lapin, par l'intermédiaire des déjections virulentes qui souillent les aliments.

Symptomatologie. — Le lapin infecté s'isole, se pelotonne, devient triste, ne mange plus, présente de la dyspnée et de la diarrhée ; il meurt en vingt-quatre à quarante-huit heures.

Les lésions congestives sont étendues à tous les organes ; les plèvres et le péricarde renferment un liquide albumineux.

Septicémie de Beck. — Observée sur les lapins par Beck en 1891. Se manifeste par du catarrhe des voies respiratoires, de la toux, de la dyspnée, et se termine par la mort en cinq ou six jours.

3. Pasteurellose du cobaye (*Septicémie du cobaye*).

Étiologie. — La maladie se manifeste par une hypersécrétion lacrymale et nasale et par des troubles respiratoires. La température, d'abord très élevée, descend aux environs de 30° et la mort arrive en quatre ou cinq jours.

Il y a des formes à évolution lente.

Anatomie pathologique. — Les lésions consistent en une congestion des poumons, de la muqueuse trachéale et des organes abdominaux.

4. Pasteurellose des animaux sauvages (*Wildseuche. — Maladie de Bollinger*).

Maladie observée en Allemagne, à l'état épizootique, sur les animaux sauvages entretenus dans les parcs de chasse, notamment sur les cerfs, les daims, les chevreuils, les sangliers.

Les animaux meurent, parfois en quelques jours, à la suite d'une évolution septicémique ; généralement, la marche de la maladie est plus lente, mais la mort survient presque toujours à la suite d'une localisation pulmonaire.

5. Pasteurellose du mouton (*Pneumo-*

entérite. Septicémie hémorragique). — Maladie observée et étudiée pour la première fois, en 1889, par Galtier, dans les Basses-Alpes. Il l'a décrite sous le nom de *pneumo-entérite infectieuse du mouton* et on l'assimile à la pneumo-entérite infectieuse du porc. Lignières étudie la maladie dans la République Argentine et reconnaît qu'elle est due à la *Pasteurella*, alors qu'on l'attribuait à l'infection vermineuse ; les vers (strongles, etc.) agissent comme cause prédisposante. Presque en même temps, Benoist et Caillé étudient une affection enzootique sévissant dans le sud-ouest de la France, attribuée à la distomatose et reconnaissent qu'il s'agit là d'une septicémie hémorragique.

SYMPTOMATOLOGIE. — L'évolution de la maladie est *aiguë* ou *chronique*.

a. *Forme aiguë.* — « Le malade cesse brusquement de manger et de ruminer ; il est somnolent et reste longtemps couché. La respiration est accélérée, dyspnéique ; un jetage sanguinolent s'écoule des narines ; les muqueuses prennent une teinte rouge foncé ; des plaques rouges, puis violacées, apparaissent à la face interne des cuisses, aux ars, au périnée. La température atteint 42°. Le ballonnement de l'abdomen est fréquent ; après un ou deux jours, des signes d'entérite diarrhéique se manifestent. A l'auscultation de la poitrine, on constate des signes de congestion pulmonaire et, un peu plus tard, de la broncho-pneumonie.

« L'évolution est toujours rapide ; parfois l'animal succombe en quelques instants ; il paraît inquiet, tombe sur le sol et meurt après une courte agonie. Le plus souvent, la mort arrive après six à douze heures ; exceptionnellement, la maladie se prolonge pendant deux à trois jours. » (Nocard et Leclainche, *loc. cit.*)

b. *Forme chronique.* — Au début, on n'observe qu'une toux rauque assez rare ; plus tard, on constate de l'irrégularité des mouvements respiratoires et un soubresaut du flanc. Après plusieurs semaines, la toux devient grasse, il y a un jetage muco-purulent peu abondant. Le malade maigrit, mais ses fonctions digestives ne sont pas troublées. La température oscille entre 39°,8 et 41°. Enfin, à une dernière période, l'appétit disparaît, de la diarrhée survient et le malade succombe après quatre à six mois, s'il est jeune, après huit à douze mois, s'il est adulte.

ANATOMIE PATHOLOGIQUE. — Dans la forme aiguë, on note des lésions congestives étendues à tous les tissus. Il existe de la sérosité dans le péritoine et les plèvres ; ces séreuses présentent des suffusions sanguines et sont souvent recouvertes d'exsudats fibrineux. La muqueuse de la caillette et celle de l'intestin grêle sont congestionnées, épaissies et parsemées de taches hémorragiques. Le foie, les reins, les ganglions lymphatiques, le poumon sont congestionnés ; ce dernier présente des lésions de broncho-pneumonie lors d'évolution subaiguë.

Dans la forme chronique, les lésions sont localisées au poumon qui présente, surtout dans ses lobes antérieurs, des foyers étendus de pneumonie lobaire.

DIAGNOSTIC. — On peut confondre la maladie avec la *fièvre charbonneuse* ; on établira le diagnostic, d'après les caractères du sang et sur les résultats de l'examen batériologique.

La forme chronique peut être confondue avec les broncho-pneumonies parasitaires ; l'examen du jetage et, sur un cadavre, les caractères des lésions, renseignent pour le diagnostic.

ÉTIOLOGIE. — La maladie est déterminée par une bactérie du genre *Pasteurella*, analogue au microbe du choléra des poules. Il semble que les propriétés de cette bactérie varient suivant son origine. La maladie est contagieuse et se transmet facilement surtout lors d'évolution aiguë. On observe la pneumo-entérite surtout en hiver, lorsque les troupeaux séjournent dans les bergeries. La transmission de la maladie s'effectue probablement par l'intermédiaire des aliments et des litières souillés par les déjections et le jetage des malades.

Galtier a observé une enzootie de pneumo-entérite communiquée aux moutons par des porcs affectés de pneumo-entérite. Il est probable que le microbe existe à l'état saprophytique dans les sols, sur les fourrages et que les moutons s'infectent directement en mangeant ceux-ci. Pour Moussu, l'affection serait une strongylose gastro-intestinale et la *Pasteurella* ne jouerait qu'un rôle secondaire. Voy. STRONGYLOSE.

TRAITEMENT. — Il est surtout prophylactique. Il est indiqué de séquestrer les moutons affectés de pasteurellose. Si la maladie éclate dans un troupeau, on devra séquestrer les malades, faire évacuer la bergerie par les moutons paraissant sains et diviser ceux-ci en petits lots que l'on surveillera étroitement. En outre, on désinfectera les bergeries, on enfouira les fumiers, on changera les animaux de pâturage, etc. (Nocard et Leclainche, *loc. cit.*). Moussu conseille de modifier les pâtures par l'assèchement, les engrais chimiques, d'isoler les malades et de désinfecter les fumiers, enfin de donner aux malades des vermifuges (arsenic et noix d'arec).

6. Pasteurellose de la chèvre (*Pneumonie infectieuse*).

Maladie qui sévit en permanence dans l'Asie centrale et occidentale, où elle cause des pertes considérables. On l'a constatée au Cap en 1881, et la maladie n'a disparu de la colonie qu'après abatage de toutes les chèvres.

L'affection est due à un microbe du genre *Pasteurella*, immobile, surtout aérobie, polymorphe. Elle se communique sans doute par l'intermédiaire du jetage virulent.

Au début, on observe de la toux accompagnée d'un jetage muqueux. Le malade est affaibli, triste et ne mange pas, sa température est élevée (41°). A l'examen du thorax, on observe les signes de la pneumonie. Plus tard, la dyspnée survient. L'avortement est de règle Il n'y a généralement pas de signes d'entérite.

L'évolution est de dix jours en moyenne. Les quatre cinquièmes au moins des malades succombent. Les altérations sont localisées au poumon. Au début, on observe des foyers de pneumonie lobulaire, qui, en se réunissant, constituent une zone de pneumonie lobaire. La plèvre présente des fausses membranes au niveau des lésions pulmonaires.

7. Pasteurellose du bœuf. — Les *Pasteurella* déterminent chez le bœuf des maladies très différentes au point de vue des symptômes et des lésions, et que l'on ne peut confondre dans une même description. Ces infections peuvent se ranger sous quatre formes : la *septicémie hémorragique du bœuf*, la *pleuro-pneumonie septique des veaux*, la *diarrhée des veaux* de Nocard et l'*entéque*, observée par Lignières dans la République Argentine.

a. Septicémie hémorragique du bœuf. — Synonymie. — *Rinderseuche* de Hueppe et de Kitt ; *septicémie* de Piana ; *pneumo-entérite* de Galtier et de Mesnard (formes aiguës et chroniques) ; *broncho-pneumonie infectieuse* de Nocard ; *septicémie hémorragique* de Guillebeau ; *corn-stalk disease* de Billings.

Répartition géographique. — La maladie sévit sur tous les points de la France, et dans les divers États de l'Europe, notamment en Allemagne ; dans toute l'Amérique du Nord, à Java, Sumatra, etc. En Indo-Chine, elle avait été confondue jusqu'ici avec la peste bovine (Blin et Carougeau).

Étiologie. — Elle est due à une bactérie ovoïde, qui présente les caractères des *Pasteurella*, fréquente dans certains terrains humides riches en nitrate et couverts de plantes (Hueppe), et cultivant très bien dans

Dict. vétérinaire.

les eaux de puits contenant des matières organiques (Kitt). Les microbes sont ingérés par les animaux avec les fourrages, les eaux de boisson. L'infection se produit dans des conditions encore indéterminées de réceptivité individuelle. La contagion ne semble jouer aucun rôle. La maladie sévit surtout l'hiver, tantôt sous la forme sporadique, tantôt sous la forme d'enzooties limitées.

Symptomatologie. — On reconnaît deux formes cliniques distinctes : *forme œdémateuse* et *forme pectorale*.

1° *Forme œdémateuse*. — Au début, état fébrile intense avec faiblesse, tristesse, inappétence, suspension de la rumination, plaintes, frissons ; la température atteint 40 à 42°, le pouls est vite, les muqueuses sont injectées.

On voit bientôt apparaître, généralement dans la région de la gorge, parfois au fanon, à l'épaule, sur un membre, une tumeur œdémateuse, chaude, douloureuse, qui s'étend rapidement sur les parties environnantes et atteint un volume considérable. L'animal salive, la déglutition étant devenue impossible ; la respiration est pénible, dyspnéique.

Au bout de peu de temps, on note des signes de congestion pulmonaire, la respiration s'accélère encore, il survient du météorisme et des coliques avec rejet d'excréments diarrhéiques et striés de sang.

La mort arrive en douze à trente-six heures par asphyxie ou arrêt du cœur ; 90 p. 100 des animaux succombent.

2° *Forme pectorale*. — C'est la seule observée en France jusqu'ici.

Les malades présentent subitement des signes de congestion pulmonaire avec hyperthermie de 2 à 3 degrés, diminution de l'appétit, irrégularité de la rumination, météorisme, constipation.

En douze à vingt-quatre heures, les symptômes s'exagèrent, on note les signes de la pneumonie dans l'un ou les deux lobes pulmonaires ; la toux est rare, faible ; il existe un jetage mousseux, incolore ou rosé. Les symptômes généraux sont graves ; la température atteint 41°. Chez certains malades, on constate des signes d'entérite aiguë.

A la période ultime, la température s'abaisse, les animaux meurent par asphyxie ou par épuisement.

L'évolution est complète en deux à quatre jours en moyenne.

Certains sujets présentent des formes avortées, avec congestion pulmonaire peu grave accompagnée ou non de troubles intestinaux.

D'autres, au contraire, les jeunes en particulier, succombent en quelques heures à une évolution suraiguë. Parfois la guérison est incomplète et sur certains animaux on observe les signes de la broncho-pneumonie chronique.

La gravité de l'infection semble varier suivant les enzooties.

ANATOMIE PATHOLOGIQUE. — 1° *Forme œdémateuse.* — L'engorgement de la gorge est constitué par une infiltration séreuse abondante du tissu conjonctif sous-cutané et interstitiel, qui s'étend au conjonctif des organes (langue, pharynx), avec nombreux foyers hémorragiques.

Les séreuses présentent des ecchymoses et renferment un transsudat rosé. La muqueuse intestinale est congestionnée, ecchymosée, épaissie. Le foie et les reins sont engoués de sang. Le poumon est congestionné. Le péricarde, le myocarde, l'endocarde présentent des ecchymoses.

2° *Forme pectorale.* — Les lobes pulmonaires sont volumineux, gorgés de sang. Les cloisons interlobulaires sont, en général, élargies, infiltrées, de couleur gris jaunâtre. Il existe des zones hépatisées, dont l'aspect, sur la coupe, rappelle celui du poumon dans la péripneumonie aiguë (Voy. ce mot). La plèvre correspondante est épaissie, ecchymosée, recouverte d'un enduit fibrineux. Les muqueuses trachéale, bronchique, laryngienne, sont congestionnées, parsemées d'ecchymoses. Les ganglions bronchiques et médiastinaux sont volumineux et hémorragiques.

Souvent on ne rencontre dans la cavité abdominale que des lésions peu marquées : péritoine ecchymosé renfermant un transsudat rosé ; foyers de congestion sur l'intestin grêle. D'autres fois, il existe de la péritonite ; la muqueuse intestinale est congestionnée, épaissie, parsemée de taches hémorragiques. Les ganglions sont hypertrophiés et hémorragiques ; le foie, la rate, les reins sont congestionnés.

3° *Formes chroniques.* — Les caractères des lésions varient avec leur degré d'ancienneté. Les foyers hépatisés ont l'apparence de lésions péripneumoniques récentes. Les parois des bronches sont épaissies et renferment un muco-pus épais. La muqueuse est plissée, épaissie, son épithélium a disparu.

Après plusieurs mois, les lésions de la broncho-pneumonie caséeuse simulent grossièrement la tuberculose ; il existe des foyers purulents, de la grosseur d'un pois à une noix, entourés d'un tissu périlobulaire épaissi et densifié.

DIAGNOSTIC. — 1° *Sur l'animal vivant.* — Dans la *forme œdémateuse*, la situation de l'engorgement fera distinguer la septicémie hémorragique de la *fièvre charbonneuse* ; d'ailleurs, dans cette dernière, les accidents cutanés sont rares. Dans le *charbon symptomatique*, les tumeurs sont crépitantes et froides.

La *forme pectorale* est souvent confondue avec la *congestion pulmonaire* ou l'*entérite aiguë.* Le diagnostic sera basé sur la coexistence des troubles pulmonaires et intestinaux et sur l'apparition simultanée de plusieurs cas dans une même étable ou dans une même région. On peut confondre plus souvent la septicémie hémorragique avec la *péripneumonie* (Voy. ce mot).

2° *Sur le cadavre.* — Le caractère des tumeurs et leur localisation sous-cutanée feront différencier l'affection du *charbon symptomatique.* Dans la *fièvre charbonneuse*, le sang est altéré et la rate est très volumineuse. Les lésions pulmonaires diffèrent de celles de la *congestion pulmonaire.* Dans la *péripneumonie aiguë*, l'hépatisation est plus complète, la plèvre est plus altérée ; en outre, la coloration rouge de la muqueuse au niveau de la trachée et du larynx, la coexistence des localisations intestinales précisent le diagnostic.

Dans les formes chroniques, il existe de la bronchite et de la péribronchite. Enfin le diagnostic est assuré par l'*examen bactériologique* des produits de raclage des ganglions altérés dans les formes aiguës ou du muco-pus des bronches dans les formes chroniques.

TRAITEMENT. — Il est sans résultat lors d'évolution suraiguë. On conseille les applications révulsives sur les parois du thorax, et à l'intérieur les antithermiques et les antiseptiques.

PROPHYLAXIE. — Isoler les malades ; désinfecter les locaux et les objets souillés. Consigner les pâturages, les ruisseaux, les puits suspects. Nourrir les animaux à l'étable avec des fourrages provenant de localités indemnes.

UTILISATION DES VIANDES. — Peut être permise quand les malades ont été sacrifiés au début et quand la viande n'est pas fiévreuse.

b. Pleuro-pneumonie septique des veaux. — Voy. ce mot.

c. Diarrhée des veaux d'Irlande (*White scour, Lung disease*). — Infection pasteurellique des veaux nouveau-nés, étudiée par Nocard sur les veaux d'Irlande, caractérisée par de la diarrhée et compliquée parfois de broncho-pneumonie (Voy. ENTÉRITE DIARRHÉIQUE DES VEAUX, t. I, p. 462, : dans cet article lire

White scour au lieu de *White scout*, et *Pasteurella* au lieu de *pasteurellose*, colonne 2, lignes 2 et 14).

d. Entéqué. — Affection qui sévit sur les bovidés de la République Argentine, étudiée par Monfallet, Even, Nocard et surtout par Lignières ; ce dernier établit que l'entéqué, caractérisée par un état de cachexie progressive et par la présence de foyers calcifiés dans les poumons, constitue la lésion ultime d'une pasteurellose.

Étiologie. — La *Pasteurella* a la forme d'un fin bacille court, analogue à celui de la fièvre typhoïde du cheval. Elle existe dans les sols et les eaux et surtout dans les prairies basses et humides. Elle pénètre dans l'intestin avec les aliments et les boissons. Chez certains animaux, elle agit directement sur l'intestin. Chez d'autres, on ne constate pas d'accidents locaux, mais ses toxines, résorbées, provoquent des intoxications spécifiques sur certains éléments, en même temps qu'elles favorisent les infections secondaires (Nocard et Leclainche).

Symptomatologie. — La maladie se présente sous deux formes : forme intestinale et forme cachectique.

1° *Forme intestinale.* — Observée pendant la saison chaude sur des animaux âgés de un à deux ans. Au début, la diarrhée est le seul symptôme constaté ; peu à peu, l'animal maigrit, ses forces diminuent, son ventre se rétracte, son dos se vousse, ses poils se hérissent, sa peau se colle. La diarrhée devient spumeuse, sanguinolente. Les animaux succombent dans le marasme. La mortalité est d'un cinquième des animaux atteints (Lignières).

2° *Forme cachectique.* — Débute d'emblée ou fait suite à la forme intestinale. On constate un amaigrissement progressif des animaux, avec conservation ou diminution de l'appétit et dépravation du goût. Assez souvent des arthrites déformantes surviennent aux membres. Généralement les malades se rétablissent, mais la maigreur persiste ; certains sujets meurent d'épuisement.

Anatomie pathologique. — 1° *Forme intestinale.* — On note outre les lésions de la cachexie, la turgescence des plaques de Peyer qui contiennent des abcès miliaires, l'hypertrophie de tous les ganglions qui sont mous et infiltrés, et, en certains cas, des lésions pleurales et pulmonaires.

2° *Forme cachectique.* — Les principales lésions portent sur les poumons et sur les gros vaisseaux. Les poumons renferment des tumeurs dures constituées par du tissu osseux spongieux creusé d'alvéoles. Souvent ces lésions sont peu prononcées.

Dans les artères (aorte, artère pulmonaire), on trouve des élevures en plaques irrégulières, verruqueuses ; certaines végétations sont dures comme de la pierre ; l'endocarde est souvent atteint ; chez certains malades, l'artériosclérose est généralisée.

Traitement. — Lignières recommande les injections intraveineuses de sérum artificiel.

8. **Pasteurellose du buffle (Barbone).** — L'affection sévit en Italie, en Hongrie, en Égypte, dans l'Inde anglaise, dans les Indes néerlandaises.

Étiologie. — La maladie est due à une bactérie presque ronde, qui est ingérée par les animaux avec les aliments et qui pénètre dans l'organisme sans doute au niveau des premières voies digestives.

Symptomatologie. — Au début, fièvre intense avec salivation et respiration pénible, râlante. Une tuméfaction dure, chaude, douloureuse, apparaît dans la région de la gorge, parfois au cou, sous le ventre, et gagne les régions avoisinantes. La respiration devient dyspnéique, l'animal tombe sur le sol et meurt en douze à vingt-quatre heures.

9. **Pasteurellose du porc** (*Septicémie du porc. Pneumonie contagieuse. Pneumo-entérite infectieuse. Swine-plague. Schweineseuche. Schweineseptikaemie.*)

Maladie septicémique, déterminée par une *Pasteurella*, confondue jusqu'en ces dernières années avec la *peste du porc* sous le nom de *pneumo-entérite infectieuse*. La confusion entre les deux affections est d'autant plus facile qu'elles coexistent souvent dans la plupart des foyers et même chez beaucoup de malades.

Étiologie. — La *Pasteurella* se présente dans les tissus sous la forme de cocco-bacilles, de coccus ou de bactéries ovoïdes. Elle existe dans le jetage et les matières excrémentitielles des malades, et aussi dans certains terrains, dans certaines eaux. Des auteurs signalent sa présence dans les premières voies respiratoires et digestives des porcs à l'état de santé ; elle envahirait l'organisme affaibli et deviendrait alors pathogène par une cause quelconque.

« L'infection directe par des bactéries saprophytes apportées avec les aliments constitue l'origine ordinaire de la maladie. On s'explique ainsi la localisation de la pasteurellose en foyers éloignés les uns des autres, son apparition subite sous des influences banales et rarement discernées, sa brusque disparition dans les milieux envahis. » (Nocard et Leclainche, *loc. cit.*)

La contagion semble jouer un rôle peu important ; cependant la maladie peut se transmettre par l'intermédiaire du jetage virulent.

La virulence de la bactérie est très variable. Son invasion et sa multiplication sont facilitées par des circonstances nombreuses, qui, en général, sont celles affaiblissant l'organisme : altérations parasitaires du poumon et de l'intestin ; mauvaise hygiène, refroidissement, etc.

SYMPTOMATOLOGIE. — 1° *Forme suraiguë*. — Les animaux présentent au début une fièvre intense, avec abattement, respiration dyspnéique, rétraction et sensibilité du ventre. Après douze heures environ, des taches rouge violacé apparaissent en diverses régions ; chez quelques malades on note des symptômes cérébraux. La mort arrive en vingt-quatre ou soixante heures.

2° *Forme aiguë*. — Tristesse, inappétence, soif intense, frisson, vomissements ; la température atteint 42°. Les jours suivants l'état général s'aggrave, la respiration devient difficile, les excréments sont durs, couverts de mucus, la toux apparaît et devient fréquente ; des marbrures rougeâtres se montrent aux endroits où la peau est fine. Vers le sixième jour, ces signes s'exagèrent ; la respiration est difficile, bruyante ; la toux, faible, se produit en quintes prolongées ; un jetage jaunâtre s'écoule par les naseaux : une diarrhée intense a succédé à la constipation ; à l'examen de la poitrine, on note les signes de la congestion, puis de l'hépatisation pulmonaire ; la faiblesse est très grande.

En six à douze jours l'animal succombe. La mortalité atteint 80 p. 100 des malades.

3° *Forme chronique*. — Terminaison fréquente de la forme aiguë non mortelle. Symptômes mal définis : toux, inappétence, amaigrissement.

ANATOMIE PATHOLOGIQUE. — 1° *Forme suraiguë*. — On constate des congestions viscérales disséminées.

2° *Forme aiguë*. — Les lésions étendues à toutes les régions prédominent surtout sur le poumon et la plèvre : peau œdématiée au niveau des marbrures ; sérosité dans le péritoine ; inflammation catarrhale de la muqueuse intestinale avec tuméfaction des plaques de Peyer ; ganglions de la cavité abdominale infiltrés ; rate tuméfiée et ramollie ; foie et reins congestionnés. Le poumon présente, au début, des lésions analogues à celles que l'on

constate dans la pasteurellose aiguë des bovidés. Plus tard, les lobules atteints sont hépatisés et renferment de petits foyers caséeux jaunâtres ; parfois ces noyaux de broncho-pneumonie se réunissent en masses caséeuses étendues. Les plèvres sont altérées dans toute leur étendue, ou seulement au niveau des zones pulmonaires envahies. La muqueuse des bronches, de la trachée, du larynx est congestionnée. Les ganglions bronchiques sont volumineux et infiltrés. Le péricarde présente des ecchymoses et renferme un liquide clair.

3° *Forme chronique*. — Les lésions sont mal connues : foyers de broncho-pneumonie, abcès du poumon, du foie, de la rate ; plèvre épaissie et recouverte de néo-membranes ; ganglions bronchiques et médiastinaux durs et volumineux.

DIAGNOSTIC. — 1° *Sur l'animal vivant*. — Il est difficile de reconnaître les formes suraiguës et chroniques.

On différenciera les formes aiguës de la *pneumo-entérite infectieuse* (*peste*) par l'intensité moins grande des accidents intestinaux et par la prédominance des troubles respiratoires, et du *rouget* par leur évolution moins rapide et la présence des signes d'hépatisation pulmonaire.

2° *Sur le cadavre*. — La pasteurellose est essentiellement caractérisée par des lésions intenses de pneumonie à divers degrés d'hépatisation, avec foyers d'hémorragie et de nécrose, par de la pleurésie fibrineuse hémorragique, de la péricardite, des tuméfactions ganglionnaires et des hémorragies dans les reins. (Preisz).

Les formes suraiguës ne peuvent être distinguées des formes correspondantes du rouget et de la peste.

L'*examen bactériologique* des ganglions ou de la rate permet de différencier avec le rouget.

TRAITEMENT. — Peu efficace. On conseille les applications révulsives sur la poitrine, le calomel, l'ipéca, etc. On isolera le malade, on désinfectera la porcherie.

POLICE SANITAIRE. — Mesures sanitaires identiques à celles qui sont prescrites pour le *rouget* du porc (Voy. ROUGET).

10. Pasteurellose du cheval (*Fièvre typhoïde du cheval. Pneumonie infectieuse. Influenza*). — Maladie épizootique, déterminée par une *Pasteurella* isolée par Lignières.

HISTORIQUE. — Longtemps, en France, la contagiosité de la « fièvre typhoïde » du cheval fut niée et la plupart des auteurs la considéraient comme une gastro-entérite plus ou moins compliquée, qu'ils attribuaient à des causes banales ; cependant quelques-uns la considéraient comme une maladie générale avec altération du sang. En Allemagne, on admettait la contagion de l'influenza.

A la suite de la grande épizootie de 1881-82, la « fièvre typhoïde » est nettement caractérisée et sa contagiosité est établie. On reconnaît que la maladie peut se manifester sous diverses formes cliniques. Dieckerhoff en reconnaît trois distinctes : la fièvre typhoïde proprement dite (*Pferdestaupe*), la pneumonie infectieuse (*Brutseuche*), et la grippe ou bronchite infectieuse (*Scalma*). En France, on fait la même distinction et on tend, en général, à considérer ces formes comme indépendantes les unes des autres.

En 1887, Schütz isole, dans les lésions de la pneumonie infectieuse, une bactérie ovoïde. En 1889, Babes, Starcovici et Calinesco étudient, au point de vue bactériologique, la fièvre typhoïde du cheval et la considèrent comme « une pneumonie avec une septicémie hémorragique ».

En France, Galtier et Violet, en 1889, reprennent l'étude des « affections typhoïdes ». Ils trouvent, dans les lésions récentes de la fièvre typhoïde, de la pneumonie infectieuse, deux microbes spéciaux (*Streptococcus pneumo-enteritis equi* et *Diplococcus pneumo-enteritis equi*), qui provoquent chacun une maladie déterminée, mais les affections restent cliniquement confondues. Les microbes proviennent des sols, sont apportés avec les eaux ou les fourrages et pénètrent avec les poussières par les voies respiratoires ou avec les aliments ou les boissons par les voies digestives. La contagion ne joue qu'un rôle secondaire. Galtier classe ces infections sous le nom de « pneumo-entérites infectieuses ».

« Les travaux récents de Lignières apportent sur le même sujet des précisions nouvelles. Ils prouvent que la fièvre typhoïde et les pneumonies infectieuses constituent bien en réalité la « pasteurellose » du cheval.

« Dans une admirable série de recherches, Lignières démontre les curieux rapports étiogéniques des infections classées et projette une pleine lumière dans une des questions les plus obscures de la pathologie animale. » (Nocard et Leclainche, *loc. cit.*)

ÉTIOLOGIE. — La maladie est déterminée par une *Pasteurella*, qui se présente sous la forme d'une fine bactérie courte, à extrémités arrondies.

Les solipèdes sont seuls exposés à l'infection accidentelle, mais la réceptivité de l'*âne* est moindre que celle du cheval ; celle du *mulet* est intermédiaire entre les deux.

La pasteurellose du cheval se transmet à la fois par contagion et par infection proprement dite.

La contagion s'opère avec une très grande facilité sous certaines conditions. Généralement, la transmission de la maladie a lieu par la cohabitation. La pneumonie infectieuse s'observe très fréquemment dans les grandes agglomérations de chevaux, notamment sur les chevaux des régiments de cavalerie et d'artillerie, la transmission se faisant par l'intermédiaire du jetage, des déjections intestinales qui souillent les aliments, les boissons, etc. Les animaux peuvent la contracter aussi en séjournant dans des écuries contaminées, quand ils sont transportés dans des wagons infectés, etc. La propagation peut aussi s'effectuer indirectement par l'intermédiaire des fourrages, des eaux de boisson, fumiers infectés, des personnes, des petits animaux, notamment des souris et des rats, des objets de pansage (éponge), des mors de bride, etc.

« Il existe des variations étendues dans la contagiosité. Tandis que certaines formes, malignes ou bénignes, sont nettement épizootiques, d'autres ont peu de tendance à la diffusion. C'est ainsi que la pasteurellose est entretenue, entre les grandes poussées épizootiques, sous un type enzootique ou nettement sporadique. » (Nocard et Leclainche, *loc. cit.*)

L'infection proprement dite se fait par des bactéries saprophytes qui existent dans l'intestin ou qui y sont amenées par les grains, les fourrages, les eaux de boisson, et qui, sous certaines conditions non déterminées, deviennent pathogènes.

Nous avons vu plus haut (*Historique*) que Galtier et Violet attribuaient un rôle étiogénique important aux aliments et aux eaux de boisson dans la genèse des « affections typhoïdes ». De nombreuses observations de vétérinaires militaires établissent que dans les régiments où la pneumonie infectieuse est si fréquente, la maladie apparaissait parfois à la suite de l'ingestion de fourrages vasés ou poussiéreux, de grains moisis ou poussiéreux. La nature même des fourrages joue un certain rôle, et nous avons observé plusieurs fois sur les jeunes chevaux d'un régiment une épizootie de laryngo-trachéite, à la suite de distribution de luzerne ; la maladie cessant dès que l'on substituait le foin à la luzerne.

Certaines causes ont été invoquées comme favorisant le développement et la diffusion de la maladie ; ce sont les causes prédisposantes ordinaires : mauvaise hygiène, écuries basses, mal entretenues, trop étroites, temps humides et froids, période d'acclimatement, etc. Deux seules sont à retenir : l'agglomération d'un grand nombre de chevaux dans un espace trop restreint et le jeune âge.

PATHOGÉNIE. — On ne connaît pas encore les conditions qui président à la pénétration dans l'organisme des bactéries introduites avec les aliments et les boissons, ni à leur pullulation dans l'intestin.

La période d'incubation est de trois à sept jours en moyenne.

Les bactéries peuvent pénétrer dans l'organisme par la voie des lymphatiques ; elles gagnent les ganglions, sont ensuite déversées dans le sang, puis envahissent les organes où elles provoquent des lésions hémorragiques et congestives ou bien des lésions inflammatoires (pneumonie, pleurésie, péritonite, etc.), tandis que leurs toxines provoquent les symptômes généraux du début. L'organisme ainsi intoxiqué et affaibli devient un milieu très favorable pour la pullulation d'autres microbes qui le menacent, et il arrive souvent que ces microbes nouveaux se substituent aux premiers envahisseurs ; c'est ainsi que le streptocoque gourmeux se substitue à la *Pasteurella* (Lignières).

« On comprend que la coexistence de la gourme dans les milieux infectés par la pasteurellose prédispose aux pneumonies. Accoutumé à la vie parasitaire par une série de passages dans les organismes, le streptocoque cultive presque à coup sûr dans le poumon, même dans le cas d'une infection légère et bénigne par le cocco-bacille. » (Nocard et Leclainche.)

SYMPTOMATOLOGIE. — Les symptômes sont très variables, suivant les cas. Cependant, dans les formes graves, on note un ensemble de symptômes généraux qui caractérisent l' « état typhoïde » : invasion brusque, fièvre intense, accélération des grandes fonctions, coloration spéciale et tuméfaction de la conjonctive, inappétence, prostration intense. Peu de temps après, des complications apparaissent et surtout les infections pleuro-pulmonaires.

a. *Forme suraiguë.* — La maladie s'annonce brusquement par l'abattement, la perte de l'appétit ; les symptômes généraux s'aggravent d'heure en heure et deviennent rapidement inquiétants ; la température atteint 41 à 42° ; la respiration est courte et accélérée ; le pouls est très vite (80 à 100 par minute), petit, difficile à percevoir, tandis que les battements du cœur sont violents et tumultueux. Les conjonctives sont infiltrées, de teinte jaune rougeâtre ; leur tuméfaction augmente peu à peu et elles forment un bourrelet œdémateux saillant, tandis que leur coloration se fonce de plus en plus et que des pétéchies apparaissent à leur surface ; l'œil est pleureur ; la pituitaire a une teinte rouge violacé et se couvre de pétéchies ; la muqueuse buccale est rouge foncé et les gencives sont bordées par un liséré violacé. Le cheval est affaissé, indifférent à ce qui l'entoure ; il marche péniblement ; il est insensible aux excitations ordinaires. Les excréments, d'abord durs, deviennent liquides, parfois sanguinolents ; l'urine est épaisse, peu abondante, parfois colorée par le sang.

La respiration devient dyspnéique. Les battements du cœur sont intermittents, très précipités. On observe souvent les signes de congestion pulmonaire étendue. En vingt-quatre à trente-six heures, le malade tombe sur le sol et meurt dans le coma.

b. *Forme aiguë.* — Les symptômes sont les mêmes, mais plus atténués. La maladie s'annonce soudainement par de la tristesse, de la somnolence, de l'affaiblissement, de l'inappétence ; la température atteint 40° ; la respiration et la circulation sont accélérées, le pouls est petit et faible. Les muqueuses apparentes, notamment les conjonctives, ont une teinte jaune rougeâtre et sont souvent couvertes de pétéchies ; la bouche est sèche, pâteuse, les gencives ont un liséré violacé. L'œil est pleureur et à demi fermé. Le malade accepte encore un peu de fourrages, de vert, les barbotages clairs ; sa faiblesse est grande.

En vingt-quatre à quarante-huit heures, les symptômes généraux s'aggravent. Généralement on observe les symptômes de la congestion pulmonaire. Souvent aussi, on note des localisations intestinales : ventre levretté, douloureux, reins raides, coliques légères, constipation, puis diarrhée, d'abord ordinaire, puis séreuse. Ces symptômes persistent quelques jours. Le malade maigrit considérablement.

La *résolution* est annoncée par le retour graduel de l'appétit et de l'excitabilité, l'abaissement de la température, la disparition des symptômes pulmonaires ou intestinaux. L'évolution est complète en huit ou dix jours en moyenne. La convalescence est souvent longue.

La *mort* est précédée par une aggravation de tous les symptômes.

La gravité de l'affection est très variable suivant les épizooties; en général, la mortalité ne dépasse pas 5 p. 100 des malades.

COMPLICATIONS. — 1° *Complications pulmonaires.* — La plus fréquente et la mieux étudiée des infections surajoutées à la pasteurellose est la pleuro-pneumonie infectieuse (*Brutseuche*).

Les symptômes locaux apparaissent vingt-quatre ou quarante-huit heures, parfois plusieurs jours après le début de l' « état typhoïde ». La respiration est courte et accélérée; la température monte encore et oscille entre 40 à 41°. La toux, rare, faible et avortée dans certaines formes, est forte, fréquente, quinteuse dans d'autres. On constate parfois un jetage muqueux, rarement un jetage rouillé. Les signes fournis par la percussion et l'auscultation de la poitrine sont variables. Généralement, la pneumonie est double et profonde; elle débute vers le centre du poumon, au voisinage des gros troncs bronchiques, et progresse ensuite dans les deux lobes, pour gagner la périphérie. Pendant deux ou trois jours, on ne constate pas de matité, mais une simple exagération du murmure respiratoire avec des râles crépitants et muqueux. Lorsque les lésions gagnent la périphérie du poumon, on observe les signes stéthoscopiques ordinaires des pneumonies (Voy. PNEUMONIE), tandis que les signes généraux s'aggravent.

D'autres fois, les lésions siègent dans un seul lobe, soit sous la forme lobaire, plus souvent en foyers disséminés qui se réunissent ensuite. Elles se dénotent par de la submatité d'abord, de la matité ensuite, et par de la crépitation, parfois par un souffle tubaire.

La pneumonie s'accompagne très souvent de *pleurésie* (*pleuro-pneumonie*). La respiration devient plus difficile, le pouls est petit, filant. La matité est double et gagne régulièrement en hauteur de chaque côté. Par la *thoracentèse* (Voy. ce mot), on confirme le diagnostic; il s'écoule un liquide jaune rougeâtre, trouble, parfois purulent.

Les jours suivants, on observe les signes de la *résolution*. Si les lésions ne régressent pas, les symptômes généraux s'aggravent, tandis que les signes locaux se précisent.

En certains cas, la *suppuration* s'établit dans le poumon et le malade meurt avant que les signes de l'abcédation soient constatés. Plus souvent, la maladie se termine par la *gangrène* pulmonaire (Voy. PNEUMONIE, *Terminaisons*).

La mort survient soit par asphyxie lorsque l'hépatisation est étendue ou lorsque le liquide pleurétique est trop abondant, soit par infection ou intoxication lors d'abcédation ou de gangrène.

La *marche* de la maladie est variable. Souvent l'affection a une évolution régulière, sans complications, et se termine par la résolution.

Dans d'autres cas, la pasteurellose revêt d'emblée un haut caractère de gravité et se complique rapidement de pleurésie, d'abcédation ou de gangrène.

2° *Localisations nerveuses.* — *Forme cérébro-spinale.* — L' « état typhoïde » se complique parfois de troubles nerveux lors de localisations sur le cerveau (forme *cérébrale*) ou sur la moelle (forme *médullaire*). Dans la forme cérébrale, on note les symptômes de la *congestion du cerveau* (Voy. t. I, p. 439). La forme médullaire est annoncée par de la parésie du train postérieur, suivie de paraplégie complète.

3° La *fourbure* apparaît au début ou un peu plus tard (Voy. t. I, p. 574).

4° Les altérations du *myocarde* (*myocardite d'intoxication*) s'accompagnent de troubles fonctionnels du cœur avec stase veineuse, congestion passive du foie, des reins, du poumon (Voy. t. I, p. 275).

5° Les *accidents oculaires* consistent, outre la conjonctivite, en de l'ophtalmie externe avec kératite, ou bien en de l'*iritis* avec trouble de l'humeur aqueuse et hypopion (Voy. IRITIS, KÉRATITE, ŒIL).

6° Des *monoplégies* sont parfois constatées.

7° Enfin, des *arthrites* et des *synovites* sont observées, généralement pendant la convalescence (Voy. PNEUMONIE, *Complications*) ou mieux plusieurs mois après (*synovites rhumatismales*).

c. *Formes légères.* — La pasteurellose sévit fréquemment sous une forme bénigne, soit au cours des poussées épizootiques, soit plus généralement en dehors de celles-ci. Le début est brusque, comme dans les formes graves : l'animal est abattu, triste; son appétit est diminué; il laisse son avoine, mange encore son foin, recherche les boissons froides; ses muqueuses ont une teinte safranée; sa bouche est sèche, pâteuse; son ventre est levretté; on observe de la constipation au début, qui est souvent suivie de diarrhée. Les grandes fonctions sont accélérées; la température atteint 40°.

Souvent on observe de la submatité dans les régions inférieures de la poitrine; à ce niveau, on entend quelques râles sibilants. La toux est rare ou fait défaut. Les troubles s'atténuent vers le quatrième ou le cinquième jour et disparaissent en dix ou douze jours.

Dans certaines épizooties, l'affection paraît se localiser sur la *muqueuse respiratoire* (c'est la *bronchite infectieuse* de Joly, la *Scalma* de Dieckerhoff, la *grippe* de Leclainche, la *laryngo-trachéite typhoïde* de Lignières et Rohr). On observe les symptômes généraux qui viennent d'être décrits, puis vers le deuxième ou le troisième jour, on constate une toux sèche, forte et quinteuse ou plaintive et avortée ; le larynx est très sensible à la pression, ainsi que la région des parotides ; les ganglions de l'auge sont infiltrés. Le jetage apparaît muqueux, puis muco-purulent. Les symptômes généraux s'atténuent puis disparaissent, et on observe les signes d'une inflammation catarrhale du larynx, du pharynx, de la trachée ou des bronches.

La guérison survient en quinze jours environ ; les malades restent longtemps faibles. On peut observer des complications cardiaques, pulmonaires ou cérébrales, ordinairement peu graves.

ANATOMIE PATHOLOGIQUE. — 1° *Forme suraiguë*. — Sang noir, se coagulant difficilement. Lésions congestives et hémorragiques généralisées.

2° *Forme aiguë*. — Lésions congestives avec obstructions capillaires disséminées suivies d'exsudations interstitielles ou cavitaires. Infiltration du tissu conjonctif sous-cutané. Muscles ecchymosés et infiltrés. Ganglions engorgés et hémorragiques.

Le péritoine renferme un transsudat séreux et est couvert d'ecchymoses. Infiltration de la couche sous-muqueuse de l'intestin. Muqueuse intestinale congestionnée. Ganglions de la cavité abdominale volumineux et engorgés. Foie friable. Reins infiltrés.

Les plèvres et le péricarde sont parsemés d'ecchymoses et renferment de la sérosité. Les poumons sont très congestionnés ; le tissu interlobulaire est infiltré. La muqueuse respiratoire est congestionnée. Le myocarde est cuit. Les ganglions de la cavité thoracique sont œdématiés. Les centres nerveux présentent de la congestion généralisée.

Lors de *pleuro-pneumonie infectieuse*, les altérations siègent sur le poumon seul ou à la fois sur le poumon et sur la plèvre.

La pneumonie est double et profonde, répartie au début en foyers multiples qui se réunissent et gagnent graduellement vers la superficie, ou bien lobaire et localisée à un seul lobe (Voy. PNEUMONIE). La suppuration, quand elle se produit, est en général diffuse ; rarement on observe des abcès. La gangrène est plus ou moins étendue : les îlots disséminés ou les larges zones de tissu mortifié ont peu de tendance à se délimiter à la périphérie.

La pleurésie est double et diffuse ; la séreuse est congestionnée et parsemée de taches hémorragiques ; elle renferme un liquide plus ou moins abondant, séreux, plus ou moins coloré, parfois trouble, rougeâtre, purulent.

DIAGNOSTIC. — Presque toujours facile ; basé sur la constatation de l' « état typhoïde » et du caractère épizootique de l'affection.

On différenciera aisément les *formes suraiguës* de la *fièvre charbonneuse*, de l'*anasarque aiguë*, de certains *empoisonnements*.

PRONOSTIC. — Très variable, il est plus favorable sur les animaux adultes, et qui sont dans de bonnes conditions hygiéniques. Il est grave sur des animaux débilités, sur les jeunes, et sur les vieux ; il est également grave sur les animaux qui, vivant dans de bonnes conditions, ont déjà des affections anciennes du cœur ou des poumons.

TRAITEMENT. — Recourir, dès le début, aux révulsifs (sinapisme, frictions sinapisées étendues, injections d'essence de térébenthine au poitrail), aux antithermiques (quinine, caféine, antifébrine, salicylate de soude, digitale), aux excitants diffusibles (acétate d'ammoniaque, essence de térébenthine, alcool, vin, café). Cagny préconise l'usage de la vératrine, de l'ésérine et de la pilocarpine associées :

Vératrine.............................. 0,04
Ésérine............................... 0,02
Pilocarpine........................... 0,04

en injections sous-cutanées, à renouveler deux ou trois fois par jour.

On recommande aussi le séjour au grand air, le lavage du sang par les injections sous-cutanées de sérum artificiel et, dans les formes septicémiques, par les injections intraveineuses de ce sérum. Les complications seront traitées comme il convient (Voy. CONGESTION CÉRÉBRALE, ENTÉRITE, FOURBURE, PNEUMONIE, etc.).

On nourrira le malade avec des barbotages, des mashes, du vert, du lait (12 à 15 litres par jour en breuvages et en lavements) ; comme boissons, du thé de foin, de l'eau blanchie contenant en dissolution des laxatifs ou des purgatifs doux, des alcalins.

La période de convalescence est souvent

longue ; le malade sera fortement nourri et on lui donnera des toniques et des ferrugineux :

Alcoolat de quinquina	50 grammes.
Poudre de noix vomique	3 —
Sulfate de fer	8 —
Carbonate de soude	8 —

Prophylaxie. — Isoler les malades dans des écuries chaudes, mais bien aérées. Évacuer et désinfecter, si possible, l'écurie occupée par eux, sinon désinfecter leurs places. Les animaux contaminés sont surveillés et placés ensemble.

11. **Pasteurellose du chien.** — I. *Maladie du jeune âge.* Voy. Maladie des chiens (*Maladie du jeune âge*), t. II, p. 132.

II. *Typhus du chien.* — C'est la pasteurellose aiguë du chien.

La maladie sévit un peu partout sous une forme enzootique, surtout dans les grandes villes.

Elle frappe les animaux de toute race et de tout âge.

Symptomatologie. — On peut distinguer une *forme grave* et une *forme bénigne.*

1º *Forme grave.* — Débute par des symptômes généraux graves : tristesse, somnolence, faiblesse, accélération des grandes fonctions; la température atteint 41º. Des vomissements, d'abord muqueux, puis sanguinolents se produisent. L'inappétence est absolue, le chien recherche l'eau froide. La défécation est rare ; les excréments sont durs, striés de sang.

En douze à vingt-quatre heures, la température s'abaisse vers 38º, mais le pouls est très vite, filant. La dépression nerveuse s'accentue. Les vomissements continuent; le sang est rejeté coagulé. Le ventre est levretté et douloureux. Après trois ou quatre jours, la muqueuse buccale se couvre d'érosions qui se transforment en ulcérations ; la bouche exhale une odeur putride.

A la période ultime, les symptômes s'accentuent, ainsi que l'état d'épuisement. L'ingestion des liquides provoque des vomissements de sang noir et coagulé. La température descend au-dessous de 36º et la mort arrive dans le coma ou les convulsions, dans 80 p. 100 des cas.

2º *Forme légère.* — Symptômes de la forme aiguë, mais atténués : tristesse, inappétence, soif vive, vomissements; abdomen douloureux; bouche sèche exhalant une odeur forte. La guérison survient après huit à douze jours.

Traitement. — Calmer les vomissements et soutenir les forces des malades. On recommande comme boisson l'eau bouillie froide et acidulée, donnée souvent et à petites doses. Nourrir le malade avec des lavements alimen-

taires. Lors d'hypothermie, ordonner les bains chauds. Dès qu'il est possible, donner souvent et peu à la fois des aliments alibiles et de facile digestion (bouillon, lait). La *vaccination préventive* par virus atténué ne peut pas encore être recommandée.

PARTHENAISE (Variété bovine). — C'est une variété de la race vendéenne de Sanson. Dans le pays même, on dit *Gatinau,* et dans le commerce de la boucherie, *Chollet* ou *Choletais.* La taille est peu élevée : 1 m,46 au plus ; la nuance du pelage est fauve, pouvant aller jusqu'au brun aux parties antérieures. Les vaches sont assez bonnes laitières. Les bœufs travaillent à l'âge de quinze mois, puis ils sont engraissés avant cinq ans. Leur belle conformation et la qualité de leur viande en font de bons animaux de boucherie.

PASSIF. — Se dit, dans le langage médical, des affections qui dépendent d'une faiblesse ou d'un relâchement organique, par opposition à celles qui se rattachent à une augmentation d'action, et qu'on appelle *actives* (Voy. Congestion, t. I, p. 285).

PÂTE (*pasta*, πάστα ; all. *Teig* ; angl. *paste* ; it. et esp. *pasta*). — Préparation pharmaceutique formée de sucre et de gomme dissous dans l'eau pure ou chargée de principes médicamenteux, qu'on unit par évaporation jusqu'à ce qu'on ait obtenu une masse assez consistante pour pouvoir conserver la forme qu'on lui donne, sans cependant être cassante. — Par extension, *pâte,* composé qui ne contient ni sucre ni gomme, et qui n'a de commun avec les vraies pâtes que sa consistance. — *Pâte de Canquoin.* Chlorure de zinc, 1 partie ; farine de froment, 2 ; eau simple, quantité suffisante. Délayez et faites une pâte très ferme. — *Pâte cathérétique.* Mélange en proportions variables, suivant l'effet cherché, de sulfate de zinc en poudre et de glycérine, de façon à faire une pâte épaisse qu'on emploie en applications externes. — *Pâte caustique.* Mélange, à parties égales, de chaux vive et de savon blanc, employé pour cautériser les tumeurs superficielles. — *Pâte de Socin.* Pâte proposée pour remplacer les sutures; elle se prépare au moment de l'emploi :

Oxyde de zinc	50 grammes.
Eau	50 —
Chlorure de zinc	5 à 6 —

c'est-à-dire parties égales d'oxyde de zinc et de la solution de chlorure. Employée sur les pansements ou à l'air, à la place de l'iodoforme. On l'applique seule, ou mélangée avec un peu d'ouate.

PATHOGÈNE. — Se dit des influences qui provoquent le développement des maladies, et spécialement des bactéries aptes à engendrer des maladies infectieuses. Dans la majorité des cas, les bactéries pathogènes agissent par les substances toxiques qu'elles sécrètent ou excrètent ; cependant, quand elles se sont multipliées avec une grande rapidité de façon à former des colonies considérables, elles peuvent obstruer les vaisseaux et déterminer la production d'infarctus, ou provoquer par leur seule présence une inflammation des organes par lesquels elles s'éliminent : telle est l'origine des néphrites infectieuses (Bouchard). On nomme *pathogènes spécifiques* les bactéries qui produisent des lésions ayant toujours les mêmes caractères, comme les agents de la tuberculose, de la morve ; et *pathogènes indifférentes* celles qui produisent des lésions dont le siège et la nature varient, telles que les staphylocoques, les streptocoques, le pneumocoque.

PATHOGÉNÉSIE ou PATHOGÉNIE (*pathogenia*, de πάθος, maladie, et γένεσις, génération ; all. *Pathogenie* ; angl. *pathogeny* ; it. et esp. *pathogenia*). — Partie de la pathologie qui traite de la manière dont les maladies se développent.

PATHOGNOMONIQUE ou PATHOGNOSTIQUE (*pathognomonicus*, παθογνωμονικός, de πάθος, maladie, et γνώμων, indicateur ; all. *pathognomonisch* ; angl. *pathognomonic* ; it. et esp. *pathognomonico*). — Se dit des signes caractéristiques d'une maladie.

PATHOLOGIE (*pathologia*, παθολογία, de πάθος, maladie, et λόγος, discours ; all. *Pathologie*, *Krankheitslehre* ; angl. *pathology* ; it. et esp. *patologia*). — Science qui traite de tous les désordres survenus, soit dans la disposition matérielle des parties constituantes de l'organisme, soit dans les actes qu'elles sont appelées à remplir.

Pathologie cellulaire (Virchow). — Partie de la pathologie générale qui étudie les altérations des éléments anatomiques en prenant pour point de départ la *théorie cellulaire*, d'après laquelle tous les éléments anatomiques seraient des cellules ou dériveraient d'une cellule.

Pathologie comparée. — Celle dont l'objet est l'étude comparative des phénomènes pathologiques qui se manifestent chez les différentes espèces d'animaux et même de végétaux. Plus les espèces sont voisines de l'homme, plus cette comparaison offre d'intérêt et d'étendue. Elle doit être étudiée dans les modifications que lui impriment les climats et les conditions hygiéniques dans la série animale tout entière. C'est un complément indispensable de la pathologie humaine. De plus, il y a des échanges de maladies entre l'homme et les animaux, et, si la vaccine est un exemple du bienfait qu'on en peut tirer pour l'homme, la rage, la morve, le charbon sont des exemples des funestes effets de ces transmissions. C'est sur les documents que lui fournissent *l'anatomie générale* et la pathologie comparée que la pathologie générale appuie ses données les plus précieuses.

Pathologie générale. — Celle qui réunit les considérations communes, sinon à toutes les maladies, du moins au plus grand nombre d'entre elles, expose les faits les plus généraux de la science médicale, et fonde un langage technique indispensable à l'exposition claire et méthodique des faits, généraux ou particuliers. Étudiant les lésions communes aux éléments anatomiques, puis aux tissus semblablement composés, et les troubles correspondants de leurs propriétés, elle conduit à déterminer l'origine et la nature de ces lésions et de ces troubles, ainsi que le traitement général à suivre dans les affections de même provenance et de même nature, quel que soit l'organe dans lequel elles siègent.

Pathologie externe ou chirurgicale. — Celle qui s'occupe des maladies, lésions ou difformités, qui siègent à l'extérieur du corps, ou dont le principal moyen curatif consiste dans la pratique de certaines opérations exécutées avec la main seule ou armée de divers instruments.

Pathologie interne ou médicale. — Celle qui s'occupe particulièrement des maladies siégeant à l'intérieur du corps, ou curables par les moyens tirés de la matière médicale et de l'hygiène.

Pathologie spéciale. — Celle qui étudie une à une les diverses espèces de maladies auxquelles les animaux sont exposés. Elle diffère beaucoup du *spécialisme*, car le *spécialiste* se consacre à l'étude d'une seule affection, tandis que la *pathologie spéciale* embrasse le champ de la pathologie entière, divisé en autant de chapitres qu'il y a de maladies.

PATTE (*pes* ; all. *Pfote* ; angl. *paw* ; it. *zampa* ; esp. *pata*). — En général, membre ou organe de locomotion des animaux ; cependant les membres antérieurs sont appelés *mains*, et les postérieurs *pieds*, chez l'homme, tandis que, chez les singes, les uns et les autres prennent très souvent le nom de *mains* ; on dit les *pieds* d'un cheval, et, généralement, de tous les animaux qui ont les extrémités des membres enveloppées de corne ; les *pattes* d'un chien, d'un lapin, et, en général, des animaux qui n'ont pas ces parties entourées de corne.

Les oiseaux (fig. 1421), les reptiles, les insectes, les arachnides, ont des *pattes*; les céphalopodes, des *bras*, les poissons, les cétacés, les tortues marines, des *nageoires*. Les membres de devant

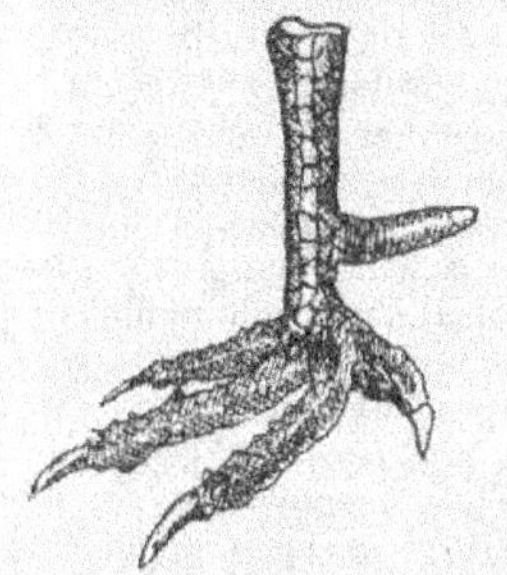

Fig. 1421. — Patte de coq cochinchinois, âgé de trois ans.

prennent le nom d'*ailes* chez les oiseaux et les cheiroptères. Dans le langage de la Fauconnerie on dit les *mains* en parlant des pattes des faucons.

PATHOLOGIE. — **Abcès ou Bleime.** — Ils sont caractérisés par les symptômes habituels, mais se compliquent de carie des os et des cartilages. On les observe assez souvent sur les oies grasses à la fin de l'engraissement, et ils sont attribués à des perchoirs trop petits et tranchants.

TRAITEMENT. — Les ouvrir et faire des lavages antiseptiques. Au début, les lotions phéniquées répétées arrêtent leur développement.

Congélation. — Sur les poules qui ne rentrent pas la nuit dans un poulailler, on peut constater, pendant les grands froids, de véritables cas de congélation des pattes et de la crête. Les parties attaquées noircissent, se séparent par gangrène sèche des parties restées saines. La séparation se fait plus ou moins haut, sur une ou sur les deux pattes.

TRAITEMENT. — 1° *Préventif.* — Obliger les volailles à rentrer la nuit dans le poulailler.

2° *Curatif.* — Amputer la partie gelée, aussitôt que l'élimination se fait, et engraisser l'opéré.

Gale. — Voy. t. 1, p. 637.

PÂTURAGE (*pascua*, λειμών; all. *Weide*; angl. *pasture*; it. *pastura*). — Lieu où l'on fait paître le bétail. Lorsque les pâturages sont étendus, que l'herbe est abondante, l'espace est divisé en compartiments, dans lesquels on fait succéder, aux bêtes bovines, les chevaux, puis les moutons. Étendue moyenne de la surface par tête pour chaque espèce : cheval, 115 ares; poulain, 50; bœuf, 92; vache, 75;

mouton, 7. Le séjour dans les pâturages peut être funeste à la santé des bestiaux pendant les nuits froides, dans les lieux et les saisons où les variations de température sont brusques, au voisinage des marais pendant l'été et l'automne, surtout le matin, quand les animaux sont à jeun.

Ce sont les terres gazonnées, sur lesquelles il est impossible d'employer la faux, et aussi les prairies naturelles où l'on fait manger l'herbe sur place, comme dans les embauges du Morvan, les embouches de la Normandie, les herbages de la Hollande et les prairies d'une bonne partie de l'Angleterre. En certaines contrées, on fait des pâturages artificiels.

On a beaucoup discuté sur les avantages et inconvénients de la pratique du pâturage. Pour l'engraissement, le rendement est inférieur à celui des prairies artificielles; Moreau de Jonnès a prouvé que si les meilleurs pâturages permanents fournissent par hectare environ 92 kilogrammes de viande, les prairies artificielles en fournissent jusqu'à 200 kilogrammes ; les pâturages ordinaires, y compris quelques herbages, n'en fournissent que 44 kilogrammes par hectare. D'après certains économistes, un grand nombre d'autres motifs militent encore en faveur de la nourriture à l'étable : l'engraissement plus prompt, la plus grande docilité des animaux, l'avantage de les préserver des grandes chaleurs et des insectes qui les tourmentent et nuisent à leur accroissement; l'économie surtout, qui, d'après certains auteurs, serait grande, puisqu'on prétend qu'on peut nourrir à l'étable, avec le produit vert de sept hectares de prairies artificielles, la même quantité de bestiaux qui eût exigé vingt hectares si on les eût laissé pâturer ; le fumier qu'on recueille et qui sert ensuite à améliorer les terres assolées de la ferme; la fatigue qu'on épargne aux bêtes de travail, qui eussent été obligées d'aller au loin chercher leur pâture.

Pour l'élevage des jeunes animaux, le séjour au grand air et en liberté offre des avantages incontestables; quant aux vaches laitières, aux animaux à l'engrais, si le rendement obtenu au pâturage est diminué en quantité, il est bien augmenté en qualité. L'herbe consommée à l'étable ne donne pas le même lait que si elle est consommée à l'air libre.

Les pâturages n'exigent qu'une culture peu dispendieuse; ils doivent être amendés et fumés ; avec un système convenable d'irrigation ou de drainage, ils craignent peu les sécheresses ou les inondations qui leur sont parfois si funestes. Il arrive ainsi qu'un sol en pâturage, avec un rendement moindre, donne cependant une rente plus élevée que s'il était en culture. En outre, il est des terres qui donnent en pâturages un produit beaucoup plus grand que celui qu'on pourrait en attendre en les fauchant, ou en les convertissant en terres arables; de ce nombre sont les embouches qui donnent un bénéfice assuré. Puis il est des pâturages, comme ceux de la Suisse, des montagnes en général, qui sont trop élevés pour être cultivés, ou qui sont trop pierreux, trop inégaux, pour que la charrue ou même la faux puissent y être mises.

L'habitude de pâturer sur les *chaumes* est généralement peu recommandable; car ils offrent peu de ressources si les terres sont propres, bien cultivées, et ne fournissent de pâture passable que si le sol est couvert d'herbes; les animaux se blessent facilement entre les onglons et se nourrissent mal, à moins qu'il n'y ait beaucoup d'épis laissés par les moissonneurs.

La *jachère* disparaît dans les pays de culture.

Les *friches* sont des terrains en général peu fertiles; l'herbe y est quelquefois assez abondante pour former gazon, et elles peuvent alors fournir quelque nourriture; elles servent presque exclusivement à l'entretien de l'espèce ovine.

Les *landes*, les *bruyères*, les *genestières* sont des terres incultes, le plus souvent couvertes de bruyères, de genêts et d'ajoncs épineux; ces pâturages sont mauvais et propres seulement à nourrir les moutons, dont la chair devient cependant excellente; le genêt est considéré comme assez propre à produire de la viande. — Les plantes qui poussent à l'ombre des bois, dans les *forêts*, renferment beaucoup d'eau et peu de principes bien élaborés; elles sont étiolées, grêles, insipides, sans odeur, très peu nutritives, et mangées seulement par les animaux pressés par la faim; le bétail préfère les clairières et les lisières, où les végétaux, un peu plus exposés au soleil, sont meilleurs que dans les endroits touffus. Les jeunes taillis sont, par leur herbe et leurs feuilles, préférables aux bois de haute futaie; le bétail qui vit dans les bois est mal nourri, faible, donne peu de produits, et est très exposé, en broutant les jeunes pousses d'arbres, à contracter des affections intestinales (*mal de brou*).

Les *pâturages des marécages et des étangs* se recommandent dans quelques pays par leur précocité; on peut y conduire le gros bétail au printemps. Les plantes de ces pâturages sont en général aqueuses, insipides, ligneuses, peu nutritives; il y a même des espèces de peu de valeur, ou nuisibles, comme des cypéracées, des joncs, des renoncules âcres, des scrofulaires, des prêles, des pédiculaires.

Les hautes *montagnes*, d'un abord pénible, couvertes de neige une grande partie de l'année, seraient d'une culture difficile et souvent ruineuse; laissées en pâturage, elles sont productives pendant la belle saison; les unes, granitiques, produisent des genêts, des bruyères, des épilobes, des myrtilles, des fougères, des cypéracées et quelques graminées; d'autres, calcaires, volcaniques, sont couvertes de plantes plus substantielles; sur toutes, c'est une flore adventice, assez pauvre, facilement desséchée par les vents, à moins qu'une couche de terreau y entretienne un gazon touffu, bien fourni, dont l'herbe est sapide, et très riche. En général, ces fourrages sont très nutritifs. Les prairies situées dans les montagnes inférieures que l'on fauche une fois en août, et où le regain est mangé en pâture, sont composées de bonnes herbes très sapides. Les herbivores prennent sur les montagnes de belles formes, une poitrine ample, des muscles puissants, des articulations souples, des chairs fermes et savoureuses; ils acquièrent de la vigueur et une grande aptitude au travail; les herbes des lieux élevés sont renommées pour la bonne qualité du lait que donnent les vaches; il est même certaines espèces de fromages qui ne peuvent être fabriquées qu'avec le lait des femelles nourries sur quelque montagne; le beurre est également meilleur. Ces pâturages diminuent cependant d'importance et surtout de qualité, parce que les animaux enlèvent toujours aux hautes régions les éléments nutritifs des plantes, notamment les phosphates, la potasse, la chaux, etc., sans qu'on leur restitue toujours ces éléments.

Se rapprochent des pâturages des montagnes les pâturages permanents que nous appellerons *sauvages* et qu'on trouve en Amérique, en Russie, en Prusse, où des troupeaux vivent à l'état libre dans de vastes espaces; tels sont aussi en France les pâturages des Landes, de la Camargue.

On appelle *embouches* ou *herbages* des terres très fertiles, dont l'herbe est consommée sur pied par le bétail à l'engrais. Ces herbages sont situés sur des sols fort variés: près des rivages de la mer, dans la Saintonge, la Vendée, dans d'anciens marais desséchés; dans le Calvados et la Manche, sur des alluvions formées par les rivières; sur les coteaux de la Normandie et du Charolais, sur des couches d'une argile calcaire compacte; dans le Nivernais, sur des alluvions de rivières ou le fond d'anciens étangs. On en trouve dans le nord de l'Allemagne, notamment dans le Mecklembourg et en Hanovre; on les retrouve en Hollande. Pour expliquer leur fertilité, il faut tenir compte de l'état de l'atmosphère, constamment humide par le voisinage de la mer, comme en Normandie, des montagnes boisées, comme dans le Charolais et le Nivernais, ou par la présence de canaux, comme en Hollande; il y a, même pendant l'été, d'abondantes rosées qui couvrent le gazon une grande partie de la journée; sous ces influences salutaires, l'herbe pousse en assez grande quantité pendant la belle saison. Aux ressources naturelles du sol se joint, pour former les embouches, la bonne exploitation de ces herbages. Ils servent d'une manière presque exclusive à l'engraissement; les animaux y restent nuit et jour, ils y laissent donc leurs excréments; cependant les éléments minéraux font ordinairement défaut. Les terres pâturées depuis longtemps ne conviennent pas pour faire des élèves, si elles ont été épuisées des sels nécessaires à la formation des os, et si elles n'ont pas reçu des engrais pour remplacer les principes qui leur ont été enlevés sous forme de viande ou de lait.

A l'herbage, les animaux doivent trouver des abreuvoirs suffisants et d'un accès facile. Les clôtures, murs, fossés, haies, barrières, etc., doivent empêcher l'introduction d'animaux étrangers et être établis de façon à ne pas blesser les animaux qui y sont enfermés. Enfin, il doit y avoir des abris pour protéger le bétail contre la pluie ou le vent, contre le soleil et les mouches. Suivant les pays, les animaux sont laissés libres ou *attachés au piquet*. Les excréments doivent être répandus avec soin, car les animaux ne mangent pas l'herbe souillée par les excréments de ceux de leur espèce.

Il faut mettre les animaux dans des pâturages qui leur soient appropriés. Les solipèdes, dit Magne, ayant les pieds petits, durs, des dents incisives aux deux mâchoires, sont organisés pour les terres où l'herbe est fine et substantielle plutôt que longue; mais les grands ruminants, dont le pied est fourchu, large, la mâchoire supérieure dépourvue de dents incisives, et l'estomac multiple, peuvent fouler les sols gras où l'herbe est abondante, et coupent plus facilement les plantes longues, seraient-elles dures, que celles qui sont courtes. Le mouton, pourvu de mâchoires étroites, de lèvres minces, broute les gazons les plus ras, et préfère les lieux secs, sans craindre cependant ceux qui sont fertiles si, du reste, ils sont salubres. Les chèvres recherchent les végétaux forts, les branches des arbres auxquels elles font beaucoup de mal. Les herbages les plus rapprochés de l'habitation doivent être réservés pour les nourrissons, les femelles livrées à la reproduction et tous les individus faibles. L'influence du sol est incontestée sur la conformation des animaux comme sur les produits qu'ils donnent.

Après ces divers genres de pâturages, citons les *pâturages communaux*; ce sont des bois, des montagnes ou des landes appartenant à des communes. Ils n'offrent rien de spécial quant à leur nature et à leur fertilité; mais ils sont, en général, de plus mauvais rapport que les sols appartenant à des particuliers. Ils donnent aux fermiers le moyen de s'associer pour faire paître leurs bestiaux, de séparer les mâles des femelles, de faire des économies sur les frais de garde. A côté de ces avantages se trouvent de grands inconvénients : tous les habitants ayant droit de jouir du communal en abusent; on mène sur le même sol des bœufs, des chevaux, des vaches, des chèvres, des porcs et des bêtes à laine, qui végètent sur des terres capables, si elles étaient bien administrées, de les entretenir en très bon état. C'est aux conseils municipaux à soigner l'exploitation de ces herbages. Ils peuvent assigner une place pour les moutons, une pour les chèvres, selon la nature des pâturages et les besoins des propriétaires; ils ont même le droit de mettre les prés en défense, de fixer le nombre d'animaux que chaque propriétaire peut conduire dans les terres communales, et d'établir un impôt sur chaque tête de bétail. Ils doivent prendre des mesures contre les épizooties et maladies contagieuses, choisir le gardien communal. Dans le nombre de ces herbages, il s'en trouve nécessairement qui se prêteraient rapidement à des améliorations.

Le mot *parcours*, quelquefois synonyme de pâturage, exprime le droit qu'ont les habitants d'une commune d'envoyer leurs troupeaux sur les terres des communes voisines.

La *transhumance* est un parcours en grand, une pratique qui existe en Espagne, et qui consiste à conduire d'immenses troupeaux de bêtes à laine, l'hiver dans les plaines du sud-ouest, dans le bassin de la Guadiana, et l'été vers le nord, dans les montagnes de Léon, des Asturies, et vers le nord-est, dans la Navarre. Les propriétaires de troupeaux possèdent, indépendamment du droit de pâture sur les monts, le droit de passage sur de très larges surfaces. — Il ne faut pas confondre avec la transhumance la coutume qu'ont les habitants de la Provence, du Languedoc, du Roussillon, du Rouergue, du pays de Gex, et surtout de la Suisse, d'envoyer pendant l'été leurs troupeaux sur les Alpes, les Pyrénées, le Cantal ou le Jura ; cette *émigration* des troupeaux a lieu à la suite d'une convention entre le possesseur du bétail et celui du pâturage.

PATURON (all. *Fessel* ; angl. *pastern* ; it. *pastoia* ; esp. *ranilla*). — Partie du membre du cheval, qui est située entre le boulet et la couronne. Elle correspond aux premières phalanges de l'homme.

Anatomie. — *Membre antérieur*. — Il a pour base les deux premières phalanges, recouvertes par les tendons des muscles extenseurs et fléchisseurs des phalanges. Vu de profil, il a une direction oblique de haut en bas, d'arrière en avant, faisant un angle de 60° environ avec l'horizontale ; sa ligne antérieure est droite ; la postérieure, fortement évidée, forme le *pli du paturon*.

Membre postérieur. — Le paturon est plus long et un peu moins incliné ; il forme avec l'horizontale un angle de 65° ; ce qui n'a pas d'incon-

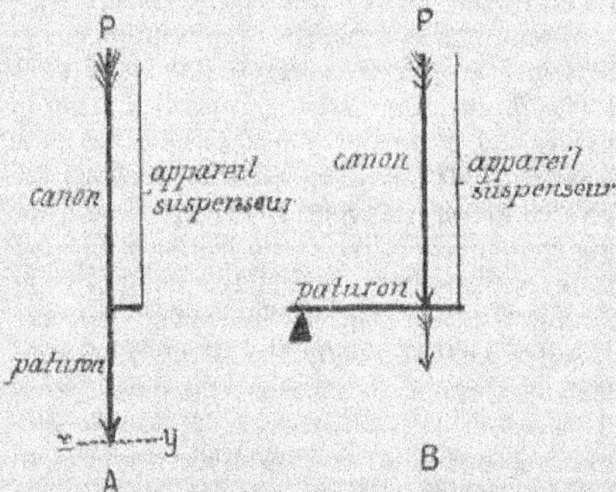

Fig. 1422. — Direction du paturon.

vénient, les membres postérieurs supportant moins le poids du corps que les antérieurs.

Physiologie. — Il remplit un rôle important dans l'appui du pied sur le sol, car il sert par son obliquité à reporter le poids du corps entre les os phalangiens et l'appareil suspenseur. S'il était vertical comme le canon, les pressions seraient supportées complètement par les os (fig. 1422, A) ; s'il était horizontal (fig. 1422, B), elles le seraient au contraire par l'appareil suspenseur.

Extérieur. — De longueur et de direction moyenne, il accompagne de bons aplombs. S'il est trop long, le cheval est *long-jointé* (fig. 1423) ; s'il est trop incliné, le cheval est *bas-jointé*. Si au contraire il est court ou droit, le cheval est *court-jointé*, ou *droit-jointé* (fig. 1424).

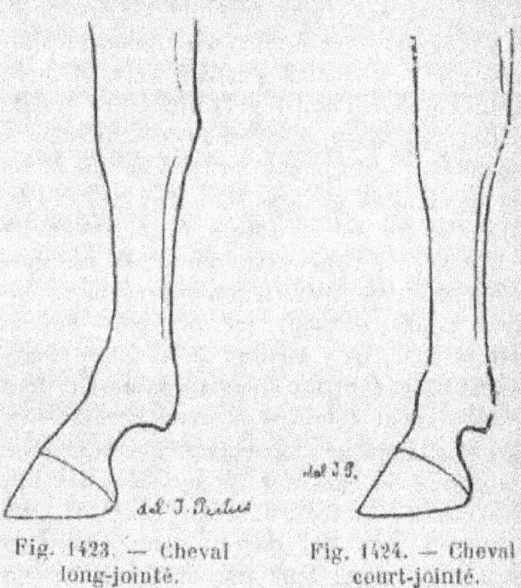

Fig. 1423. — Cheval long-jointé. Fig. 1424. — Cheval court-jointé.

Large et épais, il indique la solidité des membres ; s'il est *sec*, c'est que les tissus de l'organisme sont denses.

Tares. — La peau peut présenter des traces de *crevasses*, de *prises de longe*, d'*eczéma* (lymphangites, eaux-aux-jambes), des *cicatrices* de névrotomie. Sur les côtés postérieurs, on y trouve des *molettes* des synoviales sésamoïdiennes ; enfin, sur les os, on y rencontre des *formes phalangiennes*, qui font boiter si elles sont *mal placées*.

Pathologie. — *Boiterie d'Abadie*. Sur les côtés ou à la face antérieure du paturon, il existe parfois, dans certaines boiteries, une sensibilité très marquée, bien décrite par Abadie. Il s'agit sans doute de périostoses naissantes, manifestations de l'*ostéisme* (Voy. ce mot). Le feu en pointes pénétrantes donne de meilleurs résultats que les vésicatoires.

Contusions. — Sur les jeunes animaux, sur ceux fatigués ou mal conformés, elles sont la conséquence de la rencontre avec le sabot de l'autre membre : *chevaux qui se coupent* ou se croisent en tournant ; elles peuvent être la conséquence d'une contusion par le voisin pour les attelages en paires, pour les chevaux de troupe, etc.

TRAITEMENT. — C'est celui des contusions en général : lotions antiseptiques et astringentes avec pansement protecteur, si le cas est grave. Il faut, à titre préventif, mettre des guêtres ou des bandages au membre blessé ou des *protecteurs* (fig. 446, t. I, p. 325), diminuer la longueur du fer et la garniture du pied qui est la cause.

Formes. — (Voy. t. I, p. 572 et 574 fig. 692.) Elles siègent sur les côtés, elles sont dues à des contusions ou des embarrures, et souvent à des fêlures ou fractures légères de la phalange. Elles sont généralement visibles et déterminent une boiterie avec rétraction des tendons, bouleture et encastelure.

TRAITEMENT. — Le feu réussit mieux que les vésicants. Souvent il faut faire la névrotomie haute et double, ou celle du médian.

Fracture de la première phalange. — Voy. t. I, p. 610.

PAUPIÈRE (*palpebra*, βλέφαρον ; all. *Augen-*

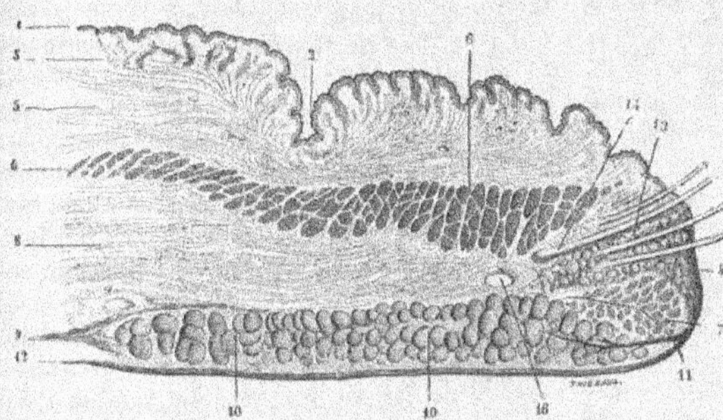

Fig. 1425. — Section de la paupière, d'après une préparation du Dr Trombetta.

1, épiderme ; 2, ride transversale de la paupière ; 3, derme ; 4, bord libre ; 5, tissu cellulaire sous-cutané ; 6, orbiculaire des paupières ; 7, muscle ciliaire de Riolan ; 8, tissu cellulo-adipeux sous-musculaire ; 9, capsule de Tenon et cartilage tarse ; 10, glandes de Meibomius ; 11, canal et orifice des glandes de Meibomius ; 12, conjonctive ; 13, cils ; 14, bulbes des cils ; 15, glandes sébacées des cils ; 16, arcade artérielle palpébrale (Galezowski, *Traité des maladies des yeux*, 2e édition, 1875).

lied ; angl. *eye-lid* ; it. *palpebra* ; esp. *parpado*). — Nom donné à deux voiles mobiles qui, en se rapprochant l'un de l'autre, couvrent entièrement les yeux, qu'ils mettent à l'abri d'une clarté très vive ou de l'action des corps extérieurs.

ANATOMIE. — Les paupières sont distinguées en *supérieure* et *inférieure* ; en se réunissant à leurs extrémités, elles forment : en dedans, *l'angle interne* ou *grand angle de l'œil*, qui présente la *caroncule lacrymale* ; en dehors, l'*angle externe* ou *petit angle*. Chacune présente une face antérieure, libre ; une face postérieure, tapissée par la conjonctive ; un bord libre, taillé en biseau, qui offre les *cils*, et les orifices des *glandes de Meibomius*. On considère comme une troisième paupière le *corps clignotant*, placé dans le grand angle de l'œil, d'où il s'étend sur le globe pour le débarrasser des corps étrangers qui pourraient s'y attacher (Voy. t. II, p. 258, fig. 1241).

Elles sont en outre constituées par un feuillet fibreux terminé, vers le bord libre de la paupière, par un petit arc tendineux, le *tarse* ; un muscle sphincter, l'*orbiculaire des paupières*, appliqué sur la membrane fibreuse ; un muscle releveur de la paupière supérieure, logé en partie dans la gaine oculaire, et terminé antérieurement par une très large et très mince expansion qui se place sous le feuillet fibreux supérieur ; une enveloppe tégumentaire formée de deux lames, l'une externe cutanée, l'autre interne de nature muqueuse, lesquelles lames, continues l'une à l'autre vers le bord libre des paupières, comprennent entre elles les parties précédemment indiquées. Les glandes de Meibomius, analogues aux glandes sébacées, viennent s'ouvrir alternativement par un canal excréteur commun très allongé ; elles sont logées dans les sillons transversaux de la face interne des ligaments tarses ; l'humeur onctueuse qu'elles sécrètent est versée sur le bord libre des paupières pour retenir plus facilement les larmes en dedans de l'ouverture oculaire (fig. 1425). Le corps clignotant a pour base un fibro-cartilage de forme assez irrégulière, épais à la base, s'amincissant à la partie antérieure, recouverte par un repli de la conjonctive. Lorsque l'œil est dans sa position habituelle, on n'aperçoit de ce corps que le repli de la conjonctive qui le termine en avant ; mais si l'œil vient à être retiré en arrière par la contraction de ses muscles droits, le globe comprime le peloton graisseux qui fait suite au cartilage, qui pousse devant lui le corps clignotant pour cacher entièrement l'œil et l'essuyer dans toute son étendue.

Pathologie. — 1° **Difformités congénitales ou acquises**. — Le *coloboma* est la division verticale de la paupière dans toute son épaisseur ; c'est une affection congénitale. On traitera en avivant les bords de la plaie et en suturant.

L'*ankyloblépharon* est la soudure partielle ou totale des bords des paupières (Voy. Ankyloblépharon, t. I, p. 61).

Le *symblépharon* est l'adhérence anormale des paupières au globe de l'œil (Voy. ce mot).

Le *trichiasis* est la déviation des cils en arrière, vers le globe de l'œil, la paupière ne participant pas à cette déviation (Voy. Trichiasis).

L'*entropion* est le renversement en dedans de la paupière (Voy. Entropion, t. I, p. 469).

L'*ectropion* est le renversement en dehors du bord libre des paupières (Voy. Ectropion, t. I, p. 402).

2° **Lésions traumatiques**. — Les *contusions* sont généralement dues à des coups de corne, de bâton, de fouet, etc.

Le plus souvent il n'y a que des ecchymoses du tissu conjonctif sous-cutané ou sous-conjonctival. La paupière est tuméfiée et en partie fermée, l'œil est sensible.

On traitera par des compresses froides ou d'eau blanche maintenues à demeure par le bandage monocle (Voy. Œil), ou bien par de simples lotions boriquées. S'il se forme une collection sanguine, on la ponctionnera avec précaution.

Les *solutions de continuité* sont assez fréquentes. Rarement simples, les plaies sont ordinairement déchirées ou à lambeaux. Elles succèdent à des chutes, à des coups, à des déchirures par des crochets, des clous, à des morsures, etc. Le bord libre de la paupière est parfois complètement arraché, ou bien la paupière est détachée entièrement ; dans certains cas, l'œil est atteint. Les plaies simples guérissent facilement. Les plaies avec perte de substance se compliquent souvent de lésions de l'appareil lacrymal, de symblépharon, d'entropion, d'ectropion.

Traitement. — Couper les poils au niveau de la plaie, désinfecter avec une solution antiseptique non caustique ; puis essayer de réunir les bords par une suture entortillée. Pour modérer l'inflammation, application de compresses d'eau boriquée maintenues par un bandage. Si la plaie est ancienne, on en avivera les bords. Si un lambeau de paupière est presque entièrement détaché, il est préférable de l'exciser.

Les *brûlures* sont très rares. Les brûlures légères s'accompagnent de blépharite (Voy. t. I, p. 122). Les brûlures graves entraînent des pertes de substance et la déformation des paupières par cicatrisation défectueuse. La brûlure des bords libres s'accompagne souvent de leur adhérence, d'ankyloblépharon ; elle a pour conséquence la chute des cils, leur déviation et l'oblitération des points lacrymaux.

3° **Lésions inflammatoires**. — L'inflammation des paupières est générale ou partielle (Voy. Blépharite, t. I, p. 122).

L'*orgelet* est une sorte de petit furoncle qui envahit le tissu cellulaire épitarsien ou le derme lui-même (Voy. Blépharite).

4° **Tumeurs**. — Elles sont bénignes ou malignes.

A. *Tumeurs bénignes*. — Nous citerons les *tumeurs enkystées* et les *verrues*.

Les *tumeurs enkystées* sont de petites loupes. Quand elles adhèrent au cartilage tarse, elles ne sont pas mobiles ; dans les autres cas, elles le sont un peu. Elles se forment quelquefois autour d'un caillot sanguin ; dans d'autres cas, l'enveloppe kysteuse se forme autour d'une hydatide ou d'un corps étranger solide quelconque. On distingue des tumeurs *muqueuses* de la face interne de la paupière et des *cutanées* ou externes, qui peuvent être opérées sans soulèvement de la paupière. Dans l'intérieur de ces tumeurs est un liquide de couleur variable ou une substance analogue à celle des kystes mélicériques ; on y a parfois rencontré des poils. Quand elles ont un certain volume et qu'elles marchent vers la membrane muqueuse, elles gênent les mouvements de l'œil et des paupières ; elles peuvent les renverser.

Le *chalazion* ou *kyste meibomien* est une tumeur de la grosseur d'un grain de chènevis à celle d'un haricot, peu ou point mobile, indolente, en général rapprochée du bord libre de la paupière, plus souvent dans la supérieure que dans l'inférieure. Il se développe dans l'épaisseur du cartilage tarse, aux dépens d'un des follicules de Meibomius, ou dans un des bulbes des cils.

Pour guérir ces tumeurs, il faut une opération : la cautérisation est quelquefois suffisante, plus souvent l'extirpation est indispensable.

Les *verrues* se rencontrent sur le bord et entre les cils, ou bien à la surface des paupières. Elles sont rugueuses, inégales, gercées, parfois divisées au sommet. On les excise à l'aide des ciseaux, puis on cautérise les plaies.

B. *Tumeurs malignes* (*sarcomes*, *mélanomes*, *épithéliomes*). — Elles sont localisées aux paupières ou le plus souvent étendues à la conjonctive.

On devra les extirper hâtivement et complètement ; il est parfois nécessaire d'énucléer l'œil.

5° *Affections de la troisième paupière ou corps clignotant.* — Voy. Clignotant (*Corps*), t. I, p. 260.

PAVIMENTEUX, EUSE (de *pavimentum*, pavé). — Qui a l'aspect d'un pavage : *épithélium pavimenteux.*

PAVOT (*Papaver*, L., μήκων ; all. *Mohn* ; angl. *poppy* ; it. *papavero* ; esp. *adormidera*). — Genre de plantes papavéracées, dont on cultive deux espèces. — *Pavot blanc* (*Papaver album*, Lobel, *Papaver somniferum*, var.). Les graines, très nombreuses, sont alimentaires en Italie, en Grèce et en Perse ; elles sont huileuses, mais inusitées pour l'extraction des corps gras. C'est avec le suc de ce pavot qu'est préparé l'*opium* (Voy. ce mot). Les *têtes* ou *capsules de pavot* des pharmaciens, usitées communément, sont de grosses capsules papyracées, qu'on emploie surtout en décoction pour tisanes ou pour lavements sédatifs. — *Pavot noir* ou *pourpre* (*Papaver nigrum*, Lobel), ou *œillette*. Les capsules sont arrondies, plus petites, plus nombreuses que celles du pavot blanc. On le cultive dans le Nord pour retirer de sa graine, par expression, une huile douce bonne à manger, connue sous le nom d'*huile d'olivette*, d'*œillette* (de l'italien *oglietto*, petite huile), ou *huile blanche*. Elle sert souvent à falsifier l'huile d'olive. Elle est siccative, nullement narcotique, solidifiable à 18°. Les tourteaux se donnent au bétail.

PAYS-BAS (Race bovine des). — Une des races primitives de Sanson ; ses variétés sont nombreuses, et diffèrent beaucoup par la taille (1ᵐ,20 à 2 mètres), la couleur du pelage, où l'on trouve le blanc, le noir et le rouge. Elle occupe le bassin de la mer du Nord ; son aire est limitée au nord par la mer ; au sud par le cours de la Somme, un peu par ceux de l'Oise et de l'Aisne, puis le plateau de Langres, et le Morvan ; à l'est, par la mer, l'Elbe et les Vosges ; à l'ouest, par la mer. C'est un pays toujours humide, ce qui explique la grande aptitude laitière de cette race.

Une variété existe en Angleterre dans la vallée de la Tees. C'est la variété *Durham* (Voy. t. I, p. 385).

La *grande variété hollandaise* (1ᵐ,32 à 1ᵐ,45) se trouve dans les *polders* de la Hollande septentrionale et méridionale ; la *petite* (1ᵐ,24 à 1ᵐ,30), dans les sables et landes du Limbourg, de la Campine, des Ardennes. Les vaches sont des laitières excellentes, donnant une moyenne de 300 à 400 litres d'un lait souvent pauvre en beurre, mais généralement riche en caséine ; engraissées jeunes, elles donnent une viande de bonne qualité.

Les hollandaises sont habituellement de couleur pie noir, ou pie rouge (fig. 1426).

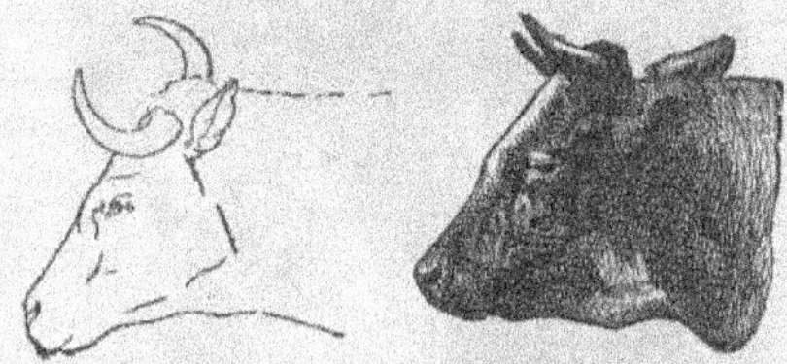

Fig. 1426. — Profil de vache hollandaise.

La *variété flamande* ne diffère que par son pelage qui est uniformément rouge, depuis la nuance acajou jusqu'au rouge brun, presque noir, dans les sous-variétés (Voy. t. I, p. 552).

On trouve dans le Danemark, les *variétés du Jutland* et *de Fionie*, qui ont été très améliorées depuis une quarantaine d'années, surtout au point de vue des qualités beurrières.

Race ovine. — C'est aussi une des races naturelles de Sanson, et une race de pays humides. Elle a une toison à laine grossière, en mèches pointues ; la viande est médiocre. Les variétés les plus communes sont : la *Hollandaise*, dont la toison est souvent noire ou brune en partie, la variété du Kent avec ses sous-variétés de *New-Kent* (Voy. ce mot) en Angleterre et de la *Charmoise*, en France (Voy. t. I, p. 226).

PEAU (*pellis*, *cutis*, δέρμα ; all. *Haut* ; all. *skin* ; it. *pelle* ; esp. *cuero*, *piel*). — Organe membraneux dense, épais, résistant et flexible, qui couvre le corps de la plupart des mammifères, des oiseaux, reptiles et poissons, et d'un assez grand nombre d'animaux sans vertèbres, et se continue en certains points avec le revêtement interne constitué par les muqueuses. Envisagée ainsi dans l'ensemble du règne animal, la peau n'a d'autre caractère général que celui d'être molle et étendue à la surface du corps.

Anatomie. — La peau de nos animaux domestiques se compose de deux couches superposées : le *derme* et l'*épiderme* (fig. 1427).

1° *Derme.* — Le *derme* ou *chorion* forme presque la totalité de l'épaisseur de la peau. Sa face interne adhère plus ou moins aux parties sous-jacentes par l'intermédiaire d'une couche cellulo-adipeuse. Sa face externe est recouverte par l'épiderme et elle présente une multitude de petites élevures ou *papilles*; de plus, cette face externe est percée de trous, qui livrent passage aux poils ou qui donnent écoulement au produit de sécrétion des glandes *sébacées* et *sudoripares*. Le derme est peu épais

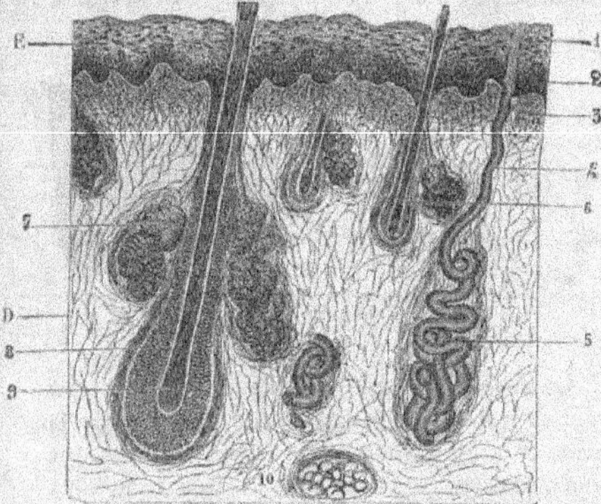

Fig. 1427. — Coupe de la peau du cheval (aile de naseaux).

E, épiderme. — D, derme. — 1, couche cornée de l'épiderme; 2, corps muqueux de Malpighi; 3, couche papillaire du derme; 4, canal excréteur d'une glande sudoripare; 5, glande sudoripare; 6, follicule pileux; 7, glande sébacée; 8, gaine interne du follicule pileux; 9, bulbe du poil; 10, peloton adipeux.

en certaines régions du corps, à la face interne des cuisses, sous le ventre, etc., et au pourtour des orifices naturels. Il est constitué par des faisceaux de tissu conjonctif entrecroisés et par quelques fibres musculaires lisses. Ce tissu conjonctif est lâche dans les parties profondes du derme (*couche réticulaire*), qui logent le fond des follicules pileux, les glandes sudoripares et des pelotons adipeux; au contraire, il est très serré et dense dans la couche superficielle du derme (*couche papillaire*).

Les *papilles* sont très nombreuses, surtout dans les points où la peau sert particulièrement pour le toucher (lèvre, etc.), ou bien dans les régions où la sensibilité est vive (fourreau, pénis). Elles sont coniques ou fongiformes et pédiculées; leurs dimensions sont variables : de $0^{mm},03$ à $0^{mm},07$ de largeur à leur base et $0^{mm},07$ à $0^{mm},25$ de longueur. Les papilles sont *vasculaires* ou *nerveuses*; celles-ci sont les organes du tact.

Les *glandes sébacées* sont accolées aux follicules pileux: deux glandes ovoïdes entourent chaque poil; elles ont un épithélium granuleux.

Les *glandes sudoripares* sont situées plus profondément que les précédentes. Elles sont formées d'un glomérule qui occupe la couche réticulaire du derme, d'où se détache un canal excréteur qui traverse le derme et l'épiderme.

Dans le derme, on rencontre de nombreux *vaisseaux sanguins* et des *nerfs*. Les premiers forment un riche réseau dans la couche papillaire; d'autres réseaux entourent les glandes sébacées et sudoripares. Les nerfs forment deux réseaux superposés : l'un assez lâche, dans la couche réticulaire; l'autre très serré, dans la couche papillaire; de ce dernier se détachent des terminaisons ultimes qui se rendent dans les corpuscules des papilles ou bien dans l'épaisseur de l'épiderme.

2° *Épiderme*. — Mince pellicule, de $0^{mm},5$ à $0^{mm},25$ d'épaisseur, recouvrant le derme et formée de cellules qui s'aplatissent en lamelles au fur et à mesure qu'elles s'éloignent du derme et qui se détruisent et s'éliminent par les frottements extérieurs. Il se moule par sa face profonde sur la face externe du derme; il s'enfonce ainsi dans les follicules et les canaux excréteurs des glandes et il loge les papilles. Sa face externe est recouverte par les poils.

L'épiderme est formé de deux couches assez peu distinctes de cellules. La *couche profonde* ou *corps muqueux de Malpighi* se compose de cellules molles, à noyaux, pigmentées, qui laissent entre elles des espaces remplis de substance amorphe semi-fluide. La *couche superficielle* ou *couche cornée* est constituée par des cellules dures, cornées, aplaties, renfermant encore quelques granulations pigmentaires.

Chez les solipèdes et la plupart de nos animaux, sauf le mouton et le porc, l'épiderme est coloré en noir par des corpuscules pigmentaires d'autant plus nombreux que les cellules sont plus profondes.

Follicule pileux. — Cet organe générateur du poil est une étroite cavité un peu dilatée à son fond, que l'on peut considérer comme un simple refoulement de la peau en dedans. Sa structure est analogue à celle de la peau : la *gaine externe de la racine du poil* correspond au corps muqueux de Malpighi; la *gaine interne* répond à la couche cornée de l'épiderme. La *papille* ou le *germe du poil* est un petit prolongement conique, vasculaire et nerveux, qui est coiffé par le bulbe pileux (fig. 1428).

Les parois des follicules des grands poils qui garnissent les lèvres du cheval, du chat, etc., sont pourvues de filets nerveux qui font de ces appendices des organes importants du toucher.

Deux glandes sébacées et un faisceau musculaire lisse sont annexés au follicule pileux (Chauveau et Arloing, *Anatomie*).

PHYSIOLOGIE. — Outre qu'elle sert d'enveloppe protectrice aux tissus sous-jacents, la peau est l'organe principal de la sensibilité générale et du tact. Elle doit cette propriété aux nombreux filets nerveux qu'elle renferme dans la couche papillaire du derme ; elle sera d'autant plus sensible, d'autant plus impressionnable

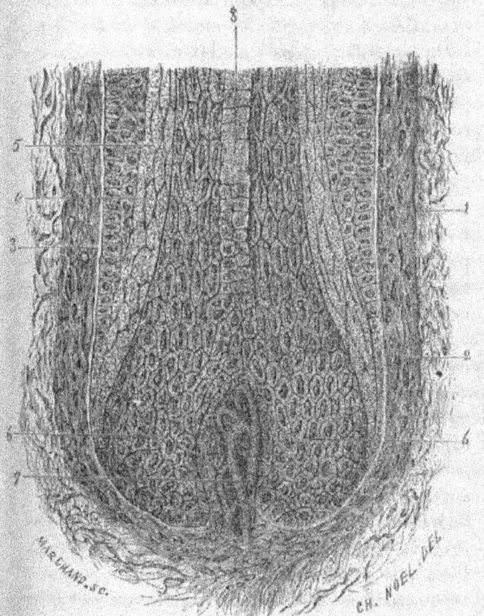

Fig. 1428. — Follicule pileux, d'après Morel et Villemin.

1, couche dermique externe du follicule ; 2, couche dermique interne ; 3, liséré amorphe du follicule ; 4, couche épidermique externe ; 6, bulbe pileux ; 7, papille vasculaire ; 8, cellules de la substance médullaire (A. Chauveau et S. Arloing, *Traité d'anatomie comparée des animaux domestiques*).

aux excitations extérieures que l'épiderme, qui est une couche cellulaire inerte, sera plus mince et que les filets nerveux seront plus nombreux et plus développés. Nous venons de voir que les grands poils qui garnissent certaines régions du corps des animaux constituent des organes du toucher.

Le sens du toucher est soumis à certaines lois, dont la plus importante est la *loi d'extériorité* : la sensation tactile est rapportée, par l'homme, à l'extrémité terminale des nerfs impressionnés.

On peut mesurer le degré de la sensibilité de la peau à l'aide de l'*esthésiomètre*, compas dont on applique les deux pointes sur la peau : la sensibilité de celle-ci est d'autant plus grande qu'il faut rapprocher davantage les deux pointes du compas pour obtenir une sensation unique, pour que le cerveau ne perçoive plus que l'impression d'une pointe. Les expériences de cette nature n'ont été faites que sur l'homme.

Enfin la peau sécrète la *sueur* et la *matière sébacée*.

La sécrétion de la sueur est continue, avec une intensité variable ; si elle est invisible, on dit la *transpiration insensible* ; si on voit la sueur couler sur la peau, on dit qu'il y a *sudation*.

La sueur est un liquide transparent incolore, d'une odeur un peu caractéristique, *sui generis*, variable suivant les animaux, d'une saveur salée, d'une densité un peu supérieure à celle de l'eau ; sa réaction serait alcaline d'après certains auteurs, l'acidité constatée serait due à la matière sébacée que la sueur renferme toujours avec des cellules épithéliales.

La sueur est formée d'eau, de matières azotées, parmi lesquelles de l'urée (1 gramme par litre), de la créatinine, etc. ; de matières non azotées, acide formique, butyrique, etc., cholestérine, graisses ; enfin de matières minérales (chlorures de sodium, de potassium, sulfates alcalins, etc.) et de gaz (acide carbonique, azote). Cette composition varie suivant l'état de santé ou de maladie, le mode d'alimentation, le travail, etc. La quantité sécrétée est variable. Boussingault l'évalue à 5 kilogrammes environ en vingt-quatre heures pour le cheval. Les variations sont soumises à certaines influences : nature de l'animal, état d'embonpoint, degré d'entraînement ; l'alimentation azotée, les boissons chaudes et alcooliques, augmentent la quantité de sueur sécrétée ; il en est de même des causes qui élèvent la température de la peau et du corps, vêtements chauds, exercice musculaire, température extérieure élevée, etc. ; parfois la sudation est le résultat d'un réflexe, d'une émotion vive (opérations chirurgicales) ; certains médicaments activent la sécrétion (pilocarpine). Il y a une relation entre la sécrétion de la sueur et celle de l'urine ; généralement, quand l'une augmente, l'autre diminue.

Rôle de la sueur. — C'est un liquide excrémentiel, qui joue un rôle physiologique important : elle entretient la souplesse de la peau en y maintenant une humidité constante ; elle est un excellent régulateur de la température du corps : quand celle-ci augmente, la sécrétion sudorale augmente proportionnellement, et l'évaporation de la sueur amène un abaissement de température interne (Voy. CHALEUR ANIMALE, t. I, p. 208); enfin la sueur semble éliminer une certaine quantité d'acide carbonique et aider ainsi la respiration pulmonaire.

Sa suppression sur une grande étendue de peau, par suite de brûlures, d'application d'un mélange agglutinatif, etc., est suivie de troubles graves, souvent de la mort qui semble due non seulement à l'asphyxie, mais aussi à la perte de chaleur provoquée par le rayonnement et surtout à un véritable empoisonnement.

La *sécrétion sébacée* est onctueuse, semi-solide et a une odeur *sui generis*, particulière à chaque espèce; elle entretient la souplesse de la peau et des poils et leur donne leur luisant.

PATHOLOGIE. — Autrefois, on confondait toutes les maladies de la peau sous le nom de *gales*, quand il y avait prurit, et sous celui de *dartres*, quand ce symptôme manquait. Depuis, la dermatologie a fait de grands progrès, et aujourd'hui on est arrivé à établir plus exactement la nature des diverses maladies cutanées.

On a proposé de nombreuses classifications, en rangeant les maladies de la peau d'après leurs caractères, ou leurs analogies de causes, de symptômes, de terminaison, etc.

La seule classification intéressante au point de vue clinique est celle qui divise les maladies cutanées en *parasitaires* et *non parasitaires*, en *contagieuses* et *non contagieuses*.

1° SYMPTOMATOLOGIE GÉNÉRALE. — On désigne sous le nom de *lésions élémentaires* ou d'*efflorescences cutanées* des altérations de la peau ayant un type déterminé dans leur forme, leur aspect objectif et les lésions anatomiques qui les caractérisent. Les affections de la peau se manifestent au début par des lésions élémentaires, dont les unes sont *primitives*: *exanthèmes, pétéchies, ecchymoses, papules, vésicules, bulles, pustules, squames*, etc.; et les autres *secondaires*: *croûtes, excoriations, ulcérations, crevasses, cicatrices*; parfois ces lésions sont mixtes: *érythémato-vésiculeuses* ou *pustuleuses* (érythème polymorphe), *papulo-croûteuses, vésiculo-pustuleuses*, etc.

La *papule* est une petite tumeur en forme de cône tronqué, élevure pleine et solide, ne contenant ni pus ni sérosité, et qui fait une légère saillie au-dessus du niveau de la peau. Les boutons varient depuis le volume d'un grain de millet jusqu'à celui d'un pois; sur les animaux à peau blanche, il y a ordinairement un peu de rougeur de la peau; elles peuvent être dissé-

minées (*prurigo*) ou rapprochées (*lichen*).

Les Allemands désignent sous le nom de *quaddel*, ou *pomphus*, une tumeur solide parfois volumineuse, analogue à l'éruption produite par le contact de l'ortie, et qui caractérise l'urticaire.

Les *furfures* sont des exfoliations légères de l'épiderme, qui se détachent sous forme de pellicules semblables à du son ou à de la poussière de farine; le *pityriasis* est caractérisé essentiellement par la production de furfures.

On appelle *squame* une lame plus ou moins épaisse de l'épiderme, sèche, composée de plusieurs couches superposées; cette agglomération de lames épidermiques produit des écailles s'étendant sur des points limités ou sur de grandes surfaces (*psoriasis*).

Les *vésicules* sont des collections liquides, s'élevant au-dessus de la peau sous forme de petites tumeurs arrondies ou acuminées contenant un liquide séreux de transparence et de couleur variables. La grosseur des vésicules égale à peine dans quelques cas celle d'un grain de millet (*miliaire*); elle peut d'autres fois atteindre le volume d'un pois (*herpès phlycténoïde*); on appelle *bulles* les vésicules qui ont les dimensions d'un haricot ou même plus (*aphtes, pemphigus*). Leur couleur est en rapport avec la composition du contenu; elles sont translucides, laiteuses, jaunâtres, suivant les proportions relatives de la sérosité et des corpuscules du pus. Leur base est constituée par le derme hyperémié et la couche muqueuse, qui le plus souvent sont le siège d'une prolifération exagérée de cellules présentant quelquefois le caractère des globules du pus; la voûte de ces vésicules est formée par la couche cornée de l'épiderme. La durée est variable; les vésicules de l'eczéma sont éphémères et disparaissent rapidement; celles de l'herpès persistent quelques jours avant de se rompre; dans quelques cas, les vésicules s'affaissent et se flétrissent sans rupture de l'épiderme; le liquide se résorbe alors peu à peu. Souvent chez nos animaux, à cause de la présence des poils, la nature vésiculeuse d'une affection passe inaperçue (*gale*), et on trouve des croûtes plus ou moins épaisses, molles ou dures, qui agglutinent les poils entre eux; parfois les surfaces malades laissent suinter un liquide séreux ou séro-purulent.

On appelle *lanelles* les petites lames d'épiderme qui, dans les affections humides de la peau, recouvrent les surfaces malades; elles empruntent à leur origine une humidité, une mollesse, qui les distinguent des furfures et des squames, productions sèches et friables. Elles sont composées de débris épidermiques, de produits sébacés, purulents, de sang en quantité variable suivant les cas observés. Elles diffèrent des *croûtes* par leur épaisseur beaucoup moindre, par l'abondance de produits épidermiques et une proportion moindre de globules purulents et de matières solides. Les *croûtes* sont toujours stratifiées et succèdent aux lésions qui intéressent la profondeur du derme.

La *pustule* est une petite tumeur cutanée liquide, renfermant du pus, avec ulcération consécutive du derme; elle est parfois assez superficielle (*impétigo*), d'autres fois profonde (*ecthyma, sycosis*). La forme des pustules est arrondie, dans quelques cas ombiliquée (variole, clavelée); leur couleur jaune verdâtre, lactescente, dépend de leur contenu qui est en général épais, consistant, de réaction alcaline. Les pustules sont agglomérées ou isolées. Elles ont une durée plus longue généralement que celle des vésicules; après leur rupture, il s'écoule un liquide purulent, mélangé quelquefois de gouttelettes de sang, et qui donne lieu à des croûtes, sous lesquelles on trouve le derme ulcéré, hyperémié et tuméfié.

On désigne, sous le nom de *tubercules* ou mieux de *tubérosités*, des tumeurs circonscrites, persistantes, plus volumineuses que les papules, de la grosseur d'une cerise ou plus, très dissemblables par leur nature et leur composition histologique. On les rencontre dans un grand nombre d'affections cutanées; elles sont produites par des processus inflammatoires ou gangreneux (furoncle, javart cutané), ou par des néoplasies spéciales (verrue, épithélioma, mélanose); ce sont quelquefois des tumeurs par rétention (kystes sébacés).

Les *ulcères* sont un symptôme consécutif des pustules profondes, des bulles, des tubercules ramollis; ils sont uniques ou multiples, épars sur différents points du corps ou limités à une région; leurs dimensions sont très variables, les uns ne dépassent pas le diamètre d'un centime, d'autres sont étendus à de larges surfaces; ce sont quelquefois de simples excoriations, d'autres fois des fissures ou crevasses; les ulcérations sont quelquefois superficielles, d'autres fois profondes. Leurs bords sont ordinairement durs, œdématiés, décollés; le fond est grisâtre, taillé à pic, bourgeonnant; le pus a rarement les caractères du pus de bonne nature, il est sanieux, séro-purulent, sanguinolent.

Les *cicatrices* se rencontrent à la suite de toutes les désorganisations du derme; on distingue les cicatrisations régulières et les cicatrisations à néoplasies, avec inflammation du derme.

Ces altérations de la peau sont groupées de différentes façons : elles sont solitaires, disséminées, confluentes, disposées en plaques plus ou moins étendues, sous forme de points, de cercles; elles sont plus ou moins bien délimitées sur leurs bords; elles s'étendent plus ou moins régulièrement à la périphérie suivant des cercles concentriques, en cocarde ou suivant des lignes irrégulières et capricieuses, etc.

La plupart des affections cutanées sont de nature inflammatoire et les phénomènes congestifs jouent dans leur genèse, leur symptomatologie, leur évolution et leur extension un rôle considérable.

Il est assez difficile de se rendre compte des phénomènes subjectifs perçus par les animaux atteints d'affections cutanées. On peut constater parfois de l'anesthésie, le plus souvent de l'hyperesthésie du tégument. Généralement les lésions cutanées sont le siège de picotements, de démangeaisons, qui constituent le *prurit*. Ce prurit varie avec l'état de la température extérieure, le régime, la nature des lésions, leur siège et surtout avec le tempérament du cheval (prédisposition nerveuse).

Les conséquences de ce prurit et du grattage qu'il provoque, sont l'irritation du derme cutané, suivie parfois de sa chute et consécutivement la chute définitive des poils, l'inflammation chronique de la peau, qui s'épaissit et s'infiltre (*lichénification*), l'apparition de cicatrices indélébiles.

2° ANATOMIE PATHOLOGIQUE GÉNÉRALE. — Les lésions anatomiques de la peau sont variables et très nombreuses.

Elles sont de plusieurs ordres : de l'ordre des *anémies*, ce qui est rare, de l'ordre des *hyperémies*, des *hémorragies*, et le plus généralement des *inflammations*. L'inflammation peut ne siéger que dans les couches superficielles du derme; elle est le plus souvent de minime importance et ne laisse pas, après sa disparition, de trace durable de son existence sous forme de chute des poils, de cicatrice. D'autres fois, l'inflammation envahit le derme dans toute son épaisseur et laisse souvent, après sa disparition, des modifications durables dans la structure et l'aspect de la peau.

On peut observer aussi, à la peau, des lésions de l'ordre des *néoplasies*.

3° ÉTIOLOGIE GÉNÉRALE. — Les dermatoses peuvent être divisées en deux grands groupes étiologiques : les dermatoses *idiopathiques*, provoquées par un agent morbide qui traumatise directement les téguments ; — les dermatoses *symptomatiques*, qui proviennent d'une cause morbide agissant sur l'organisme tout entier.

I. *Dermatoses idiopathiques* ou encore *dermatoses de cause externe*. — Elles sont provoquées par deux séries de causes :

a. Les parasites ;

b. Les agents chimiques, physiques, traumatiques qui agissent comme irritants locaux.

Les *dermatoses parasitaires* sont elles-mêmes : d'*origine animale* (poux, puces, ixodes, poux de bois, tiques, rouget, acares, demodex, œstres, cysticerques du tissu cellulaire, filaires, etc.); d'*origine végétale* (champignons de la teigne, l'actinomyces, le botryomyces, etc.); d'*origine microbienne* (microbes de la tuberculose, du farcin, de la lymphangite épizootique, du charbon, etc.).

Ces dermatoses parasitaires ont pour première origine la contamination du sujet sain par le germe morbide ; cette contamination est directe (phtiriase, teigne) ou indirecte (œstres, botryomyces, etc.). Elle est plus ou moins facile suivant un grand nombre de causes, et notamment suivant la nature du parasite, suivant les conditions hygiéniques dans lesquelles les animaux sont entretenus, suivant leur âge, leur état de santé ou de maladie, etc.

Les *dermatoses traumatiques* ou *de cause externe, non parasitaires*, proviennent : d'*agents atmosphériques*, froid, chaleur, soleil, vent, etc.; d'*agents purement mécaniques*, qui traumatisent la peau ; d'*agents chimiques*, souvent *toxiques*, substances irritantes, applications médicamenteuses, manque de soins, d'hygiène, de propreté.

II. *Dermatoses symptomatiques*. — Elles sont le résultat d'une intoxication accidentelle de l'économie par les aliments (drèches avariées, fourrages verts, qui provoquent l'échauboulure, sarrasin, fourrages avariés, paille ergotée, etc.), par les médicaments (iodure de potassium, médicaments à base de mercure, etc.).

Elles peuvent être dues à l'introduction accidentelle dans l'économie d'une toxine morbide (maladies éruptives). Enfin elles peuvent être la conséquence d'une lésion d'organe agissant par voie réflexe ou par viciation progressive de l'état général (troubles circulatoires mécaniques, affections chroniques des reins, de l'appareil digestif et de ses annexes, troubles du système nerveux), ou de l'imperfection des échanges nutritifs (avec accumulation, dans le système

général, de produits excrémentitiels plus ou moins toxiques, urée, acide urique, leucine, tyrosine, xanthine, leucomaïnes, etc.).

Il est incontestable que dans ces diverses dermatoses symptomatiques le traumatisme joue un rôle important, comme cause occasionnelle ou déterminante.

Enfin, il est une cause prédisposante importante des dermatoses, c'est la constitution de l'organisme. Cet état diathésique, l'animal peut l'avoir en naissant (hérédité, idiosyncrasie); il peut en acquérir d'autres par suite de mauvaise hygiène, alimentation défectueuse, etc., ou par suite de maladies diverses, ainsi que nous venons de le voir.

4° Pronostic général. — Il varie suivant la cause première de l'éruption, suivant son siège, son étendue, etc., et aussi suivant la nature de l'organisme sur lequel cette cause évolue.

5° Diagnostic général. — Basé sur les commémoratifs, sur l'examen objectif (on tiendra compte de la forme des lésions cutanées, de leur étendue, de leur siège, de leur mode de production, de la façon suivant laquelle elles s'étendent et se propagent, de leur degré de contagiosité, etc.); enfin sur l'examen microscopique des croûtes, produits de raclage, l'examen histologique des lésions excisées, sur le résultat des essais de transmission de la maladie à d'autres animaux.

6° Traitement général. — Nous ne donnerons ici que des généralités. Le traitement des diverses dermatoses est indiqué avec l'étude de chacune d'elles en particulier.

a. *Traitement hygiénique et préventif*. — Par le bon pansage, les lotions, les bains, les bons soins hygiéniques (couvertures propres, litières fraîches fréquemment renouvelées, habitations bien construites, souvent désinfectées, etc.), on prévient un grand nombre de dermatoses, dues à la malpropreté de la peau, des litières, des habitations, et l'on favorise les fonctions de sécrétion, d'excrétion et de respiration des téguments.

Isolement complet des malades atteints de dermatoses contagieuses. Désinfections.

b. *Traitement curatif*. — Nous avons vu que l'organisme jouait dans beaucoup d'affections cutanées un rôle étiologique important ; il sera donc nécessaire de modifier ce terrain, en instituant un *traitement interne*, en même temps que l'on traitera les lésions cutanées. Pour les affections purement locales, sans retentissement sur l'état général, un traitement local ou *traitement externe* est suffisant. Enfin pour les affections d'origine interne (fièvres éruptives, farcin, charbon, tuberculose, etc.), toute médication locale est souvent inutile.

Traitement interne. — Il a pour but de modifier la constitution de l'organisme, d'éliminer les produits de désassimilation imparfaite et les toxines qui empoisonnent l'organisme.

Le *régime alimentaire* doit être modifié (régime rafraîchissant, barbotages, mashes, vert, lait, etc.).

A l'intérieur, on ordonnera des médicaments qui modifient la constitution générale : arsenic, iodure de potassium, soufre, sulfure de calcium, ichtyol, etc., des dépuratifs, bicarbonate de soude, azotate de potasse, etc.

Ajoutons que le changement de climat, de régime, donne souvent d'excellents résultats ; des chiens d'appartement se trouvent bien de la vie au grand air, et des chevaux atteints d'affections cutanées étendues guérissent après un séjour au pré.

Traitement externe. — A. *Modes divers d'application des topiques sur la peau*. — Les *bains* sont réservés pour les animaux de petite taille, chiens, chats, moutons, etc. Leurs effets varient suivant leur durée, leur température et leur composition. Les animaux doivent être bien séchés ou exposés au soleil ou à la chaleur en sortant du bain.

Les *lotions* médicamenteuses sont fréquemment employées.

Les *poudres* agissent comme corps isolants et comme substances absorbantes ; elles peuvent aussi renfermer des médicaments actifs. Elles se divisent en deux groupes principaux d'après leur origine :

1° Les *poudres végétales* (amidon, fécule, lycopode, etc.), qui gonflent à l'humidité et qui fermentent, mais qui sont fort douces à la peau ; aussi faut-il les utiliser dans les affections douloureuses et inflammatoires ; on ne doit pas les appliquer dans les plis quand il y a du suintement.

2° Les *poudres minérales* (talc, sous-nitrate de bismuth, oxyde de zinc, carbonate de magnésie, craie, plâtre, calomel, alun, bicarbonate de soude, iodoforme, salol, dermatol, etc.), qui ne fermentent pas à l'humidité, sont très siccatives, mais sont moins douces à la peau : ce sont les isolants par excellence.

Les *pommades* sont un des modes les plus connus et les plus pratiques pour l'application des médicaments à la surface de la peau. L'excipient est l'axonge, la vaseline, la lanoline, parfois la glycérine ou le miel.

Les *emplâtres* sont peu employés.

Citons encore les *savonnages* avec les savons médicamenteux, les *pulvérisations*, les *cataplasmes*, etc.

B. *Choix des médicaments*. — Il est subordonné à la nature de l'affection, à son siège, à l'état de la peau.

C. *Médications locales*. — Citons :

La *médication émolliente, résolutive et antiphlogistique* (cataplasmes, bains ou lotions de son, de guimauve, vaseline, amidon, glycérolé d'amidon) ;

La *médication substitutive*, qui a pour but de substituer une inflammation de bonne nature et pouvant guérir rapidement, à l'inflammation morbide (médicaments réducteurs : pommades salicylée, d'ichtyol, à l'oxyde de zinc, le goudron, les sulfureux, l'ichtyol, le goudron résorciné, etc.) ;

La *médication irritante et révulsive* ranime la vitalité des tissus, excite les extrémités nerveuses (vésicatoires, pommade rouge, sinapismes) ;

La *médication antiprurigineuse* (poudres végétales, lotions très chaudes et très froides avec eau bouillie contenant soit des acides, soit des alcalins ; application de vaseline, de pommades, etc.).

Les *médications antiseptique, antiparasitaire*, etc. (Brocq et Jacquet, *Pathologie générale cutanée*).

Pathologie spéciale. — Nous étudierons ici les *lésions traumatiques*, les *tumeurs de la peau* et quelques *affections parasitaires*. — Pour les autres maladies, Voy. *Acné, Alopécie, Cornes, Cors, Crevasses, Dermatites, Eaux-aux-jambes, Eczéma, Eléphantiasis, Erythème, Exanthème, Fagopyrisme, Furoncle, Gales, Impétigo, Kystes sébacés, Phtiriases, Psoriasis, Teignes, Vaccine* (pour *Horse-Pox* et *Cow-Pox*), etc.

Affections parasitaires. — Un certain nombre d'affections sont déterminées par les insectes parfaits, les acares et les champignons vivant à la surface de la peau (Voy. Phtiriases, Gales, Teignes).

La *sarcophage magnifique* (Voy. t. II, p. 199, fig. 1175) est une mouche qui dépose ses larves sur les plaies du corps de tous les animaux ou dans les plis de peau souillés de matière sébacée (lacunes de la fourchette, fourreau, pli du paturon, etc.).

La *lucilie soyeuse* (Voy. t. II, p. 199, fig. 1174) est une mouche verte, à reflets bleus, de 8 à 9 millimètres de long. La femelle pond des œufs qui se transforment en larves. Ces larves, fréquentes en Hollande, s'attaquent à la peau des jeunes moutons atteints de diarrhée, et sont déposées surtout au voisinage de l'anus; elles s'attaquent aussi aux adultes dont la toison est mal entretenue et peuvent gagner le tissu conjonctif sous-cutané en trouant la peau.

L'*ochromyie anthropophage* est une mouche, propre à la région de Cayor (Sénégal); on l'appelle aussi *mouche de Cayor*. La femelle pond, dans le sable, des œufs d'où sortent des larves qui s'attaquent à la peau des animaux et surtout à celle du chien, et se développent dans le tissu conjonctif sous-cutané. Les petites tumeurs qu'elles provoquent disparaissent rapidement après la sortie de la larve, qui se produit environ au bout de six à sept jours.

L'*hypoderme du bœuf* (*hypoderma bovis*) se trouve à l'état d'insecte parfait, pendant les mois de juillet et d'août, dans tous les pays.

Le bourdonnement de ces mouches déterminerait, d'après certains auteurs, des paniques dans les troupeaux. La femelle pond à la surface de la peau du bœuf, des œufs qui donnent naissance à des larves; celles-ci pénètrent dans le tissu conjonctif sous-cutané et même le peaucier; elles y restent du mois d'août au mois de juin de l'année suivante (Voy. HYPODERME et ŒSTRE, t. II, p. 276, fig. 1266-1267). Par l'irritation qu'elles causent, ces larves donnent naissance à de petites tumeurs qui grossissent peu à peu, atteignent le volume d'une noix, parfois d'une mandarine; elles ont les caractères des abcès froids; souvent le tégument s'ulcère et offre de petites plaies suppurantes. Quand la larve est sortie, ou morte, la tumeur disparaît, mais il persiste une cicatrice qui diminue la valeur de la peau.

On prévient l'affection en badigeonnant le corps des animaux avec une décoction de feuilles de noyer, ou une solution étendue de tabac, d'aloès.

Au lieu de tuer les larves avec la benzine, l'essence de térébenthine, il est préférable de débrider un peu les plaies, de saisir les larves avec les pinces ou de les forcer à sortir par pression; ensuite on traite les plaies par l'antisepsie.

L'*hypoderme du cheval* (*Hypoderma equi*), qui n'est pas exactement connu à l'état d'insecte parfait, donne naissance à des larves qui vivent en parasites dans le tissu conjonctif sous-cutané du cheval et de l'âne, où elles déterminent des tumeurs analogues à celles que provoque l'hypoderme du bœuf, mais elles sont plus petites.

La *dermatobie nuisible* vit près des taillis et des haies, en Amérique, et dépose ses œufs sur la peau des bœufs et des chèvres; les larves qui en sortent gagnent le tissu conjonctif sous-cutané. C'est le *ver moyoquil* du Mexique, le *ver macaque* de Cayenne.

Certaines *filaires* déterminent des lésions cutanées.

La *Filaria hæmorrhagica* vit dans le tissu conjonctif sous-cutané du cheval, surtout des chevaux de races orientales, et détermine la formation des *boutons hémorrugiques* (Voy. t. I, p. 132).

Les larves de la *Filaria irritans* sont parfois la cause d'une grave complication des plaies: les *plaies granuleuses*, ou *plaies d'été* (Voy. PLAIES).

Psorospermose cutanée. — On a donné aussi à cette affection les noms d'*epithelioma contagiosum*, de *molluscum contagiosum*.

Elle est observée sur les poules, les dindons, les oies et surtout les pigeons. Elle est spéciale à la peau, localisée autour du bec, des narines, des yeux, des oreilles, à la crête et caractérisée par la présence de boutons analogues à des verrues jaunâtres, du volume d'une graine de pavot ou de maïs, contenant des *psorospermies*. Les sujets maigrissent, deviennent étiques.

Chez les pigeons, la maladie peut se généraliser à tout le corps.

On recommande contre elle la cautérisation ou l'ablation des tumeurs et la désinfection des locaux.

Lésions traumatiques. — Les *contusions* de la peau, les *plaies cutanées* n'offrent aucun caractère particulier (Voy. CONTUSIONS et PLAIES).

Les *excoriations* sont, pour la plupart, des blessures dues au harnachement. L'état d'embonpoint du cheval, la mauvaise confection des harnais ou de la selle, leur application défectueuse, sont des causes prédisposantes. Les excoriations sont fréquentes par les temps chauds, lorsque les animaux restent longtemps harnachés, lorsqu'ils suent beaucoup: l'épiderme adhère au harnais et se détache, le derme est mis à nu, parfois il est intéressé.

On devra soustraire la région blessée à la pression et aux frottements du harnais; pour cela, on laissera l'animal au repos ou bien on fera pratiquer une excavation, une *fontaine* dans la selle, le collier ou le bât; dans la cavalerie en campagne, on emploie des tapis de feutre dans lesquels on pratique une fenêtre au niveau de la blessure; dans la cavalerie allemande, on se sert de tapis en paille fenêtrés; nous nous sommes servis avec succès des tapis de feutre ordinaire, sur lesquels on cousait, à la face interne, au niveau de l'excoriation, une lame d'ouate. On lavera la plaie avec une solution antiseptique ou légèrement astringente, et on la recouvrira de poudre de charbon ou d'iodoforme, ou de vaseline iodoformée ou de glycéré tannique.

Tumeurs. — Les *papillomes cutanés* se rencontrent fréquemment chez le cheval et le bœuf ; on les observe généralement à la tête, sous le ventre, aux organes génitaux, à la face interne des membres. Ils saignent facilement ; s'ils sont en grand nombre, ils peuvent gêner les mouvements des membres ou l'application des harnais (Voy. Papillomes).

Ces verrues peuvent disparaître spontanément. Généralement, il faut les détruire par les caustiques, la ligature ou le bistouri.

Les caustiques les plus employés sont les acides azotique, chlorhydrique, chromique, acétique, que l'on dépose sur le sommet de la tumeur à l'aide d'une baguette de verre, en ayant soin de ne pas dépasser les limites du mal. On utilise aussi l'acide arsénieux :

Acide arsénieux.............	5 grammes.
Poudre de sabine.......	
Gomme arabique pulvérisée.................	ää 10 —
Cérat simple	36 —

ou bien :

Sublimé corrosif...........	1 gramme.
Collodion riciné.............	30 grammes.
	(Bondeaud.)

Les *fibromes* et les *adénomes* cutanés se rencontrent plus rarement.

Les *épithéliomes* sont assez communs chez les vieux chiens, surtout au voisinage des ouvertures naturelles.

Les *sarcomes* cutanés coexistent presque toujours avec des tumeurs viscérales et indiquent la généralisation de la sarcomatose.

Le meilleur traitement de ces divers genres de tumeurs consiste dans leur extirpation totale et hâtive.

PEDIGREE. — Expression empruntée aux Anglais et servant à désigner l'origine, les antécédents de famille des animaux. Il est évident que la puissance héréditaire existe et que dans le choix des reproducteurs, il y a de grands avantages à bien connaître ce qu'ont été et ce qu'ont fait leurs ancêtres.

PEIGNE. — En médecine vétérinaire, la *crapaudine*, lorsqu'elle siège à la partie antérieure de la couronne, et que les poils qui avoi-

sinent le sabot sont redressés comme les dents d'un peigne.

PELADE (it. *pelatina* ; esp. *peladera*). — Nom donné à l'alopécie, lorsque la chute de l'épiderme en lamelles accompagne ou suit celle des poils. — On désigne sous ce nom une maladie contagieuse des chevaux due probablement à un *Achorion*, et qui a été surtout observée dans les régiments (Voy. Teigne).

PELAGE (de l'ancien français *pel*, dont *poil* est une autre forme). — L'ensemble des poils qui couvrent le corps des mammifères.

PÉLOHÉMIE (de πηλός, boue, et αἷμα, sang). — Nom donné par Delafond à l'état où le sang est épais, sirupeux, d'une couleur noire foncée. Elle se montre dans les affections charbonneuses, dans la septicémie, lors de gangrène, dans l'empoisonnement par le phosphore.

PELOTE. — 1° *Tache* blanche, arrondie, située sur le front du cheval. — 2° *Pelote intestinale.* Obstruction de l'intestin par amas de matières alimentaires, produisant la météorisation, des coliques, la suspension des déjections alvines, et parfois la déchirure de l'intestin, suivie de péritonite et de mort rapide. Voy. Coliques, t. I, p. 278 et Intestin (*Obstruction de l'*). — 3° *Bourdonnet* dur de charpie, disposé pour opérer le tamponnement hémostatique des plaies. Voy. Pansement.

PEMPHIGUS (de πέμφιξ, bulle ; all. *Pemphigus, Blasenausschlag* ; angl. *pemphigus*). — Affection de la peau, caractérisée principalement par un soulèvement épidermique ou bulle, de volume variable, analogue à celle déterminée par l'eau bouillante ou les vésicants. Elle n'a été constatée que fort rarement sur le cheval, le bœuf et le chien.

On ne connaît rien de précis sur l'étiologie et la pathogénie de cette dermite, qui doit être due à une cause interne.

Chez le cheval, le premier symptôme consiste dans l'apparition de grosses phlyctènes vers les lombes, la croupe, les fesses et rarement à la face interne ou postérieure des cuisses. Le liquide ne tarde pas à couler, les vésicules s'affaissent et l'épiderme se détache ensuite, entraînant les poils dans sa chute.

PÉNÉTRATION (de *penetrare*, pénétrer ; all. *Eindringen, Durchdringen* ; ang. *penetration* ; it. *penetrazione*). — *Pénétration de corps solides dans les tissus vivants.* Phénomène qui se produit toutes les fois qu'un corps solide, plus dur que la substance organisée, placé à la surface d'une muqueuse ou sous l'épiderme cutané, traverse cette substance par son propre poids, ou à l'aide d'une pression produite par le jeu d'un organe. La matière vivante disparaît, molécule à molécule, devant le corps solide du côté où est la plus forte pression, pendant qu'en sens opposé elle se reforme, molécule à molécule, pour prendre successivement la place auparavant occupée par le corps étranger. C'est là le mécanisme de la pénétration des poussières de charbon et de métal, des spores de divers végétaux cryptogames dans la cavité de certains organes ou à la surface des tissus. C'est aussi celui de la pénétration et du transport des œufs d'helminthes qui, pour la plupart, ont une enveloppe dure et coriace; de la perforation des parois intestinales par les ascarides et autres vers, et aussi des corps étrangers sortant de la panse des ruminants pour arriver à la peau, au cœur, etc. Ainsi, dans la *pénétration*, c'est le corps traversé qui disparaît, molécule à molécule, devant celui qui pénètre, tandis que celui-ci ne change que de *place* et non d'*état*.

Dans l'*absorption*, au contraire, la matière organisée ne change pas ou presque pas.

La *pénétration* et l'*absorption* sont donc deux phénomèmes très différents.

PÉNIS (all. *Ruthe*). — ANATOMIE. — L'organe de la copulation du mâle, *verge* ou *membre viril*, résulte de l'accolement du *corps caverneux* et de la *portion spongieuse* du canal de l'urètre (fig. 1429); le corps caverneux est une tige érectile formée extérieurement d'une enveloppe fibreuse blanche, élastique, laissant échapper de sa face interne un certain nombre de trabé-

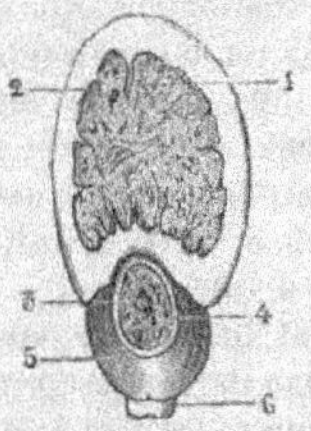

Fig. 1429. — Coupe du pénis du cheval, montrant les rapports du canal de l'urètre avec les corps caverneux.

1, tissu érectile du corps caverneux; 2, enveloppe du corps caverneux; 3, canal de l'urètre; 4, tissu érectile de l'urètre; 5, muscle bulbo-caverneux ou accélérateur; 6, coupe du ligament suspenseur du pénis.

cules lamelleuses qui cloisonnent la cavité intérieure; c'est dans ces aréoles que se terminent les artères de la verge. Il présente plus ou moins marquée la trace d'une soudure de deux corps. Le pénis commence au niveau

de l'arcade ischiale, descend entre les cuisses, passe entre les deux sacs dartoïques, et se prolonge sous le ventre, où il se termine par une extrémité libre. La partie comprise entre l'arcade ischiale et les bourses est fixe, l'autre est libre, soutenue dans le repli cutané qui constitue le *fourreau* ou *prépuce*, et dont il sort quand il s'allonge et se gonfle au moment de l'érection. La tête du pénis ou le *gland*, chez le cheval, constitue un renflement circulaire, qui devient pomme d'arrosoir au moment de l'éjaculation, présentant une saillie arrondie au centre, et au-dessous le *tube urétral* entouré d'une fosse circulaire ou *sinus urétral* (fig. 1430).

Chez le taureau, le gland est fortement effilé, le pénis long et logé dans un fourreau étroit. Il a une forme en S toute particulière (Voy. CALCULS, fig. 209, t. I, p. 153).

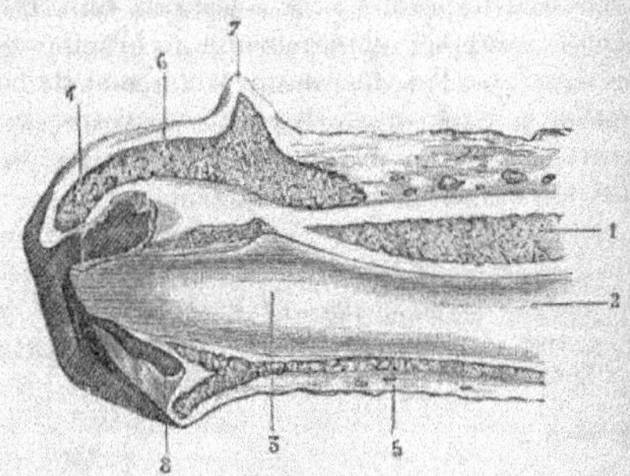

Fig. 1430. — Coupe longitudinale de l'extrémité libre du pénis du cheval à l'état de relâchement.

1, tissu érectile du corps caverneux; 2, canal de l'urètre; 3, fosse naviculaire; 4, tube urétral; 5, tissu érectile du canal de l'urètre; 6, *idem* du gland; 7, couronne du gland; 8, sinus urétral.

Chez le chien, le pénis est long et se termine en pointe et a un os allongé pour base dans toute sa partie libre; en arrière, le corps caverneux forme un bourrelet circulaire.

PHYSIOLOGIE. — Le pénis sert accessoirement à l'émission de l'urine; mais son rôle principal consiste à porter par *éjaculation* le *sperme* ou liquide fécondant dans l'organe sexuel de la femelle. Pour accomplir cet acte, il entre en *érection*.

Érection (*erectio*; all. *Steifwerden*; angl. *erecting*; it. *erezione*; esp. *ereccion*). — État d'une partie qui, de molle qu'elle était, devient raide, dure et gonflée, par afflux du sang dans ses vaisseaux. La *cause immédiate de l'érection* est une dilatation des artères efférentes, expliquée de la façon suivante : en se dilatant, les vaisseaux afférents, très musculeux, deviennent le siège d'une contraction vermiculaire incessante, qui accroît et maintient l'afflux sanguin dans les artères des corps caverneux et du bulbe de l'urètre jusqu'aux artères hélicines (Ch. Legros). Cet état fonctionnel des artères se rendant aux organes formés de tissu érectile permet à l'afflux du sang artériel de s'opérer autant que dure l'érection. Pour certains auteurs, l'érection n'est qu'un phénomène physique de réplétion, par un liquide incompressible, de cavités à parois flexibles, mais qui ne sont pas extensibles au delà d'un certain degré ; degré qui est limité tant par la texture propre des trabécules que par celle de l'enveloppe fibreuse de chaque organe formé de tissu érectile : après avoir augmenté de volume jusqu'à ce degré fixe, l'organe devient relativement inflexible, de là, la rigidité, due sur le vivant, comme sur le cadavre, à l'accumulation, jusqu'à réplétion et distension, d'un liquide incompressible dans

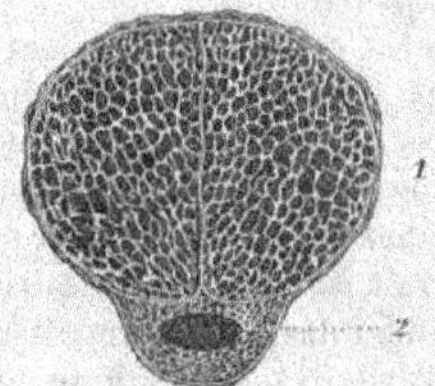

Fig. 1431. — Coupe d'un pénis distendue par le mercure.

1, aréoles du tissu érectile des corps caverneux ; 2, canal de l'urètre devenu béant par l'érection de son corps spongieux.

le réseau à larges mailles du tissu des corps caverneux, etc. (fig. 1431). Rouget admet que les muscles extérieurs (transverse du périnée, muscle de Houston) compriment les veines efférentes, en diminuent le calibre et s'opposent ainsi au retour du sang veineux ; enfin les contractions des muscles bulbo- et ischio-caverneux, qui refoulent le sang vers le gland, ne sont pas étrangères à l'érection. Après l'éjaculation, les artères reprennent leur calibre normal et le sang coule librement par les veines efférentes.

La différence de disposition du gland amène des modifications dans les voies de décharge du sang (1).

Dans le type de l'homme et du cheval, les tissus érectiles se dilatent rapidement, prennent

(1) Forgeot et Gras, *Système veineux de la verge chez les animaux domestiques.*

un volume considérable. Le gland dépasse le calibre du reste du pénis, il est arrondi, ou en pomme d'arrosoir, et le coït est surtout vaginal.

Dans le type des ruminants et des porcs, le tissu érectile est bridé par des enveloppes épaisses, le gland est réduit, absent, ou à une certaine distance de l'extrémité (bélier), le pénis augmente peu de volume, mais s'allonge par la disparition de l'S pénien ; le pénis est pointu, et le coït est intra-utérin.

Chez le chien, dont le corps caverneux se dilate peu, le coït est facilité par l'os pénien, et puis le gland et surtout son renflement postérieur prennent un grand volume.

PATHOLOGIE. — 1° *Amputation du pénis.* — Voy. AMPUTATION, t. 1, p. 48.

2° *Anomalies et vices de conformation.* — Parmi les vices ordinairement congénitaux nous citerons : l'*imperforation du gland*, à laquelle on remédie par la ponction ou l'incision de la partie oblitérée ; le rétrécissement du fourreau qui forme un *phimosis congénital* ; il semble que la verge arrêtée dans son déve-

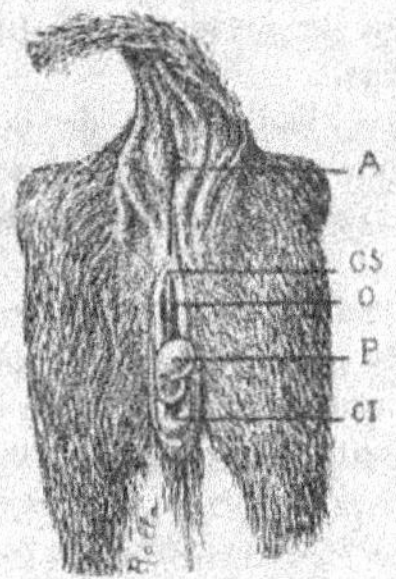

Fig. 1432. — Organes génitaux externes d'un cabri, atteint d'hermaphrodisme des voies génitales.

A, anus ; CS, commissure supérieure de la vulve ; O, orifice vaginal ; P, pointe du pénis simulant un clitoris hypertrophié ; CI, commissure inférieure.

loppement n'a pu agir sur cette ouverture pour la dilater ; il y a même des cas où le fourreau ne s'est pas constitué du tout, où le pénis sort par la région périnéale, formant un grand clitoris, sortant d'un repli de la peau ressemblant tout à fait à une large vulve (fig. 1432 et 1433) ; quelquefois cette vulve existe réellement, et alors le sujet, qu'on dit à tort *hermaphrodite*, est du sexe féminin ; au lieu de testicules à la région scrotale on trouve alors des mamelles.

L'*hypospadias* est un vice de conformation de

la verge, dans lequel l'urètre, au lieu de se continuer jusqu'au gland, s'ouvre en dessous du pénis, à une distance plus ou moins grande de son extrémité.

Dans l'*épispadias*, l'ouverture de l'urètre a lieu à la face dorsale de l'organe.

Chez le cheval, on a observé quelques cas

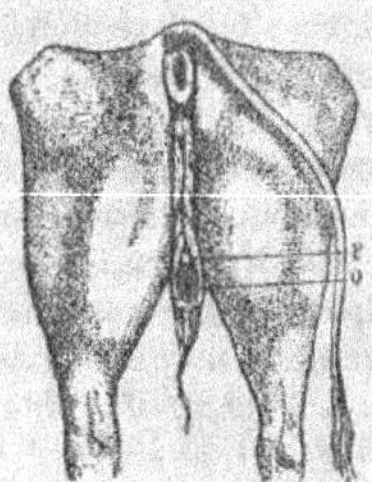

Fig. 1433. — Organes génitaux externes d'un bœuf atteint d'hermaphrodisme apparent.

O, ouverture du pseudo-vagin ; P, saillie conique située au niveau de la commissure supérieure, représentant la pointe du pénis.

d'*atrophie* ou d'*absence de la partie libre* du pénis ; alors on doit exciser la partie inférieure du fourreau, afin de permettre le libre écoulement de l'urine.

La *symphyse*, l'adhérence de la verge à la partie profonde du fourreau est rare et constitue plutôt une complication des lésions traumatiques.

3° *Inflammation*. — L'inflammation de la partie libre du pénis ou du gland, plus particulièrement connue sous le nom de *balanite*, est presque toujours accompagnée d'inflammation du fourreau, d'*acrobustite*, de *phimosis* et de *paraphimosis* (Voy. BALANITE, t. I, p. 113).

4° *Lésions traumatiques*. — a. *Contusions*. — Elles sont assez rares, en raison de la situation de l'organe. Elles sont presque toujours produites lorsque le pénis est en état d'érection. Il est tuméfié, chaud, sensible, douloureux ; on peut voir à sa surface les traces de blessure et des ecchymoses étendues ; il peut survenir, mais rarement, de la suppuration et de la gangrène locale.

On traitera ces contusions par les antiphlogistiques et surtout par les douches froides ; on évitera, au début, les scarifications.

b. *Hématome du pénis*. — C'est une complication des contusions : il y a hémorragie abondante dans le corps caverneux, formation d'une tumeur sanguine, par suite de la rupture d'un ou de plusieurs vaisseaux. Cette tumeur est chaude, d'abord molle, fluctuante, non œdéma-

teuse, non douloureuse ; le jet d'urine est ordinairement normal ; c'est surtout dans les parties déclives du pénis, vers le gland, que s'accumule le sang épanché ; le pénis pend au dehors, comme paralysé.

A la longue, la résolution survient, mais le pénis peut se courber, ou se *corder* sous l'influence de la rétraction cicatricielle. On traitera par les douches froides ; on évitera d'ouvrir ces tumeurs, surtout au début.

c. *Blessures*. — Elles sont rares. Elles s'accompagnent ordinairement d'une hémorragie plus ou moins abondante, et plus tard d'un engorgement œdémateux du pénis et du fourreau, qui peut se compliquer de phimosis et de paraphimosis.

TRAITEMENT. — Les *plaies superficielles* seront traitées par des lotions antiseptiques.

Lors de *plaie profonde*, on peut craindre des complications infectieuses ou la gangrène ; dans ce cas, on devra pratiquer l'amputation partielle du pénis.

Si la plaie est récente, on essaiera d'en suturer les lèvres. Parfois l'urètre est intéressé ; on devra suturer le canal, ou bien introduire à l'intérieur une sonde en caoutchouc ou en gutta, afin d'empêcher l'urine de s'écouler par la plaie qui deviendrait fistuleuse. La cicatrisation des plaies profondes devra être surveillée attentivement, afin d'éviter la déviation du corps caverneux par cicatrisation défectueuse et parfois le rétrécissement de l'urètre.

d. *Corps étrangers*. — Ils viennent de l'extérieur, ou bien se sont développés sur place, ou bien encore viennent de l'intérieur et se sont arrêtés dans la partie inférieure du canal de l'urètre ; tels sont les sédiments et les calculs (Voy. CALCUL, t. I, p. 152).

Les corps étrangers implantés dans le tissu même de l'organe s'accompagnent de la formation d'abcès du tissu conjonctif sous-cutané ou du corps caverneux.

e. *Étranglement du pénis*. — Les *ligatures*, appliquées parfois par méchanceté sur la verge du chien ou pour empêcher l'onanisme sur le cheval, déterminent l'*étranglement du pénis*, la stase sanguine au-dessous du point ligaturé, des coliques, etc.

Il suffit de diviser l'agent constricteur avec des ciseaux ; il faut parfois pratiquer au préalable des mouchetures sur la partie tuméfiée, afin d'atténuer le gonflement.

5° *Lésions vitales*. — a. *Priapisme*. — On appelle ainsi une érection à peu près permanente, sans désir de l'acte vénérien, rare chez nos grands animaux domestiques, fréquente chez le chien.

ÉTIOLOGIE. — On l'observe à la suite de diverses affections de la verge, de contusions, de calculs de la vessie, d'inflammation aiguë ou chronique de celle-ci ou de l'urètre. On l'a vu survenir après l'abus du coït.

SYMPTOMATOLOGIE. — Le priapisme est douloureux ; souvent il y a dysurie, strangurie même, émission d'urine sanguinolente ; l'urine s'écoule goutte à goutte, avec douleur, et ténesme vésical.

TRAITEMENT. — On conseille les douches froides sur la région, un régime rafraîchissant avec usage des diurétiques mucilagineux, où l'on ajoute le camphre à petite dose.

S'il est symptomatique, il faut surtout s'attacher à traiter la maladie primitive.

b. *Paralysie du pénis* ou *chute de la verge* ou *paraphimosis du cheval*. — ÉTIOLOGIE. — Elle est due à des causes diverses, abus du coït et épuisement des forces, traumatismes violents portant sur l'organe ; ou bien elle est consécutive à une maladie infectieuse, fièvre typhoïde, pneumonie, congestion intestinale.

SYMPTOMATOLOGIE. — Le pénis, flasque, pend en dehors du fourreau ; puis il s'infiltre de sérosité, se tuméfie, présente des bourrelets et des sillons transversaux et acquiert un volume souvent considérable ; parfois le fourreau lui-même s'infiltre et il y a paraphimosis plus ou moins complet. Le pénis est froid et non douloureux ; le jet d'urine a perdu de sa force. Le pronostic varie suivant le degré et l'ancienneté de l'affection. Lors de parésie, la guérison survient ordinairement.

TRAITEMENT. — Au début, on traitera par les scarifications et les douches froides, en pluie ou en jet faible ; on recommande aussi les lotions froides excitantes, infusion alcoolisée d'essences aromatiques, teinture d'essences étendue d'eau, eau-de-vie camphrée, etc. ; l'électrothérapie a été aussi conseillée.

Si la maladie est ancienne, on utilisera le sujet, en se contentant d'immobiliser et de protéger le pénis paralysé au moyen d'un étui en cuir, muni d'une ouverture en son fond et fixé sur la région lombaire par des courroies. Enfin, on peut recourir à l'amputation (Voy. AMPUTATION, t. I, p. 48).

6° *Tumeurs*. — Elles sont assez fréquentes chez le cheval, le mulet, l'âne et le chien, plus rares chez le bœuf.

Les *fibromes*, *fibro-sarcomes*, *sarcomes*, se rencontrent habituellement dans le fourreau, où ils évoluent lentement et peuvent acquérir des dimensions considérables ; ils sont bien délimités et s'énucléent facilement ; parfois ils s'ulcèrent. On devra en pratiquer l'ablation hâtive et totale. Ces sortes de tumeurs se développent rarement sur la verge, dont elles occupent presque toujours l'extrémité. Sur les chevaux blancs, on trouve des *mélanomes* (Voy. ce mot).

Les *verrues* du fourreau, ou *papillomes verruqueux* ou *fics*, sont ordinairement multiples et peuvent acquérir d'assez grandes dimensions ; parfois ils produisent du paraphimosis, la compression ou l'obstruction de l'urètre et par suite de la dysurie. Ils sont fréquents chez le mulet.

Les *verrues* de la verge sont plus rares et sont ordinairement développées sur la face antérieure du gland où elles forment de petites masses pédiculées, sphériques ou ovoïdes.

L'extirpation totale est le traitement le plus efficace à leur opposer ; il faut cependant se garder de blesser une artère ou une veine et surtout de ne pas léser l'urètre ; il pourrait en résulter un rétrécissement de ce canal, de l'infiltration urineuse ou une fistule.

Les *polypes* ou *végétations* sont fort communs chez le chien.

Le symptôme le plus constant, et le premier à se manifester, consiste en un écoulement de matière jaunâtre ou sanguinolente, par l'orifice du fourreau. Plus rarement celui-ci est débordé par les polypes que l'on voit en saillie au dehors. — Pour reconnaître la présence des polypes, il faut sortir la verge du fourreau et on les trouve ordinairement au point où la muqueuse du pénis se replie pour former le prépuce, autour du renflement. Ce sont des granulations de la grosseur d'une tête d'épingle au début, se développant plus tard en une espèce de chou-fleur, assez mou et friable dans son sommet, mais ferme et fibreux à la base. Ces polypes peuvent rester longtemps stationnaires et ne provoquent par leur présence qu'un peu d'irritation locale, de suppuration.

Le traitement consiste dans l'excision à l'aide des ciseaux et dans la cautérisation de la base avec le nitrate d'argent ou le perchlorure de fer ; une hémorragie n'est guère à craindre ; on fait bien de retoucher de temps à autre avec le sel de fer ; en même temps, on lave souvent la région avec une solution antiseptique faible et surtout on débarrasse le fourreau des caillots sanguins et des détritus qui peuvent s'y accumuler, pendant les premiers jours qui suivent l'opération.

On a observé aussi des *carcinomes* et des *épithéliomes* du fourreau et du gland. Ces tumeurs malignes s'ulcèrent rapidement et gênent la miction. On devra en pratiquer l'ablation hâtive; parfois il faut recourir à l'ablation de la verge.

Les lésions du *champignon* (Voy. t. I, p. 214) peuvent, à la longue, se propager au fourreau.

PENNE (*penna*, all. *Schwungfeder*; angl. *Beam feather*; it. et esp. *penna*). — Longue plume de l'aile et de la queue des oiseaux.

PÉPIE (all. *Pfipfen*, *Pipps*; angl. *pip*; it. *pipita*). — Maladie particulière aux oiseaux, surtout aux gallinacés (poules et dindons), et qui consiste plus particulièrement en une pellicule blanche, grisâtre ou jaunâtre, entourant la base de la langue, et empêchant les oiseaux de boire et de jeter leur cri ordinaire; leur cri plaintif imite le mot *pépie*, ou *pip*, qu'on donne à la maladie dans les divers pays. Trop souvent ce qu'on prend pour cette pellicule anormale est la partie blanchâtre, cartilagineuse et dure, qui entoure normalement la pointe de la langue des gallinacés; on arrache alors une portion saine de la langue et l'on rend l'oiseau malade; la pellicule véritable de la pépie est à la base de la langue. D'ailleurs, ce qu'on appelle *pépie* n'est pas toujours une maladie bien définie par elle-même; ce n'est que le symptôme d'une affection des voies digestives ou respiratoires, d'une stomatite, d'une angine, d'une maladie du tube digestif, d'une bronchite ou d'une pneumonie, où la langue se dessèche symptomatiquement, se charge de mucosités, de débris d'épithélium plus ou moins mêlés de microphytes, tout comme dans le muguet des enfants.

Pour Mégnin, la « vraie pépie », d'ailleurs extrêmement rare, ne serait autre chose qu'une inflammation de la langue ou *glossite*.

Si l'on tient compte du cri particulier, la pépie serait surtout un des symptômes de la *diphtérie des oiseaux* (Voy. t. I, p. 379).

Traitement. — Il consiste à enlever l'épiderme corné à l'aide d'une épingle, en ayant soin de ne pas toucher aux parties vives, et ensuite à lotionner la langue avec un pinceau trempé dans une solution de chlorate de potasse à 5 p. 100 (Mégnin).

PERCHERON (Cheval). — Il appartient à la *race séquanaise* de Sanson. On le produit dans les départements de l'Eure, de l'Orne, de l'Eure-et-Loir. Les principaux centres d'élevage sont Mortagne, Nogent-le-Rotrou, Saint-Calais, Courtalain, Mondoubleau et surtout la plaine de Chartres.

On distingue le *gros percheron* et le *petit percheron* ou *postier*.

Le premier ressemble beaucoup au boulonnais, quoique d'apparence plus dégagée, plus nerveuse et de tempérament plus vif. Sa taille est de 1ᵐ,60 à 1ᵐ,65.

Sa tête est un peu grosse, mais assez expressive; l'encolure, de moyenne longueur, est un peu rouée, bien musclée et garnie de crins longs et soyeux; le corps est cylindrique; la croupe est bien musclée, souvent avalée; les membres sont très forts, les articulations bien développées et les tendons bien détachés; les pieds sont bons. La robe prédominante est le gris pommelé. Depuis quelques années, on produit des percherons noirs.

Le *petit percheron* rappelle un peu, par ses formes, la race bretonne de trait. Sa taille varie de 1ᵐ,56 à 1ᵐ,60. Sa constitution est harmonieuse et élégante. Le garrot est généralement plus haut que celui du gros percheron (fig. 1434).

L'élevage dans le Perche est très bien compris; le choix des reproducteurs est facile et judicieux; les poulains travaillent progressivement et reçoivent une bonne ration d'avoine, de 3 à 4 kilogrammes par jour en moyenne, vers quinze à dix-huit mois. Les cultivateurs de la Beauce se chargent du dressage des poulains qu'ils achètent vers l'âge de dix-huit mois et qu'ils vendent ensuite vers trois ou quatre ans pour les services des grandes villes. La demande étant de beaucoup supérieure à l'offre, la production locale ne pourrait suffire. Aussi les éleveurs de la Beauce achètent des poulains dans le Poitou, la Bretagne, la Picardie, le Boulonnais. Sous l'influence des bonnes conditions climatériques et hygiéniques, de l'alimentation et du travail, ces animaux acquièrent une partie des qualités propres à la race locale, les boulonnais deviennent de gros percherons, les bretons se transforment en postiers. On dit qu'ils sont *perchisés*.

Utilisation. — Le gros percheron est propre au gros trait; le petit, au trait léger; il est acheté pour le service des omnibus de Paris et celui des transports des marchandises à grande vitesse; il est fort, a suffisamment de vitesse et beaucoup de résistance : c'est lui qui fait la réputation de la race.

Un grand nombre de percherons sont exportés chaque année à l'étranger, et notamment en Angleterre, en Allemagne et surtout en Amérique. Les Américains ayant montré une préférence pour les chevaux très grands, très

gros et très lourds (ils les achetaient au poids),
la race avait perdu ses formes et ses qualités
primitives, mais actuellement une réaction s'est
produite, et les éleveurs cherchent à reconsti-
tuer l'ancienne race.

PERCHLORURE DE FER. — Ce sel de fer
coagulant l'albumine, est un bon hémostatique.
En solution faible, il agit comme tonique. Mais il
ne faut jamais le mélanger avec des substances

Vienne), publia le premier travail de quelque
importance sur ce sujet; encore serait-il probablement resté inaperçu, même en Allemagne, si,
en 1808, Corvisart ne l'avait importé en France.
On pratiquait alors la percussion immédiate, et
l'on n'obtenait que des résultats assez peu
satisfaisants. En 1828, Piorry introduisit de
très grands perfectionnements dans ce moyen
de diagnostic; il rendit la percussion médiate,

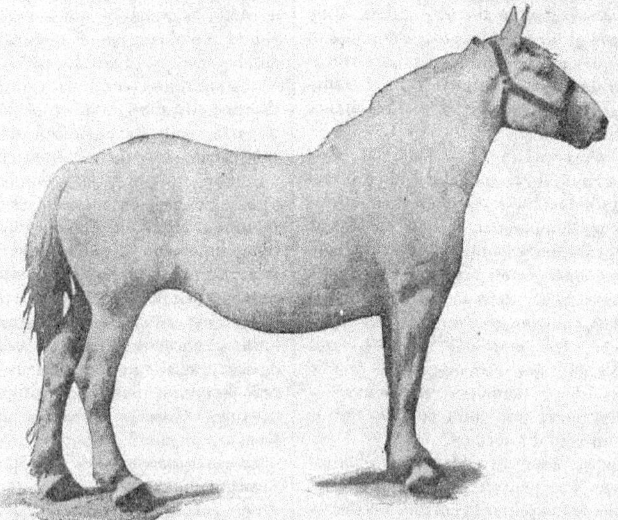

Fig. 1434. — Poulinière percheronne, 1ᵉʳ prix au concours de Nogent-le-Rotrou, 7 juin 1902.

riches en tannin comme le quinquina, l'écorce
de chêne, ni avec des cyanures.

Poudre tonique pour les grands animaux :

Solution de perchlorure de
  fer à 30 p. 100......   100 grammes.
Son...............   } àā 1000   —
Farine d'avoine.......

Pour dix jours, dans les anémies et la
convalescence.

PERCUSSION (du verbe *percutere*, frapper ;
πλῆσις; all. *Percutiren*; angl. *percussion*). —
Méthode d'exploration à l'aide de laquelle, en
frappant sur les parois d'une cavité du corps, et
en produisant des résonances accidentelles,
on peut reconnaître les lésions des parties
contenues dans cette cavité. — Elle a été surtout
employée pour l'exploration des organes thoraciques.

Historique. — C'est en 1762 qu'Avenbrugger (de

l'appliqua d'une façon beaucoup plus précise
et en traça les règles avec un grand soin. Grâce
à ses travaux et à ceux de Skoda, de Flint,
de Woillez, etc., la percussion, unie à l'auscultation (Voy. Auscultation, t. I, p. 98), fournit
des renseignements précieux pour le diagnostic
des affections de la poitrine.

Les applications à la médecine des ani-
maux datent de 1824, époque où Dupuy en
parla à propos de l'hydrothorax; puis Natté,
Leblanc, Delafond, Hurtrel d'Arboval, H. Bouley,
Saint-Cyr, Verheyen, Crocq, Muller, Roell,
Vogel ont vulgarisé ce procédé.

Principe. — Lorsqu'on frappe sur les parois
d'une cavité remplie d'air, les vibrations des
parois sont transmises à l'air et il y a *résonance*, d'autant plus grande que l'air contenu
est en plus grande quantité et que les parois
de la cavité sont plus minces et vibrent plus
facilement. — Tel est le principe de la percus-

sion. Si on frappe sur les parois thoraciques, les vibrations sont transmises à l'air contenu dans le poumon et il y *résonance*. Si le poumon est hépatisé, imperméable à l'air en un point assez étendu de sa surface, les vibrations des parois thoraciques resteront sans écho, il n'y aura plus résonance à ce niveau, puisqu'il n'y a plus d'air, mais au contraire il y a *matité*. Tout autour de la lésion, le poumon restant perméable, la résonance existera et on pourra ainsi délimiter l'étendue des altérations. Il en sera de même si un liquide refoule le poumon et le sépare des parois thoraciques ; les vibrations ne seront plus qu'imparfaitement transmises à l'air des alvéoles, et la résonance n'existera plus.

MÉTHODES D'EXPLORATION. — L'animal doit toujours être convenablement contenu et autant que possible debout sur ses quatre membres. — Pour les petits animaux, il vaut également mieux les examiner quand ils sont sur leurs quatre pattes ; quelquefois on les place sur une table ; on peut aussi, dans le cas où l'on veut s'assurer de l'existence d'un liquide qu'il faut déplacer, les maintenir debout, soit sur les pattes de derrière ou sur les fesses, soit sur les deux membres antérieurs, le derrière étant levé ; soit enfin couchés sur le dos, ou sur un côté du corps.

Il faut opérer dans un endroit où d'autres bruits étrangers ne peuvent pas être entendus.

On commence à percuter la portion du thorax située immédiatement derrière le bord postérieur de l'épaule, en allant de haut en bas, et on revient obliquement de bas en haut sur la région des côtes asternales ; on ne frappe que modérément, mais toujours avec la même force, et on s'arrête un peu aux endroits où l'on constate quelque chose d'anormal. Chez le cheval, on n'a guère besoin de percuter la portion supérieure du thorax, recouverte par le muscle ilio-spinal ; rarement cette région est le siège d'une maladie ; mais sur les bêtes bovines, on y trouve assez souvent des lésions de péripneumonie ou de tuberculose. Souvent il faut comparer le son perçu avec celui que donne la même région du côté opposé. Parfois il est nécessaire d'avancer un des membres antérieurs, de l'écarter du thorax, afin de pouvoir percuter la poitrine sur une plus vaste étendue ; chez les petits animaux, même chez tous les animaux jeunes et maigres, ayant les épaules très mobiles, le thorax peut être percuté dans presque toute son étendue. Chez le cheval et les bêtes bovines adultes, surtout sur les animaux

gras, les épaules étant fortes et garnies de muscles épais, la percussion médiate de ces parties ne donne que de la matité. On peut admettre avec Delafond que les deux tiers à peine des poumons du cheval sont complètement explorables. — Une lésion située à plus de 5 centimètres de profondeur de la face externe du poumon altère le timbre du bruit, mais n'influe presque plus sur son intensité.

On distingue la percussion *immédiate* et la *médiate* : la première, qui est celle dont se servaient Avenbrugger et Corvisart, est encore employée aujourd'hui, lorsqu'on désire se faire rapidement une idée de la sonorité générale du thorax ; elle consiste à frapper directement sur la partie, soit avec l'extrémité des quatre doigts réunis sur une même ligne (chez les petits animaux), soit avec les secondes articulations phalangiennes, ou même avec le poing (chez les grands animaux) ; il faut avoir soin de retirer immédiatement la main après la percussion, pour ne point gêner les vibrations, et frapper aussi perpendiculairement que possible. Le son obtenu est ordinairement obscur et mal accusé. Cette percussion immédiate laisse toujours à désirer, car elle ne peut pas révéler des lésions peu étendues, des modifications peu considérables dans la résonance habituelle des tissus.

La *percussion médiate* consiste dans l'interposition d'un corps de nature variable entre les doigts qui percutent et la partie frappée. Le corps intermédiaire atténue le choc, ne cause aucune douleur, et conserve ou même augmente le son.

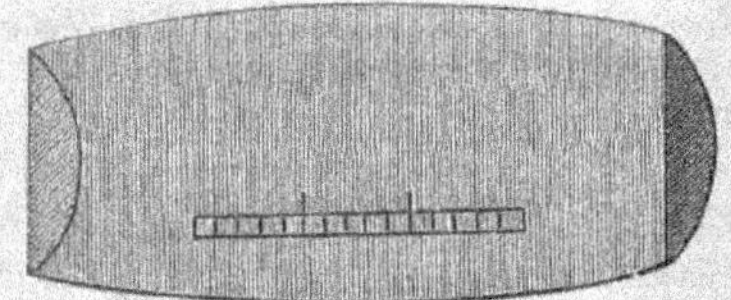

Fig. 1435. — Plessimètre ovale.

On a successivement employé comme corps intermédiaire : la main appliquée à plat ; une plaque ronde ou ovale, en bois, ivoire, caoutchouc durci ou métal, à laquelle Piorry a donné le nom de *plessimètre* (fig. 1435).

On se sert généralement en vétérinaire du plessimètre de Trasbot : cuvette d'ivoire, de 5 centimètres de diamètre, de 3 millimètres d'épaisseur, à bord relevé et assez hauts pour que les doigts puissent facilement les saisir, dont la face qui s'applique sur la peau des animaux est plane, tandis que la face percutée est un peu excavée (fig. 1436).

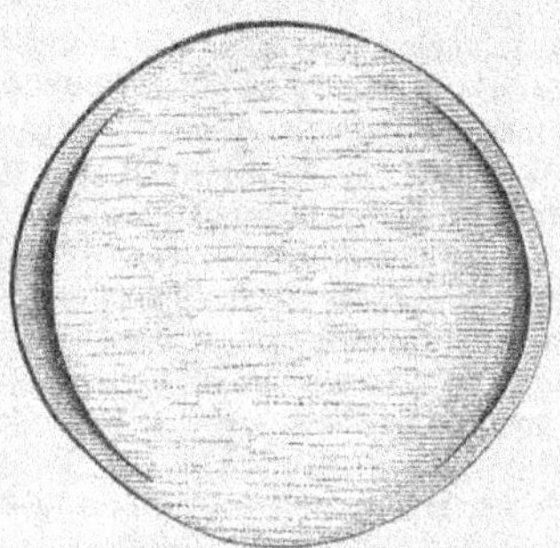

Fig. 1436. — Plessimètre rond.

Comme agent percuteur, on se sert parfois des doigts, le plus souvent d'un *marteau à percussion*.

Pour percuter avec les doigts, on suivra les règles suivantes, empruntées surtout à Piorry :

Le plessimètre sera maintenu solidement fixé entre le pouce et l'indicateur de la main gauche, et très exactement sur les parties, afin qu'il fasse corps en quelque sorte avec elles. Les doigts qui percutent doivent être tenus de la manière suivante : l'indicateur et le médius doivent être exactement appliqués l'un contre l'autre, en fléchissant un peu plus le médius, à cause de sa longueur plus grande, pour faire que son extrémité ne dépasse pas celle de l'indicateur. Le pouce est alors arc-bouté avec force contre l'articulation de la phalangine et de la phalangette de l'indicateur. Ces trois doigts ainsi réunis constituent alors un tout très solide, et dont la surface de percussion, si l'on fléchit un peu le médius, n'a que l'étendue de la pulpe de l'indicateur seul. Elle présente la dimension de l'extrémité de ces deux doigts réunis, si on les tient sur un même niveau. Le choc devra toujours être porté perpendiculairement à la surface que l'on veut faire résonner ; obliquement, le son est plus mat.

Les marteaux à percussion sont de divers modèles. Un des plus employés est formé d'une masse principale en maillechort, montée sur un manche d'ébène, et à l'extrémité de laquelle se visse une petite cuvette métallique portant une boule de caoutchouc de la grosseur d'une noisette ; cet intermédiaire en caoutchouc amortit le choc, enlève le perçant du son métallique et rend absolument sourd le choc du

marteau sur la plaque d'ivoire (fig. 1437).

Le marteau doit être tenu seulement entre le pouce, l'indicateur et le médius, manié légèrement et par un mouvement du poignet ; il frappera au milieu du plessimètre et toujours perpendiculairement à la surface percutée.

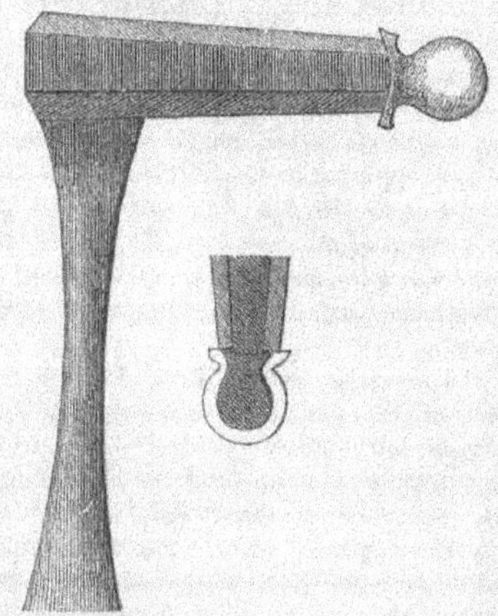

Fig. 1437. — Marteau à percussion.

Renseignements fournis par la percussion. — Dans les sons obtenus, on distingue :

1° L'*intensité*. On dit que la poitrine *résonne* quand les vibrations produites par le choc se répandent dans toute la poitrine et les viscères qu'elle renferme ; lorsqu'au contraire les vibrations ne se prolongent pas au delà de l'endroit frappé, on dit que la poitrine ne *résonne pas*, et que le son est mat ; alors il y a manque d'air dans la portion de poumon percutée ; il y a diminution d'intensité de la sonorité, *matité*. Le son *obtus* ou *obscur* est intermédiaire entre la matité et la sonorité normale. — On dit qu'il y a *son clair* et même *son tympanique* quand il y a exagération de la sonorité ; dans ce dernier cas, il y a comme un son de tambour par la trop grande abondance d'air dans les organes.

2° Le *timbre*, c'est-à-dire le caractère de solide, de liquide ou de gaz qui est annoncé ; c'est ici que le son tympanique est surtout à prendre en considération ; c'est ici aussi que se placent les bruits de pot fêlé, le son de bois, etc.

3° La *tonalité* ou *l'acuité* du son, signe que Skoda avait indiqué, mais sur lequel Flint et Woillez ont insisté, et qui est surtout à noter dans les bruits exagérés. Il est important de distinguer une lésion de tonalité d'une lésion de simple intensité. Il y a seulement différence d'intensité de son entre deux régions correspondantes de la poitrine si, en les percutant de la même manière, on y constate une sonorité différente, et qu'ensuite on puisse égaliser le son à droite et à gauche en percutant l'un des côtés plus fortement ou plus légèrement que l'autre. On est sûr, au contraire, qu'il y a une différence de tonalité si les caractères insolites du son persistent, quel que soit le degré de force ou l'atténuation de la percussion d'un côté par rapport à l'autre. Cette tonalité donne des *sons aigus* ou des *sons graves* ; les sons franchement aigus sont durs, brefs et comme superficiels ; les sons franchement graves sont au contraire moelleux, prolongés et comme profonds.

4° La *sensation tactile d'élasticité* ou de *résistance*. Lorsque, dans l'état de santé, on pratique la percussion médiate avec le doigt, on perçoit une résistance élastique des parois du thorax. Cette résistance élastique est toujours notablement augmentée par la présence dans la cage thoracique de fluide gazeux (par un emphysème pulmonaire, une bronchite accompagnée de râle sibilant, une vaste caverne vide). Au contraire, s'il y a dans la plèvre un épanchement de sang, de pus ou de sérosité, s'il y a des fausses membranes ou des adhérences, une induration du tissu pulmonaire, cette résistance élastique diminuera et pourra même disparaître complètement. Pour le constater, il faut percuter lentement et avec une certaine force. — Skoda, et avec lui la plupart des vétérinaires allemands, distinguent les genres suivants de sons : un son plein et un son creux, un son clair et un son mat ou obscur, un son tympanique et un son non tympanique, un son aigu (haut) et un son grave (bas).

On doit considérer comme type normal ou moyen de la sonorité thoracique, celle qui est produite, chez un adulte bien portant, d'une force musculaire et d'un embonpoint modérés, par une percussion médiocrement forte au milieu de la cavité thoracique, à égale distance du sternum et de la colonne vertébrale, à un travers de main en arrière du bord postérieur de l'épaule. La définition de ce son est difficile, et, comme nous l'avons dit, cela ne s'acquiert que par la pratique.

Delafond a divisé l'étendue auscultable du thorax de nos principaux animaux domestiques en trois régions égales, parallèles à l'axe du corps, et comprises latéralement entre deux lignes qui suivent l'une le bord postérieur de l'épaule, l'autre la direction oblique de la dernière fausse côte (Voy. fig. 158 et 159, t. I, page 99).

Dans la région moyenne, *chez le cheval*, la résonance la plus forte se fait entendre entre les septième, huitième et neuvième côtes sternales. A partir de ce dernier point, elle diminue graduellement d'intensité jusqu'à la dernière côte. Dans la région supérieure droite, la résonance augmente de force depuis le bord postérieur de l'épaule jusqu'à la dernière côte tandis qu'au côté gauche elle diminue graduellement depuis la treizième côte jusqu'à la dernière.

Dans la région inférieure, la résonance obtenue sur la sixième côte est comparable à celle de la région supérieure en arrière de l'épaule ; elle se continue avec la même intensité jusqu'à la dernière côte sternale ; au delà de ce point, elle diminue graduellement le long des hypocondres jusqu'à la dernière côte, où elle se confond avec celle de l'abdomen. Du côté droit, le son est un peu plus mat dans la région qui correspond au foie.

Chez les sujets secs, maigres, la résonance est plus forte, l'épaisseur des parois étant moins grande. Généralement aussi plus la poitrine est large, la côte ronde, plus la résonance est forte, à cause de l'ampleur des voies respiratoires.

Dans l'*espèce bovine*, la cavité pectorale a une sonorité moindre que celle du cheval ; mais les épaules et les muscles ilio-spinal, dorso-huméral, et sterno-trochinien étant moins développés que chez le cheval, l'étendue de la région à percuter est plus grande ; chez les jeunes bêtes bovines, on peut même percuter la région moyenne jusqu'à la première côte.

Dans la région moyenne, la résonance est plus forte aux septième, huitième et neuvième côtes qu'aux cinquième et sixième ; elle offre le même degré de force aux dixième et onzième ; à partir de ce point, elle diminue graduellement jusqu'aux douzième et treizième. Dans la région supérieure droite, elle diminue graduellement depuis la cinquième côte jusqu'à la treizième, tandis que, sur l'étendue de la région supérieure gauche, elle augmente à partir du même endroit jusqu'à la dernière côte. Delafond explique cette résonance plus forte par la présence du rumen, qui se trouve situé de ce côté, et dans lequel le son se propage. Dans la région inférieure, la résonance s'étend depuis la quatrième côte jusqu'à la dernière, en longeant le bord supérieur du muscle grand pectoral et le point d'insertion du muscle costo-abdominal. Le son pectoral est assez fort sur la sixième côte, moindre sur les quatrième et cinquième ; il diminue vers les sixième et septième, et graduellement jusqu'à la dernière, où il est tout à fait mat.

Chez les animaux de *race ovine*, la résonance obtenue par la percussion immédiate offre à peu près les mêmes modifications que chez les bêtes bovines ; le poumon recouvrant complètement la face gauche du cœur, il y a de la résonance de ce côté, ce qui manque chez le cheval et le bœuf.

Dans l'*espèce porcine*, lorsque l'animal est gras, la percussion de la poitrine ne donne que de très faibles renseignements. Percutée à droite et à gauche, lorsque les animaux sont maigres et jeunes, elle donne, à peu de chose près, la même résonance. La résonance est surtout forte en arrière de l'épaule, au centre de la poitrine ; elle est moins grande dans les régions supérieure et inférieure.

Chez le *chien*, la résonance, quoique variant d'intensité, peut être appréciée dans toute l'étendue de la poitrine comprise en arrière des épaules.

Le thorax des *oiseaux de basse-cour*, étant formé d'un sternum osseux très large, se trouve dans toutes les conditions favorables à la production du son, quoique le sternum même, recouvert de muscles épais, ne donne qu'un son obscur. Il faut se servir d'un petit plessimètre.

Valeur sémiologique de la percussion. — Le son obtenu par la percussion, lors de maladie des poumons, peut rester *naturel*, être *diminué*, être *augmenté*, être *modifié dans son timbre*.

Lorsque le son reste *naturel*, les modifications de structure développées dans l'appareil pulmonaire sont de peu d'importance. S'il existe d'autres phénomènes qui ne puissent laisser de doute sur l'existence d'une affection pulmonaire, on sera conduit par voie d'exclusion à admettre que le point malade est tout à fait central, entouré de cellules aériennes intactes. La persistance de la résonance thoracique est encore fréquente dans le cas de tuberculisation pulmonaire, lorsque les tubercules sont peu nombreux et disséminés.

La *diminution de résonance* peut présenter de nombreuses variétés, depuis un simple obscurcissement jusqu'à la matité absolue. — L'*obscurcissement du son*, lorsqu'il ne dépend pas d'un état physiologique tel que l'épaisseur des parois thoraciques, l'embonpoint excessif du sujet (et

alors il existe des deux côtés également), est lié à un état morbide, soit des parois thoraciques, soit de la plèvre, soit des poumons. L'infiltration œdémateuse des parois, un abcès développé dans leur épaisseur, peuvent la déterminer. Plus ordinairement elle tient à des lésions anatomiques profondes. Dans la pleurésie, avec épanchement encore peu considérable, ou, à une époque plus avancée, lorsque des fausses membranes tapissent les deux feuillets de la séreuse, ou enfin lorsque, après la résorption de l'épanchement, le poumon longtemps comprimé n'a plus assez d'élasticité pour reprendre son volume normal, on constate une diminution de la résonance pouvant aller jusqu'à la matité. Dans tous ces cas, le siège de la matité est à la partie inférieure de la poitrine ; dans l'hydrothorax simple, elle se déplace lorsqu'on fait changer la position du malade. Dans la pneumonie à son début, dans l'engouement pulmonaire (hypostatique) qui accompagne certaines affections typhoïdes, dans la tuberculose, dans l'apoplexie et dans l'œdème du poumon, on constate encore une obscurité du son, qui alors est fixe, mais sans caractère particulier pour le diagnostic différentiel. — A un degré plus avancé, il y a disparition complète de la résonance ; c'est ce que l'on nomme la *matité* ; le bruit est alors semblable à celui que produit la percussion de la cuisse. La matité peut varier dans son étendue et dans son siège. Elle est le signe soit d'une induration considérable du poumon, résultant d'une pneumonie au second ou au troisième degré, d'une infiltration péripneumonique, ou d'une tuberculisation avancée ; soit de l'existence d'un abondant épanchement de liquide dans la plèvre (sérum sang ou pus) ; soit enfin du développement de tumeurs dans les parois du thorax ou dans la plèvre ; ces deux derniers cas sont très rares.

Lorsqu'il y a *augmentation de sonorité*, on peut constater le *son clair* ou le *son tympanique*. — Le *son clair* n'est autre chose que le son normal un peu exagéré, et conservant le caractère de la résonance naturelle ; il peut être plus ou moins étendu ; lorsqu'il occupe toute la poitrine, il peut être le signe d'un amaigrissement général, ou bien d'un emphysème des parois thoraciques ; cependant ce dernier cas se reconnaît à la tuméfaction des parties molles et à la crépitation qu'elles font entendre sous la pression du doigt. Limité au point où existe une tumeur molle, élastique, des parois thoraciques, c'est le signe d'une hernie du poumon. Mais l'affection dont il est le plus ordinairement le symptôme est l'emphysème pulmonaire. Dans ce cas, il peut être étendu à toute la poitrine; mais il est rare qu'il n'y ait pas quelque point où il soit plus marqué que dans d'autres; c'est ce qu'on constate notamment chez les chevaux poussifs. On constate l'exagération naturelle donnant le son clair, particulièrement lorsqu'on percute le poumon droit ou gauche, alors que l'organe opposé est hépatisé ou qu'un seul sac pleural est le siège d'un épanchement considérable; une résonance très forte existe en même temps dans la portion de poumon encore saine ou qui surnage le liquide collecté. — Le *son tympanique* ressemble tout à fait à celui que rend l'hypocondre lorsqu'on percute le rumen distendu par des gaz. Il ne se fait guère entendre dans la percussion du thorax que lorsqu'il existe un épanchement gazeux dans la plèvre, quelle qu'en ait été la cause; son intensité est en général proportionnée à la quantité de gaz épanché. On a le son tympanique lors d'emphysème interlobulaire, et aussi dans la phtisie de la vache, ou lorsqu'il existe des cavernes superficielles, vides de liquides et assez grandes; le son devient même parfois amphorique, métallique, lors de très grandes cavernes ou de pneumothorax.

Assez souvent le son est *modifié dans son timbre*, et à cette modification se rattachent le *son hydroaérique* et le *bruit de pot fêlé*. — Le *son hydroaérique* est clair et creux, circonscrit; on le constate parfois lors de caverne un peu superficielle, où il y a à la fois de l'air et des liquides. — Le *bruit de pot fêlé* indique le plus souvent l'existence d'une caverne pulmonaire, vaste, superficielle, et contenant des gaz et des liquides. Vogel l'a observé chez le cheval, lors de cavernes succédant à une pneumonie gangreneuse. Delafond a quelquefois observé le son de pot fêlé dans l'hydro-pneumothorax des petits animaux.

PERFORATION (*perforatio*, de *perforare*, percer; τρῆσις; all. *Durchbohrung*; angl. *perforation*; it. *perforamento*). — Ouverture accidentelle dans la continuité des organes, particulièrement d'un viscère creux, produite par une lésion externe (corps vulnérants, piquants ou tranchants), ou résultant d'une affection interne et sans le concours d'aucune cause vulnérante, par l'effet d'une inflammation ulcérative. Ces dernières perforations, dites spontanées, s'observent surtout à l'estomac (présence de corps étrangers, empoisonnement arsenical lent des ruminants, etc.), à l'intestin, au poumon, à la suite

de diverses affections. Souvent la perforation ne va que de l'organe à la poche séreuse, au péritoine et à la plèvre; la perforation survenant subitement peut causer rapidement la mort par péritonite ou pleurésie.

PERFORMANCES. — Ce sont les qualités dont les animaux ont fait preuve au point de vue de la vitesse, de la *résistance* pour les chevaux de courses, de l'intelligence pour les chiens, etc. On en tient grand compte dans le choix des reproducteurs.

PÉRICARDE (*pericardium*, περικάρδιον, de περί, autour, et καρδία, cœur; all. *Hertzbeutel*; angl. *pericardium*; it. et esp. *pericardio*). — Sac membraneux qui enveloppe le cœur. Il est composé de deux membranes, dont l'externe est fibreuse et l'interne séreuse.

Anatomie. — Voy. Cœur, t. I, p. 274.

Pathologie. — *Péricardite aiguë*. — C'est l'inflammation aiguë de la séreuse d'enveloppe du cœur. Elle est plus rare que la pleurésie et la péritonite, auxquelles elle peut être comparée, pour la pathogénie et les lésions.

Étiologie. — On admet généralement une *péricardite a frigore*, due à l'action du froid, s'observant sur des chevaux en sueur exposés à une pluie froide, à la neige, aux courants d'air froid; on l'a vue apparaître après un bain froid sur des animaux qui séjournent dans des prairies ou des écuries mal abritées, etc. Il semble que le froid, agissant comme cause occasionnelle, favorise le développement des germes infectieux amenés au niveau de la séreuse par le sang ou la lymphe.

Les péricardites *traumatiques*, rares chez le cheval, seront étudiées plus loin.

Les péricardites *infectieuses* sont de beaucoup les plus fréquentes chez le cheval. Elles sont observées au cours des pneumonies infectieuses, de la fièvre typhoïde, de l'infection purulente, de la morve, de l'anasarque, etc. Elles accompagnent souvent les synovites infectieuses dites rhumatismales.

Symptomatologie. — Au début, le cheval paraît fatigué, triste, mou au travail et s'essouffle rapidement; son appétit diminue peu à peu, et finit par disparaître. Après quelques jours, les symptômes sont plus nets; une toux faible et avortée se fait entendre de loin en loin; on voit des frémissements musculaires au niveau des flancs et des épaules, avec sensibilité de la région précordiale gauche, la pression ou la percussion déterminant des plaintes; la douleur peut s'étendre à plus de la moitié de la poitrine des deux côtés; des coliques sourdes apparaissent ; la respiration est courte, tremblotante, diaphragmatique, peu accélérée, parfois même ralentie (12 à 15 par minute chez le cheval) ; le flanc, levretté, a des soubresauts ; les battements du cœur sont faibles, très précipités (60 à 70 chez le cheval), ils deviennent tumultueux, irréguliers, si on force l'animal à marcher ; à l'auscultation du cœur, on perçoit le *frottement péricardique*, et, par l'application de la main sur la région, le *frémissement cataire*, résultant l'un et l'autre de la dessiccation du péricarde (Trasbot) ; l'augmentation de la température rectale est ordinairement peu marquée.

Dès que l'épanchement se fait dans le péricarde, les coliques disparaissent, l'appétit renaît un peu ; la sensibilité de la région précordiale est moindre ; la respiration devient plus ample et s'accélère graduellement, mais elle devient dyspnéique, si l'épanchement est rapide et abondant ; le liquide épanché gêne en effet la circulation cardiaque, comprime le cœur, affaisse les oreillettes, d'où la stase veineuse, la stase pulmonaire. Bientôt la péricardite se complique de *myocardite*, qui diminue la résistance du cœur, sa contractilité et la propulsion du sang (Voy. t. I, p. 275).

Le *pouls veineux* apparaît à la jugulaire ; il est la conséquence de la compression exercée, au début de la systole, par le liquide épanché sur les oreillettes.

Les troubles locaux sont assez nets. A la palpation, on constate la disparition du frémissement cataire et l'éloignement du choc précordial. « La percussion, encore douloureuse, dénote de la matité, plus étendue à gauche qu'à droite et délimitée par une courbe à concavité antérieure et inférieure ; la ligne de démarcation part de la base du cœur pour aboutir en avant de l'insertion inférieure du diaphragme, en laissant en arrière une zone de sonorité occupée par le poumon perméable » (Leclainche, *loc. cit.*). A l'auscultation, les bruits cardiaques sont presque imperceptibles, ils paraissent éloignés, assourdis. Trasbot et Leclainche affirment que l'on entend, de temps à autre, un bruit d'agitation de liquide ou bruit de *glouglou*.

TERMINAISONS. — Arrivée à ce degré, la péricardite se termine par la résolution, la mort ou le passage à l'état chronique.

La *résolution* est annoncée par la disparition de la fièvre et de la dyspnée, le retour de l'appétit et la résorption progressive des infiltrations extérieures ; à la palpation on sent distinctement le choc cardiaque ; à la percussion, la zone de matité diminue ; à l'auscultation, les bruits du cœur sont mieux perçus et il persiste un « bruit de frottement péricardique » tant que la séreuse n'a pas repris son poli primitif (Trasbot) ; le pouls, quoique plus régulier, reste faible. — La convalescence est longue, les animaux sont affaiblis et s'essoufflent rapidement.

La *mort* est due à l'asphyxie résultant de l'engouement pulmonaire, de la fatigue et de l'arrêt du cœur ; elle est précédée d'une dyspnée extrême.

Parfois les symptômes s'atténuent, mais ne disparaissent pas, et la maladie persiste à l'état chronique (Voy. PÉRICARDITE *chronique*).

ANATOMIE PATHOLOGIQUE. — Au début, il y a congestion et dessiccation de la séreuse péricardique (*phase de congestion*) ; puis on observe à sa surface une transsudation abondante de sérum, une leucocytose active, et la desquamation des cellules épithéliales, gonflées, multipliées (*phase exsudative*). L'exsudat, ordinairement séro-fibrineux, une fois formé, distend le péricarde. Des fausses membranes fibrineuses tapissent les feuillets de la séreuse et s'accumulent surtout au niveau des oreillettes et à la base du cœur ; elles sont molles, friables, parsemées parfois de taches hémorragiques ; leur surface libre offre un aspect villeux. Le liquide épanché est très albumineux, ordinairement jaunâtre et limpide, quelquefois sanguinolent et même purulent ; dans ce dernier cas, la séreuse péricardique est bourgeonnante. Le cœur est revenu sur lui-même et sa surface est pâle et ridée. Les poumons sont engoués de sang et œdématiés. La plupart des organes, et surtout le foie (*foie cardiaque*), sont congestionnés et infiltrés. Il existe de la sérosité dans les plèvres, le péritoine.

DIAGNOSTIC. — Très difficile au début. La faible élévation de la température, l'état général du malade, la fréquence et l'irrégularité des battements du cœur font soupçonner une affection cardiaque ou une pleurésie. Plus tard, lorsque l'exsudation est faite, les symptômes sont nets et le diagnostic est facile. Dans l'*endocardite*, il n'y a pas de matité ; de plus, on perçoit des bruits pathologiques spéciaux.

PRONOSTIC. — Grave dans tous les cas. La maladie est mortelle, quand elle est consécutive à une pneumonie ou à une pleurésie. On basera le pronostic sur l'intensité de la dyspnée, des troubles circulatoires, des stases pulmonaires et périphériques, sur l'élévation de la température, sur la conservation de l'appétit.

TRAITEMENT. — Révulsion énergique : moutarde, ou vésicatoire, ou pommade stibiée, ou huile de croton, en applications sur la région précordiale, frictions sèches et irritantes (essence de térébenthine, vinaigre chaud) sur la croupe, les membres. A l'intérieur, on administrera les mercuriaux (*calomel*, 4 à 8 grammes par jour pour le cheval) ; en même temps on fera des frictions de pommade mercurielle à la face interne des cuisses ; on ordonnera en outre la *digitale* (2, 4 ou 6 grammes par jour, moitié le matin, moitié le soir) ; la *caféine* en injections sous-cutanées donne d'excellents résultats. Si l'épanchement péricardique devient menaçant, on aura recours à nouveau aux révulsifs, applications de pommade mercurielle sur la poitrine, injections d'essence de térébenthine au poitrail ; à l'intérieur, purgatifs (croton, aloès), diurétiques ; on soutiendra le cœur par les toniques (quinquina, acétate d'ammoniaque), les injections sous-cutanées d'éther, de caféine. La *ponction du péricarde* doit être réservée pour les cas extrêmement graves (Voy. HYDROPÉRICARDE, t. I, p. 762).

Dès que la résolution commence, on prescrit les diurétiques (essence de térébenthine, sel de nitre, oxymel scillitique). On nourrira le malade avec des barbotages, du vert, du thé de foin, du lait.

L'hygiène sera très surveillée pendant la convalescence qui est toujours longue, et le malade ne sera remis en service que très progressivement.

Chez le *chien*, on aura recours aux révulsifs et aux vésicants appliqués sur la poitrine qui sera recouverte d'un pansement ; à l'intérieur on administrera le calomel à très faible dose (10 à 15 centigrammes), la digitaline, la caféine, les excitants diffusibles, les injections sous-cutanées d'éther ; la dyspnée sera combattue par les opiacés, les injections sous-cutanées de morphine, et surtout par la ponction du péricarde (Voy. t. I, p. 762).

Péricardite chronique. — Elle est rare chez le cheval, plus fréquente chez le bœuf et surtout le chien, où elle est la conséquence de localisations tuberculeuses. Rarement elle débute d'emblée sous la forme chronique ; le plus souvent elle est la conséquence d'une inflammation aiguë qui s'est atténuée.

SYMPTOMATOLOGIE. — Les symptômes du début sont peu caractéristiques et passent souvent inaperçus. On peut constater de l'inappétence, de l'amaigrissement, l'infiltration et la pâleur des muqueuses, l'essoufflement rapide, l'irrégularité de la respiration qui est accélérée, entrecoupée, la petitesse et la mollesse du pouls. Si on palpe la région précordiale, on note l'absence ou l'éloignement du choc cardiaque ; à la percussion, on rencontre, des deux côtés de la poitrine, une zone de matité assez étendue ; à l'auscultation, on constate que les bruits du cœur sont irréguliers et assourdis.

Il existe, en outre, de la dilatation des jugulaires avec un pouls veineux assez accusé, et des infiltrations œdémateuses des parties déclives, surtout des membres.

La marche est très lente. Dès que le malade travaille un peu, il maigrit considérablement et devient étique ; à la longue, une diarrhée chronique se manifeste. L'animal finit par mourir épuisé et cachectique.

ANATOMIE PATHOLOGIQUE. — Le péricarde renferme une grande quantité (parfois 10 litres chez le cheval) de sérosité claire, transparente, jaunâtre, albumineuse ; la séreuse est blanchâtre, épaissie, indurée, recouverte de plaques résistantes et de fausses membranes ; le cœur est pâle, atrophié, sa surface est ridée ; parfois on constate des adhérences assez intimes entre le cœur et le péricarde (*symphyse cardiaque*) ; il y a presque toujours des épanchements séreux dans les plèvres et le péritoine.

DIAGNOSTIC. — On ne peut guère confondre qu'avec la *pleurésie chronique* ; seule, la délimitation exacte de la zone de matité permettra la différenciation.

PRONOSTIC. — Très grave. Le malade, même avec un traitement, est incapable de tout travail soutenu.

TRAITEMENT. — Il ne peut que retarder la marche de la maladie : vésicants sur la poitrine ; à l'intérieur, mercuriaux, digitale, diurétiques, excitants. Exercice très modéré. Alimentation alibile.

Péricardite traumatique. — Les péricardites par blessures extérieures, coups de pied ou de timon de voiture, avec ou sans plaies dans la région cordiale, sont très rares sur les animaux domestiques ; si elles existent, ce sont des péricardites aiguës ordinaires. Mais sur les ruminants on observe assez souvent des blessures du péricarde faites par des corps étrangers venant de l'estomac.

ÉTIOLOGIE ET PATHOGÉNIE. — Les ruminants sont prédisposés à cette affection en raison de : 1° l'insuffisance de la première mastication ; 2° leurs habitudes voraces ; 3° la proximité du réseau et du péricarde (Cadéac).

On sait que les ruminants avalent gloutonnement leurs aliments, presque sans les mâcher; ils déglutissent ainsi des corps étrangers divers cachés et englobés dans ces aliments; ces corps tombent dans le rumen; puis, sous l'influence des contractions de celui-ci et de leur poids spécifique, ils descendent dans les parties déclives et arrivent dans le réseau, qui occupe une position inférieure par rapport au rumen. Ces corps sont, en général, assez bien supportés par le réseau; d'autres fois, ils déterminent une *réticulite* plus ou moins grave. Si, parmi eux, il en est de pointus, ils s'implantent dans les parois de l'organe et, par ses contractions, sont chassés en avant. Suivant leur direction et la position qu'ils occupent, ils peuvent tomber dans la cavité péritonéale, ou bien gagner la tunique abdominale et être éliminés au dehors, ou bien enfin, s'engager en avant, traverser le diaphragme, pénétrer dans la cavité pleurale ou dans le péricarde. Le plus souvent c'est dans la partie antéroinférieure de la paroi du réseau que les corps étrangers s'implantent, et ils progressent vers le péricarde qui s'étend en arrière jusqu'à l'appendice xiphoïde du sternum et la face antérieure du diaphragme.

La nature des corps étrangers varie beaucoup: généralement c'est une épingle, une aiguille à tricoter, une épingle à cheveux, un fragment de fil de fer, une épine, un clou, une lame de couteau, etc.

L'affection est fréquente dans les pays où les vaches sont soignées par les femmes, dans ceux où on travaille à l'étable pendant l'hiver, au voisinage des usines, dans les pays où les bovidés vont pâturer dans les bois.

SYMPTOMATOLOGIE. — Au début, on observe les signes de la réticulite traumatique: météorisation intermittente, troubles de la rumination, appétit capricieux, amaigrissement, efforts expulsifs et diarrhée. Puis, souvent, il y a une apparence de guérison, pendant deux à trois semaines. Lors de la migration du corps étranger à travers le diaphragme, on voit apparaître des troubles respiratoires, le cercle de l'hypocondre est très sensible à la pression et l'inspiration semble ne se faire qu'avec les premières côtes; on note, en outre, des troubles cardiaques, des battements de cœur accélérés et tumultueux, dès que le péricarde est touché. Bongartz dit qu'il peut s'écouler de deux à six semaines, rarement davantage, depuis les premières manifestations morbides jusqu'à l'apparition des symptômes cardiaques.

La péricardite traumatique, une fois déclarée, se manifeste par des signes cliniques caractéristiques.

Signes rationnels. — Frissons, refroidissement des extrémités, élévation de la température interne qui atteint 41°-42°. Extrême faiblesse du malade, qui se tient généralement debout, avec une grande rigidité du tronc, les membres antérieurs écartés; il se couche souvent et se relève aussitôt, avec peine. Appétit et rumination très capricieux; éructations fréquentes, sonores, fétides; constipation opiniâtre; amaigrissement.

Symptômes cardiaques et circulatoires. — Les battements cardiaques, qui étaient forts et tumultueux au début, s'effacent à mesure que l'épanchement augmente. La percussion est douloureuse; elle dénonce une zone de matité, plus marquée à gauche et correspondant à l'épanchement de liquide. Exceptionnellement, on observe une résonance tympanique, quand des gaz sont passés du réseau dans le péricarde (*pneumopéricarde*). La zone de matité peut être modifiée dans sa forme par les lésions d'une pleurésie ou d'une pneumonie qui est venue se greffer sur la péricardite. A l'auscultation, on entend, au début, un bruit de roulement lointain perçu à droite, ou, quand l'exsudation est plus accusée, des bruits de clapotement de liquide, des bruits de *clactaque*, de *glouglou*, dus à l'agitation du liquide par les battements du cœur. Ces bruits s'exagèrent ou se modifient sous l'influence du moindre exercice.

Le pouls est petit, filant, imperceptible. Les veines deviennent volumineuses, distendues. Les jugulaires forment deux gros conduits cylindriques, situés de chaque côté de la trachée; le sang reflue à leur intérieur et remonte à chaque systole jusqu'aux racines des veines (pouls veineux); les muqueuses prennent une teinte cyanosée. Cette stase sanguine a pour effet de provoquer la formation d'un *œdème* froid qui envahit le fanon, le dessous du sternum, les membres antérieurs, s'étend parfois à l'abdomen et remonte le long de l'encolure jusqu'à l'auge; il constitue un symptôme caractéristique (fig. 1438)..

Symptômes respiratoires. — La respiration est plaintive, soubresautante au repos, dyspnéique après le moindre exercice; une toux petite, intermittente se manifeste.

L'auscultation du poumon dénonce les symptômes de congestion passive. Parfois, à l'auscultation, on perçoit un bruit de souffle pul monaire, analogue au souffle tubaire, déterminé par les battements cardiaques et la distension du péricarde (Cadéac, Brissot).

Marche. Terminaisons. — La marche de la maladie est très variable et est subordonnée à la rapidité de progression du corps étranger.

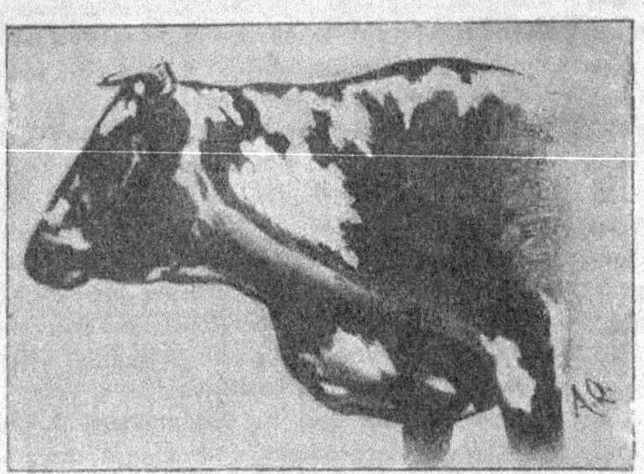

Fig. 1438. — Engorgement du fanon et gonflement de la jugulaire chez une vache affectée de péricardite (Cadéac).

« Il peut s'écouler des semaines, des mois et même plusieurs années entre le début de l'inflammation traumatique de l'estomac et du diaphragme, et l'apparition de la péricardite » (Friedberger et Fröhner).

Dès que les symptômes de péricardite sont apparus, la *mort* survient généralement au bout de quinze jours à deux mois. La terminaison mortelle peut survenir inopinément en quelques jours par asphyxie ou par perforation du cœur. Exceptionnellement, la guérison peut survenir par l'élimination du corps étranger à travers les parois costales.

Diagnostic. — Il est difficile au début, lorsqu'il n'existe que des troubles digestifs. Plus tard, il devient facile par la coexistence des symptômes digestifs, de la sensibilité des parois pectorales, des troubles circulatoires, des bruits péricardiques, et surtout lors de l'apparition de l'œdème.

Anatomie pathologique. — Le réseau, le diaphragme, le médiastin, le péricarde, parfois le cœur, sont soudés entre eux par un manchon fibreux de la grosseur du bras, entouré d'une zone œdémateuse peu étendue, et qui résulte du travail inflammatoire provoqué par le passage du corps étranger. Cette tumeur fibreuse incisée montre une fistule partant d'une ulcération du réseau, quelquefois déjà cicatrisée, et qui aboutit au cœur. La

fistule est simple ou multiple et renferme du pus en faible quantité ; elle est multiple quand le corps étranger a rencontré des obstacles qui l'ont fait changer de direction, ou lorsqu'il existe plusieurs corps étrangers. Ordinairement on trouve le corps à l'extrémité de la fistule, au centre de l'ulcération cardiaque ; on peut le trouver dans l'épanchement péricardique, dans les exsudats, en dehors du péricarde qu'il a quitté, entre les côtes, etc. Dans le manchon fibreux on peut trouver des abcès du volume d'un pois, d'une noix, du poing. On peut rencontrer les lésions d'une pleurésie circonscrite ou diffuse. Le tissu pulmonaire peut être altéré.

Le péricarde est considérablement distendu. La paroi externe est enflammée, indurée, épaissie, et a parfois décuplé d'épaisseur ; elle peut adhérer au poumon ou au diaphragme. La séreuse péricardique est enflammée, d'un rouge vif, recouverte de bourgeons charnus, ou d'un vert noirâtre, ce qui indique la gangrène.

La quantité de liquide épanché est ordinairement de 3 à 7 litres ; son odeur est infecte. Il contient en suspension des caillots sanguins et des flocons fibrineux jaunâtres, d'une consistance ferme. Au début, il a une teinte rougeâtre, puis il devient purulent, blanchâtre.

Le cœur est atrophié par compression ; sa surface est plissée, molle, jaunâtre ; il présente les lésions de la myocardite, et contient parfois dans ses parois des petits abcès miliaires ; il peut présenter une ou plusieurs plaies ulcéreuses.

Traitement. — Dès que la péricardite traumatique est reconnue, il faut tuer immédiatement l'animal et l'utiliser pour la boucherie.

Les interventions chirurgicales préconisées (gastrotomie, extraction du corps étranger après avoir fenêtré la paroi thoracique) ne sont pas à recommander.

Déchirure du péricarde. — On n'en a rapporté que quelques cas. Les causes de l'accident ne sont pas connues. Les symptômes varient : le début est ordinairement insidieux ; les battements du cœur sont très accélérés ou très ralentis ; le pouls est insensible et présente des intermittences prolongées. La mort survient par syncope après un temps variable.

Hydropéricarde. — C'est l'hydropisie du péricarde (Voy. Hydropéricarde t. I, p. 764).

Ponction du péricarde. — Voy. t. I, p. 762.

Tumeurs du péricarde. — Elles sont très rares et passent inaperçues pendant la vie de l'animal. Gurlt a trouvé un lipome, Weber et Barrier un épithéliome, Krekler des sarcomes mélaniques, etc.

PÉRICARDITE (*pericarditis*, de *pericardium*, péricarde, avec la désinence *itis*, commune à toutes les phlegmasies ; all. *Herzbeutelentzün-dung* ; angl. *pericarditis* ; it. *pericardite* ; esp. *pericarditis*). — Voy. PÉRICARDE (*Pathologie*).

PÉRICHONDRE (*perichondrium*, de περὶ, autour, et χόνδρος, cartilage ; all. *Knorpelhaut* ; angl. *perichondrium* ; it. *pericondrio* ; esp. *pericondro*). — Membrane fibreuse vasculaire, analogue au périoste, qui revêt les cartilages non articulaires.

PÉRIGORD (VARIÉTÉ PORCINE DU). — C'est

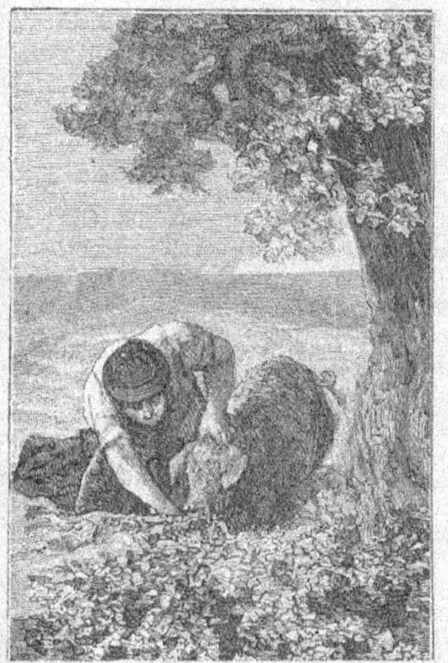

Fig. 1439. — Porc du Périgord : Récolte de la truffe.

une variété de la *race porcine ibérique* de Sanson. On la trouve dans les départements correspondant aux anciennes provinces du Limousin, du Périgord et du Quercy. Sa couleur est blanche, mélangée de noir ; dans le Limousin, on préfère que la tête et la croupe seules soient noires. Ces animaux sont marcheurs, à soies abondantes et fortes ; ils sont peu précoces, mais ils s'engraissent très facilement ; leur chair, de bonne qualité, est fine et savoureuse. L'en-

graissement, dans le pays, se fait surtout avec des châtaignes. Le poids moyen est d'environ 250 kilogrammes. Cette variété est aussi très connue par son aptitude à trouver la truffe dans les forêts du Périgord (fig. 1439).

PÉRINÉE (*perineum*, *interfemineum*, περίνεος ; all. *Damm*, *Mittelfleisch* ; angl. *perineum* ; it. et esp. *perineo*). — Espace compris entre l'anus et les parties génitales.

EXTÉRIEUR. — Il est plus long chez le mâle que chez la femelle. Le périnée du cheval s'étend de l'anus aux bourses ; celui de la jument affecte une longueur de quelques centimètres à peine entre l'anus et la vulve.

La peau du périnée est fine, souple, foncée ou marbrée par des taches de ladre. Chez le mâle, elle peut porter une cicatrice transversale en regard de la pointe des fesses, indiquant l'opération de l'urétrotomie.

Le *raphé* est une couture naturelle et linéaire, qui occupe la ligne médiane du *périnée*.

PATHOLOGIE. — *Déchirure du périnée.* — Voy. PARTURITION (*Accidents consécutifs*), t. II, p. 380.

PÉRINÉPHRITE (de περὶ, autour, et νεφρί-τις, néphrite). — Inflammation du tissu qui enveloppe le rein à l'extérieur.

PÉRIODE (*periodus*, περίοδος, de περὶ, pendant, et ὁδός, chemin, circuit ; all. *Periode* ; angl. *period* ; it. et esp. *periodo*). — Nom donné aux différentes phases ou révolutions d'une maladie, aux différentes époques que l'on peut distinguer dans son cours. Quand le mot *période* signifie le plus haut degré auquel une chose puisse parvenir, il est masculin. On dit : *cette maladie est à son plus haut période.*

PÉRIODICITÉ (*reversio*, *certus circulus* ; all. *Periodicität*, *Wiederkehr* ; angl. *periodicity* ; it. *periodicità* ; esp. *periodicidad*). — Aptitude qu'ont certains phénomènes physiologiques ou pathologiques à se reproduire à des époques déterminées, après des intervalles plus ou moins longs, mais égaux entre eux, pendant lesquels ils cessent complètement. La périodicité est un mode d'*intermittence* dans les affections des tissus doués de propriétés de la vie animale, du système nerveux en particulier. Les altérations des nerfs ont de la tendance à offrir une périodicité plus ou moins tranchée dans leurs manifestations symptomatiques locales (douleur) ou générales (accès fébriles par actions réflexes sur les centres nerveux), etc.

PÉRIODIQUE. — Épithète donnée à certaines maladies dont les phénomènes cessent pour reparaître à des époques fixes ou irrégulières. De toutes les maladies sujettes à des retours, les plus communes et les plus fréquentes sont l'*ophtalmie* ou *fluxion périodique* et les *synovites* infectieuses dites rhumatismales.

PÉRIOPLE. — Vernis naturel, protecteur de la corne. — Voy. Pied.

PÉRIOSTE (*periosteum*, περιοστέος, de περί, autour, et ὀστέον, os; all. *Beinhaut, Knochenhaut*; angl. *periosteum*; it. et esp. *periostio*). — Voy. Osseux (*Tissu*), *Anatomie*.

PÉRIOSTÉITE (all. *Knochenhautentzündung*; angl. *periostitis*; it. *periostite, periostide*; esp. *periostitis*). — Inflammation du périoste Voy. Os (*Pathologie*).

PÉRIOSTÉOTOMIE (*periosteotomia*, de περιοστέος, périoste, et τομή, section). — Opération qui consiste à couper une partie du périoste d'un os, en faisant pénétrer dans les tissus un instrument tranchant et à pointe mousse avec lequel on opère la séparation du périoste et de la tumeur osseuse qu'il recouvre. On ne fait à la peau qu'une simple incision qui permet le passage de l'instrument ou *périostotome*, sorte de bistouri boutonné.

L'opération, préconisée par Sewel, est rarement suivie de succès et expose à diverses complications ; elle est abandonnée aujourd'hui (Voy. Exostose, t. I, p. 500).

PÉRIOSTOSE (*periostosis*, de περιοστέος, périoste ; all. *Beinhautwucherung, Periostosis* ; angl. *periostosis* ; it. *periostosi* ; esp. *periostosis*). — Voy. Os (*Pathologie*) et Exostose.

PÉRIPNEUMONIE CONTAGIEUSE. — *Pulmonie ; pleuro-pneumonie épizootique, gangreneuse, maligne, exsudative, contagieuse ; peste péripneumonique ; maladie de poitrine du gros bétail ; pneumosarcie* (all. *Lungenseuche, Lungenfaule* ; angl. *the new disease, peripneumony, pleuropneumonia* ; holl. *longziekte* ; lat. *peripneumonia exsudatoria contagiosa*). — Maladie générale, contagieuse et virulente, particulière aux bêtes bovines, caractérisée par des lésions d'inflammation exsudative dans les poumons et sur la plèvre.

Historique. — Bourgelat différencie pour la première fois la péripneumonie des « fièvres putrides », avec lesquelles elle était restée confondue jusque-là. Chabert affirme la contagiosité de la maladie et publie en 1792 son *Instruction sur la péripneumonie*.

Néanmoins, jusqu'en 1840, les avis restent très partagés sur la question importante de la contagiosité de la péripneumonie, et il faut arriver aux travaux de Delafond pour qu'elle soit acceptée en France. Delafond étudie les symptômes, et établit les modes de transmission et ceux de la dissémination de la contagion.

En 1852, Willems, dans son *Mémoire sur la pleuro-pneumonie épizootique du gros bétail*, montre que l'inoculation de la sérosité provenant du poumon hépatisé, détermine chez les bovidés des accidents locaux de gravité variable ; les animaux qui résistent à cette inoculation sont rendus réfractaires à la contagion de la péripneumonie.

En 1854, la commission française, instituée par le ministre de l'agriculture, contrôle ces résultats ; son rapporteur H. Bouley établit les modes de la contagion et démontre la valeur de l'inoculation willemsienne.

Depuis, divers travaux, surtout d'auteurs allemands, font réaliser quelques progrès dans l'étude de la péripneumonie.

De nombreuses recherches furent entreprises pour découvrir le microbe de la péripneumonie. Ce n'est qu'en 1898 que Nocard et Roux démontrent que la virulence est due à un microbe extrêmement fin ; pendant les années suivantes, ils étudient avec Dujardin-Beaumetz les propriétés de ce microbe et créent des méthodes de vaccination.

Espèces affectées. — Les bovidés et les buffles sont les seuls animaux domestiques affectés.

Distribution géographique. — La maladie, qui, jusqu'à la fin du xviiie siècle, semblait localisée dans l'Europe centrale, s'est répandue depuis dans toutes les directions et sévit à l'heure actuelle sur tous les points du globe.

En *France*, par suite de l'adoption de mesures sanitaires et de l'indemnisation prévue par la loi de 1881, le nombre des malades diminue tous les ans et la maladie ne tardera pas à disparaître.

Années.	1881	1889	1894	1896
Malades abattus.	2052	1379	873	347
Inoculés.........	7384	5291	2206	1229

La péripneumonie est restée localisée longtemps en deux foyers qui disparaissent ; l'un comprend les départements du Pas-de-Calais, du Nord et de l'Aisne, l'autre est limité au département de la Seine, où l'infection sévit dans les étables des laitiers nourrisseurs. En outre, on signale la maladie, de loin en loin, dans le Centre, le Sud-Est, le Sud-Ouest.

En *Belgique*, le nombre des animaux atteints de péripneumonie diminue rapidement.

La *Suisse* est presque indemne.

Grâce à de rigoureuses mesures sanitaires, la *Grande-Bretagne* a réussi, depuis 1901, à se débarrasser de la maladie, qui, en *Allemagne*, semble se localiser à certaines parties de la Saxe. En *Italie*, la péripneumonie existe dans le Piémont et la Lombardie. L'*Espagne* est contaminée dans toutes ses provinces. En *Autriche*, la maladie devient très rare.

En *Russie*, elle sévit en divers points et cause des pertes considérables.

En *Asie*, les Indes anglaises sont surtout infectées. En *Afrique*, la péripneumonie fait des ravages considérables dans les colonies du centre et dans le sud, au Cap, au Transvaal, etc.

En *Australie*, elle sévit partout.

SYMPTOMATOLOGIE. — Le début de la maladie est généralement insidieux; il y a d'abord un état maladif général auquel succède le mouvement fluxionnaire du poumon; ce sont les premiers signes, peu accentués il est vrai, qu'il est très important de saisir. — Au début on constate presque toujours des symptômes gastriques, l'arrêt de la rumination avec météorisme plus ou moins prononcé, et l'indigestion du feuillet; les excréments plus secs alternent avec de la diarrhée; l'urine est rare, plus ou moins épaisse, fortement albumineuse, souvent elle a une forte odeur ammoniacale. On constate quelques rares frissons avec tremblements musculaires, apparaissant surtout le matin et le soir, et durant peu. Souvent même, au début, l'affection est confondue avec une légère indigestion avec météorisme. — L'animal, gai au moment de sortir de l'étable, se fatigue vite; pour peu qu'on le pousse, il survient une certaine lassitude, de l'abattement, parfois un peu de claudication; c'est alors aussi qu'on constate une accélération de la respiration. Dès le début aussi, l'on entend de temps à autre une petite toux caractéristique; c'est une toux sèche, tellement faible qu'on ne l'entend que si on se trouve tout à fait à côté de l'animal; c'est plutôt une expiration brusque, assez semblable au *hein* de certains artisans, mais beaucoup plus faible; c'est la *plainte* caractéristique. Il y a une sensibilité exagérée des côtés de la cavité thoracique; en pinçant le dos, un peu en arrière du garrot, la bête fléchit fortement la colonne vertébrale et cherche à se soustraire à cet attouchement pénible; en même temps, très souvent elle fait entendre une plainte étouffée; l'attouchement entre les espaces intercostaux est également pénible. La peau a perdu sa souplesse; elle est collée, et, quand on la plisse, en la serrant fortement entre les doigts, on perçoit un craquement plus ou moins pro-

noncé; les poils sont piqués. Dès le début, on trouve quelque chose de caractéristique dans le faciès de la bête malade; les poils de la tête, sur les arcades orbitaires, sur les joues et le chanfrein, sont rebroussés; la peau y fait de nombreux petits plis; l'œil de l'animal est trouble et obscur, le regard brillant. La percussion n'indique encore aucune diminution de la résonance. A l'auscultation, on constate de l'exagération et la rudesse du murmure respiratoire. Ces troubles généraux et vagues peuvent persister longtemps.

Dans une seconde période, les troubles sont plus accusés et mieux caractérisés. La respiration s'accélère (20 à 25 par minute); elle est surtout abdominale; la plainte devient fréquente et plus douloureuse.

Par le nez, s'écoule un jetage muqueux, de plus en plus abondant, mais rarement sanguinolent. L'œil est larmoyant; le mufle ordinairement sec; on constate des alternatives de chaleur et de froid aux cornes et aux extrémités; la sensibilité de la colonne vertébrale est si forte, qu'en la pinçant en arrière du garrot, on force parfois l'animal à s'agenouiller et à se plaindre. L'appétit a diminué et presque disparu; la rumination, irrégulière, manque quelquefois; la soif est conservée, mais l'animal préfère l'eau fraîche; la circulation est fortement accélérée; le pouls, de 80 pulsations environ par minute, est petit et mou; la température rectale est de 40°,5 à 41°. — L'auscultation et la percussion montrent le poumon engoué et hépatisé, ne donnant plus accès à l'air dans une bonne portion, on entend souvent un bruit tubaire dans une section plus ou moins étendue du poumon; dans la partie encore saine, il y a respiration supplémentaire; sur les limites des parties saines et affectées, on entend le râle crépitant humide, parfois le râle muqueux. L'engouement pulmonaire se constate presque toujours des deux côtés à la fois et il y a en outre exsudation et épanchement dans les plèvres, d'où bruit de frottement et parfois bruit de gargouillement; parfois, on entend, au niveau des naseaux, un bruit de gouttelette qui coïncide avec la fin de l'inspiration et qu'on provoque par l'occlusion momentanée des naseaux ou en déplaçant le malade. L'hydrothorax est aussi généralement double, mais l'épanchement est souvent moins abondant dans un sac pleural que dans l'autre.

Les jours suivants, les symptômes s'aggravent encore. L'état général reste alarmant, l'animal maigrit considérablement et très rapidement; le pouls est vite et petit; la respiration est précipitée, discordante; la température est élevée avec des oscillations étendues. Les signes locaux ont gagné d'intensité: les zones de matité sont étendues, le bruit de souffle est très accusé, parfois voilé si l'épanchement pleurétique est abondant. L'œdème sous-thoracique gagne le fanon et le dessous du ventre. Les membres antérieurs sont écartés, les coudes portés en dehors.

Sous cette *forme aiguë*, de beaucoup la plus fréquente, l'évolution est complète en dix ou quinze jours. Les *terminaisons* possibles sont la mort, la résolution ou plutôt la rétrocession des lésions, enfin le passage à l'état chronique.

La *mort* est due à une poussée congestive sur les parties du poumon restées perméables; elle est précédée d'une période asphyxique. Le malade a la tête tendue sur l'encolure, les naseaux largement entr'ouverts, les mâchoires écartées; une bave filante s'écoule de la bouche; l'air passe avec bruit dans la glotte; en outre l'animal gémit fréquemment; la toux ne se fait presque plus entendre, et quand on veut la provoquer, il y a imminence de suffocation. La respiration devient bruyante et stertoreuse; le nombre des mouvements respiratoires a doublé et triplé; les battements de cœur sont violents et tumultueux. Les muqueuses sont pâles, injectées, parfois violacées; les yeux fortement enfoncés dans les orbites. Il y a de l'angoisse, l'animal ne se couche plus, pour ne pas augmenter la gêne respiratoire. La sensibilité générale est presque nulle, les difficultés de respirer deviennent extrêmes; l'animal se laisse choir, fait encore de vains efforts pour happer un peu d'air, gémit, grince des dents; il succombe par asphyxie, restant parfois en position sternale.

La *résolution* est annoncée par le retour de l'appétit, l'abaissement de la température, l'amélioration de la respiration et de l'état général. Les symptômes locaux disparaissent peu à peu; on entend d'abord le râle crépitant de retour, puis le murmure respiratoire rude et exagéré; l'épanchement pleural persiste plus longtemps que les altérations pulmonaires. — Les lésions ne disparaissent jamais complètement, à moins qu'elles n'aient été très faibles, comme une légère exsudation du tissu cellulaire interlobulaire. — Généralement, des noyaux de pneumonie interstitielle continuent à évoluer discrètement dans le poumon; certains lobules ne sont plus perméables à l'air; les plèvres restent épaissies, présentent des adhérences et des exsudats. La toux persiste ainsi que l'irrégularité respiratoire.

Le *passage à l'état chronique* est une guérison incomplète. Les symptômes généraux disparaissent peu à peu, l'état général semble s'améliorer, mais le poumon reste plus ou moins engoué, imperméable dans certains points, ce qui est dénoncé par l'auscultation et la percussion; la toux persiste; le sujet reste maigre et présente des troubles digestifs intermittents; un jetage muco-purulent, fétide, s'écoule des naseaux; la respiration reste accélérée et irrégulière. Parfois, à l'auscultation, on entend de la crépitation et un râle caverneux, ce qui indique la formation d'un *séquestre* dans le poumon (Voy. *Anatomie pathologique*).

Les malades maigrissent de plus en plus et succombent par épuisement après plusieurs semaines; ou bien la mort arrive en quelques jours par asphyxie, après une nouvelle poussée aiguë.

Souvent même, les lésions sont moins accusées et l'animal peut travailler; il peut même engraisser; mais il persiste une petite toux sèche, et au moindre effort, la dyspnée reparaît.

Parfois la maladie revêt une *forme suraiguë*; l'état général est de suite très grave; les localisations pleurales et pulmonaires s'établissent rapidement; la mort survient par asphyxie en deux à huit jours.

Au contraire, dans une *forme subaiguë*, la maladie évolue lentement, et peut passer inaperçue. Les lésions restent localisées, pendant un temps variable, parfois indéfiniment, dans une petite partie du poumon, souvent dans le prolongement du lobe antérieur. Si la lésion est superficielle, on peut constater de la matité et la disparition du murmure respiratoire à son niveau. De temps à autre il survient de petites poussées congestives, exprimées par la toux, l'accélération de la respiration, l'élévation de la température; si une poussée est intense, on observe les signes de la forme aiguë ordinaire.

ANATOMIE PATHOLOGIQUE. — Chez les bêtes bovines, le tissu cellulaire interlobulaire est abondant et composé de mailles très larges (fig. 1440); les lobules sont séparés les uns des autres par d'épaisses lames de tissu cellulaire, continues avec la face interne de la plèvre viscérale. Chaque lobule pulmonaire (fig. 1441), ainsi compris dans une cloison de tissu conjonctif, est polyédrique, plus grand que chez le cheval, et reçoit un petit tuyau bronchique qui se prolonge dans le lobule par plusieurs courtes branches terminales sur lesquelles s'abouchent un certain nombre de vésicules élémentaires. Ces vésicules comprennent la membrane propre qui continue la bronche et qui par sa face externe s'adosse à la membrane propre des vésicules voisines et au tissu cellulaire interlobulaire; elle est recouverte à sa face interne par des cellules épithéliales; des vaisseaux capillaires rampent dans les parois des vésicules et sont placés en saillie à leur surface, y formant un réseau où le sang est hématosé.

Par cette disposition anatomique, il y a facilement infiltration et dépôt plastique dans le tissu cellulaire interlobulaire. Ce dépôt est

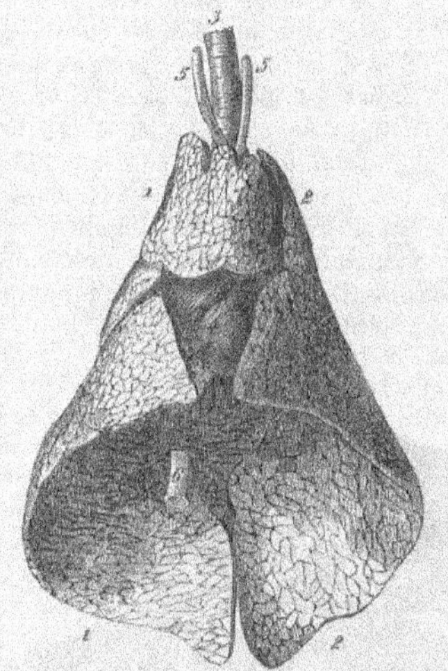

Fig. 1440. — Poumons du bœuf (vue inférieure).

1, poumon droit; 2, poumon gauche; 3, trachée; 4, cœur; 5, artères carotides; 6, veine cave postérieure.

surtout apparent dans la péripneumonie, où la matière exsudée, d'un blanc jaunâtre, est abondante, très riche en sérosité trouble et citrine, et distend considérablement les mailles du tissu cellulaire; des matières plastiques se déposent sur les parois des cellules, tandis que des flocons restent en suspension dans la sérosité. Les lobules pulmonaires plus ou moins comprimés, refoulés sur eux-mêmes, présentent plus de résistance dans leur tissu, qui est visiblement infiltré, pénétré quelquefois d'une exsudation plastique identique à celle qui forme les cloisons; il est alors d'une teinte rouge orange;

d'autres fois il est rouge brun, gorgé de sang qui ne peut plus circuler; il a alors complètement cessé d'être perméable; les lobules en-

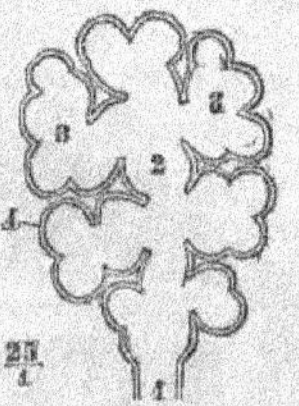

Fig. 1441. — Lobule pulmonaire, figure schématique.

1, bronche terminale; 2, cavité du lobule; 3, infundibulum; 4, vésicule pulmonaire.

core accessibles à l'air sont d'un rouge vif, parce qu'ils sont congestionnés; si la maladie est un peu ancienne, on trouve des lobules qui du violet passent plus ou moins au gris, suivant qu'ils sont plus ou moins frappés d'atrophie; ils restent violacés, s'ils sont peu imprégnés de matière plastique, plus gris s'ils sont imprégnés de fibrine. Enfin dans le même lobe pulmonaire on trouvera toujours des lobules parfaitement sains, roses et très perméables à l'air.

Par suite de la disposition anatomique du poumon des bêtes bovines, chaque lobule jouit d'une indépendance complète par rapport aux autres, et chacun peut être affecté d'une manière différente que son voisin. Il résulte de cela que

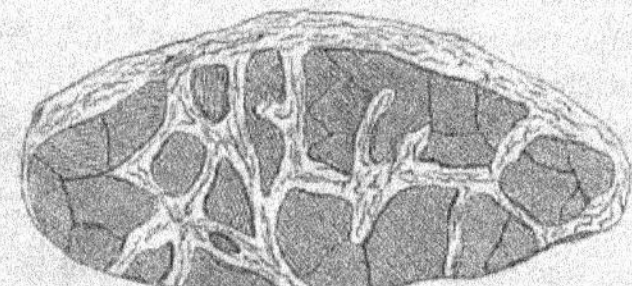

Fig. 1442. — Coupe du poumon dans la maladie au début; il y a des espaces interlobulaires où il n'y a pas encore d'épanchement dans le tissu cellulaire.

le tissu cellulaire interlobulaire (fig. 1442) constitue d'épaisses cloisons d'un jaune pâle, ayant parfois 15 à 20 centimètres d'épaisseur, qui encadrent complétement les lobules, diversement colorés en rouge brun, rouge vif, violet ou gris; à la coupe du poumon, on trouve un réseau jaune, dont les mailles sont remplies de polygones diversement colorés; les couleurs des lobules ainsi coupés tranchent très nettement les unes sur les autres, et sur la couleur nacrée des cloisons qui les séparent, et en font comme des îlots.

Le poumon, transformé par la péripneumonie, a une apparence *marbrée* très caracté-

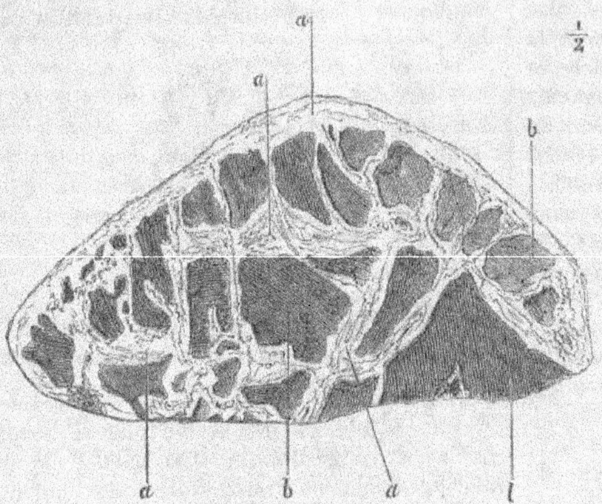

Fig. 1443. — Coupe du poumon dans la période d'état ; il y a
épanchement fibrino-plastique (*a*) dans tout le tissu cellulaire
interlobulaire. Le tissu pulmonaire (*b, b*) est le siège d'une
hépatisation rouge, plus ou moins prononcée, parfois orange,
violette ou grise.

ristique, simulant assez ce qu'on appelle en
charcuterie le *fromage d'Italie*. Les régions
envahies forment une masse
compacte, plus dense que l'eau,
ferme, friable ; le tissu a perdu
son élasticité normale. Le siège
et l'étendue des lésions sont très
variables ; souvent un lobe entier
est hépatisé, et on trouve en outre
de petits îlots de pneumonie disséminés dans les parties restées
saines.

Pour peu que la maladie soit
un peu ancienne, la matière
épanchée dans le tissu cellulaire
se dessèche et se montre plus
dense ; les cloisons sont relativement moins épaisses, de consistance gélatino-fibrineuse d'abord,
presque fibreuse plus tard ; les
lobules n'en sont pas moins fortement comprimés, atrophiés,
violets ou gris ; il y en a cependant toujours quelques-uns plus
jaunes, d'autres rouges, hyperémiés, un certain nombre sains et
perméables à l'air (fig. 1443 et
1444).

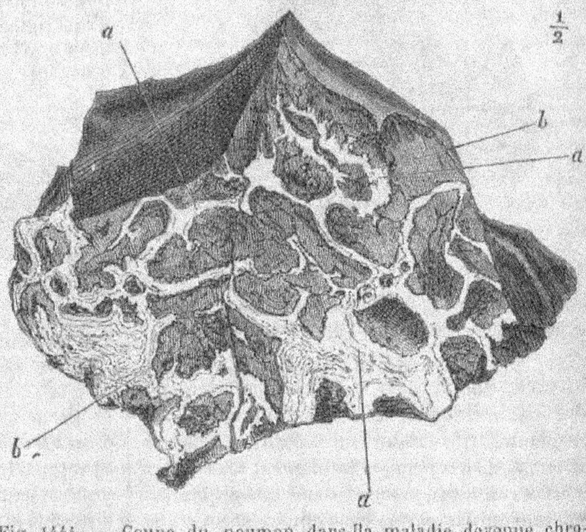

Parfois la suppuration s'établit dans le tissu
conjonctif infiltré et dissèque un certain nom-

bre de lobules ; d'autres fois les vaisseaux nutritifs de quelques lobules s'oblitèrent par compression ou par thrombose. Dans
ces derniers cas, il y a formation
de *séquestres pulmonaires* qui peuvent avoir le volume d'une noix,
d'une pomme ou de la tête d'un
enfant, et qui persistent alors que
l'hépatisation a disparu dans les
parties environnantes, ou bien qui
sont disséminés dans les parties restées saines dans leur voisinage. Ces
lobules isolés peuvent rester en communication avec une bronche ou
bien être complètement séquestrés
au milieu d'un tissu imperméable à
l'air et aux germes. Dans le premier
cas, la suppuration est envahissante
et il se forme une caverne dont le
pus est déversé dans la bronche.
Dans le second cas, il se forme
autour du foyer une coque fibreuse
et le séquestre subit une liquéfaction
lente (vomique) ou bien une véritable
momification, parfois avec infiltration calcaire. Dans certains cas, la suppuration
isole un territoire pulmonaire, qui se détache

Fig. 1444. — Coupe du poumon dans la maladie devenue chronique ; (*a, a*) l'épanchement fibrino-plastique dans le tissu cellulaire interlobulaire est résorbé en certains points, ne suit plus
exactement les carrelures du poumon. Le tissu pulmonaire est
le siège d'une hépatisation grise plus ou moins prononcée.

peu à peu du tissu voisin, des bronches, de la
plèvre. Il forme « une masse compacte, de cou-

leur brun foncé, qui est macérée dans le pus et progressivement détruite. La paroi isolante du séquestre est constituée par une couche de bourgeons charnus rosés, recouverts d'un pus liquide, de couleur gris brun. Alors que le foyer est situé immédiatement sous la plèvre, il se produit un bourgeonnement actif à la surface libre de la séreuse épaissie, et des adhérences solides s'établissent avec les parois costales ou avec le diaphragme » (Nocard et Leclainche, *loc. cit.*).

Les *bronches* sont toujours malades ; leurs parois sont épaissies ; leur muqueuse est recouverte d'un exsudat fibrineux qui parfois les obstrue. Les *vaisseaux sanguins* sont entourés par une infiltration lymphatique ; les veines contiennent des caillots noirs, denses, adhérents. Les *vaisseaux lymphatiques* sont distendus et altérés ; les ganglions bronchiques et du médiastin sont enflammés et renferment des foyers hémorragiques.

La *plèvre* est toujours altérée, mais avec une intensité variable suivant la localisation de l'inflammation. Si elle a porté surtout sur le poumon, la plèvre viscérale est épaissie, infiltrée, couverte d'un exsudat fibrineux, au niveau des parties malades. En général les altérations de la séreuse sont plus accusées. La plèvre vascularisée, infiltrée, renferme un exsudat séro-fibrineux abondant (5 à 30 litres), à caractères variables, trouble roussâtre, avec des coagulations fibrineuses, ou bien limpide, jaune clair (*pleurésie exsudative séro-fibrineuse*). Dans d'autres cas, l'exsudat liquide est insignifiant (*pleurésie sèche*), mais la séreuse complètement épaissie est recouverte de fausses membranes fibrineuses, aplaties entre les feuillets ; la surface de la plèvre est d'un rouge terne, plus tard elle devient tomenteuse et à la longue des néomembranes se développent, qui soudent entre eux les feuillets du sac pleural. Enfin, parfois l'exsudation s'est produite surtout dans le tissu cellulaire du médiastin antérieur, où elle forme une tumeur molle, gélatineuse, qui devient fibreuse à la longue ou lors d'évolution lente (Nocard et Leclainche).

Les *lésions accessoires* sont circonscrites. Parfois le péricarde est enflammé et renferme un exsudat roussâtre ou jaunâtre. Le péritoine peut contenir un peu de liquide et des fausses membranes. Les ganglions de la cavité abdominale sont infiltrés et hypertrophiés. Lorsque le foie est malade, il ne l'est que dans un de ses lobes qui est légèrement tuméfié, bosselé et couvert de marbrures grises, tranchant forte-

ment sur sa couleur jaune brun ; ces marbrures sinueuses et irrégulières sont abondantes autour des vaisseaux, notamment des ramifications de la veine porte. Les gaines articulaires et tendineuses des membres offrent parfois des hydropisies et des exsudations plastiques. Enfin il peut exister de l'infiltration du tissu conjonctif du fanon, de l'anus, au niveau des ganglions rétro-pharyngiens, et dans le tissu cellulaire interfasciculaire.

DIAGNOSTIC. — 1° *Sur l'animal vivant.* — Il est très difficile, lors d'un premier cas. Le fait d'avoir importé dans l'étable une bête de source suspecte, ou de voir plusieurs animaux dans une même étable ou dans un même troupeau tomber malades presque en même temps, sans autre cause apparente qu'une contagion probable, peut faire soupçonner la péripneumonie. Il n'y a pas de symptôme franchement caractéristique de la péripneumonie contagieuse.

Cependant si on constate les signes de l'épanchement pleural ou de l'hépatisation lobaire, avec la plainte, la grande sensibilité de la poitrine et l'élévation de la température rectale, on devra affirmer l'existence de la péripneumonie.

La péripneumonie peut être confondue avec la *pneumonie a frigore* et la *pleurésie a frigore*, qui sont très rares chez les bovidés ; le diagnostic différentiel est d'ailleurs presque impossible (VOY. PNEUMONIE) ; avec la *péricardite traumatique*, mais ici l'hyperesthésie est localisée à la région précordiale, la zone de matité est différente, il existe du pouls veineux et des signes stéthoscopiques locaux ; avec la *bronchite chronique*, la *bronchite vermineuse*, qui se différencient par une toux rare, non douloureuse, ou grasse et forte, par l'absence de signes stéthoscopiques, de symptômes généraux, de fièvre ; avec l'*emphysème pulmonaire*, qui s'exprime par une toux sèche, quinteuse, il n'y a pas de matité au poumon, pas de sensibilité thoracique, pas de symptômes généraux : l'auscultation du poumon assure le diagnostic. Les *échinocoques* en grand nombre dans le poumon déterminent une toux quinteuse, de la dyspnée, avec plainte et un peu de fièvre, mais l'état général reste bon, l'appétit est conservé ; de plus, un grand nombre de sujets toussent (toux de pâture) deux à trois semaines après leur mise au pâturage. Lors de *tuberculose pulmonaire*, l'évolution est plus lente, les symptômes locaux et les signes stéthoscopiques sont différents, la toux est plus forte, la fièvre moins accusée ; cependant le diagnostic différentiel peut être difficile à poser, et il faut recourir à l'injection de tuberculine ; en outre, la tuberculose et la péripneumonie peuvent coexister sur le même sujet. Il est souvent difficile de différencier la péripneumonie de la *septicémie hémorragique* des bovidés (pneumo-entérite) : l'évolution de cette dernière est plus rapide, il existe des symptômes d'entérite (Voy. Pasteurellose). La différence avec la *péribronchite noduleuse* se fait par l'absence de fièvre et de symptômes généraux en rapport avec l'étendue des lésions découvertes par l'auscultation.

En résumé, le diagnostic d'un cas isolé est difficile. Dans un milieu infecté, on devra considérer comme *suspect*, tout animal qui présentera à la fois de la fièvre, une toux faible et douloureuse d'origine non tuberculeuse, enfin de la sensibilité exagérée de la poitrine et surtout la plainte que la marche fait apparaître.

2° *Diagnostic sur le cadavre.* — L'autopsie elle-même ne renseigne pas toujours suffisamment pour établir le diagnostic exact. L'œdème interlobulaire séparant les lobules hépatisés et donnant à la coupe du poumon un aspect particulier, n'est pas spécial à la péripneumonie et existe dans d'autres affections, et notamment dans la *pneumonie a frigore*. Outre que cette dernière est rare, elle ne s'accompagne pas de lésions pleurales ; de plus, les lobules hépatisés ont une teinte uniforme, tandis que dans la péripneumonie, on trouve des lobules atteints à divers degrés, et dont la teinte varie du jaune au rouge, au brun, au violet, au gris. On peut confondre les lésions avec celles de la pasteurellose ; lors d'évolution rapide de celle-ci, il existe une congestion de tout le poumon, de la muqueuse et des ganglions bronchiques ; lors d'évolution plus lente, les lésions sont à peu près identiques à celles de la péripneumonie et il faut recourir à l'examen bactériologique et aux inoculations, pour assurer le diagnostic (Voy. Pasteurellose).

La *pleuro-pneumonie septique des veaux* simule assez la péripneumonie et il faut établir le diagnostic par l'examen bactériologique. On différenciera les séquestres putréfiés des *cavernes tuberculeuses*, par l'existence de tissu pulmonaire nécrosé au sein de la cavité. Dans la péripneumonie chronique, on observe des lésions de sclérose interstitielle, qui peuvent être prises pour des reliquats de la pasteurellose.

Étiologie. — La péripneumonie est une maladie contagieuse, qui dépend d'un *virus* localisé presque exclusivement au niveau des lésions spécifiques, c'est-à-dire dans les plèvres, le poumon et leurs exsudats. Le sang, l'urine, les déjections, le lait, ne sont pas virulents.

Réceptivité. — La maladie est spéciale aux *bovidés*. L'âge modifie la réceptivité : les veaux au-dessous de cinq à six mois, contractent rarement la péripneumonie sous sa forme naturelle. Il semble qu'il existe un état de réceptivité qui varie avec les individus ; on ne connaît pas les conditions qui modifient l'aptitude individuelle des organismes. — Une atteinte guérie donne une immunité de trois ou quatre ans, d'après Yvart.

Modes de contagion. — Un animal n'est atteint qu'après le contact direct ou indirect avec un autre malade. Mais la contagion est sujette à de grandes variations dont les causes sont inconnues.

Il résulte des expériences de Nocard et Roux que la pénétration du virus s'effectue par les voies respiratoires, par l'intermédiaire du jetage ou des gouttelettes liquides projetées pendant la toux.

Une étable ayant été habitée par une ou plusieurs bêtes péripneumoniques, un wagon de chemin de fer ayant servi au transport de malades, conservent le virus pendant très long temps.

La cause la plus fréquente de contagion est la cohabitation ; la dépaissance dans un même pâturage est également une cause fréquente ; il en est de même de la rencontre aux abreuvoirs, dans un champ de foire, dans des étables d'auberge, en chemin de fer.

Tous les animaux exposés à la contagion ne contractent pas la maladie ; il en est, parmi eux, qui demeurent complètement réfractaires, et d'autres qui n'éprouvent qu'une indisposition légère et de peu de durée. Dans une étable infectée, si les animaux ne sont pas déplacés, la contagion se fait de proche en proche. Souvent le mal a l'air de s'éteindre, mais au bout de quelques mois il reparaît, surtout si l'on a introduit de nouveaux animaux.

Les animaux porteurs de lésions anciennes ou discrètes sont très dangereux au point de vue de la contagion, parce qu'on ne les suspecte pas. Les bovidés guéris restent également dangereux tant que les parties malades du poumon ne sont pas réellement séquestrées.

Modes de la pénétration du virus. — La

maladie est inoculable. L'inoculation d'une dose massive de sérosité pulmonaire, pratiquée sur le thorax, détermine la formation d'un œdème considérable qui gagne sous le ventre, la base de l'encolure, le garrot, engendre des troubles généraux graves, une hyperthermie considérable, et la mort arrive après dix à quinze jours. A l'autopsie, on trouve la peau infiltrée et épaissie, le tissu conjonctif distendu par un exsudat séro-fibrineux, parfois de l'exsudat pleurétique ; l'infiltration gagne le tissu conjonctif intermusculaire et interfasciculaire. Si l'inoculation est pratiquée à l'extrémité de la queue ou des membres, il se développe une vive inflammation au niveau de la région inoculée ; cette inflammation reste généralement locale. Les animaux qui résistent à l'inoculation ont l'immunité (Willems). Si l'inoculation est pratiquée à l'extrémité de la queue d'un *veau de lait*, on observe une inflammation locale peu accusée et, après un temps variable, des accidents sur les séreuses et les synoviales articulaires et tendineuses.

Les *voies respiratoires* sont favorables à la pénétration du virus, mais celle-ci est difficile à obtenir par les procédés expérimentaux. Nocard et Roux réalisent la pénétration par l'inhalation de la culture pulvérisée.

Les *voies digestives* sont réfractaires à l'infection expérimentale.

Pathogénie. — On ne connaît rien de précis à ce sujet ; on ne peut avoir que des présomptions. La période d'*incubation* de la maladie est extrêmement variable. On cite des cas où la maladie s'est développée six à quatorze jours après la contamination ; il en est en plus grand nombre où cette période a duré deux à trois mois ; d'après Rossignol, la durée de l'incubation serait ordinairement de dix-neuf à quarante-cinq jours.

Nocard et Leclainche pensent que le virus pénètre directement par les muqueuses des bronchioles ou des alvéoles ; le virus ne serait absorbé que sous un certain état et sous certaines conditions de réceptivité locale, il pénétrerait ensuite dans le courant lymphatique pulmonaire et gagnerait la plèvre.

De nombreuses observations ont montré que la péripneumonie pouvait passer de la mère au fœtus.

Les accidents et les lésions de la péripneumonie seraient dus à la formation dans l'organisme de *toxines* élaborées par le virus ; l'existence de ces toxines a été établie par Arloing.

Agent de la virulence. — De nombreuses

recherches, toutes infructueuses, avaient été tentées en vue de trouver l'agent de la péripneumonie. Nocard et Roux parvinrent à cultiver le microbe de la maladie en ensemençant avec une trace de sérosité péripneumonique, des sacs de collodion remplis de bouillon, puis en les insérant dans la cavité péritonéale du lapin. Après quinze à vingt jours, le contenu des sacs est devenu opalin, un peu louche et en l'examinant à un très fort grossissement, on aperçoit une infinité de petits points mobiles et réfringents qui sont des colonies de microbes. Ces derniers sont tellement fins qu'on ne put déterminer leur forme. Nocard et Roux réalisèrent ensuite la culture de ces microbes en dehors de l'organisme.

Les cultures sont virulentes et leur injection chez le bœuf détermine les accidents spécifiques obtenus avec la lymphe péripneumonique.

Traitement. — Le traitement *curatif* n'a qu'un intérêt secondaire, la loi ordonnant l'abatage immédiat des malades.

Prophylaxie. — Elle comporte l'*inoculation préventive* et l'application de *mesures sanitaires*.

1° *Inoculation préventive.* — Par l'inoculation du virus péripneumonique, on provoque des accidents locaux différents de la maladie elle-même et on confère l'immunité aux animaux inoculés.

C'est à Willems, de Hasselt, que revient l'honneur d'avoir, en 1852, déterminé les effets de l'inoculation du virus péripneumonique et ses conséquences au point de vue prophylactique ; les animaux inoculés une première fois sont insensibles à une inoculation virulente ultérieure et sont à l'abri de la contagion naturelle.

La méthode willemsienne fut expérimentée un peu partout et diversement jugée. Nous verrons plus loin son application en police sanitaire ; au point de vue de l'immunisation, l'efficacité de l'inoculation willemsienne est absolument démontrée.

Choix et récolte du virus. — On recueille la matière virulente dans le tissu pulmonaire hépatisé, provenant d'animaux abattus, et aussitôt après la mort. On devra recueillir proprement des produits aussi purs que possible. Si la matière virulente ne doit être employée qu'après un certain temps, on la recueille purement dans des pipettes Pasteur que l'on remplit complètement et que l'on soude à leur extrémité et au niveau de l'étranglement supérieur. On conserve les tubes à la température de la chambre et à l'abri de la lumière. La virulence du liquide se conserve au moins durant un mois.

Inoculation. — Le lieu d'élection est à la face inférieure de la queue, à 3 ou 4 centimètres de l'extrémité. On coupe les poils sur la région que l'on savonne à l'eau tiède. On peut déposer le virus dans l'épaisseur de la peau (*inoculation intracutanée*) ou dans le tissu conjonctif sous-cutané (*inoculation sous-cutanée*). Dans le premier mode, on inocule par piqûres, par scarifications ou à l'aide de la seringue Pravaz. Le second mode comporte l'emploi des incisions profondes, pratiquées avec le bistouri, des sétons, et de l'injection. Cagny se sert d'une seringue un peu plus grande que celle de Pravaz, dont l'aiguille est remplacée par un petit trocart, long de 5 centimètres au moins, et d'un peu plus d'un millimètre de diamètre. Après avoir coupé les poils au lieu d'élection, on fait, avec les ciseaux, une incision horizontale qui intéresse toute l'épaisseur de la peau. Par cette ouverture, on enfonce complètement le trocart, on retire la tige et on injecte la lymphe par la canule.

Suites de l'inoculation. — Un temps variable après l'inoculation, de deux à quarante jours, et ordinairement du douzième au quinzième jour, apparaissent des symptômes généraux, fièvre, tristesse, inappétence, et une réaction locale : la région inoculée devient chaude, tendue, douloureuse, la peau prend une teinte violacée, les plaies d'inoculation se rouvrent et ont un caractère ulcéreux. Les jours suivants, l'engorgement gagne en hauteur, puis sa marche s'arrête et il diminue ensuite graduellement. Les accidents disparaissent en quinze à trente jours.

Effets de l'inoculation. — Les animaux inoculés sont doués d'une immunité qui leur permet de résister à la contagion naturelle. On admet que des animaux inoculés depuis quinze à vingt jours peuvent être exposés sans danger dans un milieu infecté.

Seuls ceux ayant présenté un engorgement au niveau de la région inoculée doivent être considérés comme immunisés. Les autres devront être soumis à une seconde inoculation, six semaines après la première. La durée de l'immunité n'est pas bien déterminée ; on admet qu'elle est supérieure à un an. Les lésions consécutives à l'inoculation, même compliquées, ne constituent jamais un danger de contagion pour les animaux sains non inoculés (Rossignol).

Accidents de l'inoculation. — L'inflammation trop intense peut aboutir à la mortification des tissus envahis et à la chute de l'extrémité de la queue, sur une étendue variable ; le tronçon supérieur présente une plaie bourgeonneuse qui se cicatrise facilement ; on ne constate ordinairement que des troubles généraux très peu accusés.

Un accident plus grave consiste dans l'*extension de l'engorgement*, qui gagne peu à peu la base de la queue, et dans la *mortification* des régions atteintes. On constate alors des symptômes généraux graves, fièvre, tristesse, inappétence ; l'avortement se produit souvent ; la tuméfaction monte rapidement, limitée toujours par un bourrelet circulaire volumineux. Dans les cas heureux, la délimitation se produit dans les parties supérieures de la queue et celle-ci tombe. D'autres fois la tuméfaction gagne les régions fessière et sacrée ; les symptômes généraux sont alarmants, la mort peut survenir surtout pendant l'été et sur des vaches très grasses, prêtes à vêler. En certains cas, la tuméfaction gagne le tronc, les tissus envahis se mortifient, l'animal succombe par intoxication. Enfin, quelquefois l'engorgement a une marche moins régulière et des tumeurs apparaissent d'emblée sur la croupe, les fesses, etc., et s'étendent peu à peu.

D'après les statistiques récentes, le taux de la mortalité serait inférieur à 1 p. 100 ; la chute d'une partie de la queue survient dans 5 p. 100 des cas environ.

Par un *traitement* approprié on peut enrayer la marche des accidents. Les animaux inoculés doivent être étroitement surveillés. Si on craint la chute de l'extrémité de la queue, on pratiquera dans l'engorgement de profondes scarifications, ou on appliquera quelques pointes de feu. Si l'engorgement devient envahissant, on devra traiter immédiatement, soit par la réfrigération locale, applications de glace, immersion continue dans l'eau, etc., ou en faisant de profondes scarifications suivies d'applications de teinture d'iode ; Rossignol recommande les pointes de feu à la limite de l'engorgement, associées aux injections de teinture d'iode dans les tissus engorgés. Si ces moyens semblent échouer, on devra amputer la queue au-dessus du bourrelet qui limite l'engorgement.

Inoculation avec la culture pure. — Les recherches récentes de Nocard, Roux, Dujardin-Beaumetz établissent que la culture virulente jouit des mêmes propriétés que la sérosité pulmonaire. On peut donc la substituer à la seconde dans l'inoculation préventive et on évite ainsi les difficultés de se procurer, à un moment donné, de la sérosité fraîche, de plus on opère avec un virus pur, et d'activité connue. La culture est envoyée en flacons de 10 centimètres cubes et on inocule à chaque bête un quart ou un demi-centimètre cube, à l'aide de la seringue Pravaz, sous la peau de l'extrémité inférieure de la queue. Tout flacon ouvert doit être utilisé le jour même.

2° *Mesures sanitaires.* — Des divers systèmes sanitaires recommandés, deux seuls possèdent une réelle valeur et sont appliqués dans les États d'Europe. Le premier, le plus sûr et peut-être le plus économique, consiste dans l'abatage des troupeaux infectés, des malades et des contaminés, avec indemnisation, c'est le *stamping-out* des Hollandais. L'autre comporte l'abatage des malades, avec indemnisation, et l'inoculation préventive de tous les bovidés dans la zone infectée.

« Il est facile de préciser les indications spéciales de chaque méthode. Alors que la péripneumonie sévit en des foyers peu étendus, même nombreux et disséminés, l'abatage total s'impose comme la mesure la plus efficace et la plus économique. Par contre, le *stamping-out* ne saurait être appliqué d'emblée dans les régions gravement infectées, renfermant une population très dense et fréquemment renouvelée. Ces derniers foyers doivent être attaqués d'abord par le système de l'*inoculation préventive généralisée* ; après quelque temps, alors que la maladie est devenue moins fréquente, on achève l'extinction par l'abatage total. » (Nocard et Leclainche, *loc. cit.*)

Législation sanitaire. — En France, la police sanitaire de la péripneumonie est régie par les articles 9, 14, 17 à 23 de la loi de 1881, les articles 21 à 28, 65, 66, 70, 78, 84, 96, 97 du règlement de 1882, l'article 16 de l'arrêté ministériel du 12 mai 1883.

Dès que la déclaration est reçue par le maire il avise le jour même le préfet et le vétérinaire sanitaire de la circonscription. Celui-ci se rend sur les lieux, sans aucun délai, et rédige séance tenante son rapport qu'il adresse au vétérinaire délégué, chef du service du département. Au reçu du rapport, le vétérinaire délégué se rend dans la commune, et si son diagnostic confirme celui du vétérinaire sanitaire, il en informe de suite le préfet. Le préfet ordonne l'abatage des animaux malades et l'inoculation des suspects dans le délai de deux jours. Cependant, pour les communes éloignées, le vétérinaire délégué peut demander au préfet par le télégraphe les ordres d'abatage et d'inoculation.

Dès que la péripneumonie est constatée dans une commune, le préfet prend un arrêté portant déclaration d'infection du local, de la cour, de l'enclos, de l'herbage ou de la pâture dans lesquels la maladie a été constatée. Cet arrêté déclare infectés non seulement les lieux habités par les malades, mais aussi tous les animaux qui ont été exposés à la contagion.

Ce n'est qu'après que l'arrêté préfectoral a été pris que les mesures sanitaires, abatage des malades et inoculation des contaminés, sont exécutoires.

Le ministre de l'agriculture a le droit d'ordonner l'abatage des animaux d'espèce bovine ayant été dans la même étable, ou dans le même troupeau, ou en contact avec des animaux atteints de péripneumonie contagieuse.

L'*autopsie* des animaux abattus pour cause de péripneumonie est effectuée par le vétérinaire sanitaire et le vétérinaire délégué, qui dressent ensuite un procès-verbal d'autopsie.

Les *cadavres* des animaux morts sont enfouis, ou livrés à l'équarrissage, ou détruits par tout autre procédé.

La *viande* des animaux abattus pourra être utilisée pour la boucherie, toutes les fois qu'elle présentera les caractères d'une viande saine.

L'*inoculation préventive* est pratiquée par le vétérinaire sanitaire ou le vétérinaire délégué, dès que l'arrêté préfectoral ou l'ordre d'inoculer est entre les mains du maire de la commune. Si un animal meurt après l'inoculation, le vétérinaire sanitaire doit en faire l'autopsie et établir un procès-verbal qui constate si l'animal est mort des suites de l'inoculation ou s'il a succombé à la péripneumonie.

L'inoculation n'est obligatoire que si les animaux doivent être conservés ; le propriétaire a toujours le droit de livrer à la boucherie les bovidés contaminés. Avant leur départ, les animaux sont marqués au fer rouge des lettres S. P. (suspect de péripneumonie) sur la joue gauche ; de plus, il est délivré un laissez-passer indiquant le nombre des animaux, leur signalement et leur destination, laissez-passer qui doit être rapporté au maire dans un délai de cinq jours avec un certificat attestant que les animaux ont été abattus.

Avant l'exécution de l'ordre d'abatage ou d'inoculation, les animaux sont estimés à la valeur qu'ils pouvaient avoir avant la maladie, par le vétérinaire délégué et un expert désigné par la partie. Le procès-verbal d'estimation, contresigné par le maire et le juge de paix, est déposé à la mairie et transmis au préfet dans les cinq jours de sa date.

« L'*indemnité* allouée aux propriétaires d'animaux abattus pour cause de péripneumonie ou morts des suites de l'inoculation est ainsi réglée :

« La moitié de leur valeur avant leur maladie, s'ils en sont reconnus atteints ;

« Les trois quarts, s'ils ont été seulement contaminés ;

« La totalité, s'ils sont morts des suites de l'inoculation de la péripneumonie contagieuse.

« L'indemnité à accorder ne peut dépasser la somme de 400 francs pour la moitié de la valeur de l'animal ; celle de 600 francs pour les trois quarts, et celle de 800 francs pour la totalité de sa valeur » (Art. 17 de la loi).

La demande d'indemnité doit être écrite sur papier timbré ; elle doit être adressée au ministère dans un délai de trois mois, à dater du jour de l'exécution de l'ordre d'abatage ou d'inoculation, sous peine de déchéance. Elle est remise au maire qui la transmet au préfet. A cette demande on doit joindre un certain nombre de pièces prévues par l'article 66 du règlement, notamment le procès-verbal d'estimation, la copie certifiée conforme par le maire de l'ordre d'abatage ou d'inoculation, un certificat du maire attestant que l'ordre d'abatage a reçu son exécution, ou bien un certificat du vétérinaire visé par le maire, attestant que l'inoculation est la cause réelle de la mort ; une copie certifiée de la déclaration, faite à la mairie par le propriétaire, de l'apparition de la maladie dans son étable, le procès-verbal d'autopsie des animaux, etc.

Immédiatement après l'abatage des malades, l'étable qu'ils occupaient est évacuée et désinfectée. Les animaux contaminés sont isolés, séquestrés et marqués de quelques coups de ciseaux sur la joue gauche. Les étables, cours, enclos, herbages, pâtures infectés sont mis en quarantaine et il est défendu d'y introduire des bêtes bovines saines ; cependant, après l'évacuation des animaux survivants et l'achèvement complet des travaux de désinfection, le repeuplement des locaux peut avoir lieu avec des animaux inoculés depuis vingt et un jours au moins (1). On ne peut faire sortir

(1) Pour le département de la Seine, ces mesures sanitaires sont modifiées par une circulaire du ministre de l'agriculture.

des locaux, cours, herbages, etc. infectés des objets pouvant servir de véhicule à la contagion (fourrages, fumiers, harnais, laines, peaux, etc.).

Les endroits infectés sont visités et surveillés par le vétérinaire délégué.

Les veaux nés dans une étable infectée sont abattus par ordre du préfet ; l'indemnité allouée est égale aux trois quarts de leur valeur ; cependant le propriétaire peut être autorisé à les conserver jusqu'à ce qu'ils puissent être livrés à la boucherie.

Lorsque la péripneumonie prend un caractère envahissant, le préfet prend un arrêté qui enjoint aux propriétaires de déclarer à la mairie tout cas de maladie quelconque qui viendrait à se manifester sur leurs animaux de l'espèce bovine. En outre, l'arrêté préfectoral peut interdire la tenue des foires et marchés.

La déclaration d'infection est levée par le préfet, lorsqu'il s'est écoulé un délai de trois mois, au moins, sans qu'il se soit produit un nouveau cas de péripneumonie et après que les prescriptions relatives à l'inoculation et à la désinfection ont été accomplies (A. Conté, *loc. cit.*).

A la frontière, les animaux malades sont abattus ; les contaminés sont repoussés après avoir été marqués.

En *Algérie*, les malades et les contaminés sont abattus ; l'indemnité accordée pour les premiers est de la moitié de leur valeur, et pour les seconds des trois quarts. Cette indemnité ne peut dépasser 200 francs pour la moitié de la valeur et 300 francs pour les trois quarts.

Allemagne. — Malades et suspects sont abattus. Indemnité des quatre cinquièmes pour les animaux reconnus atteints à l'autopsie, de la totalité pour ceux trouvés indemnes.

Autriche. — Malades, suspects, contaminés abattus. Indemnité des dix-neuf vingtièmes de la valeur.

Belgique. — Malades abattus. Le ministre peut ordonner l'abatage des suspects. Indemnité du tiers de la valeur (maximum 200 francs) pour les malades ; de la moitié (maximum 300 francs) pour les suspects.

Dans les localités ou exploitations où règne habituellement la maladie, aucune bête bovine ne peut être introduite dans les étables qu'après une quarantaine de quinze jours.

Danemark. — Malades et contaminés abattus. Indemnité des quatre cinquièmes.

Angleterre. — Malades et contaminés abattus. Indemnités calculées d'après la valeur entière des animaux.

Hollande. — Malades et contaminés abattus. Indemnité de moitié pour les premiers, de la totalité pour les seconds. Dans les communes infectées, tous les bovidés sont marqués et surveillés.

Suisse. — Malades abattus, ainsi que ceux qui se sont trouvés dans la même étable ou dans le même pâturage. (Nocard et Leclainche.)

PÉRISTALTIQUE (*peristalticus*, περισταλτικός, de περί, autour, et στέλλειν, resserrer; all. *peristaltisch, wurmförmig*; angl. *peristaltic*; it. et esp. *peristaltico*). — Se dit, par opposition à *antipéristaltique*, du mouvement par lequel le tube intestinal se contracte de l'estomac vers le rectum, pour favoriser le travail de la digestion. Dans ce mouvement, les fibres circulaires de la membrane musculeuse intestinale se contractent successivement, à mesure que le chyme avance dans le canal alimentaire, de manière que cette matière, comprimée, se trouve poussée dans la portion suivante de l'intestin, dont les fibres sont encore dans le relâchement.

L'uretère, les voies biliaires et d'autres canaux ou réservoirs creux ont des mouvements péristaltiques analogues.

PÉRITOINE (all. *Bauchfell*; angl. *peritoneum*; it. et esp. *peritoneo*). — ANATOMIE. — La membrane séreuse qui tapisse la cavité abdominale, se prolonge sur la plupart des organes contenus dans cette cavité, les enveloppe en totalité ou en partie, et maintient leurs rapports respectifs au moyen de nombreux prolongements et de replis membraneux, comme l'épiploon et le mésentère. Le péritoine est, comme toutes les membranes séreuses, une sorte de sac sans ouverture, qui recouvre tous les organes abdominaux sans les contenir dans son intérieur, et dont la surface interne, lisse et humectée de sérosité, est partout en contact avec elle-même; il se compose en effet d'un feuillet pariétal et d'un feuillet viscéral, formant dans leur ensemble un sac complet dont la disposition est telle que les organes contenus dans l'abdomen sont en dehors de ce sac. — Comme toutes les membranes séreuses, le péritoine est formé par une membrane de tissu conjonctif riche en fibres élasti-

ques, recouverte à sa face libre par un épithélium pavimenteux simple. On trouve beaucoup de vaisseaux sanguins dans ses parties profondes; les lymphatiques sont abondants dans le feuillet viscéral; les nerfs proviennent du diaphragmatique, des rameaux lombaires, intercostaux et du grand sympathique (fig. 1445).

PATHOLOGIE. — *Inflammation du péritoine.* — Voy. PÉRITONITE.

Parasites. — Ils sont assez rares. Chez le *cheval*, on peut rencontrer la *Filaria equina*, le *Cysticercus fistularis*, le *Sclerostomum equinum*, qui produit la congestion intestinale (Voy. INTESTIN). Chez le *bœuf*, le *Cysticercus tenuicollis*, état larvaire du *Tænia marginata*, qui forme des kystes à paroi mince et transparente renfermant une sérosité claire (*boules d'eau*); la *Filaria labiato-papillosa*. Chez le *porc*, le *Cysticercus tenuicollis*. Chez le *chien et le chat*, des échinocoques, des *linguatules*, le *Dithyridium Bailleti*.

Tumeurs. — Elles sont assez fréquentes; rarement primitives, elles sont le plus souvent secondaires et procèdent des organes voisins.

Chez le cheval, on a trouvé des carcinomes, des épithéliomes, des sarcomes, des mélanomes, des myxomes, des lipomes et des angiomes

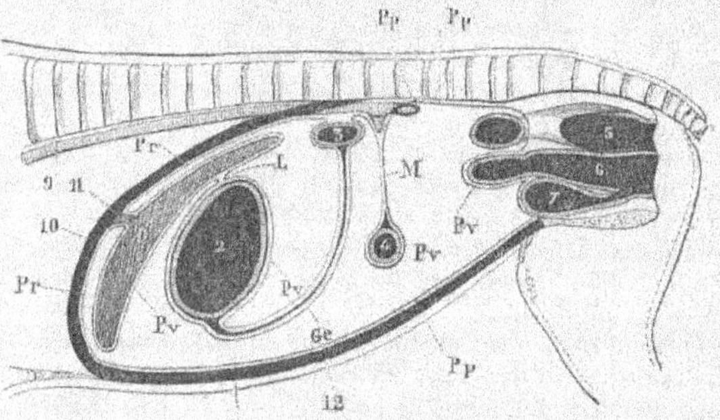

Fig. 1445. — Coupe schématique longitudinale et médiane de la cavité abdominale, montrant la disposition du péritoine.

1, foie; 2, estomac; 3, intestin grêle; 4, origine du côlon flottant; 5, rectum; 6, vagin et utérus; 7, vessie; 9, sorte postérieure; 10, diaphragme; 11, veine cave postérieure; 12, paroi abdominale inférieure. — Pp, Pp, péritoine pariétal; Pv, Pv, péritoine viscéral; L, ligament hépato-gastrique; M, mésentère; Ge, grand épiploon (A. Chauveau et Arloing).

(Voy. ces mots). Les sarcomes et les carcinomes sont le plus souvent sous la forme de granulations miliaires innombrables, ou de masses volumineuses bien délimitées; généralement ils constituent une généralisation de lésions primitivement localisées dans un organe (foie, testicules), s'accompagnent d'ascite et de cachexie.

Les lipomes et myxomes développés sur la séreuse se pédiculisent souvent ; le pédoncule peut se rompre, la tumeur qu'il soutenait devient libre et tombe dans la cavité abdominale (corps libres du péritoine), ou bien le pédoncule long et mobile s'enroule autour de l'intestin, l'étrangle et devient une cause de coliques.

Chez les ruminants, les tumeurs sont assez rares (sarcomes, fibromes, épithéliomes).

Chez le chien, il est fréquent de rencontrer sur le péritoine et surtout sur le grand épiploon, des granulations miliaires disséminées et innombrables, qui sont de nature tuberculeuse.

PÉRITONITE (all. *Bauchfellentzündung* ; angl. *péritonitis*). — Inflammation du péritoine. Elle est *locale* ou *partielle*, quand elle n'intéresse qu'une portion du péritoine viscéral ou pariétal ; *générale*, quand elle est étendue à toute la séreuse. Suivant la rapidité de son évolution, on distingue une péritonite *aiguë* et une *chronique*. La première peut s'observer chez toutes les espèces animales ; la seconde n'affecte guère que les ruminants et le porc.

1° *Péritonite aiguë*. — ÉTIOLOGIE. — Elle dérive toujours de l'infection ; la péritonite dite *a frigore* ou essentielle ou idiopathique n'est que la conséquence de l'infection méconnue du péritoine par des microbes. Les microbes pyogènes vulgaires, streptocoques et staphylocoques, colibacille sont les agents habituels de l'infection. Ils peuvent pénétrer dans la cavité péritonéale : par la circulation, par des traumatismes, par perforation d'organes, par contiguïté de tissus, par les voies utérine, vésicale, intestinale.

1° *Par la circulation*. — Sous le nom de péritonite *essentielle, spontanée, idiopathique, a frigore*, on décrit une forme de péritonite due au refroidissement. On ne l'observe que rarement à la suite de l'exposition des animaux à une pluie froide, de l'ingestion d'eau fraîche, de fourrages verts couverts de givre, après l'administration de douches rectales froides (Trasbot) et surtout à la suite de l'immersion dans l'eau froide ; nous avons vu une péritonite survenir sur trois chevaux de cavalerie à la suite d'exercices de passage de rivière. Dans ces divers cas, le froid n'agit que comme cause occasionnelle, mais la cause déterminante est le microbe qui a suivi la voie des vaisseaux sanguins pour parvenir jusqu'à la séreuse.

L'infection du péritoine s'effectue également de cette façon dans les péritonites consécutives aux traumatismes abdominaux sans déchirure d'organe : l'inflammation de la séreuse débute au niveau du point lésé, où la résistance des cellules organiques est considérablement diminuée. Enfin dans ce groupe rentrent les péritonites d'origine *tuberculeuse*, assez fréquentes chez le bœuf et le chien.

2° *Par traumatisme*. — C'est la cause la plus ordinaire. Les plaies pénétrantes accidentelles ou opératoires de l'abdomen se compliquent fréquemment de péritonite, surtout chez le cheval (péritonite de castration). Chez les ruminants et chez le chien, l'aptitude pyogénique est moins grande, le péritoine est moins sensible et on n'observe parfois qu'une péritonite locale.

Dans tous les cas, le développement de la péritonite est subordonné à l'état d'infection du corps contondant et de la plaie ; si celle-ci est aseptique, aucune complication ne survient.

3° *Par perforation d'organes*. — La péritonite survient presque fatalement à la suite de la déchirure de l'estomac dans les indigestions gastriques, de celle de l'intestin lors de pelotes stercorales, celle du rectum, etc., ou bien consécutivement à la perforation de l'intestin soit par un corps dur ingéré, soit par des ascarides ou des ulcérations, à la perforation de la matrice, de la vessie, de l'urètre.

Dans ce groupe, rentrent aussi les péritonites consécutives à l'ouverture d'un abcès dans la cavité abdominale.

4° *Par contiguïté de tissus*. — Enfin la péritonite peut être due à l'extension d'inflammations aiguës de l'intestin, de la vessie et surtout de l'utérus (*métro-péritonite*).

SYMPTOMATOLOGIE. — 1° *Péritonite a frigore* ou *spontanée*. — La maladie débute brusquement par de la tristesse, de l'inappétence, des frissons, de la fièvre et des coliques sourdes. Le cheval se tient debout, les reins voussés et raides ; il gratte le sol, piétine, se plaint ; sa démarche est raide ; il se couche rarement et avec précaution, et il se tient couché sur le dos ou bien sur le côté, le membre postérieur superficiel soulevé ou porté en arrière, afin qu'il ne comprime pas le ventre.

Les muqueuses, pâles au début, s'injectent un peu ; le pouls est accéléré, petit, serré, dur, puis devient filiforme ; la respiration est accélérée, courte, haletante ; le ventre est sensible à l'exploration.

Après deux ou trois jours, l'état général s'aggrave, tandis que les coliques s'atténuent ou disparaissent. La face est grippée, l'inappétence est complète; les muqueuses sont injectées; le pouls est presque imperceptible. Le ventre se ballonne surtout dans sa partie inférieure; il est très douloureux à la palpation; le creux du flanc disparaît; ses parois sont chaudes, tandis que les oreilles et les extrémités sont glacées. De la constipation survient; elle est due à l'œdématie et à la parésie des parois intestinales; parfois il existe de la diarrhée; l'urine est rare, trouble, épaisse; des sueurs abondantes couvrent le corps du cheval. L'animal reste immobile, le dos voussé, les membres rapprochés, et ne se déplace qu'avec de grandes difficultés et en faisant entendre des plaintes. On observe souvent des nausées, des vomissements bilieux, ordinairement très douloureux chez les animaux qui peuvent vomir; chez les chevaux, on constate des régurgitations.

TERMINAISONS. — La *mort* survient ordinairement du quatrième au huitième jour; elle est annoncée par la difficulté de la respiration et un abattement extrême; le ventre est insensible; la diarrhée survient; l'animal tombe sur le sol et meurt en quelques heures. La *résolution* survient rarement; elle est annoncée par un meilleur état général, le retour de l'appétit, la diminution de la gêne respiratoire, la disparition de la sensibilité des parois abdominales.

2° *Péritonite traumatique.* — Lorsque la péritonite complique une plaie des parois abdominales, elle est annoncée par des frissons, un état d'abattement extrême, et la grande sensibilité de l'abdomen, qui est tendu, dur, rétracté; les yeux sont fixes, brillants; la face est grippée. Les symptômes de la période d'état de la péritonite *a frigore* ne tardent pas à apparaître, mais évoluent plus rapidement. La mort survient en deux à quatre jours.

Dans le cas de déchirure d'une partie du tube digestif (généralement de l'estomac), le cheval a le faciès grippé, les muqueuses injectées; le pouls est petit, presque imperceptible; la respiration est haletante, saccadée, bruyante aux naseaux; l'hyperthermie est accusée (39 à 40°). Si la déchirure est venue compliquer des coliques, celles-ci disparaissent d'ordinaire spontanément. Le cheval reste debout, les membres rapprochés, les reins voussés et raides, refusant toute nourriture ou boisson, insensible aux choses extérieures, dans un état d'abattement extrême. Le ventre est tendu, météorisé, presque insensible à la palpation. La mort survient après deux ou trois jours.

Dans certains cas, l'évolution de la péritonite est foudroyante et l'animal meurt en quelques heures (deux à douze) après que la déchirure s'est produite. Le symptôme prédominant est un essoufflement intense. La mort survient alors, presque sans lésions, moins par péritonite que par *péritonisme*, mot créé par Gubler et qui s'adresse surtout aux troubles nerveux réflexes dont l'origine est dans l'altération du système sympathique abdominal (Dieulafoy)(1).

La péritonite par extension complique une affection des organes abdominaux; quelquefois elle est alors générale, mais le plus souvent partielle; elle ne se manifeste fréquemment que par des douleurs vives, surtout à la pression, au niveau de la lésion préexistante. Souvent on constate ce qu'on a appelé le frottement péritonéal, c'est-à-dire un déplacement moins facile des viscères les uns sur les autres; l'oreille constate en ce cas un bruit de frottement. Une forme particulière de la péritonite par extension est celle qui complique l'inflammation de la matrice, c'est la métro-péritonite; elle se manifeste, en outre des symptômes ordinaires, par la suppression de la sécrétion lactée (Voy. MÉTRO-PÉRITONITE).

DIAGNOSTIC. — Il est assez difficile; la gêne respiratoire pourrait faire croire à l'existence d'une *pneumonie* ou d'une *pleurésie*, mais l'exploration de la poitrine permet d'écarter cette hypothèse. Lors d'*entérite grave*, les crottins sont coiffés, la respiration est à peu près normale ou un peu accélérée, le ventre est rétracté, les muqueuses ont une teinte safranée.

Le diagnostic de la péritonite doit être basé surtout: au début, sur la présence des coliques, l'état d'injection et le manque de coloration des muqueuses, les caractères du pouls; à la période d'état, sur le météorisme, la tension et la sensibilité des parois abdominales, l'attitude des malades, la gravité de l'état général.

Chez le chien, on observe en outre de la fluctuation et de la matité, reconnaissables à l'exploration; la ponction exploratrice laisse écouler un liquide jaune rougeâtre.

Lors de péritonite traumatique, les commémoratifs donnent des indications précieuses.

PRONOSTIC. — Très grave, surtout chez le cheval, où la péritonite aiguë est presque constamment mortelle. — La sensibilité de l'abdomen, le météorisme et la gêne respiratoire sont les trois symptômes, qui, dans toutes les espèces, donnent la mesure du mal (Labat).

(1) Butel, *loc. cit.*

ANATOMIE PATHOLOGIQUE. — Au début, dans le cas de mort rapide par péritonisme, on n'observe qu'une congestion généralisée de tout le péritoine. Quand la mort est survenue après le deuxième ou le troisième jour, on trouve, à l'ouverture de la cavité abdominale, un exsudat séreux, jaune rougeâtre, clair ou louche, parfois très abondant (30 à 40 litres) (*péritonite exsudative*); dans d'autres cas, il n'existe qu'une très faible quantité de liquide (*péritonite sèche*). Le péritoine est recouvert en tous les points de *fausses membranes* fibrineuses, de couleur jaune grisâtre, qui accolent les feuillets de la séreuse et les diverses parties de l'intestin soit entre elles, soit au foie, au diaphragme, aux parois abdominales. — Le péritoine, débarrassé de ces fausses membranes, paraît épaissi, de teinte rosée et présente un piqueté hémorragique rouge foncé.

Les organes contenus dans la cavité abdominale sont œdématiés ; les parois de l'intestin sont épaissies, infiltrées.

Lors de *péritonite traumatique*, l'exsudat est trouble, jaune brun ou rouge, et tient en suspension des flocons fibrineux et de nombreux globules de pus ; parfois il est sanieux et exhale une odeur gangreneuse. En outre, les lésions peuvent être modifiées par divers accidents, primitifs (épanchements alimentaire, purulent, urinaire) ou consécutifs (asphyxie, intoxication putride) (Leclainche).

TRAITEMENT. — Au début, *saignée* modérée de 2 à 4 litres, chez le cheval et le bœuf ; de 50 à 100 grammes, chez le chien, ou bien, chez ce dernier, on remplacera la saignée par des sangsues (savonner et raser la région du ventre et appliquer dix à quinze sangsues). Ensuite, *dérivatifs* : sinapisme sous le ventre, frictions sinapisées sur les membres, frictions de feu anglais sous le ventre ; chez le cheval seulement, on peut utiliser la pommade mercurielle en frictions sur les parois abdominales (40 à 60 grammes de pommade durant deux à quatre jours, jusqu'à salivation). Chez le chien, on peut recourir aux applications de glace, de compresses d'eau froide sur le ventre.

A l'intérieur, on ordonnera le calomel à doses fractionnées (3 à 6 grammes par jour en électuaires pour le cheval), l'opium (10 à 15 grammes pour les grands animaux, 1 à 5 décigrammes pour le chien). Förster conseille la formule suivante :

Calomel..............	2 grammes.
Opium................	1ᵍʳ,50.
Farine de graine de lin.	15 grammes.
Eau..................	Q. S.

En un bol, pour le cheval.

On emploie aussi les injections de morphine (30 à 50 centigrammes) associées à des lavements de chloral.

On instituera en outre une médication de symptômes : purgatifs doux (crème de tartre, huile de ricin, sulfate de magnésie ou de soude à petites doses, manne) pour combattre la constipation ; ponction du cæcum, dans les cas de météorisme grave ; paracentèse, pour donner écoulement au liquide, si celui-ci est trop abondant etc. Chez le chien, Butel recommande la digitale, qui agit comme diurétique : feuilles de digitale, 10 grammes ; eau, 1 litre. Faire une infusion à froid et en donner de 50 à 150 grammes par jour, en trois fois.

Chez le chien, surtout lors de péritonite traumatique, on pourrait tenter le traitement chirurgical : laparotomie et lavage du péritoine avec une solution antiseptique faible et tiède.

Le malade sera placé dans un box chaud, et sera très couvert ; on le nourrira avec des barbotages tièdes exclusivement ; au chien, on donnera du lait, du bouillon froid en petites quantités.

2° *Péritonite de castration.* — Elle apparaît sur le cheval du deuxième au sixième jour après l'opération, mais parfois plus tard jusqu'au quatre-vingt-septième jour (Laugeron). On la considère aujourd'hui comme une des formes de la septicémie ; l'inoculation septique s'effectuerait par les instruments ou les mains de l'opérateur. Autrefois on constatait de véritables enzooties.

L'affection débute par les signes ordinaires de la péritonite *a frigore* : tremblements, tristesse, inappétence, facies grippé, attitude particulière du cheval, pouls petit, vite, respiration courte, tremblante, coliques intermittentes, ventre tendu, douloureux, constipation. — En outre, on observe un *œdème scrotal*, qui progresse peu à peu ; les plaies de castration sont desséchées ou suppurent un peu ; le liquide séreux ou purulent a l'odeur de gangrène ; la gangrène envahit les engorgements et la mort survient après quatre ou cinq jours en moyenne (Labat) ; parfois on n'observe aucun engorgement.

3° *Péritonite chronique.* — ÉTIOLOGIE. — Elle s'observe chez le bœuf et le chien ; elle est sous la dépendance de la tuberculose, ou occasionnée par la migration de corps étrangers venant de l'estomac ; parfois elle est une terminaison de la péritonite aiguë *a frigore*.

Chez le cheval, la péritonite chronique est

presque toujours secondaire, symptomatique de la lymphadénie, de la mélanose, de tumeurs malignes (épithéliomes, carcinomes, sarcomes).

Symptomatologie. — La maladie évolue lentement, et passe inaperçue au début, à moins qu'elle ne fasse suite à la péritonite aiguë. Chez le cheval, Friedberger a observé des coliques intermittentes, de la sensibilité du flanc, de l'accélération et de la faiblesse du pouls, et un peu de fièvre.

Ordinairement la péritonite chronique ne se révèle que par les symptômes de l'*ascite* (Voy. t. I, p. 89) : le ventre s'évase dans ses parties inférieures, tandis que les flancs se creusent ; fluctuation ; gargouillements du ventre et ondulations des parois abdominales ; généralement infiltration œdémateuse des membres postérieurs, des bourses ou des mamelles.

La marche de la maladie est lente et continue ; on observe souvent des poussées subaiguës. Les animaux maigrissent et meurent dans le marasme.

Anatomie pathologique. — A l'ouverture de la cavité abdominale, il s'écoule une grande quantité de liquide séreux, inodore ou bien trouble et purulent ; parfois l'épanchement péritonéal fait défaut. Les anses intestinales sont unies entre elles ou avec les autres organes de la cavité abdominale, par des fausses membranes épaisses, grisâtres, parfois creusées de kystes, ou renfermant des petits abcès, ou calcifiées en certains points. Le péritoine est parsemé d'épaississements fibreux, disposés en plaques, ou en végétations verruqueuses ; les lymphatiques sont distendus, saillants, les ganglions sont infiltrés. Le foie, la rate sont plus ou moins atrophiés et présentent des lésions de périhépatite, de périsplénite. Certaines parties de l'intestin sont rétrécies ; parfois il existe des brides, qui s'étendent d'un organe à l'autre, enserrent l'intestin en un point et sont la cause d'étranglements intestinaux et de coliques.

Traitement. — Révulsifs sur l'abdomen. A l'intérieur, diurétiques, digitale, azotate de potasse ; l'iodure de potassium entrave la formation des fausses membranes. Lors de poussées congestives, calomel à petites doses.

Quand l'épanchement est abondant, on effectue la paracentèse pour évacuer le liquide, et on peut tenter le lavage de la cavité péritonéale, soit avec de l'eau bouillie, soit avec une solution antiseptique faible (eau iodo-iodurée).

Le malade sera bien nourri, et on lui donnera des toniques.

4° *Péritonites locales.* — S'observent assez souvent chez le cheval, malgré la sensibilité particulière de la séreuse. S'observent aussi chez le bœuf, le chien, surtout au voisinage du foie et de la rate.

La péritonite locale est consécutive à une lésion du voisinage : inflammation, ou abcédation, ou perforation des parois abdominales, inflammation des organes abdominaux (estomac, intestin, foie, utérus, etc.), qui est suivie de l'inflammation du péritoine de revêtement. Lors de hernie, d'étranglement, d'invagination, il se produit toujours une péritonite locale dans la région étranglée. La péritonite locale est aussi la conséquence d'opérations chirurgicales intéressant le péritoine (castration, ponctions, etc.).

Chez le bœuf et le chien, des péritonites locales sont observées lors de tuberculose, de tumeurs de la cavité abdominale. Les abcès du foie, la lithiase biliaire, les kystes hydatiques, les douves déterminent fréquemment la péritonite périhépatique chez le bœuf, tandis que la lymphadénie, les tumeurs de la rate s'accompagnent de périsplénite.

Les péritonites locales sont généralement des trouvailles d'autopsie. Leur tableau clinique reste entier à faire.

PERMANGANATE. — Nom générique des sels formés par l'acide permanganique.

Permanganate de potasse ($Mn^2O^7.KO$). Sel obtenu en traitant le manganate de potasse par un acide, même très faible. Sa solution est un des meilleurs désinfectants connus. Elle n'a aucune odeur, sa couleur est violet foncé ; elle s'altère rapidement au contact des tissus et des matières organiques ; pour l'extérieur, on en fait des solutions contenant 1 à 2 grammes pour 1000 d'eau. Quelques injections ou lavages suffisent pour enlever l'odeur des abcès profonds, des plaies superficielles ou profondes, de l'ozène, pour enlever aux mains l'odeur qu'apportent les examens nécropsiques, etc. Il agit comme oxydant et détruit ainsi les principes odorants, infectieux, miasmatiques et contagieux.

PERNICIEUX, EUSE (all. *höchstgefährlich* ; angl. *pernicious* ; it. et esp. *pernicioso*). — *Anémie pernicieuse.* Voy. t. I, p. 56. — *Fièvre pernicieuse.* Fièvre grave à marche insidieuse, entraînant la mort dès les premiers accès ; on a donné ce nom à diverses affections graves, surtout aux maladies charbonneuses.

PÉRONÉ (*fibula, suræ radius, sura*, περόνη, qui signifie proprement agrafe ; all. *Waden-*

bein; angl. *perone*; it. *peroneo*; esp. *perone*). — Os long et grêle, placé à la partie externe de la jambe, et qui doit son nom à sa ressemblance avec une espèce d'agrafe dont se servaient les anciens. Sur le cheval, on désigne quelquefois ainsi les métacarpiens latéraux

PERTURBATION (*perturbatio*, de *perturbare*, troubler; ταραχή, all. *Störung*, angl. *perturbation*; it. *perturbazione*; esp. *perturbacion*). — Obstacles mis par les agents thérapeutiques à la marche d'une maladie.

PERVERSION (*perversio*, de *pervertere*, altérer; all. *Verberbniss, Ausartung*; angl. *perversion*; it. *perversione*; esp. *perversion*). — Changement du bien en mal : il y a, par exemple, *perversion de l'appétit* dans le pica ; les tumeurs sont dues à une *perversion de la nutrition*.

PESADE (*courbette en place*). — Allure relevée de manège, dans laquelle le cheval, sans que les pieds postérieurs quittent le sol, s'élève du devant, comme s'il voulait sauter.

PESAGE (all. *Wägen*; angl. *weighing*; it. *pesamento*). — Action de peser. La connaissance du poids des animaux gras est importante pour celui qui produit ou celui qui achète.

On distingue le poids vivant ou vif, que donne l'animal sur la bascule ; le poids brut, celui de toutes les parties utiles, prises à l'abatage ; le poids de viande net ou de boucherie, celui des parties vendues à l'étal. Pour avoir le poids net par rapport au poids vivant, Anderson a donné la formule suivante : Prendre les quatre septièmes du poids vivant, ajouter la moitié de ce même poids, diviser par 2 cette somme; le quotient est le poids net (Voy. MENSURATION).

PESOGNE. — Nom vulgaire du panaris ou phlegmon du pied des bêtes à cornes.

PESSAIRE (*pessus, pessarium*, πεσσός; all. *Mutterzäpfchen, Mutterkranz*; angl. *pessary*; it. *pessario, pesso*; esp. *pesario*). — Instrument destiné à être introduit dans le vagin, ou le rectum, afin de maintenir ces organes dans la position normale après un renversement (Voy. RENVERSEMENT).

PESTE (*pestis*, λοιμός; all. *Pest*; angl. *plague*; it. et esp. *peste*). — Maladie éminemment meurtrière, contagieuse, qui attaque une grande partie de l'espèce humaine; elle vient du Levant où elle est endémique; elle est caractérisée par des bubons et des anthrax. — On a ensuite donné ce nom à toutes les maladies épidémiques de l'homme, et de là on l'a appliqué aussi aux épizooties de nos animaux; on a ainsi désigné le charbon (*peste rouge*), la péripneumonie (*peste pneumonique*) et surtout le typhus contagieux des bêtes bovines (*peste bovine*).

PESTE AVIAIRE. — Maladie épizootique des poules, qui sévit surtout en Italie et en Allemagne. Cette affection, par ses symptômes, est voisine du choléra des poules, avec lequel on l'a confondue jusqu'ici, mais elle en diffère au point de vue de l'agent causal. La poule est surtout atteinte. La dinde, la pintade, l'oie, le canard sont exposés à la contagion.

ÉTIOLOGIE. — La nature du microbe n'a pas encore été déterminée. Le virus est très actif, mais il est tué à une température relativement faible (65°).

Les modes de transmission de la maladie sont indéterminés; il est probable que les déjections intestinales et le mucus écoulé du nez et de la bouche jouent le principal rôle.

SYMPTOMATOLOGIE. — a. *Forme aiguë*. — Tristesse, abattement, hyperthermie (42 à 43°) ; le malade s'isole, se met en boule, les plumes hérissées, les ailes tombantes, la tête ramenée sur le thorax ; la respiration pénible et profonde ; la diarrhée manque, sauf à la fin, où il y a expulsion de quelques matières liquides ; la crête est violacée ou brunâtre, marbrée de taches plus foncées. La température s'abaisse et la poule meurt dans le coma en deux jours en moyenne. Parfois la marche est foudroyante et la mort survient en quelques heures.

b. *Forme subaiguë*. — Les symptômes sont plus atténués. La mort survient en trois à cinq jours en moyenne.

ANATOMIE PATHOLOGIQUE. — Infiltration du conjonctif sous-cutané ; muscles ecchymosés. Inflammation exsudative du péritoine, du péricarde, des plèvres. Foie gros, friable, jaunâtre. Congestion de la rate, des reins, des poumons.

DIAGNOSTIC. — On différenciera la peste du choléra par l'absence de diarrhée et de lésions intestinales, par l'existence de l'inflammation du péricarde et de la plèvre, par l'examen bactériologique du sang, enfin par l'inoculation du sang au lapin et à la poule : dans le cas de choléra, les deux succombent; dans le cas de peste, le lapin reste indemne.

TRAITEMENT. — Il n'existe pas. Il est préférable de sacrifier de suite les malades et les suspects, puis de désinfecter le local.

PESTE BOVINE (syn. *Typhus contagieux des bêtes bovines, des bêtes à cornes; peste du gros bétail; peste dysentérique, maligne, putride; fièvre bilieuse et putride, ardente et pestilentielle; peste varioleuse; peste bovine hongroise*; all. *Rinderpest, Loserdürre, Uebergalle, Grossgalle*; angl.

cattle plague; holl. *Runderpest*; it. *bovilla peste*; russe, *tschouma*; lat. *typhus contagiosus boum, lues bovina*). — Maladie virulente, extrêmement contagieuse, sévissant principalement sur les bovidés, caractérisée par un état typhoïde extrêmement grave et par des accidents spécifiques sur les muqueuses, surtout sur la muqueuse digestive (1).

Historique. — La maladie est connue de toute antiquité comme une « fièvre pestilentielle » extrêmement contagieuse ; elle s'est propagée en Europe surtout après les grandes guerres et notamment après l'invasion des barbares.

En 1712, Ramazzini rapproche la peste bovine des fièvres éruptives. En 1744, Dodson, plus tard Girard et Dupuy, transmettent expérimentalement la maladie par l'inoculation des larmes, du jetage, de la bave, et pensent qu'on peut ainsi transmettre une maladie relativement bénigne qui rend les animaux réfractaires. La plupart des auteurs constatent que la maladie procède de la contagion, mais ils ne sont pas d'accord sur sa nature : les uns l'assimilent au typhus abdominal de l'homme, les autres la croient de nature varioleuse, diphtéritique. En 1867, Gerlach croit à la nature spécifique de l'infection ; la maladie consisterait en une altération du sang, suivie de lésions particulières des muqueuses.

Dans ces derniers temps, particulièrement en Russie, ont paru de nombreux travaux, qui traitent des modes de contagion et des formes cliniques de la maladie. Koch a trouvé un procédé empirique d'immunisation.

Espèces affectées. — Les bovidés sont surtout atteints et la maladie acquiert chez eux toute sa gravité. Chez le buffle, la maladie est moins grave. Le mouton et la chèvre, le chameau, l'auroch, la gazelle, le cerf, l'antilope, etc., peuvent contracter la peste.

L'homme, le cheval, le porc, les carnassiers sont à l'abri de l'infection.

Répartition géographique. Épidémiologie. — La peste bovine est permanente dans toute l'Asie et dans l'Europe orientale, surtout dans le bassin de la mer Caspienne, d'où elle s'étend de temps à autre dans l'Europe occidentale. Depuis les temps les plus reculés, les grandes épizooties qui ont ravagé le bétail dans l'ouest de l'Europe ont été la conséquence des grandes guerres ou des invasions.

Dans la seconde moitié du xixᵉ siècle, la propagation de la maladie devient menaçante

par suite de l'extension des transactions commerciales.

En 1865, la peste, importée en Angleterre par du bétail expédié du port de Revel dans la Baltique, coûte à cette nation 500 000 têtes de bétail et plus de 100 millions de francs.

En 1870-71, la peste s'étend sur la moitié de la France et fait périr plus de 100 000 têtes de bétail, estimées 25 millions de francs.

Jusqu'en ces dernières années, la peste est cantonnée en Europe, dans le bassin de la mer Caspienne, dans le voisinage de l'Oural et du Caucase. La Russie est parvenue, à l'heure actuelle, à se libérer à peu près complètement de la peste, qui lui a fait éprouver des pertes considérables :

Années .	1893	1894	1895
Morts.	49 370	14 999	7 561
Abattus.	89 957	28 824	85
Totaux.	139 327	43 823	7 646

En 1884 le nombre des animaux atteints était de 919 350.

La peste sévit en permanence dans presque toute l'étendue de l'Asie, surtout dans l'Asie Mineure, l'Inde anglaise, la Chine, l'Indo-Chine. Il paraît cependant que, tout au moins en cette dernière contrée, la peste a été confondue avec la pasteurellose des bovidés (Voy. Pasteurellose).

En Afrique, la peste, qui était restée localisée dans la basse Égypte jusque vers 1890, a pris tout à coup une grande extension et a dépeuplé l'Afrique centrale et méridionale de tous ses ruminants domestiques et sauvages.

Symptomatologie. — La maladie débute par une hyperthermie accusée : la température atteint rapidement 40°, 41°, 41°,5. Dès le deuxième jour, le malade est abattu ; sa tête est tendue, fixe, portée bas, avec les oreilles immobiles, tombant en arrière ; le dos est voussé et les membres postérieurs sont engagés sous le corps ; le poil sec au toucher est terne, hérissé, surtout sur la ligne du dos, aux plis des jointures, dans les régions des aisselles et des aines, la peau se couvre de sueur, qui détermine le soulèvement de l'épiderme et sa dénudation. — Presque en même temps, apparaissent des tremblements généraux, surtout en arrière des épaules, aux jarrets et aux fesses, avec des alternatives de chaleur et de froid, notamment vers la base des cornes, aux oreilles et aux extrémités des membres. — Parfois, au lieu d'abattement, on constate, au début, une irritabilité spéciale, des phénomènes de

(1) Nocard et Leclainche, *Maladies microbiennes des animaux.*

surexcitation analogues à ceux du vertige, suivis d'un état comateux intense. La respiration et la circulation sont un peu accélérées. — Chez les laitières, on constate une diminution plus ou moins notable de la sécrétion du lait, qui précède ordinairement de vingt-quatre à trente-six heures l'apparition des autres troubles morbides ; le tarissement complet ne survient en général que vers la dernière période de l'affection.

L'appétit est souvent capricieux ; la rumination est plus lente et quelque peu irrégulière ; l'animal grince des dents et bâille fréquemment.

Les premiers symptômes du mal surviennent, en général, progressivement ; ce n'est qu'après vingt-quatre heures de malaise, que l'abattement est complet ; les animaux tristes et insouciants, parfois en état de stupeur, ne se déplacent qu'avec difficulté ; ils sont souvent couchés.

On note des symptômes assez constants, perceptibles vers les muqueuses, qui prennent une teinte rouge, brique d'abord, acajou ensuite, et tournant de plus en plus au violacé ; cette coloration n'est pas uniforme, et il y a des plaques plus foncées, des marbrures caractéristiques. — La membrane vulvo-vaginale est assez souvent la première atteinte ; elle s'infiltre plus ou moins fortement, se tuméfie et présente une coloration brunâtre (d'un rouge brique ou acajou), disposée par taches, par stries ou répandue d'une manière diffuse ; de petites extravasations sanguines en nombre variable apparaissent souvent sur cette muqueuse. Vingt-quatre heures après l'apparition de ce symptôme, on voit ordinairement se produire sur les surfaces rouges de petites taches jaunâtres ou grisâtres, légèrement saillantes, essentiellement constituées par des cellules épithéliales altérées, n'adhérant que légèrement à la surface de la muqueuse ou s'en trouvant même déjà complètement détachées ; ces amas de cellules, bientôt enlevés par le frottement, ou éliminés par la marche du processus, laissent des excoriations dont le nombre est aussi variable que celui des taches. A cette époque, ou un peu plus tard, il s'écoule parfois par la vulve une quantité variable de mucus ou muco-pus, qui, en se desséchant, salit les parties voisines. — Une altération analogue, avec coloration acajou, mais moins facile à constater, s'observe à l'anus, et peut servir au diagnostic de la maladie chez le bœuf, comme l'aspect des lèvres de la vulve est caractéristique chez les femelles ; ce symptôme est surtout utile lorsqu'on a à formuler un jugement rapide. — Cette teinte rouge s'aperçoit également à la conjonctive qui est infiltrée ; les yeux sont larmoyants, et les larmes qui s'en écoulent en abondance exercent une action irritante sur la peau ; souvent elles creusent sur le chanfrein une sorte de sillon, produit par la dépilation et le détachement de l'épiderme ; ces larmes sont alcalines ; au bout de quelque temps, un mucus épais, mêlé de pus, s'accumule vera l'angie interne de l'œil. — Le larmoiement, en général considérable, peut être peu abondant ou même faire complètement défaut (Müller).

La muqueuse nasale, assez fortement injectée au début, s'infiltre, se boursoufle, et présente des pétéchies en nombre variable. Du deuxième au quatrième jour, on voit apparaître sur cette muqueuse des masses ou enduits pulpeux, caséeux, grisâtres et peu adhérents, qui, lorsqu'on les enlève ou lorsqu'ils sont éliminés, laissent le derme à nu. — Peu de temps après l'apparition des premiers symptômes bien évidents de la maladie, il survient du jetage nasal ; c'est d'abord un liquide clair, analogue à du blanc d'œuf et séreux ; plus tard ce liquide devient muqueux ou muco-purulent, jaunâtre, parfois sanguinolent et fétide ; il forme des croûtes en se desséchant, et il produit, comme les larmes, l'érosion épidermique des parties de la peau avec lesquelles il reste en contact.

La teinte caractéristique des muqueuses n'est pas visible à la bouche, à cause de l'épithélium ; cependant on trouve une teinte livide ou légèrement cyanosée vers les gencives et les lèvres (si cette coloration n'est pas masquée par la présence du pigment). — Bientôt on voit apparaître, d'abord aux lèvres et à la gencive, puis parfois au palais, ainsi que sur les bords et les faces latérales de la langue, de petites élevures blanc grisâtres ou jaunâtres (fig. 1446), du volume d'une tête d'épingle environ, granuleuses au toucher, dues à la prolifération, à l'infiltration et à la dégénérescence de l'épithélium en ces endroits. Le nombre et les dimensions de ces élevures augmentant, celles-ci parfois se rejoignent en îlots ou se fusionnent. L'épithélium ainsi modifié est éliminé ou enlevé par frottement. Le derme est mis à nu ; des excoriations ou ulcérations superficielles, parfois sous forme de sillons irréguliers, se trouvent ainsi formées, et la coloration rouge du derme dénudé tranche nettement sur celle plus livide du voisinage. —

La congestion et la dégénérescence de l'épithélium paraissent s'être localisées au sommet des papilles des joues, dont la pointe est érodée et rouge, souvent dès l'apparition des premiers symptômes morbides. — La sécrétion salivaire est augmentée, et une bave mousseuse, blanche, ou visqueuse s'échappe de la bouche. Le mufle est sec et chaud ; l'épiderme se ramollit, se gonfle, se fendille et laisse à nu le réseau vasculaire, qui est ulcéreux.

Sur la peau, l'épiderme se détache facilement, au moindre frottement, sous forme de lamelles

La circulation donne des signes fort variables suivant l'âge, la race, la constitution des animaux. Le pouls est petit, vite, souvent irrégulier, intermittent, parfois tremblant et à peine sensible. Les battements du cœur sont faibles, presque insaisissables, malgré leur accélération. — Le sang au début de l'affection parait rutilant ; plus tard, sa coloration est plus foncée, mais il n'est jamais noir et poisseux.

La respiration, normale au début, s'accélère bientôt, arrive à 20, 30 et 35 mouvements par minute, et au delà ; elle devient abdominale, et

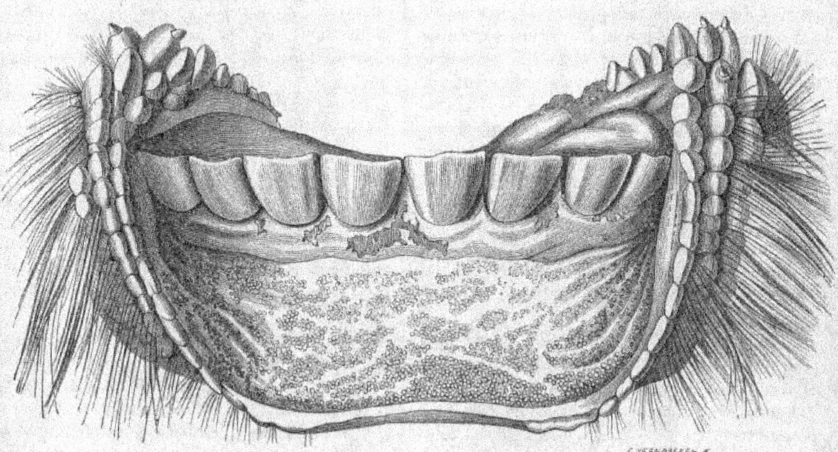

Fig. 1446. — Mâchoire inférieure d'une vache atteinte de peste bovine ; la lèvre inférieure est renversée. L'éruption épithéliale de la membrane superficielle de la lèvre inférieure, ainsi que les érosions de la gencive sont très apparentes ; il en est de même de la disparition de l'épithélium à la pointe de quelques papilles de la commissure des lèvres ; tous ces symptômes sont caractéristiques de la maladie.

ou de pellicules semblables à du gros son ; les poils tombent. La peau devient assez souvent le siège d'un exanthème symptomatique ; cette éruption est tantôt squameuse, tantôt papuleuse, vésiculeuse ou pustuleuse, tantôt enfin érysipélateuse. Ces manifestations cutanées se présentent de préférence dans les endroits où la peau est fine, sur le pis, la base des trayons, le scrotum, le pourtour des naseaux, de la bouche et de la vulve, le périnée, la surface interne des cuisses ; l'étendue et l'intensité de ces éruptions sont très variables. Ces éruptions sont observées seulement dans les épizooties les moins graves et font défaut lors d'une évolution rapide.

Parfois on constate également un emphysème intermusculaire et sous-cutané, qui débute au niveau de l'encolure, pour envahir le thorax et gagner la région lombaire.

l'expiration surtout se fait par un mouvement rapide et saccadé, tandis que l'inspiration est lente ; ce mouvement brusque d'expiration imprime à tout le corps un ébranlement d'arrière en avant, suivi d'un long gémissement. Les mouvements de la respiration impriment à la tête une secousse de bas en haut, qui peut se traduire à distance par le *bruit des chaînes* d'attache, et dénoncer ainsi l'existence du typhus dans une étable, avant même qu'on y soit entré (Bouley). Si ces symptômes de dyspnée font parfois défaut, au repos, on les voit survenir pour peu que l'animal soit exercé et plus ou moins fatigué (Albrecht). — L'exploration de la poitrine ne fournit au début que des données normales, mais bientôt apparaissent les caractères de l'emphysème pulmonaire et d'une légère bronchite ; alors aussi il y a une petite toux sèche et courte, assez fréquente ; l'emphysème pulmonaire survient ordinairement vers le troisième jour, et est surtout intense chez les animaux forts et vigoureux, chez les bœufs de travail. — On est disposé à admettre que l'emphysème sous-cutané, qu'on observe assez fréquemment chez les animaux atteints de peste bovine, surtout chez les animaux vigoureux, n'est qu'une suite de l'emphysème pulmonaire (Voy. Emphysème, t. I, p. 42).

Les excréments, coiffés au commencement de la maladie, se ramollissent ordinairement vers le troisième jour, lorsque tous les symptômes du mal sont très prononcés. Les déjections sont diarrhéiques, séreuses et mousseuses, d'une teinte gris brunâtre ou jaune verdâtre, souvent striées de sang; elles ont une odeur fétide.

Il y a des ténesmes; les efforts expulsifs, même violents, ne sont pas toujours suivis de déjections alvines; il y a des épreintes qui provoquent de très vives douleurs. — Alors surviennent parfois un renversement du rectum et un relâchement du sphincter, dont l'ouverture béante donne écoulement à des matières diarrhéiques infectes. — Le ventre est rétracté, le flanc est creux et cordé.

L'urine conserve en général son aspect normal, mais elle est plus rare, riche en urée et albumineuse. La sécrétion lactée est tarie.

A mesure que la maladie progresse, l'affaiblissement s'accuse davantage. Les malades tombent dans un état d'extrême prostration; généralement ils sont couchés, avec la tête tendue et agitée par un branlement continuel. — L'amaigrissement rapide et profond des malades est un des caractères particuliers de cette affection, les sujets deviennent étiques. — La température du corps, sensiblement abaissée, tombe même rapidement au-dessous de la moyenne, à 36°,5 et 37°.

La stupeur est extrême, ce qui explique bien le nom de *typhus* (de τῦφος, stupeur), donné à la maladie. Les yeux s'enfoncent profondément dans les orbites; une humeur purulente remplit le vide qui s'est formé entre le globe et les paupières. — La matière du jetage, mêlée de stries sanguinolentes, souvent fétide, obstrue tellement les narines que les animaux sont obligés de respirer par la bouche; celle-ci s'ouvre à chaque inspiration; sur la langue bleuâtre et parfois pendante, on aperçoit des plaies saignantes. L'haleine, comme du reste l'atmosphère ambiante, exhale une mauvaise odeur, difficile à définir, particulière au typhus, qu'on retrouve à tous les produits de sécrétion.

— Il y a danger d'asphyxie, soutout lorsque des secousses convulsives viennent de temps à autre agiter tout le corps; le pouls est déprimé, les muqueuses cyanosées; des soubresauts brusques et saccadés des membres font craindre une chute imminente; souvent l'animal tombe; il s'agite faiblement en faisant entendre des plaintes ou des gémissements et meurt le plus souvent sans convulsions, la tête reposant sur la poitrine et regardant le flanc.

Variétés. — Sous cette forme grave, qui est la plus commune en Europe, la mort survient en quatre à sept jours; parfois les animaux meurent dès le deuxième jour, avant l'apparition de tout symptôme caractéristique. Dans quelques cas rares, la maladie évolue en huit à douze jours et la guérison est possible.

Sur les bœufs des steppes, et en général sur les races orientales, la maladie peut se présenter sous une forme avortée qui se traduit par de la tristesse, de l'abattement, de l'inappétence, de la fièvre avec hypersécrétion salivaire et diarrhée noirâtre, fétide, très abondante. Généralement les malades guérissent en deux ou trois jours, mais sont considérablement amaigris.

Nous avons eu l'occasion d'observer souvent cette forme *abortive* de la peste sur les bœufs et les buffles de la province de Canton (Chine); il nous a semblé aussi que, sous cette forme, la peste avait un degré de contagiosité bien moindre que sous la forme ordinaire. Peut-être aussi qu'un grand nombre d'animaux avaient acquis l'immunité par des atteintes antérieures de la maladie?

Sous sa forme ordinaire, la peste bovine est très meurtrière; le taux de la mortalité est en général de 75 p. 100 des malades. Des différences considérables existent à cet égard, suivant les races affectées et les épizooties considérées: tandis qu'en France le taux de la mortalité est de 90 à 95 p. 100, il n'est que de 30 à 40 p. 100 sur le bétail des steppes de la Russie.

L'avortement est une terminaison à peu près constante du typhus.

Chez le *mouton*, les signes sont identiques à ceux observés sur le bœuf dans les formes atténuées; la guérison est fréquente.

Chez le *chameau*, mêmes symptômes que chez le bœuf; la mortalité s'élève à 95 p. 100 des malades.

Anatomie pathologique. — Les lésions varient dans leur physionomie et leur intensité, suivant la rapidité d'évolution de la maladie, suivant les formes de l'épizootie, suivant l'âge, la race des animaux atteints, etc.

En général, on rencontre à la fois des lésions généralisées, qui sont communes à toutes les

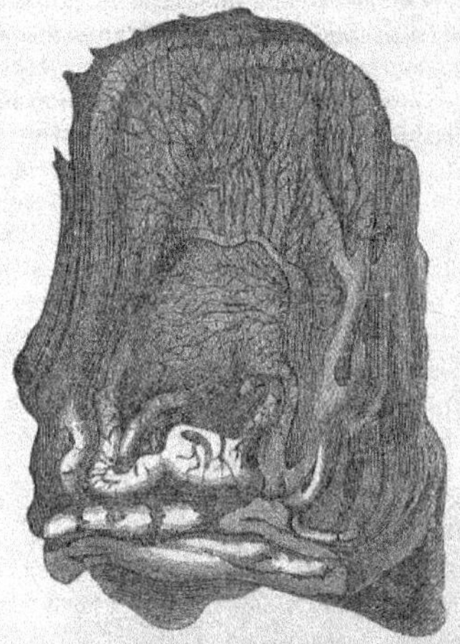

Fig. 1447. — Portion de l'intestin grêle, faisant voir la congestion arborescente ou capillaire de la muqueuse.

maladies septicémiques, et d'autres, caractéristiques de la peste bovine, qui portent à peu près exclusivement sur les muqueuses.

a. Le cadavre, très amaigri, exhale une odeur fétide, particulière au typhus. Le derme est congestionné, ainsi que le tissu conjonctif sous-cutané, qui est parsemé de taches ou de plaques ecchymotiques. Les muscles sont pâles, décolorés, ramollis, friables; sur la coupe, il s'écoule une sérosité rougeâtre, visqueuse, et le tissu musculaire est le siège d'hémorragies interstitielles; le tissu conjonctif intermusculaire est congestionné et infiltré.

Le péritoine présente des taches ecchymotiques et sa cavité renferme de la sérosité rosée; les vaisseaux du mésentère sont dilatés et remplis de sang incoagulé. Tous les viscères sont congestionnés. Le foie est jaune, friable, la vésicule biliaire renferme de la bile en abondance. Les reins sont augmentés de volume et apparaissent noirâtres dans leur zone corticale.

Le poumon est congestionné et présente les lésions de l'emphysème; parfois celui-ci a gagné le tissu conjonctif péritrachéal et sous-cutané. Le cœur est jaune, friable, et des taches ecchy-

motiques se montrent sur l'endocarde. Les ganglions lymphatiques sont infiltrés, hyperémiés et ramollis.

b. Toutes les muqueuses sont le siège d'une forte injection capillaire, d'où résulte une teinte rouge-brique, plus ou moins foncée, uniforme en certains points, et se caractérisant dans d'autres par des nuances de différents tons, irrégulièrement disposées, ordinairement diffuses; outre la vascularistion anormale, on constate un pointillé du diamètre d'une tête d'épingle ou d'une lentille, des taches ecchymotiques de dimensions variables, des rayures transversales ou longitudinales, qu'on aperçoit même à travers l'épithélium soulevé. L'intensité de la rougeur augmente avec les progrès de

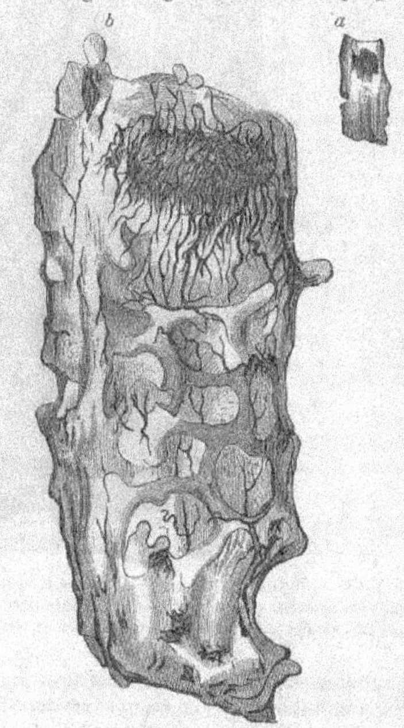

Fig. 1448. — Muqueuse du feuillet dont les papilles sont le siège d'une extravasion sanguine passive. L'une de ces papilles est tellement hyperherniée qu'il y a tendance à la gangrène.

a, grandeur naturelle ; *b*, fort grossissement.

la maladie; du deuxième au quatrième jour, la coloration est très vive, surtout dans la caillette, sur le pylore et l'intestin grêle (fig. 1447).

Cet état congestionnel entraîne le gonflement de la muqueuse; de là l'épaississement des plis de la caillette et une infiltration du tissu sous-muqueux par une sérosité jaunâtre, ou par des extravasations sanguines, comme on le remarque très souvent sur le pylore et le feuillet (fig. 1448).

A ce caractère de coloration et de congestion de la muqueuse s'en ajoute un troisième, caractéristique de la peste bovine ; nous voulons parler de l'altération de l'épithélium, qu'on rencontre modifié non seulement à la surface

forme une matière glutineuse, grisâtre, un peu grasse au toucher ; cette matière forme parfois comme des fausses membranes, surtout sur les plaques de Peyer, où Roell les a vues prendre la forme cylindrique et couvrir l'intestin grêle sur une longueur de plusieurs décimètres : ces pseudo-membranes ne sont pas rares sur la muqueuse respiratoire. Cette lésion est évidemment due à une même altération de nutrition consistant dans la génération de cel-

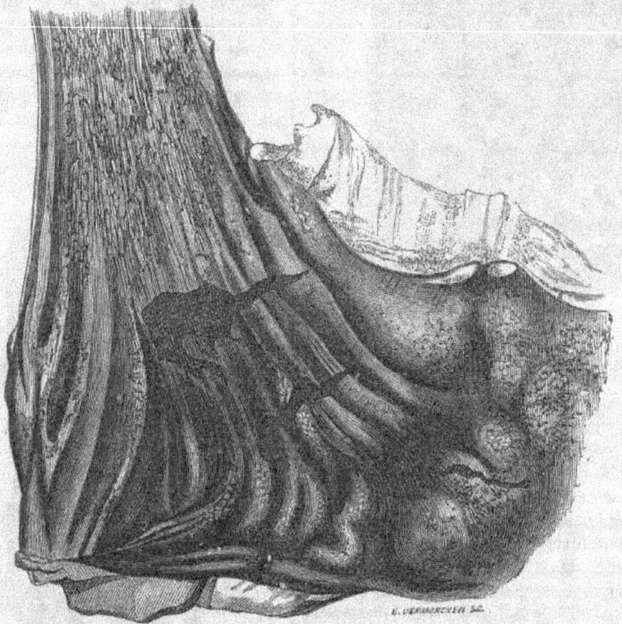

Fig. 1449. — Fragment de caillette, faisant voir d'une part la forte injection passive de la muqueuse, son boursouflement perceptible surtout dans les plis, enfin des érosions avec fond noir, très irrégulières, qui devraient cependant mieux suivre la direction des plis de la muqueuse.

des muqueuses, mais encore dans tout le système glandulaire de la muqueuse digestive. L'épithélium épaissi et ramolli se détache facilement des parties sous-jacentes ; parfois il se détache en plaques plus ou moins étendues, laissant à nu le tissu de la membrane très injecté et d'une couleur rouge foncé, c'est ce qu'on remarque surtout dans la bouche, le pharynx, l'œsophage, le rumen, le réseau et le feuillet ; d'autres fois la couche épidermique s'enlève sous la forme d'une matière pultacée, d'une consistance caséeuse, qu'on observe surtout quand on renverse les lèvres de dedans en dehors ; sur la caillette et le duodénum, il

lules, qui n'ont pas en elles les conditions suffisantes d'existence, qui ne s'organisent pas et même qui se décomposent très vite, éprouvant les dégénérescences granuleuse et graisseuse.

L'examen des follicules composant les plaques gaufrées ou glandes de Peyer les montre au début hypertrophiés et remplis de globules blancs du chyle (cellules lymphatiques) et de corpuscules du tissu cellulaire ; plus tard, ils sont déchiquetés sur leurs contours. A une période avancée de la maladie, ces globules et ces corpuscules se détruisent, et se transforment en une matière molle, jaunâtre. Des fausses membranes se développent à leur surface, d'épaisseur et de couleur variables ; elles sont adhérentes, surtout par leur centre, à la plaque gaufrée, dans laquelle elles sont parfois enchâtonnées ; lorsqu'elles sont libres, ou adhérentes seulement par un seul point de leur surface à l'intestin, elles ressemblent par leur couleur et leur aspect à une escarre de la muqueuse sphacélée.

Sur la muqueuse buccale, l'épithélium ramolli s'est éliminé et a laissé à nu le derme qui apparaît avec une teinte foncée ; les papilles sont congestionnées, rouge brun ; le tissu sous-muqueux est infiltré, œdématié. Des lésions analogues se voient sur la muqueuse du pharynx, de l'œsophage, du rumen et du réseau. Le feuillet renferme des aliments durcis en plaques, auxquels adhère l'épithélium de la muqueuse ; cette lésion a été considérée comme caractéristique, quelques lames présentent des foyers de nécrose.

Les lésions les plus caractéristiques se trouvent sur la muqueuse de la caillette et de l'intestin grêle ; l'injection est surtout accusée sur le sommet des plis de la muqueuse de la caillette et vers le pylore, d'où elle se répand d'une manière diffuse sur les autres parties ; on constate un pointillé rougeâtre ou des taches ecchymotiques sur les plis de la caillette ; ces taches sont assez irrégulières et allongées ; sur l'intestin grêle, il y a plutôt des stries qui s'entre-croisent. — La muqueuse de la caillette (fig. 1449) et de l'intestin grêle est recouverte d'un enduit épais, très visqueux, gris jaunâtre, rougeâtre ou noirâtre, qui adhère parfois à la muqueuse et simule la fausse membrane diphtérique. Au-dessous de ce muco-pus la muqueuse apparaît épaissie, couverte d'ulcérations surtout vers les crêtes des plis et au pylore ; elle présente en certains points des plaques gangreneuses d'une teinte grise, parfois noirâtre. Sur l'intestin grêle, on trouve souvent des masses molles, de couleur, d'épaisseur et de grandeur variables, aplaties ou légèrement convexes à leur face libre, adhérentes par le centre de leur face profonde, déchiquetées et se détachant facilement sur leur circonférence ; ces dépôts membraneux se trouvent principalement sur les follicules solitaires ou les plaques agminées, où ils acquièrent leurs dimensions les plus considérables en largeur et en épaisseur. Dans certaines épizooties, Roell a vu ces masses pseudo-membraneuses prendre la forme cylindrique, et couvrir l'intestin grêle sur une longueur de plusieurs décimètres, tout comme dans l'entérite diphtérique.

Une lésion intéressante, qu'on rencontre assez fréquemment lorsque la maladie s'est un peu prolongée, c'est la présence, dans la couche superficielle de la muqueuse intestinale, d'une espèce de pigmentum, analogue par l'apparence à de la matière mélanique, qui est tantôt répandu d'une manière diffuse, et donne alors à la membrane une couleur noire très finement pointillée, et tantôt disposé en lignes formant un réseau, comme les lignes rouges du sommet des plis ; souvent on en trouve dans les points excoriés.

Dans le cæcum et le côlon, on rencontre souvent le contenu normal ou un liquide muqueux gris, jaunâtre ou brunâtre, parfois sanguinolent. La muqueuse recouverte d'un enduit caséeux, vergetée comme celle de l'intestin grêle, ayant surtout des rayures longitudinales dues à l'injection, est assez fortement épaissie et laisse voir les villosités intestinales ulcérées à leur sommet, formant comme de petits prolongements fibrineux. Sur divers points de la muqueuse, on aperçoit parfois des nodosités de la grosseur d'un pois ou d'un petit haricot, contenant dans leur centre une matière purulente d'un blanc jaunâtre ; ces nodosités s'abcèdent et laissent à leur place des ulcérations intéressant toute l'épaisseur de la muqueuse, et dissimulées par une substance lardacée (fig. 1450).

La muqueuse respiratoire, congestionnée, présente de nombreuses taches ecchymotiques et des foyers de nécrose superficielle, surtout dans les cavités nasales et le larynx. La muqueuse trachéale et bronchique est recouverte de fausses membranes jaunâtres (*exsudat croupal* de Roell).

La muqueuse vaginale est hyperémiée et présente des taches ecchymotiques et des desquamations superficielles.

DIAGNOSTIC. — Difficile, lorsque la peste éclate soudainement, en l'absence de toute cause de suspicion (provenance des animaux, proximité d'une région envahie, etc.). Les symptômes du typhus sont peu caractéristiques et peu constants et la plupart sont communs à beaucoup d'affections graves des bêtes bovines. On aura soin surtout de se bien renseigner sur l'origine des animaux qui sont malades, et sur ceux avec lesquels ils ont pu être en contact, sur les conditions économiques où ils se trouvent.

L'état d'abattement des sujets, leur stupeur, l'état des muqueuses apparentes, notamment de la bouche, leur coloration rouge, diffuse, le larmoiement, sont cependant des symptômes qui dénotent assez bien la peste ; la maladie sera surtout plus facile à reconnaître, quand, à la prostration, viennent se joindre l'amaigrissement et la diarrhée. — Il n'en est pas moins vrai que le diagnostic est difficile, surtout si l'on a affaire à quelque cas de peste ébauchée, comme on l'observe parfois sur le bétail des steppes.

Diagnostic différentiel. — Fièvre aphteuse. — Les

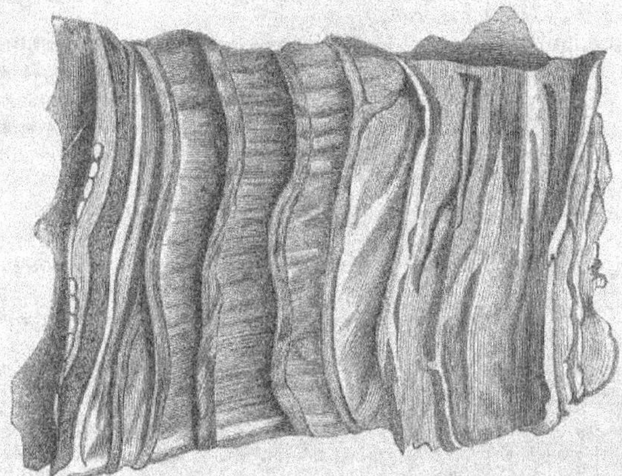

Fig. 1450. — Portion du gros intestin faisant voir la congestion passive et le boursouflement de la muqueuse, perceptible surtout dans ses plis, d'où des raies grises caractéristiques.

lésions de la bouche, la salivation abondante, l'ingestion et la déglutition difficiles des aliments, la contagiosité de l'affection, sont des symptômes qui peuvent prêter à confusion. Mais les aphtes proprement dits ne s'observent jamais dans le typhus, et les excoriations dans la fièvre aphteuse sont plus vastes, plus régulières et ne s'accompagnent pas de l'altération de l'épithélium qui est caractéristique de la peste. Enfin les symptômes d'éruption aux onglons et au pis caractérisent la fièvre aphteuse.

Coryza gangreneux. — Se différencie par son caractère sporadique et par la fréquence d'accidents oculaires particuliers.

Fièvre charbonneuse. — Il n'existe pas de lésions des muqueuses apparentes ; les troubles intestinaux sont différents.

Dysenterie. — Peut être confondue avec le typhus, surtout si elle s'observe sur des troupeaux en marche, dans les parcs d'approvisionnement d'une armée. Dans la dysenterie, la diarrhée s'établit rapidement et devient bientôt sanguinolente ; les lésions des muqueuses sont peu apparentes ou manquent complètement : la muqueuse buccale ne présente point d'excoriation, son épithélium n'est pas ramolli et transformé en une masse caséeuse ; enfin les cas sont toujours isolés.

Péripneumonie. — Il existe ici des symptômes pulmonaires caractéristiques.

Lorsque la peste éclate en milieu infecté, le diagnostic est facile et sera basé sur la constatation et l'élévation rapide de la température coincidant avec des troubles généraux graves.

ÉTIOLOGIE. — *Matières virulentes.* — Presque toutes les parties de l'organisme infecté sont virulentes : sang, larmes, bave, jetage, urine, excréments, etc.

Réceptivité. — Nous avons dit plus haut que les bovidés sont surtout atteints. La *race* influe sur le degré de réceptivité : les épizooties de typhus prennent une extension considérable dans l'ouest de l'Europe et la mortalité y est très élevée. Les animaux de la race des « steppes » (race grise), les bœufs de la Chine sont moins sensibles que les autres. Chez le mouton, l'influence de la race est encore plus accusée : les moutons communs à grosse laine sont surtout affectés, les mérinos le sont rarement et sous une forme légère.

L'influence de l'âge est peu évidente. Une première atteinte de la maladie confère l'immunité qui dure toute la vie.

Modes de contagion. — La peste est éminemment contagieuse. La contagion s'opère par le séjour des animaux sains avec des malades, ou par l'intermédiaire des eaux, des fourrages, des fumiers, des animaux (chiens, chats, oiseaux, souris, rats), des personnes. Les malades souillent et infectent par leurs diverses déjections les milieux qu'ils habitent ou qu'ils traversent ; les animaux sains qui séjournent ensuite dans ces milieux, étables, prairies, enclos, qui sont transportés dans des wagons infectés, qui passent sur un chemin suivi antérieurement par des malades, etc., contractent la maladie.

La peste se propage en dehors de ses foyers par l'exportation de sujets atteints ou des dépouilles d'animaux morts : peaux fraîches, cornes, crins, onglons, etc. Le transport de la viande des malades abattus est plus dangereux encore (Nocard et Leclainche).

La dissémination de la peste sur de grandes étendues de pays est facilitée par les transactions commerciales, le passage des produits infectés, et surtout par le peu de résistance que les bêtes bovines offrent à l'infection.

Dans certains sols, la virulence des cadavres enfouis se conserve quelques semaines au moins.

PATHOGÉNIE. — Le virus pénètre dans l'organisme surtout par les voies digestives, avec les aliments infectés, parfois par inoculation au niveau d'une excoriation cutanée, peut-être aussi par les voies respiratoires (inhalation de poussières virulentes, contagion par l'air à distance). La période d'incubation est de sept jours en moyenne; cependant il existe des variations à cet égard, qui tiennent probablement à la diversité des modes de pénétration. En quelques cas, les accidents apparaissent un à deux jours, en d'autres, dix-sept à vingt jours après l'infection.

Durant la période d'incubation, les produits d'excrétion ne sont pas virulents (Mari). Le sang, le lait, l'urine sont virulents dès que l'hyperthermie apparaît (Semmer); quelques heures plus tard, le virus est répandu en abondance à la surface des muqueuses.

Résistance du virus. — La dessiccation détruit la virulence; le contage est détruit en dix minutes par une température inférieure à 60° (Semmer). Un certain degré d'humidité est favorable à la conservation de la virulence.

La virulence des peaux est détruite par :

Le sublimé corrosif à 1 p. 1000 en 24 heures ;
L'acide phénique à 2,5 p. 100 en 12 heures ;
La chaux vive à 12 p. 100 en 12 heures.

L'agent de la contagion doit se conserver dans le milieu extérieur sous certaines conditions; il persiste plusieurs semaines dans les cadavres enfouis et dans les sols.

Immunisation. — 1° *Immunisation par les virus affaiblis.* — D'après Koch, l'immunité est conférée aux bovidés par des inoculations successives d'un mélange de sang virulent et de sérum provenant d'un animal guéri de la peste; il suffit de 20 centimètres cubes de sérum par animal vacciné.

2° *Inoculation de la bile.* — Koch confère une immunité complète par une injection souscutanée de 10 centimètres cubes de bile provenant des animaux morts.

3° *Sérothérapie.* — Les recherches de Kolle et Turner d'une part, de Nicolle et d'Adil-Bey d'autre part, montrent que l'on peut obtenir un sérum immunisant et curatif pour la maladie au début, en injectant à un bœuf rendu réfractaire par une première atteinte, des doses croissantes de sang pesteux ou de liquide de lavage péritonéal.

On peut renforcer l'immunité en inoculant 1/10 à 2/10 de sang virulent de un à dix jours après l'inoculation du sérum, ou bien en même temps (méthode simultanée).

TRAITEMENT CURATIF. — Il est très peu efficace.

PROPHYLAXIE. — I. *Immunisation.* — 1° *Inoculation virulente* préventive de la peste. — Elle est aujourd'hui complètement abandonnée.

2° *Inoculation de la bile.* — Cette méthode n'est pas sans danger, car certaines biles sont virulentes ; aussi devra-t-on isoler les malades pendant huit à dix jours après l'opération.

Dans le *procédé de Koch*, on injecte 10 centimètres cubes de bile pure dans le tissu souscutané des bovidés adultes.

Dans le *procédé d'Edington*, on injecte sous la peau 20 à 25 centimètres cubes (adultes) ou 15 centimètres cubes (veaux) d'un mélange de bile (une partie) et de glycérine (deux parties), préparé depuis huit jours. L'immunisation est complétée, dix jours après, par l'inoculation d'un dixième de centimètre cube de sang virulent, dilué dans 5 centimètres cubes d'eau.

Dans ces deux procédés, on recommande d'utiliser la bile provenant d'un bovidé tué en dix jours à la suite de l'inoculation expérimentale ou mort accidentellement après quatre ou cinq jours de maladie. On choisit une bile de couleur vert clair, sans dépôt.

Il est préférable de recourir à l'injection de sérum immunisant (10 à 20 centimètres cubes) combiné avec l'injection de un demi à un centimètre cube de sang virulent.

II. *Mesures sanitaires.* — Elles ont pour effet d'empêcher l'extension des foyers existants et l'importation dans des pays indemnes. À l'heure actuelle, la peste a disparu de l'Europe et nous n'avons plus guère à craindre que les importations d'animaux provenant de pays contaminés, surtout par voie de mer.

Dans tous les pays d'Europe, la législation sanitaire comporte des mesures sanitaires très rigoureuses en vue d'empêcher l'invasion du typhus. Elle prescrit l'abatage des malades et des suspects; il importe de reconnaître la maladie dès qu'elle se présente et d'agir rapidement et énergiquement.

Législation. — France. — Lorsqu'un arrêté du préfet a constaté l'existence de la peste bovine, tous les animaux atteints et ceux de l'espèce bovine qui ont été contaminés sont abattus par ordre du maire, conformément à la proposition du vétérinaire délégué et après évaluation (art. 6 de la loi de 1881).

« Les animaux malades sont abattus sur place, sauf le cas où le transport du cadavre au lieu de l'enfouissement sera déclaré par le vétérinaire plus dangereux que celui de l'animal vivant; le transport en vue de l'abatage peut être autorisé par le maire, conformément à l'avis du vétérinaire délégué, pour ceux qui ont été seulement contaminés. Les animaux des espèces ovine et caprine qui ont été exposés à la contagion sont isolés et soumis aux mesures sanitaires déterminées par le règlement d'administration publique rendu pour l'exécution de la loi. » (Art. 7 de la loi.)

« Il est alloué aux propriétaires des animaux abattus pour cause de peste bovine, une indemnité des trois quarts de la valeur (maximum 600 francs). » (Art. 17 de la loi.)

L'article 17 du règlement d'administration publique dit : « Immédiatement après l'abatage des animaux atteints de la peste bovine ou ayant été exposés à la contagion, les locaux, cours, enclos, herbages et pâtures où se trouvaient ces animaux sont soumis à une désinfection générale.

« Les pailles, fourrages, litières, fumiers et autres objets pouvant servir de véhicule à la contagion sont détruits sur place ou désinfectés. »

Les articles 11-12-13 du règlement d'administration publique édictent un régime sanitaire qui a pour but d'arrêter la propagation de la maladie et de faire le vide autour du foyer de contagion.

Dans la zone infectée, les foires, marchés, concours agricoles, etc., ayant pour but l'exposition ou la mise en vente des animaux des espèces bovine, ovine, caprine, sont interdits (art. 19 du règlement).

L'arrêté préfectoral portant déclaration d'infection est levé par le préfet, quand il s'est écoulé un délai de trente jours au moins sans qu'il se soit produit un nouveau cas de peste bovine et après constatation de l'accomplissement de toutes les prescriptions relatives à la désinfection (art. 20 du règlement).

A la *frontière*, l'entrée des ruminants provenant de pays infectés est prohibée, ainsi que l'importation de tous objets et matières pouvant servir de véhicule à la maladie. L'importation en France et le transit des animaux de l'espèce bovine de la race grise, dite « des steppes », est interdite, ainsi que celle des ruminants et des peaux fraîches provenant de la Serbie, de la Bulgarie, de l'Empire ottoman, de la Grèce et de l'Égypte, et celle des bovidés vivants provenant de l'Empire austro-hongrois, de la Russie, du Monténégro, de la Roumanie, des peaux et des débris frais autres que les viandes provenant des mêmes animaux (décret du 17 décembre 1888).

Les moutons expédiés de Russie ou du Monténégro sont admis à condition d'être transportés sur des navires français, ayant à bord un vétérinaire français, ou de subir une quarantaine de trois jours ; d'avoir quitté le port d'embarquement depuis au moins sept jours (arrêtés des 12 janvier et 23 janvier 1882 et 24 août 1892).

« Lorsque des animaux frappés de prohibition pour cause de peste bovine sont présentés à l'importation par terre ou par mer, ces animaux sont saisis et abattus sur place, malades ou non. Sont également abattus sans indemnité les ruminants faisant partie d'un troupeau présenté à la frontière avant la prohibition et dans lequel l'existence de la peste bovine est constatée. Dans tous les cas, les cadavres sont enfouis avec la peau tailladée. » (Art. 68 et 69 du décret de 1882.)

Allemagne. — Des ordres spéciaux indiquent les mesures applicables lors d'une invasion de peste bovine. Ces mesures ont toujours pour base l'abatage général.

Autriche. — Abatage des malades et contaminés. Indemnité entière.

Belgique. — Abatage des malades. Indemnité du tiers. Dispositions spéciales réglementant les mesures qui peuvent être prises en vue d'empêcher ou d'arrêter l'invasion de la peste.

Grande-Bretagne. — Abatage des malades (indemnité de la moitié de la valeur) et des contaminés (indemnité totale).

Hollande. — Abatage des malades (indemnité de la moitié de la valeur) et des contaminés (indemnité totale).

Russie. — Abatage des malades et des contaminés. Indemnités fixées par les autorités locales.

Suisse. — Abatage des malades et des contaminés. (Nocard et Leclainche, *loc. cit.*)

PESTE DU CHEVAL. (angl. *horsesickness*; all. *Pferdesterbe*, *Paardenziekte*). — Affection particulière au cheval et au mulet qui sévit dans l'Afrique australe (Transvaal, Natal, Mataheleland, Cap, etc.

ÉTIOLOGIE. — La maladie n'est pas contagieuse ; cependant on observe des épizooties en certaines années. Il existe une influence certaine des localités et des saisons : la peste est localisée dans les vallées basses et humides, et la mortalité y est considérable (90 p. 100 dans le Rhodesia) ; les zones élevées sont généralement indemnes ; la maladie se montre pendant les mois d'été, surtout de décembre à mars, aussi les Boers font-ils émigrer leurs chevaux vers les hauts plateaux dès qu'arrive la saison dangereuse. La peste frappe les chevaux abandonnés dans les prairies pendant la nuit et atteint rarement ceux qui sont alors enfermés dans des écuries. Peut-être que, comme la malaria, elle est due aux piqûres de quelque insecte nocturne.

SYMPTOMATOLOGIE. — Suivant la rapidité de l'évolution, on distingue trois formes :

a. *Forme suraiguë.* — Hyperthermie qui augmente pendant quatre à six jours avec des rémissions nocturnes ; état général peu modifié, parfois inappétence. Soudain des symptômes graves apparaissent : tristesse, abattement, respiration très vite (60 à 80 mouvements par minute), pas de signe à l'auscultation, parfois légères coliques, tremblements musculaires ; la mort arrive alors en quatre à six heures.

b. *Forme aiguë.* — Même début que dans la forme précédente : température du soir, 40 à 41° ; température du matin, 38 à 39°. Bientôt l'animal paraît abattu, triste, il refuse sa nourriture ; les muqueuses apparentes sont congestionnées ; 50 à 60 pulsations par minute ; respiration accélérée et abdominale. Les symptômes s'aggravent rapidement : la respiration est dyspnéique, il existe un soubresaut ; à l'auscultation, on perçoit des râles sibilants, du gargouillement ; une toux convulsive se fait entendre quand on déplace le cheval, et elle s'accompagne du rejet de liquide mousseux blanc jaunâtre par le nez et la bouche ; les battements du cœur faiblissent.

A une dernière période, le cheval est épuisé et respire à peine ; il tombe et meurt en un à trois jours. La guérison survient dans la moitié des cas, mais le cheval reste longtemps faible.

c. *Forme subaiguë.* — On observe un bourrelet sus-orbitaire, qui soulève les muscles de la tempe ; la tuméfaction gagne les salières, puis l'orbite et refoule l'œil au dehors. Des œdèmes apparaissent en d'autres points : à la tête, l'encolure, la poitrine, le dos. Grande fatigue

musculaire. La température redevient normale ou reste aux environs de 40°.

Après un à trois jours, des complications surviennent : on peut noter les signes de localisations pulmonaires, ou bien des coliques, ou des accidents nerveux ; la mort arrive rapidement. Parfois on note la tuméfaction œdémateuse de la langue. La durée de l'évolution est de deux à cinq jours. La guérison survient dans 56 p. 100 des cas environ ; les œdèmes se résorbent en neuf jours ; la convalescence est longue.

ANATOMIE PATHOLOGIQUE. — Le cadavre se putréfie rapidement. Le sang est noir ; le tissu conjonctif est infiltré ; les muscles sont cuits. Le péritoine, normal ou congestionné, renferme d'abondants transsudats ; la muqueuse intestinale est infiltrée, congestionnée avec taches hémorragiques. Les ganglions sont mous et infiltrés. Le foie est gorgé de sang, foncé. La rate et les reins sont normaux ou congestionnés. Souvent les lésions thoraciques font défaut. D'autres fois, on observe des lésions pleurétiques. Les poumons sont congestionnés et œdématiés et leur coupe rappelle celle du poumon péripneumonique. La muqueuse bronchique est épaissie et congestionnée.

Le péricarde renferme un épanchement séreux dans la forme subaiguë. Le myocarde est mou et cyanosé. Il y a des pétéchies sur l'endocarde.

DIAGNOSTIC. — On différenciera la maladie de la *malaria* (Voy. ce mot), de la *morve aiguë*, de l'*anasarque*, du *coup de chaleur*, etc.

TRAITEMENT. — Les tentatives d'immunisation par les virus affaiblis ou par le sérum provenant d'animaux immunisés n'ont pas été encore couronnées de succès. Le traitement médical est à trouver.

PESTE OVINE. — Voy. PESTE BOVINE.

PESTE DU PORC. — Voy. PNEUMO-ENTÉRITE INFECTIEUSE DU PORC.

PÉTÉCHIES (de *petigo*, éruption ; all. *Petechien*). — On a désigné ainsi des taches rouges, pourprées ou violacées, qui se manifestent sur la peau ou les muqueuses durant le cours des maladies aiguës les plus graves ; les pétéchies de la peau sont difficiles à constater chez nos animaux. Ces taches sont dues à l'extravasation sous-épidermique du sang et ne disparaissent pas sous la pression du doigt. On a quelquefois appelé *fièvre pétéchiale*, une forme des affections typhoïdes du cheval caractérisée par une altération du sang, où ce liquide transsude facilement et donne des taches de purpura hémorragique (Voy. PASTEURELLOSE).

PHAGOCYTOSE. — Les *produits secrétés par les microbes pathogènes ou non*, qu'ils soient ou non accompagnés par leurs microbes producteurs, *attirent les globules blancs*. Les globules blancs entourent les microbes, les enveloppent et les font périr (*phagocytose*) ; en même temps ils produisent les *antitoxines* nécessaires pour faire cesser les symptômes d'empoisonnement déterminés par les toxines.

On connaît deux sortes de ces globules :

1° Les *microphages*, dispersés dans tous les tissus ;

2° Les *macrophages*, plus efficaces ; ce sont les cellules du tissu conjonctif et les cellules épithéliales.

Si le nombre des globules blancs et la quantité d'antitoxine sont suffisants, la marche de la maladie est arrêtée.

Si, au contraire, les globules sont paralysés par les toxines, ils sont transformés en pus, et l'organisme entier est envahi par les microbes qui déterminent un empoisonnement mortel.

C'est en agissant sur le système nerveux que les microbes déterminent la multiplication des globules blancs et la sécrétion des antitoxines ; mais chaque microbe ne détermine pas la production d'une antitoxine spéciale ; des microbes différents peuvent déterminer la production du même contrepoison. C'est ce qui explique l'immunité acquise contre une maladie, après guérison d'une autre maladie (*vaccine*).

Certains agents chimiques ont la même propriété : fer, iode, arsenic, mercure, etc. ; cela explique l'*action thérapeutique absolument spécifique* de quelques remèdes contre certaines maladies ; cela explique aussi la possibilité des *vaccinations préventives avec des agents chimiques*, comme le sulfite et l'hyposulfite de soude.

Les autres substances qui augmentent la leucocytose sont la *pilocarpine*, la *proto-albumine*, la *nucléine*, l'*antipyrine*, la *levure de bière*, etc. La saignée agit dans le même sens.

Le travail naturel médicateur consiste donc dans l'exagération du travail physiologique, et les symptômes fébriles sont le résultat visible de cette exagération.

Pour aider l'organisme dans la lutte contre une invasion microbienne, on pourra lui ajouter du sérum provenant d'un autre animal doué de l'immunité et venant renforcer les propriétés bactéricides du sérum du malade ; c'est la *sérathérapie*.

On pourra arriver au même résultat en injectant des microbes moins actifs, sous forme de *virus atténués* : c'est la *vaccination préventive*, qui augmente les moyens de défense naturels.

PHALANGE (*phalanx* ; all. *Fingerknochen, Zehenknochen* ; angl. *phalanx, bone-joint* ; it. et esp. *falange*). — Les phalanges sont les os dont

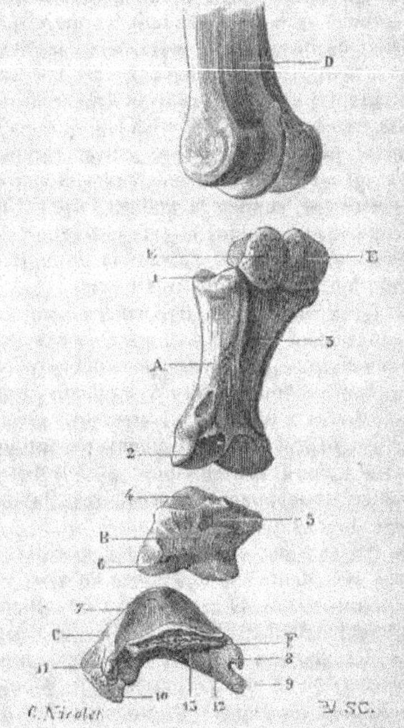

Fig. 1451. — Os de la région digitée du cheval (vue postéro-latérale).

A, première phalange : 1, extrémité supérieure ; 2, extrémité inférieure ; 3, empreintes rugueuses de la face postérieure destinées à l'insertion du ligament sésamoïdien inférieur moyen. — B, deuxième phalange ; 4, cavités glénoïdes de l'extrémité supérieure ; 5, surface de glissement de la face postérieure ; 6, extrémité inférieure. — C, troisième phalange ; 7, surface articulaire supérieure ; 8,8, apophyse basilaire ; 9,9, apophyse rétrossale ; 10, éminence patilobe ; 11, scissure préplantaire ; 12, scissure plantaire aboutissant à l'entrée du sinus semi-lunaire 13. — E,E, grands sésamoïdes. — F, petit sésamoïde. — D, extrémité inférieure des os métacarpiens.

l'ensemble forme le doigt de nos animaux. Le cheval, l'âne et le mulet n'ont qu'un doigt complet, composé de trois phalanges et de trois sésamoïdiens (fig. 1451).

Les différences entre les membres postérieurs et antérieurs sont peu prononcées.

Les ruminants ont deux doigts complets, le

porc en a quatre et le chien cinq (au membre postérieur, quelquefois quatre seulement) (fig. 1452).

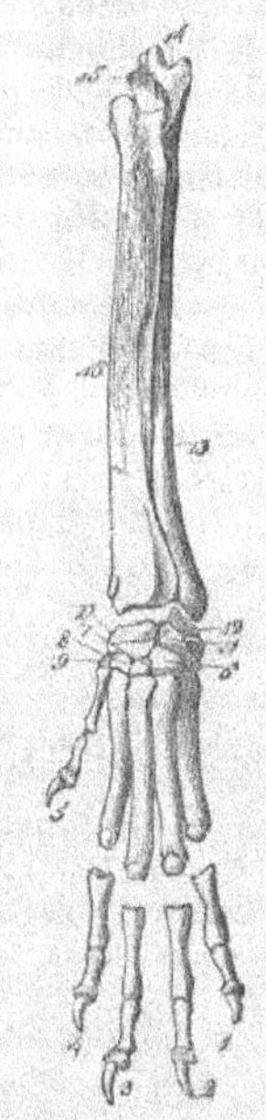

Fig. 1452. — Avant-bras et main du chien, vus par leur face antérieure.

1, premier doigt; 2, deuxième doigt; 3, troisième doigt; 4, quatrième doigt; 5, pouce; 6,7,8,9, le premier, le deuxième, le troisième et le quatrième os de la rangée inférieure du carpe; 10,11, le premier et le deuxième os de la rangée supérieure; 12, l'os sus-carpien; 13, corps du cubitus; 14, sommet de l'olécrâne; 15, bec de l'olécrâne; 16, corps du radius.

PHARMACIE (*ars pharmaceutica*, φαρμαχευτιχή, de φάρμαχον, médicament; all. *Pharmacie*; angl. *pharmacy*; it. et esp. *farmacia*). — Art de reconnaître, de recueillir, de conserver les drogues simples, et de préparer les médicaments composés. La pharmacie comprend, outre la connaissance de l'histoire naturelle : la *collection* des substances médicamenteuses, la *préparation* des médicaments, et leur *conservation* ou *réposition*. On distinguait autrefois la *pharmacie galénique* et la *pharmacie chimique*. La première, suivie par Galien, avait pour objet les préparations faites avec les médicaments sans les analyser. La *pharmacie chimique* s'occupait de la préparation des médicaments fondée sur l'action chimique de leurs principes. Cette distinction est inadmissible : la pharmacie est inséparable de la chimie.

PHARMACOLOGIE (all. *Pharmacologie*; angl. *pharmacology*; it. et esp. *farmacologia*). — Partie de la matière médicale qui a pour objet l'étude des médicaments et tout ce qui peut éclairer sur leur emploi thérapeutique (Voy. Onguents, Pilules, Pommades, Poudres, etc.).

PHARYNGITE (*pharyngitis*; all. *Schlundkopfentzündung*; angl. *pharyngitis*; it. *faringite*; esp. *faringitis*). — Inflammation du pharynx. Elle accompagne la plupart du temps la *laryngite* et on désigne les deux affections réunies sous le nom d'*angine*.

La pharyngite ou *angine pharyngée* est *aiguë* ou *chronique*.

1° **Pharyngite aiguë.** — Étiologie. — Peut être due à l'action d'*agents irritants* : fourrages durs, substances caustiques, liquides chauds, larves d'œstres, etc. Le *froid* est cause occasionnelle, surtout quand il agit sur des animaux jeunes. Les chevaux *importés* contractent presque tous une pharyngite quelques jours après leur arrivée.

Les microbes (microcoques, diplocoques, streptocoques, staphylocoques, pneumocoques, pasteurella) constituent la véritable cause déterminante des pharyngites ; les autres causes ne sont que prédisposantes ou accessoires. Lors d'épidémies de pasteurellose, beaucoup de chevaux ne contractent qu'une angine : les microbes restent localisés au niveau des muqueuses pharyngienne et laryngienne. — La pharyngite est fréquemment une manifestation de la *gourme*.

La pharyngite se comporte souvent comme une maladie contagieuse ; on peut même observer de petites épizooties, surtout au printemps et à l'automne. D'après Weber, presque toutes les pharyngites seraient de nature gourmeuse et se transmettraient par contagion.

La maladie peut être consécutive, par continuité ou contiguïté de tissu, à la stomatite, à la laryngite, à l'évolution d'abcès péripharyngiens, etc.

Symptomatologie. — Au début, on observe de la difficulté de la déglutition, coïncidant avec une légère sensibilité du pharynx, quelques accès de toux et une faible réaction fébrile. Après un ou deux jours, le cheval boude sur son avoine, mange encore, avec difficulté, un peu de fourrage ; les liquides froids ne sont pas tolérés par le pharynx et sont rejetés par les naseaux (*dysphagie*) ; la salive, difficilement déglutie, s'écoule par les commissures des lèvres.

La gorge, l'auge sont tuméfiées, un peu chaudes et douloureuses ; le cheval porte la tête étendue sur l'encolure. Un jetage muco-purulent, mousseux, mêlé de parcelles alimentaires, s'écoule abondamment des deux naseaux. L'ingestion des liquides, de la salive, une faible pression sur la gorge déterminent de violents accès de toux grasse, quinteuse. La réaction fébrile est plus ou moins accusée, suivant le degré de sang des malades.

La maladie guérit ordinairement en dix à quinze jours. Parfois son évolution est plus longue et l'inflammation devient chronique.

COMPLICATIONS. — La complication la plus ordinaire est l'abcédation des ganglions de l'auge et des ganglions péripharyngiens (pharyngite phlegmoneuse). Elle est annoncée par une réaction fébrile très accusée, un bruit de cornage et la tuméfaction chaude, douloureuse de l'auge ou des parties latérales du pharynx. Après quelques jours, on sent la fluctuation et les abcès ne tardent pas à s'ouvrir ; les abcès de l'auge s'ouvrent généralement au dehors ; les abcès péripharyngiens s'ouvrent tantôt au dehors, tantôt dans la cavité pharyngienne, et peuvent se compliquer de fistules pharyngiennes, de collection des poches gutturales, d'infection septique.

DIAGNOSTIC. — Facile. Basé sur la coexistence des symptômes suivants : rejet des boissons par les naseaux (pathognomonique), jetage alimentaire, toux grasse, quinteuse, suivie de l'expulsion de salive , tuméfaction et sensibilité de la gorge.

PRONOSTIC. — Peu grave, à moins de complications.

TRAITEMENT. — Les malades seront de préférence isolés, placés dans un local aéré, à température douce ; ils seront bien couverts et on leur entourera la gorge d'une peau de mouton ; comme nourriture : un peu de bon foin ramolli dans l'eau, barbotages tièdes, renfermant du sulfate de soude (100 à 250 grammes), du sel de nitre (10 à 30 grammes), thé de foin.

On prescrira des fumigations émollientes matin et soir : vapeur d'eau, vapeur d'eau crésylée ou phéniquée, fumigations de goudron. On donnera, matin et soir, des électuaires à l'essence de térébenthine (une cuillerée à soupe) ou au kermès (10 grammes). Les lèvres et les naseaux seront fréquemment lavés avec une solution antiseptique ; on fera dans les naseaux des injections d'une solution tiède de permanganate de potasse (1 p. 2 000) ou de crésyl (1 p. 100).

Il est bon de chercher à obtenir la dérivation par une friction sinapisée, ou par une application de vésicatoire sur la gorge. L'application d'onguent vésicatoire mercuriel est surtout recommandée lors de pharyngite phlegmoneuse ; on hâte ainsi la suppuration ; dès que l'abcès est formé, on le ponctionne au fer rouge. Lors d'abcès péripharyngiens, on prendra de grandes précautions pour les ouvrir, afin de ne pas blesser les artères et les nerfs si nombreux en cette région : il est bon de n'inciser que la peau et de perforer les tissus avec la sonde cannelée ou les ciseaux courbes (Voy. ABCÈS). On ordonnera des électuaires à l'iodure de potassium.

Si le cornage est intense et si l'asphyxie est imminente, on pratiquera la *trachéotomie*.

Chez les *porcs*, où la pharyngite s'accompagne ordinairement d'un œdème considérable, on conseille au début un vomitif (ipéca, 1 à 4 grammes) répété, si besoin est, les jours suivants.

2° *Pharyngite chronique.* — Elle est presque toujours consécutive à la pharyngite aiguë. On l'observe rarement.

SYMPTOMATOLOGIE. — Persistance d'un jetage alimentaire. Difficulté de la déglutition, surtout au passage des liquides, qui sont souvent rejetés par les naseaux. Toux rare pendant le travail, fréquente pendant les repas ; elle est provoquée par des parcelles alimentaires qui font fausse route et passent dans le larynx. L'évolution est lente ; les malades se nourrissent mal, maigrissent et s'anémient. La paralysie envahit peu à peu le pharynx et des pneumonies par corps étrangers sont à craindre.

TRAITEMENT. — Frictions vésicantes répétées et étendues, ou bien feu en pointes. Inhalations de vapeurs de goudron, d'essence de térébenthine, d'eau phéniquée à 5 p. 100, etc. Injections de permanganate de potasse à 1 p. 1000, ou de crésyl à 1 ou 2 p. 100, ou de solution iodo-iodurée par les naseaux. A l'intérieur, acide arsénieux pour modifier la nutrition.

PHARYNX (*pharynx, fauces,* φάρυγξ, arrière-bouche, gosier ; all. *Pharynx, Schlundkopf* ; angl. *pharynx* ; it. et esp. *faringe*). — Canal musculo-membraneux, irrégulièrement infundibuliforme, de longueur très variable, situé au-dessous de la colonne vertébrale, séparé de la bouche par le voile du palais, et se continuant inférieurement avec l'œsophage (fig. 1453).

ANATOMIE. — Le pharynx se compose d'une couche externe musculeuse très développée (fig. 1454). On distingue un *constricteur* supérieur, un moyen, et un inférieur. La couche interne muqueuse est épaisse, résistante, riche en fibres élastiques ; elle est garnie d'une sorte de couche cornée chez les ruminants ; les glandes sont nombreuses et les nombreux follicules clos sont disséminés un peu partout.

Sur le porc, les glandes forment des amygdales.

PATHOLOGIE. — 1° **Abcès péripharyngiens.** — Développés dans les ganglions ou dans le tissu conjonctif péripharyngien, ils compliquent la pharyngite aiguë (pharyngite phlegmoneuse) et généralement les affections gourmeuses (Voy. PHARYNGITE *aiguë*).

2° **Corps étrangers.** — Fréquents chez les carnassiers (épingles, aiguilles, arêtes de poisson,

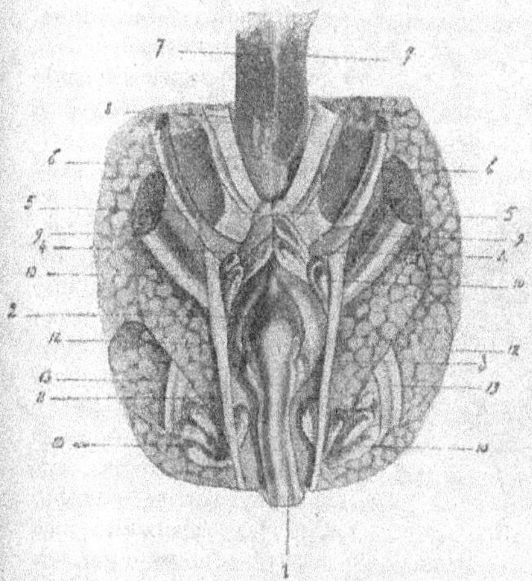

Fig. 1453. — Rapports du pharynx chez le cheval.

1, œsophage ; 2, partie inférieure du pharynx ; 4, constricteur moyen ; 5, constricteur supérieur ; 6, os hyoïde ; 7, muscles prévertébraux, et rachis désarticulé, rejeté en haut pour mettre à nu la surface postérieure du pharynx ; 8, rachis affleurant entre les muscles ; 9, sterno-mastoïdien ; 10, ganglions lymphatiques ; 11, paquet vasculo-nerveux du cou ; 12, parotide ; 13, carotide externe (C. Chauveau, *Pathologie comparée du pharynx*).

os, morceau de bois, etc.), s'observent aussi chez le bœuf et le cheval (épingles à cheveux, aiguilles, etc.). Chez le porc, il existe une poche pharyngienne qui renferme souvent des aliments (fragments de pomme de terre).

Leur présence est annoncée par de la toux, la dysphagie, la salivation et des efforts de vomissement chez les carnassiers ; ceux-ci se grattent la gorge avec leurs pattes.

On examine la cavité pharyngienne en maintenant la bouche ouverte et en tirant la langue au dehors ; pour les grands animaux, on pratique l'exploration manuelle.

TRAITEMENT. — On tentera l'extraction du corps étranger, soit avec la main, soit avec des pinces.

3° **Déchirure du pharynx.** — Accident rare, dû à l'ingestion d'un corps étranger acéré ou à l'introduction maladroite d'une sonde. — La déglutition est impossible, les boissons sont rejetées par les naseaux, et la salive, non déglutie, s'écoule de la bouche ; la gorge est tuméfiée ; l'œdème gagne rapidement la tête et l'encolure ; la respiration est dyspnéique ; le cornage intense. La mort survient par asphyxie ou par septicémie.

4° **Paralysie du pharynx.** — Complication ordinaire de la pharyngite chronique. Les causes de la paralysie complète sont encore indéterminées. Elle est la conséquence des maladies infectieuses comme les affections typhoïdes, la fièvre aphteuse, etc. La déglutition des aliments et des liquides est presque impossible et accompagnée de violents accès de toux ; les animaux meurent d'inanition, ou succombent à une pneumonie par corps étranger.

On a proposé de passer un séton à travers la poche gutturale ou de faire dans la région pharyngienne une injection sous-cutanée de 5 à 6 milligrammes de sulfate de strychnine.

5° **Parasites.** — Les *sangsues* (*Limnatis nilotica*) se rencontrent fréquemment dans la cavité pharyngienne du cheval, du mulet, du bœuf, du dromadaire, qui habitent le nord de l'Afrique ; elles pénètrent dans la bouche avec l'eau de boisson. Elles provoquent de la dyspnée, parfois des accès de toux, et surtout des hémorragies buccale et nasale. A la longue, les animaux maigrissent et s'essoufflent très rapidement au travail.

On traitera en faisant dans le pharynx des injections d'eau vinaigrée ou salée ou des fumigations de goudron, de tabac, répétées deux fois par jour, ou en portant dans le pharynx une éponge imbibée d'éther maintenue à l'extrémité d'une sonde ou d'un bâton.

Les *larves d'œstres* (*Gastrophilus hæmorroidalis*) sont fréquentes en automne et en hiver (d'octobre à février) sur les chevaux, les poulains surtout qui vivent aux pâturages. On observe les signes de la pharyngite. L'examen de la cavité pharyngienne assure le diagnostic.

On traitera par les fumigations de goudron, d'éther ou mieux en détachant directement les parasites à l'aide d'une sonde dont l'extrémité sera protégée par un linge ou une éponge.

6° **Pharyngite** (Voy. ce mot).

7° **Tumeurs du pharynx.** — S'observent chez le cheval et plus communément chez le bœuf et le chien. Ce sont ordinairement des polypes, parfois des épithéliomes.

L'*actinomycose du pharynx* est assez fréquente chez le bœuf.

Les symptômes sont ceux de la pharyngite chronique : difficulté de la déglutition, surtout de l'avoine et des boissons ; ces dernières sont souvent rejetées par les naseaux ; accès de toux au moment des repas ; jetage alimentaire, souvent sanguinolent ; parfois *épistaxis*, surtout durant le travail ; sensibilité locale exagérée ou nulle. Parfois on voit survenir de violents accès

bouche ou parfois par voie artificielle (*pharyngotomie, laryngotomie*).

Les tumeurs épithéliales avec engorgement des ganglions ne sont pas opérables.

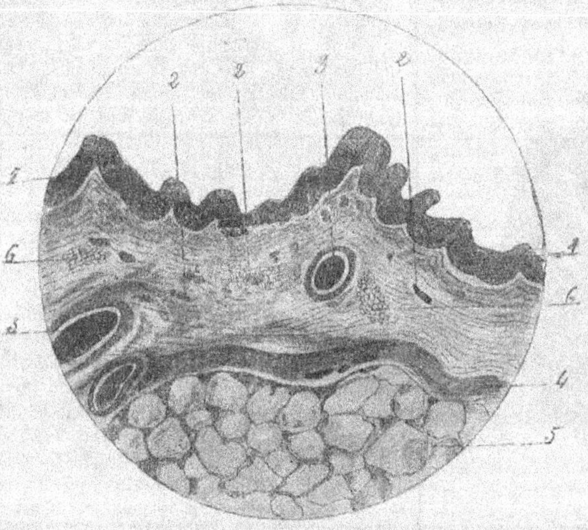

PHÉNIQUE (ACIDE), PHÉNOL, CARBOL. — MATIÈRE MÉDICALE. — Il est très volatil ; l'eau n'en dissout qu'un vingtième de son poids ; il est très soluble dans l'alcool, mais il faut savoir que, dans ce cas, il n'est pas aussi désinfectant ni aussi microbicide que sous ses autres formes. En général, il n'est pas livré à l'état de sel pur, mais à l'état liquide avec son propre poids d'alcool dilué.

EFFETS PHYSIOLOGIQUES. — Sa solution aqueuse coagule nettement l'albumine et le sang.

« Appliqué sur la peau du cheval en solution ou sous forme de pommade, dit Kaufmann (1), l'acide phénique produit rapidement un gonflement et un durcissement considérables du derme, avec une diminution de la sensibilité. » Plus tard l'épiderme se fendille, le derme se congestionne comme sous l'action des rubéfiants ; une escarre se forme, qui, au bout de quinze à vingt jours, entraîne la chute des poils, mais le tout se régénère par la suite, et toute trace disparaît.

Fig. 1454. — Muqueuse du mouton vue avec l'oculaire 1 Verick et l'objectif 2.

1, épithélium pavimenteux, stratifié épais, avec couche cornée ; 2, amas lymphoïdes ; 3, vaisseaux ; 4, tunique celluleuse ; 5, tunique musculaire (1).

de suffocation dus à des polypes pédiculés qui ferment à certains moments l'entrée du larynx. Il existe un bruit de cornage, ordinairement intermittent, qu'on peut faire apparaître et disparaître en modifiant le port de la tête.

Les tumeurs épithéliales s'accompagnent d'adénopathie métastatique.

DIAGNOSTIC. — On le confirme en explorant la cavité pharyngienne directement avec la main, après avoir mis un pas-d'âne au cheval. La mort survient après un temps assez long, par asphyxie, par hémorragie, par inanition, ou par pneumonie (Voy. t. II, p. 104, fig. 1039).

TRAITEMENT. — Si les tumeurs sont pédiculées, on tentera leur ablation ordinairement par la

« L'acide phénique, dit le même auteur, est absorbé facilement par la muqueuse digestive. Quand il est arrivé dans le sang, il entre bientôt en combinaison avec les sels du sérum, principalement avec les sulfates, et il se forme des sulfophénates, qui sont éliminés par les urines où on peut les retrouver. L'acide phénique est aussi en partie éliminé par les bronches, car l'air expiré prend, après son administration, une odeur de goudron des plus marquées. Pendant son élimination par les reins, il excite la fonction de ces glandes, communique aux urines une teinte brunâtre très foncée et provoque une diurèse abondante. »

EFFETS TOXIQUES. — Étendu sur une grande surface nue, il devient toxique par l'absorption,

(1) Nous empruntons les deux figures 1453 et 1454 à l'ouvrage du Dr C. Chauveau, *Pathologie comparée du pharynx*, Paris, 1902.

(1) Kaufmann, *Thérapeutique*.

EFFETS THÉRAPEUTIQUES. — « Les effets les plus saillants produits par l'acide phénique, absorbé en petite quantité, sont un mouvement fébrile assez intense, mais de courte durée, des contractions musculaires dans la région du coude, du grasset, de la croupe. C'est à la dose de 5 grammes, chez le cheval, qu'on obtient ces effets. A la dose de 20 grammes, chez les grands herbivores et à celle de 4 grammes, chez le chien, l'acide phénique produit rapidement une grande faiblesse, de la stupeur, puis des tremblements musculaires et des convulsions tétaniques ressemblant à celles produites par la noix vomique ; enfin des mouvements choréiformes, suivis de la paralysie du système locomoteur. »

Les maladies psoriques et pédiculaires, les éruptions de clavelée et de fièvre aphteuse, les ulcères interdigités, la limace, chez les bovidés, le piétin, chez le mouton, toutes les plaies peuvent être traitées par les solutions d'acide phénique.

ANTIDOTES. — Les contrepoisons de cet acide sont les sels qui avec lui peuvent former des sulfophénates non toxiques ; aussi le sulfate de soude à haute dose est-il recommandé. Le sucrate de chaux, d'après Husemann, aurait les mêmes propriétés. D'après Baumann, les injections intraveineuses d'ammoniaque arrêteraient les effets toxiques du phénol.

Contre l'action caustique locale, on utilisera les corps gras. Lorsque l'on doit manier l'acide phénique ou ses solutions fortes, il faut se graisser ou se vaselinaliser les mains à l'avance.

EFFETS ANTISEPTIQUES. — C'est un bon antiseptique ; il empêche l'urine de fermenter, le pus de devenir septique ; à 2 p. 100, il est conservateur de la viande et de l'albumine ; à 5 p. 100, il détruit tous les microbes, surtout celui du charbon symptomatique, mais dans les milieux de culture seulement.

L'alcool lui faisant perdre ses propriétés virulentes, si on veut l'employer comme antiseptique, il faut le mélanger avec les alcalins (*phénate de soude*) ou avec la glycérine et l'eau.

MODE D'EMPLOI. — Très usité en chirurgie, en lavages, en pulvérisations, en inhalations aussi contre la bronchite putride, la gangrène du poumon, les angines diphtéritiques. Pour le faire pénétrer dans les bronches, on le fera bouillir dans une casserole en terre, très dilué d'eau, bien entendu. Un conduit de toile allant du récipient aux naseaux de l'animal y conduira les vapeurs.

Dans la pratique chirurgicale, il est bon de désinfecter l'animal à opérer, l'opérateur lui-même, ses instruments et la plaie faite au patient, le tout avec de l'acide phénique dilué.

On préférera la *solution de Championnière* :

Acide phénique cristallisé.   100 grammes.
Glycérine..................   150   —

En ajoutant 2 litres d'eau, on obtient la solution forte à 5 p. 100, et en ajoutant 4 litres d'eau, la solution faible à 2,5 p. 100.

A l'intérieur, on donne l'acide phénique en boisson, en breuvage, et il est alors astringent, désinfectant intestinal, antidiarrhéique (Zundel, Quivogne).

Voici quelques formules :

Eau phéniquée, 5 p. 100.

Acide phénique............   50 grammes.
Eau ordinaire............ 1 000   —

Dissolvez à froid.

Huile phéniquée (Nocard).

Acide phénique............   4 grammes.
Huile..................... 100   —

Huile phéniquée (Lister).

Acide phénique............ 1 gramme.
Huile de lin bouillie..... 5 grammes.

Pour les pansements.

Solution pour laver les mains, les couteaux, les instruments, les appareils.

Acide phénique............ 1 gramme.
Eau....................... 3 grammes.

Acide phénique alcoolisé.

Alcool à 90°............... }
Acide phénique cristallisé. } āā

Caustique. Contre les piqûres anatomiques et la carie dentaire (Lemaire).

Pommade phéniquée (Bobœuf).

Acide phénique............ 1 gramme.
Axonge.................... 10 grammes.

Breuvage antiputride (Trasbot).

Acide phénique............ 10 grammes.
Vin rouge................. 1 litre.
Infusion de plantes aroma-
tiques.................... 1   —

Faites l'infusion, mêlez le vin et l'acide. Dans la dernière période de l'infection purulente,

On peut remplacer le vin par 15 grammes d'alcool.

Doses :

Cheval	5	à 8 grammes.
Bœuf	8	à 15 —
Mouton	1	à 3 —
Porc	0,50 à	2 —
Chien	0,30 à	1 —

PHÉNOL. — Voy. Phénique (acide).

PHÉNOMÈNE (*phænomenum*, de φαίνομαι, je parais ; all. *Phænomen* ; angl. *phenomenon* ; it. et esp. *fenomeno*). — Tout ce qui tombe sous les sens. — En physiologie, tout changement, appréciable par nos sens, qui survient dans un organe ou une fonction : on dit les *phénomènes de la circulation*, les *phénomènes de la respiration*. Le *phénomène* est à la physiologie ce que le *caractère* est à l'anatomie. — En pathologie, synonyme de *symptôme*.

PHIMOSIS (de φιμόω, je serre ; all. et angl. *phimosis* ; it. *fimosis*). — Voy. Pénis (*Pathologie*).

PHLÉBECTASIE (de φλέψ, veine, et ἔκτασις, dilatation). — Nom donné à la dilatation d'une veine ou d'une portion de veine, qui n'est pas permanente comme la varice, et ne se produit que quand on fait gonfler le vaisseau. Ces dilatations sont fréquentes à la jugulaire du cheval, et ordinairement consécutives à des saignées.

PHLÉBITE (de φλέψ, veine ; all. *Blutaderentzündung* ; *Phlebitis* ; angl. *phlebitis* ; it. *flebite*). — Inflammation des veines. Cette inflammation affecte surtout la tunique interne et s'accompagne toujours de la coagulation du sang dans la partie enflammée (*thrombose*). On a discuté longtemps au sujet de savoir lequel de ces deux processus, phlébite ou thrombose, est essentiel et primitif. Les recherches bactériologiques modernes ont montré que dans toute thrombose, l'endothélium veineux est toujours altéré et que certaines thromboses considérées comme primitives étaient secondaires, de nature infectieuse, provoquées par des micro-organismes. Entre ces thromboses dites spontanées et la phlébite suppurée, il n'y a donc que des différences de degré ; la lésion et la cause sont les mêmes.

Variétés. — On a divisé les phlébites en *superficielles* et *profondes*, en *internes* et *externes*, en *traumatiques* et *spontanées*, en *infectieuses*, *constitutionnelles* et *toxiques*. Nous ne retiendrons que la division de Hunter : *phlébite adhésive*, lorsque l'altération de l'épithélium

s'accompagne d'oblitération complète ou partielle du vaisseau par le sang coagulé, et de gêne de la circulation veineuse ; *phlébite suppurative*, lorsque le caillot est infiltré de pus ; *phlébite hémorragique*, produite par le décollement, l'écrasement ou la destruction purulente du caillot obturateur.

Fréquence. — Les phlébites sont assez fréquentes et accompagnent les blessures ou traumatismes graves, parfois la simple parturition. Elles s'observent aux veines où on pratique ordinairement la saignée, à la jugulaire chez le cheval, à la sous-cutanée abdominale chez le bœuf. La *phlébite du cordon ombilical* (*omphalo-phlébite*) s'observe fréquemment sur les poulains, les veaux, les agneaux, les porcelets, et elle se complique presque toujours d'infection généralisée et de polyarthrite pyohémique (Voy. t. II, p. 285).

Étiologie. — La cause déterminante des phlébites est l'infection par des microbes amenés jusqu'à l'endothélium veineux par les instruments malpropres, flamme, lancette, qui ont servi à faire la saignée, ou bien qui proviennent du sang ; les plus fréquents sont les staphylocoques. Les tiraillements, les frottements répétés (cheval nouvellement saigné qui se frotte l'encolure contre un arbre, une mangeoire), la section, l'incision, la ligature, la compression, la distension, la contusion, les traumatismes des veines sont des causes prédisposantes ou occasionnelles, qui agissent en irritant l'endothélium veineux et facilitent ainsi la pullulation microbienne au niveau du point altéré.

Dans la profondeur des tissus, on voit souvent la phlébite consécutive à d'autres inflammations (arthrite, pneumonie, métrite) qui s'étendent de proche en proche aux veines voisines. Les formes adhésive, suppurative et hémorragique sont liées à des degrés divers de virulence de la cause.

Symptomatologie. — Les symptômes sont plus évidents dans l'inflammation des veines superficielles, et surtout à la suite de la saignée. On constate alors une tuméfaction dure, souvent noueuse, toujours assez chaude de la veine, le plus souvent accompagnée d'un œdème, quelquefois très douloureux, des tissus voisins ; la veine elle-même est assez sensible à la pression. La douleur est cependant toujours moindre que lors de lymphangite, et lorsque la tuméfaction occupe un membre, la boiterie est moins intense ; dans la plupart des cas de phlébite traumatique, il y a, au point vulnéré, une fistule. Il n'y a pas de règle quant à la direction, concentrique ou excentrique, que prend la tuméfaction de la veine malade ; souvent du côté du cœur elle a un développement moindre, mais est en même temps plus consistante ; dans les membres, elle s'étend assez rapidement vers les capillaires. La phlébite de la jugulaire se borne assez généralement aux symptômes locaux ; les collatérales fournissent un passage suffisant au sang qui revient de la tête ; on constate rarement la congestion de ce côté et plus ou moins de lourdeur de l'animal ; parfois la mastication devient pénible, parce qu'il y a tuméfaction de la parotide. Lors de phlébite des membres, on observe un œdème plus ou moins considérable, et les autres vaisseaux superficiels sont dilatés ; il y a ordinairement alors boiterie. Lors de phlébite des organes plus profonds, des symptômes de stase sanguine sont parfois fournis par les organes éprouvant une gêne de leur circulation veineuse ; des œdèmes ou des épanchements dans les séreuses peuvent apparaître.

Terminaison. — Si l'inflammation est modérée, elle peut se terminer par *résolution* et, le caillot se résorbant insensiblement, la veine peut redevenir libre, surtout si le coagulum déposé couche par couche sur la tunique interne du vaisseau a conservé en son milieu un passage pour le courant sanguin. Les couches du caillot adhèrent de plus en plus intimement aux parois vasculaires, se confondent avec elles, et le vaisseau reprend toutes ses propriétés. Bien plus souvent le caillot se ratatine, et comme il adhère intimement aux parois vasculaires elles-mêmes épaissies, il se transforme avec elles en un cordon plein, plus ou moins volumineux ; la veine alors s'oblitère complètement ; c'est pour ainsi dire la terminaison *chronique* de la phlébite. Souvent, il reste de l'œdème des régions irriguées par le sang de la veine. Il peut arriver qu'une portion de caillot n'adhère pas assez intimement aux parois vasculaires, et se trouve arrachée, puis entraînée par la circulation (*embolie*), d'où le développement dans différents organes de foyers métastatiques avec leurs conséquences (Voy. Embolies, t. I, p. 413).

La phlébite devient *suppurative*, lorsque le caillot s'infiltre de pus.

Lors de *phlébite suppurative*, la douleur locale devient de plus en plus intense ; il y a une réaction fébrile. On constate à la région un peu de fluctuation ; ce sont les parois de la veine qui se ramollissent, puis se perforent, et il se forme soit un abcès dans le tissu cellulaire circonvoisin, soit des fusées dans les gaines celluleuses ; quelquefois la peau contracte préalablement des adhérences avec le vaisseau, s'ulcère pendant que celui-ci se perfore, et fournit ainsi une issue au pus. Ce mode de terminaison s'observe souvent dans la phlébite de la face interne des cuisses, comme aussi dans celle consécutive à la saignée, où alors c'est l'ouverture faite à la peau, pour la phlébotomie, qui donne issue au pus ; celui-ci est souvent sanguinolent, lie de vin, ou jaunâtre, visqueux, caillebotté. La plaie qui lui donne passage reste plus ou moins longtemps fistuleuse ; elle peut finir par se cicatriser ; toujours en ce cas la veine est oblitérée. Souvent des phlegmons se montrent alors autour de l'abcès veineux. Dans les cas moins heureux, la suppuration, au lieu de se faire jour au dehors, détruit peu à peu les obstacles qui séparent le foyer purulent de la circulation ; le pus fait irruption dans le système vasculaire et donne lieu à un empoisonnement, il y a à la fois *pyohémie* et *septicémie* (Voy. ces mots).

La *phlébite hémorragique* est une complication assez fréquente de la forme suppurative. Si le caillot obturateur est entraîné ou détruit au moment où le pus aboutit à l'extérieur, il y a hémorragie veineuse par l'ouverture qui livre passage au pus ; elle est plus ou moins abondante, suivant le calibre de la veine et de la plaie ; elle peut devenir promptement mortelle ; souvent elle est intermittente ; la contraction musculaire, les frottements, en sont ordinairement les causes provocatrices ou aggravantes.

D'autres complications consistent dans l'introduction de l'air dans les veines dans les cas où les caillots sont incomplètement obturateurs, ou bien dans l'extension de l'inflammation des veines à l'endocarde, de sa propagation vers les veines et les sinus du crâne, d'où la méningo-encéphalite.

Anatomie pathologique. — Le caillot obturateur, formé de cylindres réguliers emboîtés les uns dans les autres, ou de gouttières ou cylindres incomplets juxtaposés, n'adhère bien aux parois du vaisseau, dans les premiers temps, que par son extrémité inférieure ; puis il finit par se confondre avec la tunique interne, diminue d'épaisseur, se décolore, devient grisâtre et peu à peu ne forme plus avec le vaisseau qu'une sorte de cordon celluleux ou cellulo-fibreux. Le caillot disparaît quelquefois, soit qu'il se laisse désagréger par le courant sanguin, soit qu'il subisse une résorption lente. Enfin, dans quelques cas, il s'établit ou se creuse, selon l'axe du vaisseau, un canal dans le caillot même, un second tube concentrique, à la faveur duquel la circulation se rétablit (fig. 1455).

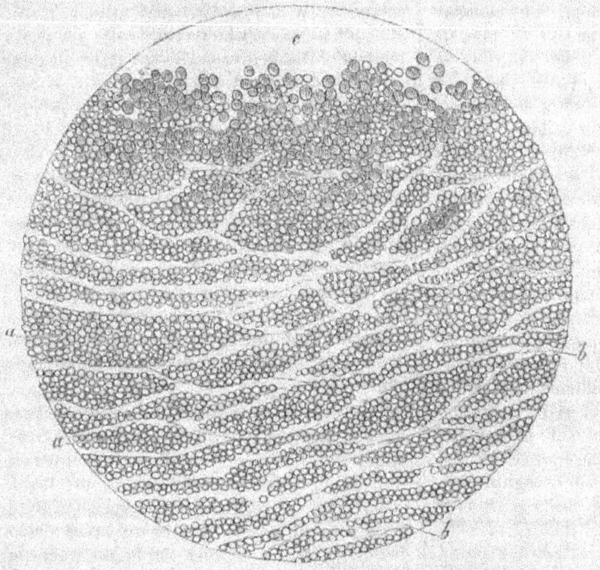

Fig. 1455. — Coupe d'un caillot sanguin en voie de ramollissement.

a, couches de cruor ; *b*, couches incolores formées par des globules blancs fortement réunis ensemble ; *c*, cavité de ramollissement. Grossissement : 300.

Les parois vasculaires offrent des modifications qui sont en rapport avec les différents états du caillot ; la membrane interne est un peu épaissie et montre sa surface libre rugueuse, marbrée de nombreuses taches ecchymotiques ; à la loupe, elle apparaît comme couverte de villosités. La membrane moyenne surtout devient plus épaisse, rouge, et elle prend une rigidité analogue à celle des artères. Toujours on constate que la tunique moyenne se sépare facilement de l'externe, que les adhérences entre ces deux tuniques sont même rompues ; cette particularité, signalée par Rey, a été utilisée par lui pour opérer la phlébite suppurative. La tunique externe, par suite de l'exsudation plastique, est confondue avec le tissu cellulaire environnant, qui ne forme qu'un épais tissu lardacé, très dense, sans structure appréciable, autour de la veine, à une distance qui varie en raison de l'acuité et de l'ancienneté du mal.

Lors de phlébite suppurative, le pus peut se trouver entre les parois veineuses et le caillot, ou bien infiltre celui-ci, ou bien forme un abcès dans le caillot. Lors d'ulcération de la veine sous l'influence du pus, la mortification ne s'étend ordinairement qu'à la membrane interne et à la moyenne, tandis que la membrane celluleuse est épaissie et injectée ; souvent il y a des foyers purulents qui se sont développés dans le tissu cellulaire enflammé, et parfois ces abcès communiquent avec l'ulcération veineuse. Lorsque la phlébite est consécutive à la saignée, un trajet fistuleux existe du dehors vers ces abcès phlegmoneux et vers le foyer purulent de la veine ; la plaie veineuse est ulcéreuse. Le pus est presque toujours hétérogène, sanieux, couleur lie de vin.

DIAGNOSTIC. — Le diagnostic de la phlébite n'est possible d'une manière certaine que lorsque l'inflammation existe sur des veines appréciables par le toucher. Le siège de la douleur, l'existence d'un cordon qui suit la direction d'une veine blessée établissent le diagnostic : un empâtement ayant la direction du vaisseau que l'on suppose malade, un léger œdème du membre, suffisent pour établir de fortes présomptions, mais non la certitude ; celle-ci n'est possible que si la veine est superficielle. On ne pourrait guère confondre la phlébite qu'avec la lymphangite. Dans la lymphangite, les cordons sont moins volumineux, et en suivant le cours de la lymphe, on trouve les ganglions gonflés et douloureux.

PRONOSTIC. — Il est variable. Si la suppuration n'a pas lieu, le pronostic est favorable ; il est au contraire des plus graves, lorsque la suppuration est établie ; dans ce dernier cas, il sera d'autant plus grave que la veine sera située plus profondément.

TRAITEMENT. — On évitera les phlébites consécutives à la saignée par l'observation des règles de l'antisepsie. On désinfectera soigneusement les plaies et les veines comprises dans la zone traumatique, afin d'éviter leur inflammation. Dans toute phlébite, il est recommandé d'immobiliser la région enflammée et de la soustraire aux causes d'irritation.

Lors de *phlébite adhésive*, au début, on traitera par des topiques émollients ou calmants (fomentations émollientes, cataplasmes, vaseline phéniquée ou iodoformée) ou mieux par des lotions d'eau blanche fréquemment renouvelées ; les phlébites adhésives des membres seront traitées par des douches en pluie ; on a recommandé aussi l'application de nombreuses sangsues sur le trajet du vaisseau malade. Après quelques jours, on a recours aux vésicants : friction de vésicatoire mercuriel sur le trajet du vaisseau malade. S'il existe une plaie fistuleuse, on la débridera après désinfection de la région, et on fera dans la fistule, plusieurs fois par jour, une irrigation antiseptique, puis on recouvrira la plaie de poudre d'iodoforme ou de tanin, ou de vaseline iodoformée.

Dans le cas de *phlébite suppurative*, on débridera largement la fistule et on fera dans celle-ci de fréquentes injections antiseptiques à l'aide d'une seringue à canule coudée. Mais ce traitement, recommandable au début quand la suppuration n'a envahi la veine que sur une faible hauteur, est insuffisant lors de phlébite ancienne ou quand il existe de nombreux abcès, ou quand les parois vasculaires sont infiltrées de pus. Il est recommandé, dans ces cas, de *débrider* dans toute sa longueur la portion veineuse fistulisée et de traiter à ciel ouvert ; on débride la veine dans toute sa portion suppurante, on curette sa tunique interne de façon à ne laisser aucun point altéré au voisinage du caillot, on désinfecte soigneusement la plaie avec une solution antiseptique forte, on la recouvre de poudre d'iodoforme ou de vaseline iodoformée. Aux membres, on complète le curettage par des bains antiseptiques.

On peut aussi *drainer* la veine dans sa portion suppurante : on établit une contre-ouverture, et on passe dans l'intérieur du canal vasculaire un tube de caoutchouc fenêtré ou une mèche de crins, afin d'assurer l'écoulement du pus et de permettre le contact des liquides antiseptiques injectés avec les parois de la veine enflammée ; on obtient ainsi des guérisons par décapage et élimination du vaisseau.

La *cautérisation* en pointes fines ou en aiguilles de la portion veineuse suppurante est indiquée, lorsque le débridement est dangereux.

La *ligature* de la veine se pratique du côté du cœur d'abord, et ensuite vers les racines de la veine, puis le vaisseau est coupé en travers entre les deux ligatures. Ce procédé n'est plus usité.

L'*ablation* ou l'*extirpation* de la veine a été recommandée par Rey, Saint-Cyr, Peuch, etc., mais est rarement employée ; lors de phlébite de la jugulaire, Rey pratique sur l'animal couché trois incisions : la première sur la fistule résultant de la saignée, la deuxième au niveau de la réunion de la racine des jugulaires, la troisième sur la faciale dans la région parotidienne ; l'incision va jusqu'à la membrane moyenne du vaisseau malade. Avec le doigt introduit dans les incisions, il détache facilement l'une de l'autre la membrane moyenne et la tunique externe de la veine enflammée ; il isole ainsi le cylindre formé par le vaisseau malade (tunique externe exceptée). Il sectionne après ligature la veine faciale, la glosso-faciale, l'occipitale, puis il fait sortir par l'incision inférieure la portion de veine ainsi isolée, qu'il sectionne à un ou deux centimètres au-dessous de la fistule. La plaie est ensuite pansée antiseptiquement.

La *phlébite hémorragique* sera combattue par le tamponnement de la plaie, la suture de ses bords ou bien par la ligature de la veine ; cette dernière opération devra être faite aseptiquement sur une partie saine du vaisseau, au delà de l'induration. Ensuite la phlébite adhésive ou suppurative sera traitée comme il vient d'être dit.

PHLÉBORRAGIE. — Hémorragie veineuse.

PHLÉBOTOMIE. — Ouverture qu'on fait à une veine pour en tirer du sang (Voy. SAIGNÉE).

PHLEGMASIE. — Voy. INFLAMMATION.

PHLEGMON (de φλέγμα ou φλεγμονή, inflammation, intumescence ; all. *Entzündungsgeschwulst* ; angl. *phlegmon* ; it. *flemmone*). — Inflammation suppurative du tissu cellulaire. Ce mot est synonyme d'*abcès* (Voy. ABCÈS).

PHLOGOSE. — Voy. INFLAMMATION.

PHLYCTÈNE (de φλύζειν, bouillir). — Petite

ampoule vésiculeuse, transparente, formée par l'épiderme que soulève un amas de sérosité, et semblable aux ampoules que produit l'action de l'eau bouillante ou des vésicants ; les phlyctènes sont plus ou moins volumineuses, et, suivant qu'elles sont grandes ou petites, s'appellent *bulles* ou *vésicules*.

PHONATION. — On appelle ainsi tous les phénomènes qui concourent à la production de la voix. La voix résulte de sons diversement modifiés, produits par le passage de l'air à travers le larynx, et dont le retentissement s'opère à l'extérieur, après avoir franchi la bouche et les cavités nasales. Chez nos animaux, elle est bornée à la simple production du son avec des intonations diverses. Si les animaux domestiques n'ont pas la parole, ils peuvent cependant exprimer par des intonations diverses, leurs besoins (faim, soif, etc.), leur colère ou leur satisfaction.

Les conditions essentielles de la phonation sont : la tension des ligaments vocaux, l'occlusion de la glotte en arrière et le courant d'air phonateur ; phénomènes essentiels à ce point que l'un d'eux venant à faire défaut, la phonation est impossible.

Pathologie. — La voix du cheval est rarement modifiée par quelque état pathologique ; elle se fait rarement entendre dans les maladies qui affectent les voies respiratoires, et l'enrouement ne s'observe guère. — Le cheval et la jument hennissent ordinairement lors du début et dans le cours de la rage ; alors la voix est altérée, cassée. — Dans les cas de mort subite, par une rupture d'anévrysme ou une autre cause, on a souvent entendu un cri perçant de détresse (Alers). — Le cheval se plaint parfois, par un gémissement étouffé, dans les coliques, et aussi pendant et après les opérations graves qu'on lui fait subir. — Le bruit qui caractérise le *cornage* chez le cheval se rapproche des altérations que nous étudions (Voy. Cornage).

Chez les bêtes bovines, on a fréquemment signalé des mugissements prolongés dans la fièvre charbonneuse et dans la rage. — Des plaintes, un gémissement court, caractérisé par un bruit laryngien peu prononcé ou bref pendant l'expiration, se font entendre chez les grands ruminants qui souffrent d'une indigestion, surtout du feuillet. — Des plaintes spéciales accompagnent la péripneumonie contagieuse.

Chez le mouton enragé, on a signalé un bêlement bref, rauque et comme étouffé.

Le porc malade grogne souvent.

Le chien aboie rarement quand il est malade ; dans les vives douleurs intestinales, on l'entend pousser de petits cris plaintifs. Dans la rage, la voix du chien prend un timbre caractéristique ; ce n'est ni l'aboiement, ni le hurlement ordinaire ; c'est une voix rauque, cassée, étranglée, tenant à la fois des deux ; c'est un cri sinistre, que le chien enragé fait entendre de temps à autre, et sans qu'aucune cause appréciable en provoque la manifestation.

Pour les oiseaux de basse-cour, le chant du coq, du canard, de l'oie, est souvent enroué dans les inflammations des organes respiratoires et notamment du larynx.

PHOSPHATE DE CHAUX ET DE MAGNÉSIE. — Matière médicale. — Ces deux sels, associés, se trouvent dans les tissus de tous les organismes, mais le premier y est beaucoup plus abondant. Le phosphate de chaux constitue la charpente minérale de tout élément anatomique, qui ne peut exister sans lui (Bouchard).

Sous forme de *lacto-phosphate de chaux* ou de *chlorhydro-phosphate de chaux*, il est soluble, et par conséquent mieux préparé pour l'absorption.

Effets physiologiques. — Ingéré, il est dissous par l'acide chlorhydrique de l'estomac ; il ne faut pas en donner beaucoup à la fois, parce qu'il soustrairait par trop de cet acide si utile à l'acidité du chyme.

Effets thérapeutiques. — Recommandé dans le rachitisme, l'ostéomalacie, et les maladies débilitantes des jeunes animaux. Il est utile dans les fractures pour la formation du cal. A conseiller avec de l'huile de foie de morue, dans les états débilités des jeunes chiens.

Mode d'emploi. — Pour les animaux, ce sont les phosphates des aliments de choix qui donneront les meilleurs résultats. On donnera aux herbivores du son, des céréales, des légumineuses ; aux carnassiers, du sang, de la viande, des os.

Mégnin indique un bon moyen pratique d'ajouter la poudre d'os à la ration du chien : il consiste à râper avec une forte lime les os cuits des aliments de l'homme. On en donne une cuillerée à café par jour.

Doses. — 0^{gr},50 par jour pour un chien, 2 ou 3 grammes pour un poulain.

PHOSPHATE DE SOUDE. — Matière médicale. — En cristaux translucides, efflorescents ; saveur fraîche. Soluble dans l'eau chaude.

Effets physiologiques. — Sa solution dans

la glycérine, 4 à 5 p. 20, a la propriété d'exciter la vitalité des spermatozoïdes. Cagny l'a employée chaude, avec succès, pour le lavage du vagin, quelques minutes avant la saillie, sur une jument de courses, qui n'avait pu être fécondée jusque-là.

EFFETS THÉRAPEUTIQUES. — Purgatif doux, à hautes doses ; tonique, à petites doses.

DOSES. — Comme purgatif, 15 à 30 grammes pour les petits animaux.

Comme tonique, sur le chien, on donnera une cuillerée à café de la potion suivante :

```
Eau....................... 100 grammes.
Phosphate de soude....  )
     —    de potasse .. } ãã 10   —
Arséniate de soude..... )
```

En arrêtant tous les trois ou quatre jours.

PHOSPHORE. — MATIÈRE MÉDICALE. — Le phosphore *officinal* est cristallin, jaunâtre, mou, insipide, d'odeur alliacée, peu soluble dans l'eau, plus soluble dans l'éther et le sulfure de carbone.

EFFETS PHYSIOLOGIQUES. — C'est un médicament ostéogène par excellence.

EFFETS THÉRAPEUTIQUES. — Il est utile contre le rachitisme et l'ostéomalacie. C'est un stimulant du système nerveux. Indiqué contre les paralysies.

EFFETS TOXIQUES. — Ses vapeurs seules donnent lieu à des ostéites suppurées, à des caries du maxillaire. A doses un peu élevées, c'est un poison violent.

DOSES. — 0gr,002 à 0gr,005 pour le chien ; 0gr,05 à 0gr,10 pour le cheval.

PHOSPHORÉE (HUILE). — MATIÈRE MÉDICALE. — Préparation de l'huile phosphorée : 1 partie de phosphore et 50 d'huile de lin.

EFFETS THÉRAPEUTIQUES. — L'*huile phosphorée* se donne au chien atteint de paralysie lombaire : 0gr,04 à 1 gramme (Trasbot).

Elle a été préconisée par Rey, Caussé, Ringuet, dans le traitement du charbon ; par Delwart et Degive, dans les affections typhoïdes du cheval.

DOSES. — 10 à 15 grammes, pour le cheval, dans un électuaire ; 15 à 20 grammes, pour les gros ruminants ; 1 à 3 grammes, pour les petits ruminants.

PHOSPHORÉE (POMMADE). — MATIÈRE MÉDICALE. — 1 de phosphore, 100 de vaseline ou d'axonge.

EFFETS THÉRAPEUTIQUES. — S'applique en onctions fort légères sur les parties atteintes de paralysie.

PHOSPHORIQUE (ACIDE). — L'*acide phosphorique* (solution officinale) s'administrera aux grands animaux à la dose de 1 gramme par jour, en trois ou quatre fois.

PHOSPHURE DE ZINC. — EFFETS THÉRAPEUTIQUES. — Introduit dans la médecine canine par Trasbot, qui a obtenu des résultats dans certaines maladies nerveuses du chien.

DOSES. — 0gr,002 à 0gr,005.

PHOTOPHOBIE (de φῶς, lumière, et φόβος ; crainte). — Aversion de la lumière, symptôme propre à diverses affections nerveuses, et surtout aux inflammations de l'œil.

PHOTOTHÉRAPIE. — Méthode de traitement basée sur l'action de la lumière. On sait que la lumière du soleil est un grand destructeur de microbes. Multiplier les larges ouvertures dans le logement de nos animaux, c'est un moyen de prévenir les maladies contagieuses. Mais si on décompose la lumière, on constate que les rayons voisins du rouge ont surtout des effets calorifiques, et que ceux voisins du violet sont plus antiseptiques. Des essais de traitement ont été faits en médecine humaine ; sur les animaux, on manque encore de données sérieuses. On sait seulement que la lumière bleue ou verte obtenue au moyen de rideaux éloigne les mouches des écuries.

PHTIRIASE (de φθείρ, pou). Maladie pédiculaire. — Maladie caractérisée par la présence d'une grande quantité de poux (fig. 1456) sur une région ou sur toute la surface du corps.

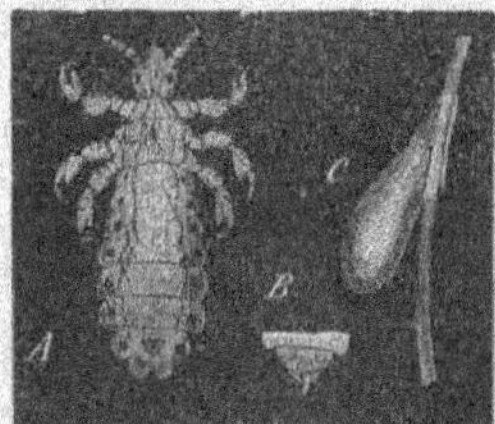

Fig. 1456. — Pou de la tête.

A, femelle vue du dos. — B, extrémité abdominale du mâle pour montrer son petit aiguillon. — C, œuf ou lente attachée à un poil (De Geer).

On donne aussi ce nom aux démangeaisons déterminées sur le cheval par les *gamases des fourrages* (fig. 1457), les *dermanysses* ou poux de poules (fig. 1458).

SYMPTOMATOLOGIE. — Prurit très marqué, dépilations nombreuses d'un aspect caractéristique, excoriations, plaies, présence de larves ou lentes sur le corps, enfin amaigrissement général.

TRAITEMENT. — Désinfection du local, des harnais; éloigner le poulailler de l'écurie.

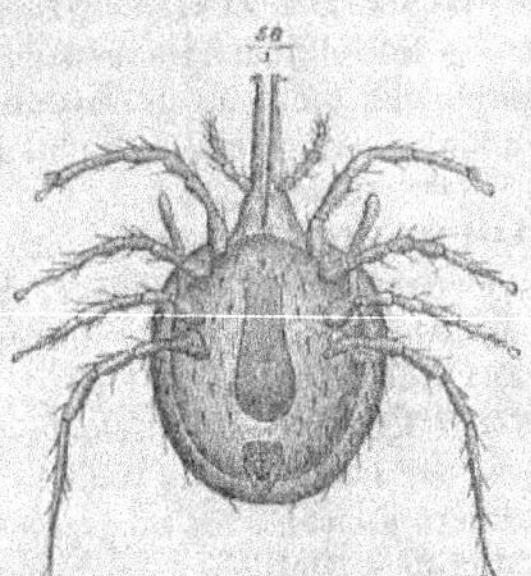

Fig. 1457. — Gamase des fourrages.

Lavages du corps avec eau crésylée à 5 p. 100: les répéter tous les trois ou quatre jours, afin

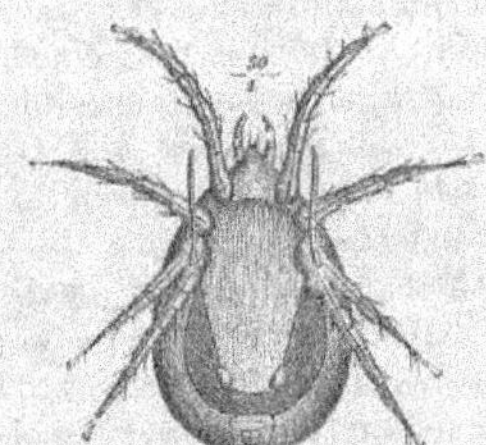

Fig. 1458. — Dermanysse des poulaillers.

de détruire les jeunes parasites au moment de l'éclosion.

PHTISIE (*phtisis*, φθίσις, dépérir; all. *Schwindsucht, Auszehren*; angl. *phthisis*; it. *ftisia*; esp. *tisis*). — Le mot *phtisie* signifie une consomption, un dépérissement général, quelle qu'en soit la cause. On a admis des *phtisies pulmonaire, hépatique, cérébrale, mésentérique, rénale*, etc., selon l'organe dans lequel la lésion, à laquelle le dépérissement était dû, avait son siège réel ou supposé. On a admis des *phtisies tuberculeuse, cancéreuse, calculeuse, herpétique, vermineuse*, etc., selon l'élément pathologique qui était cause de la consomption.

Aujourd'hui, ce mot est synonyme de *tuberculose pulmonaire* (Voy. TUBERCULOSE).

PHTISURIE. — Dépérissement causé par une sécrétion excessive d'urine.

PHYMATOSE (de φῦμα, excroissance). — Nom donné aux affections caractérisées par la production d'excroissances diverses, comme les eaux-aux-jambes, certaines maladies de la peau.

PHYSIOLOGIE (*physiologia*, de φύσις, nature, et λόγος, discours, traité; all. *Physiologie*; angl. *physiology*; it. et esp. *fisiologia*). — Partie de la biologie qui a pour objet l'étude des corps organisés à l'état *dynamique*, et pour but la connaissance des actes qu'ils manifestent, ainsi que le rapport existant entre ces actes et les parties de l'organisme qui les accomplissent.

La *physiologie est normale* ou *pathologique* selon qu'elle étudie les actes des parties du corps saines, ou ceux des parties altérées ou lésées. La *physiologie pathologique* est, à proprement parler, la *symptomatologie*; mais, ordinairement, pour un but d'application directe à l'art médical, on fait entrer dans celle-ci l'examen de diverses particularités *anatomo-pathologiques* déjà visibles sur le vivant, comme des taches à la peau, des pétéchies, des élevures, des excoriations, etc. — *Physiologie comparative, comparée.* Celle qui étudie toutes les phases d'une même fonction, la digestion par exemple, sur tous les animaux, en montre les analogies et les différences. — *Physiologie expérimentale.* Celle qui fait appel à l'*expérimentation* pour se rendre compte des actes accomplis par les diverses parties de l'organisme. — *Physiologie générale.* Celle qui, sans faire d'application à aucune espèce vivante déterminée, traite d'une manière philosophique ou abstraite des phénomènes de la vie. — *Physiologie médicale.* Application des données de la physiologie à l'interprétation des phénomènes morbides; elle est dite *vétérinaire* lorsqu'il s'agit des maladies des animaux domestiques. — *Physiologie spéciale.* Celle qui, prenant pour sujet d'étude une espèce vivante distincte, décrit le mécanisme de la vie dans cette espèce ou dans quelqu'un de ses organes. Il y a autant de *physiologies spéciales* qu'il y a d'espèces vivantes: de là, les expressions de *physiologie du cheval, physiologie des oiseaux*, etc.

PIAFFER (all. *piaffiren*; it. *far la ciambella*). — Se dit du cheval qui lève brusquement et successivement les deux membres antérieurs, et les replace à peu près au même endroit, sans avancer. — Air de manège dans lequel le cheval lève vite et successivement, et détache de terre les bipèdes diagonaux sans avancer ni reculer.

PIARRÉMIE (de πίαρ, graisse, et αἷμα, sang). — État du sang lorsqu'une proportion anormale de graisse en émulsion dans le sérum lui donne une teinte opaline, lactescente, ou chyleuse. Cet état, qui n'est pas toujours morbide, s'observe surtout chez les animaux gras faisant quelque déperdition, surtout s'ils sont affectés d'une maladie aiguë; il accompagne aussi certaines maladies du foie.

PICA. — Dépravation de l'appétit, perversion du goût caractérisée par l'éloignement pour les aliments ordinaires, et le désir de manger ou de ronger diverses substances non nutritives, et qui répugnent plus ou moins dans l'état de santé.

Le pica accompagne presque toujours l'*ostéomalacie* des bêtes bovines; on l'observe aussi chez tous les animaux, lors d'*helminthiase intestinale*, de *gastro-entérite chronique*. Chez le chien, il constitue l'un des premiers symptômes de la *rage*.

Cette aberration du goût est fréquente en Allemagne, sur les bovidés; on lui a donné le nom de *maladie du lécher*.

Les animaux atteints de pica maigrissent rapidement, s'anémient; leurs muqueuses deviennent pâles, leur poil est terne et piqué. On peut observer en outre des accidents divers (obstruction intestinale, ægagropiles, indigestions). Les corps aigus ingérés peuvent traverser les parois du tube digestif et déterminer une pleurésie ou une péritonite, un abcès, le plus souvent, chez les bovidés, une péricardite traumatique.

TRAITEMENT. — Le pica qui n'est pas sous la dépendance d'une des affections précitées (ostéomalacie, helminthiase, etc.) semble être dû à une alimentation incomplète, c'est-à-dire à l'insuffisance de certains principes (sels de soude, phosphates de chaux, etc.) dans la ration. Aussi la prophylaxie du pica consisterait à améliorer les pâturages par les engrais ou à faire émigrer vers des pays plus riches les troupeaux de bovidés atteints de la maladie du lécher.

Le traitement curatif comporte l'amélioration de la nourriture : on donnera des tourteaux, des grains, du son, de l'huile de foie de morue, etc.; on placera des blocs de sel gemme dans les râteliers. — Les Allemands préconisent comme traitement spécifique, les injections hypodermiques de chlorhydrate d'apomorphine à la dose de 10 à 20 centigrammes.

Mallophagie. — Chez le mouton, il existe une forme spéciale de pica qui consiste dans l'ingestion de la laine (*mallophagie*). Au début, on voit quelques animaux d'un troupeau, surtout les agneaux, arracher des brins de laine sur leurs voisins ou sur leur mère et les manger. —

Plus tard, le nombre des mangeurs de laine augmente et le mal finit par gagner tout le troupeau. Les moutons sont entièrement dépilés en certaines régions, surtout à l'abdomen et à l'aine.

La laine déglutie forme des masses feutrées qui peuvent obturer le tube digestif (*ægagropiles*) et causer ainsi des troubles graves.

Comme le pica, la mallophagie doit être due à une alimentation incomplète ou insuffisante.

TRAITEMENT. — Au début, isoler les mangeurs de laine, car l'habitude semble contagieuse; puis donner une nourriture alibile et exciter l'appétit avec le sel gemme. Lemke recommande le chlorhydrate d'apomorphine.

PICAGE. — C'est le *pica* spécial aux oiseaux domestiques; on l'observe surtout sur les poules et sur les oiseaux de volière et de faisanderie. Les oiseaux malades arrachent les plumes de leurs voisins, puis les tuyaux de remplacement qu'ils avalent; ils attaquent ensuite la peau et plus tard la chair, ils s'en prennent ensuite à la crête. La maladie est exceptionnelle sur les dindons, pigeons, oies et canards.

Mégnin a montré que la cause était une alimentation incomplète.

Les espèces atteintes sont omnivores; elles ne se contentent pas de grains, il leur faut une nourriture animale. Si donc elles ne trouvent pas d'insectes, ni même de petits mammifères (souris) dans leur voisinage, il faut introduire dans leur pâtée du sang, de la viande hachée cuite ou non.

PICARDE. — VARIÉTÉ BOVINE. — Elle appartient à la race des Pays-Bas de Sanson; elle ressemble beaucoup à la variété flamande, mais, à cause de la différence de nature des pâturages, elle lui est inférieure en tout. On n'élève guère que les génisses; les veaux mâles non destinés à la reproduction sont vendus pour la boucherie. Les vaches picardes sont petites (1^m,30 à 1^m,35), elles ont la poitrine étroite, les jarrets sont rapprochés, leur pelage a plus de blanc que celui des flamandes.

Le rendement en lait varie de 2400 à 3000 litres au plus par an. Ce sont de médiocres animaux de boucherie au point de vue de la qualité; quant à leur poids, il est de 450 à 500 kilogrammes au plus.

VARIÉTÉ CHEVALINE. — Le cheval picard appartient à une variété de la race Frisonne de Sanson, il ressemble beaucoup au flamand, mais il est de couleur grise; c'est un animal de gros trait, à squelette fort, avec des pieds grands et souvent plats.

VARIÉTÉ OVINE. — Les moutons picards appartiennent à une variété de la race danoise de Sanson. Ils sont aujourd'hui croisés avec les Dishleys (Voy. t. I, p. 380). Ils sont généralement hauts sur jambes, avec des gigots allongés, aussi leur rendement est médiocre en poids et en qualité de viande de boucherie. Engraissés, ils pèsent de 50 à 60 kilogrammes. Leur toison, formée par une laine en mèches frisées, pèse de 3 à 4 kilogrammes.

PICOTE. — Voy. CLAVELÉE.

PICRIQUE (ACIDE). — Antiseptique employé dans le traitement des plaies superficielles de la peau et du sabot.

    Eau bouillie................ 1 litre.
    Acide picrique............. 12 grammes.

Il diminue les démangeaisons dans les eczémas.

PIE (all. *scheckig*; angl. *piebald*; it. *pezzato*; esp. *pia*). — Se dit d'un cheval qui a la robe blanche, marquée de grandes taches noires, baies, etc. (Voy. ROBES).

PIED (*pes*, πούς; all. *Fuss*; angl. *foot*; it.

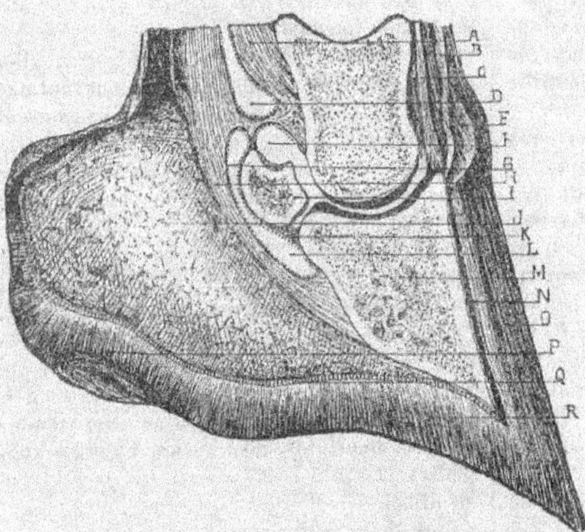

Fig. 1459. — Coupe antéro-postérieure du pied.

A, bourrelet complémentaire de la 2ᵉ phalange (et 2ᵉ phalange); B, peau; C, extenseur antérieur des phalanges; D, cul-de-sac inférieur de la synoviale grande sésamoïdienne; E, bourrelet; F, cul-de-sac inférieur de la synoviale articulaire du pied; G, cul-de-sac supérieur de la synoviale petite sésamoïdienne; H, aponévrose plantaire; I, petit sésamoïde; J, coussinet plantaire; K, ligament sésamoïdien interrosseux; L, cul-de-sac inférieur de la synoviale petite sésamoïdienne; M, 3ᵉ phalange; N, tissu podophylleux; O, paroi; P, fourchette; Q, tissu velouté; R, sole.

piede; esp. *pié*). — En anatomie générale, c'est la partie inférieure du membre pelvien comprenant, par conséquent, le *tarse* et le *doigt*, c'est-à-dire les métatarses et les phalanges. Au point de vue clinique, c'est seulement la partie du membre antérieur ou postérieur protégée par la boîte cornée, ou *sabot*.

1° *Pied du Cheval* (1). — ANATOMIE. — Il est constitué, de l'extérieur à l'intérieur, par:

1° Une enveloppe cornée ou *sabot*;

2° Une enveloppe de chair, ou *chair* du pied, génératrice de la corne;

3° Un appareil spécial d'amortissement comprenant deux plaques fibro-cartilagineuses (*cartilages de l'os du pied*) et un coussinet élastique ou *coussinet plantaire*;

4° Trois os, la *troisième phalange*, le *petit sésamoïde* et la partie inférieure de la *deuxième phalange*. Ces trois os forment entre eux l'articulation du pied que contiennent et affermissent: en avant, le *tendon extenseur antérieur des phalanges*; en arrière, le *tendon fléchisseur profond des phalanges* ou *perforant*, qui prend à ce niveau le nom d'*aponévrose plantaire* ou *patte d'oie*; enfin elle est encore soutenue par des ligaments articulaires (fig. 1459 et 1460).

Le pied est très riche en artères, veines, nerfs.

A. *Os du pied*. — La *troisième phalange* donne sa forme au sabot. Sa face antérieure est recouverte par l'enveloppe de chair. Sa face inférieure donne attache dans sa région postérieure à l'aponévrose plantaire. Sa face supéro-postérieure est articulaire et creusée de deux cavités glénoïdales qui s'adaptent aux deux condyles de l'extrémité inférieure de la deuxième phalange. Son bord supérieur présente en son milieu une *éminence* dite *pyramidale*, sur laquelle s'insère le tendon extenseur antérieur des phalanges. Son bord postérieur est disposé en facette articulaire pour répondre au petit os sésamoïde. Ses angles latéraux et postérieurs sont divisés par une scissure en deux parties, dont la supérieure ou *apophyse basilaire* donne implantation au fibro-cartilage correspondant, et dont l'inférieure ou *apophyse rétrossale* constitue la base du talon.

L'os *naviculaire* ou *petit sésamoïde* a la forme d'une navette de tisserand; placé en arrière de la troisième phalange, il est articulé avec son bord posté-

(1) Voy. Jacoulet et Chomel, *Traité d'hippologie*, t. II, Saumur, 1895.

rieur. Il sert de poulie de renvoi à l'aponévrose plantaire, qui glisse sur lui à la faveur
d'une synoviale ou *petite gaine sésamoïdienne*.

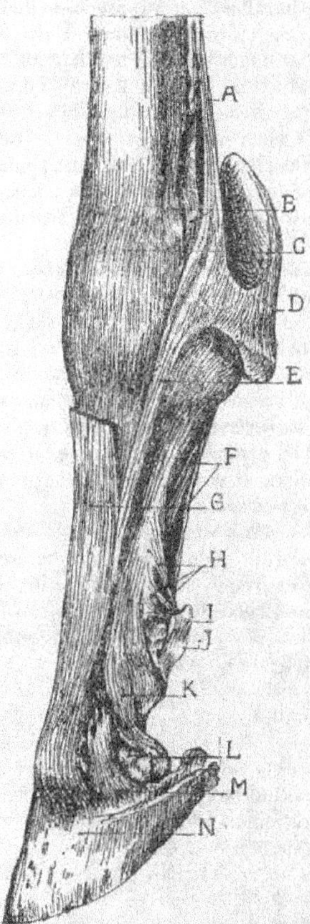

Fig. 1460. — Articulation du pied.

A, ligament suspenseur du boulet ; B, ligament métacarpo-
phalangien latéral ; C, ligament métacarpo-phalangien antérieur ;
D, ligament inter-sésamoïdien (coulisse) ; E, bride phalangienne
du ligament suspenseur ; F, ligaments sésamoïdiens inférieurs ;
G, extenseur antérieur des phalanges ; H, brides du glénoïde de
la 2ᵉ phalange ; I, attache du perforé ; J, glénoïde de la 2ᵉ pha-
lange ; K, ligament latéral postérieur de l'articulation du pied ;
L, cul-de-sac latéral de la synoviale articulaire du pied ;
M, ligament latéral antérieur de l'articulation du pied ;
N, 3ᵉ phalange (Montané).

B. *Appareil d'amortissement*. — Le coussinet *plantaire* a la forme d'un coin, pointu en
avant, bifurqué et renflé en arrière, qui est
logé dans l'excavation de la face inférieure de la
troisième phalange, appliqué contre l'aponévrose plantaire et la gaine de renforcement de

celle-ci ou *fuss-platt*. Il est constitué par un
tissu fibro-graisseux, aréolaire, très élastique.

Les *cartilages* sont deux plaques en contact avec le coussinet plantaire, un peu incurvées sur elles-mêmes, élastiques, situées de
chaque côté et au-dessus de la troisième
phalange qu'elles complètent en arrière
(fig. 1461).

C. *Enveloppe de chair*. — *Chair du pied*. —
Membrane kératogène. — C'est la continuation
de la peau du membre, modifiée dans ses caractères et ses fonctions spéciales. Elle enveloppe les os, les ligaments, les tendons ; elle
est enveloppée elle-même par le sabot. — Elle
est à base de tissu cellulaire, très nerveux,
très vasculaire ; sa couleur est rouge ou grise.

On lui distingue trois parties : *bourrelet*, *tissu
podophylleux*, *tissu velouté*.

Bourrelet, cutidure. — Renflement cylindrique de 2 à 3 centimètres de hauteur,
qui est logé dans une gouttière du bord

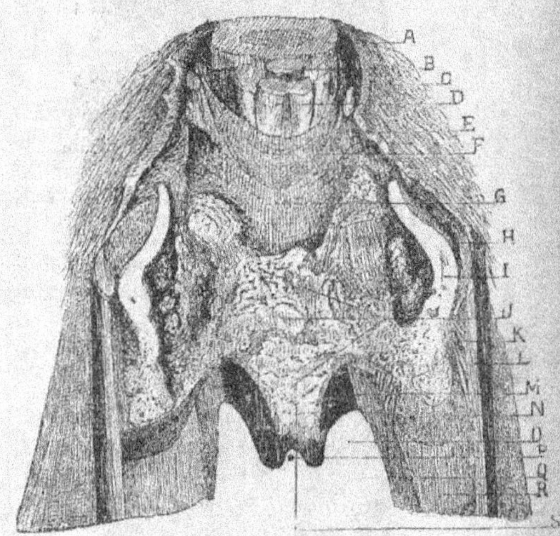

Fig. 1461. — Coupe transversale du pied.

A, 1ʳᵉ phalange ; B, ligaments sésamoïdiens inférieurs ;
C, branche du perforé ; D, tendon perforant (aponévrose plantaire) ; E, peau ; F, gaine de renforcement de l'aponévrose plantaire ; G, aponévrose du coussinet plantaire ; H, bourrelet ;
I, cartilage complémentaire de la 3ᵉ phalange ; J, coussinet
plantaire ; K, coupe oblique du tissu popophylleux ; L, paroi ;
M, fourchette ; N, tissu velouté ; O, lacune latérale de la fourchette ; P, lacune médiane de la fourchette ; Q, barre ; R, sole ;
S, corps pyramidal du coussinet plantaire (Montané).

supérieur du sabot. Il est hérissé d'une multitude de *villosités*, prolongements filamenteux
très vasculaires et nerveux. Il est divisé en
deux parties inégales par un sillon circulaire :

le *bourrelet principal* et le *bourrelet périoplique*, sorte de petit liséré qui surmonte le premier (fig. 1461).

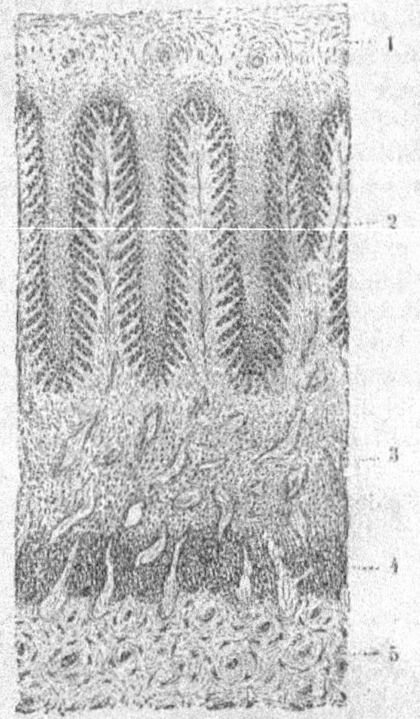

Fig. 1462. — Membrane podophylleuse (coupe demi-schématique).

1, corne de la paroi ; 2, couche papillaire ; 3, couche réticulaire ; 4, couche périostale ; 5, 3ᵉ phalange.

Tissu podophylleux, Chair cannelée ou *feuil-*

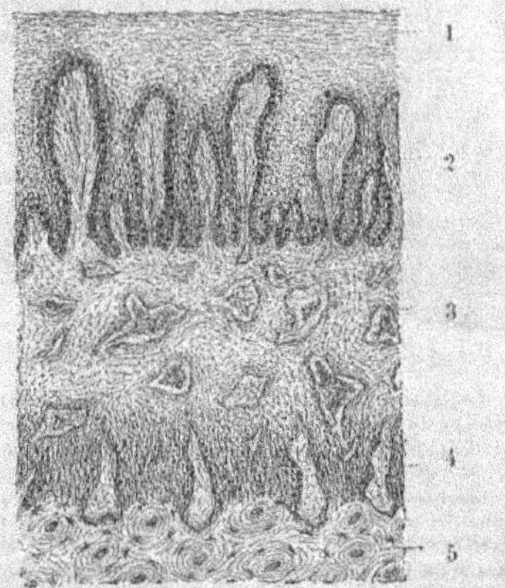

Fig. 1463. — Membrane veloutée (coupe demi-schématique).

1, corne de la sole ; 2, couche papillaire ; 3, couche réticulaire ; 4, couche périostale ; 5, 3ᵉ phalange.

letée. — Tapisse toute la face antérieure de la troisième phalange et se replie en arrière de chaque côté du coussinet plantaire. Sa surface est hérissée de cannelures ou feuillets parallèles et rapprochés, dirigés de haut en bas, très vasculaires et nerveux. Ce plissement donne au tissu feuilleté une surface égale à seize fois celle qu'il aurait s'il était uni (un mètre carré environ) (fig. 1462).

Tissu velouté ou *chair veloutée*. — Recouvre la face inférieure de la troisième phalange et du coussinet plantaire. Elle est hérissée d'un grand nombre de villosités très vasculaires et nerveuses (fig. 1463).

D. *Enveloppe de corne ou Sabot.* — Elle comprend la *paroi*, la *sole*, la *fourchette*.

Paroi ou *Muraille*. — Partie du sabot visible quand le pied pose à terre. C'est un large croissant de corne, analogue à une visière de képi, qui recouvre la face antérieure du pied et dont les extrémités terminées en pointes se replient en arrière et en dedans pour encadrer la fourchette et se terminent vers sa pointe sous le nom d'*arcs-boutants* (fig. 1464).

La face externe de la paroi est lisse et recouverte par un enduit épidermique, sorte de vernis ou *périople*. Sa face interne est couverte d'une multitude de feuillets à corne blanche ou feuillets kéraphylleux, qui s'engrènent avec les feuillets de la chair cannelée.

Son bord supérieur est creusé en dedans d'une gouttière où se loge le bourrelet (cavité cutigérale). Son bord inférieur ou *plantaire* s'unit avec la sole, et cette soudure est marquée par un sillon circulaire ou *ligne blanche*.

On reconnaît dans la paroi un certain nombre de régions :

1° En avant, la *pince* ; 2° de chaque côté, les *mamelles* ; 3° plus en arrière, les *quartiers* ; 4° les *talons* qui correspondent au point où la paroi s'infléchit en dedans ; 5° les *barres* ou *arcs-boutants*, extrémités repliées de la paroi, placées sous le pied, entre la sole et la fourchette, en manière d'arcs.

Pour obtenir une délimitation exacte de ces parties, Delpérier propose le moyen suivant : mesurer le pourtour du bord plantaire d'un arc-boutant à l'autre suivant A, T, P, T', A' (fig. 1464), diviser la longueur obtenue en 16 parties. La première T correspond au talon ; le quartier Q comprend les quatre divisions suivantes et représente bien le quart du pourtour ; la mamelle M correspond aux deux divisions suivantes et la pince P a, elle aussi, deux divisions.

Sole. — Large croissant de corne aplati de

dessus en dessous, qui constitue le plancher du

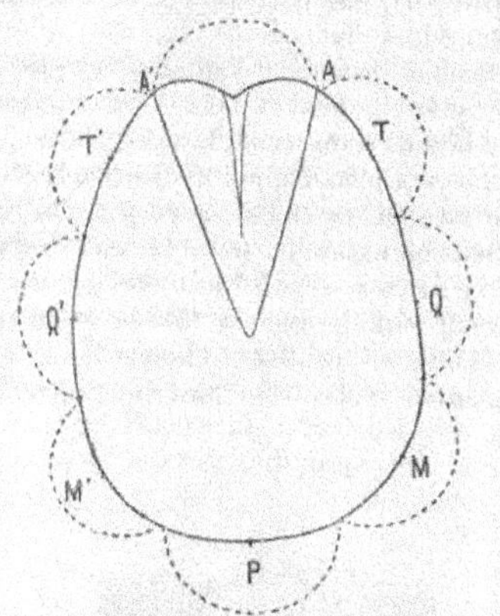

Fig. 1464. — Divisions du sabot.

P, pince ; M et M', mamelles ; Q et Q', quartiers ;
T T', talons.

sabot. Sa face inférieure est en contact avec le

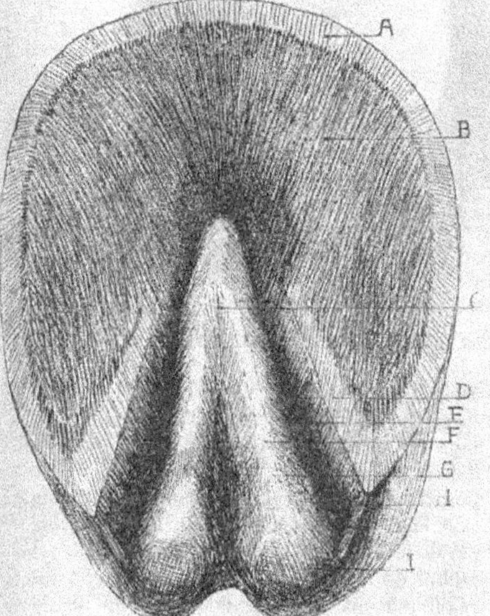

Fig. 1465. — Face plantaire du pied.

A, bord inférieur de la paroi ; B, sole ; C, fourchette ;
D, barre ; E, lacune latérale ; F, branche de la fourchette ;
G, lacune médiane ; I, talon (ta).

sol. Sa face supérieure est criblée de petits
orifices dans lesquels s'enfoncent les villosités

du tissu velouté. Son bord externe est en
contact avec le bord inférieur de la paroi. Son
bord interne est en contact avec les barres et
forme un angle rentrant, dans lequel est
enclavée la fourchette (fig. 1465).

Fourchette. — Coin de corne molle, élastique,
placé entre les arcs-boutants dans l'échancrure
de la sole. — Elle se divise en *pointe*, *corps* et
branches. Les deux *branches* sont séparées l'une
de l'autre par un sillon, la *lacune médiane*, et des
barres par deux excavations, les *lacunes latérales*.
Sa face inférieure est en contact avec le sol. Sa
face supérieure est percée d'une multitude de
petits orifices dans lesquels s'engagent les villosités du tissu velouté (fig. 1465).

PHYSIOLOGIE. — *Sécrétion de la corne.* —
La corne est une matière plus ou moins
élastique, dure et consistante, ou souple et
molle, qui se ramollit sous l'influence de l'eau
et durcit en se desséchant. Elle est formée de
tubes très fins, accolés parallèlement et soudés
par un ciment corné très résistant.

Le *bourrelet principal* sécrète la corne grise
résistante de la paroi.

Le *bourrelet périoplique* sécrète le périople.

La *chair cannelée* sécrète les feuillets de corne
blanche de la paroi.

Le *tissu velouté* sécrète la sole et la fourchette.

La corne pousse d'une façon uniforme et
incessante, et le sabot use sans relâche quand
le cheval n'est pas ferré. La paroi pousse dans
le sens de sa hauteur ; la sole et la fourchette,
dans le sens de leur épaisseur. C'est ce qu'on
appelle l'*avalure* de la corne. La sécrétion de la
corne est plus active sur les sujets de race
distinguée que sur ceux de race commune,
dans les pays chauds que dans les pays froids,
en été qu'en hiver, plus exactement au printemps et à l'automne au moment du changement des poils, sur les animaux bien portants travaillant régulièrement, etc. Elle dépend
aussi de l'état des aplombs du pied.

L'usure varie suivant l'état des pieds, la
nature du terrain, la variété des allures, etc.
La paroi use par son bord inférieur ; la sole
se fendille, se dessèche et se détache par
écailles ; la fourchette se soulève et tombe
tout d'une pièce ; on dit que le cheval fait
fourchette neuve.

En général, le sabot met neuf à dix mois à
se renouveler.

Élasticité du pied. — Elle résulte de l'élasticité propre de la corne et de l'arrangement
mécanique des diverses parties qui composent
le pied. « Elle est caractérisée :

« 1° Par l'écartement et le resserrement alternatifs des quartiers (tiers postérieur) et surtout des talons (plus en haut qu'en bas), tandis que la partie antérieure du pied reste immobile;

« 2° Par l'abaissement du centre de la sole, des barres et de la fourchette. » (Jacoulet et Chomel.)

Ces mouvements sont plus accusés sur les pieds de devant que sur ceux de derrière et le premier mouvement est d'autant plus accentué que la fourchette est plus forte et appuie davantage sur le sol.

phalange recouverte de la chair veloutée, d'autre part, par la face inférieure des bulbes du coussinet plantaire. »

« On doit examiner l'aplomb du pied dans le sens longitudinal et dans le sens transversal. Dans le sens transversal, le sabot est d'aplomb lorsque son plan d'appui est perpendiculaire à l'axe médian du canon et du paturon en état d'extension naturelle. Dans le sens longitudinal, la surface d'appui doit être parallèle au plan par lequel passe la face inférieure de la fourchette. » (Jacoulet et Chomel.)

Beautés. — Le beau pied est proportionné

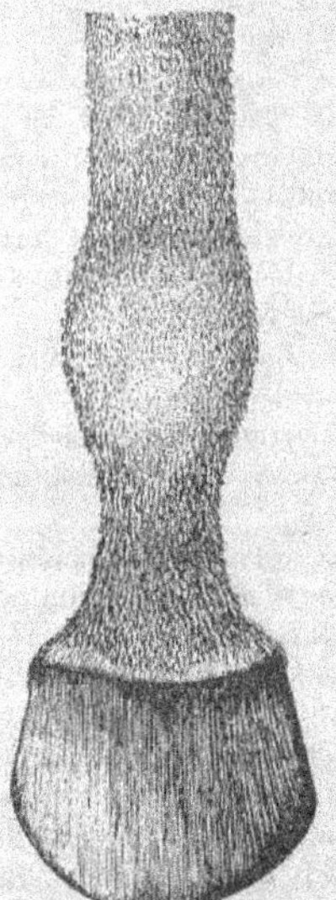
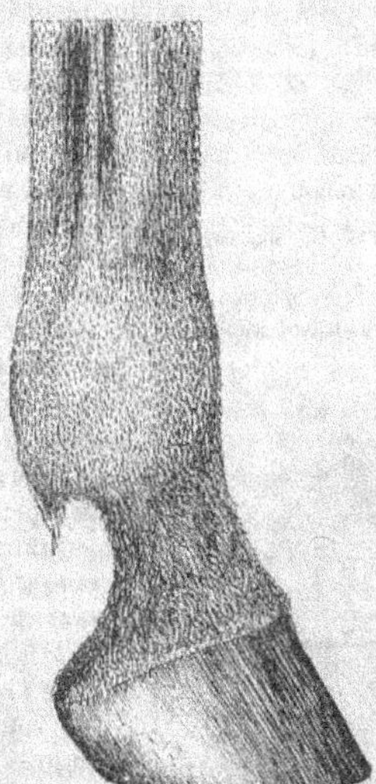
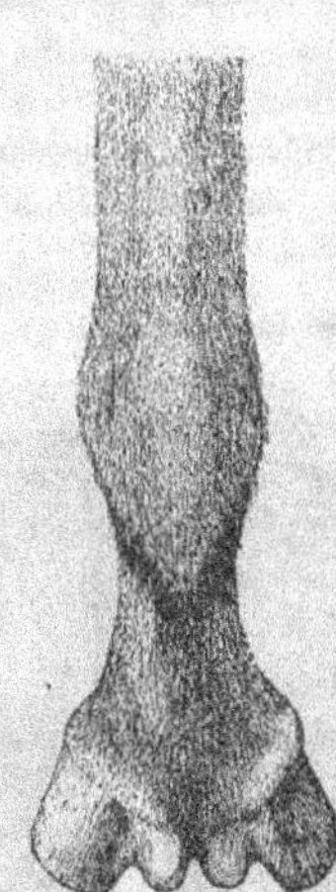

Fig. 1466. — Pied vu de face.   Fig. 1467. — Pied vu de profil.   Fig. 1468. — Pied vu de derrière.

« Le rôle joué par la fourchette est d'une importance considérable, de ce fait que par sa situation, sa souplesse, son importance relative, la charge déversée sur elle lors de l'appui est complètement enlevée à la boîte cornée proprement dite; donc son appui sur le sol ou sur le fer, en station et en marche, a pour effet de soulager la paroi, la sole et les parties sous-jacentes. » (Goyau.)

EXTÉRIEUR. — *Aplomb.* — L'aplomb du membre commande celui du pied. « En principe, l'aplomb du sabot réside, ainsi que l'a fort bien exprimé Watrin, dans le parallélisme de son plan d'appui à la face plantaire du pied vivant, c'est-à-dire au plan déterminé, d'une part, par le bord inférieur de la troisième

à la taille de l'animal. Vu de face, il est moins large en haut qu'en bas, d'une égale hauteur sur chacun de ses côtés, plus évasé en dehors qu'en dedans. Vu de profil, sa ligne de pince est inclinée parallèlement au paturon (55° environ); ses talons ont une direction parallèle à celle de la pince et leur hauteur est moitié de celle de la pince; le bourrelet est régulièrement et légèrement incliné de la pince aux talons. Vu de derrière, ses talons sont écartés, forts, égaux et également hauts, le talon interne un peu plus vertical que l'externe (fig. 1466, 1467, 1468). Vu en dessous, le beau pied est large, évasé, sa fourchette est volumineuse, saine, ses lacunes sont bien accusées, sa sole est épaisse et excavée, ses barres sont moyennement inclinées. Enfin la corne du beau pied est résistante, élastique, ni molle, ni trop dure.

Défectuosités. — a. *Défaut de volume et de proportions.* — Le *pied grand* a sa paroi trop évasée, sa sole est plate, sa fourchette volumineuse; il expose le cheval à se couper, à se déferrer, à tomber. Il devra être ferré juste.

Le *pied petit* a la corne mince, dure, cassante, ses talons sont souvent serrés; il est sensible, prédisposé à l'encastelure, aux bleimes, aux seimes, difficile à ferrer. Il lui faut un fer léger avec une bonne garniture et des clous à lame mince (Voy. FERRURE, t. I, p. 516).

Les *pieds inégaux* indiquent que le cheval

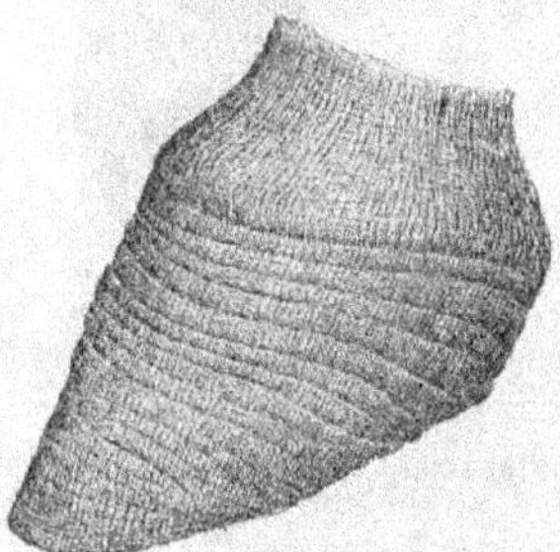

Fig. 1469. — Pied cerclé.

boite, a boité ou boitera généralement du pied le plus petit.

b. *Défaut de qualité de corne.* — Le *pied gras* a la corne molle, sans consistance; les clous tiennent mal et la ferrure n'est pas solide. Parer avec soin; placer un fer léger, portant, si besoin est, des pinçons; employer des clous à lame mince.

Le *pied maigre* a la corne mince, dure, sèche, cassante, il est sujet aux seimes, à l'encastelure. Ferrer comme le pied gras.

Le *pied cerclé* présente sur la paroi des saillies, des cercles qui indiquent des poussées intermittentes de corne (fig. 1469).

Le *pied à paroi séparée de la sole* au niveau du sillon circulaire est un pied qui souffre, qui est atteint d'une lésion du tissu velouté; il exige un fer demi-couvert avec des pinçons et des étampures disposées là où on peut implanter les clous; combler le vide qui existe entre la paroi et la sole avec de la gutta ou du goudron.

Le *pied dérobé* a le bord inférieur de la paroi éclaté par places; il nécessite un fer

étampé exprès et portant des pinçons (fer à caractère).

c. *Mauvaise conformation.* — *Pied plat.* — Il a la paroi fortement inclinée et peu épaisse, la sole plate, les barres très inclinées, la fourchette volumineuse. Il est exposé aux bleimes, aux seimes, au resserrement des talons. Il est difficile à ferrer; il faut respecter la sole et les talons et faire usage d'un fer demi-couvert, peu épais, à ajusture anglaise, auquel on adapte souvent une lame de cuir ou de feutre; se servir de clous à lame mince, brochés suivant l'inclinaison de la paroi.

Pied comble. — C'est l'exagération du précédent: la paroi est très oblique, la sole est bombée et très mince; ce pied est sensible, délicat, souvent atteint de fourmilière, de

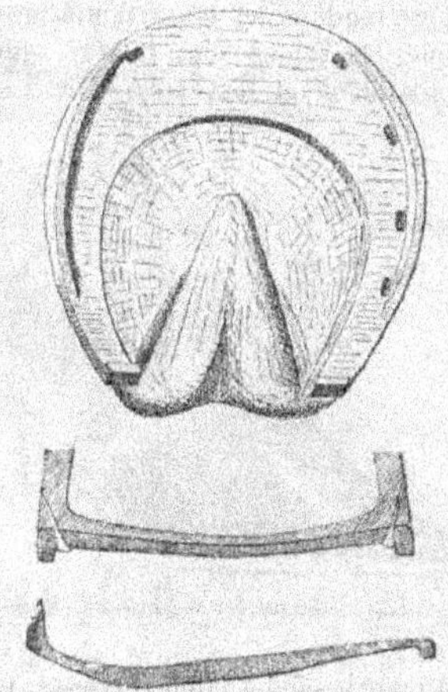

Fig. 1470. — Ferrure du pied comble.

kéraphyllocèle; c'est une défectuosité grave qui est souvent la conséquence de la fourbure chronique (Voy. t. I, p. 578). Ferrer comme il est dit pour le pied plat, mais en exagérant la couverture et l'ajusture (fig. 1470).

Pied à oignons. — C'est un pied plat ou comble, qui présente des saillies situées ordinairement au milieu des quartiers et qui sont dues à des exostoses de la troisième phalange ou à une conformation anormale de celle-ci. Ferrer avec un fer à une ou deux branches couvertes et portant une forte ajusture (Voy. t. II, p. 277, fig. 1269).

Pied à talons fuyants. — Les talons sont couchés et fuient en quelque sorte en avant; les tendons et les articulations sont surchargés. Ferrer un peu long, en tronquant la pince de court, en incrustant bien le pinçon ; ménager les talons, au besoin les surélever avec des lames de cuir (Voy. t. I, p. 517, fig. 598).

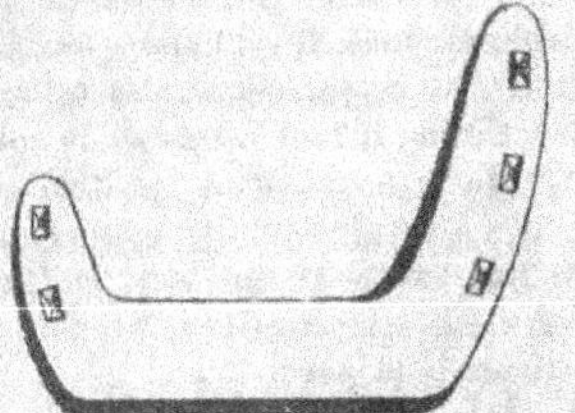

Fig. 1471. — Demi-fer à planche.

Pied à talons bas. — C'est le défaut précédent exagéré, le poids du corps est reporté en arrière, les tendons et les articulations sont surchargés, les talons sont faibles, sensibles, souvent bleimeux et resserrés. Ferrer comme

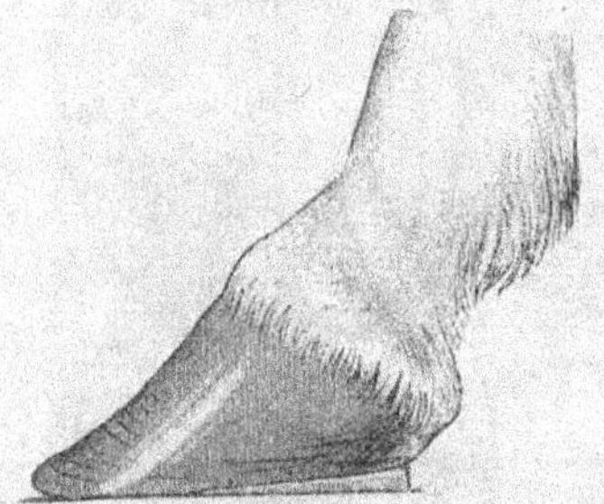

Fig. 1472. — Demi-fer à planche (Pader).

il est dit pour le pied à talons fuyants. On peut recourir au fer à planche (Voy. t. I, p. 517, fig. 599).

Comme moyen préventif chez les poulains prédisposés, Pader propose le demi-fer à planche (fig. 1471 et 1472).

Pied à talons hauts. — Sa sole est creuse, sa fourchette est remontée, ses talons sont hauts et généralement serrés ; le poids du corps est reporté vers les parties antérieures du pied, le cheval est droit jointé, parfois bouleté. Ferrer en parant le pied d'aplomb, appliquer un fer à éponges amincies ou un fer à croissant.

Pied encastelé. — Voy. ENCASTELURE, t. I, p. 430.

d. Mauvais aplombs. — *Pied panard.* — Sa pince est tournée en dehors ; sa paroi est plus forte et plus évasée en dehors qu'en dedans ; l'appui se fait sur le *côté interne* du pied ; le

talon interne s'écrase, se resserre, s'affaiblit et chevauche l'autre. Le cheval panard est exposé à se couper (Voy. PANARD).

Pied cagneux. — Sa pince est tournée en dedans. Son appui se fait sur le côté externe qui est surchargé et affaibli. Parer et ferrer d'aplomb ; donner à la mamelle et à la branche externe une bonne garniture ; ferrer juste en dedans.

Pied pinçard, pied bot. — Il est beaucoup

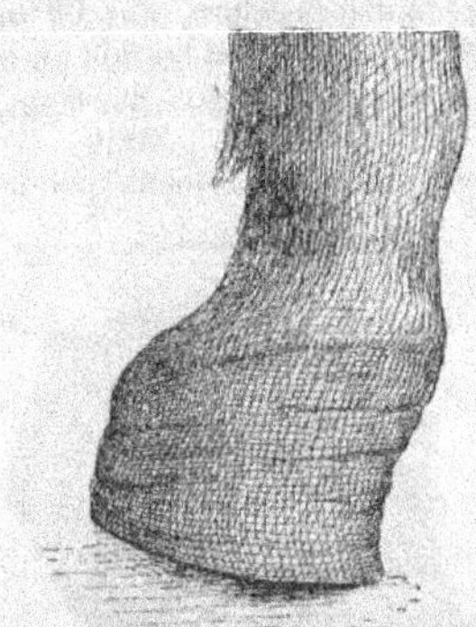

Fig. 1473. — Pied bot et bouleture.

plus fréquent aux membres postérieurs qu'aux antérieurs. Son appui se fait en pince. Sa pince est droite, parfois verticale, ses talons sont très hauts. Ce pied est sujet aux seimes en pince ; il prédispose à la bouleture (fig. 1473).

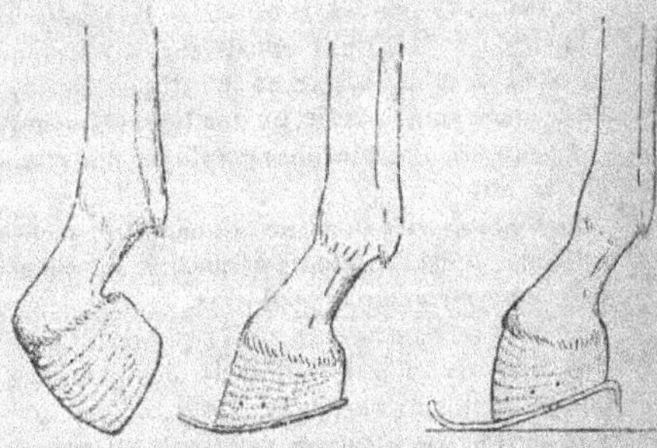

Fig. 1474. — Pied rampin, résultat obtenu par la ferrure.

Le *pied rampin* est l'exagération du précédent : sa paroi est oblique en sens inverse de la direction normale ; il n'appuie sur le sol que par sa pince.

Parer d'aplomb, dans le plan de la fourchette. Employer un fer couvert en pince portant un fort pinçon que l'on fait brider, et en éponges des crampons plus ou moins hauts suivant le degré de la défectuosité (fig. 1474).

Pied de travers ou cambré. — Le quartier le

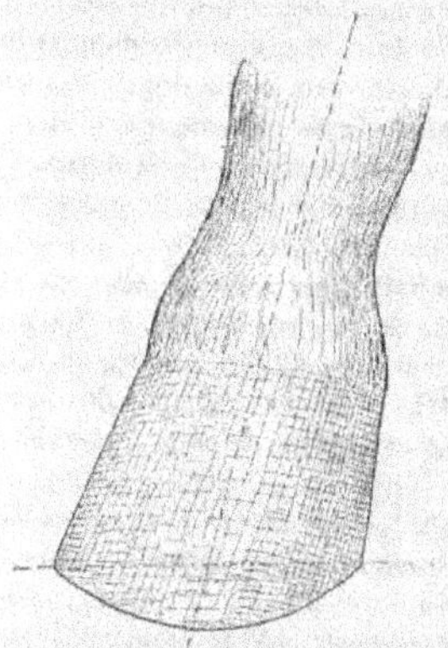

Fig. 1475. — Pied de travers.

plus bas (fig. 1475) supporte une surcharge trop forte. Il finit par devenir *panard* ou *cagneux*. Il faut chercher à établir lentement l'appui naturel, en mettant au besoin des lames de cuir sous le fer (fig. 1476).

Comme moyen préventif le fer à quartier

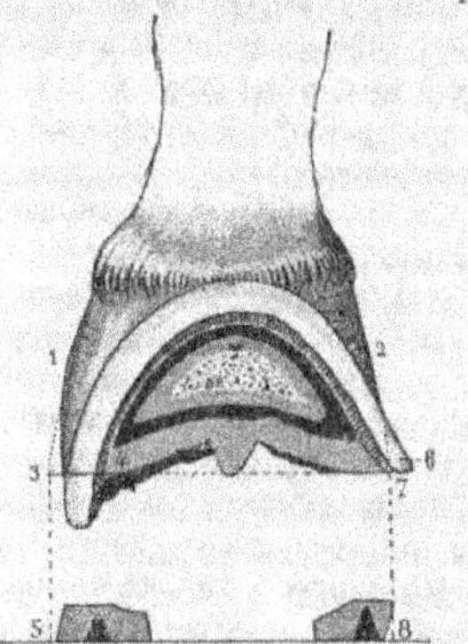

Fig. 1476. — Ferrure du pied cambré (Lungnitz).

1, paroi trop haute ; 2, paroi trop basse ; 3, 4, limite de corne à réséquer ; 6, corne à râper ; les lignes 3-5, et 7-8, indiquent la position que doit prendre le fer sous le pied.

donne de bons résultats sur les poulains. On le place sous la partie la moins haute du pied (fig. 1477).

Pathologie — Voy. Bleime, Enclouure, Fourbure, Kéraphyllocèle, Piqûre, Sole (*Brûlure de la*), Seime, etc.

2° *Pied de l'Ane et du Mulet.* — Même constitution que le pied du cheval ; il n'en diffère que par sa forme. Le sabot est plus haut, surtout de talons ; sa pince est plus droite ; il est plus long que large, resserré par côtés ; sa paroi est

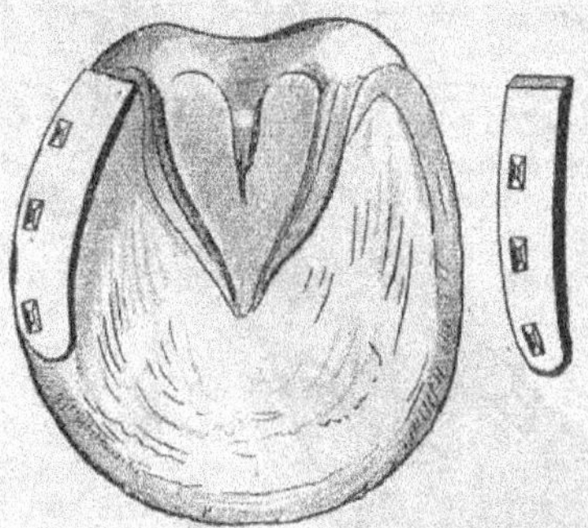

Fig. 1477. — Ferrure à quartier.

mince en quartiers ; sa sole est creuse, sa fourchette est souvent petite. Les Espagnols

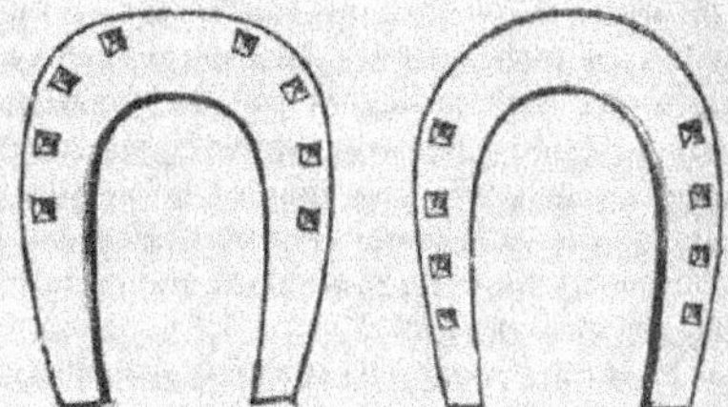

Fig. 1478. — Fers à mulet.

mettent aux mulets des fers arrondis à éponges minces et peu épaisses (fig. 1478).

3° *Pied des Ruminants.* — Le pied diffère de celui des monodactyles par sa conformation extérieure et sa structure organique. Le bœuf, le mouton et la chèvre ont le pied fourchu et divisé en deux parties, que l'on nomme communément *onglons*. Chaque onglon constitue un corps pyramidal, qui a la même conformation, le même mode d'organisation que le pied du cheval ; il ne porte pas de cartilages latéraux, et il n'a pas de fourchette ; le coussinet plantaire recouvre le bulbe du talon de chaque doigt où il forme une masse convexe. L'intervalle qui sépare les onglons est appelé *interdigité* ; il est peu profond, et ne va pas au delà du sabot (fig. 1479). Le pied du mouton et de la chèvre porte un *canal biflexe*, folliculaire, blanchâtre, formé par un repli de la peau placé profondément entre les pénultièmes phalangiens (os des couronnes) ; il est accolé à la peau qui revêt le fond de la séparation des onglons, et tient aux parties environnantes par un tissu lamineux, graisseux, abondant et lâche.

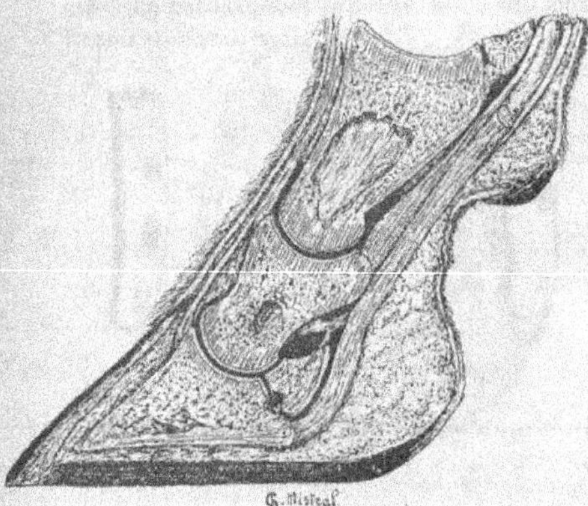

Fig. 1479. — Pied du bœuf. Coupe passant par l'axe d'un doigt.

Dromadaire. — L'appui sur le sol se fait par la face inférieure des deux dernières phalanges qui sont protégées par un coussinet élastique double, masse recouverte en arrière par une semelle cornée simple ; la troisième phalange est seule reçue dans un onglon court et fortement convexe, présentant une certaine analogie avec une griffe.

4° **Pied du Porc**. — Il est composé de quatre doigts, protégé par quatre onglons, dont les deux du milieu, plus gros et plus longs, servent constamment à l'appui : les deux onglons latéraux l'un interne et l'autre externe sont postérieurs, la structure de chaque onglon est la même, et présente la même disposition que dans le pied didactyle.

5° **Pied du chien et du chat**, on dit plus souvent *patte*. — Ce pied est *pentadactyle*, aux extrémités antérieures, et *tétradactyle* aux extrémités postérieures. Chez ces animaux, les doigts sont séparés les uns des autres sur la longueur des deux dernières phalanges, et sont armés d'ongles convexes, plus ou moins longs et pointus. La surface plantaire de chaque pied offre cinq principaux corps arrondis, mollasses, à surface chagrinée, que l'on nomme *tuber-*

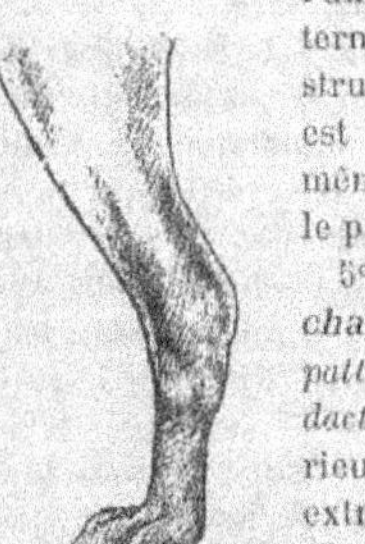

Fig. 1480. — Patte de chien.

cules plantaires, et qui servent à l'appui.

La patte du chien est quelquefois pourvue d'un ergot, et les ongles sont allongés, obtus, creusés en gouttière et non rétractiles (fig. 1480).

La patte du chat est généralement plus poilue et plus douce que celle du chien ; ses ongles sont longs, aigus et très rétractiles, surtout ceux des extrémités antérieures ; ils sont relevés pendant le repos, et couchés dans les intervalles.

PIE-MÈRE (*pia mater* ; all. et angl. *Pia mater* ; it. et esp. *pia madre*). — La plus intérieure des *méninges* (Voy. ENCÉPHALE, t. I, p. 437).

PIERRE. — Nom vulgaire des calculs urinaires, spécialement de ceux qui existent dans la vessie (Voy. CALCULS, t. I, p. 152).

PIÉTIN (all. *Bösartige Klauenseuche* ; angl. *footrot* ; *crapaud, inflammation carcinomateuse du tissu réticulaire du pied, piétain* ; *paronychia ovium contagiosa*). — Affection particulière aux moutons et aux chèvres, qui débute par une inflammation ulcéreuse du tissu réticulaire de la partie supérieure et interne de l'onglon, de la cutidure, d'où résulte un décollement de la corne, la désunion de la paroi et des parties qu'elle recouvre, avec un léger suintement ; elle entraîne des altérations organiques assez graves pour la rendre incurable, lorsqu'elle n'est pas traitée au début. Elle a quelque analogie avec le *fourchet* (Voy. t. I, p. 584) et la *limace*, avec laquelle il ne faudrait cependant pas la confondre.

ÉTIOLOGIE. — La cause déterminante est un agent infectieux existant dans les litières et les fumiers ; il pénètre probablement par une petite plaie du pied, de la cutidure ou une érosion épidermique, et il se reproduit sur place. Un malade introduit dans une bergerie infecte la litière par le liquide purulent qui s'écoule des pieds affectés et transmet la maladie aux autres moutons. Souvent on a vu l'affection s'étendre à tout un troupeau, après l'introduction de quelques malades dans une bergerie.

Les races perfectionnées semblent prédisposées. La maladie se manifeste surtout pendant les saisons humides. Elle ne s'observe aussi que dans les bergeries basses, humides, où séjourne le purin.

SYMPTOMATOLOGIE. — La maladie affecte d'abord un seul ou les deux onglons ; un, plusieurs ou les quatre pieds ; très souvent elle débute par un seul et passe successivement aux autres.

Dans les premiers temps, les malades boitent

peu, conservent l'appétit ; le piétin existe depuis quelque temps déjà quand la boiterie apparaît. Au début, on remarque une désunion de la paroi et des parties qu'elle recouvre. Vers le cinquième ou septième jour, le pied offre un peu de rougeur et de chaleur à la réunion des doigts, avec léger suintement visqueux autour du sabot. Si on enlève le biseau désuni, on trouve sur la cutidure correspondante une ou plusieurs pustules qui s'entourent d'une auréole rouge et qui provoquent le décollement de la corne ; elles se recouvrent d'une pellicule blanchâtre, avec suintement d'un liquide oléagineux. Ces pustules s'ouvrent à leur sommet, et laissent à leur place de petits ulcères à fond rougeâtre, dont les bords sont quelquefois dentelés. Les plaies renferment une matière blanche, légèrement onctueuse et odorante.

Alors la claudication s'établit ou augmente, les bêtes sont moins gaies et mangent peu. Les plaies sécrètent une matière fétide, qui s'insinue entre la membrane kératogène et la corne ; celle-ci semble se dissoudre en même temps qu'elle se détache du côté de l'espace interdigité et surtout des talons : longtemps le mal reste limité au côté interne de l'onglon, tandis que la corne de la paroi externe et surtout de la pince, semble être sécrétée plus abondamment quoique irrégulièrement ; elle se cercle, devient rugueuse. — Si on enlève la corne désunie, on voit que la matière purulente s'insinue entre les lames du tissu podophylleux, et que ces lames se sont élargies en devenant plus épaisses ; les papilles de la sole, elles aussi, se sont développées en tous sens.

La maladie peut s'arrêter à cette période ; les ulcères se cicatrisent ; les tissus hypertrophiés reviennent à leurs dimensions normales et sécrètent de la corne. Mais le mal, poursuivant ses progrès, peut aussi arriver à la troisième période. Le décollement de la corne et les transformations de sa membrane kératogène progressent ; la sole se détache d'arrière en avant ; la muraille des quartiers se désunit de bas en haut ; il coule du pied un pus grisâtre et fétide ; la désunion gagne même la pince, et, contournant l'angle antérieur de la première phalange, va se joindre à celle du côté externe. Les ulcères creusent ; la matière morbide sécrétée devient plus épaisse, grise, noire, et son odeur fétide et ammoniacale augmente, en même temps que ses propriétés dissolvantes se prononcent davantage. L'onglon, du reste, se déforme,

s'allonge de plus en plus vers la pince, qui se recourbe en crosse et devient plus rugueuse et plus sèche, là surtout où elle cesse d'adhérer à sa matrice. Les tissus sous-jacents à la membrane kératogène s'altèrent ; le tissu réticulaire s'indure, l'os qu'il recouvre s'enflamme et se couvre de petites exostoses ; il y a nécrose avec carie des os et des tendons, des ligaments articulaires comme du ligament interdigité ; il y a complication d'arthrite, de synovite ; des abcès se montrent sur la couronne, peuvent gagner le paturon, le boulet ; des fistules se forment.

L'état général peut n'être nullement influencé lorsque la maladie reste limitée ; mais lorsqu'elle affecte plusieurs pieds et se complique, elle provoque une fièvre dont l'intensité est en rapport avec la gravité et l'étendue des altérations locales. Les animaux boitent fortement et ont de la peine à se soutenir ; ils sont tristes, mangent peu, et sont souvent à genoux, surtout quand les pieds de devant sont attaqués. Des troubles digestifs apparaissent, le malade meurt d'infection ou de consomption.

DIAGNOSTIC. — On confondra difficilement le piétin avec le fourchet, la limace, la fièvre aphteuse (Voy. t. I, p. 584, t. II, p. 111, t. I, p. 70).

TRAITEMENT. — Dès que la maladie est constatée, il faut isoler les malades, désinfecter la bergerie. On disposera à l'entrée un gué contenant une solution antiseptique, eau de chaux de préférence, dans laquelle les animaux sains devront passer en rentrant ou en sortant du local contaminé. Les moutons sains seront visités chaque jour et on isolera immédiatement ceux qui présenteraient des lésions du pied. Les malades seront placés sur une litière sèche et propre.

Lorsque la maladie n'est qu'à sa première période, les bains antiseptiques et prolongés suffisent ordinairement. Lorsque le décollement est assez étendu, il faut recourir au traitement chirurgical : enlever la corne décollée et les tissus mortifiés ; toucher ensuite la membrane tégumentaire avec une solution antiseptique forte, eau phéniquée, solution de sulfate de cuivre, teinture d'iode, etc., la recouvrir de poudre de tanin. Lorsque le décollement est très étendu et qu'il existe des complications, mieux vaut faire l'amputation du doigt ou des deux doigts ou bien livrer l'animal à la boucherie. Voy. CONTENTION (*Moyens de*), t. I, p. 309.

PIGEON (*columba* ; all. *Taube* ; angl. *pigeon*,

dove, it. *piccione*). Ordre d'oiseaux distincts des gallinacés par leur sternum à échancrures petites et arrondies, leur bec faible, leurs tarses courts, leurs doigts libres; monogames. Ils pondent deux œufs à chaque couvée, dont ils font plusieurs chaque année, surtout en domesticité. Ils couvent dix-neuf jours.

Les espèces principales sont le *ramier* (*Columba palumbus*, L.), le pigeon voyageur (*C. migratoria*, L.), le pigeon de roche ou biset (*C. livia* ou *œnas*, L.), origine des races domestiques (*C. domestica*, L.), la tourterelle (*C. turtur*, L.).

PIGMENT ou PIGMENTUM (*pigmentum*; all. *Farbstoff*, *Pigment*; angl. *pigment*; it. et esp. *pigmento*). Couleur. — En anatomie, toute matière à l'état de gouttelettes liquides et demi-liquides ou de granulations solides, douées d'une coloration propre, jaune, verte, rouge, etc., existant normalement ou pathologiquement dans les éléments anatomiques, dans leurs interstices ou dans les liquides de l'économie. — *Pigment cutané, noir* ou *oculaire*. Matière de teinte noire, brune ou roussâtre, qui donne des nuances diverses à la peau des espèces animales, en passant du jaunâtre au jaune-cuivre et au brun foncé. A l'état pathologique, il se développe en masses compactes dans le parenchyme des organes, constituant les tumeurs connues sous le nom de *mélanoses* (V. ce mot).

Anomalies. — Ce sont l'albinisme, le ladre, le mélanisme, la décoloration des poils à la suite de blessures.

PILOCARPINE ($C^{16}H^{45}Az^4O^8.2HO$). — Alcaloïde retiré des feuilles du *Pilocarpus pennatifolius*. Masse visqueuse, incolore, un peu amère, peu soluble dans l'eau, très soluble dans l'alcool, l'éther et le chloroforme, donnant un nitrate et un chlorhydrate cristallisables. Ses effets, comme ceux du jaborandi, sont la sécrétion abondante de la sueur et de la salive; de plus, elle fait contracter la pupille : c'est donc un antagoniste de l'atropine. Pour l'usage thérapeutique, on emploie le nitrate ou le chlorhydrate dissous dans l'eau, en injection hypodermique (10 à 25 centigrammes pour le cheval).

PILULE (*pilula*, diminutif de *pila*, boule: καταπότιον; all. *Pille*; angl. *Pill*; it. *pillola*; esp. *pildora*). — Médicament de forme sphérique, du poids de quelques centigrammes, de consistance demi-dure. La *pilule* ne diffère du *bol* que par son volume, son poids de 5 à 25 centigrammes. Une pilule se compose : 1° d'une substance active, poudre, sel, extrait, huile, essence, etc., qui doit, autant que possible,

être insoluble, non déliquescente ; 2° d'un excipient destiné à donner à la masse la consistance voulue, et qui est tantôt solide (poudres inertes de guimauve, de réglisse ou d'amidon, gomme, sucre, mie de pain, ou poudres douées de propriétés médicinales), quand il s'agit de durcir la substance active; tantôt liquide ou demi-liquide (sirop), miel, glycérine, huile, alcool, essence), quand la substance active est pulvérulente.

Voici quelques formules :

Pilules anthelminthiques pour le cheval (Vitet).

Suie de cheminée tamisée...	48 grammes.
Aloès des Barbades.........	32 —
Miel ou mélasse....... ...	âā 30 —
Poudre de réglisse	

Pour 7 à 8 pilules, à donner au cheval à jeun et en une seule fois.

Pilules anthelminthiques pour le cheval (Royer-Tingrey).

Aloès socotrin.............	30 grammes.
Calomel à la vapeur.......	4 —
Semen contra	30 —
Miel.....................	Q. S.

Faites plusieurs pilules. Administrez le matin à jeun, contre les vers ascarides et les strongles qui habitent le canal intestinal du cheval.

Pilules contre la chorée du chien.

Sulfate de quinine...........	1 gramme.
Poudre de valériane.........	5 grammes
Extrait de valériane	Q. S.

F. s. a. 20 pilules. De deux à cinq par jour.

Pilules contre les accès épileptiformes du chien (Förster).

Extrait de belladone..	âā 2 à 5 grammes.
Oxyde de zinc	
Extrait de stramoine.........	1 gramme.

F. s. a. 20 pilules. De deux à cinq par jour.

Pilules contre les vers du chien (Blaine).

Turbith minéral.............	1 gramme.
Limaille de fer.............	1 —
Thériaque.................	Q. S.

F. s. a. 10 bols. Administrez-en un chaque matin.

Pilules diurétiques hydragogues.

Scille....................	
Digitale	âā 5 grammes.
Scammonée	
Sirop de gomme............	Q. S.

F. s. a. 100 pilules. On en donnera de deux

à douze par jour, jusqu'à effet diurétique et purgatif bien prononcé pour le chien.

Très efficaces contre les hydropisies.

Pilules purgatives (Eckel).

Aloès socotrin............. 5 grammes.
Sulfate de potasse........ 15 —
Savon.................... Q. S.

Pour 100 pilules. Dix pilules au chien le matin à jeun.

Pilules de copahu.

Copahu.... ....)
Térébenthine de Bordeaux.}ãã 20 grammes.
Magnésie................)

Par pilules de 30 centigrammes. Pour le chien, de 5 à 20 dans les urétrites et les maladies de la vessie.

Pilules suisses.

Préconisées par Le Berre comme purgatif, dans la médecine des chiens. S'administrent dans de la viande ou autrement : de une à six pilules.

PINÇARD. — Se dit du cheval qui marche sur la pince Voy. Pied (*Défectuosités*).

PINCE (*volsella*, λαϐίς ; all. *Zange*, *Pincette*; it. *pinzette* ; esp. *pinzas*). — En zoologie, mandibule. — En anatomie vétérinaire, — partie antérieure du sabot, et aussi dents incisives les plus au milieu.

En chirurgie, *pince*, instrument dont on se sert dans diverses opérations pour saisir, attirer ou fixer certaines parties. Il se compose de deux branches au moins, réunies d'une manière variable, et susceptibles d'être écartées ou rapprochées (Voy. t. I, p. 724, fig. 849 et 850).

Pince à ligature. — Celle dont on se sert pour lier une artère. C'est tantôt une pince à dissection ordinaire, tantôt une pince à verrou.

Pince à verrou. — Pince allongée qui porte un petit verrou destiné à la tenir fermée. On l'emploie pour la torsion ou la ligature des artères. Un de ses mors porte ordinairement une petite rainure destinée à recevoir une épingle, et qui rend cette pince commode pour les sutures.

Pince ostéotome. — Voy. Ostéotome et Sécateur.

Pince à pansement ou à anneaux. — Pince composée de deux branches arrondies, munies d'anneaux à une extrémité, et semblables à celles des ciseaux, si ce n'est qu'au lieu de se croiser et d'être tranchantes, elles sont directement opposées l'une à l'autre et aplaties, et munies de quelques dentelures superficielles.

Cet instrument sert à enlever les parties de pansement, à nettoyer les plaies, à soulever les parties molles dont on veut faire la section, à porter la ouate dans le fond d'un foyer purulent, etc.

Pince à breuvage. — Pour faire prendre des breuvages aux chevaux avec la seringue. on utilise la *pince à breuvages* de Chuchu (Voy. t. I, p. 135, fig. 190).

PINCÉE (*pugillus*, δραχίον; all. *Prise*; angl. *pinch* ; it. *pizzico* ; esp. *pizca*). — Quantité d'une substance médicamenteuse que l'on peut saisir avec l'extrémité de deux ou trois doigts. Cette manière de prescrire les drogues étant trop vague, le Codex a indiqué les poids équivalents aux pincées de certaines substances :

		Grammes.
Une pincée de fleurs de camomille pèse..		2
—	— de guimauve.......	2
—	— de mauve..........	1
—	— d'arnica	1
—	— de tussilage........	2
—	— de tilleul mondées..	2
—	de fruits de fenouil...........	2
—	d'anis...................	2

PIQUE. — Nom donné à la *soie* du porc (Voy. Soie).

PIQURE (*punctura*; all. *Stichwunde*). — Plaie étroite et profonde faite par un instrument aigu, ou par certains insectes (Voy. Plaies).

En vétérinaire, ce mot désigne surtout un accident de ferrure qui consiste en une blessure de la chair du pied par un clou implanté *trop à gras*. Si le maréchal s'aperçoit de l'accident et retire le clou aussitôt, on dit qu'il y a *piqûre*; si la lésion reste inaperçue, l'ouvrier rive le clou qui reste à demeure, on dit qu'il y a *enclouure* (Voy. Enclouure, t. I, fig. 569, p. 446).

Certaines circonstances favorisent la production de la piqûre : encastelure, minceur de la sole et de la paroi, fer étampé trop à gras ou placé de travers sous le pied, clous mal affilés, pailleux, trop forts de lame, inattention ou inhabileté de l'ouvrier; l'accident est plus fréquent au quartier interne qu'à l'externe.

Lorsque le maréchal enfonce le clou vulnérant, le cheval exécute généralement un brusque mouvement de retrait du pied; l'ouvrier retire le clou et souvent le sang souillé sa pointe, ou perle à l'orifice du trajet. La piqûre n'a généralement pas de suites graves ; il est rare que le cheval en boîte; mais si le pied devient chaud et sensible au point vulnéré, il existe alors de l'inflammation au niveau des tissus podophylleux et velouté.

Lafosse a dit : « De cent chevaux piqués, à peine y en a-t-il six qui boitent. »

TRAITEMENT. — Lors de simple piqûre, il suffit de retirer le clou et de laisser vacante l'étampure correspondante. Si la pointe a pénétré loin, il faut amincir la sole au niveau du clou, débrider légèrement son trajet et faire une injection antiseptique ou de liqueur de Villate ; puis on recouvre l'amincissement d'une petite étoupade goudronnée et on replace le fer, en laissant vides les deux étampures voisines. La légère boiterie à froid disparaît d'ordinaire après deux ou trois jours.

Si la plaie est infectée, les tissus podophylleux et velouté s'enflamment, le pied devient chaud, sensible, le cheval boite plus ou moins. On le laissera au repos, et il sera nécessaire d'intervenir. (Voy. ENCLOUURE.)

PIROPLASMOSES. — Infections déterminées, chez diverses espèces animales, par un sporozoaire du genre *Piroplasma*, parasite des globules rouges du sang (Voy. t. I, p. 711).

En 1880, Laveran décrit l'hématozoaire du paludisme de l'homme. En 1888, Smith et Hilborne découvrent des hématozoaires dans le sang de bœufs atteints de la « fièvre du Texas », établissent leur rôle pathogène, ainsi que les modes de l'infection. Depuis on a retrouvé des affections analogues chez le mouton, le cheval, le chien.

Actuellement on distingue quatre espèces de piroplasmas pathogènes spéciales au bœuf, au mouton, au cheval et au chien. Ces piroplasmas sont inoculés au bœuf et au chien par des ixodidés parasites (tiques) ; il en est probablement de même pour le cheval et pour le mouton. Ils pénètrent dans les hématies, détruisent l'hémoglobine, et favorisent sa dissolution. Les symptômes principaux de l'infection sont l'anémie, l'hémoglobinurie et l'ictère. Laveran a montré les diverses formes que prennent les organismes dans le sang des malades (Voy. MALARIA, t. II, p. 136, fig. 1060).

I. *Piroplasmose du bœuf. — ÉPIDÉMIOLOGIE.* — Il est probable que la maladie existe en *France* en de nombreux points et qu'elle a été décrite souvent sous le nom d'*hémoglobinurie.*

L'affection sévit aussi en *Poméranie*, en *Finlande*, en *Norvège* (*rodsyge*, maladie rouge), en *Italie* où elle est commune, en *Roumanie*, etc.

L'*Afrique* est envahie sur tous les points. Il en est de même de l'*Amérique* où l'affection est connue sous des noms divers et surtout sous ceux de *Texas fever* (fièvre du Texas), aux États-Unis, et de *tristeza*, dans l'*Uruguay* et la *République Argentine.*

ÉTIOLOGIE. — Le parasite, *Piroplasma bigeminum*, est un protozoaire, voisin des coccidies et des amibes. On le trouve généralement dans le globule rouge, où il peut présenter deux aspects principaux : éléments piriformes généralement associés par deux dans une hématie, ou bien éléments sphériques ou ovalaires.

Le parasite est transporté et inoculé par les tiques ou ixodes qui s'implantent dans la peau du bœuf. Les tiques sucent le sang d'un animal atteint, puis, dès qu'elles sont gorgées de sang, elles se détachent de la peau et tombent dans les prairies où elles pondent. Les jeunes tiques issues des œufs répandus à la surface du sol renferment elles-mêmes les piroplasmas, soit dans leurs tissus, soit sur leur rostre. Elles peuvent vivre ainsi librement pendant plusieurs mois, puis elles se fixent sur les mammifères qui passent à leur portée ; elles s'implantent presque toujours aux endroits où la peau est fine. La femelle enfonce son rostre dans le derme et y insère les parasites ; ceux-ci arrivent dans les vaisseaux et se multiplient.

La maladie est apportée en des régions non encore envahies, non seulement par les animaux malades, mais aussi par des bœufs sains, réfractaires et porteurs de tiques infectées.

Il faut en outre, pour que la maladie apparaisse dans une contrée, que les parasites soient dans des conditions favorables à leur évolution.

SYMPTOMATOLOGIE. — La maladie évolue sous deux formes : maligne et bénigne (Nocard et Leclainche, *loc. cit.*).

a. *Forme maligne.* — Au début, tristesse, inappétence, soif intense, hyperthermie. Après un ou deux jours, les symptômes généraux s'aggravent encore, la fatigue devient plus grande, la respiration est précipitée, la circulation très accélérée (110 à 120 pulsations par minute); il existe de la constipation (et dans ce cas les excréments rejetés sont coiffés de mucosités) ou bien de la diarrhée séreuse et sanguinolente; les reins sont très sensibles à la pression; l'avortement est la règle. Les mictions sont fréquentes ; l'urine rejetée a une teinte qui varie du rouge vineux au brun noir ; elle est albumineuse. Le sang est décoloré et aqueux. La mort survient généralement et est précédée d'une agonie pénible. La guérison peut survenir et est annoncée par la diminution des symptômes généraux avec retour de l'appétit ; les urines sont moins foncées et reprennent leur coloration normale après trois à quatre jours. La convalescence est toujours longue.

Des accidents nerveux peuvent être constatés au cours de la maladie : parésie du train postérieur ou accès rabiformes.

b. *Formes bénignes*. — Elles se rencontrent chez les jeunes animaux, parfois chez les adultes.

Les symptômes sont peu accusés et, dans certaines formes très bénignes, l'examen du sang dénonce seul la présence de quelques parasites dans les globules.

Au début, on note la paresse, la diminution de l'appétit, l'accélération de la respiration et de la circulation. Les urines ne sont pas colorées. Après six à huit jours, la convalescence survient et dure peu ; l'animal reste un peu anémié. Ces formes bénignes confèrent une certaine immunité.

ANATOMIE PATHOLOGIQUE. — Les lésions sont celles de l'anémie avec infiltration des ganglions, hypertrophie de la rate qui double ou quadruple de poids ; le foie est également hypertrophié, congestionné, friable ; les reins sont congestionnés, ecchymosés, friables, ou bien pâles et mous si l'évolution a été plus lente ; la muqueuse vésicale est ecchymosée. La muqueuse intestinale est parfois enflammée. Les poumons sont généralement sains. Le myocarde est cuit ; taches ecchymotiques sur l'endocarde. Le sang a une teinte foncée. Dans les formes nerveuses, on note de la congestion des centres nerveux.

DIAGNOSTIC. — Sur l'*animal vivant*, le diagnostic est basé sur la coexistence de l'hyperthermie, de l'hémoglobinurie et surtout l'aspect lavé du sang. Dans les régions infectées, les formes bénignes peuvent être soupçonnées quand les sujets jeunes sont surtout atteints. On peut confondre la maladie avec la *fièvre charbonneuse*, mais dans ce cas le sang est épais et noir, l'hématurie est rare, les muqueuses sont violacées. Dans la *cystite hémorragique* ou *hématurie essentielle*, l'anémie apparaît lentement, les troubles généraux sont peu accusés, l'urine renferme du sang en nature.

Sur le *cadavre*, on différenciera la maladie de la *peste bovine* et de la *fièvre aphteuse* (dans ces cas, altérations évidentes des muqueuses), de certaines *pasteurelloses* chroniques (entéqué). La *fièvre charbonneuse* présente, sur le cadavre, avec la piroplasmose, les caractères différentiels suivants (Lignières) :

Piroplasmose.	*Fièvre charbonneuse.*
Rate énorme, foncée, souvent ferme.	*Rate* très grosse, à pulpe noire, molle, semi-liquide.
Foie souvent jaunâtre, avec une bile granuleuse, abondante.	*Foie* toujours violacé, à bile fluide.
Urine souvent hémoglobinurique.	*Urine* jamais hémoglobinurique et rarement hématurique.
Ganglions peu hypertrophiés.	*Ganglions* très hypertrophiés, hémorragiques.
Sang le plus souvent clair, coagulant et rougissant bien.	*Sang* épais, boueux, coagulant et rougissant mal.

TRAITEMENT. — Les diverses médications conseillées paraissent sans effet. Donner aux animaux des aliments de facile digestion, du vert ; les laisser au repos absolu dans un endroit abrité. Combattre l'anémie par les toniques, les injections de sérum physiologique.

PROPHYLAXIE. — On peut *immuniser* les animaux exposés à la contagion en leur inoculant du sang faiblement parasité d'animaux rendus réfractaires par des atteintes successives, ou bien en les vaccinant par le procédé de Lignières, avec des cultures du piroplasme dans le sang défibriné des malades.

Les *mesures sanitaires* tendent à éviter l'extension ou l'importation de la maladie. Elles varient suivant les pays et les conditions de l'élevage. Elles sont d'une application difficile et peu efficaces. Il est préférable d'isoler les troupeaux infectés et de prohiber les importations suspectes.

II. **Piroplasmose du mouton**. — La maladie a été observée en Roumanie (Babès), en Italie, aux environs de Constantinople, en France dans le département de l'Indre.

ÉTIOLOGIE. — Les parasites, *Piroplasma ovis*, sont peu nombreux dans le sang. Il est à prévoir que l'étiologie est analogue à celle de la piroplasmose du bœuf.

SYMPTOMATOLOGIE. — Fièvre, frissons, abattement, fatigue, inappétence, au début. Après un ou deux jours, on observe de l'ictère, de la diarrhée hémorragique ; parfois l'urine est colorée en rouge brun. La mort survient en deux ou trois jours et est précédée d'une période de collapsus et de l'abaissement de la température. La convalescence a lieu dans la moitié des cas environ et dure plusieurs semaines.

TRAITEMENT. — Il est le même que celui de la piroplasmose du bœuf.

III. **Piroplasmose du cheval**. — La maladie est endémique dans toute l'Afrique du Sud, Natal, Cap, Transvaal (Theiler). En Europe, on ne l'a observée qu'en Italie. Il est assez difficile de rapporter à la piroplasmose les diverses affections du Soudan et du Tonkin décrites par les vétérinaires militaires sous les noms de *malaria* ou de *paludisme* (Voy. ces mots).

ÉTIOLOGIE. — La maladie est due au *Piroplasma equi*, parasite presque toujours endoglobulaire, qui se présente sous l'aspect d'éléments sphériques ou ovalaires, rarement piriformes.

Tandis que la maladie n'est guère constatée qu'à l'état sporadique sur les chevaux entretenus dans les régions infectées, ces animaux étant pour la plupart réfractaires, elle prend un caractère enzootique sur certains chevaux importés. L'infection et la contagion sont très variables, suivant la race des animaux importés. La maladie frappe surtout les animaux qui émigrent des hauts plateaux dans les prairies basses. Elle est plus fréquente sur les chevaux abandonnés dans les prairies que sur ceux qui séjournent dans l'écurie.

L'affection sévit en été, avant et après la saison des pluies.

Les modes de l'infection et la pathogénie de la maladie sont mal connus. Une première atteinte donne une immunité durable.

SYMPTOMATOLOGIE. — Les symptômes sont variables et on peut distinguer des formes aiguës et chroniques. Dans les premières, le début est soudain et la mort arrive rapidement, ou bien, si la guérison survient, elle est précédée d'une longue convalescence. Dans les secondes, on note des rémittences irrégulières, non comparables aux « accès de fièvre » de l'homme.

Au début, on note des frissons, une fièvre intense, et les signes généraux communs aux maladies aiguës graves. Bientôt apparaît la teinte ictérique des muqueuses, de la sclérotique, de la peau en ses régions dépourvues de pigment.

L'animal est très abattu ; la respiration est précipitée, le pouls est faible, filant ; il y a de la constipation ou bien de la diarrhée ; l'urine est foncée ; l'amaigrissement est rapide. La mort arrive en deux à cinq jours, dans les formes aiguës, et est précédée d'une période comateuse plus ou moins longue. Dans les formes à évolution ralentie, la mort survient après deux à quatre semaines.

ANATOMIE PATHOLOGIQUE. — Les lésions sont celles de l'anémie. En outre, rate énorme (jusqu'à 5 kilos), de consistance goudronneuse ; foie congestionné, de teinte jaune ; reins volumineux, anémiés, un peu infiltrés ; ganglions tuméfiés, ramollis, hémorragiques ; myocarde cuit ; ecchymoses sous l'endocarde.

Le parasite est rencontré dans tous les liquides si la mort a été rapide.

DIAGNOSTIC. — Basé sur la coexistence d'un état général grave, avec fièvre intense, et teinte ictérique des muqueuses. Dans la *pasteurellose*, on note des localisations diverses. Le *nagana* s'accompagne d'oscillations étendues de la température, d'œdèmes, d'un amaigrissement coïncidant avec la conservation de l'appétit.

TRAITEMENT. — Administrer chaque jour 6 à 10 grammes de sulfate de quinine en doses fractionnées durant la période fébrile. Combattre l'atonie du cœur avec l'alcool, et administrer le calomel contre la stase biliaire ; en outre, laxatifs, toniques, arsenic.

IV. *Piroplasmose du chien*. — La maladie existe à l'état enzootique dans l'Afrique australe, au Sénégal ; elle existe aussi en Italie et en France (Nocard et Almy) et il est probable qu'elle est méconnue en de nombreuses régions.

ÉTIOLOGIE. — Le parasite, *Piroplasma canis*, est endoglobulaire et se présente sous la forme arrondie ou piriforme. Il est inoculé au chien par certaines espèces de tiques. La maladie s'observe surtout chez les chiens de chasse et particulièrement sur les chiens chassant au bois.

SYMPTOMATOLOGIE. — *Forme aiguë*. — Elle est presque toujours mortelle. Elle débute par de l'inappétence, de la tristesse. La température s'élève jusqu'à 40°, et après deux ou trois jours tombe brusquement à 35° ou 33° ; en quelques cas, la chute est lente et régulière. Les muqueuses, pâles d'abord, deviennent violacées puis ictériques. Le pouls est vite, petit, filiforme ; la respiration est accélérée, difficile, plaintive. La faiblesse est grande, la marche difficile, des paralysies surviennent dans la dernière période. La sensibilité générale est abolie. En certains cas, on observe des vomissements de mucosités colorées par la bile. L'urine est albumineuse, de teinte rouge ou noire. Le sang est pâle, aqueux. La mort survient en trois à dix jours.

Forme lente. — Fièvre peu intense. Anémie avec pâleur des muqueuses, paresse, faiblesse musculaire, inappétence, amaigrissement, poil piqué. Parfois il existe un peu d'hémoglobinurie et d'ictère. Après trois à six semaines, l'appétit, la gaieté, les forces reparaissent.

DIAGNOSTIC. — Il est assez difficile et on ne peut l'établir d'une façon absolue qu'après avoir constaté l'existence des parasites dans le sang (étaler une goutte de sang sur une lamelle, fixer par l'alcool absolu, colorer par la thionine phéniquée de Nicolle et examiner à un grossissement de 500 à 800 diamètres).

Traitement. — La quinine, le benzoate de soude, le calomel à doses massives et répétées sont peu efficaces dans la forme aiguë. Dans la forme lente, Nocard et Motas recommandent l'arrhénal en injections sous-cutanées (2 à 3 milligrammes par kilogramme) (Nocard et Leclainche, *loc. cit.*). Cagny a obtenu quelques

des étangs, de l'*alevin* ou jeunes poissons nés dans d'autres étangs. Les expériences de Coste ont enrichi la pisciculture de procédés nouveaux concernant la fécondation, l'incubation, les frayères artificielles, et même l'alevinage à l'aide d'une nourriture factice.

La fécondation artificielle se fait en pressant de haut en bas l'abdomen d'une femelle pour en expulser les œufs parvenus à maturité, et en exprimant de la même façon, dans le vase qui vient de recevoir ces œufs, une quantité de laitance suffisante pour que l'eau du réceptacle

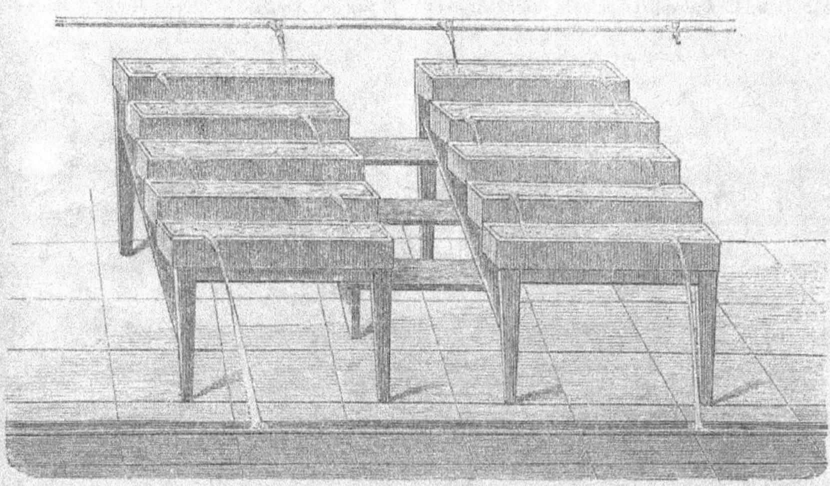

Fig. 1481. — Appareil pour incubation des œufs. — Modèle de M. Caron, adopté au collège de France.

succès en donnant toutes les heures des cuillerées de la solution :

Iode	1 gramme.
Iodure de potassium	2 grammes.
Eau	100 —

PIROUETTE (*gyrus* ; all. *Kreiswendung* ; angl. *pirouette* ; it. *piroetta*). — Mouvement dans lequel le cheval tourne sur lui-même, en prenant pour appui principal ou pivot l'un des deux membres du côté où il se porte.

PIS (de *pectus*, poitrine ; all. *Kuh-Schaf-Ziegen-Zitze* ; it. *tettola*). — Le mamelon de la vache, de la brebis et de la chèvre (Voy. Mamelle). — *Mal de pis*. Voy. Mammite. — *Pis de bœuf*. Voy. Poitrine.

PISCICULTURE (de *piscis*, poisson, et *culture* ; all. *Fischzucht*). — Art d'élever les poissons. Le seul moyen longtemps employé a été celui de l'*alevinage*, qui consiste à transporter, dans

en soit légèrement blanchie. L'imprégnation est accomplie en quelques minutes ; des œufs provenant de femelles mortes depuis dix ou quinze heures sont susceptibles d'être imprégnés aussi bien que ceux que fournissent des femelles vivantes. Pour mettre ces produits fécondés à l'abri de toute cause de destruction, Coste a imaginé un appareil incubateur dit *à suspension*, formé de canaux parallèlement disposés en gradins communiquant entre eux par un tube ou une gouttière étroite, et garnis de claies sur lesquelles on dépose les œufs. Un filet d'eau y entretient un courant continu (fig. 1481). Les jeunes poissons, conservés dans l'appareil incubateur, y gardent la diète jusqu'à ce qu'ils aient presque entièrement perdu la vésicule ombilicale, moment où il convient de leur fournir des bassins plus spacieux et de les nourrir. À l'aide d'une pâtée faite avec de la chair musculaire, on les convertit rapidement en *alevin*, état qui leur permet de se soustraire aux poursuites de leurs ennemis.

Les *frayères artificielles*, imaginées par Lamy, peuvent être employées pour les espèces dont les œufs s'attachent aux corps étrangers. Elles consistent en bouquets de bruyère ou de racines déliées, fixés à des claies ou cadres que l'on immerge, à l'aide d'un lest, sur des points dont on a enlevé les herbes aquatiques. Lorsque ces massifs flottants sont garnis d'œufs, on les transporte dans des réservoirs, où on les met à l'abri de toutes causes de destruction (Gerbe) (fig. 1482). Le transport des œufs embryonnés et

PISSE. — Voy. Polyurie.

PISSEMENT DE SANG. — Voy. Hématurie, t. I, p. 711.

PISTE. (*vestigium*, ἴχνος; all. *Spur*, *Fährte*; angl. *piste*, *hippium*; it. *pesta*; esp. *pista*). — Traces suivant une ligne droite ou courbe laissées par le cheval sur le terrain qu'il parcourt.

PITYRIASIS. — Maladie de la peau, qui s'observe particulièrement sur le cheval, caractérisée par la production de petites squames épidermiques comparables à du son ou à de la farine, et par une dépilation plus ou moins prononcée,

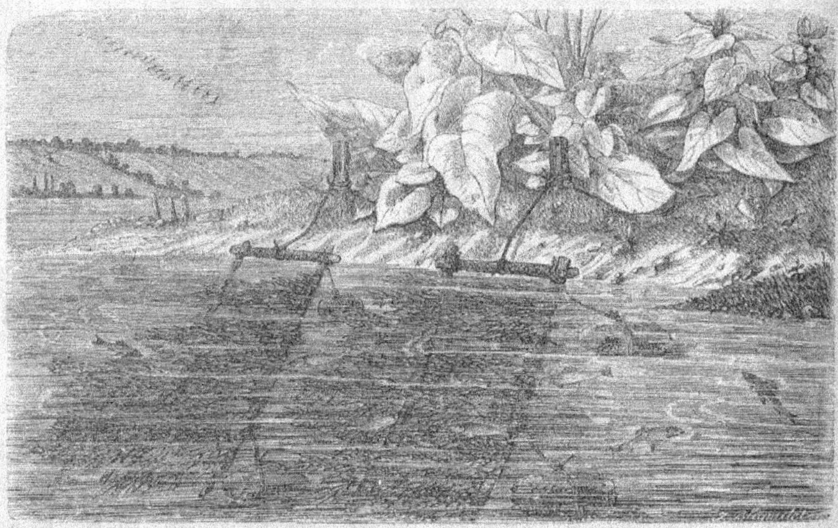

Fig. 1482. — Frayère artificielle.

celui des jeunes poissons de la famille des salmonidés exige moins d'air et moins d'eau sous une température basse que sous une température élevée, et les œufs fécondés peuvent subir de longs trajets, quand ils sont renfermés dans un milieu humide, dont la température s'écarte peu de zéro; dans ces conditions, leur respiration étant peu active, ils n'ont pas besoin d'un fréquent renouvellement d'air ou d'eau aérée. Par la conservation à l'aide de la glace fondante, on a transporté d'Angleterre en Australie des œufs de saumon et de truite fécondés artificiellement.

PISCINE. — Vaste réservoir d'eau courante ou dormante, chaude ou froide, selon les indications à remplir, dans lequel on fait prendre des bains (Voy. Bain, t. I, p. 111).

mais sans modification de la peau qui garde sa souplesse et son épaisseur normales.

La caractéristique de cette maladie est un trouble dans la kératinisation, marqué par une sorte de catarrhe épidermique (Dagès).

Étiologie. — Il existe de nombreuses causes prédisposantes; telles sont la diathèse herpétique ou dartreuse, le tempérament nerveux ou nervoso-sanguin, l'âge avancé, la nourriture constamment sèche, presque exclusivement formée de grains, d'avoine, etc. La cause occasionnelle la plus fréquente est la malpropreté de la peau surtout aux régions couvertes de crins : crinière, queue, toupet.

Symptomatologie. — Le pityriasis est général ou local. Le *pityriasis généralisé* est rare. Presque toutes les parties du corps se couvrent de lamelles furfuracées blanches ou grises ou de squames fines analogues à la farine ; les poils se rompent facilement ; si on passe la main sur le corps de l'animal, on entraîne une grande quantité de poils et de pellicules. La peau n'est pas épaissie, ne présente ni éruption, ni suintement ; elle est parfois un peu chaude, sensible et rugueuse. Il n'existe pas de prurit. Si on n'intervient pas, la peau se dépile presque complètement.

Le *pityriasis partiel*, le plus fréquent, est localisé à la tête, à la queue et aux épis. A la tête, il occupe généralement le front, le chanfrein, les joues, parties qui sont le plus exposées aux frottements des harnais ; à la longue, l'alopécie s'étend lentement en surface. Le pityriasis de la crinière et de la queue entraîne la chute des crins, qui sont coupés à des hauteurs diverses par les frottements du cheval contre les parois de sa stalle ; à la queue, les poils tombés ne repoussent plus (*queue de rat*).

Les épis du flanc ou de l'encolure sont parfois atteints, mais la dépilation reste localisée à l'épi.

DIAGNOSTIC. — On différenciera la maladie de la *gale psoroptique* par l'absence de suintement et de parasites, par le peu d'intensité du prurit, par le peu de tendance qu'elle a à s'étendre. Elle se distingue de l'*eczéma* par l'absence d'éruption et d'épaississement de la peau.

PRONOSTIC. — L'affection n'est pas grave par elle-même ; mais elle dépare les chevaux, surtout les chevaux de luxe qui perdent leurs crins.

TRAITEMENT. — Modifier le régime ; donner du vert, des carottes, des barbotages ou mashes contenant du bicarbonate de soude, du sel de nitre. Administrer à l'intérieur de l'arsenic, de l'iodure de potassium. Localement, lavages fréquents au savon noir, bien sécher, puis appliquer de la pommade au goudron, ou bien frictionner avec l'huile de cade, ou mieux avec la pommade au calomel au douzième.

Mégnin recommande la préparation suivante :

Pommade de biiodure de mercure.... 1/4
— mercurielle simple........ 3/4

Frederich conseille des lavages avec le topique suivant (1) :

Acide salicylique.......... 5 grammes.
Glycérine................ 15 —
Esprit-de-vin............. 300 —

(1) Cadéac, *loc. cit.*

PLACENTA (all. *Mutterkuchen*; angl. *placenta. after-birth*; it. et esp. *placenta*). — Mot latin qui signifie *gâteau*. En anatomie, *placenta*, nom donné, à cause de sa forme, à un corps mollasse et spongieux, aplati, circulaire, ovalaire ou réniforme, intermédiaire, pendant la gestation, entre la mère et le fœtus, adhérant par une de ses faces à la paroi interne de l'utérus, et recevant, par l'autre, les vaisseaux ombilicaux (Voy. PART).

PLAIE (*vulnus, plaga*; τραῦμα, ἕλκος; all. *Wunde*; angl. *wound*; it. *piaga*; esp. *llaga*). — Solution de continuité des diverses parties du corps, surtout des parties molles, produite par des causes mécaniques.

Suivant la cause, on distingue : des *plaies par instruments tranchants* (*incisions, coupures*), par *instruments piquants* (*piqûres*), par *instruments contondants* (*plaies contuses*), par *armes à feu, par arrachement, par morsures, empoisonnées, virulentes*. Nous ferons une mention spéciale pour les *plaies granuleuses* ou *plaies d'été*.

La *plaie simple* est une solution de continuité dont les bords peuvent être affrontés et se réunir ; les *plaies suppurantes* ne guérissent pas, comme les précédentes, par *première intention* ou par *adhésion immédiate*, qu'elles soient ou non *avec perte de substance*. Les *plaies contuses*, produites par le choc de corps agissant par leur masse et leur vitesse, sont de diverses natures ; lorsque les tissus divisés sont tiraillés et se rompent, il en résulte des *plaies par déchirure* ou *par arrachement* ; si, en même temps, ces tissus, détachés en partie, ne tiennent plus que par une base plus ou moins large, la *plaie* est *à lambeau* ; ces plaies ont quelquefois été appelées *composées*.

Les *plaies compliquées* recèlent quelques corps étrangers, ou sont étendues à des vaisseaux sanguins, à des nerfs ou à d'autres organes et présentent des indications spéciales.

A. **Plaies en général.** — Dans toute plaie, on considère les *phénomènes primitifs*, qui sont la douleur, l'hémorragie et l'écartement des bords ; les *phénomènes consécutifs*, résultant de l'irritation des tissus et procédant la guérison ; enfin les diverses *terminaisons*.

I. PHÉNOMÈNES PRIMITIFS. — La *douleur*, résultat de la lésion des filets nerveux, varie avec l'étendue de la plaie, le degré de sensibilité des tissus atteints, l'irritabilité du sujet, la forme de l'instrument tranchant, son mode d'action plus ou moins rapide, etc.

L'*effusion de sang* se manifeste immédiatement après la production d'une plaie, et résulte de la lésion des capillaires ou des vaisseaux atteints (Voy. HÉMORRAGIE).

L'*écartement des bords* est le résultat de la contractilité des tissus divisés, accrue encore de l'action mécanique de l'instrument vulnérant, qui peut couper franchement les tissus ou les dilacérer, déchirer les fibres et les entamer dans un sens transversal, ou longitudinal, ou oblique.

L'écartement des bords de la plaie est variable suivant sa direction par rapport aux fibres des tissus lésés et suivant l'élasticité, la rétractilité de ces tissus. L'attitude de l'animal au moment de la blessure contribue aussi à exagérer le degré d'écartement lorsque la partie blessée était fortement tendue. Tous les tissus n'ayant pas un degré égal de rétractilité, si plusieurs espèces de tissus sont intéressés, la plaie elle-même offre un aspect irrégulier.

Parmi les phénomènes primitifs, mais non constants, d'une plaie, nous devons signaler les écoulements de liquides autres que le sang, comme la salive, la synovie, les matières alimentaires suivant les cas, et la sortie de gaz lors de plaies de l'appareil respiratoire.

II. PHÉNOMÈNES CONSÉCUTIFS. — L'hémorragie diminue, puis s'arrête et est remplacée par un suintement séro-sanguinolent, plus ou moins abondant, qui cesse vers le deuxième ou troisième jour ; c'est le plasma sanguin qui transsude à travers les capillaires, entraînant d'après Cohnheim nombre de globules blancs, et constituant la lymphe plastique organisable (Voy. t. II, p. 27, fig. 918). Ce suintement est déjà un effet de l'inflammation des tissus. Lorsque les bords de la plaie sont rapprochés, la lymphe se solidifie, s'organise et établit entre les tissus lésés une adhérence intime, suivie bientôt de la guérison complète. Mais si, par suite d'une perte de substance ou pour toute autre cause, cette réunion ne peut avoir lieu, la lymphe épanchée se dessèche, recouvre la plaie, qui présente alors une surface dure, irrégulière, blafarde. Cette sécheresse de la plaie ne dure pas longtemps, et bientôt le liquide séreux devient visqueux, se trouble, s'épaissit, c'est du *pus*. A ce moment, la plaie mise à découvert apparaît avec une couleur rouge, et est parsemée d'un grand nombre de petites saillies ou granulations mamelonnées, molles, sensibles, saignant avec facilité et donnant à la plaie un aspect uniforme ; ce sont les *bourgeons charnus* ou *cellulo-vasculaires*.

En même temps, on constate une réaction générale, c'est la *fièvre traumatique*. Elle n'accompagne ordinairement que les plaies de grande étendue, particulièrement sur les animaux irritables ou sensibles. La fièvre traumatique se montre ordinairement pendant les premières vingt-quatre heures ; chez certains animaux, on la constate déjà au bout de deux à trois heures ; chez d'autres seulement au bout de douze à quinze heures ; quelquefois pas du tout. L'animal est triste, abattu, tremble, a le poil hérissé, perd l'appétit ; il a des frissons ; la température peut chez le cheval monter à 42° ; le pouls, petit et dur, est de 48 à 60 par minute ; cette fièvre peut durer plusieurs jours, rarement plus de deux à trois.

On peut constater des troubles fonctionnels consécutifs dépendant des parties blessées, ainsi que de la grandeur et de la profondeur de la blessure ; cela est surtout apparent lors de lésion d'organes internes.

III. TERMINAISONS. — Les plaies se réparent par *cicatrisation* (Voy. CICATRISATION, t. I, p. 259). Parfois les lèvres de la plaie s'accolent et se réunissent sans qu'il y ait production de pus ; c'est la cicatrisation *adhésive* ou par *première intention*. Le plus souvent des bourgeons charnus suppurants comblent l'espace compris entre les bords de la plaie qui se répare lentement ; c'est la cicatrisation par *deuxième intention*. Dans ce dernier cas, lorsque les bourgeons charnus ont comblé la plaie, la suppuration devient moins abondante, et à leur surface se forme une pellicule mince, blanchâtre, apparaissant d'abord à la circonférence pour s'étendre vers le centre, se montrant aussi parfois sous la forme d'îlots qui se réunissent entre eux, formant une couche sous laquelle s'affaissent et se rétractent les bourgeons charnus. Cette pellicule s'épaissit peu à peu, forme une croûte (fig. 1483), qui reste appliquée sur les bourgeons, sans se confondre avec eux. Il se forme un enduit qui abrite la plaie à la façon d'un épiderme, que Delpech a appelé *tissu inodulaire* et Rindfleisch *embryonnaire*, et qui est une sorte de tissu fibreux et conjonctif, dont les fibres sont dirigées en tous sens. Étant à peine vasculaire, cette substance s'atrophie ; d'après Robin, elle perd surtout la substance amorphe interposée entre les fibres ; de là l'excessive force de rétraction de ce tissu qui constitue la *cicatrice*. Il ne se forme de vascularisation dans la cicatrice que par les bourgeons charnus dont le réseau vasculaire forme des anastomoses avec le réseau vasculaire voisin ; c'est grâce à ces vaisseaux qu'il y a sécrétion d'épiderme, lequel couvre le tissu de cicatrice ; mais cet épiderme, dense et imbriqué comme celui de la peau, est mince, mal formé, toujours sec; ce tissu inodulaire ne sécrète pas de sueur, ne renferme pas de bulbes pileux, ce qui fait que les cicatrices sont toujours dépourvues de poils; il est très peu vasculaire, facile à détruire par l'inflammation et l'ulcération. Enfin, il possède une extrême tendance à la rétraction, tendance d'autant plus grande que la perte de substance a été plus considérable ; cette rétractilité diminue l'étendue de la cicatrice; mais si elle continue, elle entraîne des déviations d'organes, des obstructions qui peuvent être l'origine de difformités.

Les phénomènes de la cicatrisation sont, à peu de chose près, les mêmes quels que soient les tissus dans lesquels ils se produisent ; le tissu nouveau est primitivement un tissu conjonctif avec de rares vaisseaux. Peu à peu cependant il subit diverses transformations qui rapprochent plus ou moins sa texture des tissus primitivement divisés : les muscles, les vaisseaux, les nerfs ne se régénèrent pas avec toute leur texture et toutes leurs propriétés, mais il y a parfois dans le tissu de cicatrice des éléments de ces tissus qui en tiennent lieu ; la régénération des tissus osseux, fibreux, séreux, est souvent complète.

L'état des plaies et leur réparation offrent des modalités qui dépendent de causes multiples : de leur étendue, de leur profondeur, de la nature des tissus lésés, du degré des désordres éprouvés, de leur état aseptique ou de l'intervention d'agents microbiens, enfin de la constitution du blessé, des diathèses ou des affections organiques dont il peut être atteint.

L'influence exercée par les plaies sur les infections, les diathèses générales, et réciproquement, est encore peu connue en vétérinaire. Il est fort probable qu'elle est la même chez les animaux que chez l'homme.

Ainsi chez les animaux *cancéreux*, une plaie peut être le point de départ d'une tumeur cancéreuse. Il semble que la marche et la

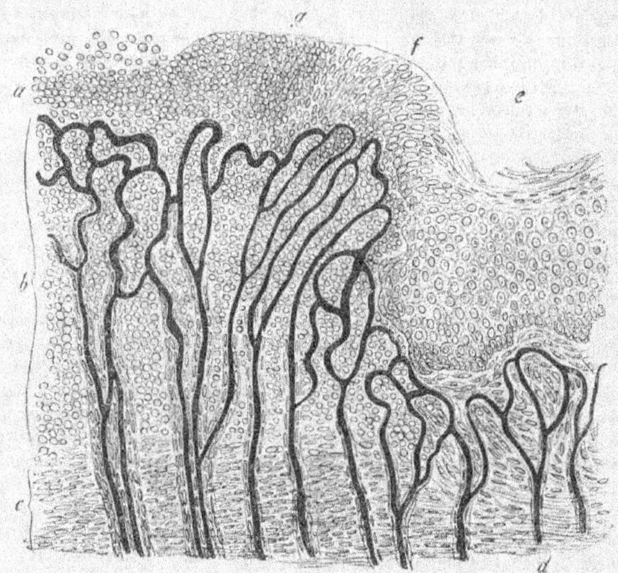

Fig. 1483. — Coupe faite sur le bord d'une plaie qui bourgeonne et se cicatrise.

a, sécrétion de pus. — *b*, tissu de granulations (tissu embryonnaire), avec anses capillaires, dont les parois sont formées par une couche de cellules allongées diminuant d'épaisseur vers la surface de la plaie. — *c*, commencement de la cicatrisation dans la profondeur (tissu de cellules fusiformes). — *d*, tissu cicatriciel. — *e*, couche épithéliale parfaite, la couche moyenne fournie de cellules dentelées. — *f*, jeunes cellules épithéliales. — *g*, zone de différenciation (Gross. 500).

cicatrisation des plaies n'est guère influencée par la carcinose, tant que l'organisme n'est pas en déchéance (Cadiot et Almy, *loc. cit.*). Sur les animaux atteints de morve, ou de gourme, ou de tuberculose, les plaies peuvent être infectées par le microbe spécifique de chacune de ces maladies.

Chez les *diabétiques*, les plaies deviennent facilement ulcéreuses ou se compliquent d'accidents gangreneux ou septiques.

Chez les *albuminuriques*, les plaies saignent abondamment; elles s'ulcèrent souvent ou se compliquent de phlegmons diffus, de lymphangites, d'adénites suppurées, de gangrène. Chez les animaux atteints d'hémophilie, de leucémie, d'adénie, les plaies sont le siège d'hémorragies mortelles. Par contre, les grandes plaies suppurantes peuvent donner naissance à la néphrite infectieuse qui entraîne l'albuminurie. Les plaies exposent en outre aux complications inflammatoires et septiques.

Chez les animaux atteints d'affections du cœur, du foie, les plaies sont exposées aux mêmes complications que chez les albuminuriques. Les plaies des tissus malades se compliquent d'accidents variables suivant les altérations de ces tissus ; les blessures des plaies suppurantes, notamment, exposent aux lymphangites, à l'érysipèle, à l'infection purulente, à la septicémie ; aussi faut-il se garder de « blesser les blessures »(Cadiot et Almy, *loc. cit.*).

IV. Traitement. — Il réside dans l'antisepsie. Dans tous les cas, on rendra la plaie aussi aseptique que possible et on assurera l'écoulement du pus. On doit tarir l'hémorragie (Voy. Hémostase), faire une plaie nette, pour cela enlever les parties broyées, déchirées, mortifiées, les corps étrangers, etc., puis laver abondamment la plaie avec une solution antiseptique faible et tiède ; ensuite réunir les lèvres de la plaie par une suture (Voy. Sutures), enfin la recouvrir d'un pansement protecteur modérément serré. Ce pansement se composera d'une substance antiseptique, maintenue en place, par une autre substance élastique, exerçant une compression douce capable d'absorber les liquides de la plaie (ouate de tourbe) et recouverte par une bande qui la maintient. On laissera ce pansement en place un temps variable, suivant la nature de la plaie, son étendue, son siège, etc. ; l'état général du blessé, l'hyperthermie, l'intensité de la fièvre traumatique indiquent si le pansement doit être levé. Lorsque la plaie se répare par première intention, elle est ordinairement cicatrisée à la levée du premier pansement ; lorsqu'elle suppure, on la traite à nouveau en évitant de blesser la couche granuleuse et on la recouvre d'un autre pansement. Des indications variables se présentent lors de complications locales (abcès, décollements, lymphangite, nécrose, carie, etc.). La cicatrisation devra être surveillée attentivement : on activera le bourgeonnement en certains points par les applications légèrement irritantes (teinture d'iode) ou en les recouvrant de poudre d'iodoforme, etc. ; on la retardera en d'autres par la cautérisation légère au nitrate d'argent, ou en saupoudrant de poudre d'alun calciné. On s'efforcera de rendre la cicatrisation régulière afin que la cicatrice ne soit pas défectueuse.

B. **Plaies en particulier.** — *a. Plaies par instruments tranchants, par incision.* — Ce sont les plus fréquentes et celles qui présentent les variétés les plus nombreuses. Elles n'offrent pas de particularités.

b. Plaies par piqûres. — Ce sont des solutions de continuité produites par l'introduction d'un instrument étroit et aigu dans les tissus ; elles ont pour caractère d'avoir peu de largeur, et, en général, leur profondeur est plus grande que celle des précédentes.

L'écartement des lèvres est peu considérable ou même nul ; l'écoulement sanguin peu abondant, à moins que des vaisseaux volumineux n'aient été blessés ; encore dans ce dernier cas l'hémorragie extérieure est promptement arrêtée par la formation d'un caillot obturateur, mais le sang a pu s'épancher profondément, de manière à former un *hématome* (Voy. t. I, p. 710). La douleur aussi est en général peu prononcée, à moins que les troncs nerveux n'aient été intéressés et qu'il n'y ait étranglement des tissus lésés et enflammés. — Les phénomènes consécutifs sont peu intenses, si des organes importants n'ont pas été lésés.

La gravité de ces blessures varie suivant les tissus ou les organes intéressés, le volume, la forme et surtout l'état aseptique ou infecté du corps vulnérant. Les piqûres *simples* ne sont pas dangereuses et se réparent facilement. Les piqûres *infectées* s'accompagnent de la formation d'abcès profonds, de nécrose limitée des aponévroses, des ligaments, des tendons, des os atteints ; celles des gaines tendineuses, des synoviales articulaires, des séreuses splanchniques s'accompagnent ordinairement d'inflammation diffuse ; les complications du clou de rue, des piqûres infectées du pied des solipèdes, etc., sont graves. Le tétanos et la septicémie surviennent à peu près fatalement quand les agents de ces maladies sont déposés au fond des piqûres.

Traitement. — Les piqûres non infectées guérissent vite ; on hâtera leur réparation en désinfectant le tégument et les bords de l'orifice et en le fermant avec le collodion iodoformé ; le sondage de la plaie est contre-indiqué dans la majorité des cas.

Les piqûres infectées seront traitées par les antiphlogistiques, l'irrigation continue, les bains antiseptiques. Si l'inflammation et la douleur augmentent, on devra débrider largement, ponctionner l'abcès profond qui a pu se former, enlever les parties nécrosées, le corps irritant qui a pu rester, etc., et ensuite traiter comme une plaie par instrument tranchant. Si une artère importante a été piquée, il faut débrider pour la ligaturer.

c. Plaies contuses. — Elles sont produites par des traumatismes, par des percussions, où la peau est rupturée ainsi que les tissus sous-jacents ; dans les contusions, il n'y a pas solution de continuité visible (Voy. t. I, p. 311).

Les plaies contuses comprennent de nombreuses variétés et, au point de vue de leur étendue, de leur gravité et de leur thérapeutique, on peut les diviser en : 1° *excoriations simples*; 2° *plaies profondes* à zone *ischémiée* ou *stupéfiée* de faible épaisseur, c'est-à-dire intéressant des tissus ayant perdu leur vitalité sur une faible épaisseur ; 3° *plaies profondes*, à large zone meurtrie, mortifiée.

Traitement. — Les excoriations se guérissent facilement par quelques soins antiseptiques et en les recouvrant de collodion ou de poudre de charbon, de tanin, d'iodoforme, ou de vaseline antiseptique.

Celles qui siègent sur les membres s'accompagnent souvent d'engorgements, parfois de légère boiterie ; il est préférable de les recouvrir d'un pansement.

Les plaies de la seconde catégorie devront être traitées par une antisepsie rigoureuse ; on pourra parfois en pratiquer la suture après avoir excisé les portions trop contuses ; d'autres fois on devra placer un drain.

Lors de plaies profondes à large zone contuse, on excisera les tissus désorganisés, on désinfectera soigneusement la plaie, on pratiquera des débridements, des contre-ouvertures, on passera des drains, etc. Les complications infectieuses sont fréquentes, aussi ces plaies doivent être désinfectées aussi bien que possible, traitées fréquemment ; on aura recours de préférence, si la région s'y prête, aux bains, aux pulvérisations antiseptiques prolongées, à l'irrigation continue, etc.

d. Plaies par armes à feu. — Elles sont surtout fréquentes sur les chevaux de l'armée et sur les chiens de chasse. — Elles ont un aspect particulier : leurs bords ont une teinte plombée, brun violet ou noirâtre ; ils sont contus, déchiquetés, plus ou moins livides et ecchymosés.

Le sang, refoulé avec violence par le choc, s'extravase souvent et forme une ecchymose. — On n'observe généralement pas d'effusion de sang, à moins qu'il n'y ait lésion d'un gros tronc vasculaire ; cela est dû à l'occlusion des petits vaisseaux par l'escarrification de la surface de la plaie ; l'hémorragie, toutefois, est à craindre au bout de quelques jours, à la chute de l'escarre.

Au moment où elles sont produites, elles ne sont généralement pas douloureuses ; mais la violence de la contusion détermine un ébranlement des nerfs, d'où résulte une paralysie, ou plutôt un engourdissement des parties blessées, qui peut s'étendre bien au delà du mal, ou peut être le résultat de la compression des filets nerveux par l'épanchement sanguin. Au bout de quelques jours, la sensibilité reparaît, et avec elle une inflammation avec fièvre traumatique, qui reste vive jusqu'à la chute des escarres et l'établissement de la suppuration.

Les balles des armes modernes sont de petit calibre et ont une force de pénétration considérable ; elles traversent en droite ligne les tissus, perforent ou font éclater les os ; leurs orifices d'entrée et de sortie ne sont pas toujours très visibles. — La gravité des blessures qu'elles produisent varie évidemment suivant l'importance des organes atteints : les blessures de l'encéphale, de la moelle, du cœur, d'un gros vaisseau sont presque toujours mortelles ; les blessures du poumon sont relativement peu graves ; les blessures des organes de la cavité abdominale ne sont pas fatalement suivies de péritonite ; l'un de nous a vu un cheval qui avait reçu une balle dans l'abdomen et qui a guéri sans aucun soin.

Les plaies produites par les projectiles de gros calibre (enveloppe d'obus) ont une zone mortifiée étendue et sont en général très graves.

Savoir porter un pronostic certain, dit Kopp, telle est une des missions spéciales du vétérinaire, le lendemain du combat. Avant de se remettre en route, on lui amène les chevaux blessés ; quelles sont alors les blessures susceptibles d'être guéries pendant la marche ? quelles sont celles qui peuvent être guéries en laissant les chevaux en subsistance dans un dépôt vétérinaire ou dans une localité ? quelles sont celles enfin qui nécessitent l'abatage immédiat des animaux, soit parce qu'elles sont incurables, soit parce que, même après guérison, elles rendent les animaux impropres au service ? Ce sont là des questions que le vétérinaire doit trancher rapidement.

Traitement. — Les plaies par armes à feu doivent être traitées comme des plaies contuses ; si le projectile est resté dans les tissus, le plus souvent on l'y laisse, sauf s'il se développe des phénomènes inflammatoires violents ; dans ce cas, on débride pour l'extraire.

Lorsqu'un os des membres est fracturé, il vaut mieux abattre le cheval. La blessure d'une artère ou d'une grosse veine nécessite sa ligature.

Les projectiles laissés dans les tissus s'enkystent ordinairement ; certains sont éliminés par les voies naturelles ; d'autres cheminent lentement, le long des plans conjonctifs, obéissant à la pesanteur ou à la contraction musculaire, et à un certain moment déterminent des accidents divers (abcès, névrites, inflammation des grandes séreuses).

e. Plaies par arrachement. — Ce sont des solutions de continuité succèdant à l'avulsion d'une partie du corps, sur laquelle s'exerce un effort de traction assez puissant pour surmonter et rompre les adhérences naturelles.

Ces sortes de plaies sont assez communes chez les animaux, surtout chez les chevaux qui travaillent dans les gares, dans les mines, dans les usines, au voisinage des machines. Souvent elles sont produites par des clous, des crochets. — On peut observer l'arrachement du sabot chez le cheval. — La gravité de ces blessures est très variable.

TRAITEMENT. — En général, on les traite comme les plaies contuses à faible zone ischémiée. Si la partie arrachée n'adhère plus que par un mince lambeau, on l'excise. Quelquefois on peut suturer les lèvres de la plaie qui se répare par première intention (plaies des paupières, des ailes du nez, des lèvres).

f. Plaies par morsures. — Celles produites

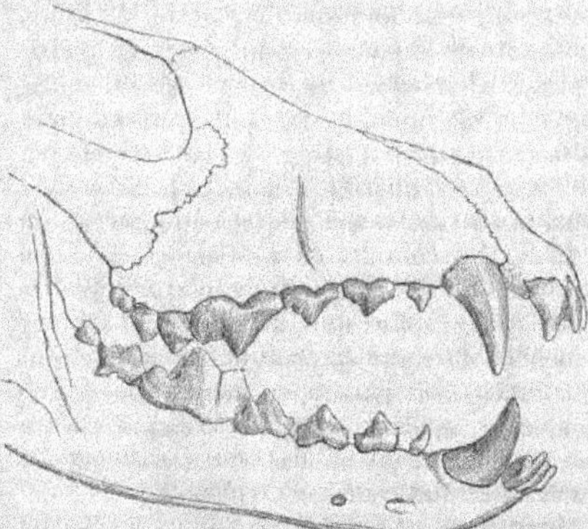

Fig. 1484. — Vue latérale et générale des dents du chien.

par l'action des dents des animaux présentent à la fois les caractères des piqûres, des plaies contuses et des plaies par arrachement.

Les morsures peuvent être produites par des carnivores (fig. 1484 et 1485), des rongeurs ou des herbivores, et en raison des formes diverses des dents de ces animaux, les plaies qui en résultent offrent quelques différences.

Les carnivores, les rongeurs, ayant des dents

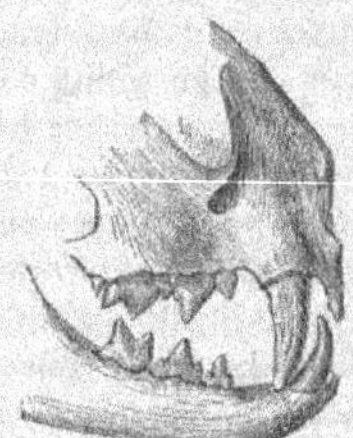

Fig. 1485. — Vue latérale et générale des dents du chat.

coniques, pointues, déterminent surtout des plaies par piqûres et plus ou moins contuses, suivant que la dent est plus mousse ou plus tranchante ou aiguë. Par le mode d'articulation des mâchoires, qui se meuvent dans une charnière parfaite, les dents, en se rapprochant, font des sections nettes, d'autant plus profondes que les animaux ont les muscles des mâchoires plus forts.

Les rongeurs mordent profondément avec leurs incisives tranchantes, et, par le mouvement d'avant en arrière des mâchoires l'une sur l'autre, déterminent un froissement des tissus qui rend ces morsures assez graves, malgré leur faible étendue.

Les herbivores, et particulièrement les solipèdes, car les ruminants mordent très rarement, ayant les dents aplaties (fig. 1486), écrasent les parties plutôt qu'ils ne les déchirent, et forment ainsi des plaies contuses, accompagnées parfois du broiement, de la désorganisation des tissus, d'épanchements sanguins, etc.

Les morsures présentent des degrés de gravité très divers, suivant la catégorie à laquelle elles appartiennent.

Les simples morsures sans déchirement, produites par les chiens, sont des piqûres qui guérissent facilement. Quand un lambeau de tissu a été détaché et même tout à fait emporté, l'écoulement de sang est peu considérable ; mais ensuite survient une vive douleur, du gonflement et toutes les suites des plaies contuses et par arrachement.

Les morsures des herbivores sont ou de simples contusions, ou des solutions de continuité avec attrition, désorganisation des muscles, et l'accident alors peut être aggravé de tous les les désordres qui accompagnent habituelle-

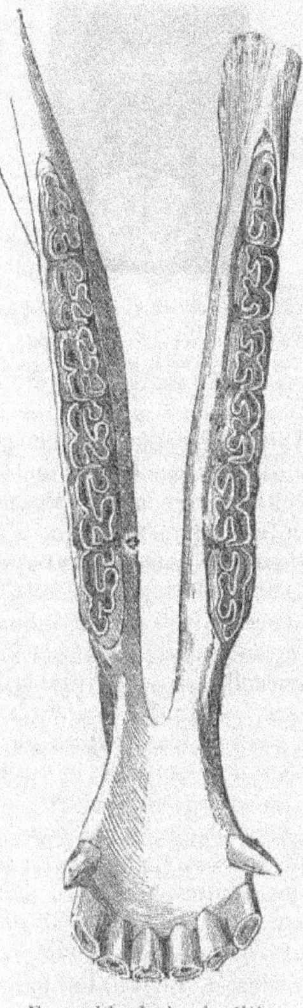

Fig. 1486. — Ensemble de la dentition de la mâchoire inférieure chez le cheval, les dents vues par leur face de frottement.

ment les fortes plaies contuses : inflammation phlegmoneuse, abondante suppuration, décollement, gangrènes partielles, etc.

Traitement. — C'est celui des piqûres, des contusions, des plaies contuses ou des plaies par arrachement, suivant le cas.

On réunit, quand il est possible, par première intention; sinon, on emploie les moyens propres à modérer ou même à prévenir le gonflement inflammatoire, ce qui est surtout nécessaire après les morsures du cheval.

g. *Plaies empoisonnées.* — *Plaies virulentes.* — Elles sont caractérisées par le dépôt, dans les tissus blessés, d'une substance délé-

tère, poison, venin ou virus. La gravité de ces plaies résulte de l'absorption par l'organisme de ce poison déposé sur la plaie. Les symptômes locaux sont parfois nuls; d'autres fois, il se développe des phénomènes inflammatoires, plus ou moins violents, dus aux propriétés phlogogènes de l'agent virulent ou toxique.

1º *Plaies empoisonnées.* — Les intoxications par les plaies sont assez rares; des poisons végétaux, minéraux ou putrides (ptomaïnes) peuvent être accidentellement ou expérimentalement déposés à leur surface et occasionnent des troubles généraux variables suivant la nature du poison.

La thérapeutique de ces plaies comporte une première indication : c'est d'irriguer le plus tôt possible et abondamment avec de l'eau ou une solution antiseptique; ensuite on détruit la couche superficielle par l'ablation ou la cautérisation; enfin on administre un antidote.

2º *Plaies envenimées.* — Pour les piqûres d'in-

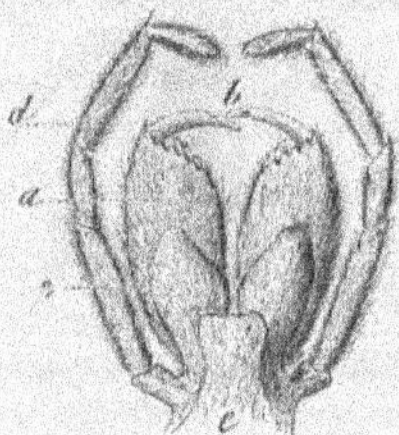

Fig. 1487. — Appareil buccal de l'araignée.

a, a, mandibules ou antennes-pinces. — *b, b,* leurs crochets — *c, c,* mâchoires. — *d, d,* pulpes maxillaires énormes.

sectes, voy. Mouches; nous avons à nous occuper ici des piqûres de certains *arachnides*, des *scolopendres* et des morsures de *serpents*.

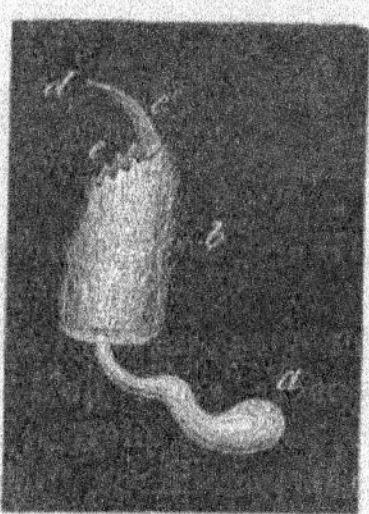

Fig. 1488. — Glandes et griffes de l'araignée.

a, glande venimeuse. — *b,* partie de son canal placée dans la mandibule. — *c,* crochet. — *d,* son orifice terminal. — *e,* gouttière à bords dentés recevant le crochet dans le repos.

Dans nos climats froids et modérés, les piqûres des *araignées* sont peu à redouter; ces animaux sont même généralement inoffensifs ; dans les contrées méridionales, au contraire, où d'ailleurs les espèces sont différentes, plus grandes, cette piqûre peut être suivie de graves accidents, de douleurs vives, d'engourdissement, de tuméfaction avec phlyctènes, de fièvre, etc. Les araignées ont deux antennes pinces (fig. 1487 et 1488) ou chélicères, placées au-devant de l'appareil buccal ; ce sont les organes du venin ; les glandes qui préparent l'humeur toxique se trouvent à la base de ces pinces et se prolongent plus ou moins dans la région céphalique.

La *tarentule* (fig. 1489), dont les mandibules ne sont pas munies de crochets, fait des morsures non moins dangereuses ; le plus souvent ce sont de légères douleurs locales, avec un gon-

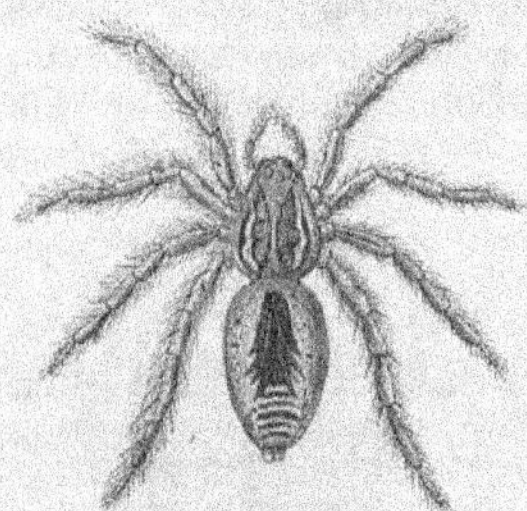

Fig. 1489. — Tarentule à ventre noir.

flement plus ou moins étendu et la formation de croûtes noires sur la blessure ; il peut survenir dans les pays chauds des symptômes fâcheux, des convulsions suivies de mort.

Les *scorpions* (fig. 1490 et 1491) portent à l'ex-

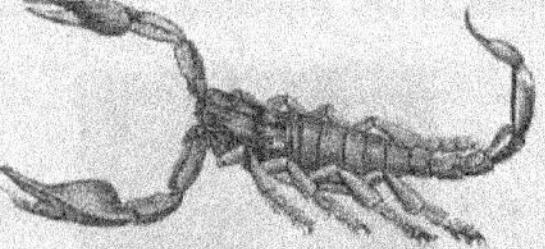

Fig. 1490. — Scorpion ordinaire.

trémité de leur queue un dard aigu qui verse dans les tissus le venin qu'il contient ; ils vivent à terre, sous les pierres, les pièces de bois, dans les lieux sombres, frais et humides ; ils ne sortent de leur retraite que le soir ou la nuit. La piqûre du scorpion offre en général peu de gravité dans nos climats. Elle est toujours douloureuse ; la partie piquée devient insensible et froide, se gonfle, devient livide, avec une tache noire au point piqué ; cette tache dure de

dix à quinze jours ; il y a en outre parfois de l'affaiblissement et de l'accélération du pouls, une soif ardente, des vertiges. La piqûre du scorpion est d'autant plus dangereuse que cet

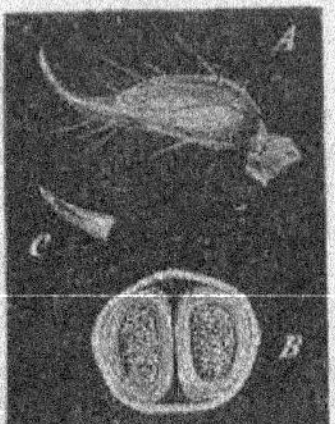

Fig. 1491. — Glandes et dard du scorpion.

A, dard et renflement vénénifère. — B, coupe de ce renflement vers la partie moyenne, montrant les deux glandes entourées chacune d'une couche musculaire.

animal est plus fort et plus âgé ; elle est surtout à craindre dans les pays chauds, notamment en Algérie ; leur blessures, même celles des grosses espèces, sont cependant très rarement mortelles.

Les *scolopendres* sont des myriapodes à peu près innocents en Europe ; mais il n'en est pas de même dans les pays chauds, où on voit survenir une rapide enflure, une plaie de mauvaise nature à l'endroit piqué, et des troubles généraux.

TRAITEMENT. — Toutes ces piqûres, quand elles sont légères, sont traitées comme celles des abeilles et des mouches ; le perchlorure de fer acide, la glycérine phéniquée sont préférables à l'ammoniaque généralement employée ; dans les cas graves on appliquera un vésicatoire.

Contre les piqûres de guêpes, d'abeilles, de frelons, on recommande les affusions d'eau froide qui éloignent ces insectes, puis des lotions avec des solutions alcalines, ammoniacales, narcotiques, ou l'huile de pétrole. Long recommande la préparation suivante : ammoniaque liquide, 15 grammes, collodion, 5 grammes, acide salicylique, 1 gramme. Lors de piqûres multiples et d'accidents généraux, on prescrira les excitants (alcool, éther, café) en boissons ou en injections sous-cutanées.

Les morsures par les *serpents* sont en général graves et réclament des soins prompts ; ils inoculent le venin avec la bouche qui présente des dents particulières ou crochets, organisés pour cet usage, creusés d'un canal qui correspond avec une glande située sur les côtés de la tête, en arrière et en partie au-dessous de l'œil. (fig. 1492).

Les reptiles venimeux ne sont pas très communs dans nos pays : en France comme en

Allemagne, on ne connaît que la vipère dont la morsure soit dangereuse. Elle se tient près des chemins, des petits sentiers, dans les bois élevés et rocailleux, sous les pierres ou sous

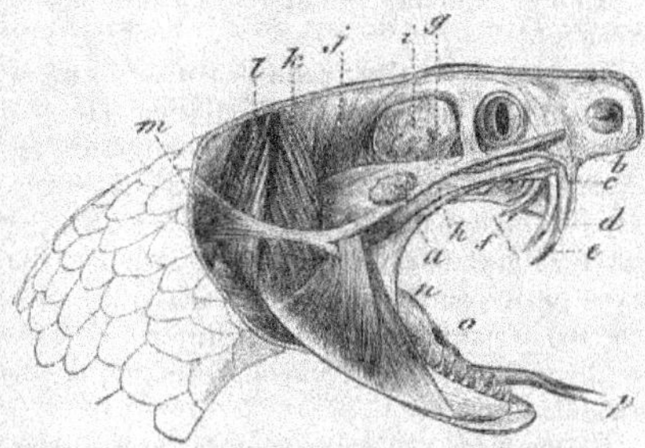

Fig. 1492. — Tête de vipère.

a, glande à venin, vue à travers une ouverture faite dans le muscle ptérygoïdien externe. — *b*, son canal. — *c*, terminaison de ce canal dans la base antérieure du crochet — *d*, crochet. — *e*, son orifice terminal. — *f*, crochets de remplacement. — *g*, muscle ptérygoïdien externe. — *h*, muscle ptérygoïdien interne. — *i*, glande lacrymale. — *j*, muscle temporal antérieur. — *k*, muscle élévateur de la mâchoire inférieure. — *l*, muscle abaisseur de la mâchoire inférieure. — *m*, muscle rétracteur de la mâchoire. — *n*, langue. — *o*, son ouverture laryngée. — *p*, sa bifurcation.

les buissons, elle aime la chaleur humide et fuit le grand jour. Elle se trouve assez fréquemment dans les Cévennes, la Lozère et l'Aveyron, dans le Dauphiné comme dans le Lyonnais, en Champagne et dans les environs de Paris. La vipère commune ou *aspic* est longue de 35 à 70 centimètres ; son corps à l'endroit le plus épais offre à peine 27 millimètres de diamètre. Sa

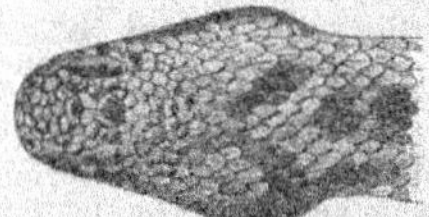

Fig. 1493. — Vipère commune.

couleur générale est brune ou roussâtre, passant tantôt au gris cendré, tantôt au gris noir, avec une ligne irrégulière brune, noirâtre ou noire, flexueuse ou en zigzag, sur le dos, et une rangée de points inégaux de même couleur sur les flancs ; la ventre est gris ardoisé. La tête est triangulaire (fig. 1493), légèrement cordiforme, un peu plus large que le cou, obtuse et comme tronquée en avant, couverte d'écailles granulées ; son museau a six petites plaques, dont deux perforées pour les narines ; ces dernières forment une tache noirâtre ; on remarque en dessus deux bandes noires réunies en V. La langue est longue, four-

chue, noire ou grisâtre, molle ou rétractile. Les écailles sont entuilées et carénées, ce qui les distingue de celles des couleuvres, animaux tout à fait inoffensifs. — La vipère paraît peureuse ; sa démarche est brusque et irrégulière. Elle se sert de son venin pour tuer les petits quadrupèdes qui forment sa nourriture (musaraignes, mulots, lézards, grenouilles, etc.). Elle ne poursuit pas spontanément l'homme et les grands animaux, et ne les attaque que quand elle est provoquée, ou bien quand on a imprudemment marché sur elle, si on la saisit. — Tous les animaux peuvent être mordus par la vipère ; mais les chiens de chasse y sont le plus exposés. Ils sont ordinairement atteints à la gorge, quelquefois aux pattes ; les chevaux et les bêtes bovines sont mordus surtout sous le ventre, au pourtour des organes génitaux, à l'encolure.

Les blessures produites se distinguent de celles d'une couleuvre, parce que parmi les piqûres opérées par les dents de la mâchoire supérieure il y en a deux plus larges et plus profondes produites par les crochets. Les bords de ces piqûres enflent, s'entourent d'une auréole inflammatoire, quelquefois se couvrent de phlyctènes ; l'engorgement s'étend sur toutes les parties voisines, devient considérable, œdémateux. Parfois les accidents s'arrêtent là, et le sujet mordu guérit ; d'autres fois, les symptômes s'aggravent, l'engorgement s'étend encore, la peau devient froide, violacée, se couvre de taches livides qui dégénèrent en escarres gangreneuses ; dans ce cas la mort peut survenir ; sinon, celles-ci se détachent, s'éliminent, et la guérison survient. — Comme symptômes généraux, on signale la perte de l'appétit, une fièvre intense avec prostration, la gêne extrême des mouvements ; le pouls est dur, fréquent, irrégulier ; l'œil est hagard, les muqueuses cyanosées. Les animaux de petite espèce éprouvent des tremblements, des nausées, des vomissements, une soif ardente, des sueurs froides et des mouvements convulsifs. Si alors la mort n'a pas lieu, les muqueuses se colorent en jaune, la fièvre s'amende, mais l'anxiété persiste pendant quelques jours ou quelques semaines, puis la santé se rétablit.

La marche et l'intensité des symptômes varient beaucoup suivant l'espèce, l'âge et la vigueur de l'individu ; chez les animaux faibles, maladifs, les symptômes marchent plus vite et sont plus graves que chez les individus robustes et bien portants.

Le danger est d'autant plus grand que le replile est plus âgé, plus gros, plus irrité. — Plus la quantité de venin est grande, et plus les accidents sont graves.

Traitement. — 1° Appliquer, aussitôt que possible après le moment de la morsure, une ligature peu serrée au-dessus du point mordu ; 2° sucer énergiquement la plaie ; sur les animaux, il sera préférable de la presser et de la laver abondamment ; 3° injecter dans les points mordus, à la profondeur du crochet de la vipère, quelques gouttes d'une des solutions suivantes : sérum antivenimeux (un à plusieurs centimètres cubes), solution saturée de bicarbonate de soude, solution à 1 p. 100 d'acide chromique ou de permanganate de potasse (Kaufmann), solution à 1 pour 36 de chlorure de chaux, solution à 1 p. 100 de chlorure d'or (8 à 10 centimètres cubes) ; on répétera cette opération sur trois ou quatre points autour de la morsure et on fera du massage pour étendre le liquide ; 4° exprimer les liquides injectés, après avoir pratiqué des scarifications ; 5° renouveler les injections au besoin. On signale les bons effets de la bardane, dont on applique des cataplasmes épais de feuilles pilées sur la partie qui a été mordue ; en même temps, on fait boire du jus de ces feuilles, coupé d'eau.

Pendant vingt-quatre heures, on renouvelle boissons et applications.

On donne aussi à l'intérieur quelques gouttes d'alcali dans du café, du thé, de l'eau-de-vie, du vin (Cagny) ou on fait des injections sous-cutanées d'éther et de caféine.

Les expériences de Kaufmann, de Phisalix et Bertrand, et surtout celles de Calmette ont montré que l'organisme s'accoutume à l'action du venin, et que l'on peut donner l'immunité aux animaux par des injections répétées de petites doses de venin ; le sérum des animaux immunisés est antitoxique.

3° *Plaies virulentes.* — Elles sont dues à l'introduction, dans les tissus blessés, d'un agent microbien qui se multiplie soit au niveau de la plaie ou dans un endroit variable du corps, et détermine soit directement soit indirectement, le plus souvent par les *toxines* qu'il sécrète, des troubles généraux et locaux d'intensité variable suivant la nature du microbe. Les recherches bactériologiques de ces dernières années ont étendu le domaine des plaies virulentes : à la morve, à la rage, au charbon, elles ont ajouté la tuberculose, le tétanos, les septicémies, pour ne parler que des principales (Cadiot et Almy, *loc. cit.*).

Les accidents généraux qui caractérisent la maladie apparaissent un temps variable après la production de la plaie (période d'incubation). Cette dernière peut être alors complètement cicatrisée (rage), ou bien elle peut devenir le siège d'une inflammation intense (charbon, septicémie).

Traitement. — C'est celui des plaies empoisonnées ; on arrêtera la circulation dans les parties blessées, en appliquant une ligature au-dessus ; on expulsera la matière virulente restée dans la plaie par la compression des bords, le lavage à grande eau ; on détruira largement la zone péritraumatique par les caustiques ou le fer rouge ; enfin on fera des injections préventives de sérum (sérum antirabique, sérum antitétanique, etc.).

Plaies d'été. — Encore appelées *plaies granuleuses* ou *dermite granuleuse*. — Se rencontrent assez fréquemment dans les pays chauds, dans les contrées méridionales de l'Europe, dans le midi de la France ; elles sont plus rares dans le nord.

Étiologie. — Elles semblent être dues à l'action d'un parasite, d'un *nématode* (*Filaria irritans*) qui, introduit dans l'organisme, arrive dans le derme cutané on ne sait encore par quelle voie, et y produit une dermatite végétante à caractères spéciaux.

Tantôt elles apparaissent d'emblée ; le plus souvent elles compliquent les plaies exposées, plaies diverses, atteintes, collections sanguines, kystes, abcès ouverts, etc. ; elles se rencontrent surtout sur le garrot, les épaules, les côtés de la poitrine, les membres et dans les parties du corps exposées aux frottements.

Symptomatologie. — La plaie est recouverte de bourgeons charnus exubérants, durs, secs, suppurant peu, et parfois de granulations dures, jaunâtres, de nature calcaire, poreuses, s'écrasant facilement ; le volume de ces incrustations varie de la tête d'une épingle à la grosseur d'un petit pois. Ces plaies sont très tenaces et sont le siège d'un vif prurit, les animaux se grattent incessamment.

Les chevaux porteurs de ces plaies sur le dos, le garrot, ne peuvent être utilisés pour la selle ni l'attelage.

Avec la saison froide et pluvieuse, aux approches de l'hiver, elles se cicatrisent ordinairement. Dans les pays méridionaux, on rencontre de ces plaies qui persistent indéfiniment.

Traitement. — Il est long et souvent inefficace ; les plaies ne disparaissent qu'en hiver et reparaissent au printemps suivant ; il est rare que les chevaux ne soient pas atteints pendant plusieurs années consécutives et presque toujours aux mêmes parties du corps.

Les divers topiques recommandés restent ordinairement sans effet. Il vaut mieux recourir au traitement chirurgical : exciser la couche bourgeonneuse et les granulations qu'elle renferme, jusqu'à ce qu'on arrive en tissu sain, puis recouvrir d'un pansement antiseptique. On peut encore cautériser avec le cautère en pointe ; les perforations doivent être très rapprochées et assez profondes ; dès que l'escarre est éliminée, il est avantageux de recourir à l'irrigation continue.

Cagny a obtenu de bons résultats aux environs de Paris avec des lavages répétés d'eau crésylée et suivis de l'application d'un pansement avec l'un des topiques suivants :

Alcool à 96°.............. 100 grammes.
Antipyrine...............⎫
Tanin à l'alcool.........⎬ ãã 10   —

ou

Huile de vaseline.......... 50 grammes.
Naphtol..................   5   —
Camphre..................   10   —

PLASMA (πλάσμα, de πλάσσειν, donner une forme ; *liquor sanguinis* ; all., angl. et esp. *Plasma*). — Partie liquide du sang et de la lymphe, celle dans laquelle nagent les éléments anatomiques. Après la coagulation de la fibrine qui en fait partie et entraîne les globules sanguins, il ne reste plus qu'une eau chargée d'albumine, de principes d'origine organique cristallisables et de sels ; cette eau est le *sérum*.

PLAT, PLATE. — *Plat de côtes* ou *plates côtes*. Région des animaux de boucherie qui comprend les côtes prises dans le milieu de leur longueur environ jusqu'aux cartilages costaux, et les muscles situés à ce niveau.

PLATEAU CENTRAL (Race ovine). — C'est, d'après Sanson, la race ovine naturelle des départements du Puy-de-Dôme, du Cantal, de la Corrèze, de la Creuse, de la Haute-Vienne et de l'une des deux Charentes. Ces moutons très sobres et rustiques sont généralement petits (taille 0ᵐ,40 à 0ᵐ,60), avec un squelette fin, des gigots bien développés. La viande est de bonne qualité, mais la toison en mèches longues est tout à fait grossière, souvent noire ou rousse.

Par suite de l'amélioration agricole, le poids primitif de 15 kilogrammes est maintenant toujours au moins de 25 à 30 kilogrammes. On distingue les variétés suivantes : *auvergnate, limousine, marchaise, poitevine, et saintongeoise.*

PLATE-LONGE. — En chirurgie vétérinaire, large corde, longue de 4 mètres environ, aplatie dans la moitié de son étendue, présentant une ganse à une extrémité : on s'en sert pour maintenir les animaux debout ou couchés.

PLEIN. — On dit le *pouls plein* quand l'artère, quel qu'en soit le diamètre, paraît bien remplie. — *Femelle pleine*, celle qui est en état de gestation.

PLESSIMÈTRE. — Voy. Percussion.

PLÉTHORE (de πληθειν, être plein ; all. *Pléthora* ; *Blutüberfüllung* ; angl. *plethora* ; it. *plétora*). — Surabondance du sang dans le système vasculaire sanguin.

Depuis les recherches de Andral et Gavarret sur le sang, on est disposé à admettre que la pléthore est essentiellement caractérisée, non par une augmentation de la masse du sang, mais par l'augmentation du nombre de ses globules rouges et la diminution de ses parties aqueuses ; Delafond admet qu'il y a à la fois augmentation du diamètre des globules, de la coloration normale et du nombre. En outre, il y a évidemment augmentation du poids total de la masse sanguine.

La pléthore s'annonce par la rougeur des téguments, le gonflement des veines, l'accroissement de la grandeur du pouls et la force de battement des artères ; l'œil est plus vif ; souvent il y a dégoût des aliments et constipation. On admet généralement que les animaux pléthoriques sont prédisposés aux congestions et aux inflammations.

Étiologie. — Les causes sont une nourriture trop forte, en qualité et en quantité, avec un repos absolu, ou un exercice insuffisant. L'âge adulte est plus prédisposé que la jeunesse et la vieillesse ; de toutes les saisons, le printemps, surtout au début des chaleurs, est celle où se manifestent le plus fréquemment les accidents dus à la pléthore.

Traitement. — La pléthore est combattue par les émissions sanguines, et surtout par la diète ; on utilisera les boissons légèrement salines, les bains simples et surtout l'exercice un peu actif.

PLEURÉSIE (de πλευρά, plèvre ; *pleuritis* ; all. *Brustfellentzündung* ; angl. *pleurisy* ; it. *pleurisia*). — Synonymie : *Pleurite.*

Définition. — Inflammation des plèvres. Elle a été confondue jusqu'au commencement de ce siècle avec la pneumonie sous les noms de *fluxion de poitrine, courbature,* etc. C'est à Delafond que revient le mérite d'avoir indiqué nettement les moyens de différencier ces deux affections.

Division. — En outre des localisations spécifiques dues à certaines maladies générales, on peut reconnaître deux types principaux : la *pleurésie simple* ou *primitive* ou *séro-fibrineuse*, et la *pleurésie purulente* ou *traumatique* ou *secondaire*.

La pleurésie simple comprend une forme *aiguë* et une forme *chronique*.

Ordinairement *simple*, c'est-à-dire bornée à l'un des compartiments du thorax, chez l'homme et chez les animaux où le médiastin forme une cloison complète, elle est presque toujours *double* et occupe à la fois les deux côtés de la poitrine chez les solipèdes. Souvent locale ou *partielle* à son début, la pleurésie ne tarde pas à s'étendre de proche en proche et à devenir *générale*; la pleurésie partielle n'existe presque pas chez nos animaux, et nous n'avons pas à nous occuper des variétés décrites en médecine humaine sous les noms de pleurésie *costale*, *pulmonaire*, *diaphragmatique*, *médiastine*, etc. : il est à peu près impossible chez nos animaux de reconnaître ce siège spécial.

1° *Pleurésie aiguë simple.* — *Pleurésie « a frigore ».* — *Pleurésie rhumatismale.* — C'est la forme la plus commune; on l'observe chez toutes les espèces animales, mais surtout chez le cheval et le chien.

Étiologie. — Pathogénie. — « La pleurésie se manifeste sous l'influence du *froid*, chez des animaux *prédisposés*. C'est habituellement à la suite d'un refroidissement prolongé que la maladie apparaît, et toutes les circonstances qui favorisent celui-ci constituent des causes plus ou moins indirectes. » (Leclainche, *loc. cit.*) On la voit apparaître sur les chevaux couverts de sueur et exposés à la pluie, aux courants d'air ou immergés dans l'eau froide; sur les jeunes chevaux nouvellement tondus et laissés en hiver dans les pâturages ; sur des chevaux passant d'une écurie chaude dans une atmosphère froide, etc.

La maladie est surtout fréquente sur les chevaux porteurs d'un long poil d'hiver, suant facilement sous l'influence du travail; l'évaporation de la sueur s'effectue lentement et s'accompagne d'un refroidissement cutané considérable.

Cependant, pour la pleurésie comme pour la pneumonie, la prédisposition individuelle est nécessaire; c'est elle qui domine toute la pathogénie. Les diverses tentatives faites pour produire expérimentalement la pleurésie *a frigore* ont toujours échoué. « Le refroidissement n'est que l'occasion, l'accident qui provoque l'apparition de la maladie » (Delafond). Cette

prédisposition consiste, dans la plupart des cas, en une infection microbienne qui est tantôt immédiate, tantôt secondaire. Les microbes peuvent exister dans le sang, ou bien dans les voies respiratoires, larynx, bronches, poumons, puis, sous l'influence du refroidissement ou des diverses causes qui ont une action analogue (traumatismes de la poitrine, hémorragie pleurale, etc.), ils acquièrent une virulence suffisante pour infecter les plèvres. « Règle générale, la pleurésie séro-fibrineuse des solipèdes est liée à la pénétration du diplocoque de la pneumonie, des staphylocoques et des streptocoques dans les plèvres » (Cadéac, *loc. cit.*).

Dans certaines épizooties de *pasteurellose* du cheval, on voit très souvent la pneumonie se compliquer de pleurésie (Voy. Pasteurellose). Le rhumatisme est une cause de pleurésie; la pleurésie rhumatismale précède, coïncide ou succède à la synovite ou à l'arthrite rhumatismale. La pleurésie et la péricardite sont souvent concomitantes. L'endocardite peut se compliquer de pleurésie.

Chez le *bœuf*, la pleurésie est presque toujours d'origine tuberculeuse ou est due à la péripneumonie contagieuse. Parfois elle complique la péritonite. Chez les jeunes animaux, on observe la *pleuro-pneumonie septique* (Voy. ce mot).

Chez le *chien*, la pleurésie séro-fibrineuse est l'expression la plus commune de la tuberculose; elle peut être une complication de la maladie du jeune âge.

Symptomatologie. — La maladie débute généralement par des prodromes pouvant durer deux ou trois jours, mais qui ordinairement disparaissent au bout de quelques heures. L'animal est triste, anxieux; il a des frissons avec tremblements généraux ou partiels, frissons perceptibles à la main appliquée à plat sur le côté; on constate de fausses coliques, des douleurs qui portent les animaux à se débattre, à se coucher, à regarder leurs flancs; on a cru remarquer qu'en ce cas le décubitus est toujours sternal. Souvent cependant ces prodromes passent inaperçus ou manquent.

Plus tard, l'animal est triste, abattu, refuse les aliments et paraît indifférent à ce qui se passe autour de lui; l'œil est terne, la conjonctive injectée, rouge; la bouche est chaude; la soif assez vive; les reins sont raides; il y a constipation ou défécation pénible; les urines sont rares, chargées. On constate une température alternante des oreilles et des extrémités, tandis que la température générale est augmentée d'un peu plus d'un degré ; la circulation est accélérée, à 50 ou 70 pulsations par minute, le pouls est petit, vite, dur, concentré.

L'animal sorti de l'écurie a la marche incertaine, un peu vacillante et surtout raccourcie ; toute contraction musculaire le fatigue ; le moindre exercice l'essouffle, et alors on voit la respiration s'accélérer, les naseaux se dilater.

Au repos, la respiration est fréquente (20 à 40 mouvements par minute), dyspnéique, irrégulière, presque complètement abdominale. Les mouvements respiratoires sont au début brefs, superficiels et fréquents, à cause de la douleur qu'occasionne la plèvre enflammée lors de la dilatation et de l'affaissement de la cage thoracique et des poumons. Les côtes se meuvent à peine ; l'inspiration surtout est difficile, douloureuse, saccadée ; l'expiration est également brusque aussi longtemps que la pleurésie reste sèche, mais elle devient presque normale, dès qu'il y a épanchement ; la respiration n'est plaintive qu'au début, lors de pleurésie sèche. Les naseaux restent secs le plus souvent ; tout au plus, au bout de quelques jours, y a-t-il un peu de jetage séro-muqueux. On constate une petite toux courte, sèche, sans expectoration, très douloureuse au début et assez rare. L'exploration locale de la poitrine dénote une douleur prononcée à la pression des espaces intercostaux, à laquelle l'animal cherche à se soustraire ; cette sensibilité peut être générale ou localisée : souvent il y a exagération de la sensibilité en arrière des coudes (*point pleurétique*) ; la percussion du thorax est également douloureuse ; elle donne une résonance normale des parois pectorales. L'auscultation dénote l'affaiblissement du bruit vésiculaire, surtout dans les parties déclives ; parfois l'augmentation du bruit trachéo-bronchique, sans qu'il y ait le moindre râle. Au début, on entend, dès que les deux faces pleurales correspondantes sont couvertes de dépôts coagulés et par conséquent devenues rudes, un *bruit de frottement* percevable tantôt à l'inspiration, tantôt à l'expiration, parfois durant l'un et l'autre ; ce bruit persiste aussi longtemps que le poumon n'a pas été écarté de la paroi thoracique par l'accumulation liquide dans le sac pleural ; il reparaît seulement quand, par la résorption du liquide épanché, le poumon est de nouveau en contact avec les parois costales. Roell dit que par l'application de la main sur la partie malade du thorax, on peut parfois d'une manière bien évidente sentir le frottement pleural au début

et vers la fin de la pleurésie. Quelquefois l'épanchement s'établit très vite et ce bruit de frottement manque.

Ces symptômes peuvent, pendant trois ou quatre jours, s'aggraver petit à petit ou rester à peu près stationnaires.

La *résolution* survient rarement à cette période ; alors on voit, vers le troisième ou quatrième jour, rarement plus tard, les symptômes s'apaiser et les fonctions revenir par degrés à l'état normal. Généralement la peau devient moite, se couvre même de sueur plus ou moins abondante ; parfois la crise s'effectue par les urines qui deviennent claires, aqueuses et surtout abondantes, leur excrétion est fréquente et facile. En même temps le pouls s'assouplit et perd de sa fréquence ; l'attitude devient plus aisée, les mouvements plus faciles ; les reins reprennent leur flexibilité, l'appétit reparaît, la douleur pleurétique diminue, la respiration se régularise, devient plus grande, plus facile, moins précipitée ; l'animal entre en convalescence, reste longtemps couché. La guérison peut être complète le septième ou dixième jour.

Généralement l'*épanchement pleurétique* se produit ; souvent l'exsudation inflammatoire de sérosité, avec coagula fibrineux, s'établit déjà dans les vingt-quatre heures ; mais ce n'est ordinairement que vers le quatrième jour que la percussion permet de reconnaître un peu de matité vers les parties déclives du thorax. On observe alors une rémission marquée des symptômes généraux. L'animal paraît moins abattu, reprend un peu d'appétit ; il est plus libre dans ses mouvements ; les reins sont plus souples, on serait tenté de croire à une guérison prochaine. Cependant le pouls reste petit, fréquent et dur, les naseaux sont plus dilatés ; la respiration est toujours accélérée, irrégulière et l'on commence à noter une légère discordance entre les mouvements des flancs et ceux des côtes. Peu à peu cette discordance s'accentue davantage ; pendant que les arcs costaux s'élèvent et se portent en avant pour agrandir la cavité pectorale, le diaphragme, loin de se porter en arrière pour concourir au même but, se laisse refouler en avant par la pression des viscères digestifs, et le flanc se creuse davantage. Puis quand les côtes, parvenues à la fin de leur course, s'abaissent pour opérer l'inspiration, le diaphragme semble se porter en arrière et refouler la masse intestinale qui vient, à ce moment, remplir le creux du flanc. Il en résulte une sorte d'ondulation d'avant en arrière qui attire et repousse alternativement l'anus et les organes abdominaux (*respiration pompante*). L'air peut être ainsi aspiré et rejeté par l'anus béant (Cadéac).

La percussion dénote dans les régions inférieures du thorax, une matité limitée supérieurement par une ligne horizontale, indiquant avec précision le niveau supérieur du liquide épanché ; cette ligne monte, en proportion des progrès de l'épanchement, au quart, au tiers, à la moitié inférieure de la poitrine. Chez les solipèdes, où la pleurésie est toujours double sauf au début, le niveau est exactement le même de chaque côté du thorax ; il n'en est pas de même chez les autres animaux, où il y a souvent épanchement unilatéral et conséquemment matité seulement de ce côté. Chez les petits animaux, on peut recourir au procédé conseillé par Renault, et explorer successivement la bête placée sur le ventre et sur le dos ; ou bien redresser l'animal sur ses jambes de derrière ; la mobilité de la matité dénote le déplacement du liquide. A mesure que le liquide s'amasse dans le sac pleural, le poumon, plus léger, abandonne les parties déclives, surnage, revient sur lui-même et se retire vers les régions supérieures. Là le murmure respiratoire se montre fort, exagéré, supplémentaire, et la percussion accuse une résonance normale, ou un peu exagérée. Dans tous les points occupés par le liquide, le bruit vésiculaire a disparu et le silence est complet. C'est alors aussi qu'apparaît dans les narines, le larynx et la trachée, le bruit *de gouttelette*, comparable à celui de la goutte d'eau tombant dans un vase à moitié plein ; ce bruit n'est pas constant ; il peut se montrer et disparaître un grand nombre de fois dans un assez court espace de temps, et il peut exister dans d'autres affections.

L'épanchement peut rester stationnaire plus ou moins longtemps, et même décroître ; ce dernier fait est cependant rare, sauf chez le chien.

Les symptômes généraux ont une intensité variable. Le malade reste ordinairement debout, la tête étendue sur l'encolure, les naseaux dilatés, le facies grippé, les yeux fixes et brillants ; il est très faible, se déplace avec peine et oscille sous la moindre poussée ; l'appétit est nul ou à peu près ; l'amaigrissement est rapide, le poil est terne et piqué. La respiration est accélérée (30 à 50 par minute) ; le pouls est faible et accéléré ; les bruits du cœur sont à peine perceptibles ; la température oscille autour de 40°. L'animal se campe fréquem-

ment pour uriner et ne rend qu'avec difficulté un peu d'urine foncée ; ses crottins sont rares, durs et difficilement expulsés et, en même temps, un œdème dont les progrès se lient assez souvent à ceux de l'épanchement, sans cependant être constant, se montre sous le sternum et gagne de proche en proche les régions environnantes, notamment les extrémités.

Lors d'épanchement considérable, on peut constater un léger déplacement du cœur ; chez les petits animaux, lors d'exsudat à gauche, le cœur est refoulé à droite.

Terminaisons. — La pleurésie peut se terminer par *résolution*, *mort*, ou passage à *l'état chronique*.

La *résolution* se produit quand l'épanchement est peu abondant ; elle est annoncée par le retour graduel de l'appétit et par l'amélioration de l'état général. L'animal paraît plus gai, se déplace facilement et urine abondamment, les urines sont riches en chlorures. Le pouls est plus fort ; la respiration est plus aisée ; la température s'abaisse ; la peau devient molle et souple. Les signes physiques de l'épanchement s'atténuent progressivement de haut en bas ; la matité est remplacée par de la submatité ; le murmure respiratoire et le bruit de frottement réapparaissent.

La convalescence est longue, dure souvent deux ou trois semaines pendant lesquelles des rechutes sont à craindre. La guérison est presque toujours imparfaite ; la plèvre reste épaissie, contracte des adhérences ; souvent le malade reste poussif. On peut observer dans la suite des accidents articulaires (synovites, arthrites rhumatismales).

La *mort* est la terminaison la plus fréquente ; rapide, elle résulte de l'asphyxie, d'une syncope ; tardive, elle est due à l'épuisement. — Parfois l'asphyxie survient alors qu'aucun épanchement n'est encore produit ; elle paraît due à des accidents nerveux d'origine réflexe ayant leur origine dans le pneumogastrique. Généralement l'asphyxie est la conséquence de la compression du poumon par l'épanchement, ou bien elle survient par suite d'une congestion subite de l'organe. Elle est annoncée par une dyspnée intense, une discordance extrêmement accusée, un facies grippé, la petitesse du pouls, la cyanose des muqueuses. Lors de congestion pulmonaire, on perçoit à l'auscultation des râles muqueux ou du gargouillement bronchique.

La mort peut être due aux complications, péricardite, myocardite, endocardite.

Le passage à l'*état chronique* survient lorsque

l'épanchement est peu abondant et lorsque, au quinzième ou au vingtième jour, la résolution n'est pas commencée (Voy. PLEURÉSIE CHRONIQUE).

ANATOMIE PATHOLOGIQUE. — Au début, il y a une congestion intense de la plèvre avec chute de son épithélium et infiltration embryonnaire du tissu conjonctif pleural. Un peu plus tard,

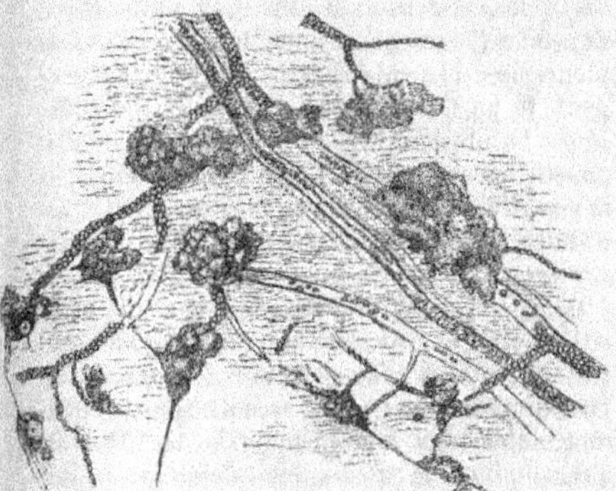

Fig. 1494. — Séreuse enflammée. Hyperémie et exsudation (d'après Munch). Gross. : 100.

un exsudat apparaît sur la région envahie (fig. 1494). Ces lésions paraissent débuter d'un seul côté, puis s'étendent et se généralisent par le passage de l'exsudat du côté opposé. L'exsudation, qui commence avec l'inflammation, engendre en trois ou quatre jours des *fausses membranes* et un *transsudat* liquide.

Les *fausses membranes* (*omelettes* des anciens hippiâtres) sont formées de fibrine coagulée contenant des cellules épithéliales altérées, des globules blancs et des hématies (fig. 1495); elles ont une couleur jaune-paille, grisâtre ou

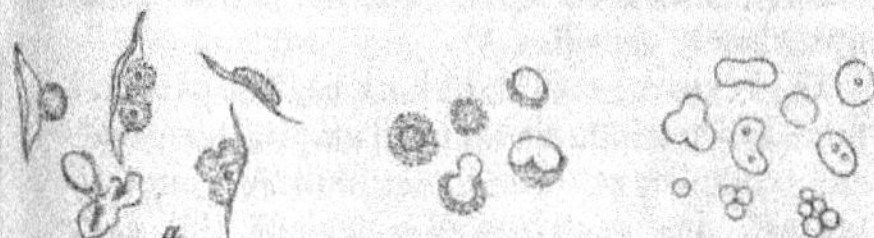

Fig. 1495. — Cellules et noyaux de la substance plastique inflammatoire récente.

a, la séparation des plaques homogènes des cellules épithéliales (d'après Munch). Gross. : 500.

rougeâtre, sont molles, spongieuses, faciles à écraser ; leur consistance est celle de la couenne du sang.

Le *transsudat* a un aspect variable : il est trouble, blanchâtre, jaune brun ou brun foncé (pleurésie infectieuse); il est très albumineux (60 à 80 grammes d'albumine par litre) et con-

tient des débris épithéliaux, des globules blancs et rouges altérés, avec des flocons fibrineux ou des membranes volumineuses en suspension.

Les caractères de l'épanchement sont variables: tantôt il n'y a presque pas de fausses membranes, la plèvre paraît rouge sombre, fissurée (*pleurésie gangreneuse*) ; d'autres fois, l'exsudat, très riche en fibrine, forme un revêtement, un enduit agglutinatif, qui accole les deux feuillets de la plèvre (*pleurésie adhésive*) ; le plus souvent enfin les fausses membranes sont disséminées par îlots sur les plèvres pariétales et viscérales, forment des brides flottantes par une de leurs extrémités ou reliant deux points de la plèvre (fig. 1496), ou constituent des amas volumineux détachés de la plèvre; l'épanchement liquide, plus ou moins abondant, refoule en haut le poumon et passe facilement dans le sac pleural opposé (*pleurésie exsudative*); la quantité du liquide exsudé est de 15 à 20 litres en moyenne.

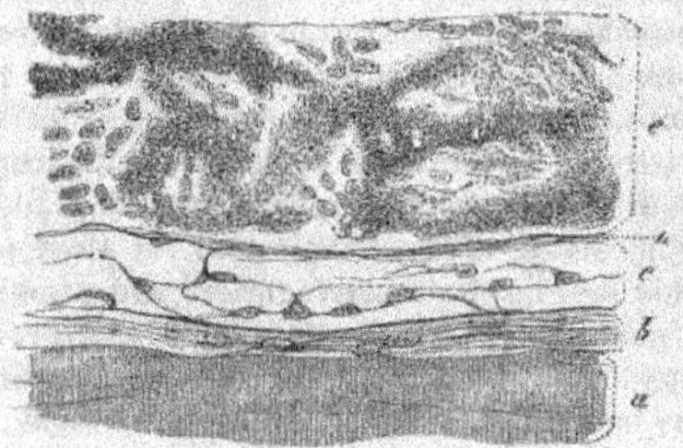

Fig. 1496. — Inflammation adhésive; plèvre diaphragmatique.

a, éléments musculaires du diaphragme. — *b*, tissu sous-séreux. — *c*, séreuse. — *d*, limite entre la séreuse et l'exsudat (d'après Munch). Gross. : 400.

La *plèvre enflammée* est recouverte de bourgeons charnus très fins et sa surface a la physionomie d'une plaie en voie de cicatrisation (Cadéac); le tissu conjonctif sous-pleural est infiltré.

Le *poumon* est toujours altéré; il est simplement œdématié dans ses parties déclives lors de pleurésie sans épanchement notable ; mais lorsqu'il est immergé dans l'exsudat, son tissu est mou, non crépitant à la pression, plus lourd que l'eau, et semble revenu sur lui-même; il n'a cependant subi aucune altération histologique, et l'insufflation lui rend ses caractères normaux ; on donne le nom de *refœtation* (parce que le parenchyme prend l'aspect qu'il possède chez le fœtus) ou mieux *d'atélectasie* à cette altération pulmonaire.

Les *ganglions bronchiques* sont volumineux,

infiltrés. Le *cœur* droit est dilaté. On observe parfois de l'épanchement séreux dans le péricarde, le péritoine, et de l'engouement du foie et de la rate, dus à la difficulté de la circulation pulmonaire. Généralement on observe en outre les lésions de l'asphyxie.

Diagnostic. — Avant l'épanchement, le diagnostic précis de la pleurésie est à peu près impossible, à moins qu'il n'existe un bruit de frottement bien caractérisé. On n'a que les symptômes généraux pour se guider. Le pouls de la pleurésie est généralement petit, vite et serré, ce qui caractérise en général une inflammation de séreuse, tandis que dans la pneumonie le pouls est grand, fort et plein ; ce signe cependant n'est pas pathognomonique. — La toux dans la pleurésie est ordinairement assez douloureuse pour que l'animal résiste le plus qu'il peut aux excitations qui ont pour but de la provoquer ; elle est rarement spontanée et, quand elle se produit, elle est courte, sèche, peu sonore, comme avortée et cependant communique au corps entier un ébranlement qui contraste avec le peu d'intensité du bruit qu'elle détermine. — L'examen des mouvements respiratoires n'offre rien de positif : au début, lors de pleurésie sèche, l'expiration est aussi pénible que l'inspiration, irrégulière, entre-coupée et plaintive. La respiration dans la pleurésie est surtout abdominale, les côtes restant presque immobiles. — Nous devons signaler comme un très bon signe de diagnostic la douleur des parois pectorales, décelée par la pression exercée avec les doigts sur les espaces intercostaux. — Les signes fournis par la percussion ou l'auscultation sont importants ; l'absence du râle crépitant, pathognomonique de la pneumonie, est surtout à prendre en considération. L'absence de jetage, surtout du jetage rouillé de la pneumonie, est également à noter.

Lorsque l'épanchement existe, le diagnostic est plus facile surtout par l'exploration physique : matité des parties déclives où le murmure respiratoire cesse de se faire entendre, tandis qu'il est exagéré en haut, il y a aussi un peu de tympanisme ; l'horizontalité parfaite de la ligne de matité, qui, chez le cheval, est exactement la même des deux côtés, est surtout caractéristique. — Chez les petits animaux on peut, en modifiant leur attitude, faire changer ce niveau qui reste cependant horizontal ; on peut aussi constater la fluctuation. — La discordance entre les mouvements du flanc et ceux des côtes s'observe facilement. — Le bruit de gouttelette n'est pas assez caractéristique.

Après l'épanchement, lorsqu'il y a eu résorption, circonstance rare chez le cheval, mais observée chez la bête bovine, il peut arriver que ses signes persistent ; c'est lorsque l'épaisseur des fausses membranes organisées donne lieu à une matité avec absence de bruit respiratoire, ou bien avec persistance du souffle bronchique dû à la condensation du tissu pulmonaire. Cependant, dans la pratique, le diagnostic de la pleurésie est parfois difficile et le vétérinaire ne peut le porter qu'après avoir suivi quelques jours l'évolution des symptômes. Lors de diagnostic incertain, il est indiqué de recourir à la *ponction d'essai* effectuée avec un trocart capillaire parfaitement aseptique (Voy. Thoracentèse).

Pronostic. — La pleurésie est souvent mortelle chez le cheval ; les animaux qui guérissent restent poussifs et sont exposés à des rechutes. Les animaux jeunes et de race distinguée résistent moins bien à la maladie. — La pleurésie qui complique la pneumonie infectieuse, traitée assez à temps et comme il convient, peut se terminer par la résolution.

Dans le cours ordinaire de la pleurésie, on considère comme signes favorables le pouls resté souple et modérément accéléré, les reins fléchissant sous la pression des doigts, l'appétit conservé en partie. Si l'action des révulsifs cutanés est à la fois prompte et énergique, on peut conserver l'espoir de voir la maladie se terminer heureusement ; sinon, il faut s'attendre à une issue fatale. Une crise par la peau ou par les urines, surtout si les évacuations sont copieuses, est généralement favorable. Une extrême lassitude est un signe très défavorable.

Chez les bêtes bovines, la maladie est souvent simple, localisée d'un côté et moins grave que chez le cheval.

Traitement. — Au début, on réussit parfois à faire avorter la maladie par l'emploi des révulsifs (sinapismes, frictions sinapisées ou irritantes), des excitants (vin, alcool, thé, café, acétate d'ammoniaque), des diurétiques ; on enveloppe le cheval dans des couvertures de laine et on s'efforce d'obtenir une sudation et une diurèse abondantes. Il est rare que la maladie soit reconnue à sa période de début. Généralement on ne traite que lorsque l'exsudat est déjà formé. On aura recours aux révulsifs et aux dérivatifs : sinapismes, frictions sinapisées sur les membres, frictions de vinaigre chaud sur la croupe, etc. ; si l'épanchement gagne en hauteur, on fait une application d'onguent vésicatoire mercuriel sur les côtés de la poitrine, jusqu'au niveau du liquide ; Brunet, Minette, Aureggio recommandent la *révulsion étagée* : bandes enduites d'une préparation révulsive et placées sur les parois du thorax en allant de sa partie déclive à la colonne vertébrale et en ayant soin de laisser entre leurs bords un certain espace ; ces vésicatoires sont appliqués successivement tous les jours ou tous les deux jours. Aureggio emploie le révulsif suivant préparé à froid :

Basilicum.................	500 grammes.
Cantharides................	100 —
Euphorbe...................	50 —
Huile de croton............	X gouttes.

Sur le cheval, Roy obtient une dérivation énergique, ne laissant pas de traces, par le moyen suivant : Pour chaque côté de la poitrine, il mélange 12 gouttes d'huile de croton tiglion avec un décilitre d'huile d'olives. Avec un pinceau, il trace sur la peau préalablement tondue, si le poil est épais, des bandes verticales accolées mais ne se recouvrant pas ; par-dessus il trace ensuite des bandes horizontales.

Dans les cas graves, on complète la dérivation en appliquant un séton au poitrail ou mieux en faisant à ce niveau une injection sous-cutanée de 10 centimètres cubes d'essence de térébenthine. On s'efforcera d'obtenir une diurèse abondante à l'aide de médicaments qui agissent sur la circulation ou sur la sécrétion rénale : digitale, 4 à 6 grammes ; essence de térébenthine, 20 à 40 grammes ; acétate d'ammoniaque, 100 grammes ; azotate de potasse, 15 à 25 grammes ; calomel, 4 grammes, etc.

On combat la fièvre par le salicylate de soude (15 à 25 grammes par jour), la caféine (2 à 6 grammes), l'acétanilide (15 à 20 grammes).

On soutiendra les forces du malade par les excitants diffusibles, vin, café, thé, etc. Enfin les médicaments sialagogues et surtout le chlorhydrate de pilocarpine (10 à 20 centigrammes) et les diaphorétiques sont utiles pour stimuler la résorption de l'exsudat.

Quand l'exsudat occupe plus du tiers de la cavité thoracique et que l'asphyxie est imminente, il faut recourir à la *thoracentèse* (Voy. ce mot). Cette opération donne d'excellents résultats lors de pleuro-pneumonie *infectieuse* ; on peut la répéter plusieurs jours de suite.

Le malade sera placé dans une écurie à température constante et d'au moins 12° ; on le couvrira avec des couvertures ; il sera nourri avec des aliments de bonne qualité, des mashes, des barbotages, du thé de foin, ou bien du bouillon, du lait, etc.

Dès que la marche de la maladie sera enrayée, on insistera sur l'emploi des diurétiques, des laxatifs légers. Durant la convalescence, on cherchera à relever les forces du malade par l'emploi des toniques, des ferrugineux.

2° *Pleurésie chronique*. — Étiologie. — Elle est rarement une terminaison de la pleurésie aiguë. On peut l'observer à la suite de refroidissements répétés agissant sur des individus prédisposés.

Symptomatologie. — L'inflammation qui affecte les plèvres devient tardivement apparente ; on n'observe au début qu'une petite toux sèche, se faisant entendre surtout au début du travail ; l'appétit est capricieux, le poil est terne et piqué. Plus tard, l'essoufflement se manifeste après un court travail ; le malade est moins énergique.

Après plusieurs semaines, les symptômes s'accusent davantage ; on note l'accélération de la respiration et une *discordance* plus ou moins marquée ; l'exploration de la poitrine dénote de la matité à la région inférieure, et à une égale hauteur de chaque côté ; dans les mêmes points le murmure respiratoire a disparu et dès que l'épanchement atteint la partie moyenne de la cavité, on entend un souffle tubaire. Le malade s'essouffle et suffoque après le moindre travail ; il maigrit ; ses muqueuses pâlissent, sa température reste à peu près normale.

Ces symptômes persistent des semaines et même des mois ; à la longue les battements du cœur s'affaiblissent, le pouls devient à peine perceptible, on observe des œdèmes dans les parties déclives.

La maladie se termine par la guérison ; celle-ci n'est jamais complète, et, si l'épanchement disparaît, il persiste des altérations pleurales, le cheval reste poussif. Parfois l'*asphyxie* survient, surtout quand le cheval continue à travailler ; elle est due à l'abondance de l'exsudat. L'inflammation *aiguë* est une terminaison assez ordinaire.

Diagnostic. — Au début, le diagnostic est presque impossible, et ne peut guère être porté que lorsque apparaissent des signes stéthoscopiques. On différenciera de la *pneumonie chronique* par la répartition régulière et la symétrie de la matité, par les caractères de la toux, par l'absence de jetage. Lors d'*hydrothorax* on n'observe ni toux, ni fièvre, ni douleur des parois costales et il existe en outre des symptômes d'hydropisie généralisée.

Pronostic. — Très grave au point de vue économique. La guérison est incertaine, souvent incomplète, exige un traitement coûteux et est suivie d'une longue convalescence. Si le sujet est vieux, il est préférable de l'abattre.

ANATOMIE PATHOLOGIQUE. — L'inflammation est ordinairement étendue à toute la plèvre qui renferme un liquide limpide, jaunâtre, plus ou moins abondant (2 à 50 litres); la séreuse est épaissie, très vascularisée et parsemée de plaques fibreuses de teinte pâle et de pinceaux vasculaires (*néo-membranes*), les uns flottant dans la cavité, les autres unissant les deux feuillets. Le poumon, dans sa partie immergée, est atélectasié; à la longue, son parenchyme s'atrophie, se sclérose. Le cœur droit est dilaté; ses parois sont amincies. On note de l'épanchement dans le péricarde et le péritoine.

TRAITEMENT. — Révulsion à l'aide du vésicatoire mercuriel, de la cautérisation en raies, ou des sétons. Diurétiques. Thoracentèse, lorsque l'épanchement est abondant; Ughi dit avoir obtenu de bons résultats du lavage de la plèvre à l'aide du sulfo-phénate de zinc à 3 p. 1000. Bons soins hygiéniques.

3° *Pleurésie purulente*. — On peut grouper sous ce titre toutes les pleurésies déterminées par les germes de la suppuration (streptocoques, staphylocoques, etc.) ou de la septicémie et qui donnent naissance à un exsudat franchement purulent ou putride; les sacs pleuraux semblent convertis en abcès, c'est pourquoi on a désigné ces pleurésies sous le nom d'*empyème* (Cadéac, *loc. cit.*).

ÉTIOLOGIE. — Les germes de la suppuration peuvent pénétrer dans les plèvres par la voie sanguine, c'est ce qui se produit dans l'*infection purulente*, la *gourme*; par la voie lymphatique, c'est ce qui explique celles qui se développent consécutivement aux plaies suppurantes, surtout aux maux de garrot, etc. Le liquide purulent peut être versé directement dans les plèvres lors d'abcédation des ganglions bronchiques et prépectoraux, d'abcédation ou de gangrène pulmonaire, de carie des côtes, du sternum. La déchirure de l'œsophage dans sa portion cervicale est une cause assez fréquente. Le plus souvent la pleurésie est consécutive à la perforation du thorax, par suite de chutes sur des piquets, des barrières, par des coups de corne, d'éperon, de fourche, de dents de herse, de corps acérés divers, etc. La thoracentèse exécutée avec un trocart malpropre s'accompagne souvent de pleurésie purulente.

Chez le bœuf, les corps étrangers acérés qui sont déglutis, traversent le réseau et le rumen,

blessent la plèvre et déterminent parfois une pleurésie purulente. La tuberculose peut être une cause de suppuration des plèvres. Chez le mouton, la pleurésie purulente est souvent due à la clavelée, à la pleuro-pneumonie septique, aux broncho-pneumonies par corps étrangers.

Chez le porc, l'affection est liée à la pleuro-pneumonie septique (Voy. ce mot).

Chez les carnivores, elle succède à l'infection des plèvres par des corps étrangers déglutis (os pointus, arêtes de poisson, etc.) qui ont traversé l'œsophage.

SYMPTOMATOLOGIE. — La maladie évolue très rapidement. Au début on note des symptômes généraux très accusés : tristesse, abattement, inappétence, frissons, hyperthermie de 3 à 4 degrés, pouls faible et vite, respiration accélérée, muqueuses de teinte rouge foncé. Les signes locaux existent comme dans la pleurésie séro-fibrineuse, mais sont souvent moins accusés; l'épanchement est ordinairement peu abondant. A chacune des formes étiologiques correspondent des symptômes particuliers (jetage gangreneux, bruits amphorique et de glou-glou lors de gangrène ou d'abcédation pulmonaire, etc.).

Si le diagnostic est incertain, on peut recourir à une ponction exploratrice avec une aiguille très fine.

PRONOSTIC. — Les pleurésies purulentes sont presque toujours mortelles.

ANATOMIE PATHOLOGIQUE. — Les plèvres contiennent un liquide purulent blanc jaunâtre ou brun foncé, d'odeur infecte si la cavité pleurale est restée en communication avec l'air extérieur. La plèvre est recouverte d'un léger dépôt fibrineux, brun grisâtre; elle est tapissée d'une couche de bourgeons charnus de couleur rouge vif ou violacée. Les ganglions sont infiltrés. Le poumon est congestionné, œdématié, atélectasié. Chez le *chien*, les lésions sont souvent unilatérales.

TRAITEMENT. — Il est surtout préventif. On désinfectera immédiatement les plaies pénétrantes de la poitrine; l'application de vésicants au voisinage des plaies est souvent utile. Il faudra s'abstenir de sonder les plaies profondes. Lorsque la pleurésie purulente est déclarée, tout traitement est inefficace.

Chez le chien, on peut tenter le drainage et l'irrigation antiseptique de la plèvre.

PLEURO-PÉRICARDITE. — Inflammation de la plèvre et du péricarde (Voy. PÉRICARDITE).

PLEURO-PNEUMONIE. — Inflammation simultanée de la plèvre et du poumon : pneumonie compliquée de pleurésie. Assez fréquente dans certaines épizooties de pasteurellose du cheval. — Nom donné quelquefois à la *péripneumonie contagieuse des bêtes bovines* (Voy. ce mot).

Pleuro-pneumonie septique des jeunes animaux. — *Maladie de la courade*. — Maladie générale microbienne, qui sévit sur les veaux, les agneaux, les chevreaux et les porcelets; on ne l'observe qu'exceptionnellement sur les ruminants adultes et le porc.

L'affection a été signalée et décrite par Pœls en Hollande, Jensen dans le Jutland, Liénaux en Belgique et Galtier en France, où elle sévit surtout dans le centre et le sud-ouest.

Étiologie. — La cause déterminante est une *Pasteurella*, bactérie ovoïde qui se trouve dans le sang et envahit toutes les parties de l'organisme (Voy. Pasteurellose). Ce microbe se trouve dans certains sols où il cultive très facilement; il se rencontre également dans les fourrages, et il pénètre avec eux dans les organismes; il est ensuite absorbé par les voies respiratoires ou digestives. Galtier a bien montré le rôle pathogène des poussières dégagées des fourrages alors qu'elles sont introduites dans les voies respiratoires. La contagion joue également un rôle important dans la transmission de la maladie; les animaux s'infectent en mangeant des aliments souillés par les déjections virulentes des malades. D'après Galtier, l'infection du fœtus se produirait lorsque la mère est affectée de lésions chroniques. Les causes prédisposantes sont toutes celles qui favorisent la pullulation de l'agent infectieux et diminuent la résistance de l'organisme, surtout la mauvaise hygiène et les affections vermineuses.

Symptomatologie.—La maladie évolue presque toujours sous une forme *grave* à marche rapide; une forme *bénigne* est observée chez quelques animaux seulement.

Forme grave. — Les jeunes veaux âgés de quelques jours à deux mois sont d'abord affectés, puis la maladie s'étend à presque tout le jeune bétail de la ferme.

Dès le début les symptômes sont très graves: « L'appétit disparaît, la température s'élève; la respiration et la circulation s'accélèrent; les muqueuses se congestionnent. Parfois les veaux succombent d'une façon foudroyante, après quelques instants de maladie; mais dans le plus grand nombre des cas, ils vivent de quelques heures à un ou deux jours, et il en est qui résistent de quatre à huit jours.

« Les malades s'affaiblissent rapidement, en même temps que la respiration se modifie de plus en plus, que la circulation va se troublant encore et que des signes d'entérite se montrent.

« Un des caractères les plus importants de cette affection consiste dans l'altération du système musculaire; les membres deviennent raides; ceux de devant sont plus ou moins arqués, ceux de derrière sont engagés sous le tronc. Les animaux chancellent et ont de la peine à se tenir debout; ils se déplacent avec difficulté, titubent en marchant, boitent et souffrent atrocement, ainsi qu'en témoignent leur facies grippé et l'exacerbation des symptômes respiratoires.

« L'essoufflement est de plus en plus accusé; la respiration s'accompagne parfois d'une plainte à chaque expiration; la poitrine est plus sensible à la pression et à la percussion; il y a de la matité, des râles et du souffle tubaire. Ordinairement une diarrhée fétide se déclare en même temps que les signes précités se montrent. On observe des sueurs, la congestion de la muqueuse buccale, une écume mousseuse sur les lèvres, des beuglements de détresse au moment de la mort » (Galtier) (1).

Chez les porcelets, les symptômes sont analogues à ceux de la pneumo-entérite infectieuse et du rouget : essoufflement, diarrhée, faiblesse, fièvre, taches rouges ou violacées sur la peau.

Forme bénigne. — On ne l'observe guère que sur les veaux âgés de plusieurs mois ou sur les adultes. On constate des signes de broncho-pneumonie : accélération de la respiration, toux grasse avec expectoration peu abondante, signes stéthoscopiques ordinaires et aussi diarrhée à certains moments. Les vaches pleines avortent généralement.

Anatomie pathologique. — Les lésions sont localisées surtout sur les plèvres et le poumon.

La plèvre renferme une quantité variable d'exsudat liquide jaunâtre qui se coagule au contact de l'air. La séreuse est enflammée congestionnée, épaissie, marbrée de taches ecchymotiques. Le poumon est volumineux, dur, friable, et ses lésions rappellent celles de la péripneumonie: travées conjonctives grisâtres, ardoisées, délimitant des lobules hépatisés, rouge brun, friables; les lésions interlobulaires peuvent dominer ou exister seules; d'autres fois l'œdème lymphatique et l'hépatisation des lobules sont concomitants.

La muqueuse bronchique est enflammée,

(1) Galtier, *De la pneumo-entérite septique des veaux*, Paris, 1894.

épaissie. Les ganglions bronchiques et médiastinaux sont volumineux et infiltrés. Le péricarde renferme de la sérosité rosée ou un liquide inflammatoire. Le cœur est cuit et présente des ecchymoses sous-séreuses et interstitielles.

Le péritoine est parfois congestionné et renferme une faible quantité d'exsudat séreux. Le foie est congestionné, friable. La rate et les reins sont hyperémiés et ecchymosés. La muqueuse de la caillette et celle de l'intestin grêle sont enflammées. Les muscles sont altérés; ils paraissent pâles, mous, et présentent des foyers hémorragiques noirâtres et des foyers de dégénérescence au niveau desquels le tissu musculaire est réduit en une matière jaune grisâtre, facile à déchirer, d'apparence caséeuse.

DIAGNOSTIC. — On différenciera la pleuropneumonie septique de la *peripneumonie* par la rapidité de son évolution et parce qu'elle n'affecte que les jeunes animaux. Lors de *bronchite vermineuse*, il n'existe pas de symptômes généraux.

PRONOSTIC. — Très grave. Presque tous les animaux atteints succombent.

TRAITEMENT. — Il est surtout *prophylactique*: réserver aux adultes les fourrages et les eaux de provenance suspecte; isoler les malades, désinfecter les étables, etc.; bons soins hygiéniques. Le traitement curatif est presque toujours inefficace; on prescrira les sinapismes, les antiseptiques, la crème de tartre, etc.

Pleuro-pneumonie de la chèvre. — Affection qui se rapproche beaucoup par ses symptômes et ses lésions de la péripneumonie des bêtes bovines, mais qui en diffère par sa nature intime. Elle est caractérisée à la fois par son caractère enzootique et par la forme des lésions pulmonaires.

On observe la maladie en Algérie, où elle existe en permanence dans les régions montagneuses; c'est le *bou-frida*, bien étudié pour la première fois par Th. Thomas. En Europe, la maladie semble localisée en quelques foyers peu étendus, dans les Pyrénées et dans les montagnes de la Thuringe.

ÉTIOLOGIE. — La pleuro-pneumonie des chèvres s'observe surtout dans les localités montagneuses; en certaines années, elle y sévit avec intensité. Les animaux jeunes et les chèvres en état de gestation y sont prédisposés.

Sa nature exacte n'est pas encore déterminée; les recherches bactériologiques n'ont donné aucun résultat et les inoculations expérimentales sont restées sans effet, ce qui la différencie de la pasteurellose de la chèvre (pneumonie infectieuse). La transmission est incertaine; cependant son caractère enzootique indique une contagion probable.

SYMPTOMATOLOGIE. — Au début, on observe une toux sèche, non quinteuse, qui devient un peu grasse et plus fréquente après quelques jours; il existe en outre un jetage séreux, incolore ou rouillé; à certains moments on constate des accès fébriles en dehors desquels l'état général est peu modifié. Les femelles pleines avortent généralement. Après trois à cinq jours, les symptômes généraux s'aggravent: l'animal est triste, abattu, ses yeux sont larmoyants, le pouls est vite, la respiration est courte, saccadée, plaintive.

La percussion et l'auscultation de la poitrine dénoncent des lésions pleurales et pulmonaires, localisées à un côté de la poitrine: épanchement pleurétique et foyers d'hépatisation lobaire. L'envahissement du poumon s'opère par zones verticales, intéressant toute la hauteur de l'organe. Les pressions exercées au niveau des espaces intercostaux sont douloureuses. La mort peut arriver à cette période par congestion du poumon sain (Nocard et Leclainche, *loc cit.*).

Enfin, à une dernière période, la faiblesse et l'amaigrissement augmentent progressivement, tandis que les lésions s'étendent à tout un côté du poumon et que les symptômes généraux s'aggravent encore. La température atteint 41°. On entend des grincements de dents; les extrémités se refroidissent et les malades succombent.

L'évolution est ordinairement de vingt à trente jours. La mortalité est de 60 p. 100 environ.

Dans une *forme suraiguë*, la maladie évolue en quatre à cinq jours en moyenne et se termine par la mort; parfois en douze à trente-six heures. Elle débute soudainement par un essoufflement intense avec fièvre, abattement, inappétence; la respiration est accélérée et plaintive; on perçoit une toux faible, fréquente; on constate parfois un jetage séreux de teinte safranée, la température atteint 41°. Après quelques heures, les symptômes s'aggravent et la mort arrive par asphyxie.

ANATOMIE PATHOLOGIQUE. — La plèvre renferme un exsudat liquide jaune citrin, trouble, en quantité variable. La séreuse est congestionnée et recouverte d'un exsudat fibrineux. Le poumon est hépatisé en totalité ou en partie. Le péricarde renferme un transsudat peu abondant. Les ganglions bronchiques sont infiltrés. Le foie, la rate, les reins sont congestionnés.

Traitement. — Il ne diffère pas de celui de la pleurésie ou de la pneumonie. Il paraît indiqué, pendant la durée de l'épizootie, de séquestrer les troupeaux affectés.

PLÈVRE (*pleura*, πλευρά; all. *Brustfell*; angl., it. et esp. *pleura*). — Nom donné à deux membranes séreuses qui tapissent chacune un des côtés de la poitrine et se réfléchissent ensuite sur le poumon. Comme toutes les membranes séreuses, chaque plèvre est un sac sans ouverture, diaphane, présentant une face interne, lisse, tournée vers la cavité du sac, et une face externe, rugueuse, dont une portion, qui revêt

soutient encore le nerf diaphragmatique droit.
— Pour étudier convenablement les diverses portions des plèvres dans leur ensemble, leurs rapports et leurs connexions avec les organes de la cavité thoracique, il faut faire trois coupes transversales de cette cavité : l'une passant derrière le cœur ; l'autre pratiquée au niveau des racines du poumon et divisant le ventricule gauche ; la troisième traversant le médiastin antérieur, un peu en avant du ventricule droit (fig. 1497).

La plèvre costale part à gauche de *a* (fig. A), se replie pour former le médiastin, s'applique sur l'aorte *c* et l'œsophage *d*, se replie en *e* sur le poumon *f*, l'enveloppe, revient en *e*, se recourbe

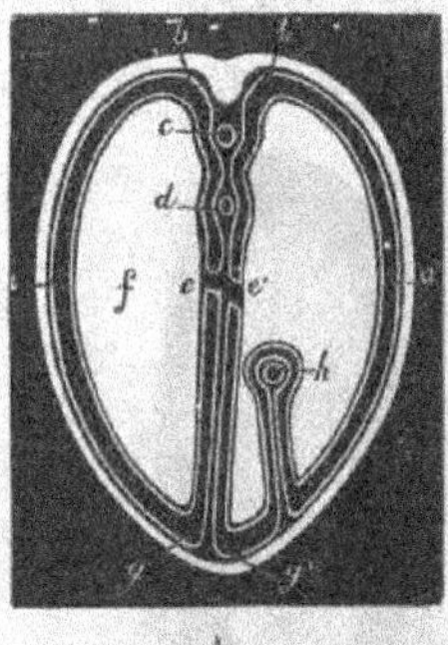
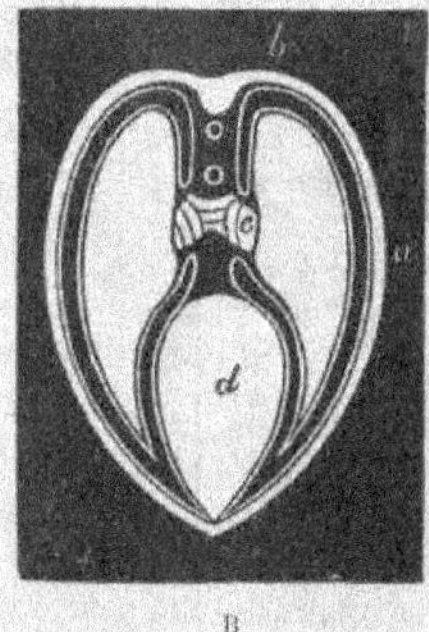
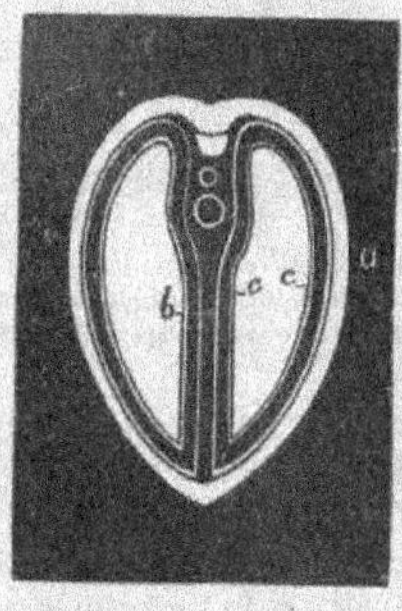

A   B   C

Fig. 1497. — Coupes théoriques segmentales de la cavité thoracique, destinées à montrer la disposition des plèvres.

la face interne des côtes, est désignée sous le nom de *plèvre pariétale*, et l'autre portion, en contact avec le poumon, sous celui de *plèvre pulmonaire viscérale*.

Anatomie. — Chaque plèvre tapisse donc une des parois externes ou costales du thorax et la moitié correspondante de la paroi diaphragmatique (Voy. t. I, p. 100, fig. 160) ; elle se replie ensuite dans le plan vertical et antéro-postérieur de la cavité, pour concourir à la formation de la cloison médiastine, d'où elle se porte sur le poumon. Par cette disposition, il y a à reconnaître quatre portions dans la plèvre, savoir : une *costale*, une *diaphragmatique*, une *médiastine*, représentant dans leur ensemble le *feuillet pariétal* de la membrane, et une *pulmonaire* ou *viscérale*. Indépendamment de ces quatre feuillets séreux, la plèvre droite fournit un repli membraneux spécial, qui naît de la paroi inférieure de la cavité thoracique, et qui monte sur la veine cave postérieure pour se développer autour de ce vaisseau ; ce repli

pour former la cloison *bg* et retourner en *a*. Du côté droit, il en est à peu près de même, il y a en plus le repli pour entourer la veine cave postérieure. Dans la figure B on voit la plèvre, arrivée en *b*, descendre sur la racine du poumon *e*, entourer le poumon et revenir en *c* pour envelopper le péricarde *d* et revenir en *a*. Dans la figure C, le poumon forme deux lobules libres et la plèvre costale *ab* n'a plus de rapports avec la plèvre viscérale *c*.

Comme toutes les séreuses, les plèvres ont une face libre tapissée par un épithélium pavimenteux simple parfaitement lisse (fig. 1498), et constamment lubrifiée par un fluide séreux qui facilite le glissement du poumon sur les parois de la cavité thoracique. La face profonde de la séreuse est unie aux parties sous-jacentes par un tissu conjonctif dépourvu de graisse ; l'adhérence est plus intime pour la plèvre viscérale. La plèvre possède des vaisseaux qui forment deux réseaux : un premier, sous-séreux, à mailles larges ; un second, sous-épithélial, à mailles plus fines. Les nerfs viennent du sympathique et du pneumogastrique pour la plèvre pulmonaire ; du diaphragmatique et des intercostaux pour la plèvre pariétale.

Le bœuf, le mouton, la chèvre, le porc et le chien se distinguent du cheval, de l'âne et du mulet par la conformation du médiastin postérieur ; cette cloison n'est plus découpée à jour dans sa partie inférieure, mais solide, aussi épaisse et aussi complète dans ce point que partout ailleurs ; aussi l'épanchement consécutif

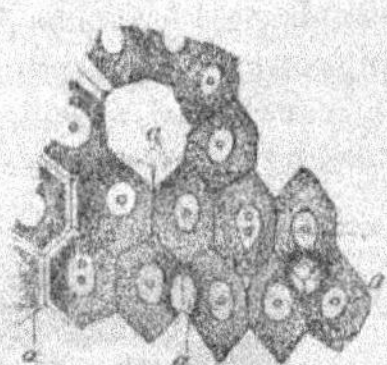

Fig. 1498. — Épithélium des séreuses (endothélium His).

Chaque cellule est composée d'une plaque polygonale sans noyau et d'une couche protoplasmique avec noyau. — En *a*, cette dernière est retranchée (d'après Munch). — Gross. : 500.

à une pleurésie se localise-t-il aisément dans l'un des sacs pleuraux, chez les premiers animaux ; cette localisation est impossible, sauf le cas d'épaississement pathologique du médiastin (Delafond), chez les solipèdes, dont la pleurésie avec épanchement est presque toujours double, le liquide passant avec la plus grande facilité d'un côté à l'autre (Rigot, Muller).

PATHOLOGIE. — *Hydropisie.* — Voy. HYDROTHORAX.

Inflammation. — Voy. PLEURÉSIE.

Parasites. — On n'a, jusqu'à ce jour, rencontré qu'une seule espèce de parasites dans les plèvres des *carnivores* : c'est le *plérocercoïde de Baillet* ou *cysticerque de Baillet*, long d'environ 5 centimètres, à corps très extensible, contractile, étroit. Il ne paraît pas dangereux.

Tumeurs. — Elles sont rares et ordinairement disséminées sur toute la surface de la séreuse. On a constaté des *sarcomes*, des *lipomes*, des *carcinomes*, des *fibromes*, des *chondromes* et surtout des *épithéliomes*. Dès qu'elles acquièrent un certain volume, elles provoquent une inflammation lente et obscure de la séreuse et un épanchement thoracique. Par leur confluence au niveau des gros vaisseaux et de la base du cœur, elles déterminent la toux, la dilatation des veines superficielles et des œdèmes dans les parties déclives (Leclainche, *loc. cit.*).

D'après les recherches de Cadiot, la plupart des tumeurs des plèvres du *chien* sont des manifestations tuberculeuses.

PLEXUS (*plexus*, de *plectere*, entrelacer ; πλέγμα ; all. *Geflecht* ; angl. *plexus* ; it. *plesso* ; esp. *plexo*). — Entrelacement réciproque de plusieurs branches nerveuses, ou de vaisseaux d'un même ordre anastomosés.

PLIQUE. — Maladie de la peau et des poils occasionnée par le *trichophyton sporuloïde* (Voy. TEIGNE).

PLUMASSEAU (de *pluma*, plume ; *pulvillus* ; all. *Plumasseau* ; angl. *pledget* ; it. *piumacciuolo*). — Gâteau d'ouate ou d'étoupe qu'on prépare en étendant parallèlement les uns à côté des autres les filaments d'étoupe, les disposant par couches, et les aplatissant entre la paume des mains ou des morceaux de ouate (Voy. PANSEMENT).

PLUME (*pluma*, πτερόν ; all. *Feder* ; angl. *fea-*

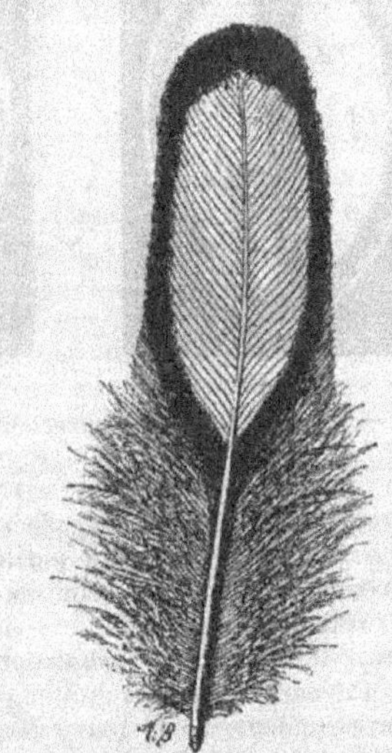

Fig. 1499. — Plume de l'aile, rémige.

ther ; it. *piuma* ; esp. *pluma*). — Production épidermique, analogue aux poils, et qui se forme dans un appareil comparable à l'appareil pileux (*appareil plumigère*) composé : 1° d'un *follicule*, tapissé d'épithélium pavimenteux ; 2° d'un *bulbe plumigène*, analogue au bulbe pileux, qui fait saillie dans le tuyau de la plume, et qui est tapissé par une couche d'épithélium pavimenteux se continuant avec celui du follicule.

La plume est composée :

1° Par un *tube* ou *tuyau* formé d'une couche transparente, d'aspect corné, dont la substance propre, homogène, à peine striée, est analogue à la *substance pileuse*. Le tuyau est rempli de lamelles grisâtres ou blanchâtres, transversales, obliques ou entre-croisées, formant une substance spongieuse aréolaire, dont les intervalles

Ils sont recourbés et s'accrochent réciproquement, de manière à unir les barbules et les barbes (fig. 1499).

Les plumes prennent le nom de la région qu'elles occupent; quelques-unes cependant

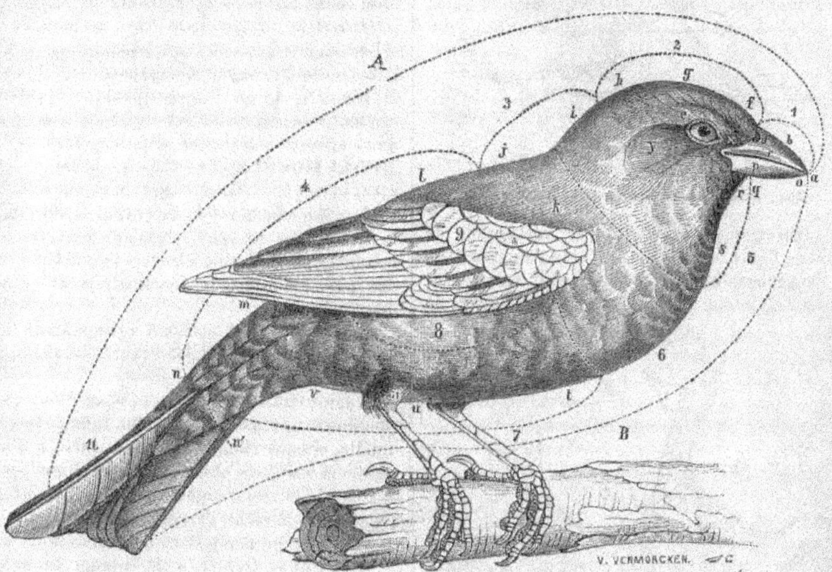

Fig. 1500. — Formes extérieures et nomenclature des parties de l'oiseau.

A, face supérieure; B, face inférieure. — 1, bec, comprenant la mâchoire ou mandibule supérieure, à laquelle on distingue : *a*, la pointe; *b*, le dos ou arête; *c*, les bords; *d*, les fosses nasales; la mandibule inférieure divisée en : *o*, extrémité; *p*, branches; *q*, menton; — 2, bonnet, divisé en : *f*, front; *g*, vertex ou sommet; *h*, occiput. Au-dessous du bonnet, sur les côtés de la tête, on distingue, d'avant en arrière : *x*, les lorums; *e*, les sourcils; *y*, les oreilles ou région parotique; — 3, région cervicale comprenant : *i*, la nuque; *j*, le bas du cou; — 4, dos divisé en : *k*, épaules; *l*, dos proprement dit; *m*, croupion; — 5, gorge subdivisée en : *r*, gorge proprement dite; *s*, devant du cou; — 6, poitrine; — 7, abdomen, comprenant : *t*, l'épigastre; *u*, le ventre; *v*, la région anale; — 8, flancs; — 9, ailes; — 10, queue, recouverte à son insertion par les : *n*, sus-caudales ou couvertures supérieures; *n'*, sus-caudales ou couvertures inférieures; — 11, membre postérieur divisé en cuisse, jambe, tarse, doigts. (Figure empruntée au *Dictionnaire universel d'Histoire naturelle*.)

sont pleins d'air : c'est l'*âme* ou *moelle* du tuyau de la plume;

2° Par une *tige* qui est le prolongement du tuyau. Elle est opaque, blanche, composée d'une couche mince de la substance propre du tuyau et remplie d'un tissu fin, formé de petites cellules polyédriques régulières sans noyau, à paroi mince et à cavité entièrement pleine d'air (*moelle* de la tige).

Ses faces latérales, plates, déprimées ou convexes, portent chacune un rang de *barbes*. Les côtés des barbes portent des *barbules* ou filaments rapprochés. Des barbules se détachent deux ou quatre *crochets*, prolongements de l'extrémité de chaque cellule des barbules.

ont reçu des noms spéciaux (fig. 1500).

Les jeunes oiseaux, qui ne quittent le nid qu'au bout d'un mois, alors qu'ils sont déjà en état de voler, comme les pigeonneaux, ont le corps à peu près nu; les places des premières plumes sont marquées par des éminences connues sous le nom de *clous*.

Chez les autres, comme les canards (fig. 1501) et les poulets (fig. 1502), le corps est déjà recouvert en grande partie par un fin duvet, qui n'existe pas sur les côtés du ventre qui sont protégés par les ailes.

Les plumes tombant tous les ans sont remplacées par d'autres (V. MUE).

Sur certains oiseaux, on arrache les plumes

dans un but commercial. C'est une opération qui doit être faite avec soin, lorsque le tuyau de la plume ne contient plus de sang. L'hygiène et l'alimentation doivent être particulièrement

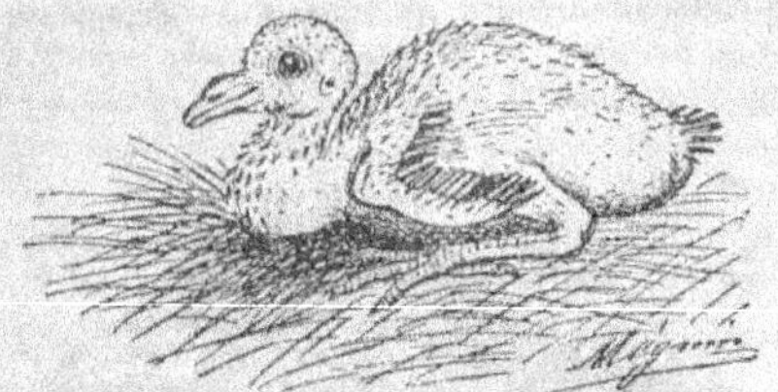

Fig. 1501. — Jeune canard, d'après Mégnin.

soignées à ce moment. Les recherches de Arm. Gautier sur la présence de l'arsenic dans l'organisme nous font penser qu'il serait prudent d'ajouter un peu d'arsenic, sous forme de

Fig. 1502. — Jeune poulet : A, face dorsale ; B, face ventrale, d'après Mégnin.

liqueur de Fowler par exemple, dans les pâtées des oiseaux plumés. On pourrait donner 2 gouttes de liqueur de Fowler par poule et par jour pendant une huitaine.

PNEUMATOCÈLE. — Emphysème de la tunique vaginale, sa distension par des gaz, d'où résulte une tumeur arrondie, circonscrite, non fluctuante, rendant un son clair lorsqu'on la percute, et siégeant à la région des bourses.

PNEUMATOSE (de πνεῦμα, vent). — Nom générique des maladies causées soit par l'accumulation excessive des gaz dans des parties qui en renferment naturellement une certaine quantité, soit par leur présence dans des parties qui, à l'état de santé, n'en contiennent

jamais. La pneumatose du tissu cellulaire constitue l'*emphysème*; celle de la plèvre, le *pneumothorax*; celle du péricarde, le *pneumopéricarde*; celle de l'utérus, le *physomètre*; celle du scrotum ou de la tunique vaginale, le *pneumatocèle*; celle des viscères gastro-intestinaux, la *météorisation* ou *tympanite* (Voy. ces mots).

Les signes généraux des pneumatoses sont l'augmentation de volume des parties atteintes, la sonorité claire, dite tympanique, qu'elles rendent à la percussion, et divers phénomènes de compression des organes limitrophes.

PNEUMOCÈLE (de πνεύμων, poumon, et κήλη, hernie). — Tumeur herniaire située à la surface sterno-costale du thorax, et formée par la sortie, avec ou sans sac, d'une portion du poumon, qui s'échappe à travers l'un des points des parois thoraciques, ordinairement entre deux côtes.

ÉTIOLOGIE. — Cet accident est spontané ou consécutif à une plaie pénétrante, un abcès, à la fracture d'une côte.

SYMPTOMATOLOGIE. — Sous la peau intacte, le poumon forme une tumeur molle, indolente, arrondie, circonscrite, de volume variable, qui se gonfle et s'affaisse alternativement dans l'acte de la respiration. Après les blessures qui laissent l'enceinte pectorale affaiblie et dépourvue de résistance, on voit se former, à la région blessée, une tumeur présentant les caractères ci-dessus, en outre élastique et crépitante; peu volumineuse d'abord, elle augmente graduellement de volume, cède à la pression, et durant les efforts de la toux, repousse la main. Elle est plus volumineuse à la fin de l'inspiration. Exceptionnellement, la portion du poumon herniée peut s'étrangler et se mortifier.

DIAGNOSTIC. — Il est ordinairement facile; cependant il faut se rappeler que les organes abdominaux peuvent faire hernie au niveau des dernières côtes, à la faveur d'une déchirure du diaphragme.

TRAITEMENT. — Il peut être celui des hernies abdominales : bandages, vésicants, acide azotique.

PNEUMO-ENTÉRITE. — Inflammation du poumon et de l'intestin.

Sous le nom de *pneumo-entérites infectieuses des fourrages*, Galtier étudie les « affections typhoïdes », la « pleuro-pneumonie infectieuse » du cheval, et avec Violet il démontre que la maladie est déterminée par deux microbes spéciaux qui proviennent des sols et pénètrent dans le corps du cheval avec les fourrages et les eaux de boisson. A côté de ces affections, Galtier range des maladies de même type, observées chez le porc, le mouton, la chèvre et les bovidés. Il assimile à la *pneumo-entérite infectieuse du porc*, la *pneumo-entérite* du mouton, bien étudiée par lui dans les Basses-Alpes, celle du bœuf, de la chèvre.

Il pense que la « corn stalk disease » ou « maladie du maïs-fourrage » qui sévit dans l'Amérique du Nord, que la « broncho-pneumonie infectieuse » de Nocard, que la « Rinderseuche » sont de même nature que la pneumo-entérite infectieuse des bovidés. Il range aussi dans les pneumo-entérites infectieuses, le *mal de la courade* (pleuro-pneumonie septique des veaux) et le *bou-frida* (pleuro-pneumonie de la chèvre).

Il établit ainsi un groupement de ces diverses maladies et il montre les analogies qui existent entre elles.

Aujourd'hui, il est bien établi que ces maladies (sauf le *bou-frida*) rentrent dans le grand groupe des *septicémies hémorragiques* de Hueppe et sont dues pour la plupart à la *Pasteurella* (Voy. Pasteurellose).

Pneumo-entérite infectieuse du cheval. — Voy. Pasteurellose *du cheval.*

Pneumo-entérite des bovidés. — *Broncho-pneumonie infectieuse.* — *Rinderseuche.* — Voy. Pasteurellose *des bovidés.*

Pneumo-entérite septique des veaux. — Voy. Pleuro-pneumonie *septique des jeunes animaux* et Pasteurellose *du bœuf.*

Pneumo-entérite du mouton. — *Septicémie hémorragique du mouton.* — Voy. Pasteurellose *du mouton.*

Pneumo-entérite infectieuse du porc. — **Peste du porc.** — *Hog-Choléra.* — *Schweinepest.* — Maladie contagieuse, virulente, déterminée par un microbe spécial, une bactérie ovoïde, et caractérisée cliniquement par une entérite de type spécial (Nocard et Leclainche, *loc. cit.*).

Cette affection est restée longtemps confondue avec le *rouget* (Voy. ce mot). Elle ne fut vraiment bien différenciée que dans les vingt dernières années du XIXᵉ siècle.

En ces derniers temps on différencie de la *pneumo-entérite infectieuse du porc*, ou mieux de la *peste du porc*, la *pasteurellose du porc* ou pneumonie contagieuse, avec laquelle on la confondait jusqu'alors. En réalité, les deux affections sévissent côte à côte en nombre de foyers et elles peuvent même coexister sur le même sujet (Voy. Pasteurellose *du porc*).

Distribution géographique. — En *France*, la pneumo-entérite existe en de nombreux foyers, mais les enzooties n'ont pas de tendance à s'étendre.

En *Grande-Bretagne*, la maladie est signalée dans presque tous les comtés et en 1900 on comptait près de 13 000 malades ou contaminés abattus.

L'*Allemagne* est infectée également et, en 1894, le seul département de Breslau perd 17 386 porcs.

En *Italie*, la maladie semble s'étendre avec une extrême rapidité et elle cause à l'agriculture des pertes considérables.

En *Autriche-Hongrie*, il en est de même, et le rapport hongrois pour 1895 accuse 337 018 morts et 10 376 abattus.

C'est surtout dans les *États-Unis* que la pneumo-entérite prend une extension considérable et cause chaque année des pertes énormes qui se chiffrent par plusieurs centaines de millions.

Symptomatologie. — Suivant la rapidité d'évolution de la maladie, on peut grouper sous trois types les formes cliniques observées : suraigu, aigu et chronique.

a. *Forme suraiguë.* — Observée exceptionnellement. Au début, on note des symptômes généraux qui vont s'aggravant : inappétence, soif intense, fatigue, grande faiblesse du train postérieur ; la température atteint 41-42°.

Des taches rouges apparaissent sous le ventre, à la face interne des cuisses, au cou et s'étendent ensuite ; la respiration devient dyspnéique ; on note parfois des accès de vertige alternant avec de longues périodes comateuses.

La mort survient en deux ou trois jours.

b. *Forme aiguë.* — Au début, le porc est paresseux, reste longtemps couché, enfoui sous la litière ; il marche difficilement et s'essouffle très vite. Les jours suivants, la faiblesse et la prostration augmentent ; l'appétit est nul, seules les boissons froides sont recherchées ; le malade reste couché en position sternale ; la station est impossible, le train postérieur est vacillant ; la respiration est saccadée ; on entend parfois une toux rauque, quinteuse, accompagnée d'un jetage muco-purulent ; les muqueuses sont injectées ; l'œil est à demi fermé ; la température atteint 41-42°. Des taches rosées ne tardent pas à apparaître aux oreilles, aux ars, à la face interne des cuisses, sous le ventre ; la couleur de ces taches se fonce par la suite. Au niveau de ces taches il existe une légère infiltration du tissu cellulaire sous-cutané, et l'épiderme s'exfolie peu à peu ; rarement la région se couvre de vésicules. Les ganglions explorables, surtout les inguinaux, se montrent volumineux, œdématiés. — Parfois on observe sur les bords et la face inférieure de la langue, sur les gencives, la face interne des joues, le pharynx, les amygdales, de petites plaies ulcéreuses recouvertes d'un exsudat diphtéritique (diphtérie du porc).

Exceptionnellement on voit survenir des accidents vertigineux.

Il existe en outre des symptômes variables suivant la localisation des lésions sur l'appareil respiratoire ou sur l'appareil digestif. — Dans le premier cas (*forme thoracique*), on constate la difficulté de la respiration, une toux rauque, un jetage muco-purulent, une zone de matité plus ou moins étendue ; il existe en outre quelques troubles digestifs. Dans le second cas (*forme abdominale*), on note de la diarrhée d'abord alimentaire puis séreuse, mousseuse, fétide, striée de sang ; le ventre est rétracté, douloureux ; l'amaigrissement progresse rapidement.

Enfin, à une dernière période de la maladie, les animaux sont très faibles, souvent paralysés du train postérieur ; ils meurent dans le coma.

Ces divers symptômes sont variables suivant la gravité de l'infection et la rapidité de l'évolution. Celle-ci est, en France, de vingt à vingt-cinq jours en moyenne.

Le taux de la mortalité oscille entre 70 et 90 p. 100 des malades.

c. *Forme chronique.* — L'appétit est irrégulier, capricieux, il existe souvent du pica ; les animaux maigrissent rapidement. Au début, on note de la constipation bientôt suivie d'une diarrhée continuelle. La conjonctive est injectée et recouverte d'un exsudat muco-purulent. Il existe de la toux et du jetage. Des taches rouges apparaissent aux endroits où la peau est fine ; à leur niveau l'épiderme s'exfolie, parfois des plaques cutanées se nécrosent. Sur la muqueuse buccale, on observe des plaies ulcéreuses recouvertes d'un exsudat diphtéritique.

S'ils ne sont pas sacrifiés avant, les malades succombent après trois ou quatre mois.

ANATOMIE PATHOLOGIQUE. — Lors de *forme aiguë*, on trouve des lésions congestives généralisées. Au niveau des taches rouges de la peau, le derme est congestionné, le tissu cellulaire sous-cutané est œdématié et hémorragique. Les ganglions superficiels sont infiltrés,

volumineux, engoués de sang. Les muscles sont pâles, décolorés, parsemés d'hémorragies. La muqueuse buccale enflammée, épaissie, présente des plaies ulcéreuses recouvertes d'amas caséeux gris jaunâtre. La muqueuse pharyngienne est infiltrée, hémorragique.

Le péritoine est congestionné ou enflammé e renferme un exsudat plus ou moins inflammatoire. La muqueuse de l'estomac et celle de l'intestin sont enflammées, épaissies, couvertes de foyers hémorragiques ; on y rencontre de nombreux ilots de dégénérescence, des ulcérations, surtout au niveau des plaques de Peyer.

Lors d'évolution lente, on trouve souvent sur le gros intestin des tumeurs arrondies et aplaties, ulcérées à leur centre, de teinte jaunâtre, denses, fermes, analogues à un caillot fibrineux ancien ; chacune d'elles a pour centre un follicule clos.

Les ganglions mésentériques et sous-lombaires sont volumineux, infiltrés et renferment de nombreux ilots caséeux.

Le foie est pâle, ferme, enflammé et présente des hémorragies interstitielles ; parfois il est parsemé de foyers de dégénérescence. Les reins sont mous, enflammés (néphrite parenchymateuse) ; parfois il existe une déchirure du tissu rénal avec hémorragie dans le bassinet.

Les lésions pulmonaires sont peu connues ; on a décrit jusqu'ici les lésions des infections mixtes par les microbes de la pasteurellose et de la peste. D'après Preisz on observerait, en certains cas, de la pneumonie ou de l'atélectasie ; les lésions sont parfois accompagnées de pleurésie et de nécrose.

Les ganglions médiastinaux et bronchiques sont œdématiés et volumineux. Le péricarde est congestionné ou enflammé. Le myocarde est cuit. L'endocarde présente de nombreuses ecchymoses.

Les centres nerveux sont congestionnés.

Dans la *forme suraiguë*, les lésions sont surtout congestives et hémorragiques et portent principalement sur les organes lymphoïdes.

Dans la *forme chronique*, la muqueuse digestive est considérablement épaissie ; des plaques cicatricielles ont comblé les ulcérations. Les ganglions renferment des ilots caséeux, jaunâtres, secs, entourés de tissu fibreux. Les lésions pulmonaires consistent en des zones de broncho-pneumonie caséeuse.

DIAGNOSTIC. — 1° *Sur l'animal vivant.* — La maladie ne peut être confondue qu'avec le *rouget du porc* et la *pasteurellose*. L'évolution du rouget est plus rapide ; en outre, il attaque rarement les porcelets, tandis que la pneumo-entérite affecte les animaux de tout âge et de préférence les jeunes.

La *pasteurellose* se différencie par la prédominance des lésions pleurales et pulmonaires ; de plus, elle sévit sous un type enzootique, alors que la peste a un caractère nettement épizootique.

2° *Sur le cadavre*. — Le *rouget* ne détermine que des lésions congestives, tandis que, dans la peste, il existe des altérations inflammatoires et des foyers de dégénérescence.

On distinguera la pneumo-entérite de la *pasteurellose* par la présence des lésions abdominales et par le peu d'importance ou l'absence des lésions thoraciques.

Les formes chroniques de la pneumo-entérite peuvent être confondues avec la *tuberculose* : tandis que dans la tuberculose les lésions portent surtout sur la rate, le foie, dans la pneumo-entérite chronique, la rate est indemne, le poumon et l'intestin sont surtout atteints. L'examen bactériologique des matières recueillies aux lésions, et surtout l'inoculation d'un centimètre cube d'une dilution virulente au cobaye et au pigeon, permettront d'établir sûrement le diagnostic. Lors de pneumo-entérite, le cobaye meurt et le pigeon résiste ; dans le rouget, au contraire, le pigeon succombe et le cobaye résiste.

ÉTIOLOGIE. — La maladie est due à un bacille qui pénètre dans l'organisme au niveau de l'intestin, où il cultive dans les culs-de-sac glandulaires. La pénétration est facilitée par certaines associations microbiennes.

La *contagion* joue le rôle principal dans la propagation de la maladie. — Le malade souille par ses déjections les aliments, les litières et infecte tous les animaux de la porcherie. Souvent la maladie est importée par des porcs affectés de formes chroniques peu graves. La transmission de la porcherie infectée aux autres indemnes s'effectue par l'intermédiaire des eaux, des fumiers, des fourrages, des personnes, des animaux, etc. Les animaux sains peuvent contracter la maladie en passant sur une route suivie par des malades, en séjournant dans des locaux ou dans des véhicules infectés.

Les causes prédisposantes sont le jeune âge, la mauvaise hygiène et l'alimentation défectueuse.

L'*immunisation* est réalisée par l'inoculation de *virus modifiés* ou de *toxines*, et par la *sérothérapie*.

TRAITEMENT. — 1° *Curatif*. — Il n'est indiqué que dans certains cas ; généralement il vaut mieux abattre les malades. On aura recours aux antithermiques et aux antiseptiques ; les inoculations sous-cutanées d'une solution d'acide phénique à 2 p. 100 sont recommandées. On instituera en outre une médication de symptômes.

2° *Prophylactique*. — Lorsqu'une porcherie est infectée, il faut séquestrer les malades ; les animaux sains, mais qui ont été exposés à la contagion, seront également isolés et répartis, si possible, par petits lots, plus faciles à surveiller. Les cadavres des animaux morts seront enfouis profondément, ou détruits par le feu ou par l'acide sulfurique.

Les locaux contaminés seront désinfectés.

On évitera la contagion de la porcherie infectée à une autre en interdisant tout rapport direct ou indirect (personnes, animaux, aliments, eaux, litières) entre elles.

UTILISATION DE LA VIANDE. — Si l'animal, en bon état, a été sacrifié dès le début de la maladie, on peut autoriser la consommation de la viande, mais tous les viscères doivent être saisis et détruits.

POLICE SANITAIRE. — La pneumo-entérite infectieuse du porc est rangée, par le décret du 28 juillet 1888, dans les maladies contagieuses.

Les mesures sanitaires applicables sont les mêmes que pour le rouget (Voy. ROUGET).

PNEUMOGASTRIQUE (*pneumogastricus*, de πνεύμων, poumon, et γαστήρ, ventre ; all. *pneumogastrisch* ; angl. *pneumogastric* ; it. et esp. *pneumogastrico*, *nerf vague* (*vagus*). — Nom donné au nerf de la dixième paire, à cause de sa distribution au poumon et à l'estomac. Son origine apparente est dans le sillon latéral du bulbe. Ses filets moteurs lui sont fournis par les anastomoses du spinal (Chauveau et Cl. Bernard) ; il donne la *sensibilité* à toute la muqueuse des voies aériennes, au cœur, à la base de la langue, au voile du palais, à la muqueuse du pharynx, de l'œsophage, de l'estomac, des voies biliaires, peut-être du duodénum et de l'intestin grêle ; la *motricité* aux muscles constricteurs du pharynx, aux muscles de l'œsophage et de l'estomac, à ceux du pharynx, aux muscles lisses des bronches. Depuis longtemps on sait que la section des nerfs pneumogastriques arrête plus ou moins complètement les phénomènes digestifs. L'excitation du pneumogastrique agit sur le cœur en produisant la diminution du nombre de ses battements si elle est faible, l'arrêt des battements si elle est forte ; sa section détermine une accélération du pouls (E. Weber) ; la *théorie des nerfs d'arrêt*, généralement adoptée, regarde cette action comme s'exerçant sur les nerfs ou ganglions cardiaques, dont l'influence sur le tissu musculaire est empêchée ou retardée.

PNEUMO-HÉMORRAGIE. — Hémorragie pulmonaire. Voy. POUMON.

PNEUMONIE (*pneumonia*, de πνεύμων, poumon ; all. *Lungenentzündung* ; angl. *pneumony* ; it. *pneumonia* ; *pulmonie*, *pneumonite*, *fluxion de poitrine*). — Inflammation du parenchyme pulmonaire.

Longtemps confondue avec les affections des plèvres sous le nom de *fluxion de poitrine*, elle n'a été cliniquement différenciée que lors de l'application, en vétérinaire, de la percussion et de l'auscultation.

On distingue de nombreuses formes de pneumonie ; les unes sont des accidents secondaires, des localisations de certaines maladies générales telles que la *morve*, la *gourme*, la *tuberculose*, l'*infection purulente* (Voy. ces mots) ; les autres sont primitives, essentielles. Ce sont ces dernières que nous étudierons ici.

Toutes les formes de l'inflammation pulmonaire primitive résultent de l'infection du poumon par des microbes ; mais elles diffèrent par leur mode de contagion, par leurs signes cliniques et leurs caractères anatomo-pathologiques.

Suivant la nature des parties constitutives du poumon : alvéoles, bronchioles, tissu conjonctif, par lesquelles l'infection a débuté ou dans lesquelles les lésions sont le plus accentuées, on divise les pneumonies en : *lobaires*, quand l'inflammation atteint tout un lobe et a débuté par les alvéoles ; *lobulaires* quand l'infection débute par les bronchioles qui infectent à leur tour les alvéoles dépendants, ce sont les *broncho-pneumonies* ; *interstitielles*, quand l'inflammation est surtout dans le tissu conjonctif périalvéolaire et périlobulaire (*pneumonie chronique*).

1° **Cheval.** — Les pneumonies primitives que seules nous étudierons ici sont :

a. La *pneumonie aiguë franche*, ou pneumonie *a frigore*, ou pneumonie *fibrineuse* ou *croupale*, ou pneumonie *lobaire* ;

b. Les *broncho-pneumonies par corps étrangers* ;

c. La *pneumonie chronique*.

Les *pneumonies infectieuses* sont étudiées à part (Voy. PASTEURELLOSE *du cheval*).

a. **Pneumonie aiguë franche** (1) *ou* **Pneumonie fibrineuse** ou **croupale**, *ou* **Pneumonie a frigore**. — ÉTIOLOGIE. — 1° *Causes prédisposantes*. — Jeune âge, défaut d'entraînement. Cette pneumonie franche s'observe surtout au printemps et à l'automne, alors que la température est assez élevée pour que les chevaux entrent facilement en sueur et assez basse pour qu'ils se refroidissent peu après. La maladie est fréquente sur les animaux non tondus employés à des services nécessitant des arrêts fréquents (chevaux d'omnibus, de fiacre, de chasse) ; d'où l'indication de tondre ces chevaux et de les couvrir dès qu'ils sont arrêtés.

2° *Causes occasionnelles*. — Refroidissement. Ses effets sont exagérés par le séjour des animaux dans les écuries chaudes, par un pelage abondant, par un travail pénible, etc. Cependant on n'a jamais pu reproduire expérimentalement la pneumonie par le refroidissement. Le refroidissement « suscite une modification nerveuse qui congestionne un lobe, il trouble la nutrition, interrompt l'action phagocytaire et ouvre la porte à l'infection » (Cadéac).

3° *Causes déterminantes*. — L'infection par des microbes, notamment par un *micrococque*. Ces microbes existent souvent dans les poumons du cheval sain et peuvent y séjourner indéfiniment sans produire de troubles. Sous l'influence des causes occasionnelles qui apportent une perturbation nutritive dans l'organe, les microbes trouvent les conditions de leur diffusion et de leur prolifération, la maladie apparaît.

CARACTÈRES DES MICROBES. — Ce sont des *micrococques*, des *diplocoques*, des *streptocoques* ; ils se colorent assez bien avec le bleu de méthylène, les bains à base d'aniline et cultivent dans les différents milieux.

RAPPORTS AU POINT DE VUE ÉTIOLOGIQUE ENTRE LA PNEUMONIE FRANCHE ET LES PNEUMONIES INFECTIEUSES. — Il existe un grand nombre de formes d'infection pulmonaire ; elles résultent de causes multiples et surtout de degrés différents de virulence des microbes.

Il y a autant de variétés de pneumonie infectieuse qu'il y a de degrés de virulence des microbes. La pneumonie franche est due à des microbes peu virulents qui ne produisent pas d'infections secondaires. Les pneumonies infectieuses sont dues à des associations micro-

(1) Leclainche, *Précis de pathologie vétérinaire*.

biennes (surtout à la *Pasteurella*), mais dont la virulence est beaucoup plus grande ; les animaux s'infectent par contagion ; les infections secondaires sont fréquentes.

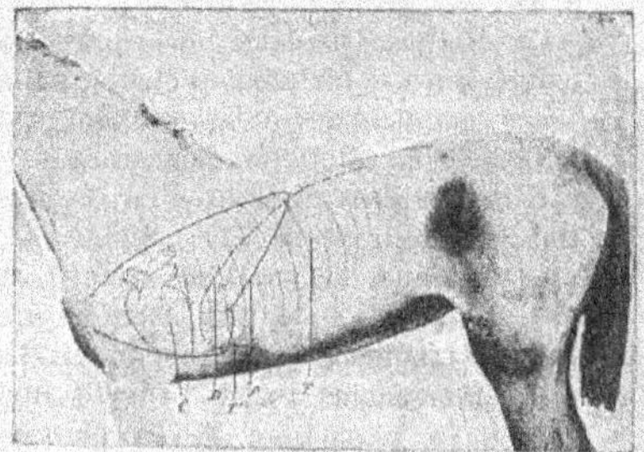

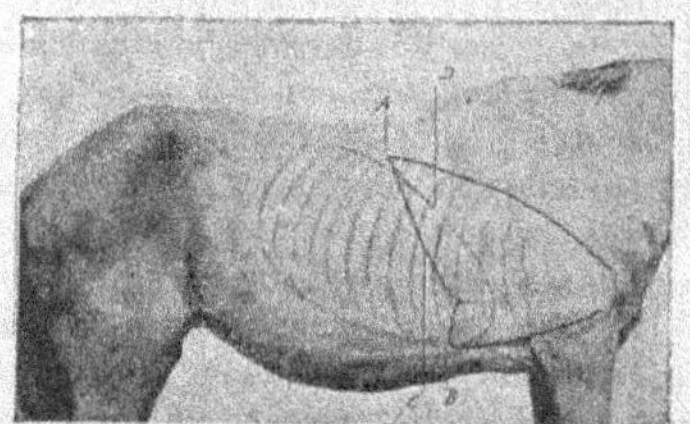

Fig. 1503-1504. — Disposition du diaphragme chez les solipèdes.

Fig. 1503. — Côté gauche. — C, cœur ; D, diaphragme au niveau de sa plus grande courbure, dans le plan médian du corps ; P, limite postérieure du poumon ; TT, cavité abdominale.
Fig. 1504. — Côté droit. — A et C, limite postérieure du poumon ; B, attache inférieure du diaphragme ; D, diaphragme au niveau de sa grande courbure dans le plan médian du corps (Photographie Cadéac).

La pneumonie d'écurie et la pneumonie contagieuse « résultent des mêmes microbes à des degrés divers de virulence. Cette conclusion est d'accord avec les données cliniques et anatomo-pathologiques, qui faisaient pressentir l'unité étiologique de ces maladies. Il n'y a qu'une pneumonie du cheval (Foth) » (Cadéac).

Pour Lignières, la pneumonie *a frigore* serait, comme la pneumonie infectieuse, due à une *Pasteurella*, dont la virulence serait atténuée.

Symptomatologie. — *a. Période d'augment.* — On observe des symptômes généraux communs à toutes les inflammations viscérales : le cheval est triste, abattu, mou au travail ; son appétit est presque supprimé, il délaisse l'avoine, mais il mange encore le foin. Les muqueuses sont un peu injectées. La respiration est accélérée et irrégulière ; le pouls est vite ; la température s'élève

de 1 à 2 degrés. De temps à autre, on entend une toux petite, sèche, quinteuse.

Ces symptômes du début peuvent passer inaperçus sur les gros chevaux lymphatiques ; sur d'autres, au contraire, sur les chevaux de sang, ils sont très accusés.

Souvent, au bout de deux ou trois jours, apparaît un jetage visqueux, peu abondant, de teinte jaune clair ou foncé (*jetage rouillé*), s'écoulant par les deux naseaux ; ce signe pathognomonique du début de la pneumonie peut manquer ; l'exercice favorise son apparition.

La respiration est vite (20 à 30 par minute), irrégulière ; les mouvements du flanc sont peu étendus, et on remarque parfois un temps d'arrêt ou un soubresaut.

La circulation est accélérée (50 à 70 pulsations par minute) ; le pouls est plein ; les muqueuses sont congestionnées et prennent une teinte jaune rougeâtre ou brunâtre. La température atteint 40 et même 41°. Si on explore la poitrine, on trouve les signes suivants : à la *percussion*, matité ou submatité au niveau du tiers ou de la moitié inférieure du poumon ; à l'*auscultation*, on entend, au niveau de la zone de submatité, au début, des râles crépitants, puis, après un, deux, trois jours, on ne perçoit plus aucun bruit ; le murmure respiratoire est ordinairement exagéré dans les régions supérieures saines du poumon (fig. 1503 et 1504).

Ces signes sont observés dans un seul poumon (*pneumonie unilatérale*), ou dans les deux à la fois (*pneumonie double*).

b. Période d'état. — Les symptômes généraux existent aussi graves, mais les lésions cessent de progresser dans le poumon.

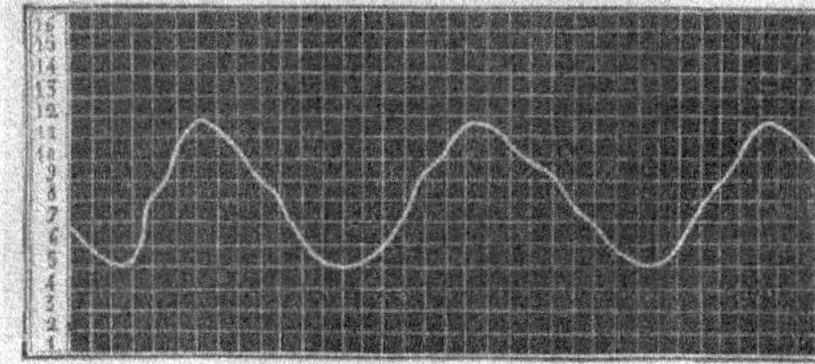

Fig. 1505. — Diagramme de la pneumonie à sa période d'état. L'inspiration est traînée, tandis que l'expiration est assez brusque.

Le cheval est triste, plus ou moins abattu ; il se déplace lentement, avec raideur ; sa tête est allongée sur l'encolure ; certains chevaux conservent l'appétit, généralement ils mangent un peu de foin, de vert, des barbotages et refusent l'avoine; l'amaigrissement est plus ou moins rapide suivant les sujets.

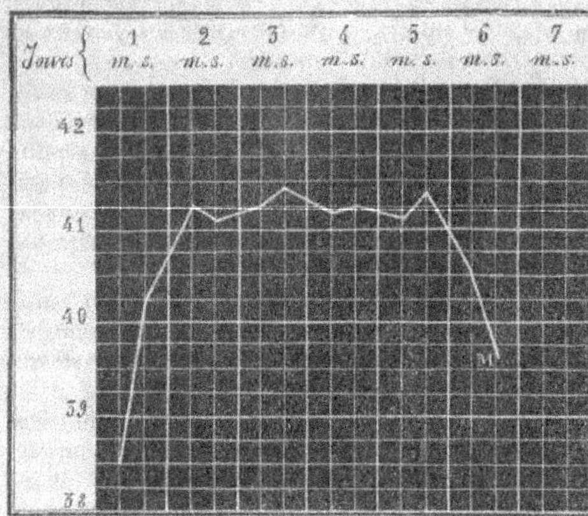

Fig. 1506. — Pneumonie du cheval. Mort dans la défervescence.

Il y a ralentissement de toutes les sécrétions; les crottins sont petits et secs; l'urine est peu abondante et foncée en couleur, elle est un peu albumineuse.

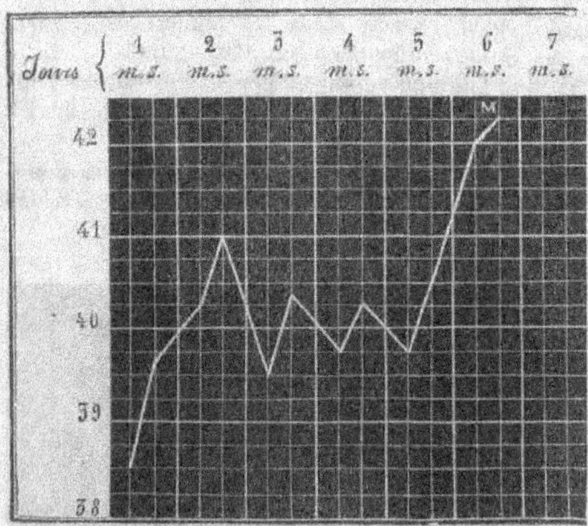

Fig. 1507. — Pneumonie du cheval. Élévation de la température, mort.

La zone de matité a gagné encore vers les régions supérieures. Si on ausculte le poumon à son niveau, on note l'existence d'un *bruit tubaire* ou *bruit de souffle* perceptible surtout au voisinage des grosses bronches; à la partie supérieure de la zone hépatisée, on entend des râles crépitants humides; au niveau des régions saines du poumon, le murmure paraît exagéré (fig. 1505) (Voy. Auscultation, t. I, p. 98).

Cet état persiste deux à cinq jours, la température se maintenant élevée, puis, si des complications ne surviennent pas, la période de résolution commence.

c. Période de résolution. — La respiration, encore irrégulière, est moins vite, plus profonde. Le pouls se ralentit et devient plus ample. La température baisse lentement et régulièrement. Le malade est moins abattu, l'appétit augmente. La percussion de la poitrine montre que la limite supérieure de la zone de matité descend graduellement. A l'auscultation, on constate que le souffle tubaire s'atténue, puis disparaît, tandis qu'on perçoit des râles crépitants qui gagnent de haut en bas (râles crépitants de retour); ces râles sont bientôt remplacés par le murmure respiratoire, indiquant que le poumon est redevenu perméable à l'air. A ce moment on constate une toux grasse, forte, quinteuse et un jetage muco-purulent ordinairement peu abondant.

Terminaisons. — 1° *Résolution*, mode de terminaison que nous venons d'étudier.

2° *Asphyxie*. — Se produit au début ou pendant la période d'état, lorsqu'un poumon est atteint dans toute sa hauteur et que l'autre se congestionne, ou lorsque les deux poumons sont envahis dans la plus grande partie de leur étendue.

La respiration est haletante, dyspnéique, plaintive; les naseaux largement dilatés et la physionomie du malade indiquent une profonde gêne respiratoire. Le pouls est petit et vite, la dyspnée devient extrême, le malade tombe sur le sol et meurt.

3° *Abcédation*. — Parfois des abcès se forment dans le tissu hépatisé; ils sont annoncés par des symptômes généraux graves: prostration, inappétence absolue, hyperthermie considérable avec oscillations assez étendues de la température. Si l'abcès est superficiel, la percussion dénote à son niveau une sonorité particulière (*bruit de pot fêlé*). L'abcès peut s'ouvrir dans les bronches; on note alors du gargouillement bronchique et l'écoulement par les naseaux d'un jetage à odeur fétide. A l'auscultation, si l'abcès est rapproché de la plèvre, on peut entendre un *souffle amphorique* (Voy. Auscultation), dû à la pénétration de l'air dans la cavité de l'abcès. Dans ces conditions, la résolution peut encore survenir par cicatrisation des foyers purulents ; elle est annoncée par l'abaissement progressif de la température (fig. 1506), la disparition du jetage, et le retour graduel de l'appétit. La convalescence est toujours longue.

D'autres fois l'abcès s'ouvre dans la plèvre et détermine une pleurésie purulente rapidement mortelle (fig. 1507).

Le plus souvent, la formation des abcès s'accompagne d'une congestion intense des parties saines du poumon et la mort survient par *asphyxie*. Enfin la mort peut être due à l'infection purulente.

4° *Gangrène*. — S'annonce, lors de la période d'état, par une dépression complète du système nerveux, l'inappétence absolue, l'accélération de la respiration, qui est petite et irrégulière, le contraste qui existe entre les battements du cœur violents et tumultueux et le pouls qui reste petit et filant, enfin l'élévation rapide de la température. Plus tard, un jetage sanieux, grisâtre, d'odeur fétide, s'écoule des naseaux et on note à l'auscultation des râles muqueux, du souffle caverneux, etc. Le cheval est dans un état de prostration complète ; il meurt rapidement.

Diagnostic. — Au début, on peut confondre avec l'inflammation des autres organes thoraciques et même abdominaux : pleurésie, endocardite, péritonite et même entérite aiguë grave.

L'état du pouls et de la respiration donne cependant des indications. Le diagnostic est facile dès que les signes stéthoscopiques (matité ou submatité, râle crépitant) apparaissent. Cependant, lorsque la pneumonie évolue vers les parties centrales du poumon, les signes ne sont perceptibles que tardivement, alors que la maladie gagne vers la superficie.

A la période d'état, la matité et le bruit de souffle ne permettent pas la confusion de la pneumonie double avec la pleurésie. Même lors de pneumonie double, la matité a une hauteur différente dans chaque poumon, les muqueuses ont une teinte safranée, la respiration n'est pas discordante, la température est plus élevée, etc.

Pronostic. — La guérison est la terminaison habituelle de la pneumonie franche. En général, la maladie est moins grave sur les chevaux de race commune que sur ceux de sang, sur

le cheval que sur l'âne (chez lequel la pneumonie est souvent gangreneuse), sur les chevaux adultes que sur les sujets jeunes. La conservation de l'appétit, la persistance de l'irritabilité du cheval, l'hyperthermie peu accusée sont des

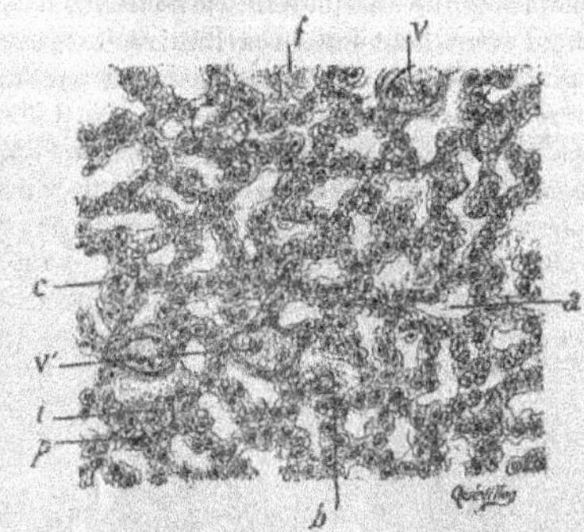

Fig. 1508. — Congestion du poumon au début (préparation vue à un faible grossissement).

Dilatation des vaisseaux qui sont remplis de sang comme on l'observe en V V'. — Les vaisseaux des parois alvéolaires *p*, *c* sont distendus et diminuent la capacité des cavités alvéolaires. — L'exsudation fibrineuse comble quelques alvéoles *f*, *i*, *b*. Il en est d'autres qui sont encore entièrement libres, *a* (Cadéac).

signes favorables. La suppuration et la gangrène sont des accidents presque toujours mortels.

Complications. — Elles sont rares dans la pneumonie franche. Citons l'*entérite*, la *péricardite* et surtout les *synovites rhumatismales* (Voy. ces mots).

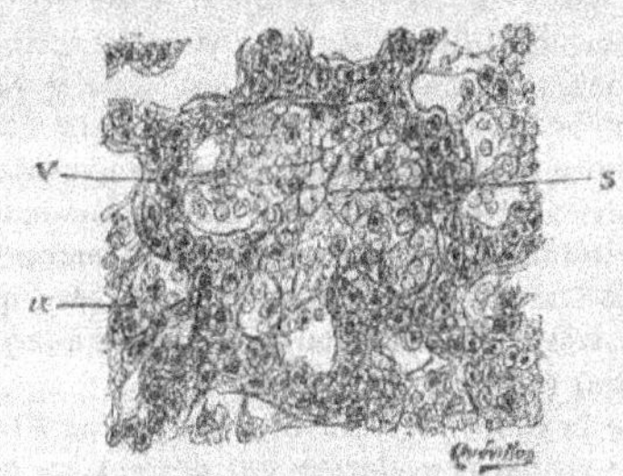

Fig. 1509. — Alvéole pulmonaire rempli d'exsudat fibrineux.

V, vaisseaux gorgés de sang des parois alvéolaires ; *u*S, exsudat composé de fibrine à l'état de fibrilles entrelacées et de globules blancs.

Anatomie pathologique. — Les lésions sont limitées le plus souvent à un seul poumon ; elles débutent toujours par les parties inférieures ou profondes de l'organe, et gagnent progressivement les régions plus élevées ou plus superficielles. Au début, la partie atteinte est rouge foncé; ses capillaires extrêmement dilatés sont gorgés de sang et comblent en partie la cavité alvéolaire (*phase congestive*) (fig. 1508). Peu de temps après apparaît à la surface de la muqueuse des vésicules pulmonaires, une exsudation séreuse; les cellules épithéliales se gonflent, se détachent et tombent dans la cavité alvéolaire avec les globules blancs sortis des vaisseaux par diapédèse et quelques globules rouges (fig. 1509). C'est à l'agitation de cet exsudat par l'air inspiré qu'est dû le râle crépitant humide; le jetage rouillé apparaît quand une partie de cet exsudat est expulsée au dehors. Le contenu des vésicules se coagule dans les parties déclives d'abord; le coagulum est formé de fibrine qui

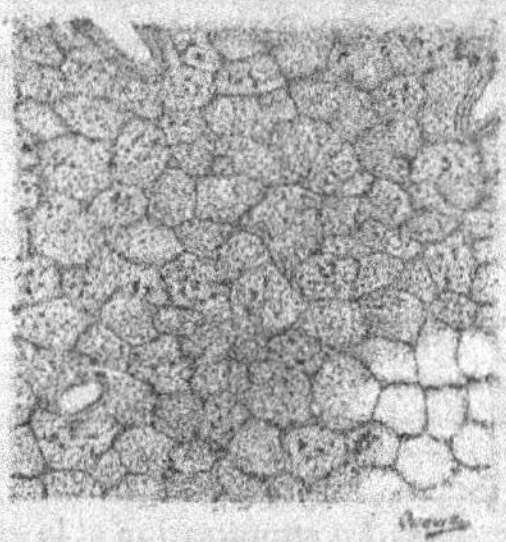

Fig. 1510. — Hépatisation du poumon de cheval, vue à un faible grossissement.

emprisonne un amas de cellules lymphoïdes, des cellules épithéliales et des globules rouges. Les vésicules sont très distendues, certaines se réunissent et forment une masse irrégulière unique. Les cloisons intervésiculaires sont refoulées et atrophiées; le tissu élastique interlobulaire perd ses cellules qui se fragmentent et devient très friable. Le tissu pulmonaire malade forme une masse homogène, compacte, complètement imperméable, plus dense que l'eau, très friable et de teinte rouge brun (*hépatisation*) (1).

Sur la coupe, le tissu hépatisé a une teinte rouge brunâtre uniforme qui devient un peu plus claire au contact de l'air; la surface de section est parsemée de petits îlots grisâtres, constitués par les vésicules et les bronchioles obstruées. Si on le déchire, le tissu apparaît granuleux et rempli de petites masses fibrineuses dues à la réunion de blocs intravésiculaires (fig. 1510).

Lors de la *résolution*, la circulation se rétablit peu à peu dans les travées intervésiculaires,

(1) Leclainche, *Précis de pathologie vétérinaire.*

d'abord au voisinage des parties restées saines, puis peu à peu vers les régions inférieures. Un transsudat séreux s'épanche à la surface de la muqueuse vésiculaire, qui délaye le coagulum alvéolaire; cela forme une émulsion épaisse, qui est expulsée avec le mucus bronchique sous forme de jetage.

La *suppuration* débute dans plusieurs vésicules obstruées, puis gagne de proche en proche en détruisant les cloisons intervésiculaires; de petits abcès se forment qui tendent à s'accroître par la fonte de leurs parois et à se réunir pour former un abcès unique de siège et de volume variables. Si l'abcès s'ouvre dans une bronche par destruction de sa paroi, le contenu est expulsé au dehors et la membrane interne se recouvre de bourgeons charnus; la cicatrisation est ainsi possible. Si l'abcès s'ouvre dans la plèvre, on note des lésions de pleurésie purulente.

Lors de *gangrène*, le tissu mortifié a une teinte noirâtre ou verdâtre; il est très friable, granuleux, d'odeur fétide; parfois la paroi des vaisseaux est détruite et le putrilage renferme une certaine quantité de sang (fig. 1511). Si la

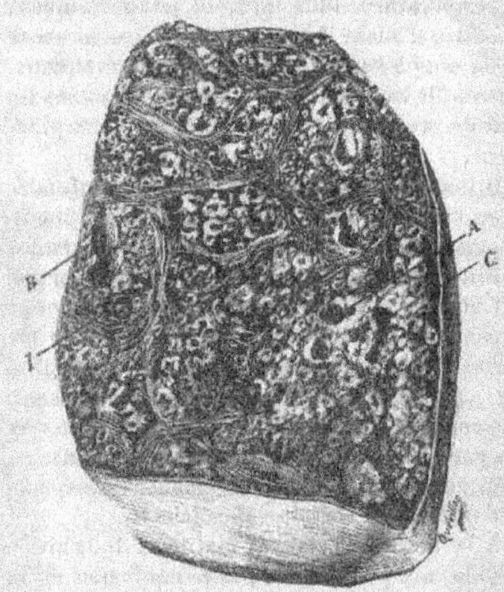

Fig. 1511. — Pneumonie gangreneuse du cheval. Aspect d'une coupe du poumon.

A, B, foyers brunâtres ou noirâtres. — C, foyer de destruction. — I, travées interlobulaires. (Cadéac.)

gangrène n'a pas de tendance à s'étendre, l'escarre est séparée des parties voisines par un sillon disjoncteur. Le foyer gangreneux s'ouvre généralement dans une bronche et y déverse son contenu (*jetage gangreneux*); il subsiste une *caverne* qui se comble lentement (fig. 1512).

Parmi les autres altérations, signalons l'*hypertrophie des ganglions bronchiques* qui sont parfois tuméfiés et infiltrés; le *cœur droit* est plus dilaté qu'à l'état normal, ses parois sont amincies; le péricarde et les plèvres présentent un peu d'infiltration séreuse; le foie est volumineux, friable, engoué de sang ; il en est de même des *reins* ; enfin pendant la convalescence, on peut observer des lésions de la *grande gaine sésamoïdienne* (synovite rhumatismale).

TRAITEMENT. — 1° *Soins médicaux.* — Révulsion large, d'autant plus étendue que les symptômes sont plus accusés ; on préférera la révulsion sur les reins, pour ne pas augmenter les difficultés de la respiration : sinapisme, frictions sinapisées, injections d'essence de térébenthine au poitrail (5 grammes de chaque côté).

La *saignée* n'est recommandée qu'au début et sur les sujets sanguins ; elle est nuisible quand l'hépatisation a commencé et sur les sujets débilités, car elle diminue la résistance de l'organisme.

On aura recours aux différents antithermiques : salicylate de soude (20 à 30 grammes par jour), acide salicylique (12 à 15 grammes), sulfate de quinine, acétanilide, phénacétine, etc. Lors d'élévation considérable de la température, on peut utiliser les lavements froids et l'application sur le corps de couvertures mouillées.

On soutiendra le système nerveux avec les excitants diffusibles, le café, l'alcool (à petites doses), l'essence de térébenthine et surtout l'acétate d'ammoniaque, l'alcoolé de quinquina, les injections sous-cutanées de caféine.

On excitera les sécrétions à l'aide : des diurétiques, bicarbonate de soude, sel de nitre, essence de térébenthine, caféine, digitale qui agit en même temps sur le cœur, augmente la pression artérielle, active la résorption des produits épanchés et facilite leur sortie par le rein ; des expectorants, terpine, essence de térébenthine, goudron, kermès ; des injections sous-cutanées de pilocarpine et d'ésérine.

Enfin on luttera contre la suppuration et la gangrène pulmonaire par les toniques, les fumi-

gations antiseptiques, les injections intratrachéales d'une solution éthérée d'iodoforme à 10 p. 100, les électuaires avec un mélange à parties égales d'acide phénique et de camphre, etc.

L'émétique au début, à la dose journalière de 3 à 4 grammes, donne de bons résultats ; dès que la résolution commence, on cessera son emploi. Pendant la convalescence, on donnera l'iodure de potassium qui favorise l'élimination

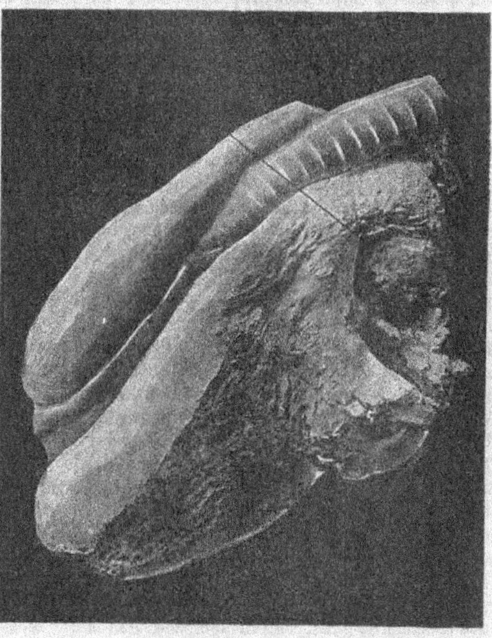

Fig. 1512. — Pleuro-pneumonie gangreneuse. La partie antérieure du lobe pulmonaire est occupée par une caverne volumineuse perforée, dénoncée du vivant de l'animal par un souffle amphorique qu'on pouvait entendre à distance (Photographie Cadéac).

des produits épanchés, tonifie le cœur, prévient la compression du nerf récurrent ; on insistera en outre sur les diurétiques et les toniques.

2° *Soins hygiéniques.* — Isoler le malade. Désinfecter la place qu'il occupait. Le placer autant que possible dans un box chaud et bien aéré. Bien le couvrir. Le nourrir avec peu de foin, du vert, des carottes, des mashes, des barbotages contenant du sulfate de soude. Lui donner en boissons de l'eau tiède blanchie, de la tisane de chiendent, de graine de lin, du thé de foin. Proscrire d'une manière absolue tous les breuvages que les animaux ne veulent pas prendre d'eux-mêmes. Bien panser le malade. Lorsque la résolution commence, promener le cheval matin et soir, si le temps le permet.

b. Pneumonie infectieuse. — Voy. PASTEU-RELLOSE.

c. Pneumonie par corps étrangers. — ÉTIOLOGIE. — Administration de breuvages par les cavités nasales ou par la bouche, surtout quand on étend par trop la tête sur l'encolure, ou quand on empêche le rapprochement des mâchoires, ou quand on gêne les mouvements de la langue : une partie du liquide s'écoule alors dans la trachée, puis dans le poumon.

Les affections qui s'accompagnent de paralysie du pharynx ou apportent un obstacle quelconque à la déglutition et à l'occlusion de la glotte (affections du pharynx, du larynx, des poches gutturales, tétanos, anasarque, lésions du récurrent, fièvre typhoïde), l'ouverture d'un abcès dans le larynx ou dans la trachée, ont pour conséquence possible la chute des matières alimentaires ou de pus dans la trachée et la formation de foyers gangreneux.

Il est à remarquer que les liquides aseptiques, même irritants (teinture d'iode diluée), les solutions antiseptiques, injectés dans la trachée même en certaine quantité (1 à 5 litres), sont inoffensifs et sont absorbés par la muqueuse bronchique sans causer des désordres graves. Par contre, les matières solides (bol alimentaire), les liquides infectés qui passent dans la trachée et les bronches provoquent à coup sûr le développement de foyers gangreneux.

SYMPTOMATOLOGIE. — Quelques heures après la pénétration du corps étranger dans le poumon, on observe de la tristesse, de l'angoisse, des frissons étendus, de l'inappétence. Peu à peu la respiration et la circulation s'accélèrent, le pouls devient faible, les muqueuses se colorent légèrement, un jetage muqueux, strié de sang, apparaît, la température s'élève, les symptômes s'aggravent rapidement : le malade est très abattu et faible ; la respiration est dyspnéique, le pouls est très vite, filant et contraste avec des battements du cœur tumultueux et irréguliers ; les muqueuses ont une teinte brun violacé ; un jetage purulent, gangreneux, d'odeur fétide, s'écoule des naseaux. Les signes stéthoscopiques sont peu caractéristiques, en raison de la situation centrale des lésions : crépitation, puis disparition du murmure ; il est rare qu'on puisse constater la formation d'une caverne (résonance tympanique et souffle amphorique).

La mort survient en deux à quatre jours.

ANATOMIE PATHOLOGIQUE. — Les lésions siègent au centre des deux poumons ; il existe au début plusieurs foyers de pneumonie lobulaire entourant chacun une bronche enflammée et obstruée ; le centre de ces foyers communique avec la bronche et subit la fonte purulente, puis se gangrène ; les foyers primitifs s'étendent, se réunissent, forment une masse noirâtre ou grise séparée des parties voisines par une zone de tissu hépatisé et infiltré. Si le foyer gangrené est petit et unique, il peut s'éliminer par la formation d'un sillon disjoncteur et il persiste une caverne qui se comble par du tissu de cicatrice.

La muqueuse trachéale et bronchique est enflammée ainsi que la plèvre au niveau des altérations pulmonaires superficielles. On observe en outre les lésions de l'infection septique.

TRAITEMENT. — Il est presque toujours sans résultat. On peut recourir aux antiseptiques et aux excitants diffusibles, et surtout aux fumigations antiseptiques prolongées.

d. Pneumonie chronique. — « La pneumonie chronique consiste en une induration du tissu élastique (*pneumonie interstitielle*) ayant pour conséquence l'imperméabilité du poumon. Elle faisait partie des maladies de poitrine comprises sous la dénomination de *vieilles courbatures* (1). »

ÉTIOLOGIE. — Elle n'est jamais primitive, sauf dans la tuberculose pulmonaire miliaire ; elle s'établit lentement à la suite de bronchites graves et persistantes, ou bien elle est une terminaison de la pneumonie aiguë. On l'observe assez rarement et seulement sur des sujets vieux et débilités.

SYMPTOMATOLOGIE. — Mauvais état général, appétit capricieux, mollesse au travail, essoufflement rapide. La respiration est irrégulière et l'expiration se fait en deux temps. Toux variable dans sa fréquence et dans ses caractères. Jetage intermittent épais, muco-purulent. A la percussion, submatité, et à l'auscultation, atténuation du murmure et râles crépitants et sibilants.

De temps à autre, il se produit une poussée congestive du poumon, avec dyspnée intense et élévation de la température interne. A la longue, les symptômes d'anémie augmentent et le cheval devient inutilisable. Le symptôme *pousse* est très accusé. Le cœur droit se fatigue et on note un dédoublement du premier bruit ; des œdèmes apparaissent.

(1) Leclainche, *Précis de pathologie vétérinaire.*

La *résolution* est exceptionnelle et ne s'observe que chez les sujets jeunes, bien entretenus.

Parfois il se forme des *abcès* dans le poumon induré. Généralement le cheval meurt à la longue d'épuisement ou bien succombe au cours d'une poussée congestive.

Diagnostic. — On peut confondre avec la *bronchite chronique* (les signes stéthoscopiques diffèrent), l'*emphysème pulmonaire* (la toux est sèche et avortée, et la résonance persiste dans toute la hauteur de la poitrine), la *pleurésie chronique* (matité bilatérale, limitée horizontalement), la *tuberculose*, les *tumeurs*.

Anatomie pathologique. — Les lésions sont limitées en général au tiers inférieur d'un ou des deux poumons. Le poumon ne s'affaisse plus à l'ouverture de la poitrine et forme un bloc induré, compact, plus dense que l'eau. Sa coupe a une teinte gris ardoisé (*induration grise*) ou blanche analogue à celle du tissu fibreux (*induration blanche*); ces deux ordres d'altérations sont irrégulièrement répartis. Son tissu crie sous l'instrument tranchant et est difficile à déchirer.

Ces lésions sont dues à la transformation fibreuse et à l'épaississement du tissu conjonctif intervésiculaire et interalvéolaire. Dans les parties restées saines, les vésicules sont dilatées (*emphysème*). On note en outre les lésions de la bronchite chronique. Des abcès se rencontrent parfois dans le parenchyme sclérosé.

Traitement. — Révulsion prolongée : frictions vésicantes sur les côtés de la poitrine. A l'intérieur, ordonner les sulfureux, le sulfure d'antimoine (5 à 10 grammes), le soufre sublimé (10 à 20 grammes), l'essence de térébenthine, le goudron (fumigations et eau de goudron), l'acide arsénieux, les toniques.

Soins hygiéniques. — Léger travail ou promenades au pas ; éviter toutes les causes de refroidissement; donner une bonne nourriture : aliments mélassés, mashes, farineux (maïs concassé).

2° **Bœuf. — *Pneumonie aiguë franche.* —** Elle est très rare et diffère essentiellement de la péripneumonie contagieuse; elle n'est ni contagieuse, ni inoculable (Cagny). Ses symptômes sont peu accusés et son évolution est presque toujours bénigne.

Étiologie. — La maladie ne s'observe guère que sur les animaux de travail qui sont exposés au refroidissement, sur ceux qui paissent dans les vallées basses et humides où les variations de température sont brusques et étendues, sur ceux qui ont été mouillés, qui ont bu des boissons froides, etc. La cause déterminante est, comme pour le cheval, l'infection.

Symptomatologie. — Le bœuf tousse, jette, mange moins bien, rumine plus difficilement, se plaint ou tègue rarement. La respiration est accélérée, et on constate, à la percussion et à l'auscultation, les signes de l'hépatisation dans les régions inférieures de l'un ou des deux poumons : matité, râle crépitant, souffle tubaire rarement entendu (Voy. Pneumonie *du cheval*). La fièvre est peu accusée (39°); la circulation est un peu accélérée.

Ces symptômes s'aggravent les jours suivants et atteignent leur maximum d'intensité après sept ou huit jours : la température arrive à 40°; la dyspnée est en rapport avec l'étendue des lésions pulmonaires; la circulation suit les modifications respiratoires; la toux est fréquente, plus forte ; le jetage est blanchâtre, albumineux ; le *tégument* ne s'entend guère que lorsque l'animal est couché.

Ces signes diminuent ensuite progressivement, à commencer par la fièvre. La résolution est la règle; la convalescence est assez longue, surtout chez les vieux animaux. L'*asphyxie* est presque la seule terminaison mortelle.

Diagnostic. — On différenciera la maladie de la *péripneumonie contagieuse* : 1° au point de vue *clinique*, par l'augmentation graduelle de la température, l'absence de tout trouble digestif, l'insensibilité des parois thoraciques, l'absence ordinaire de tégument, d'épanchement au fanon, etc. ; 2° au point de vue *anatomo-pathologique*, par l'absence d'épanchement au fanon, de lésions pleurales, l'état des cloisons interlobulaires.

La *pneumonie par corps étrangers* a une marche irrégulière, suppurative ou gangreneuse.

Dans la *bronchite*, on note des râles muqueux et il n'y a pas de matité. La *tuberculose* a une marche chronique et se manifeste par d'autres symptômes; la *tuberculine* peut être utilisée. Il est assez facile de différencier la pneumonie d'avec la *péricardite traumatique* (œdème, pouls veineux, signes fournis par le cœur...).

Traitement. — Mêmes soins hygiéniques que pour le cheval.

Les moyens thérapeutiques sont les antipyrétiques, les antiseptiques, les expectorants. On recommande la saignée (Cruzel), sauf chez les animaux débiles et les vaches laitières; émétique, salicylate de soude, quinine, acétanilide, phénacétine, goudron, créosote, essence de térébenthine, etc. (Cadéac).

Broncho-pneumonie infectieuse. — Voy. Pasteurellose *des bovidés* (t. II, p. 385).

Pleuro-pneumonie septique des veaux. — Voy. ce mot (t. II, p. 503).

Pneumonie par corps étrangers. — Étiologie. — La maladie est fréquente en raison de l'indocilité du bœuf. Elle est due généralement, comme pour le cheval, à l'administration défectueuse des breuvages, ou à des troubles de la déglutition causés par une affection du pharynx et du larynx, ou par une maladie générale (fièvre vitulaire, fièvre aphteuse), ou à des corps étrangers venus du rumen ou du réseau, ou du dehors.

Symptomatologie. — Symptômes identiques à ceux observés chez le cheval. Parfois des quintes de toux et des signes de suffocation signalent le passage, dans les voies respiratoires, des breuvages administrés. Un à deux jours après, on ob-

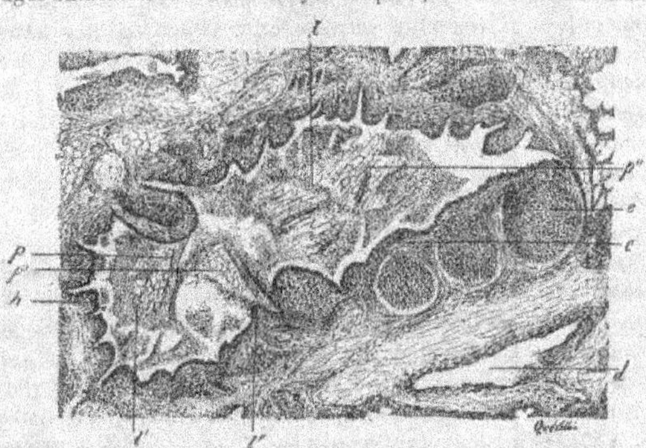

Fig. 1513. — Broncho-pneumonie à forme nodulaire déterminée, chez une génisse, par des débris de paille *p*, *p'*, *p"*, situés à l'intérieur des bronches, où ils sont représentés par des tubes entrecoupés. Ces corps étrangers sont englobés par un exsudat fibrineux, *t*, *t'*. L'épithélium des bronches est en voie de desquamation ; *c*, glandes ; *d*, vaisseaux (Recherches de M. Arloing).

serve de la tristesse, de l'abattement, de la fièvre et une respiration dyspnéique, courte, irrégulière, plaintive ; la percussion dénote de la submatité en certains endroits et, à l'auscultation, on entend des râles muqueux et crépitants, parfois du souffle. Généralement des abcès se forment, qui s'ouvrent dans une bronche et se convertissent en cavernes ; ils peuvent s'ouvrir dans la plèvre et déterminer une pleurésie purulente. D'autres fois, il se produit des foyers de gangrène.

L'animal succombe à l'infection ou à l'asphyxie. Cependant la maladie est moins grave que chez le cheval, et assez souvent la pneumonie par corps étrangers se termine par l'induration chronique avec caséification centrale (fig. 1513).

Traitement. — Antiseptiques, excitants diffusibles.

3° **Mouton-Chèvre**. — *Pneumonie aiguë franche.* — A peu près inconnue sur le mouton et la chèvre.

Pneumo-entérite infectieuse du mouton. — Voy. Pasteurellose (t. II, p. 385).

Pneumonie infectieuse de la chèvre. — Voy. Pasteurellose (t. II, p. 503).

Pleuro-pneumonie septique des agneaux. — Voy. ce mot.

Broncho-pneumonie par corps étrangers. — Étiologie. — La maladie a été observée sur des agneaux que l'on nourrissait au biberon, et Daubenton recommande de ne pas trop élever le museau de l'agneau ; elle peut être due à l'administration défectueuse d'un breuvage ou à l'introduction d'un épi de graminée dans une bronche.

Symptomatologie. — Le malade maigrit, devient triste, faible ; il tousse fréquemment ; sa respiration est précipitée, dyspnéique. L'animal succombe plus ou moins rapidement sans que la cause ait été soupçonnée.

On trouve à l'autopsie des foyers d'hépatisation ou de gangrène, ou des abcès qui englobent le corps étranger ; parfois on constate les lésions de l'asphyxie avec bronchite et congestion du poumon.

4° **Porc**. — *Pneumonie aiguë franche.* — Cette affection est inconnue chez le porc.

Pneumonie contagieuse. — Voy. Pasteurellose *du porc* (t. II, p. 387).

Pneumo-entérite infectieuse. — Voy. ce mot (t. II, p. 509).

5° **Carnivores**. — *Pneumonie aiguë franche.* — La maladie est rare chez le chien. Presque tous les cas de pneumonie constatés chez cet animal sont une manifestation de la *maladie du jeune âge* (Voy. ce mot et Pasteurellose).

Cependant elle peut être constatée sur des chiens de tout âge à la suite de refroidissements.

Les symptômes ne diffèrent pas sensiblement de ceux des broncho-pneumonies et le traitement est identique.

Broncho-pneumonies non contagieuses. — Étiologie. — La maladie peut être consécutive à une affection grave de la bouche (brûlures, stomatite ulcéreuse), qui s'accompagne de l'infection successive des bronches et des alvéoles pulmonaires. Le plus souvent elle succède à la bronchite et est due, comme elle, au refroidissement : chiens de garde, chiens chassant l'hiver sur l'eau ou dans les marais, chiens voyageant en chemin de fer, chiens d'appartement que l'on fait sortir par un temps humide et froid, ou que l'on baigne par un temps froid, etc.

Les corps étrangers (médicaments, salive, aliments), tombés accidentellement dans la trachée, les bronches et le poumon, déterminent une broncho-pneumonie par corps étrangers.

SYMPTOMATOLOGIE. — Au début, tristesse, faiblesse, diminution de l'appétit, soif, toux peu fréquente, sèche ; respiration et circulation accélérées, muqueuses injectées, nez sec et chaud, fièvre assez accusée.

Ces symptômes s'aggravent rapidement. D'autres fois, on note les signes de la bronchite, puis, dès que les lésions gagnent les rameaux capillaires des bronches, les symptômes de la pneumonie se manifestent.

La respiration devient dyspnéique, le souffle

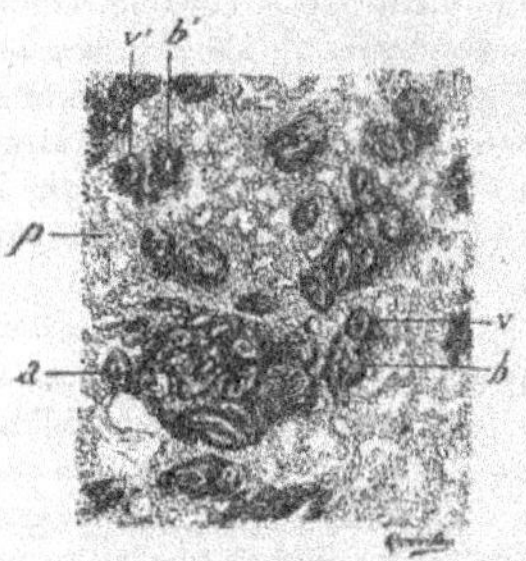

Fig. 1514. — Nodules péribronchiques ; *v*, *b*, *v'*, *b'*, *a* isolés ou en foyers et vus à la loupe ; *p*, tissu pulmonaire (Cadéac).

labial est très accusé ; souvent le chien reste assis sur son train postérieur, les membres antérieurs écartés, afin de faciliter sa respiration ; ses yeux expriment l'angoisse ; sa peau est sèche et chaude ; un jetage visqueux, grisâtre ou sanguinolent, s'écoule des naseaux. La circulation est très accélérée, le pouls est très vite et petit, l'artère est dure, roulante. A la percussion de la poitrine, on note de la submatité, parfois de la matité. A l'auscultation, on entend au début des râles muqueux, auxquels succèdent des râles crépitants et souvent un souffle tubaire [on renforce ce bruit en pressant un peu les parois thoraciques du sujet (Cadéac)]. On peut entendre aussi, chez les jeunes sujets, des bruits cardio-pulmonaires, qui se produisent dans les deux temps de la révolution

cardiaque et qui consistent en des râles ou en sifflements (Mathis).

Des complications ne tardent pas à apparaître

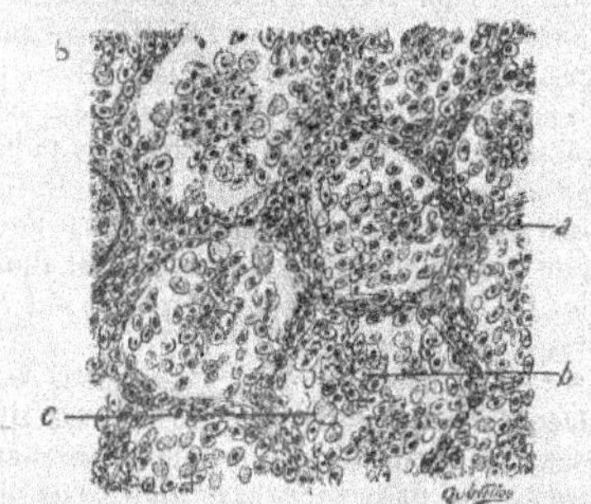

Fig. 1515. — Pulmonie catarrhale du chien ; cellules épithéliales *c* et leucocytes *b*, qui remplissent les alvéoles pulmonaires ; *a*, infiltration des parois alvéolaires (Cadéac).

du côté du foie (ictère) et de l'intestin (entérite avec vomissements, diarrhée).

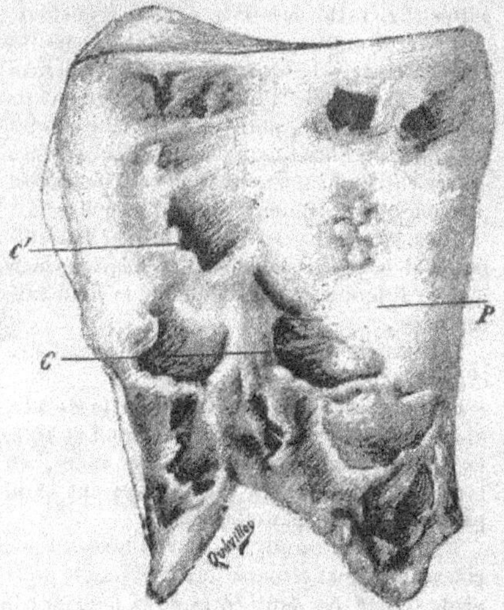

Fig. 1516. — Pneumonie suppurée du chien. Le lobe pulmonaire P présente de nombreux foyers de suppuration C, dont le contenu, entraîné par le lavage, met en évidence dans la partie antérieure une série de cavités anfractueuses qui communiquent entre elles (Cadéac).

TERMINAISONS. — La maladie peut évoluer très rapidement. Nous avons vu un chien succomber dix heures après l'administration défectueuse d'huile de ricin. D'autre fois, la mort arrive plus lentement (après huit à dix jours); elle est la terminaison habituelle de la maladie; elle est due à l'asphyxie ou à l'intoxication. Elle est annoncée par la faiblesse et l'abattement plus grands, la dyspnée plus intense, la faiblesse du pouls contrastant avec des battements du cœur tumultueux et irréguliers, la toux plus faible.

Parfois la guérison survient : la respiration devient plus ample, la dyspnée diminue, le pouls est plus fort, régulier, l'expectoration est abondante. La convalescence est longue et des rechutes sont à craindre.

ANATOMIE PATHOLOGIQUE. — Les lésions sont analogues à celles du cheval. On note les altérations de la bronchite avec bouchons muqueux obstruant les fines bronches, atélectasie des lobules privés d'air (ces parties atélectasiées apparaissent foncées, violacées, affaissées); les lésions de la pneumonie lobulaire, constituées au début par des nodules bronchiques denses, sphéroïdes, granuleux sur la coupe, entourés d'une zone splénisée (fig. 1514), et qui sont dus à l'inflammation catarrhale des alvéoles pulmonaires (fig. 1515) desservis par la bronchiole obstruée et enflammée; ces nodules peuvent augmenter de volume, se réunir et former un îlot de pneumonie lobaire; généralement ils subissent la fonte purulente en leur centre (fig. 1516) ou bien se gangrènent; des cavernes se forment. Enfin on observe aussi de l'œdème du poumon et en certains points de l'emphysème.

DIAGNOSTIC. — Les signes fournis par l'auscultation et la percussion de la poitrine permettent de différencier la maladie de la bronchite capillaire.

TRAITEMENT. — Celui de la bronchite capillaire (Voy. t. I, p. 138).

1° *Traitement hygiénique.* — Placer le malade, bien couvert, dans un endroit chaud et aéré. Le nourrir avec du lait tiède et sucré, du bouillon, qu'on lui fera prendre souvent et en petites quantités, par cuillerées.

2° *Traitement curatif.* — La *révulsion* est peu efficace; on peut recourir aux frictions de pommade stibiée des deux côtés de la poitrine; le séton n'est pas à recommander. Les vomitifs sont indiqués au début de la maladie : ipéca, apomorphine; outre qu'ils produisent une dérivation salutaire, ils facilitent l'expectoration.

On administrera les antithermiques (quinine, acétanilide, antipyrine), les antiseptiques (benzo-naphtol), l'émétique, la digitale à faibles doses, et surtout la caféine en injections souscutanées. On soutiendra les forces du malade avec le vin de quinquina, le café contenant un peu d'alcool, l'arséniate de strychnine (un à trois granules d'un demi-milligramme), les injections d'éther. On facilitera l'expectoration par les fumigations d'eau crésylée ou phéniquée, les pilules de goudron, de terpine, d'essence de térébenthine, l'iodure de potassium. Les médicaments devront être divisés et donnés souvent.

Pneumonie contagieuse ou infectieuse. — Voy. PASTEURELLOSE et MALADIE DU JEUNE AGE (t. II, p. 393 et 132).

PNEUMONOMYCOSIS (de πνεύμων, poumon, et μύκης, champignon). — Production de champignons microscopiques dans les cavernes pulmonaires; ce sont ordinairement des *Aspergillus* (Voy. ACTINOMYCOSE et ASPERGILLOSE, t. I, p. 24 et 91).

PNEUMORRAGIE. — Voy. HÉMOPTYSIE, (t. I, p. 719).

PNEUMOSARCIE. — Voy. PÉRIPNEUMONIE CONTAGIEUSE (t. II, p. 420).

PNEUMOTHORAX. — Épanchement gazeux dans le sac pleural. Il est ordinairement consécutif à l'ouverture d'un abcès pulmonaire dans les plèvres; l'air inspiré peut pénétrer par cette brèche dans la cavité pleurale. D'autres fois, il est dû à l'introduction de l'air dans la cavité pleurale à la faveur d'une plaie des parois thoraciques.

Cette affection s'accompagne toujours d'une forte dyspnée, due à la compression du poumon par l'air, laquelle peut aller jusqu'à la menace d'asphyxie. — Les autres symptômes sont un son tympanique à la percussion et parfois un bruit amphorique à l'auscultation.

TRAITEMENT. — Il est palliatif : avec séjour à l'air libre contre la dyspnée, ponctions capillaires, pour faire évacuer les gaz.

POCHES GUTTURALES. — ANATOMIE. — Les poches gutturales, particulières aux solipèdes, sont deux grands sacs membraneux, adossés l'un à l'autre, qui s'étendent sous les grandes branches de l'hyoïde et les muscles environnants. Ces sacs communiquent, chacun à la partie supérieure, avec le tympan, et en bas avec l'arrière-bouche, sur les côtés de l'ouverture commune des narines postérieures. Ils sont tapissés par une membrane muqueuse très fine, continue, d'un côté, avec celle qui revêt le conduit guttural du tympan, de l'autre, avec celles des voies aériennes et digestives.

PATHOLOGIE. — 1° *Collection des poches gutturales.* — L'inflammation des poches gutturales est presque toujours secondaire et d'origine gourmeuse; parfois elle est consécutive à la pharyngite, à la parotidite ou à l'évolution d'abcès dans la région.

SYMPTOMATOLOGIE. — Le principal symptôme est un jetage blanchâtre, crémeux, inodore, rémittent ou intermittent, mais qui est surtout très abondant lorsque le cheval mange : les bols alimentaires ou les liquides déglutis compriment à leur passage dans le pharynx les poches gutturales qui se vident. Le jetage est ordinairement unilatéral, car il est rare que les deux poches soient atteintes.

La région parotidienne inférieure est tuméfiée, bombée et souvent douloureuse à l'exploration. — Les ganglions de l'auge du côté cor-

PRONOSTIC. — Grave ; la maladie tend à persister.

TRAITEMENT. — Ponction des poches gutturales à leur partie inférieure. Le lieu d'élection de l'incision est la saillie parotidienne : on incise la peau au bistouri, puis, à l'aide d'une sonde mousse, on ponctionne la poche ; on agrandit ensuite le trajet soit avec le doigt, soit avec les ciseaux fermés. Ensuite on donne écoulement au pus, on place un drain, si c'est nécessaire et on fait de fréquentes injections antiseptiques dans la poche. Le plus souvent on ponctionne directement avec un cautère chaud.

L'*hyovertébrotomie* n'est plus employée.

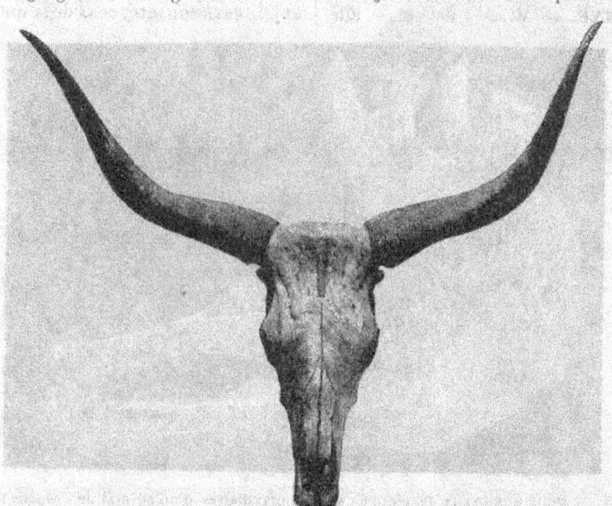

Fig. 1517. — Tête osseuse du bœuf des Steppes ou race polodienne (p. 524).

respondant au jetage sont densifiés ; la glande est dure, roulante sous la peau.

Ces signes peuvent persister longtemps sans que le cheval soit notablement incommodé. D'autres fois, il survient une grande gêne de la déglutition et de la respiration.

Quand la collection existe depuis longtemps, la partie liquide du pus se résorbe ; celui-ci se prend en concrétions arrondies, ayant la forme de dragées ou de galets, que l'on appelle *chondroïdes*, en raison de leur consistance cartilagineuse.

DIAGNOSTIC. — On ne peut guère confondre qu'avec la *collection des sinus* ; dans ce dernier cas, les symptômes locaux diffèrent (matité, sensibilité et bombement des os) ; de plus, le jetage a une odeur fétide.

2° **Mycose des poches gutturales** ou *gutturomycose*. — C'est une manifestation de l'aspergillose (Voy. t. 1, p. 91). — Symptômes d'œsophagisme (vomituration de matières alimentaires, rejet de l'eau par les naseaux) avec jetage bilatéral, amaigrissement rapide, dépression générale par inanition. La pneumonie par corps étrangers est à craindre. A l'autopsie, on trouve un mycélium enchevêtré d'*aspergillus* sous forme de gazon velouté, blanc, sur la paroi de la poche gutturale. Ce mycélium peut englober les faisceaux nerveux (glosso-pharyngien, pneumogastrique, hypoglosse...) nombreux en cette région et la compression de ces rameaux entraîne les troubles précités (Ries).

3° **Tympanite ou pneumatose des poches gutturales.** — S'observe presque toujours sur de jeunes poulains. Se manifeste par une tumeur molle, élastique, dépressible, donnant à la percussion un son tympanique, située de chaque côté du larynx, dans les régions parotidiennes. Parfois il existe un léger cornage, surtout pendant les repas, et de la dysphagie.

Traitement. — Ponctionner la poche à sa partie déclive, près du maxillaire inférieur, puis faire dans la cavité des injections quotidiennes avec une solution de nitrate d'argent à 1 p. 200 ; on peut essayer aussi d'agrandir avec le doigt, introduit dans la poche, l'ouverture qui la fait communiquer normalement avec le pharynx.

PODOLIENNE. — Variété bovine. — Elle

droits ou frisés, et diversement colorés, depuis le blanc jusqu'au noir, en passant par le jaune ou le rouge et le brun.

Sur les grands herbivores, on distingue les *crins* et les *poils* ; les premiers, larges et flottants, se trouvent à la tête (*toupet* et *moustaches*), à l'encolure (*crinière*) et à la *queue*.

Anatomie. — Les poils ont une partie libre, la *tige*, et une renfermée, la *racine*, renflée à sa base (*bulbe*), pour embrasser la *papille* ou *germe* du poil. Le *follicule pileux* est un repli de la peau au fond duquel se trouve le germe du poil.

Physiologie. — Les poils servent surtout pour protéger le corps contre le froid et les objets environnants ; ceux de la queue, du tou-

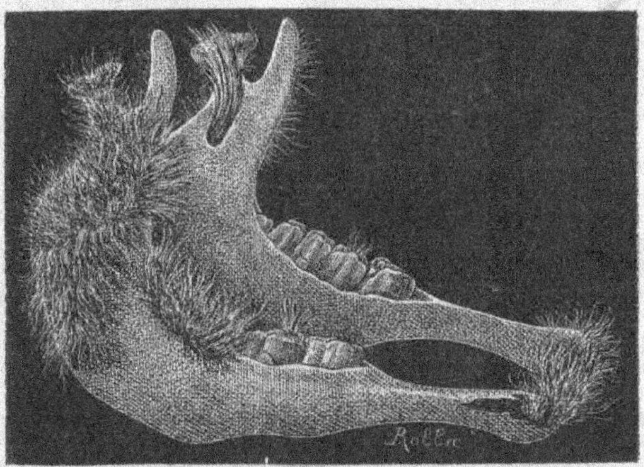

Fig. 1518. — Poils nombreux développés sur les maxillaires d'un animal de l'espèce bovine.

appartient à la race asiatique de Sanson, et se trouve en Autriche et en Russie. Elle est à connaître, car c'est elle qui a presque toujours introduit la peste bovine en Europe occidentale. Elle est caractérisée par sa grande taille, sa couleur (race grise des Steppes) et surtout le développement de ses cornes qui ont la forme d'une lyre et atteignent quelquefois 2 mètres (fig. 1517).

POIL (*pilus*, θρίξ ; all. *Haar* ; angl. *hair* ; it. et esp. *pelo*). — Nom donné aux filaments qui sortent de la peau et recouvrent les parties du corps qu'ils semblent destinés à protéger. Sur les animaux, ils sont généralement très rapprochés, de plusieurs grandeurs, et distingués en *duvet*, *jarre* et *laine* ; leur ensemble constitue le *pelage* de la bête. — Les poils sont en général cylindriques, parfois plus ou moins plats,

pet, de la crinière, de moyens de défense contre les insectes spécialement, mais ceux qui sont longs (cils, tentacules, moustaches) servent comme organes du toucher.

Anomalies. — La laine longue, lisse et soyeuse des moutons *de Mauchamps* a été fixée par hérédité (Voy. Mérinos, t. II, p. 163). On a fait de même pour les angoras (chèvre, chats, lapins). — Si la direction d'un groupe de poils est opposée à la direction générale, il y a formation d'*épis*. Autrefois on croyait que la présence d'épis, à la tête ou à l'encolure, donnait des indications sur la valeur du cheval.

L'absence de poils ou *alopécie* est exceptionnelle sur nos animaux, elle est cependant particulière au *chien nu de Chine*

Le *développement* excessif des cheveux et de la barbe a été plusieurs fois signalé chez l'homme (*homme-chien*). On peut citer, comme cas analogue, celui d'un cheval canadien (métis percheron) âgé de neuf ans en 1900. Il était alezan doré avec crins blancs, la crinière ayant 3ᵐ,34 de longueur et la queue 4ᵐ,86.

Un cas beaucoup plus rare est celui du fœtus de vache conservé à l'École de Lyon : le maxillaire inférieur principalement porte des poils nombreux, longs et touffus (fig. 1518).

POINTS DOULOUREUX. — Nous dési-

sinus. La sensibilité des maxillaires permet d'attribuer, soit à l'évolution dentaire, soit à une carie, des symptômes d'inappétence, d'abattement que l'on aurait pu attribuer au début d'une maladie interne. Les côtes sont sensibles dans les affections de poitrine et surtout dans la péripneumonie ; la région vertébrale en arrière du garrot l'est dans la tuberculose bovine.

La gorge est sensible dans les angines ; l'exploration du rectum, du vagin, du périnée, permet

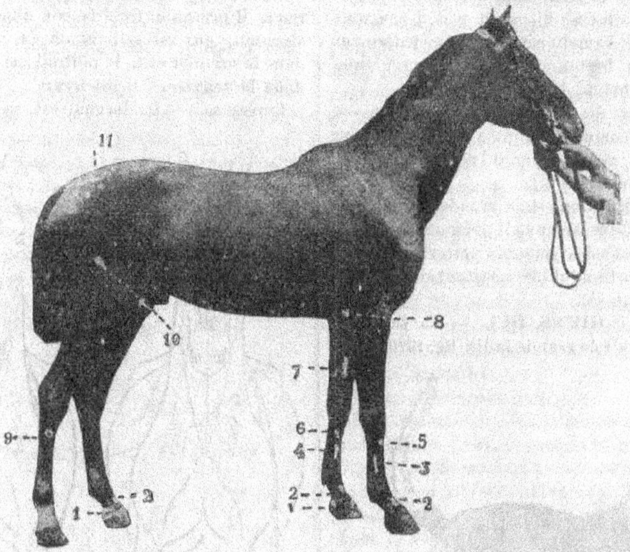

Fig. 1519. — Figure d'ensemble montrant les différents points douloureux claudicogènes.

1,1, maladie naviculaire ; 2,2,2, ostéalgies pré-phalangiennes ; 3, territoire douloureux de la diaphyse métacarpienne externe ; 4, idem face interne ; 5, ostéalgie pré-métacarpienne (épiphyse supérieure) ; 6, ostéalgie métacarpienne, épiphyse supérieure, face postérieure, côté interne ; 7, zone douloureuse de la diaphyse radiale (face interne) ; 8, ostéalgie olécrânienne (face externe) ; 9, ostéalgie pré-métatarsienne externe (épiphyse supérieure) ; 10, indication correspondant au point douloureux du plat de la cuisse (douleur fémorale), trajet du saphène interne ; 11, point douloureux de l'émergence des nerfs ilio et ischio-musculaire (petit sciatique). (P. Chénot, *Étude clinique*, Exploration du membre boiteux.)

gnerons ainsi toutes les parties du corps de nos animaux, qui, pour une cause variable, sont devenues le siège d'une sensibilité anormale. On comprend que la connaissance exacte de leur siège dans chaque cas particulier soit des plus utiles pour établir le diagnostic de l'affection dont est atteint l'animal présenté à l'examen du vétérinaire. La *palpation* dans toutes ses formes (y compris la percussion), complétée par l'exécution forcée de certains mouvements, permet de reconnaître ces points. On en trouve aux endroits sièges d'abcès, de contusions, d'inflammation, au niveau des fractures, dans la région frontale lors de collections des

de trouver des points sensibles dans le bassin, les organes génitaux, la vessie (calculs), etc.

Mais c'est surtout pour le diagnostic des boiteries que la connaissance du point douloureux est indispensable.

Chénot (1) a insisté sur cette difficulté avec raison et, pour aider la recherche de la cause de certaines boiteries sans lésions apparentes, il indique les diverses parties du membre où il faut aller chercher le point douloureux (fig. 1519).

POIREAU. — Voy. Verrues.

POISON. — Voy. Empoisonnement, t. I, p. 427.

(1) Chénot, *Les Boiteries*.

POITOU (CHEVAL DU). — Le Poitou et la Vendée, par la richesse de leur sol, le voisinage de la mer, la nature du climat, constituent de bons pays d'élevage.

Les chevaux indigènes du Poitou descendent des chevaux hollandais qui y furent importés sous le règne de Henri IV et ils gardent la plupart des caractères extérieurs de leurs ancêtres : tête longue, étroite, légèrement busquée, dos long et ensellé, croupe longue et avalée, membres longs et relativement grêles, sabots larges.

La race poitevine disparaît peu à peu sous l'influence de l'amélioration par le croisement avec la race bretonne de trait, le pur sang anglais, et surtout l'anglo-normand.

Les juments du Poitou ont de tout temps été considérées comme très aptes à la production des mulets ; c'est pourquoi la race a reçu le nom de *race mulassière*.

Le *mulet du Poitou* est de grande taille, 1ᵐ,58 en moyenne, très osseux ; il présente les caractères extérieurs des juments poitevines ; il est vigoureux, rustique et très résistant aux diverses causes de maladie.

POITOU (CHIENS DU). — Ce sont des chiens courants de grande taille (fig. 1520) à poil

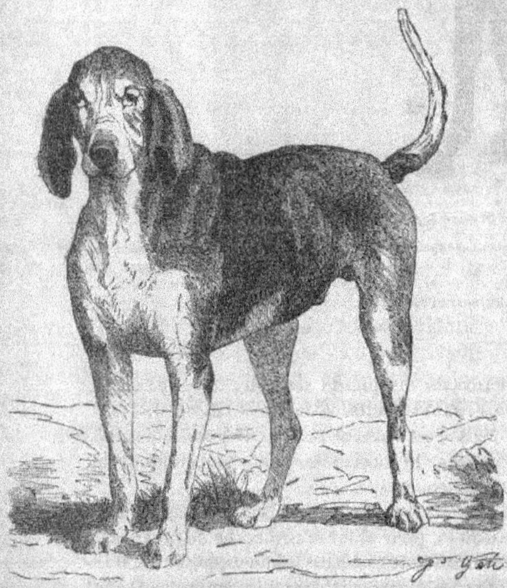

Fig. 1520. — Chien du Poitou.

tricolore, utilisés pour la chasse à courre ; ils ne sont pas vites et donnent beaucoup de voix ; on les croise avec les chiens anglais afin de leur donner plus de sang et de vitesse.

POITRAIL (all. *Brust*; angl. *poitrel*; it. *petto del cavallo*; esp. *pecho*). — Région antérieure de la poitrine, située entre les deux angles des épaules, et ayant pour base la partie antérieure du sternum.

ANATOMIE. — Il a pour base l'extrémité antérieure du sternum ; les principaux muscles sont les pectoraux, allant du sternum aux membres antérieurs. Il donne passage à la trachée, à l'œsophage, aux jugulaires, aux carotides et il recouvre les ganglions lymphatiques pectoraux. Il présente trois reliefs aboutissant au sternum, qui est saillant ou en dépression : dans le premier cas, le poitrail est *tranchant* ; dans le deuxième, il est *creux*.

EXTÉRIEUR. — La largeur est sa principale

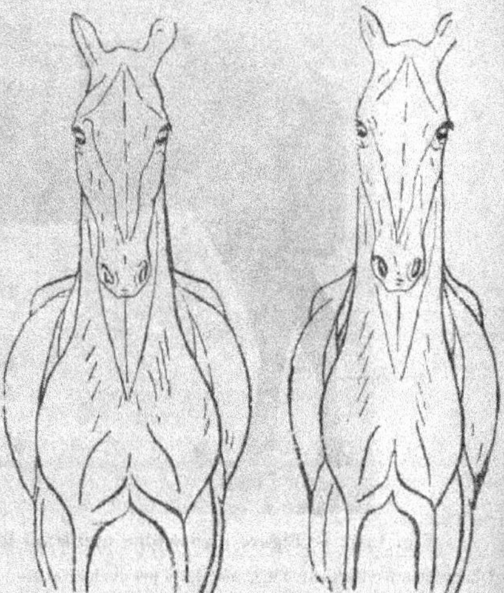

Fig. 1521. — Poitrail large.

Fig. 1522. — Poitrail étroit.

qualité. Le cheval est *bien ouvert* du *devant* (fig. 1521).

Dans le cas contraire, il est *serré du devant* (fig. 1522).

Le cheval de gros trait doit avoir le poitrail très large. L'excès de largeur ne favorise pas la vitesse : sur les chevaux vites, le poitrail est souvent *tranchant*.

TARES. — La peau peut présenter des traces de séton, de vésicatoires, des blessures de collier.

Chez le *bœuf*, le poitrail doit être bien développé et projeté en avant des membres antérieurs. Le fanon qui borde inférieurement l'encolure se prolonge jusque sur cette région. Ce repli cutané est très peu développé dans les races perfectionnées pour la boucherie.

POITRINE (*pectus*, θώραξ ; all. *Brust* ; angl. *breast* ; it. *petto* ; esp. *pecho*). — Partie du tronc qui loge les poumons, avec les principaux organes de la circulation, et qui est séparée du ventre par le diaphragme.

Elle comprend extérieurement la *côte* et le *passage des sangles* (Voy. ce mot).

ANATOMIE. — Elle a pour base les douze dernières côtes, recouvertes par les muscles.

PHYSIOLOGIE. — Les mouvements des côtes déterminent l'inspiration et l'expiration pendant la respiration.

EXTÉRIEUR. — La poitrine, contenant les poumons et le cœur, doit avoir un bon développement en hauteur et en largeur. La côte convexe est dite *ronde*, et assure le développement de la poitrine ; la côte *plate* est un défaut, elle accompagne la poitrine *étroite*. Mais il ne faut pas s'en rapporter aux apparences. Les jeunes chevaux de courses paraissent souvent *étroits*, alors qu'ils ne le sont pas ; ils ont presque toujours la côte longue. La côte *courte* est également une défectuosité (fig. 1523).

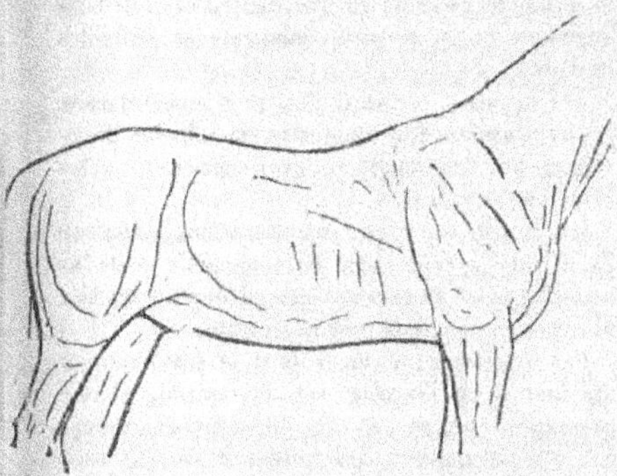

Fig. 1523. — Côte courte.

Tares. — Ce sont les traces de séton, de vésicatoires, annonçant des maladies de poitrine, des cicatrices, des fractures des côtes, etc.

PATHOLOGIE. — *Abcès.* — Ils siègent sur les parois costales ou bien en avant du thorax, vers la pointe de l'épaule. Ces derniers sont fréquents chez les chevaux de gros trait et sont généralement des abcès musculaires froids.

Contusions. — Elles sont dues généralement à des coups de pied, à des coups de timon, à des chutes ; elles sont *superficielles*, quand elles lèsent les parois de la poitrine, peau, muscles, os, ou *profondes*, quand elles atteignent les organes thoraciques. Les contusions superficielles présentent les caractères des contusions en général (Voy. t. I, p. 311) ; elles s'accompagnent presque toujours d'épanchement séreux ou sanguin et d'un œdème assez considérable. Le traitement sera antiphlogistique : douches en pluie, frictions résolutives ; les épanchements seront traités comme il convient.

La hernie du poumon et la fracture d'une ou plusieurs côtes compliquent parfois les contusions superficielles.

Lors de contusions profondes, la plèvre, le poumon, parfois la trachée, les bronches, l'œsophage, ou bien le péricarde, le cœur, l'aorte, peuvent être lésés. Les contusions de la plèvre et du poumon s'accompagnent presque toujours d'emphysème pulmonaire (si la plèvre viscérale est déchirée), d'hémothorax ou d'hémopneumothorax, parfois de broncho-pneumonie et de pleurésie ; généralement on observe un jetage sanguinolent et des hémoptysies.

Les lésions du cœur consistent en déchirures du péricarde et du myocarde ; le myocarde peut être le siège de ruptures multiples, sans qu'il y ait lésion apparente sur le thorax (Jacoulet). Ces lésions du cœur sont presque toujours mortelles.

Épanchements thoraciques. — Ils sont sanguins (hémothorax), inflammatoires ou passifs (hydrothorax). Voy. PLEURÉSIE et HYDROTHORAX.

Lorsque l'hémothorax est peu abondant, il faudra se garder d'intervenir ; le sang épanché est résorbé peu après. S'il est abondant, il peut gêner la respiration et la circulation, et on devra pratiquer la *thoracentèse* (Voy. ce mot).

Fractures des côtes et du sternum. — Voy. t. I, p. 604.

Maladies de poitrine. — Voy. PLEURÉSIE, PNEUMONIE.

Nécrose des côtes et du sternum. — Consécutive à des blessures ou à des abcès.

Les symptômes sont ceux de l'ostéite suppurée : tuméfaction chaude, douloureuse, fistule, pus abondant de mauvaise nature.

Au début, on traitera par le débridement et les injections antiseptiques ou légèrement escarrotiques. Nous recommandons le débridement et le tamponnement à la gaze iodoformée. Le seul traitement vraiment curatif est l'extirpation de la portion cariée ou nécrosée, le curettage de l'os et le tamponnement antiseptique. Lors de nécrose du sternum, l'opération est parfois sanglante et très délicate.

Plaies. — Elles sont dues à des coups de pied, de corne, de fourche, de brancard, à des chutes, à des projectiles, etc. Elles sont *non pénétrantes*, si elles sont limitées aux parois de la poitrine, et *pénétrantes*, quand la plèvre est ouverte.

Les plaies non pénétrantes s'accompagnent souvent d'épanchement sanguin, parfois de décollements étendus, de fusées purulentes, généralement d'emphysème sous-cutané.

Le traitement devra être antiseptique ; on suturera la plaie, au besoin on la drainera, on pratiquera des contre-ouvertures, etc.

Les plaies pénétrantes intéressent presque toujours le poumon. Si la plaie est étroite, l'air extérieur n'entre pas dans la plaie et le poumon continue à fonctionner, sauf si ses vaisseaux sanguins sont lésés : dans ce cas, il y a *hémothorax*. Si la plaie est large, l'air extérieur entre dans la poitrine (*pneumothorax*), et le poumon ne fonctionne plus. Le pneumothorax est toujours d'une exceptionnelle gravité et s'accompagne souvent, chez le cheval, de mort par asphyxie, car l'air gagne l'autre cavité pleurale ; aussi on devra éviter l'introduction de l'air dans la cavité thoracique, en suturant rapidement les plaies et en évitant de sonder celles qui sont étroites.

Outre le poumon, les plaies peuvent intéresser le cœur, les vaisseaux thoraciques, le diaphragme, les organes abdominaux. Les plaies pénétrantes s'accompagnent d'*emphysème sous-cutané*, d'*hémorragie*, de *pleurésie purulente*, de *broncho-pneumonie*, de *hernie du poumon*.

Le *pronostic* est toujours très grave.

Le *traitement* est avant tout antiseptique et comporte la suture de la plaie, après l'avoir désinfectée et réalisé l'hémostase. On peut tenter d'obtenir l'hémostase pulmonaire par les affusions froides, les compresses glacées, les injections sous-cutanées d'ergotine.

Tumeurs. — On peut rencontrer des tumeurs (sarcomes mélaniques, fibromes, botryomycomes), surtout en avant du thorax vers la pointe de l'épaule.

POLICE SANITAIRE VÉTÉRINAIRE. — C'est l'ensemble des mesures et règlements destinés à arrêter la marche des maladies contagieuses, et même à faire disparaître ces maladies, dans une contrée. Tous ces règlements recommandent l'*isolement* et la *séquestration* des malades, et même des suspects, avec, dans les cas graves, l'*abatage obligatoire* (avec indemnité) des malades et des suspects.

Mais pour que l'autorité puisse ordonner ces mesures, il importe qu'elle connaisse tous les cas de maladies contagieuses ; *la déclaration à*

l'autorité est donc la base de la police sanitaire. En France, c'est actuellement la loi du 21 juillet 1881, complétée par divers décrets et règlements, qui prescrit les mesures à prendre contre les maladies contagieuses.

Elle ne s'occupe que des maladies suivantes : la *peste bovine* dans toutes les espèces de ruminants ; la *péripneumonie contagieuse* dans l'espèce bovine ; la *clavelée* et la *gale* dans les espèces ovine et caprine ; la *fièvre aphteuse* dans les espèces bovine, ovine, caprine et porcine ; la *morve*, le *farcin*, la *dourine* dans les espèces chevaline et asine ; la *rage*, les *charbons* dans toutes les espèces ; la *tuberculose* dans l'espèce bovine ; le *rouget* et la *pneumo-entérite infectieuse* dans l'espèce porcine.

Mesures générales de police sanitaire. — 1° Déclaration. — Elle doit être faite par le propriétaire ou détenteur d'animaux atteints d'une maladie contagieuse, et à son défaut par le vétérinaire, sous les peines indiquées ci-après. Cette déclaration devra être faite par écrit, contre reçu délivré par l'autorité (Voy. t. I, p. 350).

2° Visite. — Ordonnée par l'administration et faite par le vétérinaire qui visitera d'abord les animaux sains, puis les suspects et enfin les malades.

3° Isolement. — Afin d'éviter le contact dans les habitations, sur les routes ou dans les pâturages, par les harnais, les fourrages ou les fumiers (Voy. t. II, p. 47).

Il peut se faire par *séquestration*, dans un local isolé, avec défense de faire sortir le ou les malades pour se rendre aux pâturages ou aux abreuvoirs. Souvent peu praticable.

Par *cantonnement*, en isolant le troupeau en un lieu dont l'espace est déterminé. Il est permanent ou mixte. Sa durée est variable ; s'il est permanent, les animaux restent nuit et jour dans le lieu désigné ; s'il est mixte, ils sont rentrés le soir, ils doivent suivre l'itinéraire prescrit. Les riverains seront informés du lieu du cantonnement, qui sera placé à 300 mètres des grandes routes, chemins vicinaux ou pâturages, et limité par un bois, un fossé ou un cours d'eau. Les cadavres seront enfouis.

En lazaret. — Les animaux sont retenus à la frontière et subissent une quarantaine dans un local spécial appelé *lazaret*. Si, après un temps déterminé, il n'existe aucun cas de maladie, ils peuvent continuer leur route.

Par cordons sanitaires, formés à la frontière par les douaniers, à l'intérieur par la troupe.

L'*émigration* permet d'isoler les animaux, sur les terres des propriétaires en un point particulier, une clairière, une montagne, à distance de toute voie de communication.

4° Recensement et estimation. — Consiste à faire le recensement des animaux d'une localité, afin qu'aucun ne puisse la quitter. L'estimation est portée sur l'état de recensement.

5° Marque. — Peut être faite avec des ciseaux en coupant le poil d'une certaine façon sur une partie déterminée; au fer rouge, avec un cachet à la cire ou un plomb timbré d'une marque particulière (Voy. t. II, p. 148).

6° Suspension et interdiction des foires et marchés. — Mesure grave, ne devant être employée qu'en cas exceptionnel, en raison des perturbations et des entraves qu'elle apporte au commerce; les moyens d'isolement et de déclaration sont d'ordinaire suffisants.

7° Marchés attenants aux abattoirs. — Pourront être installés dans le voisinage des abattoirs, et les animaux ainsi vendus seront abattus pour la consommation.

8° Abatage et indemnité. — L'abatage des animaux malades ou suspects peut être ordonné par l'autorité (Voy. t. I, p. 2). L'indemnité est accordée aux propriétaires d'animaux abattus pour cause de peste bovine, de péripneumonie contagieuse, de tuberculose (Voy. t. II, p. 12).

9° Exfouissement. — Peut être remplacé avec avantage par la vente à l'équarrisseur (Voy. t. I, p. 453).

10° Désinfection (Voy. t. I, p. 363). — Elle consiste à détruire les propriétés contagifères des objets qui peuvent les recéler. Ne pas confondre la désinfection avec l'annulation de la mauvaise odeur. Les désinfectants sont de diverses natures et plus ou moins actifs. Le feu pour les matières métalliques, l'eau bouillante pour celles qui ne pourraient être passées à la flamme. Sous leur action, les matières animales et organiques sont détruites ou modifiées de manière à altérer leurs propriétés contagieuses. Il en est de même du passage à l'étuve sèche ou humide. Le lavage à l'eau n'est pas par lui-même une désinfection, mais il entraîne une partie des matières virulentes, et peut être complété par les désinfectants proprement dits. La ventilation est encore un adjuvant utile, soit en disséminant l'atmosphère contagieuse, soit en desséchant les matières liquides qui en sont souvent le véhicule. L'oxygène à l'état d'ozone opère par son action oxydante sur les matières organiques. Le permanganate de potasse et les vapeurs nitreuses agissent de

la même manière, le premier en dégageant lentement de l'oxygène à l'état naissant.

On peut employer le chlore à l'état gazeux, à l'état de perchlorure de chaux ou d'hypochlorite de soude.

On l'utilise en vapeurs, en faisant dégager ce gaz en lieu clos, en laissant le local fermé pendant plus ou moins longtemps; après quoi on ventile et on aère en ouvrant les portes et les fenêtres.

La chaux vive sert aussi à la destruction des matières organiques.

Les produits pyrogénés, les goudrons et leurs dérivés, créosote, acide phénique, forment avec l'albumine des combinaisons fixes, s'opposant à la putréfaction ou à la fermentation.

Les goudrons en badigeonnages sur les bois, et l'eau phéniquée en lavages sur tous les objets à désinfecter.

La désinfection consiste à nettoyer d'abord les lieux ou les objets à assainir par un lavage énergique, par le grattage qui enlève les parties déjà ramollies par l'eau, et à terminer par des aspersions ou des immersions d'eau phéniquée ou chlorée.

En plus des écuries et de leurs accessoires, on devra désinfecter les wagons, les harnais, couvertures, ustensiles divers.

Les animaux ne devront être introduits de nouveau dans les locaux désinfectés, qu'après dessiccation et ventilation.

Loi du 21 juillet 1881 sur la police sanitaire des animaux.

Titre premier. — *Maladies contagieuses des animaux et mesures sanitaires qui leur sont applicables.*

Article premier. — Les maladies des animaux qui sont réputées contagieuses et qui donnent lieu à l'application de la présente loi sont:

La peste bovine, dans toutes les espèces de ruminants;

La péripneumonie contagieuse, dans l'espèce bovine;

La clavelée et la gale, dans les espèces ovine et caprine;

La fièvre aphteuse, dans les espèces bovine, ovine, caprine et porcine;

La morve, le farcin, la dourine, dans les espèces chevaline et asine;

La rage et le charbon, dans toutes les espèces.

Art. 2. — Un décret du président de la République, rendu sur le rapport du ministre de l'agriculture et du commerce après avis du comité consultatif des épizooties, pourra ajouter à la nomenclature des maladies réputées contagieuses, dans chacune des espèces d'animaux énoncées ci-dessus, toutes autres maladies contagieuses, dénommées, ou non, qui prendraient un caractère dangereux.

Les dispositions de la présente loi pourront être

étendues, par un décret rendu dans la même forme, aux animaux d'espèces autres que celles ci-dessus désignées.

Art. 3. — Tout propriétaire, toute personne ayant, à quelque titre que ce soit, la charge des soins ou la garde d'un animal atteint ou soupçonné d'être atteint d'une maladie contagieuse, dans les cas prévus par les articles 1 et 2, est tenu d'en faire, sur-le-champ, la déclaration au maire de la commune où se trouve cet animal.

Sont également tenus de faire cette déclaration tous les vétérinaires qui seraient appelés à le soigner.

L'animal atteint ou soupçonné d'être atteint de l'une des maladies spécifiées dans l'article 1er devra être immédiatement, et avant même que l'autorité administrative ait répondu à l'avertissement, séquestré, séparé et maintenu isolé, autant que possible, des autres animaux susceptibles de contracter cette maladie.

Il est interdit de le transporter avant que le vétérinaire délégué par l'administration l'ait examiné. La même interdiction est applicable à l'enfouissement, à moins que le maire, en cas d'urgence, n'en ait donné l'autorisation spéciale.

Art. 4. — Le maire devra, dès qu'il aura été prévenu, s'assurer de l'accomplissement des prescriptions contenues dans l'article précédent et y pourvoir d'office, s'il y a lieu.

Aussitôt que la déclaration prescrite par le paragraphe 1er de l'article précédent a été faite, ou, à défaut de déclaration, dès qu'il a connaissance de la maladie, le maire fait procéder, sans retard, à la visite de l'animal malade ou suspect par le vétérinaire chargé de ce service.

Ce vétérinaire constate et, au besoin, prescrit la complète exécution des dispositions du troisième alinéa de l'article 3 et les mesures de désinfection immédiatement nécessaires.

Dans le plus bref délai, il adresse son rapport au préfet.

Art. 5. — Après la constatation de la maladie, le préfet statue sur les mesures à mettre en exécution dans le cas particulier.

Il prend, s'il est nécessaire, un arrêté portant déclaration d'infection.

Cette déclaration peut entraîner, dans les localités qu'elle détermine, l'application des mesures suivantes :

1° L'isolement, la séquestration, la visite, le recensement et la marque des animaux et troupeaux dans les localités infectées ;

2° L'interdiction de ces localités ;

3° L'interdiction momentanée ou la réglementation des foires et marchés, du transport et de la circulation du bétail ;

4° La désinfection des écuries, étables, voitures ou autres moyens de transport, la désinfection ou même la destruction des objets à l'usage des animaux malades ou qui ont été souillés par eux, et généralement des objets quelconques pouvant servir de véhicule à la contagion.

Un règlement d'administration publique déterminera celles de ces mesures qui seront applicables suivant la nature des maladies.

Art. 6. — Lorsqu'un arrêté du préfet a constaté l'existence de la peste bovine dans une commune, les animaux qui en sont atteints et ceux de l'espèce bovine qui auraient été contaminés, alors qu'ils ne présenteraient aucun signe apparent de maladie, sont abattus par ordre du maire, conformément à la proposition du vétérinaire délégué et après évaluation.

Il interdit de suspendre l'exécution des dites mesures pour traiter les animaux malades, sauf les cas et sous les conditions spécialement déterminées par le ministre de l'agriculture, sur l'avis du comité consultatif des épizooties.

Art. 7. — Dans le cas prévu par l'article précédent, les animaux malades sont abattus sur place, sauf le cas où le transport du cadavre, au lieu de l'enfouissement, sera déclaré, par le vétérinaire, plus dangereux que celui de l'animal vivant ; le transport en vue de l'abatage peut être autorisé par le maire, conformément à l'avis du vétérinaire délégué, pour ceux qui ont été seulement contaminés.

Les animaux des espèces ovine et caprine qui ont été exposés à la contagion sont isolés et soumis aux mesures sanitaires déterminées par le règlement d'administration publique rendu pour l'exécution de la loi.

Art. 8. — Dans le cas de morve constatée et dans le cas de farcin, de charbon, si la maladie est jugée incurable par le vétérinaire délégué, tous les animaux doivent être abattus sur l'ordre du maire.

Quand il y a contestation sur la nature ou le caractère incurable de la maladie entre le vétérinaire délégué et le vétérinaire que le propriétaire aurait fait appeler, le préfet désigne un troisième vétérinaire, conformément au rapport duquel il est statué.

Art. 9. — Dans le cas de péripneumonie contagieuse, le préfet devra ordonner l'abatage, dans le délai de deux jours, des animaux reconnus atteints de cette maladie par le vétérinaire délégué, et l'inoculation des animaux d'espèce bovine, dans les localités reconnues infectées de cette maladie.

Le ministre de l'agriculture aura le droit d'ordonner l'abatage des animaux d'espèce bovine ayant été dans la même étable, ou dans le même troupeau, ou en contact avec des animaux atteints de péripneumonie contagieuse.

Art. 10. — La rage, lorsqu'elle est constatée chez les animaux de quelque espèce qu'ils soient, entraîne l'abatage, qui ne peut être différé sous aucun prétexte.

Les chiens et les chats suspects de rage doivent être immédiatement abattus. Le propriétaire de l'animal suspect est tenu, même en l'absence d'un ordre des agents de l'administration, de pourvoir à l'accomplissement de cette prescription.

Art. 11. — Dans les épizooties de clavelée, le préfet peut, par arrêté pris sur l'avis du comité consultatif des épizooties, ordonner la clavelisation des troupeaux infectés.

La clavelisation ne devra pas être exécutée sans l'autorisation du préfet.

Art. 12. — L'exercice de la médecine vétérinaire dans les maladies contagieuses des animaux est interdit à quiconque n'est pas pourvu du diplôme de vétérinaire.

Le gouvernement, sur la demande des conseils généraux, pourra ajourner, par décret, dans les départements, l'exécution de cette mesure, pendant une période de six années à partir de la promulgation de la présente loi.

Art. 13. — La vente ou la mise en vente des

animaux atteints ou soupçonnés d'être atteints de maladies contagieuses est interdite.

Le propriétaire ne peut s'en dessaisir que dans les conditions déterminées par le règlement d'administration prévu à l'article 5.

Ce règlement fixera, pour chaque espèce d'animaux et de maladies, le temps pendant lequel l'interdiction de vente s'appliquera aux animaux qui ont été exposés à la contagion.

ART. 14. — La chair des animaux morts de maladies contagieuses quelles qu'elles soient, ou abattus comme atteints de la peste bovine, de la morve, du farcin, du charbon et de la rage ne peut être livrée à la consommation.

Les cadavres ou débris d'animaux morts de la peste bovine et de charbon ou ayant été abattus comme atteints de ces maladies, devront être enfouis avec la peau tailladée, à moins qu'ils ne soient envoyés à un atelier d'équarrissage régulièrement autorisé.

Les conditions dans lesquelles devront être exécutés le transport, l'enfouissement ou la destruction des cadavres seront déterminées par le règlement d'administration publique prévu à l'article 5.

ART. 15. — La chair des animaux abattus comme ayant été en contact avec des animaux atteints de la peste bovine, peut être livrée à la consommation, mais leurs peaux, abats et issues ne peuvent sortir du lieu de l'abatage qu'après avoir été désinfectés.

ART. 16. — Tout entrepreneur de transport, par terre ou par eau, qui aura transporté des bestiaux devra, en tout temps, désinfecter dans les conditions prescrites par le règlement d'administration publique, les véhicules qui auront servi à cet usage.

TITRE II. — *Indemnités.*

ART. 17. — Il est alloué aux propriétaires des animaux abattus pour cause de peste bovine, en vertu de l'article 6, une indemnité des trois quarts de leur valeur avant la maladie.

Il est alloué aux propriétaires d'animaux abattus pour cause de péripneumonie contagieuse ou morts par suite de l'inoculation, en vertu de l'article 9, une indemnité ainsi réglée :

La moitié de leur valeur avant la maladie, s'ils en sont reconnus atteints ;

Les trois quarts, s'ils ont seulement été contaminés;

La totalité, s'ils sont morts des suites de l'inoculation de la péripneumonie contagieuse.

L'indemnité à accorder ne peut dépasser la somme de 400 francs pour la moitié de la valeur ; celle de 600 francs pour les trois quarts, et celle de 800 francs pour la totalité de la valeur.

ART. 18. — Il n'est alloué aucune indemnité aux propriétaires d'animaux importés des pays étrangers, abattus pour cause de péripneumonie contagieuse dans les trois mois qui ont suivi leur introduction en France.

ART. 19. — Lorsque l'emploi des débris d'un animal abattu pour cause de peste bovine ou de péripneumonie contagieuse a été autorisé pour la consommation ou un usage industriel, le propriétaire est tenu de déclarer le produit de la vente de ces débris.

Ce produit appartient au propriétaire; s'il est supérieur à la portion de la valeur laissée à sa charge, l'indemnité due par l'État est réduite de l'excédent.

ART. 20. — Avant l'exécution de l'ordre d'abatage, il est procédé à une évaluation des animaux par le vétérinaire délégué et un expert désigné par la partie.

A défaut, par la partie, de désigner un expert, le vétérinaire délégué opère seul.

Il est dressé un procès-verbal de l'expertise; le maire et le juge de paix le contresignent et donnent leur avis.

ART. 21. — La demande d'indemnité doit être adressée au Ministre de l'agriculture et du commerce, dans le délai de trois mois, à dater du jour de l'abatage, sous peine de déchéance.

Le Ministre peut ordonner la revision des évaluations faites en vertu de l'article 20, par une commission dont il désigne les membres.

L'indemnité est fixée par le Ministre, sauf recours au Conseil d'État.

ART. 22. — Toute infraction aux dispositions de la présente loi ou des règlements rendus pour son exécution, peut entraîner la perte de l'indemnité prévue par l'article 7.

La décision appartiendra au Ministre, sauf recours au Conseil d'État.

ART. 23. — Il n'est alloué aucune indemnité aux propriétaires des animaux abattus par suite de maladies contagieuses, autres que la peste bovine et la péripneumonie contagieuse que dans les conditions spéciales indiquées dans l'article 9 (1).

TITRE III. — *Importation et exportation des animaux.*

ART. 24. — Les animaux des espèces chevaline, asine, bovine, ovine, caprine et porcine sont soumis, en tout temps, aux frais des importateurs, à une visite sanitaire au moment de leur entrée en France, soit par terre, soit par mer.

La même mesure peut être appliquée aux animaux des autres espèces, lorsqu'il y a lieu de craindre, par suite de leur introduction, l'invasion d'une maladie contagieuse.

ART. 25. — Les bureaux de douane et les ports de mer ouverts à l'importation des animaux soumis à la visite sont déterminés par décret.

ART. 26. — Le gouvernement peut prohiber l'entrée en France ou ordonner la mise en quarantaine, des animaux susceptibles de communiquer une maladie contagieuse, ou de tous les objets pouvant présenter le même danger.

Il peut, à la frontière, prescrire l'abatage, sans indemnité, des animaux malades ou ayant été exposés à la contagion, et, enfin, prendre toutes les mesures que la crainte de l'invasion d'une maladie rendrait nécessaires.

ART. 27. — Les mesures sanitaires à prendre à la frontière sont ordonnées par les maires dans les communes rurales, par les commissaires de police dans les gares frontières et dans les ports de mer, conformément à l'avis du vétérinaire désigné par l'Administration pour la visite du bétail.

En attendant l'intervention de ces autorités, les agents des douanes peuvent être requis de prêter main-forte.

(1) Les lois de finances de 1898 et de 1900 ordonnent l'indemnisation pour les bovidés abattus pour cause de tuberculose et dans le cas de viande saisie pour tuberculose (Voy. TUBERCULOSE).

Art. 28. — Les municipalités des ports de mer ouverts à l'importation du bétail devront fournir des quais spéciaux de débarquement, munis des agrès nécessaires, ainsi qu'un bâtiment destiné à recevoir, à mesure du débarquement, les animaux mis en quarantaine par mesure sanitaire.

Les locaux devront être préalablement agréés par le Ministre de l'agriculture et du commerce.

Pour se rembourser de ces frais, les municipalités pourront établir des taxes spéciales sur les animaux importés.

Art. 29. — Le gouvernement est autorisé à prescrire à la sortie les mesures nécessaires pour empêcher l'exportation des animaux atteints des maladies contagieuses.

TITRE IV.— *Pénalités.*

Art. 30. — Toute infraction aux dispositions des articles 3, 5, 6, 9, 10, 11, § 2 et 12 de la présente loi, sera punie d'un emprisonnement de six jours à deux mois et d'une amende de 16 à 400 francs.

Art. 31. — Seront punis d'un emprisonnement de deux mois à six mois et d'une amende de 100 à 1 000 francs :

1° Ceux qui, au mépris des défenses de l'Administration, auront laissé leurs animaux infectés communiquer avec d'autres ;

2° Ceux qui auraient vendu ou mis en vente des animaux qu'ils savaient atteints ou soupçonnés d'être atteints de maladies contagieuses ;

3° Ceux qui, sans permission de l'autorité, auront déterré ou sciemment acheté des cadavres ou débris d'animaux morts de maladies contagieuses, quelles qu'elles soient, ou abattus comme atteints de la peste bovine, du charbon, de la morve, du farcin et de la rage;

4° Ceux qui, même avant l'arrêté d'interdiction, auront importé en France des animaux qu'ils savaient atteints de maladies contagieuses ou avoir été exposés à la contagion.

Art. 32. — Seront punis d'un emprisonnement de six mois à trois ans et d'une seule amende de 100 à 2 000 francs :

1° Ceux qui auront vendu ou mis en vente de la viande provenant d'animaux qu'ils savaient morts de maladies contagieuses, quelles qu'elles soient, ou abattus comme atteints de la peste bovine, du charbon, de la morve, du farcin et de la rage;

2° Ceux qui se sont rendus coupables des délits prévus par les articles précédents, s'il est résulté de ces délits une contagion parmi les autres animaux.

Art. 33. — Tout entrepreneur de transports qui aura contrevenu à l'obligation de désinfecter son matériel, sera passible d'une amende de 100 à 1 000 francs.

Il sera puni d'un emprisonnement de six jours à deux mois, s'il est résulté de cette infraction une contagion parmi les autres animaux.

Art. 34. — Toute infraction à la présente loi, non spécifiée dans les articles ci-dessus, sera punie de 16 francs à 400 francs d'amende. Les contraventions aux dispositions du règlement d'administration publique rendu pour l'exécution de la présente loi seront, suivant les cas, passibles d'une amende de 1 franc à 200 francs, qui sera prononcée par le juge de paix du canton.

Art. 35. — Si la condamnation pour infraction à l'une des dispositions de la présente loi remonte à moins d'une année, ou si cette infraction a été commise par des vétérinaires délégués, des gardes champêtres, des gardes forestiers, des officiers de police à quelque titre que ce soit, les peines peuvent être portées au double du maximum fixé par les précédents articles.

Art. 36. — L'article 463 du Code pénal est applicable dans tous les cas prévus par les articles du présent titre.

TITRE V. — *Dispositions générales.*

Art. 37. — Les frais d'abatage, d'enfouissement, de transport, de quarantaine, de désinfection, ainsi que tous les autres frais auxquels peut donner lieu l'exécution des mesures prescrites en vertu de la présente loi, sont à la charge des propriétaires ou conducteurs d'animaux.

En cas de refus des propriétaires ou conducteurs d'animaux de se conformer aux injonctions de l'autorité administrative, il y est pourvu d'office à leur compte.

Les frais de ces opérations sont recouvrés sur un état dressé par le maire et rendu exécutoire par le sous-préfet. Les oppositions seront portées devant le juge de paix.

La désinfection des wagons de chemins de fer, prescrite par l'article 16, a lieu par les soins des compagnies ; les frais de cette désinfection sont fixés par le Ministre des travaux publics, les compagnies entendues.

Art. 38. — Un service des épizooties est établi dans chacun des départements, en vue d'assurer l'exécution de la présente loi.

Les frais de ce service seront compris parmi les dépenses obligatoires à la charge des budgets départementaux, et assimilés aux dépenses classées sous les §§ 1er à 4 de l'article 60 de la loi du 10 août 1871.

Art. 39. — Les communes où il existe des foires et marchés aux chevaux ou aux bestiaux seront tenues de préposer à leurs frais, et sauf à se rembourser par l'établissement d'une taxe sur les animaux amenés, un vétérinaire pour l'inspection sanitaire des animaux conduits à ces foires et marchés.

Cette dépense sera obligatoire pour la commune.

Le gouvernement pourra, sur l'avis des conseils généraux, ajourner par décrets, dans les départements, l'exécution de cette mesure pendant une période de six années, à partir du jour de la promulgation de cette loi.

Art. 40. — Le règlement d'administration publique, rendu pour l'exécution de la présente loi, détermine l'organisation du Comité consultatif des épizooties institué auprès du Ministre de l'agriculture et du commerce.

Les renseignements recueillis par le Ministre au sujet des épizooties sont communiqués au Comité, qui donne son avis sur les mesures que peuvent exiger ces maladies.

Art. 41. — Sont et demeurent abrogés les articles 459, 460 et 461 du Code pénal, toutes lois et ordonnances, tous arrêts du Conseil, arrêtés, décrets et règlements intervenus, à quelque époque que ce soit, sur la police sanitaire des animaux.

Arrêté ministériel du 28 juillet 1888.

LE MINISTRE DE L'AGRICULTURE,

Vu la loi du 21 juillet 1881 sur la police sanitaire des animaux;

Vu le décret du 28 juillet 1888, ajoutant de nouvelles maladies à la nomenclature établie par l'article 1er de ladite loi;

Vu le décret du 22 juin 1882, portant règlement d'administration publique pour l'exécution de la loi du 21 juillet 1881 ci-dessus visée, et notamment l'art. 61 dudit décret, lequel est ainsi conçu :

« Dans le cas d'urgence, un arrêté du Ministre de l'agriculture, rendu après avis du Comité consultatif des épizooties, déterminera celles des dispositions contenues au présent règlement qu'il y aurait lieu d'appliquer pour combattre les maladies contagieuses qui seraient ajoutées à la nomenclature, conformément à l'article 2 de la loi sur la police sanitaire des animaux ; »

Vu l'avis du Comité consultatif des épizooties sur l'utilité et l'urgence des mesures à prendre en ce qui concerne ces maladies;

Sur le rapport du conseiller d'État, directeur de l'agriculture,

ARRÊTE :

Charbon (*sang de rate, fièvre charbonneuse*) et *charbon symptomatique.*

ARTICLE PREMIER. — Dans les cas de charbon (sang de rate, fièvre charbonneuse) ou charbon symptomatique, le préfet prend un arrêté pour mettre sous la surveillance du vétérinaire sanitaire les animaux parmi lesquels la maladie a été constatée, ainsi que les locaux, cours, enclos, herbages et pâtures où ils se trouvent.

ART. 2. — La surveillance cesse quinze jours après la disparition du dernier cas de maladie.

ART. 3. — Aussitôt qu'un animal est reconnu malade, il est isolé et mis à l'attache.

ART. 4. — Le maire prescrit d'urgence les mesures suivantes, dont il surveille l'exécution :

1° Destruction des cadavres en totalité ou enfouissement dans les conditions prescrites par l'art. 41 du décret du 22 juin 1882, après que la peau a été tailladée.

2° Destruction avec les cadavres, des parties de litières, de fourrages, etc., qui ont été souillées par les animaux malades;

3° Désinfection des locaux et tous emplacements où ont séjourné les animaux malades, ainsi que les objets qu'ils ont pu souiller.

ART. 5. — Pendant toute la durée de la surveillance, les animaux sains qui ont été exposés à la contagion ne peuvent être vendus que pour la boucherie.

Dans ce cas, il est délivré un laissez-passer qui est rapporté au maire dans le délai de cinq jours avec un certificat attestant que les animaux ont été abattus. Ce certificat est délivré par l'agent préposé à la police de l'abattoir ou par l'autorité locale dans les communes où il n'existe pas d'abattoir.

ART. 6. — Il est interdit, pendant cette période de surveillance, d'introduire dans les troupeaux, bergeries, écuries, pâturages, etc., infectés de nouveaux animaux des espèces ovine et bovine s'il s'agit de sang de rate ou fièvre charbonneuse, ou de nouveaux animaux de l'espèce bovine, s'il s'agit de charbon symptomatique.

Exception est faite pour les animaux qui ont été soumis à l'inoculation préventive.

ART. 7. — Les propriétaires qui voudront mettre en œuvre l'inoculation préventive devront en faire préalablement la déclaration au maire de leur commune.

Un certificat du vétérinaire opérateur, indiquant la date à laquelle l'inoculation a été terminée et le nombre et l'espèce des animaux inoculés, est remis au maire immédiatement après l'opération. Le maire informe simultanément le préfet et le vétérinaire sanitaire de la circonscription ; celui-ci pendant une durée de quinze jours, non compris celui de la dernière opération, aura les animaux inoculés sous sa surveillance.

Pendant la durée de cette surveillance, il est interdit de se dessaisir des animaux inoculés pour aucune destination.

Tuberculose.

ART. 8. — Lorsque la tuberculose est constatée sur des animaux de l'espèce bovine, le préfet prend un arrêté pour mettre ces animaux sous la surveillance du vétérinaire sanitaire.

ART. 9. — Tout animal reconnu tuberculeux est isolé et séquestré. L'animal ne peut être déplacé, si ce n'est pour être abattu. L'abatage a lieu sous la surveillance du vétérinaire sanitaire, qui fait l'autopsie de l'animal et envoie au préfet le procès-verbal de cette opération dans les cinq jours qui suivent l'abatage.

ART. 10. — Les viandes provenant d'animaux tuberculeux sont exclues de la consommation :

1° Si les lésions sont généralisées, c'est-à-dire non confinées exclusivement dans les organes viscéraux et leurs ganglions lymphatiques ;

2° Si les lésions, bien que localisées, ont envahi la plus grande partie d'un viscère, ou se traduisent par une éruption sur les parois de la poitrine ou de la cavité abdominale. Ces viandes, exclues de la consommation, ainsi que les viscères tuberculeux, ne peuvent servir à l'alimentation des animaux et doivent être détruites.

ART. 11. — L'utilisation des peaux n'est permise qu'après désinfection.

ART. 12. — La vente et l'usage du lait provenant de vaches tuberculeuses sont interdits. Toutefois, le lait pourra être utilisé sur place pour l'alimentation des animaux après avoir été bouilli.

Rouget et pneumo-entérite infectieuse.

ART. 13. — Lorsque le rouget ou la pneumo-entérite infectieuse est constaté dans une commune, le préfet prend un arrêté portant déclaration d'infection des locaux, cours, enclos et pâtures dans lesquels se trouvent les animaux malades. Cet arrêté est publié et affiché dans la commune.

ART. 14. — La déclaration d'infection entraîne l'application des dispositions suivantes :

1° Mise en quarantaine des locaux, cours, enclos et pâtures déclarés infectés, impliquant défense d'y introduire des animaux de l'espèce porcine ;

2° Visite et surveillance par le vétérinaire sanitaire des locaux, cours, enclos et pâtures, déclarés infectés ;

3° Interdiction d'abattre les porcs atteints de la

maladie sans en donner préalablement avis à l'autorité municipale;

4° Interdiction de vendre, si ce n'est pour la boucherie, les porcs qui ont été exposés à la contagion;

Dans le cas de vente pour la boucherie, les animaux sont marqués : le maire délivre un laissez-passer qui lui est rapporté dans le délai de cinq jours avec un certificat attestant que les animaux ont été abattus.

Ce certificat est délivré par l'agent préposé à la police de l'abattoir ou par l'autorité locale dans les communes où il n'existe pas d'abattoir.

Les animaux transportés en vue de la boucherie ne peuvent être conduits qu'en voiture ou par chemin de fer;

5° Défense de laisser écouler sur la voie publique les parties liquides des déjections. Obligation de traiter ces matières, ainsi que les litières et fumiers, conformément aux prescriptions des arrêtés administratifs, avant de les sortir des locaux infectés;

6° Interdiction de laisser pénétrer dans les locaux, cours, enclos et pâtures déclarés infectés, toutes personnes autres que celles qui sont préposées aux soins à donner aux animaux; défense à celles-ci de pénétrer dans d'autres porcheries;

7° Obligation pour toute personne sortant d'un local infecté de se soumettre aux mesures de désinfection jugées nécessaires, notamment en ce qui concerne les chaussures.

Art. 15. — La chair des animaux abattus comme atteints de rouget ou de pneumo-entérite infectieuse ne peut être livrée à la consommation des personnes qu'en vertu d'une autorisation du maire, sur l'avis conforme du vétérinaire sanitaire. Les viscères (poumons, estomac, foie, rate, etc.) sont détruits.

Art. 16. — Les cadavres des animaux morts du rouget ou de la pneumo-entérite infectieuse, quand ils ne sont pas détruits sur place, sont transportés, soit aux ateliers d'équarrissage, soit aux fosses d'enfouissement, dans les conditions suivantes :

1° Les voitures sont disposées de manière qu'aucune matière solide ou liquide ne puisse s'en échapper durant le trajet ; elles sont immédiatement nettoyées et désinfectées, ainsi que tous les objets ayant été en contact avec les animaux morts ou abattus comme atteints de la maladie ;

2° Les conducteurs et autres personnes employées au chargement ou déchargement et à l'enfouissement des cadavres sont soumis aux mesures de désinfection jugées nécessaires.

Art. 17. — Lorsque le rouget ou la pneumo-entérite prend un caractère envahissant, un arrêté du préfet interdit la circulation, le colportage, ainsi que l'exposition ou la mise en vente des porcs dans les foires et marchés et autres réunions ou rassemblements d'animaux.

Art. 18. — Les personnes qui voudront faire pratiquer l'inoculation préventive du rouget devront en faire préalablement la déclaration au maire de la commune.

Un certificat du vétérinaire opérateur, indiquant la date à laquelle l'inoculation a été terminée et le nombre d'animaux inoculés, est remis au maire immédiatement après l'opération.

Pendant les quinze jours qui suivent cette date, les animaux restent sous la surveillance du vétérinaire sanitaire, et il est interdit de s'en dessaisir, si ce n'est pour les faire immédiatement abattre.

Art. 19. — La déclaration d'infection ne peut être levée que lorsqu'il s'est écoulé un délai d'un mois sans qu'il se soit produit un nouveau cas de rouget ou de pneumo-entérite infectieuse, et après constatation par le vétérinaire sanitaire que toutes les prescriptions relatives à la désinfection ont été exécutées ; elle peut être levée immédiatement après la désinfection, si tous les porcs qui se trouvaient dans les locaux, cours, enclos, etc., déclarés infectés ont été abattus.

Cette déclaration peut être levée, en cas d'inoculation préventive de tous les porcs ayant été exposés à la contagion, quinze jours après l'opération, si aucun nouveau cas de rouget ne s'est déclaré parmi ces animaux pendant ce laps de temps et s'il est constaté par le vétérinaire sanitaire que toutes les prescriptions relatives à la désinfection ont été exécutées.

Art. 20. — La constatation du charbon (sang de rate, fièvre charbonneuse), du charbon symptomatique, de la tuberculose, du rouget ou de la pneumo-entérite infectieuse dans les arrivages par terre ou par mer, entraîne l'abatage des animaux malades. Les animaux qui ont été exposés à la contagion sont repoussés après avoir été marqués, à moins que le propriétaire ne consente à ce qu'ils soient sacrifiés sur place pour la boucherie.

Art. 21. — Lorsque le charbon (sang de rate, fièvre charbonneuse), le charbon symptomatique, le rouget ou la pneumo-entérite infectieuse est constaté sur un champ de foire ou un marché, les animaux malades sont mis en fourrière et séquestrés.

Pendant la durée de la séquestration, le propriétaire peut faire abattre ses animaux malades ; les cadavres sont enfouis ou livrés à l'atelier d'équarrissage. Le transport à l'atelier d'équarrissage a lieu sous la surveillance d'un gardien spécial. Les animaux qui ont été en contact avec les bêtes reconnues malades sont signalés aux maires des communes où ils sont envoyés.

Art. 22. — Lorsque la tuberculose est constatée sur un champ de foire ou un marché, les animaux malades sont renvoyés dans leur commune d'origine, à moins que le propriétaire ne préfère les faire abattre. Dans le cas de retour, ils sont signalés au maire de la commune.

Art. 23. — Les préfets des départements sont chargés, chacun en ce qui le concerne, de l'exécution du présent arrêté.

POLYDACTYLIE. — Existence d'un ou de plusieurs doigts surnuméraires. C'est une anomalie généralement héréditaire. On ne l'observe guère que chez les carnassiers. Si la présence du doigt supplémentaire constitue une gêne, on l'extirpe.

POLYDIPSIE. — Exagération de la soif. On observe ce symptôme dans toutes les maladies fébriles et aussi lors de *polyurie*.

POLYMORPHIE, ou POLYMORPHISME (quelques auteurs disent **POLYMORPHOSE**) (de πολύς, beaucoup, et μορφή, forme ; all. *Polymorphismus, Vielgestaltigkeit*; angl. *polymorphism* ; it. et esp. *polymorfismo*). — En bactériologie, propriété qu'ont certaines bactéries de changer de forme avec le degré de développement auquel elles sont arrivées et avec le milieu dans lequel on les cultive. Ainsi le microcoque paraît répondre à la période sporale de l'évolution; le bâtonnet, le bacille et le filament à la période adulte. Toutefois les variations de formes ne se produisent que quand on soumet les éléments à des influences artificielles : dès qu'on les replace dans les conditions qui semblent normales pour eux, ils reprennent leur forme typique (Macé).

POLYPES (de πολύπος, qui a beaucoup de pieds; de πολὺς, beaucoup, et πούς, pied; all. *Polyp*; angl. *polypus*; it. et esp. *polipo*). — On appelle ainsi des excroissances, souvent pédiculées, de volume et de forme variés, qui peuvent se développer sur toutes les membranes muqueuses, mais qu'on observe plus fréquemment dans les fosses nasales, le pharynx, le conduit vulvo-utérin et le rectum. Ce nom vient de la ressemblance qu'on a cru trouver entre ces excroissances charnues et les poulpes; on a supposé que les polypes avaient plusieurs pieds ou racines comparables aux tentacules de cet animal.

Les polypes sont des tumeurs formées par du tissu muqueux ou bien dues à l'hypertrophie des papilles; ce sont des *myxomes*, ou bien des *papillomes* muqueux (Voy. ces mots).

POLYPHAGIE. — Augmentation de l'appétit. On ne doit la considérer comme un symptôme morbide que lorsqu'elle coïncide avec une nutrition imparfaite; on l'appelle encore dans ce cas *boulimie*. C'est un symptôme presque constant d'*helminthiase intestinale* ou de *tuberculose*.

POLYSARCIE. — Embonpoint excessif.

POLYURIE (de πολὺς, beaucoup, et οὖρον, urine ; all. *Vielharnen*; angl. *polyuria*; it. et esp. *poliuria*). — Sécrétion très abondante d'urine. Appelée encore *pisse* ou *diabète insipide*. C'est un symptôme commun à diverses affections viscérales, notamment les maladies de l'appareil urinaire, les affections chroniques du cœur, sans que l'on puisse prévoir cette complication. C'est un symptôme à peu près constant de tuberculose abdominale chez la vache et chez le chien, de tuberculose pulmonaire sur le cheval.

Dans certains cas, la polyurie existe comme maladie *essentielle*, dont on ne connaît pas la cause exacte : les uns ont incriminé l'alimentation avec des aliments avariés ou irritants, le froid, les traumatismes sur l'abdomen; d'autres, se basant sur son caractère enzootique, ont

pensé que la polyurie procédait de la contagion et que les animaux affectés pouvaient contaminer les chevaux sains (polyurie contagieuse).

SYMPTOMATOLOGIE. — La polyurie se traduit par deux symptômes essentiels : la soif ardente (*polydipsie*) et l'exagération de la sécrétion urinaire. La miction, ordinairement facile, est parfois renouvelée dix fois dans une heure ; la quantité d'urine évacuée en vingt-quatre heures monte à 30 à 50 litres sur le cheval (Leclainche, *loc. cit.*). L'urine expulsée est très claire, limpide ; sa densité est faible (1,001) ; sa réaction est souvent acide. On observe parfois, après quelques jours, de l'inappétence ; l'animal maigrit rapidement, sa peau est collée, son poil piqué. On peut observer tous les signes de l'anémie : pâleur des muqueuses, essoufflement rapide, battements du cœur violents et précipités après un léger exercice. A ces divers signes s'ajoutent souvent des troubles intestinaux : constipation, diarrhée, légères coliques.

Après quinze jours ou un mois au plus, la polyurie se termine ordinairement par la résolution; le malade recouvre l'embonpoint et la santé.

TRAITEMENT. — Il faut d'abord rechercher si l'accident n'est pas la conséquence d'une affection viscérale ou de la tuberculose.

Lors de polyurie essentielle, le malade sera placé dans une écurie chaude et bien aérée ; on l'isolera si possible. Il recevra des aliments de bonne qualité et seulement 18 à 24 litres d'eau ou de thé de foin chaque jour.

On a conseillé le carbonate de chaux (30 à 50 grammes) dans un barbotage, l'essence de térébenthine, le goudron, les astringents, etc.

Polyurie contagieuse. — C'est une forme de la maladie, sévissant sur tous les chevaux d'une écurie ou d'une agglomération. Sa nature contagieuse paraît démontrée par ce fait que, dans des écuries de villages où elle n'existait pas, elle est apparue après l'arrivée de chevaux malades venant d'une écurie infectée. Il est probable que, comme l'anasarque, elle est due à un empoisonnement par des toxines microbiennes.

SYMPTOMATOLOGIE. — Les malades n'ont pas d'appétit, ils sont mous, s'essoufflent et suent au moindre travail. Les muqueuses apparentes sont plutôt pâles, un peu infiltrées, quelquefois jaunâtres. La température rectale n'est pas élevée, l'urine est claire, abondante. Les temps chauds et orageux exagèrent l'affaissement des malades, qui diminue si la température change.

TERMINAISON. — La maladie se termine habituellement par la guérison après une durée de deux à quatre semaines.

TRAITEMENT. — L'alimentation verte, le séjour au grand air, et surtout les excitants (injections sous-cutanées de caféine, de vératrine) donnent de bons résultats. Il semble préférable de ne pas employer les révulsifs vésicants.

Polyurie des chevaux de courses. — Cette maladie, qui est peut-être analogue au diabète par surmenage nerveux de l'homme, ne s'observe que sur les chevaux dont l'entraînement a été continué très longtemps (Cagny).

SYMPTOMATOLOGIE. — Les malades ont perdu leur énergie habituelle, leurs mouvements sont lents et mous, l'appétit a disparu, les muqueuses sont pâles et un peu jaunâtres. Ils maigrissent beaucoup et rapidement.

TERMINAISON. — La maladie dure des mois, et on peut dire que la guérison n'est jamais complète, le cheval, même après un long repos, ne retrouvant pas ses qualités premières.

TRAITEMENT. — Il faut supprimer tout travail, mettre le malade dans les meilleures conditions hygiéniques : séjour en prairie, bonne alimentation, etc. ; s'abstenir des révulsifs, des vésicants ; prescrire les toniques. Quant aux excitants, comme la caféine, la vératrine, il ne faut d'abord les utiliser qu'à petites doses. Au début, l'antipyrine peut donner de bons résultats.

POMMADE (*pomatum*, de *pomum*, fruit, pris ici dans le sens de *pomme*, parce que la pommade était primitivement un cosmétique où entraient de la graisse et des pommes ; all. *Pomade, Salbe* ; angl. *pomatum, pommade* ; it. *pomata* ; esp. *pomada*). — Préparation pharmaceutique, de consistance molle, obtenue par la mixtion d'une graisse (ordinairement la vaseline) avec une ou plusieurs substances médicinales. On n'emploie les pommades qu'à l'extérieur ; elles ne diffèrent des onguents que par une consistance moindre et l'absence de résine.

Pommade à la naphtaline.

Naphtaline..................... 2 grammes.
Vaseline...................... 30   —

Peut remplacer la pommade de goudron, dans le traitement des dartres.

Pommade astringente.

Solution de perchlorure de
   fer à 30°.................. 20 grammes.
Vaseline..................... 10   —

Mêlez.

Pommade au bichromate de potasse (Schmidt et Forster).

Bichromate de potasse.. | āā 250 centigr.
Iodure de potassium ... |
Pommade mercurielle...... 30 grammes.

En frictions répétées, contre les néoplasies osseuses.

Pommade contre le crapaud (White).

Acide sulfurique........... 60 grammes.
Axonge.................... 150   —

Faites fondre l'axonge, incorporez l'acide sulfurique et mêlez.

Pommade sulfureuse contre la gale (Trasbot).

Trisulfure de potassium ... 10 grammes.
Carbonate de potasse pur.. 2   —
Axonge.................... 300   —

Pommade rouge (École d'Alfort).

Biiodure de mercure....... 8 grammes.
Axonge ou vaseline........ 100   —

Délayez le sel dans un peu d'huile, incorporez à l'axonge.

Pommade résolutive (Rey).

Deutoiodure de mercure.... 4 grammes.
Axonge.................... 32   —

Pommade phéniquée (Bobœuf).

Acide phénique............. 1 gramme.
Axonge.................... 10 grammes.

Pommade naphtolée (Nocard).

Naphtol................... 4 grammes.
Axonge ou vaseline........ 100   —

Dissolvez le naphtol dans l'éther et incorporez à l'excipient.

Pommade d'Helmerich.

Carbonate de potasse........ 1 gramme.
Soufre sublimé .... 2 grammes.
Axonge.................... 7   —

Contre la gale du cheval et du chien.

Pommade dessiccative (Eckel).

Axonge.................... 120 grammes.
Essence de térébenthine.... 30   —
Sous-acétate de cuivre..... 15   —
Sulfate de cuivre........... 12   —

Contre les eaux-aux-jambes.

Pommade de Saturne (Lebas).

Onguent populéum............. 6 parties.
Extrait de Saturne............. 1 partie.

Cette pommade calme les inflammations et irritations superficielles, cicatrise les plaies simples, et convient dans les brûlures.

Pommade Desault.

Oxyde rouge de mercure....	4 grammes.
Tuthie préparée	4 —
Acétate de plomb............	4 —
Alun calciné.................	4 —
Sublimé corrosif.............	6 décigr.
Pommade rosat.............	32 grammes.

Contre les ophtalmies chroniques.

Pommade irritante et vésicante (Gellé).

Soufre sublimé..........	} āā 95 grammes.
Axonge..................	
Cantharides pulvérisées.....	24 —

Contre les herpès ou dartres du gros bétail.

Pommade cantharidée.

Poudre de cantharides......	32 grammes.
Axonge....................	38 —
Cire jaune.................	64 —

Faites digérer les cantharides dans la graisse fondue, passez et ajoutez la cire.

Pommade contre la gale (Kaposi).

Naphtol...................	5 grammes.
Savon noir................	50 —
Craie pulvérisée	10 —
Axonge...................	100 —

Deux frictions par jour.

Pommade fondante.

Pepsine extractive..........	3 grammes.
Lanoline....................	10 —

Sur les plaies fongueuses; Cagny l'a employée une fois avec apparence de succès.

Pommade calmante (Cagny).

Vaseline....................	30 grammes.
Hydrate de chloral.........	8 —
Chlorhydrate de morphine .	0gr.20
Huile de ricin..............	V gouttes.

Contre les manifestations cutanées douloureuses; surtout contre les contusions du cheval de courses.

Pommade antiparasitaire.

Acide salicylique............	1 gramme.
Borax.....................	0gr,5
Vaseline...................	4gr,5
Baume du Pérou............	1 gramme.
Essence d'anis étoilé........	III gouttes.
— de bergamote.......	X —

Contre les poux et les teignes des chiens d'appartement, des oiseaux, des furets, etc.

Pommades antiseptiques avec la lanoline.

Axonge benzoïnée...........	25 grammes.
Lanoline...................	50 —
Acide borique	10 —
ou	
Acide phénique	5 —
ou	
Acide salicylique...........	2 —

Faire fondre l'axonge, ajouter la lanoline et l'acide.

POMMELIÈRE. — Voy. Tuberculose.

PONCTION. (*punctio*, de *pungere*, piquer; ζέντησις; all. *Stich*; angl. *tapping*; it. *paracentesi*, *puntura*; esp. *puntura*). — Opération qui consiste à plonger un trocart ou une lame de bistouri au travers des parois d'une cavité naturelle ou accidentelle, pour évacuer un fluide qui y est épanché ou accumulé. On pratique ordinairement les ponctions avec le bistouri droit, le trocart ordinaire ou capillaire (ponction exploratrice), le cautère en pointe. Nous avons indiqué les cas où une ponction est nécessaire et utile, par exemple, dans le cas d'indigestion, lors d'abcès, etc. Voy. aussi Entérotomie, Paracentèse, Thoracentèse, etc.

Ponction sous-cutanée. — Ponction des tumeurs liquides, des abcès par congestion,

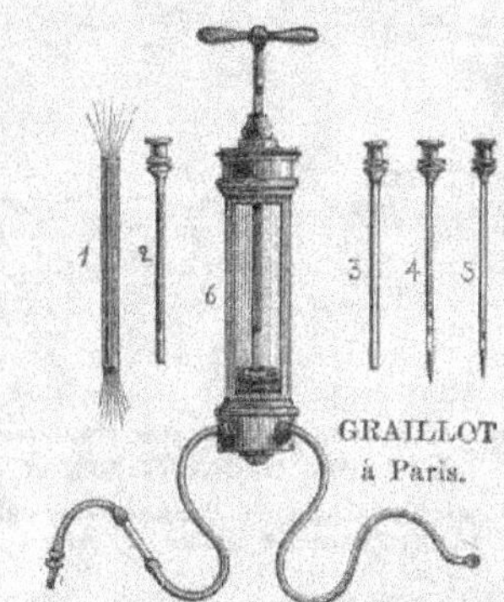

Fig. 1524. — Aspirateur de M. Esclauze.

faite en piquant simplement la peau voisine de l'abcès sans l'inciser. Un aide faisant à la peau un pli dont il saisit l'une des extrémités, tandis que l'autre est fixée par le chirurgien, celui-ci, armé d'un trocart, limite avec son doigt indicateur la partie de la canule qui doit pénétrer dans la tumeur; puis, glissant la pointe de l'instrument dans la base du pli, il l'introduit obliquement dans la cavité de l'abcès. Retirant le trocart de sa gaine, il en tourne le robinet transversalement pour empêcher l'air de communiquer avec le foyer ; puis, adaptant la virole à l'extrémité d'une seringue, il tourne le premier robinet dans l'axe de la seringue, et le robinet de la seringue perpendiculairement. Alors, attirant à lui le piston de l'instrument, il aspire le pus, et, tournant les deux robinets, celui du trocart perpendiculairement à la direction de cet instrument, celui de la seringue dans une direction opposée, il expulse le liquide aspiré, qui ne trouve plus d'issue que par le tube latéral (fig. 1524).

PONEY (angl. *pony*). — *Poney*, qui représente en français la prononciation du mot anglais, est le nom des bidets de taille peu élevée, qui sont propres à la selle. Les poneys de France viennent de Bretagne et du Sud-Ouest (Landes).

PONTE (*fetura, partio* ; all. *das Eierlegen* ; angl. *laying of eyyes*). — Chez les ovipares, l'expulsion des œufs hors des oviductes et du cloaque ; chez les mammifères, l'ovulation.

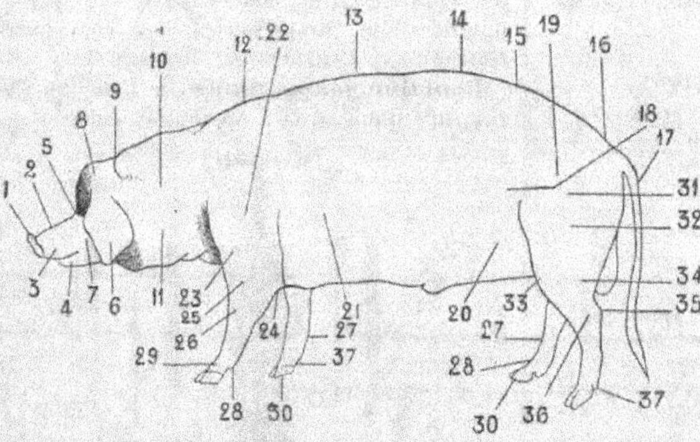

Fig. 1525. — Type de porc de race craonnaise : noms et situation des principales régions du corps (d'après Thierry).

Tête : 1, groin ; 2, chanfrein ; 3, bouche et lèvre supérieure ; 4, menton et lèvre inférieure ; 5, œil et paupières ; 6, oreilles ; 7, joues ; 8, sommet de la tête ; 9, nuque. — Tronc : 10, cou ; 11, gorge ; 12, garrot ; 13, dos ; 14, reins ; 15, croupe ; 16, naissance de la queue ; 17, queue ; 18, flanc ; 19, hanche ; 20, ventre ; 21, poitrine. — Membre antérieur : 22, épaule ; 23, articulation de l'épaule ; 24, coude ; 25, avant-bras ; 26, genou ; 27, canon ; 28, boulet ; 29, couronne ; 30, pied et onglons. — Membre postérieur : 31, articulation de la cuisse ; 32, cuisse ; 33, grasset ; 34, jambe ; 35, pointe du jarret ; 36, jarret ; 27, canon ; 28, boulet ; 30, pied et onglons ; 37, ergots.

POPULÉUM (de *populus*, peuplier ; all. *Pappelsalbe* ; angl. *poplarsalve* ; it. *populeone* ; esp. *populeon*). — Onguent composé de : bourgeons de peuplier, 800 grammes ; axonge, 4 000 grammes ; feuilles récentes de pavot noir, de belladone, de jusquiame et de morelle noire, ãã 500 grammes. Il est employé comme calmant.

PORC (*porcus*, χοῖρος ; all. *Schwein* ; angl. *hog* ; it. *porco* ; esp. *puerco*). — Le *porc* appartient à l'ordre des pachydermes, au groupe des *suidés*, à la catégorie des tétradactyles irréguliers. Le mâle est ordinairement appelé *verrat* et la femelle *truie* ou *porche* ; les petits, à leur naissance, sont dits *cochons de lait* et après un mois, deviennent *porcelets*, *gorets*, *cochonneaux, cochonnets* ; le mâle qu'on a châtré est appelé *cochon, pourceau* ; la femelle castrée porte le nom de *coche* ou *porcelle*.

I. Caractères distinctifs. — Les animaux du groupe des suidés se reconnaissent à leur corps un peu comprimé latéralement, recouvert de soies ; à leur tête presque conique avec museau obtus, terminé en un groin, propre à fouir la terre, et logeant de petits yeux obliquement fendus ; à leur queue mince et longue, enroulée ; à leurs jambes minces, ordinairement élancées, terminées par quatre doigts disposés par paires, dont les postérieures, plus courtes, n'appuient pas sur le sol. La femelle a les mamelles ventrales très nombreuses (fig. 1525).

Le squelette, plus ou moins fortement charpenté, est remarquable par le nombre très variable des vertèbres, et l'on voit les vertèbres dorsales varier de 13 à 17, les lombaires de 5 à 7, les sacrées de 3 à 6 et les caudales de 9 à 20 (Brehm, Eyton). En général, quand il y a beaucoup de vertèbres dorsales, il y a moins de lombaires et de sacrées, et réciproquement (Franck) (fig. 1526).

Chez tous les suidés, il y a trois espèces de dents à chaque mâchoire ; les incisives sont au nombre de deux à trois paires ; elles tombent presque toutes quand l'animal vieillit ; les canines sont souvent très développées, et prennent le nom de *boutoirs* ; elles sont triangulaires, fortes, recourbées en haut ; les inférieures, bien plus fortes que les supérieures, sont une arme terrible ; les molaires sont comprimées, multi-tuberculeuses et en nombre variable.

Les suidés habitent toutes les parties du monde ancien, où on les trouve à la fois sauvages et domestiques ; dans la Nouvelle-Hollande cependant, il n'y en a pas de sauvages, et en Amérique il n'y a que le peccari qui appartienne à ce groupe. Ils se tiennent dans les grandes forêts humides et marécageuses de la plaine et de la montagne, dans les fourrés, les buissons, les prairies à hautes herbes ; tous recherchent le voisinage de l'eau. — Ils ne sont point, il s'en faut, aussi lourds et aussi maladroits qu'ils le paraissent ; leurs mouvements sont relativement faciles ; leur marche est assez aisée, leur course rapide ; leur galop est une suite de bons réguliers ; tous nagent bien.

Les suidés sont, pour la plupart, des animaux sociables ; peu d'êtres sont aussi faciles à apprivoiser qu'eux ; mais peu, aussi, repassent aussi facilement à l'état sauvage. Un jeune

II. Origine. — Le porc est un animal domestique depuis les temps les plus reculés.

On a longtemps admis que nos porcs domestiques descendaient des sangliers sauvages: ceux de l'Europe descendant du sanglier d'Europe (*sus scrofa*) ; le porc oriental, avec lequel, depuis cent ans, les Anglais ont complètement changé leur races, et qui modifie peu à peu toutes les races d'Europe, descendant du sanglier de l'Inde (*sus cristatus*), du sanglier du Japon (*sus leucomastix*), du sanglier des Papous ; ceux-ci ont fourni le porc des Chinois, de Siam, les porcs précoces de l'Angleterre, où on retrouve leur corps plus rond avec dos droit, peu velu, leur tête large, mais à chanfrein court. Le sanglier d'Afrique et le sanglier à masque (*sus

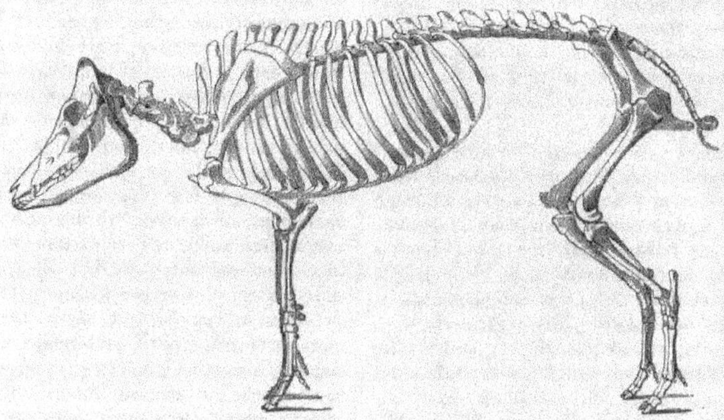

Fig. 1526. — Squelette du porc.

sanglier s'habitue rapidement à une étable sombre et sale ; un jeune porc, qui est mis en liberté, ressemble, au bout de quelques années, à un sanglier.

Les suidés sont omnivores, dans toute l'acception du mot ; ils se nourrissent de racines, d'herbes, de fruits, de champignons, de vers, d'insectes, de mollusques, de lézards et de souris, de viande, etc.

Ils comptent parmi les mammifères les plus féconds ; le nombre de leurs petits varie de deux à vingt-quatre. Quoique formant des espèces distinctes, les divers suidés sont capables de s'unir entre eux et de donner des progénitures indéfiniment fécondes. L'accouplement dure quelques heures ; la gestation est d'environ quatre mois ; la truie peut porter trois fois annuellement, mais il est préférable de ne la faire porter que deux fois.

pliciceps) auraient concouru à former le porc domestique, et l'on croyait retrouver leur influence dans certaines races du midi, de l'Espagne et de l'Italie.

Cette origine du porc domestique est contestée par Sanson. Pour lui, tous les porcs domestiques peuvent être rattachés à trois races primitives, ayant existé depuis longtemps dans leurs pays d'origine. Voici le tableau qu'il a proposé :

(Genre *Sus*.)

Espèces brachycéphales.

	VARIÉTÉS :
S. asiaticus (race asiatique).	Chinoise. — Siamoise. — Japonaise.
S. celticus (race celtique).	Angevine ou Craonnaise. — Mancelle. — Bretonne. — Normande ou Augeronne. — Romagnole.

Espéce dolichocéphale.

VARIÉTÉS :

S. *ibericus*
(race ibérique).

Napolitaine. — De la campagne Romaine. — Toscane. — Grecque. — Hongroise (dite Mongolicza). — Suisse. — Bressane. — Dauphinoise. — Quercinoise. — Périgourdine. — Limousine. — Gasconne. — Languedocienne. — Provençale. — Roussillonnaise. — Béarnaise. — Espagnoles et Portugaises.

III. VARIÉTÉS. — Les variétés de porcs domestiques d'Europe peuvent se rapporter aujourd'hui à deux groupes : les *vieilles variétés européennes pures*, et celles *améliorées d'origine asiatique* ; ces dernières tendent à faire disparaître les autres.

Dans la première série, nous distinguerons trois sous-groupes : les *porcs à soies crépues* ; les *porcs romains* ou *napolitains* ; les *porcs à oreilles longues*.

1° Le *porc à soies crépues* (*sus scrofa crispa*) habite le sud-est de l'Europe, les bassins des affluents de la mer Noire, la Turquie d'Europe et d'Asie. Il se reconnaît à son pelage, formé de soies un peu frisées, dont la couleur varie du jaune sale au rouge brun ou au gris roux ; la robe pie est très rare. La ressemblance de ce porc avec le sanglier est grande et, dans certains cas, on pourrait s'y tromper ; les petits viennent au monde avec différentes nuances des soies, disposées en raies, par conséquent avec une bigarrure qui rappelle la *livrée* des marcassins, laquelle disparaît à l'âge de deux ou trois mois. La tête est étroite, mais allongée, les oreilles sont dressées ; le tronc est aplati latéralement, le dos voussé, les membres assez hauts et solides.

Les animaux de ce groupe s'engraissent facilement, mais leur graisse est un peu huileuse ; la viande n'est que médiocrement entrelardée et la couche de lard épaisse ; l'animal ne s'engraisse bien qu'à un an et demi ou deux ans, et au bout de quelque temps de bon régime, il arrive à un poids qui varie de 125 à 200 kilogrammes, suivant la taille des individus. La fécondité de ces animaux laisse à désirer ; la femelle a de six à huit jeunes seulement.

Appartiennent à ce groupe : les porcs *turcs*, *anatoliens* ou *albanais*, les plus petits du groupe ; les *porcs des Provinces danubiennes*, *moldaves*, *valaques*, *bosniennes*, etc., qui sont demi-sauvages ; les *porcs hongrois*.

A côté du porc roussâtre, qui est le plus commun, on trouve en Hongrie une race plus fine, assez précoce, mais encore crépue, blanche ou noire (à tort appelée quelquefois *turque*), dite de *Mongolicza*, qu'on croit avoir été amenée d'Asie par les Magyars, que d'autres disent avoir été produite par sélection, qu'on recommande comme élément améliorateur partout où les porcs sont élevés en liberté dans les forêts et où il faut une forte rusticité, qualité que n'ont pas les porcs anglais. Les races hongroises de *Bakonyi* et de *Szalonta* pures sont moins estimées, mais aujourd'hui elles sont fortement métissées avec la race de Mongolicza.

Le *porc polonais*, au moins de la Pologne du Sud, est un métis du porc crépu et du porc à longues oreilles, ayant cependant les qualités générales du premier ; c'est lui aussi qu'on trouve dans la Russie méridionale.

2° Le *porc romain* ou *napolitain* (*sus romanus*) habite les contrées de l'Europe du bassin méditerranéen, notamment l'Italie, le midi de la France et la presqu'île ibérienne. Il se reconnaît à la tête plus courte, avec oreilles seulement mi-dressées, au dos plus droit, au corps plus rond, aux soies rares et courtes, aux membres assez courts ; son pelage est noir ou roux. Ces porcs sont généralement précoces et s'engraissent assez vite ; ils sont sous certains rapports préférables aux porcs anglais, au moins dans les pays méridionaux ; leur couche de lard est moins épaisse, leur viande plus succulente, bien entrelardée.

Appartiennent à ce groupe : le *porc du Portugal et de l'Espagne*, qui est le plus petit du groupe, peut-être le plus petit de l'Europe, et n'arrive, même engraissé, qu'à 100 kilos de poids vif ; le *porc de Gascogne* et du *Périgord*, qui est de moyenne taille, les porcs de la *Bresse*, de la *Bourgogne*, du *Dauphiné*, du *Bourbonnais* et même de la *Comté*, qui sont cependant un peu métissés avec le porc à longues oreilles ; les *porcs d'Italie*, qui sont plus grands et ont concouru à faire la célébrité des charcuteries de Bologne.

3° La troisième variété, celle dite *à grandes oreilles* (*sus macrotis*), habite l'Europe centrale, celle de l'ouest et du nord ; c'est le véritable porc domestique d'Europe, le porc commun, tel que l'élevaient les Gaulois et les Germains. Suivant la manière dont il a été tenu et nourri, il a constitué de grandes ou de petites races. Beaucoup de ces races tendent aujourd'hui à disparaître, ou même n'existent déjà plus,

parce qu'on les a croisées avec les races améliorées, les anglaises notamment, et qu'on en
a fait des métis d'un type nouveau, mais non
encore défini. L'ancien porc de ce groupe est
reconnaissable à sa tête étroite et allongée, à
ses oreilles longues et pendantes, qui lui
recouvrent en partie les yeux, à son dos voussé
presque en dos de carpe, à ses jambes hautes,
parfois grêles ; son pelage est abondant, mais
formé de soies raides ; sa couleur est plutôt
claire, blanche ou grise, un peu brune, mais
rarement rousse ; les robes pie ne sont pas
rares. Il ne se développe pas vite et s'engraisse assez tard, parce qu'il est presque
toujours mal nourri et mal soigné ; il fournit un bon lard et une excellente viande ;
il peut, dans les grandes races, atteindre un
poids vif de 300 à 350 kilogrammes et parfois
même de 400 à 500 kilogrammes. Ce sont
des animaux très endurants, pâturant facilement. La femelle est féconde et donne régulièrement dix à douze petits, parfois seize à vingt ;
elle est bonne nourrice ; les femelles conservent
assez bien ces précieuses qualités par le croisement. — C'est ce porc qu'on trouve dans tout
le *nord de la Russie*, en *Norvège*, en *Suède*, dans
le *Danemark* et dans les *îles de la Baltique*, dans
les *Marches de l'Allemagne du Nord* jusqu'en
Hollande et en *Westphalie* ; dans ces derniers
pays, il est de très grande taille ; dans tout le
restant de l'Allemagne il n'est que de moyenne
taille ; en *Saxe*, en *Bohême*, dans la *Bavière*, le
Wurtemberg, le duché de *Bade* il est presque
toujours métissé. C'est à ce groupe qu'appartiennent quelques bonnes races françaises,
qu'on a également améliorées dans une bonne
proportion avec le porc anglais, notamment
le porc de la *Lorraine*, de la *Champagne*, races
assez grossières et pas très bien conformées,
le porc *poitevin*, le *craonnais* et le *normand*,
qui sont certainement les mieux conformés
de la race commune. C'est à ce groupe qu'appartenait le porc qu'on trouvait autrefois
en *Angleterre* ; la race autochtone a cependant complètement disparu aujourd'hui. D'un
engraissement assez lent, les animaux étaient
énormes et pesaient de 400 à 500 kilogrammes ;
les plus réputés à cette époque étaient les
Yorkshire, les Lincolnshire, les Lancashire et
les Berkshire. Les petites races des Iles Britanniques sont d'importation.

Nous avons maintenant à examiner les *races
améliorées d'origine asiatique*, les plus beaux
types sont dans les Iles Britanniques.

On les divise en trois groupes : les *variétés*
de petite taille (*small breed*), les *variétés de
grande taille* (*large breed*), et les *variétés de taille
moyenne* (*middle breed*). — Ces familles ont
donné naissance à de très nombreux croisements.

1º Dans les races de petite taille, nous pouvons
établir une première distinction importante
fondée sur la robe : le sous-groupe de *races
noires*, et le sous-groupe de *races blanches*.

Parmi les porcs de petite taille noirs, nous
trouvons en première ligne la *race d'Essex*,
issue du porc chinois et du napolitain ; très
précoce et facile à engraisser, mais la race
est délicate et la femelle peu prolifique et médiocre nourrice. Le porc de *Sussex* est proche
parent du précédent ; un peu moins délicat,
il est à cause de cela préférable. Le *petit
Suffolk* est encore plus précoce que l'Essex,
mais aussi plus délicat. Ces petits porcs noirs
pèsent 150 à 200 kilogrammes environ, quand
ils sont arrivés à leur entier développement et
engraissés.

Les petites races blanches, plus modernes,
issues surtout de porcs d'Asie sans mélange de
porcs napolitains, s'engraissent parfois déjà à
cinq ou six mois et pèsent alors de 70 à 75 kilogrammes. C'est le *petit Yorkshire* (fig. 1527), à
tête écrasée d'avant en arrière, qui représente bien ce groupe ; ces animaux sont gras
à huit ou dix mois, fournissent une bonne
viande, mais un lard peu consistant et difficile
à conserver. Ils ne peuvent être entretenus qu'à
l'étable et sont très délicats. Nous en dirons
autant de la race de *Windsor*, qui est moins
délicate et un peu plus féconde ; la race de
Coleshill est également plus robuste et paraît
très bien racer.

2º Les grandes races sont généralement
blanches. Nous citerons dans ce groupe le *Leicester*, encore dit *New-Leicester*, formé par Bakewell, très régulier, qui à douze mois fournit un
animal de 350 kilogrammes, mais d'un embonpoint tel, que le cou, la face, les yeux sont perdus dans la graisse. Le *grand Yorkshire*, provenant comme le précédent de l'amélioration du
grand porc asiatique, est d'une longueur souvent considérable, et arrive suivant son développement à un poids de 300 à 400 kilogrammes
et rend bien à la boucherie ; la femelle a gardé
la fécondité de la race primitive. Le *grand
Suffolk* est le plus lourd et arrive parfois à
700 kilogrammes de poids vif ; il est peu
répandu. Le porc de *Lincolnshire* est moins
lourd, mais tout aussi précoce ; celui du *Lancashire* est moins précoce, mais n'arrive pas .

moins à un poids de 550 à 600 kilogrammes ; la même chose peut se dire des divers *porcs de l'Ecosse* ; ces porcs ont encore les oreilles pendantes de leurs ancêtres.

3° Dans les races moyennes, les Anglais distinguent les *races pies* et les *races blanches*.

Parmi les premières se placent : le *Berkshire*, race noire et blanche, bien bâtie, robuste et peu délicate, précoce et à chair excellente, à lard ferme ; la femelle est féconde et bonne nour-

Les races de *Chine*, du *Japon*, de tout l'*Extrême-Orient*, ont à peu de chose près les mêmes caractères.

La majeure partie des porcs d'Amérique proviennent d'animaux qui ont été importés d'Europe ; la première importation date de 1493 et eut lieu à Saint-Domingue. Ces porcs sont généralement précoces et font l'objet d'un grand commerce, surtout dans les États de l'Ohio (à Cincinnati), du Kentucky et de

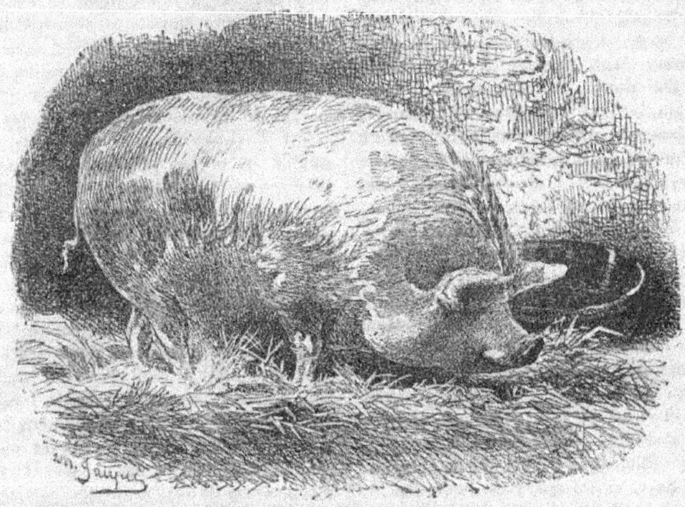

Fig. 1527. — Petit porc de Yorkshire.

rice ; elle est la plus recommandable et fort estimée en France comme en Angleterre. La race de *Hampshire* a le corps plus long, mais est moins estimée que la précédente.

Parmi les races moyennes blanches, il y a un *Yorkshire* et un *Suffolk* qui ne diffèrent des grandes races du même pays que par un moindre développement ou par un peu plus de sang asiatique ; ils sont plus précoces ; ils sont plus délicats que les races pies de moyenne taille et dès lors peu recommandables comme améliorateurs.

Parmi les *races asiatiques pures*, la *race cochinchinoise* a été introduite en Europe depuis longtemps ; ce porc est trop obèse et son ventre touche souvent à terre ; très précoce et d'un engraissement facile, il donne un lard mou et de qualité inférieure, mais avec une chair fine et blanche. La race *siamoise* ou *tonquine* ressemble à la précédente, mais est noire ; elle est tout aussi féconde et précoce.

Tennessee ; les jambons et la graisse sont exportés en grande quantité de Chicago en Europe.

IV. Fonctions économiques. — Le porc est essentiellement un animal de boucherie et il fournit une grande partie de la nourriture animale aux populations rurales.

Lors de l'estimation d'un porc, il ne faut pas oublier que ce n'est pas uniquement d'après le poids qu'on doit en calculer la valeur, mais bien encore d'après l'état de la graisse ; cette graisse, à poids égal, a plus de valeur que la viande, ce qui fait que les porcs fin-gras, surtout ceux d'un âge assez avancé pour avoir terminé leur croissance, sont plus recherchés et ont une valeur intrinsèque plus élevée que ceux engraissés jeunes ou que les porcs moins gras.

Cependant on ajoute de l'importance à la qualité de la viande quand elle doit être consommée fraîche, sans préparations spéciales. La viande de porc est composée de filaments courts, unis par un tissu cellulaire lâche, très perméable à la graisse ; sa couleur est rouge pâle avec un fond jaunâtre ou grisâtre. Elle prend facilement le sel, et perd peu de son poids par la cuisson ; lorsqu'on la fait rôtir, elle perd en moyenne 23 p. 100 ; d'après Lawes et Gilbert, elle renferme 10 parties de matières azotées, 50 p. de graisse, 1,5 partie de matières minérales, 38 parties d'eau ; elle renferme moins d'eau, moins de matières protéiques, moins de matières minérales, mais plus de graisse que les viandes de veau et de mouton. Marchal (de Calvi), qui a classé les viandes de nos animaux suivant leur valeur nutritive, place le porc au troisième rang, après le bœuf et le poulet, avant le mouton et le veau.

Le poids net des porcs gras est proportionnellement beaucoup plus élevé que celui des ruminants. Il se calcule dans la plupart des pays en pesant le porc avec la tête, les pieds, la graisse des rognons, après avoir seulement enlevé l'appareil digestif, les poumons et le cœur. Ce poids varie un peu d'après les différentes races ; chez les porcs convenablement engraissés, on admet ordinairement qu'il n'y a de cette manière que 15 p. 100 de déchet, c'est-à-dire que le poids net est au poids brut dans le rapport de 85 à 100. D'après plusieurs pesées exactement opérées, on peut admettre qu'un porc de bonne race et bien engraissé, tué après avoir jeûné pendant un jour, donne :

	Pour 100 de son poids vivant.
De sang..........................	3,2
Estomac et intestins vidés...........	2,2
Foie, langue, poumons et cœur......	3,2
Saindoux d'intestins et de rognons..	9,0
Contenu des intestins, de l'estomac et de la vessie.....................	1,8
Restant du corps....................	76,6
Perte..............................	4,0

ÉLEVAGE. — Le but cherché dans la production du porc, c'est d'obtenir de jeunes animaux donnant, le plus économiquement possible et le plus tôt, une grande quantité de chair et de graisse de bonne qualité.

L'habitation doit être saine et bien aérée (Voy. PORCHERIE). Il serait préférable de brosser et laver les porcs très souvent.

L'engraissement se fait à la porcherie (Voy. t. I, p. 436).

CHOIX DES REPRODUCTEURS. — On prendra de préférence ceux ayant le squelette le moins volumineux, le dos large et long, avec des épaules et des cuisses bien développées descendant près des genoux et des jarrets. Les membres seront courts et grêles. Pour le mâle, on éliminera ceux qui n'ont pas deux testicules gros, fermes et mobiles. Pour les femelles, on tiendra compte du nombre des mamelles.

Après la parturition, il faut surveiller la mère pendant quelques jours, ne pas laisser les petits avec elle, sauf aux heures d'allaitement, car elle peut les écraser ou les dévorer. Une bonne ration alimentaire à cette époque est la suivante :

Eaux grasses.............	6 kilogrammes.	
Farine d'orge.............	2	—
Pommes de terre cuites..	4	—

Vers l'âge de six semaines, les jeunes sont sevrés ; souvent ils sont vendus et castrés à cette époque.

PATHOLOGIE. — On peut dire que la plupart

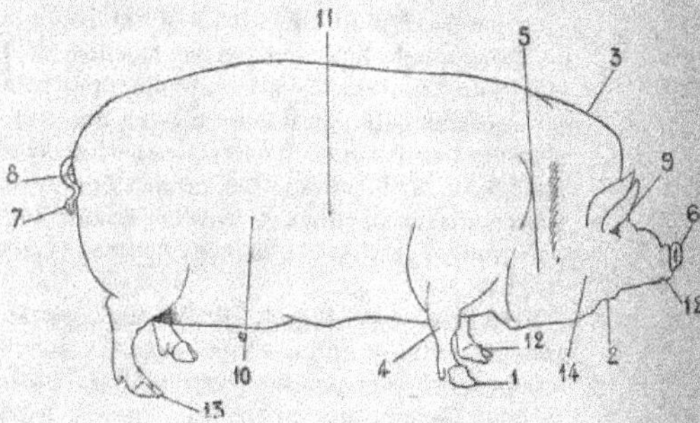

Fig. 1528. — Type de race Middelesex. — Siège des principales maladies du porc (1).

1, aggravée ; 2, angines ; 3, apoplexie ; 4, arthrite ; 5, bronchites ; 6, catarrhe (enchifrènement) ; 7, chancre de la queue ; 8, renversement (utérus, vagin, rectum) ; 9, conjonctivite ; 10, entérites ; 11, maladies de poitrine ; 12, fièvre aphteuse ; 13, furoncle ; 14, soye ou soyon.

des maladies du porc sont la conséquence des mauvaises conditions hygiéniques dans lesquelles il est entretenu. (Fig. 1528.)

Signes de santé. — Le porc en bonne santé est vif, a bon appétit, grogne à l'heure du repas. L'œil est bien ouvert ; le groin, la langue sont roses ; la queue est en *tire-bouchon* ; la marche est facile, sauf à la fin de la période d'engraissement.

Signes des maladies. — Le porc ayant en général, à cause de son mode d'élevage, un tempérament lymphatique, est très vite triste, abattu, il est *démoli*. L'appétit ayant disparu, il ne grogne plus à l'heure du repas, la queue

(1) E. Thierry, *Le Porc.*

est pendante, l'œil est terne, la marche est pénible et douloureuse ; l'animal se retire dans le coin le plus sombre de sa loge, se cachant le groin dans la litière. Souvent des taches rouges ou violettes apparaissent sur le corps.

PORCHERIE (*suile*, de *sus*, porc; all. *Schweinstall*; angl. *hogs sty*; it. *porcile*). — C'est l'habitation du porc (Voy. HABITATION, t. I, p. 684, fig. 780 et 781).

Le *toit* est le local réservé pour un ou deux animaux. Il doit être établi sur un sol sec, à sous-sol perméable, avec des matériaux solides, et des parois assez épaisses pour protéger les animaux contre le froid et la chaleur. Il sera garni d'une auge facile à nettoyer, s'ouvrant ou non au dehors (Voy. t. I, p. 694, fig. 805).

On réserve le nom de *porcherie* pour les locaux plus vastes composés d'une série de loges ou toits disposés le plus souvent de chaque côté d'une allée centrale.

La porcherie doit être bien aérée et disposée de façon que le nettoyage en soit facile, ainsi que la distribution des aliments. Lorsque cela sera possible, elle aura pour annexe une cour protégée par des murs élevés et des herbes, avec un bassin, de façon que les animaux puissent y être laissés en liberté, soit isolément, soit par groupes, pendant plusieurs heures, et s'y baigner.

PORTÉE (all. *Tracht*, *Brut*; angl. *brood*, *litter*; it. *portato*; esp. *prenado*). — Ensemble ou nombre des petits qu'une femelle produit à la fois. — Temps de la gestation. Ce terme n'est employé qu'en parlant des animaux.

PORTER. — On dit qu'un cheval *porte au vent* lorsque l'encolure est relevée à sa partie supérieure et la tête est tenue presque horizontalement.

POSITION (all. *Stellung*, *Lage*; angl. *position*; it. *posizione*; esp. *posicion*). — En chirurgie, *positions du bistouri*, les différentes manières de tenir cet instrument. 1re *position*, le bistouri est tenu comme un couteau de table, le tranchant en bas ; 2e *position*, la même, le tranchant en haut; 3e *position*, le bistouri tenu comme une plume, la pointe en avant, le tranchant en haut ; 4e *position*, la même, le tranchant en bas ; 5e *position*, la même, la pointe en arrière, le tranchant en haut ; 6e *position*, le bistouri tenu comme un archet. — En obstétrique, *position*, rapport de la présentation fœtale avec certains points du bassin pris comme points de repère.

POTENCE ou TOISE. — Appareil qui sert à mesurer la taille des animaux. C'est une large règle verticale qui porte des divisions numériques et sur laquelle glisse à frottement une pièce de bois horizontale. Pour les chevaux, la potence est une mesure plus juste que la chaîne (Voy. MENSURATION, t. II, p. 157).

POTION (*potio*, πότις; all. *Trank*; angl. *potion*, *draught*; it. *pozione*; esp. *pocion*). — Médicament liquide, magistral, destiné à l'usage interne, qu'on administre par cuillerées. Une potion est composée de : *substance active* ou *base*, très variable; *excipient liquide* (eau commune ou distillée, infusé, décocté) ; *correctif* (sirop le plus souvent); le poids moyen de la potion est de 150 grammes.

En vétérinaire, les potions ne sont utilisées que pour les petits animaux, moutons, chèvres, porcs, chiens et chats, ou pour les jeunes, veaux et poulains. Pour les grands animaux, les potions sont des *breuvages* se donnant à la dose d'au moins un litre. Pour le mode d'aministration au chien et au chat, voy. BREUVAGE, t. I, p. 136.

Voici quelques potions utiles à connaître :

Potion d'aconit.

Alcoolature d'aconit.. ...	2 grammes.
Sirop diacode.............	30 —
Eau d'orge...............	120 —

Par cuillerées, contre la bronchite des chiens adultes ou de grande taille.

Pour les jeunes chiens ou ceux de petite taille, on peut modifier ainsi la formule :

Alcoolature d'aconit......	1 gramme.
Sirop diacode.............	30 grammes.
Eau d'orge...............	100 —

On peut, dans le même cas, employer le sirop d'aconit du Codex.

Potion contre l'ictère du cheval (formule anglaise).

Calomel.................	6 grammes.
Opium...................	2 —
Gingembre...............	8 —
Décoction d'orge peu délayée................	Q. S.

Potion contre l'entérite chronique (Biaine).

Huile de ricin...........	200 grammes.
Ipécacuanha en poudre....	5 —
Opium...................	1 —
Décoction claire d'amidon.	250 —

Répétez ce médicament une ou deux fois, à des intervalles de six heures, puis substituez une décoction d'amidon.

Potion expectorante (Beasly).

Digitale	1 gramme.
Émétique	2 grammes.
Nitre	12 —
Scille	4 —
Opium	1 gramme.
Décoction d'orge	1/2 litre.

Potion stibiée (Louis).

Émétique	3 décigr.
Infusion de tilleul orangée.	150 grammes.
Sirop diacode	30 —

Par cuillerées, toutes les heures, contre la pneumonie du chien.

Potion de Todd.

Eau-de-vie	80 grammes.
Sirop de fleurs d'oranger…	20 —
Eau	20 —

Contre les pneumonies adynamiques.

POU (*pediculus*, θαίρ; all. *Laus*; angl. *louse*; it. *pidocchio*; esp. *piojo*). — Insecte de petite taille, aptère, dont la bouche est disposée pour piquer ou pour mâcher. La tête est pourvue de deux yeux et de deux antennes. Les mâles sont moins nombreux que les femelles. Ces dernières pondent un nombre considérable d'œufs appelés *lentes*; ces lentes portent, à une de leurs extrémités, un opercule et sont fixées très solidement aux plumes et aux poils par une substance agglutinante. Les jeunes n'éprouvent pas de métamorphoses; ils ne subissent que des mues.

La plupart des poux rencontrés sur la peau de nos animaux appartiennent aux espèces *Hématopinus* (macrocéphale, eurysterne, etc…) et *Trichodecte* (poilu, pubescent, scalaire, etc.).

Les poux peuvent se rencontrer sur la peau de tous nos animaux; ils occasionnent la maladie cutanée appelée *phtiriase* (Voy. ce mot).

POUDRE (*pulvis*, χόνις; all. *Pulver*; angl. *powder*; it. *polvere*; esp. *polvo*). — Substance réduite en particules aussi petites que possible par les moyens mécaniques (*contusion, trituration, porphyrisation, mouture*). On appelle *poudres simples*, celles qui proviennent d'une seule substance; *poudres composées*, celles qui résultent du mélange de plusieurs poudres simples.

Voici les formules de quelques poudres utiles à connaître :

Poudre astringente (Knaup).

Sulfate de fer	} āā 500 grammes.
Alun	}
Chlorhydrate d'ammoniaque	}
Sulfate de zinc	} āā 30 —
Oxyde de cuivre	}

Mêlez le tout et faites-le fondre à une douce chaleur. Coulez la masse. Réduisez-la en gros morceaux quand elle est refroidie. Ces morceaux pulvérisés donnent la poudre de Knaup, qui peut-être employée, après l'action des caustiques actifs, pour dessécher les parties du pied atteintes du crapaud. On peut aussi l'utiliser avec avantage contre les eaux-aux-jambes du cheval et les herpès humides de tous les animaux (Delafond), contre les plaies et contusions. Elle est antiseptique.

Poudre de charbon et quinquina.

Charbon de bois en poudre.	100 grammes.
Poudre de quinquina…	10 à 20 —

Sur les plaies.

Poudre contre l'angine (Erdmann et Hertwig).

Iodure de potassium	4 grammes.
Calomel	8 —
Feuilles de belladone en poudre	30 —
Sucre blanc en poudre…	60 —

Mêlez. Divisez en quatre parties égales, et donnez sur la langue. On la donne contre l'angine du cheval et du gros bétail, quand les animaux ne peuvent pas avaler d'autres formes de médicaments. On la donne aussi contre les irritations du larynx et les adénites non spécifiques.

Poudre contre l'entérite (Erdmann et Hertwig).

Calomel	4 grammes.
Sulfate de potasse	60 —
Farine de graine de lin…	30 —

A donner avec 400 grammes d'eau. Contre les affections inflammatoires de l'intestin, du foie. Dans la péritonite et la pleurésie, cette préparation est d'un bon usage (Trasbot).

Poudre désinfectante.

Plâtre à mouler	1 kilogr.
Acide phénique	10 grammes.

Poudre diurétique (Leblanc).

Nitre	} āā 100 grammes.
Résine en poudre…	}

3 paquets : 1 par jour au cheval.

Poudre diurétique de Dower.

Poudre de sulfate de potasse............	}	
Poudre de nitrate de potasse............	} āā 125 grammes.
Poudre d'ipécacuanha.	} āā 32 —
Poudre de réglisse....	}
Extrait d'opium sec et pulvérisé...............	32 —

Cette poudre doit ses propriétés à l'opium et à l'ipécacuanha. On la prescrit au chien dans les bronchites, à la dose de 20 à 60 centigrammes.

Poudre de Martin (Chapuis).

Aconit des montagnes....	100 grammes.
Guimauve...............	100 —
Réglisse..., ...	100 —
Sulfate de soude.........	100 —
Soufre.................	100 —
Sulfure d'antimoine.......	15 —
Extrait alcoolique de pavot.	5 —

Par doses de 50 grammes, deux fois par jour. Contre la bronchite du cheval et du bœuf.

Poudre purgative (Delwart).

Calomel à la vapeur......	60 centigr.
Jalap en poudre..........	16 —

Pour quatre doses. Contre les helminthes du chien.

Poudre contre la diarrhée des veaux (P. Cagny).

Tanin....................	5 grammes.
Ratanhia......	15 —
Acide borique...........	2 —
— salicylique..........	1 —
Réglisse.................	25 —

50 grammes en suspension dans l'eau ou le lait ; répéter s'il y a lieu.

Poudre vomitive et laxative.

Calomel	}	
Tartre stibié.........	} āā 10 centigr.
Sucre blanc en poudre....	2 grammes.

Contre les affections vermineuses du chien.

Poudre caustique (Hayne).

Sulfate de cuivre........	15 grammes.
Vert-de-gris.............	2 —

Saupoudrez l'ongle malade dans le piétin et les ulcérations aphteuses.

Poudre caustique antiseptique.

Collodion riciné..........	80 grammes.
Acide salicylique........	10 —
— lactique..........	10 —

Contre les verrues, les tumeurs cancéreuses, etc.

Poudre laxative.

Follicules de séné (passées à l'alcool) en poudre....	6 grammes.
Soufre sublimé...........	6 —
Fenouil en poudre.......	3 —
Anis étoilé...............	3 —
Crème de tartre pulvérisée.............	2 —
Poudre de réglisse........	8 —
Sucre en poudre....	75 —

Cette formule russe est à peu près celle de la *poudre laxative de Vichy.*

Pour les chiens de grande taille, une cuillerée à café dans un peu d'eau ; une dose plus forte peut donner des coliques.

Poudres toniques (Cagny père).

1° Gentiane.............	1000 grammes.
Quinquina...........	240 —
Camphre............	180 —
Crème de tartre soluble..............	240 —
2° Gentiane.............	1000 grammes.
Quinquina	240 —
Baies de genièvre....	24 —

60 grammes en électuaire. Contre les affections typhoïdes et dans les convalescences.

Poudre absorbante (Cagny père).

Gentiane.................	100 grammes.
Charbon de bois..........	50 —
Sulfate de zinc............	15 —

En application sur les plaies.

POUILLOTTEMENT. — Voy. Pityriase.

POULAIN (*equulus* ; all. *Füllen* ; angl. *colt, foal* ; it. *puledro* ; esp. *podro*). — Nom du cheval avant l'âge adulte. Le sevrage se fait à cinq, six ou huit mois. Le poulain croît le plus quand il est le plus près de sa naissance : en moyenne, 41 centimètres dans la première année ; 14 dans la deuxième ; 8 dans la troisième, et 4 dans la quatrième.

POULE. — Voy. Oiseaux.

Poule d'Inde. Voy. Dindon.

POULICHE (*equula* ; all. *Füllen* ; angl. *foal, filly* ; it. *cavallina* ; esp. *potranca*). — Nom, avant l'âge adulte, du produit femelle de l'étalon et de la jument.

POULINIÈRE (*armentalis, equa* ; all. *Zuchtstute* ; angl. *good breeder*). — Jument employée à la reproduction. Celles consacrées à la production du mulet sont nommées *mulassières,* dans le Poitou.

A cause de l'importance de l'hérédité, il importe de choisir avec soin les poulinières. Elles doivent avoir de bons membres, un tempéra-

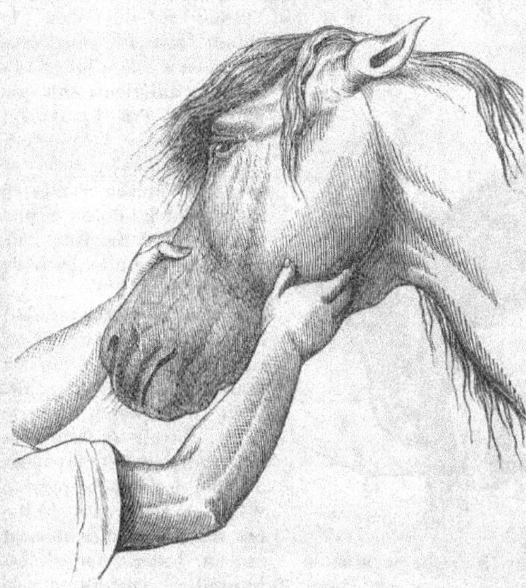

Fig. 1529. — Exploration du pouls chez le cheval.

ment vigoureux, avec un bassin ample et des mamelons développés et bien écartés. Ce dernier caractère permet de les considérer comme étant bonnes laitières. Il n'y a pas d'inconvénient pour la poulinière et son produit, à faire féconder les jeunes pouliches dès l'âge de deux ans, à condition qu'elles soient dans de bonnes conditions hygiéniques, et surtout qu'elles soient bien nourries. Cette pratique est adoptée avec succès, dans le département de la Loire-Inférieure ; elle a l'avantage de diminuer les frais d'élevage.

POULS (*pulsus* ; all. *Puls* ; angl. *pulse* ; esp. *polso*). — Sensation tactile que l'on éprouve en appliquant le doigt sur une artère, à condition que l'artère repose sur un plan osseux assez résistant pour que le doigt puisse la déprimer. Les alternatives de soulèvement et d'affaissement de la paroi

artérielle sous le doigt sont directement liées aux changements de tension de ce vaisseau, qui se manifestent par la diastole artérielle correspondant à chaque systole cardiaque, et par la systole artérielle ou resserrement consécutif.

Endroit où l'on peut explorer le pouls. — Chez les solipèdes, on peut explorer le pouls aux artères glosso-faciales, sous-zygomatiques, latérales du boulet et coccygiennes. Pour explorer l'artère glosso-faciale, celle qu'on consulte le plus souvent, on pose une main sur le chanfrein de l'animal, on place le pouce de l'autre main sur la partie inférieure de la joue pour y prendre un point d'appui, et le médius et l'annulaire, après avoir cherché et trouvé l'artère dans la scissure située entre la partie droite et la partie recourbée du maxillaire, doivent être appuyés sur le vaisseau et en presser mollement les parois (fig. 1529).

Chez les bêtes bovines, l'artère glosso-faciale est plus petite et l'abondance d'un tissu cellulaire mou fait que l'exploration du pouls est moins facile

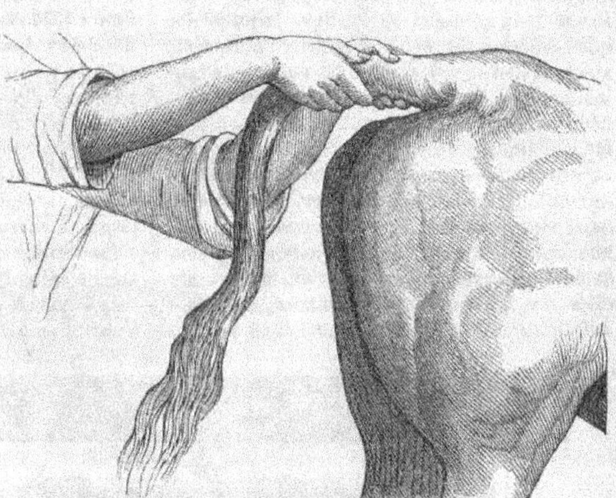

Fig. 1530. — Exploration du pouls chez la bête bovine.

dans la scissure, mais réussit mieux sur le côté de la joue à deux ou trois travers de doigt au-dessus du bord. On explore plus souvent le pouls aux artères coccygiennes infé-

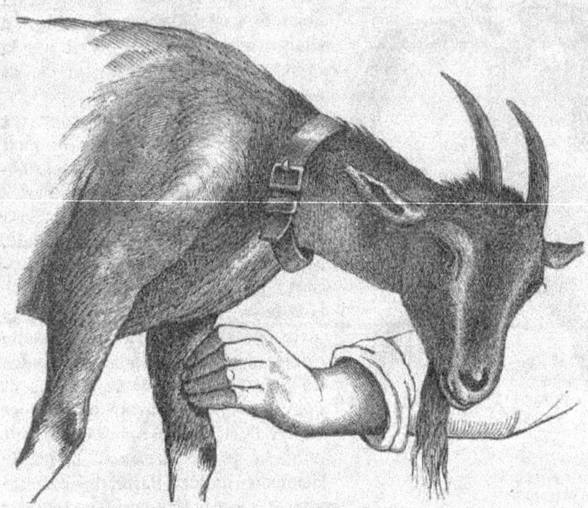

Fig. 1531. — Exploration du pouls chez les petits animaux.

rieures : on saisit la queue entre les deux mains, à 15 ou 25 centimètres de son origine, on place les deux pouces sur la partie supérieure de la queue et on applique la pulpe des quatre doigts sur le côté externe de la crête médiane des os coccygiens ; les pulsations sont petites et faibles (fig. 1530). Chez les jeunes bêtes bovines et les animaux maigres, on peut tâter le pouls à l'aisselle, à l'artère humérale, en plaçant les quatre doigts à plat au niveau du milieu de la première côte et à la face antérieure et interne de l'articulation scapulo-humérale. — Chez le cheval et le bœuf, on peut explorer l'aorte postérieure et les grosses divisions des troncs pelvi-cruraux, en introduisant la main dans le rectum, et en portant les doigts à plat à la région sous-lombaire.

Chez les bêtes à laine, la chèvre, le porc, le chien et le chat, on peut explorer le pouls à l'artère radiale, dans le sillon marqué au-dessus du genou à la face interne du membre antérieur, entre les muscles et l'os (fig. 1531) ; on peut aussi l'explorer à l'artère fémorale, après sa sortie de l'arcade crurale, en appliquant les doigts à plat dans le fond de l'aine, en haut à la face interne de la cuisse.

Mode d'exploration. — C'est à l'aide de la pulpe des doigts rapprochés en ligne que l'on pratique l'examen du pouls.

On peut enregistrer le pouls, obtenir sa représentation graphique sur le papier, à l'aide des *sphygmographes*.

Le sphygmographe de Marey consiste principalement en un levier, auquel est transmise l'impulsion de l'artère, levier dont l'extrémité libre trace les mouvements du pouls sur une bande de papier mue d'une manière uniforme par un mouvement d'horlogerie. La figure 1532 donne une idée du sphygmographe de Marey dans ce qu'il a d'essentiel ; la figure 1533 le montre appliqué sur l'artère radiale de l'homme et fournissant un tracé.

Le but de cet instrument est le suivant : enregistrer les pulsations d'une artère, non seulement avec leur fréquence, leur régularité et leur intensité relative, mais avec la forme propre à chacune d'elles (Marey).

Caractères du pouls. — L'artère, explorée sur un animal adulte à jeun et en repos depuis douze heures, donne des pulsations égales en nombre, semblables en force, et se répétant après un espace de temps régulier. La moyenne du nombre des pulsations en une minute est :

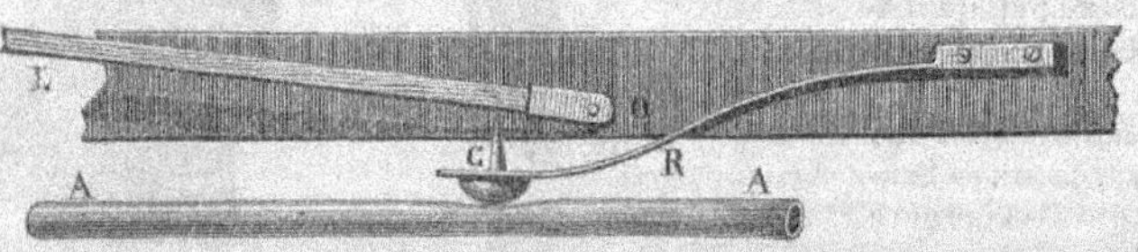

Fig. 1532. — Sphygmographe de Marey (théorie).

A, A artère ; R, ressort qui la comprime ; C, couteau qui soulève le levier L ; O, centre de mouvement du levier.

Chez le cheval............. de   32 à 40
— âne et mulet.............   45 à 50
— bœuf....................   35 à 50
— mouton et chèvre.........   70 à 80
— porc....................   70 à 80
— chien...................   90 à 100
— chat.................... 110 à 140

La fréquence du pouls varie suivant l'*âge* des animaux. Delafond donne le tableau suivant :

ESPÈCE D'ANIMAL.	ÂGE ADULTE.	JEUNE ÂGE.	VIEILLESSE.
Cheval............	36 à 40	60 à 72	32 à 38
Âne et mulet.....	46 à 50	65 à 75	45 à 60
Bœuf.............	45 à 50	60 à 70	40 à 45
Mouton et chèvre.	70 à 80	85 à 95	55 à 60
Porc.............	70 à 80	100 à 110	55 à 60
Chien............	90 à 100	110 à 120	60 à 70
Chat.............	120 à 140	130 à 140	100 à 120

L'influence du *sexe* des animaux a surtout été signalée par Leisering, qui a vu le nombre des pulsations chez les étalons être toujours sensiblement inférieur à celui des juments ou des chevaux hongres placés dans les mêmes condi-

tions. Pendant la *gestation*, le pouls se montre toujours plus fréquent et plus plein.

Une influence de *race*, de *tempérament* sur la fréquence du pouls est indéniable ; il en est de même de la *taille*.

Le pouls s'accélère par le travail (fig. 1534), par les diverses sensations émotives, crainte, peur, joie, par une température extérieure élevée (fig. 1535), après les repas.

Cependant une abstinence prolongée l'accélère aussi, ce qui s'explique par une moindre tension artérielle.

La fréquence du pouls est plus grande après les *émissions sanguines* très abondantes, parce que la tension diminue dans les artères (fig. 1536).

Outre les modifications physiologiques de la fréquence du pouls, il existe des variations dans sa *force*. C'est en explorant le pouls, pour compter le nombre des pulsations, qu'on se rend compte en même temps du volume, de la fermeté ou de la mollesse du vaisseau.

Chez le cheval, l'artère est généralement grosse, médiocrement tendue, et les pulsations larges, pleines et souples.

Chez l'âne et le mulet, l'artère est tendue, raide, et les pulsations sont brusques, saccadées, inégales et irrégulières, parfois intermittentes (Delafond).

L'artère des bêtes bovines est généralement souple, roulante, avec des pulsations longues, molles et égales.

Chez la chèvre, l'artère est dure et les pulsations sont petites et courtes.

Chez le mouton, l'artère est assez dure et le pouls petit, vif et mou.

L'artère du porc est tendue et le pouls brusque et dur.

Les artères du chien et du chat sont raides, fermes, et les pulsations petites, vibrantes.

Pendant l'hiver, le pouls est plus lent, fort,

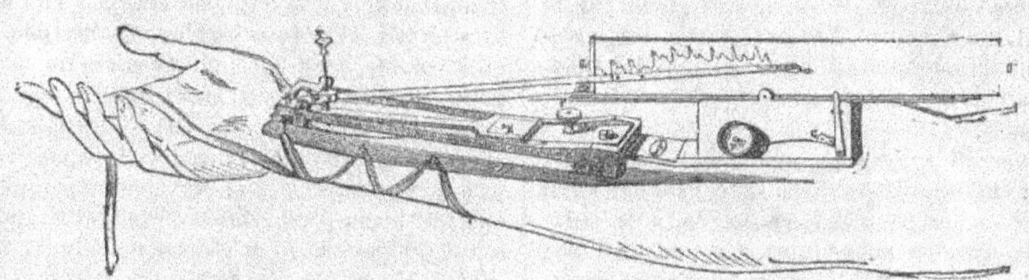

Fig. 1533. — Sphygmographe de Marey, appliqué au bras.

Fig. 1534. — Tracé *ab*, le sujet étant calme ; *bc*, tracé immédiatement après un exercice (Marey).

Fig. 1535. — Tracés obtenus, le corps étant couvert de plus en plus chaudement (Marey).

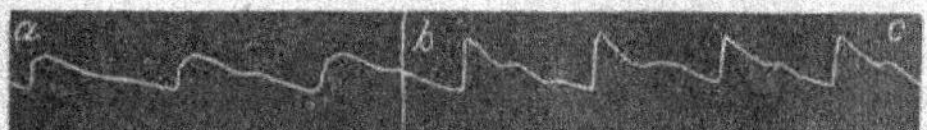

Fig. 1536. — *ab*, pouls avant la saignée ; *bc*, pouls après la saignée (ascension plus franche).

plein, et l'artère roulante ; il est large et mou
au printemps et en automne, surtout au moment de la mue.

VARIÉTÉS QUE LE POULS PEUT OFFRIR DANS LES
MALADIES. — Le pouls est fréquent quand il y a
de la fièvre: on le dit *vite*. En général, la fréquence du pouls est proportionnelle au degré
de fièvre. Le pouls est *rare* dans certaines affections du système nerveux. Le pouls est *fort*
quand le choc est bien ressenti par le doigt. Il
est *petit* dans le cas contraire. En général,
le pouls est petit toutes les fois qu'il est accéléré, il est également petit quand la tension
moyenne des artères est très forte (Voy. CIR-
CULATION). Le pouls est *dur*, *résistant* quand
le choc est violent et quand l'artère, bien
remplie, roule sous le doigt ; le pouls est *serré*,
si le choc est faiblement perçu. Le pouls est
mou, quand il est peu perceptible et quand
l'artère se laisse déprimer facilement par le
doigt. Le pouls est dur dans toutes les maladies inflammatoires ; il est mou dans les affections chroniques, chez les individus affaiblis,
anémiés.

La *grandeur du pouls* indique l'abondance du
sang et l'énergie du cœur. Il est *petit* dans une
foule de maladies inflammatoires, à la suite
d'hémorragies abondantes. Le pouls est *fort
et vigoureux*, quand il est à la fois dur et grand.
Il est *plein*, quand l'artère est remplie, quel que

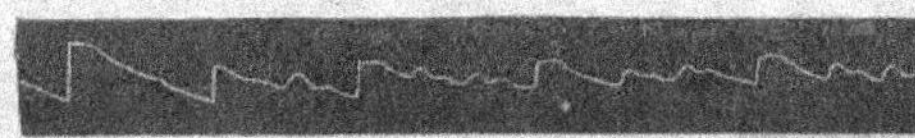

Fig. 1537. — Rebondissement multiple par le pouls lent.

soit son volume ; elle est ronde, et les parois
en sont bien soutenues par le liquide qu'elles
contiennent ; il accompagne la pléthore. Il est
vide dans le cas contraire et caractérise le lymphatisme exagéré, l'hydrohémie accompagnée
d'épanchement.

Le pouls *rebondissant* ou *dicrote* (de δίς, deux
fois, et κροτέω, je frappe) est celui dont la pulsation qui a été sentie semble rebondir sous le
doigt et se faire sentir une seconde fois. Les
tracés de Marey (fig. 1537) ont prouvé qu'il
était dû à la vitesse acquise par la colonne de
sang lancée dans les artères, et à l'élasticité des
vaisseaux qui fait osciller cette colonne dans
une direction alternativement centrifuge et centripète ; le rebondissement est multiple quand
le pouls est lent ; il s'observe le plus souvent
dans la diastole, lors de la descente du tracé ;
mais on le constate aussi dans la systole ; on

admet qu'il accompagne certaines affections
du cœur, et Delafond en fait le signe précurseur des hémorragies internes.

Le pouls est *régulier*, quand les intervalles
qui séparent les pulsations sont d'une égale
durée, et *irrégulier*, quand cette harmonie
n'existe pas. Le pouls est *égal*, lorsque les
battements se ressemblent entre eux par la
force, la grandeur, la petitesse, la dureté ou la
mollesse ; il est *inégal*, lorsque les pulsations
sont de diverses longueurs. L'*égalité* du pouls
est une marque de santé ; elle est toujours d'un
bon augure dans les maladies. Les différentes
inégalités du pouls l'ont fait distinguer en *intermittent* et *rémittent*.

POUMON. — ANATOMIE. — Le poumon, organe
essentiel de la respiration, est un viscère
spongieux, logé dans la cavité thoracique, et
divisé en deux moitiés latérales, tout à fait
indépendantes, qui occupent chacune l'un des
sacs séreux formés par les plèvres ; aussi décrit-
on à volonté deux lobes pulmonaires ou deux
poumons, l'un droit et l'autre gauche, celui-ci
un peu moins volumineux que le premier. En
arrière de l'excavation où est logé le cœur, et un
peu au-dessus, se trouve la racine du poumon,
faisceau formé par les tubes aériens et les vaisseaux pulmonaires, en entrant dans le viscère
(Voy. t. II, p. 274, fig. 1260). On reconnaît au
poumon une enveloppe séreuse, la *plèvre pulmonaire*, un tissu fondamental, ou *parenchyme pulmonaire*, des vaisseaux, des
lymphatiques et des nerfs. Il est essentiel
de faire une distinction entre les voies
aériennes et le parenchyme pulmonaire,
d'abord à cause de la différence des
fonctions de ces parties, et aussi parce que
le passage des dernières ramifications bronchiques aux vésicules pulmonaires ne se fait pas
d'une manière insensible.

Le tissu pulmonaire, ou parenchyme, se présente chez l'adulte avec une belle couleur
rosée ; il est plus foncé chez le fœtus qui n'a
point respiré. Quoique très mou, il offre une
certaine force de résistance. Il est élastique
et cette élasticité concourt à l'affaissement
qu'éprouve le poumon quand on fait pénétrer
de l'air dans les plèvres. Ce tissu est léger et,
plongé dans l'eau ; il surnage, s'il est sain.

Le parenchyme pulmonaire est partagé en un
grand nombre de petits lobules polyédriques,
par des cloisons de tissu conjonctif qui semblent
être des prolongements du derme, ou du tissu
sous-séreux de la plèvre ; cette segmentation en
lobules est un fait d'organisation commun à

tous les mammifères; peu évidente chez les solipèdes (fig. 1538) et les carnassiers; elle se constate, au contraire, avec beaucoup plus de netteté chez les ruminants et les pachydermes. — L'organisation de ces lobules rappelle d'une manière frappante celle des lobules salivaires; chacun d'eux reçoit, en effet, un petit tuyau bronchique, et celui-ci se prolonge dans le lobule par plusieurs courtes branches terminales dites *infundibula*, sur lesquelles s'abouchent un certain nombre de *vési-*

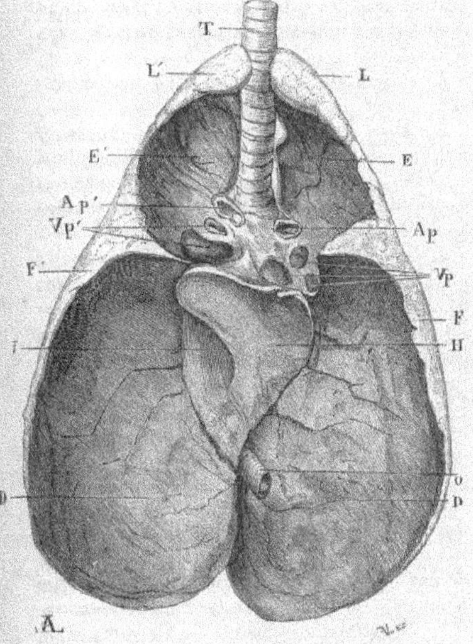

Fig. 1538. — Poumon de cheval suspendu par la trachée, vu par sa base et son bord inférieur.

T, trachée; L,L, lobules antérieurs; E,E, excavations creusées à la face interne des lobules antérieurs pour loger le cœur; Ap, Ap, branches de l'artère pulmonaire à leur entrée dans le poumon; Vp, Vp, veines pulmonaires à leur sortie du poumon; F,F, face externe des lobes du poumon; D,D, base du poumon ou face diaphragmatique des deux lobes; H, lobule interne du poumon droit; I, gouttière destinée au passage de la veine cave postérieure; O, œsophage passant entre les deux lobes (une certaine rétraction subie par l'organe semble le faire passer entre le lobe et le lobule du poumon droit. (A. Chauveau et S. Arloing.)

cules élémentaires. Les vésicules pulmonaires (fig. 1539 et 1540) forment dans chaque lobule des culs-de-sac renflés en ampoules de $0^{mm},3$ à $0^{mm},5$ de diamètre, groupés autour des infundibula, dont ils ne sont que les diverticules, et l'on voit ces infundibula communiquer avec la

bronche terminale du lobule par l'intermédiaire d'une étroite cavité centrale dans laquelle ils viennent tous s'ouvrir.

Les vésicules pulmonaires comprennent, dans l'organisation de leurs parois: une membrane propre, un épithélium et des vaisseaux capil-

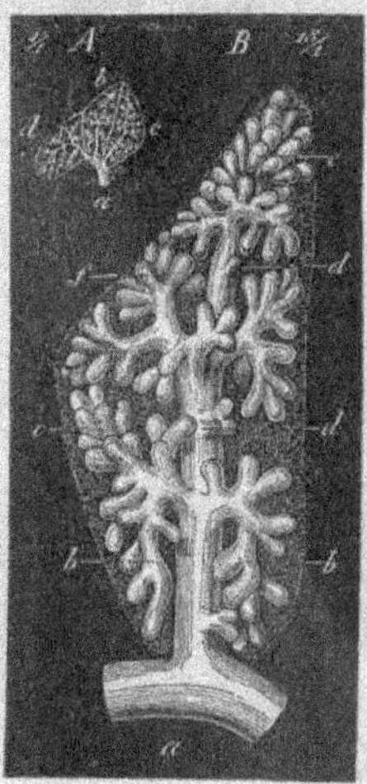

Fig. 1539. — Lobule pulmonaire.

A, groupe de lobules pulmonaires, *b*, *c*, *d*, s'ouvrant dans la bronche *a*; B, lobule *b* grossi; *a*, bronche; *b*, *c*, *e*, *f*, culs-de-sac respiratoires; *d*, vésicules pulmonaires latérales.

laires. La membrane propre est mince, homogène, et renferme des noyaux de tissu conjonctif et des fibres élastiques; elle s'adosse, par sa face externe, à la membrane propre des vésicules voisines; sa face interne est recouverte par des cellules épithéliales. L'épithélium, simple et pavimenteux, est constitué par des cellules extrêmement minces, avec noyaux rudimentaires (fig. 1541); il est continu partout à luimême et avec l'épithélium de la bronche terminale. On voit manifestement, sur des coupes bien faites, l'épithélium polyédrique, qui tapisse cette dernière, se changer graduellement et rapidement en épithélium plat dans la cavité du lobule, à l'entrée des infundibula. Des vaisseaux capillaires rampent dans les parois des vésicules et sont mieux placés en saillie à leur face interne.

Le poumon est un organe très vasculaire; les nombreuses ramifications qu'il reçoit se divisent en deux ordres, savoir: les vaisseaux *fonctionnels* (l'artère pulmonaire qui amène le sang veineux au poumon et les veines de même nom qui le ramènent au cœur ; leur réseau capillaire rampe dans les parois des vésicules aériennes), et les vaisseaux *nutritifs* (artères et veines bron-

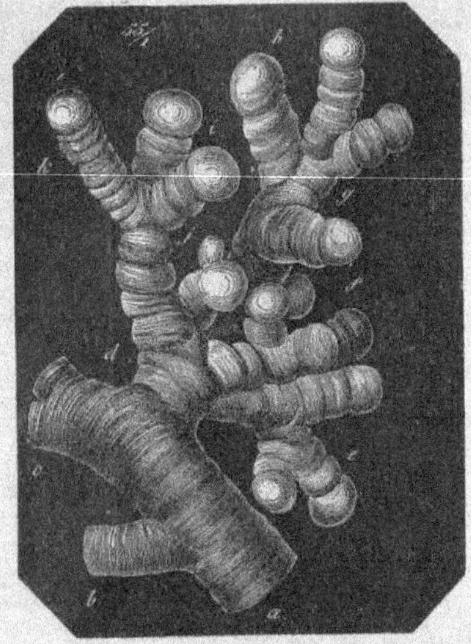

Fig. 1540.

a, bronche ; *b*, *c*, *d*, subdivisions bronchiques terminales ; *g*, canal commun à trois culs-de-sac respiratoires ; *e*, *f*, *g*, *h*, *i*, *j*, *k*, culs-de-sac respiratoires.

chiques, dont les ramuscules terminaux s'anastomosent avec les capillaires des vaisseaux pulmonaires au niveau des bronches terminales). Voy. CIRCULATION. Les lymphatiques sont superficiels et profonds ; les premiers

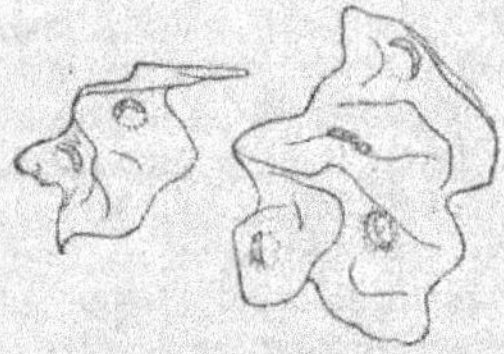

Fig. 1541. — Épithélium pulmonaire normal de l'adulte. Membranes homogènes délicates avec noyaux rudimentaires. — Grossissement : 500.

forment un réseau au-dessous de la plèvre ; les seconds existent en très grand nombre autour des lobules ; ils se confondent les uns avec les autres et viennent aboutir aux ganglions bronchiques. — Les branches nerveuses destinées au tissu pulmonaire émanent des nerfs *pneumogastriques* et du *grand sympathique* et viennent ainsi de la même source que celles des tuyaux bronchiques ; leurs ramifications accompagnent les vaisseaux pulmonaires et les bronches.

PHYSIOLOGIE. — Voy. RESPIRATION.

PATHOLOGIE. — **Congestion pulmonaire.** — Encore appelée *coup de chaleur, coup de sang, apoplexie, anhématosie* ; ces expressions « devraient être réservées pour l'ensemble des accidents nerveux, musculaires et sécrétoires qui se présentent chez les sujets soumis à l'action d'une température excessive » (Cadéac). Voy. CHALEUR (*Coup de*).

La congestion du poumon est *active* ou *passive*.

ÉTIOLOGIE ET PATHOGÉNIE. — A. *Congestion active*. — On peut observer des congestions *essentielles idiopathiques* et des congestions *secondaires*, survenant au cours de maladies générales ou locales.

a. *Congestion idiopathique*. — Le jeune âge, la pléthore, le défaut d'entraînement prédisposent à l'accident. La congestion s'observe surtout sur les animaux soumis à un exercice violent, course longue et rapide, ou tirage de charges trop lourdes, par une température extérieure élevée. L'ingestion de grandes quantités d'aliments avant le travail gêne les mouvements respiratoires, provoque des phénomènes asphyxiques et congestionne le poumon. Le refroidissement est une cause occasionnelle importante, surtout quand il se fait sentir sur des animaux immobiles (transport en chemin de fer). L'inhalation de gaz ou de poussières irritantes, de la fumée d'incendie, provoque la congestion pulmonaire.

b. *Congestion secondaire*. — La congestion pulmonaire complique souvent et aggrave presque toutes les maladies de l'appareil respiratoire : emphysème, pneumonie, pleurésie, broncho-pneumonie, bronchite, et les maladies du cœur, etc. Certaines affections générales (gourme, morve, anasarque) s'accusent par des poussées congestives plus ou moins graves. Les affections de l'appareil digestif, du foie engendrent souvent, par voie réflexe, une congestion pulmonaire. La congestion du poumon s'observe aussi lors de brûlure étendue de la peau (Cadéac, *loc. cit.*).

B. *Congestion passive*. — La fatigue et l'insuffisance du cœur droit, l'embolie des veines pulmonaires, la dilatation du cœur gauche, la compression de l'aorte produisent la congestion passive du poumon.

Symptomatologie. — Les symptômes s'accusent presque immédiatement après l'action de la cause. L'animal reste immobile, il paraît triste, anxieux, sa tête est étendue sur l'encolure, ses membres sont écartés; ses naseaux sont largement dilatés; la respiration est très accélérée (40 à 60 par minute) et haletante; le pouls est petit et vite; les battements du cœur sont violents, tumultueux; les muqueuses sont pâles ou déjà injectées. Le malade refuse les aliments et les boissons; l'hyperthermie est d'un demi ou d'un degré.

Plus tard, ces troubles s'aggravent, l'anxiété devient extrême; la dyspnée est plus grande. Le cheval peut succomber rapidement, en quinze, vingt minutes, par *hémorragie pulmonaire* ou par *asphyxie*. Le plus souvent, l'évolution est moins rapide et on peut observer quelques signes physiques qui permettent de reconnaître la lésion pulmonaire : toux sèche, courte, avortée, jetage mousseux, sanguinolent; à la percussion, submatité sur une grande étendue, des deux côtés de la poitrine; à l'auscultation, atténuation du murmure respiratoire, surtout dans les régions inférieures; la respiration bronchique est rude; des râles muqueux fins accompagnent l'exsudation bronchique.

En général, la maladie évolue rapidement, en douze à vingt-quatre heures; elle évolue plus lentement quand elle est consécutive à une grande fatigue, à un refroidissement prolongé.

Lors de *congestion passive*, respiration accélérée, dyspnéique, accélération et petitesse du pouls, battements du cœur tumultueux, submatité, atténuation du murmure respiratoire, ou râles crépitants humides.

Terminaisons. — La *résolution* est annoncée par la disparition progressive des symptômes morbides; la dyspnée disparaît, l'appétit renaît. Il reste parfois un œdème pulmonaire qui persiste quelques jours.

L'*hémorragie* (apoplexie pulmonaire) est une terminaison fréquente des congestions pulmonaires dues au travail. Elle est caractérisée par des accès de toux et le rejet, par les naseaux, d'une mousse rosée ou de sang liquide; on observe en outre les symptômes des grandes hémorragies internes.

L'*asphyxie* est annoncée par une dyspnée croissante, une anxiété extrême et la cyanose des muqueuses. L'animal tombe sur le sol, s'agite et meurt.

Diagnostic. — Il sera basé sur la rapidité d'apparition et d'évolution de la maladie coïncidant avec une respiration dyspnéique. Les signes stéthoscopiques confirmeront le diagnostic. L'absence de fièvre permet d'écarter les autres affections aiguës de l'appareil respiratoire.

Pronostic. — Grave, en raison de la rapidité d'évolution de la maladie et des terminaisons mortelles possibles. Il est en rapport avec l'intensité des symptômes dyspnéiques.

Anatomie pathologique. — Les poumons, gorgés de sang, sont noirs, marbrés et remplissent la cavité thoracique ouverte. Sur une coupe, du sang incoagulé s'échappe, qui s'oxyde à l'air; on voit de nombreuses taches hémorragiques; les capillaires, énormément distendus, ont provoqué l'effacement des cavités vésiculaires; la trachée et les bronches contiennent de l'écume rosée et mousseuse, parfois du sang. Lors d'hémorragie, le poumon est détruit par places et transformé en un magma sanguinolent. Les congestions actives prolongées au delà de douze à dix-huit heures et les congestions passives sont accompagnées d'un œdème autour des bronches et dans les parties déclives du poumon.

Traitement. — Saignée abondante (6 à 8 litres). Révulsion étendue et énergique. A l'intérieur, émétique (8 à 10 grammes), digitale (4 à 6 grammes). Après la résolution, on prescrira les alcalins, l'iodure de potassium, et un régime rafraîchissant.

Emphysème pulmonaire. — Voy. t. I, p. 421.

Inflammation du poumon. — Voy. Pneumonie, t. II, p. 512.

Parasites du poumon. — On peut rencontrer dans le poumon du bœuf et du mouton des *distomes*. La *linguatule tænioïde* se fixe accidentellement dans le poumon des herbivores.

Le poumon du bœuf peut héberger parfois le *Cysticercus bovis*, et celui du porc le *Cysticercus cellulosæ*.

Les principaux parasites du poumon sont les *échinocoques*, l'*aspergillus*, les *strongles*, l'*actinomyces* (Voy. ces mots).

Ces derniers parasites vivent dans les bronches ou le parenchyme pulmonaire de la plupart de nos animaux et déterminent des broncho-pneumonies (*strongylose*), ou des pneumonies miliaires (*actinomycose*) (Voy. Actinomycose, t. I, p. 24; Aspergillose, t. I, p. 91; Strongylose).

Échinococcose du poumon. — Les larves du *Tænia echinococcus* peuvent vivre dans le poumon du cheval et de l'âne; on en rencontre souvent dans le poumon des bœufs qui sont conduits au pâturage pendant l'été. Les kystes hydatiques peuvent être nombreux, de volume variant entre celui d'une noisette et celui du poing ; certains kystes d'échinocoques sont calcifiés, crétifiés ; autour des vésicules, le tissu pulmonaire comprimé est atrophié ; il en est qui communiquent avec les bronches et forment ainsi des cavernes.

Les *signes* qui révèlent la présence des échinocoques dans le poumon sont ordinairement peu caractéristiques. Ce n'est que lorsque les parasites sont nombreux et les kystes volumineux que l'on observe des troubles fonctionnels marqués : toux faible, sifflante ; respiration difficile, souvent dyspnéique, surtout après le travail ou une course ; à la percussion, submatité ou matité par places ; à l'auscultation, disparition du murmure au niveau des kystes, tandis qu'autour le murmure a un timbre rude ; en outre, râles bronchiques et sibilants, accompagnés d'un bruit de gargouillement simulant une sorte de *cloc-cloc* (Hartenstein). Les animaux ne maigrissent pas et conservent les apparences de la santé, ce qui permet de ne pas confondre avec la tuberculose ni avec la péripneumonie.

Le *traitement* est nul.

Plaies, contusions du poumon. — Voy.

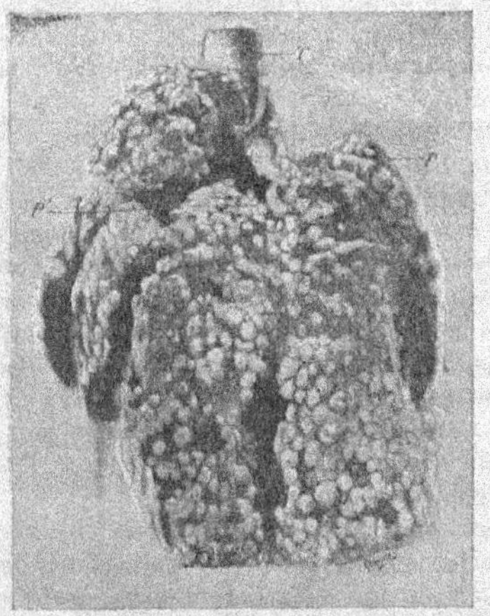

Fig. 1542. — Adénomes multiples du poumon (Stockmann).

PNEUMONIE *par corps étrangers* et POITRINE (*Plaies, contusions*).

Tumeurs du poumon. — Elles sont rares chez le cheval et le bœuf, plus fréquentes chez le chien.

On rencontre le plus généralement des *sarcomes* et des *carcinomes*, qui résultent de la généralisation de tumeurs extérieures. On peut trouver aussi des *fibromes* (très rares), des *adénomes* (fig. 1542), des *mélanomes*, des *épithéliomes*, des *lymphadénomes*, des *chondromes*, etc.

SYMPTOMATOLOGIE. — Les symptômes sont variables suivant l'étendue des lésions. La tumeur peut rester insoupçonnée durant très longtemps. Ce n'est que lorsqu'elle a acquis un grand développement qu'elle se révèle par des troubles des grandes fonctions : la respiration devient difficile, saccadée, soubresautante ; une toux forte, quinteuse, se fait entendre ; l'animal maigrit rapidement ; en outre, la percussion et l'auscultation indiquent de la matité et la disparition du murmure respiratoire au niveau de la tumeur ; si cette dernière siège au voisinage du cœur, il peut y avoir obstacle à la circulation et des œdèmes apparaissent.

POURRITURE DE LA FOURCHETTE. — Voy. FOURCHETTE, t. I, p. 585.

POURRITURE D'HOPITAL. — Voy. GANGRÈNE, t. I, p. 642.

POURRITURE DU MOUTON. — Voy. CACHEXIE AQUEUSE, t. I, p. 142.

POUSSE (all. *Dämpfigkeit, Herzschlechtigkeit, Herzschlägigkeit, Embrüstigkeit, Bauchstoss* ; angl. *pursiness* ; it. *bolsaggine* ; esp. *asma*). Asthme, soubresaut, coup de vent, dyspnée. — On désigne sous le nom de *pousse*, un état symptomatique mal défini, répondant à diverses altérations organiques et caractérisé surtout par une certaine difficulté dans l'acte de la respiration, par une altération des mouvements respiratoires.

NATURE DU MAL. — Il est admis aujourd'hui que la pousse est un simple symptôme se rattachant à des lésions organiques très diverses ; ces lésions ne sont pas exclusives l'une de l'autre et on peut en rencontrer plusieurs à la fois à l'autopsie des chevaux poussifs.

Les maladies qui s'accompagnent de ce symptôme sont : des anomalies dans les voies respiratoires qui empêchent mécaniquement un accès suffisant de l'air dans les poumons ; ces lésions produisent surtout le cornage, mais il est exceptionnel de trouver un cheval corneur qui ne soit pas poussif (Voy. CORNAGE) ; l'emphysème pulmonaire, qui certainement est la cause la plus fréquente de la pousse (au moins 5 fois sur 6) (Voy. EMPHYSÈME PULMONAIRE) ; la pneumonie chronique (Voy. PNEUMONIE) ; la bronchite chronique (Voy. BRONchute); les maladies du cœur, comme les défauts des valvules, l'hypertrophie [Voy. Cœur (*Maladies du*)]; des lésions gênant le fonctionnement des poumons, comme un hydrothorax

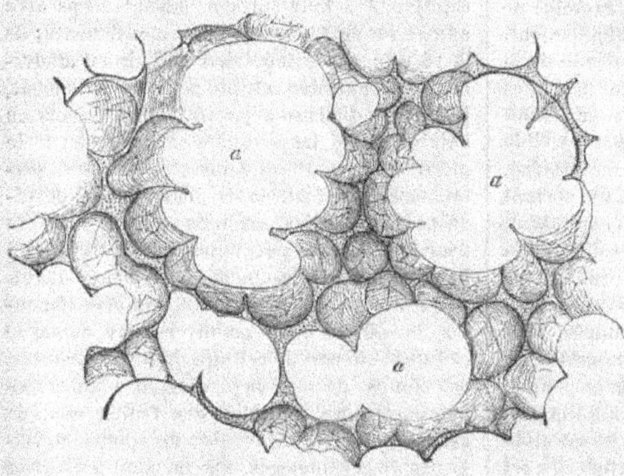

Fig. 1543. — Emphysème pulmonaire, premier degré: ectasie des cavités centrales des infundibula *a, a, a*. — Grossissement : 100.

chronique, une hernie diaphragmatique (Girard fils, Didry, Rothke), une hypertrophie du foie (Bredin, van Haelst), de la rate, une adhérence d'un viscère abdominal avec le diaphragme (Gerlach); enfin les affections des nerfs, paralysie du pneumogastrique ou du diaphragmatique, spasme de celui-ci; on a même admis une pousse simplement nerveuse, asthmatique.

Symptomatologie. — La pousse consiste dans une altération des mouvements respiratoires, se faisant remarquer dans l'expiration, et quelquefois, quoique rarement, dans l'inspiration. Si on examine le mouvement des côtes auprès du cercle cartilagineux de l'abdomen, on note que l'élévation, ou mieux et plus souvent, que l'abaissement des côtes, au lieu de s'exécuter lentement, graduellement et d'une façon continue, comme dans l'état de santé, est discontinu, exécuté en deux temps et parfois même saccadé, c'est-à-dire avec *soubresaut* ou nouvelle et légère élévation des côtes, suivi de leur prompt abaissement, ou bien léger abaissement et prompte élévation. *Pour qu'il y ait pousse, il faut qu'on constate dans les mouvements des flancs un temps d'arrêt appréciable et non une simple irrégularité.* La simple irré-

gularité s'observe sur des animaux vieux, épuisés, faibles, ou trop gras, sur les juments pleines, parfois après une légère opération, comme une saignée. La simple accélération de la respiration par l'exercice, même si cette accélération persiste une temps après le repos, ne saurait constituer la pousse, quoi qu'en dise Gerlach; un animal peut être court d'haleine, respirer 30, 50 et même 70 fois par minute après une course, même de peu de durée, conserver pendant un quart d'heure et plus cette respiration accélérée, sans qu'on puisse pour ce fait seul le déclarer poussif, si l'expiration se fait en un seul temps, ainsi que l'inspiration, *s'il n'y a pas de temps d'arrêt, pas de soubresaut, si la respiration n'est pas entrecoupée.*

Il y a des conditions plus particulièrement favorables à la perception de la pousse. Chez certains animaux, la pousse est mieux marquée le matin, avant le repas;

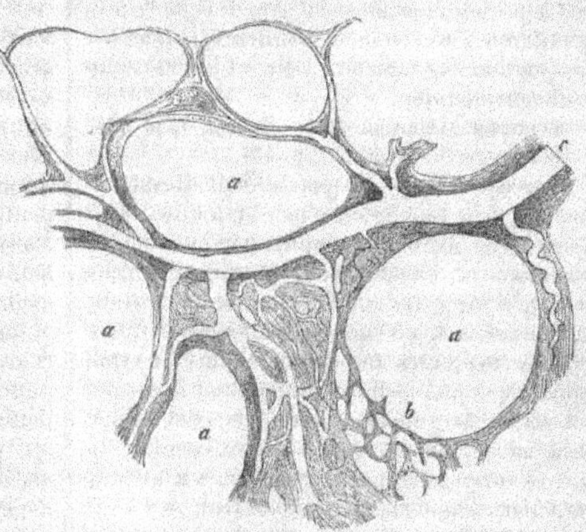

Fig. 1544. — Emphysème pulmonaire. Période avancée.

Les cavités *a, a* sont formées par l'atrophie complète des cloisons interalvéolaires, en partie aussi par la fusion des infundibula voisins; *b*, restes de cloisons détruites se faisant remarquer par leur richesse en fibres musculaires; *c*, rameaux de l'artère pulmonaire. — Grossissement : 50.

dans la plupart des cas, l'exercice un peu rapide, mais de peu de durée, exalte le vice; un exercice trop long ou trop vif rend la respiration tumultueuse, et on ne peut plus suivre ses mouvements. Pour bien reconnaître la pousse, il faut voir l'animal le matin à jeun; avant et après le repas; pendant qu'il mange ou qu'il boit; avant et après un exercice de peu de durée, qu'on augmente graduellement. On constate souvent, outre l'irrégularité de la respiration, une dilatation extrême des ailes du nez. L'expulsion en deux temps, par les naseaux, de l'air humide expiré, n'est visible qu'autant que le froid extérieur, assez intense, condense la vapeur que contient l'air sortant de la poitrine. — Au moment de l'expiration, l'anus se trouve propulsé au dehors dès que la respiration devient un peu plus difficile; ce symptôme devient apparent sur tous les chevaux dont la pousse est un peu outrée, surtout chez les chevaux vieux et amaigris.

Comme caractères accessoires de la pousse, nous devons mentionner en première ligne la *toux*. La toux est parfois spontanée et est alors sèche, assez sonore, quinteuse; parfois elle est comme avortée; le plus souvent sans ébrouement ou rappel. Sur beaucoup de chevaux poussifs, la toux est difficile à provoquer par la pression du larynx, cette région ayant pour ainsi dire perdu sa sensibilité habituelle. Parfois elle est assez facile à provoquer sur le sujet au repos, et ne peut plus l'être, dès que la respiration est accélérée. — D'ailleurs, la toux n'a pas toujours ce caractère; ce n'est pas un signe pathognomonique.

Anatomie pathologique. — Voy. t. I, p. 424.

Traitement. — Voy. t. I, p. 424.

Jurisprudence. — La pousse était considérée comme vice rédhibitoire par la loi de 1838. Dans la loi de 1884, l'emphysème pulmonaire remplace la pousse (Voy. Emphysème pulmonaire). « Par cette modification, la loi a voulu substituer une affection caractérisée par des lésions très nettes du poumon à un état symptomatique mal défini, ne répondant à aucune altération organique précise, et capable, par cela même, de provoquer des dissentiments graves entre gens spéciaux également intègres et d'une compétence égale (Nocard). »

POUSSÉE. — Certaines épizooties, comme la clavelée, marchent par poussées, c'est-à-dire que le nombre des malades, après avoir notablement diminué, augmente brusquement, puis diminue, pour augmenter de nouveau.

POUSSIÈRE (*pulvis*, κόνις; all. *Staub*; angl. *dust*; it. *polvere*; esp. *polvo*). — Nom donné à l'ensemble des corpuscules solides qui sont contenus dans l'air en quantité plus ou moins grande, et dont le diamètre varie depuis 0mm,001 et moins, jusqu'à 0mm,010 environ. Leur densité, plus grande que celle de l'air, est diminuée par la couche gazeuse adhérente par capillarité à leur surface, faisant corps avec eux et les suivant dans leurs mouvements; de là résulte que l'impulsion de l'air en mouvement les entraîne et les soulève facilement, jusqu'à ce qu'ils se déposent dans les lieux où l'air est calme. La poussière se compose : 1° de granules de matières minérales diverses, surtout calcaires et siliceuses, généralement polyédriques, à angles arrondis; parmi elles, se trouvent de rares particules de fer attirables à l'aimant; 2° de fragments d'éléments anatomiques ou de tissus végétaux, de fibres ligneuses, de cellules d'espèces diverses ou même de cellules entières; de cellules du liber provenant des étoffes; de poils de plantes, de cellules filamenteuses des aigrettes des fruits, etc., de grains de pollen, de fécule; de spores et filaments de cryptogames, appartenant à diverses espèces, etc.; 3° d'éléments anatomiques entiers ou brisés, ou de fragments de tissus animaux, tels que : écailles d'insectes; cellules épithéliales desséchées; poils ou fragments de poils d'insectes et de vertébrés; barbes et barbules de plumes; fragments d'animaux articulés de très petit volume, tels que les acarus; squelettes d'infusoires, surtout dans les temps de grands vents; corpuscules indéterminés de nature azotée, parmi lesquels il y a parfois des infusoires entiers desséchés. Les poussières aériennes sont composées d'un tiers de matières organiques combustibles et des deux tiers de matières minérales, dont près de la moitié est constituée de particules siliceuses. L'étude de leur composition a pris une grande importance depuis qu'on sait, par les travaux de Pasteur et autres, que les corpuscules dont elles sont chargées ont une grande influence sur la santé publique, au point de vue hygiénique et pathologique. L'inhalation de poussières virulentes est un mode de transmission de certaines maladies microbiennes, clavelée, peste bovine. Cependant, le nombre de ces maladies à virus volatil est très diminué aujourd'hui et il est prouvé que la contagion procède presque toujours d'un contact médiat ou immédiat.

POUSSOIR (angl. *probang*). — En chirurgie vétérinaire, instrument dont on se sert pour chasser les corps étrangers arrêtés dans l'œsophage. C'est une tige de baleine, portant à l'une de ses extrémités une olive d'ivoire ou un morceau d'éponge. On peut adapter à la baleine un morceau de bois de forme ovoïde, taillé en entonnoir dans la partie libre. A défaut de poussoir spécial, on peut se servir d'une tige de bois longue de 1^m,10 et de 0^m,10 de diamètre, d'un manche de fouet par exemple.

POUTURE. — Nourriture des animaux engraissés à l'étable. — *Engrais de pouture.* L'engraissement pratiqué exclusivement à l'étable (Voy. RATION).

PRATICIEN (*medicinæ artis peritus*; all. *Praktiker*; angl. *practitioner*; it. *pratico*; esp. *practico*). — Celui qui se livre à la pratique de l'art médical, par opposition à *théoricien*. Ce mot se trouve dans les anciens. On dit que nul n'est bon praticien s'il ne possède les connaissances qui font le théoricien. Les qualités qui font le bon praticien sont celles qui font le savant; seulement, sans se préoccuper des notions générales, il applique ses facultés à l'examen de chaque phénomène en particulier, à l'effet de le modifier. L'étude des sciences est nécessaire au praticien, non seulement comme source de moyens d'application et d'agents qu'elles lui enseignent à connaître, mais encore comme base de discipline et d'éducation intellectuelle au point de vue de la méthode à suivre, pour aller rapidement et avec sûreté des effets aux causes et des causes aux effets, dans chaque cas particulier qui se présente à lui, ce qu'on nomme souvent sagacité et pénétration du praticien. Savoir pour diagnostiquer et pronostiquer, prévoir pour agir, doivent être sa règle constante, sans jamais oublier que le sentiment de l'opportunité dans l'action curative est le signe essentiel de toute connaissance, de même que les effets de la prévoyance sont le critérium de la vérité. C'est par la culture de ces sciences qu'il acquiert un jugement droit, l'habitude de concentrer son attention sur tous les faits relatifs à un sujet; celle de la continuité des efforts dans une direction déterminée; celle de saisir les analogies et les différences entre plusieurs faits compliqués ayant quelques rapports entre eux. L'ensemble de ces qualités, développées et perfectionnées par l'exercice de l'art dans une direction spéciale, constitue ce qu'on a appelé le *tact*, le *coup d'œil*, le *sens pratique*. Les procédés d'analyse et d'expérimentation nécessaires à l'étude des sciences conduisent insensiblement le praticien à acquérir cette adresse plus délicate encore qu'exigent les observations et les opérations à faire sur les êtres vivants.

PRATIQUE (*pratica*, *praxis*, πρακτική; all. *Praxis*; angl. *practice*; it. *pratica*; esp. *practica*).

— Exercice de l'art. Contrairement à ce qu'on répète souvent, il n'y a pas d'opposition entre la *pratique* et la *théorie*. Tout ce qui est vrai devient utile dans la pratique, et cela seul est utile qui est vrai; seulement cette utilité est plus ou moins directe et immédiate, selon le degré d'avancement de chaque science; pour conduire à des résultats réels, autres que ceux que peut amener le hasard, la pratique exige donc l'étude de la théorie.

PRÉCURSEUR (*præcursor*, de *præ*, avant, et *currere*, courir; all. *Vorbote*; angl. *precursory*; it. *precursore*; esp. *precursor*). — *Signe précurseur.* Celui qui annonce une maladie prochaine.

PRÉDISPOSITION (de *præ*, d'avance, et *disponere*, disposer; all. *Prædisposition*; angl. *predisposition*; it. *predisposizione*; esp. *predisposicion*). — Effet visible ou non, qui prépare l'économie, en un temps plus ou moins long, et à des degrés divers d'intensité, selon les individus, à l'invasion d'une maladie.

PRÉJUGÉ (all. *Vorurtheil*; angl. *prejudice*; it. *pregiudizio*). — Opinion préconçue touchant des notions que l'observation et l'expérience peuvent seules donner : telles sont celles du vulgaire sur des dispositions anatomiques des nerfs, des tendons, des articulations, et autres qu'il n'a pas observées; sur la constitution du sang et des autres humeurs; sur les divers actes de l'économie, à l'état sain ou à l'état morbide; sur la possibilité de les connaître sans les observer, de découvrir leurs dérangements sans avoir étudié leurs conditions normales; sur l'existence d'une divination individuelle innée ou acquise à cet égard en dehors de l'expérience. Telle est, d'autre part, la croyance à l'existence de substances douées de qualités préservatrices ou curatives, merveilleuses ou susceptibles d'acquérir ces qualités par des mélanges, des actions physiques ou certaines interventions mentales, substances agissant ou pouvant agir sur l'économie en dehors de toute relation moléculaire et de quantité proportionnelle avec les liquides et les solides de l'organisme. Ces préjugés et autres analogues, très répandus, reconnaissent pour cause une aberration de l'instinct de conservation individuelle troublant l'entendement, par suite du manque de rectifications à ces impulsions que devraient apporter le savoir et la raison; rectifications dont le défaut est dû à l'absence d'une éducation biologique en rapport avec les nécessités de la vie individuelle et sociale. Ces préjugés sont journellement la cause d'accidents et de maladies que les vétérinaires sont appelés à traiter; ils faussent, non seulement les appréciations du public, mais encore ses observations, en lui faisant voir dans les choses, non ce qui s'y trouve effectivement, mais ce qu'il désire y voir.

PRÊLE (*equisetum*). — Genre de plantes qui forme seul la famille des *équisétacées*. — *Prêle commune* (*Equisetum arvense*, L., *cauda equina* des pharmaciens; all. *Schachtelhalm*; angl. *shavegrass*; it. *equiseto, setolone*; esp. *cola de caballo*). Plante dont la tige est diurétique. D'après des observations récentes faites en Allemagne, sa présence en excès dans les fourrages serait une cause de paraplégie infectieuse sur le cheval.

PRÉSENTATION. — Nom donné en obstétrique à la présence d'une région quelconque du fœtus au détroit (Voy. PARTURITION).

PRÉVENTIF, IVE (de *prævenire*, prévenir; all. *vorbeugend*; angl. *preventive*; it. et esp. *preventivo*). — Qui est destiné à prévenir. — En chirurgie, *moyen préventif*, celui qui est employé pour prévenir un accident pendant la durée d'une opération, d'une cicatrisation, pour éviter le dérangement d'un appareil à pansement, etc.

En médecine, *traitement préventif*, celui que l'on fait suivre à un malade guéri d'une maladie, pour prévenir l'apparition d'une autre qu'elle entraîne habituellement. C'est ainsi que l'on administre un purgatif après la convalescence de la gourme ou d'une pneumonie pour éviter des intoxications, que l'on applique un vésicatoire après un séton au poitrail, après un abcès des premières voies respiratoires pour faire disparaître des engorgements ganglionnaires qui pourraient déterminer des compressions nerveuses (*cornage*).

Dans ces derniers temps, cette expression a été étendue aux méthodes destinées à prévenir, à empêcher le développement des maladies contagieuses, soit en donnant aux animaux sains une forme atténuée de celle-ci (*inoculations préventives* contre la péripneumonie, le charbon symptomatique, la clavelée), soit en leur inoculant des *cultures atténuées* du microbe ou des *sérums* qui empêchent l'apparition de ces maladies (*vaccinations préventives* contre la fièvre charbonneuse, le rouget, la rage, le tétanos, etc.).

PRIAPISME (*priapismus, tentigo*, πριαπισμός, de Πρίαπος, Priape, membre viril; all. *Priapismus, Ruthenkrampf*; angl. *priapism*; it. et esp. *priapismo*). — Tension forte et douloureuse du pénis, mais sans désir de l'acte vénérien, c'est presque le contraire du *satyriasis*.

ÉTIOLOGIE. — Ce symptôme peut être déterminé par une irritation due elle-même à une autre maladie, par l'effet du coït trop fréquent, de la présence de l'urine accumulée, d'un calcul ou de graviers dans la vessie, ou par l'inflammation de l'urètre, de la vessie, de la prostate ou de la tête du pénis. Le priapisme est rare chez le cheval et le bœuf, mais assez fréquent chez le chien, et il est dû à des coups portés sur le pénis au moment où il vient de se désaccoupler.

SYMPTOMATOLOGIE. — L'animal est inquiet, urine difficilement, par jets interrompus, ou goutte à goutte, en paraissant éprouver un sentiment de brûlure; l'urine est rougeâtre, trouble, et dépose un sédiment abondant; quelquefois son émission est suspendue.

TRAITEMENT. — On traitera par les bains froids, les douches froides, les mouchetures, etc. A l'intérieur, on donnera, avec une nourriture rafraîchissante, des alcalins, du camphre.

PRINCIPE (*principium*, ἀρχή; all. *Prinzip*; angl. *principle*, it. et esp. *principio*). — En anatomie générale, les *principes immédiats*, ou *matériaux immédiats*, des végétaux et des animaux sont les derniers corps solides, liquides ou gazeux, auxquels on puisse, par l'analyse anatomique, c'est-à-dire sans décomposition chimique, par coagulations et cristallisations successives, ramener la substance organisée ; ou *vice versâ* corps définis ou non, généralement très complexes, gazeux, liquides ou solides, constituant, par dissolution réciproque ou union moléculaire spéciale, la substance organisée, savoir, les tumeurs et les éléments anatomiques. Les principes immédiats se divisent en trois classes, dont on retrouve quelques espèces simultanément dans toute parcelle de substance organisée. — Iʳᵉ CLASSE. Principes cristallisables ou volatils sans décomposition, d'origine minérale ; ils sortent de l'organisme, au moins en partie, tels qu'ils y étaient entrés. 1ʳᵉ TRIBU. *Principes gazeux* ou *liquides* (oxygène, eau, etc.). 2ᵉ TRIBU. *Principes acides* ou *salins* (silice, carbonates, chlorures, sulfates, phosphates, etc.). — IIᵉ CLASSE. Principes cristallisables ou volatils sans décomposition, se formant dans l'organisme, et en sortant comme corps excrémentitiels. Cette classe est la plus nombreuse en espèces, chez les animaux et dans les plantes. 1ʳᵉ TRIBU. *Principes acides et salins* (acides carbonique, lactique, urique, pneumique, citrique, tartrique, sylvique, etc., et sels de ces acides). 2ᵉ TRIBU. *Principes alcaloïdes et* *principes neutres analogues par leur composition et leurs propriétés* (créatine, créatinine, urée, cystine, etc.; caféine, digitaline, picrotoxine, salicine, etc.). 3ᵉ Tribu. *Principes gras et résineux* (oléine, stéarine, margarine, etc., laurostéarine, cérine, essence de térébenthine, camphre, etc.). 4ᵉ Tribu. *Principes sucrés* (sucre du foie, sucre de raisin, sucre de lait, sucre de canne, etc.). — IIIᵉ Classe. Principes non cristallisables, coagulables, qui se forment dans l'organisme à l'aide de matériaux pour lesquels ceux de la première classe servent de véhicule, et qui, se décomposant dans le lieu où ils se sont formés, deviennent les matériaux de production des principes de la deuxième classe. Ils constituent la partie principale du corps des êtres organisés, d'où le nom de *substances organiques* qui leur est donné. De ces trois classes de principes immédiats, les deux premières ne peuvent varier qu'en plus ou en moins, quelles que soient les conditions dans lesquelles se trouve l'économie; leur composition et leurs propriétés ne sauraient changer sans qu'elles passent d'un état spécifique à un autre. Mais les espèces de la troisième classe sont susceptibles de présenter, en outre, dans leur constitution moléculaire et dans quelques-unes de leurs propriétés, des modifications variées et nombreuses, lentes ou brusques, sous l'influence des conditions extérieures à l'économie ou transmises par inoculation, sans que leur composition élémentaire varie, sans que disparaissent leurs caractères spécifiques fondamentaux.

PROCÉDÉ (de *procedere*, marcher en avant; *ratio*; all. *Prozess, Experiment*; angl. *proceeding, process*; esp. *proceder*). — Manière de faire une opération chimique, pharmaceutique, chirurgicale, etc.

PROCESSIONNAIRE. — *Chenille processionnaire.* La chenille du *Bombyx processionnea*, Réaum. Elle est grise, couverte de poils, vit sur les chênes en sociétés nombreuses, qui sortent en longues files en suivant toutes la même route, et toujours rangées régulièrement en bandes de plus en plus larges à partir de la première. La piqûre de leurs poils, longs, très fragiles, cause au cheval une urtication pénible et d'assez longue durée que l'on calme avec les lotions alcooliques ou avec l'extrait de Saturne.

PROCESSUS (*processus*, action de s'avancer, de *procedere*, s'avancer). — Terme employé pour désigner l'ensemble ou l'enchaînement des phénomènes vitaux, etc.; et depuis quelques années, dans le sens de marche, progrès des lésions et des symptômes; de succession ou évolution des phases normales ou morbides des phénomènes.

PROCIDENCE. — Chute d'une partie, comme de l'iris, du rectum, de la matrice, etc.

PROCTITE. — Inflammation de l'anus (Voy. Anus).

PROCTOCÈLE. — Hernie ou chute du rectum.

PROCTORRAGIE. — Hémorragie anale.

PRODROME (de πρό, devant, et δρόμος, course; all. *Vorlaufer*; angl. *prodromus*; it. et esp. *prodromo*). — État d'indisposition, de malaise, qui est l'avant-coureur d'une maladie; phase intermédiaire à la santé et à la maladie, qui a lieu depuis l'instant où certains changements se manifestent dans la santé habituelle de l'individu, jusqu'à l'apparition des premiers symptômes.

PROLAPSUS. — Relâchement d'une partie quelconque, comme du rectum, du vagin, de la matrice, de la langue, etc.

PRONOSTIC (*Prognosis*; de πρό, d'avance, et γιγνώσκειν, connaître; all. *Prognose*; angl. *prognostic*; it. *prognosi*). — Jugement porté sur le degré de gravité, la durée, l'issue probable d'une maladie, et les accidents qui peuvent l'accompagner, par l'appréciation de l'état antérieur et de l'état actuel d'un animal malade.

En un mot, le pronostic est le jugement du praticien sur l'issue probable de la maladie. Il nécessite d'abord un diagnostic exact. Le pronostic varie suivant l'intensité et la nature des symptômes observés, le tempérament de l'animal, le service qu'il remplit, etc.

En général, les signes pronostiques se dégagent surtout des symptômes de *réaction*: ainsi une profonde dépression du système nerveux est un mauvais signe, tandis que la conservation de l'appétit est un excellent signe pronostique. L'état de la circulation, de la respiration, l'élévation de la température interne donnent des renseignements précis, pour établir le pronostic de la plupart des maladies inflammatoires et infectieuses.

Le pronostic consiste non seulement à prévoir l'issue de la maladie, mais aussi sa durée et ses suites, et ces renseignements prennent une importance très grande en médecine vétérinaire, qui doit être avant tout *économique*. Sur les animaux, il faut aussi tenir compte du retour plus ou moins complet de l'intégrité de l'organe atteint. La persistance d'une boiterie même légère est plus grave, par exemple, sur un cheval de selle que sur un cheval de gros trait.

PROPHYLAXIE (de πρό, d'avance, et φυλάσσειν, surveiller; all. *Vorbauung*; it. *prophylaxis*). — On appelle *mesures prophylactiques* celles qui sont employées pour empêcher l'apparition et le développement d'une maladie. Elles sont basées sur l'*etiologie*, indiquant les causes de la maladie. La prophylaxie est donc l'ensemble des mesures prises en vue d'empêcher le développement de ces causes ou d'arrêter ou de détruire leurs effets.

La prophylaxie est extrêmement importante dans le traitement des maladies contagieuses; ce sont ses règles qui dominent toute la *police sanitaire*. Les principales mesures prophylactiques sont l'*isolement* des malades et des contaminés; la *désinfection* et la *vaccination* ou les *inoculations* préventives.

Pour les maladies sporadiques, la prophylaxie repose sur la stricte observation des règles de l'hygiène. Bornons-nous à rappeler ce vieil adage : mieux vaut prévenir que guérir.

PROSTATE. — Anatomie. — Glande impaire et symétrique, placée à l'origine du canal de l'urètre, en travers du col de la vessie (fig. 1545). Un étranglement moyen la divise en deux lobes latéraux. Sa face supérieure répond au rectum par l'intermédiaire du tissu conjonctif. Sa face inférieure embrasse le col de la vessie et recouvre l'extrémité terminale des canaux déférents, le col ou goulot des vésicules séminales et les canaux éjaculateurs (Chauveau et Arloing).

Pathologie. — *Hypertrophie de la prostate*. — S'observe assez communément chez les vieux chiens. Elle est due à un état congestionnel de la glande ou à l'inflammation chronique d'un organe voisin (vessie, urètre).

Symptomatologie. — On note des troubles de la défécation et de la miction : défécation pénible, constipation; les mictions sont fréquentes, laborieuses surtout au début; à la longue, il y a rétention de l'urine. Le toucher rectal permet de sentir la glande hypertrophiée. La marche est pénible et caractéristique : le rein est voussé, les membres postérieurs sont écartés et n'avancent que lentement. Après un temps plus ou moins long, les animaux succombent à une complication urinaire.

Traitement. — Surtout hygiénique : régime lacté, pas d'aliments excitants, exercice. On prescrira les laxatifs, les lavements chauds, les cataplasmes émollients sur le périnée.

S'il y a rétention, on pratiquera le cathété-

risme de l'urètre ; cette opération, souvent difficile, doit être renouvelée ; si elle est impossible, on videra la vessie par une ponction faite en avant du pubis avec un aspirateur.

Lésions traumatiques. — Elles sont excep-

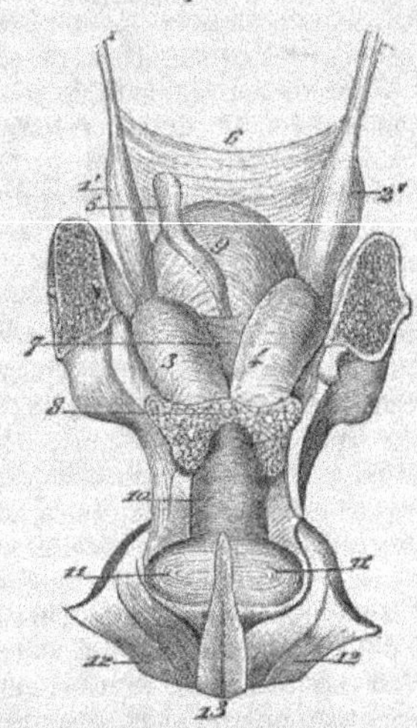

Fig. 1545. — Vue supérieure de la portion pelvienne des canaux déférents, des vésicules séminales, de la prostate, des glandes de Cowper et de la portion intrapelvienne du canal de l'urètre.

1, canal déférent gauche; 1', son renflement pelvien; 2, 2, les mêmes du côté droit; 3, 4, vésicules séminales; 5, la troisième vésicule; 6, lame séreuse unissant les canaux déférents; 7, celle qui se trouve comprise entre les deux vésicules séminales; 8, prostate; 9, vessie urinaire vue à travers le repli séreux des canaux déférents; 10, portion membraneuse ou intrapelvienne du canal de l'urètre, recouverte par le muscle de Wilson; 11, 11, glandes de Cowper enveloppées par ce même muscle; 12, 12, muscles ischio-caverneux; 13, muscle accélérateur. (A. Chauveau et S. Arloing.)

tionnelles et ne réclament aucun traitement particulier.

Prostatite. — Inflammation de la prostate. Elle est *aiguë* ou *chronique*.

Étiologie. — On l'observe rarement sur le cheval et le bœuf, plus fréquemment chez le chien.

Elle est due à des calculs urinaires arrêtés dans la région pelvienne de l'urètre, à un corps étranger du rectum, au cathétérisme de l'urètre mal pratiqué; on l'observe aussi consécutivement à la cystite, a l'urétrite ou à l'administration prolongée et à haute dose de cantharides ou d'autres médicaments qui irritent les voies urinaires.

Symptomatologie. — La défécation est d'abord douloureuse; bientôt survient une constipation opiniâtre. La miction est fréquente, douloureuse; souvent il y a dysurie ou ischurie. Il existe ordinairement de la fièvre. Ces symptômes sont ceux de l'urétrite ou de la cystite, mais si l'on pratique l'exploration ou le toucher rectal, on sent la glande volumineuse, tendue, très sensible à la pression.

Dans certains cas, des abcès se forment qui entraînent des désordres plus ou moins graves et la mort.

TRAITEMENT. — Lavements émollients, additionnés de laudanum ou de chloral. Compresses imbibées d'eau chaude ou cataplasmes émollients appliqués sur le périnée. S'il y a rétention d'urine, on pratiquera le cathétérisme de l'urètre. On ordonnera le régime lacté et des purgatifs légers.

S'il existe de la fluctuation, on ponctionnera les abcès, par la voie rectale, à l'aide d'un trocart.

Tumeurs. — Elles sont très rarement observées sur le cheval, le bœuf et le chien. Les symptômes sont ceux de l'hypertrophie prostatique.

PROSTRATION (de *prosternere*, renverser; all. *Niedergesunkenheit*; it. *prostrazione*). — Anéantissement des forces musculaires qui accompagne certaines maladies aiguës, et particulièrement les maladies typhoïdes, charbonneuses, septiques. Elle est principalement caractérisée par la lenteur et la difficulté des mouvements, l'abattement général, un changement total de l'attitude, la fréquence et la petitesse de la respiration, la faiblesse du pouls, la diminution de la chaleur cutanée, la mollesse et la flaccidité des chairs. En général elle augmente par degrés, mais elle peut aussi se manifester d'une manière presque subite. Toujours elle est d'un mauvais augure.

PROTHÈSE (de πρό, au lieu de, et τίθημι, je pose). — Partie de la thérapeutique chirurgicale qui a pour objet de remplacer par une préparation artificielle un organe ou un tissu qui a été enlevé en totalité ou en partie, ou de cacher une difformité, par exemple, appliquer un œil artificiel, remplacer par de la gutta-percha la corne d'un sabot dérobé, etc.

PROTOPLASMA (de πρῶτος, premier, et *plasma*). — La substance organisée, libre ou contenue dans l'intérieur d'une cellule, commune à tous les êtres organisés, animaux et végétaux, qui représente la *base physique de la vie* (Huxley), et qui est le point de départ de toute évolution cellulaire. C'est une matière demi-liquide, composée d'une substance fonda-

mentale, homogène, azotée, et de granulations graisseuses, amylacées, etc., de grosseur variable; elle est parfois creusée de vacuoles, petites cavités remplies d'eau qui disparaissent au bout d'un certain temps. Le protoplasma est doué de mouvements amœboïdes et de contractions amibiformes; il est doué de l'irritabilité commune à tous les éléments vivants. Lorsqu'une paroi existe autour de la masse de substance protoplasmatique, de façon à former une véritable cellule, c'est encore le protoplasma qui en constitue la partie essentielle, fondamentale, c'est à lui que la cellule doit ses propriétés vitales, que cette cellule soit animale ou végétale (dans ce dernier cas, le protoplasma est ce qu'on nomme l'*utricule azotée*); la paroi, au contraire, ainsi que les noyaux et nucléoles qui peuvent se développer dans la cellule, ne sont que des parties accessoires.

PRURIGO. — Affection cutanée caractérisée par des papules peu saillantes, assez rares, à peu près de même couleur que la peau, plus larges que celles du lichen, toujours assez discrètes, produisant une démangeaison très vive et quelquefois intolérable, signalée surtout sur les bêtes bovines par Festal, Rychner, Lafosse; elle apparaît ordinairement au printemps après la mue, avec le retour du fourrage vert; elle s'observe aussi sur le cheval et le chien (Roell. Haubner), surtout à l'époque de la mue. — Par le frottement, il se produit des excoriations, de la dépilation, et en même temps il survient de nouvelles poussées de papules; la digestion et la chaleur de l'étable augmentent la démangeaison.

TRAITEMENT. — On traitera par les laxatifs, les diurétiques et surtout le bicarbonate de soude. La région de la peau qui est le siège de l'éruption sera savonnée, lavée avec une solution antiseptique et recouverte de poudre d'amidon. On prescrira en outre un régime rafraîchissant: barbotages et mashes.

Prurigo dermanyssique. — Il est déterminé par les piqûres d'un acarien temporaire, le *Dermanyssus gallinae* (Voy. DERMANYSSE et PTIRIASE) (fig. 1546).

L'affection peut être observée sur les solipèdes placés à proximité des poulaillers; on l'a constatée aussi sur le bœuf. Elle se manifeste par une éruption de petites vésicules; l'épiderme, soulevé, se détache et il en résulte des dépilations lenticulaires donnant un aspect moucheté à la peau des animaux atteints. Ceux-ci sont en proie à un prurit intense, surtout pendant la nuit; à la suite de frottements réitérés, des croûtes et des ulcérations se produisent.

On ne le confondra pas avec la *gale sarcoptique*, qui se généralise beaucoup plus et dont les dépilations ont un caractère confluent. De plus, la proximité d'un poulailler fera soupçonner l'affection.

Traitement. — Éloigner les poules. Désinfecter

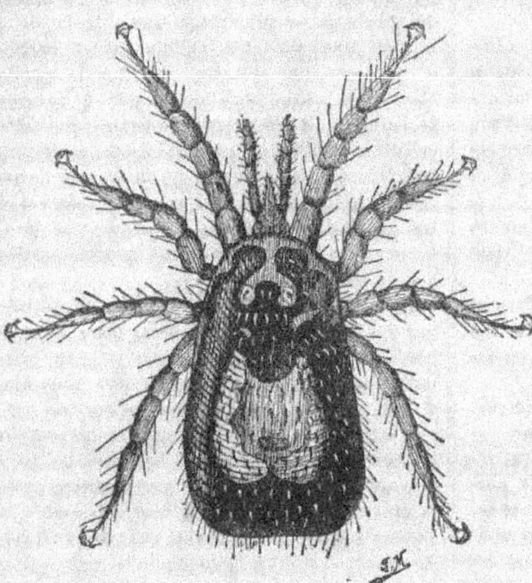

Fig. 1546. — Dermanysse: femelle ovigère vue par la face dorsale (d'après Delafond).

l'écurie. Faire des lotions émollientes ou sulfureuses sur la peau des malades.

Chez les *volailles*, le dermanysse suce leur sang, les tourmente, trouble leur sommeil; les animaux maigrissent, s'anémient, et parfois les jeunes meurent. Parfois le parasite s'introduit dans les cavités nasales qu'il irrite. — Il faut désinfecter à fond le poulailler et mettre sur les plumes des volailles malades de la poudre de pyrèthre ou un peu de pétrole.

Prurigo lombaire. — Voy. Tremblante.

PRURIT (*Pruritus*; all. *Jucken*; it. *prurito*). — Démangeaison, sensation incommode qui porte les animaux à se gratter ou à se frotter contre les corps extérieurs, et qui procède d'une irritation des extrémités nerveuses de la peau. Cette irritation peut dépendre de la présence d'un insecte, comme dans la gale, de la piqûre de certaines mouches, des poux ou d'autres insectes, de l'inflammation des téguments. Elle accompagne la plupart des éruptions cutanées

(gale, dartres, clavelée); elle peut s'observer autour des plaies, des ulcères et des fractures; d'autres fois elle ne dépend que de la malpropreté, du défaut de soins que l'on doit prendre de la peau des animaux, etc. Le frottement fait disparaître momentanément le prurit, et les animaux aiment à se frotter et à se gratter; mais la sensation agréable qu'ils en ressentent ne tarde pas à s'effacer; bientôt le prurit reparaît, et nécessite un frottement nouveau.

Plus le prurit est vif, plus l'animal se tourmente et irrite la peau, jusque même à y porter la dent, s'il le peut; il se frotte parfois jusqu'au sang; les poils sont cassés, arrachés et tombent, la région se dénude.

Traitement. — Remplir l'indication causale; soins de propreté. Savonner fréquemment la région qui est le siège du prurit, avec du savon gras, la lotionner avec une solution antiseptique, puis la recouvrir de poudre d'amidon ou de pommade de chloral au huitième, de glycérine, de vaseline boriquée ou cocaïnée. Empêcher l'animal de se gratter.

PSEUDARTHROSE (de ψευδής, faux, et ἄρθρον, articulation). *Fausse articulation.* — Articulation accidentelle, produite entre les deux abouts non réunis d'une fracture (Voy. Fractures).

PSITTACOSE ou *Septicémie des perruches.* — Affection des perruches *contagieuse à l'homme.*

La maladie est due à une courte bactérie, isolée par Nocard; elle se traduit chez les perruches par des symptômes analogues à ceux du choléra des poules à marche lente : tristesse, somnolence, inappétence, plumes hérissées, ailes tombantes, diarrhée; la mort survient en trois à cinq jours.

La maladie se transmet à l'homme qui contracte une *pneumonie infectieuse.*

La statistique de Dupuy établit que, de 1892 à 1897, on a constaté sur l'homme 70 cas de psittacose avec 24 morts; d'autres cas ont été rapportés à l'infection grippale. La transmission s'opère ordinairement par contacts directs avec les perruches malades, ou par l'intermédiaire des locaux, des objets souillés par les malades. Il sera prudent de tuer les perroquets malades et de brûler leurs perchoirs, auges, etc.

PSORIASIS. — Maladie cutanée, caractérisée par la congestion et l'épaississement du derme et par le développement de squames lamelleuses ou de croûtes blanchâtres épaisses et adhérentes.

La maladie s'observe sur les solipèdes et siège aux extrémités, surtout aux surfaces de flexion des articulations (Voy. Crevasses).

Étiologie. — Le cheval, l'âne, le mulet à tempérament sanguin ou lymphatique y sont prédisposés (*diathèse eczémateuse*). La maladie se manifeste surtout pendant les chaleurs de l'été (*psoriasis æstivalis*) et siège principalement aux surfaces de flexion des articulations. Elle semble être due à l'action irritante de la poussière, de la boue, du purin ; la tonte favorise son apparition ; elle s'observe aussi à la suite de plaies, de blessures mal pansées (prise de longe), d'applications irritantes dans les plis des jointures.

Symptomatologie. — L'affection a reçu des anciens hippiatres des noms particuliers, suivant son siège : *malandres*, quand le mal siège au pli du genou ; *solandres*, au pli du jarret ; *crapaudine*, au bourrelet ; *mules, traversines, peignes, teignes*, en arrière des tendons, aux fanons.

Au début, la peau est tuméfiée, chaude, sensible, douloureuse, puis elle s'indure, se fendille, se gerce, se crevasse ; les mouvements des articulations, les frottements incessants occasionnés par le prurit, empêchent la cicatrisation de ces crevasses qui s'agrandissent, deviennent saignantes, bourgeonneuses ; le membre s'engorge, les animaux boitent beaucoup au sortir de l'écurie. Pendant l'hiver, le suintement disparaît, les plaies se cicatrisent, mais la peau reste épaissie, congestionnée, indurée, sèche, dénudée et recouverte de croûtes épaisses, saillantes ; elle est toujours prédisposée aux crevasses, qui se montrent de nouveau au retour du printemps. Après plusieurs récidives, les engorgements des membres malades aboutissen à l'*éléphantiasis* (Voy. ce mot).

Traitement. — Prévenir, en supprimant les causes d'irritation ; *ne pas faire la toilette des crins en hiver* ; éviter dans les plis des jointures, les applications irritantes ou de corps gras qui rancissent. Soins de propreté, sécher les plis du paturon, du genou, du jarret. Traiter les crevasses commençantes. — Traiter par les savonnages, les lotions antiseptiques, les compresses antiseptiques tièdes ; applications de vaseline boriquée, ou picriquée, de glycérolé d'amidon, de glycérine iodée ou saturnée, de pommades astringentes (oxyde de zinc, pâte de Socin). Recouvrir les plaies avec des poudres antiseptiques et un pansement ; si elles sont

anciennes, les cautériser légèrement avec le nitrate d'argent, réveiller leur activité par les applications de goudron, de coaltar, d'huile de cade, parfois les curetter.

A l'intérieur, on administrera de l'acide arsénieux, de l'iodure de potassium.

PSOROPTE ou DERMATODECTE. — Parasite acarien, que l'on rencontre sur la peau des solipèdes, du bœuf, du mouton, de la chèvre, du lapin et qui détermine la *gale psoroptique* (Voy. Gales).

PTÉRYGION. — Épaississement de la conjonctive, qui empiète sur la cornée et peut gêner la vision. On en fait l'excision.

PTYALISME. — Sécrétion exagérée de la salive. Cette sécrétion est d'origine *réflexe*. On l'observe lors d'affections de la muqueuse buccale (plaie, stomatite franche ou spécifique), au cours de la fièvre aphteuse, du horse-pox, du coryza gangreneux, etc. Le ptyalisme peut être dû à l'usage de certaines substances médicamenteuses (pilocarpine) ; c'est un symptôme de l'intoxication mercurielle (emploi prolongé du calomel, du sublimé, absorption de pommade mercurielle, etc.) ou iodique (emploi prolongé de l'iodure de potassium, etc.). D'autres fois, il est consécutif à l'ingestion de plantes toxiques : moutarde des champs, ciguë, renoncule, pavot, *Arenaria serpillifolia*. On peut observer de petites enzooties de *ptyalisme essentiel* ou *sialorrhée*, sur le cheval, le bœuf, le mouton, au moment de l'alimentation par les fourrages artificiels nouveaux.

PUCE. — Insecte parasite, dont la tête est munie de mandibules dentées, de mâchoires à

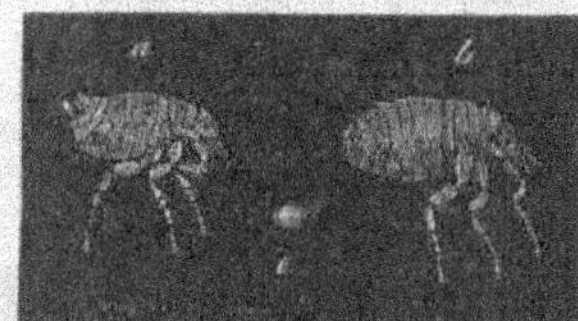

Fig. 1547. — Puce.

a, mâle ; *b*, femelle ; *c*, œuf.

palpes articulées et d'une lèvre inférieure emboîtant les autres parties, et dont les pattes sont appropriées au saut. Les femelles pondent un peu partout, sur leur hôte ou bien dans la paille, la poussière, les fissures des murs ; les œufs éclosent et donnent naissance à des larves vermiformes, qui, après s'être entourées d'un cocon pour se transformer en nymphes, engendrent l'insecte parfait (fig. 1547).

Les puces se rencontrent fréquemment sur le corps du chien et du chat (*Pulex serraticeps* et *Pulex cati*), de la poule, du pigeon (*Pulex avium*). Les solipèdes et les ruminants ne les hébergent pas.

La présence des puces occasionne des démangeaisons qui troublent la tranquillité de leur hôte.

TRAITEMENT. — Laver fréquemment le chenil avec une solution créolinée à 2 ou 3 p. 100, après l'avoir préalablement nettoyé à fond. Laver le corps des chiens avec la même solution antiseptique, ou bien l'enduire de pétrole ou

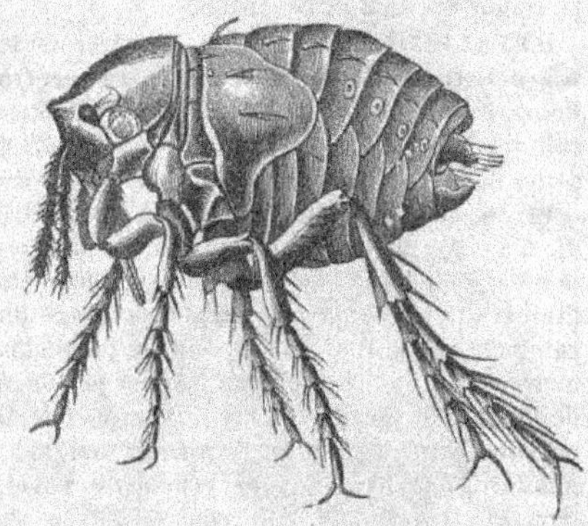

Fig. 1548. — Puce-chique.

d'huile de laurier, ou bien encore, s'il s'agit d'animaux jeunes ou délicats, insuffler entre les poils de la poudre de pyrèthre ou de staphisaigre.

Puce-chique. — Se rencontre dans les

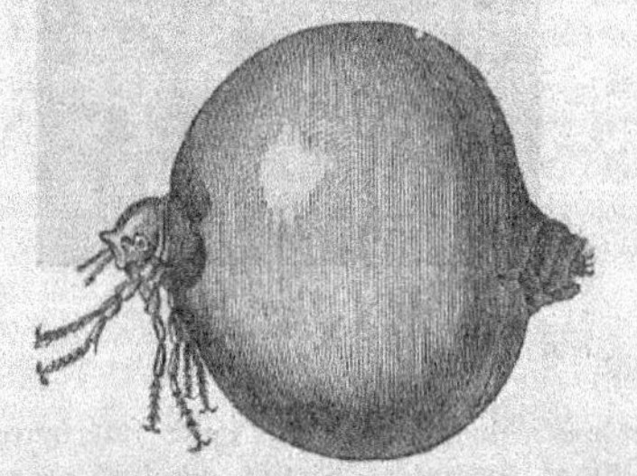

Fig. 1549. — Puce-chique gorgée.

régions équatoriales ; elle vit sur le sol des forêts, dans le sable, et se fixe sur les animaux pendant leur marche. La femelle fécondée se fixe solidement dans l'épaisseur de l'épiderme, se gorge de sang, et son abdomen devient énorme ; elle se détache au moment de la ponte (fig. 1548 et 1549).

La puce-chique détermine une inflammation vive qui aboutit souvent à l'ulcération.

On enlève les parasites à l'aide d'une épingle, en évitant de percer l'abdomen des femelles.

PUERPÉRAL (de *puerpera*, femme en couches). — Qui a rapport à la parturition et à ses suites. — La fièvre puerpérale de la femme, due au streptocoque de l'érysipèle n'a pas d'analogie avec la fièvre vitulaire de la vache, comme on l'a cru jusque dans ces dernières années.

PULMONIE. — Synonyme de *pneumonie*, et quelquefois de *phtisie pulmonaire*.

PULPES. — Voy. ALIMENTS, t. I, p. 40.

PULPES (MALADIE DES). — Gastro-entérite toxique qui s'observe sur les ruminants à la suite de l'ingestion des pulpes de betteraves, provenant des distilleries et des sucreries.

La maladie sévit surtout sur les animaux nouvellement soumis au régime des pulpes.

SYMPTOMATOLOGIE. — On observe les symptômes d'une gastro-entérite plus ou moins intense. Parfois on note des troubles cérébraux, avec vertige ou paralysie ; la mort peut survenir en cinq ou six jours. Cette dernière forme est commune chez le mouton. La maladie peut évoluer lentement (forme chronique) ; les animaux sont atteints d'une diarrhée persistante, s'anémient, deviennent cachectiques et meurent.

TRAITEMENT. — Il est surtout préventif : ne donner que des pulpes bien préparées ; pour cela, il suffit d'ajouter aux pulpes dans les silos, un peu de sel marin qui empêche les fermentations (250 grammes par 100 kilogrammes). Il faut aussi faciliter l'écoulement des liquides fermentés hors des silos.

Le traitement curatif est celui des gastro-entérites.

PULSATION. — Battement des artères qui constitue le pouls (Voy. POULS).

PUPILLE. — Voy. ŒIL (*Anatomie*).

PURGATIFS (de *purgare*, nettoyer ; all. *Abführungsmittel* ; angl. *purgative* ; it. et esp. *purgativo*). — Substances employées dans un but dépuratif ou dérivatif ; elles provoquent une augmentation des évacuations, sans avoir une action toxique (Manquat).

MODE D'ACTION. — Les purgatifs produisent une sécrétion bien accusée de liquides aux dépens de l'intestin, et accélèrent les mouvements péristaltiques (Lauder-Brunton).

EFFETS. — 1° *Mécaniques* : évacuation des excréments, des gaz, des aliments non digérés, des déchets, des microbes et produits toxiques ;

2° *Fonctionnels* : à faible dose, augmentation de l'appétit, surtout avec les amers ; à haute dose, amaigrissement.

3° *Irritants* : suivant la dose, surtout les drastiques.

4° *Consécutifs* : diminuent à la longue les sécrétions et déterminent la constipation.

5° *Sécrétoires*, variables avec les doses.

6° *Dérivatifs*, par la soustraction de l'eau et par l'afflux du sang sur l'intestin.

CLASSIFICATION. — On divise les purgatifs en :

1° *Évacuants simples* : A. *Salins* : sels de soude, de potasse, de magnésie, eaux minérales ; — B. *Cathartiques* : séné, rhubarbe, nerprun, cascara sagrada ; — C. *Mécaniques* : graines de moutarde, huiles végétales, huile de ricin, charbon végétal, lavements ; — D. *Sucrés* : manne, tamarin, casse, miel, etc.

2° *Dérivatifs* ou *drastiques* : A. *Cholagogues* : aloès, podophyllin, évonymine ; — B. *Hydragogues* : calomel, jalap, turbith végétal, scammonée, gomme-gutte, coloquinte, élatérium, bryone, huile de croton.

MODE D'ADMINISTRATION. — 1° Lorsqu'on le pourra, mettre l'animal à un régime préparatoire, pendant deux ou trois jours : lait, pour le *chien*, le *chat*, le *porc* ; grains cuits, pour les *herbivores*.

2° Administrer le purgatif sous forme de breuvage, de bol, de pilule, etc.

3° Éviter le froid pendant quarante-huit heures.

4° Pour hâter et augmenter l'action du purgatif, au bout de vingt-quatre heures : courte promenade, lavement d'eau chaude ou de glycérine.

DOSES :

Tartro-borate de potasse et bitartrate de potasse.

Poulain	60 à 75	grammes.
Grands herbivores	50 à 100	—
Chien	1 à 5	—

Entérite et ictère.

Citrate de magnésie.

Petits animaux	30 à 70	grammes.

Sulfate de soude.

Cheval	500 à 1000	grammes.
Bœuf	250 à 500	—
Petits ruminants	100 à 150	—
Porc	80 à 100	—
Chien	10 à 80	—
Chat	2 à 10	—

Huile de croton.

Bœuf	X à XV	gouttes.
Cheval	XV à XXX	—
Chien	I à V	—
Porc	III à V	—
Petits ruminants	VIII à X	—

Dans l'huile ou une solution mucilagineuse.

Protochlorure de mercure.

Cheval	4 à 8	grammes.
Bœuf	3 à 6	—
Porc	2 à 4	—
Chien	0,50 à 1	gramme.

Mann, casse et tamarin.*

Chien et porc (selon la taille)	10 à 60	grammes.
Chat	5 à 10	—

En solution dans le lait.

Sirop de nerprun.

Grands herbivores	150 à 200	grammes.
Moyens animaux	50 à 100	—
Chien	30 à 60	—

Ne pas l'utiliser pour les jeunes chiens malades d'entérite.

Rhubarbe.

Cheval	250	grammes.
Porc	100	—
Chien	3 à 8	—
Chat	2 à 3	—

Huile de ricin.

Cheval	250 à 800	grammes.
Bœuf	500 à 1000	—
Chien	15 à 50	—
Mouton	50 à 100	—
Porc	50 à 100	—
Chat	5 à 15	—

Aloès.

Grands ruminants	60 à 100	grammes.
Petits —	25 à 50	—
Solipèdes	30 à 45	—
Chien	2	—
Chat	0ᵍʳ,25	

L'aloès se donne généralement en bols au cheval et en breuvages au *bœuf*.

Contre-indications. — Ne pas administrer l'aloès aux animaux pléthoriques, nerveux, ni aux femelles en état de gestation.

Injections intraveineuses de chlorure de baryum, de bromhydrate d'arécoline ou *souscutanées* de pilocarpine, d'ésérine, de vératrine (Cagny, *Formulaire*).

PURIFORME. — Qui ressemble au pus.

PUR SANG ANGLAIS (**Cheval de**) ou *cheval anglais de course* (the *Race-Horse*). — ORIGINE. — La race du pur sang anglais (*thorough bred*) descend du cheval asiatique. Les anciennes chroniques saxonnes mentionnent que Jacques Iᵉʳ aurait acheté un cheval turc appelé *the White Turk* (le Turc blanc) ; puis plus tard le duc de Buckingham introduisit un étalon barbe. D'après le *Stud-Book*, ou livre généalogique des chevaux de pur sang, l'origine de ceux-ci du côté de la ligne paternelle remonte à *Darley Arabian*, étalon syrien importé en Angleterre au commencement du xviiⁱᵉ siècle. Des autres étalons orientaux, arabes, turcs, barbes, persans, qui participèrent à la création du pur sang, deux laissèrent également une postérité glorieuse : l'arabe *Godolphin Arabian*, acheté par lord Godolphin qui l'avait rencontré dans les rues de Paris traînant un tonneau de porteur d'eau (Sanson), et le turc *Byerley* ou *Byerley Turk*, capturé pendant le siège de Vienne par les Turcs en 1689.

Éclipse, ce cheval resté si célèbre dans les annales des courses, né en 1764, descend de *Darley* et de *Godolphin*.

Du côté de la ligne maternelle, l'origine du pur sang est moins certaine. Quelques auteurs prétendent que les premiers chevaux de la race descendent de « juments royales » importées d'Orient sous le règne de Charles II. D'autres prétendent que les premières juments avec lesquelles on accoupla les étalons orientaux étaient du type asiatique importé par les Normands ou bien lors des migrations préhistoriques des Aryas ! Ce ne sont que de vagues suppositions qui n'ont d'ailleurs que peu de valeur. En admettant même que les premières mères fussent de race plébéienne, « il nous suffit de savoir que les filles de ces mères ont été accouplées avec des étalons arabes jusqu'au delà de la quatrième génération, et que les opérations de reproduction ont toujours été accompagnées d'une sélection attentive, pour être assuré que bientôt après l'introduction de ces étalons, il n'y aurait plus eu dans leur descendance que des individus purs de leur race » (A. Sanson).

CARACTÈRES. — Le cheval de pur sang est bâti en mode de vitesse, c'est l'*ultra-longiligne* de Baron. Sa taille, très variable, est assez grande, 1ᵐ,58 à 1ᵐ,62 en moyenne. Sa tête est tantôt carrée, tantôt légèrement moutonnée, mais toujours petite, expressive et bien attachée. Son encolure légère, souvent longue, a des saillies et des creux bien accusés. Son garrot est sec, saillant. Sa ligne du dessus est belle, parfois un peu longue. Sa croupe est très longue, très musclée et dirigée presque horizontalement. Sa poitrine est haute, large, profonde. Ses membres sont longs, surtout dans leurs rayons supérieurs ; les articulations sont bien développées et les angles articulaires sont très ouverts, dispositions favorables à la vitesse. L'arrière-main est souvent un peu plus haut que l'avant-main. Mais cette différence disparaît généralement à l'âge adulte.

Le cheval de pur sang se remarque surtout par le grand développement en longueur des grandes lignes du tronc comme des rayons des membres, par le peu de développement des organes abdominaux comparativement aux organes thoraciques, par la finesse de la peau, les reflets brillants de la robe généralement bai ou alezan, par l'extrême densité et la sécheresse des tissus. Au galop, il tient la tête basse, l'encolure semble former une ligne continue avec la ligne dorso-lombaire, ses allures sont rasantes, son pas est généralement long, son galop est très coulant.

L'abus de l'entraînement, surtout à un âge où les chevaux ne sont pas encore formés, les accouplements mal compris donnent souvent naissance à des chevaux de pur sang défectueux, à des « claquettes » à la poitrine étriquée, aux membres longs, grêles et couverts de tares.

UTILISATION. — Le pur sang est le cheval de selle par excellence. Même avant l'introduction du premier étalon arabe, les courses existaient en Angleterre : c'étaient des épreuves de vitesse et de fond. « Elles n'ont pas été discontinuées depuis, et il est incontestable que les mérites particuliers des plus célèbres coureurs de l'Angleterre, inscrits au *Stud-Book*, sont dus au mode d'éducation qui leur est imposé pour les préparer aux exercices du turf, en un mot à l'entraînement méthodique. » (A. Sanson.) Le pur sang a été progressivement et incessamment perfectionné dans ses produits par la nourriture, l'éducation et la sélection. Et Percivall prétend avec raison que ces trois circonstances, et surtout la dernière, ont exercé plus d'influence sur les qualités de la race que les caractères originels ou les attributs des parents.

DU CHEVAL DE PUR SANG AU POINT DE VUE DE L'AMÉLIORATION DES RACES. — Les courses constituent un mode de sélection, un *moyen* d'améliorer la race ; elles ne sont pas, comme certains sont trop portés à le croire, *un but*. Le *but* est de constituer une réserve de sang pur à laquelle on doit revenir puiser périodiquement pour donner aux races diverses l'énergie et la qualité qui disparaîtraient vite s'il n'était fait de fréquents retours à la famille noble. Quand on veut faire un mélange quelconque, le mélange n'ira-t-il pas s'altérant de plus en plus, si l'on n'a soin d'y adjoindre de temps en temps, fréquemment, quelque quantité de la *teinture mère*?

D'où trois catégories de chevaux de pur sang.

La première constitue la *réserve*; elle est destinée à garder précieusement le dépôt du sang pur. Ce seront les lauréats des grandes épreuves classiques exclusivement consacrées à perpétuer la race pure (fig. 1550).

La figure 1550 reproduit le cheval de courses

dégénérés que soient ceux qui la composent, comme bon sang ne peut mentir, ils révèlent encore des trésors d'endurance que leur aspect minable ne laisse pas soupçonner.

Les animaux de première catégorie atteignent une valeur considérable. Voici les prix de quelques étalons, poulinières et poulains d'un an (*yearlings*).

POULAINS

En 1898, *Giralda* (M. Ed. Blanc), 40 000 fr.; *Doux Pays* (M. Caillaut), 65 400 fr.; *Maltais*

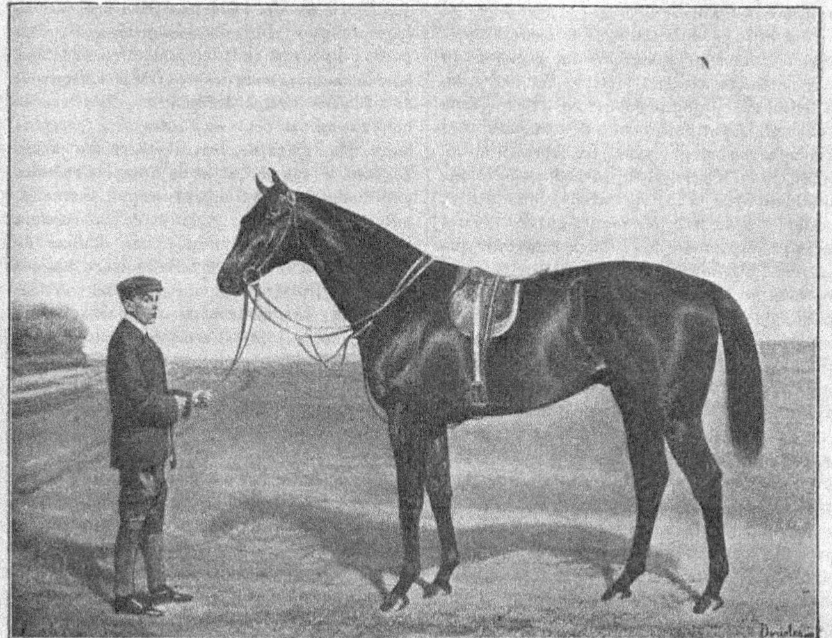

Fig. 1550. — *Doriclès*, pur sang anglais bai, né en 1898, par *Florizel II* et *Rosati*.

Doriclès à l'âge de quatre ans. Il appartenait alors au baron L. de Rothschild et est, depuis 1902, étalon au haras de Mortefontaine, appartenant à M. le duc de Gramont.

La seconde sera employée aux *mélanges*. Elle *améliorera* les races locales, leur redonnera la trempe et l'énergie qui leur permettront de conserver et de développer leurs qualités particulières.

La troisième (n'en parlons que pour mémoire, malgré son importance numérique) constitue le *rebut*. Elle désertera rapidement les rubans du starting pour les brancards d'un fiacre; si

(M. Caillaut) 51 000 fr. — En 1900, *Le Souvenir* (duc de Gramont), 85 000 fr.; *Faïence* (M. Wysocki), 25 500 fr.

POULINIÈRES

Wandora (M. Ed. Blanc), 90 000 fr.; *May Pole* (M. de St-Phalle), 40 000 fr; *Adoration* (M. Ed. Blanc), 65 625 fr.; *Jocasta* (M. Ed. Blanc), 48 562 fr.; *Lilythorn* (M. Ephrussi), 39 000 fr.; *Simoon* (M. Ed. Blanc), 80 000 fr.; *Royal Abbess* (duc de Brissac), 25 000 fr.; *Thames Valley* (M. E. Veil Picard), 30 000 fr.; *Limonade* (M. Ephrussi), 20 000 fr.

PRINCIPAUX ÉTALONS.

Xaintrailles, 200000 fr.; *The Bard*, 250000 fr.; *Fousi Yama*, 250000 fr.; *Simonian*, 75000 fr.; *Saint-Damien*, 75000 fr.; *Le Sagittaire*, 150000 fr.; *Winkefield's Pride*, 175000 fr.; *Palmiste*, 100000 fr.; *Mosque*, 150000 fr.; *Childwick*, 150000 fr.; *Flying Fox* (37500 guinées), 984375 fr.

L'État a donné son chiffre maximum de 150000 francs pour : *Bérenger*, *Clamart*, *Ragotsky*, *Rueil* et *Frontier*.

Il n'est question ici que des étalons de pur sang les plus renommés parmi ceux qui se trouvent en France.

Pour cette première catégorie, il serait téméraire de croire qu'en mariant une gagnante du prix de Diane avec un « Derby Winner », on constituerait chimiquement un crack. Trop d'exemples montrent qu'une telle «combinaison» d'éléments n'est pas sûre. La fabrication du grand cheval n'a rien à voir avec les opérations de laboratoire. Qui ne pourrait citer de nombreux exemples d'illustres vainqueurs qui ont été des auteurs fort médiocres ! On a remarqué que souvent les grands vainqueurs de courses sont devenus de médiocres reproducteurs ; cela est même plus fréquent pour les juments.

La raison principale est incontestablement que l'animal subit à l'entraînement une excellente gymnastique qui développe ses muscles, à condition que l'on n'outrepasse pas la durée de l'effort. Les sujets arrivés jeunes au haras, n'ayant pas subi un nombre trop considérable d'épreuves sévères, n'ayant pas vu leur *chaudière* brûlée par le combustible qu'est l'avoine et leur jeu d'articulations soumis à un exercice prolongé jusqu'à l'usure, sont dans de meilleures conditions pour produire. Ils ne sont pas étiolés, ils ne sont pas vidés ; leurs organes ne se sont pas atrophiés sous l'action répétée d'efforts excessifs. Cette remarque a son application plus peut-être chez la jument que chez le cheval ; un entraînement prolongé développe ses muscles au détriment des organes générateurs ; son tempérament, soumis à une action excitante pour les courses, doit être rafraîchi pour la conception ; sinon, si elle engendre, elle n'aura pas de lait pour nourrir son enfant et celui-ci s'en *souviendra* toujours.

Aussi, quelque glorieuse que soit sa carrière de courses, faut-il impitoyablement proscrire du haras une jument manquant de tempérament ou conservée trop d'années dans les écuries de courses.

Certains haras ont produit des poulinières excellentes de la façon suivante : on choisit des pouliches d'une bonne origine et ayant une belle conformation que l'on envoie au dressage et à l'entraînement avec les autres ; mais à la fin de leur deuxième année sans avoir couru, elles sont renvoyées au haras et saillies à trois ans.

Dans la deuxième catégorie, il faut chercher des sujets ayant témoigné en courses une qualité suffisante (l'endurance étant à demander plus que la vitesse) et ayant un modèle fort et harmonieux. Tels chevaux admirablement bâtis en coursiers, en flèche, feront de très médiocres améliorateurs. La robustesse, les proportions harmonieuses, la bonne *soudure* des différentes parties du corps, sont les premières qualités à leur demander. Deux propres frères ont souvent des qualités toutes différentes : l'un fera de bons chevaux de courses ; l'autre, plus fort, plus large, plus rustique, fera d'admirables métis. Tel était le cas de *Zut* et de *Réussi*, le premier père de nombreux vainqueurs en plat, le second, auteur d'un grand nombre de carrossiers légers aux allures relevées. Ces étalons de croisement d'un modèle bien choisi et adaptés aux races diverses font merveille : tel conviendra mieux aux nivernaises, aux normandes et percheronnes légères avec lesquelles il fera de forts irlandais, tel autre avec les bretonnes produira d'excellents cobs, un troisième avec les juments du Midi donnera de charmants chevaux de hussards.

Les fils de *Bruce*, de *Fricandeau*, de *Border Minstrel*, de *Grandmaster*, d'*Energy* ont été en particulier d'excellents améliorateurs.

Il est curieux de rappeler comment certaines familles d'éleveurs ont, par leur fidélité au même courant de sang apporté dans leur haras par un cheval d'ordre, donné leur nom à une *race* de pur sang. La race Lupin (*Dollar*), la vraie race française, la race Delamarre (*Vermout*), la race Aumont (*Saxifrage*), la race Schickler (*Atlantic*) sont les plus connues et laisseront de nombreuses et durables traces dans l'élevage du pur sang en France.

On a eu recours au pur sang pour améliorer la plupart de nos races chevalines françaises. Les croisements alternatifs du cheval de pur sang avec les races normande et du Midi (barbe, tarbaise) ont donné des races métisses, anglo-normande et anglo-arabe, enviées par les autres nations.

PATHOLOGIE. — Les signes caractéristiques de la pathologie des chevaux de courses sont : l'exagération de la douleur et des symptômes fébriles. Qu'il s'agisse d'une blessure ou d'une maladie interne, que l'affection soit grave ou légère, le cheval de courses présente de suite les symptômes d'une douleur intense et d'une forte fièvre. Au début de la fièvre typhoïde, par exemple, les températures rectales de 40° et même de 40°,5 sont fréquentes ; quelle que soit l'affection, le pouls est plein et fort, l'œil injecté, le murmure respiratoire exagéré dans les deux poumons. On pourrait croire à une forte congestion pulmonaire. Il n'en est rien, et il ne faut pas trop prendre au sérieux des symptômes qui seraient très graves s'ils étaient observés sur un malade moins nerveux.

Mais ce n'est pas tout, l'entraînement ne développe pas seulement l'excitabilité du système nerveux, il agit de même sur la circulation et la respiration ; aussi, sur les chevaux de courses, les réactions de la chimie cellulaire se font normalement, de sorte que s'il n'y avait pas cette exagération de la sensibilité, on pourrait donner l'organisme du cheval de courses comme un type de fonctionnement régulier de toutes les fonctions physiologiques ; au point de vue pathologique, il en résulte un autre signe particulier, la régularité et l'intensité de la réaction de l'organisme, contre toutes les causes de maladies.

Il faut tenir compte de tout cela dans la thérapeutique du cheval de courses ; il faut se préoccuper d'abord de diminuer la douleur, et ensuite, suivant une expression vulgaire, « laisser agir la nature », c'est-à-dire se borner à bien examiner l'effort de réaction de l'organisme, se contenter de le régulariser, sans jamais vouloir l'exciter ou le suppléer.

Prenons comme exemple de maladie interne, une affection typhoïde avec température rectale de 40° ; la révulsion sera obtenue avec une seule application de moutarde sur les reins, moins douloureuse que celles faites sur les côtes, ou sous le ventre ; pour diminuer la fièvre, on utilisera la saignée et le sulfate de quinine, associé à la vératrine, à la pilocarpine et à l'ésérine, dont on cessera l'emploi dès que la température sera descendue à 38°,5 ou à 39°, c'est-à-dire aussitôt que l'effort de réaction de l'organisme ne sera plus tumultueux. Je ne m'occupe pas des autres moyens, aération, purgatifs légers, etc.

Prenons maintenant comme exemples d'affection externe, un effort de boulet, ou un effort de tendons ; au lieu de mettre de suite un vésicatoire, il faudra commencer par diminuer la douleur par les bains chauds et les cataplasmes. En agissant ainsi, on a aussi l'avantage de voir l'emploi des vésicatoires ne pas laisser un engorgement persistant.

L'emploi des vésicatoires, comme celui des cautérisations, doit être prohibé pendant les fortes chaleurs ; sauf, bien entendu, pour les cas de coups faisant craindre une fêlure d'un os des membres ; il faut alors, quand même, utiliser les vésicants.

Lorsque la température devient élevée, le cheval de courses auquel un vésicatoire a été mis, ou une cautérisation a été faite, présente des symptômes extraordinaires de douleur, même lorsque la période inflammatoire des premiers jours a déjà disparu. On peut citer des exemples de chevaux qui sont devenus fourbus, et qu'il a fallu abattre, parce qu'on leur avait mis un vésicatoire par une température trop élevée, et qu'on les avait laissés attachés.

J'ai dit que sur le cheval de courses toutes les réactions de la chimie physiologique se font bien ; il s'ensuit que dans les cas de blessures et surtout d'opérations comme la castration, la cicatrisation doit se faire normalement et rapidement ; le cheval de courses étant entretenu dans des conditions de propreté, et sa réaction vitale lui permettant de lutter contre les microbes, il en résulte que, chez lui, la cicatrisation se fait souvent sans suppuration.

Il semble donc qu'il doit y avoir avantage à pratiquer les opérations comme la castration sur le cheval en plein entraînement, puisqu'il est alors à son maximum de développement physiologique.

Ce serait exact, s'il n'y avait pas à tenir compte de la douleur. Les chevaux entraînés souffrent beaucoup après l'opération, mais surtout ils se défendent pendant cette opération, et les fractures de la colonne vertébrale sont alors relativement fréquentes. Voici, dans la pratique, ce qu'il y a à faire pour profiter des avantages de l'entraînement, et éviter ses inconvénients. Au lieu d'opérer de suite, on supprime tout travail pendant une quinzaine ; on donne comme nourriture des aliments cuits, avec le son, la graine de lin, sans avoine, puis on fait prendre un bol d'aloès au cheval et c'est le lendemain ou le surlendemain de la purgation que l'on opère. Le système nerveux est relativement déprimé, et cependant l'énergie des réactions vitales est à peu près intacte. Par précaution, pendant l'opération, on utilisera les anesthésiques, non pas pour obtenir une anesthésie complète, ce qui est inutile et difficile à réaliser, mais pour obtenir simplement une diminution des mouvements de défense de l'opéré.

On utilisera les lotions antiseptiques chaudes ou tièdes et en même temps les applications anesthésiques.

La rapidité de la guérison des contusions et des blessures, sur les chevaux de courses, n'a rien d'anormal au point de vue de la pathologie comparée ; on observe la même chose sur les hommes de sport (boxeurs, marcheurs, etc.) bien entraînés.

PURULENT. — Qui est de la nature du pus ou bien qui en a l'aspect (Voy. Abcès).

PURULENTE (INFECTION). — Voy. Infection purulente.

PUS (*pus*, πύον ; all. *Eiter* ; angl. *pus*, *matter* ; it. *marcia*, *pus* ; esp. *materia*, *pus*). Synonyme : *matière*. — Humeur de production accidentelle, composée d'un *sérum* qui tient en suspension des leucocytes, appelés alors *globules du pus*

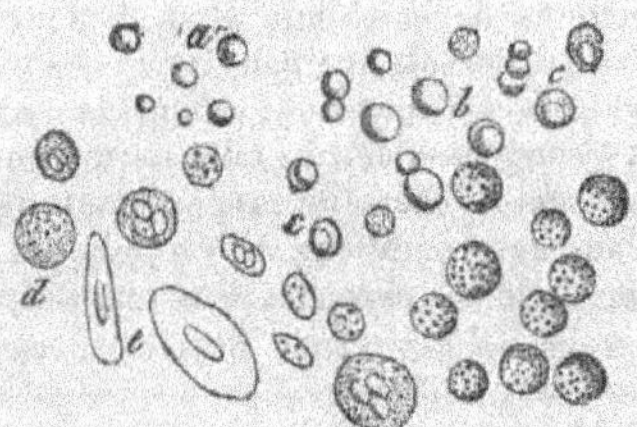

Fig. 1551. — Globules du pus.

a et *b*, gouttes d'huile ; *d*, globules à noyaux.

(fig. 1551). Le pus est un liquide jaunâtre, alcalin, limpide au début de sa formation, plus ou moins troublé et coloré ensuite par la production de plus en plus abondante des leucocytes, puis revenant à l'*état séreux*, lorsque la génération des éléments anatomiques de réparation l'emporte sur celle des leucocytes de *suppuration*. Le sérum se compose : 1° d'eau et de sels d'origine minérale (chlorures, sulfates, phosphates alcalins et terreux); 2° de principes graisseux et de cholestérine; 3° de pyine et d'albumine, accompagnées d'un peu de fibrine dans le pus des séreuses. Outre les globules de pus, granuleux ou non, le sérum tient souvent en suspension des gouttes d'huile (*a*, *b*), des granulations moléculaires plus ou moins abondantes, et des globules du sang. Ce produit varie nécessairement suivant la nature de l'organe malade, suivant le degré et la nature de l'inflammation, suivant le caractère de la plaie et l'époque de la suppuration.

Le pus est dit *séreux*, lorsqu'il est demi-transparent, très fluide par suite de la prédominance du sérum par rapport aux éléments en suspension ; *louable* ou *phlegmoneux*, lorsqu'il est blanc, ou jaunâtre, ou verdâtre, épais, crémeux, par prédominance de la masse des globules par rapport à celle du sérum. Les globules *pyoïdes* ou sans noyaux prédominent toujours sur les globules à noyaux (*d*, *d*), dans le pus des séreuses, des synoviales, des cavités de l'œil et des vaisseaux; là il est rare de trouver plus d'un ou deux noyaux dans les globules qui en renferment.

Le *muco-pus* des muqueuses tient en suspension des leucocytes du mucus.

Le *pus concret* est formé de plaques demi-solides que l'on trouve dans les plaies d'été, dans les collections de sinus anciennes (Voy. ces mots).

Pseudo-pus. — Nom donné aux liquides qui ont la couleur du pus, sans en avoir la composition. Le pus doit sa couleur aux éléments anatomiques qu'il tient en suspension, et qui réfléchissent la lumière en jaune grisâtre. Beaucoup d'humeurs peuvent tenir en suspension des éléments anatomiques réfléchissant ainsi la lumière, tout en offrant des caractères de forme, de volume et de structure qui en font des espèces différentes des *globules de pus*. L'urine des bassinets, surtout sur les chevaux gras, tenant des épithéliums en suspension, en est un exemple. Les globules blancs du sang, accompagnés de fibrine à l'état de fines granulations moléculaires flottant dans un sérum, en sont d'autres exemples dans les caillots polypiformes du cœur, des gros vaisseaux, etc.

Le pus des œdèmes consécutifs aux injections sous-cutanées d'essence de térébenthine n'est pas microbien.

PUSTULE. — Ce mot désigne généralement une très petite tumeur cutanée qui suppure au sommet.

PUSTULE MALIGNE. — Voy. Charbon.

PUTRÉFACTION (*putrefactio*, σῆψις ; all. *Fäulniss*, *Verwesung* ; angl. *corruption* ; it. *putrefazione* ; esp. *putrefaccion*). — La putréfaction est la décomposition que subissent les corps organisés dès que la vie les a abandonnés; elle est l'opposé de la vie. Les microbes sont les agents de ce travail de décompostion. L'air, l'eau, la chaleur, la lumière, la nature même des corps de décomposition influent considérablement sur la putréfaction. Sur les cadavres, la putréfaction survient plus rapidement lorsqu'ils sont placés en milieu humide, à une température modérée. Lorsque les animaux ont succombé à certaines infections (charbon), la putréfaction des cadavres est très rapide.

PUTRIDE (INFECTION). — Encore appelée *intoxication putride* ou *septicémie chronique*, elle est une complication des blessures, des vastes plaies suppurantes ou gangreneuses. Elle est très variable dans ses caractères, dans sa marche, et sa nature même n'est pas parfaitement déterminée. Elle diffère cependant de la *septicémie* par son évolution plus lente et par l'absence d'inflammation gangreneuse de la zone péritraumatique, et de l'*infection purulente*, parce qu'il n'existe pas d'abcès métastatiques disséminés dans les organes.

L'infection putride semble être un empoisonnement de l'organisme par les toxines, les ptomaïnes, les liquides putrides élaborés au niveau des foyers suppurants ou gangreneux ; souvent, en outre, des microbes divers (microcoques, staphylocoques, bactéries) sont absorbés au niveau des plaies.

Suivant l'abondance, la toxicité des produits absorbés, la virulence des microbes, l'infection putride évolue plus ou moins rapidement. Parfois elle tue en quelques jours, mais généralement sa marche est plus lente.

Les *symptômes* sont à peu près ceux de l'infection purulente ; à la longue, les sujets affaiblis, anémiés, considérablement amaigris, meurent dans le marasme.

TRAITEMENT. — 1° *Préventif.* — Donner écoulement au pus par des débridements, des contre-ouvertures, des drainages, etc. Traiter les plaies par l'antisepsie.

2° *Curatif.* — Ici encore il faut faciliter le plus possible l'écoulement du pus, multiplier les irrigations désinfectantes, les pulvérisations, les bains antiseptiques. Si la plaie est très vaste, on conseille de détruire sa couche superficielle par le fer rouge. Recouvrir les plaies qui suppurent abondamment d'une poudre absorbante (charbon, coaltar, mélange de tanin et d'iodoforme).

A l'intérieur, on prescrira les excitants : vin, alcool, café, thé, thé de foin ; les diurétiques et les laxatifs ; les antiseptiques internes ; les toniques.

PUTRIDITÉ (*putriditas*, σηπεδών ; all. *Putridität*, *Fäule* ; angl. *putridity* ; it. *putridità* ; esp. *putridez*]. — L'état des matières en voie de putréfaction. Le premier degré de l'état cadavérique rend souvent virulents les tissus et les humeurs. La putridité survenant fait disparaître cette

virulence, d'autant plus qu'elle se prolonge davantage.

PYÉLITE. — Inflammation du bassinet du rein. Parfois la phlegmasie se propage au rein (pyélo-néphrite). On l'a observée sur le cheval.

ÉTIOLOGIE. — « La pyélite est une maladie par infection *ascendante*. L'infection est préparée ou facilitée par un obstacle plus ou moins complet à l'écoulement de l'urine. » (Cadéac) Les calculs, la cystite sont souvent le point de départ de la maladie.

SYMPTOMATOLOGIE. — Difficulté plus ou moins grande à l'excrétion de l'urine ; il y a souvent complication d'hydronéphrose. Les symptômes consécutifs sont ceux de l'intoxication urémique à marche lente : inappétence, prostration profonde, dépression des forces, amaigrissement, œdème des parties déclives, sensibilité parfois extrême des reins, oscillations étendues de la température.

ANATOMIE PATHOLOGIQUE. — La muqueuse du bassinet est rouge, tuméfiée, parsemée de taches hemorragiques, ou bien épaissie, fibreuse ; elle est recouverte de sédiments urinaires plus ou moins durs. Quand il y a pyélo-néphrite, le rein est augmenté de volume, et le bassinet est largement dilaté.

Le *diagnostic* est presque impossible à porter.

Pyélo-néphrite bacillaire. — Inflammation étendue aux diverses parties de la muqueuse urinaire, déterminée par un bacille. La maladie est spéciale aux bovidés ; elle affecte presque exclusivement les femelles adultes.

ÉTIOLOGIE. PATHOGÉNIE. — Infection par un bacille spécifique aérobie. Ce dernier cultive à la surface des plaies vaginales, au pourtour du méat urinaire, à l'extrémité de la verge chez le mâle ; puis l'infection s'opère de proche en proche par une culture dans les couches superficielles de la muqueuse de l'urètre, de la vessie, de l'ure-tère et du bassinet. En même temps que le bacille, des microbes de la suppuration peuvent pénétrer jusqu'au rein, par une marche ascendante.

Cadéac combat l'idée de la spécificité du bacille de la pyélo-néphrite ; il pense, avec Kitt, que l'infection au début est toujours polymicrobienne.

SYMPTOMATOLOGIE. — La maladie évolue sous une forme aiguë ou sous une forme chronique.

a. *Forme chronique.* — Durant quelques semaines on observe une diminution de l'appétit, une rumination irrégulière, de l'amaigrissement. Puis des signes plus précis apparaissent : coliques avec efforts de défécation et rejet d'excréments durcis, mictions fréquentes ; l'urine rejetée est trouble, épaisse, de teinte brune ou rouge-brique et renferme des petites masses blanchâtres, elle est fortement alcaline et albumineuse, son poids spécifique est élevé d'un tiers, elle laisse déposer une épaisse couche sédimenteuse constituée en grande partie par des amas de la bactérie spécifique ; les reins sont très sensibles à la pression.

À l'exploration rectale, on sent la vessie vide, rétractée ; parfois l'un des uretères est transformé en un épais cordon fibreux, dur ; l'un des reins a doublé ou triplé de volume et est très douloureux à la palpation.

Ces symptômes s'aggravent en quelques semaines ; l'appétit est irrégulier ; des coliques et des troubles digestifs surviennent fréquemment. Le malade, affaibli, amaigri, est sacrifié ou meurt cachectique.

b. *Forme aiguë.* — La maladie est annoncée par des symptômes généraux : tristesse, diminution de l'appétit, hyperthermie (39° à 40°), accélération de la circulation et de la respiration ; l'abdomen est volumineux, le flanc est sensible aux pressions ; les mictions sont fréquentes ; l'urine, peu abondante, a une apparence normale.

Après quatre à huit jours, l'urine prend une teinte foncée, devient albumineuse ; l'exploration rectale décèle l'augmentation de volume d'un des reins. La maladie peut passer à l'état chronique ; ou bien l'urine reprend ses caractères normaux, mais en aucun cas la guérison n'est obtenue, car les rémissions sont suivies d'une rechute et l'animal doit être sacrifié (Nocard et Leclainche).

Anatomie pathologique. — Les lésions sont étendues à toute la muqueuse urinaire, depuis l'orifice urétral jusqu'au bassinet. La muqueuse est congestionnée, épaissie, enflammée. Les altérations sont étendues à l'uretère et au rein d'un côté seulement ; l'uretère forme un cordon fibreux, dur, obstrué par places ; le rein est volumineux, de teinte gris jaune, parsemé de taches hémorragiques ; il est congestionné au début et, à une période avancée, on note les lésions de la néphrite interstitielle ; le bassinet est dilaté.

On observe presque toujours des lésions anciennes ou récentes des voies génitales (inflammation, plaies, abcès) (fig. 1552).

Diagnostic. — Basé au début sur la fréquence des mictions, la douleur qui les accompagne,

l'amaigrissement du sujet. Les commémoratifs mettent sur la voie : généralement la maladie apparaît après un part laborieux ou défectueux. La coloration foncée de l'urine et les

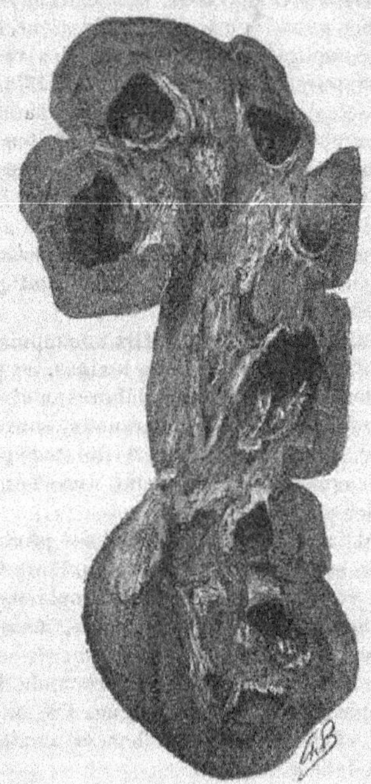

Fig. 1552. — Pyélo-néphrite ascendante du bœuf (d'après Porcher).

signes fournis par l'exploration rectale permettent de la diagnostiquer.

Pronostic. — Très grave.

Traitement. — Il est entièrement prophylactique : lors de part laborieux, irriguer fréquemment la cavité vaginale, désinfecter les plaies, laver la vulve, tenir les animaux sur une litière propre.

Dès que la maladie est diagnostiquée, il vaut mieux sacrifier les malades pour la boucherie.

PYOGÈNE (MICROBE) — Microbe du pus. — Les plus ordinaires sont les staphylocoques et le streptocoque.

PYOGÉNIE. — Production du pus.

PYOGÉNIQUE (MEMBRANE). — Voy. Abcès.

PYOHÉMIE (de πύον, pus, et αἷμα, sang ; all. *Pyaemie* ; angl. *pyohemia* ; it. *pyemie*). — *Infection purulente.* — Voy. ce mot, t. II, p. 24.

PYOPHTALMIE ou *Hypopyon*. — Collection de pus ou de matière pyoïde dans la chambre antérieure de l'œil. Voy. FLUXION PÉRIODIQUE.

PYOPHTISIE. — Marasme général à la suite d'un fort écoulement purulent, d'une forte

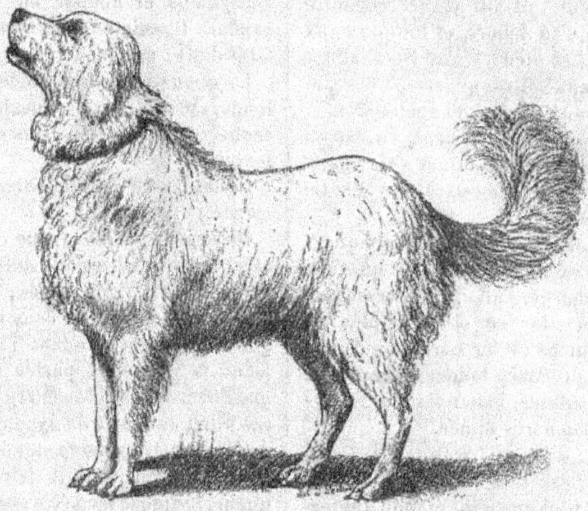

Fig. 1553. — Chien des Pyrénées.

suppuration externe ou interne ; on la constate parfois sur le cheval à la suite du mal de garrot et d'autres maladies.

PYORRAGIE ou PYORRHÉE. — Écoulement très abondant et subit de pus.

PYRÉNÉES (CHIEN DES). — Le plus grand des chiens de montagnes (0 m,55 à 0 m,65), ayant le poil dur, long et fourni, blanc avec taches au cou et à la tête qui est volumineuse avec oreilles tombantes (fig. 1552). Ces animaux, utilisés pour la garde des troupeaux, ont la marche lente, un peu lourde, leur caractère est bon et affectueux, leur intelligence est développée (fig. 1553).

PYREXIE (de πυρέσσω, avoir la fièvre). — État fébrile, fièvre (*apyrétique*, sans fièvre).

PYURIE. — Excrétion de pus mêlé avec l'urine.

Q

QUADRIJUMEAU (*quadrigeminus*; all. *Vierhügel*; it. *quadrigemini*, *quadrigemelli*). — *Tubercules quadrijumeaux*. Nom donné à quatre éminences de la partie supérieure de la moelle allongée, arrondies, symétriquement séparées par deux sillons en croix, et situées au-dessus des pédoncules cérébraux.

QUADRUPÈDE (*quadrupedes*, de *quatuor*, quatre, et *pes*, pied ; τετράποδον ; all. *Quadruped*, *Vierfüssler* ; angl. *quadruped* ; it. *quadrupedo* ; esp. *cuadrupedo*). — Animal à quatre pieds.

QUARANTAINE (all. *Quarantäne* ; angl. *quarantine* ; it. *quarantena* ; esp. *cuarantena*). — Mesure de police sanitaire, demandée par le vétérinaire préposé à la surveillance sanitaire des animaux à la frontière, lorsqu'une maladie contagieuse est constatée sur des animaux importés. Les malades et les suspects sont séquestrés.

La quarantaine est ordonnée par les maires, dans les communes rurales ; par les commissaires de police, dans les gares frontières et dans les ports de mer.

La durée de la quarantaine applicable à chaque maladie est déterminée par arrêté ministériel, après avis du comité consultatif des épizooties (Voy. POLICE SANITAIRE).

QUARANTENAIRE. — Qui a rapport aux quarantaines : *mesure quarantenaire*, etc.

QUARTE. — Seime quarte, seime en quartier. Voy. SEIME.

QUARTIER. — On appelle ainsi la partie latérale du sabot des solipèdes, la partie de la corne située entre les mamelles et les talons. Le quartier peut être défectueux, et alors on le dit *faible*, *faux*, *renversé* ou *serré*.

On dit les *quartiers faibles*, quand la paroi est mince, plate, serrée, et quelquefois renversée à la région inférieure, défaut qui se rencontre plutôt en dedans qu'en dehors, et toujours aux pieds de devant. Les pieds à quartiers faibles sont prédisposés aux scimes quartes, à l'encastelure, et exposés aux piqûres et enclouures.

Les quartiers sont *serrés en haut*, en bas ou dans toute leur hauteur; les talons sont également serrés et le pied est encastelé (Voy. ENCASTELURE, t. I, p. 430).

Dans l'*action de ferrer*, parer les deux quartiers également; se rappeler que le quartier trop paré est surchargé, s'affaiblit, se resserre; on soulage un quartier en donnant plus de garniture à la branche du fer correspondante; pour les pieds à quartiers faibles, ferrer avec beaucoup de précautions, éviter les piqûres, se servir de clous à lame très mince.

QUEUE (*cauda* ; οὐρά; all. *Schwanz*, *Schweif*; angl. *tail*; it. *coda*; esp. *cola*, *rabo*). — En zoologie, prolongement plus ou moins étendu qui termine postérieurement le tronc d'un grand nombre d'animaux, et qui a pour base les os coccygiens.

ANATOMIE. — La queue a pour base les quinze

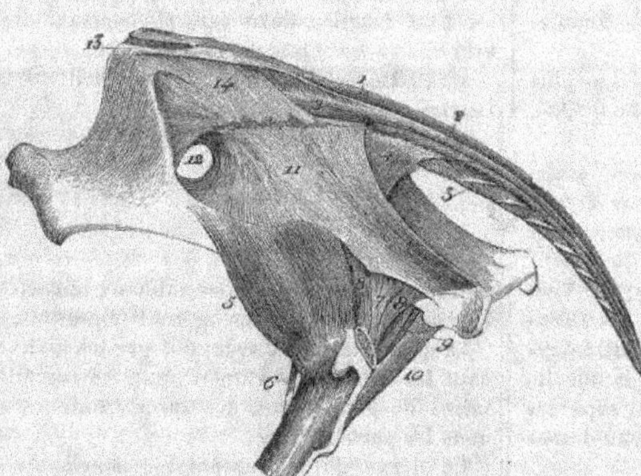

Fig. 1554. — Muscles coccygiens et muscles profonds qui entourent l'articulation coxo-fémorale.

1, Sacro-coccygien supérieur; 2, sacro-coccygien latéral; 3, sacro-coccygien inférieur; 4, ischio-coccygien; 5, petit fessier; 6, grêle antérieur; 7, tendon de l'obturateur interne; 8, 8, jumeaux du bassin; 9, faisceaux accessoires des jumeaux; 10, carré crural; 11, ligament sacro-sciatique; 12, grande échancrure sciatique; 13, ligament ilio-sacré supérieur; 14, ligament ilio-sacré inférieur.

ou dix-huit *vertèbres coccygiennes* ou *coccyx*. Quatre muscles pairs sont préposés aux mouvements de la queue; les *sacro-coccygiens* supérieurs, latéraux et inférieurs sont disposés longitudinalement autour des vertèbres coccygiennes, qu'ils enveloppent complètement; l'*ischio-coccygien* s'insère sur les deux premiers os coccygiens et abaisse en masse l'appendice caudal. Il existe deux artères coccygiennes latérales et une médiane, et des nerfs.

La queue est garnie de crins plus ou moins longs, chez le cheval; chez le bœuf, l'extrémité seule est garnie de crins et porte le nom de *toupillon*.

Certaines variétés de chiens ont la queue très courte.

HIPPOLOGIE. — La queue doit être bien *attachée*, c'est-à-dire qu'elle doit continuer harmonieusement la ligne sacrée; bien *portée*, c'est-à-dire tenue relevée et dans une direction presque horizontale pendant l'exercice; généralement la queue est portée d'autant plus haut que le cheval est plus énergique, et elle constitue ainsi une sorte de dynamomètre naturel qui donne la mesure de la vigueur des muscles par l'effort que l'on doit faire pour soulever la queue. La queue peut être *mal attachée*, *trop haut*, *trop bas*, *plantée comme dans une pomme*, etc., ou bien elle est *mal portée*, tenue basse pendant la marche (on peut remédier à ce défaut en pratiquant l'opération de la *queue à l'anglaise*), *tenue de travers*, etc.

La queue est dite *entière* et le cheval *à tous crins* quand le tronçon est intact et les crins ont toute leur longueur (cheval arabe); si les crins sont coupés au ras du tronçon, la queue est *entière*, à *crins écourtés*. Généralement on coupe le tronçon à une hauteur variable, la queue est *écourtée*; les crins sont laissés plus ou moins longs, *queue en balai*, *queue en éventail* (Voy. fig. 1555 et 1556). Les chevaux de luxe (sauf ceux de pur sang) ont presque toujours la queue coupée court, *courte queue*, et les crins taillés de diverses façons, *queue en brosse*, en *sifflet* (Voy. fig. 1557, 1558 et 1559).

Parfois les crins tombent et la queue est presque dénudée, le cheval est dit à *queue de rat*.

Les chevaux de trait mis en vente ont souvent la queue *troussée* (faire détrousser l'organe, car on peut avoir mis une fausse queue).

PATHOLOGIE. — 1° *Affections inflammatoires et parasitaires*. — Chez le *cheval*, la queue est parfois partiellement ou entièrement dépilée queue de rat); les chevaux qui se frottent la queue contre les murs, les parois de leurs stalles, etc., ont généralement la queue sale, mal entre-

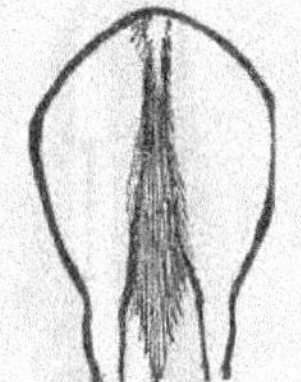

Fig. 1555. — Queue en balai.

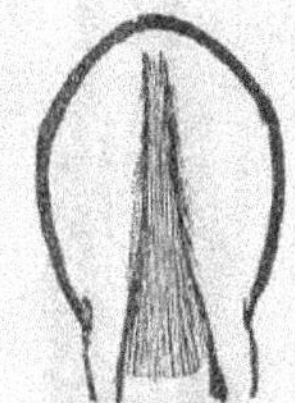

Fig. 1556. — Queue en éventail.

tenue, ou bien sont porteurs de vers (oxyures, larves d'œstres) à l'anus ou dans le rectum; ou enfin la queue est le siège d'une éruption eczémateuse ou elle est atteinte par les psoroptes.

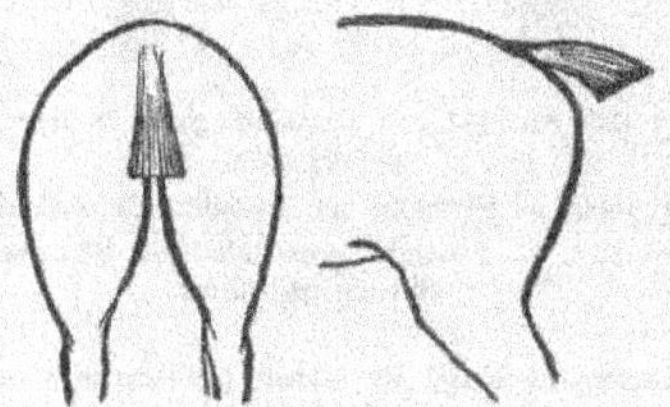

Fig. 1557. — Courte-queue.

Chez le *bœuf*, les symbiotes, plus rarement les psoroptes, occasionnent un prurit intense, des dépilations, des gerçures, des crevasses. —

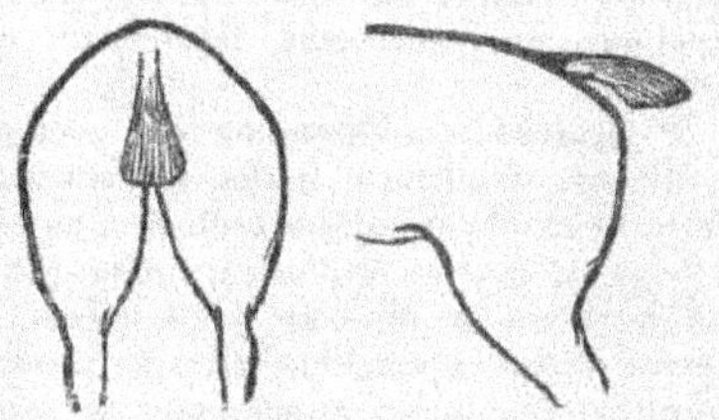

Fig. 1558. — Queue en sifflet.

La mortification de la queue peut survenir à la suite de la vaccination contre le *charbon symptomatique*, ou de l'inoculation préventive contre la *péripneumonie* (Voy. ces mots).

Chez le *chien*, on voit souvent à la queue des dépilations, des plaies croûteuses dues à la gale sarcoptique, ou plus souvent, à l'eczéma.

2° *Amputation de la queue*. — Voy. AMPUTATION.

3° *Carie spontanée des vertèbres coccygiennes* (all. *Sterzwurm*). — S'observe à l'état enzootique sur les bovidés, dans l'Allemagne du Sud, en Suisse, en Finlande, etc.

C'est une maladie bénigne, quand elle siège à l'extrémité de la queue (Kopp); mais elle devient grave, quand la carie a son siège sur

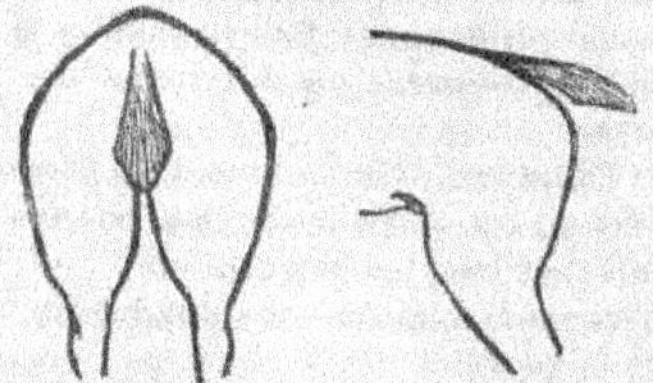

Fig. 1559. — Queue en brosse.

les os coccygiens supérieurs. Presque toujours la maladie s'accompagne d'un peu d'inappétence et de diminution de la sécrétion lactée; la région est chaude, tuméfiée et douloureuse, ne présentant que de simples taches rouges au début; plus tard un pus noirâtre, fétide, s'écoule par des fistules irrégulières qui communiquent avec des îlots de carie des vertèbres; la queue manque de solidité et paraît comme cassée à la région malade.

On a attribué l'affection à de mauvaises conditions hygiéniques, à l'ingestion d'aliments ergotés. Ce doit être une simple inflammation locale, dont l'extension est favorisée par la rapide infection des plaies de la queue, surtout dans les écuries malpropres.

Le traitement est hygiénique et antiseptique.

4° *Chancre de la queue*. — Il est assez fréquent chez le chien. Au début, c'est une simple plaie, qui ne tarde pas à prendre le caractère ulcéreux. On admet que c'est une localisation eczémateuse. La plaie, constamment entretenue par les frottements et l'action des dents, n'a aucune tendance à la cicatrisation et s'étend peu à peu.

Le traitement est long et n'est pas toujours suivi de succès; on recommande de sectionner la queue au-dessus du mal et d'appliquer un pansement antiseptique maintenu en place par un fourreau de cuir. On surveillera le chien afin qu'il ne déchire pas ce pansement avec ses dents; au besoin, on lui mettra autour du cou un collier très long et assez serré, faisant office de collier à chapelet, qui lui immobilisera la tête.

5° *Fractures des vertèbres coccygiennes.* — Elles sont assez rares ; si la fracture est mal réduite, la queue est déformée, ainsi que cela se voit sur certains chevaux et chiens.

6° *Paralysie de la queue.* — Elle coexiste presque toujours avec celle du rectum et de la vessie. Voy. PARALYSIE.

7° *Plaies.* — Les *plaies* profondes exposent à la nécrose des vertèbres et aux fistules consécutives ; elles doivent être traitées par l'antisepsie. Si la plaie est étendue, il faudra immobiliser la queue. En serrant trop la queue pour la trousser, on détermine des plaies graves.

8° *Tumeurs.* — On a observé des *fibromes*, des *sarcomes*, des *épithéliomes* ; les *tumeurs mélaniques* sont les plus fréquentes.

Lorsque la tumeur est volumineuse, on ampute la queue.

9° *Queue à l'anglaise, Anglaisage, Niquetage.* — Opération que l'on pratique sur le cheval, dans le but de remédier au port défectueux de l'organe, et qui consiste à exciser partiellement ou à sectionner les muscles abaisseurs de la queue (sacro-coccygiens inférieurs).

L'opération se pratique sur l'animal debout, assujetti dans le travail, ou bien sur le cheval couché. Les crins de la queue ont été préalablement tressés en deux nattes latérales et la face inférieure de l'appendice caudal, la région anale, la partie supérieure des fesses et le périnée sont savonnés, lavés et désinfectés. Un aide maintient la queue renversée sur la croupe, dans la direction de l'axe vertébral.

1° *Myectomie.* — Les muscles abaisseurs sont bien dessinés de chaque côté du sillon médian de la queue. Avec le bistouri convexe on incise la peau sur l'axe de l'un d'eux, sur une longueur de 10 centimètres et jusqu'à trois travers de doigt de la base de la queue (fig. 1560). Le muscle apparaît entre les lèvres de l'incision ; on le saisit avec des pinces et, à l'aide du bistouri engagé sous le muscle et manié avec précaution, en dédolant, de haut en bas, on coupe ses points d'insertion, puis, arrivé à la partie inférieure de l'incision, on divise le muscle par une section légèrement oblique de dehors en dedans et de bas en haut et on le libère entièrement, en évitant de blesser l'artère coccygienne, située en dedans, enfin on le coupe à l'angle supérieur de l'incision.

On effectue ensuite les mêmes manœuvres pour l'autre muscle abaisseur.

Dans le procédé *de Vatel*, modifié par *Trasbot*, on fait de chaque côté de la queue, sur les saillies musculaires, à l'aide du bistouri à serpette manœuvré de dedans en dehors, deux courtes incisions transversales, qui intéressent la peau, l'aponévrose et le muscle, la première à quatre

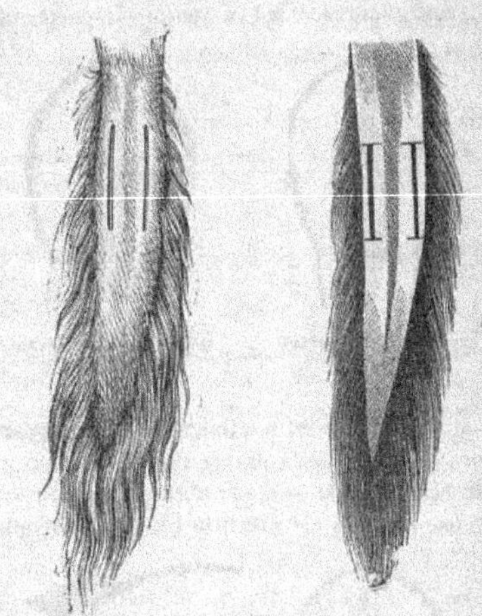

Fig. 1560 et 1561. — Incisions pour la myectomie coccygienne.
Fig. 1560. — Procédé par incisions longitudinales
Fig. 1561. — Procédé par incisions transversales et longitudinales.

travers de doigt du sillon péri-anal, l'autre à 5 à 8 centimètres plus haut (fig. 1561). On réunit ces deux incisions par une troisième longitudinale ; on détache ensuite les muscles à l'aide d'une spatule mousse et l'on en excise, de chaque côté, une portion d'égale longueur.

L'aide tient ensuite la queue dans une direction horizontale ; on désinfecte la plaie et on applique un pansement légèrement compressif.

2° *Myotomie.* — Opération qui consiste à sectionner simplement les muscles abaisseurs. Avec le ténotome courbe ordinaire, on coupe les deux abaisseurs en plusieurs points (à 2 ou 3 ou 4 travers de la base de la queue), à la faveur d'étroites ponctions faites au niveau du bord externe de ces muscles avec le bistouri droit.

On applique ensuite un pansement. Ce procédé est très employé aujourd'hui, surtout en Allemagne, en Angleterre, en Amérique.

Il est nécessaire ensuite, quel que soit le procédé employé, de maintenir la queue relevée durant un certain temps. A cet effet, on emploie ordinairement deux petites poulies fixées au plafond de l'écurie, au-dessus de la croupe du cheval, et une corde souple assez longue. On passe la corde dans la gorge des poulies, on fixe une de ses extrémités aux tresses de la

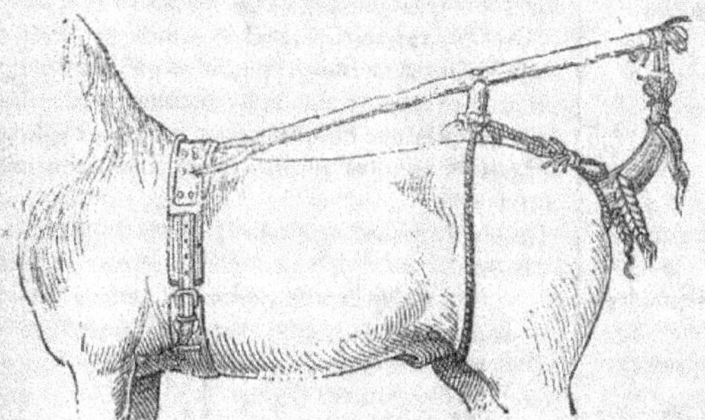

Fig. 1562. — Fixation de la queue d'après la méthode de Broguier.

queue et on attache à l'autre un poids de 400 à 600 grammes, suffisant pour relever la queue ; on donnera à celle-ci une position très légèrement inclinée en haut et en arrière (fig. 1562 et 1563). La queue sera maintenue relevée durant dix ou quinze jours, jusqu'à ce que la

causes la compression exagérée par le pansement, la tension trop grande de la queue.

Souvent, lorsque l'opération a été mal pratiquée, la queue est portée de travers ; il faut donc pratiquer une nouvelle opération sur le muscle abaisseur du côté où la queue est dirigée.

Le tétanos, la septicémie, sont des complications communes à toutes les plaies.

Névrotomie coccygienne. — On a essayé de remplacer, sans résultats satisfaisants, l'opération de l'anglaisage par la section des nerfs coccygiens inférieurs.

QUININE (*chinium* ; all. *Chinin, Quinin* ; angl. *quina, quinine, quinia* ; it. *chinina, chinino* ; esp. *quinina*) ($C^{40}H^{24}Az^2O^4$). — Alcaloïde découvert par Pelletier et Caventou dans l'écorce du quinquina jaune, et trouvé depuis dans beaucoup d'autres variétés ou espèces de quinquina, mais en des proportions différentes, et associé à plus ou moins de cinchonine. Ses sels employés sont le sulfate bibasique et le chlorhydrate.

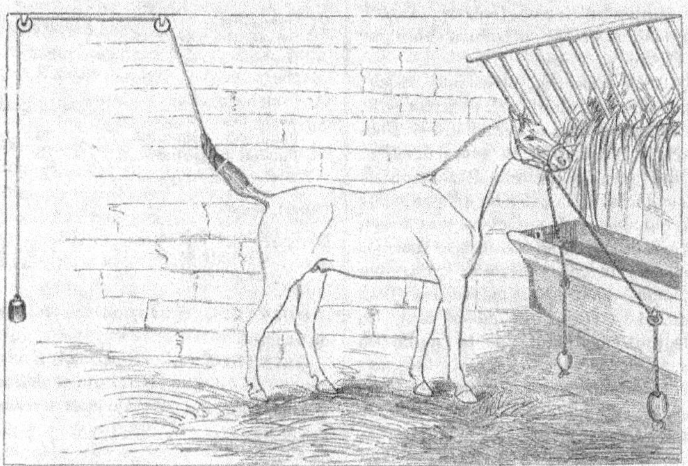

Fig. 1563. — Position du cheval opéré de la myotomie caudale (méthode de la poulie).

cicatrisation des plaies soit entièrement terminée. Le pansement pourra être levé après vingt-quatre à quarante-huit heures.

Complications. — Les *abcès*, les *fistules* consécutifs sont dus au manque de soins, au défaut d'antisepsie. La *gangrène* reconnaît pour

Effets thérapeutiques. — Excellent antithermique, diminue les combustions organiques ; son action paralysante sur les leucocytes est considérée comme douteuse par Hayem. A petites doses, la quinine est tonique.

L'administrer dans les maladies fébriles, à doses fortes.

DOSES.

Sulfate de quinine.

Cheval.....................	10 à 15 grammes
Bœuf.....................	10 à 15 —
Mouton...................	2 à 3 —
Porc.....................	1 à 3 —
Chien.....................	0gr,5 à 1gr,5
Chat.....................	0gr,15

Potion pour le chien.

Sulfate de quinine....	5 grammes.
Sirop.................	20 —
Eau acidifiée d'acide sulfurique.............	Q. S. pour dissoudre.
Eau..................	150 grammes.

Chien. — Une à deux cuillerées par jour.

Injections sous-cutanées non douloureuses sans formation d'abcès.

Chlorhydro-sulfate de quinine....................	5 grammes
Eau distillée stérilisée........	6 —

Un gramme représente 0gr,30 de sel.

Chlorhydrate de quinine.....	1 gramme.
Eau distillée.................	2 grammes.
Antipyrine.................	0gr,50

Chaque centimètre cube renferme 0gr,25. — Deux injections de 5 centimètres cubes par jour. — Fièvre. — *Chien.*

QUINQUINA (*Cinchona, peruvianus cortex*; all. *China, Chinarinde*; angl. *bark, peruvian bark*; it. *chinachina*; esp. *quina cascarilla*). — Nom donné par La Condamine au genre *Cinchona* de Linné, qui fournit les écorces dites *cascarilla* par les Espagnols; de là est venu qu'on appelle *écorces de quinquina*, ou *quinquina* tout court, un grand nombre de variétés d'écorces fournies par les espèces du genre *Cinchona* (*quinquinas vrais*), et même d'autres genres voisins (*faux quinquinas*). Les *vrais quinquinas* sont les écorces de plusieurs plantes de la famille des rubiacées, tribu des cinchonées, toujours vertes, croissant en Amérique dans les vallées des Andes.

Le Codex admet trois sortes de quinquinas officinaux : *gris, rouges* et *jaunes*; ces derniers, donnant une poudre jaune, fauve ou orangée, sont les plus employés.

Les principes actifs du quinquina sont deux alcaloïdes, la *quinine* et la *cinchonine*.

EFFETS THÉRAPEUTIQUES. — Ses propriétés antifébriles sont dues à la quinine qu'il contient; on préfère employer, comme antithermiques, les sels de quinine. Le quinquina est un excellent tonique; sur les plaies, il est astringent et antiseptique.

MODE D'EMPLOI. — Poudre. Teinture. Extrait.

DOSES.

Poudres de quinquina.

Cheval.................	15 à 20 grammes.
Bœuf.................	20 à 40 —
Mouton.................	8 à 15 —
Chien.................	4 à 8 —

Teinture de quinquina au quart dans l'alcool à 60°.

Grands animaux.......	20 à 100 grammes.
Moyens...............	1 à 10 —
Petits.................	0gr,20 à 0gr,50

Vins de quinquina.

Teinture de quinquina.......	1 décilitre.
Vin.......................	1 litre.

Poudres toniques.

1° Quinquina.................	} àà 50 grammes.
Gingembre pulvérisé....	}
Gentiane.................	100 —
Miel.....................	Q. S.
2° Camphre.................	} àà 8 grammes.
Acide tannique..........	}
Poudre de quinquina....	20 —
Poudre de gentiane.....	30 —
Miel.....................	Q. S.

Cheval. Bœuf.

3° Acide arsénieux...........	1 gramme.
Carbonate de fer.........	1 à 5 grammes.
Quinquina.................	20 —

QUINTE. — Synonyme d'accès, en parlant de la toux.

QUINTEUX (all. *rappelköpfig*; angl. *fanciful*). — Se dit d'un cheval qui se défend contre son cavalier, qui rue à l'éperon ou à l'action des aides.

R

RABÉIQUE ou **RABIQUE** (de *rabies*, rage; it. *rabbico*; esp. *rabifico*). — Qui a rapport à la rage.

RABOT. — *Rabot odontriteur.* Instrument imaginé par Brogniez pour enlever les aspéri-tés des dents molaires, aspérités résultant d'une usure inégale ou d'un accroissement irrégulier (Voy. DENTS, fig. 481, t. I, p. 356).

RACE (*genus*, γένος; all. *Race, Stamm. Geschlecht*; angl. *race, breed*; it. *razza*; esp. *raza*). —

Ensemble des individus semblables appartenant à une même espèce, ayant reçu et transmettant par voie de génération sexuelle les caractères d'une variété primitive. La race est donc une variété fixée, c'est-à-dire dont les caractères distinctifs sont héréditaires ; c'est un terme de la classification zoologique entre la variété et l'espèce.

On désigne les races d'après la taille, la coloration de la robe, le service, et souvent d'après le pays d'origine.

RACHIDIEN, IENNE, ou mieux **RHACHIDIEN** (angl. *rachidian* ; it. *rachideo* ; esp. *raquidiano*). — Qui appartient au rachis.

RACHIS, ou mieux **RHACHIS** (*spina dorsi*, ῥάχις ; all. *Rückgrat* ; angl. *rhachis* ; it. *rachide*, esp. *raquis*). — La *colonne vertébrale* (Voy. VERTÈBRES).

RACHITISME. — Ramollissement des os, s'observant sur les jeunes animaux et dû à une calcification insuffisante. Voy. Os (*Maladies des*), t. II, p. 301.

RACINES. — Elles sont employées soit comme *fourrages*, soit comme *résidus*.

Fourrages. — Les racines entrent pour une notable proportion dans la ration des herbivores et surtout des vaches laitières et des bœufs à l'engrais. Données même en petite quantité, elles préviennent les effets fâcheux que l'usage prolongé du sec, pendant l'hiver, pourrait produire sur les animaux de rente ; elles constituent pour les herbivores une nourriture fraîche, nécessaire pour varier leur régime, les tenir en bonne santé et augmenter leurs produits. — Sans cette culture de racines, aucun bon assolement n'est possible, quelle que soit d'ailleurs la fertilité des terres. Elles forment la base de la culture à récoltes alternées, et sont essentielles pour purger le sol des herbes adventices, l'ameublir, et le disposer à recevoir les céréales, les plantes industrielles et même les prairies artificielles (Voy. ALIMENTS).

Les racines et les tubercules ont des propriétés alimentaires très variées selon les circonstances qui les ont produits. Les meilleures racines viennent sur les sols riches en corps minéraux solubles, dans un lieu sain et sec plutôt qu'humide. Dans les années pluvieuses, favorables à l'abondance des récoltes, elles sont de médiocre qualité, surtout dans les terrains naturellement frais et fertiles. La sécheresse extrême leur est aussi défavorable, elle en arrête l'accroissement et les rend dures.

Les racines d'une grosseur moyenne sont celles à préférer ; volumineuses, elles sont en général fades, aqueuses, peu nutritives, souvent creuses dans le milieu, et celles qui sont petites, ayant presque toujours manqué d'humidité, sont dures, ligneuses, et pauvres aussi en principes nutritifs ; elle doivent être fermes, saines à l'extérieur et homogènes dans toute leur épaisseur.

A. *Betteraves*. — On en connaît plusieurs variétés ou sous-variétés. Les racines de betterave ont d'autant plus de valeur alimentaire qu'elles sont plus fermes et plus lourdes.

On cultive cette plante en plein champ, et sur une très grande étendue. Les feuilles de betterave, recueillies successivement, avant qu'elles commencent à se faner, sont données aux vaches qui les mangent avec avidité ; fanées ou fermentées en tas, elles occasionnent facilement de l'indigestion ; elles ne constituent en tous les cas qu'une récolte secondaire. Ce sont les racines qui forment le produit principal. On les fait consommer en grande quantité, surtout pendant l'hiver, à nos femelles laitières, dont elles augmentent considérablement la production en lait ; on les donne coupées et mélangées à de la paille hachée. On les donne aussi, le plus souvent à l'état cuit, aux animaux de boucherie, aux bœufs, aux moutons et aux porcs. Dans beaucoup de localités, la betterave est surtout cultivée comme plante industrielle, pour la fabrication du sucre ou pour les distilleries ; le résidu qu'elle laisse, les *Pulpes* (voy. plus loin), après avoir été exprimé pour le jus, est un bon aliment pour les bestiaux, qu'il est essentiel de consommer le plus vite possible, parce qu'il s'altère facilement. — La récolte de la betterave se fait ordinairement dans les premiers jours d'octobre ; on doit choisir un temps sec ; il est important, pendant l'arrachage et le nettoyage, de ne point blesser les racines ; c'est là une condition indispensable à leur conservation, qui est toujours assez difficile, quoi qu'on fasse ; l'enfouissement dans des silos, dans les caves, n'empêche pas la perte d'une certaine quantité de matière sucrée.

Comme nourriture, la betterave convient surtout aux ruminants, et particulièrement aux bêtes bovines ; elle est de facile et prompte digestion, a un effet tempérant très utile. Mais si on la fait entrer dans une proportion trop forte dans la ration journalière, elle finit par débiliter les organes de la digestion, produit parfois de la diarrhée, surtout si la saison est en même temps froide ; il faut corriger cet effet débilitant par de bons fourrages longs et des tourteaux, et surtout par de la menue paille.

— La valeur nutritive de la betterave est inférieure à celle de la plupart des racines employées à la nourriture des bestiaux. On évalue à 250 ou 260 kilogrammes, la quantité de cette racine nécessaire pour remplacer 100 kilogrammes de bon foin. On en donne aux vaches laitières de 20 à 40 kilogrammes par jour, et aux bêtes à l'engrais jusqu'à 50 kilogrammes ; aux moutons, de 2 et demi à 3 kilogrammes.

B. *Raves.* — On en distingue plusieurs sous-variétés : la *rave plate* ou *commune*, encore appelée *rabioul* ou *turneps*, qui est surtout cultivée en Angleterre et entre dans l'alimentation du bœuf, du mouton et du porc ; le *navet*, à forme plus allongée ou de forme ronde. Ces plantes sont rustiques et craignent moins les gelées que la plupart des autres racines alimentaires : leurs produits sont abondants. La valeur nutritive des raves est faible, mais le mélange de cet aliment aqueux avec des matières sèches, avec les menues pailles, les balles, les siliques de navette ou de colza, augmente la digestibilité et conséquemment la valeur nutritive de ces dernières ; elles passent surtout comme propres à activer la sécrétion lactée. Leur usage prolongé pouvant provoquer de la diarrhée ou communiquer au lait une saveur âcre, il faut les donner à doses modérées.

C. *Choux-navets.* — On en distingue plusieurs variétés : le *rutabaga* ou chou-navet de Suède, dont la racine est régulièrement arrondie, jaunâtre en dedans comme en dehors, et le *chou-navet commun*, qui a une racine blanche ou rouge, irrégulièrement renflée. On emploie ces racines pour la nourriture des vaches et des moutons principalement, après les avoir coupées en morceaux. Le grand mérite des rutabagas, c'est de se conserver beaucoup mieux que les navets et de donner un rendement considérable. On obtient de 40 000 à 50 000 kilogrammes dans des terrains de second ordre ; cette racine supporte fort bien non seulement les gelées, mais encore l'humidité. C'est une excellente nourriture d'hiver ; en Grande-Bretagne, on la fait même consommer sur place.

D. *Carottes.* — La carotte appartient à la famille des Ombellifères.

On connaît des carottes blanches, des jaunes et des rouges, et un grand nombre de variétés ; parmi celles-ci, il y en a qui ne conviennent réellement qu'au bétail, tandis que les autres peuvent en même temps servir aux préparations culinaires ; ces dernières, plus savoureuses, plus riches que les premières, doivent être préférées, même pour les animaux.

Mathieu de Dombasle a dit qu'il y a très peu de récoltes qui surpassent la valeur de celle de la carotte dans leur application à la nourriture des bestiaux ; on peut calculer qu'en général un terrain produit deux fois plus en carottes, qu'en pommes de terre. — La carotte est un des aliments les plus sains qu'on puisse donner à toute espèce de bétail. Divisée par tranches, mélangée avec de la paille hachée, elle forme une excellente nourriture pour les moutons, surtout si on ajoute du sel. C'est également une bonne nourriture pour les vaches ; elle pousse au lait et passe pour communiquer une couleur jaune au beurre. Elle convient aux animaux qu'on engraisse, même aux chevaux, surtout à ceux qui ont souffert et ont besoin d'être refaits ; on en donne surtout aux chevaux de labour, aux chevaux de chasse ; un supplément de 7 à 10 kilogrammes de carottes par tête contribue à les tenir en bon état pendant tout l'hiver ; on peut alors diminuer un peu la ration de grain. Les feuilles de la carotte peuvent aussi être données aux bestiaux, mais on ne doit pas les récolter avant que la racine ait accompli son développement.

E. *Panais.* — C'est encore une Ombellifère qui fournit une racine allongée, ou presque ronde ; les animaux mangent à la fois sa racine et ses feuilles ; on la dit parfois supérieure à la carotte. Elle résiste bien au froid et peut passer l'hiver dans les champs ; elle demande à être plus espacée que la carotte, à cause de la grandeur de ses tiges.

F. *Pommes de terre.* — Tous les animaux, chevaux, bœufs, porcs, etc., s'accommodent de ces tubercules, mais on en donne surtout au bœuf et au porc, cuits, de préférence. Les pommes de terre, données aux vaches laitières, augmentent la sécrétion du lait et passent pour améliorer la qualité du fumier. On ne doit les faire entrer que pour un tiers dans la ration journalière, l'expérience ayant démontré que, en trop grande quantité, elles irritent ou fatiguent l'appareil digestif, occasionnent des indigestions, des diarrhées opiniâtres, surtout si elles sont crues, cela est à craindre, quand vers le printemps elles germent ; on les a vues alors produire des empoisonnements graves, parfois mortels, dus probablement à la solanine. Par la cuisson, les pommes de terre perdent leur âcreté, leur solanine, et deviennent plus nutritives ; c'est sous cet état qu'il convient de les donner, surtout aux bêtes qu'on veut engraisser : aux bœufs, aux porcs, aux moutons et même à la volaille. Pour le cheval, il ne faut en donner que très peu, attendu que facilement chez lui on voit survenir une altération du sang, avec des symptômes de néphrite et de maladie typhoïde ; le cheval devient mou et sue facilement au moindre travail. — Les fanes sont un mauvais et dangereux aliment. — Les résidus des pommes de terre (*drêches*) provenant des distilleries entrent dans l'alimentation des bovidés ; ils peuvent déterminer, surtout quand ils sont altérés, des intoxications graves (Voy. Eczéma des drêches, t. I, p. 405).

G. *Topinambour*. — Ce tubercule vient d'une Composée, qui pousse facilement dans les terrains les plus ingrats ; ses tiges et feuilles vertes peuvent servir à l'alimentation, mais on recherche surtout les tubercules, qui sont administrés, crus et coupés par morceaux, aux vaches, aux moutons et aux porcs. Les tubercules peuvent rester dans la terre pour être extraits au fur et à mesure des besoins ; la gelée ne les altère même pas. Le topinambour ne doit être donné qu'avec modération et toujours mélangé à une nourriture sèche.

II. *Choux*. — Les choux sont principalement cultivés pour la nourriture de l'homme ; cependant il est des variétés, le chou cavalier, par exemple, à peu près exclusivement réservées aux bestiaux. Ces plantes, que les animaux ne consomment qu'à l'état frais, conviennent surtout aux ruminants ; mais elles sont très aqueuses et peu nutritives.

Composition et valeur nutritive. — Tous ces fourrages sont fort riches en eau, et par conséquent assez peu nutritifs ; cependant leur utilité est grande, puisque ces aliments concourent à rendre digestibles des aliments qui ne le seraient pas, comme les pailles, les siliques de colza, etc. ; en outre, comme nous l'avons déjà dit, ils fournissent, durant la saison d'hiver, des aliments frais en abondance et surtout du sucre et des éléments minéraux, notamment des phosphates. Voici la composition moyenne des différentes racines ou tubercules.

	MATIÈRES protéiques.	MATIÈRES sucrées ou amylacées.	CORPS GRAS	LIGNEUX.	EAU.	CENDRES.
Betteraves............	11	91	1	9	892	6
Raves................	11	51	1	10	918	9
Choux-raves..........	12	72	1	8	900	7
Carottes.............	13	94	1	20	863	9
Panais...............	16	84	2	10	880	8
Pommes de terre......	20	210	3	11	748	8
Topinambours........	20	156	5	13	797	9
Choux...............	22	65	4	20	876	13

La proportion d'acide phosphorique est souvent assez considérable ; c'est ainsi que Wolff en a trouvé $0^{gr},9$ pour un kilogramme de betteraves ; 0,7 pour la carotte et le panais ; 0,15 pour la pomme de terre ; 0,14 pour le topinambour.

Préparation. — Les racines crues sont coupées en tranches plus ou moins fines par un coupe-racines. — Les racines sont souvent données cuites ; cependant la cuisson dans l'eau enlève quelques matières solubles, du sucre, des salins et mieux vaut, si l'on peut, cuire en vase clos, dans la vapeur chaude.

Résidus. — Ce sont les parties restantes des racines ou des tubercules soumis à un procédé industriel d'extraction d'un des principes qu'ils contiennent, du sucre ou de la fécule ; les fabriques de sucre, d'alcool, de fécule fournissent à l'agriculture des quantités considérables de ces résidus.

Le premier qui doit nous occuper est celui de la betterave ; ce produit varie suivant la façon dont il est obtenu. Les *pulpes*, obtenues par diffusion, sont préférables. Il est utile d'ajouter d'autres fourrages à la pulpe et de ne pas donner trop de cette dernière ; tant que les excréments restent fermes, la pulpe est bien digérée et peut être continuée. La pulpe convient moins aux jeunes animaux et aux vaches laitières. Les pulpes mal conservées produisent souvent des accidents d'intoxication [Voy. Pulpes (*Maladie des*)].

Pour ce qui concerne les résidus des pommes de terre, il y a encore de la différence entre les résidus de distillerie et ceux des féculeries ; les premiers sont plus nutritifs, parce qu'ils n'ont pas été aussi lavés et qu'ils sont devenus plus digestibles par la fermentation.

Voici la composition chimique moyenne de quelques-uns de ces résidus, d'après Wolff :

	MATIÈRES protéiques.	MATIÈRES sucrées ou amylacées.	CORPS GRAS.	LIGNEUX.	EAU.	CENDRES.
Pulpe de betterave de sucrerie...........	18	185	2	63	700	32
Pulpe de betterave de distillerie	8	44	1	14	926	7
Pulpe de pommes de terre...............	10	30	1	6	948	7

RADIOGRAPHIE. — Photographie par les rayons X ou rayons de Rœntgen (Voy. Rayons X). Ces rayons ont la propriété de traverser plus ou moins facilement les corps opaques suivant la nature de ceux-ci, suivant le temps de pose et suivant aussi l'intensité de ces rayons. Le principe de la radiographie est celui-ci : Supposons une source de rayons X, plaçons à distance une plaque sensible et sur le trajet des rayons à la plaque interposons notre main en guise d'écran : la peau, les muscles, les ligaments sont assez bien traversés par les rayons, mais

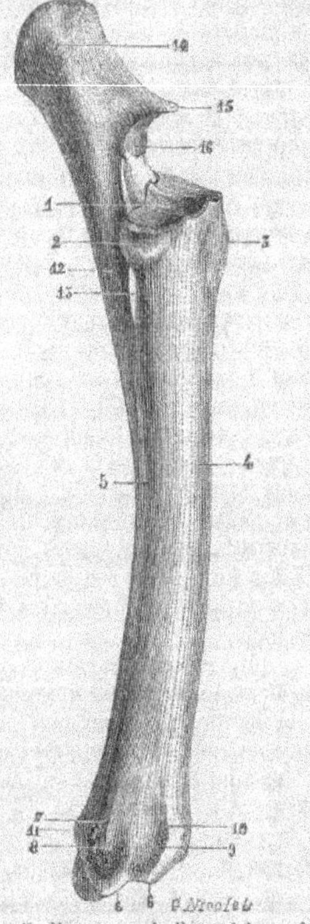

Fig. 1564. — Radius ou os de l'avant-bras du cheval (face externe et antérieure).

1, surface articulaire. — 2, tubérosité externe et supérieure. — 3, tubérosité bicipitale. — 4, face antérieure. — 5, bord externe. — 6, 6, surface articulaire inférieure. — 7, coulisse de l'extenseur antérieur des phalanges. — 8, extrémité inférieure du cubitus confondue avec le radius. — 9, coulisse de l'extenseur du métacarpe. — 10, origine de la coulisse de l'extenseur oblique du métacarpe. — 11, profil de la crête. — 12, partie moyenne du cubitus. — 13, arcade radio-cubitale. — 14, sommet de l'olécrâne. — 15, bec de l'olécrâne. — 16, surface articulaire (Chauveau et Arloing).

les os ne le sont pas. Nous aurons donc sur la plaque sensible une ombre portée des os de notre main et, au niveau de cette ombre, la plaque ne sera pas influencée ; il suffira ensuite de développer et de fixer l'image

comme pour la photographie ordinaire. Les rayons émanent d'une ampoule *de Crookes*; on place l'objet à petite distance de celle-ci ; les rayons doivent être projetés aussi normalement que possible sur la plaque sensible. L'immobilité du sujet doit être absolue et le temps de pose est variable suivant l'opacité du corps radiographié.

A l'aide de la radiographie, on peut mettre en évidence des corps étrangers déglutis par des animaux, des exostoses très petites, etc.

RADIUS (*radius*, κερκίς: all. *Speichenknochen*: angl. *radius*; it. *raggio, radio*; esp. *radio*). — Os long, prismatique et triangulaire, qui est le gros os de l'avant-bras. Il est allongé, légèrement courbé en arc et déprimé d'avant en arrière ; par sa face postérieure, il est en contact avec le *cubitus*, avec lequel il est plus ou moins intimement soudé suivant les espèces. Son extrémité supérieure est articulée avec l'humérus ; son extrémité inférieure est articulée avec la première rangée des os du carpe (fig. 1564).

RAFRAICHISSANT, ANTE (*refrigerans*, ψυκτικός; all. *kühlend*; angl. *cooling* ; it. *refrigerativo* ; esp. *rinfrescante*). — Substance qui est apte à calmer la soif et à diminuer la température du corps. Se dit surtout du régime pour les chevaux affectés d'entérite, pour ceux qui viennent de faire un gros travail soutenu durant longtemps, pour les chevaux qui sortent de l'entraînement, etc. On ordonne généralement le vert, les carottes, les barbotages, mashes, etc.; comme médicaments, sulfate de soude, bicarbonate de soude, crème de tartre, azotate de potasse à petites doses, etc., et surtout la graine de lin.

RAGE (*rabies*, λύσσα; all. *Wuth*; angl. *madnes*; it. *rabbia*; esp. *rabia*. Syn. *hydrophobie*; *phobodipsie, toxicose rabique, tétanos rabien*). — Maladie virulente, inoculable, plus particulière aux carnassiers et qui est caractérisée par des troubles d'origine cérébrale et médullaire (1).

HISTORIQUE. — Cette maladie semble avoir été connue de tout temps. Mais si ses symptômes ont été assez fidèlement rapportés, il n'en est pas de même de sa nature, de son étiologie, de son traitement, qui ont donné lieu aux hypothèses les plus fantaisistes. Un fait d'observation était bien établi depuis longtemps, c'est que la rage pouvait se transmettre par morsure, du chien et du loup aux autres animaux et à l'homme.

(1) Voy. *Traité des maladies microbiennes des animaux* de Nocard et Leclainche.

Cependant, jusqu'à la fin du xviiie siècle, la rage est considérée comme une névrose.

Au début du xixe siècle, certains auteurs démontrent la virulence de la salive du chien, tandis que d'autres affirment le non-virulence de la salive chez les herbivores. En 1822, Berndt (de Greifswald) conclut à la virulence chez toutes les espèces et reconnaît que « ce n'est pas seulement la bave des chiens qui communique la maladie, mais tout autre animal affecté de la rage peut la transmettre par sa bave.

Depuis, Magendie, Hertwig, Breschet, Dupuytren, Renault, Delafond, Lafosse, Rey, etc., étudient la rage au point de vue expérimental et essaient d'établir la nature exacte de la maladie.

Cependant, nombre d'auteurs croient à la spontanéité de la rage; celle-ci apparaîtrait en dehors de toute contagion, sous l'influence de causes diverses : souffrance, soif, colère, privation des relations sexuelles, etc.

En 1879, Galtier étudie la rage chez le lapin et il indique la valeur de cet animal pour l'expérimentation. Nocard en 1880, P. Bert en 1882 établissent que l'agent de la contagion est un élément figuré.

De 1881 à 1885, Pasteur, avec la collaboration de Chamberland et Roux, montre, par une série de savantes recherches, la nature exacte de la maladie et, en 1885, il établit les bases d'un traitement prophylactique de la rage après morsure.

Espèces affectées. — Tous les mammifères peuvent contracter la rage : homme, solipèdes, bovidés, carnassiers domestiques et sauvages, etc. Les carnassiers domestiques et surtout le chien sont fréquemment atteints ; c'est par le chien que la rage se perpétue. La rage du loup s'observe partout où ces animaux vivent en troupes. Le renard, le blaireau, le chacal, etc., peuvent être affectés. Les bovidés, les moutons, les chèvres sont fréquemment atteints. La rage s'observe plus rarement sur le cheval. Elle est exceptionnelle chez le porc. On peut l'observer aussi sur le cerf, le daim, etc.

Épidémiologie. — Statistique. — En France, la rage sévit un peu partout, mais surtout dans les grandes villes. On comptait 2165 cas de rage en 1892, 1649 en 1895, 1975 en 1897, 2455 en 1901.

La maladie existe en permanence dans tous les États d'Europe. En Allemagne, elle n'est signalée que sur les frontières (798 cas en 1900). En Grande-Bretagne, le nombre des cas de rage augmente rapidement depuis quelques années. L'Autriche et la Hongrie sont gravement atteintes. En Russie, la maladie est très répandue et sévit sur le chien et sur le loup.

En Afrique, la rage existe sur tout le littoral méditerranéen. En Asie, la maladie est très répandue partout : aux Indes, en Annam, au Tonkin, en Chine, au Japon, etc.

Elle est observée dans les divers États de l'Amérique. L'Australie est encore indemne.

Symptomatologie. — Nous allons successivement étudier les symptômes de la rage chez le chien, l'homme, le chat, le cheval, les bovidés, les petits ruminants, le porc, le lapin et les oiseaux.

a. **Rage du chien**. — La maladie peut revêtir les aspects cliniques les plus divers. « Il n'est pas d'affection plus protéiforme que la rage ; toutes les descriptions d'ensemble, astreintes à ne rendre que la moyenne des manifestations observées, sont inévitablement imprécises. » (Nocard et Leclainche, *loc. cit.*)

On reconnaît, au point de vue clinique, une *rage furieuse*, et une *rage mue* ou *tranquille* ou mieux *paralytique*, suivant que les animaux cherchent ou non à mordre.

1° Rage furieuse. — A sa première période, que nous appellerons *initiale*, l'animal n'est pas encore agressif et ne manifeste aucune tendance à mordre. Le malaise intérieur que le chien éprouve se traduit par un changement de son humeur ; le plus souvent il devient triste, sombre, taciturne ; il n'aboie plus, est moins vigilant ; il cherche à s'isoler, se complaît dans la solitude et dans l'obscurité et va se cacher dans les coins des appartements, sous les meubles ou dans le fond de sa niche. Parfois l'animal reste longtemps ainsi somnolent et attentif ; d'autres fois, il se trouve, malgré son abattement, dans un état continuel d'inquiétude et d'agitation, qui contraste avec ses habitudes et doit, par cela même, éveiller et fixer l'attention. A peine est-il couché, comme pour s'endormir, que par un à-coup subit, il se relève, va et vient dans l'espace qui lui est réservé, puis se remet en position pour dormir, y reste quelques minutes, en change encore, et toujours ainsi. Dans un appartement, il retourne et bouleverse les coussins, les tapis et les lits sur lesquels il se couche d'ordinaire. Nulle part il ne trouve où se reposer et se livre à un va-et-vient continuel, grattant le sol, flairant dans les coins, sous les portes, comme s'il était sur une piste ou à la recherche de quelque objet perdu. Le chien est encore docile à la voix de son maître et va vers lui quand il s'entend appeler. Toutefois ce n'est pas avec le même empressement que par le passé ; son regard a quelque chose d'étrange ; dès que l'animal ne se sent plus sous l'excitation de cet appel, il retourne à sa solitude.

Déjà dans cette période initiale, on constate une certaine aberration des sens ; le chien frappé de somnolence a comme des hallucinations. Tantôt, en effet, l'animal se tient immobile, attentif et comme aux aguets ; puis tout à coup, il se lance devant lui et mord dans l'air, ainsi qu'il le fait, dans l'état de santé, lorsqu'il veut attraper une mouche au vol. D'autres fois, il se précipite furieux et hurlant contre un mur, comme s'il avait entendu de l'autre côté des bruits menaçants. L'ouïe est surexcitée par le moindre bruit, ou affaiblie pendant la durée des hallucinations ; chez quelques sujets, on remarque une douleur intense à l'intérieur de l'oreille ou une vive démangeaison dans cette partie. Le regard est rarement naturel ; il est ordinairement triste, vague ; l'axe de l'œil est quelquefois déplacé. Les rayons lumineux l'impressionnent vivement et il y a réellement photophobie ; les yeux sont parfois injectés de sang. — Le chien enragé flaire le sol avec persistance, renifle et se gratte parfois énergiquement le nez avec les pattes, comme s'il était gêné par la présence d'un corps étranger. — Le sens du goût est également modifié et, comme nous le verrons plus loin, l'appétit est perverti. — On a parfois constaté que le chien, à la période initiale de la rage, est plus caressant qu'à l'ordinaire ; son instinct, dit Bouley, le pousse, à de certains moments, à se rapprocher de son maître, comme pour lui demander un soulagement à ses souffrances ; volontiers il lèche alors les mains ou le visage ; mais ce sont là de perfides caresses, car, tout aussi sûrement que les morsures, elles peuvent inoculer la rage, si la langue humide d'une bave déjà virulente vient à toucher des parties où la peau est excoriée ou blessée.

Dans quelques cas, et surtout si les chiens sont d'un naturel irritable, on a constaté, dès le début du mal, une surexcitation avec une irritabilité extraordinaire ; le chien s'irrite à la vue d'un bâton ou d'une canne, même si c'est une main amie qui le tient. Bouley dit que chez les chiens de garde, de berger ou de bouvier, chez ceux qui ont été dressés pour le combat, chez les gros dogues et voire même les chiens de montagne, les symptômes de fureur sont bien plus prompts à se manifester que chez les chiens familiers, chez lesquels les sentiments affectueux pour l'homme sont plus développés.

Le chien enragé n'est pas *hydrophobe* (de ὕδωρ, eau, et φόβος, crainte) ; il n'a pas horreur de l'eau, comme on l'a dit trop longtemps et comme on le croit encore dans le public. Si on lui donne à boire, il s'approche du vase, lape avidement le liquide, il le déglutit toujours dans les premières périodes de sa maladie ; lorsque la constriction de sa gorge rend la déglutition difficile, il essaye encore de boire, mais ses efforts sont d'autant plus répétés et prolongés qu'ils demeurent plus inefficaces. Souvent même, on le voit alors, en désespoir de cause, plonger le museau tout entier dans le vase et mordre, pour ainsi dire, l'eau qu'il pompe inutilement et à laquelle il ne peut faire franchir le détroit de son gosier convulsivement resserré.

Au début de la rage, le chien conserve l'appétit ; mais celui-ci ne tarde pas à disparaître ou à se dépraver ; alors on voit le chien saisir avec ses dents, déchirer, broyer et déglutir une foule de corps étrangers à l'alimentation : la litière, la laine des coussins, les copeaux des ateliers, des lanières de cuir, le bois, le gazon, la terre, les pierres, le verre, les excréments, etc. — On doit se tenir en garde contre un chien (exception pour les jeunes chiens) qui, dans les appartements, déchire avec obstination les tapis, les couvertures ou les coussins ; qui ronge le bois de sa niche, mange la terre dans les jardins, dévore la litière, déglutit sa fiente, lape son urine, etc. L'animal assouvit sa fureur rabique naissante sur des corps inanimés, mais le moment est proche où l'homme ne sera pas épargné. — Souvent, sous l'influence de ces corps étrangers déglutis, le vomissement se produit. La sécrétion salivaire est ordinairement plus abondante.

L'aboiement du chien enragé est tout à fait caractéristique ; il est remarquablement modifié dans son timbre et dans son mode. Il commence par un aboiement ordinaire rauque, qui se termine tout à coup et d'une manière tout à fait singulière, en un hurlement à cinq, six ou huit tons plus élevés que le commencement ; pendant l'émission de ce hurlement, les mâchoires ne se rapprochent qu'incomplètement, au lieu de se fermer à chaque coup, comme dans l'aboiement ordinaire. Ce qu'on ne peut rendre, c'est ce qu'il y a de lugubre et de sinistre dans les hurlements prolongés de la rage ; celui qui les entend et qui sait ce qu'ils veulent dire, en reçoit une impression comme de terreur. — Toutefois ce symptôme peut faire défaut.

La vue d'un animal de son espèce excite, irrite le chien enragé et peut donner lieu à la manifestation d'un accès.

Les chiens atteints de rage ne perçoivent pas les sensations douloureuses aussi vite et au même degré que dans l'état physiologique. En certaines régions, il se produit une analgésie

vers l'ouverture de leurs pupilles excessivement dilatées, les yeux laissent échapper par moments des lueurs comme fulgurantes, produites par le reflet de la lumière sur leur tapetum intérieur, et qui leur donnent l'apparence de deux globes de feu. Mais lorsque ces lueurs passagères s'éteignent, ils redeviennent ternes, et sombres, et si farouches, qu'on ne peut se défendre d'un sentiment d'effroi, quand on se trouve en présence de l'animal, alors même

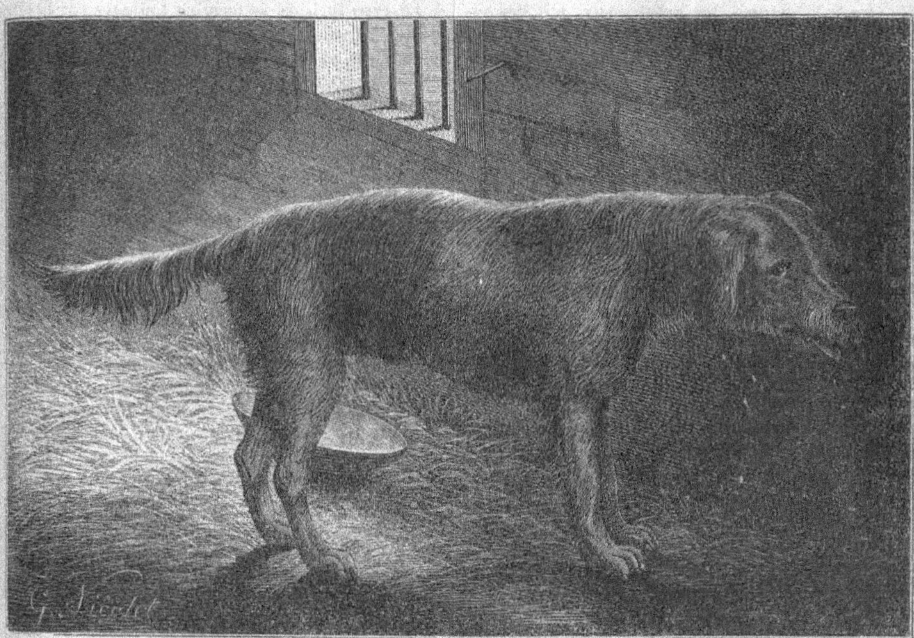

Fig. 1565. — Chien atteint de rage mue.

complète ; les piqûres, les brûlures, les blessures ne sont pas senties. Dans certains cas, il existe du prurit au point d'inoculation, à l'endroit de la morsure.

Comme dernier symptôme de la période initiale de la rage, signalons encore l'orgasme génital, qui est une manifestation très fréquente de cette maladie à sa période initiale et même plus tard.

Nous arrivons maintenant aux symptômes de la *rage confirmée*.

La physionomie du chien est profondément modifiée ; ses yeux ont une expression indéfinissable de tristesse sombre et de cruauté. Voici le portrait qu'en fait H. Bouley : « A tra-

qu'on est protégé contre ses atteintes par la grille de sa cage. » L'animal devient réellement furieux ; il se jette sur les barreaux de sa cage, les mord furieusement. La vue d'un autre chien provoque chez l'animal enragé un violent accès.

Ces moments de furie, ces accès sont intermittents ; dans l'intervalle, on voit souvent le chien enragé se montrer inoffensif, paisible, chercher le repos. Il n'y a rien de régulier dans ces rémissions qui sont évidentes dans le début, après les premiers accès, qui sont aussi les plus violents et ceux qui durent le plus longtemps ; mais elles cessent d'être aussi nettement dessinées plus tard. D'autre part, on a vu des cas où la maladie paraît se résumer tout entière dans un seul accès.

Les chiens vivant habituellement en liberté présentent quelques différences dans les symptômes de la rage furieuse. Le chien de berger pris de rage tourmente et mord les moutons dont il a la garde. De même fait-il à l'égard des bœufs et des vaches, — dans les pâturages. Le chien de chasse se montre souvent tout déconcerté sur sa piste; dans quelques cas, il broie le chaume, les arbrisseaux, fait des arrêts imaginaires ou fournit quelque course effrénée; il n'obéit plus à la voix du maître. — Dans les appartements, c'est aux chats et aux chiens que s'en prend le chien familier; les personnes de la maison sont d'abord épargnées. Quand le chien enragé mord des personnes, c'est plus facilement aux étrangères qu'il s'attaque, souvent sans hésitation, tandis qu'il épargne encore ses maîtres.

L'agitation qui se constate déjà vers le début de la rage, devient de plus en plus forte; le chien rôde, cherche, flaire, hurle contre les murs, se jette sur les fantômes qui le poursuivent, ronge le bas des portes, les pieds des meubles, etc. A ce moment de la rage, le chien est dominé par un autre besoin impérieux, celui de s'échapper de la maison et de fuir au loin. Cette tendance qui pousse le chien enragé à déserter le logis est une caractéristique de la rage confirmée; il ronge les cordes qui l'attachent, cherche à briser sa chaîne, ronge les barreaux ou les parois de sa cage, profite d'une porte ou d'une fenêtre entrebâillée pour s'échapper. Une fois libre, le chien enragé va devant lui, d'une allure rapide. S'il rencontre un autre chien ou d'autres animaux, il se précipite sur eux et les mord en silence. — L'homme peut aussi être attaqué et mordu.

Mais le chien enragé ne conserve pas longtemps une démarche libre; épuisé par les fatigues, par les accès de fureur auxquels il s'est livré; miné par la faim, par la soif, affaibli aussi par l'action propre de sa maladie, il ne tarde pas à fléchir sur ses membres. Alors il ralentit son allure et marche en vacillant, sa queue pendante, sa tête inclinée vers le sol, sa gueule béante, d'où s'échappe une langue bleuâtre et couverte de poussière. Dans cet état, il est bien moins redoutable qu'au moment de ses premières fureurs; il n'est plus assez excitable pour changer de direction et aller à la rencontre d'un animal ou d'un homme qui ne se trouvent pas immédiatement à la portée de sa dent; sa vue obscurcie et son flair émoussé

l'empêchent d'être aussi impressionnable qu'il l'était auparavant. — Bientôt son épuisement est tel qu'il est forcé de s'arrêter; alors il s'accroupit dans les fossés des routes et y reste sommeillant pendant de longues heures.

Très souvent le chien enragé, après avoir déserté la maison de ses maîtres et s'en être éloigné même à de longues distances, s'y trouve ramené par son instinct, dans une période de rémission de ses fureurs.

La rage furieuse se termine toujours par la paralysie, d'où le nom de *paralytique* qu'on a donné à la période ultime de la maladie. Le chien enragé a peine à se tenir sur son arrière-train qui s'amaigrit rapidement; quand l'animal veut se mettre en mouvement, les membres postérieurs se dérobent de temps à autre, puis ils ne tardent pas à être frappés d'une inertie complète, et le corps ne peut plus alors être déplacé que par une sorte de reptation dont les membres antérieurs, encore actifs, sont les agents. Rien de plus frappant, à ce moment, que la physionomie de l'animal; les globes des yeux sont fortement rentrés dans les orbites; la cornée est desséchée, opaline; un mucus purulent remplit l'espace resté libre sous les paupières; souvent il y a du strabisme, convergence des yeux; la peau du front présente de nombreux plis longitudinaux; tout dénote une tristesse sombre et un abattement extrême. Souvent à cette époque on note la paralysie de la mâchoire inférieure. — Si le chien hurle encore en ce moment, son hurlement est faible et très voilé. Mais le plus souvent il reste muet, dans un état comateux dont il ne sort que s'il est violemment excité.

La paralysie gagne les autres régions; l'animal reste étendu sur le côté. Il se produit des contractions de certains groupes musculaires, de la tétanisation. La respiration devient très pénible. Le chien meurt dans un état de prostration extrême.

La durée de l'évolution varie de deux à dix jours; elle est de quatre à cinq jours en moyenne.

2° RAGE MUE OU TRANQUILLE. — La rage mue diffère de l'autre par deux caractères essentiels. L'animal ne peut pas mordre, et il ne le veut pas.

Les symptômes de la période initiale de la rage mue sont les mêmes que ceux de la rage furieuse, à quelques variantes près dans leur intensité, généralement moindre pour celle-là que pour celle-ci. — Si, avant la paralysie de la mâchoire inférieure, le chien se montre inquiet, change souvent de place, disperse sa litière ou la rassemble en tas, hurle, etc., dès que la paralysie s'est déclarée, la tendance à l'agitation cesse, et l'animal reste dans un état d'immobilité que rien ne trouble. — Quand l'évolution rabique est achevée, la paralysie de la mâchoire inférieure se manifeste soit d'emblée, soit d'une manière progressive.

La physionomie du chien affecté de la rage mue confirmée est des plus caractéristiques (fig. 1563). Son œil est sans lueur et d'une étonnante fixité ; rien ne l'anime et n'y rallume le regard, mais il n'a rien de farouche. — La gueule, est ouverte, la langue pend inerte, et il s'écoule, dans les premières heures, une salive visqueuse et abondante ; la muqueuse buccale, rouge au début, se fonce en couleur, devient bleuâtre.

Il y a des cas où la paralysie de la mâchoire est le seul symptôme évident, et où le chien est comme d'ordinaire doux, obéissant, inoffensif ; on est assez porté à croire à quelque obstacle qui s'oppose au rapprochement de ses mâchoires, à un os arrêté dans la gorge, à une luxation de la mâchoire inférieure.

L'évolution est rapide ; la paralysie gagne tous les nerfs d'origine bulbaire et la mort survient en deux ou trois jours.

Dans de rares cas, la paralysie, au lieu d'intéresser les masséters, débute dans un membre, ou bien on observe de la paraplégie, de l'hémiplégie. Les animaux meurent rapidement.

b. **Rage de l'homme.** — La maladie parcourt trois périodes : la première est caractérisée par la mélancolie ; la seconde, par l'excitation et les spasmes des organes de la respiration et de la déglutition ; la troisième, à laquelle les malades n'arrivent que rarement et qui est de courte durée, est caractérisée par la paralysie.

c. **Rage du chat.** — Les symptômes sont analogues à ceux de la rage du chien, mais ils sont souvent peu évidents, en raison des habitudes solitaires de l'animal. Parfois, dès la période initiale de la maladie, le chat se retire et se cache dans un coin obscur ; si on le touche, si on passe à sa portée, si on essaie de le tirer de sa retraite, il griffe et mord. Ordinairement il succombe sans que la maladie ait pu être soupçonnée.

Le chat enragé est triste, inquiet, agité ; tout dans son habitude, ses attitudes, sa physionomie, contraste avec son état ordinaire ; l'appétit est supprimé ou dépravé, le timbre de sa voix est changé ; on note une hyperesthésie des sons.

Le chat enragé a de grandes envies de mordre, de griffer et de s'attaquer même à l'homme ; lorsqu'il est dans la période furieuse, sa nature de tigre se réveille ; ses grands yeux deviennent fulgurants et expriment une indicible férocité ; ses griffes sorties et tendues rendent sa marche difficile ; elles s'accrochent au parquet et y laissent leur empreinte ; sa gueule est béante et baveuse ; c'est d'un bond extraordinaire qu'il saute sur sa victime et il vise habituellement la tête. Les morsures faites par les chats enragés sont en général plus dangereuses que celles faites par les chiens ; elles sont toujours plus profondes.

On croit avoir observé quelques cas de rage mue chez le chat (Mandel).

d. **Rage du cheval.** — Elle se caractérise au début par un changement d'humeur. Le cheval se montre abattu, triste, inquiet ; il s'agite, gratte le sol, refoule et déplace sa litière ; il se couche parfois pour se relever aussitôt ; parfois il se roule comme lors de coliques. Bouley admet qu'il a aussi des hallucinations ; tantôt son oreille se dresse, comme s'il percevait des sons qui l'étonnent ; il a des tressaillements ; de temps en temps l'animal semble suivre de l'œil quelque objet imaginaire, et alors il ronfle et s'ébroue. D'autres fois, il secoue la tête ou bien il la redresse, érige sa lèvre supérieure et fait la grimace particulière à l'étalon qui vient de flairer une jument.

A cette première période, le cheval est très impressionnable ; le bruit, la lumière succédant tout à coup à l'obscurité, le font tressaillir et l'agitent ; mais il n'est pas encore déterminé à des mouvements agressifs, contre l'homme tout au moins, et surtout contre celui qui a l'habitude de lui donner des soins. Il est, tout autant que par le passé, obéissant à sa voix, et se laisse toucher, panser, harnacher par lui, comme si de rien n'était. Cependant la vue d'un chien irrite le cheval, qui alors essaye de le poursuivre et de le mordre ; il devient parfois agressif pour les autres chevaux avant qu'il ne le soit pour l'homme (Bouley).

Au début de la rage du cheval, les symptômes pharyngiens sont souvent prédominants et mettent facilement en défaut l'observateur, tant ils établissent d'analogie entre cette maladie et une angine. On constate effectivement une difficulté de la déglutition que dénonce le rejet, par les voies nasales, des boissons, et des matières alimentaires triturées. En même temps, la compression de la gorge par les mains donne lieu à des manifestations de sensibilité anormale ; enfin la bouche est remplie de salive que les mouvements continuels de la langue et des lèvres rendent écumeuse. — Le cheval mange moins ou refuse tout à fait ses aliments, non seulement parce que la déglutition est chez lui plus difficile, mais encore par dégoût. Toutefois la vue de l'eau ne lui inspire aucune répulsion ; au contraire, il l'appète et semble même se complaire à la humer ou à l'agiter avec ses lèvres. Même pendant les accès, la vue de l'eau ne donne lieu, chez le cheval, pas plus que chez le chien, à des manifestations qui justifient la qualification d'*hydrophobie* donnée à la rage. — On ne sait rien de positif sur l'altération de la voix du cheval enragé ; la voix de l'étalon a quelque chose de rauque. — Chez le cheval, les désirs vénériens sont presque toujour s augmentés : le mâle a des érections fréquentes ; la jument enragée se campe et semble être en chaleur.

Peu à peu le cheval devient plus inquiet, plus impatient, plus irritable ; ses yeux ont un éclat inaccoutumé, et en même temps une expression toute particulière de sauvagerie. La rage confirmée se traduit généralement chez le cheval par des fureurs qui sont véritablement terrifiantes. Ses yeux sont fulgurants, et sont animés, dans leurs orbites, d'une sorte de pirouettement convulsif. La bave, qui sort écumante de la bouche, est sanguinolente ; les lèvres sont rétractées et laissent voir les dents incisives ; on entend le grincement des dents maintenues rapprochées par une sorte de trismus. La force qui rapproche les mâchoires est parfois si grande, que le cheval les brise elles-mêmes sur les corps résistants qu'elles étreignent. — De temps à autre le cheval enragé fait entendre un cri particulier, qui n'est pas une modification de son hennissement, comme le hurlement rabique l'est de l'aboiement normal : c'est un cri tout à fait étrange, aigu, ayant quelque chose d'analogue avec ce cri qu'on a parfois perçu chez le cheval qui meurt subitement à la suite d'une rupture de vaisseau. Le timbre de ce cri de détresse est voilé et rauque.

C'est d'abord sur les corps inertes que le cheval enragé exerce son action ; il mord les bords de sa mangeoire, les traverses ou les barreaux de son râtelier, ses longes d'attache, le poteau de sa stalle, etc., et cela avec une telle persistance qu'il y creuse de profondes empreintes. Il s'élance vers les chevaux voisins, pour les mordre. S'il peut saisir un chien, il se précipite sur lui, le saisit à pleine mâchoire, et le broie.

Il est extrêmement dangereux pour l'homme qui l'approche, aussi bien par ses morsures qui sont terribles, que par ses ruades et ses atteintes avec les pieds antérieurs. — Bientôt on le voit se mordre lui-même avec frénésie ; il se mord aux épaules, au poitrail, aux avant-bras, aux flancs, sur les membres postérieurs, partout enfin où ses dents peuvent atteindre ; insensible aux douleurs, il s'arrache la peau et des lambeaux de chair ; si c'est un cheval entier, il n'est pas rare de le voir porter ses dents aux organes génitaux, se mordre les testicules, et on en a vu qui se sont ainsi émasculés eux-mêmes.

La région où l'inoculation rabique a été faite devient le siège d'un vif prurit qui porte l'animal à se gratter, à se mordre.

Entre les crises, on note des périodes de rémission.

Les forces du cheval s'épuisent très vite et les signes de la paralysie ne tardent pas à se manifester. L'animal se relève difficilement et chancelle lorsqu'il est debout. Mais tout affaibli qu'il est, il cherche encore à mordre. La paralysie, qui commence par l'arrière-train, gagne de proche en proche les parties antérieures. Le cheval enragé dépérit rapidement, et bientôt il succombe dans des accès convulsifs, assez souvent par suite d'un arrêt subit des battements du cœur ou par asphyxie.

La durée totale de l'évolution est de trois à six jours en moyenne.

e. **Rage des bêtes bovines.** — Tandis que chez le cheval la rage tranquille est l'exception, elle est au contraire très fréquente chez le bœuf.

Au début, la bête bovine enragée se montre inquiète, regarde de tous côtés, frappe des pieds, se déplace d'une manière continue ; si elle est au pâturage, elle se met à courir, lance des ruades, attaque des cornes un être imaginaire, gratte le sol et fait voler la terre au loin. A l'étable, souvent elle porte la tête dans une attitude élevée, par suite d'une sorte de spasme des muscles de l'encolure ; les yeux paraissent plus saillants et plus brillants, par suite du grand écartement des paupières, et leur pupille dilatée, qui en laisse sortir les lueurs profondes, leur donne une expression indéfinissable de sauvagerie et d'égarement (Bouley). Par moments ces lueurs s'éteignent, et le regard devient morne pour se rallumer à la moindre excitation. La vue du chien exerce sur les animaux de l'espèce bovine la même excitation que sur le cheval et le chien lui-même. Les animaux font entendre des beuglements répétés qui retentissent à de fortes distances, surtout dans le silence de la nuit. Les symptômes pharyngiens peuvent faire croire à une angine ; il y a une sensibilité spéciale de la région, difficulté de la déglutition et écoulement par la bouche d'une bave abondante, qui sous l'agitation incessante des lèvres et de la langue, forme une mousse plus ou moins épaisse au pourtour des lèvres et à leurs commissures. — Les bêtes bovines enragées recherchent l'eau, s'efforcent de la déglutir. Elles cessent de manger, ne ruminent plus, et s'éloignent de leurs crèches. Des coliques apparaissent. Des efforts de défécation aboutissent au rejet d'excréments durcis ; il y a du ténesme rectal et de vives épreintes. — Assez généralement on constate une forte excitation génésique. Chez les femelles laitières, la sécrétion de lait se tarit, mais non pas immédiatement.

Rapidement survient un extrême abattement ; souvent on voit les animaux trembler sur leurs membres antérieurs, qui se dérobent tout à coup sous eux et entraînent leur chute ; mais à peine sont-ils tombés, qu'ils se redressent subitement. Il y a des contractions spasmodiques, des tremblements, jusqu'à ce qu'à la fin survienne la paralysie. Dans tous les cas, l'amaigrissement des animaux est extraordinaire.

Dans certains cas, la rage du bœuf est cependant *furieuse*, c'est-à-dire qu'elle est caractérisé par l'extrême irritabilité des animaux et leurs manifestations agressives, en même temps qu'une exagération de la plupart des symptômes qui appartiennent à la rage tranquille. L'expression de la physionomie est plus égarée et plus sauvage. — A l'étable, tout devient une cause d'agitation et d'irritation : le bruit de la porte, la lumière, la présence des personnes, le son des voix, et à plus forte raison les menaces. Dès qu'on approche l'animal, il se met dans l'attitude du combat, baisse la tête, présente les cornes et s'élance sur l'homme dans la limite que lui permet la longueur des liens qui la retiennent ; en même temps, il frappe le sol avec l'un ou l'autre de ses membres antérieurs, fouille du pied sa litière et la rejette en arrière, loin de lui. On a vu des bœufs qui, dans le paroxysme de leur fureur, se brisaient les cornes en s'élançant tête baissée contre les murs. Quelquefois aussi ils mordent leurs liens d'attache ou les barreaux de leur râtelier, cherchent même à mordre les personnes.

Quand les bêtes bovines sont saisies de rage furieuse au pâturage, au milieu du troupeau dont elles font partie, elles s'isolent d'abord de leurs compagnons. Puis tout à coup, elles s'élancent, bondissent et semblent poursuivre quelque être imaginaire dont la vue a animé leur fureur. Le plus souvent, on les voit charger, tête baissée, leurs compagnons et de préférence les moutons et les veaux ; et surtout le chien qui est leur grand ennemi ; l'homme lui-même n'est pas épargné.

f. **Rage des petits ruminants**. — Les symptômes sont analogues aux précédents.

Le *mouton* et la *chèvre* paraissent agités, inquiets, marchent la tête au vent, s'ébrouent, flairent et lèchent leurs compagnons ; leur physionomie, si placide d'ordinaire, a une expression étrange de sauvagerie. Chez le bouc on observe une extrême surexcitation génésique. A certains moments, on constate des hallucinations, le mouton gratte le sol, devient agressif et se précipite tête baissée sur les autres animaux et les objets qui l'entourent surtout s'ils sont de couleur blanche. La vue d'un chien le surexcite. A ces périodes d'excitation succèdent des moments de calme, pendant lesquels les animaux tiennent la tête inclinée vers le sol et demeurent dans une immobilité comateuse.

La paralysie survient, s'étend. Les animaux meurent en quelques jours.

g. **Rage du porc**. — Elle est dénoncée, au début, par de l'agitation, de l'inquiétude. Le porc s'agite, flaire, grogne, se retourne dans sa bauge ; souvent il reste couché et son corps est agité de violents tremblements ; il fouille sa litière et s'en recouvre. Gillemon parle d'un jeune porc, atteint de rage, qui s'élançait devant lui par bonds énormes, et se heurtait violemment contre les murs. Le porc enragé déglutit difficilement, salive beaucoup ; souvent il mange du fumier, des corps étrangers ; sa pupille est dilatée ; sa voix est altérée et il crie sans qu'on le provoque. Le bruit, les attouchements provoquent des mouvements désordonnés, des convulsions, des cris.

A certains moments, des accès de fureur se produisent.

La paralysie survient et les animaux succombent en deux à quatre jours.

h. **Rage du lapin**. — Elle est paralytique d'emblée ; au début, on observe de la somnolence et de la parésie de l'arrière-train ou d'un membre postérieur, puis la paralysie générale survient rapidement. Parfois elle débute par les parties antérieures ou par un côté du corps.

i. **Rage des oiseaux**. — Dans la rage

consécutive à la morsure d'animaux enragés, on observe des signes d'excitation comparables à ceux qui viennent d'être rapportés plus haut. Lorsque la rage est obtenue expérimentalement, on note, chez la poule, de l'inappétence, de la somnolence et la paralysie des membres (Pasteur).

Anatomie pathologique. — Le cadavre est amaigri ; la rigidité cadavérique est extrême ; le sang est noir et épais, conséquence de l'asphyxie. La muqueuse buccale est sèche, foncée, parsemée d'érosions ou de plaies et recouverte de poussière. Chez les carnassiers, on observe parfois, à la face inférieure de la langue, des vésico-pustules : ce sont les *lysses* de Marochetti, qui leur avait attribué une grande valeur diagnostique. Elles ne sont pas constantes et sont dues à des érosions accidentelles ou à l'accumulation de produits de sécrétion dans les canaux glandulaires obstrués. La muqueuse du pharynx et du larynx est œdématiée, épaisse, enflammée.

L'estomac est vide ou bien contient des corps étrangers les plus divers, de la paille, du charbon, de la terre, des morceaux d'étoffe, etc. Sa muqueuse est congestionnée. Chez les ruminants, le rumen est distendu par les gaz ; le feuillet renferme des aliments desséchés ; la caillette est vide.

L'intestin est vide ; cependant, dans ses premières parties, on rencontre parfois des corps étrangers. La muqueuse intestinale est congestionnée par places, recouverte d'un mucus brunâtre, et présente en certains endroits des érosions ou des ulcérations. Le foie est volumineux, gorgé de sang.

Les reins sont congestionnés. La vessie renferme de l'urine parfois albumineuse ; cette urine renferme une notable proportion de sucre, dans la moitié des cas environ.

La muqueuse trachéale et bronchique est infiltrée et congestionnée. Le poumon est gorgé de sang ; parfois il existe un foyer pneumonique limité, dont le centre est occupé par une parcelle alimentaire. Ces lésions congestives sont d'origine asphyxique.

Les lésions essentielles de la rage portent surtout sur les centres nerveux. Les méninges et les centres sont congestionnés, mais cette congestion apparente est une lésion asphyxique. Les principales altérations ne sont visibles qu'à un examen histologique attentif. Elles sont plus intenses au niveau des corps striés du bulbe et de la moelle dorsale et portent surtout sur les parois des capillaires qui sont infiltrées de leucocytes et dont les éléments cellulaires sont en voie de prolifération.

Les cellules nerveuses sont le siège de dégénérescences inflammatoires analogues à celles qui sont observées à la suite de diverses intoxications (Nocard et Leclainche, *loc. cit.*).

D'après Van Gehuchten et Nélis, les ganglions nerveux périphériques, cérébro-spinaux et sympathiques, et surtout le ganglion noueux du nerf vague sont altérés. Vallée et Cuillé ont montré que ces lésions n'étaient pas toujours caractéristiques.

Elsenberg a décrit des altérations des glandes salivaires, analogues à celles du système nerveux central.

Diagnostic. — Il présente souvent de sérieuses difficultés, notamment lorsqu'il s'agit de reconnaître la rage du chien. Cependant il est extrêmement important, au point de vue de la police sanitaire, de porter un diagnostic rapide et exact. En principe, le doute devra être résolu par l'affirmative, et alors qu'il n'a que des présomptions, le vétérinaire doit conclure à l'existence de la rage, surtout chez un chien qui a mordu des personnes.

La rage doit être diagnostiquée sur l'animal vivant et sur le cadavre.

1° *Diagnostic sur l'animal vivant*. — Les symptômes du début sont vagues ; cependant tout chien qui paraît subitement inquiet, agité, dont les habitudes et le caractère se modifient sans cause apparente, doit être considéré comme *suspect*, séquestré et observé.

Cette séquestration doit durer quarante-huit heures au moins, et ce n'est qu'après ce laps de temps que l'on pourra dire que le chien n'est pas enragé, si on n'a observé aucun fait anormal. L'évolution de la rage étant ordinairement rapide, cette durée d'observation suffit généralement. On ne devra abattre les animaux soupçonnés d'être atteints de rage, que lorsque le diagnostic sera bien établi, car l'autopsie des chiens prématurément sacrifiés ne donne que des renseignements insuffisants ou nuls (Nocard).

Nous nous sommes suffisamment étendus sur les symptômes de la rage pour qu'il nous soit inutile d'y revenir ici ; nous ne ferons qu'indiquer les principales maladies qui ont quelque analogie de symptômes avec la rage.

Dans la *maladie du jeune âge*, on observe souvent des symptômes nerveux et des paralysies ; mais l'évolution est plus longue et il existe d'autres symptômes qui éclaireront le diagnostic.

L'*épilepsie* est facilement différenciée de la rage, dans l'intervalle des crises.

L'*acariase auriculaire* (Voy. OREILLES) détermine souvent des accès épileptiformes ; l'animal hurle, bondit, écume, puis tombe ; le diagnostic est assuré par l'observation des animaux entre les crises et par l'examen de l'oreille.

Des affections très douloureuses de l'appareil intestinal peuvent donner lieu à quelques-uns des symptômes qui appartiennent à la rage et notamment à l'envie de mordre. L'entérite sur-aiguë simple, celle produite par des poisons caustiques, comme le sublimé, l'arsenic, les sels de cuivre, celle occasionnée par les *vers intestinaux*, ont produit des états pathologiques, où d'habiles praticiens ont été embarrassés pour dire s'il s'agissait de la rage ou si la maladie était inflammatoire. — Mais il n'y a pas seulement les affections aiguës du tube digestif qui peuvent simuler la rage ; on a constaté la même chose après un empoisonnement lent par le cuivre (Herbst, Zündel), après une surcharge alimentaire de l'estomac (Descotes), lors d'un fort cancer abdominal.

Signalons encore l'*empoisonnement par la strychnine*, les *frictions cutanées irritantes*, les *piqûres de guêpes*, le *rhumatisme aigu*, etc.

La *rage mue* est plus facilement reconnue ; cependant la difficulté de la déglutition, l'écartement des mâchoires peuvent faire croire à une *angine*, à un *corps étranger retenu dans l'arrière-bouche*, à une *luxation* ou à une *paralysie de la mâchoire inférieure*, au *tétanos*.

Dans tous les cas, on ne devra explorer la bouche qu'avec beaucoup de précautions.

Chez le *cheval*, la rage au début peut être confondue avec la *méningo-encéphalite*, les *abcès du cerveau*, etc.

Chez les *ruminants*, les accidents nerveux observés au cours de la *congestion cérébrale*, de la *méningite*, de la *fièvre vitulaire* peuvent faire croire à l'existence de la rage. Il en est de même des accidents causés par certains *empoisonnements* (marcs de raisins, coquelicot, ail sauvage, sels de plomb) ou dus à la *pénétration d'acariens dans l'oreille interne*.

2° *Diagnostic sur le cadavre.* — Nous avons vu qu'aucune lésion apparente de la rage n'est constante ni spécifique. L'autopsie ne fournit que des probabilités, qui, jointes aux renseignements recueillis, aux symptômes observés, permettent de conclure à l'existence ou à la non-existence de la rage.

La présence de corps étrangers dans l'estomac et dans l'intestin fournit une forte présomption, mais, outre que cette lésion est commune à divers états pathologiques, elle n'est pas constante. Delabère-Blaine affirme que sur plus de 200 chiens, il n'en a trouvé que deux ou trois où ce symptôme manquait ; Bruckmüller dit que sur 375 chiens enragés, dont il a fait l'autopsie, dans une période de vingt ans, il n'a rencontré des corps étrangers dans l'estomac que 199 fois, soit dans un peu plus de la moitié des cas. — Il ne faut pas oublier que les chiens mangent assez souvent de l'herbe, surtout les jeunes pousses fraîches et sucrées ; les jeunes animaux rongent le bois pendant la dentition et en avalent des parcelles ; il est commun de voir des chiens manger de la corne chez les maréchaux, déglutir des étoupes ou des linges qui ont servi à des pansements et qui sont salis de pus ou de sang ; enfin dans certaines gastrites, il y a des perversions d'appétit, dont il ne faudrait pas confondre les altérations avec les lésions de la rage. C'est surtout la variété des corps étrangers qui doit fixer l'attention.

Par contre, l'absence de corps étrangers, la présence de matières exclusivement alimentaires dans l'estomac et l'intestin, la présence de vers intestinaux, etc., n'excluent nullement la possibilité de la rage.

La recherche du sucre dans l'urine est toujours indiquée : la glycosurie existe dès l'apparition des premiers symptômes (Rabieaux et Nicolas) ; cependant elle peut faire défaut.

Le diagnostic de la rage sur le cadavre présente donc des difficultés très grandes, et c'est pourquoi on a cherché à établir un *diagnostic expérimental*.

L'inoculation intracranienne ou mieux intraoculaire, au chien ou au lapin, de substance nerveuse provenant d'un animal suspect, constitue un procédé d'épreuve pratiquement utilisable. Mais il faut inoculer un grand nombre d'animaux, pour que les indications aient une valeur absolue, et, en outre, l'utilisation de l'inoculation expérimentale offre dans la pratique de sérieux inconvénients. Aussi, lorsque des personnes ou des carnassiers ont été mordus, il ne faut avoir recours à ce procédé qu'à titre de renseignement personnel (Nocard et Leclainche, *loc. cit.*).

Diagnostic histologique. — Consiste à rechercher certaines lésions nerveuses : soit, comme dans la méthode de Babes, à trouver dans le bulbe les lésions péricellulaires, mais cette méthode est délicate et n'est pas à la portée de tous ; soit, comme dans la méthode de Van

Gehuchten et Nélis, à pratiquer l'examen des ganglions. On s'efforcera de découvrir le ganglion noueux du pneumogastrique : on pratique l'ablation du masséter (partie postérieure) et des muscles compris entre le bord antérieur de l'atlas et la portion mastoïdienne du temporal ; on suit le nerf pneumogastrique depuis la gouttière jugulaire et on arrive au niveau du conduit auditif externe, au point où le nerf se divise en deux branches, dont la plus grosse montre le ganglion plexiforme, plus allongé et moins rougeâtre que le ganglion cervical supérieur situé sur l'autre branche. Le ganglion est isolé et placé dans l'alcool absolu, puis envoyé à un laboratoire ; l'examen peut en être pratiqué en quarante-huit heures.

Sur les coupes colorées d'après la méthode de Nissl, on observe la destruction des cellules nerveuses et la réplétion des capsules par des cellules néoformées, sur une grande partie du ganglion.

L'absence de lésions ne permet aucune conclusion, sauf si le chien était mort naturellement après plusieurs jours de maladie.

« L'examen des ganglions permet d'affirmer un diagnostic chez les chiens morts après avoir présenté des symptômes douteux, soit que les malades n'aient pas été suffisamment observés, soit que les signes relevés soient jugés insuffisants pour autoriser une affirmation sans réserve. » (Nocard et Leclainche.)

ÉTIOLOGIE. — PATHOGÉNIE. — Il est certain que la cause de la rage est un élément figuré vivant qui n'est pas encore différencié. On n'a pu encore, soit par l'examen bactériologique, soit par les cultures, déceler le microbe de la rage ; cependant certaines de ses propriétés sont connues, notamment les modifications qui lui sont imprimées par divers agents.

Le virus existe toujours dans la salive, vingt-quatre heures et parfois quarante-huit heures avant l'apparition de tout changement dans les allures du chien ; celui-ci peut donc porter dans sa gueule le virus de la rage alors qu'il présente tous les signes extérieurs de la santé (Nocard et Roux).

Le virus siège aussi dans le cerveau et dans la moelle ; il est inégalement réparti dans les nerfs. Le sang, la lymphe, les muscles, le foie, la rate, l'urine, le sperme ne sont jamais virulents. La virulence de la mamelle et du lait est exceptionnelle.

La contagion de la rage s'effectue toujours par l'inoculation de la salive virulente, généralement par morsures, parfois par dépôt sur une surface absorbante (plaie, certaines muqueuses).

Le chien est le principal agent propagateur de la rage. Les dents du chien, plus encore celles du chat, pénètrent profondément dans les tissus et y déposent la salive virulente. Les herbivores produisent des plaies contuses et le virus n'est déposé qu'à la surface. Aussi les morsures des carnassiers sont-elles beaucoup plus redoutables que celles des herbivores.

Le siège de la morsure influe aussi sur les suites de l'inoculation : les morsures des régions protégées par les poils ou par les vêtements sont moins dangereuses que celles qui portent sur des parties nues (face, lèvres, naseaux), parce que la dent est essuyée par les poils ou par l'étoffe.

Les dangers de l'inoculation varient aussi suivant la qualité et la quantité de la matière déposée.

La rage peut être due au dépôt de salive virulente sur une plaie récente, sur certaines muqueuses (pituitaire, conjonctive). La transmission de la rage par l'ingestion de produits virulents n'est possible que s'il existe une solution de continuité de la muqueuse des premières voies digestives.

Le virus rabique, étant déposé au point d'inoculation ou au niveau de la morsure, peut être rapidement absorbé. C'est par les nerfs que s'opère ordinairement le transport du virus de la périphérie aux centres ; mais dans certains cas la propagation de l'infection peut s'effectuer aussi par les voies sanguine et lymphatique. Arrivé aux centres, le virus cultive pendant un certain temps sans provoquer des troubles évidents. La période qui s'écoule entre le moment de la morsure et l'apparition des premiers symptômes varie suivant la forme de la plaie et son siège. En général, c'est du quinzième au soixantième jour après le moment de la morsure, que la rage apparaît chez nos animaux ; le maximum d'incubation peut être fixé à dix ou douze mois.

Le virus agit sur les éléments nerveux par les toxines qu'il sécrète.

MODIFICATIONS DE LA VIRULENCE. — Le virus résiste peu à l'action de la lumière, de la chaleur, des antiseptiques (le jus de citron et la créoline détruisent rapidement la virulence, l'acide phénique ne la détruit que lentement).

On peut modifier expérimentalement la virulence par les passages successifs à travers certains organismes et par l'action de la dessiccation.

1° *Passages successifs.* — Pasteur, Chamberland et Roux ont inoculé la rage du chien au singe, puis ultérieurement de singe à singe et ont montré que la virulence du virus rabique diminuait à chaque passage, à tel point que, après un premier passage sur le singe, le virus tuait encore le lapin en quinze jours, le sixième singe donnait un virus qui tue le lapin en trente jours seulement. Les mêmes auteurs ont montré que, au contraire, la virulence s'exalte quand on passe de lapin à lapin ou de cobaye à cobaye. Cette virulence exaltée et fixée au maximum sur le lapin, passe exaltée sur le chien (Pasteur, Chamberland et Roux). Par suite de ces passages successifs de lapin à lapin, la période d'incubation diminue graduellement et après une centaine de passages, elle est tombée à six ou sept jours (au lieu de treize à seize jours). A partir de ce moment, le virus conserve indéfiniment les mêmes propriétés; il est dit *fixe*.

2° *Action de la dessiccation.* — Des moelles de lapins tués par le virus fixe, sont suspendues dans des flacons contenant de la potasse et maintenues à une température de 23°. Dans ces conditions, la virulence des moelles diminue graduellement (Pasteur, Chamberland et Roux). On peut ainsi obtenir une série de virus d'énergie décroissante.

TRAITEMENT. — En juillet 1885, Pasteur appliqua pour la première fois à l'homme, avec un plein succès, le traitement de la rage après morsure. Ce traitement n'est plus applicable alors que les symptômes de la rage sont manifestes ; ce n'est donc pas le traitement proprement dit de la rage, mais plutôt un procédé d'immunisation préventive qui est applicable durant la période d'incubation de la maladie, c'est-à-dire un certain temps après l'inoculation virulente, mais avant l'apparition des prodromes rabiques.

Nous venons de voir l'effet de la dessiccation sur les moelles virulentes et comment Pasteur, Chamberland et Roux ont pu obtenir des moelles à virulence graduellement décroissante. Ces mêmes auteurs ont démontré que les inoculations successives d'émulsions de ces moelles rabiques desséchées, en commençant par les plus atténuées, par les moins virulentes, conféraient l'immunité. C'est là le traitement de la rage. Chaque jour, on fait aux flancs des personnes mordues (alternativement à droite et à gauche) des inoculations d'émulsions de moelles rabiques desséchées. On utilise d'abord une moelle de quatorze jours, complètement

inoffensive, puis on continue par celles de treize, douze jours… et ainsi de suite jusqu'à la moelle de trois jours qui complète l'immunité.

Le nombre des inoculations et la durée du traitement varient suivant le siège et la gravité des morsures. Voici la marche du traitement appliqué à l'Institut Pasteur, pour les morsures peu graves des membres :

JOUR du traitement.	AGE de la moelle desséchée.	QUANTITÉ de l'émulsion.	JOUR du traitement.	AGE de la moelle desséchée.	QUANTITÉ de l'émulsion.
1er	14 jours.	3 c. c.	6e	5 jours.	2 c. c.
	13 —	3 —	7e	5 —	2 —
2e	13 —	3 —	8e	4 —	2 —
	12 —	3 —	9e	3 —	1 —
3e	10 —	3 —	10e	5 —	2 —
	9 —	3 —	11e	5 —	2 —
4e	8 —	3 —	12e	4 —	2 —
	7 —	3 —	13e	4 —	2 —
5e	6 —	2 —	14e	3 —	2 —
	5 —	2 —	15e	3 —	2 —

Pour nos *animaux*, un traitement n'est applicable qu'aux herbivores qui ont été mordus par un animal enragé ; quant aux chiens et aux chats victimes de la contagion, la loi exige leur abatage immédiat.

Lorsque des herbivores ont été mordus par un chien enragé, il faut recourir immédiatement à la cautérisation au fer rouge avec destruction totale des parois de la plaie ; on peut aussi débrider et irriguer largement les plaies avec une solution antiseptique. Ensuite on obtient l'immunisation des animaux mordus par les inoculations intraveineuses de virus ; ce traitement des animaux mordus réussit encore lorsqu'il est entrepris trois ou quatre jours après la morsure. Le mode de l'intervention est déterminé par les travaux de Nocard et Roux : on injecte dans la jugulaire de l'animal mordu une émulsion du bulbe d'un animal mort de la rage (10 à 15 centimètres cubes du liquide chez le cheval et le bœuf, 4 à 6 centimètres cubes chez la chèvre et le mouton) ; les chevaux et les bœufs de travail seront laissés au repos absolu durant un mois.

Cette méthode de traitement, qui est presque toujours suivie de succès, a une importance économique considérable, car le nombre des animaux d'un troupeau qui succombent aux morsures d'un chien enragé est toujours grand et de plus la loi interdit la vente pour la boucherie des animaux mordus.

PROPHYLAXIE. — Elle réside entièrement dans la stricte application de la loi sanitaire en ce qui concerne la rage. Malheureusement les excellentes dispositions de la loi de 1881 ne sont pas toujours rigoureusement suivies, des animaux contaminés ne sont pas abattus, le nombre des chiens errants va toujours croissant, etc., et on laisse ainsi se créer et se propager des centres de contagion.

La mesure prophylactique idéale, malheureusement irréalisable, consisterait à vacciner tous les chiens.

POLICE SANITAIRE. — *France*. — Dès que la rage est constatée ou soupçonnée chez un animal, la déclaration prescrite par l'article 3 de la loi de 1881 doit être faite immédia tement au maire de la commune. Dès que celui-ci est informé, il avertit le vétérinaire sanitaire de la circonscription, à l'effet de visiter les animaux malades ou de procéder à l'autopsie de ceux qui ont été abattus. Si le vétérinaire conclut à l'existence de la rage, le maire prend un arrêté qui comporte l'application des mesures sanitaires édictées par les articles 10 et 14 de la loi de 1881, 51 à 56 du décret de 1882 et 23 de l'arrêté ministériel du 12 mai 1883.

L'article 10 dit : « La rage, lorsqu'elle est constatée chez des animaux de quelque espèce qu'ils soient, entraîne l'abatage qui ne peut être différé sous aucun prétexte. »

Les locaux et objets contaminés sont désinfectés.

Article 10, § 2. — Les chiens et les chats *suspects de rage*, doivent être immédiatement abattus. Le propriétaire de l'animal suspect est tenu, même en l'absence d'un ordre des agents de l'administration, de pourvoir à l'accomplissement de cette prescription.

Le règlement d'administration publique de 1882 vise, dans les articles 51 à 54, les mesures sanitaires applicables aux animaux sains :

Art. 51. — Tout chien circulant sur la voie publique, en liberté, ou même tenu en laisse, doit être muni d'un collier portant, gravés sur une plaque de métal, les noms et demeure de son propriétaire. Sont exceptés de cette prescription, les chiens courants portant la marque de leur maître.

Art. 52. — Les chiens trouvés sans collier sur la voie publique et les chiens errants même munis de colliers sont saisis et mis en fourrière. Ceux qui n'ont pas de collier et dont le propriétaire est inconnu dans la localité sont abattus sans délai. Ceux qui portent le collier prescrit par l'article précédent et les chiens sans collier dont le propriétaire est connu sont abattus, s'ils n'ont pas été réclamés avant l'expiration d'un délai de trois jours francs. Ce délai est porté à cinq jours francs pour les chiens courants avec collier ou portant la marque de leur maître.

Art. 53. — L'autorité administrative pourra, lorsqu'elle croira cette mesure utile, particulièrement dans les villes, ordonner par arrêté que tous les chiens circulant sur la voie publique soient muselés ou tenus en laisse.

Art. 54. — Lorsqu'un cas de rage a été constaté dans une commune, le maire prend un arrêté pour interdire, pendant six semaines au moins, la circulation des chiens, à moins qu'ils ne soient tenus en laisse. La même mesure est prise pour les communes qui ont été parcourues par un chien enragé. Pendant le même temps, il est interdit aux propriétaires de se dessaisir de leurs chiens ou de les conduire en dehors de leur résidence, si ce n'est pour les faire abattre. Toutefois, peuvent être admis à circuler librement, mais seulement pour l'usage auquel ils sont employés, les chiens de berger et de bouvier, ainsi que les chiens de chasse.

En ce qui concerne les *herbivores*, l'article 55 prescrit : lorsque des animaux herbivores ont été mordus par un animal enragé, le maire prend un arrêté pour mettre ces animaux sous la surveillance d'un vétérinaire délégué à cet effet. Cette surveillance sera de six semaines au moins. Ces animaux sont marqués et il est interdit au propriétaire de s'en dessaisir avant l'expiration de ce délai, si ce n'est pour les faire abattre. Dans ce cas il est délivré un laissez-passer qui est rapporté au maire dans un délai de cinq jours, avec un certificat attestant que les animaux ont été abattus. Ce certificat est délivré par le vétérinaire délégué à la surveillance de l'atelier d'équarrissage. L'utilisation des chevaux et des bœufs pour le travail peut être autorisée, à condition, pour les chevaux, d'être muselés.

Dans la plupart des États de l'Europe, la loi prescrit l'abatage des malades et des mordus.

RAID. — Épreuve de vitesse exécutée à cheval, sur une longue distance. C'est une course sur un long parcours effectuée par des cavaliers isolés ou par une troupe.

Rappelons, pour les raids exécutés par des cavaliers isolés, ceux du colonel de Bellegarde, 102 kilomètres en 6 heures 10 minutes ; du lieutenant allemand Muller, 1 350 kilomètres en 19 jours ; du capitaine Devedeix, 2 500 kilomètres en 43 jours ; de Cottu, 1 250 kilomètres en 13 jours, etc. Pour les raids exécutés par des troupes, rappelons ceux de la cavalerie américaine durant la guerre de Sécession, 88 kilomètres en 24 heures pendant 3 jours, 160 kilomètres en 24 heures, etc. ; celui d'une brigade de hussards prussiens durant la guerre contre l'Autriche, 240 kilomètres en 4 jours, etc.

Le 27 août 1902, une épreuve internationale réservée aux officiers est courue sur la route Bruxelles-Ostende (132 kilomètres). Quatre officiers français, les lieutenants Madamet (sur

Courageux, pur sang), Deremetz (sur *Vulcain*, demi-sang), Haentjens (sur *Balymena*, irlandais) et Romieux (sur *Côte d'Or*, pur sang), effectuent le parcours en 6 h. 54, 7 h. 22, 7 h. 33 et 7 h. 36 minutes; derrière eux vingt-cinq officiers appartenant à différentes nations passent le poteau d'arrivée en des temps variant de 7 h. 55 à 11 heures. Trente et un cavaliers étaient restés en route.

Le 4 juillet 1903, douze raids distincts sont courus par des groupes d'officiers et de sous-officiers de diverses garnisons à Vichy. Six offi-

La figure 1566 représente la jument de pur sang *Marseille II*, appartenant à M. le capitaine de Saint-Phal, qui, en 1902, a gagné à Paris l'épreuve hippique consistant en un parcours de steeple-chase à Vincennes, un raid sur route de 60 kilomètres et une reprise de haute école.

RAIE DE MULET. — Chez le cheval, ligne longitudinale, de couleur foncée, s'étendant de la crinière à la queue, dans le plan médian du dos et des reins, sur certaines robes claires. Elle est quelquefois croisée d'une autre raie

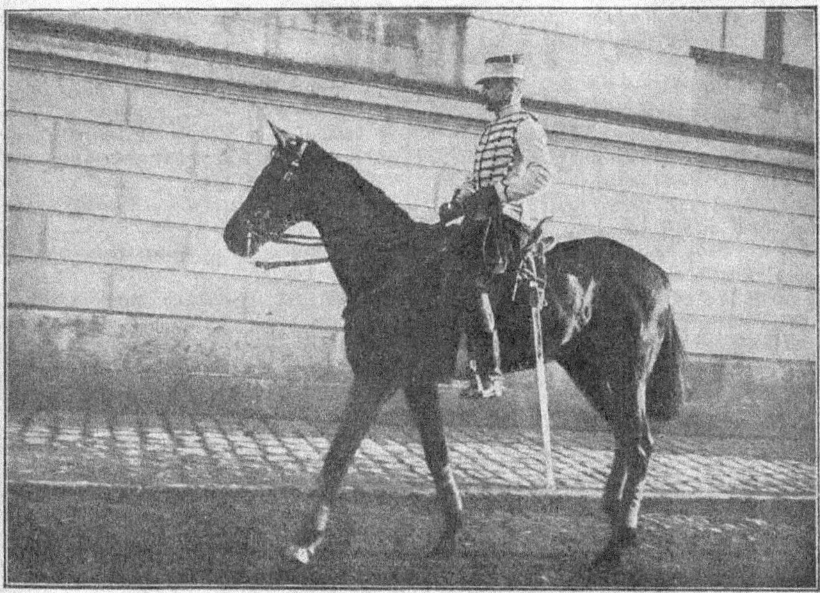

Fig. 1566. — *Marseille II*, à M. de Saint-Phal.

ciers et treize sous-officiers du 19ᵉ dragons font le trajet de 172 kilomètres, à la vitesse moyenne de 5ᵏᵐ,300. Trois officiers et sept sous-officiers du 20ᵉ dragons font 239 kilomètres à la vitesse moyenne de 7ᵏᵐ,10.

Enfin, le 13 août 1903 est couru entre officiers français un raid de Paris à Deauville par Rouen. La distance Paris-Rouen (135 kilomètres) doit être franchie la nuit à une vitesse maxima de 10 kilomètres à l'heure. Après dix-huit heures de repos, la distance Rouen-Deauville, (82 kilomètres) est franchie par le lieutenant Beausil, premier (sur *Midas*) en 4 h. 15, par le lieutenant Gouin, deuxième (sur *Irissary*, pur sang), en 4 h. 18.

qui descend du garrot sur chaque épaule (*bande cruciale*) (Voy. Robes).

RALES. — Bruits anormaux qui, formés pendant l'acte de la respiration par le passage de l'air dans les voies aériennes, se mêlent au bruit respiratoire, l'obscurcissent ou le remplacent complètement (Voy. Auscultation).

RAMOLLISSEMENT. — Lésion particulière des organes caractérisée par une diminution de la cohésion naturelle des tissus, par suite de certains troubles de la nutrition. Il peut être le résultat de la décomposition cadavérique, ou bien il succède à des processus pathologiques divers aboutissant à la séparation des éléments ou à leur destruction. L'inflammation, et les gangrènes en particulier, se terminent souvent par un ramollissement de la partie atteinte.

Ramollissement des os. — Voy. Os (*Maladies des*), t. II, p. 299.

Ramollissement du cerveau. — Voy. Méningo-encéphalite, t. I, p. 442.

RAMPIN. — Pied défectueux qui fait son appui exclusivement en pince, parfois sur la face antérieure de la paroi. Voy. Pied (*Défectuosités du*).

RAPACES (*accipitres, oiseaux de proie.*) — Ordre d'oiseaux caractérisés par leur bec à mandibule supérieure aiguë, crochue, leurs tarses terminés par quatre doigts armés d'ongles acérés et rétractiles, leurs ailes très grandes; subdivisés en *diurnes* et *nocturnes*.

RAPE. — *Bruit de râpe, bruit de lime, bruit de scie* (all. *Raspelgeräusch*; angl. *rasp sound*; it. *raspa*). En auscultation, bruit pathologique du cœur ou des artères imitant le frottement que produisent ces instruments sur le bois : c'est le bruit de souffle porté à un haut degré. Il indique une affection organique du cœur, particulièrement le rétrécissement d'un orifice, ou un anévrysme.

RAPES. — Les *crevasses*. Voy. t. I, p. 339.

RAPEUX, EUSE. — Se dit des bruits caverneux qui ressemblent à ceux d'une râpe. Le frottement pleural peut devenir tellement intense, qu'il prend le *caractère râpeux* (Voy. Auscultation).

RAPHANIE. — Ergotisme chronique. Voy. t. I, p. 486.

RAPHÉ. — Ligne saillante ressemblant à une couture, qui occupe la ligne médiane du périnée.

RAPPORT (all. *Verhältniss*; angl. *proportion, analogy*; it. *proporzione, analogia*). — Mot employé souvent comme synonyme d'*analogie*.

Anatomie. — *Rapport anatomique.* Situation d'un organe, relativement à un ou plusieurs autres organes, comme celle d'un nerf par rapport aux artères, veines, muscles, etc. *Rapport* et *connexion* ne sont point synonymes; car les *rapports*, tels qu'on les entend couramment, ne sont qu'un cas particulier des connexions.

Pathologie (ἐρευξις; all. *Magenblähung*; it. *rutto*). — Synonyme d'*éructation*: *rapport aigre, acide*.

Médecine légale. — Acte authentique (*relatio*) fait par un ou plusieurs vétérinaires, rédigé sur la réquisition soit des officiers de police judiciaire, soit de l'autorité administrative (préfets, sous-préfets, maires), soit des parties, et ce, le plus souvent, après la formalité du serment. On distingue ainsi les rapports en: *judiciaires, administratifs, d'estimation*. Les premiers sont demandés par les magistrats ou les officiers de police judiciaire; généralement ils ont trait à la constatation d'un vice rédhibitoire. Les seconds ont pour but d'éclairer l'administration sur des questions d'hygiène publique ou de police sanitaire; les troisièmes ont pour objet de décider si les honoraires d'un vétérinaire ou d'un pharmacien ne sont pas trop élevés, de se prononcer sur la valeur d'un traitement employé, sur l'estimation d'un animal mort ou blessé, d'estimer la dépréciation subie par un cheval taré, etc.

Le rapport se compose de quatre parties : 1° le *préambule* ou *protocole*; 2° l'*historique* ou l'*exposition* des faits; 3° la *discussion*; 4° les *conclusions*. Pour la façon de rédiger un rapport et les modèles de rapports, nous renvoyons à Expertise, t. I, p. 502.

RAPTUS. — Transport soudain des humeurs dans une partie. On appelle *raptus hémorragique* l'afflux de sang avec hémorragie dans un organe.

RASÉ, ÉE. — Se dit des incisives, surtout celles du cheval, lorsque la cavité du cul-de-sac externe de la table dentaire a disparu (Voy. Age, t. I, p. 28).

RAT. — Genre de rongeurs granivores et carnivores, de petit volume.

Le rat est un des agents de propagation de la peste humaine. Peut-être est-il un véhicule pour le virus de certaines maladies contagieuses de nos animaux, notamment pour la pasteurellose?

Rat d'eau. — Le *Mus* ou *Lemnus amphibius*, rongeur amphibie, surtout racidivore; c'est un campagnol.

RATANHIA. — Racine du *Krameria triandra*.

Effets thérapeutiques. — Très fort astringent. On peut l'employer contre les diarrhées rebelles, l'hématurie, les hémorragies passives.

Doses. — 40 à 50 grammes en poudre pour les grands animaux.

RATE (σ-λήν; *lien*; all. *Milz*; angl. *spleen*; it. *milza*; esp. *bazo*).

Anatomie. — Voy. Digestion, t. I, p. 375.

Physiologie. — C'est une glande sans canal excréteur. Ses fonctions ne sont qu'incomplètement connues. Elle semble agir à la façon des ganglions lymphatiques comme un filtre pour les microbes de la circulation; de plus, elle constituerait un régulateur de la circulation.

Pathologie. — Les maladies de la rate sont

rares chez nos animaux et leurs manifestations sont peu connues.

Abcès de la rate. — Ce sont des localisations de nature infectieuse (gourme, infection purulente).

Congestion de la rate. — S'observe au cours de la fièvre charbonneuse.

Déchirure de la rate. — Elle résulte généralement d'un traumatisme violent (coups de pied, de corne, chutes) sur l'hypocondre gauche, au moment de la réplétion de l'organe qui suit l'ingestion d'une grande quantité d'eau; l'organe peut alors acquérir huit fois son volume normal (Goubaux). L'engouement et la friabilité de la rate (dégénérescence amyloïde, leucocytémie) favorisent la production de l'accident.

Symptomatologie. — Les symptômes sont ceux des grandes hémorragies internes : démarche chancelante, tremblements musculaires, état comateux, pâleur des muqueuses, respiration accélérée, pouls inexplorable, sueurs, etc.

Les commémoratifs, la constatation de traces de coups sur l'hypocondre donnent des indications précieuses pour le diagnostic.

La mort survient ordinairement en moins de vingt-quatre heures.

Anatomie pathologique. — A l'autopsie, on trouve la capsule fibreuse déchirée, généralement au milieu de la face interne de l'organe; une grande quantité de sang est répandue dans l'abdomen; parfois la capsule est intacte et montre de volumineuses bosselures produites par le sang épanché; dans ce cas, le tissu splénique est réduit en une bouillie noirâtre.

Traitement. — On pourrait tenter de faire des injections d'ergotine, de sérum artificiel.

Hypertrophie. — Elle est une manifestation secondaire de diverses maladies générales et surtout de la *leucocytémie* et de la *tuberculose*.

Parasites. — On trouve des échinocoques chez les ruminants et le cheval, des cysticerques chez le porc.

Tumeurs. — Elles sont généralement secondaires : mélanomes, sarcomes, lymphadénomes.

RATE (SANG DE). — Voy. Charbon, t. I, p. 214.

RATELIER. — Voy. Habitation des animaux, t. I, p. 692.

RATIER (Chien). — C'est le *griffon vulgaire*. Il a les oreilles droites, un museau long et une tête forte. Il est ordinairement de couleur foncée. Ce chien est utilisé surtout pour la chasse au rat (Voy. Épagneul, t. I, p. 470, fig. 579).

RATION (*diarium*; all. et angl. *ration*; it. *razione*; esp. *racion*). — Quantité de nourriture consommée chaque jour par un animal.

Elle est extrêmement variable suivant l'espèce, la race, l'individu, l'âge, le service, etc. Dans tous les cas, la ration totale d'un animal est formée de deux parties, une *ration d'entretien* qui contient les éléments nutritifs nécessaires à sa vie, à l'entretien et à l'accroissement de ses organes, et une *ration de production* destinée à produire les utilités dynamiques (travail) ou matérielles (graisse, viande, lait) en vue desquelles il est exploité.

Pour certains zootechniciens, la ration d'entretien est égale à 1^{kg},5 ou 1^{kg},666 de matières sèches pour 100 kilogrammes de poids vif; ces données sont des moyennes, car la valeur alimentaire des porcs, par exemple, peut varier de 1 à 2 et quelquefois plus; néanmoins ces données sont assez exactes avec des fourrages de composition moyenne et des animaux de poids moyen.

La ration de production présente de grandes variations avec les buts que l'on se propose. Elle oscille entre 2 et 3 p. 100 en matières sèches du poids vif pour les gros animaux et atteint près de 4 p. 100 chez les porcs.

Ces données n'ont pas une valeur absolue. Certains animaux seront capables d'absorber 3 p. 100 de leur poids vif, tandis qu'un animal de même race à l'appétit capricieux pourra n'en prendre que 2,5 p. 100.

Pour le bœuf, on doit viser à lui faire absorber le poids le plus élevé de matières sèches pour provoquer un abondant dépôt de graisse. La limite réside dans l'appétit et la capacité digestive. On lui donnera à manger à satiété, à refus même, tout en évitant d'atteindre le dégoût. De même pour la vache laitière en plein rapport, il faut la nourrir au maximum, car les aliments excédant la ration d'entretien se transformeront tous en lait (1).

La ration doit être avant tout économique, c'est-à-dire donner un maximum d'effets utiles (entretien et production) avec un prix de revient minimum (Voy. Rationnement).

Exemples de rations, d'après H. Boucher, *Hygiène des animaux domestiques*.

A. — *Chevaux.*

Des tramways de Paris.... (500 à 600 kilos).
2^{k},498 avoine.
5 ,877 maïs.
0 ,047 féveroles.
3 ,920 foin.
3 ,330 paille.

(1) R. Dumont, *Manuel pratique de l'alimentation du bétail; alimentation rationnelle.* Paris, 1903.

Des tramways de Vienne... (500 kilos).
{ 7^k,850 avoine.
5 ,400 foin.
2 ,000 paille.

De la cavalerie de réserve.. (pied de paix).
{ 5 ,250 avoine.
3 ,500 foin.
4 ,000 paille.

De la cavalerie de ligne.... (pied de paix).
{ 5 ,000 avoine.
2 ,500 foin.
3 ,500 paille.

De la cavalerie légère...... (pied de paix).
{ 4 ,500 avoine.
2 ,500 foin.
3 ,500 paille.

B. — *Mulets.*

Mulets de l'armée.........
{ 4^k,000 avoine.
2 ,500 foin.
3 ,500 paille.

C. — *Espèce bovine.*

a. Bœuf d'engrais ......
{ Foin ordinaire ou de luzerne............ 3 kilos.
Résidus de distillerie 50 —
Tourteaux de colza.. 2^k,500

b. Vache laitière....... ...
{ Foin................ 4 kilos.
Paille............... 5 —
Racines............. 32 —
Farine d'orge....... 5 —

D. — *Espèce ovine.*

a. Bélier.....
{ Fourrage sec........ 1^k,500
Betteraves.......... 4 ,500
Avoine.............. 0 ,250

b. Brebis....
{ Fourrage sec........ 1^k,500
Pulpe de betteraves.. 5 ,000
Résidus de fabrique de pâtes alimentaires... 0 ,300

E. — *Espèce porcine.*

a. Verrats....
{ Pommes de terre. ... 5 kilos.
Farine d'orge........ 1^k,500
Résidus de triperie... 2 ,250
Eaux grasses........ 2 ,800

b. Truies portières..........
{ Farine d'orge....... 1^k,500
Son................. 1 ,000
Drèches............. 3 ,000
Chair cuite ...…..... 0 ,500
Eaux grasses........ 3 ,000

F. — *Espèce canine.*

a. Chiens de grande taille...
{ Pain cuit............ 0^k,300
Chair crue........... 0 ,300
Eaux grasses pour faire cuire le pain........ 0 ,800

b. Chiens de chasse de moyenne taille.
{ Soupe épaisse.... ... 0^k,500
Débris de cuisine ..... 0 ,400

RATIONNEMENT. — Les bases du rationnement sont physiologiques et économiques.

Les premières ont trait aux conditions qui influent sur la digestibilité des principes alimentaires et qui modifient par conséquent la valeur nutritive des aliments. Les plus importantes de ces conditions ont trait à : 1° la *relation nutritive* (Voy. ce mot) ; 2° les *propriétés physiques* et la *structure des aliments*, qui ne doivent pas être trop ligneux, trop durs ; 3° la *condition des animaux* (espèce, race, âge, service) ; 4° la *matière sèche* de la ration qui doit être au moins de 3 p. 100 de la ration totale ; 4° le *volume de la ration*, de façon que l'intestin soit suffisamment rempli et lesté.

Les conditions économiques reposent sur les *substitutions alimentaires*, c'est-à-dire dans le remplacement d'une partie d'une ration donnée par un ou plusieurs aliments, qui ont la même valeur nutritive, mais dont le prix de revient est moindre.

MÉTHODES DE RATIONNEMENT. — 1° *Méthode des équivalents nutritifs.* — Les équivalents sont les quantités de substance alimentaire qui ont la même valeur nutritive que 100 parties de bon foin. Le tableau suivant donne ces équivalents :

DÉSIGNATION des fourrages.	POIDS équivalant à 100 kil. de foin.	DÉSIGNATION des fourrages.	POIDS équivalant à 100 kil. de foin.
	kilos.		kilos.
Herbe des prés...	400 à 800	Foin des prés.....	100
Seigle vert......	300 à 333	— de trèfle	100
Luzerne verte....	400 à 450	— de luzerne .	100
Trèfle en fleurs..	400 à 450	— de spergule .	80
Maïs............	275 à 300	Paille de blé......	300
Betterave	275 à 300	Blé (grain)......	40
Carotte..........	250 à 260	Avoine (grain)....	52
Pomme de terre.	180 à 220	Seigle...........	50
		Orge.............	50
		Tourteaux de lin..	45
		— d'œillette.	70
		Petit-lait........	330

D'après Veckherlin, la ration totale pour une production intensive est égale à 3,33 p. 100 du poids vif ; 100 kilos de foin, en ration de production, donnent : 100 litres de lait chez les vaches laitières, 10 à 12 kilos de poids vif pour les bêtes d'élevage et le fœtus, 10 kilos de poids chez les jeunes bêtes à l'engrais, 8 à 10 chez les adultes, 6 à 7 chez les âgées.

2° *Méthode des rations équivalentes.* — Ne sont équivalentes que les rations qui renferment la même proportion de matières azotées. On compose la ration de façon qu'elle contienne la même quantité d'albuminoïdes que la ration normale de foin ; en outre, lorsqu'elle est faible en principes respiratoires, on la complète par l'adjonction d'un poids déterminé de paille. — Rarement usitée.

3° *Méthode des facteurs du rationnement.* — Dans la *méthode ancienne*, on a calculé les quantités de matière nutritive nécessaires à entrenir 1 000 kilos de matière vivante en production, ainsi que la valeur la plus favorable de la relation nutritive ; ces quantités normales sont les *facteurs du rationnement* ou les *normes* d'alimentation. On a dressé des tables des facteurs du rationnement pour 1 000 kilos de poids vif ; il est alors facile, d'après ces tables, de voir quels sont les facteurs du rationnement pour un animal d'un poids donné. Ainsi, d'après Wolff, un cheval soumis à un travail modéré demande pour son entretien (pour 1 000 kilos de matière vivante), 22,500 de substance organique totale, 1,800 d'albumine, 11,200 d'hydrates de carbone, 0,600 de graisses : la valeur de la relation nutritive est de 1/7 ; si ce cheval pèse 500 kilos, il lui faudra 11,250 de substance organique totale, 0,900 d'albumine, etc., la relation nutritive restant 1/7.

La méthode *nouvelle* ou de Crevat est basée sur la loi des rations proportionnelles d'intensité ; les rations sont proportionnelles aux racines cubiques des carrés des poids :

$$R = \sqrt[3]{P^2}.$$

Il existe une autre formule dans laquelle la ration est exprimée en foin (R*f*).

$$Rf = 5 C^2.$$

C étant le périmètre thoracique.

Résumé. — D'après ces diverses méthodes ou formules, on peut arriver à établir théoriquement quelles sont les quantités des aliments nouveaux que l'on peut substituer à la ration ancienne pour obtenir une ration suffisante et économique.

« Pour résoudre ce problème de la substitution, il faut : 1° établir les proportions des aliments de la ration primitive qu'on est *physiologiquement* obligé de conserver dans la nouvelle ; 2° calculer le nombre d'unités nutritives à y ajouter ; 3° emprunter ces unités nutritives aux aliments que nous voulons faire consommer ; 4° grouper les matières alimentaires de telle façon que la relation nutritive et le rapport adipo-protéique soient satisfaisants. » (Boucher, *loc. cit.*)

Dans la pratique, en général, les substitutions se font par l'expérience : on substitue à une certaine quantité d'un aliment de la ration une certaine quantité d'un autre aliment et on augmente ou diminue cette quantité suivant les effets obtenus. Dans tous les cas, les substitutions doivent être faites très progressivement, et elles ne doivent porter que sur des fourrages de même nature ou appartenant à la même catégorie.

RAYONS X. — Rayons de Röntgen. — Supposons une ampoule de verre dans laquelle pénètrent deux fils de platine formant électrodes ; faisons le vide à peu près complet (au 1/1 000 000) dans cette ampoule, puis mettons les électrodes en communication avec une bobine de Ruhmkorff et faisons passer le courant ; les parois de l'ampoule s'illuminent d'une belle lueur verte. L'agent qui produit cette lueur va directement de la cathode (ou pôle négatif) à la paroi ; ce sont les *rayons cathodiques*. C'est là

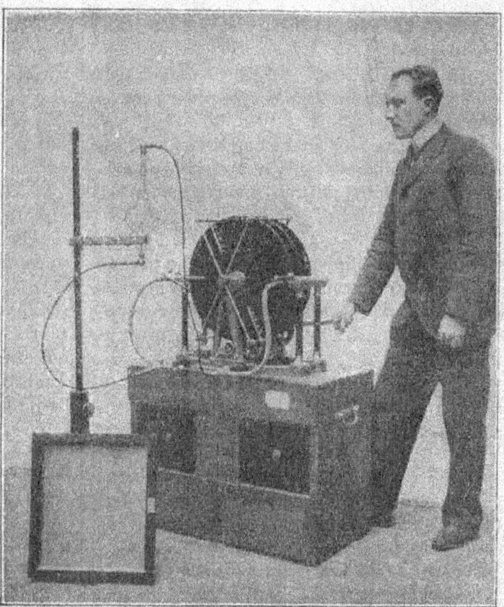

Fig. 1567. — Dispositif pour la radiographie.

l'expérience de Crookes. Les rayons cathodiques peuvent sortir du tube et se propager dans le vide et dans l'air. Si on enveloppe de toutes parts l'ampoule de Crookes avec un carton noirci et si on tient à proximité un écran dont la surface est tapissée de cristaux très fins de platinocyanure de baryum, cet écran devient fluorescent. C'est là l'expérience de Röntgen. La fluorescence n'est pas due à la lumière verte des parois de l'ampoule, mais à des rayons nouveaux, les rayons X, qui traversent le carton pour venir provoquer la fluorescence du platinocyanure de baryum. Tous les corps sont plus ou moins transparents vis-à-vis des rayons X. Le bois, la chair, se laissent traverser facilement ; les os sont plus opaques : de là découlent des applications médicales (Voy. Radiographie).

Pour faire des rayons X, il suffit donc de trois facteurs : une source d'électricité, une bobine d'induction et un tube à vide ou tube de *Crookes* (fig. 1567).

RÉACTION. — Action organique qui tend à balancer l'influence de l'agent qui l'a occasionnée ; ainsi la *fièvre de réaction* accompagne les grands traumatismes, les inflammations viscérales.

RÉCEPTIVITÉ (de *recipere*, recevoir ; all. *Empfänglichkeit* ; angl. *receptivity* ; it. *susceptibilità* ; esp. *susceptibilidad*). — Aptitude des organes à recevoir l'impression des agents externes ou internes.

L'expression est surtout employée pour les maladies microbiennes : la réceptivité d'un animal est la facilité plus ou moins grande avec laquelle il est infecté, avec laquelle il contracte la maladie.

Cette réceptivité peut être modifiée par un grand nombre de causes qui tiennent à la maladie elle-même, à son agent causal, aux conditions extérieures, à l'animal, à son espèce, sa race, son âge, etc.

RECHUTE (all. *Rückfall* ; angl. *relapse* ; it. *ricaduta*). — Réapparition d'une maladie pendant ou peu après la convalescence.

RÉCIDIVE. — Réapparition d'une maladie après le rétablissement complet de la santé, au bout d'un laps de temps indéfini, qui, parfois, se compte par années ; c'est à tort que l'on confond très souvent les mots *récidive* et *rechute*, qui n'ont pas du tout le même sens.

RÉCLINAISON. — Abaissement graduel d'un objet, dressé dans le principe. — Réclinaison de la cataracte. Voy. Cataracte. — Réclinaison des paupières. L'ectropion. — Réclinaison de l'utérus. Le prolapsus.

RECONSTITUANTS. — Médicaments qui peuvent, selon la dose à laquelle on les emploie, favoriser l'assimilation, ou retarder la désassimilation : tels sont l'iodure de potassium, l'acide arsénieux, quelques eaux sulfureuses ; ou qui ne remplissent que le premier rôle, tels que les amers, les préparations de quinquina, etc.

RECRUDESCENCE. — Accroissement dans l'intensité d'une maladie, après qu'elle a éprouvé déjà une amélioration plus ou moins sensible, après que ses principaux symptômes ont montré une rémission plus ou moins prolongée.

RECTUM (Maladies du). — Les maladies de cette portion de l'intestin ont été examinées d'une part avec les maladies des intestins, d'autre part avec celles de l'anus. Les plaies de l'anus, les fistules, les hémorroïdes, le renversement intéressent en effet plus ou moins le rectum. Voy. Anus (*Maladies de l'*).

RÉDHIBITOIRE (ACTION). — Action intentée par l'acheteur et qui a pour but la restitution du prix en échange de l'animal, lorsque l'animal vendu est affecté de vices rédhibitoires (Art. 1643 Cod. civ.).

L'effet de cette action est donc de mettre les choses dans le même état que si la vente n'avait pas existé. Mais si l'acquéreur peut faire la preuve que le vendeur connaissait les vices de l'animal, le vendeur est tenu, outre la restitution du prix, à des dommages-intérêts envers lui (Art. 1645 Cod. civ.).

RÉDHIBITOIRES (VICES). — Les vices rédhibitoires sont ceux qui entraînent la résiliation de la vente. Le mot *vices* est ici synonyme de *maladies* ou *défauts*.

Les règles générales de la garantie des vices rédhibitoires sont exprimées dans les articles 1641 à 1649 du Code civil. Ce sont ces règles qui ont servi de base à l'élaboration de la loi du 2 août 1884, laquelle a été modifiée par la loi du 31 juillet 1895.

Art. 1641. — Le vendeur est tenu de la garantie à raison des défauts cachés de la chose vendue qui la rendent impropre à l'usage auquel on la destine, ou qui diminuent tellement cet usage, que l'acheteur ne l'aurait pas acquise, ou n'en aurait donné qu'un moindre prix, s'il les avait connus.

Art. 1642. — Le vendeur n'est pas tenu des vices apparents et dont l'acheteur a pu se convaincre lui-même.

Art. 1643. — Il est tenu des vices cachés quand même il ne les aurait pas connus, à moins que, dans ce cas, il n'ait stipulé qu'il ne sera obligé à aucune garantie.

Art. 1644. — Dans les cas des articles 1641 et 1613, l'acheteur a le choix de rendre la chose et de se faire restituer le prix, ou de garder la chose et de se faire rendre une partie du prix, telle qu'elle sera arbitrée par les experts.

Art. 1645. — Si le vendeur connaissait les vices de la chose, il est tenu, outre la restitution du prix qu'il en a reçu, de tous les dommages et intérêts envers l'acheteur.

Art. 1646. — Si le vendeur ignorait les vices de la chose, il ne sera tenu qu'à la restitution du prix et à rembourser à l'acquéreur les frais occasionnés par la vente.

Art. 1647. — Si la chose qui avait des vices a péri par suite de sa mauvaise qualité, la perte est pour le vendeur, qui sera tenu envers l'acheteur à la restitution du prix et autres dédommagements expliqués dans les deux articles précédents.

Mais la perte arrivée par cas fortuit sera pour le compte de l'acheteur.

Art. 1648. — L'action résultant des vices rédhibitoires doit être intentée par l'acquéreur, dans un bref délai, suivant la nature des vices rédhibitoires, et l'usage du lieu où la vente a été faite.

Art. 1649. — Elle n'a pas lieu dans les ventes faites par autorité de justice (1).

Dans les ventes d'animaux domestiques, les règles spéciales de la loi du 2 août 1884 modifiée par celle du 31 juillet 1895 sont seules applicables.

Loi du 2 août 1884, modifiée par la loi du 31 juillet 1895.

Article 1er. — L'action en garantie, dans les ventes ou échanges d'animaux domestiques, sera régie, à défaut de conventions contraires, par les dispositions suivantes, sans préjudice des dommages et intérêts qui peuvent être dus, s'il y a dol.

Art. 2. — Sont réputés vices rédhibitoires et donneront seuls ouverture aux actions résultant des articles 1641 et suivants du Code civil, sans distinction des localités où les ventes et échanges auront lieu, les maladies ou défauts ci-après :

Pour le cheval, l'âne et le mulet :

L'immobilité, l'emphysème pulmonaire, le cornage chronique, le tic proprement dit avec ou sans usure de dents, les boiteries intermittentes, la fluxion périodique des yeux.

Pour l'espèce porcine : la ladrerie.

Art. 3. — L'action en réduction de prix autorisée par l'article 1644 du Code civil ne pourra être exercée dans les ventes et échanges d'animaux énoncés à l'article précédent, lorsque le vendeur offrira de reprendre l'animal vendu, en restituant le prix et en remboursant à l'acquéreur les frais occasionnés par la vente.

Art. 4. — Aucune action en garantie, même en réduction de prix, ne sera admise pour les ventes ou échanges d'animaux domestiques, si le prix, en cas de vente, ou la valeur, en cas d'échange, ne dépasse pas 100 francs.

Art. 5. — Le délai pour intenter l'action rédhibitoire sera de neuf jours francs, non compris le jour fixé pour la livraison, excepté pour la fluxion périodique pour laquelle ce délai sera de trente jours francs, non compris le jour fixé pour la livraison.

Art. 6. — Si la livraison de l'animal a été effectuée au dehors du lieu du domicile du vendeur ou si, après la livraison et dans le délai ci-dessus, l'animal a été conduit hors du lieu du domicile du vendeur, le délai pour intenter l'action sera augmenté en raison de la distance, suivant les règles de la procédure civile.

(1) C'est-à-dire celles qui doivent avoir lieu aux enchères publiques et pour lesquelles le ministère de la justice est obligatoire.

Art. 7. — Quel que soit le délai pour intenter l'action, l'acheteur, à peine d'être non recevable, devra provoquer, dans les délais de l'article 5, la nomination d'experts chargés de dresser procès-verbal ; la requête sera présentée, verbalement ou par écrit, au juge de paix du lieu où se trouve l'animal ; ce juge constatera, dans son ordonnance, la date de la requête et nommera, immédiatement, un ou trois experts qui devront opérer dans le plus bref délai.

Ces experts vérifieront l'état de l'animal, recueilleront tous les renseignements utiles, donneront leur avis, et, à la fin de leur procès-verbal, affirmeront par serment la sincérité de leurs opérations.

Art. 8. — Le vendeur sera appelé à l'expertise, à moins qu'il n'en soit autrement ordonné par le juge de paix, en raison de l'urgence et de l'éloignement. La citation à l'expertise devra être donnée au vendeur dans les délais déterminés par les articles 5 et 6 ; elle énoncera qu'il sera procédé même en son absence.

Si le vendeur a été appelé à l'expertise, la demande pourra être signifiée dans les trois jours, à compter de la clôture du procès-verbal, dont copie sera signifiée en tête de l'exploit.

Si le vendeur n'a pas été appelé à l'expertise, la demande devra être faite dans les délais fixés par les articles 5 et 6.

Art. 9. — La demande est portée devant les tribunaux compétents suivant les règles ordinaires du droit.

Elle est dispensée de tout préliminaire de conciliation, et devant les tribunaux civils elle est instruite et jugée comme matière sommaire.

Art. 10. — Si l'animal vient à périr, le vendeur ne sera pas tenu de la garantie, à moins que l'acheteur n'ait intenté une action régulière dans le délai légal, et ne prouve que la perte de l'animal provient de l'une des maladies spécifiées dans l'article 2.

Art. 11. — Le vendeur sera dispensé de la garantie résultant de la morve et du farcin pour le cheval, l'âne et le mulet, et de la clavelée pour l'espèce ovine, s'il prouve que l'animal, depuis la livraison, a été mis en contact avec des animaux atteints de ces maladies (1).

Art. 12. — Sont abrogés tous les règlements imposant une garantie exceptionnelle aux vendeurs d'animaux destinés pour la boucherie.

Sont également abrogées la loi du 20 mai 1898 et toutes les dispositions contraires à la présente loi.

Voy. Boiteries, Cornage *chronique*, Emphysème pulmonaire, Fluxion périodique, Garantie, Immobilité, Ladrerie, Tic.

Explication de la loi. — Cette nomenclature est limitative. Il y a des vices rédhibitoires pour le cheval, l'âne et le mulet, et le porc. Il n'y en a pas pour les autres animaux.

Pour les animaux indiqués, la loi limite le nombre des vices rédhibitoires, elle désigne

(1) Cet article 11 est abrogé implicitement par la loi du 31 juillet 1895 qui supprime la morve, le farcin et la clavelée de la nomenclature des vices rédhibitoires.

chacun d'eux, elle suppose qu'ils sont toujours cachés pour l'acheteur au moment de la vente.

Ces vices rédhibitoires sont :

Pour le *cheval*, l'*âne* et le *mulet* :

L'immobilité, l'emphysème pulmonaire, le cornage chronique, le tic proprement dit avec ou sans usure des dents, les boiteries intermittentes, la fluxion périodique des yeux.

Pour le *porc* : la ladrerie.

Délais. — C'est le nombre de jours reconnus nécessaires à l'acheteur pour s'apercevoir de l'existence d'un vice rédhibitoire.

Le délai est de trente jours pour la fluxion périodique, mais seulement de neuf jours pour tous les autres. Le délai est franc, c'est-à-dire que l'acheteur a neuf jours ou trente jours complets, non compris celui fixé par la livraison.

Commencement du délai. — Beaucoup d'acheteurs se figurent que le délai ne commence que le lendemain du jour où l'animal acheté arrive chez eux. C'est là une erreur. Il ne faut pas oublier que, à moins de conventions contraires écrites, la livraison est toujours supposée faite au moment de la vente. Souvent on convient verbalement que le lendemain de la vente un employé du vendeur conduira l'animal acheté soit chez l'acheteur, soit à une gare du chemin de fer. Cela constitue un simple acte d'obligeance de la part du vendeur. Mais l'acheteur est quand même supposé avoir pris livraison au moment de la vente, et c'est à partir du lendemain de cette vente que commence le délai.

Pour qu'il en soit autrement, il faut que l'acheteur obtienne de son vendeur un billet à peu près ainsi conçu :

« Je soussigné déclare avoir vendu avec garantie à M. X***, moyennant la somme de... , un cheval (ici le signalement du cheval), que je lui livrerai, à tel endroit, tel jour, à telle heure.

« Date et signature du vendeur. »

Fin du délai. — Les délais sont francs, c'est-à-dire que l'acheteur a neuf jours complets, ou trente jours complets pour s'apercevoir de l'existence d'un vice rédhibitoire. Supposons un cheval acheté le 1er mai, mais par simple convention verbale, il n'arrive que le 2 ou le 3 chez l'acheteur : la livraison étant supposée malgré cela faite le 1er, les délais commencent le 2, le délai de neuf jours se termine le 10 au soir, et celui de trente jours se termine le 31 au soir.

Action à intenter. — Obligations de l'acheteur. —Elles sont simples; du moment qu'il

soupçonne l'existence d'un vice rédhibitoire, sans attendre la fin du délai correspondant, il s'adresse au juge de paix du canton, où se trouve à ce moment l'animal, et non pas au juge de paix d'un autre canton, pour obtenir la nomination d'un ou de plusieurs experts chargés de constater l'*existence des vices rédhibitoires* dont peut être atteint l'animal dont il s'agit, et non pas seulement du vice supposé. Cette demande est faite par le ministère d'un huissier, lequel doit *de suite* assigner le vendeur en résolution de vente devant le tribunal compétent.

Autant que possible, l'acheteur ne doit pas attendre la fin du délai pour intenter l'action, mais enfin les délais sont francs, et, dans l'exemple cité plus haut, s'il s'aperçoit seulement le 10 mai au soir, ou le 31 au soir, de l'existence du vice rédhibitoire, il est encore dans son droit en ne s'adressant au juge de paix que le 11 mai au matin ou le 1er juin au matin.

L'acheteur n'a pas autre chose à faire; la loi indique la marche à suivre, si le domicile du vendeur est éloigné, si la fin du délai coïncide avec un jour férié, etc. Il y a là des règles de procédure auxquelles doit se conformer l'huissier.

Dans l'exemple proposé, du moment que l'acheteur n'a pas attendu plus tard que le 11 mai au matin ou que le 1er juin au matin, pour s'adresser au juge de paix, ses intérêts sont sauvegardés.

Si plus tard son procès est annulé par suite d'une erreur de procédure, soit de l'huissier, soit des juges, soit des experts, l'acheteur peut demander des dommages-intérêts à celui qui a commis l'erreur et les obtenir.

Mort de l'animal pendant les délais ou le procès. — 1° La mort arrive subitement, avant que l'acheteur ait intenté une action pour vice rédhibitoire. Il doit demander de suite au juge de paix la nomination d'un ou de plusieurs experts chargés de constater la cause de la mort; mais la perte est pour l'acheteur, à moins que la mort ne soit causée par une maladie rédhibitoire. Ainsi, on trouve à l'autopsie les lésions d'un vice rédhibitoire : l'emphysème pulmonaire, mais on constate que la mort est causée par une hémorragie intestinale; dans ce cas, la perte est pour l'acheteur.

2° La mort arrive pendant la procédure, mais avant l'expertise. La solution est la même.

3° La mort arrive après l'expertise, mais avant le jugement. Dans ce cas, la perte, même pour cause de mort accidentelle, est pour le vendeur, à condition que le rapport déjà rédigé par l'expert prouve, d'une façon bien évidente, l'existence du vice rédhibitoire. Parce que, dans ce cas, c'est par suite de formalités judiciaires que le vendeur n'a pas encore été mis dans l'obligation de reprendre l'animal.

Dommages-intérêts dus par l'acheteur au vendeur dans certains cas. — L'acheteur qui perd son procès doit payer tous les frais et par suite rembourser au vendeur les sommes qu'il a dépensées pour se rendre à la citation (expertise). Dans le cas où le vendeur s'est déplacé sur une simple lettre, et non sur une citation régulière, si l'acheteur est obligé de reconnaître que l'animal est sain, le vendeur a droit au remboursement de ses frais. Il peut également arriver qu'un acheteur de mauvaise foi annonce au vendeur que son cheval est en fourrière, alors que ce n'est pas exact. Le vendeur a droit au remboursement de ses frais ou de ceux de son représentant.

Un plaideur est toujours obligé de réparer le dommage qu'il a causé par légèreté, imprudence ou mauvaise foi.

REDOUBLEMENT. — Accroissement d'intensité d'un état morbide ou de quelqu'un de ses symptômes. Terme dont on se sert surtout à l'occasion d'une maladie aiguë affectant un type continu.

RÉDUCTION. — Action de rétablir dans leur situation normale les organes qui en ont été dérangés par une cause quelconque. La réduction s'exerce sur des parties dures, comme dans le cas de fracture ou de luxation, et sur des parties molles, comme dans celui de hernie.

RÉFLEXE (all. et angl. *reflex*). — *Actes réflexes.* Actes nerveux moteurs, sécréteurs, etc., qui succèdent à des *phénomènes de sensibilité sans conscience*, c'est-à-dire dans lesquels, l'*impression* et la *transmission* ayant lieu comme dans toute autre circonstance, l'acte correspondant à la *perception* manque ; tout reste borné, de la part des cellules ganglionnaires (*centres réflexes* ou *de réflexité*) dans lesquelles s'opère la *transformation de l'impression en action* (Rouget), à un acte automatique, qui est transmis par les nerfs moteurs ou autres à la partie dont les nerfs de sensibilité ont été impressionnés.

On consulte le réflexe palpébral pour juger du degré d'anesthésie ou de la mort d'un animal ; et parfois le réflexe rotulien lors d'affection de la moelle.

RÉFORME. — On entend par réforme l'éloignement, de l'armée ou d'un service administratif, d'un cheval reconnu impropre au service, le plus souvent pour cause d'infirmité entraînant l'incapacité de travailler.

Dans l'armée, sur un effectif total de 120725 animaux (chevaux et mulets) au 31 décembre 1898, on a réformé 10652 animaux pendant l'année 1899. Les motifs de réforme se répartissent ainsi :

Blessures par le harnachement	8
Cornage	68
Tic	71
Blessures diverses	71
Maladies nerveuses	82
Autres maladies internes	162
Cécité	171
Gourme	178
Autres maladies externes	195
Mauvaise constitution	337
Animaux couronnés	420
Rétivité	422
Tares	701
Claudications diverses	1 069
Usure des membres	5 114

RÉFRACTAIRE. — Se dit d'un animal ou d'une espèce qui ne peut contracter une maladie.

REFROIDISSEMENT. — Abaissement de la température d'un corps, par l'abandon qu'il fait de son calorique aux corps moins échauffés qui l'entourent. C'est une cause occasionnelle fréquente de la plupart des maladies inflammatoires. Il a joué un rôle étiologique important, jusqu'en ces derniers temps, avant que les doctrines microbiennes ne fussent connues.

RÉGÉNÉRATION. — Reproduction d'une partie détruite. Certains tissus se régénèrent intégralement ; c'est ce qu'on observe pour les épithéliums, les poils, les tissus cornés ; d'autres passent par la phase des cicatrices et ne deviennent qu'avec le temps assez analogues à celui qu'ils remplacent ; c'est ainsi que la régénération des nerfs s'effectue après plusieurs mois. Mais pour les tissus dont l'organisation est un peu complexe, la régénération est toujours imparfaite.

RÉGIME. — Usage raisonné et méthodique des aliments et de toutes choses essentielles à la vie, tant dans l'état de santé que dans celui de maladie.

Régime blanc. — C'est la diète. Aux herbivores soumis à ce régime on ne donne que des barbotages très clairs faits d'eau ou de thé de foin, avec un peu de farine d'orge et des purgatifs légers. — Au chien, on donnera du lait (*régime lacté*).

Régime du vert. — Ordonné pour les chevaux convalescents, pour ceux en mauvais état qui souffrent d'une affection intestinale chronique ou qui viennent de faire un service pénible. Le vert est donné soit à l'écurie, mélangé au foin ou à la paille, soit à la prairie, les chevaux paissant librement dans des prairies.

Dans l'armée, la durée du régime du vert est d'environ un mois ; il a lieu ordinairement au mois de juin. Quand le vert est donné aux chevaux dans les escadrons, le service intérieur prescrit que « le vert est mélangé de fourrage sec et distribué à l'écurie, à la plupart des chevaux, en faible proportion, de manière à les rafraîchir sans les débiliter et sans forcer à interrompre le travail.

« Les chevaux reçoivent, outre le vert, les rations d'avoine et de paille qui leur sont attribuées. L'herbe, coupée quelques heures d'avance seulement, est conservée à l'abri dans un lieu bien aéré, étendue sur une couche de paille pour éviter qu'elle ne se salisse au contact du sol et pour prévenir la fermentation. Elle n'est pas conservée plus de vingt-quatre heures et on la donne par petites portions, afin que les chevaux la mangent mieux et ne s'en dégoûtent pas.

« Le vert produisant des déjections abondantes, les écuries doivent être bien aérées et tenues avec une extrême propreté ; la litière

pommes de terre), avoine sèche ou cuite ou concassée, orge cuite, farine de maïs, fourrages secs et verts, etc. On alternera la distribution de ces divers aliments afin d'exciter l'appétit des convalescents ou des chevaux à intestin délicat et afin qu'ils ne se dégoûtent pas d'une alimentation trop uniforme.

RÉGION. — Anatomie. — Espace déterminé du corps dont on étudie la constitution de la surface vers la profondeur, par couches ou plans successifs, pour déterminer les rapports de contiguïté des organes qui s'y rencontrent.

Hippologie. — Partie de la surface du corps du cheval (région de l'épaule, du bras, etc.).

RÉGLISSE (*glycyrrhiza glabra*). — Plante de la famille des Légumineuses, dont la racine est lisse, de la grosseur du doigt, brune au dehors, jaune à l'intérieur. Cette racine contient de l'*asparagine* et de la *glycyrrhizine*. Elle sert à édulcorer les tisanes ; sa poudre est employée souvent pour la confection des pilules, des électuaires, des bols.

RÉGRESSION. — Nom donné à certains états normaux ou pathologiques, qu'on a supposés être un retour de ces parties vers l'une des phases de leur évolution première. *Régression d'une maladie* veut dire son décours.

RÉGURGITATION. — Action par laquelle un conduit ou un réservoir se débarrasse sans effort des matières qui y sont accumulées outre mesure, et qui refluent par son ouverture. On désigne particulièrement par ce mot l'espèce de vomiturition naturelle et nullement pénible par laquelle les jeunes animaux rejettent par gorgées les aliments qui surchargent leur estomac. On la constate également lors de jabot œsophagien ou d'œsophagisme.

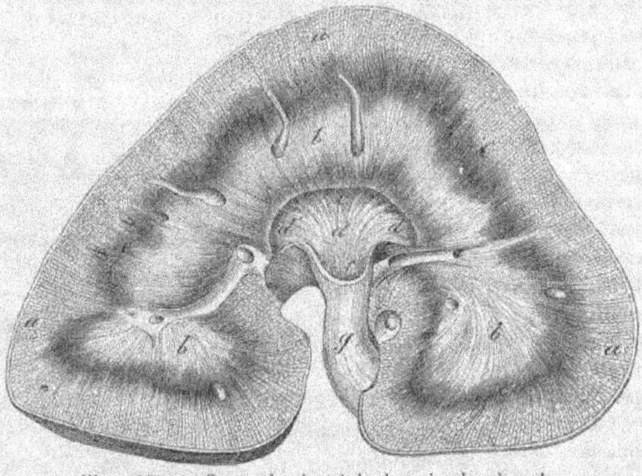

REINS. — Anatomie. — Les reins sont les organes essentiels de la dépuration urinaire ; ils sont chargés d'éliminer du sang, avec l'eau excédente et d'autres substances accessoires, les produits azo-

Fig. 1568. — Coupe horizontale du rein du cheval.

a, couche corticale ; *b*, médullaire ; *c*, partie périphérique et couche de celle-ci ; *d*, intérieur du bassinet ; *d'*,*d''*, bras du bassinet ; *e*, bord de la crête, *f*, infundibulum ; *g*, uretère.

doit être relevée et séchée tous les jours ; le pansage doit être prolongé, à cause de l'activité plus grande des sécrétions. » Le travail devra être modéré pendant la durée du vert.

Régime varié. — Barbotages, mashes variés, racines crues (carottes) ou cuites (betteraves,

tés ou excrémentitiels, l'urée, l'acide urique, l'acide hippurique, etc., qui proviennent du mouvement vital, et qui se trouvent dans l'urine, le liquide sécrété par les reins. Ce sont deux organes glanduleux situés dans la cavité abdominale, à droite et à gauche de la région sous-lombaire, où ils sont maintenus par un tissu cellulo-graisseux et par le péritoine qui les recouvre.

Chez quelques-uns de nos animaux domestiques, les reins sont simples, tandis que chez d'autres ils sont lobulés, multiples ; le cheval, le mouton, le porc ont les reins simples ; les bêtes bovines ont les reins lobulés ; chez le dromadaire, le chien et le chat, la disposition est intermédiaire. Le poids de chaque rein présente de nombreuses variations individuelles ; le poids moyen chez le cheval est de 750 grammes (le droit est toujours plus lourd que le gauche) ; chez le bœuf, le rein pèse 900 grammes ; chez le porc, 175 grammes ; chez le mouton, 150 grammes ; chez le chien, 50 grammes ; chez le chat, 25 grammes.

Si l'on pratique une coupe horizontale d'un rein simple, on constate qu'il est creusé d'une cavité, le *bassinet rénal*, où vient se rendre l'urine sécrétée dans la glande, et qui sert d'origine à l'*uretère*. Placée au centre du rein, cette cavité forme quelques diverticules très petits situés en face de l'infundibulum qui représente l'origine de l'uretère ; le bassinet est tapissé par une muqueuse, plissée transversalement, qui se continue d'une part avec celle de l'uretère, et d'autre part avec l'épithélium des tubes urinifères qui viennent s'ouvrir dans les diverticules, en formant en face de l'infundibulum une crête très saillante (fig. 1569).

Les reins présentent à étudier dans leur structure une tunique d'enveloppe, le tissu propre qui les constitue, des vaisseaux et des nerfs. La tunique d'enveloppe est une membrane de nature fibreuse, unie assez intimement à la substance propre du rein. Le tissu glanduleux propre des reins se présente à l'extérieur avec une couleur rouge brun, plus ou moins foncée suivant les individus ; il est lourd, friable, facile à déchirer quand il est privé de sa membrane d'enveloppe. La substance qui compose ce tissu n'est pas homogène dans tous ses points : très foncée à l'extérieur où elle forme la *couche corticale*, elle devient blanchâtre autour du bassinet rénal, où elle constitue la *couche médullaire* ; ces deux couches ne sont pas nettement délimitées. Un autre caractère distingue encore les substances corticale et médullaire : la première présente un aspect grenu et est

parsemée de petites sphères rougeâtres, facilement visibles à l'œil nu, que l'on appelle *corpuscules de Malpighi*, tandis que la seconde paraît fibreuse ou rayonnée (fig. 1570). L'examen microscopique de ces fibres ou rayons, qui partent de tous les points de la surface de l'organe

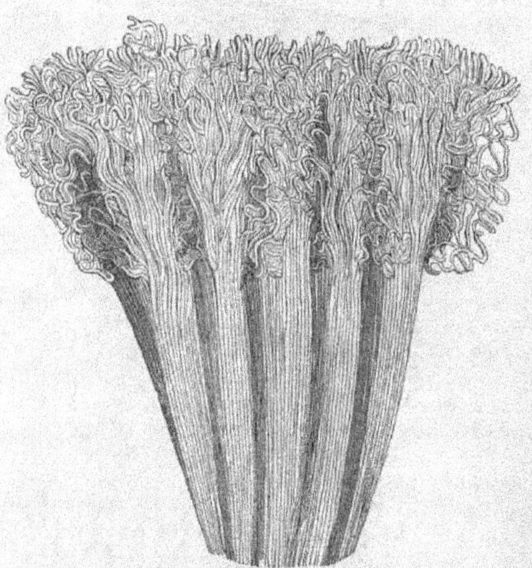

Fig. 1569. — Canalicules urinifères.

pour venir converger vers la crête du bassinet, démontre qu'elles sont creuses intérieurement ; ce sont les *tubes urinifères* ou *tubes de Bellini* ; un tissu conjonctif délicat, sorte de stroma, réunit les tubes entre eux. Les tubes urinifères sont constitués par une membrane propre, amorphe, très mince et de nature élastique, tapissée à sa face interne par un épithélium simple, facilement altérable, dont les cellules sont polygonales dans certains points, polyédriques dans d'autres, transparentes ou granuleuses (fig. 1569). Le tube urinifère n'a pas partout le même diamètre ni la même direction. En le prenant à sa terminaison, sur la crête du bassinet, et en le suivant jusqu'à son origine, au corpuscule de Malpighi, on constate que le tube de Bellini est d'abord simple, droit et volumineux ; pendant son trajet à travers la substance médullaire, il se divise en trois ou quatre tubes, lesquels se divisent à leur tour, d'après le procès dichotomique ; ces derniers tubes sont moins volumineux, droits, et s'élèvent jusque dans la substance corticale, en présentant un diamètre uniforme ; arrivés là, ils se bifurquent; chaque branche devient flexueuse, devient tube d'union, et se continue avec une sorte d'U très allongé, ou *tube ansiforme de Henle*, qui descend vers le centre du

de *tube contourné*. — Les corpuscules de Malpighi sont de petites vésicules dont les parois possèdent la même structure que celle des tubes urinifères ; ils logent un peloton de ca-

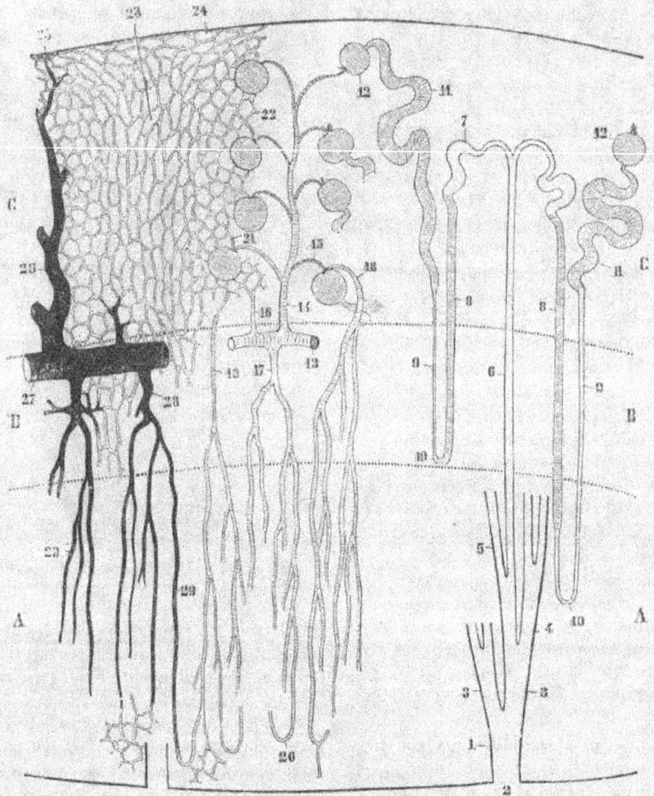

Fig. 1570. — Structure du rein. — Figure schématique.

A, substance médullaire; B, substance limitante; C, substance corticale. — 1, canal papillaire ; 2, son abouchement sur la papille rénale ou sur la crête du bassinet ; 3, première branche de bifurcation ; 4, deuxième branche de bifurcation ; 5, troisième branche de bifurcation ; 6, canal droit ou de Bellini ; 7, canal d'union ; 8, partie ascendante de l'anse de Henle ; 9, sa partie descendante ; 10, anse de Henle ; 11, canal contourné ; 12, corpuscule de Malpighi ; 13, artère rénale ; 14, branche supportant les glomérules ; 15, rameau afférent des glomérules ; 16, rameau allant directement aux capillaires ; 17, artérioles droites venant directement de l'artère rénale ; 18, artériole droite venant du rameau afférent du glomérule ; 19, artériole droite venant du réseau capillaire ; 20, anse vasculaire des pyramides ; 21, branche afférente du glomérule, allant au réseau capillaire ; 22, réseau capillaire de la partie glomérulaire de la substance corticale ; 23, réseau capillaire des pyramides de Ferrein ; 24, réseau cortical du rein ; 25, étoile de Verheyen ; 26, veine revenant des capillaires de l'écorce ; 27, tronc veineux ; 28, veines recevant les veines droites ; 29, veines droites. — *Nota :* La partie ombrée des canalicules urinifères représente les parties dans lesquelles l'épithélium est grenu et d'aspect granuleux (Beaunis et Boucher).

rein ; enfin la branche ascendante du tube ansiforme de Henle, dont le diamètre est très petit, se renfle brusquement en arrivant dans la substance corticale, décrit des flexuosités, se rétrécit en un col étroit et s'abouche sur un corpuscule de Malpighi, après avoir pris le nom

pillaires artériels ou *glomérule rénal* et sont percés de deux ouvertures opposées : l'une faisant communiquer les corpuscules avec les tubes contournés, l'autre livrant passage aux vaisseaux afférents et efférents du glomérule rénal (fig. 1570, 1571 et 1572).

Chaque rein possède une *artère* et une *veine* spéciales, remarquables par leur énorme volume.

L'artère forme plusieurs branches qui ga-

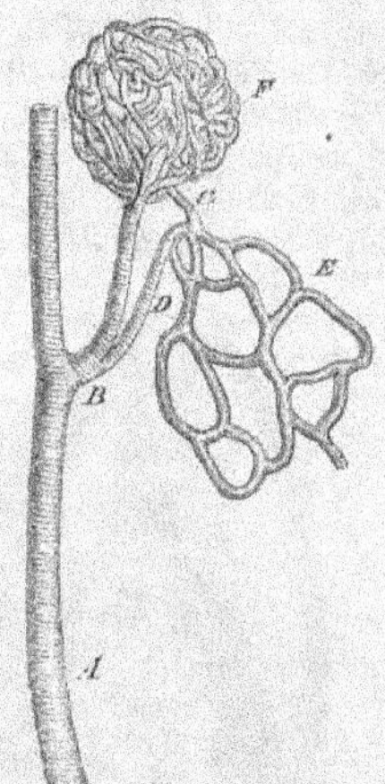

Fig. 1571. — Glomérule rénal.

A, artère glomérulaire; B, branche fournissant le vaisseau afférent du glomérule; C, vaisseau afférent du glomérule; D, artère allant directement dans le réseau capillaire de la substance corticale; E, réseau capillaire; F, glomérule.

gnent le rein par son bord interne et par sa face inférieure. Elle se divise en un certain nombre de vaisseaux principaux qui se dispo-

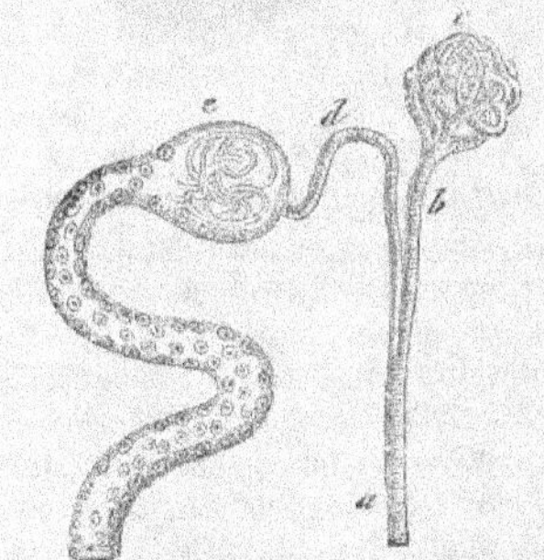

Fig. 1572. — Glomérule rénal avec ses vaisseaux afférents et efférents.

a, branche de l'artère rénale; b, vaisseau afférent du glomérule; c, glomérule; d, vaisseau afférent se rendant à un corpuscule e, de Malpighi.

sent en arcades incomplètes sur les limites de la substance corticale et de la substance médullaire. De ces arcades partent des branches qui se rendent dans ces deux substances. Parmi les branches destinées à l'écorce, les unes, réparties assez régulièrement, fournissent de chaque côté des rameaux glomérulaires, c'est-à-dire les vaisseaux afférents des glomérules de Malpighi ; les autres forment un réseau capillaire polyédrique autour des tubes contournés et des corpuscules ; les vaisseaux afférents des glomérules rénaux se rendent dans ce dernier réseau. Les branches artérielles de la substance médullaire descendent parallèlement aux tubes droits, et s'anastomosent par des branches transversales, de manière à former un réseau à mailles allongées.

La veine sort du rein par le hile; elle fait suite aux capillaires artériels. On trouve dans la substance médullaire des veinules droites comme on y trouve des artérioles droites. A la surface de la glande, sous l'enveloppe fibreuse, on voit les *étoiles de Verheyen*, réunion de cinq à six petites branches veineuses qui convergent vers une veinule centrale. Les veinules des deux substances se rassemblent sur des vaisseaux plus volumineux qui forment des arcades complètes au niveau de leurs limites. C'est à la présence de ces conduits vasculaires que l'on doit attribuer, dans ce point, la coloration foncée du tissu rénal.

Les *lymphatiques*, abondants à la superficie et dans la masse de l'organe, forment des réseaux dont les branches se rendent dans les ganglions sous-lombaires.

Les *nerfs*, émanés des plexus solaires, forment autour des divisions artérielles un plexus particulier, sur le trajet duquel on rencontre quelques ganglions microscopiques.

Les reins multiples, du bœuf par exemple, constituent une agglomération se composant de quinze à vingt petits reins secondaires. Le bassinet n'est pas creusé au centre de l'agglomération ; il est reporté tout à fait en dehors et occupe une excavation de la face inférieure de l'organe, excavation qui représente la scissure rénale. Ce bassinet se divise en autant de courts prolongements évasés, appelés *calices*, qu'il y a de lobules principaux, et les tubes urinifères de chaque lobule viennent s'ouvrir sur un petit mamelon ou papille qui fait saillie au fond du calice ; ce mamelon n'est donc autre chose que la crête du bassinet simple des animaux à reins simples (fig. 1573). Chez les carnassiers, il n'y a point de calices absolument comparables à ceux des bêtes bovines ; le bassinet est simple et présente à son fond un gros tubercule allongé qui offre à la base quelques reliefs ou piliers très courts.

PHYSIOLOGIE. — *Fonctions des reins.* — Les reins sont les organes de sécrétion de l'urine. Celle-ci se rend ensuite dans la vessie par les uretères.

Il est démontré aujourd'hui que la sécrétion urinaire est une simple filtration des éléments de l'urine, et notamment de l'urée, renfermés dans le sang, à travers les parois des vaisseaux et des tubes urinifères. L'urine, ou son principe chimique essentiel, l'urée, étant un produit de désassimilation de l'organisme, on peut donc

verses causes : elle augmente avec une alimentation aqueuse, avec les temps froids, quand la pression du sang est plus grande, quand celui-ci est plus riche en eau, etc.

PATHOLOGIE INTERNE. — *Abcès du rein.* — La néphrite purulente et les abcès du rein sont des complications d'une maladie préexistante, septicémie, pyohémie, pneumonie, gangrène pulmonaire, morve, gourme, etc., dont les agents microbiens charriés par le sang arrivent jusqu'au rein, y déterminent des embolies et

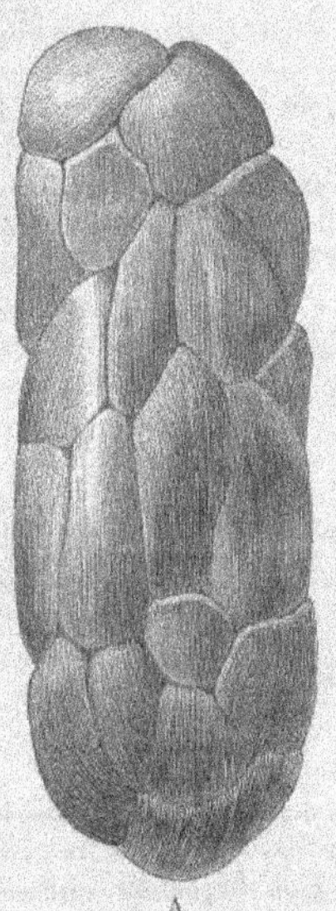
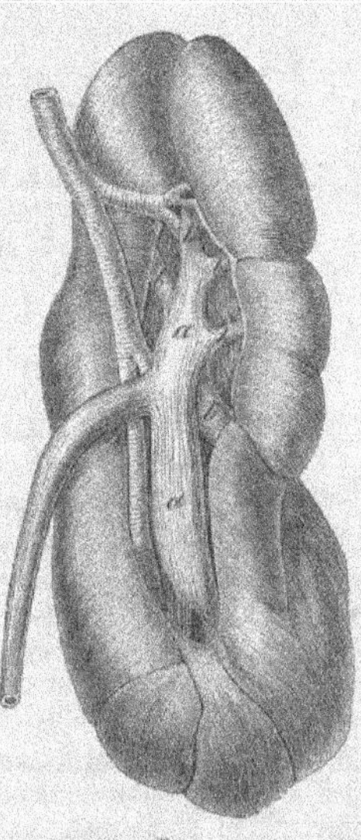
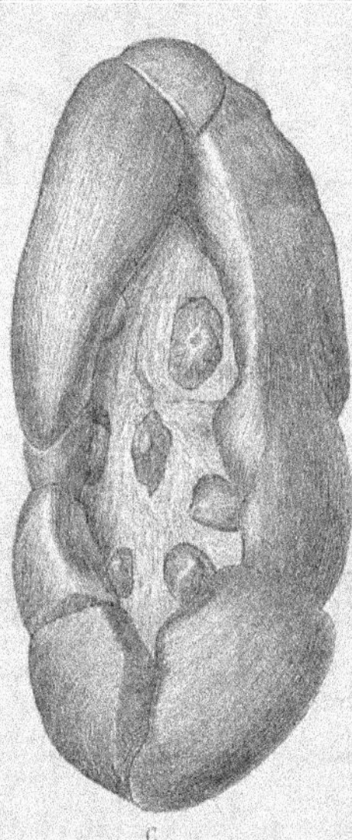

Fig. 1573. — Reins du bœuf.

A, rein droit vu par sa ace externe et supérieure. — B, rein gauche vu par sa face interne et inférieure : *a*, bassinet ; *b,b,b,* branches du bassinet se terminant aux calices ; *c*, uretère ; *d*, artère rénale. — C, les calices sur le rein gauche ; on a excisé toutes les parties contenues dans l'échancrure rénale, y compris les branches du bassinet, pour mettre à découvert les tubercules logés au fond de ces calices. Il n'y en a que sept de visibles. Les autres sont cachés sous les bords de la scissure rénale (Chauveau).

considérer le rein comme un filtre pour le sang qui abandonne ainsi ses produits de déchet.

La sécrétion urinaire est continue ; si cette sécrétion s'arrête, l'urée, l'acide urique, la créatinine, etc., contenus dans l'urine restent dans le sang et empoisonnent l'organisme.

La quantité d'urine sécrétée par vingt-quatre heures est de :

Cheval	9 à 12 litres.
Bœuf	7 à 8 —
Porc	3 —
Mouton	0ˡ,900

Cette quantité varie sous l'influence de di-

des infarctus consécutifs. Le territoire qui n'est plus irrigué se nécrose et suppure ; un abcès évolue. L'infection du rein peut avoir une origine ascendante et être consécutive aux inflammations des muqueuses du bassinet (pyélo-néphrite), des uretères, de la vessie.

SYMPTOMATOLOGIE. — Les *symptômes* ne sont pas caractéristiques et sont presque toujours masqués par les manifestations de la maladie primitive. On observe une fièvre élevée, des douleurs abdominales avec frissons, des sueurs, etc. L'exploration rectale pourrait donner des indications lors d'évolution d'abcès volumineux. L'urine renferme du pus (pyurie). La maladie se termine ordinairement par la mort.

TRAITEMENT. — Il est nul; on a cependant recommandé l'usage des antiseptiques internes.

Calculs rénaux. — Ils s'observent chez tous nos animaux, mais sont surtout fréquents chez les ruminants (Voy. t. I, p. 150).

Ces calculs se forment aux dépens des substances minérales de l'urine, mais on n'est pas encore absolument fixé sur les conditions qui président à leur formation. Il est très probable qu'ils sont d'origine alimentaire, car on est parvenu à produire expérimentalement des calculs rénaux chez des animaux auxquels on administrait de l'*oxamide* (Ebstein, Thomassen, Tuffier). Les calculs rénaux siègent dans les tubes urinifères ou dans le bassinet. Leur forme, leurs dimensions, leur poids, leur coloration sont très variables; Kitt a trouvé dans le bassinet d'un cheval un calcul qui pesait 1 500 grammes. Dans les canaux, ils sont parfois à peine visibles et se rencontrent en quantité souvent considérable. Ils sont formés en majeure partie de carbonate et d'oxalate de chaux (fig. 1574).

SYMPTOMATOLOGIE. — Elle est peu précise. Généralement on observe des coliques sourdes (coliques néphrétiques), intermittentes; l'animal gratte le sol, se roule; il se campe fréquemment et rejette une urine claire, peu abondante. Chez le bœuf, on peut voir survenir des symptômes d'*urémie*. Après un temps variable, les coliques disparaissent subitement en même temps qu'une urine peu sanguinolente, mêlée de graviers, est expulsée. Si le calcul est volumineux et obstrue l'uretère, les coliques persistent, et le rein subit une dégénérescence rapide terminée par l'hydronéphrose (Leclainche, *loc. cit.*).

Exceptionnellement la mort survient par rupture du rein ou par anurie.

DIAGNOSTIC. — Difficile, à moins de constater la présence de calculs dans l'urine. Par l'exploration rectale, on peut sentir des calculs dans la vessie.

TRAITEMENT. — Il est alimentaire et médicamenteux. Donner du vert, des carottes; mettre les animaux au pâturage. Supprimer le son, les farineux. On ordonnera le bicarbonate de soude, le sel de nitre. Caffaretti recommande la formule suivante pour le bœuf:

Bicarbonate de soude.... 35 à 40 grammes.
Carbonate de lithine..... 15gr,5
Eau...................... 500 grammes.

Lors de douleurs vives, appliquer des cataplasmes sur la région lombaire, administrer à l'intérieur du laudanum, du camphre, du bromure de potassium ou de camphre.

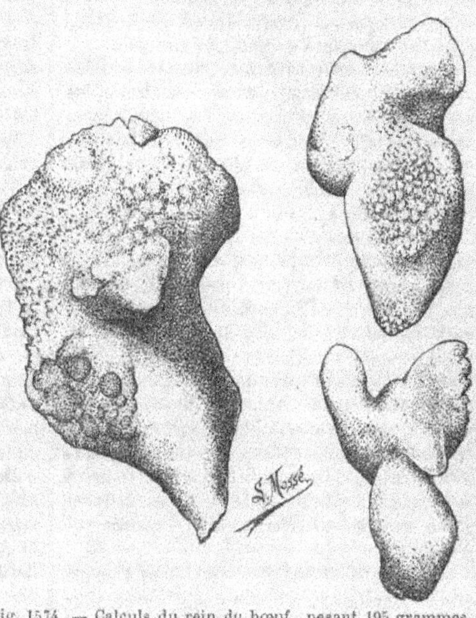

Fig. 1574. — Calculs du rein du bœuf, pesant 195 grammes, 47 grammes et 37 grammes (Cadéac).

Congestion du rein. — Elle est *active* et résulte d'une irritation directe de l'organe, ou *passive* ou *chronique*, et est due à un trouble circulatoire.

ÉTIOLOGIE. — Les causes de la *congestion active* sont d'ordre toxique, infectieux ou traumatique.

La maladie s'observe surtout chez les jeunes animaux, à la suite de l'ingestion de certains médicaments donnés en trop fortes quantités (nitrates, rue, sabine, résines, poudre de cantharides, essence de térébenthine, etc.), ou de certaines plantes mêlées aux fourrages (anémone, adonis, asclépiadées, ellébores, euphorbe, colchique, scille, mercuriale annuelle, genêt d'Espagne, jeunes pousses d'arbrisseaux et surtout de sapin, de pin, d'if, etc.), ou de substances alimentaires avariées, mal conservées, moisies, ou de boissons altérées, malpro-

Dict. vétérinaire.

pres, etc. Cette congestion d'origine toxique est fréquente chez les bovidés.

On observe la congestion rénale dans le cours de certaines maladies infectieuses (pneumonie infectieuse, fièvre typhoïde, hémoglobinurie, charbon, etc.).

Enfin elle peut être due à des traumatismes de toute sorte (contusions, chutes, violents efforts de tirage...). Le refroidissement (Trasbot) peut être une cause de congestion rénale.

Les causes de la *congestion passive* sont liées à un obstacle circulatoire dans les artères et les veines rénales, dans la veine cave (thrombose, compression), ou bien à une maladie du poumon (emphysème, pneumonie chronique, tuberculose) ou du cœur (endocardite, péricardite traumatique, etc.).

SYMPTOMATOLOGIE. — Les symptômes de la *congestion active*, chez le cheval, se manifestent subitement, ordinairement pendant le travail. L'animal marche difficilement en écartant ses membres postérieurs, son dos est voussé, sa physionomie est anxieuse, sa respiration accélérée, sa peau se couvre de sueurs. Souvent le cheval présente des coliques plus ou moins vives. Après une ou deux heures, il expulse en faisant de violents efforts, une quantité abondante d'urine, claire, d'une densité inférieure à la moyenne; parfois cette urine est colorée par le sang quand la congestion est hémorragique.

Exceptionnellement les symptômes s'aggravent, les coliques persistent, la faiblesse augmente, le pouls faiblit et le cheval meurt en quelques jours.

D'ordinaire, les symptômes disparaissent rapidement, l'appétit renaît, la miction devient facile.

Chez le bœuf, la maladie apparaît après quelques jours de régime, d'abord chez les jeunes. L'appétit est diminué, l'animal est atteint de coliques sourdes; il se tient immobile, le dos voussé; il se campe fréquemment pour uriner et expulse un liquide dont la coloration varie de la teinte normale au rouge foncé.

Chez le chien, la maladie s'accuse par une douleur symétrique qui se révèle à la palpation de la région lombaire.

La *congestion passive* se manifeste par des signes peu caractéristiques, qui sont communs à toutes les affections chroniques du rein. La quantité de l'urine excrétée est diminuée; l'urine est fréquemment albumineuse. Le sujet maigrit et s'affaiblit progressivement. L'évolution est toujours très lente.

ANATOMIE PATHOLOGIQUE. — Les reins sont augmentés de volume; ils sont plus colorés et présentent des taches hémorragiques à leur surface; ils sont mous, tuméfiés, infiltrés. Les lésions congestives sont très accusées dans la zone corticale qui est hémorragique. Parfois on observe une déchirure de l'organe.

DIAGNOSTIC. — Assez difficile au début, lorsque les coliques constituent le seul symptôme apparent. Le diagnostic sera basé sur l'apparition subite des symptômes (cheval), sur la coexistence des coliques et de la polyurie, sur l'absence de fièvre.

PRONOSTIC. — L'accident est ordinairement peu grave.

TRAITEMENT. — Supprimer la cause. Donner du bicarbonate de soude, de l'azotate de potasse dans des boissons mucilagineuses. La saignée peut donner des résultats au début. Si les douleurs sont vives, ordonner les calmants et les sédatifs : bromure de potassium, camphre. Violet conseille l'application de cataplasmes émollients sur la région lombaire. Lhomme recommande les purgatifs doux. Tenir les malades à la diète. Le traitement de la congestion passive est subordonné à celui de la maladie dont elle dépend.

Dégénérescence des reins. — *Dégénérescence amyloïde.* — Elle est très rare chez nos animaux et n'a guère été rencontrée que chez le chien. L'organe a une texture transparente; il est pâle et anémié; les glomérules sont augmentés de volume. Le tissu rénal traité par la solution iodo-iodurée devient rouge-acajou et passe au bleu d'acier sous l'action de l'acide sulfurique.

Dégénérescence graisseuse. — Elle est assez fréquemment observée chez le chien et le chat. Généralement elle ne produit aucun trouble morbide. Parfois on observe une diminution de la sécrétion urinaire, puis de l'albuminurie; on peut voir aussi survenir de l'infiltration des membres et de l'ascite. A l'autopsie, on trouve les reins de volume normal, pâles, jaunâtres, ou jaune-paille. La surface de section est lisse, brillante, onctueuse au toucher. Au microscope, on voit les éléments cellulaires de l'épithélium des tubes envahis par les globules graisseux.

Sur les chevaux très gras mourant à la suite d'une courte maladie, si l'on fait une coupe du rein, et que l'on presse, on voit sourdre une masse jaune épaisse, ressemblant à du pus. Il s'agit seulement de cellules épithéliales infiltrées de graisse.

Hydronéphrose. — Voy. ce mot, t. I, p. 761.

Inflammation du rein. — Voy. Néphrite.

Kystes des reins. — Ils sont assez fréquents; on les rencontre ordinairement isolés, avec un volume variant de celui d'un grain de chènevis à celui d'un pois, et même d'une noix; le contenu consiste ordinairement en un liquide clair, aqueux, rarement colloïde. Ils n'occasionnent aucun trouble évident pendant la vie. Dans des cas beaucoup plus rares, leur production est tellement abondante, qu'ils déterminent l'atrophie complète du tissu intermédiaire. La surface du rein devient alors inégale et elle est uniquement constituée par un agrégat de kystes serrés les uns contre les autres, s'aplatissant réciproquement et pouvant communiquer entre eux par la disparition des cloisons intermédiaires. Ces kystes peuvent se développer dans la substance corticale ou dans la subtance tubuleuse; ces derniers sont généralement plus petits. — Cette altération, qui est surtout fréquente chez les bêtes bovines, procède vraisemblablement de dilatations latérales des tubes urinifères; par suite de la présence de sédiments ou de caillots sanguins, l'urine peut être retenue dans une partie de ces canalicules et ainsi déterminer l'ectasie; la partie dilatée peut plus tard s'isoler complètement et s'accroître alors comme kyste indépendant. Dans d'autres cas, ce sont les corpuscules de Malpighi qui ont subi la dilatation et qui ont été le point de départ de la formation des kystes. — Il ne faut pas confondre les kystes simples des reins avec les hydatides, qu'on trouve surtout chez les ruminants; les premiers ne présentent que de simples poches remplies d'un liquide, tandis que les autres ont les caractères des échinocoques.

Mal de reins. — Voy. Rein (*Lésions traumatiques*).

Parasites. — Le rein du *cheval* peut héberger des *coccidies*, des *échinocoques*, le *strongle géant*, le *sclérostome armé*. Dans les reins du *bœuf* et du *mouton*, on rencontre parfois des *échinocoques*. Le rein du *porc* renferme parfois le *Cysticercus cellulosæ*. Enfin, dans le rein du *chien*, on trouve souvent le *strongle géant*, ver rouge, strié en travers, dont la femelle peut atteindre jusqu'à 1 mètre de long.

Tour de reins. — *Tour de bateau.* — Voy. Effort de reins, t. I., p. 407.

Tumeurs. — Elles sont assez rares et ne sont presque jamais soupçonnées du vivant de l'animal. On a trouvé des sarcomes, des carcinomes chez le cheval et le bœuf, des adéno-sarcomes chez le porc.

Pathologie externe. — *Lésions traumatiques.* — On peut rencontrer dans la région du rein, des excoriations, un œdème chaud, des tumeurs sanguines, des cors, qui sont des blessures du harnachement. Ces lésions sont généralement produites par une selle mal ajustée, par un corps étranger sous la selle ou sous la couverture, par un pli de celle-ci, etc. Des abcès à marche chronique peuvent survenir. Enfin, au rein comme au garrot, les lésions peuvent aboutir à la nécrose des vertèbres et des ligaments: c'est le *mal de reins ou de rognons*; on dit que le cheval est « *rognonné* ».

La région est tuméfiée, chaude, sensible, très douloureuse, le cheval ne se laisse plus seller; au niveau de la tuméfaction, s'ouvre une plaie fistuleuse qui donne écoulement à du pus de mauvaise nature.

Traitement. — Supprimer l'appui de la selle; ne pas monter le cheval. Traiter l'œdème par des compresses froides astringentes et le massage. Les excoriations seront désinfectées et recouvertes de vaseline antiseptique. Ouvrir hâtivement les tumeurs sanguines et traiter ensuite par les antiseptiques (tamponnement de la cavité à la gaze iodoformée). Les cors seront traités par les frictions vésicantes ou mieux la cautérisation en pointes ou l'extirpation. Enfin, lorsqu'il s'agit du mal de rognons, traiter le plus tôt possible par les débridements larges, le drainage, l'excision des portions nécrosées, et les injections ou pulvérisations antiseptiques.

Extérieur. — Le rein forme avec le dos la ligne de dessus (Voy. Dos, t. I, p. 382).

Il est compris entre le dos, la croupe et les flancs. Il a pour base les vertèbres lombaires recouvertes par les muscles, notamment l'ilio-spinal.

Suivant sa direction, sa forme, ses dimensions, il est *droit*, *ensellé*, *convexe* ou *voussé*, *étroit*, *large*, *double*, *tranchant*. Sa longueur, son attache et sa musculature sont surtout importantes à considérer; le rein doit être *court*, *droit*, *large*, *bien musclé*, *bien attaché*; son attache avec la croupe doit former une ligne harmonieuse, sans soubresaut marqué; le rein *long*, *mou*, *mal attaché*, est flottant pendant les allures et l'impulsion de l'arrière-main ne se transmet qu'incomplètement à tout le corps. Ajoutons que sur un cheval en travail, la *condition* se dénote par la saillie que font les muscles du rein et par leur dureté à la palpation.

RELÂCHEMENT. — Laxité excessive des

parties molles, internes ou externes, par l'effet soit de la perte de leur ténacité ou de leur élasticité naturelle, soit de l'affaiblissement des organes qui les environnent ou les maintiennent.

— On appelle aussi *relâchement*, l'état des muscles opposé à celui de contraction. — Le *relâchement des paupières* est plus connu sous le nom de BLÉPHAROPTOSE. — Le relâchement est souvent le premier degré d'un déplacement complet, empêché le plus ordinairement par les connexions que les diverses parties ont entre elles ; tel est le cas pour le relâchement de l'utérus.

RELATION NUTRITIVE. — Rapport qui existe, dans la ration alimentaire, entre les matières azotées et les matières non azotées qui sont les matières grasses, les matières hydrocarbonées (sucre), l'eau, les sels minéraux. On admet généralement que les produits azotés forment les muscles, les os, etc., et que les produits non azotés sont la source de l'énergie musculaire et de la chaleur animale. Une ration ne donne son maximum d'effet utile que si la relation nutritive atteint un certain chiffre ; jusqu'ici on avait fixé pour les animaux producteurs d'énergie musculaire le rapport entre les matières azotées et les non azotées :

$\dfrac{MA}{MNA}$ devait être de 1/5, mais des expériences récentes ont établi que ce rapport devait être de 1/10. Cette relation est plus économique que la première, car la matière azotée est d'un prix de revient plus élevé que la matière non azotée. Il ressort de là qu'en ajoutant aux aliments ordinaires qui, presque tous, ont une relation nutritive supérieure à 1/6, des aliments sucrés (matières hydrocarbonées), on rapproche la relation nutritive de 1/10, on a ainsi une ration dont l'effet utile est égal et dont le prix de revient est moins élevé. C'est là le principe de l'alimentation sucrée (Voy. RATIONNEMENT).

REMÈDE. — Tout ce qui peut déterminer un changement salutaire dans l'économie en général, ou dans un organe en particulier.

RÉMISSION. — Diminution, amendement momentané des symptômes d'une maladie aiguë ; intervalle qui sépare les redoublements d'une maladie continue. Les rémissions sont ordinairement de bon augure, à moins qu'elles ne deviennent stationnaires ou de moins en moins longues, car alors on doit craindre une terminaison fâcheuse.

RÉMITTENTE. — Cette épithète s'applique aux maladies qui offrent des alternatives de plus et de moins dans l'intensité de leurs symptômes. À la rigueur, il n'y a point de maladie, soit aiguë, soit chronique, qui n'ait le caractère rémittent ; mais on ne l'attribue en général qu'aux fièvres.

REMONTES MILITAIRES. — L'institution des remontes a pour but d'assurer à l'armée active le recrutement des chevaux qui lui sont nécessaires (1).

Les remontes sont établies sur les bases suivantes : 1° les chevaux de cavalerie sont achetés à l'âge de trois ans et demi et conservés dans les dépôts de transition jusqu'à quatre ans et demi ou cinq ans, puis envoyés dans les régiments ; 2° les effectifs entretenus sont fixes ou à peu près ; 3° les chevaux sont achetés à toute époque de l'année et exclusivement en France ; 4° on répartit les achats entre les différents centres d'élevage, proportionnellement aux ressources productives de ces centres.

L'institution des remontes comporte deux sortes d'établissements :

1° Les *dépôts de remonte proprement dits* ou *dépôts acheteurs* qui sont répartis dans le territoire et chargés d'acheter directement aux éleveurs les chevaux nécessaires à l'armée.

2° Les *annexes de remonte ou dépôts de transition*, dans lesquels les chevaux de cavalerie achetés à trois ans et demi sont gardés jusqu'à quatre ans et demi et cinq ans.

Dépôts de remonte. — Les dépôts et annexes de Normandie, Bretagne et Anjou forment la *circonscription de Caen*. Ceux de Gascogne, du Languedoc, d'une partie de l'Auvergne et du Berry forment la *circonscription de Tarbes* ; tous les autres établissements sont *hors circonscription*.

A la tête des remontes se trouve un général de division, inspecteur permanent, et un général de brigade lui est adjoint. Chacune des deux circonscriptions est commandée par un colonel ou un lieutenant-colonel et chaque dépôt par un officier supérieur ou un capitaine. A chaque dépôt est attaché un comité d'achat composé de l'officier commandant le dépôt, d'un capitaine attaché au dépôt et d'un vétérinaire militaire. Pendant la période active des achats (du 1er octobre au 15 mars), ce comité est complété par un officier détaché de son corps.

En outre, la remonte en chevaux des corps de troupe est encore assurée par les *commissions de remonte des corps à cheval* et des *écoles mili-*

----

(1) Voy. *Traité d'hippologie*, de Jacoulet et Chomel, Saumur, 1895.

taires, et, en cas de mobilisation, par les *commissions mixtes de réception*.

Les comités d'achat achètent à partir de trois ans et demi des chevaux de tête de toutes armes, des chevaux de cavalerie et des chevaux d'artillerie destinés aux batteries indépendantes. Ils achètent au-dessus de quatre ans et jusqu'à huit ans inclus, les chevaux d'artillerie.

Les chevaux achetés au-dessus de cinq ans et ceux de quatre ans destinés à l'artillerie sont envoyés directement aux corps de troupe.

Le cheval du Merlerault (fig. 1575) peut être considéré comme le type du cheval de remonte.

Chaque régiment est remonté par un, deux ou trois dépôts ; il reçoit les chevaux d'âge toute l'année, au fur et à mesure des achats, tandis que les chevaux achetés à trois ans et demi et entretenus provisoirement dans les dépôts de transition, lui sont versés par la remonte en une fois, au mois d'octobre.

cheval de guerre, avoir une taille supérieure à 1^m,48 et être exempt de vices rédhibitoires.

Achats par les commissions de remonte des corps. — Dans chaque corps de troupes à cheval, il est institué une commission de remonte permanente composée de :

Le colonel, président ;
Un officier supérieur,
Le capitaine instructeur, } membres ;
Le vétérinaire, chef de service.

cette commission se réunit toutes les fois qu'il y a lieu : de livrer un cheval, soit à titre gratuit, soit à titre onéreux, à un officier d'état-major, d'infanterie, sans troupe, etc. ; de

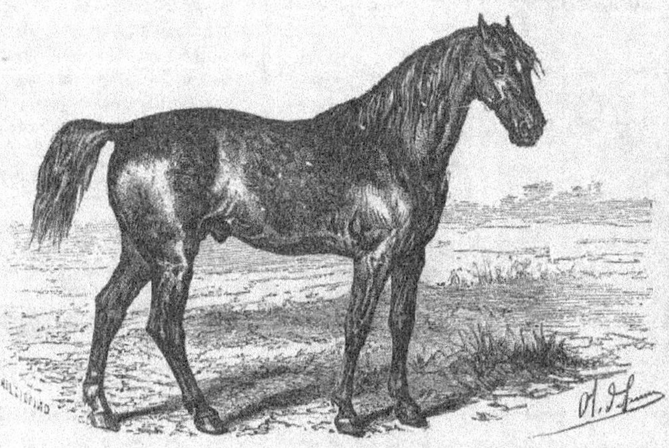

Fig. 1575. — Cheval de remonte, cheval du Merlerault.

Annexes de remonte. — Les unes sont installées dans des bâtiments appartenant à l'État, les autres dans des fermes louées à des particuliers. Chaque annexe ne peut contenir plus de 300 chevaux. Lorsque l'annexe compte moins de 200 chevaux, elle est dirigée par un vétérinaire en premier ou en second ; au-dessus de 200 chevaux, elle est commandée par un capitaine auquel un vétérinaire en second est adjoint.

Chaque écurie contient 40 chevaux environ et communique avec un ou deux parcours, où les chevaux prennent l'air et l'exercice.

Achats de chevaux par les dépôts de remonte. — Les chevaux sont payés à leur valeur réelle suivant qu'ils sont classés *de tête* ou *de troupe*, *ordinaires*, *bons*, *très bons*, etc. Chaque officier du comité d'achat estime le cheval et le président fixe le prix d'achat en évaluant la moyenne des prix d'estimation. Le cheval doit remplir les qualités requises pour le

recevoir un cheval précédemment livré dans les conditions ci-dessus, ou d'acheter un cheval présenté par un officier du corps ayant droit à la remonte gratuite.

La commission ne doit acheter que des chevaux âgés de cinq à huit ans inclus (quatre ans à huit ans pour les chevaux de pur sang), exempts de vices rédhibitoires. Les prix maxima et les tailles minima sont les suivants :

Cavalerie de réserve........	1^m,56	1 400 francs	
—	de ligne et artillerie.	1^m,52	1 300 —
—	légère.............	1^m,50	1 200 —
—	légère (arabe).....	1^m,46	800 —

Les achats faits par ces commissions sont peu nombreux, les régiments n'étant généralement pas dans des pays d'élevage ; mais ils sont bons, les officiers qui présentent les chevaux consentant souvent à payer personnellement au vendeur de 200 à 500 francs pour acquérir un bon cheval.

Tableau des dépôts et annexes de remonte de France

(28 janvier 1891-24 décembre 1893.)
(Jacoulet et Chomel, *Hippologie*.)

DÉPÔTS de remonte livranciers.	ÉTABLISSEMENTS de remonte dans lesquels sont conservés les jeunes chevaux.	DÉPARTEMENTS explorés.
I. — *Première circonscription de remonte* (Caen).		
Caen..........	Le Bec, Saint-Cyr, Montoire, Beauval, Suippes, Bonnavois, Favernay, Le Busson, Bellac, Caen, La Pissepole, St-Junien.	Calvados, Manche.
Saint-Lô.....	Bonnavois, Saint-Cyr, Le Bec, Montoire, Eu, Saint-Germain, Lesnevar, Le Busson, La Pissepole, Saint-Lô, Beauval.	Calvados, Manche.
Alençon.......	Le Bec, Beauval, Alençon, Lesnevar, Saint-Germain, Suippes.	Orne, Eure-et-Loir, Mayenne, Sarthe.
Angers........	Montoire, Suippes, Angers, Eu, Bonnavois, Bellac, Le Busson, La Pissepole.	Loire-Inf., Maine-et-Loire, Indre-et-Loire, Loire-et-Cher.
Guingamp....	Lesnevar, Guingamp, Suippes, Beauval.	Côtes-du-Nord, Finistère, Ille-et-Vilaine, Morbihan.
Paris.........	Saint-Cyr, Paris, Suippes, Le Bec, Eu, Beauval.	Seine, Loiret, Oise (arrond. de Senlis), Seine-et-Marne, Seine-et-Oise, Yonne.
II. — *Deuxième circonscription de remonte.*		
Tarbes........	Lavergne, La Brosse, St-Germain, St-Junien, Le Garros, Lastours, Tarbes, Bonnavois, Le Busson.	Htes-Pyrénées, Ariège, Hte-Garonne (arr. de St-Gaudens), Gers, Basses-Pyrénées.
Agen	Lavergne, St-Junien, Eymet, Montoire, Lastours.	Lot-et-Garonne, Aude, Hte-Garonne (moins l'arr. de St-Gaudens), Pyrénées-Orient., Tarn-et-Garonne.
Mérignac,....	Lavergne, Beauval, Le Gibaud, Mérignac.	Gironde, Dordogne, Landes.
Guéret........	Bellac, Suippes, Guéret.	Creuse, Cher, Indre, Haute-Vienne.
Aurillac......	Bellac, Aurillac, Le Busson.	Cantal, Aveyron, Corrèze, Loire, Haute-Loire, Lot, Lozère, Puy-de-Dôme.
III. — *Dépôts en dehors des circonscriptions de remonte.*		
Fontenay-le-Comte.	Le Lys, St-Ouenne, La Brosse, Beauval, Montoire, La Pissepole.	Vendée, Deux-Sèvres, Vienne.
St-Jean-d'Angély..	Le Lys, Le Gibaud, Lavergne, Bellac, Mérignac, St-Junien, La Pissepole, Suippes.	Charente-Inférieure, Charente.
Mâcon	Mâcon, Favernay, Romanèche, Arles.	Saône-et-Loire, Ain, Allier, Côte-d'Or, Doubs, Jura, Nièvre, Rhône, Savoie, Hte-Savoie.
Arles	Arle............	Bouches-du-Rhône, Ardèche, Bses-Alpes, Htes-Alpes, Alpes-Maritimes, Drôme, Gard, Hérault, Isère, Var, Vaucluse.
Comité d'achat de Suippes.	Suippes, Eu..........	Aisne, Nord, Pas-de-Calais, Ardennes, Aube, Belfort (territoire de), Marne, Hte-Marne, Meuse, Meurthe-et-Moselle, Hte-Savoie, Vosges.

RENDEMENT. — Ce mot désigne, en zootechnie, la proportion de viande nette par rapport au poids vif de l'animal. La viande nette c'est ce que les bouchers appellent les *quatre quartiers*, c'est-à-dire ce qui reste après qu'ils ont enlevé les *issues* (Voy. Mensuration).

Si un bœuf de 800 kilos donne 400 kilos de viande nette, on dit que le rendement est de 50 p. 100.

Sanson a fait observer avec raison que dans cette viande nette il existe des morceaux de qualités différentes, puisqu'on les classe en trois catégories et que tout n'est pas assimilé ; ce qu'il importe donc de connaître, c'est la proportion de viande comestible.

Il a montré par exemple que, au Concours général de Paris en 1881, un bœuf Durham-Charolais, âgé de quarante-sept mois et du poids vif de 965 kilogrammes a rendu 68,77 p. 100 de viande nette, mais sur 100 kilogrammes de cette viande nette, il y avait seulement 76^{ks},700 de viande comestible. Cette proportion de viande comestible dépend sur tout de la race, de la conformation et de l'alimentation.

RÉNETTE. — Instrument employé presque exclusivement pour la chirurgie du pied du

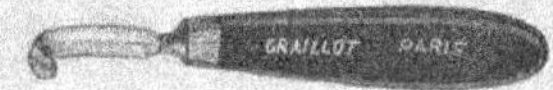

Fig. 1576. — Rénette.

cheval et du bœuf, destiné à amincir la corne (fig. 1576).

RENIFLEMENT. — S'observe sur les animaux, sur les porcs, moutons, chiens, chats, affectés de coryza, dont les cavités nasales sont en partie obstruées (tumeurs, enfoncement des os, etc.) ou renferment des parasites (larves d'œstres, linguatules). Voy. Ostéomalacie.

RÉNITENT, ENTE (*renitens*, de *reniti*, faire résistance ; ἀντίτυπος ; all. *prall* ; angl. *renitent* ; it. et esp. *renitente*). — Qui résiste tout en cédant, sans fluctuation. — *Tumeur rénitente.* Tumeur dure au toucher, et sur laquelle la peau est tendue et luisante.

RENVERSEMENT. — Dérangement dans la situation ou dans la conformation naturelle d'un organe, par suite duquel la partie supérieure devient inférieure, et la partie postérieure antérieure, ou l'interne devient externe. Nous avons étudié le *renversement du rectum* [Voy. Anus (*Maladies de l'*)]. Nous étudierons ailleurs le *renversement de la vessie* (Voy. Vessie (*Pathologie*), et le *renversement de l'utérus* (Voy. Utérus).

RENVOI. — Synonyme d'éructation.

RÉPERCUSSION. — Changement en vertu duquel on croit que les liquides qui affluent vers une partie, par l'effet d'une irritation directe ou sympathique, refluent vers une autre partie, communément de l'extérieur à l'intérieur. Rien ne prouve que les choses se passent ainsi. Quand un écoulement tarit, quand une éruption disparaît, quand une irritation cesse pour reparaître ailleurs, ce n'est pas la même suraction organique qui a seulement changé de place, ce n'est pas la même matière qui a été refoulée d'un point dans un autre, c'est souvent une nouvelle surexcitation qui appelle un nouvel afflux.

REPOUSSOIR. — Tige de bois longue et flexible (manche de fouet) avec laquelle on repousse les corps étrangers arrêtés dans l'œsophage. Voy. CATHÉTÉRISME DE L'ŒSOPHAGE, t. I, p. 195.

REPRODUCTION (*regeneratio*; all. *Fortpflanzung*; angl. *reproduction*; it. *riproduzione*; esp. *reproduccion*). — La *reproduction* ou *génération* est l'action par laquelle les êtres organisés produisent des êtres semblables à eux ; elle se fait, chez nos animaux domestiques, par des organes spéciaux, distingués en *mâles* et *femelles*, c'est la *génération sexuelle* ; on a donc à considérer l'*appareil génital mâle* et l'*appareil génital femelle* en eux-mêmes.

ANATOMIE. — Les organes reproducteurs ont déjà été décrits avec les organes urinaires (Voy. PÉNIS), et avec ceux de la parturition (Voy. PARTURITION).

PHYSIOLOGIE. — La *fécondation* résulte de la rencontre des éléments produits par les appareils. Pour que la fécondation ait lieu, il est indispensable que les organes génitaux soient en état de fonctionnement, ils subissent alors diverses modifications (Voy. FÉCONDATION, t. I, p. 512).

ZOOTECHNIE. — Au point de vue de l'utilisation des animaux, la reproduction, tout en restant basée sur les lois de l'hérédité, se fait par *sélection*, par *croisement*, ou par *métissage*.

Dans la première, on choisit avec soin les reproducteurs dans les mêmes espèces ou dans la même race ; dans la seconde, on s'adresse à des reproducteurs de races différentes et dans la troisième à des reproducteurs d'espèces différentes (Voy. CROISEMENT, MÉTISSAGE, SÉLECTION).

RÉSECTION. — Opération par laquelle on retranche une partie altérée.

RÉSOLUTIFS. — Médicaments qui déterminent la disparition des engorgements. Encore

appelés *fondants*. Ex. : iodure de potassium, vésicants, etc.

RÉSOLUTION. — Une des terminaisons de la congestion ou de l'inflammation (Voy. ces mots).

RÉSORPTION. — Le mot *résorption* désigne la même chose qu'*absorption*, mais ne s'emploie qu'en parlant d'une humeur produite par l'animal même chez lequel se passe le phénomène, dans une cavité close, soit naturelle comme une séreuse, la cavité de l'œil, etc., soit accidentelle comme un kyste, un abcès.

RESPIRATION. — Fonction qui consiste

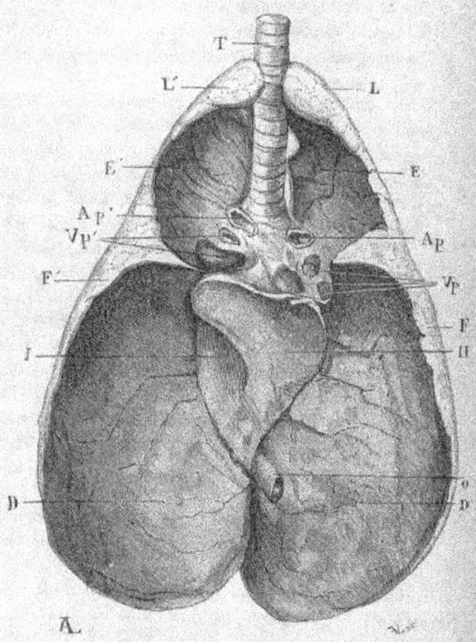

Fig. 1577. — Poumon du cheval suspendu par la trachée, vu par sa base et son bord inférieur.

T, trachée ; L,L', lobules antérieurs ; E,E', excavations creusées à la face interne des lobules antérieurs pour loger le cœur ; Ap, Ap', branches de l'artère pulmonaire à leur entrée dans le poumon ; Vp, Vp', veines pulmonaires à leur sortie du poumon ; F,F', face externe des lobes du poumon ; D,D, base du poumon ou face diaphragmatique des deux lobes ; H, lobule interne du lobe droit ; I, gouttière destinée au passage de la veine cave postérieure ; O, œsophage passant entre les deux lobes (une certaine rétraction subie par l'organe semble le faire passer entre le lobe et le lobule du poumon droit (A. Chauveau et S. Arloing).

dans l'absorption d'oxygène et l'exhalaison ou dégagement d'acide carbonique par les êtres vivants.

ANATOMIE DE L'APPAREIL DE LA RESPIRATION. — I. *Chez les mammifères*. — L'absorption d'oxygène et le dégagement de l'acide carbonique s'effectuent dans le *poumon*, organe parenchymateux, logé dans la cavité thoracique et qui communique avec l'air extérieur par deux séries de canaux placés bout à bout :

1° Un tube cartilagineux, qui prend naissance dans le vestibule pharyngien par un conduit très court ou *larynx* qui suit ensuite le bord inférieur de l'encolure, c'est la *trachée*, et qui se ramifie dans le poumon, ce sont les *bronches* ;

2° Les *cavités nasales*, fosses paires qui aboutissent dans le vestibule précité et commencent par deux orifices percés à l'extrémité antérieure de la tête ou *naseaux* (fig. 1577).

Pour l'anatomie de ces organes, Voy. Cornage (pour Larynx), Nasales (*Fosses*), Poumon, Thorax et Trachée.

II. *Chez les oiseaux*. — L'appareil tubulaire qui amène l'air dans les poumons n'offre pas de différences bien sensibles avec celui des mammifères ; il se compose des narines, d'un larynx sans épiglotte, de la trachée formée d'arcs cartilagineux complets, et des bronches.

Les poumons sont situés sur les parties latérales des vertèbres du dos qui les séparent et adossés à la voûte de la cavité thoracique, à laquelle ils adhèrent. Leur volume représente à peu près la huitième partie du thorax. Les gros tuyaux bronchiques sont disposés à la périphérie du poumon et envoient vers le centre leurs ramifications. De plus, les bronchules terminales, au lieu d'aboutir à une série de vésicules closes, comme chez les mammifères, s'anastomosent les unes avec les autres, de manière à former un réseau aérien inextricable (Chauveau et Arloing, *Anatomie*).

La muqueuse pulmonaire se continue, au niveau des orifices que présente le poumon, avec des *réservoirs aériens*, cavités utriculiformes qui se développent entre les parois du thorax et de l'abdomen d'une part, et les viscères thoraciques et abdominaux de l'autre. Ces réservoirs sont : le *sac thoracique*, situé à la partie antérieure du thorax, les *deux réservoirs cervicaux*, placés à la base du cou, les deux *réservoirs diaphragmatiques antérieurs*, les deux *réservoirs diaphragmatiques postérieurs*, tous quatre placés entre les deux diaphragmes, enfin les deux *réservoirs abdominaux*.

Enfin les os des oiseaux sont creusés de cavités qui communiquent avec les réservoirs (Voy. t. II, p. 278, fig. 1270).

Physiologie. — *Fonction respiratoire*. — L'oxygène absorbé par les poumons n'est pas utilisé sur place, mais il se mêle au sang, circule avec lui et va se mettre en contact, dans le réseau capillaire général, avec la trame intime des tissus, pour exercer sur la matière organique une action excitatrice spéciale, sans laquelle les tissus ne peuvent manifester leurs propriétés, et une action comburante qui entretient la chaleur propre au corps de l'animal, source de sa force mécanique (Chauveau).

On peut donc distinguer une *respiration externe* et une *respiration interne*.

A. *Respiration externe*. — Elle préside aux échanges gazeux s'effectuant entre le milieu extérieur dans lequel l'animal vit et son milieu intérieur ou sang.

Nous allons successivement étudier les *phénomènes mécaniques*, qui président au renouvellement des fluides en présence, air et sang, et les *phénomènes physiques*, par lesquels s'effectuent les échanges gazeux.

1° *Mécanique respiratoire*. — Les parois thoraciques agissent à la façon d'un soufflet : elles s'écartent et se rapprochent alternativement.

L'*inspiration* est le mouvement respiratoire par lequel l'air pénètre dans le poumon. La cavité thoracique s'agrandit suivant ses principaux diamètres : *latéral* ou *costo-costal*, par le soulèvement et l'écartement des côtes ; *antéro-postérieur* ou *cervico-diaphragmatique*, par la contraction du diaphragme qui se porte en arrière et refoule les organes abdominaux ; enfin *vertical* ou *vertébro-sternal* par l'abaissement du sternum. — Le poumon se dilate mécaniquement : le vide, qui existe entre lui et la cavité thoracique dilatée, appelle l'air atmosphérique qui pénètre dans le poumon et le dilate.

L'*expiration* est le mouvement inverse du précédent, par lequel l'air est rejeté au dehors.

Les agents du mouvement expiratoire sont : l'élasticité des parois thoraciques, lesquelles tendent à revenir à leur position naturelle, l'élasticité du tissu pulmonaire, la contractilité propre au tissu pulmonaire, enfin l'action des muscles expirateurs (intercostaux internes et communs, muscles abdominaux, etc.), qui n'agissent que dans l'expiration forcée.

Caractères des mouvements respiratoires. — On peut enregistrer les mouvements respiratoires et en étudier les caractères, à l'aide des *pneumographes* de Marey, de Paul Bert ou de Saint-Cyr.

Fréquence. — Dans chaque espèce animale, le nombre des mouvements respiratoires est lié à la combustion interne (Voy. plus loin) et varie avec la consommation d'oxygène.

Cheval...............	10 à 12	
Bœuf...............	15 à 18	mouvements
Mouton	13 à 16	par
Chien	15 à 18	minute.
Lapin	50 à 60	

Ces nombres varient avec l'âge, avec le travail, avec la température extérieure, etc. ; ils sont influencés par le système nerveux (frayeur, excitation, etc.).

Rythme. — Les inspirations et les expirations se succèdent régulièrement ; parfois on constate une inspiration plus forte que les autres.

Dans certaines maladies, on observe des intermittences dans les mouvements respiratoires (respiration de Cheyne- Stokes).

Forme. — L'inspiration est plus courte que l'expiration.

On dit la respiration *lente* ou *accélérée*, suivant que le nombre des mouvements respiratoires est diminué ou augmenté. Elle est *irrégulière*, quand les mouvements qui se succèdent sont différents de durée et d'amplitude ; *entrecoupée*, quand les mouvements respiratoires ont lieu en deux temps ; *courte*, quand les mouvements sont peu étendus ; *profonde*, quand l'amplitude des mouvements est grande ; *haletante*, quand les mouvements sont précipités et accompagnés d'un léger bruit ; *sifflante*, quand on entend un bruit de sifflement à l'inspiration ou à l'expiration (cornage). On la dit aussi *ronflante*, *dyspnéique*, *plaintive*, etc.

La respiration est *discordante* quand le flanc se creuse, s'affaisse, lorsque les côtes s'élèvent, et réciproquement. La discordance s'observe dans la pleurésie avec épanchement (dans l'expiration, le liquide épanché refoule le diaphragme en arrière et les viscères abdominaux font bomber le flanc), dans la pousse, lors de paralysie du diaphragme (dans l'inspiration, le diaphragme est alors chassé en avant dans la cavité thoracique, par les viscères abdominaux, et le flanc se creuse).

2° *Phénomènes physiques.* — Nous avons parlé (Voy. Auscultation, t. I, p. 98) des bruits qui se font entendre dans l'appareil respiratoire, *bruits laryngiens* et *murmure respiratoire*.

a. L'*air* qui pénètre dans le poumon subit des modifications *physiques* et *chimiques*.

Les *modifications physiques* portent sur la *température* et l'*état hygrométrique* de l'air : l'air est expiré plus chaud que l'air inspiré et est saturé de vapeur d'eau.

Les *modifications chimiques* résultent des échanges gazeux. Voici les différences de composition moyenne de l'air inspiré et de l'air expiré :

	Air inspiré.	Air expiré.
Oxygène................	20,9	15,4
Azote...................	79,1	79,3
Acide carbonique........	0,0	4,3
	100,0	99,0

Valeur des échanges respiratoires. — La proportion d'oxygène absorbée par heure et par kilogramme d'animal est la suivante :

Homme	300 cent. cubes.	
Cheval	393	—
Vache..................	320	—
Mouton.................	343	—
Porc...................	392	—
Chien	911	—
Lapin	599	—
Poule	740	—

Cette quantité varie non seulement suivant l'espèce, mais aussi suivant l'âge de l'individu, son sexe, sa taille, l'état de veille ou de sommeil, l'alimentation, la température ambiante, les excitations sensorielles, etc.

b. Le *sang* éprouve les mêmes modifications que l'air.

Les *modifications physiques* portent sur sa *couleur* et sa *température*. Le sang qui arrive au poumon est noir ; celui qui sort est rouge, rutilant. Le sang perd de la chaleur durant son passage dans le poumon.

Au point de vue des *modifications chimiques*, le sang est amené dans le poumon et se répand dans le riche réseau capillaire qui occupe les minces parois des infundibula. C'est à travers celles-ci que s'effectuent les échanges gazeux : le sang absorbe de l'oxygène et rejette l'acide carbonique. Voici la composition de 100 centimètres cubes de sang pris dans la carotide et dans la jugulaire :

	Sang artériel.	Sang veineux.
Oxygène..............	12 c. c.	9 c. c.
Acide carbonique....	60 —	62 —
Azote................	2 —	2 —
	74 c. c.	73 c. c.

Ce phénomène d'absorption de l'oxygène et de dégagement d'acide carbonique par le sang constitue l'*hématose*.

L'oxygène se trouve dans le sang à l'état de combinaison et de dissolution. Ce gaz se fixe sur l'hémoglobine pour former l'*oxyhémoglobine* ; d'autre part, une partie est dissoute dans le sérum du sang.

B. *Respiration interne.* — Le sang hématosé ou sang artériel pénètre dans le réseau capillaire et se met en contact avec les éléments anatomiques de tous les tissus. Le sang qui sort des capillaires dans les veines est noir et chargé d'acide carbonique. Ce sont les tissus qui ont absorbé l'oxygène et dégagé l'acide carbonique. Cette respiration élémentaire varie sous l'influence de diverses causes : c'est le tissu musculaire qui respire le plus, tandis que le tissu osseux absorbe peu d'oxygène ; elle augmente par le travail, et les muscles qui fonctionnent absorbent vingt fois plus d'oxygène qu'à l'état de repos.

Cet oxygène absorbé excite d'une façon spéciale les tissus et exerce sur la matière organique une action comburante qui entretient la chaleur animale, source de la force mécanique (Voy. Chaleur animale).

RESPONSABILITÉ (all. *Verantwortlichkeit*). — Obligation de répondre et d'être garant de certains actes, et particulièrement du dommage causé à autrui.

Art. 1382 du Code civil. — Tout fait quelconque de l'homme, qui cause à autrui un dommage, oblige celui par la faute duquel il est arrivé à le réparer.

Art. 1383. — Chacun est responsable du dommage qu'il a causé, non seulement par son fait, mais encore par sa négligence ou son imprudence.

Art. 1384. — On est responsable non seulement du dommage que l'on cause par son propre fait, mais encore de celui qui est causé par le fait des personnes dont on doit répondre, ou des choses que l'on a sous sa garde. Le père, et la mère après le décès du mari, sont responsables du dommage causé par leurs enfants mineurs habitant avec eux ; les maîtres et les commettants, du dommage causé par leurs domestiques et préposés dans les fonctions auxquelles ils les ont employés. Les instituteurs et artisans, du dommage causé par leurs élèves et apprentis pendant le temps qu'ils sont sous leur surveillance. La responsabilité ci-dessus a lieu, à moins que les père et mère, instituteurs et artisans, ne prouvent qu'ils n'ont pu empêcher le fait qui donne lieu à cette responsabilité.

Art. 1385. — Le propriétaire d'un animal ou celui qui s'en sert pendant qu'il est à son usage est responsable du dommage que l'animal a causé, soit que l'animal fût sous sa garde, soit qu'il fût égaré ou échappé.

Ces divers articles visent la responsabilité du fait personnel, du fait d'autrui, à raison des animaux.

Nous n'envisagerons ici que quelques responsabilités en particulier.

Responsabilité des vétérinaires. — Les vétérinaires peuvent être déclarés responsables des faits de leur pratique lorsqu'ils ont commis une *faute grossière*, une *faute lourde*, quand ils ont agi avec légèreté, incurie, négligence, quand ils ont fait des essais hasardés, commis des imprudences graves.

C'est aux juges à décider, suivant les cas, s'il y a ou non lieu à responsabilité, s'il y a faute lourde ou non.

Les vétérinaires *sanitaires* et les *inspecteurs de boucherie* peuvent encourir une responsabilité considérable et engagent en outre la responsabilité de l'État et des villes, si dans l'accomplissement de leur mission ils ont fait preuve de négligence ou d'incurie.

Cependant il ne semble pas que le vétérinaire sanitaire ou délégué doive être rendu responsable vis-à-vis du propriétaire du dommage qui est causé à celui-ci par une erreur de diagnostic, l'abatage d'un animal sain par exemple, à moins toutefois qu'il soit prouvé que ce vétérinaire a fait preuve de légèreté, d'imprudence ou d'ignorance dans la recherche du diagnostic.

Responsabilité des maréchaux ferrants. — Le maréchal est responsable des accidents de ferrure qui sont de son fait ou de celui de ses ouvriers (piqûre, brûlures de la sole, etc.), lorsqu'il y a faute lourde de sa part. Bouley dit dans un rapport au Tribunal de commerce de la Seine : « La brûlure de la sole est une des éventualités de la ferrure dite à chaud, qui n'entraîne pas, *ipso facto*, la responsabilité du chef d'atelier, à moins qu'elle ne constitue ce que les tribunaux appellent la faute lourde, c'est-à-dire une faute tellement grosse, qu'elle implique de la part de l'ouvrier une absolue incapacité dans l'accomplissement de l'œuvre qui lui était confiée ; que cette incapacité résulte de ce qu'il était destitué actuellement de ses moyens, comme dans le cas d'ivresse, ou d'une complète impéritie, comme ce peut être le cas pour des apprentis qui n'ont pas encore une suffisante pratique pour bien faire le travail auquel on les a mis. »

Le propriétaire qui intente un procès contre un maréchal responsable d'un accident de ferrure, doit prouver que l'animal a subi cet accident et en outre que le maréchal a commis une faute lourde.

Responsabilité des propriétaires. — Elle est établie par l'article 1385 du Code civil cité plus haut. Si l'animal est à l'usage d'un autre que du propriétaire, la responsabilité du dommage incombe à celui qui avait l'usage de l'animal. Cependant le propriétaire serait responsable si c'était par sa faute que le dommage eût été causé, si par exemple il avait prêté ou livré un cheval vicieux sans en prévenir l'emprunteur ou le locataire. Pour certains auteurs, le maître d'un animal est, en principe, responsable du dommage que cet animal a causé, sans qu'il soit besoin de rechercher s'il y a eu faute du propriétaire. Pour d'autres, la responsabilité édictée par l'article 1385 n'a lieu qu'autant qu'il y a eu faute personnelle du propriétaire de l'animal; si ce dernier peut prouver qu'il a fait tout son possible pour empêcher ou prévenir l'accident, il n'est pas responsable (1).

Un animal vicieux peut blesser d'autres animaux ou être blessé par eux. Si c'est l'agresseur qui est blessé ou tué, son maître n'a droit à aucune réparation. Dans le cas contraire, son maître est responsable; dans le doute, le dommage doit être considéré par cas fortuit et supporté par le propriétaire.

Responsabilité des dépositaires, aubergistes, logeurs, etc.

Art. 1952. — Les aubergistes ou hôteliers sont responsables, comme dépositaires, des effets apportés par le voyageur qui loge chez eux; le dépôt de ces sortes d'effets doit être regardé comme un dépôt nécessaire.

Art. 1954. — Ils ne sont pas responsables des vols faits avec force armée ou autre force majeure.

La responsabilité des aubergistes est encore engagée par les articles 1384 et 1385 précités.

Un écriteau placé dans l'écurie ou au-dessus de la porte de l'auberge ou de l'écurie et portant que l'aubergiste *n'est pas responsable des accidents*, n'exonère pas l'aubergiste de la responsabilité, si, en fait, l'accident est arrivé par la faute, la négligence de ses employés, un défaut de surveillance ou un vice d'installation.

Responsabilité des compagnies de chemins de fer. — Elle peut être mise en cause pour retard dans la livraison des animaux transportés. Mais le seul fait de ce retard ne suffit pas à motiver l'allocation de dommages-intérêts. Il faut encore qu'il y ait préjudice causé et que ce préjudice soit justifié. L'action en responsabilité peut être intentée par l'expéditeur et par le destinataire.

Cependant la responsabilité de la compagnie disparaît, lorsque le dommage résulte d'une force majeure.

La responsabilité des compagnies peut encore être engagée par suite de détérioration, de perte partielle ou totale des animaux transportés.

L'étendue de cette responsabilité varie suivant que les animaux sont transportés au *tarif général* ou au *tarif spécial*. Dans le premier cas, la compagnie est responsable des accidents survenus aux animaux en cours de transport, à moins qu'elle n'établisse le vice propre de l'animal ou la force majeure. Dans le second, la compagnie se décharge de toute responsabilité pour les accidents de route, et il faut, pour que sa responsabilité soit engagée, que l'expéditeur ou le destinataire établisse à sa charge une faute (manque de soins, construction défectueuse du wagon, défaut de solidité, etc.).

La réception des animaux transportés et le paiement du prix du transport éteignent la responsabilité de la compagnie (art. 105 du Code de commerce).

La responsabilité des compagnies peut enfin être engagée en ce qui concerne les accidents causés sur les passages à niveau et sur la voie. S'il y a faute, contravention commise par la compagnie (barrière restée indûment ouverte), celle-ci est responsable. Si, au contraire, les animaux se sont introduits sur la voie par les barrières régulièrement ouvertes d'un passage à niveau, ou en brisant, en franchissant les clôtures des voies, la compagnie n'est pas responsable (1).

Responsabilité encourue par les propriétaires qui vendent des animaux atteints de maladies contagieuses. — La loi du 31 juillet 1895 stipule que si la vente des animaux atteints ou suspects de maladies contagieuses a eu lieu, elle est nulle de droit, que le vendeur ait connu ou ignoré l'existence de la maladie dont son animal était atteint ou suspect.

Si le vendeur était de bonne foi, l'acquéreur ne peut intenter qu'une action en nullité de vente. Si l'acheteur démontre que le vendeur était de mauvaise foi, qu'il connaissait l'existence de la maladie chez l'animal, l'acquéreur peut intenter non seulement l'action en nullité, mais encore une action en dommages-intérêts.

L'acheteur doit intenter l'action dans les délais prescrits par la loi de 1895 et prouver que la maladie contagieuse ou que la contamination de l'animal est antérieure à la vente.

L'article 31 de la loi du 12 juillet 1881 dit :

Seront punis d'un emprisonnement de deux mois à six mois et d'une amende de 100 à 1000 francs.

. . . .

2° Ceux qui auront vendu ou mis en vente des animaux qu'ils savaient atteints ou soupçonnés d'être atteints de maladies contagieuses.

---

(1) Galtier, *Médecine légale vétérinaire.*

(1) A. Galtier, *loc. cit.*

RÉTENTION. — Accumulation d'une substance solide ou liquide dans les conduits destinés à son excrétion, ou dans le réservoir qui est naturellement destiné à la contenir, mais où elle ne devrait que séjourner momentanément.

RÉTIF. — Voy. Rétivité.

RÉTINE. — Anatomie. — Partie essentielle du globe de l'œil, considérée comme l'expansion terminale du nerf optique ; elle s'étend sur la face interne de la choroïde, dont il est facile de la séparer, entre cette membrane et le corps vitré (Voy. Œil, t. II, p. 258).

Pathologie. — *Atrophie du nerf optique et de la papille.* — Elle a été signalée chez les animaux ; elle est *idiopathique* ou *symptomatique* des lésions du cerveau ou de la moelle.

A l'examen ophtalmoscopique, on trouve la papille atrophiée, décolorée, de teinte variée. Naturellement l'œil a perdu sa fonction.

Quand l'affection est récente, on recommande l'antipyrine et les injections de pilocarpine (Cadiot et Almy, *loc. cit.*).

Décollement de la rétine. — Il peut se produire spontanément ; ordinairement il est la

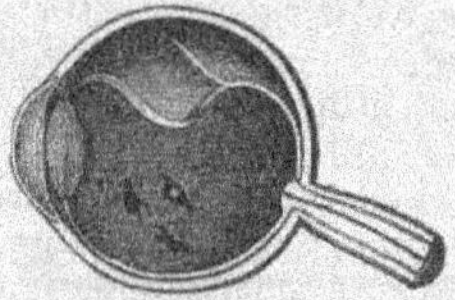

Fig. 1578. — Décollement de la rétine.

conséquence de traumatismes violents portant sur le globe ; pour Bayer, il serait fréquent sur le cheval à la suite des affections de la choroïde (fig. 1578).

Un dépôt, amas de sérosité, de sang avec ou sans pus, existe entre la rétine et la choroïde.

Quand le décollement est étendu, l'œil est perdu. Le diagnostic est facile par l'examen ophtalmoscopique.

On conseille un traitement antiphlogistique et des injections de pilocarpine.

Inflammation de la rétine et du nerf optique. — L'inflammation de la rétine et celle du nerf optique ont été peu étudiées chez les animaux ; ordinairement elles existent ensemble. C'est une complication de l'ophtalmie interne ; les symptômes, photophobie, resserrement de la pupille, trouble des humeurs, rendent le diagnostic de la *rétinite* ou de la *neuro-rétinite* difficile ; d'ailleurs, ce diagnostic ne peut être établi que par l'examen ophtalmoscopique. Dès que le trouble des humeurs a à peu près disparu, on peut dilater la pupille à l'aide de l'atropine et examiner le fond de l'œil à l'ophtalmoscope. On trouve les vaisseaux rétiniens distendus par le sang, la papille fortement injectée, la rétine saillante.

On ne connaît pas de traitement efficace.

RÉTIVITÉ (de *resistere*, se tenir debout, résister ; all. *Stätigkeit*). — Vice, défaut grave du cheval, de l'âne et du mulet, qui consiste généralement en une tendance de l'animal à refuser d'obéir à l'homme qui le conduit.

Pas plus que la méchanceté, la rétivité n'est comprise dans la liste des vices rédhibitoires, qui donnent lieu à garantie, et la loi de 1884 n'est pas applicable. Mais le droit commun permet à l'acheteur d'un animal méchant ou rétif d'avoir recours contre son vendeur.

L'acheteur pourra réclamer la nullité de la vente en se basant sur les articles 1109, 1110 et 1116 du Code civil ; mais il doit prouver que le vice existait lors de la vente, qu'il ne pouvait pas le reconnaître lors du marché et que le vendeur était de mauvaise foi.

L'existence du vice est établie par l'expertise. Le délai pour intenter l'action est de dix ans (art. 1304).

Celui qui aura vendu un animal dangereux reste soumis à l'action en dommages-intérêts tout en restant affranchi de l'action rédhibitoire (art. 1382, 1385, 1891 du Code civil). Cette action en dommages-intérêts peut être exercée isolément ou simultanément avec l'action en nullité. Le vendeur est responsable des accidents causés par l'animal méchant chez l'acheteur, quand ce dernier ignorait l'existence du vice (art. 1382, 1383, 1385).

Si la rétivité est masquée par des manœuvres frauduleuses, l'acheteur peut intenter au vendeur une action en dommages-intérêts s'il prouve que l'animal lui a causé un préjudice.

RÉTRACTION (all. *Verkürzung*). — État d'une partie qui est revenue sur elle-même et qui a perdu par là une partie de ses dimensions. Les tendons sont chez le cheval particulièrement susceptibles de se rétracter ; lorsque ce sont les tendons fléchisseurs des phalanges, il en résulte la *bouleture* (Voy. t. I, p. 130) ; lorsque c'est l'aponévrose du long fléchisseur de l'avant-bras, il en résulte *l'arqûre* (Voy. t. I, p. 78).

Dans les déchirures musculaires ou tendineuses, après la solidification de la fibrine de l'épanchement, survient sa rétraction et la consistance plus grande du caillot.

RETRAITE. — Accident de la ferrure qui consiste en une blessure des tissus vivants du pied, occasionnée par un clou pailleux qui, pénétrant dans l'ongle, se divise en deux lames, dont l'une atteint le vif, se détache généralement de l'autre et reste enfoncée dans le pied, tandis que l'autre partie du clou, sortant au dehors, permet de serrer le clou et de brocher complètement. La retraite peut aussi avoir lieu lorsqu'en brochant, on rencontre une souche, un vieux clou qui renvoie la pointe de nouveau en dedans, la dévie et la fait pénétrer jusqu'au vif. — L'un et l'autre de ces deux cas constituent des formes de *l'enclouure* et occasionnent les mêmes accidents (Voy. ENCLOUURE, t. I, p. 446).

RÉTRÉCISSEMENT. — Diminution accidentelle ou maladive du calibre ou diamètre d'une ouverture, d'une cavité, d'un conduit. A moins d'être causés par une compression, les rétrécissements le sont en général par une inflammation chronique ou aiguë des tissus circonscrivants.

RETRIEVER (CHIENS). — Ce sont des chiens destinés uniquement à rapporter le gibier tué, ou à retrouver celui qui est blessé. Ils paraissent avoir été obtenus en Angleterre par le croisement du petit Terre-neuve et de l'épagneul. On distingue la variété à poil lisse, (fig. 1579), et celle à poil frisé, plus petite, à tête plus étroite.

RÉTROPULSION. — Manœuvre obstétricale qui consiste à repousser le fœtus mal engagé (Voy. PARTURITION).

RÉTROVERSION. — Renversement en arrière. Voy. UTÉRUS (*Renversement de l'*).

RÉUNION. — C'est l'action par laquelle on tient en contact et rapprochées les parties qui ont éprouvé une solution de continuité. C'est l'indication principale du traitement des plaies (Voy. CICATRISATION et SUTURES).

REVERSION. — Dans la production des animaux, lorsque l'on veut améliorer une race par croisement avec une autre race, on constate parfois après plusieurs générations qu'un des jeunes produits est tout à fait pareil au type de la race primitive, que l'on voulait modifier; c'est là une des conséquences de l'hérédité. On donne aussi à ce phénomène le nom de *coup en arrière*.

RÉVULSION. — Irritation locale, provoquée dans une partie du corps pour faire cesser la congestion ou l'inflammation d'une autre partie. Dans la pratique, la dérivation et la révulsion se confondent souvent. La révulsion est, en somme, une dérivation complétée par une irritation locale. Lorsqu'on l'emploie, on se propose de modifier à distance et à volonté la circulation d'un organe déterminé, et cela au moyen d'une excitation cutanée. C'est là le but théorique : on en approche plus ou moins dans la pratique.

Souvent la révulsion est faite à la partie de la peau correspondant à l'organe profond que l'on veut débarrasser.

Nous adoptons la classification suivante, imitée de celle de Manquat :

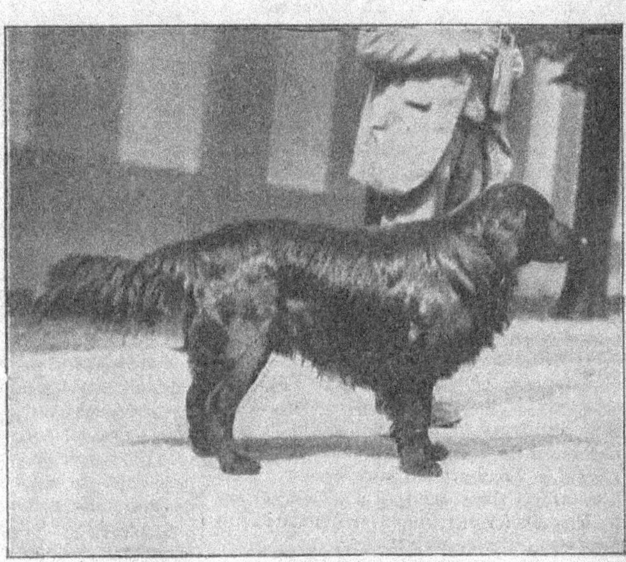

Fig. 1579. — *Tom*, Retriever à M. Reillinger (Cliché du *Sport universel illustré*).

1° *Rubéfiants*. — Provoquant l'érythème : frictions, chaleur, moutarde, pinceau électrique.

2° *Inflammatoires*. — Provoquant l'inflammation simple, la vésiculation, la pustulation :

vésicants proprement dits ; provoquant la suppuration : teinture d'iode, thapsia, ammoniaque, marteau de Mayor, huile de croton, tartre stibié, vésicatoire, séton, injections sous-cutanées irritantes, etc.

3° *Caustiques*. — Voy. ce mot.

INDICATIONS. — Toutes les inflammations des organes sous-cutanés et aussi celles de la peau.

Quel que soit l'agent choisi, éviter de produire une dépilation persistante, des tares visibles, qui déprécient l'animal, surtout s'il s'agit de dépilations aux endroits où la peau est en contact avec les harnais.

a. **Injections sous-cutanées.** — *Injection d'huile de croton.* — On prescrit :

> Huile de croton............ 0^{gr},10 à 0^{gr},15
> Glycérine .... 3 grammes.

Vertige, immobilité, fourbure aiguë, pneumonie.

Solution irritante. — On prescrit :

> Pétrole.................... 15 grammes.
> Teinture de cantharides... 150 —
> Sel ammoniac............. 80 —
> Savon vert................ 120 —

Tuméfactions rebelles.

Injection de sel marin. — Solution de sel marin saturée et plusieurs fois filtrée. Doses : 10 à 20 grammes, en piqûres espacées de 10 centimètres. Pour assurer l'asepsie, ajouter à la solution quelques gouttes de liqueur de Van Swieten. — Boiterie de l'épaule et de la hanche.

Injection de bichromate de potasse. — Solution à 1 ou 2 p. 100. Dose à injecter : 15 à 20 grammes. — Hernie ombilicale.

Injection d'essence de térébenthine pure. — 4 à 8 grammes en plusieurs piqûres de 1 gramme chaque. — Boiteries de l'épaule. — Produit de forts engorgements, qui contiennent du pus non microbien. Si on ne ponctionne pas l'engorgement, il y a résorption sans abcès.

Si ces injections sont trop douloureuses sur les chevaux nerveux, employer l'une ou l'autre des formules suivantes (Cagny) :

> 1° Essence de térébenthine.... 10 grammes.
>   Gaïacol..................... 0^{gr},10
> 2° Essence de térébenthine.... 10 grammes.
>   Éther...................... 0^{gr},50

Méthode des abcès de fixation. — On prescrit :

> Essence de térébenthine.... 10 grammes.
> Gaïacol..................... 0^{gr},10

Faire des injections de 1 gramme, espacées à droite et à gauche, de trois à six de chaque côté. Ponctionner l'engorgement, et entretenir la suppuration. — Pneumonie. — *Cheval.*

Injection de sulfate de cuivre. — Solution à 1 p. 10 grammes. Peut servir pour provoquer la formation d'un abcès dérivatif.

b. **Massage. Frictions et chaleur de la périphérie vers le centre.** — *Frictions.* — Avec des brosses, des linges durs, des bouchons de paille ou de fourrage, de la neige.

Chaleur. — Au moyen de sachets de sable chaud, de fers chauds ou de briques (sans appuyer, ni arrêter) appliqués légèrement, d'eau chaude ou bouillante (projetée avec un arrosoir, par exemple).

Cautérisation non pénétrante, au fer rouge, en raies ou en pointes.

Emploi du *marteau de Mayor* : l'application ne doit pas durer plus de cinq minutes, et la température de l'eau ne doit pas dépasser 55° à 60° (Kauffman).

Eau froide en douches, lavages, bain, hydrothérapie.

> Chlorhydrate d'ammoniaque. 30 grammes.
> Eau....................... 1000 —
> Teinture de cantharides..... 20 —

Genou couronné, pour faire repousser les poils. — *Cheval.*

RHINITE. — Inflammation de la muqueuse du nez, de la pituitaire (Voy. CORYZA, t. I, p. 321).

RHINORRAGIE. — Hémorragie nasale (Voy. ÉPISTAXIS, t. I, p. 498).

RHINOSCOPIE. — Examen des cavités nasales. Voy. NASALES (*Fosses*).

RHUBARBE. — Nom collectif de plusieurs racines, employées en médecine, qui toutes appartiennent au genre *Rheum* (famille des Polygonées). Odeur spéciale ; elles donnent une poudre jaune, de saveur amère, qui doit ses propriétés surtout à l'acide cathartique.

EFFETS THÉRAPEUTIQUES. — A petites doses, elle est eupeptique et réussit bien contre les diarrhées chroniques et les dyspepsies atoniques. A doses élevées, elle est purgative. La purgation est douce, lente, peu durable, toujours suivie de constipation.

C'est un cholagogue et un anthelminthique.

DOSES. — Doses toniques :

> Cheval......... .... 5 à 10 grammes.
> Chien.. ... ... 0,50 à 2 —

Doses purgatives :

Cheval .... 250 grammes.
Porc .... 100 —
Chien .... 3 à 8 —

RHUMATISME (de ῥεῦμα, fluxion ; all.
Rheumatismus ; angl. *rheumatism* ; it. et esp.
reumatismes). — Le mot *rhumatisme* est un
terme vague par lequel on désigne des affections
d'apparences diverses, les unes apyrétiques et
chroniques, les autres aiguës et fébriles, qui
toutes cependant se traduisent par des douleurs
dans les articulations ou dans les muscles,
accompagnées ou non de lésions des séreuses
splanchniques. Dans tous les cas, la maladie
est très mobile, se déplace facilement et surtout
est très sujette à récidiver.

Pour Cadéac, « il y a rhumatisme, chez les animaux, soit quand des inflammations multiples
ou changeantes, indépendantes de toute infection, se produisent dans l'appareil locomoteur
(muscles ou articulations), soit quand une
endocardite, une péricardite, une pneumonie, etc., précède, coïncide ou alterne avec des
synovites ambulantes. La synovite secondaire
est ainsi le principal signe révélateur de la
diathèse ».

Le rhumatisme franc doit être différencié des
pseudo-rhumatismes, des *polyarthrites infectieuses*,
qui parfois compliquent la pneumonie, la
pyohémie, la gourme, la péripneumonie,
l'infection puerpérale ; il est identique dans
toutes ses localisations multiples. Il peut
envahir successivement des appareils très
divers, les muscles et les tendons, les articulations et les grandes séreuses, la plèvre,
l'endocarde. On distingue un *rhumatisme articulaire* et un *rhumatisme musculaire*.

A. Rhumatisme articulaire. — Il est
surtout commun chez le bœuf ; s'observe aussi
sur le cheval, le chien, le porc.

Étiologie. — Elle est mal connue. Le *froid*
semble jouer un rôle prépondérant. La maladie
se manifeste sur les animaux exposés aux
courants d'air froid, aux changements brusques
de température ; elle est plus fréquente par les
temps humides et pluvieux, etc. Le refroidissement agit comme cause occasionnelle sur les
individus prédisposés. Les causes prédisposantes sont héréditaires ou acquises : jeune
âge, fatigue, atteinte antérieure de la maladie,
pneumonie, pleurésie, péricardite. On admet
généralement que la diathèse rhumatismale est
héréditaire.

La cause intime du rhumatisme reste encore
à trouver. On a admis diverses théories sur sa
pathogénie : théories névrotrophique, humorale, embolique et parasitaire.

Il semble que le rhumatisme est de nature
infectieuse : les animaux porteurs du germe
contracteraient la maladie sous l'influence du
refroidissement. Friedberger et Fröhner invo-
quent à l'appui de la nature microbienne de
l'affection : 1° les symptômes fébriles et la
période initiale caractéristiques des maladies
infectieuses ; 2° l'affection simultanée d'articulations plus ou moins éloignées les unes des
autres ; 3° l'endocardite qui vient parfois compliquer le rhumatisme.

Toutes les recherches faites en vue d'isoler
l'agent spécifique sont restées infructueuses.

Symptomatologie. — Le début du rhumatisme
articulaire se caractérise quelquefois par un
mouvement fébrile marqué (malaise, frissons,
courbature, etc.), qui peut durer douze à
vingt-quatre heures, avant que les phénomènes
locaux ne se montrent (*fièvre rhumatismale*).
Plus fréquemment, les symptômes généraux
se manifestent, à très peu près, en même temps
que les symptômes locaux ; enfin on voit, dans
certain nombre de cas, des douleurs plus ou
moins vives exister pendant un ou plusieurs
jours, et finir par présenter tous les caractères
des rhumatismes articulaires, avant que le
mouvement fébrile ne se soit déclaré. Des cas
nombreux même existent où jamais la fièvre
ne se montre (Korber, Leblanc), où dès le début le mal est *chronique*.

Le symptôme le plus constant est la douleur,
qui est en général assez vive ; on voit une ou
plusieurs articulations prises chez le sujet, au
point que la douleur les rend immobiles, sans
que pour cela l'affection soit très violente : chez
le cheval, il est très rare qu'il y ait plus d'une
articulation affectée et que le rhumatisme soit
général, ce qui n'est pas rare chez la bête bovine. Parfois l'animal a le membre malade au
lever complet et témoigne même de véritables
élancements douloureux. Chez les chiens, on
constate une raideur subite, et chez les bêtes
bovines, le décubitus est presque constant.
L'attouchement, et surtout la pression, sur la
partie malade produit de la douleur ; le cheval
refuse quelquefois de marcher et généralement
il n'avance qu'à trois jambes.

La tuméfaction, peu marquée à l'épaule
et à la hanche, est au contraire accusée au
genou, au jarret et au boulet. Souvent on peut
s'assurer que la tuméfaction est due à l'épanchement dans l'articulation, d'une certaine

quantité de sérosité. La rotule est soulevée et mobile, et les bourses synoviales sont tendues et font une saillie notable. Les articulations malades ont perdu leur forme naturelle; elles sont beaucoup plus arrondies; les saillies des os ne s'y dessinent plus nettement ou ne peuvent plus s'y distinguer. — La chaleur est plus élevée au niveau des articulations malades.

La réaction fébrile est plus ou moins accusée; il peut y avoir inappétence.

Après un temps variable, les symptômes locaux apparaissent à d'autres articulations et s'atténuent en même temps à celle qui a été primitivement atteinte, mais les lésions ne disparaissent jamais complètement; elles ne font que varier d'intensité. Ce changement de siège paraît s'opérer avec la plus grande rapidité.

La maladie peut se localiser à une seule articulation ou se développer simultanément sur plusieurs à la fois. Chez le cheval, l'affection est souvent localisée exclusivement aux gaines tendineuses et surtout à la grande gaine sésamoïdienne qui est énormément distendue et entourée d'un œdème abondant; la douleur est vive et la boiterie très accusée. Parfois la synovite affecte la gaine carpienne. Dans certains cas, les bourses séreuses sont atteintes (Voy. Hygroma, t. I, p. 764).

L'évolution de la maladie est très irrégulière; on observe des périodes de rémission et de recrudescence. Sa durée est très variable.

Dans certains cas, pendant qu'évoluent les localisations externes, des *localisations internes* apparaissent; les plus fréquentes sont la péricardite et l'endocardite, parfois la pleurésie, la péritonite, la méningo-encéphalite. L'apparition d'une endocardite aiguë paraît très fréquente chez le bœuf dans le cours du rhumatisme articulaire.

La guérison survient presque toujours, mais elle est incomplète. D'autres fois l'affection passe à l'état chronique.

Le *rhumatisme articulaire chronique* est donc une terminaison de l'état aigu; il est rare qu'il débute d'emblée.

La tuméfaction et la douleur sont plus ou moins intenses; la boiterie est ordinairement accusée, continue ou intermittente. A la longue, les articulations affectées se déforment, des ostéophytes s'y développent et on observe les lésions de l'*arthrite sèche déformante*. Pendant que l'articulation s'ankylose, on peut voir survenir des poussées aiguës.

Anatomie pathologique. — Au début, lors de rhumatisme aigu, la gaine synoviale articulaire ou tendineuse est enflammée, épaissie, infiltrée, de teinte rougeâtre, recouverte par places de fausses membranes. — La cavité articulaire est remplie de synovie ordinairement alcaline, teintée de rouge ou sanguinolente, qui tient en suspension des éléments cellulaires, des flocons fibrineux, des fausses membranes.

Les cartilages articulaires sont aussi enflammés, détruits par places. Les extrémités osseuses participent plus ou moins à l'inflammation.

Lors de rhumatisme articulaire chronique, la capsule articulaire est épaissie, indurée; la synovie est densifiée, foncée en couleur et les cartilages articulaires présentent de nombreuses ulcérations. Il existe en outre des lésions péri-articulaires qui consistent surtout en une infiltration, parfois avec ramollissement des téguments, tendons; l'inflammation des gaines s'est propagée, par contiguïté de tissus, aux tendons.

On peut rencontrer en outre les lésions de l'endocardite, de la myocardite, de la pleurésie, de la péritonite, de la pneumonie, les altérations des méninges, du rhumatisme musculaire, etc.

Traitement. — Le malade sera tenu au repos et placé dans une écurie chaude, enveloppé de couvertures. On lui donnera des barbotages tièdes, des mashes. A l'intérieur on prescrira le salicylate de soude à haute dose, 60 à 100 grammes pour les grands animaux, ainsi que le bicarbonate de soude.

On a recommandé aussi le sulfate de quinine, l'antipyrine, le salol, le naphtol.

Localement on fera des applications de pommade camphrée, laudanisée, de cataplasmes, ou mieux on aura recours aux révulsifs : friction d'alcoolé de cantharides, application de vésicatoire mercuriel; injections sous-cutanées de salicylate de soude au niveau de la jointure malade.

On préviendra les récidives en massant, en frictionnant vigoureusement l'articulation malade et en l'enveloppant de flanelles.

Lors de rhumatisme articulaire chronique, on peut tenter la cautérisation de l'articulation malade. A l'intérieur, on prescrira, outre le salicylate et le bicarbonate de soude, l'iodure de potassium, l'arsenic.

B. Rhumatisme musculaire. — Sous cette dénomination, on englobe toutes les manifestations rhumatismales qui procèdent de l'appareil locomoteur en dehors des synoviales (muscles, aponévroses, etc.).

Il est assez fréquent chez le cheval, le chien et le bœuf (Strebel).

Étiologie. — Les causes sont les mêmes que

celles du rhumatisme articulaire. Le refroidissement a une influence étiologique considérable. On observe la maladie sur les animaux exposés aux courants d'air froid, aux intempéries atmosphériques lorsqu'ils sont en sueur, sur ceux qui pâturent dans des prés humides, sur les chiens après les bains froids, sur ceux qui chassent dans les marais, ou qui sont attachés dans un lieu froid, etc.

La maladie s'observe aussi sur les animaux nouvellement importés, sur ceux qui fournissent de longues courses suivies de repos prolongés, etc. Les chiens vieux et obèses sont fréquemment atteints.

Chez tous les animaux, une première atteinte de la maladie favorise son retour, et parfois le rhumatisme musculaire alterne avec le rhumatisme articulaire.

SYMPTOMATOLOGIE. — Le rhumatisme musculaire peut évoluer sous les formes aiguë, subaiguë ou chronique. Il est rarement généralisé ; le plus souvent il est localisé à un groupe musculaire.

Les muscles atteints sont relâchés, très douloureux à la pression ; les malades évitent de les contracter, et l'articulation correspondante est immobilisée. La boiterie est intense, les animaux se déplacent très difficilement, et lorsqu'ils sont couchés, ils ont beaucoup de peine à se relever. Localement on ne constate ni tuméfaction, ni chaleur, seulement une très grande sensibilité à la palpation. Les souffrances sont parfois modifiées par les influences atmosphériques : elles augmentent lorsque le temps est froid et humide, elles sont plus fortes la nuit.

L'affection évolue généralement sans fièvre.

Le rhumatisme est ordinairement localisé dans un groupe musculaire et notamment dans les muscles olécrâniens chez le cheval, dans les muscles du cou chez le chien. Parfois le siège de la maladie se déplace et un autre groupe musculaire est atteint. Si la maladie persiste, les muscles affectés s'atrophient.

Chez le bœuf, le rhumatisme musculaire se généralise fréquemment et retentit sur l'état général et les grandes fonctions ; on observe souvent des complications articulaires.

La marche du rhumatisme musculaire, ainsi que sa durée et sa terminaison, sont très variables. Des complications sur les séreuses splanchniques peuvent survenir. Lors d'évolution aiguë, la guérison survient généralement, mais les récidives sont fréquentes. Quand la maladie traîne en longueur, les muscles

s'atrophient, des paralysies peuvent survenir.

TRAITEMENT. — Il est identique à celui du rhumatisme articulaire.

RHUME (de ῥεῦμα, écoulement ; all. *Fluss*). — Ce mot, employé seul, indique la bronchite, et même toute affection qui s'accompagne de toux et de catarrhe de la muqueuse respiratoire. — Le *rhume de cerveau* est le coryza ; le *rhume des voies génitales* est une blennorrhée ou une leucorrhée ; le *rhume des chiens* est la maladie des jeunes chiens.

RICIN (HUILE DE). — Retirée du *Palma Christi*, elle est miscible à l'alcool et à l'éther.

EFFETS THÉRAPEUTIQUES. — Elle agit comme purgatif doux, sans irriter l'intestin. Son emploi, contre-indiqué quand il faut faire un usage prolongé des purgatifs, convient pour purger dans la fièvre typhoïde et dans la dysenterie. C'est le meilleur purgatif pour les chiens.

DOSES.

Cheval............	600 à 1000	grammes
Petits ruminants....	10 à 150	—
Porcs.............	30 à 90	—
Chiens............	30 à 60	—

RIGIDITÉ. — Défaut de souplesse. — La *rigidité cadavérique* est un phénomène se manifestant après la mort, qui est caractérisé par un durcissement souvent considérable des muscles, la perte de leur extensibilité, et un léger raccourcissement de chacun d'eux, d'où résulte le rapprochement des mâchoires et l'impossibilité de faire mouvoir les articulations les unes sur les autres. Il se manifeste, selon les circonstances, une demi-heure à dix heures après la mort. La rigidité persiste alors quelque temps, et d'autant plus longtemps qu'elle commence plus tard, qu'il fait moins chaud, que la putréfaction survient plus lentement. Elle n'apparaît pas du tout dans les affections charbonneuses, où la putréfaction du cadavre commence quelques heures après la mort ; la même chose s'observe dans les contrées tropicales humides. Dans les cas de mort violente sans affaiblissement des forces, sur les animaux tués pour la boucherie, elle se montre tard et dure longtemps. Dans les maladies aiguës ou chroniques, qui épuisent les forces, elle se montre de bonne heure et dure peu ; les animaux tués, après avoir été longtemps chassés et surmenés, sont pris de la raideur cadavérique presque aussitôt après la mort, mais elle dure peu et la viande ne se conserve pas bien.

La rigidité cadavérique est la dernière manifestation vitale du muscle ; elle est accompagnée d'une diminution de la cohésion. Le tissu musculaire devient acide, et on attribue la rigidité cadavérique à l'action de ces acides. La chaleur produit également la rigidité des muscles.

ROBES. — La *robe*, ou *pelage*, est constituée par l'ensemble des poils et des crins. On désigne sa couleur en disant qu'un cheval a *telle robe*, *tel poil* ou qu'il est *sous tel poil*.

On divise les robes en *simples*, formées de poils d'une seule couleur, et *composées*, formées de poils de plusieurs couleurs.

Le tableau ci-dessous, emprunté au *Traité d'hippologie* de Jacoulet et Chomel, donne la classification des robes :

A. *Robes simples.*	Constituées par les poils d'une seule couleur....	1. Blanc. 2. Café au lait. 3. Alezan. 4. Noir.
B. *Robes composées.*	*a.* De deux couleurs séparées, l'une rouge, jaune ou grise sur le corps ; l'autre *noire* localisée aux crins et aux extrémités............	5. Bai. 6. Isabelle. 7. Souris.
	b. De deux couleurs mélangées sur le corps, les crins et les extrémités............	8. Gris. 9. Aubère. 10. Louvet.
	c. De trois couleurs dont indifféremment deux seulement sont mélangées ou les trois.....	11. Rouan.
	d. De deux robes ou conjuguées............	12. Pie. 13. Conjuguées diverses.
	e. Robes *tachetées* ou *tigrées*............	14. »

A. Robes simples. — 1° *Robe blanche*. — Elle n'existe presque jamais sur les très jeunes animaux. On distingue diverses variétés : le *blanc mat*, de *lait* ou de *pigeon*, le *blanc sale*, le *blanc rosé*, le *blanc argenté*, etc.

2° *Robe café au lait*. — C'est un alezan très clair. Lorsque les crins sont d'un blanc jaunâtre, on dit la robe *soupe de lait*.

3° *Robe alezane* ou *alezan*. — Elle est de couleur jaunâtre, fauve ou roussâtre, avec crins semblables, un peu plus foncés ou plus clairs.

On distingue l'*alezan clair* ou *fauve*, l'*alezan ordinaire*, l'*alezan lavé* ou *poil de vache*, l'*alezan foncé* ou *châtain* ou *marron*, l'*alezan brûlé*, qui a la nuance du café torréfié avec crins un peu roux, parfois blancs, c'est alors l'*alezan à crins blancs*, l'*alezan doré*, l'*alezan cuivré*.

4° *Robe noire*. — On distingue le *noir franc* ou *ordinaire*, le *noir mal teint* avec nuances rougeâtres aux coudes, ars, flancs, grassets, fesses, ventre.

B. Robes composées. — 1° *Bai* ou *robe baie*. — Composée de poils rouges avec les crins et les extrémités noirs ; parfois ces dernières sont lavées.

On distingue le *bai clair* ou *fauve*, le *bai ordinaire*, le *bai cerise*, le *bai marron*, le *bai brun*, qui est roux ou cendré aux naseaux, ars, coudes, ventre, flancs, grassets, etc.

2° *Isabelle*. — Teinte jaune ou jaunâtre uniforme avec crins et extrémités noirs. Il peut être *clair*, *ordinaire* ou *foncé*.

3° *Souris*. — Cette robe a une couleur gris cendré, les extrémités et les crins ordinairement noirs peuvent avoir la nuance du fond de la robe.

4° *Gris* ou *robe grise*. — Robe composée d'un mélange de poils blancs et de poils plus foncés, ces derniers noirs ou bruns. On distingue le *gris très clair*, le *gris clair*, le *gris ordinaire*, le *gris foncé*, le *gris de fer*, le *gris ardoisé*, le *gris rouanné* (mélange de poils blancs, noirs et rouges), le *gris tourdille* ou *de grive* (robe parsemée de petits bouquets de poils blanc roussâtre), le *gris étourneau*.

5° *Aubère* ou *aubert* ou *pêchard*. — Mélange de poils rouges (alezan) et de poils blancs ; les crins ne sont jamais noirs. On reconnaît l'*aubère clair*, *ordinaire*, *foncé*, *mille-fleurs* (nombreuses mèches de poils blancs), *fleur de pêcher* (nombreuses mèches de poils rouges).

6° *Louvet* ou *robe louvette*. — Formée de deux nuances, le noir et le jaune, tantôt séparées par des poils différents, mais le plus souvent réunies sur le même poil, dont la base est jaune et l'extrémité noire.

7° *Rouan* ou *robe rouanne*. — Mélange de poils noirs, rouges et blancs sur le corps, avec les crins et les extrémités noirs ou mélangés, ou bien mélange de poils rouges et blancs sur le corps avec les crins et les extrémités noirs. On distingue le rouan *clair*, *ordinaire*, *vineux*, *foncé*.

8° *Pie* ou *robe pie*. — C'est l'union par *grandes taches* de la robe blanche avec l'une de celles décrites plus haut. On reconnaît des *pie noir*, *pie alezan*, *pie aubère*, *pie bai*, etc.

9° *Robe conjuguée*. — Formée par deux robes distinctes, gris et isabelle par exemple, existant sur le même cheval. On dit la robe *gris et isabelle conjugués*.

Particularités des robes. — On rencontre : les *particularités sans siège fixe*, en des points indéterminés du corps ; les *particularités à siège fixe*, qui sont celles de la tête, du corps et des membres.

1° *Particularités sans siège fixe*. — Le *pommelé* ou les *pommelures* sont des cercles foncés qui circonscrivent des zones plus claires; elles sont particulières à la robe grise. — Le *miroité* ou les *miroitures* sont des taches arrondies plus foncées ou plus claires que le fond des robes baie, alezane, isabelle, souris, louvette, mais toujours d'un ton plus chaud (les pommelures et les miroitures peuvent être généralisées ou localisées). — Le *zain*, absence de poils blancs. — Le *rubican*, mélange de poils blancs avec les poils foncés des robes, est généralisé ou localisé. — Le *neigé* ou les *neigeures* petits bouquets de poils blancs semés sur les robes foncées. — Les *taches accidentelles*, consécutives aux blessures, aux plaies. — L'*aubérisé* (mélange de poils blancs et de poils rouges), dans les robes baie et alezane. — Le *grisonné*, mélange, en certains points du corps, de poils blancs et noirs. — Le *bordé*, mélange de poils blancs et de poils de couleur, sous forme de bordure autour d'une marque blanche. — Le *moucheté* ou les *mouchetures*, petits bouquets de poils noirs semés sur un fond clair, est généralisé ou localisé. — Le *truité* ou les *truitures*, petits bouquets de poils rouges disséminés sur un fond clair; est généralisé ou localisé; les truitures et les mouchetures peuvent être mélangées (truité-moucheté). — L'*hermine* ou les *herminures*, taches noires, plus grandes que les mouchetures, existant sur des marques blanches locales (liste, balzane). — Le *tigré* ou les *tigrures*, taches noires ou foncées, rappelant le tacheté de la panthère. — Le *tisonné* ou *charbonné*, taches noires, comme faites avec un tison. — Le *vineux*, mélange de poils rouges avec les poils blancs des robes blanche ou grise; est général ou local. — Les *marques de feu*; on dit le cheval *marqué de feu*, lorsque certaines régions, ordinairement les flancs, les fesses, les ars, le pourtour des yeux ou du nez présentent des reflets rouges sur une robe foncée. — Le *lavé*, décoloration générale ou partielle de la robe ou des crins. — Les *épis*, sortes de tourbillons où les poils changent de direction. — Le *ladre* ou *taches de ladre*, parties de peau décolorées, pâles ou rosées et ordinairement dénudées ou couvertes de poils rares et fins. On dit le ladre *mélangé*, quand il est couvert de poils; *bordé*, quand il est entouré d'une zone quelque peu pigmentée et velue; *marbré*, quand il présente des taches noires ou foncées; *interrompu*, quand il est traversé par une bande de peau normale.

2° *Particularités de la tête*. — Les *marques en tête* sont des taches blanches localisées au front; suivant leur étendue, leur régularité, leur forme, leur direction, etc., on dit : *quelques poils en tête, en tête, légèrement* ou *fortement en tête, régulièrement* ou *irrégulièrement en tête, en tête prolongée* (la marque descend sur le chanfrein, mais sans former liste), en *tête interrompue*, etc. — La *liste* est une tache blanche qui s'étend sur le chanfrein en forme de bande; suivant sa longueur, on la dit *large* ou *fine*; on dit le cheval *belle-face* quand elle couvre tout le chanfrein, *demi-belle-face*, à *droite* ou à *gauche* quand elle couvre une moitié du chanfrein; suivant sa longueur, on la dit *complète, incomplète* ou *interrompue*; suivant sa direction, elle est *déviée à droite* ou *à gauche*; suivant sa terminaison on la dit *terminée en pointe, terminée par du ladre*.

Les marques en tête et les listes peuvent être *mélangées, bordées, truitées, mouchetées, herminées*, etc.

Le *cap de Maure* ou de *More* se dit d'un cheval gris, rouan, isabelle, etc., dont la tête est noire ou très foncée; il est *cavecé de More* si la partie inférieure de la tête seule est foncée. — Le *ladre au bout du nez et aux lèvres*; suivant sa situation, on le dit *entre les naseaux, entre et dans les* ou *dans tel naseau*; si le ladre envahit les deux naseaux et le pourtour de la bouche, le *cheval boit dans son blanc*; il *boit incomplètement dans son blanc* de la lèvre inférieure ou supérieure, lorsque toute la partie inférieure de la tête n'est pas entourée de ladre. Le ladre peut être *mélangé, bordé, marbré*, etc.

L'*œil vairon* a son iris gris avec des reflets bleuâtres.

3° *Particularités du corps*. — La *raie de mulet* est une raie noire qui s'étend sur la ligne médiane, du garrot à la naissance de la queue. La *bande cruciale* s'étend en outre sur les épaules. Le *ventre de biche* se dit lorsque le dessous du ventre est lavé. Les *crins lavés* se signalent lorsqu'ils se présentent sur les robes foncées. Les *crins mélangés*, quand des crins blancs sont mélangés aux crins foncés de la crinière et de la queue des robes baie, alezane, isabelle, souris, louvette.

4° *Particularités des membres*. — *Balzanes* (Voy. ce mot, t. I, p. 114). — Les *zébrures* sont des lignes foncées qui sillonnent transversalement l'avant-bras, la jambe sur les chevaux bais, alezans, isabelles, souris (1).

(1) Jacoulet et Chomel, *Hippologie*.

ROGNE. — Voy. Gale, t. I, p. 623.

ROT. — Gaz qui s'échappent par la bouche, venant de l'estomac; l'éructation accompagne assez souvent le météorisme et est généralement un signe favorable.

ROTULE. — Petit os court et très compact, situé en avant de la trochlée fémorale sur laquelle il se meut, annexé au tibia, auquel il est attaché par trois ligaments très solides.

Arrêt de la rotule. — Voy. t. I, p. 21.

ROUAN, ANNE. — Voy. Robes.

ROUGE. — 1° *Rouge du chien.* Voy. Eczéma, t. I, p. 403, et Gale, t. I, p. 623. — 2° *Rouge du porc.* Voy. Rouget.

ROUGET. — Maladie contagieuse, spéciale au porc, déterminée par un bacille spécifique (1).

Historique. — Jusqu'en ces derniers temps, toutes les maladies épizootiques du porc, caractérisées par l'apparition de taches rouges sur la peau, étaient confondues sous les noms de *rouget, mal rouge, érysipèle, feu,* etc. Autrefois on croyait à la nature charbonneuse de ces maladies. Haubner, Schmint, Branell différencient le rouget du charbon.

En 1882-83, Pasteur et Thuillier étudient le rouget du porc, isolent et cultivent un microbe et trouvent un procédé de vaccination à l'aide du virus atténué. En 1884, Eggeling différencie le rouget de la pneumo-entérite. En 1885, Löffler publie ses recherches expérimentales sur la maladie, reconnaît la forme bacillaire du microbe et confirme la distinction d'Eggeling.

Répartition géographique. — En France, le rouget sévit dans tous les centres d'élevage du porc, dans le plateau central, en Bretagne, en Vendée, dans le Poitou, le Dauphiné, l'est de la Provence. La maladie sévit aussi avec intensité en Angleterre, en Belgique, en Suisse, en Allemagne et notamment dans la Prusse orientale et le grand-duché de Bade, en Italie, en Hongrie, et surtout en Russie où 65 000 porcs sont morts en 1893.

Symptomatologie. — Le rouget affecte un grand nombre de variétés cliniques que l'on peut ramener à trois : *formes septicémiques, cutanées, chroniques.*

a. *Formes septicémiques.* — Ce sont les plus ordinaires. Au début, le porc est somnolent et perd l'appétit. Bientôt une fièvre intense apparaît; l'animal ne mange plus et reste couché,

enfoui sous sa litière, dans un état de prostration profonde ; la température s'élève au-dessus de 42°; le pouls est vite, intermittent; les battements du cœur sont violents, tumultueux ; la respiration est très accélérée; les muqueuses apparentes sont violacées. On observe des frissons, des tremblements musculaires; les paupières sont tuméfiées. Parfois on observe des épistaxis et des vomissements. Les excréments, d'abord durs, deviennent diarrhéiques. A certains moments, on entend une toux rauque. Deux ou trois jours après l'apparition des premiers symptômes, on observe en divers points de la peau, notamment autour des yeux, aux oreilles, aux ars, sous le ventre, aux flancs, à la face interne des cuisses, des taches d'abord rosées qui se foncent ensuite et deviennent violacées. Ces taches s'étendent progressivement, deviennent confluentes et envahissent toute une région du corps; parfois il n'existe que de petites taches isolées dans les lieux d'élection. Au niveau de ces taches, la peau n'est pas enflammée. Les ganglions explorables sont infiltrés, douloureux à la pression. A une période ultime de la maladie, le porc tombe dans le coma; son arrière-train est paralysé; sa respiration est dyspnéique; une diarrhée séreuse ou sanguinolente l'épuise rapidement; sa température baisse. La mort survient ordinairement en quarante-huit à soixante heures. Parfois la mort arrive en douze à vingt-quatre heures, avant qu'aucune tache ne soit apparente (*rouget blanc*). Cependant la guérison peut survenir, surtout si la maladie se prolonge au delà du quatrième jour ; elle est souvent incomplète; elle est annoncée par l'amélioration de l'état général et la disparition graduelle des symptômes. Mais cette terminaison heureuse est rare, et la mort survient dans 60, 80 et 90 p. 100 des cas.

b. *Formes cutanées.* — S'observent surtout sur les animaux jeunes; ce sont des formes atténuées de la maladie. Le début est marqué par des symptômes généraux assez graves : tristesse, inappétence, fièvre intense. Après un ou deux jours, des plaques rosées du diamètre d'une pièce de un franc à celui d'une pièce de cinq francs, isolées ou confluentes, apparaissent sur tout le corps ou bien sont localisées à certaines régions. Ces plaques foncent et, à leur niveau, la peau devient chaude, douloureuse, œdémateuse. Quand l'éruption est terminée, les symptômes généraux s'amendent. Après quelques jours, les plaques pâlissent et s'affaissent; parfois la coloration persiste et

(1) Voy. Nocard et Leclainche, *Maladies microbiennes des animaux.*

une desquamation épithéliale se produit. L'évolution est complète en huit à douze jours. Rarement les porcs succombent à une poussée septicémique ou à une localisation viscérale.

Dans certains cas, la maladie se manifeste par une éruption de petites taches d'un rouge jaune, localisées d'abord dans le voisinage de l'anus, sous le ventre, et qui s'étendent ensuite sur le cou, les oreilles ; parfois des vésicules apparaissent.

Dans tous les cas, la congestion du derme peut être suivie de grangrène sèche, et parfois la queue et les oreilles sont ainsi nécrosées.

c. *Formes chroniques*. — Elles sont consécutives à une des formes précédentes et elles sont toujours difficiles à diagnostiquer. Une localisation fréquente est l'*endocardite bacillaire*. — Certains animaux meurent subitement, d'autres restent faibles ; d'autres présentent des signes d'endocardite aiguë : hyperthermie, tristesse, faiblesse, toux, palpitations du cœur, etc. ; sur la peau du cou et des oreilles se montrent des taches rouges de nuance et d'étendue variables ; le plus souvent les lésions persistent sous une forme chronique et on note de l'essoufflement, des œdèmes des membres, de la faiblesse, etc.

Le rouget chronique peut encore évoluer sous d'autres formes mal connues ; les animaux sont faibles, tristes, ne mangent pas, présentent des troubles intestinaux, des œdèmes des membres, etc. ; parfois une poussée subaiguë survient, des taches rouges apparaissent et les malades succombent.

ANATOMIE PATHOLOGIQUE. — Dans les *formes aiguës* du rouget, les lésions portent surtout sur l'intestin et les organes lymphatiques. — Au niveau des plaques cutanées, il existe de nombreuses hémorragies capillaires. Les muscles sont pâles, ramollis, friables et farcis de taches hémorragiques. Les séreuses articulaires contiennent de la synovie rosée. Les ganglions lymphatiques sont hypertrophiés, ramollis et renferment de nombreux foyers hémorragiques. La muqueuse intestinale est épaissie, congestionnée, parsemée de taches ecchymotiques ; les follicules clos et les plaques de Peyer sont tuméfiés, parfois ulcérés. La rate est engouée de sang, bosselée. Le foie est hyperémié. Les reins sont congestionnés et renferment des foyers hémorragiques. La plèvre renferme un transsudat rosé. Les poumons sont congestionnés. Le péricarde renferme un liquide rosé. Le myocarde est cuit. Les centres nerveux sont congestionnés.

Dans les formes cutanées, il existe un fort œdème inflammatoire de la peau au niveau des plaques. Lors d'endocardite bacillaire, les orifices valvulaires sont presque complètement obstrués par des néoformations fibreuses ; la valvule mitrale est presque toujours atteinte ; l'endocardite du cœur droit est très rare. Il existe en outre des altérations secondaires (séreuses, rate, foie, rein). Dans les autres formes chroniques, les lésions sont étendues surtout à l'intestin et aux séreuses.

DIAGNOSTIC. — Il est en général facile lors de formes aiguës et surtout quand plusieurs animaux sont atteints. Il n'y a guère que le *coup de chaleur* qui puisse être confondu avec le rouget aigu ; mais les conditions dans lesquelles les accidents se produisent (chaleur, entassement des animaux dans un espace restreint) mettent sur la voie du diagnostic différentiel. Le *charbon bactéridien* est rare et se décèle par une tuméfaction de la gorge. Le rouget évolue plus rapidement que la *pneumo-entérite*, et les porcelets sont rarement atteints des formes aiguës de la maladie (Voy. PNEUMO-ENTÉRITE). — Le diagnostic des formes cutanées et chroniques du rouget est toujours incertain ; ces dernières surtout peuvent être confondues avec le rhumatisme articulaire, le rachitisme, l'endocardite chronique, etc.

Sur le *cadavre*, les lésions du rouget aigu consistent surtout en des foyers multiples de congestion, sur l'intestin, la rate, le foie, les poumons, les ganglions lymphatiques, avec tendance aux hémorragies interstitielles. L'examen microscopique du sang ou des pulpes de ganglions, de la rate, etc., fixe le diagnostic.

Pour établir le *diagnostic expérimental* du rouget et de la pneumo-entérite, il suffit d'injecter un centimètre cube d'une dilution de pulpe virulente dans les pectoraux d'un pigeon et dans les muscles de la cuisse d'un cobaye. S'il s'agit du *rouget*, le pigeon meurt en trois à cinq jours et le cobaye reste indemne. S'il s'agit de la *pneumo-entérite*, le cobaye meurt en trois à huit jours et le pigeon reste indemne.

ÉTIOLOGIE. — Le rouget est dû à la pullulation dans le sang et dans les tissus d'un bacille qui se présente sous la forme d'un fin bâtonnet. Ce bacille est aérobie et anaérobie, se colore bien par les méthodes ordinaires et cultive facilement sur les différents milieux, sauf sur pomme de terre ; il tue le porc, le lapin, la souris, le pigeon ; le cobaye est réfractaire. Dans la contagion naturelle, les principales causes prédisposantes sont l'*âge* (les porcelets sont plus résistants à l'infection) et une certaine aptitude individuelle.

Dans une porcherie infectée, les malades souillent par leurs excréments la litière, les aliments et contaminent les animaux sains. La maladie se transmet d'une porcherie à une autre par les eaux, par les animaux, par l'homme, etc. Dans les villages, la diffusion est très facile, car les porcs sont conduits en troupeaux dans les champs. La dissémination du rouget est facilitée par le transport et l'importation des animaux malades, par la mise en vente sur les foires et les marchés de porcs contaminés, par le transport des viandes provenant d'animaux malades, etc. La maladie est très fréquente en été.

L'infection naturelle s'effectue par les voies digestives. Les bacilles pénètrent dans le courant lymphatique au niveau de la muqueuse intestinale, se multiplient sur place, envahissent ensuite tout le système ganglionnaire, puis sont déversés dans le sang.

Résistance du virus. — La virulence est rapidement détruite par la *dessiccation* au contact de la lumière et de l'air. La *chaleur* atténue la virulence (température de 40 à 45°) ou la détruit (en quinze minutes à 52°). La *salaison* ne détruit que lentement la virulence.

Modifications de la virulence. — Il résulte des expériences de Pasteur et Thuillier que si l'on pratique des inoculations en série sur le pigeon, on exalte la virulence et le virus tue le pigeon et le *porc* en un temps très court. Au contraire, si les inoculations sont pratiquées sur le lapin, la virulence augmente pour le lapin qui meurt de plus en plus vite, mais si on reporte le virus sur le porc, la virulence diminue graduellement pour celui-ci, qui ne présente plus, à la suite de l'inoculation, que des accidents sans gravité.

La virulence peut aussi être atténuée en exposant des cultures à l'air.

Immunisation. — On peut la réaliser par les inoculations de *virus atténués*, par les *toxines*, et par les *sérums antitoxiques*.

Dès 1883, Pasteur et Thuillier ont obtenu l'immunisation par l'inoculation sous-cutanée de cultures d'un microbe atténué par son passage sur le lapin. On emploie deux vaccins, un premier très affaibli et, quelque temps après, un second plus virulent. Leclainche a réalisé l'immunisation durable en un seul temps, par l'injection d'un mélange de sérum et de culture virulente (séro-vaccination). En 1899, il a fait connaître une méthode d'obtention économique d'un sérum pur et très immunisant provenant du cheval convenablement traité.

TRAITEMENT. — Lors d'accidents aigus, toutes les médications conseillées sont inefficaces. On a préconisé les purgatifs (calomel, 3 à 5 grammes), les vomitifs (ipéca, émétique), les révulsifs, les bains froids, les antiseptiques, les injections sous-cutanées de solution d'acide phénique (0,50 p. 100) ou de quinine, etc.

Sérothérapie. — Seul traitement vraiment efficace, surtout s'il est appliqué dès le début de la maladie ; généralement la sérothérapie est encore curative six à douze heures après l'apparition des signes cliniques du début. Injection sous-cutanée (face interne des cuisses ou derrière l'oreille) de 10 à 20 centimètres cubes de sérum de Leclainche ; renouveler les injections toutes les six à huit heures jusqu'à disparition des symptômes.

PROPHYLAXIE. — Elle comprend la vaccination et la stricte observation des règles sanitaires.

1° *Vaccination pasteurienne.* — Elle est peu répandue en France (31 352 porcs vaccinés en 1900). Les pertes consécutives à l'opération varient de 0,5 à 4 p. 100 des animaux vaccinés et s'élèvent exceptionnellement à 5 et 10 p. 100. En outre, quelques animaux présentent, à la suite de la vaccination, des accidents du rouget chronique.

La vaccination pasteurienne est préventive et est contre-indiquée chez les animaux exposés à la contagion, car si elle est inoffensive pour les animaux non exposés à l'infection, elle diminue la résistance et se montre très sensible pour ceux qui sont déjà porteurs de bacilles.

La vaccination s'opère en deux fois : le premier vaccin est inoculé sous la peau de la face interne de la cuisse droite, à la dose de un huitième de centimètre cube ; douze à quinze jours après, on inocule de la même façon l'autre vaccin à la cuisse gauche. L'immunité dure pendant un an au moins.

2° *Vaccination de Leclainche.* — Les *porcs contaminés* sont inoculés avec du sérum pur (10 à 20 centimètres cubes suivant la taille, à la face interne des cuisses ou en arrière des oreilles). L'immunité dure douze à quinze jours ; aussi, huit à dix jours après le traitement par le sérum, il faut soumettre les animaux à la vaccination proprement dite. Les *porcs non contaminés* et les contaminés préservés par la sérothérapie sont inoculés avec un mélange de sérum (5 à 10 centimètres cubes) et de virus (un demi-centimètre cube) et douze jours après avec un demi-centimètre cube de virus pur. Pas d'accidents imputables à la vaccination à redouter.

3° *Mesures sanitaires.* — Elles sont analogues à celles indiquées pour la pneumo-entérite. Voy. PNEUMO-ENTÉRITE.

POLICE SANITAIRE DU ROUGET ET DE LA PNEUMO-ENTÉRITE. — *France.* — La police sanitaire est régie par les articles 14 à 22 de l'arrêté ministériel du 28 juillet 1888. Dès que le rouget ou la pneumo-entérite sont constatés dans une commune, le préfet prend un arrêté portant déclaration d'infection des locaux, cours, enclos, herbages et pâtures dans lesquels se trouvent des animaux malades.

Ces locaux, cours, enclos, etc., sont mis en quarantaine, et il est défendu d'y introduire des animaux de l'espèce porcine.

Les animaux malades et les contaminés sont soumis à la surveillance du vétérinaire sanitaire ; ils ne peuvent être abattus sans l'autorisation du maire. Interdiction de vendre, si ce n'est pour la boucherie, les porcs qui ont été exposés à la contagion ; dans ce cas, les animaux sont marqués et le maire délivre un laissez-passer qui doit lui être rapporté dans un délai de cinq jours avec un certificat attestant que les animaux ont été abattus.

Les cadavres des animaux morts, quand ils ne sont pas détruits sur place, doivent être transportés, soit aux clos d'équarrissage, soit aux fosses d'enfouissement, dans des voitures étanches. Ces dernières seront ensuite désinfectées, ainsi que tous les objets ayant été en contact avec les animaux ; les conducteurs sont soumis aux mesures de désinfection.

La viande des animaux abattus ne peut être livrée à la consommation des personnes qu'en vertu d'une autorisation du maire, sur l'avis conforme du vétérinaire sanitaire.

Les locaux et les objets infectés sont soigneusement désinfectés.

La vaccination préventive est autorisée, après simple déclaration au maire de la commune.

La déclaration d'infection ne peut être levée qu'un mois après la constatation du dernier cas, et après que les prescriptions relatives à la désinfection ont été exécutées.

A la *frontière*, la constatation du rouget ou de la pneumo-entérite entraîne l'abatage des malades et le refoulement des contaminés.

Autriche. — Séquestration des malades, isolement et surveillance des contaminés.

Hollande. — Isolement des malades et désinfection des locaux. L'abatage avec indemnité

de moitié peut être ordonné sur l'avis du vétérinaire sanitaire.

Danemark. — Le ministre peut ordonner l'abatage avec indemnité des quatre cinquièmes.

Suisse. — Séquestration des malades ; les autorités cantonales peuvent autoriser les vaccinations préventives (Nocard et Leclainche).

ROUVIEUX. — Maladie éruptive de la crinière du cheval qui est tantôt la gale, tantôt une autre maladie de la peau (Voy. GALE, CORS MILIAIRES).

RUADE. — Mouvement de défense du cheval ; celui-ci enlève son train de derrière, en se maintenant en équilibre sur les membres antérieurs, et projette simultanément ses membres postérieurs en arrière dans un vigoureux mouvement de détente.

RUBÉFIANTS. — On donne ce nom à tous les moyens à l'aide desquels on détermine la rubéfaction de la peau ; la rubéfaction est souvent le premier degré de la vésication (Voy. RÉVULSION).

RUBICAN (all. *scheckig* ; angl. *rubican* ; it. *rapicanato* ; esp. *rubican*). — Se dit de tout cheval noir, bai ou alezan, dont la robe présente des poils blancs disséminés çà et là. On ajoute *rubican* au nom de la robe ; par exemple : *bai clair rubican.*

RUCHE (all. *Bienenvolk* ; angl. *bee* ; it. *ape*). — La ruche ou ruchée se compose d'une *femelle* unique (*reine*, *mère*, *abeille-mère*) ; de plus ou moins de *mâles* (*bourdons*, *faux bourdons*, *abeilles mâles*) ; et d'*ouvrières* (*abeilles proprement dites*, *mouches à miel*), qui ne sont que des femelles dont les organes sexuels sont restés rudimentaires (fig. 1580 à 1584). — Les abeilles, de la famille des hyménoptères, ont le corps velu, d'un brun noirâtre, avec une bande transversale veloutée grisâtre ; leurs antennes sont filiformes, moins longues que la tête et le corselet réunis. Leurs yeux petits, disposés en triangles, sont placés sur

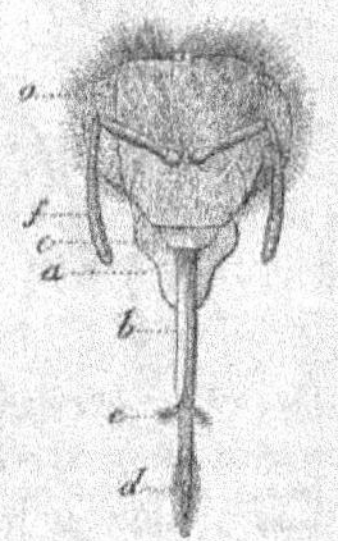

Fig. 1580. — Tête d'abeille.

Vue de face, trompe étendue. — *a*, mandibule ; *b*, mâchoire formant la gaine de la trompe ; *c*, palpe labial ; *d*, languette ; *e*, labre ; *f*, antenne ; *o*, œil.

le front dans les femelles, et sur le vertex dans les mâles. — La femelle est grande, forte, un peu allongée, plus élégante ; elle est chargée de la ponte ; elle vit de deux à trois ans. — Les mâles, au nombre de 500 environ par essaim, paraissent plus petits, moins robustes que la femelle et pourvus d'un abdomen plus court ; ils ne présentent pas de dard ; ils ont pour fonction

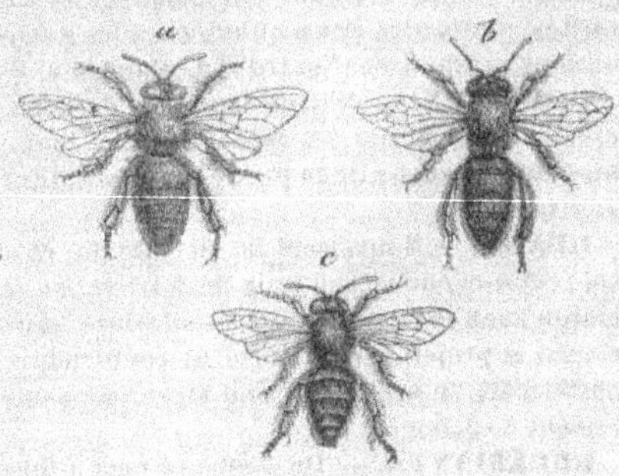

Fig. 1581. — Abeilles.

a, mâle ou *faux bourdon* ; *b*, femelle ou *reine* ; *c*, ouvrière ou *neutre*.

de féconder la reine. Les ouvrières ou neutres sont au nombre de 12,000, 20,000 et même 30,000 ; ce sont les plus petits individus de la peuplade ; les ouvrières ont un dard ; elles sont chargées des œufs, des petits et des constructions de la communauté. Ordinairement elles se partagent le travail suivant leur âge. Les ouvrières vivent au maximum six mois, mais souvent en été, lorsqu'elles butinent beaucoup, elles ne vivent que six semaines.

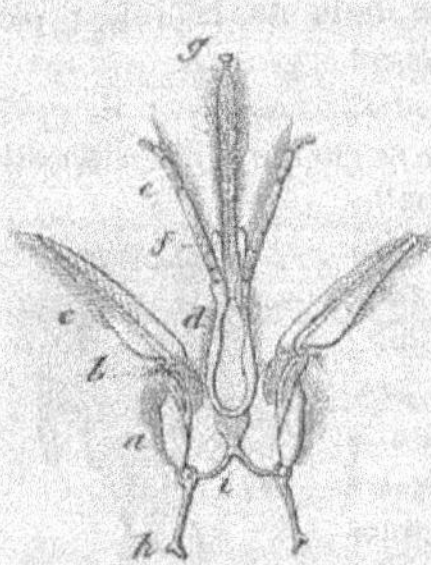

Fig. 1582. — Appareil buccal.

a, mâchoire ; *b*, palpe maxillaire ; *c*, galea de la mâchoire formant la moitié de la trompe ; *d*, lèvre inférieure ; *e*, palpe labial ; *f*, paraglosse ; *g*, languette ; *h*, pièce basilaire latérale articulée sur le cadre des joues ; *i*, pièce basilaire médiane qui porte le menton.

La demeure de l'abeille se compose d'un certain nombre de rayons ou gâteaux de cire, ordinairement parallèles ; chaque rayon est formé d'une cloison, garnie des deux côtés d'alvéoles ou cellules hexaédriques.

La femelle pond en moyenne 1 500 œufs par jour (quelquefois jusqu'à 3 000), durant la ponte proprement dite ou grande ponte (qui dure trois semaines). Comme 854 alvéoles d'ouvrières

occupent un décimètre carré, la mère doit avoir à sa disposition au moins 40 décimètres carrés de rayons ; il en faut autant aux abeilles pour y déposer le miel et le pollen, d'où il résulte qu'une ruche, pour être suffisante, doit avoir au moins 25 décimètres cubes, soit 25 litres de capacité. La fécondation n'a lieu qu'une fois durant toute la vie de la femelle ; elle a lieu hors de la ruche, dans les airs, pendant la plus grande chaleur de la journée. Deux jours après la fécondation, la ponte s'effectue. — Les œufs éclosent au bout de quatre ou cinq jours ; il en sort une petite larve un peu arquée, composée de quatorze anneaux, blanchâtre, pourvue d'une tête écailleuse et privée de pattes. Cette larve demeure immobile dans sa loge ; les ouvrières lui donnent la pâtée, une sorte de bouillie composée de miel et de pollen. Cinq à six jours après leur naissance, le moment de la transformation arrivant, les ouvrières bouchent chaque cellule, en adaptant à son ouverture un couvercle bombé, formé d'une lame de cire. Les larves filent autour de leur corps une coque de soie, et au bout d'environ trois jours, elles se transforment en nymphes. Après être restées sept jours et demi dans ce nouvel état, elles subissent leur dernière métamorphose et se changent en abeilles ; elles rongent alors leur couvercle et sortent de leur loge. Les mâles emploient vingt et un jours depuis la sortie de l'œuf jusqu'à l'état parfait, soit vingt-quatre depuis la ponte ; aux femelles, il ne faut que treize jours, soit seize à dix-sept jours depuis la ponte ; les ouvrières se développent en vingt et un jours depuis la ponte.

Dès que l'éclosion a eu lieu, les ouvrières nettoient aussitôt les alvéoles pour les rendre aptes à recevoir les œufs ; les cellules royales sont détruites et on en construit une nouvelle pour chaque ponte.

Quand une reine est née dans une ruche, la vieille reine sort, suivie d'une grande partie de la communauté, va se suspendre avec ses partisans à quelque distance de la ruche, et fonde une nouvelle colonie. La jeune reine, restée dans la maison, se trouve bientôt à la tête d'une association nombreuse, par l'éclosion successive des nymphes appartenant à sa génération ; il en résulte un jeune essaim qui prend possession de la ruche du premier. — S'il naît deux ou trois reines à la suite d'une même ponte, elles se battent à outrance ; celle qui parvient à vaincre ses rivales devient la mère de la nouvelle société.

Deux ou plusieurs essaims peuvent se fusionner en un seul, à la condition que la reine survivante soit fécondée et que le temps soit favorable. Quelquefois une colonie en attaque une autre pour piller ses provisions; si elle est victorieuse, elle enlève tout le miel de l'ennemi et le transporte dans sa ruche.

Dès que la température et l'état de l'atmosphère le leur permettent, les abeilles quittent la ruche pour butiner. — Elles passent l'hiver dans un état d'engourdissement; en cette saison, il faut envelopper chaudement les ruches dont les parois sont trop minces et qui sont destinées à rester en plein air; il faut toujours laisser accès à l'air pur.

Trois choses sont indispensables à l'abeille : le miel, le pollen et l'eau.

Le miel ou nectar est sécrété par les fleurs sur lesquelles l'abeille se pose et puise le précieux liquide avec sa langue, d'où il descend dans le jabot. Le jabot rempli, après avoir butiné sur près de cent fleurs, l'abeille revient dans sa demeure et dépose son butin dans le premier alvéole disponible, puis elle retourne au travail. Le miel ainsi déposé dans les alvéoles est le nectar sécrété par les fleurs, seulement moins aqueux. Il diffère selon les fleurs d'où il est tiré ; les meilleurs miels sont ceux de l'anis, du tilleul, de l'oranger, de l'esparcette, de la navette, de l'acacia, etc. ; les moins bons, ceux de la bruyère et du sarrasin; celui des labiées est souvent trop aromatique et celui des sapins a un petit goût de térébenthine ; celui de l'absinthe et d'autres corymbifères est un peu amer.

Le pollen est la poussière fécondante des étamines des fleurs; il est rapporté sous forme de pelotes fixées dans les corbeilles des pattes de derrière. Arrivée dans la ruche, l'abeille chargée de pollen se dirige vers un alvéole placé à proximité du couvain, où elle se débarrasse de son fardeau avec l'aide d'une autre ouvrière.

Les abeilles ont besoin d'eau en toute saison, mais elles en consomment surtout de grandes quantités au printemps.

Le vol de l'abeille ne dépasse pas habituellement un rayon de 2 à 3 kilomètres ; mais si dans cet espace la pâture est insuffisante et qu'elle abonde au delà, l'abeille s'éloigne quelquefois jusqu'à 7 ou 8 kilomètres en ligne droite.

Pour produire la cire, c'est-à-dire pour la construction des rayons ou des gâteaux, les abeilles mangent de grandes quantités de miel et de pollen et se suspendent en grappe, pour attendre que la transpiration fasse sortir la

cire des organes ciriers de l'abdomen ; elle ne tarde pas à se montrer sous forme de lamelles pentagonales sortant deux à deux des écailles abdominales. Ces lamelles sont détachées avec les brosses des pattes de derrière (fig. 1583) et

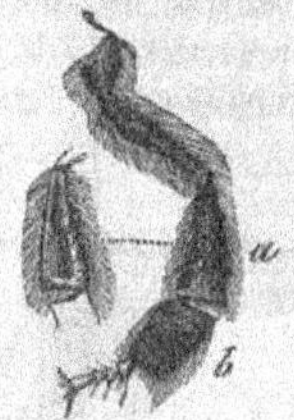
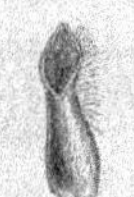

Fig. 1583. — Patte d'abeille.   Fig. 1584. — Mandibule d'abeille.

Patte postérieure d'une ouvrière : *a, corbeille* vue du côté convexe (elle est représentée vis-à-vis du côté concave); *b, brosse.*

portées entre les mandibules (fig. 1584), pour y être mâchées jusqu'à ce qu'elles deviennent plastiques, puis elles sont appliquées contre la paroi supérieure de la ruche; elles forment d'abord un petit rebord que l'ouvrière creuse en excavation sphérique; ces excavations sphériques ne tardent pas à prendre la forme hexagonale qui constitue le fond de l'alvéole; les parois de l'alvéole s'élèvent peu à peu et prennent, pour la même raison que le fond, la forme d'un prisme hexagonal régulier. Lorsque le premier rayon a atteint une certaine grandeur, une autre rangée parallèle est commencée, et ainsi de suite jusqu'à ce que l'édifice soit achevé. Une bonne ruche construit facilement un pied carré de rayons en vingt-quatre heures.

La production de la cire exige une grande consommation de miel et de pollen; Berlepsch a prouvé que sans pollen il faut aux abeilles 21 kilos de miel pour faire un kilogramme de cire; avec du pollen, il en faut 11 et 12 kilogrammes, en tenant compte approximativement de ce que les abeilles absorbent pour leurs propres besoins. La cire ne valant que le double environ du miel, l'apiculture rationnelle cherche à éviter cette perte, et on y arrive particulièrement avec les ruches à rayons mobiles.

Une étude particulière du miel et de la cire nous parait superflue ici; nous ne nous occuperons pas non plus de la récolte de ces produits. Pour terminer cet article, nous devons cependant dire quelques mots sur les divers systèmes d'apiculture et notamment signaler les grands avantages qu'ont les ruches à rayons mobiles, que Dzierzon a préconisées il y a environ trente ans, sur les ruches ordinaires, dites à bâtisse fixe. Au lieu d'une corbeille en forme de cloche, qui est la plus répandue de l'ancien système, et aussi la plus incommode, on se sert d'une caisse large de 0^m,26 et haute de 0^m,34, mesurant de 0^m,50 à 0^m,75 de long; le dessus et le derrière de la caisse sont deux portes qu'on peut enlever; sur le

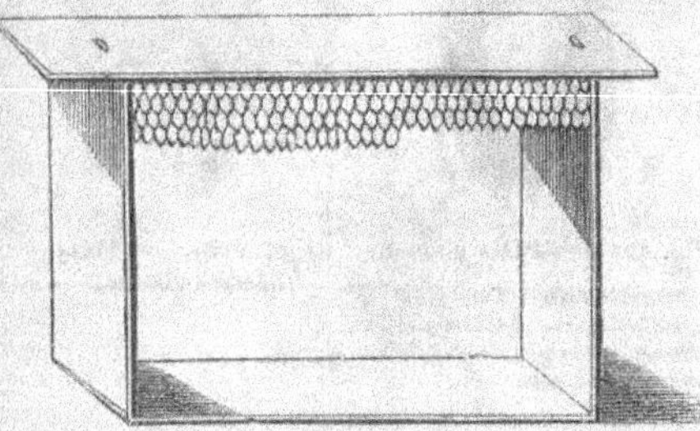

Fig. 1585. — Cadre mobile d'une ruche perfectionnée.

devant il y a le guichet par où entreront et sortiront les abeilles; vers le bord supérieur, il y a une rainure ou un petit relief destiné à recevoir les cadres ou supports des rayons (fig. 1585). Ces cadres sont reçus dans la caisse, en nombre proportionné avec sa longueur, de manière que chaque cadre qui mesure 0^m,027 occupe un espace d'environ 0^m,036; l'espace de 0^m,009 qu'il y a entre les cadres est pour le passage des abeilles. C'est dans l'espace compris dans chaque cadre que les abeilles construiront leurs rayons et, pour les y mieux engager, on y colle un morceau d'un ancien rayon, de 2 centimètres de hauteur, qu'on a débarrassé de son miel; ce morceau indique aux abeilles la direction à donner à leurs constructions. On comprend que le rayon qui se soudera aux quatre parois du cadre sera facile à enlever. Lorsque la ruche principale est entièrement garnie de rayons et remplie de miel, l'on dispose au-dessus ce qu'on appelle un *magasin*; il est séparé de la ruche principale par des planchettes mobiles ou un plancher ayant une ou deux ouvertures donnant passage aux abeilles pour entrer dans le magasin. Ordinairement on laisse la ruche principale comme habitation des abeilles et comme leur provision, tandis qu'on enlève régulièrement le miel du magasin; en enlevant le miel à l'extracteur à force centrifuge, on conserve intacts les gâteaux de cire qu'on donne de nouveau aux abeilles pour les remplir. Voy. ABEILLES (*Maladies des*), t. I, p. 19.

RUMEN (*rumen*; all. *Pansen*; angl. *rumen, paunch*; it. *rumine*; esp. *panza*; vulgairement *panse* ou *herbier*). — Premier estomac des ruminants.

ANATOMIE et PHYSIOLOGIE. — Voy. DIGESTION, t. I, p 371.

PATHOLOGIE. — Voy. ESTOMAC, t. I, p. 492; INDIGESTION, t. II, p. 17; PONCTION DU RUMEN, t. II, p. 18.

RUMINANTS (*ruminantia*, de *ruminare*, ruminer, remâcher; μηρυκάζων; all. *Wiederkauer*; angl. *ruminants*; it. *ruminanti*; esp. *rumiantes*). — Ordre de mammifères herbivores, qui ont les membres en colonnes terminés par des sabots avec (caméliens) ou sans semelle calleuse; pas de canines ni d'incisives supérieures; six ou huit incisives inférieures; quatre estomacs disposés de manière que ces animaux ont la faculté de faire revenir dans leur bouche, pour les broyer une seconde fois, les aliments qui ont séjourné quelque temps dans leur premier estomac. Pour la description de l'appareil digestif chez les ruminants et pour l'étude de la digestion gastrique et de la rumination, Voy. DIGESTION, t. I, p. 371.

Les ruminants domestiques sont : le bœuf, le mouton, la chèvre, le chameau.

RUMINATION. — Phase de la digestion chez les ruminants; acte par lequel les animaux ramènent du rumen et du réseau les aliments déjà déglutis, afin de les mastiquer à nouveau (Voy. DIGESTION).

RUPTURE. — Solution de continuité à bords frangés et inégaux, qui tantôt est produite par des tractions violentes, et tantôt s'accomplit spontanément, ou par l'effet de la contraction musculaire. En général, elles sont fort graves; quelques-unes peuvent entraîner la mort à l'instant même. Les principales qu'on observe chez les animaux sont les *ruptures du diaphragme* qui donnent lieu à la hernie diaphragmatique (Voy. HERNIE); les *ruptures des tendons* et celles *des muscles* [Voy. MUSCLES (*Maladies des*), TENDONS (*Maladies des*)]; les *ruptures du cœur* [Voy. CŒUR (*Maladies du*)]; les *ruptures des artères*; les *ruptures du foie* [Voy. FOIE (*Maladies du*)], de *la rate, de l'œsophage* [Voy. ŒSOPHAGE (*Maladies de l'*)], *de l'estomac* [Voy. ESTOMAC (*Maladies de l'*)], *des intestins, de l'épiploon, de la vessie, de la matrice* [Voy. UTÉRUS (*Maladies de l'*)].

RUT. — État particulier des mammifères, dans lequel ils éprouvent le besoin de s'accoupler, et annoncent ce besoin par des signes extérieurs, notamment par un afflux du sang vers les organes génitaux, ou par certaines modifications soit dans la disposition, soit dans le degré de développement de ces organes. C'est ce qu'on appelle vulgairement *être en chaleur.*

Chez les femelles, c'est à cette époque que les vésicules de Graaff se développent, qu'il y a tuméfaction et injection des oviductes, de la matrice et des organes copulateurs; il y a une forte sécrétion muqueuse et parfois même un écoulement de sang, rappelant les règles de la femme.

A l'époque du rut, outre l'affluence du sang vers les organes de la génération, qui en constitue le phénomène essentiel, on remarque encore un développement des glandes sous-cutanées, qui deviennent le siège d'une sécrétion beaucoup plus active. Ainsi, chez toutes les espèces qui répandent habituellement une odeur quelconque, celle-ci devient plus forte que de coutume au temps du rut, et l'on remarque, en outre, que plusieurs animaux qui, dans l'état ordinaire, n'offrent rien de particulier sous ce rapport, deviennent plus ou moins odorants pendant cette période des chaleurs.

Lorsque la jument entre en chaleur, elle devient fort inquiète, aime à s'approcher des chevaux, hennit dès qu'elle en voit, et lève la queue; le bas de la vulve se gonfle, et elle jette par cette ouverture une liqueur gluante et jaunâtre. Ces phénomènes durent quinze à vingt jours, et c'est alors le temps précis où la nature demande l'accouplement. Chez cet animal, l'époque de la chaleur arrive ordinairement au printemps. Mais on voit le phénomène se reproduire au bout d'un mois et être franchement périodique.

La chaleur de la vache est plus forte également au printemps, mais elle n'a point d'époque constante, et revient régulièrement toutes les trois ou quatre semaines. L'animal témoigne énergiquement la violence de ses désirs; il saute sur les autres femelles, sur les bœufs et même sur les taureaux; sa vulve est gonflée et proéminente; il pousse des mugissements répétés.

Chez la truie, les chaleurs reviennent tous les quinze à dix-huit jours; chez les singes, à peu près tous les mois.

Les phénomènes sont à peu près les mêmes dans les autres espèces domestiques.

Chez tous aussi, l'excitation qui constitue le rut cesse, pour les femelles, dès qu'elles ont été fécondées (Voy. CHALEURS, t. I, p. 209).

S

SABLE (COLIQUES DE). — Elles sont dues à l'ingestion de sable et s'observent sur les chevaux de troupe, attachés à la corde en campagne ou dans les camps, et chez les poulains dans certains pâturages. Elles se manifestent par de l'abattement et des coliques sourdes (Voy COLIQUES, t. I, p. 278) et se compliquent souvent d'entérite chronique. La quantité de sable ingéré soit avec les racines des plantes, soit en nature, peut atteindre 50 kilogrammes.

TRAITEMENT. — Breuvages fréquents, lavements, injections de pilocarpine répétées.

SABOT (*ungula,* ὄνυξ; all. *Huf*; angl. *hoof*; it. *unghia*; esp.*uña,casco*). — Ongle des mammifères, lorsqu'il est épais et qu'il enveloppe la dernière phalange des doigts. Il y a cinq sabots à chaque pied chez l'éléphant, quatre chez l'hippopotame, trois chez le rhinocéros, deux grands et deux petits chez les cochons, quatre aux pieds de devant et trois à ceux de derrière chez les tapirs; deux à chaque membre, avec deux onglons surnuméraires, chez les ruminants; un seul chez le cheval (Voy. PIED).

SACCADE (all. *Ruck*; angl. *saccade*; it. *scossa*; esp. *sobarbada, sofrenada*). — Mouvement subit que celui qui dirige le cheval communique aux rênes. Les saccades exposent aux blessures des barres et rendent le cheval indocile.

SACRUM. — Os impair, triangulaire, formé par la réunion de trois (chien), quatre (porc) ou cinq (cheval, bœuf) vertèbres sacrées; articulé, en avant, avec la dernière lombaire, en arrière avec le premier os coccygien, sur les côtés avec les coxaux; il est aplati de dessus en dessous et décrit, d'avant en arrière, une légère courbure à concavité inférieure (fig. 1386).

SAFRAN. — Nom donné aux stigmates desséchés de la fleur du *Crocus sativus*. Entre dans la composition du laudanum.

Safran de Mars apéritif. — Oxyde rouge de fer, apéritif et tonique à la dose de 4 à 5 grammes pour les gros animaux.

SAIGNÉE (all. *Aderlass*; angl. *bloodletting*; it. *salasso*; esp. *sangria*; *angéiotomie, phlébotomie, émission sanguine*). — On désigne sous ce nom l'opération chirurgicale qui consiste à provoquer l'évacuation, hors de l'économie, d'une certaine quantité de sang, au moyen d'une ouverture faite à un ou plusieurs vaisseaux sanguins. On dit la saignée *générale*, quand elle diminue la masse du sang dans tout le système sanguin, et *locale*, quand elle ne soustrait ce

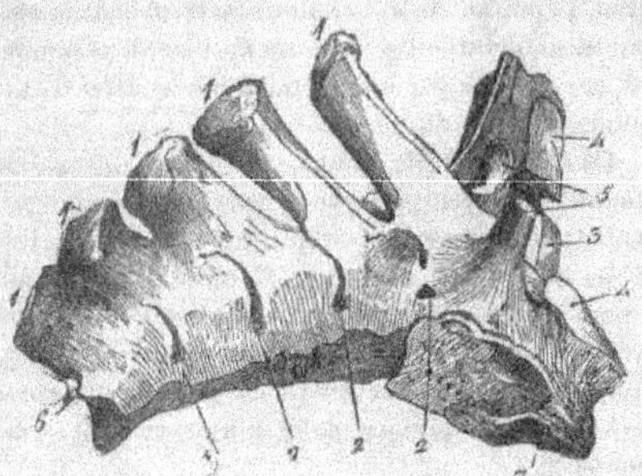

Fig. 1586. — Sacrum du cheval.

1, 1, 1, 1, 1, apophyses épineuses formant l'épine sacrée ; 2, 2, trous sus-sacrés ; 3, surface articulaire du corps de la première vertèbre sacrée ; 4, 4, surfaces articulaires qui répondent aux apophyses transverses de la dernière vertèbre lombaire ; 5, 5, apophyses articulaires antérieures de la première vertèbre sacrée ; 6, vestige d'une apophyse articulaire postérieure de la dernière vertèbre sacrée ; 7, facette auriculaire.

liquide qu'à une partie du corps, ou du moins ne tend qu'à opérer un dégorgement partiel.

Saignée en général. — L'opération ne se pratique guère que sur les veines (*phlébotomie*). La figure 1590 représente l'ensemble du système veineux du cheval. On n'a recours à l'*artériotomie* (saignée aux artères) ou plutôt à l'*artériophlébotomie* (saignée aux artères et aux veines) que dans de très rares cas.

INDICATIONS. — La saignée générale diminue la quantité du sang et sa pression ; c'est donc un puissant *dérivatif*. Elle modifie en outre la composition du sang ; en soustrayant une partie de ses globules, elle diminue sa richesse ; elle peut aussi aider à l'élimination des toxines contenues dans le sang (*dépuration*). C'est par excellence l'agent pour combattre la congestion et l'inflammation à leur début. La pratique des saignées *préventives*, des saignées « de printemps », est de moins en moins répandue.

CONTRE-INDICATIONS. — Maladies générales éruptives, gourme, clavelée, maladie des chiens ; maladies infectieuses, surtout quand le sang est virulent ; affections cachectiques, etc.

QUANTITÉS DE SANG A EXTRAIRE. — Elles varient suivant la nature de la maladie, suivant l'espèce, l'âge, la taille, l'état général des malades.

On peut retirer 3 à 4 litres de sang à un cheval de taille moyenne, 4 à 8 litres à un bœuf ordinaire, 1 litre au cochon, un quart de litre au mouton, 100 à 200 grammes à un chien de poids moyen.

INSTRUMENTS. — Flamme à saignée (fig. 1587)

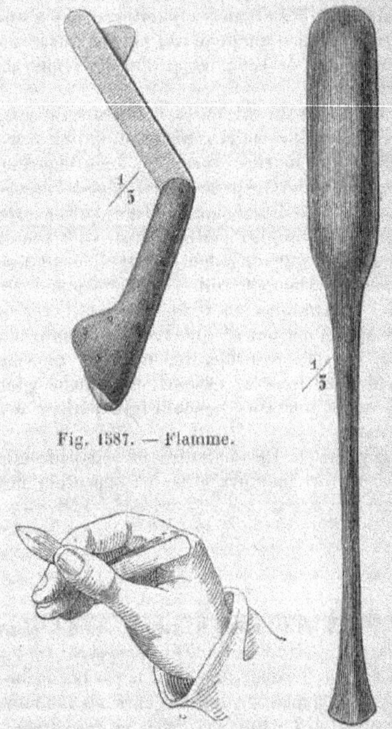

Fig. 1587. — Flamme.

Fig. 1588. — Manière de tenir la lancette pour la saignée.   Fig. 1589. — Bâtonnet à saignée.

ou bistouri droit ou bien lancette (fig. 1588) ; ciseaux courbes ; épingles ; fil de Bretagne ; si on saigne avec flamme, il faut en outre un bâtonnet (fig. 1589).

RÈGLES GÉNÉRALES. — On coupe les poils au niveau du point où on veut ouvrir le vaisseau ; on lave ensuite la région autant que possible avec une solution antiseptique. On assujettit l'animal ; en général, pour le cheval, un tord-nez à la lèvre supérieure est suffisant. On gonfle le vaisseau en le comprimant en aval du lieu de ponction, puis l'opérateur, tenant la flamme ouverte (dont le dos de la tige forme avec l'étui un angle plus ou moins obtus) d'une main, applique la pointe de

1, Veine cave antérieure; 2, 2, v. cave postérieure; 3, v. iliaque primitive droite coupée au niveau de l'articulation sacro-iliaque; 4, v. iliaque primitive du côté gauche; 5, v. fémorale; 6, v. obturatrice; 7, v. sacrée latérale; 8, v. testiculaire gauche; 9, v. abdominale postérieure; 10, v. rénale; 11, 11, branches ascendantes de la veine asternale; 12, grande veine azygos avec ses branches intercostales; 13, rameau veineux sous-dorsal; 14, veine œsophagienne; 15, veine dorsale ou dorso-musculaire; 16, v. cervicale ou cervico-musculaire; 17, v. vertébrale; 18, v. axillaire droite coupée au niveau du bord antérieur de la première côte; 19, v. mammaire interne; 20, v. axillaire gauche; 21, terminaison de la céphalique gauche; 22, jugulaire gauche; 23, jugulaire droite; 24, v. maxillaire externe ou faciale; 25, v. coronaire; 26, v. angulaire de l'œil; 27, v. sous-zygomatique; 28, v. auriculaire postérieure; 29, v. maxillo-musculaire; 30, v. métacarpienne interne; 31, v. sous-cutanée médiane; 32, v. sous-cutanée antérieure; 33, veine radiale postérieure; 34, veine basilique; 35, veine de l'ars ou céphalique; 36, plexus veineux coronaire; 37, veine digitale; 38, veine métatarsienne interne; 39, racine antérieure de la veine saphène interne; 40, racine postérieure de la même; 41, saphène interne; 42, grande v. coronaire; 43, petite v. mésaraïque; 44, différentes branches de la v. grande mésaraïque; 45, tronc de la v. porte, dans sa portion sous-lombaire, logée dans l'épaisseur du pancréas; 46, v. porte dans la scissure postérieure du foie en bas, on la voit se plonger dans l'épaisseur de l'organe. — M, muscle omo-hyoïdien coupant obliquement la direction de la trachée; P, peaussier cervical rabattu pour mettre à nu la gouttière jugulaire; O, oreillette droite du cœur; A, aorte postérieure; C, coupe du poumon droit; F, lobe gauche du foie, situé en arrière de la coupe du diaphragme; R, rein droit porté en avant et en haut; L, œsophage; V, vessie; S, rectum; T, canal thoracique; T', terminaison de ce canal sur le confluent des jugulaires (Chauveau et Arloing).

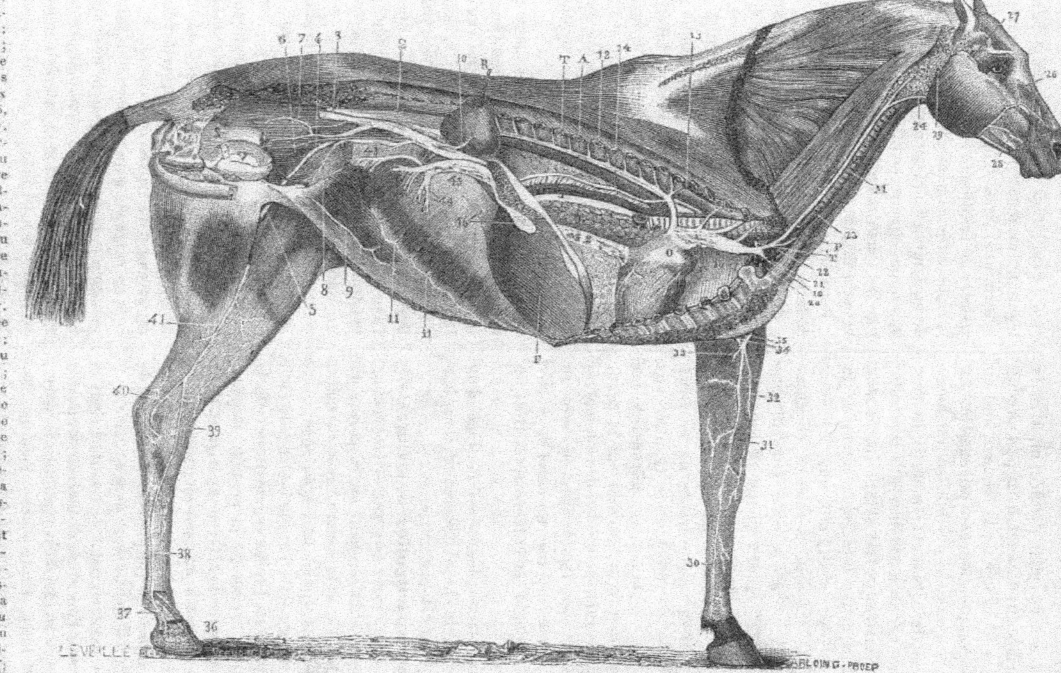

Fig. 1590. — Vue générale des veines du cheval.

l'instrument sur la veine gonflée, et, avec la main libre armée du bâtonnet, il frappe d'un coup sec sur le dos de la tige de la flamme, tout en continuant la compression; généralement le sang sort en jet; si le sang ne s'écoule pas, on donne un second coup de bâtonnet; l'intensité du choc doit être proportionnée à la finesse de la peau de l'animal. Le vaisseau ouvert et tant que le sang coule, on doit éviter tout déplacement de la peau, afin que les deux orifices veineux et cutanés se correspondent toujours. Quand on juge que la quantité de sang retirée est suffisante, on cesse la compression de la veine et on ferme la plaie cutanée en affrontant ses lèvres, sans exercer de traction sur la peau, et en les traversant avec une ou deux épingles; on fait ensuite une ligature au fil avec un nœud droit, ou mieux avec un *nœud de saignée* (fig. 1591). L'épingle est enlevée après trois ou quatre jours.

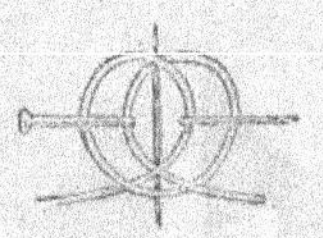

Fig. 1591. — Nœud de la saignée.

Parfois la plaie cutanée est le siège d'un prurit qui porte le cheval à se frotter; il est bon de l'attacher au râtelier.

Saignées en particulier. — 1° *Cheval* (1). — Saignée a l'angulaire de l'œil. — L'opération se pratique avec la lancette ou la pointe du bistouri droit. Un aide couvre, avec sa main, l'œil du côté correspondant à la saignée.

La veine descend de l'angle interne de l'œil vers l'extrémité de l'épine zygomatique. On la ponctionne au niveau de la portion charnue du muscle releveur de la lèvre supérieure. Pour cela, si on saigne à gauche, on comprime la veine avec le pouce gauche et, avec la lancette tenue de la main droite, on ponctionne la veine de bas en haut ou bien transversalement.

Saignée a la jugulaire. — Un aide tient la tête étendue sur l'encolure et légèrement portée du côté opposé à celui de la jugulaire à ouvrir; de sa main libre, l'aide couvre l'œil du côté correspondant. Il est bon de faire lever le pied du côté opposé. Le lieu d'élection de l'opération, à moins de contre-indication, est à gauche, à la limite du tiers moyen et du tiers supérieur de l'encolure. Avec la main gauche armée de la flamme, on comprime la veine au niveau de gouttière jugulaire, un peu au-dessous du lieu d'élection de l'opération; on peut se rendre compte de la situation du vaisseau et de son

état de réplétion, en imprimant à la main de légers mouvements parallèles au vaisseau qui déterminent dans celui-ci des ondulations très visibles de la colonne sanguine. Quand on juge la veine suffisamment gonflée, on place la pointe de la flamme exactement sur l'axe du vaisseau et on ponctionne celui-ci en frappant sur la tige de l'instrument avec le bâtonnet tenu de la main droite.

Pour activer l'écoulement sanguin, il est bon de faire mâchonner le cheval.

Si on opère à droite, on tient la flamme et on comprime le vaisseau avec la main droite, la main gauche tient le bâtonnet.

Saignée a l'ars. — On fait lever le membre du côté opposé. La veine céphalique que l'on doit ponctionner est placée dans l'intervalle qui sépare, au côté antéro-interne, l'avant-bras du bras; cette veine croise d'arrière en avant la bride du coraco-radial, et c'est au niveau de cette bride ou un peu en dedans qu'on doit ponctionner la veine.

Si on opère à gauche, on se place contre le membre antérieur gauche; la main droite, tenant la flamme, prend un point d'appui sur la partie inférieure du mastoïdo-huméral, vers le milieu de la face antérieure ou de la face externe du bras; la pointe de l'instrument est placée sur l'axe du vaisseau ou un peu obliquement; avec le bâtonnet, tenu de la main gauche, on frappe un coup *léger* sur la tige.

Si on opère à droite, on tient la flamme de la main gauche et on frappe avec la main droite. Ne pas comprimer la veine.

Saignée a la sous-cutanée thoracique ou veine de l'éperon. — Cette veine est bien apparente en arrière et au-dessus du coude; on la ponctionne à un travers de main en arrière de celui-ci, au niveau d'un espace intercostal.

Si on saigne à gauche, on se place contre le membre antérieur gauche, le dos tourné vers la tête du cheval; avec la main droite, tenant la flamme, on comprime le vaisseau en arrière de la masse des extenseurs de l'avant-bras; avec le bâtonnet tenu de la main gauche, on frappe un *léger* coup sur la tige de la flamme.

Si on saigne à droite, on tient la flamme de la main gauche et on frappe avec la main droite.

Saignée a la saphène. — On fait porter en arrière le membre postérieur opposé à celui sur lequel on opère. On ponctionne la veine sur le plat de la cuisse. Si on opère à gauche, on se place au-dessous du flanc droit, les jarrets fléchis; la main droite, tenant la flamme, tige en

(1) *Exercices de chirurgie hippique*, par P.-J. Cadiot, 1 vol., Paris, 1895.

haut, prend un point d'appui sur la partie supérieure de la face interne de la jambe, en évitant de comprimer la veine; avec la main gauche, on donne un coup de bâtonnet.

Si on opère à droite, on se place sous le flanc gauche, on tient la flamme de la main droite et on frappe de la main gauche.

2° **Bovidés**. — La saignée se pratique ordinairement à la jugulaire, quelquefois à la veine mammaire.

Saignée a la jugulaire. — L'animal est placé dans un travail ou bien on le fixe par les cornes à un poteau. La compression manuelle n'étant pas suffisante pour obtenir le gonflement de la veine, on place autour de la base de l'encolure une corde munie à son extrémité d'un œillet et on serre fortement, puis on arrête le nœud.

On se sert de la grosse tige de la flamme. Même manuel opératoire que pour le cheval, mais il faut donner un fort coup de bâtonnet.

Saignée a la sous-cutanée abdominale ou veine mammaire. — L'animal est fixé comme il vient d'être dit; on fait lever un pied antérieur ou postérieur, ou mieux encore on passe la queue entre les membres postérieurs et on la ramène en avant du grasset du côté à opérer; un aide vigoureux la maintient.

Même manuel opératoire que pour la saignée à la sous-cutanée thoracique chez le cheval.

Saignée à l'artère auriculaire postérieure. — Cette artère rampe sur la face externe de la conque, près de son bord supérieur et un peu au-dessus de la ligne d'intersection des deux plans que forme la conque en se repliant presque à angle droit à la partie postérieure et supérieure.

On fixe la tête de l'animal; on reconnaît le trajet de l'artère et, avec la lancette, on coupe le vaisseau en travers.

On active l'écoulement sanguin en frappant à petits coups de bâtonnet sur le trajet du vaisseau, entre l'incision et la tête.

Saignée a l'artère coccygienne. — L'artère rampe à la face inférieure de la queue et devient superficielle à 5 à 6 centimètres de la base de celle-ci. On coupe l'artère en travers, au niveau du tiers supérieur de la queue.

Saignées aux veines digitales latérales. — Elles sont fréquemment faites par les marchands de bœufs ou de vaches, sur ceux de leurs animaux ayant fait de longs trajets en chemin de fer ou à pied, et cela dans le but d'éviter la fourbure. Elles sont faites aux quatre pieds, de préférence au côté externe de l'on-

glon externe. L'opérateur passe le doigt le long de la couronne pour trouver la veine, applique la lame d'un canif et frappe avec son bâton.

3° **Mouton**. — On saigne parfois à la jugulaire et à la faciale. Les bergers, au lieu de lancette, utilisent un couteau (fig. 1592), dont la lame *a* tranchante des deux côtés leur sert de bistouri et de lancette et dont l'extrémité du manche *b*, disposée en grattoir, leur sert à nettoyer la peau.

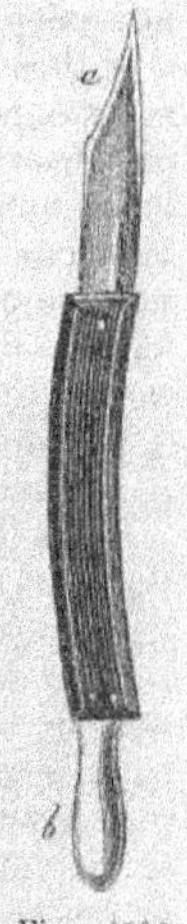

Fig. 1592. — Couteau de berger.

Saignée a la jugulaire. — On opère sur l'animal debout et maintenu entre les jambes d'un aide, ou mieux sur l'animal couché et maintenu par deux aides (dont l'un tient la tête).

On coupe la laine, puis on gonfle le vaisseau, soit avec la main, soit à l'aide d'une ligature appliquée à la base du cou. On saigne avec la lancette ou une petite flamme.

Saignée a la faciale. — L'opérateur maintient le mouton entre ses jambes; la tête est fixée par la main gauche, qui en outre comprime la veine au milieu de la joue. Avec la lancette tenue de la main droite, on incise la veine à égale distance de l'œil et de la bouche, un peu au-dessus de la tubérosité maxillaire. Beaucoup de bergers préfèrent saigner presque au-dessous de l'œil.

La saignée de l'artère coccygienne est aussi pratique.

4° **Porc**. — Saignée aux auriculaires. — Ces veines, assez grosses, rampent à la face interne des oreilles. On maintient solidement l'animal, on renverse l'oreille sur la nuque, on comprime la veine et avec la lancette on l'ouvre.

Saignée a la saphène externe. — Cette veine est formée de deux branches, qui se réunissent au milieu du creux du jarret, à hauteur du sommet du calcanéum; elle remonte ensuite, croise la corde du jarret et se perd dans les muscles. On pratique la compression à l'aide d'une ligature; on ouvre la veine à la lancette et on ferme ensuite la saignée par un point de suture.

Saignée a l'artère auriculaire postérieure. — On recherche l'artère à la base de la conque, où elle est cachée par le muscle cervico-auriculaire; elle se dirige vers la pointe de l'oreille.

On coupe le vaisseau en travers au niveau des régions supérieure ou moyenne de l'oreille.

5° **Chien**. — *Saignée à la jugulaire*. — Elle se pratique soit avec une petite flamme, ou à la lancette, ou mieux à l'aide d'un trocart que l'on enfonce assez facilement dans la veine.

6° **Oiseaux**. — On les saigne avec la lancette, soit aux *jugulaires*, soit aux *humérales*, ou *veines du dessous du bras*, qui sont visibles de l'articulation huméro-radiale à l'articulation scapulo-humérale. Il faut arracher les plumes, si cela est nécessaire, opérer avec une petite lancette et, après avoir laissé écouler quelques grammes de sang, faire un ou plusieurs points de suture.

Accidents de la saignée. — Les accidents immédiats, dus à une faute opératoire, sont la blessure de la trachée et la piqûre de la carotide dans le cas de saignée à la jugulaire, l'introduction de l'air dans les veines. Ces accidents sont rares; le premier n'a aucune gravité; on remédie au second par la suture de la plaie cutanée avec tamponnement, ou, lorsque la plaie artérielle est étendue, par la ligature de la carotide, ce qui n'est pas toujours facile; le troisième accident s'annonce par un bruit de glou-glou ou de gargouillement que l'on constate aussi en auscultant le cœur, des symptômes emboliques se manifestent et souvent l'animal meurt.

Les accidents consécutifs, dus au tiraillement de la peau, aux frottements, à l'infection de la plaie, sont le *thrombus* et la *phlébite* (Voy. ces mots).

SAIGNEMENT DE NEZ. — Il est consécutif aux blessures de la pituitaire, de la muqueuse du pharynx, aux ulcérations de ces mêmes membranes et, chez le cheval, c'est un symptôme, non constant, de la morve nasale; il est aussi dû à la présence de sangsues dans les cavités nasales; il est parfois dû à des tumeurs des fosses nasales ou des sinus; l'apoplexie pulmonaire, le coup de chaleur s'accompagnent généralement de saignement de nez.

Chez le chien, c'est un symptôme caractéristique de l'*anémie pernicieuse* (Voy. ce mot, t. I, p. 30).

SAILLIE. — L'acte du coït chez les animaux domestiques, surtout chez le *cheval*, s'appelle encore *monte*; c'est la *lutte*, si on parle du bélier; pour les chiens, on dit qu'ils se *couvrent*, qu'ils se *lient*, que la femelle est *couverte*; pour les oiseaux, on dit que le mâle *coche* sa femelle.

Le mâle est toujours prêt à s'accoupler et est disposé à saillir indistinctement toutes les femelles en chaleur de son espèce; cependant il est des exemples de sympathie ou d'antipathie des mâles pour certaines femelles.

Quoique la puissance génitale des mâles soit grande (le bouc pourrait coïter trente fois dans une journée), il est important de connaître le nombre des femelles qui doivent être attribuées au mâle de chaque espèce, afin qu'elles puissent être toutes fécondées sans fatigue fonctionnelle ni usure prématurée par abus du coït pour le mâle.

Un étalon peut faire, pendant la saison de monte, une (pur sang) à trois (étalon de trait) saillies par jour; on pense que quarante à soixante juments suffisent au cheval de pur sang ou de demi-sang, tandis que l'étalon de trait peut aller jusqu'à quatre-vingt-dix. Ces nombres sont très souvent dépassés et il est des étalons rouleurs qui saillissent jusqu'à six juments par jour.

Un taureau suffit à cinquante vaches ou à trente s'il est jeune; un bouc pour deux cents chèvres; un bélier jeune pour soixante brebis et, adulte, pour quatre-vingts à cent; un coq pour dix poules; un dindon pour vingt dindes; un mâle pour six oies ou canes; un faisan pour quatre à cinq faisanes. Le pigeon et la pintade sont monogames.

L'*époque* de la monte varie avec les espèces et les conditions économiques. Dans l'intérêt des produits, il est préférable que leur naissance ait lieu alors que la température est douce, que les mères nourries à l'herbage ont un lait riche et abondant. Pour les poulains de courses, dont l'âge compte à partir du 1er janvier, on préfère que les naissances aient lieu du 1er janvier au 1er avril.

La saillie s'effectue en main, en *liberté* ou en *mode mixte*. Pour la monte à la main, la jument est entravée des membres postérieurs ou placée dans un travail et tenue en main; l'étalon est conduit jusque près de la jument; l'étalonnier dirige le pénis dans la vulve de la jument. Pour les étalons de pur sang ou de demi-sang qu'il faut ménager, il est nécessaire de voir si la femelle est réellement en chaleur et se laissera couvrir; pour cela, on approche d'elle un étalon réformé appelé *boute-en-train*, qui la flaire et que l'on retire dès qu'on s'est assuré que la femelle est disposée à le recevoir. Dans l'industrie mulassière, on présente d'abord une ânesse au baudet, puis on bouche les yeux à ce dernier et on substitue une jument à l'ânesse.

La figure 1593 est la reproduction d'une photographie inédite de M. A. Menier prise à son haras du Mauderiel; elle représente *Claymore*, un de ses étalons de pur sang, et *Scotch Girl*, une de ses poulinières de pur sang. Pendant la saillie, l'étalon redresse la tête, hennit, s'agite; mais, immédiatement après l'éjaculation, il se produit dans tout son organisme un changement notable, il baisse la tête, s'affaisse et reste immobile sur le corps de la jument. C'est le début de cette période d'affaissement que représente la figure 1593.

La monte en liberté se fait chez les animaux qui vivent en commun, mâles et femelles, chez

aussi varier la provenance du fluide séminal en faisant couvrir la femelle par plusieurs mâles différents; on calme l'orgasme de la femelle qui suit l'accouplement en promenant un bâton sur les reins et la croupe de la femelle après la saillie, ou bien en lui jetant un seau d'eau froide sur le train postérieur ou en la faisant courir; on peut, à l'aide des doigts, dilater mécaniquement le col utérin lorsqu'il est resserré; on recommande aussi

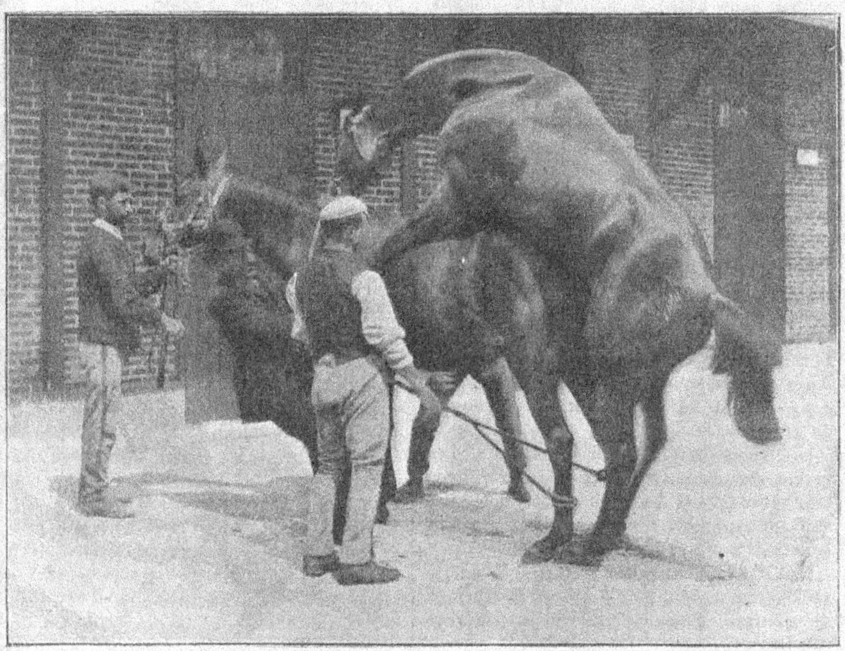

Fig. 1593. — Saillie de *Scotch Girl*, par *Claymore* (Photographie inédite de M. A. Menier).

les animaux de l'espèce bovine au pâturage, chez les moutons, les chiens, etc.

La monte mixte a lieu dans un endroit clos : on lâche le mâle et la femelle et on les surveille.

La *durée* de la saillie est variable avec les espèces : très courte pour le taureau, le bélier, le bouc, le lapin, les oiseaux, un peu moins courte pour l'étalon, elle est longue (dix minutes à un quart d'heure) pour le porc et le chien.

Pour *assurer la fécondation*, c'est-à-dire le contact du sperme et de l'ovule, on emploie divers moyens : on peut augmenter la quantité de sperme en faisant saillir la jument plusieurs fois dans un court laps de temps; on peut

de saigner les juments avant la saillie (Collin de Wassy); on recommande encore les injections d'eau tiède et légèrement alcaline avant la saillie; pour la jument, il est bon de la soumettre à un régime rafraîchissant quelques jours avant la monte (Cornevin, *Traité de zootechnie générale*).

SAINFOIN (all. *Esparsette, Süssklee*; angl. *sainfoin*; it. *cedrangola*; esp. *pipirigalla, esparcilla*). — Genre de plantes de la famille des légumineuses, tribu des hédysarées. On en cultive deux espèces, l'*Onobrychis sativa*, Lamk. et l'*Hedysarum onobrychis*, L., vulgairement *esparcette*. C'est un excellent fourrage (Voy. Aliments).

SALAISON (*salsamentum*, ταρίχος; all. *das Gesalzene*; angl. *salted provisions*; it. *salsume*; esp. *cecina*). — Opération qui consiste à saler la viande, c'est-à-dire à l'imprégner et la saupoudrer de sel de cuisine; aux points de contact de la viande et du sel, il se forme une *saumure* (Voy. ce mot), qui comprend environ le tiers et même la moitié du liquide contenu dans la viande fraîche : on altère ainsi la composition de la viande beaucoup plus que ne le fait la coction dans l'eau (Liebig), et l'on diminue proportionnellement son pouvoir nutritif. L'action conservatrice du sel marin, et surtout du salpêtre qu'on ajoute souvent, consiste en ce qu'il fait perdre aux substances organiques leurs propriétés de corps coagulables et susceptibles de coction (Voy. VIANDES).

SALERS. — Variété de la race bovine auvergnate. Ce nom lui vient de la petite ville de Salers, située dans l'arrondissement de Mauriac, département du Cantal.

Les animaux sont de grande taille ($1^m,50$ chez les mâles, $1^m,35$ chez les femelles). Le squelette est fin chez les femelles ; fort, parfois grossier chez les mâles. Le pelage est ordinairement rouge et de teinte vive; les poils sont longs et épais, souvent un peu frisés ; la pointe des cornes et les onglons sont généralement de teinte foncée.

Les bœufs sont de forts travailleurs. Les vaches sont exploitées pour la laiterie, mais leur aptitude à la lactation est moyenne. Ces animaux sont assez difficiles à engraisser, mais leur chair a une saveur agréable (Sanson).

SALICYLATE DE BISMUTH. — Comme le sous-nitrate de bismuth, il est anti-diarrhéique et en outre légèrement antiseptique (entérites infectieuses).

SALICYLATE DE SOUDE. — Cristallisé en aiguilles blanches, nacrées, solubles dans l'eau; donne avec le perchlorure de fer une coloration violette qui le fait reconnaître dans l'urine.

EFFETS THÉRAPEUTIQUES. — Antifébrile légèrement antiseptique; spécifique contre le rhumatisme.

DOSES :

	En une seule fois.	Par jour.
Cheval..........	25 à 30 gr.	100 gr.
Bœuf	25 à 75 —	150 —
Porc, mouton....	5 à 10 —	25 —
Chien..........	0,30 à 2 —	5 —

En solutions étendues.

SALICYLIQUE (ACIDE). — Poudre blanc jaunâtre, amorphe ou en cristaux blancs;

saveur sucrée et acide. Un peu soluble dans l'eau chaude, très soluble dans l'alcool et l'éther.

EFFETS PHYSIOLOGIQUES. — En solution concentrée, il est irritant pour les muqueuses.

EFFETS THÉRAPEUTIQUES. — Antiputride et antifermentescible. Antithermique. On l'emploie pour le pansement des plaies, en poudre ou en solution aqueuse ou alcoolique. Comme antithermique et contre le rhumatisme, on lui préfère le salicylate de soude.

CONTRE-INDICATIONS. — Altération rénale, dyspnée.

DOSES. — Celles du salicylate de soude.

SALIÈRE. — Dépression qui existe chez le cheval au-dessus de l'œil, de l'arcade orbitaire. L'enfoncement est d'autant plus accusé que le cheval est plus vieux; aussi certains maquignons insufflent de l'air sous la peau de la salière afin de combler la dépression.

SALIVAIRES (GLANDES). — ANATOMIE ET PHYSIOLOGIE. — Voy. DIGESTION, t. I, p. 370.

PATHOLOGIE. — *Parotidite.* — C'est l'inflammation de la glande parotide (Voy. PAROTIDE, t. II, p. 343). Elle est *aiguë* ou *chronique*.

La *parotidite aiguë* est déterminée par des

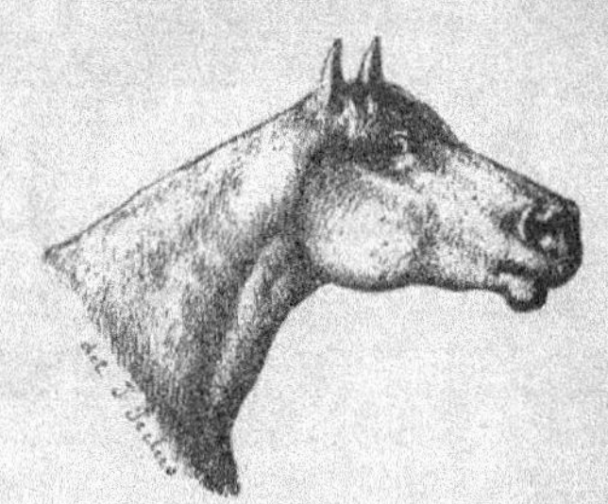

Fig. 1594. — Position de la tête dans la parotidite.

microbes variés de la bouche remontant dans la glande par le canal de Sténon. Les traumatismes agissent comme cause occasionnelle, rarement déterminante. Chez les jeunes chevaux, la parotidite est souvent d'origine gourmeuse. Enfin elle peut être consécutive à une pharyngite intense.

On a observé sur la chèvre, le chien, le chat et même sur le bœuf, des parotidides à caractère contagieux, analogues aux *oreillons* des enfants.

SYMPTOMATOLOGIE. — Gonflement diffus de la parotide, avec œdème de la région de la gorge; raideur de la tête qui est étendue sur l'encolure; difficulté de la mastication et de la déglutition; salivation abondante; parfois cornage.

La suppuration est la règle; après quelques jours on perçoit dans la glande de la fluctuation, un abcès s'ouvre et il s'écoule un pus fétide, grisâtre, sanguinolent (fig. 1594).

TRAITEMENT. — Faire sur la glande une application d'onguent vésicatoire mercuriel, afin d'activer la maturation des abcès. S'il n'y a aucune tendance à la suppuration, faire sur la glande des applications de pommade de peuplier ou de pommade mercurielle, ou mettre des cataplasmes chauds.

Dès que l'abcès est formé, le ponctionner avec un cautère mousse que l'on enfonce très peu profondément; on termine la ponction avec le doigt, la sonde cannelée ou l'extrémité des ciseaux courbes. On traite ensuite par l'antisepsie. Parfois la glande reste indurée; on a recours aux frictions de vésicatoire mercuriel ou au feu en pointes. A l'intérieur, on administrera de l'iodure de potassium. Il peut persister une fistule salivaire.

Dans tous les cas, on fera de fréquents lavages de la bouche avec une solution antiseptique faible. On nourrira le malade avec des aliments de facile déglutition, barbotages, mashes, thé de foin.

La *parotidite chronique* n'a guère été observée que sur le bœuf et est sous la dépendance de l'*actinomycose*. La glande présente des bosselures dures, indolentes, irrégulières qui s'agrandissent peu à peu et s'abcèdent parfois; les ganglions voisins s'indurent.

On traitera par les injections interstitielles de teinture d'iode et par l'administration d'iodure de potassium.

Calculs du canal de Sténon. — Voy. CALCULS, t. I, p. 147.

Fistules du canal de Sténon. — ÉTIOLOGIE. — Traumatismes, blessures; abcès développés dans la glande ou dans l'auge; extraction de calculs salivaires.

SYMPTOMATOLOGIE. — Jet de salive par la plaie, lorsque l'animal mange; durant l'intervalle des repas, écoulement nul ou peu abondant; parfois infiltration salivaire du conjonctif voisin et abcès consécutif. L'animal maigrit.

TRAITEMENT. — Au début, friction vésicante sur la région et cautérisation légère de la fistule au nitrate d'argent ou au fer rouge. Lors de fistule persistante de la région moyenne de la joue, créer un *orifice artificiel* dans la bouche; pour cela, ponctionner la paroi buccale à l'aide d'un trocart introduit dans la fistule et, par ce trajet, passer une mèche dont on réunit les deux bouts près de la commissure des lèvres;

laisser la mèche en place, cinq à six jours, puis la retirer et obturer la fistule par un pansement agglutinatif (Butel, *loc. cit.*). Si ces moyens échouent, provoquer l'atrophie de la glande par une injection irritante (teinture d'iode ou acide lactique à 1 p. 5) ou mieux par la ligature du canal.

Maxillite. — Inflammation de la glande maxillaire, qui ne s'observe guère que chez le cheval.

ÉTIOLOGIE. — Elle est due aux microbes buccaux apportés dans la glande par des parcelles alimentaires qui se sont introduites dans le canal de Wharton.

La mastication est gênée, la salivation est abondante. Si on examine la bouche, on voit sur le côté du frein de la langue l'un des *barbillons* tuméfié et rouge; le canal de Wharton apparaît sous la muqueuse, sous la forme d'un gros cordon noueux, qui, pressé d'arrière en avant, laisse sourdre du pus grisâtre.

La région de l'auge est empâtée, douloureuse; parfois un abcès se forme et s'ouvre à l'extérieur ou bien dans la bouche; le pus qui s'écoule est fétide.

TRAITEMENT. — Extraire le corps étranger en pressant le canal d'arrière en avant, ou bien en incisant. Laver la bouche avec une solution crésylée faible.

Tumeurs. — Chez les solipèdes, les tumeurs mélaniques sont assez fréquentes. Elles déterminent souvent du cornage et le rejet des aliments et des liquides par le nez.

SALIVATION (*salivatio*, σιαλισμός; all. *Speichelflus*; angl. *salivation*; it. *salivazione*; esp. *salivacion*). — Sécrétion surabondante de la salive, déterminée soit par l'usage des masticatoires irritants, soit par une influence nerveuse (névralgie de la cinquième paire); soit enfin, ce qui est le plus fréquent, comme symptôme d'une stomatite (Voy. STOMATITE); elle peut être provoquée artificiellement, dans un but thérapeutique, par l'usage de la pilocarpine. Certaines plantes âcres et irritantes ingérées avec les aliments déterminent de la salivation (Voy. PTYALISME).

SALIVE (*saliva*, σίαλον, πτύαλον; all. *Speichel*; angl. *spittle*; it. et esp. *saliva*). — Liquide sécrété par les glandes salivaires, et versé par les conduits de Sténon, de Wharton et de Rivinus, dans la bouche, où il se mêle au produit de sécrétion des glandes contenues dans les parois de cette cavité, de façon à constituer la *salive mixte* (Voy. DIGESTION, t. I, p. 370).

SALOL (*salicylate de phénol*). — Cristallisé,

incolore, insipide, d'odeur aromatique, insoluble dans l'eau, soluble dans l'alcool.

EFFETS THÉRAPEUTIQUES. — Antiseptique préconisé surtout pour le tube digestif et l'appareil urinaire. Antithermique.

EMPLOI ET DOSES. — Localement sur les plaies. A l'intérieur, en électuaires ou pilules.

DOSES :

Cheval	15	à 25 grammes.
Chien	0,25	à 1 gramme.

A répéter deux ou trois fois par jour.

SALPINGITE. — Inflammation de la trompe d'Eustache, accompagnant parfois la pharyngite ou l'otite. — Inflammation de la trompe de Fallope qui accompagne souvent l'ovarite (salpingo-ovarite).

SALUBRITÉ PUBLIQUE. — Partie de l'hygiène publique qui embrasse ce qui concerne les soins de propreté des villes, l'éclairage, la surveillance des halles et marchés, des abattoirs et des boucheries, la vente des comestibles, les falsifications et sophistications des aliments et des boissons, la surveillance des distributions d'eau ; les inhumations, constructions des rues, habitations, égouts, canaux, etc

SANG (*sanguis*, αἷμα ; all. *Blut* ; angl. *blood* ; it. *sangue* ; esp. *sangre*). — Liquide rouge qui circule dans les cavités du cœur et dans les vaisseaux, artères, capillaires et veines. C'est le milieu intime dans lequel vivent les éléments anatomiques ; le liquide dans lequel ces cellules puisent les matériaux nécessaires à leur existence et à leur fonctionnement et versent leurs produits de déchet.

PROPRIÉTÉS PHYSIQUES. — Le sang est rouge chez les vertébrés, mais cette coloration est un peu variable dans sa nuance (le sang artériel est rouge vif, le sang veineux rouge foncé). Chez les invertébrés, le sang a une coloration variable. Son odeur fade rappelle l'animal dont il provient ; on la met en évidence en ajoutant au sang de l'acide sulfurique ou en le faisant bouillir. Sa saveur est salée. Sa densité est supérieure à celle de l'eau et varie entre 1 045 et 1065. Sa réaction est toujours alcaline surtout chez les herbivores. Après être sorti des vaisseaux, le sang se *coagule*.

Examiné au *microscope*, le sang présente des éléments figurés nageant dans un liquide ou *plasma sanguin* ; ces éléments sont les *globules rouges* ou *hématies*, les *globules blancs* ou *leucocytes*, des éléments qui se rapprochent des globules rouges, mais qui sont plus petits ou *hématoblastes*, enfin des *granulations*.

Les *globules rouges* ont une coloration rouge, et, chez l'homme et la plupart des mammifères, ils ont la forme d'une lentille biconcave ; chez les oiseaux, ils ont une forme elliptique ; leur diamètre est environ de 7 μ ; leur nombre varie

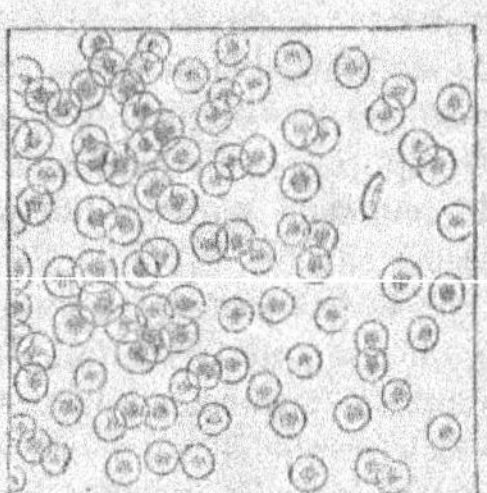

Fig. 1595. — Globules rouges du sang humain vus à plat.

avec les diverses espèces animales et, chez le même individu, avec certaines conditions ; on compte par millimètre cube, 5 millions de globules chez l'homme (fig. 1595 et 1596).

Les *globules blancs* sont en général plus gros que les rouges, mais non colorés ; ces globules sont susceptibles de se mouvoir par reptation ; on compte 350 à 500 globules rouges pour un globule blanc.

On considère généralement les *hématoblastes* comme de jeunes globules rouges.

Les *granulations* sont des matières graisseuses ou albuminoïdes.

Les globules s'altèrent à l'air, aussi sous l'in-

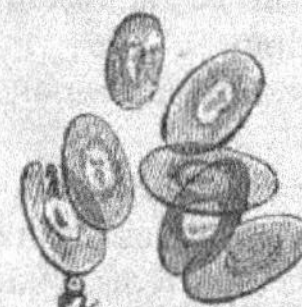

Fig. 1596. — Globules du sang de grenouille.

fluence de la chaleur, des alcalis, des acides, de la bile, etc. ; la solution de chlorure de sodium à 6 ou 7 p. 1000 (solution physiologique) ne les altère pas. On pense qu'ils dérivent des cellules et se *forment* dans la moelle des os, la rate, les ganglions lymphatiques ; ils sont détruits dans le foie.

COAGULATION DU SANG. — Un temps variable après être sorti des vaisseaux, le sang se coagule ; il se sépare en deux parties, l'une solide, gélatineuse ou *caillot*, l'autre liquide ou *sérum* ; le caillot a une coloration rouge dans ses régions inférieures, jaunâtre dans ses régions supérieures ; cette différence de coloration est due au dépôt et à la superposition des éléments du sang.

La coagulation du sang est due à la *fibrine* qui se forme après sa sortie des vaisseaux ou

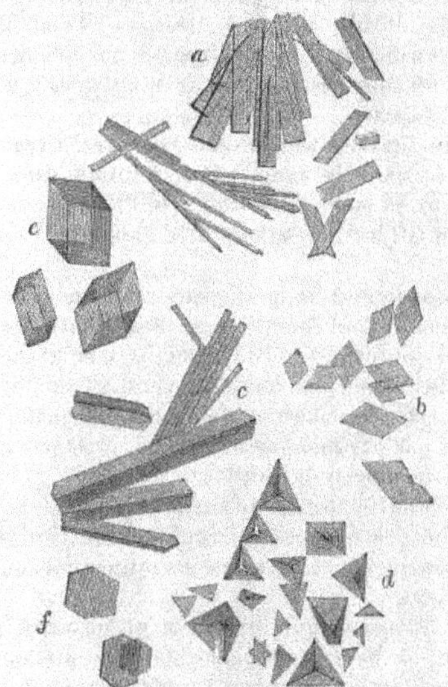

Fig. 1597. — Cristaux d'hémoglobine.

a et *d*, de l'homme ; *b*, du cochon d'Inde ; *c*, du chat ; *e*, du hamster ; *f*, de l'écureuil (d'après Frey).

lorsque leur membrane interne est altérée. Le froid, les sels neutres (sulfate de soude, sel marin) empêchent la coagulation.

Propriétés chimiques. — Le sang est formé d'une partie solide, d'une partie liquide et de gaz.

Les principes entrant dans la composition du sang sont des matières *albuminoïdes*, des matières *azotées* (urée, acide urique, créatine, xanthine, leucine, thyrosine, etc.), des matières *non azotées* (glucose), des *graisses*, divers *ferments*, des *sels inorganiques* (chlorures, sulfates, etc., de potassium, de sodium, de calcium, de fer, etc.), une matière colorante spéciale ou *hémoglobine*, enfin de *l'eau* (environ 85 à 90 p. 100) et des *gaz*, parmi lesquels l'acide carbonique, l'oxygène et l'azote.

Hémoglobine. — Matière colorante rouge du sang, contenue dans les globules rouges (fig. 1597).

Sa formule est :

$$C^{644}H^{823}Az^{147}O^{147}S^2Fe.$$

Elle peut cristalliser, elle forme les neuf dixièmes de la masse des globules desséchés. Elle est un peu soluble dans l'eau, davantage dans les solutions alcalines, le sérum, les sérosités, l'urine, etc. Sous l'influence de l'acide carbonique, elle perd une partie de son oxygène et devient de l'*hémoglobine réduite* ; si on agite celle-ci à l'air, elle redevient de l'hémoglobine ; d'autres substances peuvent réduire, ainsi l'hémoglobine, par exemple le sulfure d'ammonium. En présence de l'hémoglobine, l'oxygène devient de l'*ozone*. L'hémoglobine peut fixer l'oxygène.

Par divers procédés, on peut facilement doser l'hémoglobine du sang.

Au *spectroscope*, l'hémoglobine offre deux bandes d'absorption ; ces deux raies noires existent entre la raie D et la raie E de Frauenhofer ; celle de gauche est la plus petite et la plus apparente. Si on enlève l'oxygène de l'hémoglobine, il n'existe plus qu'une raie, qui occupe l'espace compris entre les deux précédentes.

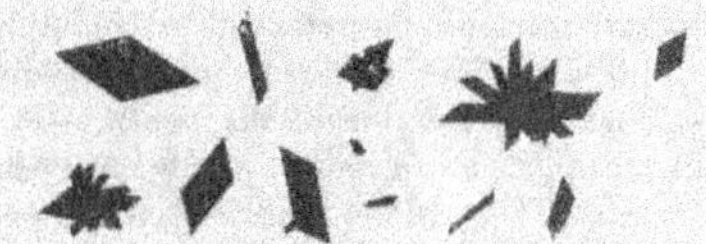

Fig. 1598. — Cristaux d'hémine, obtenus artificiellement du sang par l'action du sel de cuisine et de l'acide acétique (chlorhydrate d'hématine, grossissement : 800 diam. (Virchow).

Les cristaux d'hémoglobine différant suivant les espèces, il y a intérêt au point du vue de la médecine légale à pouvoir les mettre en évidence. L'opération étant longue, on préfère rechercher ceux d'*hémine*, par l'action du sel de cuisine et de l'acide acétique sur une tache de sang (fig. 1598).

Quantité de sang contenue dans l'organisme. — On admet que le rapport existant entre le poids total du sang contenu dans l'organisme et le poids de l'animal est le suivant :

Homme...	$\frac{1}{10}$ à $\frac{1}{9}$		Porc......	$\frac{1}{26}$
Cheval ...	$\frac{1}{18}$		Chien.....	$\frac{1}{12}$ à $\frac{1}{14}$
Bœuf.....	$\frac{1}{29}$		Lapin	$\frac{1}{15}$ à $\frac{1}{19}$
Mouton...	$\frac{1}{24}$		Canard...	$\frac{1}{29}$

En général, la proportion entre la masse

totale du sang et le poids du corps, diminue à mesure qu'on descend l'échelle animale.

L'inanition fait diminuer la masse du sang, mais le rapport reste à peu près le même.

Rôle physiologique. — Le sang fournit l'oxygène et les matériaux nutritifs nécessaires à la vie des cellules ; il se charge de leurs produits de déchet (1).

Du sang en zootechnie. — *Sang* signifie ordinairement l'ensemble des propriétés héréditaires ; c'est ainsi que l'on dit : ce cheval a du *sang* anglais.

En hippologie, le mot *sang* désigne une certaine qualité du cheval. Pour Guyot, ce mot désigne un ensemble de qualités morales qui se traduisent par la vigueur, le courage, la noblesse du caractère et qui entraînent l'élégance des formes. Sanson a très justement établi ce que l'on doit entendre par ce mot *sang* : un certain degré d'excitabilité du système nerveux, du système nerveux moteur surtout, et qui va parfois jusqu'à l'exagération des réflexes.

« Ce degré d'excitabilité peut être acquis individuellement par la gymnastique fonctionnelle, ou avoir été transmis par l'hérédité. Dans le premier cas, on dit du cheval qui le présente, qu'*il a du sang*, quelle que soit son origine. On entend par là qu'il est plus excitable que le commun de ses pareils. Dans le second cas, on dit plus volontiers que c'est un *cheval de sang*. La première expression est aussi usitée pour faire entendre que le sujet a hérité en partie seulement d'un cheval de sang. On dit alors qu'*il a un peu ou beaucoup de sang*, selon le degré qui lui est reconnu (2). »

Le plus haut degré de sang est atteint par les chevaux dits de *pur sang* (Voy. ce mot).

Thérapeutique. — 1° **Modificateurs qualitatifs du sang.** — Ce sont le fer métallique et surtout les sels de fer (Voy. Fer), la transfusion, les inhalations d'oxygène.

Transfusion du sang. — Cette opération consiste à faire passer dans la circulation un liquide capable de compléter la quantité et surtout d'améliorer la qualité du sang.

Sang complet d'un animal de même espèce, mais vigoureux.

Sérum ou sang défibriné. — Le sérum d'un animal d'une autre espèce peut avoir l'inconvénient de dissoudre les globules du sang de l'animal malade.

 Grands animaux .... 2 à 5 litres.
 Petits — .... 100 à 200 grammes.

Lait. — Injections intraveineuses, péritonéales, sous-cutanées, à la température du corps. Il n'y a pas à craindre d'embolies (Brown-Séquard). Dans l'anémie par hémorragie, ou convalescence, donner au *chien* : 90 à 100 grammes.

Inhalations d'oxygène. — Le gaz oxygène existe dans le sang, en dissolution dans le sérum, et en combinaison avec l'hémoglobine.

On fait les inhalations avec l'appareil Vasselin.

Elles doivent être pratiquées uniquement dans les locaux dont l'aération est insuffisante, car le sujet qui respire de l'oxygène pur n'en absorbe pas beaucoup plus que s'il respire à l'air libre ; s'il asphyxie dans une atmosphère normale, ce n'est pas par manque d'oxygène, mais par défaut du moyen de l'utiliser.

2° **Modificateurs quantitatifs du sang.** — Ce sont les saignées qui diminuent la quantité, la transfusion et les injections salines qui l'augmentent.

1° Modificateurs diminuant la quantité du sang. — Ils sont indiqués dans la pléthore, congestion. On emploie la *saignée générale* ou les *saignées locales*.

a. *Saignée générale.* — Elle ne diminue pas seulement la quantité du sang, mais elle modifie aussi sa composition ; en soustrayant une partie de ses globules, elle diminue sa richesse ; elle peut aussi aider à l'élimination des toxines contenues dans le sang (*dépuration*).

b. *Saignées locales.* — Elles modifient peu la quantité totale du sang et sont du reste peu employées.

2° Modificateurs augmentant la quantité du sang. — On utilise la *transfusion* ou les *injections salines*.

a. *Transfusion.* — Lorsqu'un animal meurt d'hémorragie, son organisme peut contenir encore assez de globules sanguins pour entretenir la vie : c'est la diminution du liquide et la vacuité des vaisseaux qui arrêtent la circulation et l'utilisation des globules. Il peut donc suffire, en thérapeutique, d'augmenter la quantité du liquide sanguin, sans améliorer sa composition.

b. *Injections salines.* — *Chlorure de sodium*, 0,73 p. 100 ; une dissolution à 0,6 p. 100 dissout les globules (Hayem).

Faire bouillir 7 grammes de sel dans un litre

<hr>

(1) Kaufmann, *Cours lithographié.*
(2) A. Sanson, article Sang du *Dictionnaire vétérinaire* de Bouley.

d'eau pure, mais non distillée ; filtrer et injecter.

Autre injection :

Carbonate de soude	3 grammes.
Chlorure de sodium	4 —
Eau	1 litre.
Grands animaux	2 à 5 litres.
Petits —	1/4 à 1 — 1/2

Solution (Hayem).

Eau distillée	1 litre.
Chlorure de sodium	5 grammes.
Sulfate de soude	10 —

Cheval.

Sérum artificiel.

Chlorure de sodium	7 grammes.
Caféine	2 —
Benzoate de soude	2 —
Eau	1 litre.

On fait des injections intraveineuses ou sous-cutanées, ou péritonéales, à la température du corps.

Les indications sont l'anémie par hémorragie, les états infectieux.

SANG DE RATE. — Voy. Charbon.

SANGSUES (all. *Blutigel*). — Vers à corps

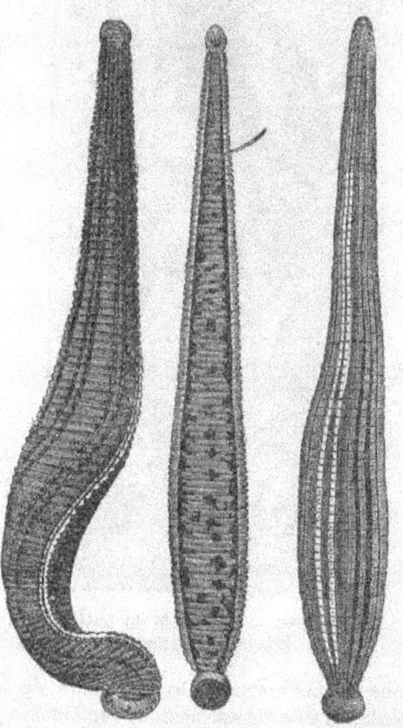

Fig. 1599. — Sangsues médicinales.

A, vue en dessus ; B, vue en dessous ; C, une autre variété vue en dessus.

aplati, formé d'une série d'anneaux courts, dépourvus de pieds et possédant une grande

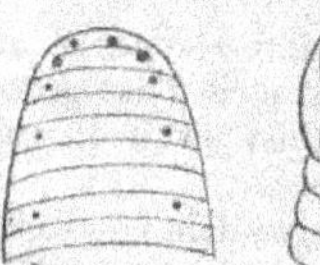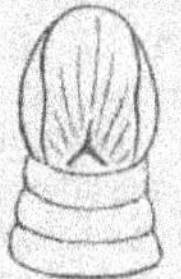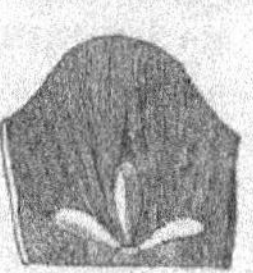

Fig. 1600. — Partie céphalique montrant les yeux. — Fond de la ventouse antérieure, pour montrer l'ouverture trifide de la bouche. La bouche ouverte et les trois mâchoires en place.

ventouse postérieure ou *anale*, avec laquelle ils se fixent, et parfois aussi une petite ventouse antérieure (*ventouse orale*). Ce sont des *annélides* du groupe des *Hirudinées* ou *Discophores*. — Ils se nourrissent de matières animales et surtout de sang (fig. 1599 et 1600).

Les principales variétés appartiennent au genre *sangsue* (*Hirudo*) : la *sangsue médicinale* (*H. medicinalis*), la *sangsue truite* (*H. troctina*) vivent dans les étangs, les mares, les fossés et sont employées en médecine.

Dans le genre *Hémopis*, nous trouvons l'*hémopis sanguisugue* (*Hæmopis sanguisuga* ou *Hirudo sanguisorba*) ou *sangsue de cheval* ou *Voran*, qui est très répandue dans le midi de l'Europe et surtout dans le nord de l'Afrique, notamment en Algérie. Ces hémopis vivent dans les mares, les fossés et les petites sources. Les adultes s'enfoncent généralement dans la vase, mais les jeunes se tiennent à fleur d'eau et pénètrent fréquemment dans la bouche des animaux qui boivent. Elles se fixent de préférence en dessous de la langue, près du frein, mais on les trouve aussi à la face interne des lèvres, des joues, sur les gencives, le palais, le voile du palais, dans le pharynx, le larynx, la trachée, parfois aussi dans les cavités nasales. Elles se gorgent de sang et grossissent peu à peu. Leur présence se manifeste par un écoulement sanguin par la bouche ou par les naseaux.

Si les hémopis existent en grand nombre, le cheval ne mange plus, languit et maigrit rapidement ; l'animal peut mourir d'anémie profonde ou d'asphyxie.

Il est indiqué d'enlever les sangsues accessibles à la main que l'on entoure d'un linge sec ; on peut aussi se servir de pinces. Si on ne peut les atteindre directement, on a recours aux gargarismes vinaigrés ou salés, aux fumigations de goudron, de baies de genièvre.

Les moyens *prophylactiques* consistent à

filtrer l'eau de boisson sur du sable et du charbon ; on peut aussi introduire quelques anguilles dans le réservoir.

SANGUINOLENT. — Qui ressemble au sang par la couleur, qui est mêlé d'une petite quantité de sang. C'est ainsi qu'on dit *pus sanguinolent, urine sanguinolente*.

SANIE. — Expression vague dont on se sert pour désigner un pus de mauvaise odeur. Elle peut aussi s'appliquer à tout liquide d'un aspect grisâtre ou sale. On l'appelle aussi *ichor*.

SANITAIRE (de *sanitas*, santé ; angl. *sanitary* ; it. et esp. *sanatorio*). — Qui a rapport à la santé (Voy. POLICE SANITAIRE).

SANITAIRES (MESURES). — Les principales sont : la déclaration, la visite sanitaire, la déclaration d'infection, l'isolement, la marque et le recensement, l'abatage, la destruction des cadavres, la désinfection. Voy. ces mots et POLICE SANITAIRE.

SANTÉ. — Exercice libre, régulier et facile de toutes les fonctions de l'organisme ; harmonie entre les actions exécutées par tous les organes supposés dans l'état d'intégrité.

SANTONINE. — Corps cristallisable, incolore, volatil, amer et âcre, insoluble dans l'eau froide, soluble dans l'alcool chaud et dans l'éther, retiré du *semen-contra*.

Employé comme anthelminthique, se donne en pilules ou en électuaires.

DOSES :

Porc..........................	0gr,50 à 1 gr.
Grand chien..............	0gr,05 à 0gr,10
Petit chien, chat........	0gr,02 à 0gr,05

Pilules de santonine (Mouy).

Santonine......................	0gr,10
Excipient......................	Q. S.

A recommander pour les *jeunes chiens*. On peut en donner une dose, une ou plusieurs fois par semaine, comme moyen préventif.

SAPHÈNE. — Veine sous-cutanée de la face interne de la cuisse, à laquelle on pratique parfois la saignée (Voy. SAIGNÉE).

SAPIDITÉ. — Propriété qu'ont certaines substances de faire impression sur l'organe du goût.

SAPROGÈNE. — Synonyme : *zymogène*. — Nom donné aux bactéries dont la présence dans les matières végétales ou animales en détermine la fermentation ou la putréfaction. Elles sont ordinairement anaérobies et agissent par oxydation, réduction ou dédoublement. La plupart sont parfaitement tolérées par l'organisme, dans lequel elles peuvent être intro-

duites à fortes doses sans produire de troubles appréciables. Certaines d'entre elles existent même normalement en divers organes de l'économie (tube digestif), au fonctionnement desquels leur présence paraît nécessairement liée : c'est ce qui a lieu, par exemple, pour les dédoublements qui se passent dans le tube digestif sain.

SAPROPHYTE. — Voy. SAPROGÈNE.

SARCINE. — Algue zoosporée. Ce sont des microcoques réunis en paquets cubiques, provenant de la division qui se fait en trois directions. On les rencontre dans le pus de certains abcès gangreneux.

SARCOCÈLE. — Autrefois on désignait

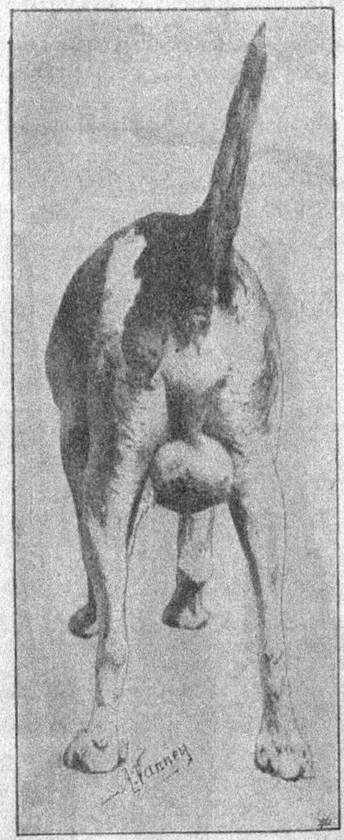

Fig. 1601. — Sarcocèle du testicule.
(Photographie Cadéac.)

sous ce nom toutes les hypertrophies du testicule, qu'elles fussent de nature inflammatoire ou néoplasique comme les sarcomes. Il vaut mieux réserver ce nom à l'inflammation aiguë ou chronique du testicule et de ses enveloppes.

Quoique ces parties puissent être atteintes isolément, l'*orchite*, l'*épididymite*, la *vaginalite* marchent généralement de pair ; c'est ce qui constitue le sarcocèle (fig. 1601).

ÉTIOLOGIE. — Traumatismes (coups, violents efforts, travaux pénibles) ; affections du canal de l'urètre ; maladies infectieuses et surtout morve ; certains auteurs ont même affirmé que les neuf dixièmes des sarcocèles étaient de nature morveuse.

SYMPTOMATOLOGIE. — L'animal est triste, abattu, ne mange plus ; sa démarche est raide, difficile, et le membre postérieur correspondant au testicule malade est porté dans l'abduction. La région des bourses est empâtée ; si on explore le testicule, on le trouve tuméfié, chaud, très sensible. Durant les jours qui suivent, l'engorgement de la région augmente, la gaine vaginale se remplit de sérosité, le testicule paraît remonté vers l'anneau inguinal.

Généralement, les symptômes s'amendent ou disparaissent sous l'influence d'un traitement approprié. Parfois l'inflammation passe à l'état chronique, la glande testiculaire reste grosse et dure ; d'autres fois il persiste une hydrocèle. Il est rare que le sarcocèle aboutisse à la suppuration.

TRAITEMENT. — Frictions de populeum laudanisé sur la glande ou bien cataplasmes émollients, ou mieux compresses antiseptiques tièdes, fréquemment renouvelées et maintenues à demeure à l'aide d'un suspensoir fixé par quatre rubans, dont deux passent en avant du grasset et remontent sur les lombes, et les deux autres, remontant de chaque côté de la queue, sont réunis entre eux et aux précédents. Ce traitement est assez long et dure parfois quatre à six semaines. Si le malade n'est pas destiné à la reproduction, on peut hâter la remise en service par la *castration* ; on opère à *cordon couvert* (Voy. CASTRATION).

Si le sarcocèle passe à l'état chronique, on a recours aux frictions de pommade mercurielle ou de pommade iodurée sur la glande. Si la suppuration survient, on donne issue au pus par la ponction et on traite par les injections antiseptiques, ou bien on fait la castration.

SARCOME. — Tumeur constituée par du tissu embryonnaire pur ou subissant une des premières modifications qu'il présente pour devenir un tissu adulte (Cornil et Ranvier). Le sarcome a donc la constitution histologique des bourgeons charnus. Il est formé de cellules dont la forme varie avec leur degré d'évolution ; elles sont sphériques, ovoïdes, fusi-

formes avec un ou plusieurs prolongements simples ou ramifiés, aplaties, foliacées, et mesurent de 6 à 30 µ.

Ces cellules présentent un ou plusieurs noyaux ; certaines en contiennent jusque trente à quarante (myéloplaxes) ; leur protoplasma est grenu et renferme des granulations albuminoïdes. Ces cellules se colorent bien. La substance fondamentale est molle, amorphe, peu abondante et fournit un suc plus ou moins abondant. Les capillaires existent en grand nombre dans les sarcomes ; ils n'ont pas de paroi propre.

VARIÉTÉS. — 1° *Sarcome encéphaloïde* ou *médullaire*, ou *globo-cellulaire*. — Il est formé par des éléments ronds, embryonnaires, qui baignent dans une substance fondamentale amorphe. La teinte de cette tumeur est grisâtre ou rosée, et sa consistance rappelle celle de l'encéphale (d'où lui vient son nom). Quelque temps après l'extirpation de la tumeur, il s'écoule sur une coupe de celle-ci un suc laiteux analogue au suc cancéreux.

Certaines de ces tumeurs, situées dans les parois de la matrice, de l'intestin, sont le siège d'hémorragies interstitielles et peuvent subir des dégénérescences *muqueuse* et *granulo-graisseuse*.

Les sarcomes encéphaloïdes primitifs se montrent de préférence dans le tissu conjonctif, au voisinage de l'anus, des mamelles, des organes génitaux. Souvent ils se généralisent et envahissent le foie, la rate, le poumon, etc.

2° *Sarcome fasciculé*. — Les éléments anatomiques sont devenus fusiformes et présentent le premier stade de la transformation des cellules embryonnaires en cellules du tissu conjonctif. Les cellules portent un prolongement simple ou ramifié à chaque extrémité ; elles s'associent entre elles, de façon à former des faisceaux entre-croisés en tous sens (fig. 1602).

Ces tumeurs *fibro-plastiques* sont rencontrées assez communément sur le cheval au voisinage des ouvertures naturelles, bouche, anus, organes génitaux, conque auriculaire, sur les mamelles de la chienne.

Elles se présentent sous deux formes : tantôt elles sont isolées et logées dans le tissu conjonctif sous-cutané (forme globuleuse) ; tantôt elles font corps avec la peau et forment une saillie à l'extérieur sous forme de végétation (forme verruqueuse).

Leur tissu est ferme, dense, résistant ; il ne donne pas de suc à la coupe. Aux mamelles, cette variété s'accompagne d'une prolifération des culs-de-sac glandulaires et forme une tumeur mixte ou *adéno-sarcome*.

Le sarcome fasciculé se multiplie vite et récidive souvent au point où on l'a enlevé, mais ne se généralise jamais.

3° *Sarcome myéloïde.* — Formé par des cel-

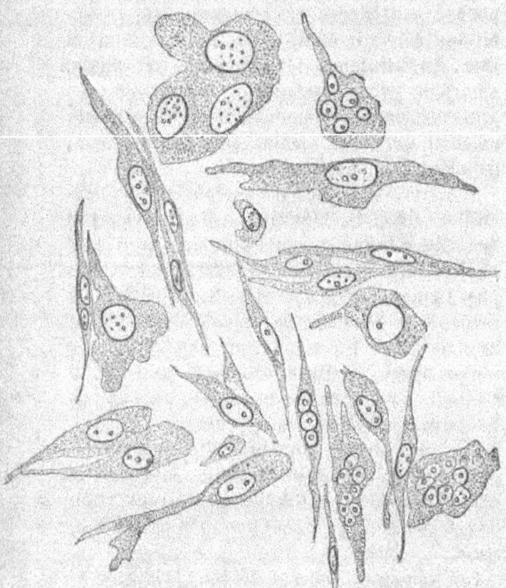

Fig. 1602. — Cellules fusiformes d'un sarcome.

lules embryonnaires rondes ou ovoïdes (*médullocèles*), par des cellules volumineuses à noyaux multiples (*myéloplaxes*), par une substance fondamentale très molle et peu abondante.

Ces tumeurs, très friables, ressemblent à la moelle osseuse embryonnaire et se développent sur les os qu'elles détruisent peu à peu. Parfois elles deviennent le siège de végétations osseuses et constituent le *sarcome ossifiant* ou *ostéo-sarcome*. Elles sont très rares.

4° *Sarcome névroglique* ou *gliome.* — Formé par des petites cellules nucléées, munies de prolongements fins et nombreux qui s'anastomosent entre eux et forment un réseau entre les mailles duquel abondent des cellules embryonnaires. Ces tumeurs, très rares chez nos animaux, se développent dans le cerveau, la moelle, le long des nerfs craniens, dans la rétine.

5° *Sarcome angéiolithique.* — Formé de cellules analogues aux cellules endothéliales des veines; les vaisseaux sanguins y sont très nombreux et sans paroi propre; les cellules éloignées des vaisseaux s'incrustent de sels calcaires. Très

rare chez nos animaux, il se développe dans la boîte cranienne, le canal médullaire, l'arachnoïde, la pie-mère et la dure-mère, les plexus choroïdes.

6° *Sarcome muqueux.* — Formé de cellules qui ont subi la dégénérescence muqueuse ou colloïde. Il est analogue au tissu muqueux de l'embryon.

7° *Sarcome lipomateux.* — Formé de cellules qui se chargent de graisse, tout en conservant leur vitalité.

8° *Sarcome mélanique.* — Il constitue, avec les fibromes et les carcinomes infiltrés de mélanine, ce que l'on appelle communément les *tumeurs mélaniques* ou *mélanomes.* Ce sont surtout les sarcomes encéphaloïde et fasciculé qui s'imprègnent de mélanine, substance qui, à l'état normal, colore les cellules du corps muqueux de Malpighi (Voy. MÉLANOSE).

Ces tumeurs se rencontrent au pourtour de l'anus et des organes génitaux, à la base de la queue, sur les mamelles, etc., des chevaux à robe grise ou blanche, surtout sur les chevaux vieux et fatigués. Elles peuvent gêner la défécation. A la longue, elles se généralisent et envahissent les viscères abdominaux et thoraciques. Elles peuvent subir la dégénérescence granulo-graisseuse, ou bien elles peuvent s'enflammer et suppurer ; le pus qui s'en écoule est fétide, sanieux, noirâtre.

TRAITEMENT. — Lorsqu'un sarcome gêne une fonction et est accessible, il faut essayer, quelle que soit sa nature, de l'enlever. La ligature élastique est le moyen préférable.

SARCOPHAGE. — Mouche qui dépose ses larves sur les cadavres et souvent sur les plaies de l'homme ou des animaux (Voy. MOUCHES, t. II, p. 199).

SARCOPTES. — Acariens de la tribu des Sarcoptinés, qui vivent en parasites dans les parties fines de la peau de la plupart des animaux; ils y creusent des galeries sous-épidermiques et engendrent des affections cutanées ou *gales sarcoptiques* (Voy. GALES).

SARRASIN. — Voy. GRAINS, t. I, p. 677.

SATURNE (EXTRAIT DE). — Sous-acétate de plomb liquide. Mélangé à l'eau, il donne un liquide blanc, astringent, qui est l'*eau blanche.* A employer dans la proportion de une cuillerée à café d'extrait de Saturne pour un litre d'eau.

La *glycérine saturnée*, mélange de glycérine et d'extrait de Saturne (1 d'extrait pour 2 ou 3 de glycérine), s'emploie contre les crevasses.

SATURNISME. — Ensemble des effets toxiques que produit sur l'économie l'action du plomb, de ses oxydes ou de ses sels, absorbés par les muqueuses des voies digestives ou respiratoires, ou même par la peau.

Il est plus rare chez les animaux que chez l'homme.

ÉTIOLOGIE. — Ingestion de plomb (balles) avec les fourrages ou de peinture, inhalation de vapeurs saturnées.

SYMPTOMATOLOGIE. — Salivation, nausées, vomissements, coliques ; constipation et météorisme ; arrêt de la sécrétion lactée ; tremblement particulier de la tête ; convulsions épileptiformes, paralysie sensitive et motrice. Parfois troubles chroniques, albuminurie, étisie.

TRAITEMENT. — Limonade sulfurique, sulfates de soude et de magnésie, iodure de potassium, lait, œufs, etc.

SATYRIASIS (de σάτυρος, satyre, qui selon la fable était fort lubrique). — État d'exaltation morbide des fonctions génitales par un penchant, une tendance continuelle au coït, avec pouvoir de le répéter un grand nombre de fois. Cet état, dans lequel le mâle entier éprouve de violentes érections permanentes ou incessamment répétées, diffère du *priapisme* à cause de ce désir ardent et insatiable de répéter l'acte vénérien, et de l'aptitude à l'accomplir, qui n'ont pas lieu dans le priapisme. L'irritation, l'inflammation de la tête du pénis, de l'urètre, la privation absolue et forcée de l'accouplement, le voisinage des femelles en chaleur, surtout au printemps, telles sont les causes auxquelles on peut attribuer le satyriasis, d'ailleurs fort rare chez les animaux.

Il est indiqué d'éloigner les femelles, de soumettre l'étalon à un régime rafraîchissant, à un fort travail. On pourra recourir aux bains froids, à l'administration d'anaphrodisiaques (camphre) et, en dernier lieu, à la castration.

SAUGE (*Salvia*). — Genre de plantes labiées, dont plusieurs espèces sont toniques et stimulantes.

La *sauge officinale* s'emploie en infusions, à la dose de 50 grammes par litre d'infusion.

SAUGE (FEUILLE DE). — Instrument employé pour la chirurgie du pied des animaux. Formé d'un manche fixe en bois, ou mieux en métal, et d'une lame incurvée sur son plat, à double tranchant et ayant la forme de la feuille d'une sauge (feuille de sauge double) ou bien à tranchant simple à droite ou à gauche (feuille de sauge à droite ou à gauche).

SAUMURE. — C'est le liquide que l'on trouve dans les récipients ayant contenu des *viandes salées*. Il est parfois utilisé pour l'alimentation des porcs, en mélange avec d'autres denrées. Son emploi dans ce but n'est pas à recommander, car on lui attribue de véritables empoisonnements.

SAUT (all. *Sprung* ; angl. *jump* ; it. et esp. *salto*). — Mouvement dans lequel le corps est projeté en l'air par la détente des membres et surtout des postérieurs.

Le cheval saute soit de pied ferme, soit au cours d'une allure, trot ou galop.

MÉCANISME. — Le saut comprend trois temps : 1° un *temps de préparation*, 2° un *temps de projection* ou *d'exécution*, 3° un *temps de descente* ou *de réception* qui termine le saut (fig. 1603).

En arrivant sur l'obstacle, le cheval se rassemble, engage ses membres postérieurs sous le corps, allonge la tête et l'encolure, puis les relève et s'enlève de l'avant-main par la détente de ses membres antérieurs ; les postérieurs se détendent ensuite à leur tour et le corps est projeté en haut et en avant, les membres antérieurs étant fléchis pour passer au-dessus de l'obstacle ; ensuite le corps bascule, les postérieurs se fléchissent à leur tour pour franchir l'obstacle, et les membres antérieurs arrivent sur le sol, et dans un ordre inverse de celui où ils l'ont quitté : par exemple, si le cheval galopait à gauche, c'est l'antérieur gauche qui quitte le sol le dernier et qui arrive sur le sol le premier. Dès que les membres antérieurs arrivent à terre, ils se détendent à nouveau et se reportent en avant pour permettre aux membres postérieurs de prendre leur appui ; ceux-ci effectuent leur poser généralement dans le même ordre que les antérieurs et effectuent leurs empreintes un peu en avant de celles de ces derniers. D'où cette conclusion que pour devenir bon sauteur, un cheval doit avoir un rein et des membres de bonne qualité. Pour le sauteur, la bonne qualité des genoux par exemple est plus indispensable que pour le coureur.

La tête et l'encolure, jouant le rôle de balancier, jouent un rôle important dans l'exécution du saut. Elles déplacent le centre de gravité du corps d'abord en arrière, de façon à dégager l'avant-main, et ensuite en avant pour dégager l'arrière-main. Il importe qu'à aucun moment du saut le cavalier ne gêne les mouvements du cheval et surtout ne tire sur les rênes ; cette habitude défectueuse que contractent presque tous les jeunes cavaliers a pour résultat de gêner la position de l'encolure du cheval qui se reçoit mal, butte dans l'obstacle et « fait des fautes », et d'infliger à sa bouche des à-coups toujours douloureux; nombre de chevaux sont devenus complètement rétifs à l'obstacle pour avoir été mal montés. *Le meilleur cavalier d'obstacles est celui qui ne gêne pas son cheval.*

DRESSAGE DU CHEVAL AU SAUT. — Il est bon d'habituer le cheval à l'obstacle en le faisant sauter non monté, soit à la longe, soit en liberté dans un manège, soit en liberté dans un couloir étroit garni d'obstacles dans sa longueur. Lorsque le cheval est « confirmé sur l'obstacle », on le fait sauter monté, d'abord, et durant quelque temps, aux allures lentes, pas

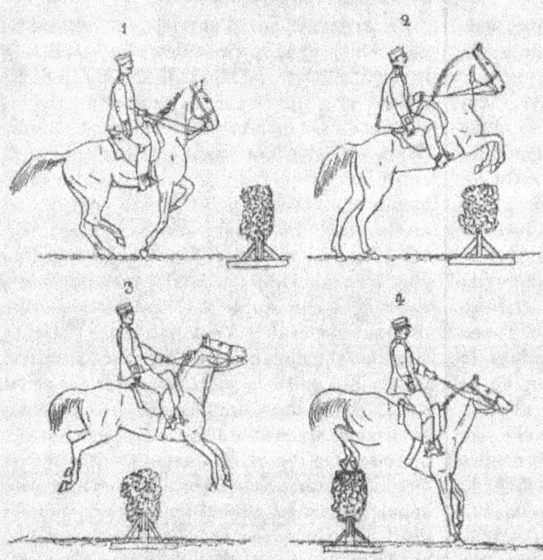

Fig. 1603. — Le saut (d'après une photographie de M. Auschütz).

1. Le cheval se rassemble (début de la projection); 2. le cheval s'enlève; 3. le cheval passe l'obstacle; 4. le cheval se reçoit.

et trot. On lui fera passer de petits obstacles, haies ou barres, de 0m,40 à 0m,80 au maximum. Rechercher aussi les petits obstacles naturels que l'on fera sauter au cheval en compagnie d'un vieux cheval, d'un « maître d'école ».

C'est encore en le faisant sauter en liberté, au manège et à la longe, durant longtemps, que l'on arrive à remettre « droit sur l'obstacle » un cheval qui dérobe et qui est devenu rétif au saut.

Pour préparer un cheval en vue des concours hippiques, il est nécessaire de l'entraîner très progressivement, afin de lui donner « du poumon et du jarret », sans « le casser ». Augmenter graduellement le nombre et la hauteur des obstacles. L'entraînement doit se faire non

monté. Nous connaissons nombre de cavaliers qui ont triomphé dans les concours hippiques et qui ne montaient leurs chevaux que de très rares fois entre les épreuves publiques, le travail du cheval se faisant presque toujours non monté. Nous ne parlons pas des diverses méthodes employées pour arriver à faire passer le cheval au-dessus de l'obstacle sans le toucher, comme celle de tendre des fils de fer au-dessus de l'obstacle, etc.

Le dressage des chevaux de courses à l'obstacle est fait souvent d'une façon peu rationnelle; le jeune cheval, précédé d'un « maître d'école », est amené sur la piste d'obstacles et passe à toute allure des haies peu hautes et plus ou moins rudimentaires. Tout est sacrifié à la vitesse, et il importe que le cheval passe l'obstacle sans ralentir.

En Irlande, les poulains vivent en liberté dans des prairies séparées de l'écurie par un fossé assez large ou par un obstacle plus ou moins fort, qu'ils sont obligés de franchir pour aller manger l'avoine.

Terminons par ces conseils : souvent, surtout pour les chevaux de pur sang, on obtient davantage par la douceur que par la violence ; un cheval caressé et remis en confiance passera l'obstacle qu'il avait refusé de sauter par les moyens violents. Si un cheval est devenu rétif au saut, ne pas s'entêter à vouloir le faire passer quand même ; c'est un dressage à refaire, et entre mille exemples nous pouvons citer le cas de la jument *Marseille II* à M. le lieutenant de Saint-Phalle, qui en sortant de l'entraînement dérobait à tous les obstacles et qui a gagné le championnat du cheval d'armes de 1902, après une brillante épreuve publique au Concours hippique de Paris (Voy. RAID).

Certains chevaux ne sautent pas ou sautent mal parce qu'ils ont de mauvais jarrets, un mauvais rein, parce qu'ils souffrent dans leurs articulations, dans leur rein, ou bien parce qu'ils ont la vue mauvaise. Il est indiqué d'examiner à l'ophtalmoscope les yeux d'un cheval qui s'arrête devant l'obstacle, ou qui saute en « broussant » dedans.

SCAPULUM. — Os de l'épaule, plat, triangulaire et symétrique, ayant à son bord supérieur un *cartilage de prolongement*, appliqué par sa face interne contre le plan latéral du thorax, dans une direction oblique de haut en bas et d'arrière en avant, et articulé en

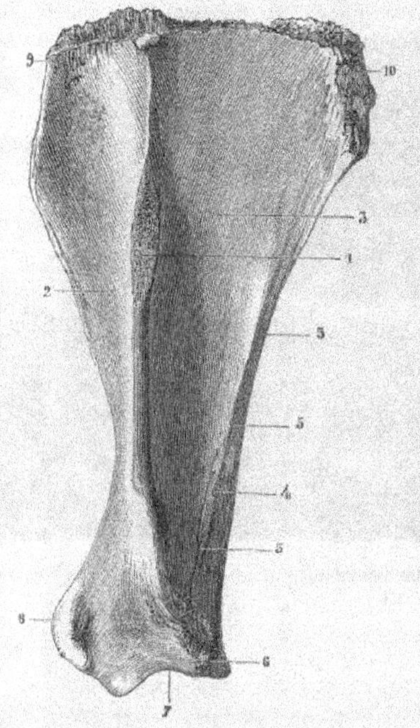

Fig. 1604. — Scapulum du cheval.

1, tubérosité de l'épine; 2, fosse sus-épineuse; 3, fosse sous-épineuse; 4, trou nourricier; 5,5,5, empreintes linéaires pour l'insertion du petit rond ou court abducteur du bras; 6, tubercule affecté aux mêmes usages; 7, bord de la cavité glénoïde; 8, apophyse coracoïde; 9, angle cervical; 10, angle dorsal; 11, cartilage de prolongement (Chauveau et Arloing).

bas avec l'humérus; sa face externe est divisée en deux fosses d'inégale largeur par l'épine acromienne (fig. 1604).

SCARIFICATIONS. — Petites incisions longitudinales faites à la peau avec la flamme, la lancette, le bistouri, ou tout autre instrument analogue, soit pour opérer des saignées locales, soit pour obtenir le dégorgement des infiltrations du tissu cellulaire sous-cutané, soit pour réveiller la vie dans les parties, au moyen de l'irritation et de la phlogose que ces petites solutions de continuité y déterminent. Quand on ne fait qu'un rang de scarifications, on a soin qu'elles se trouvent sur la même ligne; elles sont distribuées en quinconces, quand il y a plusieurs rangs. On devra opérer avec des

instruments aseptiques, et les plaies seront ensuite traitées par l'antisepsie.

SCHWITZ (Race de). — Sous ce nom sont confondues, en France, toutes les variétés suisses de la race brune des Alpes (A. Sanson). Ce nom vient de ce qu'on a surtout importé chez nous des animaux provenant du canton de Schwitz.

Ils ont le crâne allongé, le chignon haut placé au-dessus de la nuque, les cornes relativement courtes dirigées horizontalement et arquées en avant, le profil droit et la face large et un peu aplatie. Leur taille est peu élevée : 1^m,50 chez les mâles, 1^m,30 chez les femelles. Leur squelette est fort, un peu grossier; leur corps a un aspect trapu. Leur peau est épaisse, couverte de poils un peu grossiers. Leur robe est de teinte brune uniforme ou plutôt elle a la couleur du café plus ou moins torréfié qui varie du jaune rougeâtre au brun; le long de l'épine dorsale il existe toujours une bande étroite de poils de teinte claire, tranchant sur le fond du pelage; les poils qui recouvrent les parties fines de la peau (face interne des cuisses, dessous du ventre, face interne des oreilles, etc.) ont aussi cette teinte claire.

Les vaches sont exploitées pour la laiterie; ce sont d'assez bonnes laitières. Les bœufs sont aussi employés pour le travail. Ce sont de médiocres animaux de boucherie.

L'aire géographique occupée par cette race brune des Alpes est très étendue et embrasse plusieurs États de l'Europe centrale et occidentale. En France, on la rencontre sur les Alpes savoisiennes et jusqu'au sud-ouest, dans les départements de l'Ariège, de la Haute-Garonne, du Tarn-et-Garonne et du Gers.

Cette race a de nombreuses *variétés*.

En Suisse, on reconnaît : la *variété lourde*, qui habite les cantons de Lucerne, de Schwitz, de Glaris, etc.); le poids vif des vaches varie de 600 à 750 kilogrammes et leur rendement en lait dépasse 3 000 litres par an (fig. 1605); — la *variété moyenne*, habitant les cantons d'Unterwald, de Saint-Gall, des Grisons; le poids moyen est de 500 à 550 kilogrammes et le rendement en lait de 2 400 litres; — la *variété légère*, dans les cantons d'Uri, du Valais, du Tessin, la moins bonne des trois; poids moyen, 400 à 450 kilogrammes; rendement en lait, 2 000 à 2 200 litres par an.

Les *variétés françaises* sont : la *variété tarentaise*, qui habite la Savoie et se répand de plus en plus dans les Hautes et Basses-Alpes, l'Hérault, le Gard, l'Ardèche, la Lozère, l'Isère, etc., a beau-

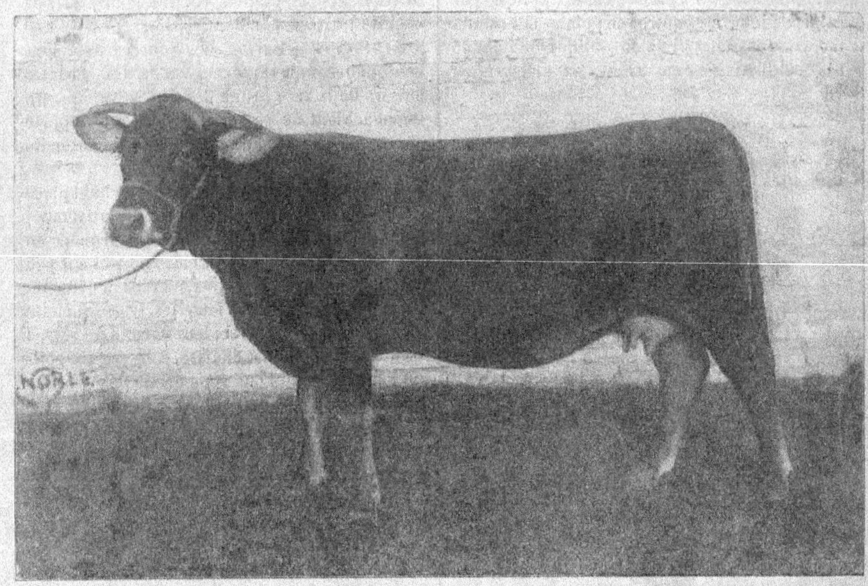

Fig. 1605. — Vache Schwitz.

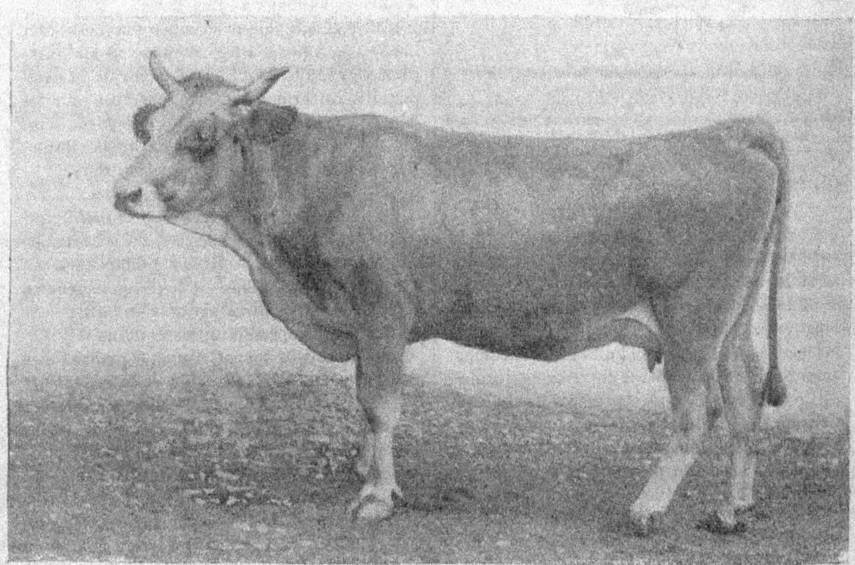

Fig 1606. — Vache tarentaise.

coup de points de ressemblance avec la race légère de Suisse et qui fournit de bonnes laitières (fig. 1606); — la *variété ariégeoise* ou *saint-gironnaise*, qui habite la vallée de l'Ariège; — la *variété gasconne*, qui habite les départements du Gers, de la Haute-Garonne, du Tarn-et-Garonne, et dont les vaches sont de très médiocres laitières (A. Sanson).

SCIATIQUE. — Qui a rapport à la hanche, au haut de la cuisse.

Nerfs sciatiques. — *Le petit sciatique* émane

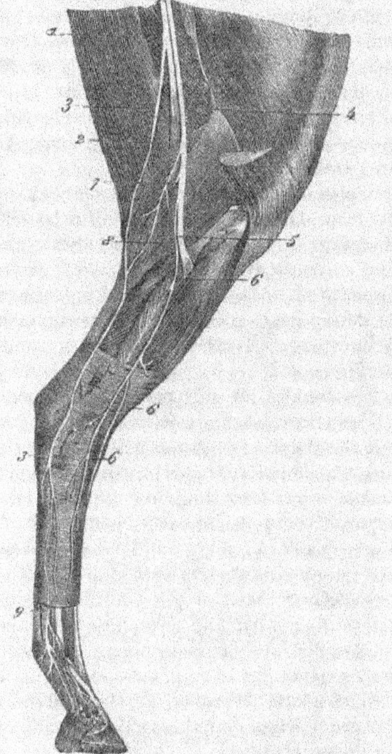

Fig. 1607. — Nerfs externes du membre postérieur du cheval.

1,2, nerf grand sciatique; 3, nerf saphène externe; 4, nerf sciatique poplité externe; 5, nerf tibial antérieur; 6, nerf musculo-cutané; 7, origine de la branche cutanée péronière; 8, branche accessoire du nerf saphène externe; 9, nerf plantaire externe avec ses divisions qui couvrent l'artère et la veine digitales (Chauveau et Arloing).

du plexus lombo-sacré, se compose de plusieurs cordons qui innervent les fessiers. Le *grand sciatique* ou *grand femoro-poplité* émane, comme le premier, du plexus lombo-sacré et forme un énorme tronc nerveux qui descend derrière

la cuisse entre le fessier superficiel, le biceps fémoral, le demi-tendineux, le demi-membraneux, le grand adducteur de la cuisse, puis, entre les deux ventres du bifémoro-calcanéen, arrive dans le creux du jarret, suit le bord interne du tendon des jumeaux et se termine au niveau du cal cornéen par les *nerfs plantaires*. Il émet diverses ramifications, entre autres le *sciatique poplité externe*, qui se termine lui-même en dehors de l'extrémité supérieure de la jambe par les nerfs *musculo-cutané* et *tibial antérieur* (fig. 1607).

Névrotomie du sciatique. — Voy. NÉVROTOMIE, t. II, p. 244.

Paralysie du grand sciatique et du poplité externe. — Voy. PARALYSIE.

SCILLE. — Liliacée bulbeuse, dont on emploie les écailles, les extérieures surtout qui contiennent le principe actif, la *scillaïne*; quant à la *scillitine*, elle semble n'être qu'un extrait du bulbe, à composition variable.

EFFETS THÉRAPEUTIQUES. — Diurétique chaud. Expectorant.

DOSES:

Cheval....................	5 à 10 grammes.
Bœuf....................	8 à 15 —
Mouton	1 à 2 —
Porc....................	0gr,05 à 0gr,50
Chien	0gr,05 à 0gr,40
Chat....................	0gr,02 à 0gr,05

En infusions.

Le vinaigre et la teinture, à doses doubles ou triples; l'oxymel, à doses quadruples.

Scille....................	$\}$ āā 5 grammes.
Digitale	
Scammonée....................	5 —
Sirop de gomme	Q. S.

Pour 100 pilules. — Deux à dix par jour. — Chien.

Scillitine.

Cheval....................	0gr,10 à 0gr,20
Chien....................	0gr,01 à 0gr,02

En injections sous-cutanées.

SCISSIPARITÉ. — Mode de reproduction qui est un cas particulier de la segmentation. Les bactéries se reproduisent ainsi.

SCLÉRODERMIE. — Affection caractérisée par l'épaississement et l'induration de la peau. Elle ne s'observe guère que chez le porc, sur les verrats ou les sujets âgés.

Les *causes* sont inconnues.

Les *symptômes* consistent en une induration, un épaississement de la peau qui peut acquérir 3 à 4 ou 5 centimètres d'épaisseur, soit par places seulement, soit sur des surfaces très étendues, et qui débute généralement vers la région dorsale et s'étend peu à peu. Au début, les apparences du malade ne sont pas modifiées; plus tard ses mouvements sont gênés, puis il maigrit, devient cachectique; la peau donne à la palpation la sensation du bois.

Il n'y a pas de *traitement*; abattre les animaux dès que l'affection est reconnue.

SCLÉROSE (de σκληρός, dur). — On désigne ainsi d'une manière générale toute sorte d'endurcissement des tissus, déterminé par le développement, l'épaississement du tissu conjonctif des organes, qui se substitue aux éléments spéciaux.

La sclérose est, en général, une altération dépendant de l'inflammation chronique. On l'observe le plus souvent dans le foie (Voy. CIRRHOSE et HÉPATITE), les reins (Voy. NÉPHRITE), les poumons, les mamelles, les testicules, les centres nerveux, les muscles, etc.

SCLÉROSTOME. — Genre d'helminthes nématoïdes ovipares.

Dans l'intestin du cheval, on rencontre le *Sclerostomum equinum* et le *S. tetracanthum*. Le premier a le corps gris ou brun rougeâtre, long de 18 à 20 millimètres (mâle) ou 20 à 26 millimètres (femelle). Le second est blanchâtre et un peu plus petit. A l'état adulte, le sclérostosme équin habite le cæcum et l'origine du gros côlon (fig. 1608); il existe souvent en nombre considérable. — A l'état *agame*, le

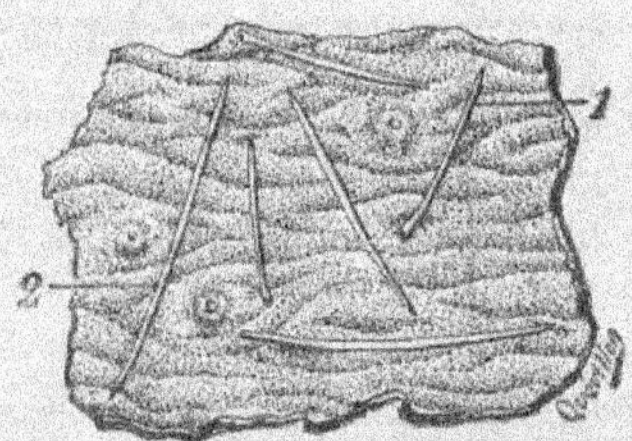

Fig. 1608. — *Sclerostoma equinum.*

1, mâle; 2, femelle. Fragment du cæcum; au voisinage, on observe les kystes déterminés par les sclérostomes.

sclérostome vit dans l'appareil circulatoire, principalement dans l'artère grande mésentérique, et détermine des troubles graves (Voy. ANÉVRYSME, t. I, p. 58).

MODE DE DÉVELOPPEMENT. — Les œufs mûrs, expulsés avec les crottins, éclosent dans les milieux humides et donnent naissance à des embryons rhabditiformes, lesquels sont introduits à leur tour dans l'intestin du cheval avec les aliments, les eaux de boisson; ils se fixent

sur la muqueuse du cæcum, du gros côlon, qu'ils perforent; certains s'enkystent et forment des tumeurs sous-muqueuses, sortes de petits kystes blanchâtres, du volume d'un grain de mil à celui d'une lentille, en saillie à la surface de la muqueuse qu'ils soulèvent; les autres gagnent le système circulatoire, dans l'artère grande mésentérique notamment, où ils se fixent et déterminent la formation d'un anévrysme, ou bien ils circulent avec le sang et produisent des thromboses en des endroits variés : artères du poumon, du cerveau, aorte, artères iliaques, testiculaires, veine porte. Dans le sang, les embryons subissent diverses métamorphoses, puis regagnent le gros côlon, où ils se fixent solidement à l'aide de leurs organes génitaux; souvent on trouve le mâle et la femelle accouplés, formant un angle à peu près droit.

SYMPTOMATOLOGIE. — Lorsqu'ils sont en nombre par trop considérable dans l'intestin, les sclérostomes peuvent provoquer une entérite grave, des coliques avec efforts expulsifs violents, diarrhée parfois sanguinolente. Le plus souvent ils déterminent une entérite chronique avec anémie progressive, faiblesse, engorgement des membres, etc.

Les troubles les plus graves sont engendrés par les parasites agames qui existent dans l'appareil circulatoire : *congestion intestinale* d'origine thrombo-embolique (Voy. INTESTINS, t. II, p. 36); *orchite œdémateuse* toujours unilatérale, qui apparaît brusquement sur les poulains de deux à quatre ans et qui est due à un anévrysme ou des embolies de l'artère testiculaire; *boiterie intermittente à chaud*, due à l'oblitération d'une artère iliaque par une thrombose vermineuse; *rupture des anévrysmes vermineux*, qui se constate surtout sur la grande mésentérique, l'artère occipitale (cerveau), l'artère pulmonaire, l'artère utérine, et qui est suivie de mort plus ou moins rapide.

TRAITEMENT. — Médication de symptômes. — Surtout prophylactique : transformation du sol, proscrire l'eau des mares, filtrer l'eau de boisson, etc. (Butel).

SCLÉROTIQUE. — Membrane extérieure de l'œil (Voy. ŒIL, t. II, p. 258).

SCOLIOSE. — Déviation latérale du rachis, qu'on observe tantôt dans la région dorsale, tantôt dans la région lombaire. Assez souvent on rencontre deux courbures principales : les sujets sont dits *contrefaits*.

SCORPION (all. et angl. *Scorpion*; it. *scorpione*; esp. *escorpion*). — Genre d'arachnides qui existent dans toutes les parties chaudes ou tempérées du globe, et dont on rencontre une espèce (*Scorpio europæus* L.) dans le sud de l'Europe. La queue est armée d'un piquant qui présente au-dessous de sa pointe plusieurs ouvertures communiquant avec une glande à venin située dans le dernier segment de la queue. La piqûre de ce dard détermine une inflammation locale, avec tuméfaction considérable, fièvre, engourdissement, vomissements, douleur et tremblement de tout le corps (Voy. PLAIES ENVENIMÉES).

SCROFULE. — SCROFULOSE. — Voy. TUBERCULOSE.

SÉBACÉES (GLANDES). — Glandes en grappes de la peau. Voy. PEAU (*Anatomie* et *Pathologie*).

SÉBORRHÉE. — Exagération de la sécrétion des glandes sébacées. Se produit parfois sans cause connue et peut s'accompagner de dépilation.

SECONDAIRE. — Se dit de phénomènes subséquents ou subordonnés à d'autres.

SÉCRÉTION (FONCTION DE). — C'est le travail physiologique qui s'accomplit dans des organes ou *glandes*; ce travail aboutit à la formation d'un produit dont le rôle est variable.

Les principales sont : les glandes salivaires, les glandes de l'intestin, le foie, la rate, les reins, les capsules surrénales, le corps thyroïde, les glandes de la peau, les testicules, etc.

Tableau des glandes d'après Lefert.

I.	Ouvertes (canal excréteur)......	En tube: Lieberkühn. En grappes : gl. salivaires, pancréas.
	Fermées (sans canal excréteur).	
II.	Non remaniées (membrane basale).	
	Remaniées par pénétration des vaisseaux...........	Ouvertes : Foie. Fermées : Rate.
III.	Holocrines : la cellule entière est détruite (gl. sébacées).	
	Mérocrines. Cellules de plusieurs sortes.	Une partie seulement de la cellule est expulsée ; Séreuses (parotide). Muqueuses (glandules buccales, rétrolinguale du cobaye). A ferment (pancréas).

ANATOMIE. — On divise les glandes, suivant leur forme, en : *follicules*, simples enfoncements de l'épithélium d'une muqueuse ; *glandes en tube* ou *tubuleuses*, quand l'invagination est plus profonde ; elles peuvent être des *glandes tubuleuses simples*, des *glandes tubuleuses glomérulées*, des *glandes en tube composées* ; *glandes en grappes* (simples et composées), qui sont les plus

nombreuses et dont le type est une glande salivaire ; ces glandes en grappes sont composées de lobules, qui se décomposent en plusieurs lobules secondaires ou *grains glanduleux* ou *acini*, lesquels résultent de l'agglomération de petites vésicules ou *culs-de-sac glandulaires* remplis par des cellules délicates ; chaque lobule est muni d'un canal excréteur qui s'ouvre directement à la surface de la muqueuse ou bien qui s'abouche avec les canaux excréteurs des lobules voisins, pour constituer un seul ou plusieurs conduits principaux (Voy. t. I, p. 667, fig. 763).

Au point de vue histologique, les glandes sont constituées par un épithélium glandulaire formé de cellules ordinairement polyédriques, transparentes ou granuleuses reposant sur une membrane basale, sorte de paroi glandulaire ; il existe en outre du tissu conjonctif, des vaisseaux et des nerfs.

PHYSIOLOGIE. — Au point de vue physiologique, on divise les glandes en : glandes pourvues d'un canal excréteur et glandes qui n'en ont pas. Les premières sécrètent un produit qui s'écoule par le canal excréteur, ou *produit de sécrétion externe*, et un produit qui est résorbé par le sang, ou *produit de sécrétion interne*. — Les secondes ne sécrètent que ce dernier produit.

a. *Sécrétions externes.* — Elles sont *récrémentitielles*, quand le produit de sécrétion est ensuite résorbé par l'économie (salive), et *excrémentitielles*, quand le produit de sécrétion est évacué de l'organisme (urine).

Les sécrétions sont *continues* ou *intermittentes* ; en général, les sécrétions continues sont dépuratives (urine), tandis que les secondes sont liées à l'accomplissement d'une fonction (salive).

L'élément actif des sécrétions est la cellule glandulaire, et c'est par l'activité spéciale de celle-ci que les produits de sécrétion se forment. Tantôt la cellule glandulaire se détruit entièrement pour donner naissance à ceux-ci (lait); d'autres fois, elle se détruit partiellement (glandes muqueuses); enfin, dans certaines glandes, la cellule active reste intacte et il semble qu'il y a simple filtration (urine).

Les matériaux sont apportés aux cellules par le sang, et le cours de celui-ci est réglé par des *nerfs vasculaires* ; en outre il existe des nerfs agissant directement sur les éléments cellulaires et activant la sécrétion, ce sont les nerfs *excito-sécrétoires* ; en général, l'activité de la circulation est en rapport avec l'intensité de la sécrétion.

Sécrétions externes en particulier. — Voy. DIGESTION, FOIE, PEAU, REINS, etc.

b. *Sécrétions internes.* — La mieux connue est la formation du sucre dans le foie, ou *glycogénie hépatique.* — La matière glycogène se forme dans le foie aux dépens des matières hydrocarbonées, des matières albuminoïdes, des graisses; cette matière glycogène se transforme en sucre par hydratation. — Le sucre joue dans l'organisme un rôle très important, c'est la grande source d'énergie et de chaleur.

Cette fonction est sous la dépendance du système nerveux (Voy. FOIE).

Capsules surrénales. — On pense que ces capsules sécrètent un produit de sécrétion interne qui détruirait un poison formé dans le sang?

Corps thyroïdes. — On n'est pas encore très fixé sur leur rôle physiologique. Leur ablation chez les animaux produit des troubles variés (Moussu).

SECTION. — Action de couper à l'aide d'instruments tranchants, tels que couteaux, bistouris, ciseaux, scies, etc. — La section des tendons constitue la *ténotomie*, celle des nerfs la *névrotomie*, celle des muscles la *myotomie*.

SÉDATIFS (*sedativus*, *sedans*, de *sedare*, apaiser; all. *lindernd, beruhigend*; angl. *sedative*; it. et esp. *sedativo*).—Médicaments qui modèrent l'action augmentée d'un organe ou d'un système d'organes. Ainsi, la digitale est un *sédatif* de l'action du cœur ou de la circulation. Ce mot est synonyme de *calmant*, mais a un sens plus étendu. La *sédation* n'est point le résultat d'une médication particulière produite par un ordre de moyens analogues les uns aux autres, mais l'expression générale d'un effet thérapeutique secondaire, qui peut être produit par des moyens très différents, quelquefois opposés.

SÉDIMENT. — Dépôt qui se forme par la précipitation de quelques-unes des substances tenues en suspension ou en dissolution dans un liquide (Voy. CALCULS, t. I, p. 146).

SEGMENTATION (all. *Furchungsprozess*).— Mode d'individualisation de la substance du vitellus, consistant en ce que son contenu granuleux se partage en deux, quatre, huit, etc., masses grumeleuses, appelées *globes organiques, vitelliens*, ou *de segmentation*.

SEIME (de l'ancien *seyme* ou *seyne*, filet, raie, fente; all. *Hornspalt*; angl. *sauderaks*; it. *fissura*; *la seyme* des hippiatres; *fissure*). — On désigne sous ce nom les fentes ou fissures de la corne de la paroi; ces solutions de continuité ordinairement fort étroites suivent la direction des fibres de la corne. Cette affection s'observe particulièrement au sabot des solipèdes; on l'a cependant aussi signalée chez les ruminants, mais elle y est rare et surtout peu grave.

DIVISION. — Les seimes peuvent survenir dans

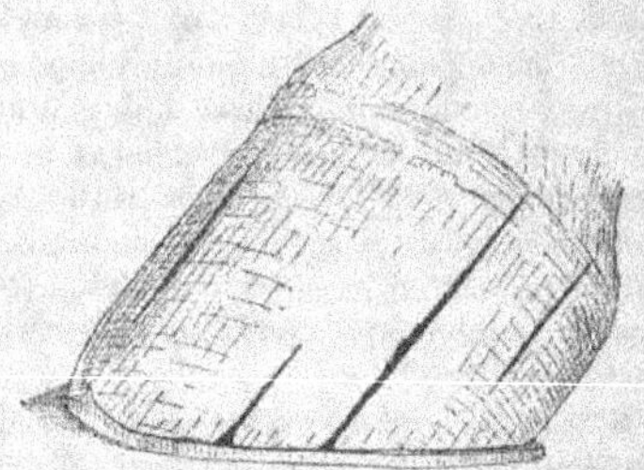

Fig. 1609. — Principales divisions des seimes à la surface du sabot.

toutes les parties de la muraille (fig. 1609); celles qui s'établissent sur la ligne médiane de l'ongle sont dites *seimes en pince* (fig. 1610), *soies*,

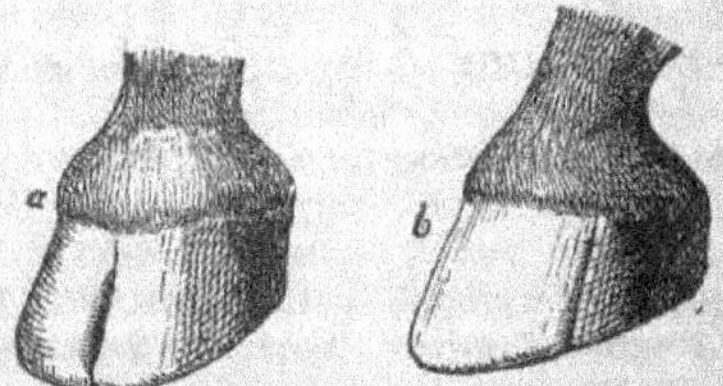

Fig. 1610. — Seime.

ou *seimes en pied de bœuf* (*a*, fig. 1610); elles sont surtout fréquentes aux membres postérieurs; les *seimes en mamelles* sont assez rares; les *seimes en quartiers* ou *seimes quartes* (*b*, fig. 1610) situées sur les parties latérales du sabot, vers les talons, sont plus fréquentes aux pieds de devant, surtout au quartier interne; les *seimes en talons* et les *seimes en barres* sont

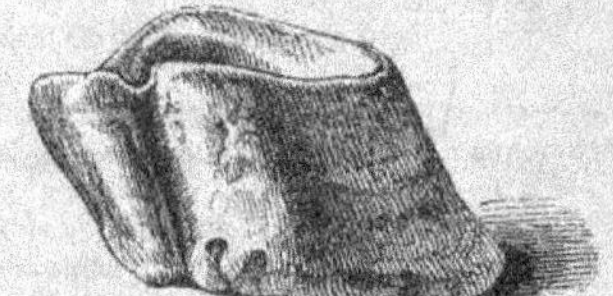

Fig. 1611. — Seime avec kéra byllocèle.

rares. — Les seimes sont *superficielles* ou *profondes*, suivant l'épaisseur de paroi qu'elles intéressent. — Elles sont *complètes*, quand elles s'étendent du bord coronaire au bord plantaire de la paroi; *incomplètes*, quand elles sont plus limitées; en ce dernier cas, il y en a qui n'intéressent plus le bourrelet et qui sont alors en voie de guérison parce qu'elles descendent par avalure; celles qui vont jusqu'au biseau sont toujours plus graves, parce qu'elles se renouvellent à mesure que la corne pousse. — Suivant l'époque de leur formation, on distingue des seimes *anciennes* et *récentes*. — Les seimes *simples* sont celles qui n'intéressent que la corne; elles sont *compliquées*, quand il y a lésion plus ou moins grave des tissus sous-jacents, inflammation du tissu feuilleté, hémorragie facile, carie de l'os, kéraphyllocèle (fig. 1611).

SYMPTOMATOLOGIE. — Souvent on ne constate que la solution de continuité, la fente de la paroi, qui est le caractère essentiel de la seime. Mais la fissure peut être masquée, soit accidentellement, soit avec intention; elle peut être cachée sous les poils, salie par de la boue, couverte par un onguent de pied, du goudron, de la cire, voire même un mastic de gutta-percha. Quand elles sont anciennes, les seimes ont les bords rugueux, écailleux, logeant entre eux un tissu ulcéré, parfois une fongosité, d'où s'écoule une humeur sanieuse; dans quelques cas de seimes quartes, les bords tendent à se recouvrir l'un l'autre.

La claudication manque tout à fait dans les seimes superficielles; elle est au contraire souvent intense dans les seimes profondes; la douleur est généralement en proportion avec cette profondeur, avec le degré d'écartement de la fissure, et surtout avec les complications. La boiterie paraît surtout due à un froissement des parties sous-jacentes lors des mouvements de la boîte cornée; il y a un pincement des tissus, qui les irrite, les meurtrit. Les animaux boitent surtout au moment d'appuyer le pied sur le sol, et la claudication est plus intense sur un terrain dur que sur un terrain mou. Dans la seime quarte, l'intensité de la boiterie est toujours en rapport avec l'intensité de l'allure. — Outre la boiterie, on constate l'exagération de la chaleur et de la sensibilité du sabot, surtout au voisinage de la seime. — Une seime profonde, mais récente, s'accompagne facilement d'hémorragie; il y a du sang, parfois spumeux, qui suinte entre les bords de la seime et sort en plus grande abondance lors des allures un peu vives; une seime ancienne laisse écouler dans les mêmes circonstances une matière purulente, quelquefois mêlée de sang.

COMPLICATIONS. — On peut voir survenir l'inflammation du tissu réticulaire, lequel est en effet facilement pincé, meurtri; à la suite de ces froissements, il peut se déclarer une suppu-

ration de ce tissu, et plus facilement de la gangrène locale. Très souvent l'accident se complique de nécrose de l'os du pied, de carie plus ou moins profonde; lors de seime en pince, on a signalé parfois la carie du tendon de l'extenseur antérieur des phalanges; on a aussi signalé de l'arthrite, quoique rarement. Lors de seime quarte, on a vu des complications de javart cartilagineux et surtout de bleime suppurée. — Ainsi que **nous l'avons dit**, ces lésions sont dévoilées par l'intensité de la boiterie, par le suintement de sang, de pus ou de sanie, à travers la fente de la seime; la sensibilité de la région est extrême.

Le *kéraphyllocèle* (Voy. ce mot) résulte d'une inflammation chronique développée dans le tissu podophylleux par les mouvements des lèvres de la seime.

MARCHE, DURÉE, TERMINAISONS. — Le plus ordinairement les seimes une fois produites s'aggravent; de superficielles et incomplètes, elles deviennent profondes et complètes, et cela par les mouvements naturels du sabot. Si l'on peut accorder un peu de repos et quelques soins hygiéniques, que nous examinerons plus loin, l'on peut voir la seime se guérir spontanément, disparaître par avalure; il n'est pas possible que la fente se ressoude spontanément, mais au moins la fissure ne tend plus à s'agrandir à chaque pas de l'animal; cette terminaison heureuse s'obtient surtout quand la seime est due à des causes accidentelles, sans prédisposition du sabot.

PRONOSTIC. — Les seimes simples, superficielles, incomplètes, surtout si elles partent du bord plantaire, guérissent presque toujours avec un traitement rationnel, lequel a pour but d'empêcher que la fissure ne s'agrandisse peu à peu; elles disparaissent par avalure. Les seimes partant du bourrelet sont toujours plus graves, en ce que trop facilement elles vont en s'agrandissant. — Les seimes dont les bords s'écartent considérablement pendant la marche, celles qui sont obliques, dont les bords sont incurvés en dedans, où il y a une portion de paroi qui est décollée; celles qui saignent à chaque mouvement, où il y a une irritation continuelle des tissus sous-jacents, sont les plus graves.

ÉTIOLOGIE. — Les seimes ont des causes très variées et souvent multiples: elles ne surviennent qu'assez rarement par accident et elles sont plus souvent le résultat de l'effet combiné d'une cause prédisposante et d'une cause occasionnelle.

1° *Seimes en pince.* — Les principales causes

prédisposantes sont la sécheresse de la corne, le défaut d'aplomb du pied (pied pinçard), le service, la nature du terrain (chevaux travaillant sur le pavé, surtout sur des routes en pente), la mauvaise ferrure (usage inconsidéré de la râpe). Les causes occasionnelles sont les blessures ou la destruction du bourrelet en un point par atteintes, traumatismes, crapaudine, etc., et surtout la pression considérable opérée par les phalanges sur le bourrelet en pince lors de violents efforts de traction.

2° *Seimes quartes.* — Au nombre des causes prédisposantes nous rangerons la sécheresse de la corne, les alternatives de sécheresse et d'humidité, la minceur de la paroi, le défaut d'aplomb du pied (le côté surchargé s'affaiblit et la corne se fissure), la mauvaise conformation du sabot (pieds encastelés, pieds plats à talons bas), le changement de climat, la race (chevaux du Midi surtout, en raison de leur prédisposition à l'encastelure), le service (chevaux qui travaillent aux allures vives sur un terrain dur), la mauvaise ferrure (parer exagéré ou de travers; emploi immodéré de la râpe).

La seime quarte est déterminée par les pressions de l'appui : le bourrelet presse, à chaque appui du membre, sur le biseau, et, si la corne est mince, le quartier serré, la corne éclate. Une autre cause déterminante est la blessure ou la destruction du bourrelet en un point par suite d'atteinte, de javart encorné, etc.

Traitement. — On préviendra l'apparition des seimes en entretenant la souplesse de la corne par des applications de bon onguent du pied, en appliquant une ferrure appropriée à la conformation du pied, en conservant les aplombs normaux du pied, en traitant toutes les affections du bourrelet, etc.

Le traitement curatif varie suivant que l'on a affaire à une seime en pince ou à une seime quarte; dans les deux cas, le traitement doit répondre aux deux indications suivantes : immobiliser les lèvres de la seime et activer la pousse de la corne au point lésé.

Traitement de la seime en pince (1). — a. *La seime n'est pas compliquée et n'occasionne pas de boiterie.* — On peut obtenir l'immobilisation des lèvres de la plaie par divers moyens.

1° Par la *ferrure* : on peut utiliser un fer Defays modifié par Trasbot et Lanneluc; ce fer

(1) Voy. *Thérapeutique chirurgicale*, par Cadiot et Almy. — *Chirurgie du Pied*, par Bournay et Sandrail.

est coupé en pince sur la moitié de sa largeur, et on écarte ses branches à l'aide de l'étau jusqu'à ce que les lèvres de la seime soient affrontées (Voy. Encastelure). On peut aussi utiliser le fer à planche avec une pince couverte; on biseautera le bord inférieur de la paroi au niveau de la seime.

2° Les *bandages* ne sont pas à recommander.

3° Le *barrage de la seime*; c'est un excellent

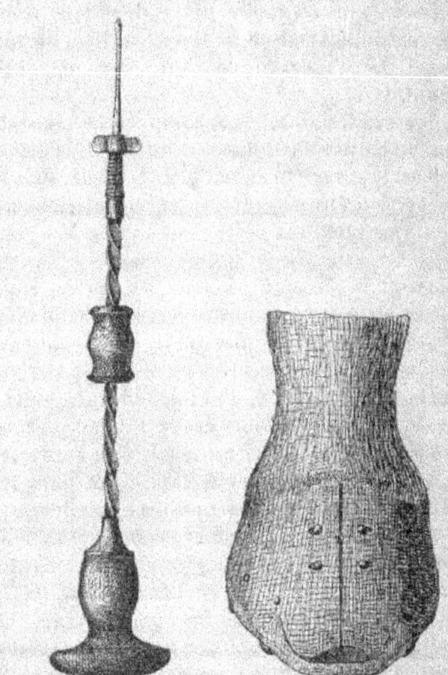

Fig. 1612. — Drille pour percer les lèvres de la seime.

Fig. 1613. — Barrage de la seime par les clous.

procédé ; on peut suturer la seime avec des clous qui traversent successivement ses deux lèvres; il est souvent difficile d'implanter les clous directement avec le brochoir, aussi il est préférable de creuser au préalable leur trajet à l'aide d'une vrille ou d'une drille (fig. 1612 et 1613).

Le barrage par les *agrafes*, préconisé par Vachette, est très usité; ce procédé demande deux instruments spéciaux : un cautère pour creuser le trajet de l'agrafe (on l'applique perpendiculairement à la direction de la seime jusqu'à ce que la partie médiane du cautère ait entamé la paroi), et une pince à mors courts, cannelés qui s'appliquent exactement sur les extrémités de l'agrafe et avec laquelle on resserrera celle-ci (fig. 1614 et 1617).

L'agrafe de Massonat se compose de deux

crochets solides en acier, d'égale longueur, réunis par une vis taraudée. Sa place est faite

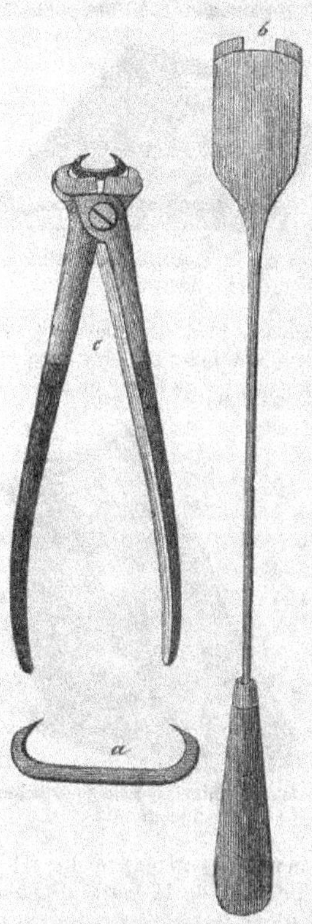

Fig. 1614. — Instruments de Vachette pour l'opération des seimes par agrafes.

a, agrafe (grandeur naturelle); *b*, cautère pour creuser la corne; *c*, pince pour serrer l'agrafe.

dans la muraille au moyen d'un cautère à empreinte unique (fig. 1616).

4° Le *masticage*, soit avec du mastic ordinaire,
soit avec le mastic de Defays (gutta-percha,
deux parties; gomme arabique, une partie),
n'est pas à recommander.

5° Les *rainures* sont rarement employées pour

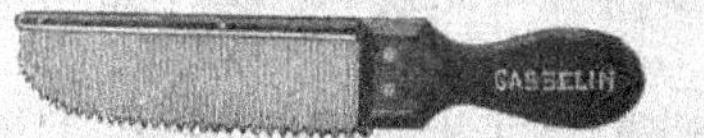

Fig. 1615. — Scie pour la rainure du sabot
d'après le modèle de P. Cagny.

les seimes en pince; on creuse une rainure

transversale ou deux rainures en V. Cagny fait
avec la scie (fig. 1615) au-dessous du bourrelet
à 2 centimètres, une rainure horizontale dépassant de 2 à 3 centimètres de chaque côté de
la seime.

6° L'*amincissement* des lèvres de la seime n'est
à recommander que lors de seime compliquée,
pour décomprimer les tissus enflammés.

On a préconisé de nombreux moyens pour
activer la sécrétion du bourrelet au niveau de
la seime : cautérisation actuelle, caustiques,
vésicants.

En résumé, nous recommandons le traitement
suivant : 1° parer le pied d'aplomb et au degré
voulu ; 2° biseauter le bord inférieur de la

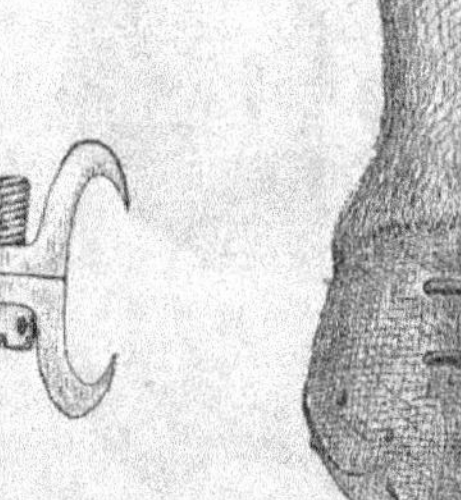

Fig. 1616. — Agrafe   Fig. 1617. — Barrage d'une
de Massonat.   seime (procédé Vachette).

paroi au niveau de la seime, de façon que la
pince ne porte pas sur le fer; 3° appliquer un
fer Defays modifié ou un fer à planche ou à pan-
toufle avec deux pinçons latéraux ; 4° immobiliser les lèvres de la seime avec des clous ou
des agrafes ou une rainure; 5° faire sur le
bourrelet, au niveau de la fissure, une application vésicante.

b. *La seime est compliquée et s'accompagne de
boiterie*. — On déferre le pied et on le pare surtout dans ses régions antérieures ; on amincit
ensuite les lèvres de la seime, surtout au voisinage du bourrelet et sur une étendue en largeur plus ou moins grande ; on applique un
pansement antiseptique humide et, durant les
jours suivants, on ordonne des bains antiseptiques prolongés.

Si la boiterie augmente et si le pied reste
chaud et très sensible, il est indiqué de pratiquer l'*opération de la seime*. On a le choix entre
les procédés par *extirpation* ou par *amincissement*, mais il vaut mieux recourir au dernier.
On pare le pied à fond dans ses régions anté-

rieures. On délimite à la rénette un lambeau de muraille plus large en haut qu'en bas et dont la seime occupe la partie moyenne; on amincit jusqu'à pellicule, ce lambeau de paroi, en com-

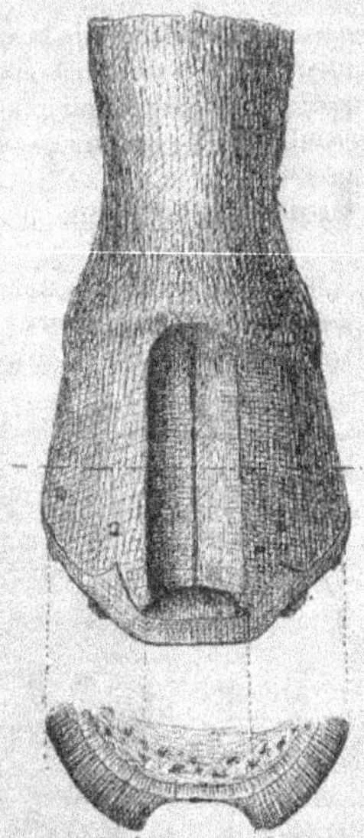

Fig. 1618. — Amincissement pour seime en pince complète.

mençant par les régions supérieures (fig. 1618); on excise les parties mortifiées, on rugine la phalange si elle est mortifiée; on déterge

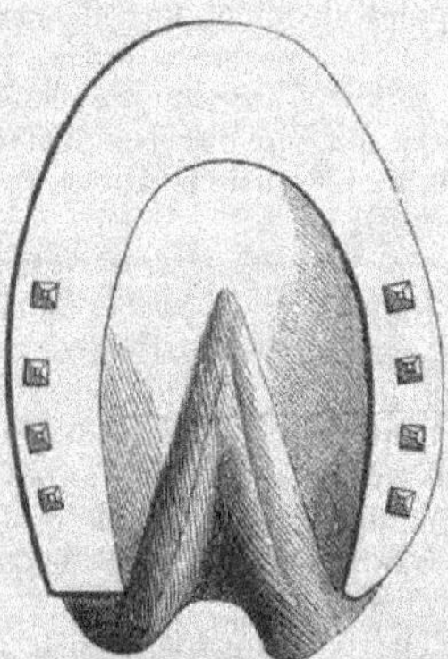

Fig. 1619. — Fer à pince prolongée.

ensuite la plaie avec une solution antiseptique, on la saupoudre d'iodoforme ; on applique ensuite le *fer à seime* (fig. 1619) préalablement

préparé (fer peu épais, à pince très couverte et débordant la muraille en avant de façon à soutenir le pansement, à étampures reportées

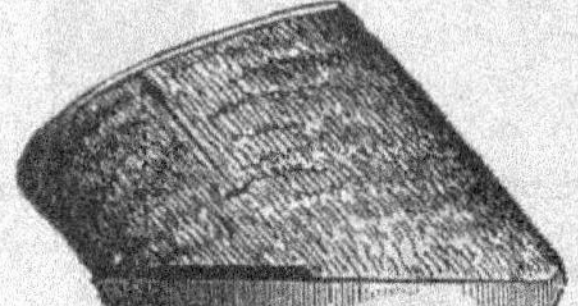

Fig. 1620. — Ferrure pour seime quarte (Lungevitz).

en branches), puis on place un pansement assez serré maintenu par des tours de bande. Le pansement sera laissé en place huit à dix

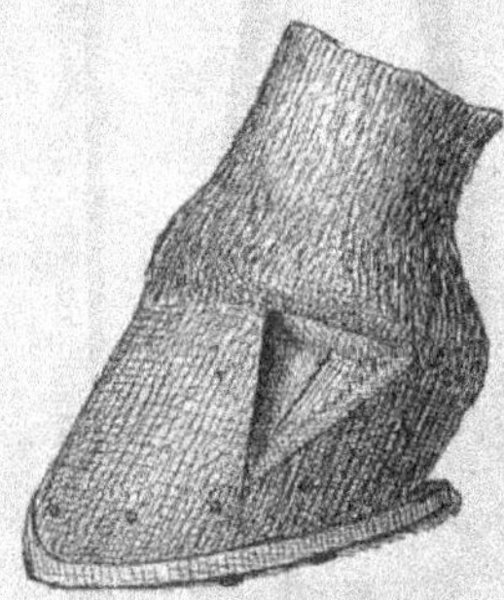

Fig. 1621. — Amincissement pour seime quarte incomplète.

jours; on ne le lèvera plus tôt que si les lancinations, l'intensité de la boiterie annoncent des complications. On ne laissera descendre la corne du bourrelet qu'après achèvement de la cicatri-

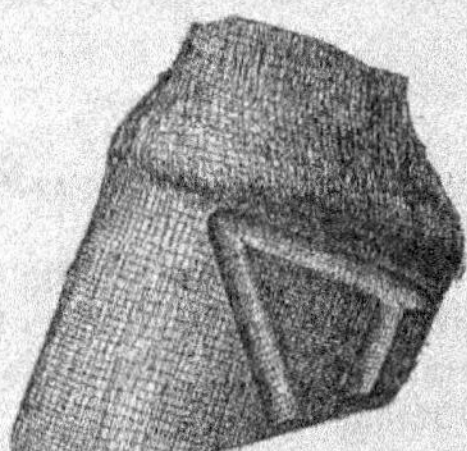

Fig. 1622. — Rainures de Collin contre l'encastelure et la seime quarte.

sation de la plaie; alors on applique un pansement goudronné. Quand la boiterie aura disparu, on pourra remettre le cheval en service; on peut combler la brèche de la muraille avec de la gutta-percha.

TRAITEMENT DE LA SEIME QUARTE. — Lorsque la seime n'est pas compliquée et ne détermine pas la boiterie, on pratique une rainure transversale au tiers supérieur de la paroi, avec la scie de préférence, ou bien deux rainures convergentes en bas ; on biseaute le bord inférieur de la paroi au niveau de la seime (fig. 1621), puis on applique une ferrure appropriée à la conformation du pied (fer à planche, fer Lafosse quand la fourchette est bonne ; fer Defays, fer à ressort Barbier, etc., quand la fourchette est atrophiée) ; enfin on fait une friction vésicante sur le bourrelet au niveau de la fissure ou bien on y applique une pointe de feu.

Le cheval continue son service et la guérison survient peu à peu ; on a soin de mettre de l'onguent de pied dans les rainures afin d'éviter la dessiccation de la corne.

Si la seime quarte est compliquée, on opère comme il a été dit pour la seime en pince : amincissement, ablation des parties nécrosées, pansement antiseptique avec fer dont la branche correspondante à la lésion porte une forte garniture (fig. 1620 à 1622).

SEL MARIN. — A l'intérieur, à faibles doses, agit comme apéritif, excitant général.

DOSES :

Cheval	30 à 60	grammes.
Bœuf	50 à 100	—
Mouton	10 à 15	—
Porc	5 à 15	—
Chien	4 à 8	—
Chat	1 à 3	—

On peut l'employer en solution chaude et concentrée (40 p. 100) (4 à 5 litres pour le bœuf), quand on n'a pas d'autres alcalins, pour le traitement des météorisations, des empoisonnements par les acides.

Sel gemme en bloc, dans les râteliers.

Arrosage des fourrages avec de l'eau salée.

A fortes doses (une à trois cuillerées de sel de cuisine en grains), il agit comme vomitif pour le porc, le chien, le chat.

Sel de Carlsbad artificiel.

Sulfate de soude	100	grammes.
Chlorure de sodium	50	—
Bicarbonate de soude	10	—

Stimulant de la digestion.

Les injections sous-cutanées de solution saturée et plusieurs fois filtrée de sel marin sont irritantes et employées contre les boiteries chroniques de l'épaule et de la hanche.

Doses : 10 à 20 grammes, en piqûres espacées de 10 centimètres.

SÉLECTION. — En zootechnie, choix des reproducteurs qui représentent au plus haut degré les qualités de la race. C'est un mode de reproduction dans la race.

Dans la *sélection naturelle* ou *zoologique*, les mâles d'une espèce ne recherchent que les femelles de leur espèce et ne fécondent qu'elles, à de rares exceptions près.

Dans la *sélection artificielle*, l'homme accouple ensemble les sujets qui, suivant son appréciation, présentent les caractères les plus accentués de la race.

On distingue deux modalités de la sélection :

1° La *sélection conservatrice*, qui consiste à unir les sujets représentant le plus fidèlement le type de la race ; elle a pour but de conserver les types, de perpétuer la race dans son intégrité.

2° La *sélection progressive* ou *économique*, dans laquelle on s'attache à choisir des sujets présentant des particularités individuelles semblables ; elle a pour but de perpétuer des aptitudes spéciales qu'ont présentées certains animaux et de créer des groupes particularisés en vue de fonctions économiques déterminées (Cornevin, *loc. cit.*). C'est une méthode lente et qui exige de la part de l'éleveur beaucoup d'expérience et de coup d'œil, afin de pouvoir écarter les sujets qui ont des défectuosités, même peu apparentes. Il peut arriver qu'au cours de la création de la nouvelle variété, il se produise des coups en arrière, des réapparitions ataviques ; les individus produits devront être soigneusement éliminés. Cependant la sélection expose beaucoup moins à un coup en arrière que le croisement.

C'est par sélection que l'on est arrivé à créer des races de pur sang, et notamment la race du cheval de pur sang anglais. Pour s'assurer de la pureté ethnique des reproducteurs, on a inscrit leur généalogie sur des registres spéciaux : le *Herd-Book* pour ce qui concerne les bêtes bovines, le *Stud-Book* pour le cheval de pur sang, pour le percheron, pour le boulonnais, pour le barbe, etc.

SELLE. — Voy. HARNAIS, t. I, p. 704.

SEMEN-CONTRA. — Nom sous lequel on désigne les capitules de plusieurs plantes du genre *Artemisia* (*Armoise*). La poudre de semen-contra est rougeâtre, amère, un peu âcre, d'odeur très forte et aromatique ; son principe actif est une essence ; elle renferme en outre de la *santonine* (Voy. ce mot).

EFFETS THÉRAPEUTIQUES. — Vermifuge pour les petits animaux.

SÉMIOLOGIE. — Partie de la médecine qui traite des signes des maladies. Toutes les circonstances de la constitution du malade, tout ce qui peut avoir eu lieu antérieurement et ce qui existe maintenant, font partie de la sémiologie.

Elle se divise en *diagnostic* et *pronostic* (Voy. ces mots).

SÉNÉ. — Mélange de feuilles des arbrisseaux du genre *Cassia*, souvent additionné par fraude de feuilles d'airelle, de feuilles de redoul. Son principe actif est l'*acide cathartique*.

EFFETS THÉRAPEUTIQUES. — Purgatif à effet spécial, surtout eccoprotique ; aussi, pour avoir un effet plus complet, l'associe-t-on à des sels purgatifs, sulfate de soude.

CONTRE-INDICATION. — Inflammation du tube digestif.

MODE D'EMPLOI. — En infusion froide à employer de suite, avec quelques gouttes d'acide chlorhydrique.

DOSES. — 125 à 150 grammes pour les grands animaux, 30 à 60 grammes pour les moyens, 2,5 à 10 pour les petits.

SÉNILE. — Qui a rapport à la vieillesse.

SENS (*sensus*, αἴσθησις ; all. *Sinn* ; angl. *sense* ; it. *senso* ; esp. *sentido*). — Appareil qui met un animal en rapport avec les objets du dehors, par le moyen des impressions que ces objets font sur lui. L'animal a cinq sens : la *vue*, l'*ouïe*, l'*odorat*, le *goût* et le *toucher*. — *Sens externes.* Nom donné quelquefois aux cinq sens, pour les distinguer du *sens interne* (αἴσθησις), nom sous lequel on désigne la faculté qu'a le cerveau de percevoir certaines modifications produites, dans l'intérieur de l'organisme, par le jeu des viscères ; mais il s'agit alors de *sensation* et non de *sens*.

SENSATION (*sensus*, αἴσθημα, αἴσθησις ; all. *Empfindung* ; angl. *sensation* ; it. *sensazione* ; esp. *sensacion*). — Impression faite par les objets extérieurs sur les organes des sens, et perçue par le cerveau ; action de sentir, dévolue à certaines parties du système nerveux périphérique et central, tant de la vie animale que de la vie végétative. Chacune de ces divisions anatomiques du système nerveux sent à sa manière ; aussi les sensations se divisent-elles en : A. *Sensations externes* ou *du tissu nerveux de la vie animale.* — B. *Sensations internes* (*sentiments*) ou *du tissu nerveux de la vie végétative.* — A. La sensibilité du tissu nerveux de la vie animale ou de relation se divise elle-même

en : *a. Sensibilité* et *sensations spéciales*, qui sont de cinq ordres et dont chacune nous fait percevoir spécialement différentes qualités des corps ; ce sont les cinq sens. — *b. Sensibilité* et *sensations générales.* Ce sont : 1° La sensibilité aux variations de température ; 2° la sensation générale tactile, ou de contact, sensibilité tactile générale ; 3° la sensation d'activité musculaire, qui est le mode de sensibilité du tissu musculaire. — B. *Sensations internes.* — Ce sont celles éprouvées sans que les agents extérieurs interviennent, et dans lesquelles l'*impression* est causée par l'état où les organes se trouvent placés, en conséquence des actes de nutrition et de développement se passant dans leurs tissus, de l'assimilation par ceux-ci de tels et tels principes (strychnine, arsenic, etc.), ou en conséquence de leur activité propre. Sauf les cas où il s'agit des centres nerveux mêmes, l'impression est *transmise* par les tubes nerveux sympathiques jusqu'à l'encéphale, où elle est *perçue.* Ce sont ces diverses sensations qui reçoivent le nom de *besoins* et quelquefois de *sentiments* ; elles font percevoir non plus les propriétés des corps ou les actions des êtres du milieu ambiant, mais l'état où se trouvent certains organes de l'animal même qui perçoit.

SENSIBILITÉ (*sensibilitas* ; all. *Empfidungsvermögen* ; angl. *sensibility* ; it. *sensibilità* ; esp. *sensibilidad*). — Propriété d'ordre organique qui est un des modes de la *névrilité*, qui appartient à certaines parties du système nerveux périphérique et central, tant extérieur ou de la vie animale, qu'interne ou de la vie végétative, et qui est caractérisée par ce fait, que les éléments anatomiques qui en jouissent, après avoir reçu une *impression* du dehors, la *transmettent* à un autre point, où ils la *perçoivent.* Des *excitations isolées* ou séparées l'une de l'autre par un long intervalle *ne produisent pas d'effet sensitif*, tandis que *ces mêmes excitations très rapprochées produisent un effet sensitif* d'autant plus marqué que leur fréquence est plus grande.

SEPTICÉMIE. — PATHOLOGIE GÉNÉRALE. — Les maladies septicémiques sont celles qui sont caractérisées par une infection générale, l'altération du sang, l'*absence complète de suppuration* ; les sujets qui en sont atteints sont abattus, anéantis, ils présentent une fièvre intense, des sueurs profuses et meurent rapidement.

Les maladies septicémiques peuvent être divisées en deux groupes : celles qui peuvent être transmises par inoculation et celles qui ne sont pas inoculables. Dans ce dernier groupe, on peut ranger les divers états pathologiques ordinairement mortels, dus à la rétention des liquides putrides dans des cavités naturelles (vessie, utérus, synoviales, plèvre, péritoine) ou pathologiques (poches kystiques ou phlegmoneuses, cavernes de la pneumonie gangreneuse).

Au niveau des lésions vivent et se multiplient des microbes pathogènes vulgaires ou même saprogènes qui produisent la fermentation dans les tissus mortifiés ou les liquides retenus dans les cavités; ils sécrètent des produits solubles, des *toxines*, qui, résorbées par le sang, *intoxiquent* l'organisme.

Dans l'autre groupe, au contraire, rentrent les maladies dues à l'introduction dans les tissus, de microbes pathogènes qui s'y multiplient et, tôt ou tard, finissent par envahir le sang et amener la mort sans provoquer de suppuration; ce sont les *septicémies vraies*, dont le type est la *septicémie gangreneuse* (Nocard).

SEPTICÉMIE GANGRENEUSE ou *Œdème malin, Gangrène traumatique (Infection putride des anciens auteurs)* (1).—Maladie virulente, qui complique parfois les traumatismes opératoires ou accidentels et qui est due à l'envahissement de l'organisme par un microbe, le *vibrion septique de Pasteur*.

Cette complication des blessures a été surtout observée chez l'homme et chez le cheval; les bovidés sont réfractaires aux inoculations expérimentales, mais semblent aptes à l'infection naturelle. La maladie est mal connue sur le mouton, la chèvre, le porc, le chien et le chat.

Symptomatologie. — La plaie, opératoire ou accidentelle, est le siège d'un engorgement chaud œdémateux qui s'étend dans tous les sens avec une extrême rapidité; la suppuration cesse et est remplacée par l'écoulement d'une sérosité citrine ou rosée; les lèvres de la plaie ont une teinte rouge livide, plombée. On note en outre des symptômes généraux alarmants : accélération des grandes fonctions; injection des muqueuses; la température s'élève à 39 ou 40°.

Après vingt-quatre heures, l'engorgement a envahi toute une région; à la périphérie il est encore chaud, douloureux et séparé des parties saines par un fort bourrelet; au centre, il est froid, affaissé, presque insensible; de la plaie il s'écoule un liquide bulleux, roussâtre, d'odeur fétide. Les symptômes généraux s'aggravent encore; les battements du cœur sont violents et tumultueux et contrastent avec

les pulsations qui sont presque imperceptibles; parfois on observe des troubles cérébraux avec agitation, contracture.

Enfin, à la dernière période, l'engorgement, qui est étendu à toute une partie du corps, est affaissé, froid, insensible; à l'exploration manuelle on perçoit de la crépitation très nette, qui indique l'infiltration gazeuse : la peau est décollée par places, parcheminée en d'autres; les muscles mis à nu apparaissent de teinte brune ou violacée; ils sont très friables. Le malade est dans un état de prostration profonde; sa température s'abaisse peu à peu; son pouls devient insensible, tandis que les battements du cœur restent violents; sa respiration est profonde et tremblante. La mort survient rapidement, trois à cinq jours en moyenne après l'apparition des premiers signes.

Une autre forme de la septicémie gangreneuse est la *péritonite* qui survient à la suite de la *castration* (Voy. Péritonite).

Les quelques observations de septicémie chez les *bovidés*, rapportées jusqu'ici, ont trait pour la plupart à la métrite septique à la suite de la parturition.

Chez le mouton, on peut rapporter à la septicémie les accidents de gangrène traumatique observés à la suite de l'inoculation du claveau.

Anatomie pathologique.— Dans toute l'étendue de l'engorgement, les tissus sont en état de putréfaction et répandent une odeur infecte. La peau est décollée et mortifiée; le tissu conjonctif est infiltré par de la sérosité; les muscles sont infiltrés de gaz, friables, cuits, de teinte pâle avec des taches brunes. Le myocarde est friable, de teinte pâle; le péricarde renferme une faible quantité de sérosité. Le sang contenu dans le système veineux est noir, incoagulé, poisseux, d'odeur infecte; la face interne des vaisseaux est colorée en rouge.

Diagnostic. — Il est facile dans tous les cas. Les œdèmes simples tendent à gagner les parties déclives, s'étendent lentement, leur température est uniforme, ils ne sont jamais emphysémateux.

Le diagnostic expérimental sera établi par l'inoculation de la sérosité au cobaye, au lapin et à la poule; tous les trois succombent, tandis que la bactéridie charbonneuse ne tue que le cobaye et le lapin, et que la bactérie du charbon symptomatique tue seulement le cobaye.

Étiologie. — La septicémie est due à l'envahissement des tissus par le *vibrion septique*. Autrefois, on pensait que la maladie était due à l'absorption par l'économie des matières putrides. Cependant Renault, en 1833, attribuait l'infection à l'action septique du sang ou des matières mortifiées ; il remarquait que la présence de l'air est nécessaire à l'apparition de la putréfaction et il insistait sur l'absence de complications des traumatismes sous-cutanés, mis à l'abri de l'air « vicié par des miasmes ». Déjà en 1863 Signol avait trouvé des bactéries en grande abondance dans le sang d'un cheval mort de gangrène traumatique. Plus tard, en 1873, Chauveau établit le rôle des « vibrioniens » dans la putréfaction, le mode d'action et la « nature vivante » des ferments septiques. Pasteur, en 1877, étudie le vibrion septique et indique une méthode de culture. Plus tard, Chauveau et Arloing étudient la maladie au point de vue expérimental et complètent l'étude biologique du bacille ; ils font connaître une méthode d'immunisation.

Le vibrion septique se présente avec des aspects différents suivant les milieux examinés : dans les tumeurs, le bacille est court ; dans le sang, il est long, flexueux. Le microbe est doué de mouvements. Il est anaérobie et cultive dans le vide ou en présence d'un gaz inerte.

Les solipèdes sont très sensibles à l'action du bacille. Chez toutes les espèces, le jeune âge est une condition favorable au développement de la maladie (Cornil).

Le vibrion septique est répandu dans les milieux extérieurs, dans la terre, dans les eaux ; il existe dans le tube digestif de l'homme et des animaux et, après la mort, il envahit l'organisme.

Généralement la gangrène apparaît à la suite de la souillure des plaies profondes, anfractueuses, avec contusion et mortification partielle des tissus, par de la terre, du fumier, etc., contenant des spores virulentes. D'autres fois, le microbe est déposé sur les plaies opératoires par les instruments, les objets de pansement. La gangrène traumatique a été fréquemment observée à la suite de l'ouverture des collections sanguines, ou consécutivement à des sétons, à la castration. L'infection ne se produit qu'aux plaies récentes ; les bourgeons charnus ne se laissent pas traverser par le microbe.

Le virus est très résistant aux divers agents de destruction. Les antiseptiques n'ont presque pas d'action sur lui. Cependant, à 36°, l'acide phénique en solution à 2 ou 3 p. 100 tue le virus en six heures. Tandis que le virus frais est tué en quelques minutes à une température humide de 100°, le virus desséché n'est tué sûrement qu'à une température de 120° prolongée pendant dix à quinze minutes.

TRAITEMENT. — Le traitement prophylactique est basé sur les données étiologiques : opérer aseptiquement ; désinfection aussi parfaite que possible des plaies accidentelles.

Le traitement curatif n'est guère efficace qu'au début, lorsque l'engorgement est peu étendu : cautériser largement toute la plaie ; faire sur l'engorgement des scarifications profondes et nombreuses, avec le cautère ou mieux le bistouri, en empiétant un peu sur les régions saines ; fréquentes injections de teinture d'iode ou d'eau phéniquée à 2 p. 100 dans les plaies, ou mieux lavages avec l'eau oxygénée, et injections sous-cutanées avec cette eau, autour et à la périphérie de l'engorgement.

A l'intérieur, ordonner les excitants diffusibles, vin, café, alcool, les toniques. On conseille aussi la digitale, les injections sous-cutanées d'éther ou de caféine. Nourrir le malade avec des barbotages, du thé de foin, du bouillon, du lait.

SEPTICÉMIES HÉMORRAGIQUES. — Groupe d'affections créé par Hueppe, en 1886, et qui comprend toute une série indéfinie d'infections par la *bactérie ovoïde*. Cette bactérie se présente sous la forme d'un bâtonnet arrondi à ses extrémités, mesurant un peu plus de 1 μ de longueur, qui se colore facilement par les couleurs d'aniline ; les pôles prennent fortement la teinture, tandis que la partie centrale, renflée, reste claire.

C'est un parasite abondamment répandu dans certains sols.

La bactérie ovoïde joue un rôle primordial dans un grand nombre d'infections animales ayant toutes des caractères communs :

1° Dans le type suraigu, l'affection ressemble au charbon.

2° Dans le type aigu, les localisations pulmonaires dominent.

3° Dans le type chronique apparaissent les symptômes de la cachexie.

ÉTIOLOGIE. — L'étiologie des septicémies hémorragiques est intéressante au plus haut point. La bactérie ovoïde, nous l'avons dit, est un parasite *intermittent*, existant à l'état saprophytique en de nombreux milieux, surtout dans les sols, les eaux, les aliments. Certaines formes saprophytes peuvent se montrer pathogènes suivant diverses conditions de réceptivité des animaux ; ou bien les bactéries saprophytes qui sont apportées dans l'intestin par les fourrages, les eaux de boisson, peuvent envahir l'organisme, et engendrer des enzooties limitées, sous l'influence de causes variables : saison, alimentation, réceptivité individuelle. Ces causes modifiant la nature du sol et par conséquent du milieu de culture, rendent la bactérie plus active, plus virulente, ou bien elles favorisent sa pénétration, ou bien elles diminuent la résistance des organismes. Dans les variétés d'infection que nous venons d'envisager, la contagion ne joue qu'un rôle insignifiant. Au contraire, dans d'autres affections (fièvre typhoïde du cheval, maladie des chiens, entérites infectieuses des oiseaux, etc.), la contagion joue un rôle primordial. « Cette série des septicémies hémorragiques représente les phases d'accession de formes saprophytiques vers le parasitisme. Parasites occasionnels d'abord, les bactéries se montrent de plus en plus menaçantes pour l'organisme, l'envahissement devient possible sous des conditions de moins en moins rigoureuses. » (Nocard et Leclainche, *loc. cit.*)

On a tenté de classer les septicémies hémorragiques, d'après leurs caractères bactériologiques.

Lignières reconnaît deux groupes : les *pasteurelloses*, dont le type est la bactérie du choléra des poules (Voy. PASTEURELLOSES), et les *salmonelloses*, groupe à peine ébauché représenté par l'infection type, le *hog-choléra* ou *peste du porc* (Voy. ce mot).

SÉQUESTRATION. — C'est une des formes de l'*isolement*, qui consiste à renfermer les animaux atteints de maladie contagieuse ou contaminés, dans des locaux n'ayant aucune communication avec ceux qui sont habités par des animaux sains (Voy. ISOLEMENT).

SÉQUESTRE. — Portion d'os nécrosé qui se sépare du reste de l'os encore vivant (Voy. NÉCROSE).

SÉREUSE. — Membrane qui tapisse les cavités du corps qui ne sont pas en communication avec l'extérieur. Elle se compose, en général, de deux feuillets : l'un tapisse la cavité, c'est le *feuillet pariétal* ; l'autre recouvre les organes qui y sont contenus, c'est le *feuillet viscéral.*

Les séreuses sont constituées par une membrane basale de tissu conjonctif, dont les faisceaux sont plus ou moins feutrés, recouverte à sa face libre par une couche endothéliale (Voy. ENDOCARDE, PÉRITOINE, PLÈVRES, etc.).

SÉREUSES (BOURSES). — Voy. BOURSES

séreuses, t. I, p. 132, et HYGROMAS, t. I, p. 764.

SÉREUX. — Qui a le caractère de la sérosité. Le pus séreux est liquide, clair, peu coloré, roussâtre ou jaunâtre.

SERINS. — Ce sont des oiseaux de volière recherchés pour leur chant, ou simplement pour leur beauté. On en distingue au moins dix-sept variétés, dont les plus connues sont : le *serin commun*, et le *serin hollandais* ou *parisien* ou *frisé* (1).

Certains éleveurs en vendent chaque année pour 1 000 à 1 500 francs au prix moyen de 100 à 150 francs ; quelques sujets ont même trouvé acquéreur à 900 francs ; le prix le plus bas pour la race pure est de 12 à 15 francs. C'est certainement le seul élevage d'oiseaux de volière capable de donner des bénéfices.

PRODUCTION. — La plupart des serines hollandaises sont bonnes couveuses, mais mauvaises nourrices. Pour obvier à cet inconvénient, on fait autant de couples composés toujours d'un beau mâle hollandais et de serines communes élevant bien, ce qui n'est pas rare. Au moment opportun on met les œufs hollandais aux femelles communes et réciproquement. Si, après un essai, on trouve que les femelles hollandaises nourrissent bien, on les laisse élever ; de toute façon on ne perd pas son temps. Au bout de cinq à six jours d'incubation, on mire les œufs au soleil, ce qui est facile : les œufs clairs sont transparents.

Les nids pour hollandais sont spéciaux : ils sont en peau d'agneau, la laine en dedans, et se trouvent chez les marchands d'oiseaux.

La nourriture consiste en pain trempé dans du lait et en œufs durs que l'on écrase bien, en mélangeant le blanc et le jaune. Les premiers jours, il faut forcer sur le blanc. On donne aussi beaucoup de mouron. Comme graines : colza, lin, petit chènevis (pas d'alpiste). Quand les petits mangent seuls, on les sépare des parents et on leur continue, pendant quelque temps, la nourriture aux œufs ; mais, comme graines, on leur sert la nourriture ordinaire, millet à volonté et colza.

HYGIÈNE. — Elle doit être parfaite : grande propreté et de quoi se baigner deux ou trois fois par semaine. On enlève la baignoire au bout d'une demi-heure. Pour faciliter le nettoyage, on a un double jeu de bâtons-perchoirs, qu'on lave, que l'on désinfecte bien et que l'on change au fur et à mesure des besoins. Il faut

(1) *L'Éleveur*, 9 novembre 1902.

des bâtons de un centimètre de diamètre environ ; avec des bâtons plus fins, les hollandais s'estropient.

Manière de donner la nourriture aux adultes. — Il y a une économie notable à donner les graines séparées. Par exemple, il faut une boîte assez grande pour le millet, et une boîte plate, genre des boîtes à sardine, pour les graines oléagineuses. On place cette dernière dans le milieu de la cage et sur le plateau ; les oiseaux étant rationnés mangent ces graines avec avidité et ont des tendances à se battre. Si on leur présente les graines mélangées, ils vident tout pour choisir celle qui leur plaît.

Beaucoup de personnes prétendent que les hollandais pondent moins que les *communs*. C'est vrai avec la nourriture que les amateurs leur donnent ; mais au bout de quelques années d'élevage, avec le système indiqué plus haut, ils arrivent à produire autant que les *communs* les plus prolifiques.

Pathologie. — Sous le nom de *vertige*, d'*épilepsie*, on confond diverses maladies, les unes d'origine vermineuse, que l'on combattra avec des décoctions d'absinthe, de semen-contra mélangées à la pâtée, ou même avec des fragments de biscuit vermifuge.

Les autres affections sont des congestions causées par l'excès de nourriture et le manque d'exercice. On les évitera en distribuant la nourriture comme il a été dit plus haut et en laissant les animaux à la diète, une fois par semaine, sans nettoyer la cage ce jour-là. Ils sont obligés de se donner beaucoup de mouvement pour trouver leur nourriture dans les résidus qui restent.

L'*évanouissement* ou *syncope* s'observe lorsque, après l'hiver, les oiseaux sont mis à la fenêtre sans transition graduée. Cet état ne dure pas longtemps ; il faut les mettre à une température douce et leur donner quelques gouttes de vin ou de café chaud.

SÉROSITÉ. — Humeur claire, transparente, plus ou moins semblable à l'eau, et de couleur ordinairement plus ou moins citrine.

La sérosité provient du sérum du sang qui a filtré à travers les parois des vaisseaux. A l'état normal, une faible quantité de sérosité humecte légèrement l'endothélium des séreuses.

Son accumulation en grande quantité dans les cavités séreuses constitue les hydropisies : *ascite*, *hydrothorax*, etc.

SÉROTHÉRAPIE. — Médication qui a pour but de conférer l'immunité contre une maladie, en injectant du sérum provenant d'un animal doué lui-même de l'immunité. Ce sérum injecté aide l'organisme dans sa lutte contre l'invasion microbienne et vient renforcer les propriétés bactéricides du sérum du malade.

La durée de l'immunité est moins longue que par la vaccination.

Exemples :

S. *anticancéreux*. — Résultats négatifs (Cadiot).

S. *anticharbonneux*. — Quelques essais heureux (Silavo).

S. *antipneumonique*. — Résultats négatifs.

S. *antistreptococcique*. — Résultats assez favorables dans le traitement de l'anasarque du cheval.

S. *antitétanique*. — Traitement préventif : résultats très favorables. — Traitement curatif : résultats douteux.

S. *antituberculeux*. — Résultats douteux.

S. *antityphoïdique*. — Résultats insuffisants.

S. *de la peste bovine*. — Résultats incomplets.

S. *du rouget du porc*. — Résultats favorables.

Voy. Charbon, Peste bovine, Rouget, Sérum, Tuberculose, Typhoïde (Fièvre) et Tétanos.

SERPENT (*serpens*, ὄις ; all. *Schlange* ; angl. *snake* ; it. *serpente* ; esp. *serpiente*). — Nom vulgaire des reptiles de l'ordre des ophidiens. — Les seuls serpents venimeux de France sont deux vipères qui présentent entre elles de grandes analogies.

SERPENTINE. — Voy. Crapaudine.

SERRÉ (PIED). — Accident de la ferrure, qui est dû à la pression, au serrement exercé sur les parties vives du pied et surtout sur le tissu podophylleux par un ou plusieurs clous implantés trop près des parties vives.

L'accident est dû généralement à l'inhabileté de l'ouvrier qui donne aux clous une mauvaise direction, ou bien à la mauvaise conformation du fer étampé trop à gras, ou bien encore à l'épaisseur exagérée de la lame des clous. L'accident est fréquent aux pieds petits, encastelés, à quartiers faibles et verticaux ; il est plus fréquent au quartier interne qu'à l'externe.

Parfois le cheval manifeste de la douleur et retire son pied lorsque le maréchal implante le clou. Généralement on ne s'aperçoit de l'accident que plusieurs jours après que le cheval a été ferré. Il boite plus ou moins bas, son pied est chaud et sensible, les clous sont « brochés en musique » et l'un d'eux ou plusieurs sont rivés haut sur la paroi.

Il suffit souvent d'enlever le clou vulnérant pour que la boiterie disparaisse un ou deux jours après ; si celle-ci persiste, si le pied reste chaud, il faut amincir la corne, afin de faciliter le gonflement du tissu podophylleux enflammé ; on ordonnera des bains.

Après guérison, on évitera d'implanter des clous au niveau des régions serrées. Si l'accident n'est reconnu que tardivement, la chair du pied peut se mortifier en un point ; on traitera comme il a été dit pour la *piqûre* (Voy. ce mot).

SERRÉ (TALON). — Voy. Encastelure, t. I, p. 430.

SÉRUM. — Partie liquide du sang (Voy. Sang).

Sérums antitoxiques. Sérums préventifs et curatifs. — Le sérum provenant du sang de certains animaux immunisés contre une maladie microbienne est préventif ou curatif, parfois préventif et curatif pour cette maladie.

1° *Sérum préventif.* — Injecté à un animal sain, à dose suffisante, il lui confère l'*immunité*, il l'empêche de contracter la maladie. Le type de ces sérums immunisants est le *sérum antitétanique* (Voy. Tétanos) : on immunise un cheval, en lui injectant d'abord sous la peau, puis dans la jugulaire, des doses progressivement croissantes de toxine fournie par des cultures tétaniques ; le sérum provenant du sang de ce cheval ainsi immunisé est ensuite injecté, à doses variables suivant le sujet (10 centimètres cubes pour le cheval et les bovidés adultes), sous la peau de l'encolure d'un animal sain, auquel il confère l'immunité ; cet animal est mis à l'abri d'une infection postérieure.

On obtient par des moyens analogues des sérums préventifs contre la fièvre aphteuse, la clavelée, la péripneumonie, etc.

L'immunité conférée persiste pendant un temps variable, parfois fort court : c'est ainsi que pour la fièvre aphteuse la durée de l'immunité est de quinze jours à peine, elle est de deux à six semaines pour le tétanos (pour augmenter la durée il suffit d'injecter de nouvelles doses de sérum à quinze jours d'intervalle).

2° *Sérum curatif.* — Il agit sur l'animal déjà infecté. Le sérum curatif type est le *sérum antidiphtérique.* Le *sérum antistreptococcique* est variable dans ses effets suivant la nature et l'intensité de l'infection streptococcique ; c'est ainsi que le sérum obtenu avec le streptocoque pyogène vulgaire n'a aucune action contre le streptocoque gourmeux. Le Dr Marmorek a tenté d'obtenir un sérum qui agisse dans toutes les infections streptococciques ; pour cela, il a injecté à des chevaux producteurs de sérum des toxines provenant de cultures des divers streptocoques ; il a obtenu ainsi un

sérum *polyvalent*, qui agit aussi bien contre l'infection gourmeuse que contre l'anasarque, l'érysipèle, etc.

Le sérum contre le *rouget du porc* est à la fois préventif et curatif ; pour l'obtenir, on injecte, dès le début, dans la jugulaire du cheval, 50 à 100 centimètres cubes de culture en bouillon de veau, puis, à des intervalles de huit à dix jours et à doses croissantes, 100 à 300 centimètres cubes ; il faut environ deux mois pour obtenir un sérum d'activité suffisante. Les animaux traités préventivement par ce sérum possèdent une immunité passive qui ne persiste que pendant un temps très court ; on rend l'immunité très durable en inoculant successivement le sérum et un virus atténué (Voy. Rouget). En outre, l'injection de ce sérum est curative lorsque l'infection est déjà dénoncée par des symptômes.

Le mode d'action de ces sérums est complexe : ils renferment une substance *antitoxique* (sérum antitétanique), qui détruit les toxines sécrétées par les microbes, ou bien ils augmentent la phagocytose et permettent la destruction rapide des microbes.

Sérum antivenimeux. — Provient du sang de chevaux immunisés par des injections successives de doses progressivement croissantes de venin atténué par l'hypochlorite de chaux.

Sérums artificiels. — Solutions salines bouillies et filtrées, renfermant en proportions variées un ou plusieurs sels normaux du sang.

Sérum physiologique :

Sel marin..................	7gr,50
Eau distillée..............	1 000 grammes.

Faire bouillir et filtrer.

Parmi les autres sérums artificiels, nous citerons celui de Hayem :

Chlorure de sodium........	5 grammes.	
Sulfate de soude cristallisé pur....................	10	—
Eau......................	1	litre.

Faire bouillir et filtrer ;

Celui de Cantani :

Chlorure de sodium........	4 grammes.	
Carbonate de soude........	2	—
Eau......................	1	litre.

Faire bouillir et filtrer ;

Le *sérum concentré* de Chéron a pour formule :

Acide phénique neigeux...	1 gramme.	
Chlorure de sodium........	2 grammes.	
Phosphate de soude..	4	—
Sulfate de soude..........	8	—
Eau distillée bouillie.....	100	—

Tous sont inoffensifs ; on les administre en injections tièdes, intraveineuses, ou intra-trachéales, ou intrapéritonéales ou hypoder-miques, toujours à hautes doses et lentement : 250 à 300 grammes pour les grands animaux, 50 à 100 pour les petits. Les injections sont inoffensives. Comme effet consécutif, on constate une grande augmentation de la sécrétion uri-naire, aussi on a supposé que les sérums fai-saient le *lavage du sang* : cela semble certain dans quelques maladies infectieuses ; en tout cas, ils *relèvent la pression artérielle*, si elle est diminuée, *stimulent le système nerveux* et parais-sent favoriser la *phagocytose* : aussi ils sont indi-qués à la suite des grandes hémorragies, dans les divers collapsus, dans les intoxications (empoisonnement, infections et auto-infections). Ils sont contre-indiqués dans les cas de lésions artérielles, cardiaques, pulmonaires et rénales. Il est souvent préférable de faire une saignée avant l'injection.

Sérums précipitants. — Proviennent des lapins traités par des macérations musculaires. Ils sont employés pour le diagnostic différentiel des viandes, à raison de 5 gouttes par 2 centi-mètres cubes d'une macération à 2 p. 100 (deux parties de la viande à reconnaître finement hachée pour 100 de sérum physiologique). Si le sérum provient d'un lapin traité par des macé-rations de viande de même nature que celle à reconnaître, on a instantanément un louche très net.

En règle générale, si l'on inocule à plusieurs reprises à un animal A une matière albumi-neuse (sang, sérum, sperme, liquide d'ascite) provenant d'une espèce animale différente, B, le sérum de l'animal A acquiert la propriété de précipiter *in vitro* les solutions albumineuses de provenance de l'espèce B (Vallée).

Ces sérums précipitants ont de nombreuses applications pratiques ; ce sont d'excellents réactifs de l'espèce ; ils permettent de diagnos-tiquer la nature des taches de sang (médecine légale), ils permettent la différenciation des laits, des viandes de boucherie, etc.

SÉSAMOÏDES. — Petits os courts, arron-dis, dont deux sont placés côte à côte en arrière de l'extrémité supérieure de la première pha-lange dont ils complètent la surface articulaire (*grands sésamoïdes*), et dont un troisième ou *petit os sésamoïde* ou *os naviculaire* est annexé à la troisième phalange (fig. 1623).

Les grands sésamoïdes peuvent être le siège de *fractures*. Le petit os sésamoïde peut être altéré, nécrosé, et consécutivement se fractu-

rer ; ces lésions sont généralement la résultante de la *maladie naviculaire* (Voy. ce mot).

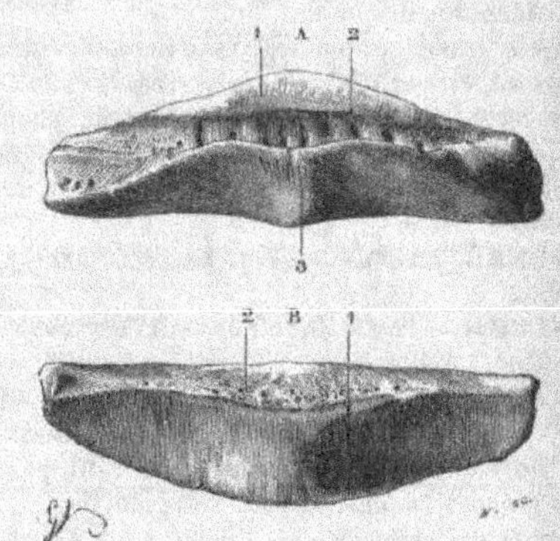

Fig. 1623. — Petit sésamoïde du cheval. — A, vu par son bord antérieur et sa face inférieure. — B, vu par sa face supérieure et son bord postérieur.

1, facette articulaire du bord antérieur correspondant à la facette du bord postérieur de la troisième phalange ; 2, sillon rugueux du bord antérieur ; 3, face inférieure, lisse et ondulée. 1, surface articulaire de la face supérieure s'opposant à l'extré-mité inférieure de la deuxième phalange ; 2, bord postérieur parsemé d'orifices vasculaires (Chauveau et Arloing).

SÉTON (de *seta*, soie, fil, mèche ; all. *Haarseil, Eiterband* ; angl. *seton, setaceum* ; it. *setone* ; esp. *sedal*). — On donne ce nom à un procédé d'exutoire consistant en un corps étranger qu'on passe sous la peau, parfois à travers les tissus plus profonds, afin de déter-miner dans une région quelconque du corps, une irritation locale et plus tard la suppura-tion. — On distingue le *séton à mèche* et le *séton à rouelle*. Le premier consiste en un ruban, une bandelette de toile, parfois une mèche de chanvre qu'on introduit à l'aide d'un instru-ment approprié, à travers les tissus vivants, pour former un trajet artificiel ouvert par les deux extrémités. Le séton à rouelle consiste en une rondelle de cuir ou d'un corps analogue que l'on engage sous la peau après incision et décollement.

EFFETS PHYSIOLOGIQUES. — Sur les jeunes che-vaux de courses *pris dans les épaules*, le séton au poitrail paraît favoriser la croissance, le développement de la région et améliorer les allures, probablement par le travail inflamma-toire qui favorise la nutrition de la région.

EFFETS THÉRAPEUTIQUES. — Les sétons, très en honneur autrefois, déterminent une inflam-mation dérivative ou substitutive ; on les employait surtout contre les affections chroniques; les « sétons de précaution » mis au printemps avaient pour effet, pensait-on, d'évacuer les « humeurs » de l'organisme. Au début de la gourme, ils peuvent rendre des services.

INCONVÉNIENTS. — Les sétons produisent de la suppuration qui affaiblit les animaux; ils exposent à des complications parfois mortelles; ils laissent après eux un trajet cicatriciel induré qui peut tarer.

TECHNIQUE OPÉRATOIRE. — *Règles générales.* —

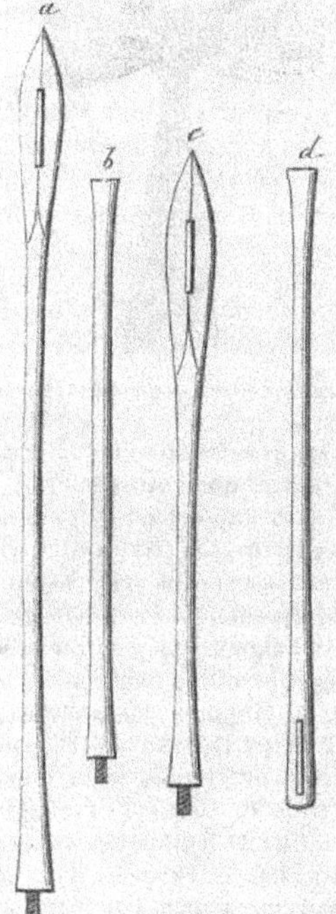

Fig. 1624. — Aiguille à séton unie.

c et *d* forment l'aiguille ordinaire; *b* est une pièce de prolongement; *a*, une aiguille longue qui est courbée sur tige et sert pour le séton de l'épaule.

Les instruments nécessaires sont une aiguille à séton (fig. 1624 à 1628), des ciseaux, un bistouri convexe; on se munit également de bande de fil dont une extrémité est pliée plusieurs fois sur elle-même et arrêtée par un nœud (fig. 1629). Le cheval doit être solidement entravé ou placé dans un travail, car l'opération, très douloureuse, provoque de vives réactions. Le plus souvent l'application d'un tord-nez suffit comme moyen de contention.

Le trajet du séton étant arrêté, avec le bistouri on incise la peau sur une longueur de

2 à 3 centimètres suivant la direction du trajet. On saisit ensuite l'aiguille près de sa lame,

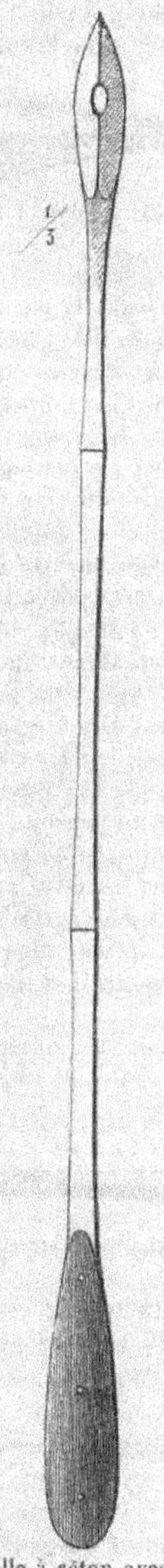

Fig. 1625. — Aiguille à séton avec manche. Elle se dévisse pour pouvoir être mise dans une trousse.

l'index allongé sur la face concave de celle-ci, on la porte dans l'incision cutanée, on la fait progresser dans le tissu conjonctif sous-cutané en suivant le trajet que l'on s'est fixé (en général suivant la direction des poils) et en ayant soin de ne pas blesser ni la peau, ni les couches

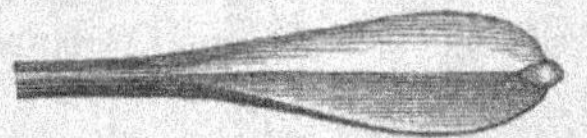

Fig. 1626. — Aiguille à séton à pointe boutonnée.

musculaires ; on facilite le mouvement de l'aiguille en soulevant la peau en avant de sa pointe, avec la main libre. Dès que l'on juge la longueur du séton suffisante, on perfore la peau avec l'extrémité de l'aiguille enfoncée d'un coup sec ; il est bon de faire contre-appui avec les ciseaux en avant et au-dessous de la pointe.

On passe l'extrémité non enroulée de la bande dans le chas de l'aiguille et on retire celle-ci ; on dégage ensuite l'extrémité de la bande que l'on arrête par un nœud semblable à celui de l'autre bout (fig. 1629). Il est préférable que le ruban ait été trempé dans l'essence de térébenthine. On met un collier à chapelets, pour que le cheval n'enlève pas le séton.

Séton au poitrail. — Si on applique un seul séton, on le passe sur la ligne médiane, de la partie antérieure du sternum au voisinage du passage des sangles. Si on en applique deux, on les passe dans les inter-ars en les faisant légèrement converger en arrière.

L'opérateur se place un peu en avant du membre antérieur droit et tient l'aiguille de la main droite.

Séton à l'encolure. — On en applique deux, distants l'un de l'autre de 10 centimètres, dans

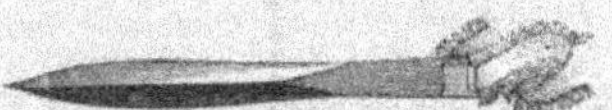

Fig. 1627. — Aiguille à séton pour le chien.

les régions antérieures de l'encolure ; on leur donne une direction verticale ou un peu oblique en bas et en arrière.

Fig. 1628. — Aiguille-stylet.

On incise la peau un peu au-dessus de la gouttière jugulaire et on pousse l'aiguille de bas en haut dans cette direction ; on la fait sortir à trois travers de doigt de la base de la crinière.

Séton à la joue. — Se passe sur le plat de la joue, parallèlement à la crête zygomatique.

Séton à l'épaule. — On applique un séton en avant de l'articulation, un autre au côté externe de celle-ci. On se place de profil près du membre, le dos tourné vers l'arrière du cheval.

Le séton antérieur se passe en deux temps. On fait une incision cutanée en avant de l'arti-

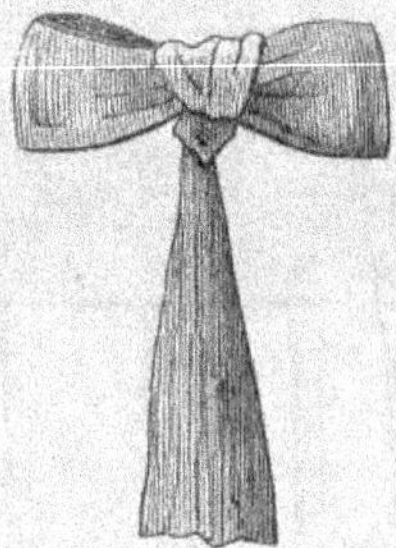

Fig. .1629 — Nœud d'une mèche de séton.

culation. On pousse l'aiguille de haut en bas, le long de la face antérieure du bras, et on la fait sortir à 15 centimètres de l'incision, puis on passe la mèche. On fait ensuite, à la limite du tiers inférieur et du tiers moyen du bord cervical de l'épaule, une nouvelle incision ; on y introduit l'aiguille que l'on pousse de haut en bas vers la première incision.

Le séton postérieur se passe verticalement et en un seul temps ; il part d'une incision faite un peu en arrière du premier séton, à une dizaine de centimètres au-dessus de l'articulation ; sa longueur est de 20 centimètres environ.

Séton aux côtes. — On passe deux sétons sur chaque paroi thoracique, l'un à 10 ou 15 centimètres en arrière du bord postérieur des muscles olécrâniens, l'autre à 8 ou 10 centimètres en arrière du premier. On leur donne une direction verticale sur les chevaux gras ; on les passe chacun le long d'un espace intercostal sur les chevaux maigres.

Ils occupent en hauteur un peu plus du tiers moyen du thorax, mais il ne faut pas dépasser la veine de l'éperon.

Séton à la hanche. — On passe verticalement deux sétons distants de 10 centimètres, l'un en avant, l'autre en arrière de l'articulation coxo-fémorale, et longs d'une trentaine de centimètres.

Séton à la fesse. — On passe un séton qui part un peu au-dessous de la saillie ischiale, longe le bord postérieur de la fesse et sort à la partie supérieure de la jambe. L'opérateur se place contre le membre, le dos tourné vers la tête du cheval.

Séton au grasset. — Il est bon de marquer au préalable les limites du séton : 10 à 15 centimètres au-dessus du centre de la jointure et 10 à 15 centimètres au-dessous. Ensuite on couche le cheval sur le côté opposé, on porte le membre à opérer en avant et on passe le séton en évitant de blesser la synoviale.

Séton au ventre. — Se passe sur la ligne médiane, de l'appendice xiphoïde du sternum à une dizaine de centimètres en avant du fourreau ou de la mamelle. L'opérateur fait lever le membre antérieur gauche, se place en arrière du membre antérieur droit, les genoux fléchis, le dos tourné vers la tête du cheval, et il tient l'aiguille solidement, pointe en dehors.

Si l'animal est irritable, il faut le coucher.

Séton à rouelle. — On se munit d'un disque de

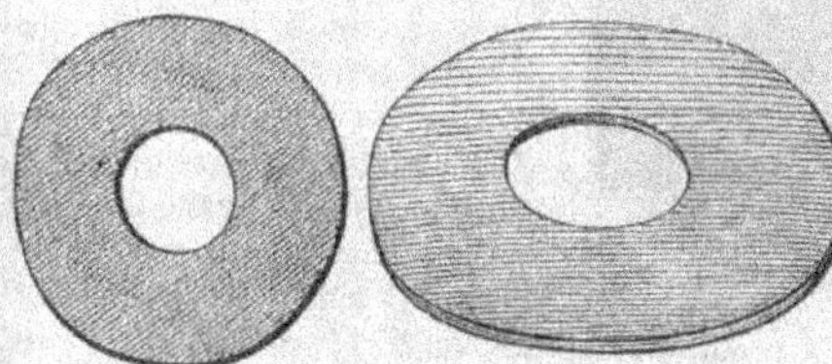

Fig. 1630. — Séton à rouelle.

cuir de 6 à 7 centimètres de diamètre (fig. 1630). On applique le séton généralement au niveau des articulations de la hanche ou de l'épaule. On fait à leur niveau une incision verticale de 3 à 4 centimètres; avec les ciseaux courbes on décolle la peau tout autour et au-dessus.

On introduit ensuite le disque après l'avoir plié en deux et on l'étale dans la cavité (Cadiot, *Exercices de chirurgie hippique*).

Chez le *chien*, on applique parfois un *séton à la nuque* avec une petite aiguille à séton (fig. 1627 et 1628).

Soins consécutifs. — A partir du deuxième et du troisième jour, la suppuration apparaît; il faut alors, une ou plusieurs fois par jour, bien presser le trajet du séton avec le doigt, afin de faire sortir le pus par chacune des ouvertures; puis avec une éponge propre et de l'eau chaude laver le ruban; pour cela, on défait l'un des nœuds, on tire sur l'autre extrémité, de façon à amener au dehors la partie du ruban qui était sous la peau, en ayant soin de ne pas faire sortir le ruban. On remet ensuite le séton en place et on lave également les deux plaies. Si le ruban venait à sortir complètement, on en remettrait un autre, avec le talon de l'aiguille à séton ou avec la sonde.

Si le séton reste longtemps, le ruban peut se déchirer : on le remplace de la même façon, ou simplement en fixant à une de ses extrémités un autre ruban, au moyen d'une épingle et en tirant sur l'autre extrémité. La pointe de l'épingle doit être dissimulée entre les deux rubans et c'est sa tête et non sa pointe qui doit marcher en avant. Lorsque le séton est resté longtemps en place, surtout dans les cas de gourme, de maladies de poitrine, il y a avantage, après la suppression, à purger le cheval.

Complications. — L'*hémorragie* est ordinairement peu abondante; si elle présente un caractère inquiétant, on passe une mèche de chanvre volumineuse dans le trajet. Les complications des plaies en général peuvent survenir aux sétons : *infection purulente, tétanos* et surtout *septicémie gangreneuse.*

Les *abcès* se forment quelques jours après l'application du séton ou après l'enlèvement de la mèche. On les traite par la ponction et les injections antiseptiques.

L'*induration cicatricielle* du trajet du séton disparaît à la longue. On traite par les applications vésicantes.

On évitera les abcès et indurations en continuant les lavages et la pression après l'enlèvement du séton, tant qu'il y a de la suppuration ; puis en faisant sur le trajet une friction de pommade au biiodure de mercure.

SETTERS (**Chiens**). — Ce sont des épagneuls anglais (*chiens couchants*). On en distingue trois variétés : le *Laverack*, qui est blanc moucheté de noir ou de rouge, l'*Irlandais*, qui est rouge, et le *Gordon*, qui est plus lourd, à poil plus rude, il est moins recherché aujourd'hui. Tous ces chiens sont utilisés comme chiens d'arrêt (fig. 1631).

SEVRAGE (all. *Entwöhnen* ; angl. *weanning*). — Opération qui consiste à substituer, chez le jeune animal, l'alimentation végétale ou mixte à l'alimentation lactée. Cette opération a une importance capitale sur le développement ultérieur des jeunes animaux. Deux choses sont à considérer : 1° le moment le plus convenable pour pratiquer le sevrage ; 2° son mode d'exécution.

L'époque du sevrage varie, non seulement dans les différentes espèces, mais aussi quelquefois dans les individus d'une même espèce. On admet empiriquement que la durée normale de l'allaitement devrait avoir la moitié de la durée de la gestation. D'autre part, il est reconnu que l'alimentation lactée n'est plus indispensable lorsque apparaissent les premières molaires permanentes (chez les herbivores ce sont les quatrièmes de chaque rangée qui se

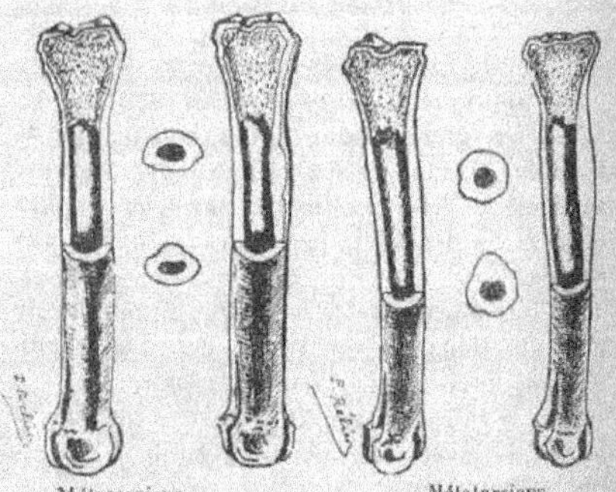

Fig. 1631. — Setter anglais ou setter Laverack.

montrent les premières). L'état de la mère et la richesse de son lait doivent aussi être pris en considération (fig. 1631).

Il est important, pour l'exécution du sevrage, de passer lentement, sans transition brusque, de l'alimentation lactée à l'alimentation végétale. La durée du sevrage doit être de trois à quatre ou cinq semaines ; on remplacera progressivement les tetées par un repas de substances farineuses délayées dans l'eau.

Aux équidés, on donnera des féveroles auxquelles on ajoutera peu à peu l'avoine. Dans les haras de courses, il y a une petite mangeoire dans laquelle, à partir du troisième mois, on met un peu d'avoine pour le poulain, la mère restant attachée auprès d'une autre mangeoire.

Pour les bovidés et les ovidés, on préférera les tourteaux ; pour les suidés, la farine d'orge mélangée au petit lait (A. Sanson).

Il peut être nécessaire de purger la mère (sirop de nerprun de préférence, pour les chiennes) et de faire sur les mamelles des applications légèrement astringentes.

SEXE (*sexus* ; all. *Geschlecht* ; angl. *sex* ; it. *sesso* ; esp. *sexo*). — Ensemble des différences qui, chez les êtres organisés, existent entre celui

qui porte l'appareil générateur mâle et celui qui a l'appareil femelle, et qui se manifestent dès l'apparition de l'ovaire et du testicule.

Son influence est peu considérable, chez les animaux, au point de vue de l'étiologie des maladies.

SEXUÉ, ÉE. — Se dit d'un individu présentant les attributs caractéristiques de l'un ou l'autre sexe.

SHORE SHINS. — Affection particulière du canon, commune sur les poulains de pur sang de dix-huit mois à deux ans qui sont à l'entraînement. Elle se caractérise par une tuméfaction diffuse et douloureuse de la face antérieure du canon et par une boiterie intense. Cagny pense, avec Williams, qu'il s'agit là d'une périostite du canon. Abadie, Weber, croient à une lésion des extenseurs.

Joly a reconnu que la maladie peut être causée par une ostéite métacarpienne totale.

Sur la figure 1632, on voit que l'épaississement de l'os s'est produit dans les parties profondes et non dans la partie sous-périostique.

Fig. 1632. — Shore shins antérieur (cheval Florin) et postérieur, avec pièces de comparaison) Joly, *Maladies du cheval de troupe*).

TRAITEMENT. — On traitera par le repos et les vésicants.

SIALAGOGUES (*sialagogus* ; all. *speicheltreibend* ; angl. *sialogogue* ; it. et esp. *sialagogo*). — Agents qui provoquent la sécrétion de la salive. Les sialagogues sont souvent des corps solides, agissant mécaniquement au moyen de la mastication, dont les mouvements excitent l'action des glandes salivaires (*masticatoires*). D'autres fois ce sont des substances stimulantes, solides, molles ou liquides. Les racines de pyrèthre, d'impératoire ou d'angélique, de jaborandi, les fleurs de sabine sont sialagogues.

SIALORRHÉE. — Salivation abondante. Voy. SALIVATION et PTYALISME.

SIBILANT, ANTE. — *Râle sibilant.* Sifflement musical d'un ton plus ou moins aigu, qui accompagne ou masque le murmure respiratoire à la première période de la bronchite (Voy. AUSCULTATION).

SIDÉRATION (*sideratio*, de *siderare*, frapper d'une influence maligne, de *sidus*, astre ; all. *Bösartigkeit* ; angl. *sideration*, *sphacelus* ; it. *siderazione* ; esp. *sideracion*). — État d'anéantissement subit produit par certaines maladies qui semblent frapper les organes avec la promptitude de la foudre, comme l'apoplexie, etc. ; action autrefois attribuée à l'influence malfaisante de certains astres.

SIFFLAGE. — Synonyme de *cornage* (Voy. t. I, p. 313).

SIGNALEMENT. — C'est l'énumération, en termes aussi succincts et aussi précis que possible, des caractères extérieurs d'un cheval, lesquels permettent de distinguer celui-ci de tous les autres.

Dans l'armée, on adopte l'ordre suivant :

1° Numéro matricule ;

2° Nom ;

3° Sexe (E, H ou J ; M^l (mulet), M (mule) ;

4° Age ;

5° Taille ;

6° Robe ;

7° Particularités dans l'ordre suivant : celles sans siège fixe et celles du corps, puis celles de la tête, celles des membres et enfin les marques naturelles ou accidentelles. On ajoute à cela le nom du dépôt de remonte acheteur, le prix d'achat, l'arme dans laquelle on classe le cheval.

Dans le commerce, on indique généralement l'espèce et le sexe, la race, l'aptitude (propre à…), la robe, sa variété, ses particularités, l'âge exact ou approximatif, la taille supposée ou prise avec une toise, les marques naturelles ou accidentelles et les tares indélébiles, la date.

Exemple : *Donjon*, cheval hongre, anglo-normand, carrossier, queue en balai, dix ans, 1^m60. Bai clair, pelote irrégulière bordée, balzanes diagonales gauches. — Si la taille n'a pas été mesurée à la toise, on écrit 1^m,60 environ. A Paris le 29 décembre 1903.

Dans certains cas, le signalement est plus compliqué.

Exemple : N° matricule 797, *Bariolet*, étalon pur sang anglais, propre à la selle, né en France en 1878 par *Trocadéro*, pur sang anglais, et *Barioletto*, pur sang anglais, 1^m,62. Alezan, pelote en tête prolongée par une liste mélangée, terminée par du ladre entre les naseaux, trace de balzane postérieure gauche, taches blanches accidentelles en arrière du garrot et sur les côtes à gauche. A gagné… en… Acheté par l'administration des haras, etc., à Pompadour, le… mai 188.. (1).

SIGNE. — Le signe est une induction que l'on tire de l'examen et de l'appréciation des symptômes d'une maladie, une opération de l'esprit qui sert à porter un jugement sur une maladie, d'après la considération des circonstances qui l'ont précédée, de son origine, de son état, de son existence, de sa nature, de son siège, de l'issue probable qu'elle aura, et du traitement qui pourra lui être applicable. Le signe est une conclusion que l'esprit tire des symptômes observés.

Cependant souvent on confond *signe* avec *symptôme*.

SINAPISME. — Cataplasme dont la moutarde noire fait la base, et qu'on applique pour déterminer la rubéfaction et produire une excitation générale ou une révulsion. Les moutardes déshuilées sont préférables ; elles s'emploient en sinapismes volants ou en cataplasmes. N'employer que de l'eau tiède pour délayer la farine.

Sinapisme.

Poudre de moutarde.......	200 grammes.
Eau.....................	100 —

MODE D'EMPLOI. — On se sert généralement d'un appareil à sinapismes. Un moyen simple d'appliquer les sinapismes pour les chevaux et pour les chiens consiste à faire un matelas avec un sac à grains rempli de débris de paille ou de fourrage (Voy. t. II, p. 200, fig. 1177 et 1178).

La farine de moutarde est délayée sur un linge posé sur ce matelas que l'on place sur le sol sous le corps du cheval. Deux aides placés l'un à droite, l'autre à gauche, soulèvent le matelas, ils viennent le lier sur le dos du malade au moyen de plusieurs cordons, trois au moins de chaque côté, en ayant soin d'interposer un peu de paille entre les cordons et la peau pour éviter les blessures.

Pour les chiens, le matelas est remplacé par

(1) RELIER. *Guide pratique de l'élevage du cheval.*

un corset un peu élastique fait avec un morceau de flanelle ou de couverture qui est bouclé ou lacé sur le dos.

Il est bon de laisser le cheval attaché au râtelier et de le surveiller.

Le sinapisme peut être appliqué pendant un temps variable, suivant le degré de sang du cheval, la finesse de sa peau, la nature de la maladie, sa gravité, etc. En général on le retire après une à trois heures. Il est indiqué de desserrer les courroies ou les cordons de l'appareil à sinapisme, quelque temps, une demi-heure ou une heure après son application, de façon à ne pas comprimer l'engorgement.

On augmente l'effet du sinapisme en faisant précéder son application d'une friction sinapisée. Certains vétérinaires font une friction de pommade mercurielle sur l'engorgement du sinapisme afin d'éviter les chutes de peau.

Frictions sinapisées. — Délayer la moutarde dans un excès d'eau, de façon à faire une bouillie assez liquide. En frictions sur les membres, sous la gorge, etc.

L'application des sinapismes et frictions sinapisées est souvent douloureuse, surtout sur les chevaux de pur sang; il faut modérer leur action et ne pas prolonger leur application dans les affections de poitrine; pour les chevaux de pur sang, Cagny préfère une application de moutarde sur les reins et la croupe.

SINUS. —ANATOMIE. — Cavités anfractueuses, creusées dans l'épaisseur des os de la tête, sur les limites du crâne et de la face. Ces cavités sont paires et on en compte cinq de chaque côté: le sinus frontal, le sinus maxillaire supérieur, le sinus sphénoïdal, le sinus ethmoïdal et le sinus maxillaire inférieur (fig. 1633). Les quatre premiers communiquent ensemble; le dernier est isolé.

Le sinus frontal est situé au côté interne de l'orbite; il communique avec le sinus maxillaire supérieur par une grande ouverture. Le sinus maxillaire supérieur, le plus grand de tous, est séparé en deux compartiments par le conduit dentaire supérieur; le compartiment interne communique avec les sinus sphénoïdal et ethmoïdal.

Le sinus sphénoïdal est très irrégulier et divisé en plusieurs compartiments; il communique avec le sinus sphénoïdal du côté opposé.

Le sinus ethmoïdal est constitué par la cavité de la grande volute ethmoïdale.

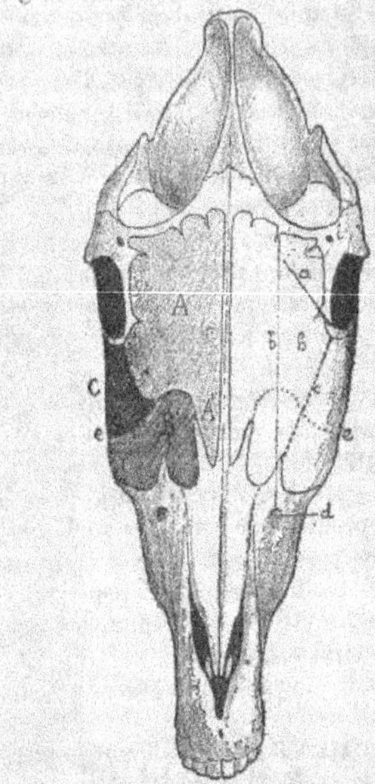

Fig. 1633. — Anatomie des sinus, vue extérieure.

A, sinus frontal; A', son prolongement ethmoïdal; B, sinus maxillaire inférieur; C, sinus maxillaire supérieur; *a*, ligne correspondant à la paroi interne de la cavité orbitaire; *b*, ligne correspondant au trajet du conduit dentaire supérieur; *c*, ligne correspondant au trajet du conduit lacrymal; *d*, trou sous-orbitaire; *e*, limite commune du sinus maxillaire; *h*, région où existe la communication entre le sinus frontal et le sinus maxillaire supérieur; *i*, trou sourcilier (L. Blanc).

Le sinus maxillaire inférieur est creusé dans

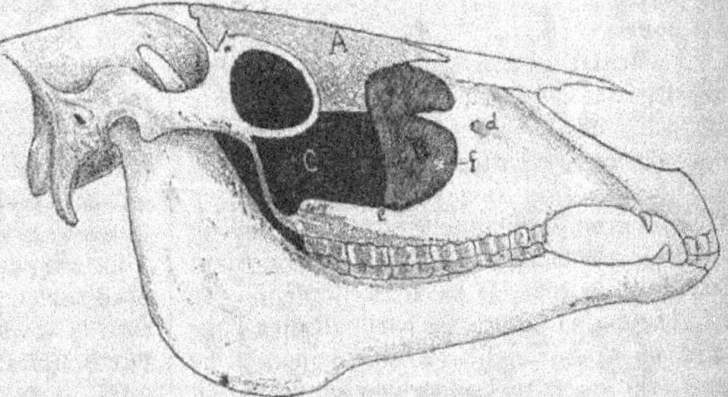

Fig. 1634. — Anatomie des sinus, coupe.

A, sinus frontal; B, sinus maxillaire inférieur; C, sinus maxillaire supérieur; *d*, trou sous-orbitaire; *e*, limite commune des sinus maxillaires; *f*, pointe de la crête zygomatique (L. Blanc).

le maxillaire supérieur et est partagé en deux compartiments, dont l'interne reçoit les racines de la quatrième molaire.

Tous les sinus d'un même côté communiquent avec la fosse nasale correspondante par la fente courbe qui existe au fond du méat moyen, fente qui pénètre dans le sinus maxillaire supérieur et qui arrive aussi dans le sinus maxillaire inférieur.

En pénétrant dans les sinus, pour en tapisser les parois, la pituitaire devient très mince et peu vasculaire (fig. 1634).

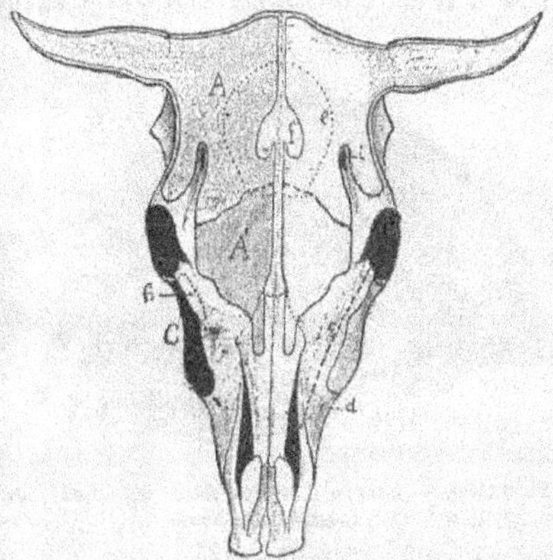

Fig. 1635. — Anatomie des sinus, vue extérieure.

A, sinus frontal ; A', prolongation du sinus frontal dans le cornet ; C, sinus maxillaire ; c, projection du trajet du cordon lacrymal ; d, trou sous-orbitaire ; e, projection de la cavité crânienne ; f, zone médiane où la paroi cranienne est directement unie à la surface du frontal ; b, projection de l'orifice de communication entre le sinus maxillaire et la cavité nasale ; i, trou sourcilier (L. Blanc).

Chez le bœuf, le sinus frontal, très développé, se prolonge dans la cheville osseuse qui supporte la corne (fig. 1635). Il n'y a qu'une paire de sinus maxillaires (Chauveau et Arloing).

Pathologie. — **Collection purulente** ou *Catarrhe chronique*. — Elle est fréquente chez le cheval. Généralement elle intéresse tous les sinus d'un côté.

Étiologie. — Parfois elle est une terminaison de l'inflammation *aiguë* de la muqueuse des sinus : les produits de sécrétion s'écoulent difficilement, se concentrent dans les parties déclives et la suppuration survient. Les autres causes sont : les traumatismes pénétrants ou non, avec ou sans fracture ; la carie des quatre dernières molaires avec perforation des alvéoles et pénétration de la salive et des matières alimentaires riches en microbes dans la cavité des sinus maxillaires supérieur (5e et 6e molaires) ou inférieur (3e et 4e) ; les tumeurs ; les parasites ; les corps étrangers. Enfin elle peut être

sous la dépendance de la morve et de la gourme.

Chez le bœuf, en outre de ces causes il faut mentionner la fracture et l'amputation des cornes, certaines blessures faites par le joug.

Symptomatologie. — Il existe un *jetage* ordinairement unilatéral, cailleboté ou grumeleux, mal lié, *d'odeur fétide*, qui est intermittent ou rémittent et qui s'écoule surtout pendant l'exercice ou lorsque le cheval baisse la tête, pour boire par exemple. Il existe une *glande* dans l'auge, roulante, assez dure. Les os de la face sont déformés, *bosselés*. La percussion des sinus malades dénonce de la matité ou de la submatité.

Parfois on constate des troubles fonctionnels : respiration difficile, cornage, etc. ; on a observé des signes de méningite.

L'affection n'a aucune tendance à la résolution.

Diagnostic. — La *collection purulente des poches gutturales* se différencie par un jetage, fade ou peu fétide, abondant surtout pendant la déglutition ; absence de bombement des os de la face, tuméfaction de la région parotidienne. Les *tumeurs des cavités nasales* s'accompagnent d'un jetage strié de sang ; la respiration est dyspnéique, sifflante ; l'examen attentif des cavités permet d'établir le diagnostic.

Lors de *morve* nasale ou des sinus, le jetage est visqueux, poisseux ; la glande est dure, profonde, adhérente à la base de la langue ; il est alors indiqué d'établir le diagnostic par une injection de maléine.

Pronostic. — Assez grave, surtout lorsqu'il existe de la carie dentaire. L'affection est parfois incurable lorsqu'elle est la conséquence de tumeurs ou bien qu'elle se complique de nécrose des parois des sinus.

Traitement. — Consiste à trépaner les sinus (Voyez Trépanation) et à faire dans leur cavité des injections antiseptiques astringentes ou substitutives.

Soins consécutifs. — Les jours suivant l'opération, on fait de fréquentes injections antiseptiques chaudes, solutions phéniquée (2 p. 100), crésylée (3 p. 100), de permanganate de potasse (2 p. 1000), etc., puis au bout d'une semaine on a recours aux injections astringentes, solutions d'alun (3 p. 100), de sulfate de fer, de cuivre (3 p. 100), eau blanche, solution iodo-iodurée, etc. Il sera bon de varier les substances employées. Ce n'est qu'après un certain temps, lorsque l'affection traîne en longueur, que l'on aura recours aux injections substitutives. Si le pus est très épais (collections anciennes), il y aura avantage à le ramollir avec de grands lavages avec eau et bicarbonate de soude (25 à 50 grammes par litre), suivis de petites injections d'un mélange d'huile et d'essence de térébenthine par parties égales. Il faut quelquefois quinze jours avant que le liquide injecté ressorte par les narines.

Généralement la sécrétion se tarit peu à peu, et au bout de quatre à six semaines la guérison survient. Dès que la suppuration est tarie, on enlève le drain et on laisse se fermer l'ouverture du sinus frontal.

Corps étrangers. — Matières alimentaires qui pénètrent à la faveur d'une lésion dentaire, esquilles osseuses nécrosées, fragments d'os ou objets de pansement tombés dans les sinus au cours de la trépanation, balles, etc. Généralement ces corps étrangers engendrent la collection purulente des sinus, ou bien y entretiennent la suppuration. Certains corps non putrescibles (balles) peuvent être tolérés.

Lésions traumatiques. — Elles sont produites par des corps contondants ou sont dues à des chutes sur la tête. Lorsqu'il y a fracture des parois d'un sinus, il existe une dépression très visible, avec crépitation et épistaxis.

Lors de fracture fermée sans complications, on traitera par les lotions tièdes ou l'irrigation continue et les fumigations antiseptiques. S'il y a plaie pénétrante, on extraira les esquilles détachées et les corps étrangers, on désinfectera la plaie, on la drainera et on en fera la suture si possible est. Il sera parfois nécessaire de remettre les fragments enfoncés en place à l'aide d'un tire-fond, d'une érigne, ou mieux d'un élévatoire manœuvré comme un levier du premier genre.

Parasites. — Chez les *solipèdes*, on rencontre rarement des sangsues ou des linguatules (Voy. t. II, p. 275, fig. 1266, 1267).

Chez le *mouton*, il n'est pas rare de rencontrer des larves d'*œstres cavicoles* (*œstrus ovis*). Ces parasites déterminent une affection spéciale désignée sous les noms de *mal d'œstre*, de *vertige d'œstre*, de *faux tournis*, caractérisée par une inflammation chronique des cavités nasales et des sinus et par des troubles nerveux (Cadéac).

Faux tournis. — Voy. ŒSTRES. — En été, les œstres femelles s'abattent sur les troupeaux de moutons et déposent leurs œufs au pourtour des naseaux. Les moutons sont affolés, inquiets, s'ébrouent, éternuent, s'agitent, surtout quand les larves montent dans les cavités nasales.

Les larves s'enfoncent dans les sinus frontaux et maxillaires ; on peut en trouver un nombre variable, trois ou quatre ordinairement, parfois jusqu'à quatre-vingt ; exceptionnellement elles peuvent perforer la lame ethmoïdale et pénétrer dans le cerveau.

SYMPTOMATOLOGIE. — Durant l'évolution des œstres, les symptômes font généralement défaut. Ceux-ci se manifestent surtout au printemps, lors de la maturité des parasites. Les animaux

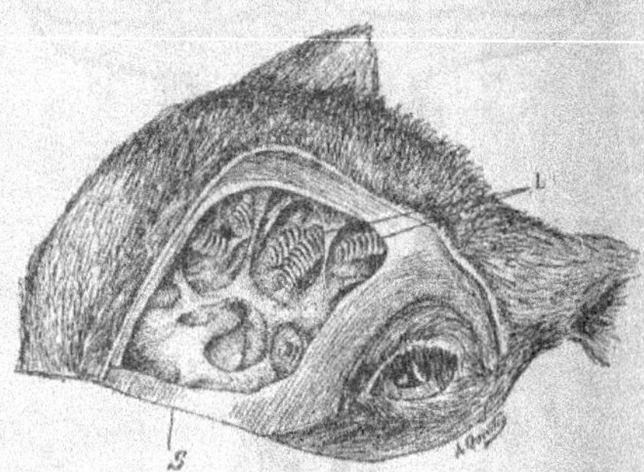

Fig. 1636. — Larves d'œstres dans les sinus frontaux du mouton.

L, œstres fixés à la muqueuse ; S, limite des sinus.

tiennent la tête basse, se frottent les naseaux avec leurs pattes ou bien contre les corps durs ; on note des éternuements, des ébrouements fréquents ; il y a du jetage séreux, muqueux ou mucopurulent ; les paupières sont tuméfiées (fig. 1636).

Les troubles nerveux consistent en une incoordination des mouvements ; les animaux marchent le nez au vent ou bien la tête renversée, les membres sont levés haut et de côté ; parfois les moutons tournent en cercle (faux tournis). On peut observer des accès de vertige, des crises épileptiformes. La mort survient souvent quelques jours après l'apparition de ces troubles.

TRAITEMENT. — Les sternutatoires, les fumigations, les injections irritantes sont généralement impuissants. Zürn conseille de pratiquer la trépanation ; on peut extraire ensuite les parasites. Le mieux est de livrer l'animal pour la boucherie dès l'apparition des troubles nerveux.

Linguatules. — Dans les sinus du *chien*, on peut trouver exceptionnellement des *linguatules*. Voy. NASALES (*Cavités*).

La *linguatule tænioïde* ou *Linguatula rhinaria* ou *Pentasoma tænioïdes* vit surtout dans les cavités nasales du chien. Les animaux s'infectent en mangeant des organes de la cavité abdominale ou les poumons d'herbivores, renfermant des larves de linguatules enkystées (fig. 1637).

On note les signes d'un catarrhe nasal chronique avec éternuements fréquents et répétés, et à certains moments des ronflements sonores. Les chiens se frottent le nez contre les corps durs, se grattent avec leurs pattes. L'asphyxie peut survenir. On observe parfois des crises épileptiformes.

Le traitement est nul.

Tumeurs. — Signalées dans toutes les espèces animales, elles sont plus communes chez le cheval. Ces tumeurs sont primitives ou secondaires, nées dans les cavités buccale, nasale ou pharyngienne. De même, des tumeurs nées dans les sinus peuvent se propager dans les cavités nasales.

On a rencontré des *sarcomes*, des *épithéliomes*, des *kystes*, des *myxomes*, des *polypes*, des *ostéomes* ou des *kystes dentaires*.

Les *symptômes* sont assez nets : jetage purulent, strié de sang, d'odeur fétide ; déformation de la face ; matité et sensibilité à la percussion des sinus ; glande dans l'auge.

DIAGNOSTIC. — Il est assuré par la trépanation.

TRAITEMENT. — On ouvre largement soit le sinus frontal, soit les sinus maxillaires, puis on fait l'ablation des tumeurs par arrachement ou par écrasement.

S'il s'agit d'une tumeur maligne, étendue aux parois osseuses des sinus ou avec volumineuse adénopathie, il ne faut pas intervenir.

SIROP. — Médicament liquide et un peu fluide, que l'on obtient en dissolvant à chaud deux parties de sucre dans une partie d'eau (sirop simple) ou d'un liquide actif (sirop composé).

Sirop alcalin.

Bicarbonate de soude..... 8 grammes.
Sirop simple .... 60 —

Par cuillerées. — Arthritisme. — *Chien.*

Fig. 1637. — Linguatule rhinaire femelle (grandeur naturelle).

Sirop de Desessartz.

Ipéca concassé............. 6 grammes.
Feuilles de séné........... 20 —
— de serpolet....... 6 —
Fleurs de coquelicot....... 25 —
Sulfate de magnésie....... 20 —
Vin blanc.................. 150 —
Eau de fleur d'oranger.... 150 —
Eau bouillante............. 600 —
Sucre...................... Q. S.

Une cuillerée petite, moyenne ou grande, suivant la taille, à répéter dans la journée. — *Chien :* maladie du jeune âge. — *Chat :* bronchite.

Sirop diacode.

Extrait thébaïque.......... $0^{gr},05$
Eau distillée .... 5 grammes.
Sirop simple .... 95 —

Petits animaux. — Par cuillerées.

Sirop d'iodure de potassium.

Iodure de potassium....... 25 grammes.
Eau distillée.............. 25 —
Sirop d'écorces d'oranges
amères................. 950 —

20 grammes contiennent $0^{gr},50$ d'iodure.

Sirop thébaïque.

Extrait d'opium .... 1 gramme.
Eau distillée .... 8 grammes.
Sirop de sucre .... 495 —

Chien, chat. — Par cuillerées. — 20 grammes contiennent $0^{gr},04$ d'extrait d'opium.

SOIE (all. *Weisse Borste, Angel* ; angl. *bristle* ; it. *la sita, setol, mal del riccio ; soyon, poil piqué*). — Anomalie congénitale du porc, qui est caractérisée par la présence d'une fistule située sur le côté du cou, entre la jugulaire et la trachée, un peu au-dessous des glandes parotides ; très souvent des soies accolées ensemble par le produit qui suinte de cette fistule, pénètrent dans cet étroit canal et continuent plus ou moins longtemps leur croissance vers le fond de la fistule.

Cette fistule est assez fréquente chez les jeunes animaux et dans les races communes. Les recherches de Zundel et Zahn ont établi sa nature. Elle n'offre pas de gravité.

SOIF. — Désir des boissons, besoin de boire. Les animaux boivent relativement peu. L'intensité de la soif varie considérablement suivant la nature de l'alimentation. Certaines causes, outre le régime alimentaire, augmentent la soif : les fortes chaleurs, l'inhalation de poussières irritantes, une perte de sang (saignée, opération chirurgicale), la diarrhée, les purgations, la fièvre, etc.

La soif peut être diminuée, suspendue ou abolie.

Quand la soif est intense, il ne faut pas laisser boire les animaux à discrétion ; il faut leur « couper l'eau ». Lors de maladie, on donnera de l'eau blanche fraîche, édulcorée avec du miel ou légèrement acidulée.

Siège de la soif. — La première manifestation de la soif est une sensation de sécheresse dans le pharynx, due à ce que les glandes ne déversent plus leur produit dans l'arrière-bouche.

La soif est due à ce que le sang ne renferme plus une quantité d'eau suffisante. Il existe un rapport entre les sécrétions sudorale et urinaire, d'une part, et la soif de l'autre.

SOLANDRES. — Crevasses du pli du jarret. Voy. CREVASSES et PSORIASIS.

SOLE. — Voy. PIED.

Sole chauffée ou **brûlée**. — Accident de la ferrure qui consiste en une inflammation du tissu velouté, produite par la chaleur que dégage le fer chaud porté sous le pied lors de l'exécution de la ferrure. Les pieds à sole mince, trop parés, plats, combles, fourbus y sont prédisposés. L'accident est plus fréquent avec des fers couverts ou mal ajustés. Il est dû au contact trop prolongé du fer chaud sous le pied.

La *sole chauffée* est le premier degré de la brûlure ; la corne solaire est jaunâtre et légèrement infiltrée de sérosité ; la sole est sensible aux pressions ; la boiterie est peu accusée.

Lors de *sole brûlée*, la corne est d'un jaune noirâtre ; elle est infiltrée de sérosité parfois

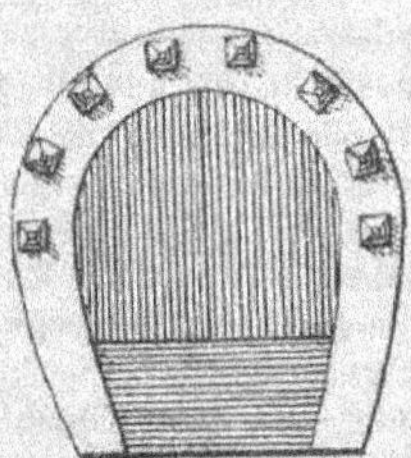

Fig. 1638. — Fers à éclisses.

purulente ; la sole est très sensible aux pressions, elle est parfois décollée sur une certaine étendue ; la boiterie est très accusée. Dans ce cas, la gangrène du tissu velouté peut survenir.

TRAITEMENT. — On traitera la sole chauffée par l'amincissement et les bains, ou bien par les enveloppements humides.

Dans le cas de sole brûlée, on donnera issue à la sérosité ou au pus et on ordonnera les bains antiseptiques prolongés et l'emmaillotement du pied. Si le tissu velouté est gangrené, on devra amincir la sole à pellicule et enlever tout le tissu mortifié ; on appliquera un pansement antiseptique maintenu par un fer à éclisses (fig. 1638) et on ordonnera les bains prolongés d'eau courante ou antiseptiques.

Dans ce cas, après guérison, il peut persister une boiterie d'assez longue durée.

SOLIPÈDES (*solipedes*, μονόνυχα, μώνυχα ; all. *Einhufer* ; angl. *solipedes* ; it. *solipedi* ; esp. *solipedos*). — Ordre de mammifères comprenant ceux qui ont un seul doigt apparent et un seul sabot à chaque pied (le *cheval*, l'*âne*, le *mulet*, le *zèbre*, etc.).

SOLOGNOTE (RACE). — Race de moutons, qui habite la Sologne, c'est-à-dire une partie de l'Indre, du Loir-et-Cher et du Loiret. Les moutons de cette race ne se différencient guère des *berrichons* (Voy. t. 1, p. 419) que par leur couleur : ils ont la tête entière et la partie libre des membres d'une couleur rousse particulière ; la toison est d'un blanc plus ou moins grisâtre, formée de brins frisés. Leur poids vif varie entre 15 et 30 kilogrammes. Leur viande est généralement estimée. La toison est de faible valeur ; son poids est de 1^{kg},500 à 0^{kg},500.

SOMMEIL (all. *Schlaf* ; angl. *sleep*). — Cessation momentanée de l'activité propre aux systèmes doués des propriétés de la vie animale, sans que les fonctions de la vie organique éprouvent de profondes modifications. Les organes remplissant les fonctions de relation ont besoin d'une certaine inaction dont la fatigue, l'épuisement, l'obscurité, le silence, l'action des narcotiques et enfin l'habitude, favorisent l'apparition. Le sommeil est rendu évident chez nos animaux par une immobilité plus ou moins complète, souvent par le décubitus et par un rapprochement des paupières. Un calme particulier, une sorte d'engourdissement qui paralyse le système musculaire, les sensations confuses marquent l'invasion du sommeil, qui peut être plus ou moins profond ; le réveil des sens est successif comme leur engourdissement. Le sommeil est souvent et peut être normalement accompagné de rêves qui dénotent l'activité continuelle du cerveau. Le rêve normal ne paraît pas fatiguer nos animaux, mais souvent ils ont des hallucinations, des rêves fatigants, qui rappellent le cauchemar de l'homme. — Presque tous nos animaux se livrent au sommeil après leur repas ; les ruminants cependant ne s'y abandonnent pas sans avoir préalablement ruminé ; le chien, le chat, le porc, dorment fort souvent ; le cheval, au contraire, dort peu dans les écuries à gros effectif. Il dort bien lorsqu'il est seul en box.

SOMNOLENCE. — Tendance au sommeil, phénomène qui est souvent le signe précurseur d'une affection primitive ou consécutive du cerveau.

SON. — Partie du blé que la mouture sépare de la farine et qui est constituée par les enveloppes de la graine de froment (Voy. ALIMENTATION, t. I, p. 39).

Il est riche en protéine et en matières minérales. C'est un bon adoucissant pour l'intestin, mais, donné en trop fortes quantités, il peut occasionner des coliques stomacales mortelles ou former dans l'intestin des calculs qui déterminent par la suite des indigestions intestinales graves. Il entre, à titre de substitution, dans la composition de la ration du cheval. On le donne en *barbotages*, ou seulement *frisé* (légèrement humecté d'eau) ou sec et mélangé à l'avoine.

Les opinions les plus contradictoires ont été émises sur les avantages et sur les inconvénients du son au point de vue alimentaire. En barbotages clairs, il est laxatif. Donné sec ou légèrement frisé, à des doses journalières de cinq à dix litres en une fois, au cheval, il est peu digestible et détermine fatalement des indigestions avec déchirure stomacale. Mais donné sec, mélangé à l'avoine de chaque repas, par exemple, trois litres d'avoine et un litre de son, c'est un aliment excellent.

SONDE. — Instrument qui sert à pratiquer le cathétérisme.

Sonde cannelée. — Formée par une tige

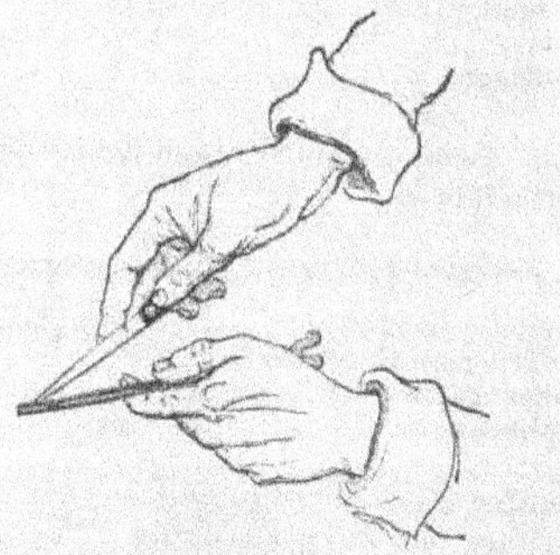

Fig. 1639. — Sonde cannelée.

longue d'environ 16 centimètres, aplatie en spatule à l'une de ses extrémités, émoussée à

l'autre, rainée dans toute sa longueur ; cette rainure sert à guider sans déviation la pointe des instruments tranchants au milieu des organes (fig. 1639).

Sonde en plomb. — Fil de plomb, usité pour sonder les fistules et canaux sinueux.

Sonde en S. — A la forme d'un S ; une de ses extrémités est aplatie, pointue et percée

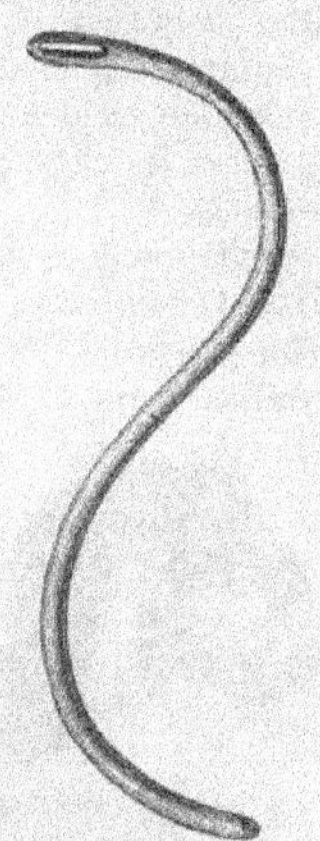

Fig. 1640. — Sonde en S.

d'une ouverture ; l'autre extrémité est arrondie et porte un chas (fig. 1640). Employée pour passer des drains, des sétons.

SOPHISTICATION (*adulteratio* ; all. *Verälschung* ; angl. *sophistication* ; it. *sofisticazione* ; esp. *sofisticacion*). — Action de dénaturer une substance médicamenteuse ou alimentaire par le mélange frauduleux de substances inertes ou d'une qualité inférieure (Voy. ALIMENTATION). La *sophistication* diffère de l'*altération*, qui est la détérioration spontanée ou accidentelle, et non l'effet de la mauvaise foi.

SOPOREUX. — Se dit des maladies dont le principal symptôme est le sommeil morbide.

SORDIDE. — Se dit de tout ulcère dont la surface, au lieu d'être vermeille et recouverte d'une suppuration blanche et bien liée, est grisâtre, jaunâtre, verdâtre, et baignée d'une sanie visqueuse, diversement colorée.

SORGHO (all. *Moorhirse* ; angl. *sorgo* ; esp. *alcandia*). — *Sorgho à fourrage* (*houlque sorgho, Holcus sorghum*, L., *grand millet d'Inde, gros millet*). — Graminée qui s'élève à 3 mètres, et dont la graine, noire ou fauve, est alimentaire dans l'Inde. Le sorgho donne un fourrage excellent et abondant ; son rendement a été de 106000 kilogrammes à l'hectare avec une fumure ordinaire (30000 kilogrammes de fumier par hectare); tous les animaux le mangent avec avidité. On le hache en rondelles de 7 millimètres d'épaisseur.

SOUBRESAUT. — Secousse subite, passagère et susceptible de se répéter, qu'éprouvent les tendons, par suite de la contraction involontaire des muscles dans l'état de maladie. — On nomme aussi soubresaut le double mouvement, qui coupe l'expiration en deux temps plus ou moins distincts chez les chevaux affectés de la *pousse* (Voy. ce mot).

SOUDAN (Mouton du). — Les animaux de cette variété sont nombreux en Algérie et en Tunisie; ils ont une taille élevée, des membres longs, des oreilles toujours tombantes et le

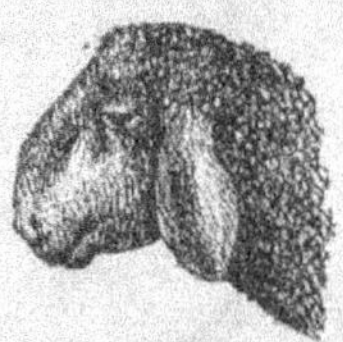

Fig. 1641. Mouton Bergamasque.

chanfrein busqué. Lorsque l'on peut bien les engraisser, ils donnent une viande de bonne qualité. Il en existe une variété en Italie, connue sous le nom de Bergamasque (fig. 1641).

SOUFFLAGE (de la viande). — C'est une pratique qui consiste à insuffler de l'air sous la peau de l'animal de boucherie, aussitôt après l'abatage. Elle rend plus facile le dépouillement et donne à la viande une belle apparence. Mais au point de vue hygiénique, elle présente beaucoup d'inconvénients. L'âme du soufflet, qui n'est jamais nettoyée, peut introduire des germes de décomposition sous la peau. L'air insufflé, qui est celui de l'abattoir, est aussi chargé de germes. Il serait à désirer que le soufflage soit partout interdit, comme il l'est en Angleterre.

SOUFFLER AUX POILS. — On a conservé des hippiatres la locution que la *matière souffle aux poils*, pour indiquer que du pus apparaît à la couronne du sabot du cheval, à la faveur d'un décollement de la paroi, qu'on observe lors d'enclouure, de bleime et d'autres accidents du pied.

SOUFFLES. — Bruits anormaux qui se font entendre dans le poumon altéré (hépatisation, caverne), dans la plèvre, le cœur, les artères (anevrysme), et que l'oreille perçoit à l'auscultation (Voy. Auscultation, t. I, p. 98).

Mode de production. — Produit par un fluide, air ou sang, qui passe à travers un orifice rétréci dans une cavité plus large. Ou bien il est dû au retentissement d'un bruit dans un organe hépatisé (souffle tubaire dû au retentissement du bruit laryngien dans le poumon hépatisé). Souffles *tubaire, caverneux, amphorique, cardiaque*, etc. Voy. Auscultation.

SOUFFRANCE. — Toute sensation pénible, qu'elle soit bornée à un simple malaise ou qu'elle s'élève jusqu'à l'état de douleur; l'état de souffrance, qui n'est pas la douleur proprement dite, provient souvent de l'inégalité ou de l'absence de relation entre l'état d'un viscère interne et celui de la partie cérébrale correspondante. C'est fréquemment de l'absence du rapport entre le développement de tel élément d'un tissu et de celui d'un autre élément du même tissu que résultent des sensations spontanées, douloureuses ou non, instantanées ou prolongées, que les animaux éprouvent à certains moments.

SOUFRE. — Corps simple, jaune-citron à l'état solide ou en poudre — *fleur de soufre* — insoluble dans l'eau, peu soluble dans l'éther, dans les essences, très soluble dans le sulfure de carbone.

Effets thérapeutiques. — Diaphorétique, excitant, expectorant à petites doses, purgatif à hautes doses.

Mode d'emploi. — A l'intérieur, en électuaires. A l'extérieur, sous forme de *pommade d'Helmerich*, comme parasiticide.

Les doses expectorantes sont :

Cheval	18	á 20	grammes.
Bœuf	15	à 50	
Porc	2	á 5	—
Chien	0,30 à	2	—

Les doses purgatives sont douze fois plus considérables.

Pommade d'Helmerich (formule nouvelle).

Soufre porphyrisé	10	grammes.
Carbonate de potasse	5	—
Eau distillée	5	—
Vaseline	40	—

Soufre doré d'antimoine. — Mélange de trisulfure et de pentasulfure d'antimoine. Poudre jaune-orange, insoluble dans l'eau. On lui préfère le kermès.

Foie de soufre. — Sulfure de potassium.

SOURIS (Robe). — Formée de poils d'un

gris uniforme avec des extrémités noires. On la dit claire, ordinaire ou foncée.

SOUS-ACÉTATE DE CUIVRE. — Mêmes usages que le sulfate de cuivre qu'il dépasse en activité. Sa poudre détruit les végétations des plaies bourgeonnantes.

SOUS-ACÉTATE DE PLOMB. — Voy. Extrait de Saturne.

SOUS-NITRATE DE BISMUTH. — Poudre blanche employée comme antiacide et pour combattre les diarrhées chez les petits animaux et chez les jeunes. Sur les plaies, il agit comme

elle pèse 2 à 3 kilogrammes. Ces moutons ont donné avec nos races françaises, surtout la berrichonne, des métis très appréciés pour la boucherie. Ils craignent l'humidité, et sont assez exigeants au point de vue de l'alimentation (fig. 1642).

Pathologie. — Ils sont souvent affectés d'un catarrhe nasal d'origine vermineuse et désigné sous le nom de *faux tournis* (Voy. Sinus).

SPARTÉINE. — Alcaloïde du *Spartium junceum* ou genêt à balais. Liquide huileux amer. A employer contre l'asthénie cardiaque ;

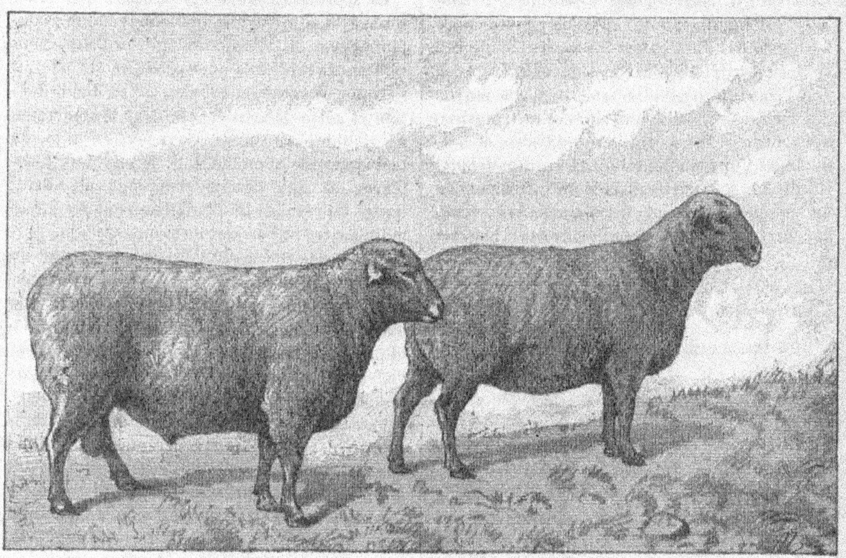

Fig. 1642. — Bélier et brebis Southdown.

absorbant antiseptique ; insufflé dans l'œil, il guérit les kératites.

Doses. — A l'intérieur, en suspension dans l'eau, 1 à 3 grammes pour les chiens ; 2 à 6 grammes pour les veaux. On peut l'associer aux opiacés.

SOUTHDOWN (Mouton). — Cette race ovine anglaise, la plus importante de la race des Dunes (Voy. Black-Faced, t. I, p. 120) est remarquable par la régularité de sa conformation et la qualité de sa viande. Sa taille peut atteindre 0^m,65. La tête peu volumineuse est à front plat et large sans cornes. Le dos, les reins, la croupe sont amples, le gigot est bien descendu. La tête est garnie de poils noirs assez fins, la toison grisâtre est à brins courts de qualité moyenne :

il rend les battements du cœur plus réguliers, plus forts, sans vomissements ni diurèse.

Doses. — 0^{gr},80 à 1 gramme par jour pour les gros animaux ; 0^{gr},10 à 0^{gr},15 pour le chien. En pilule ou potion. Espacer les doses.

SPASME. — Constriction morbide des plans musculaires de la vie végétative, contraction musculaire indépendante de la volonté de l'animal. On a distingué le spasme en *tonique* et *clonique*.

SPÉCIALISATION. — Se dit, en médecine, soit pour désigner la détermination d'une manière spéciale d'une maladie ou d'un symptôme d'abord confondu avec d'autres ; soit pour indiquer qu'un symptôme même prend un caractère net et bien déterminé ou tout spécial après avoir été peu manifeste ou général.

SPÉCIFICITÉ. — On appelle *spécificité morbide* ce que les anciens désignaient sous le nom de nature propre, de qualité occulte ou essentielle des maladies. — On appelle *causes spécifiques*, celles qui donnent toujours lieu aux mêmes effets, dans les mêmes endroits du corps (poisons, venins, parasites et surtout microbes); la *maladie spécifique* est celle qui est déterminée par une cause spécifique; souvent aussi elle est guérie par un *médicament spécifique*.

SPÉCULUM (all. *Speculum, Spiegel*; angl. *speculum*; it. *specolo*; esp. *especulum*). — Mot latin qui signifie *miroir*, et qu'on emploie pour désigner des instruments propres à dilater l'entrée de certaines cavités, de manière à en voir l'état intérieur directement ou au moyen des surfaces réfléchissantes de ces instruments. Souvent aussi les spéculums font l'office de conducteurs, et permettent de porter profondément jusque sur une partie malade un instrument ou un topique. Tels sont les *speculum oris*, *oculi*, *ani*, *uteri*, etc., destinés à tenir ouverts la bouche,

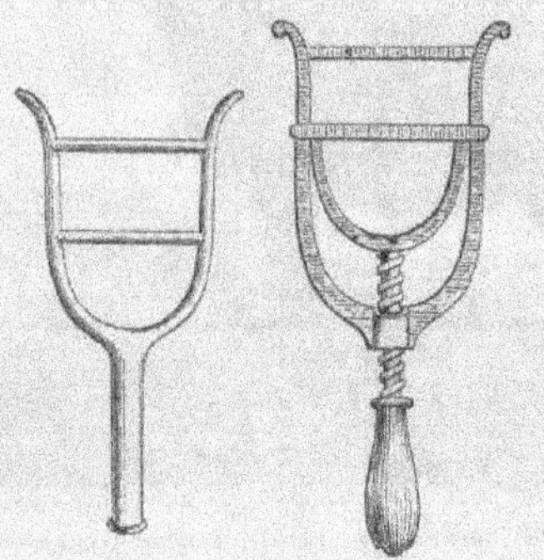

Fig. 1643. — Pas-d'âne.

l'œil, l'anus, le vagin ou l'orifice de la matrice.

Le plus employé en vétérinaire est le *speculum oris* ou *pas-d'âne* (Voy. t. I, fig. 76) (fig. 1643).

SPERMATOCÈLE. — Gonflement et tension douloureuse du testicule et de ses annexes par l'accumulation du sperme dans le testicule même ou dans son canal excréteur; cet état a été signalé par Lafosse fils; il est contesté par d'autres auteurs; en tous les cas, il est rare.

SPERMATORRHÉE (de σπέρμα, semence, et ῥέω, couler; all. *Samenfluss*). — Écoulement involontaire et spontané du sperme, qui peut être déterminé par un excès de continence, mais plutôt par l'état d'atonie des organes génitaux résultant de l'abus du coït. Il ne faut pas confondre l'écoulement spermatique avec l'écoulement muqueux ou la *gonorrhée*, due à une irritation catarrhale de la muqueuse génito-urinaire, d'un catarrhe prostatique; le diagnostic différentiel exige l'emploi du microscope, qui seul fait apercevoir, dans le liquide qui s'écoule, les spermatozoïdes (fig. 1644) caractéristiques du sperme; ils ne peuvent être vus que par réfraction; le porte-objet doit être traversé par la lumière, la liqueur étant placée entre deux verres, bien unis, de même épaisseur.

La spermatorrhée a été signalée par Vitet, Huzard, Bouin, sur le taureau, l'étalon; sous l'influence de stimulants qui ordinairement seraient insuffisants pour produire cet effet, il s'écoule de la verge, qui n'est qu'en demi-érection et généralement cachée dans le fourreau, un liquide blanchâtre visqueux, en plus ou moins grande abondance. Si le mal dure longtemps et que l'écoulement soit abondant, il peut en résulter un affaiblissement des forces musculaires et une certaine consomption.

Lorsque la spermatorrhée est causée par un état d'atonie des organes génitaux, accompagné d'épuisement et de faiblesse générale, elle exige un régime analeptique et des soins hygiéniques généraux. Lorsqu'au contraire, elle est l'effet d'une continence forcée, d'un tempérament ardent, il faut avoir recours à un régime doux et rafraîchissant, à une alimentation peu substantielle, aux bains généraux, aux lotions froides et souvent réitérées sur les parties génitales. Il faut séparer les mâles des femelles.

SPERMATOZOÏDE. — Élément anatomique du corps des animaux et de certains végétaux jouant le rôle de corpuscule fécondateur et caractérisant le sexe mâle. Petit corps long de $0^{mm},55$, se composant d'une *tête* piriforme, aplatie ou lancéolée, et d'une *queue* filiforme et terminée en pointe (fig. 1644). Cette queue est souvent munie à son origine d'un renflement ou d'ailes bilatérales ou unilatérales. Il se meut par des ondulations de la queue et peut parcourir $0^{mm},004$ dans une minute. Ses mouvements persistent plusieurs jours dans les organes génitaux de la femelle. Ils sont arrêtés brusquement par l'eau, les acides; ils sont réveillés, au contraire, par les liquides alcalins, la glycérine.

Ils naissent dans les *canalicules séminifères* du testicule. Cette *spermatogénèse* présente deux périodes: 1° période de prolifération de l'épithélium des tubes, aboutissant à la formation des spermatoblastes; 2° période de différenciation, dans laquelle les spermatoblastes se transforment en spermatozoïdes ; le noyau du spermatoblaste devient la tête du spermato-

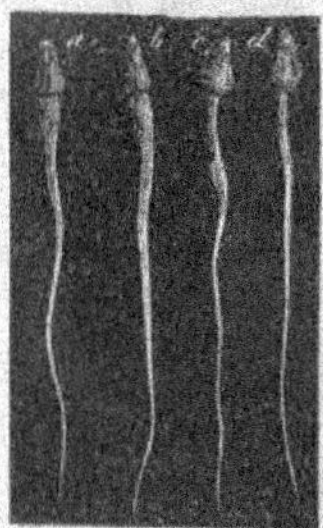

Fig. 1644. — Spermatozoïdes.

zoïde, tandis que le protoplasma forme la queue (1).

SPERME (*semen, sperma,* σπέρμα, semence ; all· *Samen* ; angl. *sperm* ; it. *sperma* ; esp. *esperma* ; *semence, liqueur séminale*). — Humeur blanchâtre visqueuse, d'une odeur particulière, venant des testicules, d'où elle est portée par les conduits déférents dans les vésicules séminales, pour être ensuite, pendant le coït, lancée dans le vagin par l'urètre, où aboutissent les conduits éjaculateurs, et servir à la fécondation de l'ovule.

Le sperme pur, tel qu'il sort des testicules, est un liquide blanchâtre, visqueux, inodore et légèrement alcalin. Il renferme un nombre considérable de spermatozoïdes. Lorsqu'il a traversé les voies génitales, au moment de l'éjaculation, il est devenu beaucoup plus aqueux, par l'adjonction des liquides sécrétés par les parois des conduits d'excrétion et par les glandes qui sont annexées à ceux-ci (liquide des glandes séminales, prostatique, des glandes de Cowper).

SPHACÈLE. — Mortification étendue de la peau. Voy. Gangrène.

SPHINCTER. — Nom de certains muscles annulaires (de l'anus, des lèvres, du vagin, de la vessie), ainsi appelés parce qu'ils servent à fermer et à resserrer les ouvertures ou conduits naturels.

SPHYGMOGRAPHE. — Instrument destiné à enregistrer les pulsations des artères. Voy. Pouls.

SPINA-BIFIDA (all. *Rückenspalte* ; angl. et it. *spina-bifida* ; esp. *espina-bifida*). — Vice de conformation qui consiste dans la fissure des arcs vertébraux (d'où le nom de *spina-bifida*), par ossification incomplète, au niveau des apophyses épineuses ; fissure à travers laquelle s'échappe une partie ou la totalité de la moelle et de ses enveloppes.

SPINA-VENTOSA. — Nom sous lequel on a décrit tantôt des hyperostoses ou des exostoses, parfois même de simples abcès développés dans l'intérieur des os, tantôt de véritables ostéosarcomes.

SPINAL, ALE. — Qui a rapport aux vertèbres, à leurs apophyses épineuses et à la moelle épinière ou spinale.

Les *nerfs spinaux* ou *nerfs accessoires du pneumogastrique*, ou *nerfs de la onzième paire*, naissent de toute l'étendue de la moelle cervicale, remontent dans le canal rachidien jusqu'auprès du pneumogastrique, avec lequel ils sortent de la cavité cranienne, en entretenant avec lui des connexions intimes. C'est un nerf moteur, qui se distribue dans les muscles du cou (sterno-huméral, sterno-maxillaire), les trapèzes cervical et dorsal. Il agit dans l'expiration.

SPIRILLOSE DES OIES. — Maladie étudiée en Tunisie par Ducloux. Elle est transmissible au canard, et est due à la *Spirochœte anserina*, que l'on trouve dans le sang des malades.

Symptomatologie. — Diarrhée, inappétence, amaigrissement, faiblesse et mort en huit à dix jours. La guérison est très rare.

Anatomie pathologique. — Les lésions sont celles de l'entérite, de la péricardite, de la congestion rénale. La rate est friable et le foie hypertrophié avec dégénérescence graisseuse.

Traitement. — Il doit être préventif, il faut sacrifier les malades, détruire les cadavres, désinfecter les locaux, le sol, tout au moins jeter du sel sur le sol.

SPIROPTÈRE (*Spiroptera*). — Genre de la famille des Filaridés, qui ne se distingue des filaires que par trois caractères : le corps est plus court et plus épais, la vulve est moins rapprochée de la bouche ; la queue des mâles est enroulée en spirale et munie d'ailes latérales membraneuses. Les spiroptères vivent pour la plupart dans des tumeurs du tube digestif de nos animaux.

Spiroptère mégastome [*Sp. megastoma* ou *crinon* (Chabert)]. — C'est un petit ver blanchâtre, long de 7 à 13 millimètres, qui se trouve dans des tumeurs du sac droit de l'estomac du cheval. Ces tumeurs vermineuses, de la grosseur d'une noisette, parfois d'un œuf de poule, ne semblent

______
(1) Chauveau et Arloing, *Anatomie.*

exercer aucun trouble sur l'économie (fig. 1645).

Spiroptère microstome (*Sp. microstoma*). — Espèce plus grande que la précédente; on en

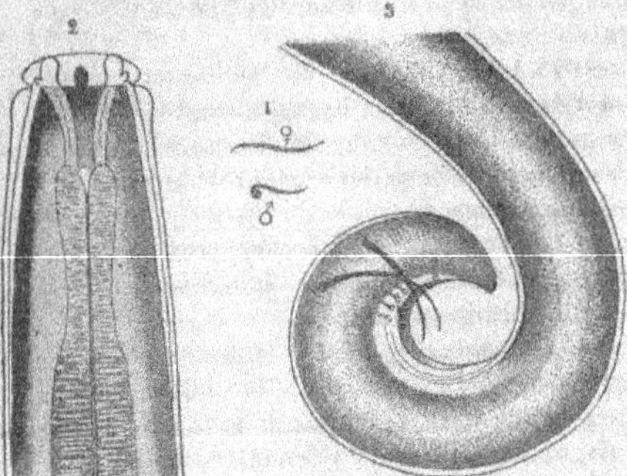

Fig. 1645. — Spiroptère mégastome.

1, mâle et femelle (grandeur naturelle); 2, extrémité céphalique, vue de côté (grossie 100 fois); 3, extrémité caudale du mâle, vue de côté (grossie 50 fois) (Railliet).

rencontre souvent en grand nombre dans l'estomac des équidés.

Spiroptère ensanglanté (*Sp. sanguinolen-*

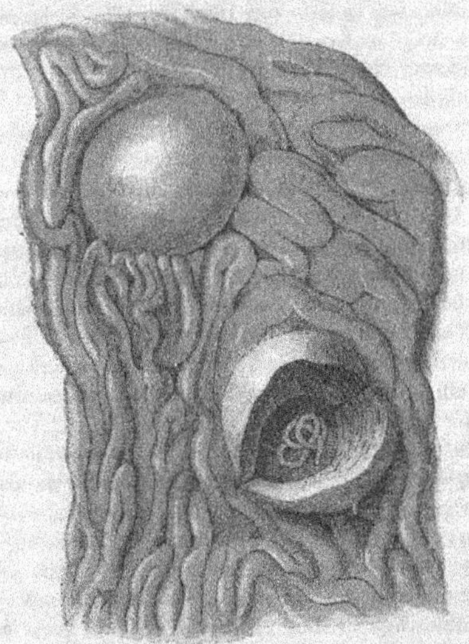

Fig. 1646. — Tumeurs à *Spiroptera sanguinolenta* dans l'estomac d'un chien (grandeur naturelle). L'une d'elles a été incisée pour montrer la cavité intérieure et les vers qui y sont contenus (Railliet).

ta). — Mâle long de 3 à 5 centimètres. Femelle longue de 6 à 8 centimètres. Coloration rouge.

Ce ver siège ordinairement dans des tumeurs de l'estomac ou de l'œsophage du chien et du loup (fig. 1646). On peut le rencontrer en d'autres points de l'organisme et notamment dans des tumeurs des parois de l'aorte, dans les ganglions lymphatiques, etc. Il est surtout commun dans

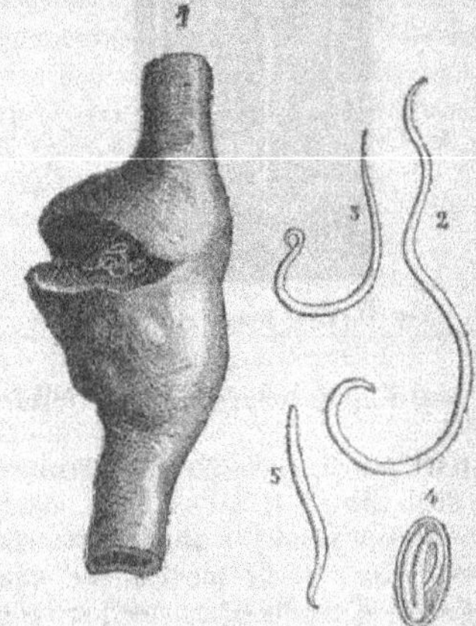

Fig. 1647. — Spiroptère du chien, d'après Mégnin.

1, tumeur anévrysmale de l'aorte produite par le *Spiroptera sanguinolenta*; 2, femelle; 3, mâle; 4, œuf renfermant un embryon; 5, embryon.

les pays chauds; Gobert l'a rencontré en Chine, sur plus de la moitié des chiens qu'il a autopsiés.

Le spiroptère ensanglanté a pour hôte intermédiaire la *blatte orientale*, vulgairement appelée *cafard*.

Lorsque les parasites siègent dans des tumeurs de l'œsophage ou de l'estomac, souvent ils ne déterminent pas de troubles graves, quelquefois ils occasionnent des vomissements.

Leur présence en des tumeurs vermineuses des parois de l'aorte est autrement grave. Il résulte d'une communication inédite qui nous a été faite par M. Bricaire que ces tumeurs vermineuses de l'aorte sont très fréquentes chez les chiens de meute. Ceux-ci marchent difficilement, présentent des symptômes de paraplégie, deviennent cachectiques. A l'autopsie on trouve sur l'aorte des tumeurs du volume du poing, farcies de parasites (fig. 1647).

Spiroptère réticulé (*Sp. reticulata*). — Corps blanc, élastique, filiforme, un peu déprimé, très allongé et généralement disposé en une spirale à tours serrés circonscrivant un espace cylindrique (Railliet). Mâle long de 9 à 15 centimètres. Femelle longue de 18 à 31 centimètres.

On l'a rencontré parfois dans le ligament cervical, mais il siège habituellement dans les tissus des extrémités, surtout des membres antérieurs, dans la région du canon ; on le trouve assez fréquemment dans le suspenseur du boulet, les fléchisseurs du pied, les parois des veines ; il provoque la formation de fibromes parasitaires qui gênent les mouvements des tendons, prédisposent aux efforts de tendons, donnent lieu à des boiteries persistantes, dont le diagnostic est très difficile, tant que le nodule n'est pas apparent (Voy. TENDON).

SPLANCHNIQUE. — Qui a rapport aux viscères.

SPLÉNITE. — Inflammation de la rate. Voy. RATE (*Maladies de la*).

SPLÉNOCÈLE. — Hernie de la rate.

SPONTANÉ. — Se dit de tout phénomène physique qui s'opère sans l'intervention d'un agent externe ; c'est l'épithète que l'on donne à une maladie qui paraît n'être causée par aucun agent extérieur, et à tout phénomène physiologique qui a lieu sans le concours d'une cause externe. — La *génération spontanée* est la production d'un être organisé nouveau, dénué de parents, et dont tous les éléments primordiaux ont été tirés de la matière ambiante ; c'est ce qu'on appelle encore l'*hétérogénie* ; les observations scientifiques les plus rigoureuses prouvent que ce mode de génération n'existe pas dans la nature et que rien ne se produit dans le règne organique sans germe préexistant. — Pour les maladies parasitaires, on ne saurait dès lors admettre leur spontanéité et on est forcé à les attribuer toujours à l'infection par un être organisé. Il en est de même pour les maladies virulentes, la peste bovine, la péripneumonie, la rage, la morve, la clavelée, etc.; ces maladies ne peuvent se développer spontanément, sans qu'il y ait eu infection, sans qu'il y ait eu contagion.

SPONTANÉITÉ. — Jusque vers le dernier quart du XIXe siècle, les causes des maladies contagieuses et de la contagion (Voy. t. I, p. 288) n'étant pas connues, les pathologistes se divisaient en deux camps. Les *spontanéistes* soutenaient que sous l'influence de causes diverses : froid, chaleur, humidité, sécheresse, mauvaises conditions hygiéniques, etc., un animal pouvait être atteint de diverses maladies, dont quelques-unes étaient contagieuses et se transmettaient aux animaux avec lesquels il se trouvait en contact. Ainsi un jeune cheval, transporté de Normandie à Paris, pouvait, par le fait du voyage, être atteint,

soit d'un simple rhume et être laissé sans inconvénient en contact avec d'autres chevaux ; soit au contraire être atteint d'une maladie contagieuse, la gourme, qu'il transmettait à ses voisins. Il avait, dans ce dernier cas, créé un virus. Les *non-spontanéistes* soutenaient qu'il y avait là une erreur d'observation, que cette chose inconnue dans sa nature, le virus, ne pouvait pas être créé, que le jeune cheval l'avait rencontrée dans une écurie, dans un wagon, sans qu'on s'en soit aperçu, qu'enfin une maladie contagieuse était toujours le résultat du contact plus ou moins direct avec un animal atteint de cette maladie, ou avec les produits rejetés par lui, comme le jetage, etc. La découverte des microbes, les nombreux travaux de l'École pasteurienne ont donné raison aux non-spontanéistes, et voilà que des recherches plus récentes montrent que les faits cités par les spontanéistes avaient été bien observés, et nous en donnent une explication scientifique.

On sait aujourd'hui que les animaux hébergent continuellement dans leur bouche, leurs cavités nasales, leurs intestins, etc., des microbes nombreux, sans que leur santé soit modifiée ; ce sont les divers microbes de la suppuration, celui de la gourme, le colibacille et surtout de nombreuses *Pasteurella*. Qu'un jeune animal soit exposé à un refroidissement, à un excès de fatigue, il a un léger mouvement fébrile qui augmente la vitalité de ces microbes, ils deviennent plus nombreux ; ils étaient inoffensifs, ils deviennent dangereux, acquièrent des propriétés nocives qu'ils n'avaient pas, et alors apparaît une maladie grave causée par ces microbes primitivement inoffensifs, qui gardent leurs propriétés dangereuses, et les nouvelles générations de ces microbes en héritent. C'est ainsi que se trouve créé un foyer de contagion. Parfois il y a association microbienne sous l'influence du refroidissement ; par exemple, c'est d'abord une *Pasteurella*, dont la puissance se trouve augmentée, elle détermine une maladie légère, et alors arrivent soit le microbe de la gourme, soit ceux de la suppuration qui font apparaître la gourme, ou une pneumonie, etc.

L'animal exposé au refroidissement n'a pas créé le microbe de la gourme, mais il lui a donné des propriétés dangereuses et transmissibles que ce microbe n'avait pas, il lui a donné la virulence. *Il n'a pas créé le porte-virus, qui est le microbe, mais il a créé la virulence.*

SPORADIQUE. — Se dit de toute maladie

qui n'attaque qu'un petit nombre d'animaux dans un pays, et qu'on ne peut attribuer à l'influence d'une cause générale ; elle survient indifféremment en tout temps, en tout lieu.

SPUMEUX. — On appelle *spume* une salive, écumeuse, à grosses bulles qui se montre surtout dans certains troubles nerveux.

SQUAME. — Ce mot sert à désigner les petites lames d'épiderme qui se détachent à la

Le nombre des os qui entrent dans la composition du squelette des animaux domestiques arrivés à l'âge adulte est variable.

SQUIRRE. — Mot employé d'abord pour désigner toute tumeur dure, rénitente, indolente se produisant surtout dans les glandes ; depuis Laënnec, ce mot ne sert plus que pour désigner une des formes du carcinome.

STAPHISAIGRE. — Renonculacée, âcre,

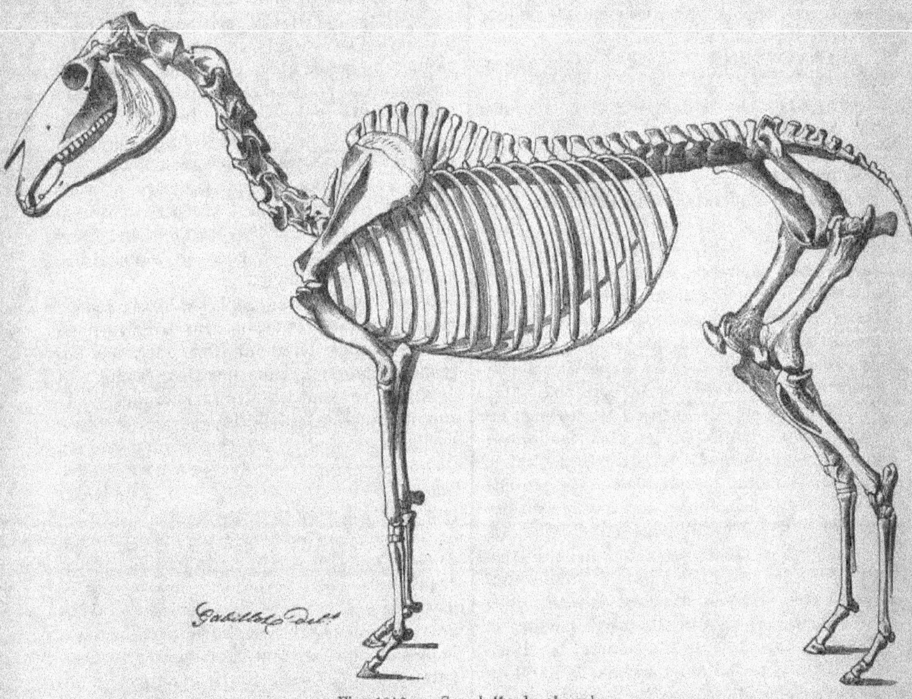

Fig. 1648. — Squelette du cheval.

suite de certaines inflammations de la peau ; la desquamation peut se faire par lames fines, comme farineuses, ou par écailles plus ou moins larges, pouvant même recouvrir de vastes surfaces cutanées.

SQUELETTE. — Ensemble des os du corps chez les animaux vertébrés (fig. 1648). Il se divise en tronc et membres : ceux-ci sont des appendices qui supportent le tronc des mammifères domestiques.

Chez les oiseaux, les membres abdominaux seuls remplissent le rôle de colonnes de soutien. Les membres thoraciques, conformés pour le vol, constituent les ailes.

contenant la *delphinine*, analogue à l'aconitine, et la *staphisagrine*.

Employée comme parasiticide, sur la peau intacte dans la crainte d'absorption.

Pommade.

Poudre de staphisaigre..... 8 grammes.
Vaseline................... 32 —

STAPHYLOCOQUE. — Nom générique des microcoques réunis en grappes. Les principales espèces sont : le *Staphylococcus pyogenes aureus*, le plus fréquent, représentant des éléments sphériques de 1 μ de diamètre, donnant une coloration jaune-orange à ses cultures ; le *Staphy-*

lococcus pyogenes albus, souvent associé au précédent, dont il se distingue par la teinte blanchâtre qu'il donne à la gélatine ; le *Staphylococcus septicus*. Les staphylocoques blanc et doré se rencontrent avec le *streptocoque* dans le pus des abcès et des diverses inflammations suppuratives locales.

STAPHYLOME. — Nom sous lequel on désigne : la convexité que présente la cornée distendue par l'humeur aqueuse sans perte de sa transparence (*conicité pellucide*) ; l'amincissement de la cornée avec adhérence à l'iris, et protrusion de ces membranes par les humeurs de l'œil ; la saillie de l'iris à travers une perforation de la cornée ; certaines bosselures formées par la sclérotique, etc. : de là des *staphylômes de la cornée*, distingués en transparents et opaques ou cicatriciels, des *staphylômes de l'iris*, et des *staphylômes de la sclérotique*.

STASE. — Séjour prolongé, stagnation d'une humeur, et le plus souvent du sang, dans un organe quelconque, par suite de la cessation ou de la lenteur de leur mouvement.

STATIONNAIRE. — Nom donné à certaines maladies qui dépendent d'un état ou d'une constitution particulière de l'atmosphère, parfois de la contagion, généralement d'une cause spécifique, et qui règnent pendant un certain nombre d'années.

STÉATOME. — Voy. LIPOME.

STÉATOSE. — On désigne parfois ainsi la *dégénérescence graisseuse des tissus* (Voy. t. I, p. 679).

STERCORAL (de *stercus*, excrément). — On appelle *fistules stercorales* celles qui sont entretenues par le passage continuel des matières fécales. — On appelle *pelotes stercorales* des masses plus ou moins volumineuses, formées de débris d'aliments, qui s'accumulent dans le gros intestin, s'y pelotonnent et se recouvrent de mucus. Ces pelotes, en s'imprégnant de phosphate ammoniaco-magnésien, se confondent parfois avec les bézoards ou les calculs intestinaux (Voy. CALCULS et COLIQUES).

STÉRILE. — Qui ne porte pas de fruit, qui est infécond (Voy. STÉRILITÉ).

STÉRILISATION. — Opération qui consiste à rendre *aseptiques* les instruments et objets de pansement. On utilise généralement la chaleur aux hautes températures : flambage des instruments à la flamme de la lampe à alcool (ce procédé a l'inconvénient de détremper les instruments tranchants) ; immersion dans l'eau bouillante, dans la glycérine ou l'huile portées à 120 à 150°.

Dans la pratique hospitalière, on se sert de l'autoclave de Redard (fig. 1649) et des étuves sèches (fig. 1650), le premier pour la stérilisation des objets conservés dans les liquides (120 à 150°).

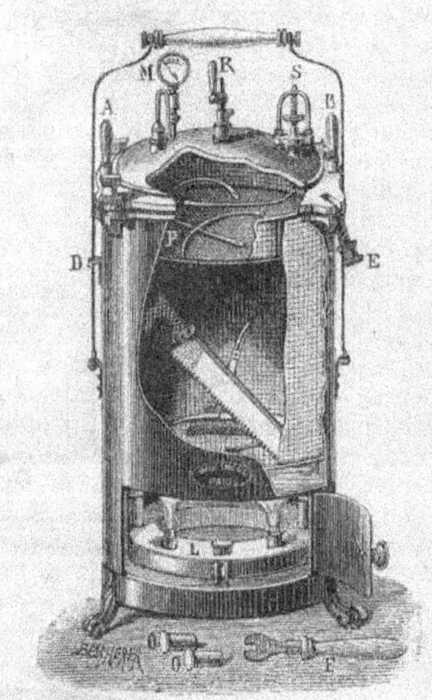

Fig. 1649. — Autoclave de M. Redard pour la stérilisation des instruments de chirurgie et des objets de pansement.

Dans la pratique courante, on plonge les instruments durant un quart d'heure à une demi-heure dans l'eau bouillante ; on peut élever le degré d'ébullition de l'eau — certaines spores

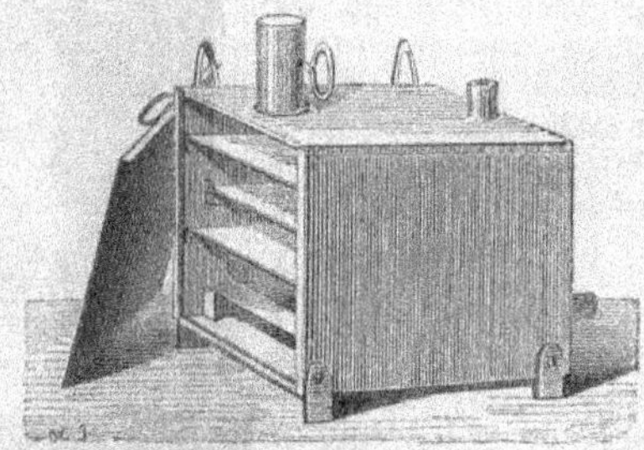

Fig. 1650. — Appareil à stérilisation à air chaud.

résistant à la température de 100° — en y ajoutant du sel marin, du carbonate de soude ou de potasse. Si les instruments ont un manche en bois, il faut éviter de plonger celui-ci dans le liquide ; c'est pourquoi les instruments à manche

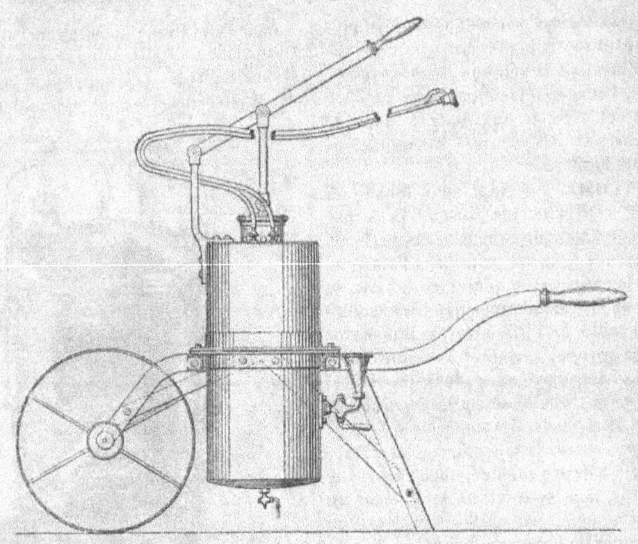

Fig. 1651. — Appareil a désinfection par pulvérisation d'une solution antiseptique.

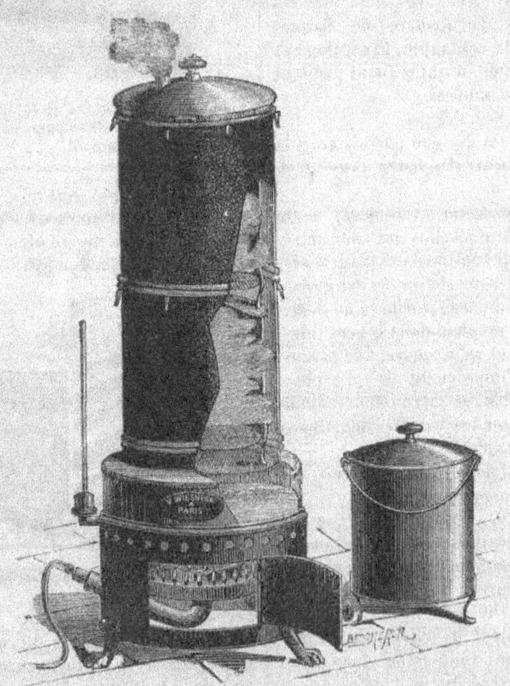

Fig. 1652. — Stérilisateur à vapeur de R. Koch.

métallique sont préférables : on prévient leur altération par l'eau chaude en ajoutant à celle-ci 1 p. 100 de soude caustique. On peut aussi stériliser les instruments et objets de panse-

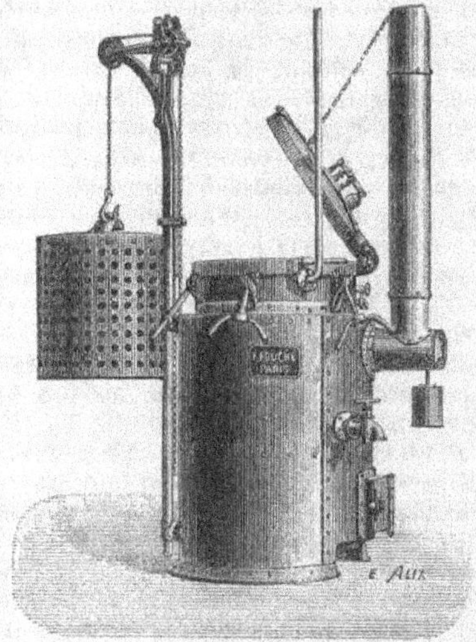

Fig. 1653. — Autoclave pour la stérilisation des boîtes de conserves ; chaudière et panier destinés à contenir les boîtes (système Frédéric Foucher).

ment en les plongeant durant quelque temps dans une solution antiseptique : eau crésylée, eau phéniquée et solution de sublimé pour les objets non métalliques.

Pour désinfecter les wagons et locaux où

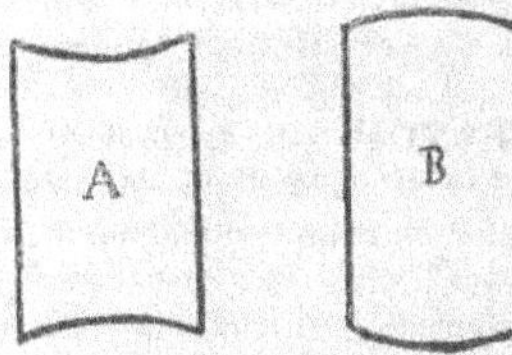

Fig. 1654. — Schéma de deux boîtes de conserves. En A, conserve en bon état, la pression atmosphérique affaisse les bases de la boîte ; en B, conserve altérée : les gaz produits par le développement des microbes refoulent en dehors les bases de la boîte.

ont séjourné des animaux atteints ou suspects de maladies contagieuses, il faut recourir aux pulvérisations antiseptiques au moyen d'appareils spéciaux (fig. 1654).

La stérilisation des substances alimentaires est une opération très importante. Pour le lait (*pasteurisation*), elle se fait en mettant les bouteilles de lait dans des appareils analogues au stérilisateur de Koch (fig. 1652).

Pour les *conserves* de viandes et de légumes, les récipients en fer-blanc remplis de viande ou de légumes ont un couvercle soudé. Ils sont placés dans une caisse chauffée à la vapeur sous pression (fig. 1653), ou dans l'eau bouillante. L'adjonction de sel marin, ou de sel et de sucre permet d'avoir une température d'ébullition de 110° à 115° (fig. 1654).

STÉRILITÉ (all. *Unfruchtbarkeit* ; angl. *sterility*). — État d'une femelle qui pour une cause quelconque ne conçoit pas. Cette infécondité des femelles, due aux causes les plus variées, ne constitue pas réellement une maladie ; souvent il est difficile, impossible même d'y remédier. Cet état des femelles domestiques est d'une importance considérable pour les pays d'élevage, où elle occasionne des pertes considérables en réduisant d'une part le nombre des produits, d'autre part en empêchant encore les femelles de remplir d'autres fonctions (lactation). La stérilité s'observe sur toutes nos femelles domestiques, mais chez les vaches elle devient parfois une véritable calamité.

Les causes sont de deux ordres, les unes de purs accidents pathologiques, d'autres des défauts d'hygiène : souvent ces défauts d'hygiène entraînent des maladies et ont ainsi un effet complexe.

La stérilité est souvent due à un défaut congénital, à quelque développement incomplet des organes génitaux ; cette cause, relativement rare dans les cas ordinaires, doit être particulièrement signalée pour les jumeaux sur les vaches. On a remarqué que de deux jumeaux, l'un femelle, l'autre mâle, le premier, dans la presque majorité des cas, a ses organes génitaux incomplètement développés : il manque les ovaires ou l'utérus, le vagin est resserré ou étranglé, etc. D'après de nombreuses observations de Numann, Spiegelberg, Leyh, Rueff, Longo, Muller, ces animaux sont hermaphrodites (la femelle est un mâle arrêté dans son développement) et stériles. Quand les deux jumeaux sont du sexe féminin, il y en a un qui a quelques attributs du sexe mâle, et reste également stérile.

Il y a parfois des obstacles mécaniques à la copulation ou au moins à la fécondation ; de ce nombre sont les polypes du vagin ou du col de la matrice, les tumeurs de cet organe, et surtout les brides pseudo-membraneuses qui ferment plus ou moins complètement le col de l'utérus, meurtri ou blessé dans un part antérieur.

Bien des vaches, par atonie des tissus ou des organes, par lymphatisme, n'entrent plus régulièrement en chaleur ; c'est là le cas pour les races perfectionnées, surtout pour les Durham ; il leur faut des aphrodisiaques ; Zundel recommande l'aloès (30 gr.) dans du vin donné à jeun pendant quatre jours, ou bien la poudre de cantharides. Plus souvent que la pléthore et les bons soins, c'est la misère, d'où résulte l'hydro-anémie, une certaine chlorose, qui empêche les bêtes d'entrer en chaleur ; dans ce cas, il faut un meilleur régime, donner des grains, des toniques, quelques excitants comme le poivre, le piment. Dans certains cas, il suffira de placer les femelles à côté du mâle pour réveiller peu à peu en elles l'ardeur génésique.

Il y a des femelles qui entrent régulièrement en chaleur et qui cependant ne conçoivent pas. Si l'infécondité est le résultat d'une trop grande surexcitation génitale, on tâchera de la modérer par la saignée, par un travail suffisant, par une alimentation mesurée et rafraîchissante, l'administration de purgatifs alcalins dans des boissons, par des douches sur la croupe. Après le coït, beaucoup de femelles font des efforts continus pour rejeter le sperme et on empêchera cela en faisant promener la bête, en la frappant avec la main sur les reins et la croupe, en lui arrosant ces parties avec de l'eau fraîche, en lui appliquant sur le rein un sac ou une toile trempée dans l'eau fraîche. Des vaches qui n'ont pas pris avec un taureau, conçoivent souvent aussitôt qu'on les amène à un autre.

D'autres femelles entrent trop souvent en chaleur, elles sont taurelières : il y a le plus souvent une affection des ovaires, des kystes, des tumeurs. Voy. Ovaires (*Maladies des*).

On admet que la stérilité est souvent la conséquence de la leucorrhée, d'un avortement antérieur, de la non-délivrance, d'un renversement, etc.

Arrivons au second ordre de causes. Nous citerons particulièrement le séjour dans des étables chaudes, mal aérées, mal nettoyées, une alimentation souvent trop artificielle, en un mot la tendance trop générale à vouloir surtout produire du lait. Les bêtes qui pâturent sont moins stériles que celles condamnées à la stabulation permanente, et il serait réellement de bonne hygiène de ne mettre à ce régime absolu que les femelles dont on n'attend

plus de progéniture. — La génisse est généralement présentée au mâle à un moment où son accroissement n'est pas encore terminé ; on surexcite l'organe vénérien à l'époque où la bête devrait prendre du développement dans les autres systèmes organiques. — On a souvent attribué la stérilité à une trop grande disparité entre les animaux accouplés, disparité de tempérament, d'âge et quelquefois de race ; on a même dit que certaines antipathies entre animaux des deux sexes sont des empêchements fréquents à la fécondation (Zipperlen). — Une cause très fréquente de stérilité, c'est le coït trop fréquent des mâles, par suite de la disproportion qu'il y a entre le nombre de vaches et le nombre de taureaux dans une commune. On admet que, pour 80 vaches, il faudrait un taureau faisant le service public, et, dans nombre de communes, on compte 120, 150, 200 vaches et même plus, pour un seul mâle.

STERNUM. — Os impair, allongé d'avant en arrière, comprimé d'un côté à l'autre dans ses deux tiers antérieurs, et de dessus en dessous dans son tiers postérieur, légèrement incurvé sur lui-même, situé sous le thorax dans une direction oblique de haut en bas et d'avant en arrière. Il donne attache aux cartilages des vraies côtes.

STERNUTATOIRE (all. *Niesmittel*). — Médicament qui provoque l'éternument ; telles sont particulièrement les poudres de tabac, de bétoine, de marjolaine, d'euphorbe, d'ellébore, de piment, etc.

STÉTHOSCOPIE. — Voy. Auscultation, t. I, p. 98.

STHÉNIE. — Excès de force, exaltation de l'action organique. Ce mot a été employé surtout par les brownistes, de même que celui d'*asthénie*, qui est son opposé.

STIMULANTS (all. *Reizmittel*). — Nom donné aux médicaments qui ont la propriété d'exciter plus ou moins promptement, et d'une manière manifeste, l'action organique des divers systèmes de l'économie ; ils exaltent momentanément les propriétés vitales des tissus, augmentent les forces agissantes de l'organisme ; on les appelle aussi *excitants généraux*, *échauffants*, *cordiaux* ; ce qui caractérise l'action des stimulants, c'est sa durée passagère, son développement rapide, sa diffusion prompte dans tout l'organisme, le peu de traces qu'elle laisse après elle.

Origine. — Les stimulants appartiennent surtout au règne végétal, quelques-uns au règne animal. Les principaux sont les alcooliques, les ammoniacaux, le bouillon de viande, les essences, les plantes aromatiques (labiées, ombellifères), les épices (cannelle, poivre, etc.), les excitants amers (absinthe, camomille, baies de genièvre, café), les sérums artificiels, etc.

Effets. — L'effet local des stimulants consiste dans un afflux sanguin vers la partie, une augmentation de fonctionnement de l'appareil.

Les effets généraux sont l'accélération de la circulation, de la respiration; l'hématose est plus complète, d'où une augmentation de la chaleur animale, un effet échauffant; bien facilement alors, par suite d'un fonctionnement plus actif de la peau, il survient un peu de transpiration. Les organes de la vie de relation et ceux de la fonction génitale participent également à cette stimulation générale; les sens deviennent plus actifs, les mouvements plus faciles, plus énergiques.

Malgré l'étendue et l'universalité de leur action, les stimulants n'agissent pas tous également sur les appareils organiques et sur leurs fonctions : les uns portent leur action plus particulièrement sur les centres nerveux ; les autres, sur le système de la circulation ; d'autres, sur des fonctions spéciales. De là leur division en plusieurs classes : les stimulants diffusibles, les stimulants persistants ou excitants, les stomachiques, les cordiaux, les aphrodisiaques, etc.

Après l'action des stimulants, que nous avons dite passagère, l'économie revient à son rythme normal ; l'action de ces médicaments ayant même occasionné une dépense extraordinaire de forces, en précipitant le jeu fonctionnel, sans fournir des éléments persistants, il en résulte comme effet consécutif, de la faiblesse, voire même une certaine atonie, dont le degré est proportionnel à l'excitation primitive.

STIMULUS. — Tout ce qui est de nature à déterminer une excitation dans l'économie animale.

STOMATITE. — Inflammation de la muqueuse buccale. Les stomatites *spécifiques* ne sont que des manifestations des maladies infectieuses : horse-pox, fièvre aphteuse, clavelée, peste bovine, etc. (Voy. ces mots). La stomatite crémeuse ou *muguet* a été étudiée en particulier (Voy. Muguet). Les stomatites *non spécifiques* sont *simples* ou *ulcéreuses*.

Stomatite simple. — Étiologie. — Mauvaise alimentation avec des fourrages trop durs, ou de mauvaise qualité, couverts de moisissures, ou avec du foin souillé par les poils urticants de la chenille processionnaire (Lambert), ou

avec de l'avoine contenant un grand nombre de *Blaps mortisaga* (Tisserant). Les irrégularités dentaires, la carie d'une molaire sont des causes. La maladie est parfois due à l'ingestion de liquides trop chauds ou caustiques.

Symptomatologie. — Au début, la bouche est chaude, sèche et dégage une odeur fade, parfois fétide. La muqueuse buccale est œdématiée et a une teinte rouge uniforme ou légèrement pointillée ; elle présente parfois de petites vésicules et des érosions. A la sécheresse du début succède une salivation abondante (*ptyalisme*).

Chez le bœuf, les papilles de la face interne des joues deviennent turgescentes. La mastication est pénible ; les animaux mangent peu et lentement.

Traitement. — Supprimer les causes. Nourrir le malade avec des barbotages, des mashes, des grains cuits, du vert. Faire dans la bouche de fréquentes injections avec la solution de chlorate de potasse à 5 ou 10 p. 100 ou de crésyl à 1 ou 2 p. 100.

Stomatite ulcéreuse. — S'observe sur les veaux, les agneaux et les jeunes chiens.

C'est une maladie microbienne, contagieuse, transmissible probablement aux enfants. Elle est due à l'infection par un bacille particulier.

Symptomatologie. — Au début, on observe les signes de la stomatite simple. Après quelques jours, la muqueuse buccale est parsemée de points blanc grisâtre, auxquels succèdent des ulcérations qui s'agrandissent, atteignent les dimensions d'une pièce de cinquante centimes. Le malade est triste, ne mange plus ; sa bouche a une odeur infecte et laisse écouler une salive sanguinolente ; les ganglions sous-maxillaires sont engorgés. Les ulcérations gagnent en surface et profondeur, l'os est mis à nu en nombreux endroits, il se nécrose, les dents se déchaussent et tombent ; une diarrhée fétide survient et les animaux succombent. On peut observer des infections secondaires du poumon et de l'intestin.

Traitement. — Isolement. Désinfection. Nourrir les malades avec des aliments de facile mastication.

Faire de fréquents lavages de la bouche avec la solution tiède de chlorate de potasse à 5 p. 100, ou de crésyl à 1 p. 100 ; toucher les surfaces ulcérées avec un tampon imbibé de teinture d'iode.

A l'intérieur, administrer des toniques (teinture de quinquina), du chlorate de potasse.

Stomatites médicamenteuses. — S'observent à la suite de l'administration prolongée de l'iodure de potassium (*iodisme*) ou du calomel, ou bien après une friction étendue de pommade mercurielle, surtout si les animaux (bœuf, chien, cheval) se lèchent (*stomatite mercurielle*).

Les animaux salivent abondamment, leur bouche répand une odeur infecte; la muqueuse buccale s'ulcère par places; les gencives sont tuméfiées, saignantes, la langue augmente de volume, les dents sont branlantes.

Supprimer la médication. Lors d'intoxication grave, combattre par les antidotes (Voy. EMPOISONNEMENT). Traiter comme il a été dit pour la stomatite ulcéreuse.

STRABISME. — Déviation anormale de l'œil. Il est dû à diverses causes : paralysie, défaut d'équilibre de certains muscles oculaires, tumeurs de l'orbite, etc. On distingue un strabisme *convergent* (déviation en dedans), un *diver-*

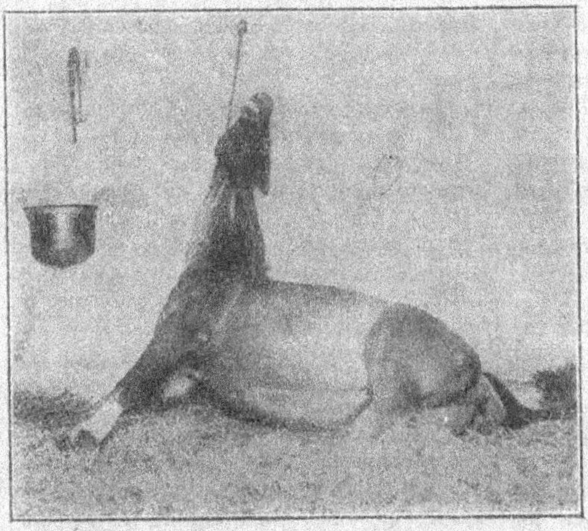

Fig. 1655. — Strangulation chez une pouliche.

gent (déviation en dehors), un *supérieur*, un *inférieur*.

Le traitement consiste à sectionner le tendon du muscle qui est le plus court; après cocaïnisation de l'œil, on incise la conjonctive près de la cornée, on découvre le tendon à sectionner sous lequel on introduit le crochet à strabisme, puis on le divise avec les ciseaux.

STRANGULATION. — Suffocation produite par toute cause externe, étrangère à l'organisme, qui intercepte la respiration, en comprimant les voies aériennes (Voy. ASPHYXIE, t. I, p. 92).

Cet accident s'observe quelquefois sur les bœufs ou les vaches qui sont attachés par une chaîne autour du cou et qui se couchent *à bout de longe*.

Les chèvres, avec leur habitude de monter dans les râteliers, y sont exposées. Cagny en a vu une s'asphyxier ainsi en enroulant la chaîne autour du membre antérieur d'un bœuf son voisin.

Il a vu le même accident se produire sur une chienne attachée trop près d'un cheval.

Sur une pouliche de courses, en liberté dans un box, la strangulation s'est produite, la chaîne fixée au mur s'étant enroulée autour du cou et fixée dans la crinière (fig. 1655).

STRANGURIE. — Gêne ou difficulté du cours de l'urine, qui ne peut sortir que goutte à goutte, avec douleur et sentiment de cuisson et de ténesme au col de la vessie.

STREPTOCOQUE. — Nom générique des microcoques associés en chaînettes. Il existe un certain nombre de variétés de streptocoques.

L'espèce principale est le *Streptococcus pyogenes*, qui forme des chaînettes de 5 à 40 éléments dans le pus, beaucoup plus longues et flexueuses dans les cultures : ce streptocoque est le principal agent de l'infection purulente et de l'infection puerpérale, on le trouve dans le sang de la circulation générale, dans les abcès métastatiques, la cavité utérine, le pus et les fausses membranes du péritoine, etc. ; il est ordinairement associé à des staphylocoques et autres bactéries pyogènes, mais il l'emporte sur eux par sa fréquence et son abondance.

L'érysipèle et la lymphangite sont également dus à un streptocoque, que certains auteurs regardent comme identique au premier, et d'autres comme distinct.

Des streptocoques se trouvent aussi dans les foyers de gangrène.

Le *streptocoque de Schütz* est l'agent actif de la gourme.

STRONGLES (genre *Strongylus*). — Vers ronds, à corps grêle et allongé, de l'ordre des Nématodes, qui vivent dans le tube digestif, les voies respiratoires et les vaisseaux. On ne connaît encore l'évolution que d'un petit nombre d'espèces de ce genre.

Strongle filaire (*Str. filaria*). — Ver filiforme de teinte blanchâtre, long de 3 à 10 centimètres, qui habite les voies respiratoires du mouton, de la chèvre, du chameau et de divers ruminants sauvages (fig. 1656). Les embryons éclosent dans les bronches de leur hôte et sont répandus dans le mucus ; ils sont expulsés par la toux ou avec le jetage.

La présence dans les bronches des strongles filaires de leurs œufs et de leurs embryons détermine une inflammation catarrhale qui peut s'étendre au

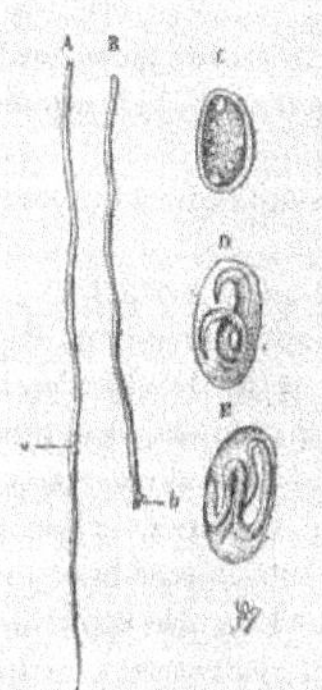

Fig. 1656. — Strongle filaire.

A, femelle ; B, mâle (grandeur naturelle) ; C, œuf ; D, E, œufs renfermant un embryon.

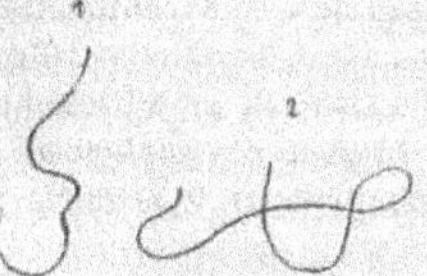

Fig. 1657. — Strongle filaire très grossi.

poumon (Voy. BRONCHO-PNEUMONIES VERMINEUSES, t. I, p. 138).

Strongle roussâtre (*Str. rufescens*). — Corps

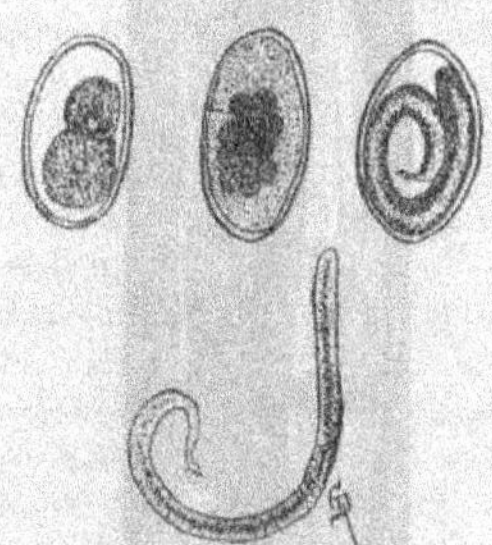
Fig. 1658. — *Strongylus rufescens.*
1 et 2, mâle et femelle (grosseur naturelle).

très grêle, d'un brun rougeâtre, long de 18 à 35 millimètres (fig. 1658). Ce ver habite les petites bronches du mouton, de la chèvre, du chevreuil ;

Fig. 1659. — Œufs et embryons du *Strongylus rufescens*, grossis 150 fois. Œufs en voie de segmentation, puis contenant un embryon. Embryon libre (Railliet).

parfois il se fixe dans le parenchyme pulmonaire. La femelle pond ses œufs dans les alvéoles pulmonaires où ils achèvent leur développement ; les embryons passent ensuite dans les bronches et la trachée, puis sont rejetés au dehors par la toux et le jetage. Ces embryons sont doués d'une résistance vitale considérable (fig. 1659).

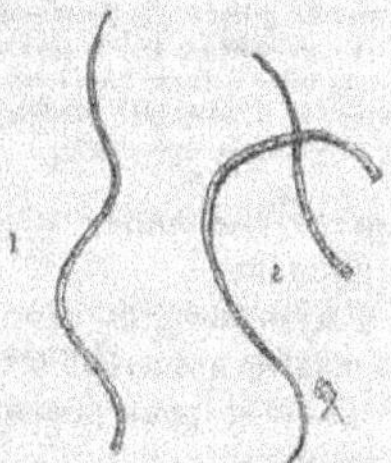
Fig. 1660. — *Strongylus micrurus.*

1, mâle ; 2, femelle (grandeur naturelle) (Railliet).

La présence de ces vers, de leurs œufs et de leurs embryons détermine une *pneumonie vermineuse* (Voy. BRONCHO-PNEUMONIES VERMINEUSES).

Strongle micrure (*Str. micrurus*). — Corps filiforme long de 4 à 8 centimètres. Il habite les bronches des bêtes bovines (fig. 1660).

Lorsqu'il existe en grand nombre, il détermine une bronchite vermineuse analogue à celle occasionnée par le strongle filaire chez les moutons.

Strongle paradoxal (*Str. paradoxus*). — Corps blanc ou brunâtre, long de 12 à 50 millimètres. Il vit dans les moyennes et petites bronches du porc. Il n'occasionne pas de troubles graves ordinairement ; cependant on a vu

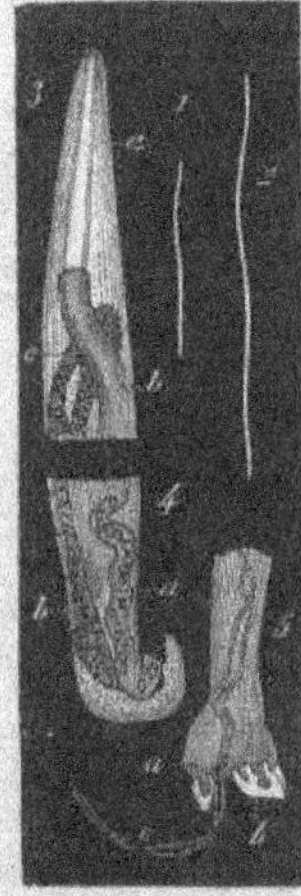

Fig. 1661. — *Strongylus paradoxus.*

1, 2, mâle et femelle (grandeur naturelle). — 3, extrémité antérieure de la femelle grossie : *a*, l'œsophage ; *b*, l'intestin ; *c*, tube génital. — 4, extrémité caudale de la femelle : *a*, le vagin se terminant par une valve saillante ; *b*, l'intestin aboutissant à un anus papilliforme. — 5, extrémité caudale du mâle : *a*, *b*, les deux lobes de la bourse ; *c*, spicules.

de jeunes porcs succomber à la bronchite vermineuse (fig. 1661).

Strongle d'Arnfield (*Str. Arnfieldi*). — Ver filiforme, blanchâtre, qui habite les bronches du cheval et de l'âne et peut occasionner de la bronchite vermineuse.

Strongle nain (*Str. pusillus*). — Long de 5 à 10 millimètres. Vit dans le poumon du chat et occasionne une pneumonie vermineuse.

Strongle des vaisseaux (*Str. vasorum*). — Corps filiforme, blanchâtre ou rougeâtre, long de 14 à 21 millimètres. Il habite le cœur droit et les divisions de l'artère pulmonaire du chien. Les œufs arrêtés dans les fines artérioles donnent lieu généralement à une artérite noduleuse.

Les symptômes de cette strongylose sont peu connus ; on observe souvent de la dyspnée, de l'ascite.

Lafosse et Labat recommandent l'essence de térébenthine.

Strongle contourné (*Str. contortus*). — Ce strongle vit dans la caillette, rarement dans le duodénum du mouton et de la chèvre. Lorsqu'il s'y trouve en grand nombre, il détermine une anémie pernicieuse qui sévit souvent à l'état enzootique sur les agneaux et les antenais et coïncide ordinairement avec la bronchite vermineuse. On traite par les anthelminthiques.

Strongle ventru (*Str. ventricosus*). — Habite l'intestin grêle des bêtes bovines.

Strongle d'Astertag (*Str. Astertagi*). — Habite la caillette du bœuf.

Strongle rayé (*Str. strigosus*). — Vit dans l'estomac et l'intestin du lapin et du lièvre.

STROPHANTUS. — Graines venant des tropiques, renfermant un glycoside amer, très soluble dans l'eau, la *strophantine*.

Succédané de la digitale, mais son action est moins sûre.

STRYCHNINE. — Alcaloïde de la noix vomique ; en cristaux prismatiques, incolores, inodores, d'une amertume extrême, plus solubles dans l'alcool que dans l'eau. Les sels sont plus solubles dans l'eau et ont un effet plus énergique.

EFFETS THÉRAPEUTIQUES. — Excitant du système nerveux. Nervo-moteur. A petites doses, tonique.

S'emploie en injections sous-cutanées ou intraveineuses.

DOSES :

	Doses toxiques.	Doses thérapeutiques.
Cheval.........	0gr,20 à 0gr,30	0gr,05 à 0gr,15
Bœuf..........	0gr,20 à 0gr,40	0gr,05 à 0gr,20
Porc..........	0gr,01 à 0gr,05	0gr,002 à 0gr,005
Chien (de grande taille)........	0gr,002 à 0gr,02	0gr,001

Solution de strychnine.

Sulfate de strychnine...	0gr,25
Alcool................	7gr,50
Eau distillée...........	15 grammes.
Acide chlorhydrique....	VI gouttes.

DOSES :

Cheval...................	2 grammes.
Bœuf....................	4 —
Porc....................	X gouttes.
Chien...................	I à II —

En injections sous-cutanées.

STUD-BOOK (de l'anglais, *stud*, haras, et *book*, livre). — Livre dont l'origine remonte, en Angleterre, à 1791, et dans lequel on inscrit la descendance des chevaux de pur sang. C'est un véritable arbre généalogique.

Il existe également un stud-book pour le demi-sang anglo-normand et un autre pour l'anglo-arabe. Depuis quelques années, on a commencé à en établir d'autres pour les races chevalines boulonnaise, percheronne, etc.

STUPÉFIANT. — Synonyme de narcotique.

STUPEUR. — Engourdissement des organes des sens et de ceux du mouvement.

SUB-INFLAMMATION. — Ce mot, d'une signification assez vague, sert à désigner un état intermédiaire entre la simple congestion sanguine et l'inflammation proprement dite. Quelquefois aussi, il exprime une inflammation légère, qui évolue lentement.

SUBLIMÉ CORROSIF ou BICHLORURE DE MERCURE. — Poudre blanche, âcre et styptique, formée de cristaux prismatiques très petits. Soluble pour un tiers dans l'eau chaude, très soluble dans l'éther et l'alcool. Précipite les matières organiques en se combinant avec elles.

EFFETS THÉRAPEUTIQUES. — Caustique, antiseptique; on l'emploie en solution dans l'eau à 1 p. 1000.

Liqueur de Van Swieten.

Sublimé corrosif	1 gramme.
Eau distillée	900 grammes.
Alcool rectifié	100 —

Le sublimé administré à l'intérieur (300 grammes de liqueur de Van Swieten, dans un barbotage, chaque jour) a été recommandé par Jacotin pour combattre la fluxion périodique.

Les injections intraveineuses de sublimé ont été préconisées pour combattre la fièvre aphteuse (traitement de Bacelli) ; elles n'ont pas réussi. Les solutions concentrées dans l'alcool donnent de très bons résultats en injections dans les fistules, les maux de garrot, les blessures de la sole, etc.

SUBLUXATION. — Luxation incomplète d'une articulation.

SUBMERSION (MORT PAR). — Voy. ASPHYXIE.

SUBSTITUTIF. — On désigne sous le nom de *médication substitutive* l'emploi de médicaments irritants à l'effet de changer le mode de l'inflammation. Une maladie aiguë d'une guérison souvent prompte peut être substituée à une maladie chronique dont la terminaison a une fin ou éloignée ou non prévue. La cautérisation dans le cas d'effort de tendons est un exemple de médication substitutive.

SUBSTITUTION ALIMENTAIRE. — Pratique qui consiste à remplacer une partie d'une ration donnée par un ou plusieurs aliments, dont les effets nutritifs sont équivalents à ceux de ladite partie, mais dont le prix de revient est moindre. On abaisse donc le prix de revient du travail produit par les animaux. On augmente le bénéfice en proportion de la diminution du prix d'achat de l'aliment.

Outre que les substitutions offrent des avantages économiques, elles sont parfois nécessaires, car l'alimentation doit être en harmonie avec la *spécialisation* de l'animal : par exemple, on devra modifier l'alimentation d'une vache qui cesse d'être laitière et que l'on veut engraisser.

Pour qu'une substitution soit judicieuse, il faut qu'elle satisfasse au moins aux deux conditions suivantes :

1° Fournir une ration équivalente à la ration préétablie ;

2° Fournir une ration dont le prix de revient soit moins élevé que celui de la précédente.

Pour pouvoir établir sûrement le chiffre de la ration à substituer, il faut connaître les méthodes de rationnement (Voy. RATIONNEMENT).

Les substitutions sont encore nécessaires pour varier l'alimentation des animaux, pour remettre en état, reposer l'intestin de chevaux soumis durant longtemps à une alimentation uniforme et échauffante.

Ainsi en Allemagne, pour les chevaux, une ration de :

Foin	4 kilogrammes.
Paille hachée	1kg,500
Avoine	6 kilogrammes.

a été remplacée par la ration :

Foin	5 kilogrammes.
Maïs	4 —
Farine de viande	0kg,250

ce qui a donné une économie de 125 francs par an et par cheval.

Aux Omnibus de Paris, Lavalard remplace la ration classique :

Foin	4 à 5 kilogrammes.
Paille	4 à 5 —
Avoine	8 à 8kg,500
Son	0kg,500 à 1 kilogr.

par la suivante :

Foin	3 kilogrammes.
Paille (litière comprise)	6 —
Avoine	3 —
Maïs	4 —
Féveroles	0kg,200
Son	0kg,200
Tourteaux de maïs	2 —

Dans l'armée, les substitutions (son, farine d'orge, carottes, vert) ne doivent porter que sur l'avoine et ne pas dépasser le tiers de son poids.

SUCRE (*principe azoté, matière sucrée, matière animale sucrée, principe sucré*). —Nom générique des corps neutres de saveur sucrée, solubles dans l'eau, susceptibles de présenter, directement ou indirectement, les fermentations lactique et alcoolique. En général, les sucres sont des hydrates de carbone, c'est-à-dire des corps composés de carbone uni aux éléments de l'eau: telles sont les *glycose*, dont la formule générale est $C^{12}H^{12}O^{12}$, et les *saccharoses*, qui, renfermant les éléments d'une molécule d'eau en moins, ont pour formule $C^{12}H^{11}O^{11}$. Les premières ont pour type la glycose ordinaire ou sucre de raisin; les secondes ont pour type le sucre de canne.

Le sucre existe dans l'économie animale ; il est formé en grande partie dans le foie et est distribué par le sang dans toute l'économie, et surtout dans les muscles. Ce sucre constitue une réserve d'énergie, c'est le combustible qui met en action la mécanique animale.

On a cherché, par l'addition de sucre à la ration des animaux de travail, à augmenter leur rendement dynamique.

Alimentation mélassée. — Le sucre est donné aux animaux sous forme de *mélasse*, résidu de l'extraction du sucre de canne ou de betterave. Il existe des mélasses de sucrerie et des mélasses de distillerie.

Cette alimentation sucrée a de plus le grand avantage d'être d'un prix de revient moins élevé que l'alimentation ordinaire composée surtout d'avoine et de foin. Elle a pris une extension considérable en ces dernières années, surtout en Allemagne, où 30 p. 100 des mélasses sont utilisées pour l'alimentation du bétail.

Composition chimique des mélasses (1). — Elle varie suivant l'origine. La mélasse française a la composition moyenne suivante, considérée au point de vue alimentaire :

Azote albuminoïde............... 0,12 p. 100
Extractifs non azotés, hydrates de carbone................ 63 —
Matières minérales........... 10 —

On voit qu'elle renferme une forte proportion de sucre qui lui donne sa valeur alimentaire; les matières minérales sont surtout des sels de potasse.

(1) Dechambre et Curot, *Les aliments du cheval.* — Dumont, *Manuel de l'Alimentation rationnelle.*

Modes d'emploi. Aliments mélassés. —La mélasse verte du commerce est d'un emploi assez difficile, elle ne peut être distribuée directement aux animaux; cependant on cite des exploitations où on se contente d'arroser dans les mangeoires les aliments secs, betteraves hachées, grains, etc., avec de la mélasse. Généralement on fait dissoudre la mélasse dans l'eau chaude pour arroser les fourrages secs.

Pour éviter les inconvénients du transport de la mélasse et de sa distribution aux animaux, on prépare des *aliments mélassés*, facilement transportables, ne s'altérant pas, agréables au goût et formés de mélasse mélangée à des matières solides. Le nombre de ces aliments mélassés augmente chaque jour. Le tableau ci-dessous indique la composition et le prix de revient de quelques-uns d'entre eux.

PRODUITS.	PAIN MÉLASSÉ (Nancy).	TOURBE MÉLASSÉE.	SUCRÉINE.	SON MÉLASSÉ.	TOURTEAU MÉLASSÉ.	PAILLE MÉLASSÉE (Pailmel).
COMPOSITION DU MÉLANGE.	Mélasse et résidus de mouture.	14 à 20 de tourbe, 80 à 86 de mélasse.	Mélasse et tourteaux de lin, parties égales.	Son et mélasse, parties égales.	Mélasse... 30 T. de lin.. 40 T. de coton 10 T. de coco-tier.... 10 T. de maïs. 10	Mélasse.... 57 Paille..... 43
Eau	17,80	19,00	»	16,50	»	14,42
Sucre	19,64	39,61	22,25	24,25	22,45	28,56
Extractifs non azotés	24,26	14,20	13,00	32,20	62,00	»
Cellulose	21,87	7,77	»	6,38	»	11,77
Matières minérales	6,43	9,31	»	5,49	»	7,94
— grasses	0,32	0,34	3,00	4,30	7,20	»
Matière azotée totale	9,68	9,77	10,00	11,31	»	»
Prix des 100 kilos	15fr,00	13fr,50	17fr,00	13fr,50	»	9fr,50

La quantité de mélasse pure introduite dans l'organisme ne doit pas dépasser 2 kilos à 2ᵏᵍ,500 pour des chevaux de 500 kilos. On devra calculer sur cette donnée la quantité d'aliment mélassé à donner aux animaux, afin d'éviter des accidents d'intoxication.

Avantages de l'alimentation mélassée. — La mélasse excite l'appétit et favorise la digestion en raison des matières organiques et des sels qu'elle renferme. C'est un excellent condiment pour les chevaux à intestin fatigué. Elle permet de faire consommer des aliments grossiers et peu alibiles. Elle a un effet marqué sur le rythme respiratoire qu'elle régularise et elle convient bien pour les chevaux poussifs. Elle régularise la fonction digestive, et on a remarqué que les cas de coliques diminuaient avec l'alimentation mélassée.

Mais les grands avantages que l'on retire de l'alimentation mélassée sont dus surtout à son prix de revient peu élevé, pour un travail au moins aussi considérable. On a remarqué que les chevaux de selle en service soumis à ce régime sucré étaient plus vite en condition et pouvaient fournir plus longtemps un travail pénible qu'avec l'alimentation ordinaire. Remarquons en passant que dans les raids qui se sont courus ces temps derniers, de nombreux cavaliers donnaient en boisson à leurs chevaux de l'eau tiède sucrée. La mélasse permet de faire consommer des aliments de faible valeur nutritive qui auraient été perdus, parce qu'elle ramène la relation nutritive de la ration au taux normal (Voy. RATIONNEMENT). Elle permet donc de réaliser de ce chef une économie.

Il ne faudrait pas croire cependant que cette alimentation mélassée réussit bien avec tous les chevaux. Certains dépérissent lorsqu'on substitue un aliment mélassé à une partie de leur ration d'avoine ; d'autres ne veulent pas le manger, quelque moyen que l'on emploie pour le leur faire accepter. Mais les résultats obtenus avec l'alimentation mélassée dans les diverses exploitations agricoles, dans les compagnies d'omnibus, etc., sont plus que satisfaisants.

Exemples de rations. — Pour un cheval de selle en service, 6 à 8 litres d'avoine, 3 kilos d'aliment mélassé, son mélassé ou sucréine, 3 à 4 kilos de foin. Faire la substitution poids pour poids d'avoine et très progressivement. Lavalard propose la ration suivante pour des chevaux pesant de 500 à 600 kilos :

Grains mélangés (maïs, avoine,
   féveroles)...................... 7ᵏᵍ,500
Mélasse-tourbe............... 2 kilos.

Paille hachée................. 3 à 4 kilos.
Pas de foin.

Garola indique la ration suivante pour des chevaux de trait :

Foin...................... 6 kilos.
Avoine concassée........... 3ᵏᵍ,350.
Tourbe-mélasse............. 3ᵏᵍ,500

Ces chevaux recevaient auparavant 7ᵏᵍ,650 d'avoine, 6 kilos de foin et 7ᵏᵍ,500 de froment.

L'économie réalisée est de 0 fr. 70 par tête et par jour.

Inconvénients. — Lorsque la quantité de mélasse donnée aux animaux est trop considérable, ou lorsqu'elle est de mauvaise qualité, on observe, après quelque temps, de la polyurie puis de l'albuminurie, des symptômes de gastro-entérite avec superpurgation. Ces accidents sont dus aux sels de potasse et de soude contenus dans les mélasses. Lors d'intoxication lente, on observe de l'amaigrissement, des alternatives de constipation et de diarrhée. Donc, si l'animal présente de la polyurie ou s'il maigrit, il est indiqué de diminuer ou de supprimer l'alimentation mélassée.

SUDORIFIQUES. — Médicaments qui provoquent la sueur. On emploie comme sudorifiques les stimulants généraux, l'antimoine diaphorétique, les poudres de James, de Dower, la bardane, le sureau, la bourrache, les *bois* ou *espèces sudorifiques* et la pilocarpine.

SUDORIPARE (de *sudor*, sueur, et *parere*, produire ; angl. *sudoriparous*). — Qui produit la sueur. — *Glandes sudoripares.* Glandes de la peau par lesquelles la sueur est versée à la surface du tégument cutané et qui existent sur tous les points du corps, sauf au niveau des lèvres, des bords des paupières et du gland (Voy. PEAU).

SUEUR. — Liquide sécrété par les glandes sudoripares à la surface de la peau (Voy. PEAU et SÉCRÉTIONS).

SUFFOCATION. — Difficulté extrême de respirer, étouffement ; état d'un animal qui est sur le point de perdre la respiration : cet accident est souvent causé par un corps étranger qui obstrue le pharynx ou l'arrière-bouche et intercepte le passage de l'air. La suffocation peut aussi arriver lors d'angine grave ; elle menace parfois le cheval corneur ; elle résulte aussi parfois de la compression des parois de la poitrine.

SUFFUSION. — Épanchement de sang dans le tissu de la peau ou d'une muqueuse (Voy. ECCHYMOSE, t. I, p. 397).

SUINTEMENT. — Écoulement imperceptible d'un liquide par une plaie, par un ulcère, ou par un émonctoire quelconque.

SUITÉE. — Se dit de la poulinière accompagnée de son poulain.

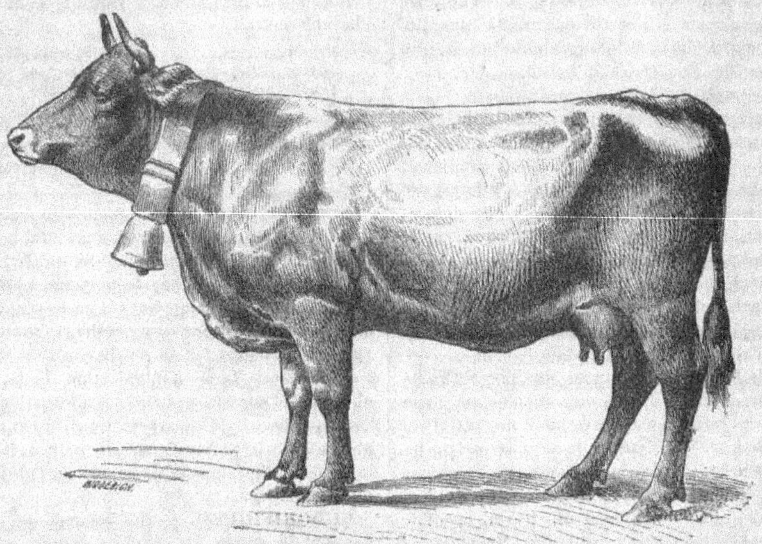

Fig. 1662. — Vache de la race des Alpes (variété de Schwitz).

SUISSE (RACES BOVINES DE LA). — On en distingue deux races : la *race* de *Schwitz* ou de *Zug* (fig. 1662) et celle *de Berne*, de *Simmenthal* ou de

SUITES. — Se dit des phénomènes qui surviennent après une opération (castration) ou la parturition (suites du part).

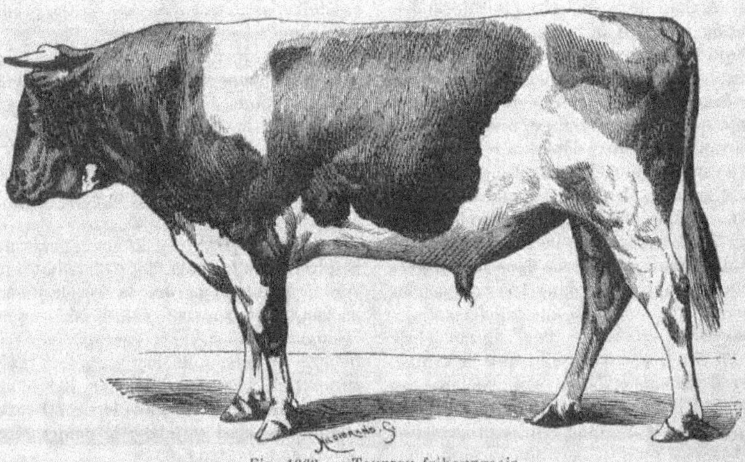

Fig. 1663. — Taureau fribourgeois.

Fribourg (fig. 1663). Elles sont généralement d'une haute taille et bonnes laitières. Voy. BERNOIS (Bœuf) t. I, p. 118, LAIT et SCHWITZ (*Race de*).

SULFATE. — Nom générique des sels produits par la combinaison de l'acide sulfurique avec les bases.

Sulfate de cuivre. — Cristaux bleus, solubles dans trois parties d'eau. Astringent, caustique, antiseptique. Employé en solutions ou à 3, 4, 5 p. 100, dans le traitement des plaies du pied. Il entre dans la composition de la liqueur de Villate.

Sulfate de fer. — Cristaux verts, très solubles dans l'eau. Très dilué, il a l'action tonique des ferrugineux. Concentré, il est astringent. Comme hémostatique, il est inférieur au perchlorure de fer. Désinfectant faible ; désodorisant.

Sulfate de magnésie. — Se donne aux mêmes doses que le sulfate de soude. Mêmes effets, mais plus irritant.

Sulfate de soude. — Cristaux transparents, efflorescents, amers, très solubles dans l'eau froide. A faibles] doses, bon condiment. A doses fortes, excellent purgatif et antiseptique interne. Administré surtout au cheval.

DOSES TONIQUES.

Cheval...........	50 à 100 grammes.
Bœuf............	100 à 150 —
Mouton..........	15 à 30 —
Chien...........	2 à 10 —

DOSES PURGATIVES.

Cheval...........	500 à 1000 grammes.
Bœuf............	250 à 500 —
Petits ruminants...	100 à 150 —
Porc............	80 à 100 —
Chien...........	10 à 80 —
Chat............	2 à 10 —

Sulfate de zinc. — En prismes incolores, de saveur styptique, soluble dans l'eau. Astringent. S'emploie en poudre, surtout en solutions. A très petites doses ($0^{gr},05$ à $0^{gr},10$), antispasmodique pour le chien.

SULFONAL. — Corps cristallisé, blanc, inodore, insipide, très peu soluble dans l'eau, soluble dans l'alcool et l'éther. Anesthésique, ou plutôt hypnotique ; s'emploie à la dose de 20 grammes, pour le cheval, dans un peu d'avoine cuite, chaude et salée. Chien et porc, $0^{gr},50$ à $1^{gr},50$ dans une pâtée chaude et salée. A administrer aux chevaux nerveux, une demi-heure avant l'abatage pour une opération douloureuse.

SULFURE. — Nom générique des sels formés par la combinaison du soufre ou de l'acide sulfhydrique avec un métalloïde ou un métal.

Sulfure jaune d'arsenic ou orpiment. — Caustique énergique, employé sur les plaies laissées par la chute des verrues, en vue de prévenir leur réapparition. Entre dans la composition de pâtes épilatoires (*rusma*).

Sulfure de carbone. — Liquide très fluide, incolore, d'odeur de choux pourris. Parasiticide et antiseptique ; on l'incorpore dans l'huile ou la vaseline ; a été préconisé par Perroncito contre les larves d'œstres du cheval (Voy. t. I, p. 493).

Sulfure de potasse ou *Foie de soufre.* — Parasiticide ; s'emploie en solution dans l'eau ou en pommade.

Sulfure d'antimoine. — Expectorant. Doses.

Gros ruminants........	32 à 64	grammes.
Solipèdes.............	32 à 48	—
Moyens animaux........	8 à 12	—
Petits —	1 à 3	—

SULFUREUX (ACIDE). — S'obtient par la combustion du soufre à l'air libre. Bon désinfectant pour les locaux infectés ; il suffit d'allumer sur une plaque de tôle un peu élevée, 20 grammes de soufre par mètre cube, après avoir eu la précaution de fermer toutes les ouvertures.

SULFURIQUE (ACIDE) ou *huile de vitriol.* — Liquide lourd, oléagineux, très caustique, très avide d'eau ; désorganise les tissus en leur enlevant l'oxygène et l'hydrogène ; sa cautérisation est très douloureuse. Employé à l'extérieur comme caustique. Mollereau l'a préconisé en solution dans l'eau au tiers ou au cinquième dans le traitement des lésions osseuses, fistules, caries, etc.

EFFETS ET USAGES. — Sous forme d'*eau de Rabel*, est utilisé comme caustique, antiseptique. En limonade, il est donné dans les dysenteries, la maladie aphteuse.

Eau de Rabel.

Acide sulfurique à 66°........	1 partie.
Alcool à 33°..............	3 parties.

Liqueur de Mercier.

Essence de térébenthine....	40 grammes.
Acide sulfurique...........	10 —

Contre le piétin, le crapaud.

Limonade sulfurique.

Acide sulfurique du commerce..................	5 grammes.
Eau......................	1 litre.

Dans ces trois préparations verser l'acide par gouttes.

Pâte caustique de Plasse.

Alun calciné................ 200 grammes.
Acide sulfurique........... Q. S.

Faire une pâte peu consistante.

Pâte safranée de Velpeau.

Safran........................ 1 partie.
Acide sulfurique............ 2 parties.

SUPERFÉTATION. — Conception d'un second fœtus pendant le cours de la gestation (Voy. GESTATION).

SUPERPURGATION. — Purgation immodérée, causée par des substances trop irritantes ou des purgatifs répétés trop souvent.

SUPPRESSION. — Suspension d'une évacuation habituelle, continuelle ou périodique, ou d'une affection cutanée, dont l'éruption avait déjà commencé. — La *suppression d'urine* se distingue de la rétention de ce fluide; la première a lieu quand la sécrétion de l'urine est empêchée; et la seconde lorsque l'urine, sécrétée par les reins, s'arrête dans la vessie.

SUPPURATION. — Voy. PUS.

SURDENT. — On désigne sous ce nom particulièrement les dents surnuméraires, notamment les dents de la première dentition qui ne sont pas tombées sous la poussée des nouvelles. On donne aussi ce nom aux irrégularités formées par l'usure défectueuse des dents. Voy. DENTS (*Maladies des*), t. I, p. 353.

SURDITÉ (all. *Taubheit*; angl. *deafness*; it. *sordità*; esp. *sordera*). — La surdité, encore dite *cophose*, est l'abolition plus ou moins complète du sens de l'ouïe.

ÉTIOLOGIE. — La surdité est très souvent l'effet d'une otite aiguë ou chronique, d'un obstacle matériel qui s'oppose au libre accès des sons; quelquefois il y a paralysie du nerf auditif, une altération organique de ses ramifications. — La surdité plus ou moins accusée s'observe dans plusieurs maladies, dans certaines pharyngites avec obstruction des trompes d'Eustache après la gourme du cheval, surtout si l'inflammation se communique à l'oreille moyenne; dans la maladie du jeune âge du chien, on observe également souvent de la surdité symptomatique; c'est ce qu'on observe encore dans certaines maladies des centres nerveux, dans les maladies typhoïdes, dans l'empoisonnement par la belladone et par d'autres narcotiques. — Il y a souvent, dans ces divers cas, de la surdité sans lésion matérielle. Elle peut aussi survenir sans cause appréciable. Une surdité essentielle, sans altération matérielle des organes de l'audition, est souvent un effet de l'âge. On a signalé des cas de surdité congénitale dont la cause également nous échappe. Cagny a observé un cheval âgé de douze ans et complètement sourd depuis plusieurs années.

SYMPTOMATOLOGIE. — La surdité se traduit par l'inattention des animaux aux bruits qui se produisent dans leur voisinage; ils n'obéissent plus à la voix, au sifflet, au claquement du fouet, ou du moins faut-il que ces bruits soient très forts, ou se produisent près de l'oreille pour être entendus. Lorsque la surdité est complète, les sons les plus aigus ne sont plus perçus, et ne font pas mouvoir les oreilles de l'animal; il ne dirige point sa tête vers l'endroit d'où partent les ondes sonores; il est insensible à la voix de son maître et au bruit du fouet. Lorsque la surdité n'est pas complète, un bruit violent fait encore mouvoir les oreilles, et l'animal tourne la tête du côté où le bruit se fait entendre. Les animaux plus ou moins sourds sont comme hébétés.

La surdité se développe ordinairement par degrés, soit dans une seule, soit dans les deux oreilles. Elle est fréquente chez les vieux chiens et chats.

TRAITEMENT. — La cause de la surdité étant souvent inconnue, on est obligé de recourir au traitement empirique. Tous les moyens qui s'adressent au système nerveux, à la circulation, aux voies digestives, sont applicables. Les vésicatoires, les sétons, à la nuque ou au-dessous des oreilles, le feu, les courants et décharges électriques, les injections de teinture de noix vomique dans le conduit auditif, d'éther, d'huile d'amandes douces, sont les principaux agents externes auxquels on a recours. La noix vomique, la strychnine, la belladone sont quelquefois administrées à l'intérieur. — Philipeaux a indiqué un signe qu'il regarde comme caractéristique et à l'aide duquel on pourrait constater la curabilité ou l'incurabilité de la surdité, signe dont la pratique peut seule apprécier toute la valeur. Remplissant d'eau à moitié le conduit auditif externe, plaçant dans cette eau un fil métallique qu'on met en rapport avec l'un des conducteurs d'un appareil d'induction, on ferme le courant en plaçant sur la nuque un excitateur humide; si la surdité est curable, une douleur est ressentie par l'animal.

SUREXCITATION. — Accroissement de l'action vitale, qui dépasse les bornes de l'état physiologique et menace, pour peu qu'il continue, de donner lieu à l'inflammation. Cet état, tantôt purement local, tantôt général, est caractérisé par une énergie plus grande de tous les organes. On le voit quelquefois se terminer par une hémorragie, qui peut en être considérée comme la crise; mais le plus souvent il est le prélude d'une maladie aiguë, à moins qu'on ne le combatte de suite par des moyens antiphlogistiques proportionnés à son degré d'intensité.

SURMENAGE. — C'est l'état d'un animal amené à un état de fatigue trop grand pour son tempérament. On l'observe sur les chiens de chasse; sur les animaux, porcs, moutons, bœufs ou vaches, parcourant en troupes nombreuses de longues distances; sur les chevaux de chasse, et surtout sur les chevaux de cavalerie et d'artillerie en manœuvres ou en campagne.

C'est aussi l'état des animaux, lièvres ou cerfs, qui, chassés, sont forcés par les chiens.

ÉTIOLOGIE. — La cause principale, c'est le manque d'entraînement; les causes occasionnelles sont : la longue durée du travail, l'excès de la charge à porter, puis la chaleur et la soif. On peut distinguer la simple fatigue (Voy. t. I, p. 511), le *surmenage aigu* ou *chronique*, et le *coup de chaleur* (Voy. t. I, p. 207).

Surmenage chronique. — C'est celui que l'on observe le plus souvent sur les chevaux de l'armée pendant les guerres; il est dû en grande partie, sinon à l'inanition, tout au moins au peu de temps laissé aux chevaux pour prendre et digérer leur repas. Au siège de Plewna, sur 66 000 chevaux de trait, les Russes en ont perdu 22 000, presque tous pour cette cause. Son apparition est favorisée par des causes accidentelles, blessures du harnais, boiterie, etc.

SYMPTOMATOLOGIE. — Raideur générale, contracture et dureté des muscles qui sont sensibles à la pression, démarche automatique, fièvre, injection des muqueuses apparentes.

Surmenage aigu. — ÉTIOLOGIE. — Les causes sont les mêmes, mais elles ont agi avec plus d'intensité, de sorte que la maladie apparaît au bout de quelques heures et non au bout de plusieurs jours.

SYMPTOMATOLOGIE. — Menace d'asphyxie, essoufflement, naseaux dilatés, muqueuses presque noires, battements du cœur violents avec pouls faible, marche absolument automatique; dans certains cas, le malade tombe sur le sol.

ANATOMIE PATHOLOGIQUE. — Les lésions sont celles de l'asphyxie : sang noir, poumons, reins, rate congestionnés, etc. Le cadavre se putréfie très vite.

TRAITEMENT. — Qu'il s'agisse de la forme chronique ou aiguë, arrêter de suite le malade, le débarrasser de ses harnais, le mettre dans un endroit aéré, mais à l'abri du soleil; lui présenter souvent à boire de l'eau additionnée de bicarbonate de soude. Saigner seulement les animaux vigoureux, donner des injections d'eau bicarbonatée ou de sérum artificiel, faire quelques injections sous-cutanées d'éther ou de caféine (un gramme chaque fois).

SUROS (all. *Ueberbein*; angl. *Splint*). — *Cheval*. — Exostoses développées sur les os du

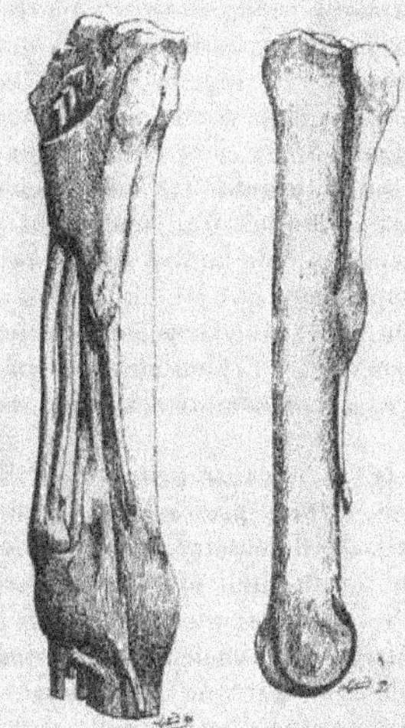

Fig. 1664. — Suros post-métacarpien et suros mixte (Joly, *Maladies du cheval de troupe*).

canon, ordinairement sur leurs faces latérales, au niveau du ligament qui unit chaque métacarpien ou métatarsien rudimentaire au principal; ce sont les suros *intermétacarpiens*. D'autres siègent à la partie postérieure des métacarpiens rudimentaires; ce sont les suros *post-métacarpiens*; ils sont en saillie plus ou moins accusée dans la gouttière métacarpienne et gênent le jeu des tendons : ce sont les plus graves. Enfin il en est qui sont développés en arrière et en haut de l'os du canon, sous le ligament suspenseur qu'ils gênent.

Les suros peuvent être *simples*, *chevillés*, en *chapelet*, en *fusée* ou en *plaque*. Ils sont plus ou moins volumineux, développés plus ou moins haut sur le canon.

ÉTIOLOGIE. — Les causes prédisposantes les

plus ordinaires sont le jeune âge, le service aux allures rapides sur un terrain dur, l'énergie et la vigueur au travail, peut-être aussi la débilité organique, les vices de nutrition ou de conformation du squelette, et enfin un certain état constitutionnel du tissu osseux ou *ostéitisme*, une *fatigue squelettique* que l'animal tient de ses ascendants et qui se manifestera chez lui par une *ostéite de fatigue* (Joly). — Les causes occasionnelles sont les heurts, les contusions, les atteintes des os du canon qui déterminent une inflammation du tissu osseux et la formation d'une exostose consécutive, les tiraillements des ligaments qui unissent les métacarpiens ou métatarsiens rudimentaires au principal et surtout la déchirure de l'arcade fibreuse post-métacarpienne, au niveau de son insertion sur les métacarpiens rudimentaires ; ces tiraillements ligamenteux se produisent aux allures vives, surtout pendant le travail en cercle et de deux pistes ; enfin les tiraillements du périoste par le suspenseur du boulet au niveau de son attache supérieure ont pour effet d'amener la production de suros placés sous ce dernier et par conséquent inexplorables, si on ne les cherche pas sur le membre maintenu soulevé et fléchi.

Pour Joly (1), la cause primordiale des suros serait une ostéite profonde et primaire du métacarpien rudimentaire, manifestation d'une ostéite de fatigue individuellement acquise et accumulée par les ancêtres. Cette ostéite évoluerait de dedans en dehors, et justement les tiraillements de l'arcade post-métacarpienne auraient pour effet d'activer cette marche progressive et de faire participer la couche ostéogène sous-périostique au résultat pathologique, le suros post-métacarpien.

Symptomatologie. — Lorsqu'il se développe, le suros ne se manifeste généralement que par une boiterie plus ou moins intense ; c'est à peine si, en un point du canon, on sent un léger empâtement et un peu de chaleur. Après un temps variable, le suros est formé avec les caractères des exostoses en général, tandis que la boiterie a ordinairement disparu. Cependant il est fréquent de rencontrer des suros qui ont évolué sans provoquer de boiterie. Lorsqu'il est constitué, le suros ne fait boiter le cheval que si, placé en arrière, il gêne le jeu des tendons et surtout du suspenseur, ou bien, placé près du genou ou du jarret, il vient à gêner les mouvements de ces articulations. Un

(1) Joly, *Les maladies du cheval de troupe*. 1 vol. Paris, 1904.

suros bien placé ne fait boiter que s'il y a chaleur et sensibilité.

Passé l'âge adulte, les suros se résorbent.

Traitement. — Contre les suros naissants, on utilisera le repos et les vésicants : friction de vésicatoire mercuriel, de pommade rouge ou d'onguent Méré.

Par les vésicants on précipite l'évolution de la périostite, et on arrive à faire disparaître la boiterie ; on remet alors le cheval en service en ayant soin de lui maintenir le canon par des *flanelles* ou des bandages ; si le cheval est exposé à s'atteindre, on lui mettra des guêtres.

Si la boiterie ne disparaît pas avec les vési-

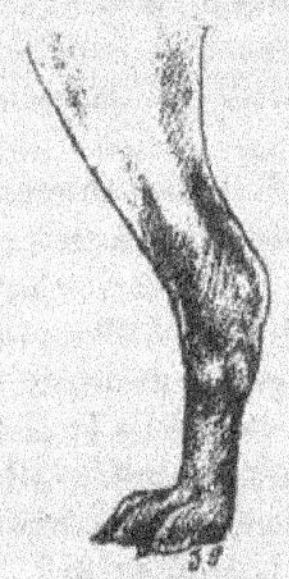

Fig. 1665. — Suros du chien.

cants et surtout si l'exostose gêne le jeu des tendons, il faut recourir à la cautérisation en raies ou en pointes, qui est préférable à la *périostotomie*.

Chien. — Les suros sur le chien s'observent aux membres antérieurs, sur les métacarpiens, tandis que, aux membres postérieurs, ils sont localisés plus souvent à l'extrémité supérieure des métatarsiens (fig. 1665).

Traitement. — Frictions de pommade fondante et, en cas d'insuccès, cautérisation en pointes fines et pénétrantes.

SUSPENSION. — Moyen de contention employé pour les grands animaux, soit pour diminuer leurs moyens de défense (ferrure ou opérations sur les animaux difficiles), soit pour les soutenir, afin d'empêcher leurs poids d'agir sur un membre malade (fractures, lésions graves du pied, etc.).

Elle est réalisée au moyen de divers appareils (Voy. Contention. t. I, p. 371, Travail, etc.).

Dans la pratique, on peut improviser un appareil avec un sac à blé, garni de menue paille, et des cordes.

SUTURE (de *suo*, je couds ; all. *Nath* ; angl. *suture* ; it. et esp. *sutura*). — Opération de petite chirurgie qui a pour but de réunir et de maintenir au contact les lèvres d'une solution de continuité.

INSTRUMENTS ET OBJETS DE PANSEMENT. — On se sert généralement d'*aiguilles à suture* ordinaires, de calibre variable, légèrement courbées sur leur plat (fig. 1666, 1667, 1671, 1672) et de *porte-aiguilles* (fig. 1668 et 1669).

Pour certaines sutures, on emploie une forte

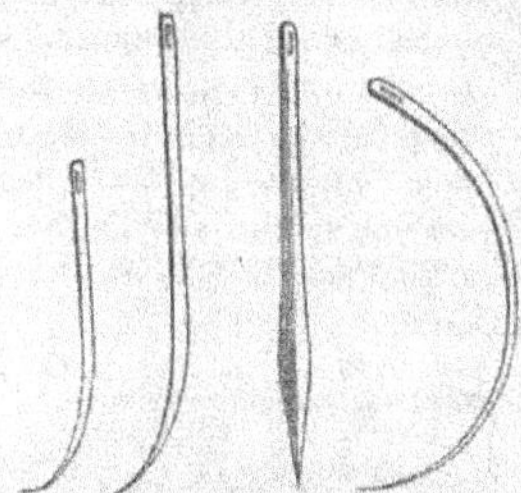

Fig. 1666. — Aiguilles à sutures.

aiguille montée sur un manche, dont l'extrémité de la lame, près de la pointe, est percée d'un trou : c'est l'*aiguille de Heister* ou *aiguille à bourdonnets* (fig. 1670). L'*aiguille de Reverdin* est montée sur un manche et porte près de sa pointe un chas mobile, c'est-à-dire qui peut s'ouvrir

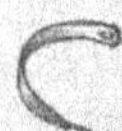

Fig. 1667. — Aiguille de Roux.

latéralement. On exécute certaines sutures avec des *épingles* (fig. 1678 et 1679).

Le fil employé est ordinairement du fil de Bretagne, que l'on rend aseptique par une immersion prolongée dans l'eau bouillante ou dans un liquide antiseptique. On utilise aussi le crin de Florence, la soie, le catgut.

Il est nécessaire de se munir en outre de ciseaux courbes, de pinces, de bistouris et parfois de drains.

Sutures en général. — Couper les poils

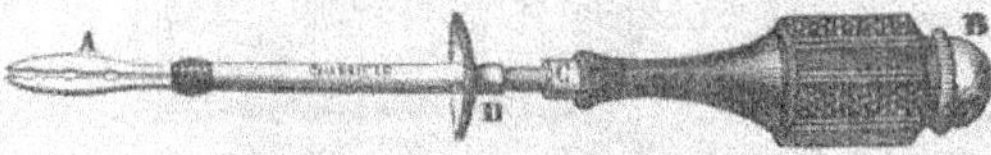

Fig. 1668. — Porte-aiguille de Roux.

sur les lèvres de la plaie ; désinfecter soigneusement celle-ci ; couper les parties mortifiées, les parties presque entièrement détachées ; dans certains cas, aviver les bords de la solution de continuité.

On traverse les lèvres obliquement avec l'aiguille tenue de la main droite, tout en les

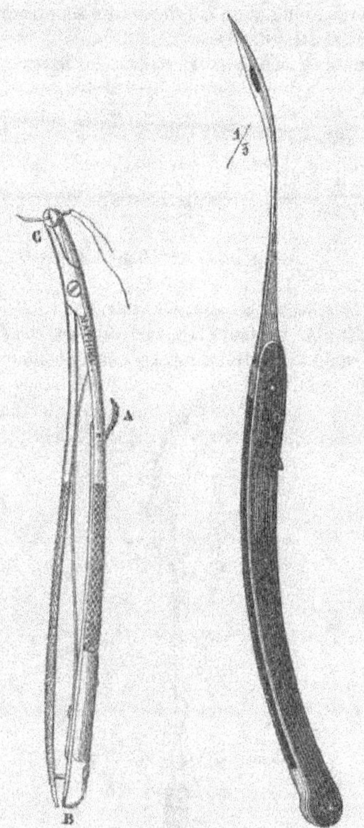

Fig. 1669. — Porte-aiguille de Mathieu.

Fig. 1670. — Aiguille montée sur manche à chas brisé.

maintenant avec les pinces tenues de la main gauche. On doit placer les fils à des intervalles égaux ; ils doivent sortir à la même distance des lèvres de la plaie, sauf pour les fils profonds qui doivent sortir plus loin. Lors de plaie irrégulière, on commence par suturer la partie moyenne. Lorsque la plaie est sinueuse, anguleuse, on passe les fils d'abord au niveau des saillies ou des angles.

On passe d'abord tous les fils et on les serre ensuite, en commençant par ceux du milieu ou des angles, et on les arrête par un nœud droit. On évitera de serrer les fils trop fortement, car ils couperaient les lèvres de la plaie, ou de les serrer trop peu, car celles-ci ne s'affronteraient plus. On recouvre ensuite la plaie d'un pansement ou de collodion iodoformé, ou simplement d'une très légère couche d'ouate.

Sutures en particulier. — *Suture à*

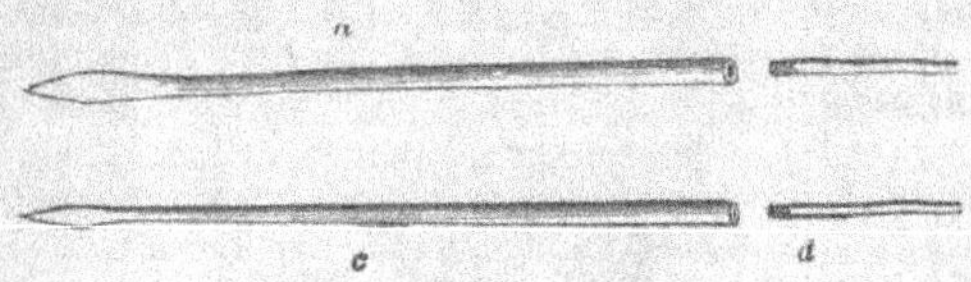

Fig. 1671. — Aiguille lancéolée.

points séparés ou entrecoupée (fig. 1673). — C'est la plus simple et la plus ordinaire ; elle est formée de fils distincts engagés entre les bords

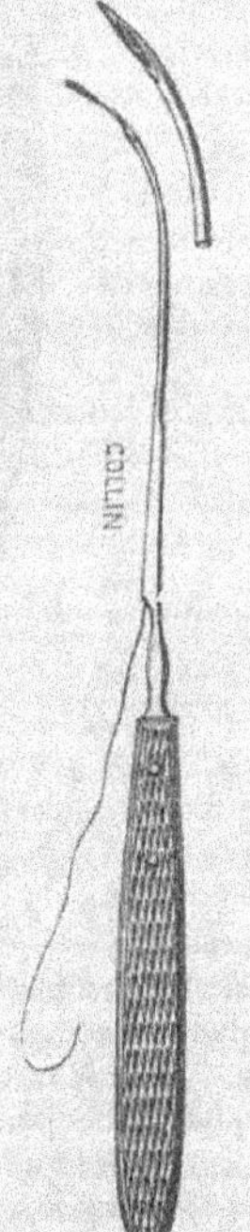

Fig. 1672. — Aiguille de Simpson.

de la solution de continuité et noués isolément. Elle est usitée pour la réunion des plaies récentes ordinaires ; on l'emploie aussi dans les plaies à lambeaux, dans les grands délabrements, et pour soutenir l'étoupade dans les très grandes plaies.

Suture à anse (fig. 1674). — Elle ressemble à la précédente. Pour la pratiquer, on affronte les lèvres de la plaie ; on prend autant d'aiguilles munies chacune d'un fil, qu'on se propose de faire de points de suture ; on traverse sans obliquité les lèvres de la plaie, et on tire les fils jusqu'à leur partie moyenne ; on ôte les aiguilles, on rassemble dans un même faisceau tous les fils qui correspondent au même côté de la solution de continuité ; on les tord ensemble ; on en fait autant pour le côté opposé ; on réunit les deux endosses qu'ils forment, et on les tourne l'un sur l'autre, de telle sorte qu'ils n'en fassent plus qu'un seul, qu'on fixe au dehors.

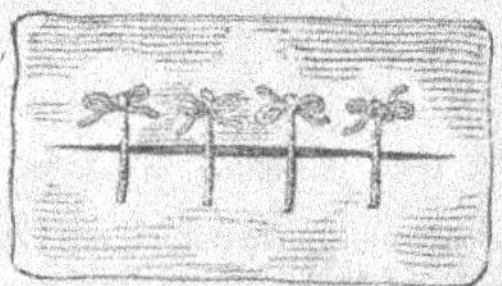

Fig. 1673. — Suture à points séparés.

Suture à surjet ou suture des pelletiers (fig. 1675). — C'est une suture continue, dont tous

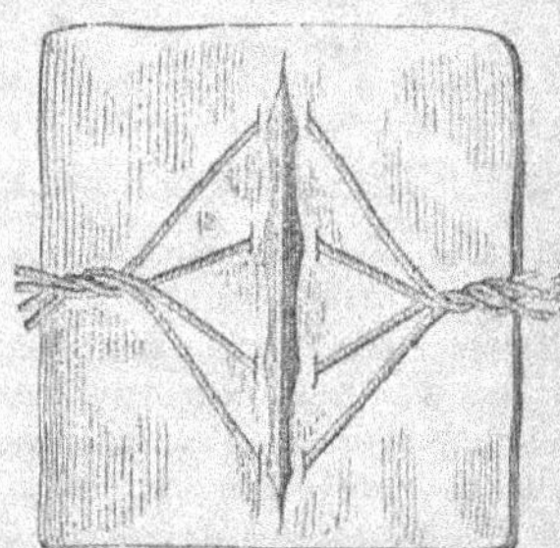

Fig. 1674. — Suture à anse.

les points croisent successivement la plaie en

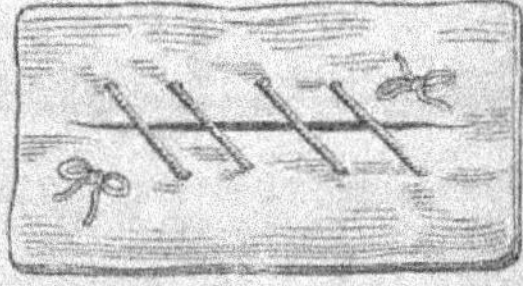

Fig. 1675. — Suture à surjet ou des pelletiers.

dedans et en dehors ; le fil décrit une spirale autour des bords de la plaie. Cette suture est employée pour opérer la réunion dans le relèvement des paupières, le rapprochement des oreilles, la castration des jeunes truies ; elle n'est applicable qu'autant que la plaie n'est pas trop profonde, sans quoi elle offrirait trop de résistance.

Suture en faufil ou à points passés (fig. 1676). — C'est celle dans laquelle le fil, au lieu de décrire une spirale autour des bords de la plaie, va en zigzag d'un côté à l'autre. Elle permet d'affronter plus régulièrement les bords de

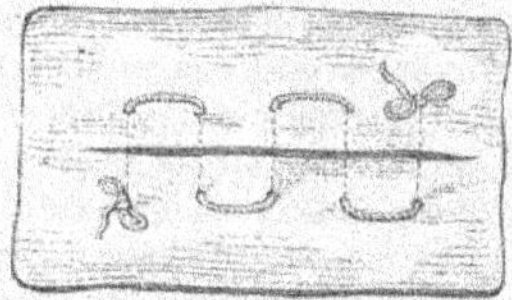

Fig. 1676. — Suture en faufil.

la plaie, irrite moins les tissus, et, comme la précédente, n'est applicable que lorsque la plaie n'est pas trop profonde ; on l'a recommandée pour la suture de l'intestin. Elle se pratique avec un seul fil armé d'une aiguille.

Suture à bourdonnets. — C'est une variété de la suture entrecoupée, très usitée en vétérinaire ; on la pratique lorsqu'il s'agit de maintenir, au moyen d'une étoupade, un appareil de pansement dans une plaie, de manière à en maintenir les lèvres, et surtout à déterminer une compression. On se sert souvent ici de l'aiguille à manche et l'on utilise de la chevillère comme fil. Pour la pratiquer, on prend des fils portant à leur extrémité un petit bourdonnet ; leur nombre doit être double de celui des points de suture à faire ; on implante l'aiguille de dehors en dedans d'un côté, on en fait autant de l'autre ; on tire et on ramène les fils par-dessus l'étoupade, et on les assemble par un nœud. On emploie cette suture dans certaines opérations pour arrêter l'hémorragie.

Suture enchevillée ou emplumée (fig. 1677).

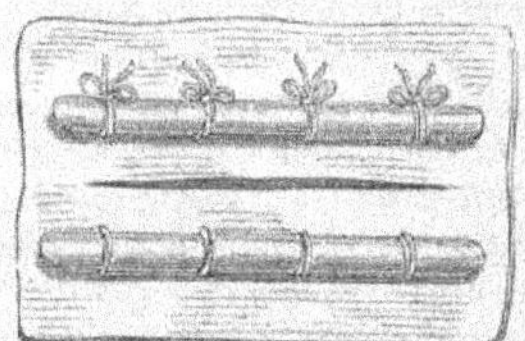

Fig. 1677. — Suture enchevillée.

— Elle est spécialement usitée pour la réunion des plaies pénétrantes de l'abdomen, toutes les fois qu'une certaine force de résistance est jugée nécessaire. On se munit de deux chevilles, d'une longueur proportionnée à celle de la plaie ; elles doivent être en bois, assez fortes pour ne pas se casser et résister aux efforts des lèvres de la solution de continuité ; on les entoure souvent d'étoupes ; on se sert aussi de bouts de sondes en caoutchouc, de plumes d'oie ; on passe ensuite, à l'aide de l'aiguille à suture, un certain nombre de fils cirés, pliés en deux, de manière à former, vers l'une de leurs extrémités, une anse qu'on fait correspondre à la lèvre de la plaie la plus déclive ; on passe dans toutes ces anses l'une des deux chevilles ; on écarte ensuite les deux chefs de chaque fil qui correspondent à la lèvre opposée, et on place dans leur intervalle la seconde cheville, sur laquelle on les noue, à l'aide d'un nœud ou d'une rosette.

Suture entortillée ou suture à tiges (fig. 1678,

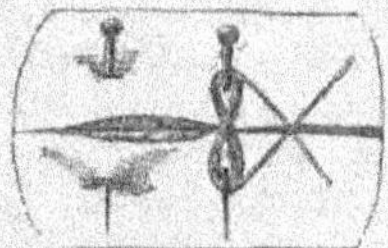

Fig. 1678. — Suture entortillée (premier temps).

1679 et 1680). — Elle est pratiquée avec des épingles, qu'on passe à travers les lèvres de la

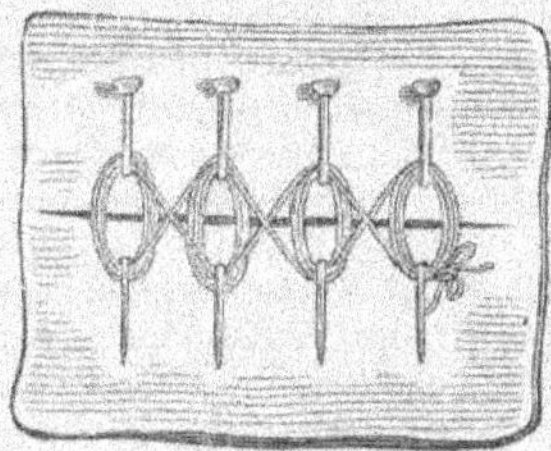

Fig. 1679. — Suture entortillée (deuxième temps).

plaie, où on les laisse en place, et autour desquelles on entortille un fil.

Sutures intestinales. — Voy. Intestin.

Soins consécutifs. — On empêchera les animaux de mordre la plaie suturée, en les attachant court ou en leur mettant un collier à chapelet, une muselière.

Le temps durant lequel on devra laisser les fils en place varie suivant l'état de la plaie, son siège, son étendue, etc. En général on devra attendre que la cicatrisation soit complète pour enlever tous les points de suture; on pourra commencer par enlever les moins importants. Souvent, lorsque la plaie suppure abon-

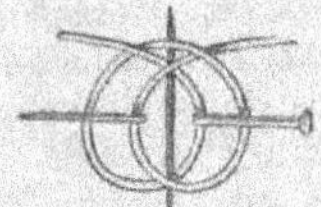

Fig. 1680. — Nœud de la saignée.

damment, les fils coupent les lèvres de celle-ci qui reste béante; il est rarement indiqué de la suturer à nouveau.

SYMBLÉPHARON. — Adhérence anormale des paupières au globe de l'œil. C'est une complication des conjonctivites ulcéreuses, des brûlures de la conjonctive, des opérations pratiquées sur celle-ci. Tantôt la paupière est soudée à la sclérotique; d'autres fois elle est unie à la cornée et la vision est très gênée.

On préviendra le symblépharon en surveillant la cicatrisation des plaies de la conjonctive et en faisant des applications de vaseline boriquée sur le globe de l'œil.

Traitement. — On traitera par la section des brides, exécutée avec précaution.

SYMPATHIE (de σύν, ensemble, et πάθειν, souffrir). — Rapport qui existe entre les actions de deux ou de plusieurs organes plus ou moins éloignés, et qui fait que l'affection du premier se transmet secondairement aux autres. La connaissance des sympathies particulières entre les divers organes éclaire sur l'étiologie des maladies, sur leur siège, sur le lieu vers lequel on doit diriger les moyens thérapeutiques. C'est en grande partie sur les rapports sympathiques qu'est fondée la théorie des révulsions. — On appelle *affections sympathiques* d'un organe les phénomènes morbides qui surviennent dans celui-ci sans qu'aucune cause morbifique agisse directement sur lui, mais par la réaction d'un autre organe primitivement lésé.

SYMPTOMATIQUE. — On appelle *maladie symptomatique* celle qui n'est qu'un symptôme d'une autre affection, et qui, quand celle-ci se termine, cesse elle-même aussitôt.

SYMPTOME (de σύν, avec, et πίπτειν, tomber; all. et angl. *symptom*; it. *sintomo*). — Toute modification dans les fonctions indiquant la présence d'une lésion; c'est un phénomène insolite qui se manifeste dans la conformation, la structure, la situation, les rapports et l'action des tissus et des organes, par suite d'une modification morbide.

Les symptômes ou les caractères appréciables, pendant la vie, des tissus ou des organes malades, sont distingués en *locaux, sympathiques* et *généraux*.

Les *symptômes locaux* sont ceux qui se manifestent dans le lieu même qu'occupe l'organe malade. Émanant le plus directement de celui-ci, ils sont, en général, très importants, mais ils peuvent manquer.

Les *symptômes sympathiques* sont ceux qui s'observent dans un organe plus ou moins éloigné de l'organe primitivement malade.

Les *symptômes généraux* sont ceux qui se manifestent dans tout l'organisme, et se représentent dans une foule d'affections différentes; ils n'appartiennent à aucune maladie en particulier, et sont communs à plusieurs; ils sont en petit nombre, et leur intensité est en raison de la gravité des maladies, sinon toujours, du moins fort souvent.

Enfin, sous le nom d'*épiphénomènes*, on a désigné des symptômes étrangers, et seulement annexés à la maladie ou à l'état maladif.

Les symptômes sont des renseignements qu'il ne faut pas suivre aveuglément, sans quoi on s'exposerait à retomber dans la médecine des symptômes, à commettre des méprises, à rendre le traitement des maladies seulement palliatif, et à éloigner peut-être le danger sans le détruire. La seule manière de faire disparaître les symptômes est d'attaquer la source de la lésion d'où ils émanent et dont ils ne sont que les effets.

SYNCOPE (de συγκοπεῖν, tomber subitement; all. *Ohnmacht*; angl. *fainting*; it. *sincope*). — Suspension subite et momentanée de l'action du cœur, avec perte du sentiment et du mouvement, interruption de la respiration, refroidissement de tout le corps, sueur froide. La syncope peut être provoquée par toute affection subite et violente d'un organe quelconque, et le siège de la cause prochaine des phénomènes principaux de cet état est l'encéphale. A l'égard du cœur (syncope cardiaque), les douleurs vives ressenties vers cet organe, son état de dilatation, les obstacles opposés à l'impulsion qu'il communique au sang, la saignée, les hémorragies: telles sont les circonstances qui peuvent l'occasionner.

La syncope peut s'observer, quoique rarement, sur le cheval, sur les bêtes bovines; elle est plus fréquente chez le chien et surtout chez les volailles, où elle est souvent mortelle.

TRAITEMENT. — On recommande de donner à la tête une position relevée, de provoquer des mouvements dans les membres, de faire des frictions sèches de la peau ; pratiquer la respiration artificielle, les injections sous-cutanées d'éther, de caféine, et surtout de vératrine, etc.

SYNERGIE. — Concours d'action entre divers organes dans l'état de santé. — Quelques auteurs ont donné au mot *synergie* un sens plus étendu. Ils appellent ainsi toute action simultanée de plusieurs organes, dans l'état de maladie comme dans l'état de santé, lorsqu'elle n'est pas l'effet d'une continuité de tissu ou d'une dépendance nécessaire et immédiate, mais qui concourt cependant à l'accomplissement régulier d'une fonction, soit volontairement, soit involontairement, sous l'influence d'une impression perçue.

SYNOQUE (de σύν, avec, et ἔχειν, tenir). — On désigne d'une manière générale sous le nom de *synoque* toute fièvre qui dure pendant un certain temps sans rémission marquée.

SYNOVIALES (GAINES). — ANATOMIE. — Membranes séreuses fort minces, qui sécrètent une sorte d'huile animale ou *synovie*, chargée de faciliter le glissement des surfaces articulaires (*synoviales articulaires*) ou des tendons (*synoviales tendineuses*).

Synoviales articulaires. — Elles tapissent la face interne des ligaments, en se réfléchissant dans tous les sens, et viennent s'attacher d'autre part sur les marges articulaires. La pathologie de ces gaines a été étudiée ailleurs (Voy. ARTHRITE, ARTICULATIONS, HYDARTHROSES).

Synoviales tendineuses. — Ces synoviales tapissent la face interne des *gaines*, appareils annulaires formés de ligaments et d'expansions membraneuses placés au niveau de certaines articulations (genou, jarret, boulet, etc.) ; les synoviales enveloppent les tendons à leur passage dans la gaine et facilitent leur glissement. La synoviale n'est pas soutenue en tous ses points par la gaine ; aussi lorsqu'elle devient le siège d'une hypersécrétion, cet état s'accuse par des saillies au niveau des points faibles.

Les principales synoviales tendineuses (fig. 1681 et 1682) sont :

La synoviale tendineuse du genou, qui tapisse la *gaine carpienne*, appareil annulaire constitué en avant par le ligament commun postérieur du carpe, en arrière par une arcade fibreuse jetée de l'os sus-carpien au côté interne du carpe. Cette synoviale enveloppe le perforé et le perforant.

La *grande sésamoïdienne* tapisse la gaine

du même nom ; celle-ci est formée par la coulisse sésamoïdienne en avant et, en arrière,

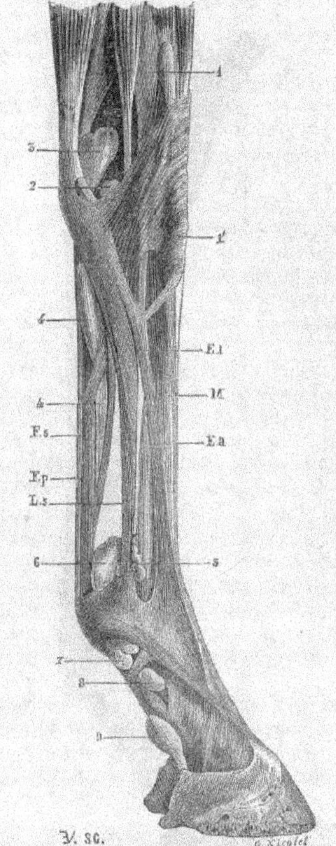

Fig. 1681. — Tendons et synoviales du membre antérieur du cheval.

M, métacarpe ; *El*, extenseur latéral des phalanges ; *Ea*, extenseur antérieur des phalanges ; *Fs*, tendon du fléchisseur superficiel des phalanges ; *Fp*, tendon du fléchisseur profond des phalanges ; *Ls*, ligament suspenseur du boulet ; 1, gaine vaginale qui tapisse le tendon de l'extenseur antérieur du métacarpe ; 1' gaine vaginale qui tapisse le tendon de l'extenseur antérieur des phalanges du devant du carpe ; 2, cul-de-sac supéro-externe de la synoviale radio-carpienne ; 3, cul-de-sac supérieur de la gaine tendineuse carpienne ; 4, 4, partie inférieure de la même gaine ; 5, cul-de-sac de la synoviale de l'articulation métacarpo-phalangienne ; 6, 7, 8, culs-de-sac supérieur, moyen et inférieur de la gaine grande sésamoïdienne ; 9 extrémité inférieure de la gaine grande sésamoïdienne, mise à nu sur la pièce par l'excision de la gaine de renforcement du tendon perforant (A. Chauveau et S. Arloing).

par une large expansion membraneuse appliquée sur les tendons fléchisseurs ; elle se replie sur les tendons fléchisseurs.

La *petite gaine sésamoïdienne* a une forme vésiculaire ; elle tapisse le petit sésamoïde et le

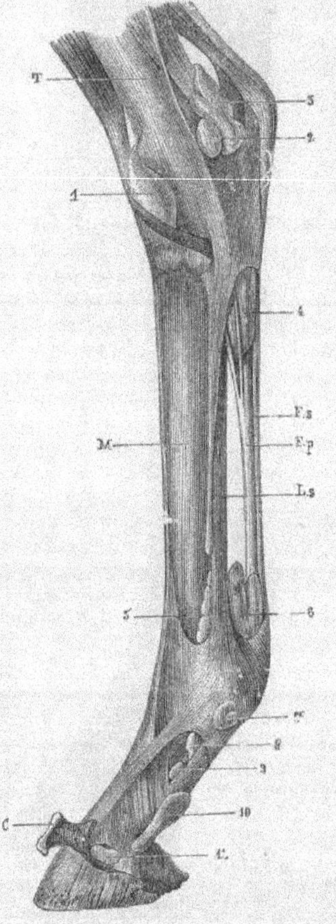

Fig. 1682. — Synoviales articulaires et tendineuses du membre postérieur du cheval.

1, synoviale de l'articulation tibio-tarsienne (saillie sur la face extérieure du jarret) ; 2, *id.* (saillie dans le creux du jarret); 3, cul-de-sac supérieur de la synoviale tendineuse tarsienne ; 4, cul-de-sac inférieur de la même gaine ; 5, cul-de-sac de la synoviale de l'articulation métatarso-phalangienne ; 6, 7, 8, culs-de-sac supérieur, moyen et inférieur de la synoviale grande sésamoïdienne ; 9, cul-de-sac postérieur de la synoviale de la première articulation interphalangienne ; 10, partie inférieure de la gaine grande sésamoïdienne mise complètement à nu par l'excision de la membrane de renforcement du tendon perforant ; 11, cul-de-sac latéral de la deuxième articulation interphalangienne ou articulation du pied ; T, tibia ; M, métatarse ; C, cartilage complémentaire de la troisième phalange renversé en dehors et en avant ; Fs, fléchisseur superficiel des phalanges ; Fp, fléchisseur profond ; Ls, ligament suspenseur du boulet ou ligament sésamoïde supérieur (A. Chauveau et S. Arloing).

ligament impair de l'articulation du pied, se replie ensuite sur l'aponévrose plantaire, en avant de ce ligament, et remonte jusqu'au niveau du cul-de-sac inférieur de la grande gaine sésamoïdienne, où elle se réfléchit de nouveau pour se continuer avec elle-même (fig. 1681).

La *gaine tarsienne* est formée par la coulisse de la face interne du calcanéum et par une arcade fibreuse. Le perforant glisse à l'intérieur de cette gaine à l'aide d'une synoviale vaginale très étendue (Chauveau et Arloing) (fig. 1682).

PATHOLOGIE. — *Plaies*. — Elles ont à peu près les mêmes causes, les mêmes symptômes et exigent le même traitement que celles des synoviales articulaires (Voy. ARTICULATIONS).

Synovite traumatique. — Elle est généralement la conséquence d'une plaie infectée de la synoviale. La région est très engorgée, chaude, très douloureuse ; le boiterie est intense, l'appui est nul ; de la plaie il s'écoule un liquide jaunâtre, cailleboté, purulent, très abondant. Il y a parfois de la fièvre traumatique.

PRONOSTIC. — Il varie suivant la gaine atteinte, la nature de la blessure, son étendue, l'ancienneté de l'affection. L'inflammation suppurative peut gagner le tendon. Parfois la gaine est cloisonnée et l'inflammation se localise à une portion de celle-ci.

TRAITEMENT. — Irrigation continue ou bien antisepsie : bains antiseptiques tièdes, injections de liquides antiseptiques dans les fistules, après débridement, puis pansement ouaté ; il est parfois nécessaire de faire des contre-ouvertures, de placer un drain.

Souvent la guérison est incomplète, des adhérences se produisent entre les tendons et leur gaine ; il persiste une boiterie. Dans ce cas, on aura recours à la cautérisation.

Synovite aiguë close. — ÉTIOLOGIE. — Travail exagéré, contusions, entorses, luxations. La grande gaine sésamoïdienne est la plus fréquemment atteinte.

SYMPTOMATOLOGIE. — La région est tuméfiée, engorgée, chaude, douloureuse, sensible à la pression ; la boiterie est très accusée, la jointure atteinte semble ankylosée. Au repos, le cheval tient son membre de façon à ne pas tendre les parois de la gaine ; l'appui se fait en pince lors de synovite de la grande sésamoïdienne. Durant les jours qui suivent, le liquide s'accumule dans la synoviale qui se distend et bombe aux endroits où elle n'est pas soutenue.

Ce mode d'évolution, le plus commun, constitue la *forme séreuse*. Dans la *forme plastique*, « la synoviale se recouvre d'une gangue d'abord embryonnaire, puis fibreuse, qui crée des adhérences tendineuses. Elle survient surtout à la suite des entorses, des luxations, des synovites traumatiques. Le tendon, plus ou moins ankylosé dans sa gaine, se rétracte; l'impotence fonctionnelle et quelquefois la déformation d'une jointure en sont le résultat. » (Cadiot et Almy, *loc. cit.*)

Traitement. — Au début, combattre l'inflammation par les bains prolongés ou par les compresses imbibées d'eau blanche et fréquemment arrosées. On limite l'épanchement par le massage, l'application de flanelles; le cheval sera promené au pas.

Souvent l'épanchement se produit, l'hydropisie de la synoviale est constituée; on traitera comme il est dit plus loin (Voy. Synovite chronique).

Si la suppuration survient, il faut débrider la gaine et appliquer le traitement de la synovite traumatique.

Synovite infectieuse. — Le rhumatisme, le morve, la gourme, la fièvre typhoïde, l'infection purulente, la tuberculose, la péripneumonie, la dourine, la clavelée peuvent s'accompagner de *synovites aiguës closes*, séreuses ou purulentes. Chez le cheval, on observe des synovites closes surtout de la grande sésamoïdienne, pendant la convalescence ou après guérison d'une pneumonie; elles ont été décrites sous le nom de *synovites rhumatismales*.

Synovites chroniques et hydropisies synoviales en général. — Étiologie. — Les causes sont les mêmes que pour les hydarthroses. Elles sont une terminaison des synovites aiguës closes, ou bien elles apparaissent peu à peu sous l'influence d'un travail exagéré, sur un terrain trop dur ou trop lourd. Certains chevaux y semblent prédisposés.

Symptomatologie. — La synoviale fait hernie au niveau des points où elle n'est pas soutenue; ces dilatations ont un siège fixe pour chaque synoviale, elles sont ordinairement arrondies, de volume variable, ordinairement indolores, molles et fluctuantes au toucher; lorsqu'elles sont anciennes, elles sont, au contraire, dures, calcifiées. Généralement le cheval ne boite pas; ses allures sont normales. Ce n'est que lorsque la synovie est accumulée en trop grande quantité dans la gaine, ce qui se produit généralement après un travail pénible, après une longue course sur le pavé ou sur un terrain trop lourd, ou après de violents efforts de tirage, que la claudication apparaît, en même temps que la région devient un peu chaude, que les dilatations synoviales augmentent de volume, deviennent tendues et sensibles à la pression. La boiterie s'atténue par le repos et s'accentue durant le travail.

Anatomie pathologique. — La synoviale est épaissie, vascularisée au début; lorsque l'hydropisie est ancienne, la synoviale est indurée, calcifiée par places; sa cavité peut être cloisonnée. Elle renferme un liquide clair et séreux au début, épais et foncé dans les hydropisies anciennes; il contient parfois des flocons fibrineux, ou des grains riziformes.

Traitement. — On préviendra l'apparition des hydropisies synoviales par un entraînement régulier, les douches, le massage, et surtout, pour la grande gaine sésamoïdienne, par l'application de flanelles bien mises et modérément serrées.

Contre les hydropisies synoviales au début, on emploie les douches, la compression, le massage, les applications de mélanges astringents (blanc d'Espagne et vinaigre; argile, blanc d'œuf et eau blanche), les feux liquides, les vésicants. Pour les hydropisies volumineuses ou indurées, on aura recours à la cautérisation en raies, en pointes superficielles ou en pointes pénétrantes. La ponction capillaire des hydropisies volumineuses, faite aseptiquement et complétée par la compression élastique ou une friction vésicante, peut donner des résultats. Mais il est préférable d'avoir recours aux *injections iodées*.

Technique des injections iodées. — On se sert pour cela d'un trocart capillaire et d'un aspirateur Potain (fig. 1683) ou Dieulafoy; le liquide à injecter est la teinture d'iode du Codex, à laquelle on ajoute 2 ou 3 parties d'eau bouillie et une petite quantité d'iodure de potassium. Le cheval étant couché, on porte le membre dans l'extension. Le lieu d'élection de la ponction est la partie la plus saillante de la tumeur synoviale. A ce niveau, on rase et on désinfecte la peau, puis on ponctionne la synoviale avec le trocart préalablement flambé; la synovie s'écoule. On injecte ensuite 20 à 100 grammes de solution iodée tiède, suivant les dimensions de la gaine; on malaxe bien celle-ci, de façon à assurer le contact intime du liquide et de ses parois, puis on retire, si possible, une quantité de liquide égale à celle injectée. On ferme la plaie de ponction au collodion. On applique un pansement ouaté un peu compressif, et le sujet est laissé au repos absolu.

Durant les jours qui suivent, la région se tuméfie et une inflammation locale se développe;

si celle-ci est trop intense, on la combat par les douches en pluie ou les compresses astringentes.

Un mois après, le cheval peut être remis progressivement en service.

Les injections irritantes produisent par adhésion, loin du centre (par conséquent en laissant aux tendons la liberté de leurs mouvements), la diminution de la capacité des

marche, l'avant-bras ne peut se fléchir sur le bras, le pied traîne sur le sol, le cheval n'avance qu'en sautant. Localement, il existe un gonflement diffus, de la chaleur, de la sensibilité, plus tard de l'atrophie. On recommande le repos et l'irrigation continue, et plus tard la cautérisation et le massage.

Gaines du genou. — Voy. VESSIGONS.

Gaines du jarret. — Voy. VESSIGONS.

Grande gaine sésamoïdienne. — Voy. MOLETTES.

Petite gaine sésamoïdienne. — Son hydropisie est rare; elle demande le même traitement que la *maladie naviculaire* (Voy. ce mot).

Gaine de l'extenseur antérieur des phalanges. — Cette synoviale facilite le glissement du tendon de l'exten-

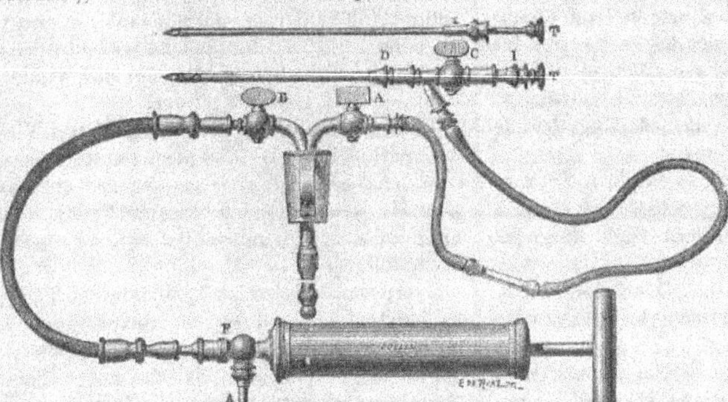

Fig. 1683. — Aspirateur de Potain.

gaines. En outre, elles modifient la vascularité générale de la membrane et par là agissent sur sa sécrétion (Bouley).

L'incision de la synoviale doit être réservée pour les hydropisies anciennes avec épaississement de la membrane, et formation de dépôts fibrineux; elle doit être faite sous le couvert d'une rigoureuse antisepsie. Elle n'est pas à recommander.

Synovites chroniques et hydropisies synoviales en particulier. — *Gaine du biceps.* Cette gaine facilite le glissement du tendon d'origine du biceps brachial sur la coulisse bicipitale de l'humérus. — La synovite de cette gaine est assez grave; souvent incurable, elle se complique fréquemment de lésions de l'os et du tendon. — Ses symptômes sont assez nets : au repos, le membre est tenu en demi-flexion en arrière de la ligne d'aplomb; pendant la

seur antérieur des phalanges sur la face antérieure du boulet. — L'hydropisie de cette synoviale se différencie facilement de l'hygroma du boulet : elle est bilobée quand elle est volumineuse, et on peut sentir le tendon de l'extenseur des phalanges qui la recouvre.

SYNOVITE. — Inflammation des gaines synoviales. Voy. ARTHRITE et SYNOVIALES (*Pathologie*).

SYNTHÈSE. — Nom générique des opérations chirurgicales qui ont pour but de réunir les parties divisées, et de les maintenir réunies, ou de rapprocher celles qui sont éloignées. On a divisé la synthèse en *synthèse de continuité*, lorsqu'elle a pour objet la réunion des parties par continuité de tissu, comme les plaies, et *synthèse de contiguité*, quand son but est le rapprochement des parties qui ne doivent point adhérer ensemble, telle que la réduction des luxations et des hernies.

T

TABAC. — Nom donné aux feuilles de plusieurs plantes (*Nicotiana tabacum, N. rustica*, etc.) de la famille des Solanées, après que ces feuilles ont été desséchées et soumises à un traitement qui en détermine la fermentation. Le principe actif est la *nicotine*.

Employé comme *antiparasitaire*, surtout contre les poux. On utilise la décoction de feuilles (120 grammes pour 1 litre d'eau) ou mieux le jus de tabac des manufactures de l'État, que l'on étend de six à dix fois son volume d'eau.

Jus de tabac.............	150 grammes.
Carbonate de potasse....	50 —
Eau...................	1000 —

Pour éviter les dangers de l'absorption cutanée, lotionner seulement la partie du corps qui porte des poux (crinière, queue, etc.).

A l'intérieur, le tabac est toxique.

TACHE. — Altération plus ou moins circonscrite de la couleur de la peau, sans aucune élevure ni dépression. Voy. PEAU (*Maladies de la*). — On appelle aussi *taches* les altérations de la cornée qui devient opaque comme dans l'*albugo*, le *leucome*, etc. Voy. CORNÉE (*Maladies de la*). — La *cataracte* est également souvent caractérisée par des taches du cristallin.

TÆNIA ou TÉNIA. — Genre de la famille des Téniadés, de la sous-famille des Cystoténiés. Ce sont des vers de grande taille, plats, de forme rubanée, formés d'anneaux bien séparés, dépourvus de tube digestif; leur tête est pourvue de quatre ventouses et porte généralement une double ou une triple couronne de crochets de dimensions différentes dans chaque rangée. On ne connaît les phases du développement que pour un petit nombre d'espèces, chez lesquelles elles comportent des métamorphoses complètes. Ce sont tous des *endoparasites*; les vers adultes vivent dans le tube digestif des carnivores et leurs larves habitent généralement les cavités closes, parfois les muscles, le cerveau des herbivores.

Il existe un grand nombre d'espèces de ténias, qui se distinguent les unes des autres par leurs dimensions, la forme de leurs anneaux, la disposition des organes génitaux, la constitution de l'ouverture céphalique. — Nous étudierons les espèces les plus importantes au point de vue pathologique.

Le genre Ténia se subdivise en trois sous-genres: *Cysticercus*, *Cœnurus* et *Echinococcus* (Voy. CŒNURE, CYSTICERQUE et ÉCHINOCOQUE).

Ténia en scie (*T. serrata*). — Ce ténia, long de 1 mètre en moyenne, vit dans l'intestin grêle du chien (fig. 1684). La larve, ou *Cysticercus pisiformis*, habite le péritoine du lapin et du lièvre; elle se présente sous la forme d'une petite ampoule de la grosseur d'un pois, remplie de liquide et entourée d'un kyste.

ÉVOLUTION. — Les anneaux mûrs quittent l'intestin du chien avec les excréments; ils laissent échapper leurs œufs, qui, répandus sur les aliments, ou parmi les boissons, sont ingérés par le lièvre ou le lapin. Les œufs, qui

renferment un embryon hexacanthe, donnent naissance à des cysticerques pisiformes (Voy. CYSTICERQUE), lesquels s'enkystent dans les replis du péritoine. Quand les entrailles du lapin sont dévorées par un chien, le cysticerque perd sa vésicule, reproduit un *Tænia serrata* dans l'intestin du chien, et le cycle recommence.

PATHOLOGIE. — Lorsqu'ils existent en petit

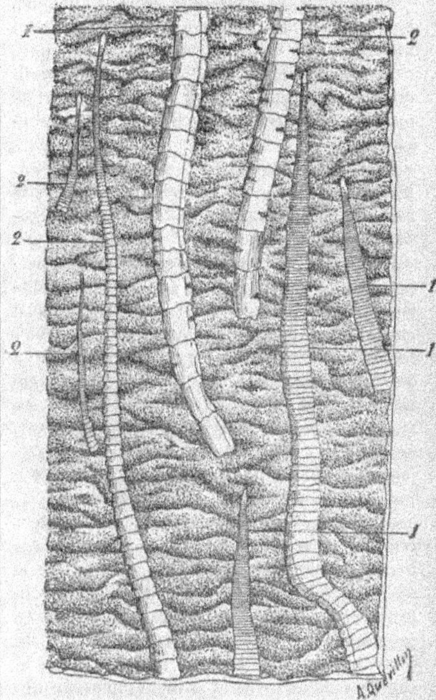

Fig. 1684. — 1, *Tænia marginata*; 2, *Tænia serrata*, sur la muqueuse de l'intestin grêle (Cadéac).

nombre, ces vers incommodent peu ou pas les chiens qui en sont très fréquemment porteurs. S'ils sont nombreux, ils produisent des troubles variés : irrégularité de l'appétit, maigreur, entérite, coliques, parfois accidents épileptiformes.

Quand les cysticerques sont nombreux dans le péritoine du lapin, ils déterminent de la cachexie.

Ténia bordé (*T. marginata*) (fig. 1684). — C'est le plus long des ténias du chien (2 mètres en moyenne). Il habite les parties antérieures de l'intestin grêle du chien et du loup. Son cysticerque (*C. tenuicollis*) se rencontre dans le péritoine, rarement dans la plèvre ou le péricarde des ruminants, des porcins, etc.; c'est ce que les bouchers appellent la *boule d'eau*.

Ténia inerme de l'homme (*T. saginata*). — Ver long en moyenne de 3 à 8 mètres et qui atteint parfois des dimensions beaucoup plus considérables; sa tête est dépourvue de crochets.

Ce ténia vit dans l'intestin grêle de l'homme. Son cysticerque (*C. bovis*) habite les muscles et les viscères du bœuf et peut-être de l'homme; c'est une vésicule oblongue, longue de 4 à 8 millimètres, montrant dans sa région équatoriale un point jaunâtre qui correspond à la tête invaginée.

Évolution. — Identique à celle du *T. serrata*. L'homme s'infecte en mangeant de la viande de bœuf renfermant des cysticerques et insuffisamment cuite.

Pathologie. — Le ténia inerme, appelé improprement *ver solitaire* (car il peut en exister plusieurs, jusqu'à cinquante et au delà), produit chez l'homme des troubles locaux et des troubles nerveux réflexes. Les premiers consistent en une irrégularité de l'appétit qui est souvent immodéré, douleurs abdominales vagues ou fixes, sentiment de gêne ou de pesanteur, borborygmes fréquents et violents; ces symptômes se manifestent surtout au moment des repas; il peut survenir de la diarrhée, de la constipation, des vomissements. Les troubles réflexes se traduisent par des vertiges, des bourdonnements d'oreille, des troubles de la vue, des accidents épileptiformes. Il existe du prurit anal ou nasal. On assure le diagnostic en examinant les selles. Les anneaux mûrs du ténia inerme sont presque toujours isolés et expulsés spontanément dans l'intervalle des selles.

Les cysticerques qui habitent les muscles du bœuf engendrent l'affection connue sous le nom de *ladrerie du bœuf* (Voy. Ladrerie).

Ténia armé de l'homme (*T. solium*). — Long en moyenne de 2 à 3 mètres; tête armée d'une double couronne des crochets. Comme le précédent, il habite l'intestin grêle de l'homme. Son cysticerque (*C. cellulosæ*) vit surtout dans les muscles et les viscères du porc; on l'a rencontré aussi chez l'homme, le chien, le chat, le singe, etc. Il se montre sous la forme d'une vésicule ellipsoïde, analogue à celle du cysticerque du ténia inerme (Voy. t. I, p. 347, fig. 74).

Évolution. — Elle est analogue à celle du

T. serrata. L'homme s'infecte en mangeant de la viande de porc renfermant des cysticerques vivants.

Pathologie. — Chez l'homme, le ténia armé détermine des troubles analogues à ceux du ténia inerme. Chez le porc, les cysticerques renfermés dans les muscles déterminent l'affection connue sous le nom de *ladrerie du porc* (Voy. Ladrerie, t. II, p. 67).

Ténia cénure (*T. cœnurus*) (fig. 1685). — Long de 30 centimètres à 1 mètre; sa tête, presque quadrangulaire, porte une double couronne de crochets (vingt-quatre à trente-deux). Il habite l'intestin du chien. Son état cystique est le *Cœnurus cerebralis*, qui se développe dans le système nerveux central du mouton et détermine le *tournis* (Voy. ce mot).

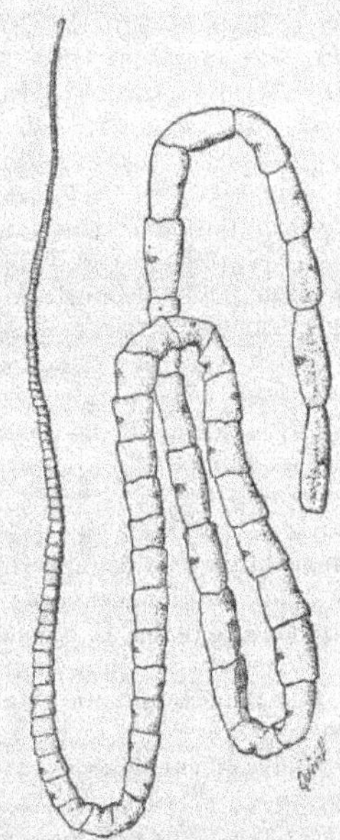

Fig. 1685. — *Tænia cœnurus* (grandeur naturelle).

Le chien, et surtout le chien de berger, s'infecte en mangeant des têtes de mouton dont le cerveau renferme des cénures.

Les œufs du ténia sont répandus par le chien dans l'herbe, sur les fourrages, et sont ingérés avec ceux-ci, par les moutons qui s'infectent ainsi.

Il est indiqué d'administrer, deux ou trois fois par an, des anthelminthiques aux chiens de berger, afin de les débarrasser de leurs ténias.

Ténia échinocoque (*T. echinococcus*). — Se distingue par son exiguïté ; il est long de 3ᵐᵐ,5 à 5 millimètres (fig. 1686) ; implanté dans la muqueuse, il a l'aspect d'un petit fil blanchâtre. Sa tête est pourvue de quatre ventouses et d'une

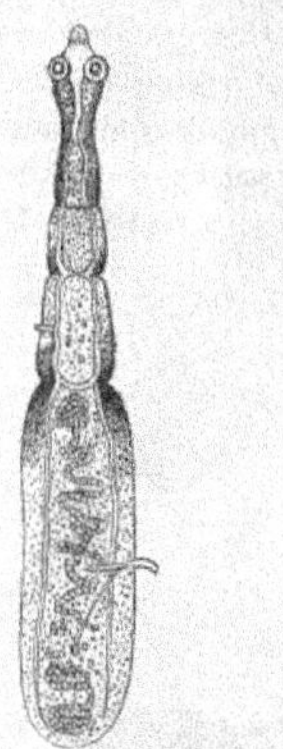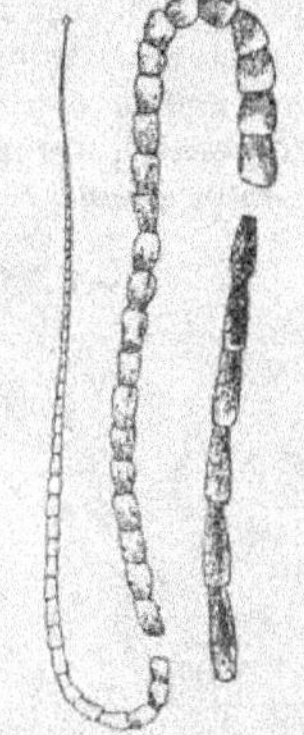

Fig. 1686. — Ténia échinocoque du chien.

Fig. 1687. — *Tænia canina* (*Dipylidium* du chien).

double couronne de crochets. Il a trois ou quatre anneaux ; le dernier est rempli d'œufs et se détache. Il vit dans l'intestin grêle du chien, fixé entre les villosités. Sa forme hydatique est l'*Echinococcus polymorphus*, que l'on rencontre dans tous les tissus, mais surtout dans le poumon et le foie des ruminants, du porc, du cheval, des carnassiers, des rongeurs et même de l'homme (Voy. Échinococcose, t. I, p. 399).

Ténia sérial (*T. serialis*). — Existe dans l'intestin du chien. Son état cystique est le *Cœnurus serialis*, qui habite le tissu conjonctif des rongeurs et du lapin de garenne.

Tænia cucumerina ou canina (fig. 1687). — Long de 10 à 35 centimètres ; sa tête porte quatre ventouses et quatre couronnes de crochets. Il habite l'intestin grêle du chien et du chat. A l'état larvaire, il vit dans le corps des poux (trichodecte) et des puces du chien.

Ténia à col épais. — Vit dans l'intestin grêle du chat. Son cysticerque (*C. fasciolaris*) vit dans le foie des rats, souris, etc.

TÆNIFUGES. — Médicaments qui déterminent l'expulsion des ténias (Voy. Anthelmin-thiques, t. I, p. 62).

TAIE. — Nom sous lequel on décrit collectivement l'*albugo*, le *leucome*, le *nuage*, c'est-à-dire toutes les taches ou opacités qui surviennent à la cornée, et qui troublent la vision d'une façon plus ou moins prononcée

suivant leur étendue, leur siège et la profondeur du tissu cornéen qu'elles occupent. Voy. Cornée (*Taches de la*), t. I, p. 138.

TAILLE. — Voy. Urétrotomie.

TAILLE (*statura* ; all. *Körpergrösse* ; angl. *size* ; it. *taglia* ; esp. *talla*). — Hauteur du corps des animaux mesurée depuis la partie la plus élevée du garrot jusqu'au sol. Elle se mesure à l'aide de *toises*, de *cannes hippométriques*, etc. (Voy. Mensurations, t. II, p. 157). Celle du cheval fait partie du signalement (Voy. Signalement).

TALON. — Voyez Pied.

Talons serrés. — Voy. Encastelure.

Talons bas, hauts, fuyants, etc… — Voy. Pied (*Défectuosités du*).

Talon de collier. — Chez les animaux de boucherie, la partie musculaire profonde de la base du cou.

TALUS (Pied). — Synonyme de *pied bot*.

TAMPONNEMENT. — Action d'introduire des corps étrangers, ordinairement des étoupes, de la ouate, de la gaze… soit dans une plaie, soit dans une cavité naturelle (vagin, utérus, cavités nasales), à l'effet d'obstruer, pour faire cesser l'écoulement de certains liquides et notamment l'effusion du sang (Voy. Hémostase).

TANAISIE. — Plante de la famille des Synanthérées, dont les sommités fleuries sont amères, aromatiques et employées comme vermifuges chez les petits animaux.

Doses. — Chez le chien, 8 à 12 grammes en infusion.

TANIN. Acide tannique. — Poudre blanc jaunâtre, amère, amorphe, que l'on extrait de la noix de galle du chêne. Soluble dans son poids d'eau, dans 6 parties de glycérine, dans 2 parties d'alcool.

Effets physiologiques. — Sa solution précipite tous les liquides de nature albumineuse ou muqueuse ; elle précipite aussi un grand nombre de sels à acides organiques, les alcaloïdes. Les solutions de pepsine et de peptone, préalablement acidifiées par l'acide chlorhydrique, comme cela a lieu dans l'estomac, ne sont pas précipitées. Ses sels, les tannates, n'agissent plus sur les albumines.

Effets thérapeutiques. — Il est antiseptique et antiputride, astringent. Administré à l'intérieur, il combat l'atonie du tube digestif, les diarrhées rebelles, les hémorragies internes ; c'est un bon antidote contre l'empoisonnement par les alcaloïdes végétaux, les sels métalliques, l'émétique.

Mode d'emploi. — L'administrer sous forme

de *tannate d'albumine* (précipiter un liquide albumineux par le tanin et redissoudre le coagulum par l'addition d'une nouvelle quantité d'albumine), de *tannate alcalin*.

Doses.

Grands herbivores.....	5 à 15 grammes.
Petits ruminants, porc.	2 à 4 —
Chien...................	0gr,10 à 0gr,50

TAON. — Voy. Mouches.

TARBAIS (CHEVAL). — En raison de son

variété ou *landaise*. Toutes deux sont d'origine orientale.

Variété navarrine. — Ancien cheval tarbais produit du croisement des juments du pays avec les étalons orientaux; était de taille plutôt petite (1m,48 à 1m,52) : il avait la tête petite et expressive, l'encolure gracieuse et bien musclée, une poitrine bien développée, une belle croupe longue bien musclée, de bons membres plutôt courts, des pieds petits. — Vers 1840, on voulut grandir la taille du tarbais et on le

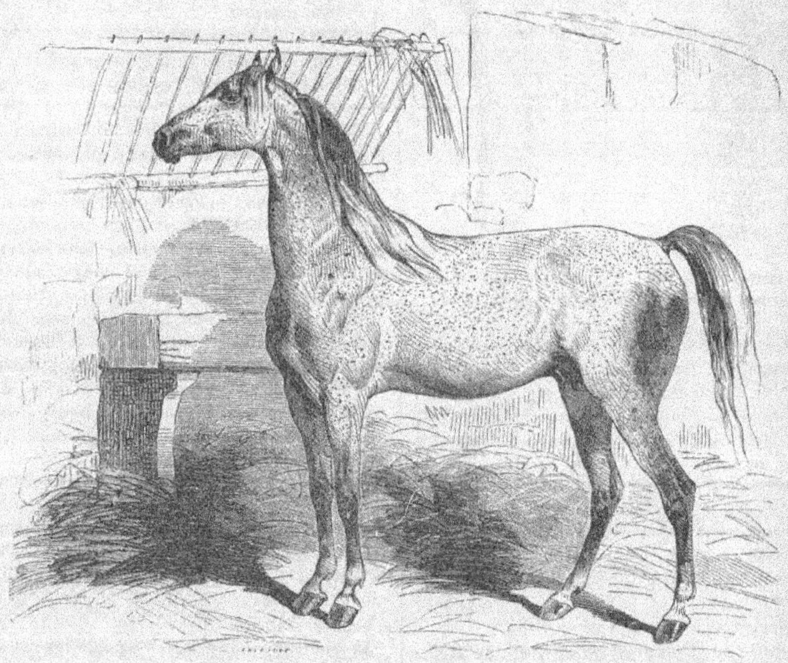

Fig. 1688. — Cheval bigourdan.

étendue géographique, la race tarbaise devrait plutôt s'appeler *pyrénéenne*; on la connaît plutôt sous le nom de *race du midi*; elle s'étend, en effet, sur tout le versant nord des Pyrénées où l'élevage est prospère dans les vallées. Les principaux centres de production sont la plaine de Tarbes, les vallées des Basses-Pyrénées (Ossau, Aspe, Nay, etc.), les rives des gaves de Pau et d'Oloron, l'arrondissement de Dax, etc.

Sur les montagnes et notamment dans l'Ariège, on élève des chevaux plus petits, moins élégants que le tarbais, mais très sûrs et très résistants.

On distingue la grande variété ou variété *navarrine*, ou *bigourdane*, ou *tarbaise*, et la petite

croisa avec le pur sang anglais; on obtint le cheval bigourdan actuel (fig. 1688). Ce dernier a une taille qui varie entre 1m,50 et 1m,60; il a la tête fine et expressive, mais mal attachée, l'encolure un peu courte, un beau garrot, une bonne ligne de dessus, une belle croupe parfois un peu courte et manquant de muscle; la poitrine manque souvent de développement en largeur; les membres sont bons, forts, secs et nets. Ce cheval est chaud, impressionnable et se tare souvent, en raison de sa trop grande excitabilité; il n'est entièrement fait que vers l'âge de sept à huit ans. Il possède de grandes qualités comme cheval de selle, il est vite, résistant, et il constitue un des meilleurs chevaux de cavalerie légère ; il est souvent d'un tempérament un peu délicat et assez difficile à garder en état.

L'abus du pur sang anglais avait donné naissance à des produits décousus, à poitrine peu développée, manquant de largeur, à membres longs et grêles, trop chauds, trop impressionnables, d'une mise en état difficile et d'un entretien délicat. Depuis quelques années, les croise-

VARIÉTÉ LANDAISE. — Le *cheval landais* est de même origine orientale ; sa taille varie entre 1ᵐ,10 et 1ᵐ,40 ; il n'a pas subi l'influence du cheval anglais. — En ces dernières années, on a essayé de le croiser avec l'anglo-arabe, afin d'en augmenter la taille. Il a à peu de chose près la conformation et les qualités du cheval tarbais.

UTILISATION. — Le *tarbais* est un excel-

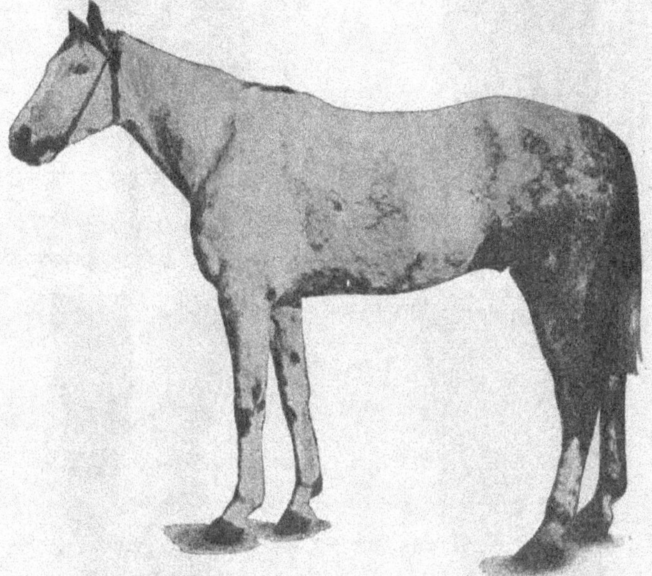

Fig. 1689. — *Mahomet*, cheval tarbais, pur sang anglo-arabe, acheté 1050 francs par le dépôt de remonte de Tarbes, d'après une photographie de Roger Baillière.

ments sont mieux compris ; on alterne les croisements des juments du pays avec le pur sang anglais, le pur sang arabe et le pur sang anglo-arabe. Les produits sont plus étoffés, plus forts, plus musclés, tout en gardant leur degré de sang. Ces demi-sang ou pur sang anglo-arabes comptent certainement parmi les meilleurs chevaux de selle dont puisse s'enorgueillir notre élevage national.

On a établi un *stud-book* de chevaux angloarabes. On encourage l'élevage par des courses régionales dont quelques-unes (courses de Pau) sont importantes, et par de nombreuses primes aux éleveurs. La remonte achète chaque année un grand nombre de ces chevaux destinés aux régiments de cavalerie légère.

Nous donnons (fig. 1689) la photographie d'un joli modèle de cheval tarbais, *Mahomet*.

lent cheval de selle, souvent joli, vite, robuste, résistant, d'un caractère doux, mais d'un dressage assez délicat. C'est avec lui que se remonte presque entièrement notre cavalerie légère.

Le cheval *landais* est utilisé comme poney de selle ou d'attelage ; il est un peu enlevé et étriqué.

TARE. — Défectuosité acquise, conséquence du travail ou accidentelle, qui déforme une région et diminue la valeur du cheval.

Ordinairement le terme s'applique aux défectuosités acquises des membres.

On divise les tares en *tares molles*, molettes, vessigons articulaires et tendineux, hygromas, etc., et *tares osseuses* ou *dures*, suros, éparvins, formes... On considère comme tares, la cicatrice du genou couronné, les efforts de tendons, les cicatrices linéaires ou ponctuées laissées

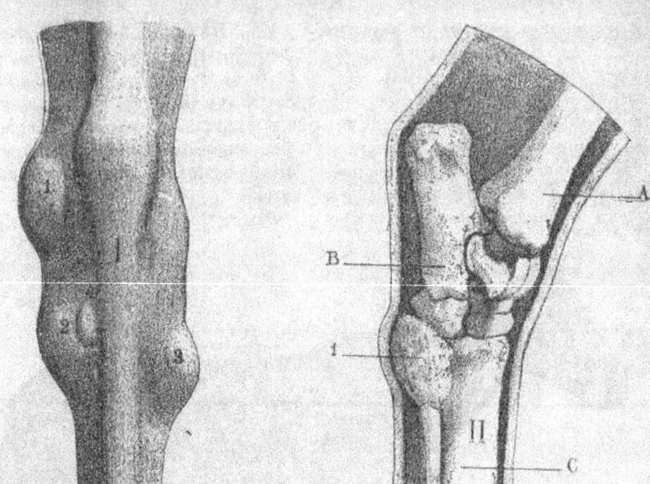

Fig. 1690 et 1691. — Tares osseuses. — Membre postérieur. Jarret (face postérieure).

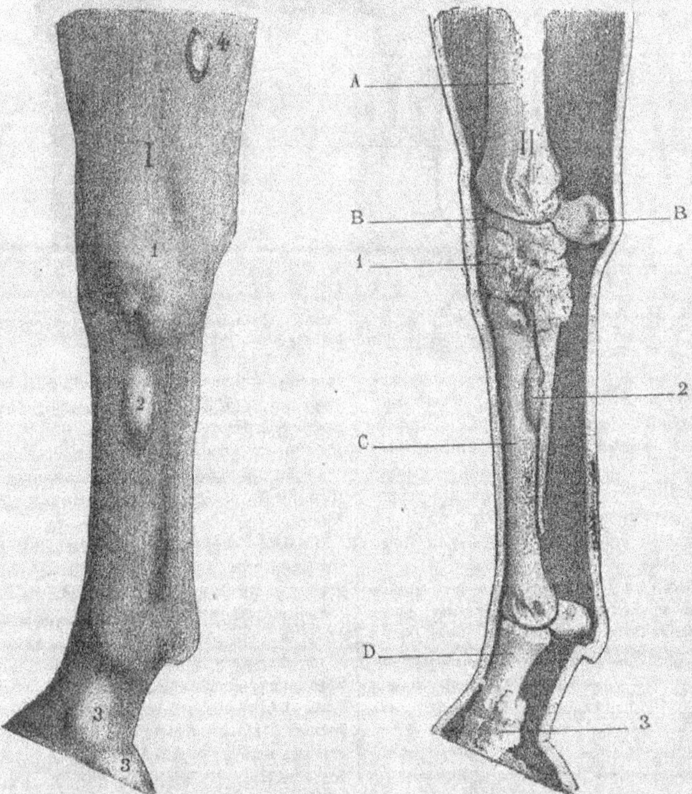

Fig. 1692 et 1693. — Tares osseuses. — Membre antérieur (face interne).

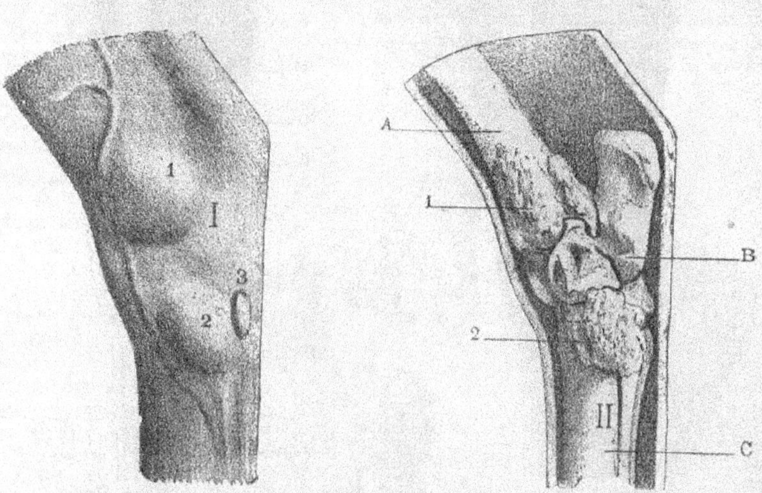

Fig. 1694 et 1695. — Tares osseuses. — Membre postérieur. Jarret (face interne).

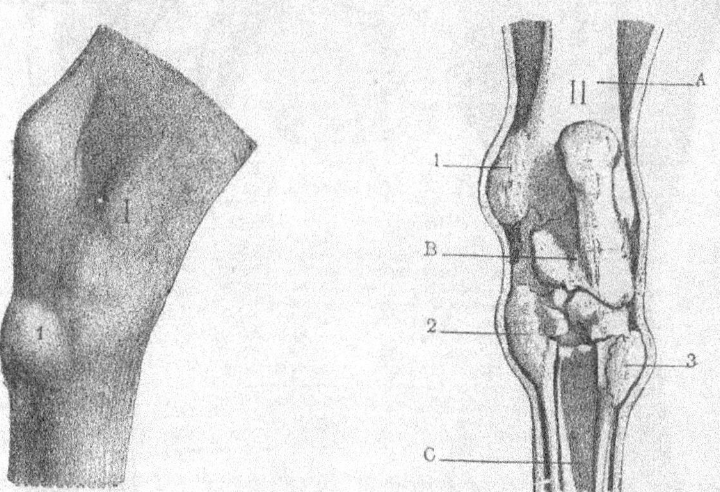

Fig. 1696 et 1697. — Tares osseuses. — Membre postérieur. Jarret (face externe).

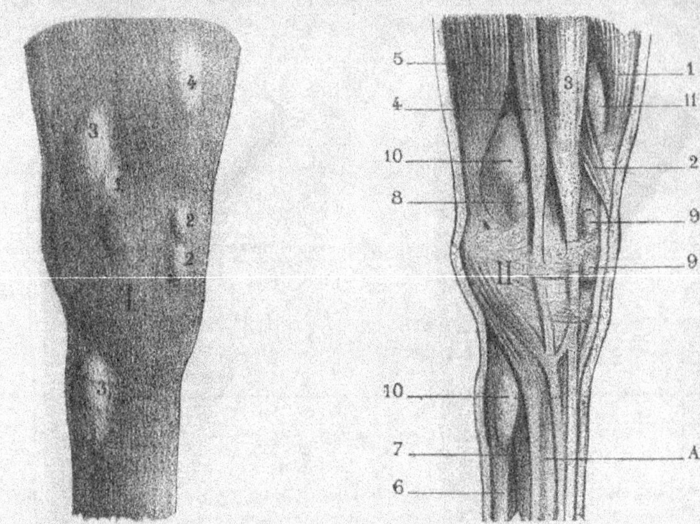

Fig. 1698 et 1699. — Tares molles. — Membre antérieur. Genou (face externe).

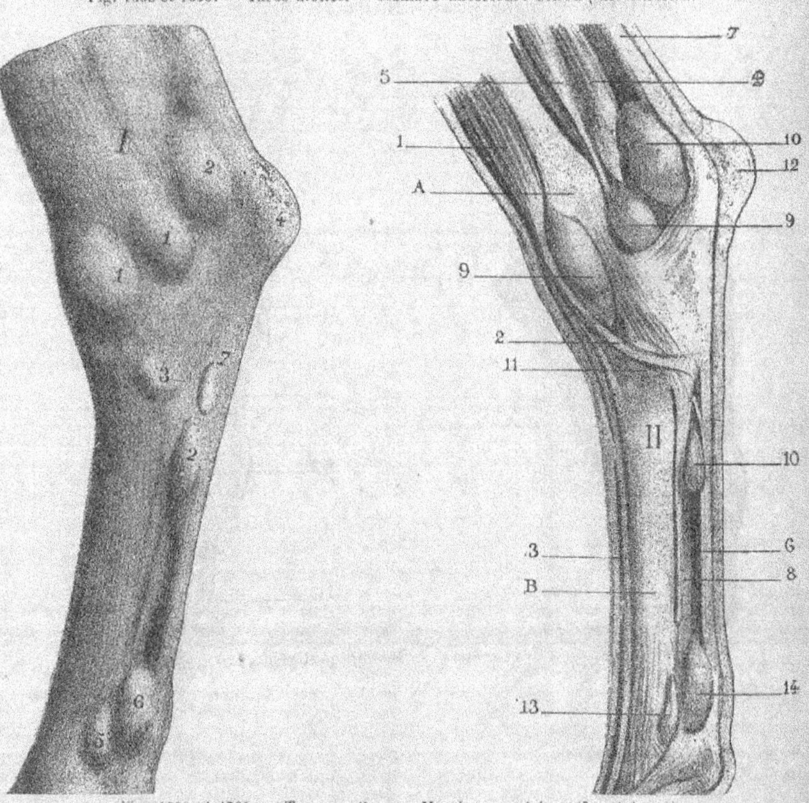

Fig. 1700 et 1701. — Tares molles. — Membre postérieur (face interne).

par le feu. On dit cheval *taré* celui qui est porteur d'une de ces lésions.

Les figures 1690 à 1701, empruntées à Cuyer et Alix, *le Cheval*, représentent les tares osseuses et molles.

Les figures 1690 et 1691 représentent les tares osseuses de la face postérieure du jarret. — I. 1, courbe ; 2, éparvin ; 3, jarde ; 4, châtaigne. — II. A, extrémité antérieure du tibia ; B, os du tarse ; C, métatarse ; 1, courbe ; 2, éparvin ; 3, jarde.

Les figures 1692 et 1693 représentent les tares osseuses de la face interne du membre antérieur. — I. 1, osselets ; 2, suros ; 3, formes. — II. A, extrémité inférieure du radius ; B, os du carpe ; C, métacarpe ; D, première phalange ; 1, osselets ; 2, suros ; 3, formes.

Les figures 1694 et 1695 représentent les tares osseuses du jarret (face interne). — I. 1, courbe ; 2, éparvin. — II. A, extrémité inférieure du tibia ; B, os du tarse ; C, métatarse ; 1, courbe ; 2, éparvin.

Les figures 1696 et 1697 représentent les tares osseuses de la face externe du jarret. — I. 1, jarde. — II. A, extrémité inférieure du tibia ; B, os du tarse ; C, métatarse ; 1, jarde.

Les figures 1698 et 1699 représentent les tares molles de la face externe du genou. — I. 1, vessigon articulaire ; 2, 2, vessigons de l'articulation radio-carpienne ; 3, 3, vessigon tendineux ; 4, vessigon tendineux. — II. A, métacarpe ; 1, extenseur antérieur du métacarpe ; 2, extenseur oblique du métacarpe ; 3, extenseur antérieur des phalanges ; 4, extenseur latéral des phalanges ; — 5, fléchisseur externe du métacarpe ; 6, tendons des fléchisseurs des phalanges ; 7, ligament suspenseur du boulet ; 8, vessigon articulaire ; 9, 9, vessigons de l'articulation médio-carpienne ; 10, 10, vessigons tendineux ; 11, vessigon tendineux.

Les figures 1700 et 1701 représentent les tares

molles de la face externe du membre postérieur. — I. 1, 1, vessigons articulaires ; 2, 2, vessigons tendineux ; 3, vessigon cunéen ; 4, capelet ; 5, molette articulaire ; 6, molette tendineuse ; 7, châtaigne. — II. A, tibia ; B, métatarse ; 1, fléchisseur du métatarse ;

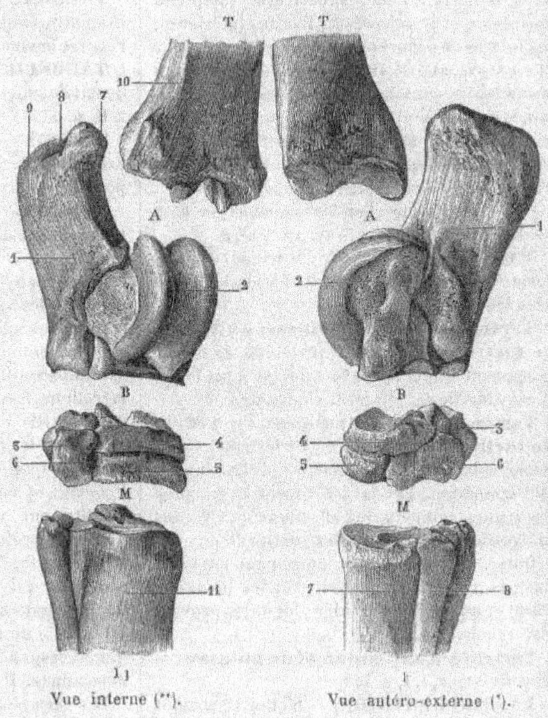

Fig. 1702. — Tarse du cheval.

(*) 1, calcanéum ; 2, astragale ; 3, grand cunéiforme ; 4, scaphoïde ; 5, cuboïde ; 6, petit cunéiforme ou quatrième os de la rangée inférieure ; 7, extrémité supérieure du métatarsien principal ; 8, extrémité supérieure du métatarsien interne.

A, os de la rangée supérieure ; B, os de la rangée inférieure ; T, tibia ; M, métatarse.

(**) 1, calcanéum ; 2, astragale (premier et deuxième os de la rangée supérieure) ; 3, cuboïde ; 4, scaphoïde ; 5, grand cunéiforme (premier, deuxième et troisième os de la rangée inférieure) ; 6, conduit vasculaire ménagé entre le cuboïde, le scaphoïde et le grand cunéiforme ; 7, surface de glissement pour le tendon du bi-fémoro-calcanéen ; 8, surface d'insertion de ce muscle ; 9, surface de glissement pour le tendon du perforé ; 10, extrémité antérieure du tibia ; 11, extrémité supérieure du métatarsien principal.

A, os de la rangée supérieure ; B, os de la rangée inférieure ; T, tibia ; M, métatarse.

latéral des phalanges ; — 5, fléchisseur externe du métacarpe ; 6, tendons des fléchisseurs des phalanges ; 7, ligament suspenseur du boulet ; 8, vessigon articulaire ; 9, 9, vessigons de l'articulation médio-carpienne ; 10, 10, vessigons tendineux ; 11, vessigon tendineux.

2, son tendon cunéen ; 3, tendon de l'extenseur antérieur des phalanges ; 4, fléchisseur profond des phalanges ; 5, fléchisseur oblique des phalanges ; 6, tendons des fléchisseurs des phalanges ; 7, tendon d'Achille ; 8, ligament suspenseur du boulet ; 9, 9, vessigons articulaires ; 10, 10, vessigons tendineux ; 11, vessigon cunéen ; 12, capelet ; 13, molette articulaire ; 14, molette tendineuse.

TARSE (Région osseuse). — Constituée par six ou sept os courts compacts, situés entre l'extrémité inférieure du tibia et l'extrémité supérieure des métatarsiens. Ils sont disposés en deux rangées : l'une, supérieure, comprend l'*astragale* et le *calcaneum* ; l'autre, inférieure, est formée en dehors par le *cuboïde* et, en dedans et en avant, elle se subdivise en deux rangées secondaires dont la supérieure est constituée par le *scaphoïde* et l'inférieure par le *grand* et le *petit cunéiformes* ; ce dernier est parfois partagé en deux (fig. 1702). Chez les ruminants, le cuboïde et le scaphoïde sont soudés ensemble.

— Le tarse forme chez les animaux la base de la région du *jarret* (Voy. ce mot).

TARTRATES. — Nom générique des sels formés par la combinaison de l'acide tartrique avec les bases.

Tartrate acide de potasse ou Crème de tartre. — En cristaux incolores, de saveur faiblement acide, très peu solubles dans l'eau. Il est diurétique, purgatif, cholagogue.

Tartro-borate de potasse ou Crème de tartre soluble. — Poudre blanche, aigrelette, soluble dans 2 parties d'eau. Excellent tempérant, bon laxatif contre la diarrhée des jeunes animaux, les affections du foie, les indigestions chroniques des ruminants.

Doses. — 150 à 200 grammes pour les bêtes bovines, 20 à 100 grammes pour les poulains, 5 à 20 grammes pour le chien ; les doses peuvent être renouvelées.

Tartrate d'antimoine et de potasse. — Voy. Émétique, t. I, p. 419.

TARTRE DENTAIRE. — S'observe surtout chez le chien, moins souvent chez le cheval. C'est un dépôt anormal et accidentel des sels de la salive altérée, surtout quant à sa substance organique, ou ptyaline, qui joue un rôle dans la dissolution de ces sels. Sa formation est le signe d'un trouble de la sécrétion salivaire dû le plus souvent à une perturbation des usages de l'estomac ou à une lésion de la muqueuse buccale. Le tartre détermine une congestion des gencives, qui réagit défavorablement à son tour sur la sécrétion salivaire, amène le déchaussement des dents, leur ébranlement, l'inflammation du périoste alvéolo-dentaire et entraîne la chute des dents.

Traitement. — Il consiste à gratter la base des dents avec un corps mousse, la spatule de la sonde par exemple, de façon à enlever le tartre ; puis faire dans la bouche des injections antiseptiques faibles ; au besoin, brosser les dents. Si la gencive est ulcérée, toucher les plaies avec la teinture d'iode.

TARTRE STIBIÉ. — Voy. Émétique.

TAUPE (MAL DE). — Voy. Mal de Nuque, t. II, p. 254.

TAUREAU (*taurus* ; all. *Stier* ; angl. *bull* ; it. et esp. *toro*). — Le mâle non châtré dans l'espèce bovine. Voy. Bœuf.

TAURELIÈRE. — Se dit d'une vache qui demande souvent le taureau. Voy. Nymphomanie, t. II, p. 255.

TAXIS. — Pression méthodique qu'on exerce avec les mains sur une tumeur herniaire pour la réduire. Voy. Hernie, t. I, p. 729.

TEIGNES. — Maladies contagieuses de la peau, dues à des champignons inférieurs de la famille des *Tricophytées*.

Le tricophyton comprend deux sortes d'éléments : les *spores* et les *tubes*, qui offrent, comme les spores, une paroi amorphe et un contenu protoplasmique ; dans les uns, ce contenu est indiscontinu, ce sont les filaments du mycélium, formant par leur ensemble le *thalle* ou la partie végétative du champignon ; dans les autres, le protoplasma est segmenté, ce sont les *tubes sporifères*. C'est la spore qui en s'allongeant et en se développant forme le tube ou filament du mycélium, dans l'intérieur duquel le protoplasma de la spore bourgeonne, se segmente, de manière à constituer le tube sporifère qui se segmentera à son tour et donnera naissance à de nouvelles spores.

Il existe un certain nombre de *dermatophytes* qui correspondent chacun à une *dermatomycose* déterminée. Il y a donc des variétés de teignes.

Les dermatophytes se localisent dans le tissu épidermique, entre les cellules de l'épiderme, dans l'épaisseur du poil ; ils déterminent la chute des poils et une irritation plus ou moins vive, qui se manifeste par le prurit.

Les teignes se transmettent par contagion. Elles ont une marche ordinairement chronique.

1° **Teigne tonsurante** ou *Herpès tonsurant*. — Affection cutanée, parasitaire et contagieuse, causée par des champignons du genre *Tricophyton*, qui affecte tous les animaux domestiques et l'homme, et qui est caractérisée cliniquement par des plaques plus ou moins régulièrement circulaires, au niveau desquelles les poils, ternes et hérissés d'abord, tombent ou se brisent.

Encore appelée *dartre, anders, brillants* ou *sous-brillants, tricophytie*, etc.

Étiologie. — La maladie est due à la présence

sur la peau et dans les poils du *Tricophyton tonsurans*.

Tantôt le champignon envahit l'intérieur du poil, c'est le type *endothrix*; tantôt il envahit sa périphérie, en produisant dans ce cas des lésions cutanées multiples, c'est le type *ectothrix*. En général, chez les animaux, les champignons sont du type *endo-ectothrix* (fig. 1703).

Les *causes prédisposantes* qui favorisent la contagion sont la malpropreté, le jeune âge; la maladie est plus fréquente en hiver.

La maladie se transmet par *contagion*; celle-ci est *immédiate* et s'effectue par contact direct des animaux, ou le plus généralement *médiate*, s'effectuant par l'intermédiaire des aliments, des litières, surtout des objets de pansage, des couvertures, des surfaix, du harnachement, etc. Elle s'effectue entre les animaux de la même espèce ou d'espèce différente et même de ceux-ci sur l'homme. C'est ainsi que la contagion du cheval au cheval est très fréquente dans les régiments; le bœuf contamine souvent le cheval dans les prairies, les étables; la teigne du cheval est transmissible au veau, au chien, au mouton, au porc, et enfin l'homme peut être contaminé par le cheval, surtout par le bœuf qui lui communique un herpès circiné; il peut l'être par le chien, le chat, le porc.

IDENTITÉ DU PARASITE. — La question de l'identité ou de la non-identité des tricophytons qui provoquent les teignes de nos animaux et de l'homme est fort controversée. Pour certains auteurs, le parasite serait le même et se modifierait légèrement en passant sur les animaux d'autres espèces. Pour d'autres au contraire, il y aurait des variétés de tricophytons et non plus une teigne tonsurante, mais des teignes tonsurantes. C'est cette opinion, étayée sur les caractères des cultures, qui semble prévaloir aujourd'hui. On décrit, parmi les tricophytons du type ectothrix, le *Tricophyton tonsurans*, le *Tr. Sabouraudi*; parmi ceux du type endothrix, le *Tr. mentagrophytis*, qui vit dans l'épaisseur de la peau et engendre une folliculite aboutissant parfois à la suppuration, le *Tr. depilans*, le *Tr. à cultures jaunes craquelées vermiculaires de Sabouraud*, le *Tr. de Matruchot et Dassonville* qui provoque un herpès chez le cheval se propageant à l'homme et vit aussi dans le trèfle, les *Tr. fusiformes à cultures grises et brunes*, le *Tr. felineum*, etc. Ces diverses espèces de tricophytons cultivent bien sur gélose-peptone et peuvent être ainsi différenciées après examen microscopique (fig. 1704).

SYMPTOMATOLOGIE. — 1° *Cheval.* — Caractérisée par l'apparition de *plaques* irrégulièrement

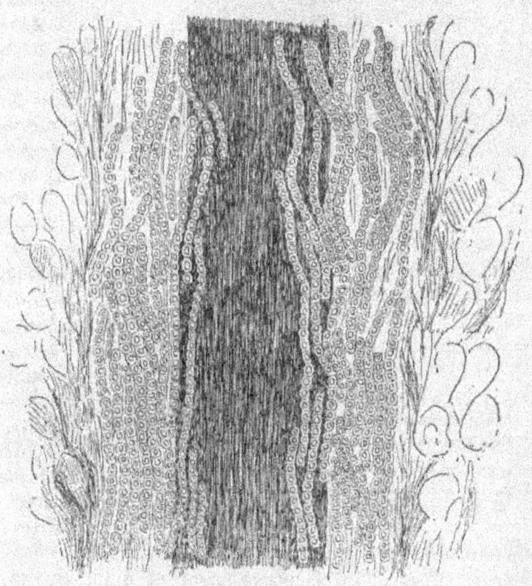

Fig. 1703. — Trichophyton endo-ectothrix, au niveau du poil, d'une trichophytie d'origine animale (Bodin).

circulaires ou ovalaires, de la dimension d'une pièce de un ou de deux francs, qui peuvent se présenter sur toutes les parties du corps, mais surtout sur la partie supérieure du corps, l'encolure, le dos, le rein, la croupe, les côtes, les flancs. A leur niveau, les poils sont ternes et hérissés, puis ils se brisent près de leur racine et tombent après quelques jours. Souvent les plaques se dépilent à la périphérie d'abord et forment des *anneaux* complets, aspect qu'il ne faut pas confondre avec celui de l'herpès circiné de l'homme, qui est dû à un autre phénomène. Les extrémités brisées sont irrégulières, divisées en petits brins, comme épiées ou pénicillées. Au niveau des plaques, l'épiderme est ramolli, un peu humide; la surface de la peau offre une teinte gris noirâtre; il est rare que des vésicules apparaissent à la surface des plaques; aussi la dénomination d'*herpès*, par analogie avec ce qu'on observe chez l'homme, est-elle impropre. La surface des plaques ne tarde pas à se dessécher et à se recouvrir de squames épidermiques d'épaisseur variée, d'aspect brillant, grisâtre ou jaunâtre, rappelant l'amiante. Parfois les poils, au lieu de se briser, tombent soulevés par l'irritation

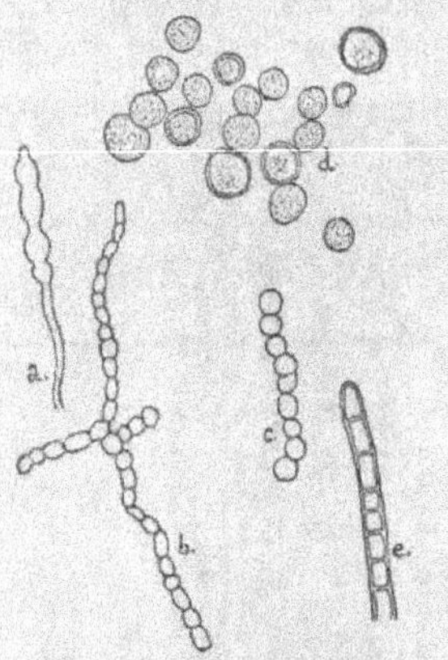

Fig. 1704. — Formes de reproduction du trichophyton faviforme à cultures grises. (Grossissement de 480 diamètres, Ch. cl. Nachet.)

a, naissance des coccidies à l'extrémité d'un filament mycélien. — *bc*, chaînes de coccidies. — *d*, formes oïdiennes. — *e*, filament mycélien (Bodin).

du follicule ; c'est cette forme particulière que Mégnin attribue au *Tricophyton epilans* et qui serait plus tenace et un peu analogue à la teigne du bœuf. Les plaques s'agrandissent à la périphérie, puis, arrivées à la dimension d'une pièce de cinq francs environ, elles cessent de s'étendre et il reste une surface glabre, sèche, chagrinée, sur laquelle les poils repoussent lentement. D'autres se forment autour et parcourent les même phases ; parfois elles se réunissent et forment une large plaque.

Le prurit est nul ou très peu accusé. L'animal manifeste de la satisfaction lorsqu'on le gratte.

2° *Bœuf.* — La maladie s'observe surtout chez les jeunes et les vaches laitières. Chez le veau, les plaques tricophytiques se montrent au pourtour des lèvres, aux narines, à la région inférieure de l'auge, à la gorge, à l'encolure. Chez le bœuf, elles sont localisées à la tête, l'encolure, les côtés de la poitrine et des flancs, principalement. A leur niveau, les poils sont ternes et hérissés ; la peau est le siège d'une desquamation épidermique abondante ; puis elle devient humide et il se forme des croûtes

jaunâtres ou grisâtres, épaisses, d'où le nom de *dartre croûteuse*. Les poils s'arrachent à la moindre traction ou se brisent près de la racine. Au-dessous des croûtes existe une mince couche de pus qui recouvre le derme enflammé. Les plaques progressent à leur périphérie, d'autres apparaissent à côté et peuvent se réunir. Les croûtes se détachent peu à peu au centre des plaques d'abord ; le pus qu'elles recouvrent se dessèche peu à peu et forme une nouvelle croûte qui reste seule après la chute de la première ; elle se dessèche à son tour et tombe sous forme d'écailles, laissant une surface glabre qui se recouvre lentement de poils.

Le prurit est assez net, plus accusé au début et à la fin de l'éruption.

3° *Mouton.* — La maladie est peu connue. Elle siège d'ordinaire à la tête, au cou, aux parties supérieures du tronc. La laine est enchevêtrée, puis se casse et laisse des plaques dépilées circulaires, au niveau desquelles l'exfoliation épidermique est abondante.

4° *Porc.* — Plaques dépilées, irrégulièrement circulaires, un peu rouges, sans exsudation, recouvertes d'abondantes productions épidermiques.

5° *Chien.* — Les plaques se montrent sur toutes les parties du corps, mais sont plus fréquentes à la tête. Les croûtes sont de couleurs variées ; après leur chute, la peau apparaît ardoisée, comme fraîchement rasée. Sous l'influence du prurit, la peau s'enflamme, des plaies peuvent apparaître.

6° *Volailles.* — La peau se déplume par places arrondies et s'hyperémie au niveau des papilles.

DIAGNOSTIC. — L'aspect les lésions, leur nombre, leur caractère envahissant, la contagiosité de l'affection permettent à première vue de différencier la teigne tonsurante du favus, de l'eczéma et de la gale. Assurer le diagnostic par l'examen microscopique : recueillir des poils et des croûtes à la périphérie des plaques teigneuses récentes ; les traiter par l'alcool ou l'éther pour les débarrasser des matières grasses ; ajouter une faible quantité d'une solution de potasse à 40 p. 100 et examiner sous lamelle après écrasement léger et après avoir chauffé doucement. On peut aussi colorer les débris épidermiques à l'eau iodée, les spores restent incolores.

PRONOSTIC. — La maladie est bénigne par elle-même, mais en raison de son caractère contagieux, elle présente une certaine gravité, quand elle apparaît dans une grande agglomération d'animaux, dans les régiments par exemple.

De plus, elle peut se transmettre à l'homme.

TRAITEMENT. — 1° *Prophylactique.* —Isolement des malades, qui devront avoir leurs objets de pansage et leur harnachement spéciaux. Éviter la contagion aux personnes chargées de les conduire et de les soigner. Désinfection des locaux. Surveillance attentive de l'effectif.

2° *Curatif.* —La tonte générale n'est souvent pas nécessaire. Gratter légèrement les croûtes, laver au savon gras et appliquer le médicament antiparasitaire : teinture d'iode, solution de sublimé à 2 p. 1000, pommades crésylée, phéniquée, naphtolée, iodoformée, mercurielle, huile de cade, etc. Ne pas employer de substances trop actives et ne pas prolonger l'emploi des antiparasitaires afin de ne pas irriter la peau. Lorsque les lésions sont limitées, badigeonner avec le mélange suivant :

        Acide phénique cristallisé.
        Teinture d'iode.......... } Parties égales.
        Hydrate de chloral.......

2° **Favus ou Teigne faveuse.** — Maladie cutanée, parasitaire et contagieuse, caractérisée par des croûtes en godets, qui peut affecter le chien, le chat, le lapin, la poule, les petits rongeurs et l'homme.

ÉTIOLOGIE. — La maladie est due à un champignon de la famille des *oïdiées*, l'*Achorion Schoenleinii* (fig. 1705 et 1706). D'autres variétés de champignons (*Epidermophyton gallinæ*, etc.) peuvent produire la maladie. Les causes prédisposantes sont : le jeune âge, la lymphatisme, la misère physiologique. La maladie se transmet par contagion, non seulement entre animaux de

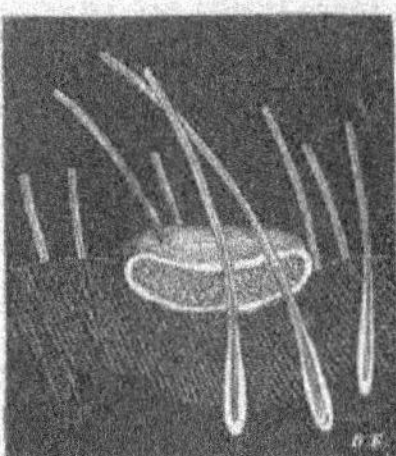

Fig. 1705. — Achorion de Schoenlein, Favus.

même espèce, mais aussi entre animaux d'espèces différentes ; généralement ce sont les rats et les souris qui sont les agents de transmission.

SYMPTOMATOLOGIE. — 1° *Chat.* — La maladie affecte surtout l'extrémité des pattes ; elle peut

débuter par l'ombilic, les parties latérales de la poitrine ; peu à peu elle s'étend en envahissant d'abord la tête. Elle se manifeste par des croûtes épaisses de 1 à 4 millimètres environ, un peu poisseuses, de teinte soufrée ou gris

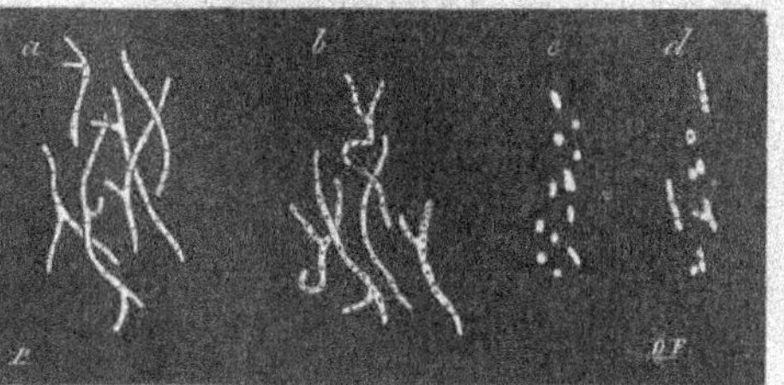

Fig. 1706. — Achorion de Schoenlein.
ab, filaments du réceptacle. — *cd*, spores.

jaunâtre, disposées en *godet*, c'est-à-dire dont le contour, circulaire ou échancré, est en saillie sur la peau environnante et dont le centre est déprimé. La dimension de ces godets varie depuis une tête d'épingle jusqu'à une pièce de un franc. Les poils sont hérissés et ternes à leur niveau et s'arrachent ou tombent. Au-dessous des croûtes la peau est amincie, déprimée, mais non ulcérée. Au pourtour des croûtes la peau est enflammée. Le prurit est peu marqué.

2° *Chien.* — Symptômes analogues à ceux observés sur le chat. Chez les jeunes chiens, la maladie débute souvent à la région ombilicale. Les croûtes ont une odeur de fromage moisi, d'urine de chat qui est caractéristique.

3° *Poule.* — Les croûtes apparaissent d'abord à la crête, aux oreillons ; ce sont de petites taches blanches au début, qui s'étendent, se réunissent et forment un enduit indiscontinu qui s'épaissit peu à peu, pour devenir une croûte sèche, squameuse, d'un blanc sale, à surface irrégulière, souvent formée de dépôts concentriques. Le mal gagne le cou, puis le tronc et surtout le cloaque. Les plumes se hérissent au niveau des croûtes, deviennent sèches, leur tube est rempli de croûtes superposées ou emboîtées les unes dans les autres ; elles tombent et laissent la peau dénudée, recouverte de croûtes. Les poules malades répandent une odeur de moisi. Elles maigrissent.

DIAGNOSTIC. — On différenciera le favus de la teigne tonsurante par l'aspect des lésions, l'odeur des croûtes. A l'examen microscopique, les croûtes faviques sont très riches en éléments parasitaires, tandis que les croûtes tricophytiques en renferment peu. D'ailleurs, la confusion ne peut être faite que pour le chien et le chat.

TRAITEMENT. — Identique à celui de la teigne tonsurante. Isoler les malades. Désinfecter les locaux. Faire tomber les croûtes, savonner les parties atteintes et lotionner avec la solution de sublimé de 2 à 10 p. 1000, ou faire une application de pommade au nitrate d'argent à 1 p. 50 ou de pommade à l'oxyde rouge de mercure ou d'un mélange de benzine ou d'acide phénique 1 partie, pour 20 de savon vert.

3° **Teignes de Gruby**. — Sous ce nom, Cadéac désigne les teignes déterminées par le *Microsporum*, champignon du genre *Acladium*. Sabouraud a observé l'affection chez les jeunes poulains (herpès contagieux des poulains), et Bodin et Almy chez les chiens.

La maladie n'affecte que les jeunes. Elle ne diffère pas de l'herpès tonsurant au point de vue clinique. Sa guérison est facile.

TEINTURE (*tinctura*, de *tingere*, teindre; all. *Tinctur*; angl. *tincture*; it. et esp. *tintura*). — Solution préparée à froid, d'une ou de plusieurs substances, simples ou composées, dans l'alcool ou l'éther : de là les noms de *teinture alcoolique* ou *éthérée*. Les *teintures alcooliques* ou *spiritueuses*, que l'on désigne souvent par le mot *teintures* seulement, ou par celui d'*alcoolés*, sont donc de l'alcool tenant en dissolution une ou plusieurs substances végétales, plus rarement animales ou minérales. Elles sont *simples* ou *composées*, selon que l'on a soumis à l'action du dissolvant une ou plusieurs substances. Les unes et les autres ont les propriétés médicinales des substances dissoutes et de l'alcool.

Teinture d'iode.

Iode..............................	1 partie.
Alcool à 60°......................	3 parties.

Teinture d'aloès.

Aloès.............................	1 partie.
Alcool à 60°......................	8 parties.

Teinture de cantharides.

Poudre de cantharides.....	50 grammes.
Alcool à 60°..............	400 —

Teinture d'opium.

Extrait d'opium titré.....	10 grammes.
Alcool à 60°..............	1 kilogr.

Elle contient 1 p. 100 de morphine.

Teinture de quinquina.

Écorce de quinquina, concassée...................	100 grammes.
Alcool à 60°...............	400 —

Teinture de gentiane.

Gentiane..................	1 partie.
Alcool à 60°..............	4 parties.

TÉLANGIECTASIE. — Dilatation des vaisseaux capillaires.

TELLURIQUE. — Qui a rapport à la terre, à son influence sur les êtres organisés. L'*infection tellurique* est celle qui vient de la terre; le bacille du tétanos est un microbe tellurique.

TEMPÉRAMENT. — Résultat général de la prédominance d'action d'un organe ou d'un système dans l'organisme. On reconnaît les tempéraments *nerveux*, *sanguin*, *lymphatique*, etc.

TEMPÉRANTS. — Médicaments auxquels on attribue la propriété de modérer l'activité de la circulation. Ce sont de légers calmants.

TEMPÉRATURE (*temperies*; all. *Temperatur*, *Wärmearad*; angl. *temperature*; it. et esp. *temperatura*). — Degré appréciable de chaleur qui règne dans un lieu ou dans un corps, énergie variable avec laquelle l'action du calorique s'exerce en des circonstances diverses. Le mot *température* exprime l'inégalité de ces sensations et de leurs effets, sans les mesurer ni les fixer, et sans déterminer la manière dont elles dépendent du calorique qui les produit.

Température des animaux. — Elle résulte de l'équilibre qui existe (chez les animaux à sang chaud tout au moins) entre la production et la déperdition de la chaleur animale (Voy. CHALEUR ANIMALE, t. I, p. 208).

Dès que cet équilibre est rompu par une cause quelconque, travail, fièvre, etc., suivie d'une production plus considérable de chaleur, ou bien de refroidissement, etc., amenant une déperdition plus grande, la température s'élève ou s'abaisse.

On apprécie le degré de température du corps des animaux à l'aide de thermomètres à maxima, que l'on introduit dans le rectum pendant un temps variable, une à cinq minutes ordinairement.

La température moyenne de nos animaux est la suivante :

Cheval....................	37° à 37°,5
Bœuf.....................	38° à 38°,5
Mouton...................	39° à 39°,5
Porc.....................	39°,5 à 40°
Chien....................	38°,5
Oiseaux	42°

Cette température moyenne varie avec un grand nombre de circonstances que nous avons déjà envisagées à l'article CHALEUR ANIMALE. Elle varie avec le climat, la saison, et même dans une journée; elle est ordinairement plus élevée le soir que le matin; elle varie avec l'alimentation, le régime hygiénique, l'âge, avec certains états physiologiques, digestion, sommeil, chaleurs, parturition.

Les principales causes qui modifient la température moyenne sont surtout le travail musculaire, l'état des téguments, la température de l'air ambiant.

Maladies qui modifient la température. — Toutes les maladies inflammatoires un peu étendues s'accompagnent d'une élévation de température. Cette élévation est le signe certain et le plus sûr de la fièvre, elle est appréciable souvent longtemps avant que les premiers signes cliniques de la maladie n'apparaissent. Aussi lorsqu'on soupçonne une maladie interne quelconque chez un animal, il est indiqué de lui prendre d'abord la température. Cette hyperthermie est souvent en rapport avec l'intensité de la maladie et l'étendue des lésions; elle peut donc donner des indications précieuses au praticien. L'élévation de température chez les animaux qui viennent de subir une opération est un mauvais signe pronostique; elle indique une complication ou la résorption du pus au niveau du trauma; dans ces cas, il faut lever le pansement, désinfecter la plaie ou opérer à nouveau.

L'élévation de température est variable suivant la nature de la maladie, sa gravité, le sujet; il est rare que la température dépasse, chez nos animaux, 42° ou 42°,5; cependant, chez des cerfs forcés, on a observé des températures de près de 44°.

Les maladies qui abaissent la température sont les affections chroniques du système nerveux, les maladies cachectiques, l'anémie. Avant la mort, on observe presque toujours un abaissement de la température du corps.

TENDON (de *tendere*, tendre; *nervus*; all. *Sehne*; angl. *tendon*, *sinew*; it. *tendine*; esp. *tendon*). — Cordon ou faisceau fibreux plus ou moins long, quelquefois rond, plus ordinairement aplati, d'un blanc luisant, qui adhère par une de ses extrémités au sarcolemme de l'extrémité des faisceaux striés d'un muscle, et par son autre extrémité s'insère ordinairement sur des crêtes ou apophyses d'insertion d'un os.

Histologie. — Voy. Tissu fibreux, t. I, p. 542.

Extérieur. — La région des tendons fait partie de celle du canon et est située en arrière du canon proprement dit, c'est-à-dire du métacarpe ou du métatarse, depuis le genou ou le jarret jusqu'au boulet. Elle a pour base les tendons fléchisseurs des phalanges.

Cette région doit être sèche, nette, bien développée en épaisseur et en largeur; elle

doit être *bien détachée* (fig. 1707), avec une ligne postérieure verticale. Les tendons peuvent être grêles, mal détachés et faillis; le *tendon failli* est plaqué contre le genou et sa ligne postérieure est oblique de haut en bas et d'avant en arrière (fig. 1708). Parfois la région est déformée par suite d'un effort de tendons; lorsque cet effort siège à la partie moyenne du perforé, le profil postérieur de la région est convexe, c'est le *ventre de truite*. Au lever, surtout si on fléchit le pied par la pince, les tendons doivent être mous, bien détachés les uns des autres et insensibles à la pression.

Il ne faudrait cependant pas attacher une

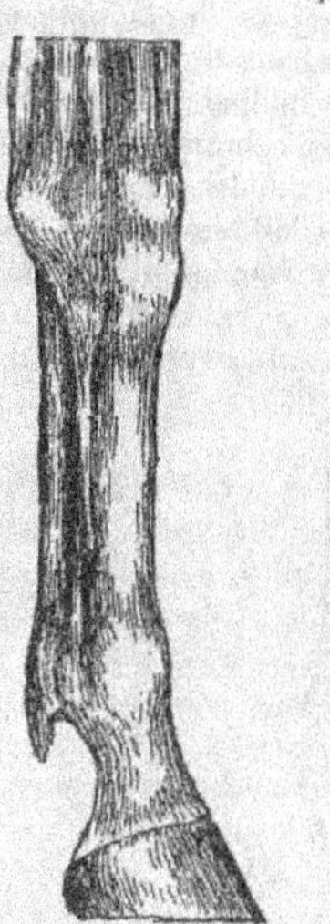
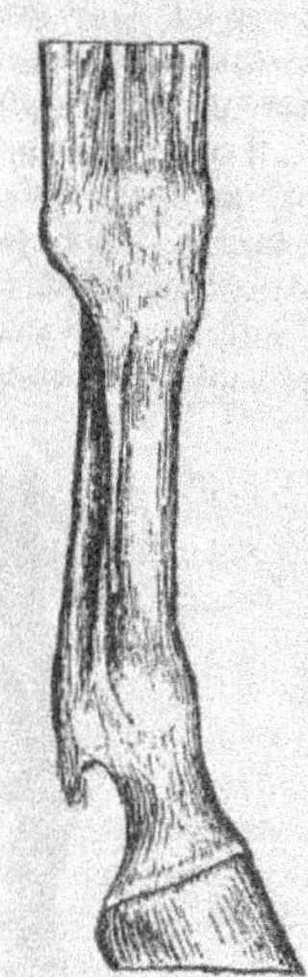

Fig. 1707. — Tendon détaché (Montané).   Fig. 1708. — Tendon failli (Montané).

importance très grande à la conformation de la région des tendons; la nature même de leur tissu influe plus sur la production de l'effort de tendons que leur direction et leur volume.

La peau de la région peut porter les traces de cicatrices (névrotomie haute, atteintes, etc.) ou du feu.

Anatomie de la région des tendons. — En procédant d'arrière en avant, on trouve : 1° immédiatement sous la peau, le tendon *perforé* ou fléchisseur superficiel des phalanges, qui a une forme un peu rubanée. En avant se trouve le tendon *perforant*, ou fléchisseur profond des phalanges; on sait que ce tendon se termine dans le pied par une large expansion, l'*aponévrose plantaire* (Voy. Pied), laquelle reçoit une *aponé-*

vrose de renforcement, ou *fuss platt*, membrane fibreuse appliquée sur sa face postérieure et qui se fixe d'autre part sur l'extrémité inférieure de la première phalange et sur la gaine métacarpo-phalangienne. Le tendon perforant reçoit, vers le milieu de la région métacarpienne, une forte bride fibreuse, placée en avant de lui et fournie par le ligament postérieur du carpe ; c'est la *bride carpienne*. Enfin, plus en avant, on trouve le *ligament suspenseur du boulet*, qui représente une longue et forte lanière de tissu fibreux blanc, assez riche en fibres élastiques et contenant souvent des faisceaux charnus dans son épaisseur ; ce ligament s'insère en haut sur les deux premiers os de la rangée inférieure carpienne et au haut de la face postérieure du métacarpien principal ; inférieurement, il se termine par deux branches qui se fixent sur les grands sésamoïdes et donnent naissance à deux brides fibreuses qui se réunissent de chaque côté au tendon de l'extenseur antérieur des phalanges (fig. 1709).

Les tendons fléchisseurs sont enveloppés par

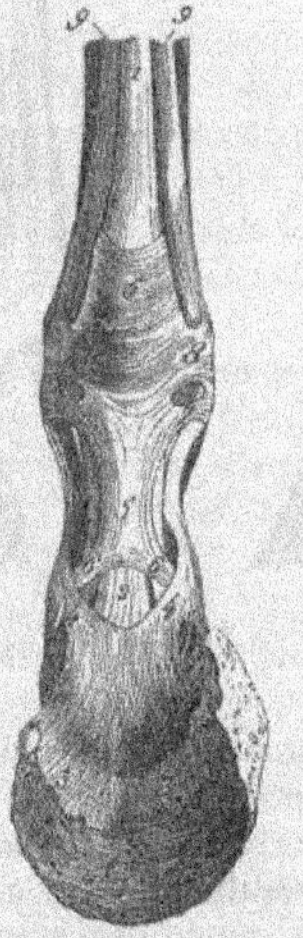

Fig. 1709. — Tendons des muscles fléchisseurs des phalanges.

1, tendon du perforé ; 2, tendon du perforant à sa sortie d'entre les deux branches du perforé ; 3,3, son insertion à la crête semi-lunaire ; 4,4, les deux brides latérales de sa gaine de renforcement ; 5,5, expansion fibreuse de la gaine métacarpo-phalangienne ; 6, 7, 8, ses brides latérales ; 9,9, ligament suspenseur du boulet (Chauveau et Arloing).

deux *enveloppes communes* ; l'une, située sous la peau, est la continuation de l'aponévrose antibrachiale ; elle s'attache de chaque côté sur les métacarpiens rudimentaires, et enveloppe le perforé, le perforant, la bride, qu'elle isole du suspenseur ; l'autre enveloppe les mêmes tendons et en outre comprend, entre ses feuillets, les nerfs plantaires et les collatérales du canon ; ces deux enveloppes sont réunies entre elles et aux tendons, par du tissu fibreux lâche ; arrivées près du boulet, elles se soudent entre elles et renforcent la gaine de contention des fléchisseurs contre la poulie sésamoïdienne. Chaque tendon est, en outre, enveloppé d'une membrane conjonctive qui lui est propre et de laquelle il reçoit des cloisons conjonctives interfasciculaires (fig. 1710 et 1711).

Fonctions. — Les tendons transmettent aux rayons osseux, à la façon de cordes inertes, très peu élastiques, la contraction musculaire ; de plus, les tendons des membres sont des organes de soutènement du corps.

Pathologie. — **Effort de tendons. Nerfférure. Ténosite.** — Tiraillement, distension, rupture d'un plus ou moins grand nombre de fibres tendineuses, et inflammation consécutive du tendon. S'observe presque exclusivement à la région dite des tendons, sur l'un ou l'autre tendon. C'est ainsi qu'on reconnaît un effort du perforé, un effort du perforant, un effort de la bride, un effort du suspenseur. Si l'effort est peu considérable, l'inflammation peu accusée, le cheval est dit *chauffé*. Si un grand nombre de fibres ont été rupturées, la ténosite est intense, le cheval est dit *claqué*. C'est un accident fonctionnel qui est presque toujours dû aux efforts locomoteurs, surtout pendant les allures rapides.

Fréquence relative des efforts de tendons. — L'effort du perforé est de beaucoup le plus fréquent chez le cheval de selle (G. Joly) ; c'est l'effort du *gros tendon* des sportsmen. L'effort du perforant est rare et ne s'observe guère que sur le cheval de trait obligé à des hyperextensions violentes et brusques. L'effort de la bride carpienne est surtout fréquent chez le cheval de trait. L'effort du suspenseur s'observe principalement sur le cheval de selle, sur les sauteurs, les chevaux de chasse, de steeple, les trotteurs aux brillantes allures ; il est cependant moins fréquent que celui du perforé.

L'un de nous a constaté sur les chevaux d'un régiment de cavalerie légère, que sur 10 efforts de tendons il y avait 6 efforts du perforé, 3 efforts du suspenseur et 1 de la bride.

Étiologie. — Les efforts de tendons s'observent presque toujours aux membres antérieurs ; ils sont rares aux membres postérieurs. Les causes les plus ordinaires sont les tiraillements continus et répétés des tissus tendineux et péritendineux, parfois une hyperextension accidentelle, dus aux galops vites et prolongés, sur un terrain trop dur ou trop lourd, surtout sous un cavalier lourd, les sauts répétés, les violents efforts de tirage. C'est l'accident le plus fréquent qui s'observe sur les chevaux « qui galopent », et presque toujours il est progressif, il s'établit lentement. Nombreux sont les chevaux d'armes, de chasse, de course, qui auraient été sauvés du claquage si leur propriétaire ou leur entraîneur s'était aperçu de la lésion commençante. Avec Joly (1), nous pouvons dire : « Combien de fois avons-nous trouvé des chevaux affectés d'effort de tendons commençant dont personne ne s'inquiétait ?... C'est à ce moment que l'intervention du vétérinaire est souveraine, car chez ces chevaux qui « chauffent », il n'y a fort probablement que des lésions péritendineuses. »

Le perforé et le suspenseur sont lésés au début de la période d'appui ; leur claquage se produit pendant les galops vites et prolongés, surtout sur le terrain dur ; l'abaissement excessif des talons (ferrures Poret, Lafosse) prédispose au claquage du perforé, tandis que les paturons longs et faibles, les talons hauts, la ferrure à crampons, les actions relevées, le travail à faux, en cercle, les faux pas, les sauts occasionnent les efforts du suspenseur ou y prédisposent.

Les efforts du perforant et de ses brides, bride carpienne, aponévrose de renforcement, se produisent à la fin de l'appui, et se voient surtout sur les chevaux de gros trait, obligés à des hyperextensions violentes et brusques, ou sur des chevaux de selle travaillant en terrain lourd.

Les périostoses plahaugiennes amenant une fausse ankylose des jointures, la synovite chronique sésamoïdienne, prédisposent aux claquages.

Le parer défectueux du pied, la ferrure qui ne garantit pas l'aplomb normal du pied, sont des causes prédisposantes. Un entraîneur très à la mode aujourd'hui attribue le nombre relativement restreint de ses chevaux claqués à la surveillance attentive qu'il exerce sur la ferrure.

L'helminthiase tendineuse due au *spiroptère réticulé* peut être une cause de tendinite.

Il existe aussi une prédisposition individuelle

(1) G. Joly, *Les maladies du cheval de troupe.* Paris, 1904.

indéniable, tenant à la nature même du tissu tendineux ; les hommes de cheval disent que le cheval a « des jambes en coton ».

Enfin les contusions, les atteintes graves déterminent une ténosite plus ou moins grave : c'est la véritable *nerf-férure.*

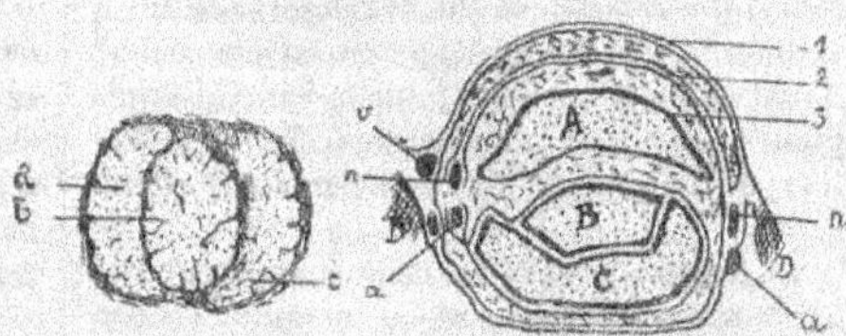

Fig. 1710. — Coupe des tendons d'un cheval de quatre ans vis-à-vis du point d'union de la bride carpienne avec le perforant (d'après Pader).

a, perforé ; *b*, perforant ; *c*, bride carpienne.

Fig. 1711. — Membranes péritendineuses. Coupe au-dessous de la gaine carpienne (d'après Pader).

A, perforé ; B, perforant ; C, bride carpienne ; D,D, métacarpiens latéraux. — 1, première membrane péritendineuse ; 2, deuxième membrane péritendineuse ; 3, péritendineuse propre à chaque tendon. — *aa*, artères collatérales ; *nn*, nerfs plantaires ; *v*, veine collatérale interne (Joly, *Les maladies du cheval de troupe*).

SYMPTOMATOLOGIE. — Le premier signe par lequel se manifeste un effort de tendons commençant est un certain degré de chaleur de la région des tendons qui apparaît surtout après un travail un peu vite ; à la palpation, les tendons ne sont ni durs, ni sensibles, mais on sent un très léger empâtement, de la chaleur plus accusée que sur le membre congénère ; de plus, la main perçoit à la face interne du canon le faisceau vasculaire plus gros qu'à l'état normal et roulant sous les doigts.

Dans la plupart des cas, ces premiers symptômes passent inaperçus, la région n'est pas déformée, le cheval ne boite pas, continue à travailler et les lésions progressent.

Ce n'est que lorsque la région est déformée ou quand le cheval boite, que le vétérinaire est appelé. A la palpation, le membre étant levé, on sent un tendon un peu engorgé et douloureux, mais on l'isole encore du tendon voisin : le tendon est *chauffé* ; parfois on trouve une déformation chronique indurée, plus ou moins sensible ; la boiterie est plus ou moins accusée, parfois nulle.

Dans les cas plus graves, lorsque le tendon est *claqué*, la boiterie est accusée, souvent intense, le région des tendons est déformée et empâtée, il existe de la chaleur ordinairement plus forte le long du tendon claqué.

Il est indiqué alors d'explorer chaque tendon,

d'abord au poser, et surtout au lever, en fléchissant le pied par la pince, de façon à relâcher les cordes tendineuses : chaque tendon est pris isolément entre le pouce et les deux premiers doigts de la main et est suivi de haut en bas et isolé des voisins ; on sent alors le tendon claqué *volumineux, sensible* et *dur*. Si l'engorgement est volumineux, le diagnostic précis est impossible ; il faut attendre quelques jours et hâter la résorption partielle de l'engorgement par l'application de bandes mouillées légèrement astringentes.

Le tendon peut être claqué sur toute sa hauteur ou généralement en un point. Le claquage du perforé (fig. 1712) peut se produire : à la région *sous-carpienne*, et à ce niveau le claquage du tendon s'accompagne du claquage de l'*arcade post-métacarpienne* et des tissus

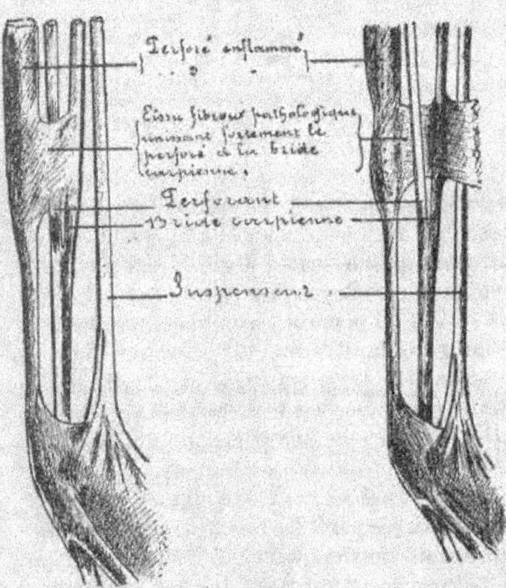

Membre antérieur droit.   Membre antérieur gauche.

Fig. 1712.— Appareil tendineux du cheval Rochambeau, affecté d'un effort des deux perforés dans la région sous-carpienne (Joly, *Les maladies du cheval de troupe*).

péritendineux sous-jacents ; il peut se produire à la *région moyenne*, le profil postérieur de la région des tendons devient alors convexe, c'est ce qui constitue le *ventre de truite*; enfin l'effort de l'*anneau du perforé*, est toujours grave en raison des soudures nombreuses qu'il provoque.

L'effort du perforant est plus fréquent aux membres postérieurs ; il se produit en un point variable, surtout au niveau du *fuss platt*.

La bride claque souvent près de son insertion sur le perforant. Son claquage peut être suivi de boulcture et d'inflammation des tissus qui l'unissent au perforé.

Le suspenseur claque ordinairement vers son milieu ou au niveau de sa fourche.

PRONOSTIC. — Il est toujours grave, au point de vue de l'utilisation du cheval de selle. Il varie avec la situation, l'étendue, l'intensité des lésions. L'effort du perforé, surtout en ses régions moyenne et de l'anneau, est de beaucoup le plus grave pour le cheval de selle. Cependant on a de la tendance à trop s'exagérer la gravité des efforts de tendons, sauf pour les chevaux de courses.

TRAITEMENT. — Si le cheval chauffe, il est indiqué de l'arrêter dans son travail et, durant quelque temps, se contenter de le promener. Traiter par les douches, les pansements humides fréquemment arrosés avec une solution faiblement astringente (eau blanche, eau alunée), ou bien par les frictions résolutives légères (embrocation, liniment ammoniacal, alcoolé de savon, etc.) ; compléter le traitement par le massage effectué matin et soir de bas en haut.

Parfois les phénomènes inflammatoires disparaissent complètement et le cheval peut être remis en service progressivement, en ayant soin de contenir les tendons avec des flanelles bien mises. S'il persiste de l'engorgement et une certaine sensibilité, faire sur la région une bonne friction vésicante (pommade rouge, onguent Méré, vésicatoire mercuriel, de préférence aux feux liquides).

Lors de claquage complet, atténuer les phénomènes inflammatoires à l'aide des douches, des pansements humides, puis, après quelques jours, faire sur les tendons une friction vésicante ou bien appliquer un feu, de préférence en raies ; mais avant il faut bien parer le pied, le laisser déferré ou lui mettre un fer léger. Si possible, mettre le cheval au pré, après que le feu a produit son effet immédiat. Ne remettre les chevaux en service que progressivement et le plus longtemps possible après l'application du feu, trois à six mois environ ; il serait bon de les atteler au début. Dans tous les cas, surveiller la ferrure.

Joly recommande les insufflations d'air contre les efforts de tendons. L'un de nous les a expérimentées sur douze chevaux, sans résultats appréciables. Cagny a obtenu de bons résultats avec les injections sous-cutanées d'essence de térébenthine, un gramme à la face interne et un gramme à la face externe, faites au-dessous du genou. Lors de tendinite ancienne accompagnée de boiterie et ayant résisté au feu, on peut recourir à la névrotomie du médian.

Lorsque l'on met un vésicatoire ou le feu, il est prudent d'agir de même sur l'autre membre, car par suite de la lésion du premier ce membre est déjà fatigué.

Luxations tendineuses. — Elles sont rares.

On a observé la *luxation du perforé* postérieur, au niveau de la pointe du calcanéum, soit en dedans, soit en dehors. Si la luxation a lieu en dedans, le jarret se fléchit brusquement lorsque le membre effectue son appui. Si la luxation a lieu en dehors, le jarret reste étendu pendant la marche, et la pince du pied traîne sur le sol. On perçoit très bien, avec la main, le tendon luxé en dedans ou en dehors de l'articulation tibio-tarsienne.

TRAITEMENT. — La réduction est facile, mais la contention est presque impossible. On se contente généralement de faire sur les deux faces du jarret une friction vésicante et de remettre le cheval à un léger travail, après un repos de six semaines à deux mois.

Parasites. Helminthiase tendineuse. — Le *spiroptère réticulé* peut se rencontrer dans le ligament cervical, le suspenseur du boulet, le perforant et le perforé, et, dans ces derniers cas, il détermine une tendinite avec boiterie ; il existe presque toujours de la déformation et de la sensibilité du tendon, mais parfois la première fait défaut. Traiter par la cautérisation en pointes fines ou pénétrantes : si la boiterie subsiste, faire la névrotomie du médian.

Plaies. — Les *piqûres*, fréquentes aux tendons des membres, n'offrent de gravité que si elles sont infectées ; alors elles s'accompagnent souvent de ténosite suppurée.

Les *plaies transversales, obliques, longitudinales* sont dues à des atteintes, à l'action d'instruments tranchants ou piquants, soc de charrue, ronces artificielles, pieux fichés en terre, etc. Les lèvres de la plaie tendineuse sont plus ou moins meurtries, contusionnées. Généralement ces plaies, surtout si elles sont infectées, s'accompagnent de suppuration tendineuse. Lors de plaie transversale, le tendon peut être entièrement sectionné, ou bien il se rupture plus tard, sous l'influence de la contraction musculaire, du poids du corps, ou de l'inflammation nécrosique. Ces *sections tendineuses* s'accompagnent toujours, aux membres, d'impotence fonctionnelle, le membre blessé prend une position particulière en station et en marche

(Voy. RUPTURES TENDINEUSES). Les sections tendineuses sont surtout communes à la corde du jarret, aux extenseurs et aux fléchisseurs des pieds.

TRAITEMENT. — Désinfecter la plaie avec soin. Exciser les parties contuses, meurtries ou mortifiées. Appliquer ensuite un pansement iodoformé, ouaté. Éviter la formation du javart tendineux, etc.

Lors de plaie transversale, il faut en outre rapprocher les abouts et immobiliser les parties par un appareil spécial ou par un bandage résistant, fenêtré. La suture tendineuse avec des fils d'argent peut être tentée surtout sur les petits animaux.

Après la cicatrisation des plaies profondes, il persiste souvent une cicatrice qui peut faire boiter. Traiter par la cautérisation en pointes ou en raies.

Ruptures tendineuses. — Elles sont partielles ou totales, parfois elles intéressent plusieurs tendons.

ÉTIOLOGIE. — Les altérations du tissu tendineux prédisposent à l'accident : ténosite chronique simple ou suppurée, maladie naviculaire, rhumatisme.

Les causes les plus ordinaires sont les contractions musculaires violentes et répétées, les chutes, glissades, sauts, etc.

SYMPTOMATOLOGIE. — Les symptômes varient suivant que la rupture est partielle ou totale et suivant le tendon rupturé. En général, le membre est tenu dans une position particulière au repos et en marche.

PRONOSTIC. — Assez grave, plus pour les fléchisseurs que pour les extenseurs. Si la rupture survient chez un vieux cheval, surtout si elle se complique de nécrose tendineuse, il y a parfois avantage à sacrifier le blessé.

TRAITEMENT. — Placer le membre dans une position favorable au rapprochement des abouts ; les maintenir rapprochés à l'aide d'appareils spéciaux ou mieux de bandages résistants à la poix ou au plâtre. Souvent on se contente de faire une friction vésicante sur la région où siège la rupture. Essayer la suture avec des fils d'argent.

Laisser l'animal au repos prolongé. Consolider le tissu cicatriciel par une application vésicante, ou mieux par la cautérisation en raies ou en pointes.

Rupture du tendon du sus-épineux. — Elle est très rare et serait caractérisée par une déviation très accusée du scapulum et de l'humérus à leur point de rencontre, lesquels, au moment de l'appui, font un angle très saillant en dehors (Bouley).

Laisser l'animal au repos et faire sur la région une application vésicante.

Rupture de la corde du fléchisseur du métatarse. — Elle est la plus fréquente et la mieux connue. Elle a lieu en un point variable de la corde, parfois à son insertion sur la trochlée fémorale, généralement dans la région jambière. Due ordinairement à des efforts violents de tirage, ou pendant le ferrage (surtout si le cheval est entravé dans un travail), à des chutes, etc., elle se caractérise par une position particulière du membre pendant la marche : le canon ne se fléchit plus sur la jambe, pend inerte, et au-dessous, la région phalangienne tombe verticalement avec très légère flexion ; le sabot est soulevé de terre et la pince rase le sol par instants seulement ; la corde du jarret est flasque, molle et plissée ou coudée. Au repos, le membre appuie fortement. Parfois il existe des symptômes inflammatoires locaux, surtout lorsqu'il y a rupture de quelques fibres musculaires.

Diagnostic. — Le vacillement du membre pendant la marche peut faire supposer une fracture, mais l'appui au repos fait de suite reconnaître la rupture.

Pronostic. — Il est bénin.

Traitement. — Faire une friction vésicante au niveau de la rupture ou, si on ne peut préciser son siège, sur toute la face antérieure de la jambe. Cependant, lorsque la rupture siège vers l'insertion supérieure du tendon, la guérison est parfois difficile.

Rupture de la corde du jarret. — Elle a lieu en un point variable de la corde. Elle est assez rare. Elle entraîne une impotence absolue du membre, qui s'affaisse dès qu'il prend son appui ; le jarret tend à venir au contact du sol.

Traitement. — Ne tenter la cure chez les grands animaux que pour les sujets de valeur. Maintenir le membre dans l'extension à l'aide d'attelles et d'un bandage à la poix ou au plâtre ; on peut aussi utiliser l'appareil de Rélier employé pour les fractures des membres. Il est bon de mettre le cheval sur l'appareil de suspension. Le repos doit être continué longtemps.

Rupture de l'extenseur antérieur des phalanges. — Elle est parfois congénitale. Elle est complète ou incomplète et se produit généralement au niveau du genou. On sent assez facilement les abouts tendineux écartés l'un de l'autre ; l'animal ne peut se tenir debout. Lors de rupture partielle, la région phalan-

gienne ne s'étend pas et reste fléchie sur le canon. Traiter par les douches, les vésicants, le repos. Le traitement est inefficace lors de rupture complète.

Rupture des fléchisseurs des phalanges. — Elle s'observe assez fréquemment et presque toujours sur des tendons altérés par la tendinite simple ou suppurée, la nécrose (rupture de l'aponévrose plantaire consécutive au clou de rue), la synovite de la gaine sésamoïdienne, la maladie naviculaire, etc. Parfois la rupture se produit à un membre lorsque le congénère du même bipède est soustrait à l'appui.

Elle se produit soit au-dessous du boulet, dans le pli du paturon, soit au niveau du boulet ou du canon.

Symptomatologie. — Les symptômes varient suivant que la rupture est simple ou double, complète ou incomplète. Quand les deux tendons sont rupturés, le boulet s'affaisse d'autant plus que la section est plus complète, il peut même toucher le sol, surtout si le suspenseur du boulet est également atteint. Pendant la marche, la région phalangienne ne se fléchit plus sur le canon, la pince du pied traîne sur le sol. Lors de rupture incomplète, ou d'un seul tendon, les symptômes sont moins accusés.

On observe en outre les symptômes locaux d'une tendinite intense.

Traitement. — Quand la rupture est incomplète, traiter comme pour l'effort de tendons.

Si la rupture est complète, ne tenter la cure que si elle est accidentelle ; si elle est due à une dégénérescence des tendons ou des gaines, il vaut mieux abattre le cheval. Appliquer un pansement inamovible ou un appareil spécial empêchant la descente du boulet ; laisser l'animal au repos. Plus tard traiter par la cautérisation.

Rupture du ligament suspenseur du boulet. — Elle n'est pas très rare. L'un de nous l'a vue survenir, à la suite d'une course longue et vite, sur une jument long-jointée et antérieurement traitée pour un effort de tendons. Les deux suspenseurs antérieurs étaient rupturés. La jument se déplaçait avec beaucoup de peine, à la manière d'un cheval fourbu des pieds antérieurs ; ses boulets touchaient presque le sol. Le lendemain, on notait les symptômes inflammatoires locaux des efforts de tendons, mais très accusés.

La cure ne doit être tentée que si la rupture siège à un seul membre, ou bien seulement dans des cas particuliers, lors de rupture double. Empêcher la chute du boulet par un pansement ou un appareil. Laisser l'animal au repos sur une bonne litière. Plus tard appliquer le feu.

Ténosite suppurée ou *Javart tendineux*. — Voy. JAVART TENDINEUX, t. II, p. 53.

TÉNETTE. — Sorte de pince à extrémités spatulées et recourbées qui l'on introduit dans la vessie pour en extraire les calculs.

TÉNIA. — Voy. TÆNIA.

TÉNOTOME. — Instrument qui sert à pratiquer la ténotomie, par la méthode sous-cutanée. Le *ténotome droit* est un bistouri à lame petite et fixe. Le *ténotome courbe* a sa lame fixe, recourbée de façon que son tranchant soit un peu concave, et son extrémité est boutonnée (fig. 1713).

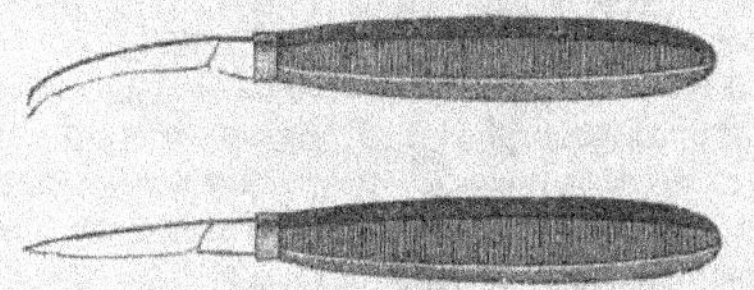

Fig. 1713. — Ténotomes.

TÉNOTOMIE. — Opération qui consiste à sectionner les tendons.

1° **Ténotomie sus-carpienne**. — Section des fléchisseurs externe et oblique du métacarpe, indiquée contre l'*arqûre*.

ASSUJETTISSEMENT. — Coucher le cheval sur le côté opposé; tendre le membre à opérer à l'aide de deux plates-longes : l'une, fixée en haut de l'avant-bras, est tirée en arrière; l'autre, fixée sur le milieu du canon, est tirée en avant.

INSTRUMENTS. — Ciseaux. Ténotomes droit et courbe.

OPÉRATION. — Se placer en avant du membre, préparer la région; faire avec le ténotome droit, au niveau du bord antérieur du tendon du fléchisseur externe, à 5 centimètres au-dessus de l'os sus-carpien, une étroite ponction à la peau et à l'aponévrose sous-jacente. Introduire le ténotome courbe dans la plaie, sous le tendon, jusqu'à son bord postérieur, tourner le tranchant de l'instrument contre la corde, faire tirer sur les plates-longes et couper le tendon d'avant en arrière, en évitant de blesser la peau. Pour sectionner le fléchisseur oblique, ponctionner la peau au niveau du bord antérieur du tendon, à 4 ou 5 centimètres au-dessus de l'os sus-carpien, et opérer ensuite comme pour le fléchisseur externe. Parfois la première

opération seule suffit. Arrêter l'hémorragie qui peut se produire. Occlure la plaie par un pansement collodionné. On peut maintenir le genou en bonne position, à l'aide d'un bandage à attelles ou plâtré.

2° **Ténotomie plantaire**. — Section du perforant ou du perforé, ou des deux, employée contre la *bouleture*.

ASSUJETTISSEMENT. — Coucher le cheval sur le côté opposé; entraver les deux membres antérieurs ou postérieurs par un huit au-dessus des genoux ou des jarrets; fixer une plate-longe sur le sabot et faire tirer en avant.

INSTRUMENTS. — Ciseaux et ténotomes.

OPÉRATION. — Couper les poils sur la partie moyenne du canon, savonner, raser, aseptiser la peau. Le lieu d'élection de l'opération est, aux membres antérieurs, à 1 ou 2 centimètres au-dessous du milieu du canon, et aux membres postérieurs, exactement au milieu du canon. Se placer au niveau du genou ou du jarret, se rendre compte de l'interstice qui sépare le perforé du perforant et implanter le ténotome droit entre ces deux tendons; si la région est empâtée, implanter le ténotome à la limite du tiers postérieur et du tiers moyen de la masse tendineuse. Retirer le ténotome droit dès que sa pointe a atteint la peau du côté opposé; engager le ténotome courbe dans la plaie et diriger son tranchant en avant, contre le perforant; faire tendre les tendons en faisant tirer sur la plate-longe, et diviser lentement le perforant par un mouvement limité de bascule et de scie en évitant de blesser la peau.

Si on fait la ténotomie double, il faut sectionner d'abord le perforant, puis, par la plaie initiale, introduire le ténotome courbe en arrière du perforé, le couper en agissant comme pour le perforant. Occlure la plaie par un pansement ouaté un peu compressif.

Si on a pratiqué la ténotomie double, il faut soutenir le boulet à l'aide d'un appareil spécial ou mieux d'un bandage plâtré inamovible.

3° **Ténotomie cunéenne**. — Section de la branche cunéenne du fléchisseur du métatarse. Indiquée contre l'éparvin volumineux.

ASSUJETTISSEMENT. — Coucher le cheval sur le côté du membre malade; entraver le membre postérieur superficiel sur l'antérieur correspondant.

INSTRUMENTS. — Ciseaux, bistouris, pinces, sonde, aiguille à suture et fil, ou ténotomes.

OPÉRATION. — Le lieu d'élection est déterminé

par l'axe vertical de la face interne du jarret et par la situation de la bride que l'on sent très bien à la surface ou dans une dépression de l'éparvin. Couper les poils, désinfecter la région. Inciser la peau au lieu d'élection, suivant une ligne verticale de 4 ou 5 centimètres; découvrir le tendon, charger celui-ci sur la sonde ou les ciseaux, puis le sectionner; suturer la plaie. On peut aussi opérer par le procédé sous-cutané à l'aide des ténotomes.

TENTE. — En chirurgie, faisceau de charpie ou d'étoupe qui ne diffère de la *mèche* que par un volume plus considérable.

TÉRATOLOGIE. — Partie de la pathologie qui traite des monstruosités. Voy. Monstruosités, t. II, p. 177.

TÉRÉBENTHINE. — Nom collectif des résines liquides. Ce sont des sucs odorants, demi-liquides et glutineux, qui découlent d'arbres de la famille des Conifères et de celle des Térébinthacées. Incolores pour la plupart au moment où elles s'échappent de la plante, les térébenthines prennent avec le temps une couleur citrine. Elles sont inflammables, d'une

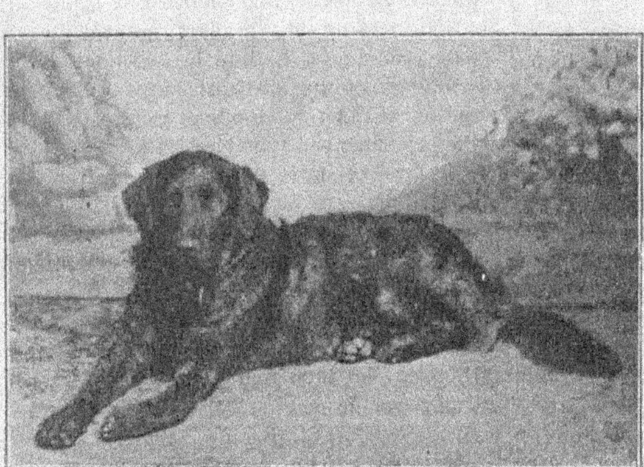

Fig. 1714. — Chien de Terre-Neuve (Mégnin).

saveur chaude et piquante, d'une odeur forte. Elles sont solubles dans l'alcool, solidifiables par la magnésie. Elles sont composées d'une essence et d'une ou plusieurs résines.

On emploie généralement la térébenthine de Bordeaux ou térébenthine commune, extraite du *Pinus maritima*.

Effets physiologiques. — Sur la peau, elle est rubéfiante; sur les muqueuses, elle modère les sécrétions. Elle s'élimine par le poumon, la peau et surtout par les reins; l'urine prend une odeur de violette caractéristique; à hautes doses, elle irrite les reins.

Effets thérapeutiques. — Préconisée contre les hématuries des bêtes bovines et surtout contre les hypersécrétions chroniques des organes respiratoires et génito-urinaires.

Mode d'emploi. — L'incorporer avec un ou deux jaunes d'œufs que l'on délaye ensuite dans de l'eau mucilagineuse.

Doses.

Grands animaux......	30 à 60 grammes.
Petits herbivores, porc.	4 à 10 —
Chien.................	2 à 4 —

TÉRÉBENTHINE (ESSENCE DE). — Voy. t. I, p. 491.

TÉRÉBRANT. — Qui perce : *épithéliome térébrant des mâchoires*, épithéliome qui y creuse une cavité.

TERPINE et TERPINOL. — La terpine s'obtient sous forme de beaux cristaux, en mettant en contact quatre parties d'essence de térébenthine, trois volumes d'alcool et une partie d'acide azotique. Traitée par l'acide sulfurique ou chlorhydrique, elle donne un produit huileux, le *terpinol*.

Effets thérapeutiques. — Ces médicaments s'éliminent par le poumon et les reins et agissent dans les affections des bronches, du poumon, des reins et de la vessie.

Doses :

Cheval....	10 à 20 gr.
Chien.....	0gr,20 à 0gr,50

TERRE-NEUVE (CHIENS DE). — Ce sont des animaux très intelligents et très dévoués. Originaires de l'île de Terre-Neuve, ils semblent provenir de chiens de montagnes. Leur tête est large, les oreilles sont petites, les membres forts, les pieds palmés; le pelage généralement noir est ondulé et plutôt grossier. Leur instinct de sauvetage est très prononcé (fig. 1714).

TERRIERS (CHIENS). — Ce ne sont pas seulement des chiens d'écurie ou d'agrément, ils sont aussi employés à la chasse des animaux qui se terrent (renards, blaireaux, etc.).

Le *fox-terrier* a la tête longue, le crâne étroit, la mâchoire supérieure forte, le corps très musclé (fig. 1715).

Le *bull-terrier* ou *ratier* est plus fort.

Il y a aussi des *terriers-bassets* et des *terriers-griffons*.

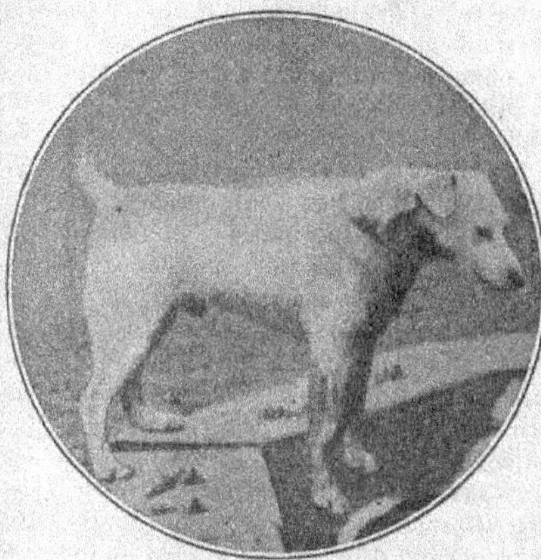

Fig. 1715. — Fox-terrier (Mégnin).

TESTICULE (*testis, testiculus,* ὄρχις, δίδυμος; all. *Hode*; angl. *testicle*; it. *testicolo*; esp. *testiculo*).—Organe essentiel de l'appareil reproducteur mâle, homologue de l'ovaire chez la femelle, et dans lequel naissent les spermatozoïdes.

ANATOMIE. — Voy. CASTRATION, t. I, p. 164. — Indépendamment du feuillet séreux qui revêt le testicule extérieurement, le testicule est constitué par : 1° une membrane fibreuse ou *tunique albuginée*, qui forme une coque épaisse résistante et qui envoie dans l'intérieur de la glande de minces cloisons ; 2° un tissu propre, d'un jaune grisâtre, constitué par de petits lobules coniques au nombre de 200 à 300, lesquels résultent du pelotonnement de deux ou trois tubes filiformes ou *canalicules séminifères*; ceux-ci se jettent dans les *canalicules droits* qui se continuent dans l'épididyme par les *canaux efférents*; l'intérieur des canalicules séminifères est tapissé par un épithélium stratifié, qui est constamment en évolution chez l'adulte et qui donne naissance aux spermatozoïdes ; 3° des artères, divisions de l'*artère grande testiculaire*, des veines très volumineuses et souvent variqueuses, des lymphatiques et des nerfs fournis par la chaîne sympathique (fig. 1716).

Chez le *cheval*, les testicules sont ovoïdes, comprimés d'un côté à l'autre et logés dans le cul-de-sac de la gaine vaginale dans une direction oblique de haut en bas et d'avant en arrière.

Sur le poulain, à la naissance et même déjà dans les derniers mois de vie fœtale, les testicules sont dans les bourses, ils semblent disparaître et remonter dans l'abdomen vers le deuxième ou troisième mois, puis reparaissent vers l'âge de quinze à dix-huit mois.

Chez les *ruminants*, les testicules sont très volumineux, ovoïdes et allongés verticalement.

Chez le *porc*, les testicules sont arrondis et situés dans la région périnéale. Il en est de même chez le *chat*.

Chez le *chien*, les testicules sont plus ovoïdes et plus pendants.

EXTÉRIEUR. — Sur le cheval entier, ils doivent être plutôt gros, fermes, bien roulants, peu sensibles et contenus dans des bourses fines et souples. Les testicules *pendants* sont un signe de faiblesse; *remontés*, ils annoncent une souffrance abdominale (sauf action du froid).

Les testicules des ruminants sont toujours pendants; ceux des porcs, chiens et chats, toujours remontés. Les testicules des chevaux

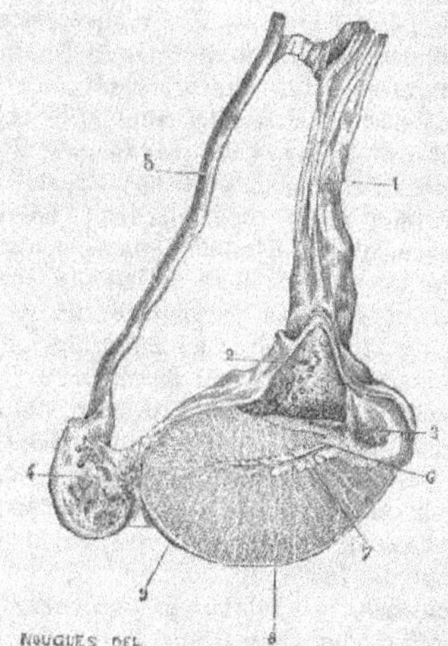

Fig. 1716. — Coupe verticale du testicule du cheval passant par le corps d'Highmore.

1, cordon testiculaire recouvert de son feuillet séreux ; 2, coupe des vaisseaux flexueux du cordon ; 3, tête de l'épididyme ; 4, queue de l'épididyme ; 5, canal déférent ; 6, corps d'Highmore ; 7, *reti testis* ; 8, tunique albuginée lançant de sa face interne des prolongements qui divisent la masse du testicule en lobules ; 9, surface de l'albuginée (Chauveau et Arloing).

barbes, des ânes, des mulets et des porcs sont relativement très volumineux.

Lorsqu'un animal entier n'a qu'un seul testicule apparent, il est dit *monorchide*; si les deux testicules sont restés dans l'abdomen, il est *cryptorchide* et alors *infécond*. Les chevaux présentant l'une ou l'autre de ces anomalies sont généralement méchants.

Physiologie. — Les testicules sont les organes sécréteurs du sperme. Voy. Spermatogénèse et Spermatozoïdes.

Pathologie. — *Champignon*. — Néoformation inflammatoire, qui survient à l'extrémité du cordon à la suite de la castration. Voy. t. I, p. 211.

Ectopie des testicules. — Voy. Cryptorchidie, t. I, p. 342.

Hématocèle. — Épanchement sanguin, qui se produit dans la glande ou ses enveloppes, ordinairement consécutif aux contusions des testicules (Voy. t. I, p. 710).

Hydrocèle. — Épanchement séreux dans la gaine vaginale. Voy. t. I, p. 760.

Inflammation du testicule et de ses enveloppes. — Voy. Sarcocèle.

Tuberculose. — Elle a été signalée chez les divers animaux, mais surtout chez le taureau, le porc et le chien. Les symptômes sont ceux du sarcocèle chronique avec hydrocèle.

Tumeurs. — Les tumeurs sont assez fréquentes chez le cheval, le bœuf et le chien. Ce sont ordinairement des carcinomes et des sarcomes. Le testicule est hypertrophié ; il forme une masse ordinairement bossuée, uniformément dense, indolente ou peu sensible ; la peau est intacte, lisse et mobile sur le testicule. Ces signes permettront de ne pas confondre la lésion avec les affections inflammatoires ou avec la hernie chronique.

Le seul traitement est la castration, qui doit être pratiquée hâtivement lors de tumeur maligne ; parfois l'opération précipite la généralisation de celle-ci ; aussi, si les ganglions inguinaux et sous-lombaires sont atteints, il vaut mieux ne pas intervenir.

Varicocèle. — Dilatation variqueuse des veines du cordon spermatique. Voy. Varicocèle.

TÉTANISME. — Contracture généralisée, tension convulsive de tous ou de presque tous les muscles volontaires.

TÉTANOS. — Maladie virulente, inoculable, caractérisée par des contractures permanentes des muscles et due à une intoxication des centres nerveux par les toxines d'un microbe spécifique (1).

Espèces affectées. — Tous les mammifères domestiques peuvent contracter la maladie, avec plus ou moins de facilité. Les *solipèdes* sont les plus fréquemment atteints. Le tétanos, rare chez le *bœuf*, s'observe chez la vache à la suite de la parturition laborieuse ou dystocique, de la non-délivrance. Chez le *mouton* et le *bouc*, la maladie survient comme complication de la castration. Le tétanos est rare chez le *porc*, très rare chez le *chien* et le *chat*. Les *oiseaux* sont réfractaires. Enfin l'*homme* contracte facilement le tétanos.

Étiologie. — Le tétanos est dû à la pénétration dans l'organisme d'un microbe spécifique, le *bacille de Nicolaïer* ; celui-ci est anaérobie et cultive bien dans les différents milieux, à l'abri de l'air ou en présence d'un gaz inerte (hydrogène). Le bacille de Nicolaïer est très répandu dans le milieu extérieur et surtout dans la terre ; on le trouve dans les sols (certains sols marécageux sont très riches en spores tétaniques), les eaux, les poussières, sur les végétaux, les fumiers ; il traverse le tube digestif sans être altéré, et on le retrouve constamment dans les excréments et tous les milieux souillés par les déjections animales. L'inégale répartition des germes tétaniques explique la fréquence exceptionnelle du tétanos en certaines régions, notamment dans les environs de Paris.

L'infection s'effectue au niveau des plaies de la peau ou des muqueuses, accidentelles ou chirurgicales. Généralement le tétanos apparaît à la suite de plaies souillées de terre, de fumier, etc., surtout à la suite de plaies étroites et profondes des extrémités, comme le clou de rue, l'enclouûre, le javart, etc. ; parfois l'infection se produit au niveau d'une plaie de la muqueuse buccale, du vagin, du rectum, etc. Le tétanos s'observait fréquemment autrefois, à la suite de plaies opératoires: castration, amputation de la queue, saignée au palais, sétons, traitement de la hernie ombilicale des poulains par l'acide azotique, même à la suite de l'inoculation de claveau ou de l'application de trochisques. L'inoculation s'effectue par les instruments malpropres, les casseaux de bois infectés qui servent à plusieurs animaux et transmettent ainsi la maladie indirectement, par le lit de paille, etc. Le tétanos s'observe aussi à la suite de la parturition (*tétanos puerpéral*) ; l'infection s'opère au niveau d'une plaie du vagin ou de l'utérus ; il peut être consécutif à la non-délivrance. Chez les nouveau-nés, il est dû à la souillure de la plaie ombilicale.

De nombreuses causes occasionnelles ont été signalées ; il semble que le refroidissement seul favorise l'infection.

Pathogénie. — Le microbe étant anaérobie,

(1) Nocard et Leclainche, *Maladies microbiennes des animaux*.

cultive exceptionnellement sur les plaies superficielles exposées à l'air; au contraire, il pullule facilement dans les plaies profondes (clou de rue) ou fistuleuses, surtout si la défense phagocytaire est entravée, si les leucocytes sont moins actifs, moins vivants; c'est ainsi que les traumatismes, les plaies contuses qui s'accompagnent d'une certaine mortification des tissus, la présence d'un épanchement sanguin, sont des conditions très favorables à la culture des spores tétaniques.

Le tétanos apparait aussi lorsque le bacille peut cultiver sous une couche protectrice, croûte ou escarre, des plaies superficielles et étroites.

Dans tous les cas, le pullulation du microbe tétanique est favorisée par l'association de microbes étrangers, ceux de la suppuration par exemple.

Parfois le tétanos éclate alors que la cicatrisation de la plaie est achevée, le foyer est alors difficile à retrouver; d'autres fois la porte d'entrée est passée inaperçue, ou bien le tétanos a été inoculé à la faveur d'une plaie muqueuse. C'est à ces formes de tétanos, d'origine indéterminée, que l'on avait autrefois donné le nom de *tétanos rhumatismal.*

« Les spores tétaniques déposées dans les tissus et placées dans des conditions qui permettent leur germination donnent des bacilles qui cultivent sur place. Au contraire de ce que l'on observe dans les autres maladies virulentes, les microbes ne dépassent point le foyer, souvent très restreint, du traumatisme d'inoculation. Ils sécrètent sur place un poison extrêmement actif auquel sont dus tous les accidents constatés. » (Nocard et Leclainche, *loc. cit.*) Les *toxines* tétaniques, sécrétées au niveau du foyer de culture, sont résorbées par l'organisme et agissent sur les centres nerveux, où elles arrivent par la voie sanguine et surtout en suivant le trajet des filets nerveux. L'*incubation* représente le temps nécessaire au transport du poison du foyer aux centres nerveux et à l'intoxication de la cellule nerveuse.

Résistance du virus. — Les bacilles sont presque toujours sporulés. L'*air*, la *lumière* détruisent lentement leur virulence. La spore tétanique est extrêmement résistante aux causes ordinaires de destruction.

La *chaleur* les tue difficilement; il faut les exposer pendant huit à dix minutes, à une chaleur humide de 100° et pendant cinq minutes à 115° pour les détruire. La *putréfaction* ne les détruit pas. L'action des *antiseptiques*

est peu connue; la virulence serait détruite par le nitrate d'argent à 1 p. 100 en une minute, à 1 p. 1000 en cinq minutes, en quelques minutes par le sublimé à 1 p. 1000, l'acide phénique, la créoline à 5 p. 100, etc.

SYMPTOMATOLOGIE. — Le tétanos se déclare subitement ou graduellement; il n'est pas rare que l'on constate un ou deux jours auparavant une certaine difficulté dans les mouvements des membres, une raideur peu prononcée de l'encolure, des oreilles et surtout de la queue, qui est un peu soulevée; enfin un peu de gêne dans le jeu des mâchoires, un embarras dans la déglutition, de la gêne dans les mouvements de la langue, de la fixité des yeux.

Plus souvent la maladie débute subitement et l'on voit apparaître immédiatement des contractions toniques s'étendant sur un grand nombre de groupes musculaires; parfois ce sont des crampes de la région se dénotant par une raideur de la nuque, l'extension du cou, l'extension des membres qui sont tenus écartés aussi bien au repos que pendant la marche; la queue est relevée; les oreilles sont dressées, les naseaux dilatés, l'œil fixe, la physionomie anxieuse. Tous les muscles du corps sont contractés convulsivement, et les extenseurs faisant antagonisme aux fléchisseurs, tout est tendu et droit.

Quelquefois le tétanos survient par des accès de peu de durée d'abord, mais qui se répètent et se prolongent pour devenir finalement permanents. Dans le cas de tétanos traumatique, les contractions morbides débutent souvent par la région du corps qui est le siège de la blessure.

Les symptômes sont variables, plus ou moins intenses suivant l'étendue du mal.

Dans les cas les plus graves, quand la maladie est générale, les malades ne changent pas de place ou marchent comme sur des échasses, ne fléchissant et ne soulevant que fort peu les extrémités, entraînant la litière avec leurs pieds; ils ne fléchissent pas les articulations, surtout celles des membres postérieurs. Si on veut les faire tourner, on n'y parvient que difficilement, et ils se déplacent tout d'une pièce; le recul est très difficile ou impossible. Si on contraint le malade à continuer sa marche, il perd un peu de sa raideur; mais son corps se couvre de sueur, et, peu de temps après qu'il s'est reposé, on constate ordinairement que son état s'est aggravé.

Les animaux tétaniques ne se couchent point et si, par excès de fatigue, ils tombent, il leur est impossible de se relever.

Par suite du trismus, la bouche est tenue fermée. Dans des cas moins fréquents, on voit les mâchoires violemment écartées, sans qu'on puisse les rapprocher : tous les muscles, sièges de ces contractions tétaniques, sont tendus, durs et fortement saillants. Les yeux rentrés dans leur orbite sont recouverts en partie par le corps clignotant, ce qui donne un aspect particulier à l'animal. De la bouche, il s'écoule ordinairement une bave filante. Cette salivation est surtout accentuée chez le chien. La langue est très dure, souvent tuméfiée et quelquefois serrée entre les dents convulsivement rapprochées. Les naseaux sont largement ouverts et ne se meuvent que fort peu.

La peau est généralement adhérente ; la sensibilité cutanée est quelquefois tellement exaltée qu'il suffit d'un simple contact pour déterminer une exacerbation subite de raideur générale.

La contracture, qui est le caractère essentiel de la maladie, est continue. A quelque moment qu'on examine le malade, on voit que les muscles présentent une rigidité évidente ; par moment ils sont agités de secousses convulsives, d'élancements qui parcourent les membres et le tronc, et ressemblent à quelque crampe douloureuse. Ces convulsions ne sont pas aussi constantes chez nos animaux que chez l'homme, mais, dans quelques cas, elles sont très accusées et Zundel a vu, dans un accès de ce genre, un cheval adulte se broyer les huitième, neuvième et dixième vertèbres dorsales. Ces convulsions rapides, subites et douloureuses, surviennent sans que rien les provoque ; mais le plus souvent elles sont déterminées par le bruit, la lumière, les excitations de toute nature.

L'appétit est conservé ordinairement, mais la préhension des aliments est impossible en raison du trismus et de la contraction spasmodique du pharynx ; l'animal peut à peine mâchonner, salive alors beaucoup, exécute des mouvements de succion, mais ne peut déglutir. La soif est conservée, et les malades aiment à barboter dans l'eau qu'on leur présente. La rumination est difficile, mais non tout à fait impossible, d'après Hering. Les animaux à la mamelle ne tètent plus, et l'on ne peut leur faire avaler du lait, ni aucun autre aliment, à cause du resserrement des mâchoires. — La défécation est ordinairement retardée ; il y a presque toujours une constipation opiniâtre, ce qui tient à la contraction spasmodique des sphincters. Dans quelques cas peu fréquents on a constaté, au contraire, de la défécation involontaire et même de la diarrhée.

Le regard et les attitudes dénotent une anxiété considérable ; les sens spéciaux, de même que les nerfs de la sensibilité générale, sont très irritables ; le moindre bruit, une lumière vive, ainsi que l'approche soudaine de l'homme, suffisent pour effrayer les malades, les mettre dans une agitation considérable, provoquer ces accès douloureux dont nous avons parlé plus haut. En dehors de ces accès, les sujets ne paraissent pas souffrir.

La respiration est très variable et ses modifications donnent assez la mesure de l'intensité du mal ; à mesure que les contractions des muscles respiratoires deviennent énergiques, le nombre des respirations devient plus considérable et leur durée plus courte. Si l'affection arrive à un haut degré d'intensité, on peut compter jusqu'à 50, 60 et même plus de mouvements respiratoires

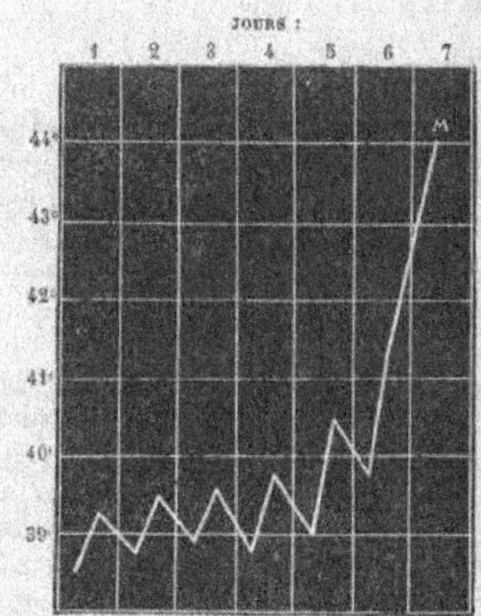

Fig. 1717. — Tracé thermométrique d'un cas mortel de tétanos.

par minute ; il est cependant bien rare que les muscles inspirateurs soient complètement convulsés et immobiles ; lorsque ceux-ci sont envahis, ce qui n'a lieu que dans les cas extrêmes, l'asphyxie devient de plus en plus imminente. Cette gêne de la respiration se fait principalement remarquer pendant les paroxysmes ; elle est toujours d'un pronostic fâcheux ; dans ce cas, le ventre est levretté et un examen minutieux des organes pectoraux dénotera les symptômes d'une congestion ou d'un œdème aigu du poumon, parfois d'une pneumonie circonscrite. — Le pouls ordinairement n'est pas accéléré, mais toujours dur et petit ; on a même signalé parfois un certain ralentissement ; ce n'est que dans quelques cas très graves, lorsqu'une issue fatale est à craindre, qu'il devient très fréquent, et alors aussi un peu mou. — Les muqueuses sont variables, tantôt pâles, tantôt rouges : elles deviennent violacées quand la dyspnée est forte et qu'il y a danger d'asphyxie.

La température, est à peine augmentée aussi longtemps que le tétanos suit son cours normal (Monti) ; mais si le mal doit avoir une issue funeste, on voit une augmentation subite de 2, 3 et même 4 degrés au-dessus de la moyenne, à 41° et même 44° (Bayer, Arloing, Tripier). Cette augmentation brusque est donc un signe fâcheux (fig. 1717).

Le tétanos peut être partiel ; bien souvent cet état de contraction et de rigidité se trouve localisé du côté des muscles élévateurs de la mâchoire inférieure ; c'est le *trismus*, forme qu'on observe particulièrement sur les jeunes animaux. Les mâchoires sont tellement serrées, dans la plupart des cas, qu'on ne peut les écarter, et que, pour faire boire le malade, il faut profiter de l'intervalle des barres afin d'introduire un tube. — Il est plus rare que le tétanos soit limité au cou, qu'il y ait tétanos cervical ; l'on a confondu parfois avec la méningite cérébro-spinale épizootique. — L'opisthotonos a été signalé par Hertwig, comme fréquent sur le chien.

Marche, durée et terminaisons. — Dans la majorité des cas, les contractions tétaniques se maintiennent avec une intensité égale, sans qu'on puisse reconnaître des rémissions marquées dans le cours de cette affection ; dans quelques cas pourtant, des rémissions et des paroxysmes se montrent, ainsi que nous l'avons dit ; lors des premières, les animaux paraissent se porter assez bien, quoique pourtant les contractions ne disparaissent pas complètement ; pendant les accès, souvent provoqués par des causes externes, l'intensité des contractions s'accroît ; les animaux alors parfois tombent et ne peuvent se relever sans être assistés ; si on les laisse couchés, la mort par asphyxie ne tarde pas à arriver. Toujours l'accès s'accompagne d'une sudation abondante.

La maladie a une durée très variable. La mort, dans quelques cas, peut survenir en moins de vingt-quatre heures, souvent en deux ou trois jours, plus généralement en six, huit ou dix jours. Les contractions dans ce cas gagnent rapidement en intensité ; la bouche ne s'ouvre plus ; la respiration surtout est très accélérée, courte, difficile, souvent râlante ; les

flancs sont fortement retroussés, durs ; la température s'élève, atteint 41° et au delà. Les muqueuses deviennent violacées ; le pouls s'accélère et s'affaiblit ; la diarrhée apparaît ; enfin l'animal, qui ne s'était pas couché depuis le début, tombe, reste étendu sur un côté en tenant ses membres raidis ; bientôt il râle et meurt après une assez longue agonie ; la respiration et la circulation deviennent tumultueuses ; on sent que la contraction musculaire a aussi envahi le cœur.

Lorsque la maladie ne s'accompagne pas de dyspnée, lorsque les muscles de la respiration restent libres, le tétanos peut durer très longtemps, surtout si en même temps l'animal peut se nourrir un peu ; les symptômes tétaniques, en ces cas, n'atteignent pas leur complet développement ; les animaux, tout en ayant une marche raide, n'ont pas de convulsions, n'ont la bouche qu'incomplètement close et surtout respirent normalement ; le tétanos peut durer quinze à dix-huit jours, parfois un mois. Ces cas, où il y a des intermittences assez évidentes, et qu'on pourrait appeler du *tétanos chronique*, sont surtout fréquents chez la bête bovine et sont assez généralement suivis de guérison ; la rigidité musculaire diminue peu à peu, mais toujours lentement ; des œdèmes de la partie inférieure des membres, du tronc, la moiteur de la peau, même d'abondantes sueurs annoncent généralement cette terminaison.

La guérison est possible ; elle est annoncée par une moindre raideur des muscles, notamment par la diminution du trismus. La résolution n'est complète qu'après trois à cinq semaines ; pendant plusieurs mois, il persiste de la gêne dans les mouvements des régions contracturées et une rechute est à craindre pendant toute cette période. La guérison survient dans 15 à 25 p. 100 des cas environ.

Complications. — Elles sont dues à la contracture musculaire, surtout au trismus ; parfois les animaux meurent d'inanition ; ou bien, pendant la convalescence, les malades succombent à une pneumonie par corps étrangers.

Anatomie pathologique. — Il n'existe pas de lésion spécifique connue. Les viscères sont congestionnés. Les muscles contracturés et enflammés sont le siège de ruptures fibrillaires ou de dégénérescences.

Diagnostic. — Il est en général facile, en raison de l'attitude particulière du malade, de sa raideur généralisée, de la contracture de tous ses muscles, du trismus, etc.

Chez le *cheval*, il est difficile de confondre le

tétanos avec les *lésions articulaires* ou *musculaires*, entorse dorso-lombaire ou cervicale, arthrite temporo-maxillaire, myosites, etc., avec la *fourbure*, la *rage*, la *méningite cérébro-spinale*.

Chez le *bœuf*, le *mouton*, la *chèvre*, on différenciera aisément le tétanos de la *méningite cérébro-spinale*, de l'*éclampsie* et du *tournis* chez le mouton.

Chez le *chien*, le tétanos, d'ailleurs rare, peut être confondu avec la *rage mue*, le *rhumatisme musculaire*, l'*éclampsie*, l'*empoisonnement* par la strychnine.

Pronostic. — Toujours grave. Le taux de la mortalité est de 75 p. 100 environ. Le trismus complet, la contracture généralisée, etc., sont des signes défavorables. Si le malade résiste pendant deux ou trois semaines, la guérison est probable.

Traitement curatif. — Il faut s'efforcer de détruire le foyer tétanigène, afin d'éviter l'aggravation de l'intoxication par l'arrivée aux centres nerveux de toxines nouvellement sécrétées. On peut exciser ou cautériser les tissus envahis (amputation de la cicatrice de la queue, etc.), ou bien gratter, exciser, laver abondamment les plaies superficielles, etc. Ces interventions ont l'inconvénient d'exciter le malade et de déterminer des paroxysmes chaque fois que l'on panse les plaies.

Les injections de *sérum antitoxique* sont préférables; elles ne peuvent agir sur la cellule nerveuse intoxiquée, mais elles détruisent les toxines qui circulent dans l'organisme et celles qui continuent à y être sécrétées. Si la dose de toxine absorbée a déjà suffisamment intoxiqué la cellule nerveuse, lorsqu'on intervient, la sérothérapie ne donne aucun résultat, la mort survient; au contraire, elle sera utile dans les formes à évolution lente.

L'intervention doit donc être aussi hâtive que possible; on injecte une première fois 50 centimètres cubes de sérum antitétanique dans la jugulaire ou sous la peau du cheval; les jours suivants, on injecte 20 centimètres cubes de sérum chaque jour.

Pour combattre les effets de l'intoxication tétanique, la thérapeutique est très pauvre. Le traitement est surtout hygiénique. Laisser le malade dans un box obscur, à l'abri du bruit, de toutes les causes d'excitation; le nourrir avec des aliments de facile mastication, vert, grains cuits, barbotages, thé de foin, etc.; si le trismus est complet, soutenir l'animal à l'aide de lavements alimentaires (lait, bouillon). Les hypno-

tiques et les calmants sont utiles: prescrire le chloral en solution au vingtième, donné en lavements mucilagineux :

Chloral......................	20 grammes.
Eau	400 —

Pour un lavement. A répéter trois ou quatre fois par jour.

On peut aussi ordonner le sulfonal, l'extrait aqueux de belladone en électuaires.

Il faut éviter l'emploi de la morphine, qui congestionne le cerveau et l'intestin. Mais Cagny a obtenu quelques résultats heureux avec les injections sous-cutanées d'une solution de codéine :

Alcool à 96°.................	5 grammes.
Éther......................	5 —
Codéine....................	1 —

Doses journalières 2 à 4 grammes de la solution. A la suite de ces injections, le malade peut boire et se nourrir pendant une à deux heures.

Prophylaxie. — L'étude de l'étiologie du tétanos donne des indications utiles pour prévenir l'infection tétanique : désinfection complète des instruments et objets de pansement, antisepsie rigoureuse des traumatismes opératoires ou accidentels, surtout des plaies souillées par la terre, le fumier, etc. Cependant, lors de plaie étroite et profonde, l'antisepsie est impuissante.

On prévient l'apparition du tétanos chez les animaux affectés de plaies ordinairement suivies de tétanos, par l'*injection de sérum antitétanique*. Ce sérum est obtenu en injectant aux animaux producteurs de sérum, ordinairement au cheval, des doses progressivement croissantes de toxines provenant de cultures tétaniques, et additionnées de la solution iodée de Gram. Le sérum provenant du sang de ces animaux est doué de propriétés antitoxiques très actives. Il est fourni par l'Institut Pasteur de Paris, en flacons de 10 ou 20 centimètres cubes ou en tubes contenant du sérum desséché.

L'immunité conférée par une dose de sérum (10 centimètres cubes pour le cheval) persiste pendant deux à six semaines seulement. On fait ordinairement deux injections successives, parfois trois, à douze jours d'intervalle, à la suite d'un traumatisme supposé tétanigène.

TÊTE. — Extérieur (1). — La tête doit

(1) Voy. Montané, *L'extérieur du cheval* (Enc. Cadéac).

être envisagée dans sa longueur, son volume, sa forme, sa direction, ses attaches, ses mouvements, son expression.

La tête du cheval doit être en rapport harmonieux avec l'ensemble du corps; elle doit être comprise deux fois et demie dans la taille de l'animal. La longueur et le volume de la tête influent sur le centre de gravité du cheval; la tête *grosse* surcharge l'avant-main, le cheval *pèse à la main* du cavalier; comme la tête *longue*, elle est disgracieuse.

La forme de la tête est presque toujours un caractère de race, et Sanson a divisé les animaux domestiques en deux grands groupes basés sur les rapports des diamètres du crâne : races *bra-*

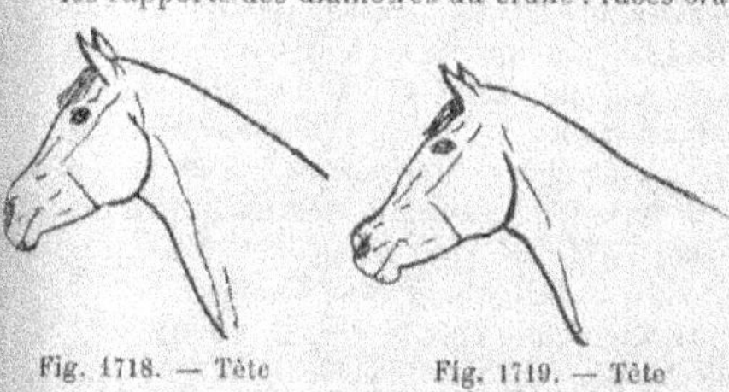

Fig. 1718. — Tête camuse.

Fig. 1719. — Tête de rhinocéros.

chycéphales à tête large et courte, races *dolico-céphales* à tête étroite et longue. Au point de vue de la forme, on reconnaît des têtes : *camuse* (fig. 1718), *de rhinocéros* (fig. 1719), *carrée* (fig. 1720), *busquée* (fig. 1721), *de lièvre*, convexe

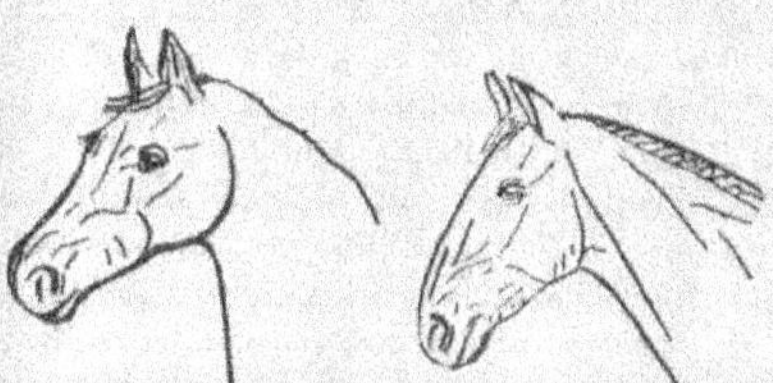

Fig. 1720. — Tête carrée. Fig. 1721. — Tête busquée.

seulement au niveau du front, *moutonnée*, à front droit et à chanfrein convexe, *de vieille*, longue, osseuse, étroite, à profil droit ou régulièrement convexe.

La tête doit avoir une direction qui ne déplace pas trop le centre de gravité, et qui permette au cheval de voir près de lui et loin de lui; elle doit être inclinée à environ 45° sur l'horizontale (fig. 1722). La tête *verticale* (fig. 1723) et la tête *horizontale* (fig. 1724) sont défectueuses. La première s'observe sur les chevaux bien manégés, bien mis, à encolure longue ou rouée. La seconde est l'apanage des chevaux à encolure courte, grêle, de ceux qui ont la

bouche sensible; elle est ordinairement mal attachée; le cheval *porte au vent*.

La tête est *bien attachée* quand la parotide

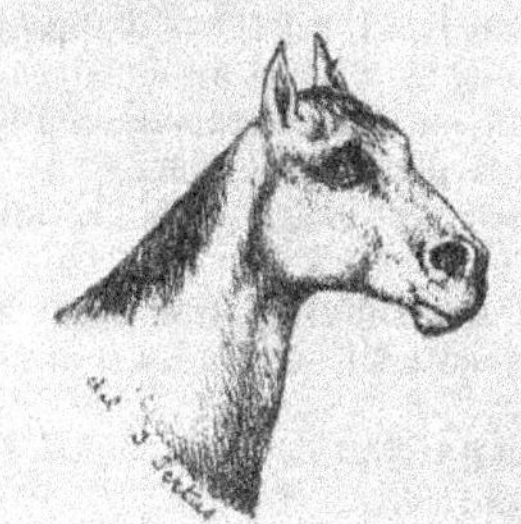

Fig. 1722. — Position normale de la tête.

forme entre la tête et l'encolure une dépression harmonieuse et quand la gorge se profile

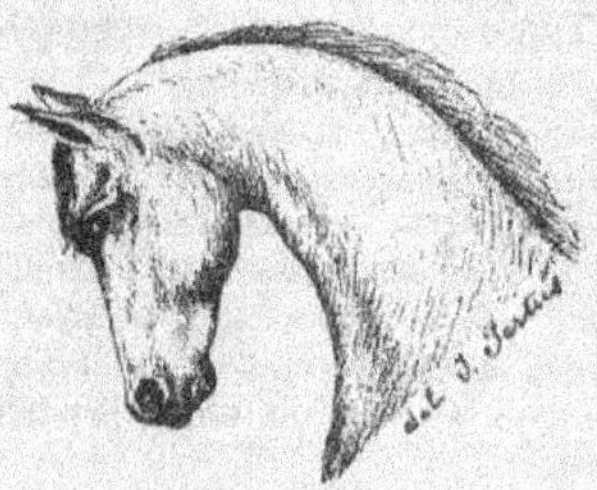

Fig. 1723. — Position verticale de la tête. Cheval qui s'encapuchonne.

par une ligne légèrement évidée. La tête est dite *plaquée* ou *mal attachée* ou *décousue*, suivant

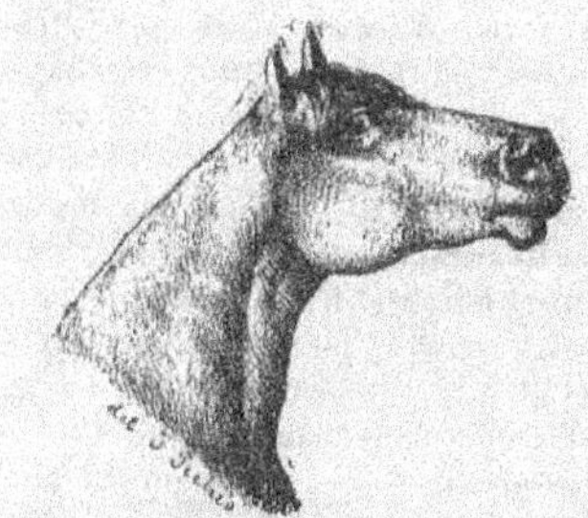

Fig. 1724. — Position horizontale de la tête. Cheval qui porte au vent.

que la dépression parotidienne n'est pas assez ou est trop accentuée.

Les mouvements de la tête sont intimement liés à ceux de l'encolure. Toutes deux forment le balancier du corps du cheval. Certains chevaux agitent leur tête de bas en haut, surtout lorsqu'ils sont fatigués ; on dit qu'ils *encensent*.

Les chevaux fins, distingués, résistants, à tempérament nerveux, ont la tête *expressive* ; on dit qu'ils ont de la *physionomie*, de la *figure*. Cette expression est donnée surtout par l'aspect de l'œil, du regard vif et mobile, de l'oreille hardie et très mobile, des naseaux bien ouverts, etc.

TÊTE DE CONTAGION (MAL DE). — Voy. ANASARQUE, t. I, p. 50, et CORYZA GANGRENEUX, t. I, p. 322.

TÉTRADACTYLE. — Qui a quatre doigts à chaque pied (chien).

TEXTURE. — Caractère d'*ordre organique* des êtres vivants, propre aux tissus, et consistant en un arrangement particulier des éléments anatomiques dont ils sont composés.

THÉ. — Feuilles desséchées d'un arbrisseau de la Chine et du Japon. Il contient de la *théine*, l'analogue de la caféine.

Employé comme excitant général, en infusions, qui ont les mêmes propriétés que le café.

THÉ DE FOIN. — Pour l'obtenir, placer au fond d'un seau une poignée de bon foin bien odorant ; verser dessus 2 à 3 litres d'eau bouillante, puis recouvrir le seau d'une couverture ou d'un sac et laisser infuser pendant une demi-heure.

Donner tiède, comme boisson, aux malades et convalescents.

THÉBAÏNE. — Un des alcaloïdes convulsivants de l'opium, non employé.

THÉBAÏQUE (EXTRAIT). — Extrait gommeux de l'opium. Il est deux fois plus actif que ce dernier. (Voy. OPIUM). Il entre dans plusieurs préparations destinées à calmer l'irritation du larynx et des bronches, *sirop diacode*, *sirop thébaïque*, etc.

THÉOBROMINE. — Alcaloïde du cacao. Effets analogues à ceux de la caféine.

THÉRAPEUTIQUE. — Partie de la médecine qui a pour objet : 1° l'étude des médicaments ; 2° la connaissance des règles qui peuvent guider dans leur emploi.

La *thérapeutique générale* comprend les indications relatives aux médications, au choix et au mode d'administration des médicaments.

La *thérapeutique spéciale* indique les règles de traitement de chaque maladie en particulier.

Les *méthodes thérapeutiques* sont les principes sur lesquels repose l'intervention thérapeutique. On distingue : la *thérapeutique pathogénique*, qui s'attache à la cause ; la *thérapeutique naturiste*, qui cherche à imiter la nature en

provoquant une crise salutaire ; la *thérapeutique symptomatique*, qui s'attaque aux symptômes ; la *thérapeutique physiologique*, qui oppose aux actions pathologiques des actions physiologiques différentes ; la *thérapeutique empirique* ; la *thérapeutique statistique* (Cagny, *loc. cit.*).

THERMOCAUTÈRE. — Voy. CAUTÉRISATION, t. I, p. 199.

THERMOMÉTRIE. — Voy. CHALEUR ANIMALE et TEMPÉRATURE.

THORACENTÈSE. — Opération qui a pour but d'évacuer les liquides accumulés dans la plèvre (Voy. PLEURÉSIE).

ASSUJETTISSEMENT. — L'opération se pratique sur l'animal debout, auquel on applique un tordnez à la lèvre supérieure ; faire lever le membre antérieur du côté opposé à celui où on opère.

INSTRUMENTS. — Ciseaux, bistouri convexe, trocart capillaire ou trocart de calibre un peu plus fort. Le trocart doit être rendu parfaitement aseptique par un séjour d'un quart d'heure au moins dans l'eau bouillante.

TECHNIQUE. — Chez le cheval, les épanchements pleuraux sont doubles, sauf de rares exceptions, et le lieu d'élection de l'opération est à droite, au niveau du septième espace intercostal, un peu au-dessus de la veine de l'éperon. Chez les autres animaux, l'épanchement est souvent unilatéral, et la ponction doit être pratiquée à droite ou à gauche, suivant le siège de l'épanchement. Si on opère à gauche, le lieu d'élection est au niveau du huitième espace intercostal, un peu au-dessus de la veine de l'éperon ; il est bon de tenir le trocart dans une direction un peu oblique d'avant en arrière et de ne pas l'enfoncer profondément, de façon à ne blesser ni le péricarde, ni le cœur.

Se placer au niveau de l'hypocondre, couper les poils sur la région où doit être faite la ponction, raser, désinfecter soigneusement la peau, d'abord à l'alcool, puis avec une solution antiseptique. Prendre le trocart dans la paume de la main droite, l'index et le pouce allongés sur la canule, la pointe de l'instrument dépassant de deux centimètres l'extrémité des doigts. Faire pénétrer lentement le trocart, tenu perpendiculairement ou dans une direction un peu oblique en arrière, dans la cavité thoracique, par un double mouvement de pression et de rotation ; éviter de l'enfoncer trop profondément et de pénétrer dans le poumon. Si la peau est épaisse, on peut l'inciser préalablement avec le bistouri. Retirer ensuite la tige du trocart, généralement le liquide s'écoule ; sinon, replacer le mandrin du trocart, déplacer celui-ci, l'enfoncer davantage ou le retirer un peu, jusqu'à ce que le liquide pleural s'écoule par la canule de l'instrument. Parfois les fausses membranes sont très épaisses et il est difficile d'arriver jusqu'au liquide.

Dès que l'on juge la quantité de liquide écoulée suffisante, on replace la tige du trocart dans la canule et on retire l'instrument. Désinfecter la plaie, l'occlure par un léger pansement au collodion. Il est recommandé de ne pas évacuer tout le liquide pleural ; retirer le trocart dès que la percussion indique que le niveau du liquide est descendu jusqu'au tiers inférieur de la poitrine.

Renouveler l'opération les jours suivants, parfois deux fois par jour. On évitera de faire les ponctions au même point.

THORAX. — Partie du corps, encore appelée *cavité thoracique* ou *pectorale*. Il a pour base la cage osseuse formée par les côtes, le sternum et le corps des vertèbres dorsales, est séparé de la cavité abdominale par une cloison oblique en bas et en avant, le *diaphragme* et a la forme d'un cône creux, couché horizontalement, déprimé d'un côté à l'autre, dont la base serait constituée par le diaphragme.

Il renferme le poumon avec une partie de la trachée et de l'œsophage, le cœur et les gros vaisseaux qui émanent de cet organe, et des nerfs nombreux et importants. Son sommet, ou *entrée du thorax* ou *de la poitrine*, livre passage à la trachée, l'œsophage, les artères axillaires et carotides, à la veine cave antérieure, aux nerfs pneumogastrique, grand sympathique, laryngés inférieurs et diaphragmatiques et est obstrué par un énorme paquet de ganglions lymphatiques ou *ganglions de l'entrée de la poitrine*.

Enfin le thorax est pourvu d'un revêtement séreux, formé de deux membranes distinctes, les *plèvres* (Voy. PLÈVRES).

THRILL. — Nom donné, par imitation du son, à une variété du frémissement cataire qui s'entend dans les anévrysmes artério-veineux.

THROMBOSE (*thrombosis* ; all. *Thrombose*, *Blutgerinnung* ; angl. *thrombosis* ; it. *trombo*). — Coagulation du sang se faisant, dans l'organisme vivant, en un point quelconque du système circulatoire, sous l'influence de causes variables. Tantôt la thrombose se fait dans le cœur même, dans le ventricule droit ou gauche, sous l'influence de l'endocardite végétante, ou aux approches de la mort par diminution de la force d'impulsion du sang. Tantôt elle se produit dans les artères dont les parois sont enflammées,

athéromateuses, calcifiées, ou anévrysmatiques. Tantôt enfin, c'est dans les veines que se fait la coagulation sanguine qui constitue la thrombose : la phlébite, les varices, en sont alors le point de départ. Outre les accidents qu'elles produisent sur place, par la modification qu'elles impriment à la circulation de la partie où elles ont pris naissance, les thromboses sont surtout redoutables par les accidents qui résultent de leur déplacement : c'est là la variété d'*embolies* la plus fréquente (Voy. t. I, p. 413).

Les *thromboses artérielles* sont de beaucoup les plus graves. Elles sont assez fréquentes chez le cheval et ordinairement dues à une altération des parois de l'artère, aux embolies et surtout au sclérostome armé (Voy. ANÉVRYSME, t. I, p. 58). Aux oblitérations déjà depuis longtemps connues des bifurcations de l'aorte postérieure, qui produisent chez le cheval une boiterie intermittente, il faut ajouter les oblitérations si faciles des ramifications de l'artère grande mésaraïque, oblitérations occasionnant le plus grand nombre de coliques par congestion intestinale. — C'est dans l'aorte postérieure qu'on a surtout signalé les oblitérations ; mais on en a aussi observé pour l'aorte antérieure et notamment dans le tronc axillaire. — Les oblitérations artérielles sont plus rares chez nos autres animaux domestiques ; cependant on en a également signalé, notamment chez les femelles, dans les vaisseaux du bassin, où elles paraissent dues aux efforts de la parturition ; elles accompagnent souvent la fièvre vitulaire. — Les oblitérations ne sont pas très rares dans les artères rénales ; il y a alors albuminurie.

SYMPTOMATOLOGIE. — Les symptômes consistent en des troubles dans la motilité, la sensibilité, la circulation, la calorification, et plus tard dans la nutrition ; rarement on constate des accidents de gangrène ou de ramollissement, parce que les artères collatérales viennent suppléer le vaisseau oblitéré. — L'irrigation sanguine est donc suffisante à l'état de repos ; mais dès que l'animal travaille, les muscles fonctionnant demandent une plus grande quantité de liquide nourricier que les collatérales sont incapables de leur fournir ; il survient donc une véritable impotence fonctionnelle et une boiterie apparaît.

Dans la *thrombose du tronc brachial*, qui est assez rare, le cheval a des allures régulières au pas ; au bout de quelques minutes de trot, l'animal boite très fort, et peut à peine poser son pied à terre ; si on l'arrête, on constate qu'il a le facies anxieux, sa respiration et sa circulation sont accélérées, le corps est couvert de sueur, sauf sur le membre malade qui est sec et froid au toucher.

La *thrombose de l'aorte* postérieure ou de ses divisions est caractérisée par une démarche gênée de l'arrière-main de l'animal, démarche pouvant simuler la paralysie ; la gêne augmente avec l'exercice et se fait sentir généralement davantage sur un membre postérieur qui présente une forte claudication ; comme dans le cas précédent, l'animal semble souffrir beaucoup, son corps est couvert de sueur, sauf sur l'arrière-main ou sur le membre qui n'est plus irrigué ; celui-ci est très sensible et froid.

Si on explore une artère de ces régions, on constate que le pouls ne bat plus ou est à peine perceptible.

La *thrombose de l'artère grande mésentérique* contribue à la fréquence des coliques chez le cheval et produit une stase sanguine dans la portion intestinale intéressée (Voy. CONGESTION INTESTINALE). Si le caillot obturateur siège à l'insertion de l'artère mésentérique sur l'aorte, il peut se dissocier et former des thromboses secondaires dans les artères crurales.

Ces lésions artérielles sont persistantes et vont même en s'aggravant ; mais la maladie prend bientôt un caractère de chronicité ; elle devient une sorte de paralysie ou d'engourdissement continu des muscles ; il est assez ordinaire que ces muscles s'atrophient et l'animal devient impropre à tout service.

Le thrombus lui-même subit des métamorphoses ; il s'organise en devenant comme du tissu conjonctif ; on a quelquefois constaté un ramollissement, une dégénérescence graisseuse quasi-purulente (Bollinger), mais moins fréquemment que dans le thrombus des veines. La résorption pure et simple est rare. Les veines qui correspondent aux artères oblitérées deviennent fréquemment le siège de thromboses.

Une conséquence très fréquente de l'oblitération artérielle, c'est qu'une portion plus ou moins grande du caillot se trouve entraînée par le flot sanguin et ne tarde pas à s'arrêter dans les vaisseaux plus étroits, ordinairement à une bifurcation (Virchow), dans lesquels ce corps migrateur s'enchâsse et forme une nouvelle embolie et une thrombose. Si ces embolies se portent vers la rate, les reins et surtout les centres cérébraux, il peut surgir divers accidents non encore suffisamment observés sur nos animaux ; celles de l'artère pulmonaire peuvent donner lieu à la mort subite ; celles du cerveau produisent un ramollissement aigu de la substance cérébrale, peut-être l'immobilité ; celles des intestins provoquent les coliques, souvent de la gangrène.

TRAITEMENT. — Le traitement est nul ; on a conseillé le massage de l'artère, il est plus nuisible qu'utile ; dans quelques cas, la guérison peut survenir par l'exercice, en faisant trotter les animaux, les arrêtant dès que la claudication devient très forte, et en les faisant trotter à nouveau dès que la circulation s'est rétablie dans le territoire ischémié.

THROMBUS. — Tumeur sanguine d'un certain volume, développée à la suite d'une ponction veineuse, dont la résorption ne s'effectue que lentement et qui aboutit à la suppuration. — Il est assez rare chez les ruminants, commun chez le cheval.

ÉTIOLOGIE. — Il accompagne ordinairement les saignées faites aux membres, à l'ars, à la saphène, à la veine de l'éperon. Il s'observe aussi à la suite d'une saignée à la jugulaire, lorsque l'ouverture veineuse est trop grande, lorsqu'on a tiraillé les lèvres de la peau pour faire la suture, lorsque la plaie de saignée a été irritée par les frottements.

SYMPTOMATOLOGIE. — Au niveau de la saignée, on perçoit une tumeur sanguine plus ou moins volumineuse, un peu molle, non fluctuante, insensible, qui se résorbe graduellement les jours suivants. Si la tumeur est irritée par des frottements, ou si la flamme était infectée, la tumeur s'enflamme, devient chaude, douloureuse, et bientôt on perçoit de la suppuration ; l'inflammation gagne les parties voisines et la tumeur est noyée dans un empâtement plus ou moins étendu, chaud, douloureux. Le processus infectieux peut gagner les parois de la veine et il se développe une *phlébite* (Voy. ce mot).

TRAITEMENT. — On évitera la formation du thrombus en pratiquant la saignée suivant les règles.

Lorsque la tumeur est constituée, il faut traiter au début par les antiphlogistiques, les douches en pluie, les compresses astringentes ou antiseptiques froides, les applications de mélanges astringents. Lorsque la tumeur persiste, il faut recourir aux vésicants. Enfin si la suppuration se produit, on doit enlever la ligature, débrider la plaie, donner écoulement au pus, et faire dans la plaie de fréquentes injections antiseptiques suivies d'un badigeonnage à la teinture d'iode.

THYM. — Genre de plantes de la famille

des labiées, dont deux espèces sont stimulantes et toniques, le *thym vulgaire* qui renferme l'*essence de thym*, composée de *thymol* et de *thymène*, et le *serpolet*.

THYMOL. — Corps cristallisé, du groupe des phénols, contenu dans l'essence de thym. C'est un bon antiseptique et désinfectant.

THYMUS. — Organe allongé, blanchâtre, à surface extérieure ridée (*ris des bouchers*), comme celle des glandes salivaires, divisé en deux lobes latéraux accolés, placé sous la face inférieure de la trachée, partie hors de la poitrine, partie dans cette cavité, où il est logé entre les deux lames du médiastin antérieur.

C'est un organe transitoire, qui n'existe que chez le fœtus et les très jeunes sujets. Ses fonctions sont inconnues; on pense que c'est un organe lymphatique, qui doit servir au développement du jeune animal.

THYROÏDE (CORPS). — Anatomie. — Constitué par deux lobes ovoïdes, de couleur brun rougeâtre, situés très près et en arrière du larynx, sur les côtés des deux premiers cerceaux de la trachée. Il se compose d'une enveloppe fibreuse et d'un parenchyme divisé en lobules, lesquels se décomposent en vésicules.

Physiologie. — Les fonctions du corps thyroïde sont mal connues. Chez les animaux, où il est très développé, il semble avoir une grande importance; il jouerait, relativement à la masse encéphalique, un rôle semblable à celui qu'on a attribué à la rate dans la circulation abdominale; de plus, il aurait des fonctions hématopoïétiques. Son excision, chez le cheval, ne semble pas apporter de dérangement dans le jeu des fonctions. Au contraire, son ablation chez le porc, le singe, surtout sur les animaux jeunes, entraîne un arrêt du développement, le myxœdème, le crétinisme.

Pathologie. — *Goitre.* — C'est l'hypertrophie thyroïdienne. Lucet a observé sur des bovins, et l'un de nous a observé plusieurs fois sur des chevaux de troupe, une sorte de *goitre inflammatoire*, chaud, douloureux, qui disparaît d'ordinaire rapidement. Sur les chevaux de courses, l'hypertrophie, le plus souvent unilatérale, s'observe quelquefois; elle est héréditaire, mais ne paraît pas gêner les animaux qui en sont atteints.

Le goitre, surtout fréquent chez le chien, a été signalé chez le cheval, le bœuf, le mouton. Ses causes sont inconnues.

Il peut être dur, fibreux, carcinomateux ou kystique, colloïde, vasculaire, etc.; ses

dimensions sont variables; parfois il gêne la déglutition, la circulation, la respiration.

Traitement. — Il varie suivant la constitution anatomique du goitre. Contre les goitres récents et mous, l'iodure de potassium réussit bien. Contre les goitres kystiques, on recommande la ponction et l'injection iodée. La cure du goitre fibreux volumineux ne devra pas être tentée; s'il gêne les fonctions, on peut recourir aux injections interstitielles irritantes (teinture d'iode) ou à l'ablation.

La *thyroïdectomie* ne doit être pratiquée que

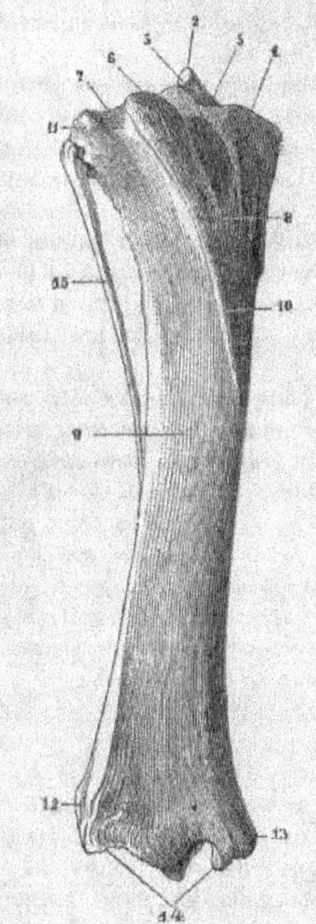

Fig. 1725. — Tibia et péroné du cheval (face antérieure).

1, facette articulaire supérieure du tibia; 2, épine tibiale; 3, rainure destinée à l'insertion des ligaments croisés; 5, fossette pour l'insertion du ménisque interne; 6, tubérosité antérieure du tibia creusée d'une fosse qui loge le ligament rotulien médian; 7, coulisse destinée au passage du tendon du fléchisseur du métatarse; 8, face interne du tibia; 9, face externe; 10, crête tibiale avec l'empreinte destinée au demi-tendineux; 11, tubérosité externe de l'extrémité supérieure; 12, tubérosité externe de l'extrémité inférieure; 13, tubérosité interne de l'extrémité inférieure; 14, surface articulaire inférieure du tibia; 15, péroné (Chauveau et Arloing).

sur le cheval; sur le chien, elle donne des résultats désastreux.

L'*Opothérapie* ou *Organothérapie thryroïdienne*, consistant en injections de suc thyroïdien, a été recommandée chez l'homme pour le traitement du myxœdème, du goitre, de l'obésité. Elle n'a pas été tentée chez les animaux.

THYROÏDECTOMIE. — Ablation du corps thyroïde.

TIBIA. — Os long, prismatique, plus gros à son extrémité supérieure qu'à l'inférieure, articulé en haut avec les condyles du fémur et en bas avec la poulie astragalienne. Il constitue la base osseuse principale de la jambe et il a une direction oblique de haut en bas et d'avant en arrière (fig. 1725).

TIC. — Habitude vicieuse que prennent certains animaux. Les tics sont fréquents sur le cheval et le chien, moins sur le bœuf et le mouton, ils sont excessivement rares sur le porc, la chèvre et le chat.

Si l'on tient compte des résultats obtenus à la suite de certains traitements, on peut distinguer : 1° les *tics convulsifs*; 2° les *tics moteurs*; 3° les *tics digestifs* ; 4° les *habitudes vicieuses*.

1° *Tics convulsifs*. — Ils sont souvent la conséquence d'une intoxication microbienne (maladie du jeune âge). Nous citerons, sur le chien, la danse de Saint-Guy ou *chorée* (Voy. t. I, p. 257), et le *tic de la face* ; puis, sur le cheval, le *tic de la langue*, qui se replie en dessous ou en dessus du mors, et aussi la *langue serpentine*, le *tic de la lèvre inférieure*, celui *du menton*, celui d'*encenser*, de *grincer des dents*, de *saisir l'une des branches du mors*.

2° *Tics moteurs*. — Les plus fréquents sur le cheval, ils paraissent dus à un manque de travail. Citons le *tic de l'ours* (le cheval se balance d'un côté à l'autre), celui de *gratter du devant* ou *du derrière*, de *tourner en rond* dans le box, de *ruer contre les murs* du box; ces deux derniers sont fréquents sur le cheval de courses, ainsi que celui de l'*éjaculation* : dans ce dernier cas, le cheval à l'écurie entre en érection sans motifs apparents et frotte sa verge sur son abdomen jusqu'à éjaculation, le fait pouvant se renouveler plusieurs fois dans la nuit ou la journée.

3° *Tics digestifs*. — Nous comprenons sous ce titre le *tic d'arracher les couvertures*, de *lécher les murs*, ou les *poils* (poulains et veaux), de *manger la laine* (mouton), de *manger la terre*, les *crottins*, d'*avaler des corps étrangers* (ruminants), etc.

Ils peuvent être attribués à une affection chronique de l'appareil digestif.

Il peut arriver que deux ou trois de ces causes soient associées.

4° *Habitudes vicieuses*. — Quelques auteurs rangent parmi les tics certaines habitudes du cheval, comme celles de *se coucher en vache*, de *tirer au renard*, de *se décoller*, de *se cabrer*, de *ruer*, de *reculer* ; ils y ajoutent la *rétivité*, la *méchanceté* et la *peur*. Il est vraisemblable que la plupart de ces tics sont déterminés par des anomalies ou des maladies (mauvaise vue, faiblesse des reins, etc.).

Tic proprement dit. — Sous ce nom, on désigne une habitude vicieuse consistant dans la déglutition d'une certaine quantité d'air mélangé à la salive.

Certains observateurs pensent qu'elle est due à une éructation ; mais il est probable que le bruit entendu se produit lorsque le larynx et la base de la langue reviennent à leur position normale, après la déglutition de cet air qui est laborieuse pour le cheval. Le bruit d'éructation, qu'on entend alors, est dû à la sortie du trop-plein de l'air qui était dans le pharynx, et qui n'a pu être avalé. S'observe sur le cheval, même dans le jeune âge.

Étiologie. — Imitation, isolement, ennui, habitude de lécher les murs, les mangeoires, les billots.

L'apparition du tic est rarement subite ; les animaux commencent à jouer avec les corps environnants, à les pincer, à les sucer et, petit à petit, le tic s'établit.

On a accusé aussi les affections chroniques de l'estomac, mais le fait n'est pas démontré.

Symptomatologie. — Symptômes très variables. Tic en l'air, tic à l'appui, action de téter. Se divise en tic avec usure des dents, et tic sans usure. Cette distinction a perdu de son importance, depuis la loi du 2 août 1884, qui ne fait plus de différence entre les deux tics.

Tic avec usure. — Action plus ou moins répétée de mordre les corps environnants : mangeoire, stalle, brancards. Le cheval les saisit avec les dents, contracte les muscles de l'encolure et fait entendre le bruit caractéristique du tic.

Se produit pendant ou entre les repas, le plus souvent dans la solitude. Les tiqueurs se nourrissent mal, ont souvent des météorisations avec coliques.

Par suite de cette habitude, les incisives s'usent d'une manière spéciale ; leur bord antérieur est taillé en biseau, à l'une ou à l'autre mâchoire, souvent aux deux (fig. 1726).

Elles sont plus ou moins usées, et l'usure entame plus ou moins la table dentaire, selon que le cheval prend le coin de la mangeoire ou la saisit à pleines dents.

Tic sans usure. — L'animal tique sur le mors

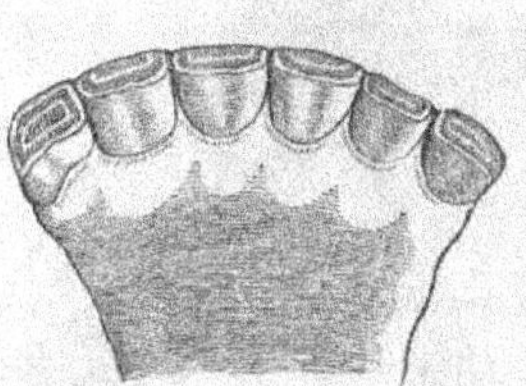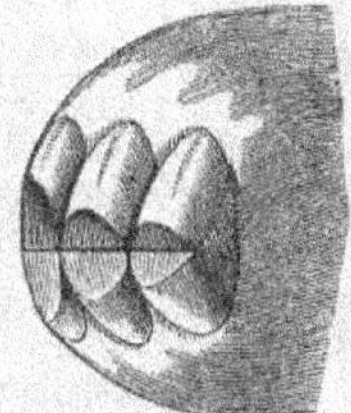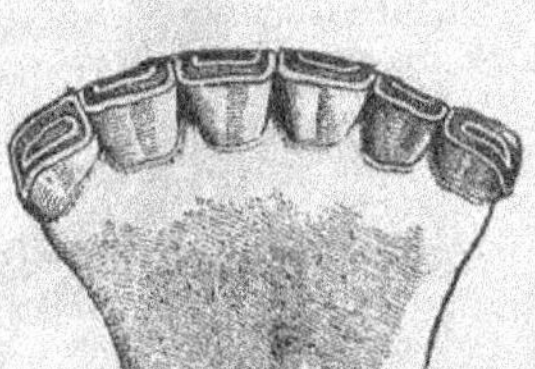

Fig. 1726. — Usure des dents par le tic à l'appui.

en interposant ses lèvres entre ses dents et le point d'appui, ou encore en tendant l'encolure, rapprochant sa langue du palais et humant l'air, comme dans l'action de téter.

Le tic est quelquefois difficile à constater quand les animaux ne s'y livrent que deux ou trois fois par jour (Alexandre).

Inconvénients. — Les chevaux atteints de ce tic ont souvent des coliques avec météorisation, que l'on guérit avec les injections sous-cutanées de vératrine (5 à 15 centigrammes) ou même la ponction du cæcum.

Jurisprudence. — Le tic proprement dit, avec ou sans usure des dents, est rédhibitoire selon la loi du 2 août 1884, qui a modifié en cela la loi du 20 mai 1838. Neuf jours de garantie. L'expert aura à constater simplement l'existence du vice. De quelque façon que le cheval s'y prenne, l'action de déglutir de l'air en tiquant, en l'air, sur la mangeoire, ou en tétant, constitue le vice.

Traitement. — La plupart des traitements proposés sont *apparents* et non *réels*. Ils consistent en général en des moyens plus ou moins compliqués, ayant pour résultat d'empêcher l'animal de se livrer à son habitude vicieuse, mais ne supprimant pas la cause de cette habitude. Ainsi serrer la gorge d'un cheval pour l'empêcher de tiquer ne constitue pas un traitement, pas plus que d'entraver les deux membres postérieurs du cheval qui rue à l'écurie.

Certains même de ces moyens sont dangereux, comme les colliers antitiqueurs qui gênent la respiration et la circulation sanguine. Pour empêcher par exemple l'érection dans le tic de l'éjaculation, on met sous le ventre du cheval un tablier garni de pointes qui blessent la verge, ou on applique sur la verge un anneau de

caoutchouc qui détermine des coliques par rétention d'urine.

On emploie des colliers spéciaux : le collier de Ringheim (fig. 1727), les licols de Hauptner (fig. 1728 et 1729), le licol d'Imlin (fig. 1730), le licol de Kohl (fig. 1731), le licol de Dugast (fig. 1732) : mais ils blessent sou-

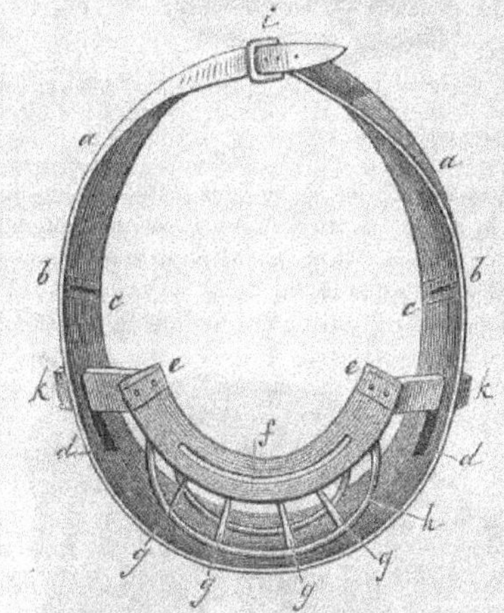

Fig. 1727. — Collier antitiqueur de Ringheim.

a, collier en cuir ; depuis *bb*, il présente une doublure métallique *cc* ; *dd*, ouverture où joue le second collier *ee* ; *f*, points où le second collier reçoit les pointes *gggg* ; *h*, ressort qui maintient la distance entre les deux colliers quand le cheval ne tique pas ; *kk*, boutons limitant le jeu du second collier ; *i*, boucle pour la nuque.

vent les animaux là où ils prennent leur appui.

Un collier assez pratique et économique est le collier de Groslambert, en usage dans l'armée.

Souvent une simple courroie assez serrée autour du cou suffit pour empêcher le cheval de tiquer, placée comme l'indique la figure 1732.

On a proposé un mors antitiqueur (fig. 1734).

Un très bon moyen est de mettre les chevaux en liberté dans un box sans mangeoire ou de les retourner dans leur stalle, et de les tenir attachés court à l'aide de deux

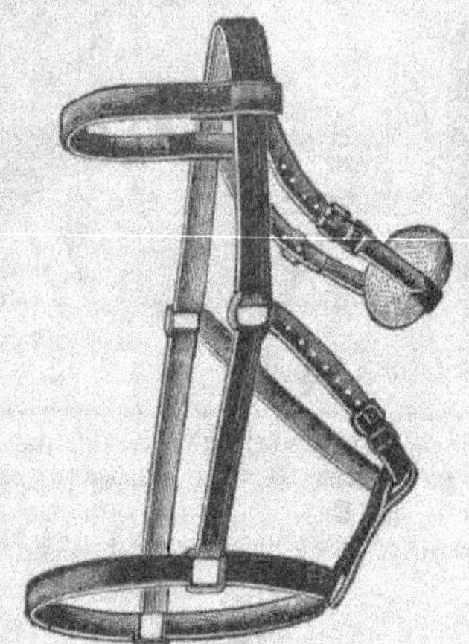

Fig. 1728. — Licol antitiqueur pour déshabituer les chevaux du tic en l'air et du tic d'appui (Hauptner).

longes fixées, une de chaque côté, aux parois de la stalle ou aux chaînes des bat-flancs; on les retourne simplement pour manger et on les détache pour la nuit.

Cependant il existe des méthodes de traite-

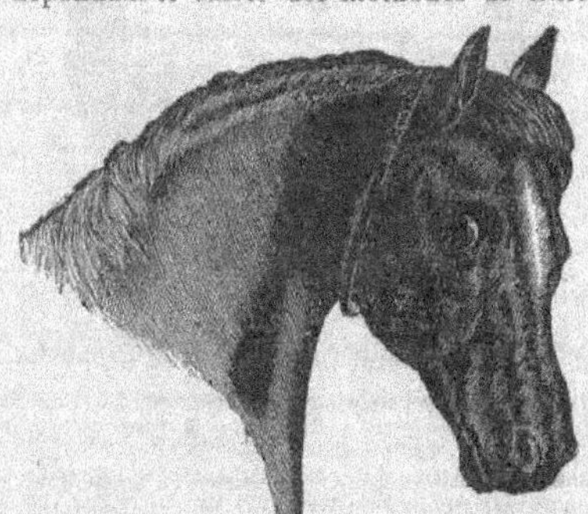

Fig. 1729. — Licol antitiqueur modèle léger (Hauptner).

ment qui avec le temps donnent des résultats réels. Certains chevaux de courses restent parfaitement tranquilles si leur box les met en communication, par une ouverture grillée, avec un autre cheval; d'autres veulent avoir un chien, un mouton, ou un chat qui saute sur leur dos. La jument *Lausanne* ne pouvait même pas

voyager en chemin de fer sans son mouton. Il est vrai que pour elle, comme pour d'autres, on

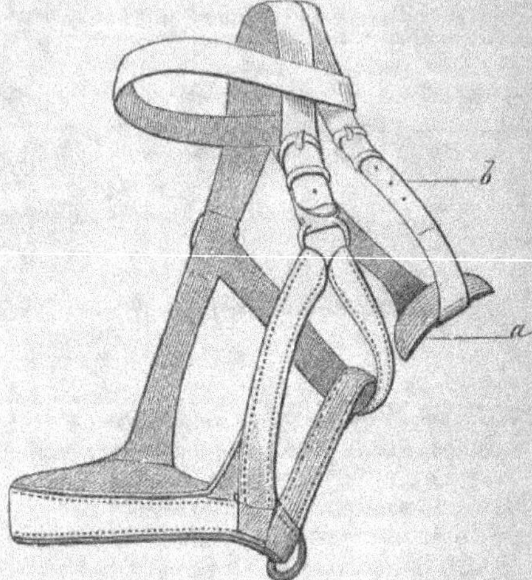

Fig. 1730. — Licol antitiqueur d'Imlin.

Le licol est combiné avec le collier; celui-ci, *b*, porte tout à fait dans le creux de la gorge et se trouve muni de deux demi-pommes, lesquelles compriment le larynx au moment où le cheval veut s'encapuchonner pour tiquer.

pouvait sans inconvénient changer le mouton.

Contre les tics convulsifs du chien, Mégnin

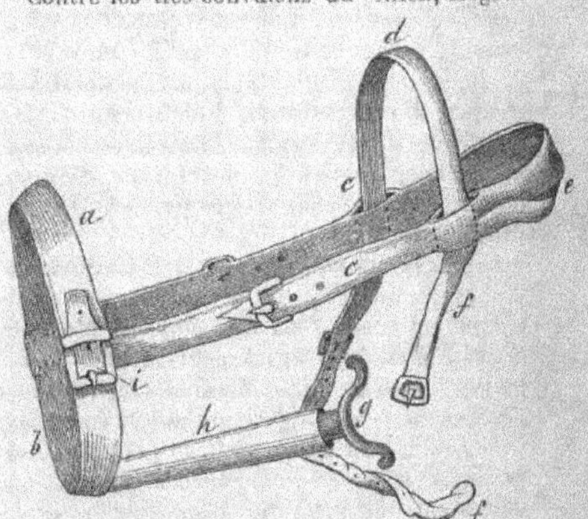

Fig. 1731. — Licol antitiqueur de Kohl.

ab, muserole; *cc*, montants; *d*, sous-gorge; *g*, fourchette jouant à ressort dans le cylindre *h*; *i*, boucle pour bien fixer la muserolle.

préconise avec chance de succès : la noix vomique, ou mieux les sels de strychnine : 2 milligrammes par jour en augmentant jusqu'à effet toxique.

Contre les autres tics, Cagny recommande l'augmentation de l'exercice, et surtout du séjour à l'air libre, et aussi le box au lieu

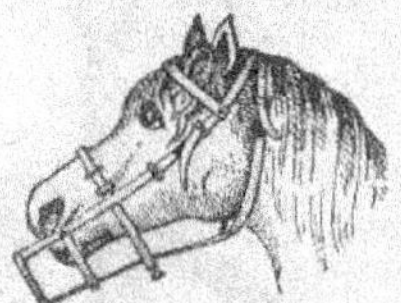

Fig. 1732. — Licol antitiqueur de M. Dugast.

de la stalle pour les chevaux; il préconise en même temps l'augmentation de la ration

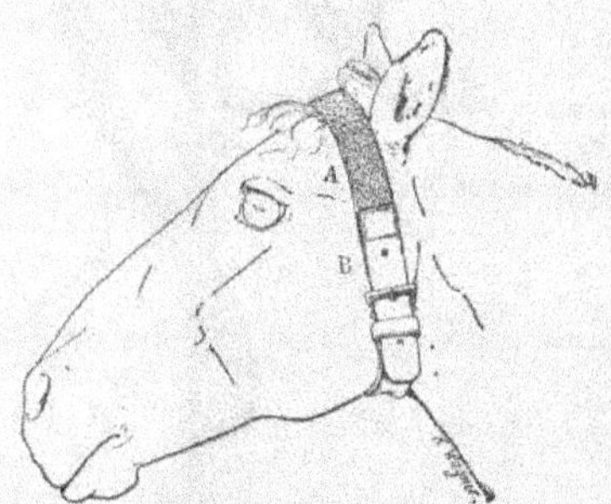

Fig. 1733. — Appareil pour le tic.

Se place comme la têtière du licol entre les oreilles et l'articulation temporale maxillaire. La partie A est un tissu souple et la partie B en cuir souple.

en quantité et en qualité, en insistant sur la multiplicité des petits repas. Enfin, sur le cheval, il fait donner tous les jours dans l'avoine

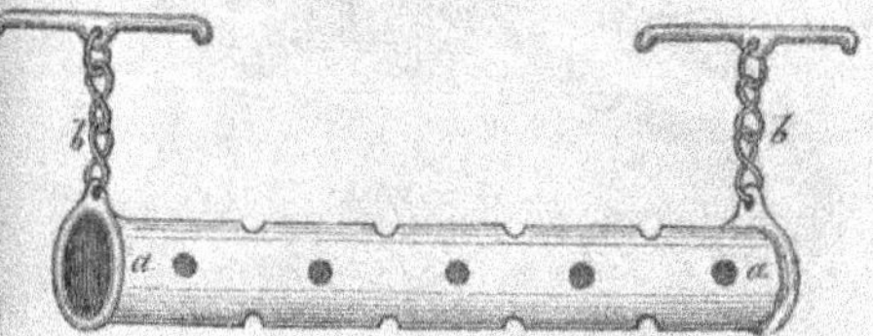

Fig. 1734. — Mors antitiqueur de Gunther.

a, mors creux percé de trous; bb, chaînette pour le suspendre au licol.

cuite 20 centigrammes de vératrine et 20 grammes de sulfate noir d'antimoine.

C'est surtout contre le tic proprement dit que des remèdes ont été proposés, nous les résumons ici.

Éviter le contact des tiqueurs, garnir les mangeoires de tôle, de pierre dure, ou d'une planche oblique formant couvercle. Ce moyen n'est pas infaillible; certains chevaux prennent un bouchon de foin ou de paille dans le râtelier et font leur appui sur ce coussin placé sur la mangeoire (Signol).

Les maquignons introduisent de petits coins de bois entre les incisives, ou font à la bouche une blessure profonde en un point caché, pour empêcher les animaux de tiquer au moment de la vente.

TIQUE. — Nom vulgaire des *ixodes*.

TIQUEUR. — Se dit d'un cheval affecté de tic.

TISANE. — Boisson aqueuse, ordinairement décoction ou infusion édulcorée avec du sucre ou un sirop, qui contient en dissolution une faible quantité de substances médicamenteuses et que l'on administre dans les maladies pour aider l'action des médicaments plus actifs et pour désaltérer le malade.

TISSU (*textus*, *tela*; all. *Gewebe*, *Gebilde*; angl. *tissue*; it. *tessuto*; esp. *tejido*). — Nom générique donné, en anatomie, aux parties similaires solides des systèmes qui se subdivisent par simple dissociation en éléments anatomiques; ou, *vice versâ*, aux parties solides du corps formées par la réunion d'éléments anatomiques enchevêtrés, ou simplement juxtaposés. L'étude des tissus porte le nom d'*histologie*. Les tissus ont pour caractère d'ordre organique d'être formés de matière organisée et d'avoir une *structure*; en outre, ils ont, comme attribut anatomique ou caractère qui leur est propre, une *texture* spéciale.

TOISON. — Voy. Laine.

TONDAGE. — Opération qui consiste à raccourcir les poils de la robe des animaux sur toute la surface de leur corps (*tonte générale*) ou sur une partie de celui-ci (*tonte partielle*). Il est employé dans un but hygiénique principalement chez les équidés.

Appliqué au mouton, le tondage prend le nom de *tonte*, et il a un but spéculatif, on l'exécute en vue d'obtenir la laine (Voy. Laine).

Instruments employés pour tondre. — On raccourcit les poils soit à l'aide de *brûloir*, soit à l'aide de la *tondeuse*, à la main (fig. 1735) ou mécanique (fig. 1736).

Le brûloir est une lampe à essence, à alcool ou à gaz, dont la flamme étalée a une température relativement peu élevée.

Les tondeuses à main sont de différents modèles. Le tondage à la mécanique est en usage dans les exploitations qui utilisent beaucoup de chevaux, il est plus rapide et par conséquent beaucoup moins coûteux que le tondage à la main.

ÉPOQUE DU TONDAGE. — Il varie suivant l'espèce animale, le genre de service, l'état de

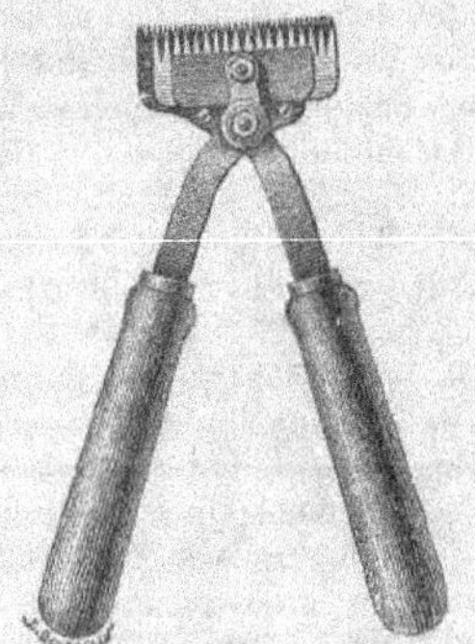

Fig. 1735. — Tondeuse sans rivale.

la température, etc. et se fait généralement pour les chevaux en octobre. Il faut parfois le recommencer une ou deux fois et même plus jusqu'au printemps.

PRATIQUE DU TONDAGE. — Le tondage est général ou partiel. Il est rare qu'on tonde les chevaux entièrement. Au cheval de selle, on laisse les poils des membres et ceux de la place de la selle. On laisse souvent aussi les poils des membres au cheval de trait. Certains chevaux difficiles ne supportent pas le contact de la tondeuse et doivent être entravés dans un travail ou couchés ; souvent l'application d'un tord-nez suffit.

Après la tonte, on devra couvrir le cheval et augmenter sa ration.

INDICATIONS DU TONDAGE. — Le tondage est indiqué pour les chevaux à poil long, feutré, suant facilement, pour les sujets mous et lymphatiques, pour ceux qui souffrent de maladies de peau ; sur les grands ruminants, pour les bêtes qu'on pousse à l'engraissement, aussi il est souvent pratiqué au début.

Le tondage a pour effet immédiat d'accélérer les processus nutritifs, d'augmenter les échanges respiratoires et la chaleur animale ; il excite l'appétit et favorise l'intensité des processus digestifs ; il prévient la transpiration et conjure les refroidissements.

Pour les chiens, le tondage est surtout une affaire de mode. Il y a les tontes en *lion*, à l'*anglaise*, à la *zouave*, en *caniche royal*.

INCONVÉNIENTS. — Le tondage est contre-indiqué sur les chevaux de culture travaillant au pas,

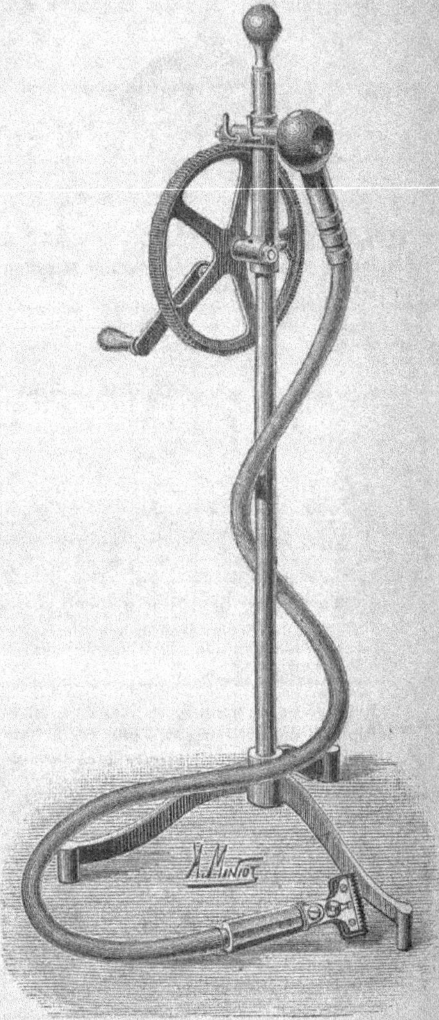

Fig. 1736. — Tondeuse mécanique.

dans la plaine, n'étant jamais en sueur, et exposés longtemps au vent et à la pluie.

TONIQUES (de τόνος, tension ; all. *Stärkende Mittel*). — On appelle *médicaments toniques* ou *fortifiants* des médicaments qui ont la propriété d'augmenter l'activité des tissus organiques, d'imprimer une plus grande intensité aux fonctions de la nutrition, de fortifier l'organisme entier. Ils produisent ce résultat en réparant les qualités plastiques du sang, par suite de l'absorption de quelques-uns de leurs principes, en augmentant la constitution des tissus, leur énergie contractile. L'effet de ces médicaments est essentiellement général : car localement ils se confondent assez avec les astringents ; ils présentent une analogie d'action avec les stimulants ; seulement, tandis que ces derniers agissent rapidement et d'une manière passagère, les toniques développent leurs effets lentement et d'une façon prolongée. Les stimulants exaltent les forces de l'organisme, mais ils ne les augmentent pas réellement ; en réalité, ils les dépensent plutôt dans un temps plus court ; les toniques, au contraire, non seulement rétablissent les forces qui ont été usées par l'état morbide, mais encore ils en augmentent la somme d'une manière durable.

Médication tonique. — Elle comporte l'emploi de moyens alimentaires et hygiéniques et d'agents médicamenteux toniques. Ces derniers sont des modificateurs de la nutrition ; ils augmentent l'assimilation ou ils diminuent la désassimilation.

Moyens alimentaires et hygiéniques.
- Aliments nutritifs et de facile digestion.
- Repos.
- Habitations claires et aérées.
- Mise au pâturage.
- Bon pansage.

Agents médicamenteux toniques.

Analeptiques.
- Ferrugineux.
- Huile de foie de morue.
- Chlorure de sodium.
- Chlorure de potassium.
- Phosphore.
- Phosphates.

Eupeptiques.
- Chlorure de sodium.
- Racine de gentiane.
- Calamus.
- Petite centaurée.
- Écorce de saule blanc.
- Houblon.
- Camomille.
- Quassia amara.
- Genièvre.
- Colombo.
- Lichen d'Islande.
- Cascarille.
- Anis.
- Cannelle.

Névrosthéniques.
- Quinquina.
- Acide arsénieux.
- Noix vomique.
- Strychnine.
- Alcooliques.
- Café.

Préparations toniques (P. Cagny, *Formulaire*).

N° 1. Poudre de gentiane..... 100 grammes.
— quinquina...... 25 —
— camphre....... 18 —
Crème de tartre soluble... 25 —

N° 2. Poudre de gentiane...... 100 grammes.
— quinquina...... 25 —
— baies de genièvre. 2-5 —

Doses. — 60 grammes pour les grands animaux. A donner dans les grains cuits.

Poudre tonique engraissante.

Poudre de fenu-grec.... ⎫
— gentiane..... ⎬ āā 100 grammes.
Quinquina pulvérisé ou ⎫
carbonate de fer...... ⎬ āā 50 —
Poudre de gingembre... ⎭

Trente grammes par jour pour les grands animaux ; on peut y ajouter 2 à 3 grammes de poudre de noix vomique.

Poudre de quinquina..... ⎫
Gingembre pulvérisé.... ⎬ āā 50 grammes.
Poudre de gentiane...... 100 —
Miel...................... Q. S.

En électuaires.

Acide arsénieux............ 1 gramme.
Carbonate de fer.......... 1 à 5 grammes.
Poudre de quinquina...... 20 —

A donner, chaque jour, dans les grains cuits ou dans un barbotage.

Mélange tonique.

Avoine concassée......... 2 000 grammes.
Poudre de gentiane...... 32 —
Sulfate de fer............. 8 —
Carbonate de soude...... 8 —
Paille ou foin haché...... 1 000 —

TONSURANT (HERPÈS). — Voy. Teigne.

TONTE. — Voy. Laine.

TOPIQUE. — Tout médicament qu'on applique à l'extérieur sur une région limitée ; les emplâtres, les onguents, les cataplasmes sont des *topiques*.

TORD-NEZ. — Moyen de contention pour le cheval (Voy. t. I, p. 289).

TORPEUR. — L'engourdissement porté jusqu'à l'insensibilité.

TORSION. — Action de tordre.

Torsion des artères. — Pratiquée dans le but d'arrêter les hémorragies provenant de la section de ces vaisseaux (Voy. Hémostase, t. I, p. 724).

Castration par torsion. — Voy. t. I, p. 169.

TORTICOLIS. — Douleur inflammatoire ou rhumatismale, qui a son siège dans les muscles du cou et qui porte le malade à incliner sa tête latéralement (Voy. Myosite).

TOUCHER. — Sens qui nous fait connaître les qualités palpables des corps, telles que la consistance, la sécheresse ou l'humidité, la configuration extérieure, et qui a pour organes la peau et certaines muqueuses.

Ce sens est relativement peu développé chez les animaux, qui n'éprouvent pour la plupart qu'une sensation plus ou moins imparfaite de *contact*.

Le toucher, la *palpation* avec la main est un moyen de diagnostic fréquemment employé pour se rendre compte de l'état d'une région extérieure du corps, de sa forme, de sa consistance, de son degré de chaleur, etc. — On peut aussi explorer, par le toucher, certaines cavités internes, buccale, nasale, pharyngienne, vaginale, utérine, rectale, abdominale (par l'exploration rectale), etc.

TOUR DE REINS. — Voy. Effort de reins, t. I, p. 407.

TOURNIS. — Affection chronique, qui peut s'observer exceptionnellement chez le cheval et le chien, qui est plus commune chez le bœuf, la chèvre, les ruminants sauvages, mais qui s'observe surtout chez le mouton et qui est caractérisée par des troubles des fonctions cérébro-spinales et de la motilité, dus à la présence du *cœnure cérébral*, l'état agame du *ténia cœnure du chien* ; ces hydatides se trouvent entre l'encéphale et le crâne, parfois, mais plus rarement, dans la moelle épinière, qui sont alors comprimés ; sous cette influence, les animaux exécutent en marchant un tournoiement en cercle, d'où le nom de la maladie.

Étiologie. — Le *ténia cœnure* (Voy. Tænias) vit dans l'intestin grêle du chien. Ses anneaux, renfermant les œufs ou *proglottis*, sont rejetés avec les excréments et sont répandus dans l'herbe. Les moutons déglutissent ces œufs en pâturant dans les prairies infectées, et les embryons hexacanthes sont mis en liberté ; grâce à leurs crochets, ils traversent les parois gastriques ou intestinales, cheminent dans les tissus et s'y égarent en partie ; on peut en rencontrer dans le poumon, le foie, les ganglions lymphatiques, le péritoine, etc. Mais les vésicules ne se développent pas et les larves meurent. Ceux qui atteignent le cerveau et la moelle, et qui y sont probablement portés par le courant circulatoire, se développent, s'enkystent, perdent leurs crochets et se transforment en vési-

cules (Voy. Cœnure, t. I, p. 273). Ce sont ces *Cœnurus cerebralis* qui, développés en petit nombre à la surface du cerveau ou de la moelle, parfois dans les ventricules, d'autres fois dans l'épaisseur même de la substance cérébrale, déterminent les troubles connus sous le nom de *tournis*. S'ils sont en grand nombre (dix à quinze et plus), ils se développent peu et déterminent une encéphalite aiguë, sans symptômes de tournis, qui emporte rapidement les animaux vers la fin du premier mois suivant l'infestation. L'envahissement de l'encéphale a lieu huit jours environ après l'infestation. Les vésicules qui conservent leur évolution régulière atteignent le volume d'un pois. Au bout de cinquante à soixante jours, les têtes des scolex apparaissent à l'intérieur de la vésicule qui a les dimensions d'une noisette. Ces vésicules augmentent peu à peu de volume jusqu'à la mort du malade ; elles peuvent avoir les dimensions d'une noix.

Si on donne à manger aux chiens les têtes des moutons morts ou sacrifiés pour cause de tournis, la vésicule pénètre dans l'intestin du chien, disparaît et met en liberté les nombreuses têtes qu'elle contient ; celles-ci s'allongent peu à peu par la formation d'anneaux à leur partie postérieure. Les ténias cœnures sont ainsi reconstitués et le cycle recommence.

Le chien de berger porteur du *ténia cœnure* est l'agent principal de la maladie ; on lui donne fréquemment à manger des têtes de mouton et il s'infecte ainsi ; il suit partout le troupeau dont il a la garde et sème, avec ses excréments, les œufs qu'ils renferment, dans tous les pâturages.

Le *jeune âge* et la *débilité* favorisent l'émigration des embryons. La cœnurose est surtout commune chez les agneaux et les antenais ; elle est rare chez les moutons qui ont dépassé leur deuxième année ; les bêtes bovines âgées de plus de sept ans y sont à peu près réfractaires. L'*humidité* est favorable à la conservation de la vitalité des œufs. Les animaux s'infectent surtout pendant les printemps et les étés pluvieux.

Le nombre des sujets atteints peut être énorme et la mortalité très grande.

Symptomatologie. — Dans une *première phase* qui correspond à l'envahissement de l'encéphale par les embryons, on observe des signes d'*encéphalite disséminée*. Les malades sont tristes, somnolents, perdent l'appétit ; ils restent immobiles, la tête basse, comme hébétés, pendant des heures ; l'amaigrissement est rapide.

On note à ce moment des troubles de la vue et de la motilité. Les *troubles visuels* sont variables : parfois le mouton est aveugle, d'autres fois la vue n'est perdue que d'un seul côté. On note de l'inégalité pupillaire, du strabisme convergent ou divergent ; l'œil est hagard et égaré, il prend une couleur bleuâtre et l'orbite semble devenir plus grand. Le signe tiré de la couleur des yeux est caractéristique, et un berger expérimenté, qui choisit un lot d'agneaux, découvre par cet indice les sujets déjà attaqués. A l'examen ophtalmoscopique, on observe des lésions de névro-rétinite (fig. 1737). Ces divers troubles visuels sont d'origine centrale.

Les troubles de la motilité sont très variables. Tantôt on observe des symptômes ataxiques, la démarche est incertaine, incoordonnée, hésitante, d'autres fois on note de l'impotence fonctionnelle d'un ou plusieurs membres, la station peut être impossible, ou bien le malade s'affaisse sur son train postérieur ou il marche obliquement. A l'exploration, la sensibilité est conservée, il n'y a pas de paralysie véritable.

La mort survient fréquemment à cette phase, qui correspond à l'encéphalite parasitaire disséminée.

Dans une *seconde phase*, qui s'observe tardivement, lorsqu'une, deux ou trois, rarement quatre vésicules seulement ont évolué lentement, on note les symptômes du tournis proprement dit.

Les symptômes nerveux se déclarent surtout lors des changements de temps, quand le temps est lourd, orageux ; quand les animaux pâturent par un soleil ardent ; en un mot, dans toutes les conditions qui amènent un afflux sanguin vers le cerveau. Alors l'intelligence de ces animaux devient obtuse, leurs mouvements ont perdu toute vivacité ; ils chancellent, se mettent subitement à sauter et surtout ont de la tendance à tourner sur eux-mêmes, marchant en un cercle de plus en plus restreint, jusqu'à ce qu'ils tombent.

Cependant le tournoiement, qui se remarque si fréquemment, n'est pas un symptôme constant, il indique seulement que l'hydatide a son siège sur l'un des lobes, et alors l'animal tourne sur le côté du lobe affecté; il tient la tête basse, penchée de ce côté, et tourne très longtemps, en décrivant un cercle concentrique, quelquefois des heures entières sans s'arrêter; ensuite il change de position, marche un peu et s'arrête, pour recommencer bientôt. L'animal tourne à droite ou à gauche, suivant que

l'hydatide est d'un côté ou de l'autre. S'il s'en trouve des deux côtés, et que les deux lobes de l'encéphale soient également comprimés, le malade tourne indistinctement d'un côté ou de l'autre, ou ne tourne pas. Si l'hydatide se trouve vers la partie antérieure du cerveau, contre l'ethmoïde, il porte la tête basse, s'encapuchonne, et marche devant lui : ses mouvements sont précipités, raccourcis ; il avance peu, il est près de tomber, et s'il semble accélérer son allure, c'est comme pour éviter la chute. — D'autres fois l'hydatide se trouve placée plus en arrière, dans la scissure transversale, et même elle peut comprimer le cervelet; en pareil cas, l'animal porte la tête élevée, le nez au vent, marche assez vite, droit devant lui, se heurte contre les corps qu'il rencontre, et se renverse quelquefois. Dans cet état, les yeux pirouettent, les membres sont tendus; le malade ne tarde pas à se relever : il est alors tranquille, mais il reste souvent couché, comme étourdi.

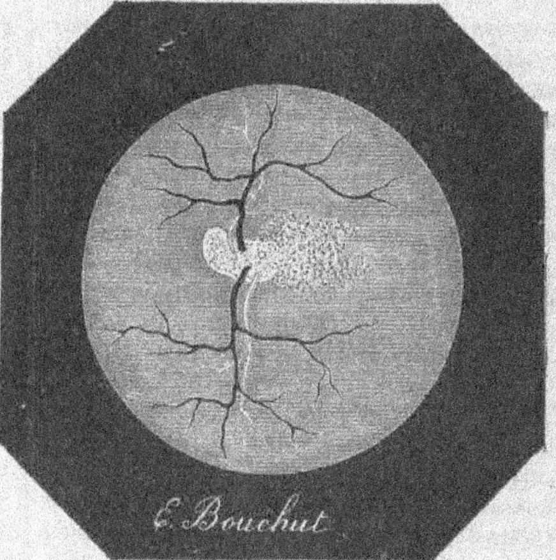

Fig. 1737. — Papille du nerf optique d'un mouton, atteint du tournis par le cœnure au cerveau. Tout un côté du nerf est affecté de névrite et voilé par l'exsudation (Bouchut, *Atlas d'ophtalmoscopie médicale et de cérébroscopie*. Paris, 1876).

La maladie continuant ses progrès, l'action de tourner devient plus fréquente et dure plus longtemps ; l'animal éprouve des accès, pendant la durée desquels il trotte en tournant; il ne voit pas, quoique la pupille soit dilatée; il butte souvent, et tombe en trottant ou en tournant. L'appétit devient irrégulier; la bête se fatigue, maigrit, dépérit peu à peu. Souvent les accès se terminent par la chute de l'animal et la manifestation de mouvements convulsifs comparables à ceux qui dénotent les accès d'épilepsie ; la respiration devient stertoreuse, ronflante : le malade devient insensible, et demeure plus ou moins longtemps ainsi. Quand l'accès est passé, il revient peu à peu à son premier état ; il mange lentement, prend du fourrage, qu'il garde longtemps dans la bouche avant de l'avaler, souvent même il le laisse tomber. L'amaigrissement augmente, et quand les accès se sont répétés plus ou moins souvent, et ont duré un temps variable, suivant les individus, l'animal, languissant, ne peut plus manger, reste très longtemps couché, et meurt dans le marasme. Ordinairement on n'attend pas ce moment, et l'on tue le malade pour en tirer quelque parti.

Les *symptômes du tournis chez les bêtes bovines* sont à peu de chose près ceux que nous venons de décrire pour les moutons ; l'animal présente de la nonchalance et de la lenteur dans ses mouvements ; il mange lentement et d'une manière machinale ; il incline un peu la tête d'un côté ou de l'autre. Ces signes précèdent généralement de plusieurs semaines l'action de tourner en cercle. Ce dernier symptôme est le seul qui indique d'une manière bien positive la présence des cœnures, quoique d'ailleurs il s'observe aussi dans d'autres maladies. On ne peut le remarquer qu'autant que l'animal a été mis en liberté dans une cour ou un champ. Alors il penche de plus en plus la tête, et décrit parfois un nombre assez considérable de tours sans s'arrêter, mais toujours avec lenteur ; ces tours se font du côté même où existe l'hydatide. Au commencement de la maladie, l'animal décrit d'abord un grand cercle, et ne fait qu'un petit nombre de tours ; à mesure que la maladie fait des progrès, le cercle décrit devient de plus en plus petit, et le nombre des tours de plus en plus considérable ; quand elle est arrivée à sa dernière période, on ne compte plus que cinq à six tours pendant la durée de chaque attaque, après laquelle le malade s'arrête, écarte les membres, balance avant de tomber, et, aussitôt après sa chute, agite et raidit ses membres convulsivement. Il y a quelques circonstances où l'animal tourne constamment et penche la tête autant en avant que de côté ; chez ces animaux, le cœnure se trouve toujours très près du plan médian du crâne. On voit encore, mais rarement, des bêtes bovines, qui, après avoir tourné d'un côté pendant plusieurs jours, ou même

plusieurs semaines, restent quelques jours sans décrire des cercles, et tournent ensuite du côté opposé ; enfin certaines ne tournent pas du tout.

Abandonné en toute liberté dans un pâturage, l'animal malade suit à peine le troupeau, penche toujours la tête, paît avec nonchalance, et ne choisit pas l'herbe. Lorsqu'il se trouve auprès d'une haie placée du côté où il tourne, il va lentement jusqu'au bout de cette haie, et s'il rencontre là un angle rentrant, comme il ne peut ni aller en avant ni tourner, il s'arrête et reste quelquefois plusieurs minutes sans bouger ; si un fossé se trouve sous ses pas, il y tombe, et on a souvent beaucoup de peine à l'en sortir. Quand il entre à l'étable, il trouve rarement sa place, surtout si, pour s'y rendre, il a besoin de tourner dans un sens différent de celui qui lui est accoutumé. — A cette époque du tournis, c'est-à-dire quand il date de cinq à six semaines, l'animal devient très faible, peut à peine se tenir sur ses membres, pousse sur la crèche avec la tête ou le poitrail, et mange peu. Si on le fait sortir, il chancelle et tout le corps est penché du côté affecté. On a parfois constaté des convulsions épileptiformes.

La percussion du crâne et la compression exercée sur les parois de cette cavité ne fournissent ordinairement que peu d'indices sur le siège précis du cœnure pendant les deux premiers degrés du tournis ; mais, plus tard, on remarque une sensibilité souvent très grande des parois craniennes du côté malade, un son plus mat que du côté opposé, et quelquefois de la flexibilité dans un point.

Enfin l'animal reste constamment couché sur le côté, et est comme fixé au sol par la contraction des muscles du côté opposé ; sa vue s'éteint, ainsi que ses autres sensations, et l'animal meurt.

Les *symptômes du tournis lombaire*, occasionné par la présence d'un cœnure dans le canal rachidien, sont naturellement subordonnés au siège qu'occupe le parasite ; en général ce sont ceux d'une congestion ou d'une inflammation, aiguë ou chronique, de la moelle, avec paralysie plus ou moins complète et plus ou moins étendue de la sensibilité, de la motilité, ou de ces deux facultés à la fois. Ces symptômes ne permettent de supposer le tournis, que s'ils se présentent sur les animaux d'un troupeau contaminé.

ANATOMIE PATHOLOGIQUE. — Au début, on observe les lésions d'encéphalite diffuse, due aux migrations des embryons hexacanthes qui forment, dans les couches superficielles de l'encéphale, de courtes traînées caséeuses, sortes de galeries gris verdâtre, de la grosseur d'une aiguille (Voy. t. I, p. 759, fig. 885). Plus tard ces lésions se réparent, un certain

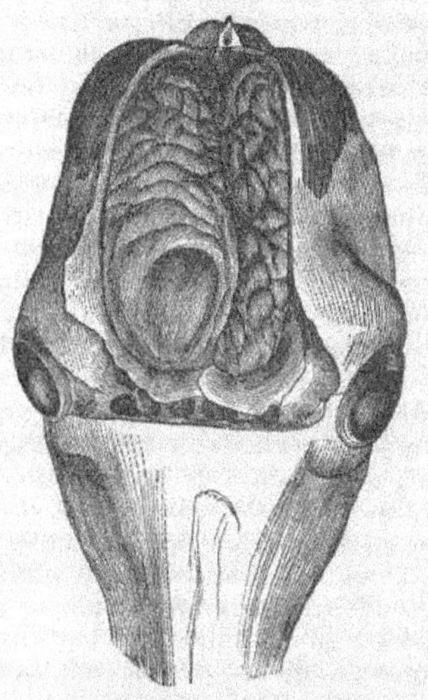

Fig. 1738. — Tête de mouton, demi-nature.
Cœnure dans le lobe antérieur droit du cerveau.

nombre de vésicules s'atrophient et il persiste une, deux, parfois trois ou quatre vésicules qui augmentent peu à peu de volume, acquièrent les dimensions d'une noisette et même d'une noix (Voy. Cœnure). Ces vésicules peuvent se rencontrer dans l'encéphale, en un point variable (fig. 1738), mais aussi sur la moelle, en un point variable du canal rachidien.

Autour de la vésicule, la substance nerveuse est atrophiée et les lésions sont celles de l'encéphalite atrophique locale. La boîte crânienne peut être amincie, parfois perforée par l'hydatide.

Diagnostic. — Il est en général facile, surtout dans les troupeaux infectés, et quand la maladie en est arrivée à la phase du tournis, on confondra difficilement avec le vertige ; mais le diagnostic est plus délicat durant la première période de la maladie, lorsqu'on n'observe encore que les signes d'encéphalite ; on peut croire à une méningite épizootique, à une intoxication, etc.

Pronostic. — Il est grave ; presque tous les moutons affectés de tournis succombent.

Traitement. — *Traitement curatif.* — On ne connaît pas encore de traitement curatif pratique. On a recommandé la trépanation et l'enlèvement de la vésicule kystique, mais il est bien difficile de déterminer sa situation exacte, et en outre, il existe souvent plusieurs vésicules. Hartenstein a préconisé la réfrigération crânienne à l'aide de l'irrigation continue, de l'application de sachets de glace, dans le but d'empêcher le développement des cœnures.

Ces traitements ne peuvent être tentés que sur des animaux de prix que l'on tient essentiellement à conserver.

Économiquement, il y a avantage à sacrifier pour la boucherie les animaux qui présentent les premiers symptômes du tournis.

Traitement prophylactique. — Éviter de donner aux chiens les têtes de moutons affectés de cœnures. En outre, il est indiqué de débarrasser les chiens de ferme, deux fois par an au moins, des ténias dont ils peuvent être porteurs.

« On les laisse à la diète pendant vingt-quatre heures, on les tient enfermés, puis on leur administre un vermifuge énergique (poudre de noix d'arec, kamala, kousso, écorce de racine de grenadier, extrait de fougère mâle, etc.), et on les purge ensuite. Les fumiers et les excréments sont arrosés d'eau bouillante et de chaux vive. » (Moussu, *Maladies du bétail.*)

TOURTEAU. — Résidu de l'expression qu'on a fait subir à des grains, à des fruits, pour en extraire une huile ou un suc (Voy. Aliments).

Tourteau mélassé. — Voy. Sucre.

TOUX (*tussis*, βήξ; all. *Husten*; angl. *cougth*; it. *tosse*; esp. *tos*). — Expiration violente, courte, fréquente ou profonde, pendant laquelle l'air, en traversant le larynx, et en heurtant les parois des fosses nasales, produit un bruit particulier, d'une étendue variable. La toux a pour effet d'entraîner au dehors les mucosités qui s'amassent dans les bronches et la trachée, ou tout autre corps étranger qui aurait pu s'introduire dans ce tube.

Elle est provoquée par une excitation anormale de la muqueuse respiratoire en deux points, au niveau du larynx et de la base de la trachée. On la détermine ordinairement en comprimant avec la main la base du larynx et les premiers cerceaux de la trachée ; parfois il faut développer un effort considérable. Chez les animaux en santé la toux varie dans son timbre, dans ses caractères, suivant l'espèce animale ; chez le cheval, elle est forte, sonore, retentissante, son timbre est grave ; chez le bœuf, elle est plus soufflante et moins sonore.

Le toux s'observe dans la plupart des affections de l'appareil respiratoire, surtout du larynx, de la trachée et des bronches.

Elle est variable dans sa *fréquence*, et on la dit fréquente ou rare ou quinteuse ; dans sa *force*, et on la dit forte ou faible ou avortée ; dans son *timbre*, elle peut être sèche, rauque, humide ou grasse, etc.

TOXINE. — Nom générique des substances sécrétées ou excrétées par les bactéries et capables de produire des effets toxiques. Les unes sont de nature alcaloïdique, les autres de nature albumineuse, analogues aux diastases.

Les troubles occasionnés par un grand nombre de maladies microbiennes sont dus surtout à l'absorption par l'organisme des *toxines* sécrétées par les microbes ; ces maladies constituent donc de véritables empoisonnements. Le type de ces maladies toxiques est le *tétanos*, dont le microbe cultive seulement au niveau de la plaie où il a été déposé et y sécrète ses toxines ; celles-ci, absorbées par le sang, se répandent dans l'organisme et exercent leur action morbide sur le système nerveux central.

Dans les maladies microbiennes, il y a donc lieu d'envisager les troubles produits par l'action directe des microbes sur les tissus, sur les organes, et les troubles dus à la résorption par l'organisme, du produit de sécrétion de ces microbes.

Les toxines d'un certain nombre de maladies microbiennes ont pu être isolées et étudiées : toxines charbonneuse, cholérique, colibacillaire, diphtéritique, pneumococcique, tétanique, etc.

On a remarqué que le sérum d'animaux immunisés contre certaines maladies microbiennes renfermait une *antitoxine*, qui était capable de neutraliser *in vitro* les toxines de ces mêmes maladies. C'est sur cette précieuse propriété qu'est basée la *sérothérapie*. Ainsi le sérum d'animaux immunisés contre le tétanos renferme une antitoxine qui détruit la toxine du tétanos. Le sérum ou le sang de ces animaux est dit *antitoxique*.

TOXIQUE. — Synonyme de *poison*. Voy. Empoisonnements.

TRACHÉE. — ANATOMIE. — Tube flexible et élastique, formé d'une série d'anneaux cartilagineux incomplets ; il succède au larynx et se termine au-dessus de la base du cœur par deux divisions qui constituent les *bronches*. Elle

offre donc à considérer une *portion cervicale* et une *portion thoracique*.

Dans sa partie cervicale, la trachée est entourée d'un tissu cellulaire lâche et abondant, et se trouve contenue dans une sorte d'enveloppe charnue que forment la plupart des muscles de la région trachélienne : les sterno-hyoïdiens et thyroïdiens, placés en avant ; les sterno-maxillaires, situés en avant d'abord, puis sur les côtés, près de leur terminaison ; les omoplathyoïdiens, en haut et au milieu des parties latérales ; les scalènes, tout à fait en bas et par côté, le long du cou, en arrière ; et par-dessus, l'expansion superficielle qui constitue le peaucier du cou. Cette enveloppe présentant sa moindre épaisseur en avant de la partie moyenne du cou, c'est cet endroit qui doit être choisi comme lieu d'élection pour la *trachéotomie*. — La trachée est encore en rapport dans sa partie cervicale : avec l'œsophage qui descend, sur le milieu de la face postérieure d'abord, puis sur le côté gauche du tube aérien ; avec les artères carotides, qui longent les deux bords de ce tube, accompagnées par leurs nerfs satellites, le pneumogastrique, le grand sympathique et le récurrent. — Les cerceaux cartilagineux (fig. 1739) qui forment la base de la trachée, ne forment point des anneaux complets, mais des cercles interrompus du côté de la face

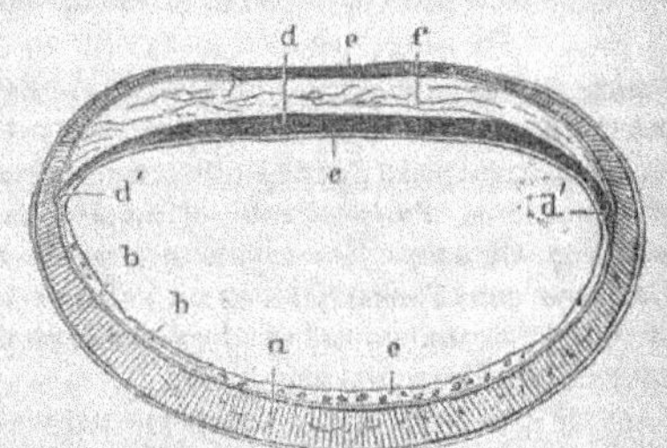

Fig. 1739. — Coupe transversale de la trachée. Grandeur naturelle.

a, cartilage ; *b*, *b*, périchondre ; *c*, *c*, muqueuse ; *d*, fibres musculaires s'insérant en *d'd'* ; *e*, ligament transverse soulevant les fibres charnues ; *f*, tissu cellulaire unissant les extrémités des arcs.

supérieure. Ce sont des espèces d'arcs constitués par une lame cartilagineuse aplatie et incurvée sur elle-même, dont les extrémités se mettent en regard l'une de l'autre, en se rejoignant tout à fait dans le plus grand nombre des cerceaux, et en se chevauchant même dans quelques-uns ; ces extrémités sont élargies et amincies. Dans la partie moyenne de la trachée, ces cerceaux sont généralement plus grands qu'à l'origine et à la terminaison du tube. Ces cerceaux sont réunis par leur bords au moyen de ligaments intermédiaires, formés de tissu élastique permettant l'allongement et le raccourcissement du tube qu'ils concourent à former. Vers les extrémités des arcs, ces ligaments se confondent avec une mince couche celluleuse qui unit ces extrémités. Une membrane charnue tapisse la face supéro-postérieure de la trachée ; elle est formée de faisceaux transversaux d'un blanc rosé, attachés par leurs extrémités sur la face interne des cartilages. — La muqueuse qui tapisse la trachée est bien peu sensible, surtout si on la compare avec celle du larynx qu'elle continue ; sa face libre, criblée d'orifices glanduleux, présente des rides longitudinales, ineffaçables par la distension, et est revêtue d'un épithélium vibratile ; sa face profonde est doublée par un tissu jaune élastique, disposé en faisceaux longitudinaux, et adhère intimement, soit à la face des arcs cartilagineux et à leurs ligaments intermédiaires, soit à la couche charnue postérieure (fig. 1739).

PATHOLOGIE. — *Corps étrangers.* — Ce sont des solides ou des liquides. Ils déterminent des accès de toux et de la suffocation, parfois l'asphyxie immédiate. Ils déterminent souvent une pneumonie. Cependant les liquides, à condition d'être aseptiques, sont assez bien tolérés par la muqueuse respiratoire et leur passage dans la trachée n'occasionne pas généralement de troubles secondaires (Voy. PNEUMONIE *par corps étrangers*).

DIAGNOSTIC. — Il est important de l'établir rapidement, et généralement les commémoratifs donnent des indications précieuses. La toux, la dyspnée, le cornage mettent sur la voie.

TRAITEMENT. — En cas d'asphyxie imminente, on doit pratiquer de suite la trachéotomie. Ensuite rechercher le corps étranger et l'extraire par la plaie de trachéotomie, à l'aide de pinces à branches longues et minces, ou d'un simple crochet en fil de fer.

Déformations de la trachée. — Elles sont acquises ou congénitales. La trachée peut être aplatie d'avant en arrière, ou bien tordue, etc., ordinairement en une portion de son trajet. Si la lésion se complique de cornage, de dyspnée, il faut pratiquer la trachéotomie au-dessous de la déformation.

Fractures de la trachée. — Elles sont longitudinales, ou transversales ; parfois on peut observer des ruptures totales. Elles sont ordinairement consécutives aux coups de pied, aux morsures, aux chutes, etc. La région est le siège d'un empâtement chaud, douloureux, étendu ; souvent il y a épanchement sanguin abondant et emphysème sous-cutané étendu ; parfois il s'écoule du sang par les naseaux. La dyspnée et le cornage sont des symptômes fréquents ; l'asphyxie peut survenir. Les complications pulmonaires et septiques sont à redouter.

Lors de fracture simple d'un seul cerceau, on peut se contenter de modérer l'inflammation locale par des applications froides et astringentes, et de surveiller le blessé. Généralement on doit intervenir plus activement ; il faut inciser la peau, les muscles, reconnaître l'état de la trachée, remettre les abouts cartilagineux en place, si possible les suturer ; ou bien, si la fracture est grave, régulariser la plaie accidentelle et y placer un tube à trachéotomie ou une canule recouverte de gaze plissée. Traiter ensuite la plaie par l'antisepsie et prévenir les complications.

Lésions traumatiques. — Les *contusions* sont assez fréquentes chez le cheval ; d'ordinaire peu graves, elles peuvent parfois se compliquer de *fractures* des cerceaux.

Les *plaies* sont chirurgicales (trachéotomie) ou accidentelles. Elles se compliquent souvent d'emphysème sous-cutané. Si l'hémorragie est abondante, le sang tombant dans la trachée et le poumon peut amener l'asphyxie. Enfin la trachéo-bronchite, le broncho-pneumonie sont des complications possibles.

TRAITEMENT. — Celui des plaies en général : désinfecter, réaliser l'hémostase, suturer si possible les cerceaux cartilagineux et les lèvres cutanées, appliquer un pansement.

Parasites. — On peut rencontrer accidentellement, vers la partie supérieure de la trachée, des *gastrophiles*, des *sangsues*, qui déterminent de violentes quintes de toux et des phénomènes dyspnéiques parfois graves.

TRAITEMENT. — Il faut alors pratiquer la trachéotomie et extirper les parasites.

Trachéite. — Inflammation de la muqueuse trachéale. Elle coexiste presque toujours avec la laryngite, la bronchite, et toutes les inflammations étendues de la muqueuse respiratoire. Elle n'est primitive que dans le cas de localisations infectieuses (morve trachéale, gourme, tuberculose) ou d'une irritation directe de la muqueuse (injections médicamenteuses, trachéotomie).

SYMPTOMATOLOGIE. — Elle consiste en une sensibilité plus vive de la région à la palpation et à la pression, et en une légère infiltration œdémateuse périphérique. Dans la gourme, il se forme parfois des abcès sous-muqueux qui occasionnent du cornage.

Traitement. — Celui de la laryngite, de la bronchite ou des affections qui les déterminent.

Tumeurs. — Ce sont généralement des polypes, des papillomes, observés sur le cheval, le bœuf, le chien. Elles s'accompagnent souvent d'accès de dyspnée et de violentes quintes de toux. On pratiquera la trachéotomie et on tentera l'extirpation des tumeurs à l'aide de la curette ou de pinces.

TRACHÉITE. — Voy. Trachée (*Pathologie*).

TRACHÉOCÈLE. — Tumeur existant en un point quelconque de la trachée. Due à l'induration, l'ossification de ce conduit, s'accompagnant de rétrécissement de son calibre. Il a pour cause le contact prolongé du tube, le chevauchement des cerceaux de la trachée. Quelle que soit la cause, le cornage est la conséquence du trachéocèle et rend une seconde trachéotomie nécessaire au-dessous du point de la première opération.

TRACHÉOTOMIE (de τραχεῖα, trachée, et τομή, section; all. *Luftröhrenschnitt*; angl. et it. *tracheotomia*; esp. *traqueotomia*; *bronchotomie, laryngotomie*). — Opération qui consiste à pratiquer dans la trachée une ouverture de façon à ouvrir une voie artificielle à la respiration, lorsqu'un obstacle siégeant au niveau du larynx ou au-dessus menace d'entraîner l'asphyxie ou provoque de la gêne respiratoire qui rend le cheval inutilisable.

Indications. — Elles sont nombreuses : tantôt on la pratique dans le but d'éviter l'asphyxie au cours de maladies aiguës, laryngite, œdème de la glotte, collection des poches gutturales, abcès gourmeux de la région de la gorge, anasarque, fracture des cartilages trachéaux, etc. Souvent on l'effectue pour pallier aux obstacles mécaniques apportés à l'entrée de l'air dans le poumon par la paralysie laryngienne, le rétrécissement de la trachée, la déformation des cavités nasales, les tumeurs des cavités nasales, du larynx, etc. On prévient l'asphyxie qui menace nombre de chevaux corneurs dès qu'ils travaillent, en pratiquant la trachéotomie.

Si l'obstacle apporté à l'entrée de l'air dans les voies respiratoires est passager, on pratique la *trachéotomie provisoire* ; dès que l'obstacle aura disparu (angine, abcès, etc.), on hâtera la cicatrisation de la plaie trachéale. Si l'obstacle est permanent, et doit persister indéfiniment,

on devra pratiquer la *trachéotomie permanente*.

Assujettissement. — L'opération se pratique sur l'animal debout, placé sur un sol meuble, autant que possible. Entraver les membres antérieurs, appliquer un tord-nez à la lèvre supérieure. La tête est tenue fortement relevée par deux aides. Ou bien fixer le cheval dans un travail, entraver les deux membres antérieurs contre les poteaux du travail ; tenir la tête de l'animal fortement relevée.

Instruments. — Ciseaux courbes, bistouris

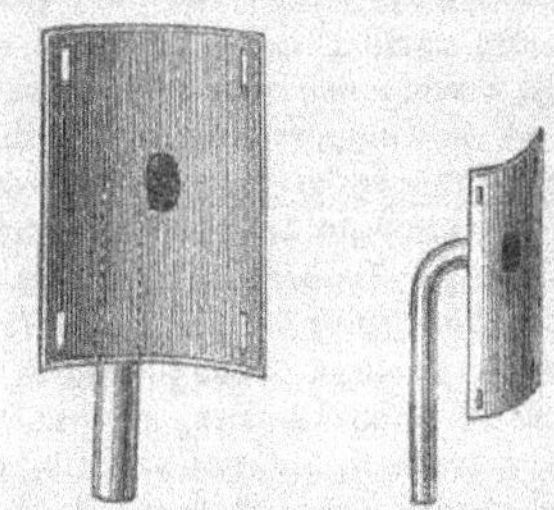

Fig. 1740. — Tube pour la trachéotomie provisoire.

convexe et droit ou bien feuille de sauge (à droite), à lame étroite ; pinces ; trois érignes dont deux plates et une pointue ; canule à trachéotomie appropriée au diamètre de la trachée.

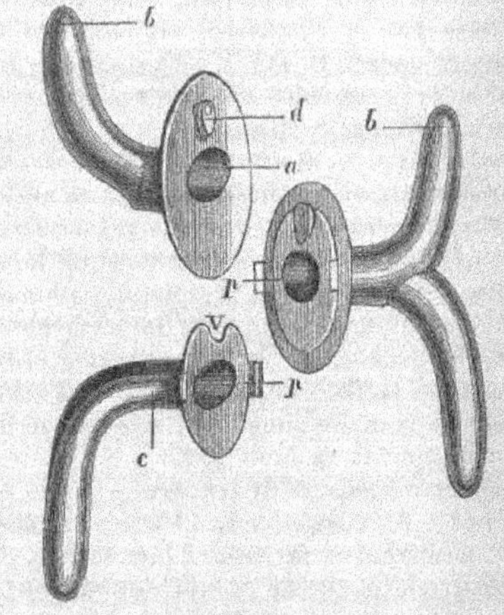

Fig. 1741. — Tube Vachette.

Les canules ou tubes à trachéotomie sont de différents modèles ; les plus employés sont le tube à trachéotomie provisoire (fig. 1740), tube de Vachette (fig. 1741), tube de Trasbot (fig. 1742), tube de Peuch (fig. 1743).

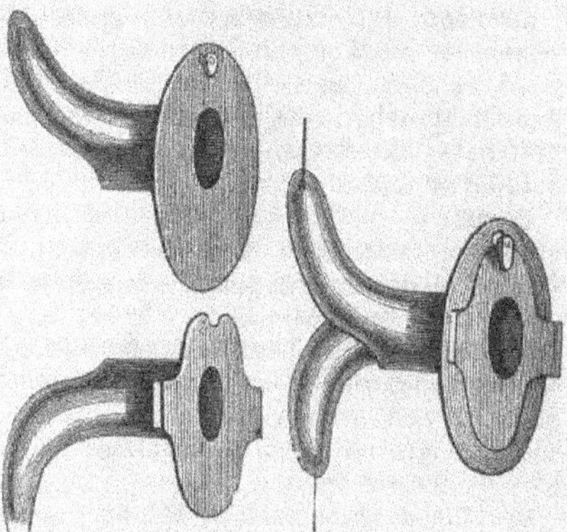

Fig. 1742. — Tube Trasbot.   Fig. 1743. — Tube Peuch.

TECHNIQUE. — 1° *Trachéotomie permanente.* — *Premier temps : Incision et dissection des tissus qui recouvrent la trachée.* — Couper les poils sur une longueur de 10 centimètres, au bord antérieur de l'encolure, à la limite du tiers moyen et du tiers supérieur. Faire à la peau, sur la ligne médiane, une incision verticale de 5 à 6 centimètres, puis diviser sur cette ligne médiane les muscles sterno-hyoïdiens ; écarter ensuite ces muscles et les lèvres de l'incision cutanée à l'aide des érignes plates tenues de chaque côté par des aides ; inciser ensuite le tissu conjonctif qui recouvre la face antérieure de la trachée, le décoller de celle-ci ; les cerceaux sont alors à nu.

Deuxième temps : Ouverture de la trachée. — On excise généralement la moitié de deux cerceaux

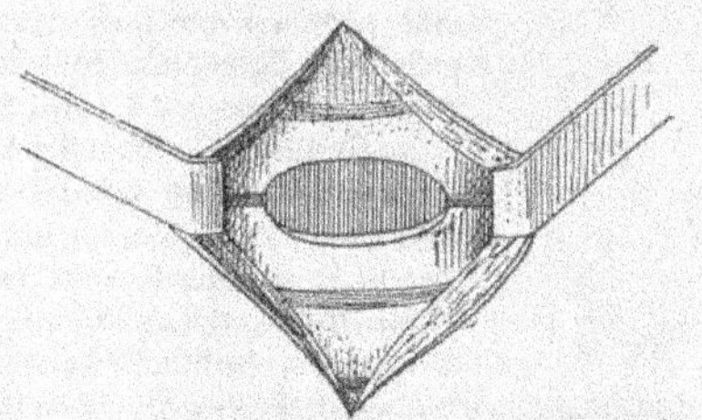

Fig. 1744. — Trachéotomie par excision partielle de deux cerceaux.

contigus (fig. 1744). « Implantez l'érigne aiguë, tenue de la main gauche, dans le ligament inter-

annulaire. A gauche de l'érigne et tout près d'elle, faites pénétrer dans le ligament la pointe du bistouri droit ou de la feuille de sauge ; avec la partie du tranchant voisine de la pointe et par un mouvement de scie, divisez de gauche à droite le cerceau supérieur, en y faisant une section semi-elliptique ; entamez ensuite le cerceau inférieur et divisez-le de la même manière, de droite à gauche. Revenu à son point de départ, l'instrument a excisé un lambeau trachéal elliptique qui reste fixé à l'érigne. » (Cadiot et Almy, *loc. cit.*)

On peut aussi couper chaque moitié du cerceau en deux temps.

L'ouverture de la trachée peut se faire aussi par l'ablation de la partie moyenne d'un cerceau dans toute sa hauteur, ou bien encore par incision verticale de trois ou quatre cerceaux.

Troisième temps : Application du tube. — Introduire d'abord la canule inférieure dans l'ouverture trachéale, puis engager la canule supérieure dans l'inférieure et les fixer en tournant la goupille. Si le tube joue, l'immobiliser en enroulant un peu de filasse sur la canule externe, entre le pavillon et la peau.

2° *Trachéotomie provisoire.* — *Premier temps.* — L'effectuer comme pour la trachéotomie permanente.

Deuxième temps. — Inciser simplement le ligament interannulaire, en travers, sur une longueur de 4 à 5 centimètres.

Troisième temps. — Introduire le tube dans la plaie ainsi faite, entre les deux cerceaux. Maintenir le tube en place par quatre bouts de bande fixés au pavillon et noués sur l'encolure.

3° *Trachéotomie rapide.* — Réservée pour les cas où l'asphyxie est imminente. A l'aide du bistouri droit, diviser verticalement, sur la ligne médiane et sur une longueur de 8 à 10 centimètres, la trachée et les tissus qui la recouvrent. Écarter les lèvres de la plaie trachéale avec les doigts, afin de donner un large passage à l'air. Ensuite pratiquer la trachéotomie provisoire ou permanente selon les règles.

SOINS POST-OPÉRATOIRES. — Un tube de rechange est indispensable. Chaque jour, on doit retirer le tube, et le remplacer par l'autre. Le premier sera lavé et plongé durant quelque temps dans une solution crésylée, puis enduit de vaseline. Le remplacement du tube doit se faire avec précaution, sans la moindre violence. Lors de trachéotomie provisoire, le tube sera enlevé dès que l'obstacle à l'entrée de l'air aura disparu ; la plaie sera traitée par l'antisepsie.

ACCIDENTS. COMPLICATIONS. — *Hémorragie.* —

Elle est ordinairement peu considérable et s'arrête par le tamponnement à l'aide d'étoupe enroulée sur la canule entre le pavillon et la peau.

Emphysème, gangrène septique, pneumonie. — Accidents rares; cependant ils se produisent fréquemment lorsqu'on exécute la trachéotomie sur des chevaux affectés d'anasarque.

Sténose de la trachée. — C'est l'induration des tissus et de la muqueuse, parfois compliquée d'ossification, de calcification, due aux larges délabrements, à l'incision verticale de la trachée, au poids exagéré des tubes, aux manœuvres violentes et maladroites effectuées en changeant les tubes, au développement de polypes, d'un trachéocèle, etc. On y remédiera en enlevant la tumeur, en élargissant l'orifice trachéal et en employant un tube à longue canule, ou bien en pratiquant une seconde trachéotomie au-dessous de la première.

Nécrose des cartilages de la trachée. — Elle peut aussi s'observer.

Chute de la canule dans la trachée. — Elle est rare. Voy. TRACHÉE (*Corps étrangers*).

TRACTION. — *Tractions obstétricales.* — Voy. PARTURITION.

Traction rythmée de la langue. — Exécutée lentement, dans le cas d'asphyxie. On la combine avec la respiration artificielle.

TRAIT. — Animaux de trait. — Ce sont ceux que l'on utilise pour tirer des fardeaux

Fig. 1745. — Chien de trait.

variés. On utilise, le plus souvent, les chevaux, mulets et ânes, les grands ruminants (bœufs et vaches, yacks, buffles, rennes, etc.), plus rarement les chiens; exceptionnellement les éléphants, les chèvres.

CONFORMATION. — Tous doivent avoir une conformation analogue : poitrine haute et profonde, système musculaire développé, articulations fortes, os plutôt volumineux.

Chevaux. — Certains chevaux sont exclusivement des animaux de trait. Suivant le travail exigé, on distingue les *chevaux de gros trait*, travaillant au pas, ceux de *trait léger*, pouvant trotter avec une charge, et enfin ceux *d'attelage*, qui font un service de luxe.

Bœufs. — Les bœufs, vaches, etc., sont utilisés accessoirement même pour le trait, ils sont en réalité destinés plus à la reproduction (vaches) et à l'engraissement.

Chiens. — Le *chien*, peu utilisé comme animal de trait en France, l'est beaucoup plus en Belgique. Il doit avoir le corps massif, large, compact, près de terre, les membres solides, nerveux et forts (1).

La taille au garrot varie de 67 à 80 centimètres et à la croupe de 65 à 82 centimètres; la distance du sternum au sol, de 32 à 45 ; enfin la hauteur de poitrine (du sternum au garrot) de 28 à 49 centimètres (fig. 1745). Les poids varient autour de 50 kilogrammes. Le poil court et dur est préférable au poil long, plus gênant par la pluie et la chaleur.

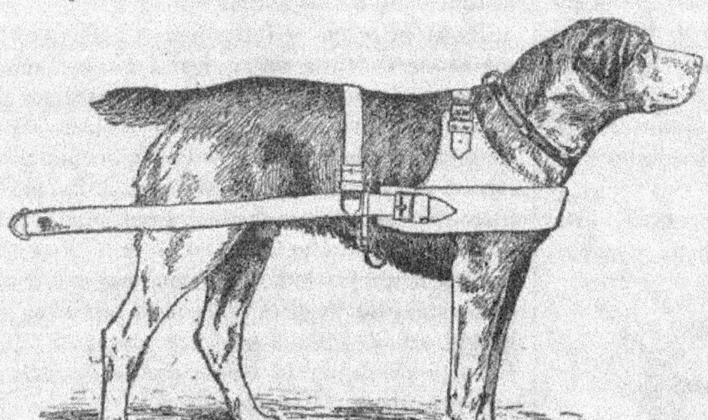

TRAITEMENT. — Ensemble des précautions que l'on prend, des médications qu'on met en usage, et des pratiques auxquelles on a recours pour déterminer ou hâter la guérison d'un animal malade, diminuer le danger qu'il court, calmer les souffrances qu'il éprouve, prévenir, atténuer ou dissiper les suites de l'état morbide dont il est atteint.

Il est médical ou chirurgical, général ou interne, etc. Il est surtout préventif, prophylactique ou curatif. Le premier, qui a une importance capitale (mieux vaut prévenir que guérir), consiste dans l'application de mesures propres à empêcher l'apparition des maladies ; il repose tout entier sur la connaissance des causes des maladies et il a pour but de faire disparaître ces causes ou de détruire leur action. Les agents du traitement préventif sont : 1° modifications du régime hygiénique ; 2° mesures sanitaires; 3° injections de virus ou de sérums préventifs.

Le traitement, en vétérinaire, doit être avant tout *économique*. Il faut éviter l'emploi de médi-

---

(1) Reul, *Zootechnie du chien de trait.*

caments pouvant communiquer un mauvais goût à la viande, dans le cas où l'on serait obligé de conseiller l'abatage du malade pour la boucherie.

TRANCHÉES. — Voy. Coliques, t. I, p. 278.

TRANSFORMATION. — Changement que subit un tissu dont l'organisation devient analogue à celle d'un autre, soit dans l'état de santé, soit dans celui de maladie. Toutes les transformations dépendent de la manière dont s'exécute la nutrition, et les transformations morbides ont pour résultat, les unes de produire, dans un lieu où ils ne devraient pas exister, des tissus semblables à ceux qu'on rencontre dans d'autres régions, les autres d'en faire naître dont les analogues n'existent nulle part. Ces transformations ne sont pas rares ; elles n'ont lieu qu'entre tissus peu différents. Une transformation intéressante est la substitution graduelle de globules adipeux aux éléments propres des organes, qu'on a appelée *transformation graisseuse* ou *dégénérescence graisseuse*.

TRANSFORMISME. — Hypothèse d'après laquelle les espèces animales et végétales actuelles seraient le résultat de la transformation lente de tous les individus d'une autre espèce, en général plus simple, qui disparaît ainsi, ou d'une partie seulement des individus de cette espèce en êtres présentant encore des analogies avec la souche, mais en différant assez pour se distinguer au point de vue taxinomique, et pour ne donner avec eux que des métis inféconds à la reproduction ou le devenant après un petit nombre de générations.

TRANSFORMISTE. — Qui concerne le transformisme, qui en est partisan. Il y a des transformistes qui, comme Lamarck, premier promoteur de l'hypothèse, sont *monogénistes* ; d'autres, comme Darwin, sont *polygénistes*, admettent que plusieurs types simples, [végétaux et animaux, se sont produits spontanément en divers milieux, et que de ces types, par de lentes évolutions progressives, sont dérivées les diverses formes spécifiques actuelles, qui seraient destinées à disparaître à leur tour comme leurs précurseurs paléontologiques végétaux et animaux.

TRANSFUSION. — Opération par laquelle on fait passer du sang des veines d'un animal dans celles d'un autre animal, ou bien encore des veines d'un animal dans celles d'un homme,

pour remplacer le sang qui a été perdu par une hémorragie excessive ou par toute autre cause.

Cette opération, d'après les expériences de Blundell, de Prévost et de Dumas, etc., doit être faite avec le sang d'un animal de la même espèce que celui sur lequel elle est pratiquée. Il suffit, pour ranimer la vie presque éteinte, d'injecter dans les veines une quantité de sang bien inférieure à celle qui a été perdue par l'hémorragie.

Pour pratiquer la transfusion, on met à nu une des veines sous-cutanées du malade, on la soulève à l'aide d'un fil ou d'un stylet ; on y fait une ouverture capable de recevoir la canule d'une seringue à injection, en ayant soin d'éviter toute perte de sang. D'autre part, on saigne le sujet qui doit fournir le sang ; on peut recevoir le sang directement dans la seringue qui

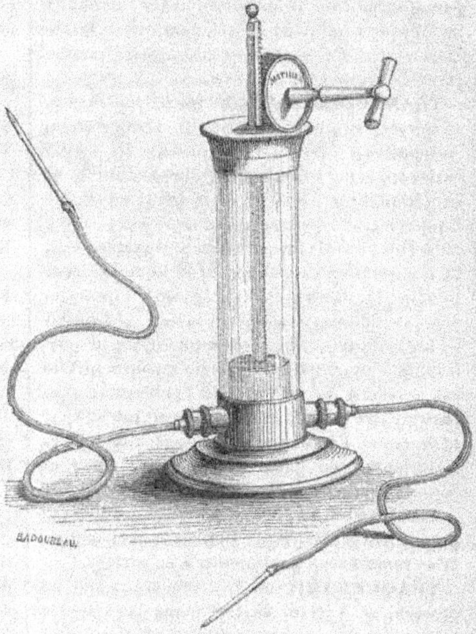

Fig. 1746. — Appareil de Moncoq, pour la transfusion.

servira à l'injection, ou bien dans un vase ayant la température du corps ou un peu plus chaud, et qui, au besoin, est plongé dans un bain-marie à cette température ; le sang est ensuite pris à l'aide de la seringue. Celle-ci doit être assez grande pour qu'on ne soit pas obligé à des réapplications toujours délicates. L'injection se fait ensuite directement, lentement, en prenant toutes les précautions pour ne pas pousser d'air en même temps que le sang; on injecte chez l'homme 300 à 400 grammes en une fois ; quelquefois l'injection n'a pas dépassé 120 grammes et les résultats étaient déjà très favorables (Nélaton, Bougard, Devoy).

On peut utiliser les appareils Moncoq (fig. 1746) ou Oré ; les aspirateurs Potain ou Dieulafoy peuvent rendre les mêmes services.

La transfusion est rarement employée chez nos animaux.

TRANSHUMANCE. — Translation des troupeaux d'une région dans l'autre, des plaines dans les montagnes et *vice versá*, selon les saisons, pour les faire paître.

TRANSMISSION. — Action de transmettre. Les maladies contagieuses, microbiennes ou parasitaires se transmettent des animaux malades aux animaux sains ; certaines se transmettent même des animaux malades à l'homme (Voy. Contagion, t. I, p. 289).

TRANSPIRATION (de *trans*, à travers, et *spirare*, souffler ; *sudor* ; all. *Transpiration, Ausdünstung* ; angl. *transpiration* ; it. *traspirazione* ; esp. *transpiracion*). — Sécrétion et excrétion, hors du corps, de la sueur à l'état de liquide ou de vapeur, et aussi du *sebum*. — Nom donné au produit lui-même de la transpiration ; la *transpiration cutanée* prend le nom de *sueur* lorsque la substance exhalée est liquide et plus abondante que de coutume. — *Transpiration insensible.* Nom inexact donné à la portion de sueur qui s'évapore à mesure qu'elle est versée à la surface de l'épiderme, sans pouvoir être recueillie. On la croyait fournie par le derme et l'épiderme interposés aux orifices sudoripares, ce qui n'est pas (Voy. Peau et Sécrétions).

TRANSSUDATION. — Action d'un fluide qui passe à travers les parois d'un corps quelconque, et se ramasse en gouttelettes à sa surface.

TRAQUENARD, ou *Trot désuni, rompu* ou *décousu*. — Variété de trot dans laquelle les battues diagonales sont partiellement dissociées. Dans cette allure, au commencement et à la fin de chaque appui diagonal, le corps est supporté par un seul membre. Les déplacements latéraux du centre de gravité sont accusés ; au contraire, les déplacements verticaux sont peu étendus.

C'est une allure vicieuse, conséquence de l'usure et de la fatigue du cheval, ou provoquée par un excès de vitesse ou un vice de dressage.

TRAUMATICINE. — Solution de guttapercha dans le chloroforme, qui, étendue sur la peau, laisse, par évaporation du chloroforme, une pellicule mince, mais suffisamment protectrice contre l'action de l'air, de la poussière, et des corps étrangers. Cette substance a été employée comme le collodion sur les brûlures et les coupures, et essayée, sous forme d'onction, dans des cas de psoriasis et d'eczéma invétérés.

TRAUMATIQUE (*traumaticus*, de τραῦμα, plaie ou blessure ; all. *traumatisch* ; angl. *traumatic* ; it. et esp. *traumatico*). — Qui a rapport aux plaies, qui est causé par une plaie : *fièvre traumatique, tétanos traumatique, apoplexie traumatique*. — *Choc traumatique*, ou *shock*. État de stupeur avec trouble de l'influence régulatrice du système nerveux sympathique sur la circulation, qui s'observe surtout après les plaies par armes à feu, les contusions étendues, les écrasements, les grandes opérations.

Lésions traumatiques. — Les *contusions, plaies*, etc.

TRAUMATISME. — Synonyme de *plaie*, de *blessure*. Voy. Blessures, Plaies, etc.

TRAVAIL. — L'ensemble des efforts accomplis, pour un but déterminé, par un animal. — Par analogie, les effets d'un ensemble d'actions mécaniques soit moléculaires, soit de la masse des corps.

Zootechnie. — Au point de vue de l'utilisation de leurs forces et du travail produit, les animaux se rangent en plusieurs catégories. Il y a les animaux *de bât* : chevaux, ânes, mulets, chameaux, dromadaires, éléphants, etc.; ceux *de selle*, qui sont surtout les chevaux, ânes, mulets et dromadaires. Les chevaux, sous notre climat, sont certainement les plus utilisés ; il en est de toutes races, ayant chacune ses qualités.

Il y a enfin les *animaux de trait* (Voy. Trait).

En vétérinaire, dans le sens de *Contention* (de *trubs, trubis*, poutre, d'où le vieux mot français *trabule* et par corruption *travail*). — Machine destinée à assujettir les animaux en position debout ou couchée. — On en distingue plusieurs variétés : le *travail à poteaux* ; le *travail-muraille* ; le *lit-muraille à bascule*.

Travail à poteaux. — Il consiste dans une grande cage, généralement quadrangulaire, formée de quatre poutres principales, solidement scellées en terre, à l'aide de fondations en maçonnerie, et associées entre elles à leur sommet, par des poutres de jonction (fig. 1747 et 1748). A l'aide de cet appareil, très utile dans la pratique, on peut fixer les grands animaux dans

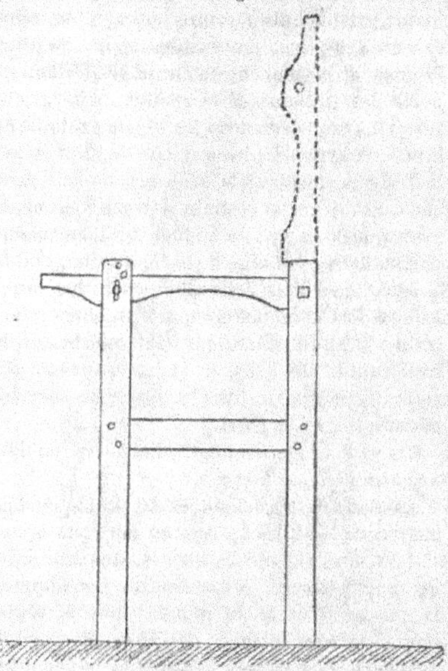

Fig. 1747. — Travail ordinaire pour chevaux et bœufs.

différentes attitudes par la tête, par les membres et par le tronc.

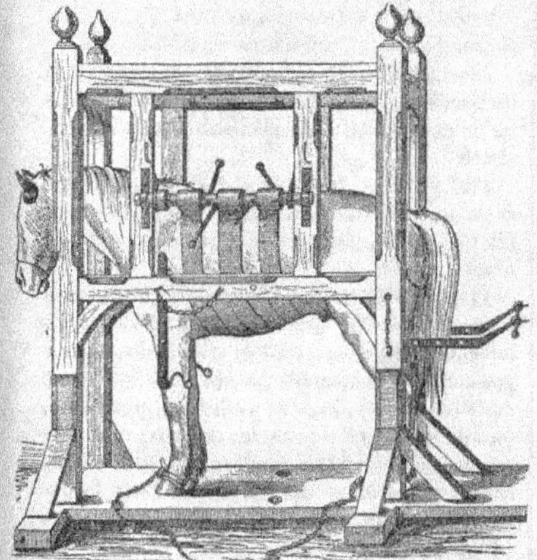

[Fig. 1748. — Travail ordinaire.

Travail-muraille. — Il est construit d'après le même principe, mais fixé contre un mur.

Lit-muraille à bascule. — L'animal qu'on veut assujettir est fixé à l'aide de moyens appropriés contre le plan vertical de l'appareil, que l'on fait ensuite basculer au moyen d'un mécanisme et que l'on transforme ainsi en une table horizontale.

Travail ou *lit à bascule* pour opérations. — Il est d'origine ancienne, mais au début il était trop compliqué pour pouvoir être utilisé. Nous donnons, comme document historique, la reproduction du premier *lit-muraille à bascule* inventé en 1780 par Fromage de Feugré, professeur à l'École d'Alfort (fig. 1749).

Actuellement ces appareils sont d'un usage courant dans les écoles et dans les infirmeries vétérinaires. Les uns sont des lits à bascule, comme le Daviau, les autres sont des travails-bascules, comme le Vuisol. Tous deux sont reproduits à l'article CONTENTION (*Moyens de*), t. I, p. 289.

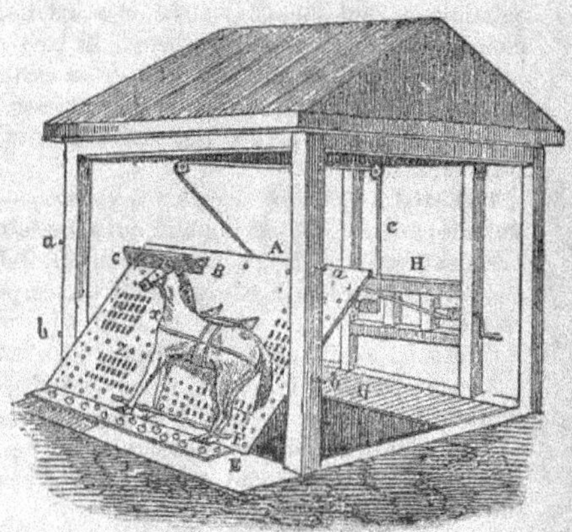

Fig. 1749.—Table à opérations de Fromage de Feugré.

OBSTÉTRIQUE. — Succession de phénomènes violents et douloureux, dont l'ensemble caractérise la *parturition*.

TRAVAT. — Se dit d'un cheval porteur de balzanes latérales.

TRAVERS. — En zootechnie, maniement qui fait partie du flanc et correspond au bord des dernières côtes.

TRAYON (all. *Euterzitze* ; angl. *dug. teat* ; it. *capezzolo* ; esp. *pezon*). — Le mamelon chez les animaux domestiques, chez la vache en particulier. Ainsi dit de ce qu'en raison de sa longueur, il est saisi avec la main pour traire le lait contenu dans les conduits galactophores.

TRÈFLE (*trifolium*, de *tres*, *tria*, trois, et

folium, feuille ; τριφυλλον ; all. *Klee* ; angl. *trefoil* ; it. *trifoglio* ; esp. *trebol*). — Genre de la famille des légumineuses papilionacées, très nombreux en espèces. Les espèces principales, cultivées comme fourrage vert et sec, en prairies artificielles et naturelles, sont : 1º *Trèfle des prés* (*Trifolium pratense*, L., *trèfle commun, grand trèfle rouge, grand rouge de Hollande*). C'est celui qui épuise le moins la terre et profite le mieux du plâtrage. Il fournit de l'indigo. — 2º *Trèfle blanc* (*Trifolium repens*, L., *trèfle rampant, petit trèfle de Hollande*). Utilisé surtout comme fonds des prairies naturelles de graminées. — 3º *Trèfle incarnat* (*Trifolium incarnatum*, L., *trèfle de Roussillon, foin rouge, farouche*). S'élève haut, donne un bon fourrage, est peu délicat à la culture et croît dans les chaumes à peine labourés (Voy. ALIMENTS).

TRÉMATODES. — Ordre de la classe des helminthes. Vers allongés ou discoïdes, aplatis, mous, inarticulés, à bouche située à la partie inférieure, au fond d'une ventouse, ou entre deux ventouses, presque tous à sexes réunis. Cet ordre comprend les *distomes* ou *douves* (Voy. DISTOME, t. I, p. 381).

TREMBLANTE ou PRURIGO LOMBAIRE. — Maladie particulière aux moutons, qui se traduit par des troubles neuro-musculaires et qui aboutit généralement à la mort après un temps variable.

ÉTIOLOGIE. — Elle est mal connue. On n'est pas encore fixé sur la nature même de l'affection. On a incriminé l'hérédité, la précocité, la consanguinité, l'excitation génésique. Trasbot, Moussu, Besnoit pensent qu'il s'agit d'une intoxication chronique.

SYMPTOMATOLOGIE. — La maladie peut revêtir deux aspects cliniques différents ; elle peut évoluer sous la forme convulsive ou sous la forme prurigineuse.

Dans la *forme convulsive*, les malades perdent l'appétit, deviennent faibles, ne peuvent se tenir debout et tombent sur le côté ; leur corps est agité par des contractions cloniques de certains groupes musculaires, parfois on observe une véritable contracture. Ils meurent en huit à quinze jours.

Dans la *forme prurigineuse*, les symptômes du début sont vagues ; les moutons présentent de l'inquiétude, sont pris de frayeurs ; ils ont une démarche saccadée et sont pris de tremblements, surtout quand on veut les toucher. Ils tiennent la tête haute ; l'œil est fixe, et comme perdu ; leur rein est voussé, sensible.

Après un temps variable, un à deux mois en hiver, parfois huit à quinze jours en été, apparaît un symptôme pathognomonique, un prurit intense et permanent du train postérieur qui porte les animaux à se frotter, à se gratter jusqu'à s'excorier contre les objets saillants ; la laine est arrachée, usée sur les lombes et tout le train postérieur ; la peau est parfois écorchée. Si on porte la main sur ces régions, on provoque de la part du malade des mouvements particuliers de la tête et des lèvres comparables à ceux que l'on détermine chez les sujets galeux. Les animaux maigrissent, leur arrière-train s'affaiblit, ils ont une démarche hésitante, trottinante, ils harpent et ne peuvent plus suivre le troupeau. Puis la paralysie survient, bientôt suivie de mort.

Ces symptômes évoluent sans fièvre, en deux à quatre mois en hiver.

ANATOMIE PATHOLOGIQUE. — Au simple examen macroscopique, les lésions ne sont pas appréciables. On a signalé diverses lésions : altération du sang (Gilbert), inflammation chronique de la pie-mère et de la moelle dans la région lombo-sacrée (Trasbot), sclérose des cordons postérieurs de la moelle (auteurs allemands), névrite des nerfs périphériques (Besnoit et Morel).

DIAGNOSTIC. — Il devient très facile lorsque le prurit apparaît.

PRONOSTIC. — Très grave. Tous les malades succombent après un temps variable.

TRAITEMENT. — Il est nul. Il est préférable de sacrifier les animaux dès le début, alors qu'ils peuvent être encore vendus pour la boucherie.

TRÉPAN. — Instrument formé d'un arbre, sorte de vilebrequin, et d'un trépan proprement dit (fig. 1750), dont on se sert pour la trépanation.

TRÉPANATION. — Opération qui consiste à ouvrir la cavité des sinus frontal ou maxillaire inférieur (fig. 1753 et 1754), de façon à permettre l'écoulement du pus qui s'est formé dans ces cavités, lors de collection purulente, ou afin d'extirper des tumeurs des sinus ou de repousser une molaire supérieure cariée. Dans ces deux derniers cas, on doit ouvrir largement les sinus, après trépanation. Voy. SINUS (*Anatomie* et *Pathologie*).

ASSUJETTISSEMENT. — Le cheval est couché sur le côté opposé ; on lui enlève sa bride ou son licol.

INSTRUMENTS. — Bistouri convexe, pinces, rugine, trépan (fig. 1750) ou tréphine (fig. 1751), tirefond (fig. 1752), rénette, ciseaux courbes, sonde en S, drain en caoutchouc fenêtré.

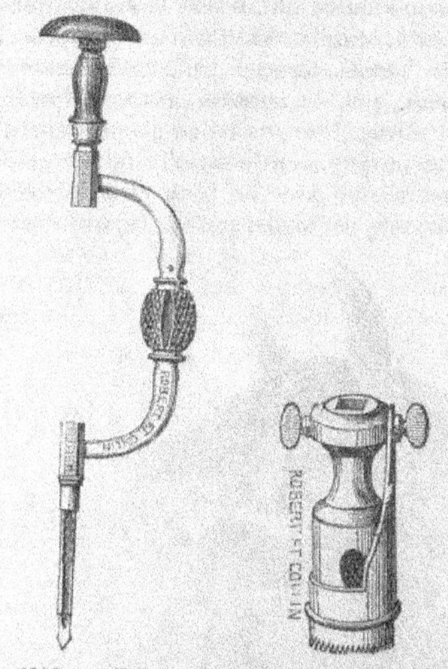

Fig. 1750. — Trépan de Bichat, modifié par Charrière. — Anneau curseur en maillechort.

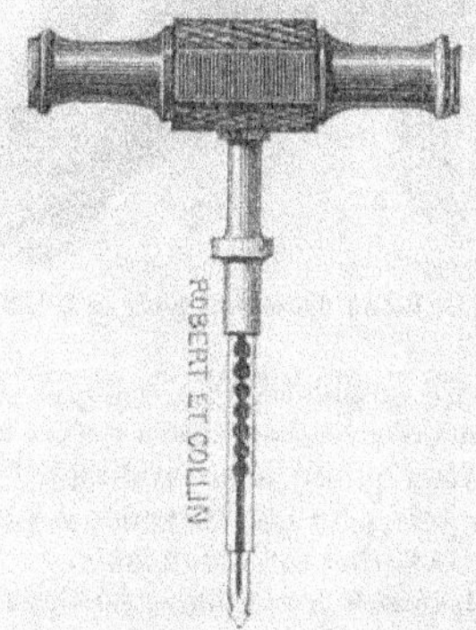

Fig. 1751. — Tréphine avec couronne munie d'un curseur.

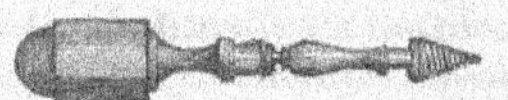

Fig. 1752. — Tirefond sur manche.

TECHNIQUE. — *Premier temps : Incisions cutanées en V.* — On fait à la peau deux incisions en V dont le lieu d'élection (fig. 1755) est, pour l'une, à égale distance de l'angle interne de l'œil et de la ligne médiane de la tête et, pour l'autre, un

peu en avant de la crête zygomatique et près de son extrémité. On dissèque les deux lambeaux cutanés ainsi délimités; on rugine ensuite la surface de l'os. Cagny préfère une seule incision dans le sens des poils, assez longue pour qu'en écartant les lèvres de la plaie formée, on puisse faire passer la couronne du trépan, il ne rugine pas l'os; après guérison, la cicatrice est invisible.

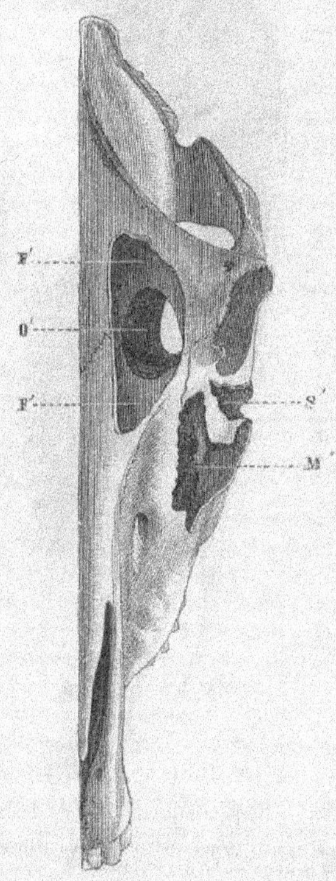

Fig. 1753. — Disposition anatomique du sinus.

F, frontal ; S, sinus maxillaire supérieur; M, sinus maxillaire inférieur; C, conduit maxillo-dentaire.

Deuxième temps : Trépanation. — On prépare le trépan de façon que sa pointe dépasse de quelques millimètres le bord de la couronne et que le curseur soit arrêté sur celle-ci à un centimètre du bord (Cadiot). On applique la pointe au centre de la portion osseuse mise à découvert et on manœuvre l'instrument. Avec la rénette, on émousse les bords des ouvertures. Avec les ciseaux courbes introduits dans l'ouverture inférieure, on détruit la mince paroi osseuse qui sépare les deux sinus maxillaires. Ensuite on irrigue abondamment les cavités des sinus avec une solution antiseptique tiède.

On explore avec le doigt le plancher des sinus maxillaires et on se rend compte s'il n'existe pas de carie dentaire. On peut être

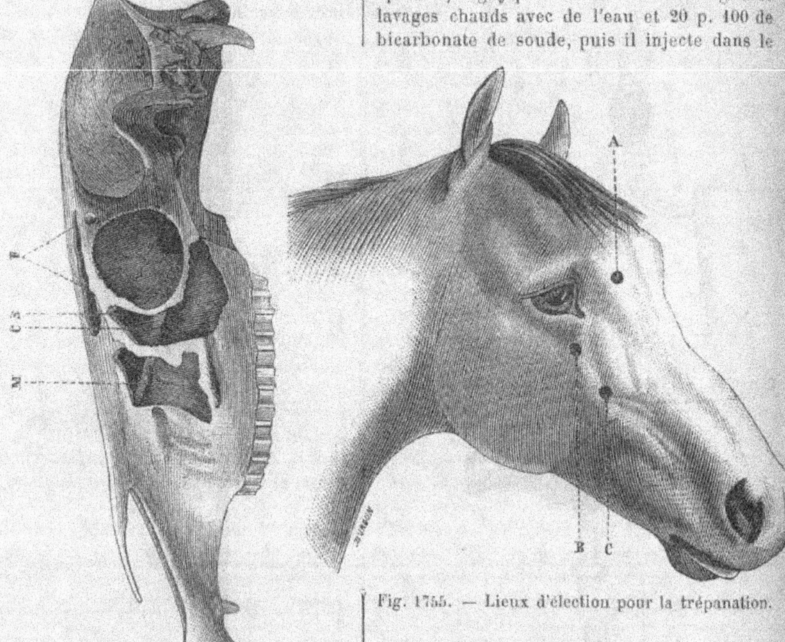

Fig. 1754. — Disposition anatomique des sinus.

F, F, sinus frontal; C, ouverture de communication du sinus frontal avec le sinus maxillaire supérieur; S, sinus maxillaire supérieur; M, sinus maxillaire inférieur.

obligé de compléter l'opération par le refoulement d'une molaire (Voy. DENTS).

Troisième temps : Fixation du drain. — A l'aide de la sonde en S, on passe le drain; on le maintient en place par deux chevilles de bois qui en traversent les extrémités. Cette application est inutile dans la plupart des cas.

SOINS CONSÉCUTIFS. — Durant les jours qui suivent l'opération, on fait de fréquentes injections antiseptiques, solution phéniquée (2 p. 100), crésylée (3 p. 100), de permanganate de potasse (2 p. 1000), etc.; puis au bout d'une semaine, on a recours aux injections astrin-

gentes, solutions d'alun (3 p. 100), de sulfate de fer, de cuivre (3 p. 100), eau blanche, solution iodo-iodurée, etc. Il sera bon de varier les substances employées. Ce n'est qu'après un certain temps, lorsque l'affection traîne en longueur, que l'on aura recours aux injections substitutives. Si le pus est en plaques dures et épaisses, Cagny pour le ramollir fait de grands lavages chauds avec de l'eau et 20 p. 100 de bicarbonate de soude, puis il injecte dans le

Fig. 1755. — Lieux d'élection pour la trépanation.

sinus 1 à 5 grammes d'un mélange d'huile et d'essence de térébenthine à parties égales; il faut parfois quinze jours avant que le sinus soit assez vidé pour que le liquide des lavages coule par la narine correspondante.

Généralement la sécrétion se tarit peu à peu, et au bout de quatre à six semaines la guérison survient. Dès que la suppuration est tarie, on enlève le drain et on laisse se fermer l'ouverture du sinus frontal.

Trépanation du cornillon. — Elle s'effectue à la base du cornillon, lors d'inflammation suppurative de la muqueuse qui tapisse sa cavité et qui se propage généralement à la muqueuse du sinus frontal. Aussi, on préfère évacuer le pus, par la trépanation du sinus frontal, près de l'angle de l'œil.

TRÉPHINE. — C'est un trépan dont l'arbre est remplacé par une poignée analogue à celle d'une vrille (fig. 1751).

TRICHIASIS. — Déviation des cils en arrière, vers le globe de l'œil, la paupière ne participant pas à cette déviation.

Étiologie. — Il est ordinairement dû à l'inflammation chronique de la paupière.

Symptomatologie. — Il s'accompagne presque toujours de conjonctivite ou de kératite.

Traitement. — On traitera en arrachant les cils déviés.

Si ce moyen ne suffit pas, on coupera le bord de la paupière qui les porte.

TRICHINE (*Trichina spiralis*). — Helminthe nématoïde. A l'*état adulte*, c'est un ver blanc, à

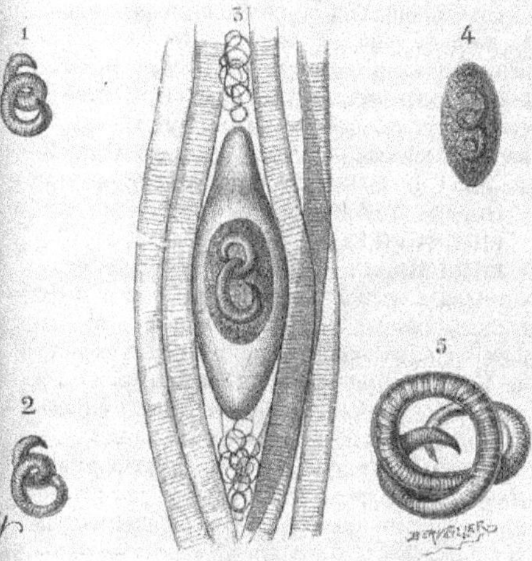

Fig. 1756. — Trichine.

1 et 2, trichines déjà parvenues dans le tissu musculaire, mais non encore enkystées. — 3, trichine enkystée dans le tissu musculaire. — 4, Le kyste est limité par une membrane qui montre, par transparence, la masse granuleuse interne où la trichine se trouve incluse. — 5, trichine extraite du kyste et très grossie (J. Chatin).

peine visible à l'œil nu, dont le corps capillaire, un peu obtus et arrondi en arrière, est aminci à son extrémité antérieure, qui présente une petite papille perforée en bouche, à laquelle fait suite un conduit digestif rectiligne, à parois distinctes, ouvert dans une dépression de l'extrémité postérieure. Il existe des mâles et des femelles, ces dernières beaucoup plus nombreuses que les mâles. Les mâles ont 1mm,5 de long environ, et les femelles, 3 à 4 millimètres et 60 μ d'épaisseur. La trichine est ovovivipare et la femelle pond des embryons bien formés. Les trichines adultes vivent dans l'intestin des mammifères et des oiseaux (fig. 1756).

A l'*état larvaire*, les trichines se trouvent dans des kystes des faisceaux primitifs des muscles des mammifères, exceptionnellement dans le tissu adipeux et dans les parois intestinales. Elles sont enroulées en S ou en spirale; leur corps, capillaire et atténué aux extrémités, mesure un millimètre de long sur 40 μ d'épaisseur.

TRICHINOSE. — Maladie causée par la pénétration dans l'organisme de la *Trichina spiralis*. Ce parasite, ingéré à l'état larvaire avec des viandes infectées, devient sexué dans l'intestin et engendre d'abord une *trichinose intestinale* qui est la première phase évolutive de la maladie. Puis les trichines adultes se développent rapidement, les femelles pondent des embryons qui pénètrent dans le courant circulatoire et sont transportés dans les muscles où ils s'enkystent. Alors apparaît la *trichinose musculaire*, seconde phase évolutive de la maladie.

Étiologie. — La trichinose peut affecter tous les mammifères sans exception; elle est surtout fréquente chez l'homme, le porc, les petits rongeurs. Chez les oiseaux, la phase intestinale existe seule. Chez les animaux à sang froid, le développement ne se fait pas.

Les animaux s'infectent en mangeant des *viandes trichinées*, renfermant des larves de trichines enkystées. C'est ainsi que l'homme s'infecte en mangeant de la viande de porc trichinée; le porc se contamine en mangeant des petits rongeurs trichinés (rats, souris) ou des excréments humains contenant des trichines adultes ou embryonnaires.

Après ingestion de viande trichinée, les larves deviennent libres dans l'intestin; elles sont sexuées après quatre ou cinq jours et la ponte des femelles commence dès le sixième jour, pour se prolonger pendant un mois ou six semaines; chaque femelle peut pondre de dix à quinze mille embryons, qui perforent les parois intestinales, gagnent la circulation de retour ou y sont portés directement par les femelles (Askanazy), puis se répandent dans tout l'organisme et se fixent surtout dans les muscles où ils s'enkystent.

La maladie est rare en France, où elle n'est guère observée sur l'homme qu'à la suite de l'ingestion de viandes de porcs d'Amérique. Moins rare en Allemagne, elle est plus fréquente en Danemark, en Suède, en Russie, en Amérique, aux États-Unis.

Symptomatologie. — La phase intestinale passe souvent inaperçue; ce n'est que lors d'infestation massive que l'on constate des troubles intes-

tinaux : diarrhée, perte de l'appétit, grincements de dents, douleurs abdominales ayant la
forme de coliques sourdes, parfois péritonisme.
Puis les embryons entraînés par le sang s'arrêtent dans le tissu conjonctif interfasciculaire
des muscles ; là ils s'enkystent à l'intérieur de
petites logettes ovoïdes à paroi fibro-adipeuse
dues à l'irritation des tissus par les parasites
faisant fonction de corps étrangers. Ces kystes
ont 0^{mm},4 de long sur 0^{mm},25 de large; on peut
en trouver deux ou trois superposés, avec
l'aspect de grains d'un chapelet; parfois il
existe deux parasites dans le même kyste, dont
les parois, à la longue, peuvent subir la dégénérescence graisseuse ou calcaire. Cette trichinose
musculaire se manifeste par des symptômes
vagues : raideur des membres, difficulté de la
marche, parfois apparence de paraplégie, difficulté de la mastication, voix rauque, etc. Certains animaux peuvent succomber, mais le plus
souvent, les porcs se rétablissent peu à peu et
engraissent.

DIAGNOSTIC. — Il est difficile du vivant du
malade, mais facile au simple examen microscopique des viandes trichinées. Sur le vivant,
il faut, comme pour l'examen des viandes suspectes, posséder un petit fragment de muscles
pour le soumettre à l'examen microscopique
(Moussu, *loc. cit.*). On l'obtient par le procédé
du *harponnage*, qui consiste à enfoncer dans les
muscles de l'animal ou dans le bloc de viande
suspect, un trocart à encoche coupante qui,
en le retirant, ramène un petit fragment. On
dissocie ensuite quelques faisceaux musculaires
sur une lamelle, on les écrase entre deux
lames et on les examine à un faible grossissement. Les trichines doivent être recherchées de
préférence vers l'extrémité des muscles, près
des insertions ligamenteuses, tendineuses ou
osseuses ; le lard en contient très peu. Les
trichines se rencontrent surtout dans le dia-

éviter la contamination du porc ; surveiller
son alimentation ; si on lui donne des matières animales, les couper finement avant la
cuisson ; s'abstenir de donner des détritus
crus.

Les viandes trichinées doivent être saisies,
bien qu'il ait été démontré que la cuisson *parfaite* détruise la vitalité des parasites (ceux-ci
sont tués vers 54° centigrades); la salaison ordinaire ne détruit pas ou peu cette vitalité. —
Dans tous les cas, la viande de porc, même non
suspecte, devra être mangée bien cuite.

TRICHODECTE. — Genre de poux qui
vivent à la surface de la peau des mammifères
et déterminent l'affection cutanée connue sous
le nom de *phtiriase* ou *pouillottement*. — Les
principales espèces sont : le *trichodecte poilu* et
le *trichodecte pubescent*, qui vivent sur le cheval
et l'âne ; le *trichodecte scalaire*, qui vit sur le
bœuf; le *trichodecte sphérocéphale*, qui vit sur le
mouton ; le *trichodecte large*, qui vit sur le
chien, etc. (Voy. PHTIRIASE et POUX).

TRICHOPHYTON. — Voy. TEIGNE.

TRIJUMEAU. — Nerf de la cinquième paire
cranienne, encore appelé *trifacial*. Il a deux
racines, une sensitive et une motrice, est très
développé, se subdivise en un grand nombre
de branches, qui innervent presque tous les
organes de la tête, et a des connexions intimes
avec le système du grand sympathique.

TRISMUS (τρισμός, de τρίζω, je grince; all.
Mundklemme; angl. *trismus, locked jaw*; it. et
esp. *trismo*). — Serrement des mâchoires par
la contraction spasmodique des muscles élévateurs du maxillaire inférieur, qui fait que la
bouche demeure forcément fermée ; il est ainsi
nommé à cause du grincement des dents qui
l'accompagne et s'observe surtout dans le
tétanos.

TROCART. — Poinçon cylindrique, monté
sur un manche, à extrémité pointue et triangu-

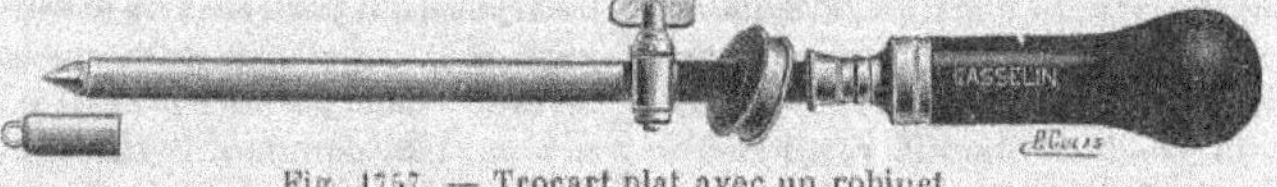

Fig. 1757. — Trocart plat avec un robinet.

phragme, les muscles des épaules, les psoas,
les muscles des cuisses.

PRONOSTIC. — Bénin pour les malades, sauf
lors d'infestation massive. Cependant la trichinose est grave en raison de la transmission
possible à l'homme.

TRAITEMENT. — Le *traitement curatif* est nul.
Le *traitement prophylactique* doit tendre à

laire, contenu dans une canule proportionnée
à son volume. Cet instrument sert à pratiquer
des ponctions dans les cavités naturelles (thoracentèse, paracentèse, entérotomie, etc.) ou
accidentelles (abcès, kystes, etc.). Il est d'un calibre variable ; le trocart ordinaire a les dimensions d'une petite plume d'oie ; le trocart pour la
ponction du cæcum, chez le bœuf, est beaucoup

plus gros, tandis que le trocart capillaire est à

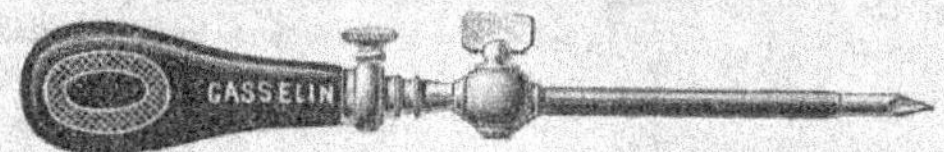

Fig. 1758. — Trocart rond, avec un robinet, pour molettes et vessigons (Gasselin).

peine plus gros qu'une aiguille (fig. 1757, 1758 et 1759).

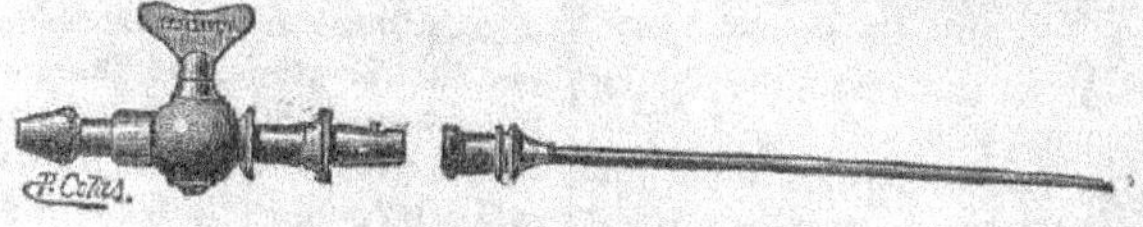

Fig. 1759. — Trocart-aiguille à baïonnette (Gasselin).

TROCHISQUE. — Nom donné autrefois à des médicaments composés d'une ou de plusieurs substances sèches réduites en poudre, et auxquels on donnait la forme d'une tablette ronde, à l'aide d'un intermède non sucré, mucilage, mie de pain, suc végétal, etc. On a ensuite fait des trochisques coniques, cubiques, pyramidaux. L'usage des uns et des autres est généralement abandonné. — *Trochisques escarrotiques.* Ils sont composés d'une partie de sublimé corrosif, de deux parties d'amidon en poudre, et de mucilage de gomme adragant et utilisés comme vésicants antiseptiques dans les trajets fistuleux (*Javart*).

TROPHIQUE. — Qui concerne la nutrition: *troubles trophiques*, troubles de la nutrition; *nerfs trophiques*, les nerfs vaso-moteurs.

Dict. vétérinaire.

TROT (all. *Trott* ; angl. *trot* ; it. *trotto* ; esp. *trote*). — Allure sautée, dans laquelle les membres sont associés par bipèdes diagonaux et font entendre deux battues à chaque pas, chaque battue étant séparée de la suivante par une période de suspension (Montané, *loc. cit.*).

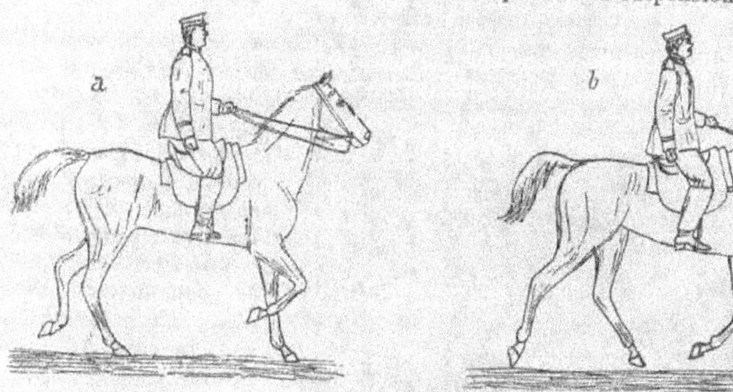

Fig. 1760. — Cheval au trot.

a, appui diagonal gauche : *b*, suspension ; *c*, appui diagonal droit (Montané).

Dans l'allure du trot, les déplacements latéraux du centre de gravité sont très peu étendus et l'équilibre est très stable ; au contraire, les déplacements verticaux du centre de gravité sont accusés et les *réactions* sont accentuées.

Dans le *trot assis*, le cavalier subit ces réactions et doit les annuler par la souplesse de son rein.

Dans le *trot enlevé*, ou *trot à l'anglaise*, le cavalier escamote une battue sur deux en se soulevant d'une façon rythmique sur ses genoux et les étriers.

On dit que le cavalier *trotte à gauche* ou à *droite*, suivant qu'il retombe sur la selle au moment de l'appui du bipède diagonal gauche ou droit (fig. 1760). Il en résulte un surcroît de fatigue pour les membres à l'appui ; aussi il est indiqué de varier le sens du trot, en changeant le membre sur lequel on trotte.

La longueur de l'enjambée dans le trot est en moyenne de 2ᵐ,40. La vitesse est en moyenne de 200 à 240 mètres à la minute ; les règlements de cavalerie la fixent à 200 mètres à la minute, ce qui représente 12 kilomètres à l'heure.

Le *traquenard* est un trot désuni (Voy. TRAQUENARD).

Le *flying-trot* ou *trot de course* est un trot très allongé, dans lequel les battues diagonales sont partiellement dissociées ; en outre, ce trot se caractérise par la longueur des foulées et la grande durée de la période de suspension. Ce trot expose les animaux à s'atteindre les pieds antérieurs avec les postérieurs ; c'est pourquoi on protège les canons, les paturons, les couronnes des trotteurs avec des guêtres, des appareils spéciaux (Voy. fig. 446, t. I, p. 325).

TROTTEURS (CHEVAUX). — Tous les chevaux

service, de selle ou d'attelage. Il en existe beaucoup de variétés, qui toutes ont été obtenues en croisant les étalons orientaux avec les juments indigènes du pays de production.

Ce sont généralement des animaux forts, moins légers que les chevaux de courses au galop. Les épreuves qu'ils subissent avant d'être utilisés comme reproducteurs sont de deux sortes : courses au *trot monté*, ou au *trot attelé*. Il en résulte une différence dans leur conformation. Dans les pays où prédominent les courses au trot attelé, les chevaux ont une belle ligne dessus, longue, horizontale, mais un peu faible. C'est le type du trotteur russe, de la *race Orloff.*

Les chevaux de courses au trot monté sont moins légers, moins jolis, plus forts et plus puissants, comme les *trotteurs américains.*

Mais à ce point de vue les plus beaux et les plus forts sont les *anglo-normands* du type de *Azur.*

Les Anglais ont créé, sous le nom de *hackneys* ou *trotteurs de Norfolk* (fig. 1761), une population rustique destinée surtout à fournir des chevaux de service. Le gouvernement français en a placé quelques-uns comme étalons de croisement en Bretagne ; les résultats obtenus paraissent satisfaisants.

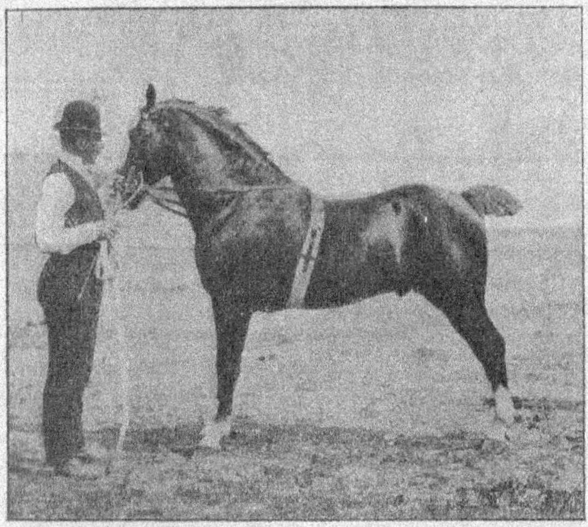

TROUSSE-PIED. — Moyen de contention du cheval. Lanière de cuir, avec laquelle on tient rapprochés le paturon et l'avant-bras du cheval (Voy. CONTENTION, t. I, p. 289).

TRUIE. — Femelle du porc. Voy. PORC.

TRYPANOSOMES. — Infusoires flagellés, parasites du sang. Ils apparaissent dans le sang frais, sous l'aspect d'un vermicule très mobile, pourvu d'une membrane ondulante et d'un long flagelle ; l'extrémité postérieure (celle qui est opposée au flagelle) est toujours amincie.

Ces parasites se rencontrent dans le sang de tous les mammifères. Ils engendrent, chez les animaux, diverses maladies qui ont entre elles de nombreuses analogies : leur évolution est marquée dans tous les cas par une anémie progressive, terminée par des paralysies du train postérieur, et en outre par le contraste qui existe entre des

Fig. 1761. — Trotteur de Norfolk.

peuvent marcher à l'allure du trot, plus ou moins vite et plus ou moins longtemps. Mais on désigne surtout sous le nom de *trotteurs* des chevaux ou juments qui suivent un entraînement spécial, et sont destinés à fournir des reproducteurs pour l'amélioration des animaux de symptômes généraux graves, un amaigrissement rapide et la conservation de l'appétit et l'intégrité des grandes fonctions. A l'autopsie, on ne trouve que des lésions très peu étendues.

Ces maladies présentent également d'étroites analogies au point de vue étiologique. Les trypanosomes sont entretênus en permanence dans l'organisme d'animaux tolérants, bœuf pour le surra, animaux sauvages pour le nagana, etc., qui les hébergent pendant un temps indéfini. La maladie est ensuite transmise d'un animal infecté à un autre sain, par l'intermédiaire d'insectes armés. Les équidés sont surtout infectés.

Il existe de nombreuses formes de « maladies à trypanosomes ». Chaque jour on décrit des infections nouvelles. Les formes connues sévissent surtout en Asie et en Afrique et causent des dommages considérables. Nocard et Leclainche décrivent quatre maladies à trypanosomes.

Dourine. — Nous avons fait une description particulière pour la *dourine*. Voy. t. I, p. 383

Mal de Cadera. — Étiologie. — S'observe sur le cheval dans l'Amérique du Sud. Il est probable que les mouches transmettent la maladie.

Symptomatologie. — Amaigrissement rapide ; accès fébriles, parésie des membres postérieurs puis paralysie. Durée variable, un mois à un an.

Nagana. — Étiologie. — Dû au *Trypanosoma Brucei*. Sévit dans l'Afrique centrale et australe, affecte surtout les solipèdes. Le nagana est consécutif à la piqûre de la mouche « tsé-tsé », qui inocule le trypanosome.

Symptomatologie. — Symptômes généraux graves, abattement ; catarrhe purulent de la conjonctive et de la pituitaire ; œdèmes durs des membres et de la partie inférieure du tronc, anémie, cachexie, conservation de l'appétit ; mort.

Traitement. — Composés arsenicaux.

Surra. — Étiologie. — Maladie due au *Trypanosoma Evansi*, qui sévit en Asie particulièrement dans les Indes, surtout sur les solipèdes. Le surra est transmis par l'intermédiaire d'insectes armés et notamment du taon des tropiques.

Symptomatologie. — Il se manifeste par des accès, qui deviennent progressivement plus graves et au cours desquels on observe de la fièvre, la conservation de l'appétit, de l'abattement, des pétéchies à la conjonctive, des œdèmes, de l'émaciation musculaire et, dans les dernières périodes, de la parésie du train postérieur. Durée de l'évolution : quarante-cinq à soixante jours.

Diagnostic. — Rechercher le parasite dans le sang.

Traitement. — Acide arsénieux à doses croissantes. Alimentation abondante.

TUBAIRE. — Qui a rapport aux trompes de Fallope : *gestation tubaire*. — Qui paraît se produire dans un tube : *souffle tubaire* (Voy. Auscultation et Pneumonie).

TUBERCULE (all. *Tuberkel* ; angl. *tubercle* ; it. *tuberculo* ; esp. *tuberculo*). — En anatomie pathologique, petite tumeur, dont l'aspect, la consistance, la structure même, varient suivant l'époque de son évolution et qui constitue la lésion caractéristique de la morve et de la tuberculose.

Tubercule morveux. — Voy. Morve. — Il débute dans le voisinage d'une bronche ou d'une artère, sur la plèvre ou en plein parenchyme, par une hémorragie, liée sans doute à une thrombose vasculaire d'origine microbienne. Les tubercules adultes, irrégulièrement disséminés, se présentent sous la forme d'un noyau arrondi, du volume d'un grain de mil à celui d'un pois ; les plus superficiels soulèvent légèrement la plèvre ; ils donnent la sensation d'un corps fibreux dur, enchâssé dans le tissu élastique de l'organe. Sur la coupe, le tubercule montre une coque fibreuse épaisse, et un contenu caséeux blanc sale, détaché facilement par le grattage. Leur paroi est épaissie et intimement confondue avec le parenchyme.

Le tubercule morveux se rencontre aussi avec les mêmes caractères, caséeux en son centre, induré à sa périphérie, dans les autres parenchymes.

Tubercule de la tuberculose. — Le tubercule miliaire a l'aspect d'une petite masse arrondie, du volume d'un grain de mil, grisâtre, à demi-transparente, entourée d'une légère auréole inflammatoire ; c'est la *granulation grise* de Laënnec. Cet aspect se modifie rapidement par la dégénérescence des parties centrales, qui se transforment en une matière caséeuse, jaunâtre, renfermant des grains calcaires, tandis que les parties périphériques s'épaississent, se densifient et forment une coque fibreuse résistante. En se réunissant, ils constituent des nodules isolés ou confluents. Ces nodules ont parfois une consistance ferme et homogène dans toute leur épaisseur : *tubercules fibreux* des anciens auteurs (Voy. Tuberculose).

TUBERCULINE (*Lymphe de Koch*). — Liquide

brun, sirupeux, limpide, qui est un extrait stérile des cultures du bacille tuberculeux en milieux glycérinés.

L'homme sain est très sensible à l'action de la tuberculine ; au contraire, les animaux sains supportent facilement une injection sous-cutanée de 0cc,5 à 2 centimètres cubes de tuberculine.

Chez les animaux tuberculeux, l'injection sous-cutanée de tuberculine provoque une réaction spécifique très nette, caractérisée par une forte élévation de la température ; cette réaction est utilisée pour le diagnostic de la maladie. Voy. Tuberculose (*Diagnostic*).

Chez l'homme tuberculeux, il suffit de quelques milligrammes pour provoquer de l'hyperthermie et des symptômes généraux graves.

TUBERCULOSE (*Diathèse tuberculeuse, phtisie tuberculeuse, pommelière, phtisie pulmonaire, pleuro-pneumonie tuberculeuse*; all. *Tuberculosis, Perlsucht, Lungensucht, Stiersucht, Franzosenkrankheit, Finnen*; angl. *tuberculosis, phtisic decay*; it. *tuberculosi, tisi*). — Maladie générale, contagieuse, inoculable, commune à toutes les espèces animales et qui est due à la présence dans l'organisme d'un microbe spécifique, le *bacille de Koch* (1).

Historique. — Elle est connue depuis fort longtemps quoiqu'elle ait été confondue autrefois, dans l'espèce bovine, avec des lésions anciennes de péripneumonie et d'échinococcose. Ce n'est qu'en 1811 que Laënnec a spécialisé la lésion tuberculeuse au point de vue anatomo-pathologique et proclamé l'unité des formes diverses de la *phtisie pulmonaire*. Gürlt, en 1831, signala l'analogie de la pommelière des vaches et de la phtisie humaine. Plus tard, les histologistes allemands combattirent la doctrine de l'unicité de la tuberculose. En 1865-1866, Villemin (2) démontra que la tuberculose était inoculable en séries et que les inoculations reproduisaient toujours les mêmes lésions. En 1868, Chauveau établit que l'infection chez le veau peut se produire, après l'ingestion de produits tuberculeux. Gerlach, en 1869, obtint la transmission à diverses espèces, à la suite de l'ingestion de tubercules des séreuses, ou du lait provenant de vaches affectées. Des travaux ultérieurs établirent d'une façon certaine l'identité de la tuberculose de l'homme et des mammifères domestiques. Cependant Virchow combattait encore cette doctrine de l'unicité

des diverses formes tuberculeuses. En 1882, Robert Koch isole et cultive le bacille de la tuberculose ; la même année, Ehrlich fait connaître un procédé de coloration spécial au bacille de Koch. En 1884, Koch, dans un long mémoire, étudie l'étiologie de la tuberculose non seulement chez l'homme, mais aussi chez les animaux. En 1887, Nocard et Roux font connaître un procédé rapide de culture du bacille. En 1890, Koch découvre la tuberculine, qui, selon lui, devait rendre les animaux réfractaires à l'inoculation du bacille et arrêter l'évolution de la maladie chez les malades ; mais malheureusement ses prédictions ne furent pas réalisées ! Mais si cette tuberculine était rapidement condamnée comme traitement de la tuberculose humaine, elle devait rendre de grands services pour établir le diagnostic de la tuberculose animale.

Espèces affectées. — La tuberculose affecte tous les mammifères domestiques et les oiseaux. Elle atteint surtout le *bœuf*; elle est commune chez le *porc*, au moins en certaines régions; le *chien* et le *chat* sont assez fréquemment atteints; le *cheval*, le *mouton*, la *chèvre* sont peu exposés ; les *oiseaux de basse-cour*, surtout la poule, le canard, le faisan, sont très exposés. Les animaux sauvages peuvent être également contaminés.

Épidémiologie. — La tuberculose est répandue sur tous les points du globe. Elle semble répartie en foyers, sortes de centres de contagion, d'où elle diffuse dans les régions indemnes.

La France est gravement envahie, notamment en Champagne, en Lorraine, en Brie, en Beauce, où le nombre de vaches tuberculeuses atteint quelquefois 15 à 20 p. 100. Les constatations de Nocard montrent que des étables considérées comme indemnes renferment en réalité 50 à 80 p. 100 de bovidés tuberculeux. On peut admettre que, pour la France, la proportion des bovidés contaminés dépasse 10 p. 100 de l'effectif total. Les États voisins : Belgique, Suisse, Italie, Allemagne, sont infectés au même degré.

En Prusse, dans 358 abattoirs surveillés, sur 1169582 bovidés abattus en 1900, 194787 ont été reconnus tuberculeux, ce qui représente une proportion de 16,65 ; en Saxe, le taux a atteint 30,74 p. 100. En Grande-Bretagne, la maladie décime surtout les races améliorées, Hereford, Shorthorn, Ayr. En Danemark, la proportion des bovidés reconnus tuberculeux après l'épreuve de la tuberculine varie autour de 25 p. 100 (Bang). En Russie, la maladie, à peu près inconnue sur le bétail des steppes, décime les races importées et leurs croisements.

(1) Voy. Nocard et Leclainche, *Maladies microbiennes des animaux.*
(2) Villemin, *Études sur la tuberculose*, Paris, 1868.

En ces derniers temps, la tuberculose est répandue dans le monde entier par le bétail anglais infecté (Nocard et Leclainche).

Étiologie. — La maladie est due à la présence, dans l'organisme, du bacille de Koch. Ce microbe a la forme d'un bâtonnet de 5 à 6 μ de long sur 0,03 à 0,05 μ de large ; il se colore bien par les liqueurs d'Erhlich et de Ziehl. Il est aérobie et cultive facilement, entre 37 et 40°, sur les différents milieux, bouillons, gélose, sérum, pomme de terre..., additionnés de glycérine.

Le bacille tuberculeux est unique ; la variabilité des types bacillaires que l'on rencontre dans les diverses espèces animales, notamment les mammifères et les oiseaux, l'homme et le bœuf, se réduit, en somme, à une adaptation plus ou moins complète au milieu vivant qui les héberge.

Il existe des bacilles *pseudo-tuberculeux*, qui, comme le bacille de Koch, possèdent la « résistance aux acides », mais qui s'en différencient nettement par leur action pathogène et les conditions de leur culture.

L'infection des animaux sains est due à la pénétration des microbes dans l'organisme, ordinairement par les voies respiratoire et digestive ou par effraction des téguments.

Toutes les lésions spécifiques renferment le bacille de Koch et sont par conséquent virulentes. Les produits souillés au contact de ces foyers sont virulents à divers degrés : suppurations tuberculeuses, jetage, mucus pharyngien, salive, lors de tuberculose pulmonaire, l'urine lors de tuberculose du rein ou de la vessie, le lait dans le cas de tuberculose de la mamelle, etc. ; les œufs eux-mêmes pourraient renfermer des bacilles. Le sang et les muscles ne sont que rarement virulents.

Quoique la tuberculose soit très répandue, sa contagiosité est relativement lente. Dans la plupart des cas, la contagion s'opère à la suite d'une cohabitation intime et prolongée. Le bœuf se contamine par l'intermédiaire des aliments, des boissons, des auges, des abreuvoirs, des litières, etc., souillés par le jetage, les déjections virulentes, les expectorations, les écoulements qui proviennent de malades porteurs de lésions tuberculeuses ouvertes, cavernes pulmonaires, ulcérations bronchiques, métrite et entérite tuberculeuses, etc. L'atmosphère de l'étable infectée contient des poussières virulentes, et l'infection par la voie respiratoire se fait très facilement. Les malades porteurs de lésions tuberculeuses fermées ne sont pas dangereux, mais ils sont l'exception. La transmission peut aussi s'opérer par contact direct. La stabulation, les mauvaises conditions hygiéniques, la grande promiscuité, l'introduction fréquente d'animaux étrangers, augmentent les chances d'infection. Certains animaux, surtout les adultes et les vigoureux, résistent pendant un temps plus ou moins long. La contagion est peu à craindre dans les pâturages. La propagation de la maladie s'effectue par le commerce des malades. Chez les veaux, l'infection se fait par le lait tuberculeux pris directement à la mamelle ou bien au seau.

La chèvre peut contracter la tuberculose par cohabitation avec des bovidés tuberculeux et la propager ensuite aux autres chèvres du même troupeau. La prétendue résistance de la chèvre à la tuberculose n'est donc qu'apparente (Moussu).

Le mouton se contamine difficilement, même par cohabitation prolongée avec des vaches tuberculeuses.

La propagation de la tuberculose du porc s'effectue par contagion et par l'alimentation avec des matières virulentes.

Chez le chien et le chat, la tuberculose est souvent d'origine alimentaire. La transmission de la tuberculose de l'homme phtisique au chien, aux oiseaux, notamment aux perroquets, est bien établie.

La réceptivité est variable suivant un certain nombre de causes dont quelques-unes sont encore indéterminées. La facilité avec laquelle les animaux contractent la tuberculose varie non seulement avec l'espèce, mais aussi avec l'individu et avec l'origine du bacille. Nous avons vu plus haut les différences de réceptivité des diverses espèces : le bœuf est l'animal qui contracte le plus facilement la tuberculose.

Mais il existe en outre des variations très grandes de sensibilité individuelle qu'il est impossible de prévoir encore aujourd'hui. Cependant on connaît certaines causes qui influent sur la réceptivité individuelle, notamment l'*âge* :

D'une façon générale, les jeunes contractent plus facilement la maladie que les adultes ; les affections chroniques des voies respiratoires et de l'intestin favorisent l'infection.

L'*hérédité* joue un rôle important ; ce n'est pas la maladie qui se transmet de la mère au fœtus, car des constatations nombreuses ont montré que le passage du bacille de la mère au fœtus, quoique possible, était exceptionnel ; il semble que la mère tuberculeuse transmette à ses produits une prédisposition, une aptitude plus grande à contracter la maladie. « Ce qui est héréditaire, ce n'est donc pas la maladie elle-même, mais la tare organique que développe cette maladie, la qualité des tissus ou des éléments des géniteurs ; et comme cette qualité des tissus se caractérise par une diminution de résistance à l'action du germe tuberculeux, on conçoit combien cette influence peut prendre d'importance dans certaines conditions données. » (Moussu.)

Les *voies de pénétration* du virus sont variées. L'infection accidentelle, consécutive à l'inoculation sur la peau et les muqueuses extérieures, a été signalée. L'infection par les voies digestives est la plus ordinaire ; le bacille pénètre dans l'organisme en divers points de la muqueuse, mais l'intestin constitue la principale voie de pénétration, et les bacilles pénètrent au niveau des organes lymphoïdes, même en l'absence de lésion épithéliale. Les voies respiratoires constituent une autre porte d'entrée et, chez le bœuf, l'appareil respiratoire constitue la voie la plus ordinaire de l'infection tuberculeuse ; les animaux s'infectent par l'inhalation de poussières virulentes. La mamelle peut être infectée directement par le canal du trayon, à la suite d'une souillure par les litières. L'injection intraveineuse est toujours suivie de tuberculose généralisée.

Pathogénie. — Le bacille pénètre dans l'économie par la voie lymphatique. D'ordinaire il provoque, au niveau de sa porte d'entrée, une réaction locale. Dans un tissu peu apte à la pullulation du microbe et chez un organisme résistant, les lésions se bornent là, la lésion reste purement locale, les rares bacilles entraînés en dehors du foyer de culture sont détruits par l'action phagocytaire. Mais chez des organismes plus sensibles, les accidents locaux sont insignifiants, l'infection est étendue ou généralisée d'emblée ; l'invasion se fait du point inoculé aux ganglions lymphatiques les plus proches et de là à la chaîne qui suit ; l'extension des lésions et la propagation aux viscères se fait ensuite avec une rapidité variable. Les voies sanguines jouent également un rôle dans l'extension des tuberculoses accidentelles : les bacilles peuvent, à certains moments, être déversés dans les vaisseaux et déterminer des poussées aiguës (*granulie*). Lors de tuberculose de l'utérus, ou de tuberculose généralisée de la mère, les bacilles peuvent exceptionnellement passer du système circulatoire de la mère à celui du fœtus.

Cependant la présence du bacille de Koch dans un tissu n'est pas une condition suffisante de l'évolution tuberculeuse : le tissu peut réagir, les phagocytes peuvent détruire les bacilles et le tissu reste indemne, ou bien il s'établit une lésion locale qui progresse d'autant plus lentement que le tissu est plus résistant.

Le bacille de Koch exerce sur les tissus une action spéciale qui aboutit à la formation du *tubercule*. Il sécrète des toxines, dont l'action pathogène sur l'organisme est encore peu connue.

Résistance du virus. — Le bacille de Koch est très résistant aux causes ordinaires de destruction : dessiccation, lumière, putréfaction, froid, etc. La résistance à la chaleur est moins considérable ; dans les pulpes d'organes, les crachats, le lait, etc., la virulence est détruite : à 60° en une heure, à 80° en cinq minutes, à 95° en une minute ; le chauffage du lait à 85° tue les bacilles à coup sûr. L'action des antiseptiques est variable suivant qu'ils agissent sur le bacille isolé ou sur les substances virulentes : dans le premier cas, le bacille est tué en trente secondes par l'acide phénique à 5 p. 100, en une minute par l'acide phénique à 1 p. 100, en dix minutes par le sublimé, à 1 p. 1000, etc. (Yersin) ; le suc tuberculeux humain est encore virulent après vingt heures de mélange à parties égales avec les solutions suivantes : sublimé à 1 p. 10000, acide phénique à 1 p. 10, permanganate de potasse à 1 p. 50, etc. (Arloing). En local clos, la virulence des cultures et des crachats disparaît après vingt-quatre heures d'exposition à l'acide sulfureux produit par la combustion de 60 grammes de soufre par mètre cube (Thoinot).

Symptomatologie[1]. — La maladie se manifeste par des états cliniques très différents, non seulement suivant les espèces, mais aussi suivant son siège, son étendue, l'étendue des lésions. Elle peut affecter tous les tissus, toutes les parties de l'organisme. Nous décrirons les formes cliniques les plus fréquentes.

1° Tuberculose du bœuf. — Elle évolue presque toujours sous une forme chronique ; des poussées aiguës peuvent s'observer. Elle attaque les différents appareils, et ces localisations évoluent isolément ou sont diversement associées.

a. Tuberculose des voies respiratoires. — C'est la forme la plus fréquente. Elle affecte la muqueuse ou le poumon.

I. *Bronchite tuberculeuse.* — Les symptômes

[1] Moussu, *Traité des maladies du bétail*, 1 vol. Paris, 1902.

sont ceux de la bronchite (Voy. Bronchite), mais son évolution est beaucoup plus lente. Au début, on observe une toux sèche et avortée, qui devient ensuite grasse et rauque, et se produit facilement sous l'influence des causes irritatives ordinaires, chaleur et froid, poussières, etc. Elle est suivie d'expectoration de mucosités jaune grisâtre, glaireuses, qui sont rejetées au dehors ou le plus souvent dégluties. Si le larynx est affecté, la respiration est ronflante, accompagnée de râle et d'un bruit de cornage, la tête est étendue sur l'encolure, la gorge est très sensible à la pression. L'affection peut persister longtemps sous cet état : cette forme coexiste souvent avec des lésions pulmonaires.

II. *Tuberculose pulmonaire.* — Elle évolue lentement, et peut rester longtemps inconnue. Le premier symptôme consiste en une toux sèche, sifflante, à quintes courtes, se produisant le matin et le soir, sous l'influence de l'air froid ou de l'air chaud, des poussières, de la déglutition des liquides, au début du travail, etc. Plus tard les malades maigrissent, présentent des modifications de l'appétit et parfois des troubles digestifs, météorisation légère avec constipation ou diarrhée. Les animaux de travail s'essoufflent rapidement. Certaines vaches deviennent taurelières. La température reste normale, mais à certains moments on note des hyperthermies subites de 1 degré à 1°,5, sans cause appréciable. Chez les jeunes animaux, la croissance est retardée.

Cependant, en de nombreux cas, les signes généraux font défaut, les animaux gardent leur embonpoint et peuvent engraisser. D'autres, au contraire, placés dans les mêmes conditions, présentent une évolution rapide qui les amène à la phtisie complète en six mois ou un an.

La gestation, l'allaitement, la lactation prolongée, précipitent l'évolution.

A une période plus avancée, l'amaigrissement augmente, la toux, souvent suivie de jetage, est plus fréquente et plus grave, l'anémie et la cachexie se manifestent : l'animal est phtisique. A cette période, le malade offre un aspect particulier : sa maigreur est extrême, le poil est terne et piqué, la peau est sèche, adhérente aux tissus sous-jacents et, lorsqu'on la soulève au niveau des dernières côtes, elle forme un pli qui ne s'efface que lentement ; les reins sont très sensibles à la pression ; l'œil est terne, la physionomie exprime la tristesse ; les muqueuses sont pâles, anémiées ; la sécrétion lactée est diminuée, avec

un lait séreux, plus tard elle disparaît. L'urine est albumineuse (Moussu). La fièvre est continue ou rémittente avec des exacerbations de 1 à 2 degrés et plus, qui se produisent ordinairement le soir. Les troubles digestifs sont plus fréquents : appétit capricieux, anorexie, météorisation chronique et atonie du rumen. La respiration est accélérée, courte, soubresautante ; la toux est fréquente, rauque, quinteuse, sifflante, accompagnée de jetage ou d'expectoration de matières visqueuses, épaisses, jaunâtres ; les pressions des espaces intercostaux, les coups sur la poitrine déterminent une plainte et un accès de toux.

Il est indispensable, lorsque des doutes s'élèvent sur la possibilité de la maladie, d'explorer la poitrine. Au début, la percussion ne donne pas d'indication ; seule l'auscultation décèle une respiration rude et râpeuse. Plus tard, la percussion peut donner de la submatité en un point variable de la poitrine ; souvent elle ne donne rien ; à l'auscultation, la respiration est toujours rude, râpeuse, elle est soufflante en certains points et accompagnée de râles sibilants, muqueux, ronflants ; dans les régions saines, le murmure respiratoire est exagéré. Enfin, à la phase ultime de la maladie, la percussion peut dénoter de la matité, de la submatité ; à l'auscultation, la respiration est sifflante, on entend des bruits de gargouillement, parfois un bruit caverneux continu, un souffle amphorique, etc.

Si les malades ne sont pas abattus, la cachexie augmente encore ; la respiration est courte, précipitée, dyspnéique ; la toux est faible et fréquente, le jetage est continu ; les hémoptysies sont très rares ; on observe du pouls veineux, des œdèmes déclives. Les malades succombent d'épuisement.

b. Tuberculose des voies digestives. — Beaucoup plus rare que la précédente, elle se traduit ordinairement par deux formes cliniques : bucco-pharyngée et intestinale.

I. *Tuberculose bucco-pharyngée.* — Primitive ou secondaire, elle se manifeste par la difficulté de la mastication et de la déglutition, par de la salivation mousseuse, parfois par du pharyngisme avec rejet des bols alimentaires mastiqués. A l'examen de la bouche, on peut trouver des lésions de glossite locale ou générale que l'on ne devra pas confondre avec la *langue de bois* actinomycosique, ou bien des lésions de stomatite ulcéreuse ; les ulcères ont les dimensions d'une pièce de un franc à celles d'une pièce de cinq francs et sont recouverts d'un exsudat gris jaunâtre.

Les lésions peuvent persister longtemps. A une période ultime, l'alimentation du malade est impossible et il succombe.

II. *Tuberculose intestinale.* — Lors de lésions étendues, on observe de la météorisation chronique, du péritonisme, des coliques intermittentes, des alternatives de constipation et de diarrhée, plus tard une diarrhée incoercible qui épuise les malades; les excréments ont une odeur fétide. L'extension aux ganglions sous-lombaires et aux autres organes se fait rapidement.

La *tuberculose du foie, de la rate*, ne se manifeste par aucun signe évident : dyspepsie, ascite ?

c. **Tuberculose des séreuses.** — C'est la forme la plus fréquente, après la tuberculose pulmonaire. Les séreuses pleurale et péritonéale sont affectées isolément ou le plus souvent en même temps que les viscères.

La tuberculose pleurale, sans lésion pulmonaire, est difficile à déceler. Les symptômes généraux sont ceux de la tuberculose pulmonaire : amaigrissement, diminution de l'appétit, fièvre, cachexie progressive. Les symptômes locaux sont vagues : la pression des espaces intercostaux, la percussion du thorax sont très douloureuses; il y a parfois de la submatité ou de la matité dans les régions inférieures; l'auscultation donne des signes variables : atténuation du murmure par places, râles, craquements humides. On peut observer du pouls veineux. La respiration est fréquente et pénible. La toux est petite, sèche, quinteuse, douloureuse; lors de lésions du poumon, elle a les caractères de celle de la tuberculose pulmonaire.

Le péricarde peut être atteint avec les plèvres. La péricardite tuberculeuse a les caractères des péricardites ordinaires avec pouls veineux des jugulaires, mais l'épanchement est peu abondant.

La tuberculose du péritoine ne provoque pas de troubles bien nets, car l'épanchement liquide est très peu abondant. Il existe du météorisme permanent; en outre le flanc droit est également distendu et l'abdomen acquiert une forme particulière (*péritonisme*). A la palpation, la paroi abdominale se laisse déprimer difficilement, semble épaissie, et donne la sensation d'un plastron matelassé, qui ne permet plus de sentir les organes sous-jacents et leur contenu.

d. **Tuberculose ganglionnaire.** — Elle est toujours secondaire aux diverses localisations tuberculeuses; on ne trouve jamais de lésions tuberculeuses du poumon, des plèvres, des voies intestinales, etc., sans que les ganglions du voisinage ne soient envahis. Dans certains cas, les lésions ganglionnaires sont prédominantes et les lésions des organes sont peu étendues, parfois difficilement visibles à l'œil.

La tuberculose ganglionnaire se présente sous diverses formes, dont deux sont fréquentes : la tuberculose rétro-pharyngée et celle des ganglions du médiastin.

I. *Tuberculose rétro-pharyngée.* — Elle affecte les ganglions rétro-pharyngiens. Ceux de la chaîne cervicale, sous-glossiens, sous-atloïdiens, préparotidiens, ainsi que les ganglions préscapulaires et ceux de l'entrée de la poitrine, peuvent être également envahis.

Les signes peuvent rester longtemps inaperçus.

On constate une déformation de la région de la gorge, de l'auge; à la palpation, on sent les ganglions hypertrophiés, durs, assez sensibles. Cette hypertrophie est rarement symétrique. Il peut exister de la gêne de la déglutition, parfois du cornage. Lorsque les ganglions de la chaîne cervicale sont envahis, les gouttières jugulaires sont effacées et la région trachéale est empâtée (Moussu). Si les ganglions de l'entrée de la poitrine sont atteints, on peut les sentir, hypertrophiés et indurés, entre les deux premières côtes, de chaque côté de la poitrine. L'envahissement des ganglions brachio-scapulaires est souvent indiqué par une boiterie due à la compression du nerf radial (Hamoir).

II. *Tuberculose du médiastin.* — Lorsque les *ganglions médiastinaux antérieurs* sont pris, ils déterminent la stase sanguine jugulaire et le pouls veineux par compression de la veine cave antérieure, des troubles de la déglutition, de la respiration, de la circulation par compression de l'œsophage, de la trachée et des nerfs de l'entrée de la poitrine.

Si ce sont les *ganglions médiastinaux postérieurs* qui sont atteints, l'œsophage, les nerfs œsophagiens sont comprimés et on observe de la difficulté de la déglutition, avec météorisme presque permanent; les malades maigrissent rapidement.

e. **Tuberculose de la mamelle.** — Primitive ou secondaire, elle affecte habituellement un seul quartier, postérieur de préférence. Au début, on constate une tuméfaction indolore, diffuse ou localisée en foyers; le quartier donne un lait d'apparence normale, mais peu abondant. Plus tard, la tuméfaction se densifie et il persiste des noyaux indurés; les ganglions rétro-mammaires sont gros et durs, quand les quartiers postérieurs sont atteints. Le lait devient séreux, grumeleux, jaunâtre, puis sa sécrétion se tarit. La mamelle reste hypertrophiée, dure, fibreuse.

f. Tuberculose des organes génitaux. — I. *Mâles.* — Les lésions portent sur le pénis, sur les testicules et les glandes annexes.

Sur le pénis, les tubercules siègent sur la muqueuse ou la couche sous-muqueuse ; les lésions étendues provoquent de l'œdème et l'induration du fourreau (Nocard et Leclainche). Le mâle atteint de lésions du pénis peut transmettre directement la tuberculose à la femelle par copulation.

Le testicule est rarement atteint ; on observe les symptômes de vaginalite et d'orchite.

L'envahissement de la prostate se traduit par des troubles urinaires, efforts de miction, d'expulsion, etc. L'exploration rectale peut donner des indications.

II. *Femelles.* — Les tuberculoses vulvaire et vaginale se traduisent par la tuméfaction, l'induration scléreuse de la vulve et la présence de nodules tuberculeux ; des ulcérations douloureuses siègent vers la commissure supérieure.

Lors de tuberculose de l'utérus, on observe les signes de la métrite purulente chronique, écoulement permanent de muco-pus jaune grisâtre, grumeleux ou granuleux. A l'exploration rectale, les parois utérines sont épaissies, indurées, bombées ; les cornes, l'utérus sont déformés.

Les trompes, l'ovaire peuvent être envahis ; à l'exploration rectale, on peut les sentir hypertrophiés, indurés, déformés.

En outre, lors de tuberculose génitale, les ganglions sous-sacrés et sous-lombaires sont augmentés de volume, indurés ou caséeux.

g. Tuberculose du cerveau et de la moelle. — Elle se manifeste par des symptômes variables suivant le siège, l'étendue des lésions et la rapidité de l'évolution.

Au début, on observe de l'hébétude, des signes de faiblesse générale, puis des signes de méningite ou de méningo-encéphalite avec troubles de la locomotion et des grandes fonctions, démarche vacillante ou irrégulière, boiteries sans cause appréciable, positions particulières, marche en cercle, etc., accès épileptiformes, contractures musculaires, opisthotonos, troubles de la vision, inégalité pupillaire, difficultés de la déglutition, signes de tournis, d'immobilité, etc.

h. Tuberculose de l'œil. — S'exprime par de l'iritis avec ophtalmie externe, photophobie, trouble de la cornée et de l'humeur aqueuse ; plus tard l'œil s'atrophie.

i. Tuberculose des os et des articulations. — La première siège principalement sur les os du crâne et sur la tige vertébrale. Les symptômes sont ceux de l'ostéomyélite avec destructions de tissu osseux et déformation locale.

La tuberculose des articulations se manifeste par les symptômes de l'arthrite close avec tuméfaction locale étendue et boiterie d'intensité variable. Pour Guillebeau et Hess, un grand nombre d'accidents désignés sous le nom d'*efforts* ou *arthrites rhumatismales* (surtout au grasset) sont d'origine tuberculeuse.

j. Tuberculose cutanée. — Elle est rare et se caractérise par de petites tumeurs intra ou sous-cutanées, dures, de la grosseur d'un pois ou d'une noix, cantonnées dans certaines régions, surtout sur la queue, ou disséminées sur tout le corps ; elles sont fibreuses ou renferment des foyers caséeux ou calcaires.

k. Tuberculose aiguë, septicémie tuberculeuse ou granulie. — Au cours de l'évolution d'une des formes chroniques précitées, il peut se produire, sous l'influence de causes diverses, des poussées aiguës, intermittentes ou continues, qui aboutissent à la mort.

On note des symptômes généraux graves : le malade est triste, abattu ; l'appétit est supprimé, la rumination est suspendue ; la température monte à 39, 40° et plus, avec des rémissions matinales ; la respiration est accélérée, le poumon est le siège de poussées congestives, les parois thoraciques sont très sensibles ; le pouls est vite et petit ; les urines sont albumineuses, etc. Cet état persiste un temps variable, puis les malades succombent cachectiques, épuisés.

2° **Tuberculose du mouton, de la chèvre, du porc.** — Cliniquement, ces tuberculoses sont sans intérêt, par suite de leur rareté (Moussu). Chez le mouton et la chèvre, la forme pulmonaire est seule signalée.

Chez le porc, toutes les formes sont possibles. La forme abdominale se traduit par des troubles digestifs et de l'amaigrissement progressif. La forme pulmonaire est rarement primitive, quoique fréquente, et succède ou coexiste avec la forme abdominale. La forme ganglionnaire ou *scrofulose* se manifeste par des tuméfactions ganglionnaires, localisées en certaines régions (tête, cou) ou étendues. La tuberculose des séreuses, des organes génitaux, etc., a été observée.

3° **Tuberculose du cheval**. — Elle s'exprime par des troubles variés. On peut rencontrer, diversement associées, la plupart des localisations décrites pour le bœuf. La plupart du temps la maladie reste insoupçonnée.

Les troubles généraux consistent en l'*amaigrissement* et l'affaiblissement - progressifs et la *polyurie*. Le cheval se nourrit mal, maigrit, s'essouffle au moindre travail; l'urine, riche en urée et acide urique, parfois albumineuse, est expulsée en quantité double, parfois quadruple de l'état normal; il existe une hyperthermie constante de 1 degré à 1°,5 ou des poussées fébriles. L'examen des différents organes n'indique aucune lésion capable d'expliquer cet état.

Les troubles locaux varient suivant le siège des localisations, mais sont ordinairement peu marqués. La forme pulmonaire se traduit par une toux petite, sèche, quinteuse, pénible et par l'accélération de la respiration qui est courte et s'effectue en deux temps; les signes fournis par la percussion et l'auscultation sont peu nets.

Après un temps variable, deux à quatre mois, le malade, anémié et cachectique, succombe.

4° **Tuberculose du chien et du chat**. — Les diverses formes de l'infection tuberculeuse peuvent être observées sur les carnassiers; les plus fréquentes sont les formes thoracique et abdominale. La tuberculose peut aussi évoluer sous la forme aiguë sans symptômes bien nets et emporter les malades en quelques jours.

I. *Tuberculose thoracique*. — Le chien maigrit, s'affaiblit progressivement; sa tête a une expression particulière, par suite de l'émaciation musculaire, surtout des crotaphytes. L'appétit est faible et irrégulier, parfois conservé et même augmenté. On observe une toux sèche, quinteuse, suivie de vomiturations. La respiration est courte, précipitée, saccadée et devient dyspnéique après l'exercice.

On constate, de temps à autre, des poussées fébriles. A la longue, ces signes s'accentuent; la toux est plus fréquente, quinteuse, et s'accompagne du rejet de mucosités; un jetage muco-purulent s'écoule des naseaux ; à la percussion, on note de la submatité ou de la matité; à l'auscultation, on perçoit des râles humides et muqueux, du gargouillement, parfois du souffle tubaire ; on peut trouver les signes d'un épanchement pleurétique avec discordance de la respiration.

Alors qu'au début, il existait des alternatives de constipation et de diarrhée, celle-ci devient ordinairement continue, séreuse, sanguinolente vers la fin de la maladie. Le chien est arrivé au dernier degré de la cachexie, sa respiration est asphyxique, son pouls est très vite et imperceptible, il succombe dans le marasme.

II. *Tuberculose abdominale*. — On observe toujours de la cachexie progressive, de l'amaigrissement, de l'atrophie musculaire, de l'affaiblissement. Les troubles digestifs sont variables. Presque toujours, il existe de l'ascite. A la palpation, on sent les ganglions mésentériques et sous-lombaires volumineux, parfois le foie, le mésentère hypertrophiés, durs, bosselés.

5° **Tuberculose des oiseaux**. — *a. Tuberculoses viscérales*. — Les symptômes ne sont guère significatifs : somnolence, diminution de l'appétit, amaigrissement rapide, affaiblissement, diarrhée, mort par épuisement.

b. Tuberculoses externes. — Elles sont primitives ou coexistent avec la tuberculose viscérale à marche lente.

Les localisations *osseuses* et *articulaires* sont fréquentes et sont décelées par la déformation des os, des tuméfactions articulaires avec boiteries.

Les localisations sur la *peau* et les *muqueuses extérieures* sont surtout fréquentes à la tête. Les muqueuses présentent des ulcérations recouvertes de croûtes épaisses qui ont l'aspect de tumeurs verruqueuses ou de cornes assez longues. Ces lésions portent sur la bouche, la pituitaire, la conjonctive et sur la peau du voisinage ; elles gênent ou empêchent la mastication, la déglutition, la respiration; elles entraînent la perte de l'œil.

ANATOMIE PATHOLOGIQUE. — Les lésions tuberculeuses, très variables d'aspect extérieur, suivant les organes envahis, sont issues d'un même processus, le *tubercule* (Voy. TUBERCULE).

Ce tubercule, qui se montre sous forme d'une nodosité demi-transparente, grisâtre ou jaunâtre suivant son âge, est dû à la présence d'amas bacillaires dans un tissu et à la réaction de celui-ci qui peu à peu est détruit suivant une marche excentrique. Toute une masse de tissu ou d'organe peut être envahie, comme criblée par ces tubercules; c'est ce qui constitue *l'infiltration tuberculeuse diffuse*. Les tubercules subissent la dégénérescence caséeuse centrale, tandis que leurs parties périphériques s'indurent et se densifient. Exceptionnellement ils restent fibreux; souvent ils subissent l'infiltration calcaire.

Les tubercules voisins se confondent, se réunissent peu à peu et forment des masses tuberculeuses de la grosseur d'une noisette, d'une noix, du poing ou davantage. La dégénérescence caséeuse atteint le centre, puis progressivement les couches périphériques de ces masses conglomérées.

Les tubercules et les masses tuberculeuses ramollies peuvent rester clos durant longtemps; ils peuvent même évoluer lentement vers la cicatrisation par résorption du contenu et transformation scléreuse. Le plus souvent, ils s'ouvrent, déversent leur contenu à la surface de la muqueuse, de la séreuse, de la peau, et laissent à leur place, tantôt des ulcérations lorsqu'il s'agit de tubercules simples ouverts sur une muqueuse, tantôt des cavernules ou des cavernes (poumon), tantôt des plaies fistuleuses aboutissant sur un os, dans une articulation, un ganglion, etc.

De nouvelles éruptions tuberculeuses s'opèrent dans les parties saines et des lésions de tout âge sont superposées dans un même organe ou dans un même tissu.

L'aspect des lésions varie suivant les organes envisagés.

1° *Voies respiratoires*. — Sur le *larynx*, la *trachée*, les *bronches*, les tubercules se développent dans l'épaisseur de la muqueuse, subissent rapidement la transformation caséeuse, s'abcèdent et s'ouvrent sur la muqueuse en laissant des ulcérations isolées ou confluentes.

Le *poumon* peut être envahi à divers degrés. Chez le bœuf, lors d'altérations anciennes et étendues, le poumon ne s'affaisse plus qu'en partie, son poids peut atteindre 20 à 30 kilogrammes, sa surface est bosselée et, au niveau des bosselures, la plèvre est épaissie, couverte de néoformations fibreuses ou de végétations tuberculeuses (*pommelière*). Ces bosselures ont des dimensions variables, elles sont dures, résistantes ou fluctuantes, et celles-ci renferment une matière caséeuse, jaune, semblable à du mortier. La coupe du poumon montre des cavernes plus ou moins étendues, communiquant avec une bronche. Les bosselures et autres productions tuberculeuses sont séparées par du tissu pulmonaire sain ou congestionné, ou hépatisé, ou sclérosé. Parfois aussi le poumon est farci de nodules arrondis du volume d'un pois ou d'une noisette, de couleur blanc sale, de consistance fine et homogène (*tubercules fibreux*); cette lésion, rare chez le bœuf, est plus fréquente chez le cheval. En d'autres cas, on rencontre des foyers de pneumonie caséeuse, de teinte gris ardoisé ou jaunâtre, avec dilatations bronchiques et cavernes. D'autres fois le

poumon est parsemé de nodosités arrondies du volume d'un grain de chènevis à celui d'une noisette, dont le centre est ramolli, caséeux.

2° *Voies digestives*. — Comme sur la muqueuse respiratoire, les lésions ont généralement la forme ulcéreuse. Les tubercules se développent dans l'épaisseur de la muqueuse, se ramollissent et s'ulcèrent. Les ulcérations se rencontrent surtout dans la bouche et le pharynx, et dans la seconde partie de l'intestin grêle, vers l'iléon et sur les plaques de Peyer.

Si la langue est envahie, elle est dure, rigide, noueuse.

Le *foie* est souvent le siège de lésions; ce sont des foyers miliaires gris blanc ou jaunes, du volume d'une lentille ou d'un pois, à contenu caséeux, disséminés dans l'organe; le plus souvent, surtout chez le bœuf, on trouve des masses du volume d'une noix ou du poing, à capsule fibreuse, épaisse, à contenu purulent, caséeux ou calcaire ; le tissu hépatique est sclérosé; le foie atteint souvent un volume et un poids considérables.

La *rate* peut aussi présenter des granulations miliaires ou des foyers tuberculeux.

3° *Séreuses*. — Sur les séreuses pleurale, péricardique et péritonéale, les accidents sont à peu près identiques et débutent par des amas de petites granulations blanchâtres qui s'épaississent, prennent une couleur rosée, se pédiculisent, et la surface des séreuses paraît végétante, parfois villeuse ; les amas tuberculeux ont la forme de choux-fleurs, de polypes ou de *grappes* pédiculées. Les séreuses pariétale et viscérale peuvent se souder en divers endroits. Dans la péricarde, les lésions consistent parfois en un épaississement de la séreuse.

4° *Ganglions*. — Les ganglions atteints sont hypertrophiés, indurés, noueux. Sur la coupe, ils montrent une infiltration diffuse ou des tubercules conglomérés. Parfois leur tissu est entièrement détruit et ils forment une poche fibreuse remplie d'une matière jaunâtre, semi-liquide, grumeleuse. Ils se réunissent en masses plus ou moins volumineuses qui déforment les régions, gênent l'accomplissement des grandes fonctions.

5° *Mamelles*. — Les lésions sont d'ordinaire diffuses et étendues à un ou plusieurs quartiers. Les parties envahies sont parsemées de granulations miliaires qui subissent la transformation caséeuse puis calcaire, tandis qu'une néoformation fibreuse abondante envahit toute la glande. La mamelle est volumineuse et dure et son tissu est ferme, fibreux, parsemé de petits foyers calcifiés. La présence de foyers ramollis est exceptionnelle.

6° *Organes génito-urinaires.* — Les lésions du *rein* ne sont pas rares; lors d'envahissement récent, le parenchyme rénal est parsemé de foyers miliaires; les lésions anciennes sont constituées par des nodules caséeux ou lardacés; le tissu du rein est atrophié.

Dans le *testicule*, on observe une infiltration de tubercules jeunes ou de masses confluentes, calcifiées ou ramollies, qui atrophient le tissu propre de l'organe. Les lésions évoluent sur la *gaine vaginale* comme sur une séreuse ordinaire.

Dans les *voies génitales femelles*, les lésions envahissent l'épaisseur des parois, mais avec tendance à l'ulcération comme sur les muqueuses respiratoire et digestive.

7° *Centres nerveux.*—Les tubercules cérébraux, caséeux ou calcaires, siègent ordinairement sur la pie-mère; ils peuvent envahir la substance nerveuse. Parfois, lors de tuberculose généralisée, les méninges encéphaliques sont criblées de fins nodules grisâtres, développés le long des divisions de l'artère sylvienne (Nocard). La moelle est rarement affectée.

8° *Œil.* — Les lésions débutent sur l'iris. Plus tard l'œil est transformé en une masse sarcomateuse, creusée de foyers caséeux ou purulents.

9° *Os.* — Les tubercules prennent naissance dans le tissu spongieux; il se produit de l'ostéite destructive hypertrophique, et le tissu osseux est remplacé par des îlots tuberculeux caséo-calcaires, cloisonnés de travées fibreuses.

10° *Articulations.* — Les tubercules se développent dans les extrémités épiphysaires et sur la synoviale; les cartilages sont détruits, les extrémités osseuses se déforment, la synoviale se couvre de végétations ou de villosités, la synovie est purulente.

11° *Tuberculose aiguë.* — Les parenchymes sont infiltrés d'une infinité de tubercules confluents, gris, de consistance charnue. Les séreuses présentent les mêmes granulations à leur surface.

DIAGNOSTIC. — Il est presque toujours difficile, parfois impossible, par le simple examen clinique, surtout lorsqu'il s'agit de formes cachées (séreuses, médiastin, intestin, etc.). Pour les formes bien tranchées, comme la tuberculose pulmonaire ou ganglionnaire à un stade assez avancé, on peut avoir de fortes présomptions, mais rarement une certitude absolue. Heureusement il existe pour nos animaux d'autres moyens de diagnostic : ce sont l'examen bactériologique, l'inoculation des produits suspects et surtout l'épreuve de la tuberculine.

1° *Examen clinique.* — La forme respiratoire devra être soupçonnée toutes les fois qu'il y aura toux fréquente, jetage, mauvais état général, et surtout s'il existe des signes stéthoscopiques, respiration rude, inspiration étagée ou râpeuse, expiration prolongée ou soufflante; si on constate la disparition du murmure par places, des râles, du gargouillement ou du souffle caverneux, le diagnostic peut être posé d'une façon à peu près certaine (Moussu, *loc. cit.*).

Le diagnostic différentiel d'avec la péripneumonie aiguë est en général facile; mais les séquestres de la péripneumonie chronique donnent tous les signes stéthoscopiques de la tuberculose; l'épreuve de la tuberculine est indispensable; d'ailleurs, les deux affections peuvent coexister sur le même individu.

On confondra difficilement la tuberculose pulmonaire avec la bronchite vermineuse qui affecte les veaux et apparaît sous une forme enzootique; de plus, l'examen microscopique décèle la présence d'œufs ou d'embryons dans le jetage. L'échinococcose pulmonaire peut être également différenciée.

La distinction d'avec la bronchite chronique et l'emphysème pulmonaire sera basée sur la présence d'une toux sifflante, d'un soubresaut marqué du flanc, les caractères différents de l'expiration, l'état général et, lors d'emphysème, par la grande sonorité de la poitrine.

La tuberculose digestive est facilement reconnue lorsque les premières voies sont atteintes; la glossite peut être confondue avec la langue de bois actinomycosique; la forme intestinale sera soupçonnée lors de mauvais état général, de météorisation chronique, de péritonisme, d'alternatives de constipation et diarrhée; à la palpation du flanc droit, le long du cercle de l'hypocondre, on peut sentir le foie hypertrophié et dur.

La tuberculose pleurale est difficilement reconnue.

La forme péritonéale peut être diagnostiquée par la palpation de l'abdomen, l'exploration rectale; on la différenciera de la péritonite aiguë ou chronique et de l'ascite.

La tuberculose ganglionnaire rétro-pharyngée et cervicale peut être confondue avec le lymphadénie, mais dans celle-ci les hypertrophies ganglionnaires sont symétriques et les ganglions ne sont ni durs, ni bosselés, ni fluctuants. La tuberculose du médiastin sera soupçonnée lorsque la déglutition sera gênée et lorsque la météorisation se produira après les repas, ou bien lors de gonflement des jugulaires. L'exploration rectale permet parfois de sentir les ganglions sous-lombaires hypertrophiés.

La tuberculose de la mamelle peut être soupçonnée lorsque des nodules durs et multiples apparaissent dans la glande, surtout dans sa profondeur. Lorsque la sécrétion du lait est tarie, on doit considérer comme très suspectes toutes les indurations d'un ou de plusieurs quartiers (Nocard et Leclainche). En outre, par le *harponnage* on peut obtenir de petits fragments de tissu et rechercher le bacille ; on peut aussi le rechercher dans le lait.

L'orchite tuberculeuse peut être confondue avec l'orchite simple, les tumeurs du testicule. L'épreuve de la maléine est indiquée sur le cheval.

L'exploration des voies génitales chez la femelle, soit directement, soit par la voie rectale, permet de soupçonner l'existence de la tuberculose génitale ; on devra pratiquer l'examen bactériologique du pus.

Enfin, lorsqu'on aura des doutes sur la nature des lésions qui auront provoqué des troubles cérébraux, des arthrites, des déformations osseuses, etc., il faut recourir aux autres procédés de diagnostic, surtout à la tuberculine.

2° *Recherche du bacille.* — On recherchera le bacille dans le lait, le jetage, le pus, les ganglions extirpés, la mamelle harponnée, etc. Mais la présence de bacilles pseudo-tuberculeux peut être une cause d'erreur.

3° *Inoculation.* — Elle se pratique sur le cobaye. L'inoculation se fait sous la peau de la face interne de la cuisse (produits impurs, jetage, pus, etc.), ou dans la cavité péritonéale (produits purs, suc ganglionnaire, lait). Dans le premier cas, l'inoculation est suivie d'un abcès qui s'ouvre, laissant une plaie ulcéreuse, et d'un engorgement des ganglions de l'aine et du flanc, qui s'abcèdent. Dans le second cas, les inoculés succombent en vingt-cinq à quarante jours et montrent des lésions de tuberculose généralisée.

Cette méthode est plus sûre que l'examen direct, mais elle est également sujette à erreur.

4° *Emploi de la tuberculine.* — L'injection d'une forte dose de tuberculine (Voy. Tuberculine) provoque ordinairement, chez les tuberculeux, une élévation de température comprise entre 1°,5 et 3 degrés, qui apparaît ordinairement de douze à quinze heures après l'injection et dure toujours plusieurs heures. La durée et l'intensité de la réaction ne sont pas en rapport avec le nombre et la gravité des lésions et, chez des sujets très tuberculeux, chez ceux qui sont fiévreux, la réaction peut être faible ou même nulle (Nocard).

On devra prendre la température, matin et soir, pendant plusieurs jours avant l'injection. Lorsque des animaux présenteront des oscillations étendues de la température, on ajournera l'opération.

La tuberculine diluée est fournie par l'Institut Pasteur de Paris.

L'injection se pratique dans le tissu conjonctif sous-cutané de l'encolure ou en arrière de l'épaule.

On injecte, aux bovidés adultes, 3 à 5 centimètres cubes, aux veaux 1 à 2 centimètres cubes de tuberculine diluée ; l'opération se pratique ordinairement le soir vers six heures. La température est prise douze, quinze, dix-huit et vingt et une heures après l'injection. Si l'élévation de température est supérieure à 1°,4, la bête sera déclarée tuberculeuse ; si elle est inférieure à 0°,8, la bête est indemne ; si elle est comprise entre 0°,8 et 1°,4, la bête est considérée comme suspecte et soumise, un mois après au moins, à une nouvelle injection d'une dose plus forte de tuberculine.

Après une première injection, les animaux ont acquis une certaine accoutumance passagère et durant quelque temps, un mois environ, ils ne réagissent plus à une seconde épreuve. Si on pratique des injections successives, on épuise le pouvoir de réaction des animaux et cette particularité est exploitée par un certain nombre d'exportateurs (Nocard et Leclainche).

Pronostic. — Il est grave d'une façon générale. Cliniquement, la tuberculose même au début est difficilement curable. Certains animaux tuberculeux, il est vrai, peuvent se maintenir longtemps en état, peuvent même engraisser, continuer à donner du lait, etc., mais généralement les animaux tuberculeux maigrissent, perdent toute ou une grande partie de leur valeur commerciale. Ce qui rend surtout l'affection redoutable, c'est sa contagion, rendue d'autant plus facile que la maladie revêt de nombreuses formes cliniques qui passent presque toujours inaperçues, surtout au début, alors que le tuberculeux est déjà dangereux pour ses voisins.

Les ravages causés par la tuberculose sont de jour en jour plus grands, en raison même de son évolution insidieuse, et de sa facilité de propagation. Le nombre des animaux tuberculeux augmente d'une façon progressive et il n'est pas de maladie qui présente une pareille gravité économique.

Traitement curatif. — Le traitement véritablement curatif est encore à trouver.

Cependant nous ne sommes pas entièrement désarmés devant cette terrible maladie et des mesures sanitaires bien comprises et rigoureusement appliquées permettent d'arrêter son extension.

Prophylaxie. — Les mesures prophylactiques proposées par les professeurs Nocard et Leclainche seraient d'une efficacité presque absolue. Malheureusement elles sont difficilement réalisables partout.

Il conviendrait de soumettre à l'épreuve de la tuberculine tous les bovidés d'une exploitation ; les animaux reconnus sains seraient placés dans une étable neuve ou désinfectée, ou dans une partie de l'étable désinfectée ; les animaux ayant réagi seraient placés dans une autre étable ou dans l'autre partie de l'étable commune. Il serait bon de réserver à ces deux lots des abreuvoirs distincts.

Les animaux reconnus tuberculeux seront préparés en vue de la boucherie le plus rapidement possible, et s'il se trouve parmi eux des vaches pleines, les veaux devront être placés dans l'étable saine aussitôt après leur naissance et élevés au lait bouilli ou par une vache saine. Après évacuation du local par les tuberculeux, désinfecter soigneusement ce local, qui pourra recevoir par la suite des animaux sains. Cette désinfection comporte l'enlèvement des fumiers, le grattage des sols, des parois, le lavage de ces parties à l'eau bouillante, puis l'irrigation avec une solution antiseptique, acide phénique, crésyl, lysol en solution à 4 p. 100, enfin le dégagement de vapeurs sulfureuses (60 grammes de soufre par mètre cube) dans les locaux hermétiquement clos.

On préviendra la réintroduction de la tuberculose dans l'étable, en soumettant à l'épreuve de la tuberculine tous les animaux nouveaux que l'on veut y introduire.

Enfin, il serait utile de tuberculiniser tout l'effectif des étables, une fois par an.

Ces mesures prophylactiques, si judicieuses et si simples, ne sont malheureusement pas comprises de la grande majorité des éleveurs, des fermiers, des petits propriétaires, qui ne voient que leur intérêt immédiat et qui trouvent déjà draconiennes les mesures sanitaires, cependant bien anodines en ce qui concerne la tuberculose, imposées par la loi.

Cependant ces mesures ne peuvent guère être prises que sur l'initiative individuelle, c'est la *prévention libre* (la *prévention obligatoire*, imposée par l'État, n'est pas applicable et entraînerait des dépenses considérables) ; si elles étaient partout appliquées, elles suffiraient à faire disparaître, en quelques années, la tuberculose du bœuf.

Pour les autres espèces, les indications préventives se réduisent à des précautions très simples : isolement des malades, nourriture saine, etc.

Transmission a l'homme. — La tuberculose des animaux est transmissible à l'homme. Cette transmissibilité, malgré l'opinion contraire de Koch, est démontrée par l'observation.

La contagion à l'homme résulte soit d'une inoculation accidentelle de matières virulentes (vétérinaires, bouchers, etc.), soit d'une cohabitation avec des animaux malades, soit enfin et surtout de l'ingestion de produits animaux virulents, comme le lait ou la viande.

Des mesures prophylactiques s'imposent d'après ce simple exposé : ne jamais consommer que du lait bouilli ; soumettre les viandes provenant d'animaux tuberculeux à une surveillance sanitaire spéciale ; en règle générale, la viande des bovidés, si elle est de belle qualité, ne doit être saisie que si la tuberculose est généralisée, au sens propre du terme.

Police sanitaire. — Le Code rural prescrit (art. 36) que, dans le cas de tuberculose dûment constatée, les animaux doivent être abattus sur l'ordre du maire. Cette disposition est un peu contradictoire avec les mesures suivantes ordonnées par l'arrêté du 28 juillet 1888 :

Art. 9. — Lorsque la tuberculose est constatée sur des animaux de l'espèce bovine, le préfet prend un arrêté pour mettre ces animaux sous la surveillance du vétérinaire sanitaire.

Art. 10. — Tout animal reconnu tuberculeux est isolé et séquestré. L'animal ne peut être déplacé si ce n'est pour être abattu. L'abatage a lieu sous la surveillance du vétérinaire sanitaire, qui fait l'autopsie de l'animal et envoie au préfet le procès-verbal de cette opération dans les cinq jours qui suivent l'abatage.

Art. 12. — L'utilisation des peaux n'est permise qu'après désinfection.

Art. 13. — La vente et l'usage du lait provenant des vaches tuberculeuses sont interdits. Toutefois le lait pourra être utilisé sur place pour l'alimentation des animaux après avoir été bouilli.

L'instruction ministérielle du 4 août 1897 prescrit que l'épreuve de la tuberculine ne peut être appliquée, même dans une étable où la tuberculose a été constatée, sans le consentement du propriétaire.

Les animaux de boucherie et les veaux âgés de moins de six mois sont dispensés de l'épreuve (décret du 14 mars 1894 et circulaire du 13 février 1897).

L'instruction ministérielle du 31 octobre 1898 dit : « Pour la tuberculose, comme pour la morve, l'abatage ne devra être prescrit que dans les cas seulement où la maladie sera dûment constatée, c'est-à-dire quand elle s'accusera par des symptômes, par des signes cliniques résultant sans aucun doute de lésions organiques de nature tuberculeuse. Quant aux bovidés qui auront réagi à la tuberculine sans présenter de signe clinique de la maladie, ils ne pourront en aucun cas faire l'objet d'un ordre d'abatage.

L'*utilisation des viandes* provenant d'animaux tuberculeux est réglée par l'arrêté du 28 septembre 1896.

ARTICLE 1er. — L'article 11 de l'arrêté ministériel du 28 juillet 1888 est modifié ainsi qu'il suit : Les viandes provenant d'animaux tuberculeux sont saisies et exclues en totalité ou en partie de la consommation suivant la nature et l'étendue des lésions constatées, ainsi qu'il est ci-dessous déterminé.

Elles sont saisies et exclues en totalité de la consommation :

1° Quand les lésions tuberculeuses, quelle que soit leur importance, sont accompagnées de maigreur ;

2° Quand il existe des tubercules dans les muscles ou dans les ganglions intramusculaires ;

3° Quand la généralisation de la tuberculose se traduit par des éruptions miliaires de tous les parenchymes et notamment de la rate ;

4° Quand il existe des lésions tuberculeuses importantes à la fois sur les organes de la cavité thoracique et sur ceux de la cavité abdominale.

Elles ne sont saisies et exclues qu'en partie de la consommation :

1° Quand la tuberculose est localisée soit à la cavité thoracique, soit à la cavité abdominale ;

2° Quand les lésions tuberculeuses, bien qu'existant à la fois dans la cavité thoracique et la cavité abdominale, sont peu étendues.

La saisie et l'exclusion de la consommation ne portent dans ce cas que sur les portions de viande (parois costales ou abdominales) qui sont directement en contact avec les parties malades de la plèvre ou du péritoine.

Dans tous les cas, les organes tuberculeux sont saisis et détruits, quelle que soit l'étendue de la lésion.

Toutefois les viandes suffisamment grasses peuvent être remises au propriétaire après stérilisation prolongée pendant une heure au moins, soit dans l'eau bouillante, soit dans la vapeur sous pression ; mais la stérilisation ne pourra avoir lieu qu'à l'abattoir, sous le contrôle du vétérinaire inspecteur.

Des *indemnités* sont accordées dans le cas de saisie de viande pour cause de tuberculose (Voy. INDEMNITÉS).

La loi de finances du 30 mai 1899 prescrit :

Dans le cas de saisie de viande et d'abatage d'animaux pour cause de tuberculose, des indemnités sont accordées aux propriétaires qui se sont conformés aux lois et règlements sur la police sanitaire. Ces indemnités sont réglées ainsi qu'il suit :

1° Au tiers de la valeur qu'avait l'animal au moment de l'abatage, lorsque la tuberculose est généralisée ;

2° Aux trois quarts de cette valeur, lorsque la maladie est localisée ;

3° A la totalité de la valeur de l'animal abattu par mesure administrative, s'il résulte de l'abatage que l'animal n'était pas atteint de tuberculose.

Dans tous les cas, la valeur de la viande et des dépouilles vendues par les soins du propriétaire, sous le contrôle du maire, sera déduite de l'indemnité prévue ; cette indemnité ne pourra être supérieure à 200 francs pour le tiers de la valeur et à 450 francs pour les trois quarts.

La circulaire ministérielle du 5 janvier 1904 pour l'exécution de l'article 26 de la loi de finances du 30 décembre 1903 indique les formalités à remplir pour obtenir l'indemnité.

Paris, le 5 janvier 1904.

Le Ministre de l'agriculture à Messieurs les préfets des départements.

La loi de finances du 30 décembre 1903 porte en son article 26 que « l'article 82 de la loi du 30 mars 1902 est remplacé par les dispositions suivantes :

« Les indemnités prévues par la loi de finances du 30 mai 1899 dans le cas de saisie de viande et d'abatage d'animaux pour cause de tuberculose, seront allouées :

« 1° Aux propriétaires qui se sont conformés aux lois et règlements sur la police sanitaire ;

« 2° Aux propriétaires qui ont, soit directement, soit par l'entremise d'intermédiaires, envoyé leurs animaux dans un abattoir public ou dans un abattoir privé, placé sous la surveillance permanente d'un vétérinaire agréé par le préfet du département et qui ont à supporter le préjudice résultant de la saisie ;

« 3° Aux propriétaires qui ont envoyé leurs animaux dans une tuerie quelconque, s'ils ont requis, avant l'abatage, la visite du vétérinaire qui a opéré la saisie, en qualité de vétérinaire sanitaire agréé par le préfet du département. »

Ces nouvelles dispositions n'entraînent aucune modification pour les indemnités qui étaient accordées en exécution de l'article 11 de la loi de finances du 30 mai 1899, aux propriétaires s'étant conformés aux lois et règlements sur la police sanitaire, ces indemnités continueront à être accordées dans les mêmes conditions que par le passé.

Quant aux indemnités allouées en exécution de l'article 82 de la loi de finances du 30 mars 1902, qui étaient attribuées pour les seuls animaux sacrifiés dans les abattoirs publics, elles seront maintenant nant également accordées pour les animaux sacrifiés, dans un abattoir privé. Mais la nouvelle loi de 1903 exige que cet abattoir privé soit placé sous la surveillance permanente d'un vétérinaire agréé par l'autorité préfectorale. D'autre part, ladite loi prévoyant l'envoi dans un abattoir par le moyen d'intermédiaires, spécifie que l'indemnité ne pourra être accordée à l'un de ces intermédiaires, mais devra revenir à celui qui aura subi la perte résultant de la saisie.

Enfin les propriétaires qui enverront leurs animaux dans une tuerie quelconque pourront aussi prétendre à une indemnité dans le cas de saisie de viande pour cause de tuberculose, si avant l'abatage ils ont eu la précaution de requérir la visite d'un vétérinaire sanitaire agréé par le préfet, qui assistera à l'abatage et effectuera la saisie s'il y a lieu.

J'ai l'honneur de vous faire connaître comment, suivant ces différents cas, les dossiers des demandes d'indemnités devront être constitués et les procès-verbaux de saisies, ainsi que ceux d'estimation, devront être établis :

A. — *Pour les animaux dont les propriétaires se sont conformés aux lois et règlements sur la police sanitaire, c'est-à-dire ont fait la déclaration préalable de la maladie.*

Pièces à produire. — 1° Demande de l'intéressé rédigée sur papier timbré et visée par le maire de sa commune qui indiquera la profession du demandeur ;

2° Copie certifiée de la déclaration de maladie faite à la mairie et indiquant la date exacte à laquelle cette formalité a été remplie ;

3° Laissez-passer délivré par le maire pour l'envoi de l'animal à l'abattoir, si cet animal a été déplacé pour être abattu ;

4° Procès-verbal d'estimation ;

5° Procès-verbal de saisie établi par le vétérinaire inspecteur de l'abattoir dans lequel l'animal a été sacrifié. Lorsque l'abatage a eu lieu sur place, cette pièce est établie par le vétérinaire sanitaire qui doit assister à l'abatage et qui certifie que cet abatage a été effectué en sa présence ;

6° Déclaration du propriétaire faisant connaître, pour chaque animal abattu, séparément, le produit de la viande laissée à sa disposition et celui de la vente des dépouilles. Cette pièce doit être certifiée par le maire ou le vétérinaire inspecteur de l'abattoir dans lequel l'animal a été sacrifié;

7° Certificat du maire attestant que le propriétaire s'est conformé à toutes les prescriptions de la loi et des règlements sur la police sanitaire des animaux, notamment en ce qui concerne la désinfection.

Procès-verbal d'estimation. — Le procès-verbal d'estimation est dressé au moment de l'abatage. L'évaluation est effectuée par le vétérinaire sanitaire ou par le vétérinaire chargé de l'inspection de l'abattoir dans lequel l'animal est conduit et un expert désigné par le propriétaire ; à défaut d'expert, le vétérinaire opère seul.

Le procès-verbal d'estimation ainsi dressé doit contenir, avec les appréciations des signataires, le nom et l'adresse du propriétaire, le signalement de l'animal, l'indication de sa valeur comme bête de boucherie, son poids vif et le prix du kilogramme de viande sur pied de même qualité, au cours du jour.

Procès-verbal de saisie. — Le procès-verbal de saisie est établi séparément du procès-verbal d'estimation. Il est dressé, soit par le vétérinaire sanitaire, soit par le vétérinaire inspecteur de l'abattoir ; il doit porter le nom et le domicile du propriétaire, la date du laissez-passer du maire de la commune où l'animal était séquestré ; lorsque cet animal aura été déplacé pour être abattu, il donne le signalement de l'animal et fait connaître si la maladie était localisée ou généralisée, il indique le siège et l'étendue des lésions, la nature des morceaux saisis et leur poids.

Les deux procès-verbaux d'estimation et de saisie sont établis en deux exemplaires ; l'un de ces exemplaires est remis à l'intéressé, l'autre, après avoir été visé par le maire de la commune où l'animal a été abattu, est transmis immédiatement par ses soins au préfet. Le vétérinaire délégué en reçoit communication, il donne son avis notamment sur le chiffre de l'estimation.

Si le propriétaire ne réside pas dans le département où a lieu la saisie, le procès-verbal est transmis au préfet du département de sa résidence.

B. — *Pour les animaux envoyés dans un abattoir surveillé, conformément aux prescriptions du paragraphe 2 de la loi de 1903.*

Pièces à produire. — 1° Demande de l'intéressé rédigée sur papier timbré et visée par le maire de sa commune qui indiquera la profession du demandeur et certifiera que celui-ci a supporté le préjudice résultant de la saisie pour laquelle il sollicite une indemnité;

2° Procès-verbal de saisie et d'estimation ;

3° Déclaration du propriétaire faisant connaître pour chaque animal abattu séparément, le produit de la vente de la viande laissée à sa disposition et celui de la vente des dépouilles. Cette pièce doit être certifiée par le vétérinaire de l'abattoir;

3° Certificat du maire attestant que le propriétaire s'est conformé, depuis la constatation de la tuberculose, à toutes les prescriptions de la loi et des règlements sur la police sanitaire des animaux, notamment en ce qui concerne la désinfection.

Procès-verbal de saisie et d'estimation. — Le procès-verbal de saisie et d'estimation constituant une seule pièce est dressé par le vétérinaire inspecteur de l'abattoir immédiatement après l'abatage ; il indique le nom et le domicile du propriétaire, le signalement de l'animal, sa valeur comme bête de boucherie, le poids net de la viande et le prix du kilogramme de la viande de même qualité, au cours du jour. Il fait connaître si la maladie était localisée ou généralisée, il indique le siège et l'étendue des lésions, la nature des parties saines et leur poids.

L'évaluation est faite par le vétérinaire inspecteur de l'abattoir, de concert avec un expert désigné par le propriétaire ; à défaut d'expert, le vétérinaire opère seul.

Le procès-verbal de saisie et d'estimation est établi en double exemplaire. L'un des exemplaires est remis à l'intéressé ; l'autre, après avoir été visé par le maire de la commune où l'abatage a eu lieu, est transmis immédiatement par ses soins au préfet. Le vétérinaire délégué en reçoit communication, il donne son avis, notamment sur le chiffre de l'estimation, et il fait connaître si le vétérinaire inspecteur de l'abattoir privé qui a opéré la saisie était agréé par le préfet.

Si le propriétaire ne réside pas dans le département où a eu lieu la saisie, le procès-verbal de saisie et d'estimation est transmis au préfet du département de sa résidence.

C. — *Pour les animaux abattus après réquisition d'un vétérinaire sanitaire agréé, conformément aux prescriptions du paragraphe 3 de la loi de 1903.*

Pièces à produire. — 1º Demande de l'intéressé rédigée sur papier timbré et visée par le maire de sa commune, qui indiquera la profession du demandeur ;

2º Procès-verbal de saisie et d'estimation ;

3º Déclaration du propriétaire faisant connaître pour chaque animal abattu, séparément, le produit de la vente de la viande laissée à sa disposition et celui de la vente des dépouilles. Cette pièce doit être certifiée par le vétérinaire sanitaire agréé qui a opéré la saisie ;

4º Certificat du maire attestant que le propriétaire s'est conformé, depuis la constatation de la tuberculose, à toutes les prescriptions de la loi et des règlements sur la police sanitaire des animaux, notamment en ce qui concerne la désinfection.

Procès-verbal de saisie et d'estimation. — Le procès-verbal de saisie et d'estimation concernant les animaux abattus conformément aux dispositions du paragraphe 3 est dressé par le vétérinaire agréé qui a été requis dans les mêmes conditions que celui des animaux sacrifiés dans un abattoir surveillé. Le vétérinaire délégué donne également son avis, notamment sur le chiffre d'estimation, et fait connaître si le vétérinaire sanitaire qui a opéré était agréé du préfet.

D. — Enfin je crois devoir vous rappeler que les pièces à produire à l'appui des demandes d'indemnité pour *les animaux abattus par mesure administrative et reconnus non tuberculeux après abatage sont les suivantes :*

Pièces à produire. — 1º Une demande de l'intéressé rédigée sur papier timbré et visée par le maire de sa commune qui indiquera la profession du demandeur ;

2º Rapport du vétérinaire sanitaire, dont les conclusions ont été approuvées par le vétérinaire délégué, à la suite duquel l'abatage a été ordonné ;

3º Copie certifiée conforme par le maire de l'ordre d'abatage ;

4º Certificat constatant que l'ordre d'abatage a reçu son exécution ;

5º Procès-verbal d'estimation ;

6º Procès-verbal d'autopsie ;

7º Déclaration du propriétaire faisant connaître pour chaque animal abattu, séparément, le produit de la vente de la viande et celui de la vente des dépouilles. Cette pièce doit être certifiée par le maire ou le vétérinaire inspecteur de l'abattoir dans lequel l'animal a été sacrifié.

Procès-verbal d'estimation. — Le procès-verbal d'estimation est dressé, comme pour les animaux tuberculeux visés au paragraphe premier de la loi, par le vétérinaire sanitaire ou par le vétérinaire chargé de l'inspection de l'abattoir dans lequel l'animal est conduit. Toutefois, comme il s'agit dans ce cas d'un animal non tuberculeux, il ne doit plus être estimé uniquement au point de vue de la boucherie, mais d'après les qualités qu'il possédait, soit comme reproducteur, soit comme vache laitière, etc.

Je vous prie de bien vouloir donner des instructions dans ce sens aux agents du service sanitaire et je vous serai également obligé de rappeler aux maires chargés d'ordonner l'abatage des animaux tuberculeux qu'ils ne doivent délivrer d'ordre d'abatage que sur la demande du vétérinaire sanitaire et après avis du vétérinaire délégué.

Vous continuerez à effectuer le règlement des demandes d'indemnités pour les saisies effectuées par suite de tuberculose localisée sur les animaux ayant fait l'objet d'une déclaration préalable. Quant aux autres demandes d'indemnités, vous voudrez bien m'en transmettre les dossiers après les avoir soumis au vétérinaire délégué qui s'assurera qu'ils sont complets, que toutes les pièces sont régulières, et consignera les observations qu'il aura à présenter.

Ainsi que je vous l'ai déjà fait connaître, les lois de finances de 1899 et de 1903 ne fixent pas de délai pour la production des demandes d'indemnités ; mais comme il importe que ces indemnités soient payées le plus promptement possible, je vous prie d'éviter tout retard dans la transmission des dossiers.

Je vous serai obligé de porter à la connaissance des intéressés, par tous les moyens de publicité dont vous disposez, la liste des vétérinaires que vous aurez agréés, en exécution du paragraphe 2 de la loi du 30 décembre 1903 comme inspecteurs d'abattoirs privés, et en exécution du paragraphe 3 comme vétérinaires sanitaires.

Je vous prie également de m'accuser réception de la présente circulaire que vous devrez porter à la connaissance des maires et des agents du service sanitaire de votre département.

Le Ministre de l'agriculture,

L. Mougeot.

TUBÉROSITÉ. — Éminence d'un os où s'attachent des muscles ou ligaments.

TUMÉFACTION. — Augmentation de volume d'une partie.

TUMESCENT. — Qui est gonflé ; qui porte une tumeur ; qui en produit.

TUMEUR (*tumor*, de *tumere*, enfler ; ὄγκος, φῦμα ; all. *Geschwulst* ; angl. *tumour*, *swelling* ; it. *tumore* ; esp. *tumor*). — Communément toute éminence circonscrite, d'un certain volume, développée dans une partie quelconque du corps. Ainsi, on confond sous la dénomination de *tumeur* : la simple tuméfaction, inflammatoire ou non ; la distension d'un organe par l'accumulation de matières, qui, normalement, n'y sont contenues qu'en petite quantité ; et la tuméfaction produite par le déplacement d'un organe qui fait saillie dans sa nouvelle place, etc.

ANATOMIE PATHOLOGIQUE. — La *tumeur* ou *néoplasie* est une masse plus ou moins bien circonscrite, née d'une perversion de la nutrition, sous l'influence d'un processus étranger au travail inflammatoire, constituée par un tissu de nouvelle formation et ayant de la tendance à persister et à s'accroître.

Les tumeurs sont constituées par des cellules, une trame conjonctive, des vaisseaux et des nerfs.

La cellule est l'élément principal, servant de base pour le diagnostic anatomique et le pronostic; la forme, le nombre des cellules, leur agencement, sont très variables.

Diverses théories ont été émises sur leur origine. D'après Bard, toutes les cellules de l'économie, à toutes les périodes de la vie, sont capables, à des degrés divers, de donner naissance à des tumeurs.

Le tissu conjonctif ou stroma sert de trame, de substratum aux cellules et aux vaisseaux; sa constitution varie, c'est du tissu muqueux ou conjonctif lâche ou fibreux. Il est plus ou moins abondant suivant les tumeurs; parfois ses fibres affectent une disposition spéciale.

La vascularisation des tumeurs est irrégulière. Les parois vasculaires étant souvent formées de tissu embryonnaire, les hémorragies par rupture sont fréquentes; la paroi des vaisseaux est simplement dilatée, la tumeur est dite *télangiectasique*.

L'innervation des tumeurs est imparfaitement connue.

CLASSIFICATION. — Au point de vue du pronostic, on peut diviser les tumeurs en *malignes*, qui se généralisent ou ont de la tendance à la généralisation, et *bénignes*, qui ont de la tendance à évoluer sur place; les tumeurs malignes sont plutôt constituées par des éléments jeunes, et les bénignes, par des éléments cellulaires adultes. Cette distinction n'est pas toujours exacte; ainsi une tumeur située au voisinage des centres nerveux peut être bénigne au point de vue de sa nature histologique (fibrome, ostéome) et maligne de par sa gravité clinique.

On classe les tumeurs en comparant la nature de leurs tissus à ceux de l'organisme; on reconnaît ainsi autant de types de tumeurs qu'il existe de tissus normaux.

Le tableau suivant est emprunté à l'article *Tumeurs* de J. Bournay (1).

Classification des tumeurs.

1er Groupe. — Tumeurs constituées par un des tissus se rattachant à l'un des tissus de substance conjonctive	A. Tissu embryonnaire	Sarcomes.
	B. Tissu plus avancé dans son évolution	Fibromes. Myxomes. Lipomes. Chondromes. Ostéomes.
2e Groupe. — Tumeurs caractérisées par la présence d'éléments épithéliaux ou épithélioïdes	A. Épithélium infiltré dans les tissus.... Embryonnaire.	Carcinomes.
	Adulte	Épithéliomes.
	B. Épithélium revêtant des éminences conjonctives	Papillomes.
	C. Épithélium revêtant des culs-de-sac ou des cavités sans tendance à l'infiltration	Adénomes. Kystes.
3e Groupe. — Tumeurs formées de vaisseaux sanguins		Angiomes.
4e Groupe. — Tumeurs ayant leurs analogues dans le système lymphatique	Dans les vaisseaux.	Lymphangiomes.
	Dans les ganglions.	Lymphadénomes.
5e Groupe. — Tumeurs formées de tissu musculaire	Myomes	à fibres lisses. à fibres striées.
6e Groupe. — Tumeurs constituées par du tissu nerveux	A. Cellules nerveuses.	N. médullaires.
	B. Fibres nerveuses...	N. fasciculés.
7e Groupe. — Tumeurs congénitales ou tératoïdes.		

ÉTIOLOGIE. — La cause déterminante des tumeurs est encore à trouver. Il semble qu'il existe une prédisposition, c'est la *diathèse néoplasique*. Le rôle de l'hérédité est peu connu chez les animaux. Les traumatismes, les irritations locales semblent être une cause occasionnelle dans quelques cas. Les tumeurs apparaissent de préférence sur les animaux âgés.

(1) Bournay, in *Encyclopédie Cadéac*.

SYMPTOMATOLOGIE. — Les *signes locaux* ne sont appréciables que lors de tumeurs externes : nodosités ou bien masses plus ou moins volumineuses, de forme, d'aspect, de consistance variables, siégeant sous la peau, dans les muscles, les os, et sur les muqueuses extérieures.

Les *symptômes généraux* sont également variables suivant la nature, le siège, les dimensions... des tumeurs. Tandis que des tumeurs bénignes développées sur la peau, dans les mamelles, etc., n'entraînent aucun trouble, les tumeurs malignes développées dans les viscères peuvent gêner l'accomplissement des fonctions, comprimer les gros vaisseaux, les centres nerveux, gêner la déglutition, la digestion, la respiration, etc. En outre, ces tumeurs malignes exercent une action générale sur l'organisme, qu'elles débilitent d'une façon progressive. La *cachexie cancéreuse* déterminée par leur évolution semble être un empoisonnement de l'organisme par certaines substances toxiques émanées d'elles.

DIAGNOSTIC. — Il y a lieu de reconnaître d'abord qu'il existe une tumeur, et ensuite sa nature. Il est important, pour les tumeurs externes tout au moins, de savoir si elles sont malignes ou bénignes. Les caractères de la tumeur, son siège renseignent généralement.

Le diagnostic histologique est établi par l'examen des coupes de la tumeur, faites après l'ablation de celle-ci.

PRONOSTIC. — Très variable, suivant la nature bénigne ou maligne de la tumeur, suivant son siège, ses dimensions, etc. Il est évident qu'une tumeur de nature fibreuse de la mamelle est moins grave qu'un cancer de la muqueuse nasale, par exemple.

TRAITEMENT. — Il est exclusivement chirurgical et naturellement ne peut être appliqué que pour les tumeurs externes, de la peau ou de certaines muqueuses extérieures. Chez nos animaux, il y a parfois avantage à ne pas le tenter. Lorsqu'il s'agit d'une tumeur maligne, généralisée, on ne devra pas opérer, car il est reconnu que l'ablation de la tumeur externe active la généralisation des tumeurs internes.

TUNIQUE. — Toute membrane qui forme ou concourt à former les parois d'un organe.

TURGESCENCE. — Tuméfaction causée par une surabondance de liquide dans les conduits qui le renferment naturellement ou dans les interstices des éléments anatomiques, après issue hors des vaisseaux.

TYMPANISME. — C'est l'état d'un organe atteint de tympanite. — Woillez réserve ce nom à toute exagération du son obtenu par la percussion, par rapport au son normal, au niveau des organes ou des parties renfermant de l'air.

TYMPANITE (all. *Trommelsuch*). — Gonflement de l'abdomen causé par l'accumulation de gaz dans le canal gastro-intestinal et qui produit le ballonnement du ventre (Voy. INDIGESTION GAZEUSE, MÉTÉORISME, COLIQUES).

TYPE (de τύπος, empreinte). — ZOOLOGIE. — L'ensemble des caractères permettant de différencier les animaux et de reconnaître à quelles espèces ils appartiennent.

Pour nos animaux domestiques, A. Sanson

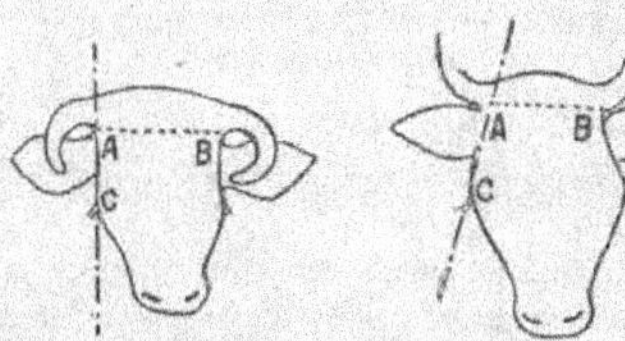

Fig. 1762. — Type brachycéphale : AB > AC. Fig. 1763. — Type dolichocéphale AC > AB.

a proposé de les classer en tenant compte des caractères fournis par le système osseux et qui semblent bien être fixés. C'est ainsi qu'il divise les animaux, qu'il s'agisse de chevaux, de moutons ou de bœufs, en *dolichocéphales* ou à tête étroite (fig. 1762) et *brachycéphales* ou à tête large (fig. 1763).

Il tient aussi compte du *profil de la face*, qui peut

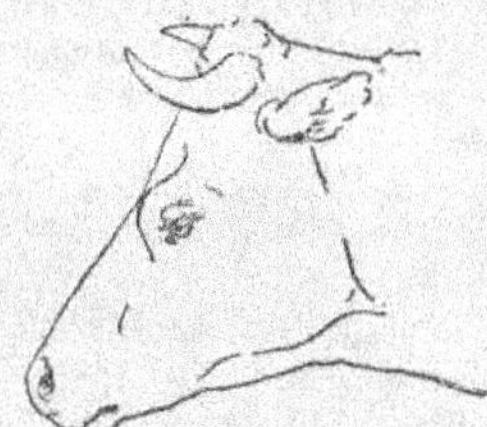

Fig. 1764. — Profil concave (Race Jersiaise).

être *concave* (fig. 1764), *droit ou convexe* (fig. 1765), du nombre des vertèbres lombaires, etc.

ZOOTECHNIE. — Ici le mot *type* sert à désigner la conformation la meilleure pour les services que l'on demande aux animaux. Il ne peut être question que de modifications de détail apportées au type zoologique, qui reste immuable.

Pour les chevaux, par exemple, on parle souvent de types différents, du cheval de course, du cheval de selle et du cheval de gros trait ;

en réalité, les différences sont minimes et portent principalement sur l'épaisseur de la peau, la finesse du poil, le plus ou moins de légèreté

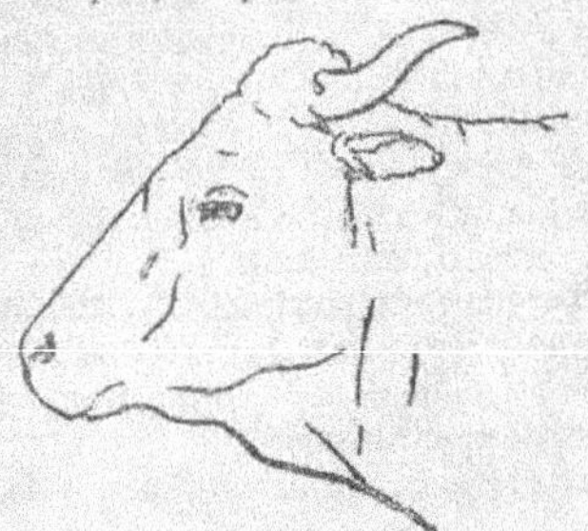

Fig. 1765. — Profil légèrement convexe
(Race de Montbéliard).

du système osseux, sur la taille bien plus que sur le développement des diverses parties du corps.

Cette opinion paraît en contradiction avec celles émises jusqu'à présent par tous les zootechniciens ; voici quelques-unes des raisons qui portent Cagny à la soutenir.

Il y a trente ans, un entraîneur célèbre, H. Jennings, lui montrant un bon cheval de courses, *Don Carlos*, qui fut depuis un bon étalon, lui disait : « Vous pouvez montrer ce cheval à un officier de cavalerie, à un fermier, à un entraîneur, tous les trois vous diront : C'est un bon cheval. Le vrai bon cheval est le seul qui puisse être ainsi apprécié par des juges aussi différents. »

Plus tard, Cagny a vu des écuyers habiles, examinant des chevaux de gros trait, des limoniers, s'étonner de trouver sur eux le même développement des mêmes régions que sur leurs chevaux de selle.

Enfin, il y a quelques années, son condisciple Le Berre, alors vétérinaire à Lannion, était allé visiter avec lui le célèbre haras du Jardy, appartenant à M. Edmond Blanc. C'est certainement là que se trouvent réunis les plus belles poulinières et les plus beaux étalons de la race dite de pur sang. C'était au mois de septembre ; les poulains de l'année, âgés de six mois en moyenne, venaient d'être sevrés ; les poulains de l'année précédente (dix-huit mois en moyenne) allaient partir pour l'écurie d'entraînement.

Le Berre, dans son pays où l'on fait le cheval breton de gros trait, avait la réputation de savoir deviner, en voyant un poulain ou une pouliche âgés de quelques mois, celui ou celle qui devait *bien faire dans l'avenir* (c'est l'expression consacrée) et qu'il y avait par conséquent

intérêt à conserver pour la reproduction. En voyant les poulains et pouliches de courses, il fut d'abord désorienté ; il écoutait les explications de Duret, le directeur du haras ; il ne comprenait pas. Puis brusquement, au bout d'un quart d'heure, il prit la parole, donnant son avis sur chaque poulain, et c'était le bon. Il avait su retrouver sur le poulain pur sang, les détails de conformation qu'il connaissait si bien sur le poulain de trait breton.

Voici comment Cagny explique ce qu'il considère comme une erreur de ceux qui soutiennent la théorie des types différents. On est habitué à ne voir que de beaux chevaux de trait arrivés à l'âge adulte, tandis que les chevaux de courses n'ayant pas fini leur croissance sont grêles, hauts sur jambes, souvent l'arrière-main est plus développé que l'avant-main, mais au haras tout cela change, le corps s'élargit, le poulain ou la pouliche qui paraissaient très grands semblent avoir diminué de taille, une fois qu'ils sont étalons ou poulinières. C'est là un fait bien connu. Leur conformation se rapproche alors de celle du bon cheval de trait ; les différences qui persistent portent sur l'épaisseur de la peau, la finesse des poils, sur la finesse et la composition chimique des os, et non plus sur leur longueur.

Pour les animaux destinés à l'alimentation (bœufs, moutons, porcs), les modifications au type zoologique sont plus marquées : on arrive à élargir le corps, à développer beaucoup certaines de ses parties. D'une manière générale, le type que l'on cherche à produire est celui qui donne le maximum de viande ayant la valeur

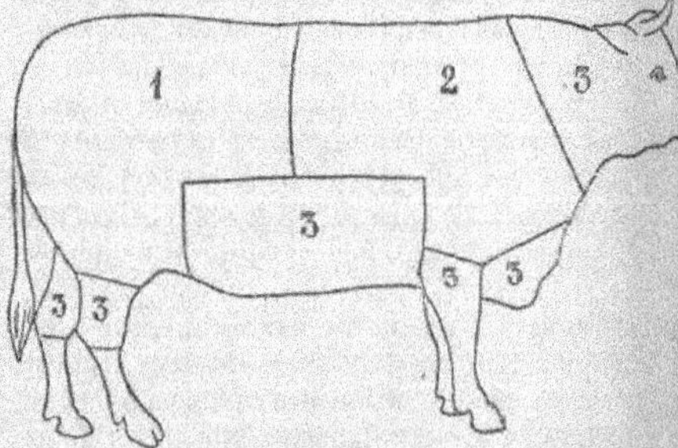

Fig. 1766. — Catégories de la viande de bœuf à Paris.

la plus élevée ; mais comme, à ce point de vue, le goût n'est pas le même dans tous les pays, le type recherché ne sera pas le même à Paris et à Londres, par exemple. Les figures 1766 et 1767, montrant la façon dont sont appréciés les ani-

Fig. 1

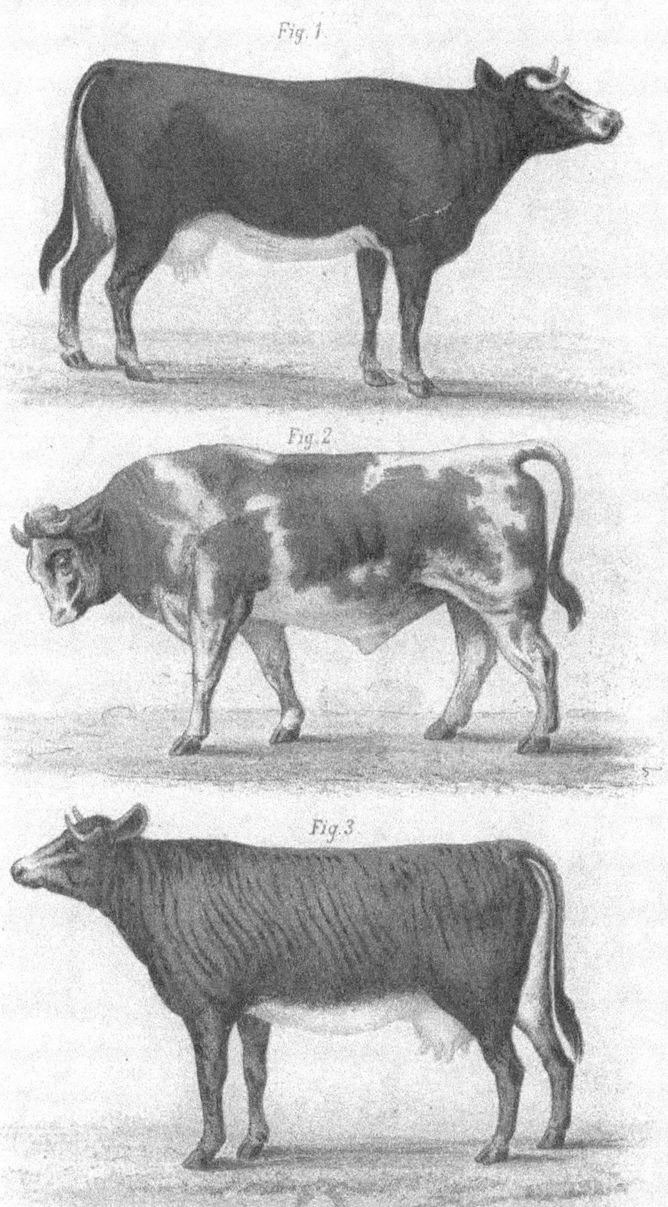

Fig. 2

Fig. 3

Fig. 1. — Vache de Schwitz.
Fig. 2. — Taureau d'Ayr.
Fig. 3. — Produit de l'accouplement des deux précédents.

maux de boucherie à Paris, Londres et Berlin, mettent cela en évidence.

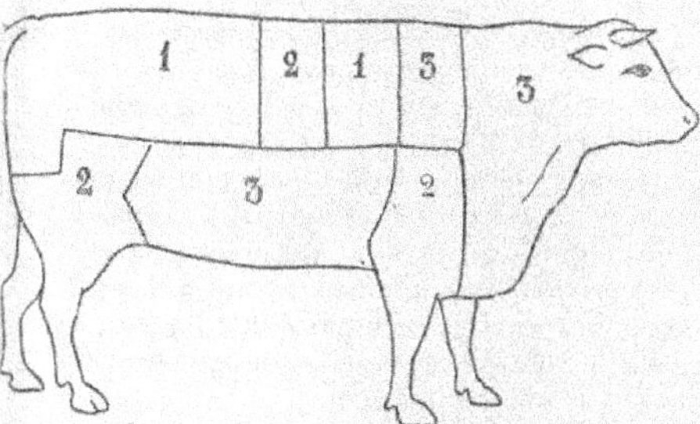

Fig. 1767. — Catégories de la viande de bœuf à Londres et à Berlin.

La planche V (tome II, p. 202) montre bien les changements que l'on peut, dans cet ordre d'idées, apporter à un type primitif. Le mouton du Soudan est dépourvu de laine : il n'en a pas besoin, puisqu'il habite des régions tropicales. La nourriture animale n'est pas appréciée par les indigènes, aussi sa conformation au point de vue de la boucherie est défectueuse : il est haut sur jambes, ses côtes, ses gigots manquent de développement. Par contre, le mérinos d'Europe, dont la laine a de la valeur, a une toison développée au maximum ; il est très précoce ; ses gigots, ses côtes sont amples et bien fournis.

Si les variations dues à l'intervention humaine sont fréquentes, les plus nombreuses sont celles dépendant du sol et du climat. Ainsi vers 1880, à Lyon, on a accouplé une vache Schwitz ayant le pelage gris-blaireau bien caractérisé avec un taureau d'Ayr à robe pie-rouge. Le résultat a été la création d'une famille bovine à poil bringé, c'est-à-dire rouge et blanc avec bandes noires, ainsi que le montre la planche VIII.

Plus récemment, aux environs de Paris, il a été créé une vacherie bretonne en vue de la vente du lait. Au bout de deux ou trois géné-

rations, les jeunes animaux, quoique de race pure, ont perdu la robe pie-noire, et sont devenus bringés.

Pathologie. — Disposition générale que suivent les maladies dans la succession de leurs symptômes ; ordre suivant lequel se succèdent, reparaissent, s'exaspèrent et cessent les symptômes d'une maladie. Il y a le type *continu* et le type *périodique* : le type *continu* s'applique à toute maladie qui dure sans interruption, sans retour momentané à la santé, depuis son commencement jusqu'à sa terminaison ; quant au type périodique, c'est celui où les phénomènes pathologiques se reproduisent à des époques déterminées, avec des intervalles plus ou moins longs, pendant lesquels ils cessent complètement.

TYPHOIDES (Affections) (de τῦφος, stupeur ; *fièvre typhoïde, typhus, affection typhique, diathèse typhoïde, typhose, gastro-entérite épizootique, fièvre nerveuse, muqueuse, adynamique* ; all. *Typhus, typhusartige Krankheiten, Pferdeinfluenza, Nervenfieber* ; angl. *typhoid disease, typhus* ; it. *tifoïde, tifode*). — On désignait autrefois sous ces noms plusieurs maladies graves du cheval, enzootiques ou épizootiques, caractérisées cliniquement, par la stupéfaction des malades, une fièvre élevée et des localisations sur le poumon ou sur l'intestin.

Ces affections typhoïdes représentaient une foule d'états pathologiques et, jusqu'aux travaux de Lignières, on reconnaissait dans les types cliniques observés : la *fièvre typhoïde*, la *pneumonie infectieuse*, la *grippe* qui comprenait les angines et bronchites infectieuses, la laryngotrachéite typhoïde, etc.

Galtier et Violet avaient décrit les affections typhoïdes sous le nom de *pneumo-entérite infectieuse* du cheval.

Lignières, en 1897, démontre que la fièvre yphoïde, la pneumonie infectieuse, la grippe, constituent des formes de la *pasteurellose* du cheval (Voy. Pasteurellose, t. II).

TYPHUS. — Voy. Peste bovine, t. II.

U

ULCÉRATION. — Travail morbide qui se produit à la surface ou dans la profondeur des tissus, et a pour effet une solution de continuité avec perte de substance, appelée *ulcère*. En général, l'ulcération est caractérisée anatomiquement par une prolifération cellulaire, à

laquelle succède une désagrégation du tissu. L'ulcération n'est autre qu'une gangrène moléculaire progressive, détruisant de proche en proche les éléments anatomiques.

Les causes des ulcérations sont multiples. Généralement elles sont sous la dépendance d'une maladie spécifique (morve, charbon, tuberculose, dourine, etc.); elles peuvent être dues à un état morbide général (carcinose), à une diathèse (arthritisme, diathèse eczémateuse lors de chancre auriculaire, etc.), ou à la diminution de vitalité des tissus lors d'affaiblissement, de cachexie, de lésions nerveuses, etc.; les frottements réitérés peuvent transformer une plaie simple en plaie ulcéreuse.

L'ulcération apparaît d'ordinaire aux tissus superficiels, peau et muqueuses et peut se propager aux muscles, aponévroses, tendons, os.

ULCÈRES. — Solutions de continuité des téguments accompagnées de perte de substance, à surface fongueuse ou suppurante, entretenues par des causes locales ou générales et sans tendance à la cicatrisation (Cadéac). D'une façon plus générale, on donne le nom d'*ulcère* à toute plaie suppurante, sans tendance à la cicatrisation. On les divise en *symptomatiques* et *idiopathiques*.

Les ulcères symptomatiques sont des manifestations extérieures d'infections générales, morve, farcin, lymphangite épizootique, tuberculose, carcinose (Voy. ces mots).

Le groupe des ulcères idiopathiques, de *causes inconnues*, devient chaque jour de plus en plus restreint, par suite des progrès de l'anatomie pathologique et de la bactériologie. Ces ulcères qui dépendent de lésions artérielles, veineuses ou nerveuses, ou d'un état diathésique, notamment de l'arthritisme, sont beaucoup plus rares et moins importants chez les animaux que chez l'homme.

Certaines plaies, qui sont le siège de frottements répétés ou qui intéressent des tissus à nutrition languissante, ne se cicatrisent pas et prennent parfois le caractère ulcéreux.

D'autres fois, la plaie est entretenue à l'état ulcéreux par la présence d'un corps étranger dans les tissus, ou par un parasite (plaies d'été).

Au point de vue anatomo-pathologique, on distingue des ulcères : 1° *inflammatoires*; 2° *fongueux*, caractérisés par des granulations exubérantes ; 3° *atoniques*, sans réaction inflammatoire des tissus ; 4° *calleux*, à bords indurés ; 5° *phagédéniques*, qui s'étendent rapidement (Cadiot).

Symptomatologie. — On rencontre des ulcères dans tous les tissus, superficiels ou profonds; c'est ainsi qu'on en a trouvé dans le cœur, les vaisseaux, les poumons, sur les bronches, sur les cartilages articulaires; mais c'est surtout sur la peau et les muqueuses qu'on en observe;

le niveau de séparation des muqueuses et de la peau est très facilement le siège d'ulcères.

Dans son état de simplicité, un ulcère est ordinairement peu douloureux; il présente une étendue variable, qui peut être assez grande. Les ulcères sont généralement circonscrits par des lignes courbes, et affectent le plus souvent la figure d'une ellipse irrégulière. La forme la plus rare est la linéaire; quand on l'observe, c'est presque toujours dans les plis des membres, aux angles des lèvres, sur la langue ; le mamelon des nourrices offre souvent des crevasses ou ulcères linéaires.

Les bords sont tantôt extrêmement minces, à peine sensibles, tantôt très épais, calleux, boursouflés; ils sont droits, perpendiculaires au fond, coupés à pic dans beaucoup d'ulcérations morvo-farcineuses ; inclinés, renversés au dehors, comme dans la plupart des ulcères cancéreux ; quelquefois les bords sont renversés en dedans comme dans les ulcérations du mamelon, dans les fistules lacrymales anciennes, dans quelques ulcères du scrotum. — Entre le bord et le fond de l'ulcère, il y a une ligne de démarcation bien sensible, surtout pour les ulcères morveux; ou bien le bord et le fond de l'ulcère se confondent insensiblement, de telle sorte qu'on ne peut dire où commence l'un et où finit l'autre; on observe cette disposition dans les ulcères dus à quelques corps étrangers, à des brûlures. — Ordinairement le fond est plat et uni; on le trouve convexe si l'ulcère naît sur une glande, sur une pustule, ou sur la base tuméfiée d'une vésicule ; les inégalités du fond, les anfractuosités se remarquent dans les cancers ulcérés, dans les ulcères fongueux.

L'ulcère est le siège d'une suppuration, rarement franche, plus souvent sanieuse, parfois d'une odeur fétide ; généralement il y a des bourgeons charnus, plus ou moins grands, saignant facilement.

Traitement. — Le traitement symptomatique se confond avec celui de l'affection générale.

La première indication du traitement des ulcères idiopathiques est de supprimer la cause qui peut empêcher la cicatrisation. Suivant la nature de la plaie, on traitera par les antiseptiques, les excitants, les caustiques, la cautérisation. En général, la cautérisation légère et journalière à l'aide du nitrate d'argent, suivie de l'application d'un pansement à la teinture d'aloès, donne de bons résultats. Parfois il est nécessaire de recourir au bistouri, aux ciseaux, à la curette pour enlever les granulations, les bourgeons fongueux et même pour enlever tout le tissu ulcéré.

UNCINAIRE. — Voy. Ankylostome et Anémie *des chiens de meute*.

URÉMIE. — État pathologique causé par la diminution notable ou la suppression de l'excrétion urinaire. Cet état est dû à l'accumulation dans le sang des produits de désassimilation, et notamment de l'urée, qui ne sont plus éliminés par les filtres rénaux. Il est assez rare chez nos animaux.

Étiologie. — Les *causes* de l'urémie sont les troubles de l'appareil urinaire qui empêchent la filtration ou l'évacuation de l'urine, notamment les néphrites, les tumeurs du rein, la lithiase rénale, l'obstruction des uretères par un calcul, une tumeur, les calculs de la vessie, etc. Nous signalerons également les troubles urémiques qui surviennent sur les animaux forcés, notamment sur les chevaux qui viennent de faire une longue course à une allure rapide (raids) et ceux de la fièvre vitulaire sur les vaches.

Symptomatologie. — Les symptômes se confondent souvent avec ceux de la maladie qui lui a donné naissance; on note cependant de l'accélération de la circulation et de la respiration qui devient dyspnéique par accès, parfois du vomissement ou de la diarrhée avec inappétence, insomnie, de la tristesse, de l'abattement ou, dans certains cas, de la parésie ou bien des convulsions, des accès délirants ou épileptiformes, enfin de l'abaissement de la température.

Traitement. — Il est celui de la cause. On instituera une médication de symptômes; on soutiendra les forces du malade et on activera les fonctions de la peau à l'aide de couvertures chaudes, de frictions sèches, etc.

URETÈRE. — Anatomie. — Canal qui transporte l'urine des reins à la vessie. Il part du bord interne du rein et se dirige vers le bassin,

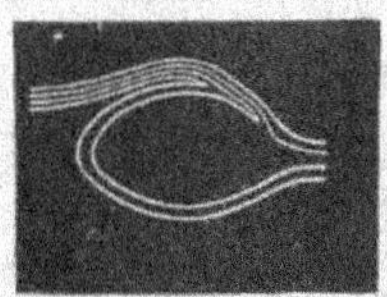

Fig. 1768. — Coupe théorique de la vessie, destinée à montrer le mode de terminaison de l'uretère (A. Chauveau et Arloing).

appliqué sous la voûte sous-lombaire, de chaque côté de la colonne vertébrale. Il s'ouvre sur la muqueuse vésicale, après avoir parcouru un trajet de 2 à 3 centimètres entre cette muqueuse et la musculeuse, disposition qui facilite l'occlusion de l'orifice des uretères lorsque la vessie est distendue par l'urine (fig. 1768).

Pathologie. — *Obstruction*. — Elle est due à l'arrêt d'un calcul rénal engagé dans le canal, ou bien à la compression par des abcès (gourme) ou des tumeurs (champignon intra-abdominal) développés dans le voisinage ou sur la muqueuse. En amont de l'obstacle, l'uretère se dilate; au-dessus, il se rétrécit. L'obstruction peut disparaître lorsque le calcul est entraîné jusque dans la vessie ou lorsque l'abcès s'est ouvert.

Si l'obstruction est permanente, elle a pour conséquence l'hydronéphrose. Si les deux uretères sont obstrués, on observe des troubles urémiques.

L'obstruction de l'uretère s'accuse par des coliques persistantes comme dans le cas de calcul du rein. Le diagnostic est difficile; cependant il peut être établi, dans certains cas, par l'exploration rectale.

Traitement. — Il est nul. On pourrait cependant, par la voie rectale ou vaginale, tenter la ponction de l'abcès ou essayer de déplacer le calcul.

URÈTRE et non URÈTHRE. — Canal qui sert, dans les deux sexes, à l'excrétion de l'urine et qui de plus, chez le mâle, est commun aux appareils urinaire et de la génération.

I. Anatomie. — Chez le *cheval*, le canal de l'urètre commence au col de la vessie et se termine au sommet du gland du pénis; on lui reconnaît une partie intrapelvienne, la plus courte ou *portion membraneuse*; et une partie extrapelvienne, plus étendue, soutenue par le corps caverneux ou *portion spongieuse*. Très rétréci à son origine, c'est-à-dire vers le col de la vessie, l'urètre s'agrandit presque subitement au niveau de la prostate, pour se rétrécir de nouveau à sa courbure sur l'arcade ischiale; il conserve alors les mêmes dimensions réduites dans tout le reste de son étendue (fig. 1769). Le canal de l'urètre comprend dans sa structure : une membrane muqueuse, assez délicate, dépourvue de papilles dans presque toute son étendue; une enveloppe érectile, appliquée sur la face externe de la membrane muqueuse, des muscles, des vaisseaux et des nerfs.

Au niveau du col de la vessie, la portion membraneuse du canal de l'urètre est entourée d'un sphincter, le muscle de Wilson. Une autre enveloppe musculeuse, constituant le bulbo-caverneux ou l'accélérateur, recouvre le tissu | perd insensiblement. Cette portion intrapelvienne de l'urètre est située sur la symphyse ischio-pubienne ou plutôt sur le muscle obturateur, où elle est retenue par un tissu cellulaire assez lâche ; on sait que le péritoine n'enveloppe que la portion antérieure de la vessie ; autour du col, il y a le plus souvent de nombreux pelotons adipeux dans le tissu cellulaire. Le sang arrive au canal de l'urètre par les artères bulbeuses et les deux paires d'artères dorsales du pénis ; ce sont de minces rameaux de la première de ces artères qui se rendent à la portion intrapelvienne de l'urètre, tandis que l'extrémité terminale du vaisseau s'insinue sous le muscle accélérateur et se partage en une multitude de ramuscules qui se plongent au milieu du tissu érectile du bulbe urétral ; les artères dorsales se trouvent sur le bord dorsal du pénis, s'anastomosant d'une part avec des vaisseaux et de l'autre donnant des divisions à l'urètre et au corps caverneux, à la muqueuse et au muscle urétral. Les veines sont volumineuses, souvent variqueuses et satellites des artères. Les lymphatiques forment au-dessous de la muqueuse un réseau très riche, dont les troncs se rendent surtout aux ganglions sous-lombaires. Les filets nerveux viennent du honteux interne et du grand sympathique.

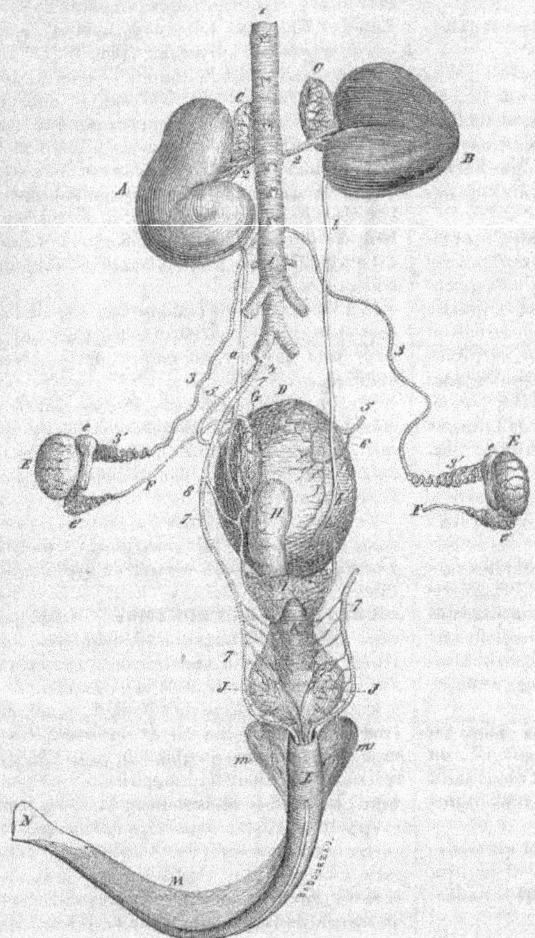

Fig. 1769. — Vue générale et supérieure de l'appareil génito-urinaire du mâle avec les vaisseaux artériels.

A, rein gauche ; B, rein droit ; a, b, uretère ; C, C, capsules surrénales ; D, vessie urinaire ; E, E, testicules ; e, tête de l'épididyme ; e', queue de l'épididyme ; F, canal déférent ; G, renflement pelvien du canal déférent ; H, vésicule séminale gauche (la droite a été enlevée avec le canal déférent du même côté, pour montrer l'insertion de l'uretère dans la vessie) ; I, prostate ; J, glandes de Cowper ; K, portion membraneuse ou intrapelvienne du canal de l'urètre ; L, portion bulbeuse du même ; M, corps caverneux du pénis ; m, m, ses racines ; N, tête du pénis. — 1, aorte abdominale ; 2, 2, artères rénales donnant la principale artère capsulaire ; 3, artère grande testiculaire ou spermatique ; 4, origine commune des artères honteuse interne et ombilicale ; 5, artère ombilicale ; 6, branche vésicale de cette artère ; 7, artère honteuse interne ; 8, sa branche vésico-prostatique (A. Chauveau et L. Arloing).

Chez le *taureau* (Voy. t. I, fig. 209, p. 153), le canal fait avec le pénis une forte inflexion en S, ce qui prête à l'arrêt des calculs ; en outre son diamètre va en diminuant depuis l'origine jusqu'à la terminaison. C'est au niveau de la deuxième courbure que les ligaments suspenseurs s'accolent à la verge sans s'y arrêter ; ils se prolongent sur les côtés du pénis jusqu'à son

érectile de l'urètre, qu'il accompagne jusqu'auprès de la tête du pénis, où ce muscle se extrémité. Le corps caverneux est moins volumineux que celui du cheval, mais le muscle urétral, plus fort, n'existe que dans la portion intrapelvienne. La verge, au niveau du périnée, est renfermée dans une gaine aponévrotique, recouverte par les muscles ischio-tibiaux.

Chez la *vache* et la *jument*, le canal de l'urètre, excessivement court, s'engage immédiatement sous le sphincter antérieur de la vulve, et après un trajet de quelques centimètres dans l'épaisseur de la paroi inférieure du vagin, il s'ouvre à l'intérieur de la cavité vulvaire, par un orifice couvert d'une large valvule muqueuse ; l'orifice urinaire, plus large que le canal urétral du mâle, peut recevoir des sondes d'un assez fort calibre, pour le cathétérisme de la vessie. La valvule a son bord libre tourné en arrière. L'urètre est formé par une membrane muqueuse abondamment pourvue de follicules mucipares et d'une membrane fibreuse très contractile.

II. PATHOLOGIE. — *Abcès*. — Rares, ils n'ont été observés que chez les mâles. Ils naissent d'ordinaire dans les tissus avoisinant l'urètre.

ÉTIOLOGIE. — Ils sont provoqués par des traumatismes, l'urétrite ou par des calculs. L'urine s'écoule de plus en plus difficilement et, après quelques jours, la dysurie est complète.

SYMPTOMATOLOGIE. — L'exploration rectale peut faire reconnaître la présence de l'abcès dans la région pelvienne du canal. Par le sondage, on peut aussi se rendre compte du siège de l'occlusion et on doit penser à un abcès, d'autant plus que souvent le sondage provoque l'évacuation du pus.

TRAITEMENT. — Il consiste d'abord dans le cathétérisme de la vessie, de façon à permettre l'évacuation de l'urine. Dès que le siège de l'abcès sera déterminé, on tentera de l'ouvrir directement à l'extérieur ou à l'intérieur par le sondage.

Calculs. — Voy. CALCULS, t. I, p. 152.

Lésions traumatiques. — *Plaies longitudinales.* — Elles sont d'ordinaire peu graves et se cicatrisent facilement avec de simples soins antiseptiques.

Plaies transversales. — Elles s'accompagnent souvent d'une rétraction des abouts du canal ; la cicatrisation est plus longue et plus difficile :

le canal est toujours rétréci, parfois un tissu fibreux de cicatrice réunit les abouts. On tentera, aussitôt la section, de réunir les deux bouts de l'urètre par une suture qui comprendra les parois du canal et les tissus environnants.

Les *ruptures* sous-cutanées, partielles ou totales, sont dues à des traumatismes, à des chutes. Elles se manifestent par un écoulement de sang par l'extrémité du canal (urétrorragie) et, les jours suivants, par un gonflement inflammatoire local très étendu, dû à l'infiltration urinaire. Il est indiqué d'inciser la peau du périnée et les tissus qui recouvrent l'urètre, de placer une sonde à demeure dans celui-ci, afin d'arrêter l'infiltration de l'urine, et de traiter la plaie et l'engorgement par l'antisepsie et les scarifications.

Rétrécissements. — Ils sont presque toujours acquis, inflammatoires ou traumatiques. Généralement ils sont consécutifs à l'urétrite, surtout à l'urétrite granuleuse, ou bien ils succèdent aux plaies ou aux ruptures.

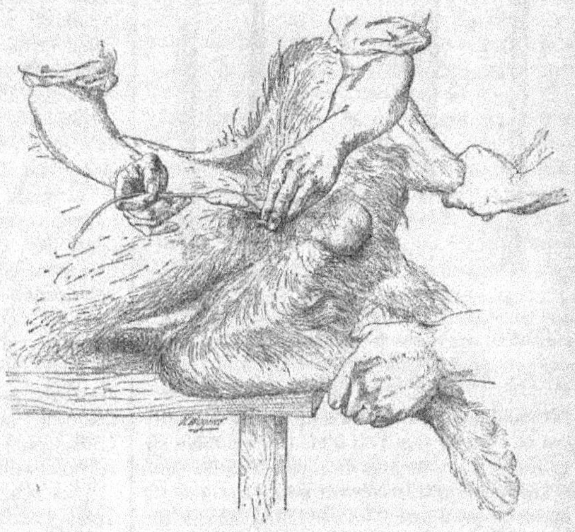

Fig. 1770. — Cathétérisme de l'urètre chez le chien.

Ils s'accusent par de la difficulté de la miction ; l'urine s'écoule difficilement par un mince filet, ou seulement goutte à goutte ; les mictions sont fréquentes. On peut même observer à certains moments de la dysurie et des coliques par rétention urinaire. Le cathétérisme, effectué avec une sonde du calibre de l'urètre normal, indique le siège et le degré du rétrécissement. Abandonné à lui-même, le rétrécissement s'accentue peu à peu et il survient des troubles dus à la rétention de l'urine dans la vessie (fig. 1770).

TRAITEMENT. — Il consiste à introduire dans

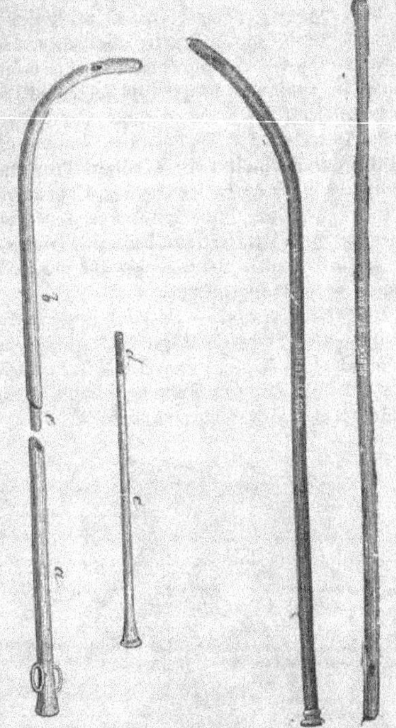

Fig. 1771.   Fig. 1772.   Fig. 1773.
Fig. 1771. — Sonde de trousse.
Fig. 1772. — Sonde de gomme élastique courbe à extrémité hémisphérique.
Fig. 1773. — Bougie élastique cylindrique.

le canal, tous les deux ou trois jours, des sondes ou bougies (fig. 1771 à 1773), en gomme ou en caoutchouc, de plus en plus volumineuses.

Lorsque le rétrécissement est très prononcé, on doit pratiquer l'urétrotomie externe au niveau du point rétréci, ou bien l'urétrotomie ischiale.

Tumeurs. — Elles sont rares. On a rencontré des polypes sur l'urètre du cheval et du bœuf.

Les symptômes sont ceux de l'urétrite et du rétrécissement.

Urétrite. — Inflammation du canal de l'urètre. Elle est rare chez le cheval, moins chez le chien et s'observe surtout chez les mâles. Elle existe à l'état *aigu* ou *chronique*.

ÉTIOLOGIE. — Les contusions, surtout quand le pénis est en état d'érection, les blessures de ses parois par un cathétérisme maladroit, le passage ou le séjour de calculs, la pénétration de corps étrangers (balles de graminées, brins de paille) sont les causes ordinaires. L'urétrite peut être aussi consécutive à la cystite.

Chez le chien, on a admis à tort l'existence d'une urétrite blennorragique, transmissible par le coït et analogue à celle de l'homme.

SYMPTOMATOLOGIE. — Au début, on observe de la difficulté de la miction ; l'urine s'écoule difficilement, le jet est intermittent. Quelques jours après, la suppuration s'établit ; un écoulement urétral muco-purulent s'établit ; en pressant le canal, on fait sourdre à son extrémité une gouttelette de pus ; les lèvres du méat sont tuméfiées et rouges ; la miction est difficile ; chez le cheval et le bœuf, on observe de légères coliques, dues à la rétention de l'urine.

Chez le cheval entier, surtout pendant l'été, la surface de la muqueuse enflammée devient granuleuse (*urétrite granuleuse*) ; l'extrémité du canal forme une proéminence dure, jaunâtre ; le conduit est rétréci.

DIAGNOSTIC. — Facile, lorsque l'écoulement purulent est établi. On la différenciera de la *balanite* en s'assurant que le pus sort bien par le méat.

PRONOSTIC. — Peu grave en général, sauf lors de dysurie prolongée ou de rétrécissement permanent du canal.

TRAITEMENT. — A l'intérieur, on prescrira les boissons émollientes (graine de lin, chiendent, etc.) contenant des diurétiques alcalins, bicarbonate de soude et azotate de potasse ; si la miction est douloureuse, on ordonnera le camphre, le copahu, l'essence de térébenthine. En outre, on fera dans le canal des injections chaudes légèrement astringentes ou mieux antiseptiques, sublimé à 1 p. 2000 ou 4000, permanganate à 1 p. 1000 ; les injections devront être faites lentement et avec une seringue désinfectée ; elles sont d'un emploi difficile pour le cheval.

Dans l'urétrite granuleuse, on excisera avec les ciseaux les granulations de l'extrémité du canal, et on dilatera l'urètre avec la sonde.

Vices de conformation. — Ils sont rares.

1° *Épispadias.* — Il est très rare ; l'urètre s'ouvre sur la face supérieure de la verge.

2° *Étroitesse du méat et rétrécissement du canal.* — Ils sont plus ou moins accusés et rendent la miction difficile ; l'urine s'écoule en mince filet ou seulement goutte à goutte et d'une façon presque permanente. — On traitera en débridant lors d'étroitesse, ou bien par les sondages répétés lors de rétrécissement.

3° *Hypospadias.* — Le canal de l'urètre s'ouvre sur la face inférieure du pénis, à une distance variable de l'extrémité de celui-ci. — Généralement on ne tente pas le traitement.

4° *Imperforation de l'urètre.* — Elle n'est pas rare chez les nouveau-nés ; l'occlusion siège en un point quelconque du canal, qui parfois est imperméable dans toute son étendue. L'animal effectue de vains efforts de miction ; à l'exploration rectale, on sent la vessie distendue ainsi que l'urètre jusqu'à l'endroit où il est obstrué. — Le traitement varie avec la nature de l'obstacle ; parfois il suffit d'ouvrir le méat, ou bien de rompre les cloisons de la muqueuse urétrale par un cathétérisme forcé, ou bien de créer un trajet artificiel à l'aide du trocart.

URÉTROTOMIE (de ουρήτρα, urètre, et τέμνειν, couper ; all. *Harnröhrenschnitt* ; it. et esp. *uretrotomie*). — Opération qui consiste à faire méthodiquement une incision plus ou moins étendue du canal de l'urètre. Elle a pour but, soit d'extraire un corps étranger, le plus souvent un calcul, soit de donner écoulement à l'urine qui ne peut plus s'écouler par le canal obstrué, par un calcul, une tumeur, ou des pseudo-membranes. Quelquefois c'est pour empêcher que l'urine ne s'écoule constamment par une fistule accidentelle qu'on veut guérir, ou qu'elle cesse d'irriter une plaie. C'est aussi le premier temps de la *cystotomie* et de la *lithotritie.*

L'opération se pratique à peu près exclusivement sur les mâles.

Anatomie de la région. — Voy. Urètre (*Anatomie*).

Manuel opératoire. — A. *Chez les mâles.* — On distingue plusieurs procédés opératoires, suivant le lieu de l'incision. Si le siège de l'obstacle est reconnu et se trouve dans la longueur de l'urètre, le lieu où l'on doit opérer est naturellement indiqué. Sous ce rapport, nous devons distinguer trois points principaux : 1° l'incision vers la pointe du pénis (*urétrotomie préputiale*) ; 2° l'incision dans la région des bourses (*urétrotomie scrotale*) ; 3° l'incision vers l'arcade ischiale, au-dessous de l'anus (*urétrotomie ischiale*).

1° *Urétrotomie préputiale.* — L'urètre à l'extrémité libre du pénis se rétrécit assez brusquement, surtout chez le cheval et le chien, pour arrêter des calculs qui ont pu traverser toute sa longueur ; ces calculs se logent, chez le cheval, dans la fosse naviculaire où l'on trouve

aussi des magmas de matière sébacée concrétée, qui obstruent le canal. Ces corps étrangers occasionnent de l'ischurie, mais n'empêchent pas complètement l'émission de l'urine ; l'examen de la verge fait facilement reconnaître leur présence. Dans l'espèce ovine, surtout chez les agneaux de race mérine, il n'est pas rare de voir un sédiment (de phosphate ammoniaco-magnésien) former un dépôt dans le prépuce d'abord, dans le canal urétral plus tard. Les concrétions salines se forment dans la partie effilée du canal qui termine le pénis, et l'obstruction va ensuite en augmentant parfois vers la vessie, rendant l'émission de l'urine de plus en plus difficile. Pour enlever l'obstacle chez le cheval ou chez le chien, on fait une incision transversale à la surface même du corps étranger, à la partie inférieure du pénis, sans cependant jamais fendre l'orifice du canal de l'urètre ; le calcul est facilement sorti, et la peau se referme sans qu'il y ait lieu de faire la suture. Pour les moutons, Maillet recommande l'amputation de la pointe du pénis, de ce qu'on appelle *le filet*, qu'on coupe au ras de la tête du pénis. Lorsque la concrétion calculeuse a son siège dans une partie plus profonde du canal, il faut le désobstruer ; on pratique à l'urètre une incision transversale au-dessous de la tête, pour introduire une sonde mousse, au moyen de laquelle on cherche soit à déplacer, soit à traverser le bouchon formé par le magma, toujours mou, de phosphate ammoniaco-magnésien.

2° *Urétrotomie scrotale.* — On la pratique chez le bœuf et le mouton, lorsque le calcul siège dans les courbures de l'S pénien ou plus près de l'extrémité de la verge.

L'opération ne peut guère être exécutée que sur l'animal couché, mais comme la vessie est en état de réplétion, il y aurait à craindre une rupture de cet organe produite par l'abatage. Aussi il est bon de pratiquer au préalable une ponction du canal de l'urètre à la flamme, sur l'arcade ischiale ; l'urine s'écoule, la vessie se distend et on peut coucher le bœuf. On porte le membre antérieur superficiel en avant comme pour la castration. On saisit l'extrémité de la verge et, par des tractions répétées, mais modérées, on fait disparaître les courbes de l'S pénien, ce qui entraîne un allongement de la verge dont une grande partie sort du fourreau.

Si le calcul se trouve dans la portion qui est en dehors du fourreau, il suffit d'inciser au niveau du calcul pour l'extraire. On désinfecte la plaie et l'on suture.

Si le calcul est situé dans la partie restée

dans le fourreau lors de l'allongement, il faut
inciser la peau du fourreau, immédiatement
en arrière des bourses et sur la ligne médiane,
sur une longueur de 3 à 4 centimètres. On
attire le pénis par l'ouverture, on recherche le
siège du calcul, qu'on sent comme une tumeur
dure et en relief ; une incision longitudinale
de la région le met à nu ; il faut parfois l'enlever
avec une pince. On fera bien de toujours examiner s'il n'y a pas un autre calcul logé dans
l'urètre ; pour cela. Forster conseille même
d'introduire une sonde par la plaie et de pousser
en avant et en arrière ; si on trouvait un autre
calcul, il faudrait, avant de faire une seconde
incision, chercher à l'amener près de la première.

On désinfecte ensuite ; on peut suturer au
catgut les lèvres de la plaie urétrale, puis
remettre le pénis en place et suturer la plaie
cutanée. On peut se contenter d'une suture
cutanée.

3° *Urétrotomie ischiale.* — Elle se fait sur tous
les mâles, surtout sur le cheval et le taureau,
parfois sur le bélier, lorsque le calcul est arrêté
dans la partie membraneuse du canal, ou dans
la partie spongieuse, au niveau de la courbure
ischiale, ou bien lorsqu'on veut extraire les
calculs de la vessie ; dans ce cas, elle est suivie
de la *cystotomie* ou de la *lithotritie.*

a. *Urétrotomie.* — *Assujettissement.* — Il est
préférable d'opérer sur l'animal debout, maintenu soit dans un travail, soit en entravant les
membres postérieurs et en fixant un tord-nez à
la lèvre supérieure. La queue est tenue relevée
sur la ligne médiane.

Instruments. — Bistouri droit, pinces, sonde
cannelée, tenettes, droite (fig. 1774) et courbe
(fig. 1775), curette (fig. 1776), seringue munie
d'une étroite canule.

Technique opératoire. — Le pénis étant sorti
du fourreau et tenu par un aide, on injecte,
avec la seringue, de l'eau tiède dans le canal
de l'urètre, pour le distendre ; dès qu'il est bien
en relief, l'aide comprime la tête du pénis de
façon à empêcher l'écoulement du liquide.
L'opérateur, après avoir désinfecté la région
ischiale, se place en arrière de l'animal et,
tenant son bistouri droit dans une direction
légèrement oblique en avant et en haut, l'implante profondément sur la ligne médiane, immédiatement au-dessus de l'arcade ischiale,
dans l'axe du renflement formé par l'urètre
distendu. Si le canal est atteint, un jet de liquide
s'échappe aussitôt. On introduit la sonde cannelée dans le canal, par la plaie de ponction,

et on débride l'urètre, en haut, avec le bistouri
droit. Si une artère bulbeuse a été coupée,
il faut tenter de ligaturer l'about supérieur ou
bien arrêter l'hémorragie par le tamponnement.

On peut aussi ponctionner l'urètre après

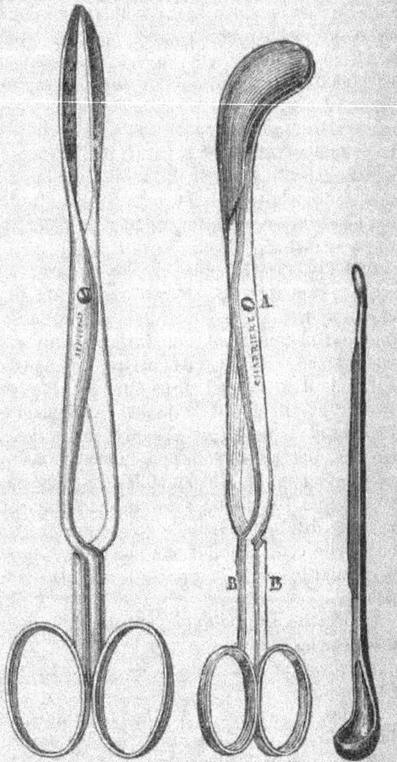

Fig. 1774. — Tenette Fig. 1775.— Tenette Fig. 1776.
droite. courbe. Curette.

l'avoir mis à découvert et avoir incisé couche
par couche les tissus qui le recouvrent.

Ensuite on va à la recherche du calcul, que
l'on extrait avec la sonde, des pinces, ou des
tenettes. Si le calcul est situé dans la vessie,
on introduit les tenettes (fig. 1774-1775) par
la plaie urétrale jusque dans la vessie et on
essaie de saisir le calcul en écartant les branches
de l'instrument ; pour favoriser la préhension,
un aide peut déplacer le calcul avec la main
introduite dans le rectum. Si la vessie renferme
un magma sédimenteux, on peut l'évacuer en
faisant une injection tiède et légèrement anti-

septique, ou bien en l'enlevant à l'aide de la curette mousse (fig. 1776).

Si le calcul est volumineux, il faut, pour l'extraire, débrider le col de la vessie et le canal de l'urètre (cystotomie) ou broyer le calcul (lithotritie).

b. Cystotomie. — On peut se servir d'un litho-

cicatrisation du col et du canal est toujours longue et entraîne un rétrécissement.

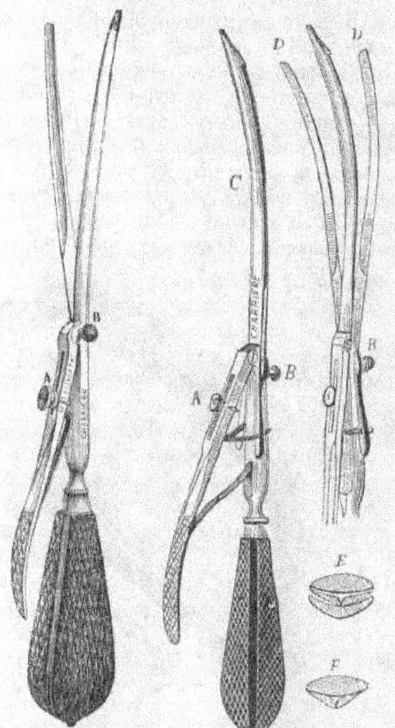

Fig. 1777. — Lithotome caché du frère Côme.

Fig. 1778. — Lithotome double de Dupuytren.

tome à lame cachée (fig. 1777-1778), ou mieux d'un bistouri boutonné, que l'on glisse par la plaie d'urétrotomie dans l'urètre et jusque dans la vessie.

On débride latéralement le col de la vessie et le canal de l'urètre; si le calcul est volumineux, on incise des deux côtés. On introduit les tenettes dans la vessie, on saisit le calcul et on l'extrait.

Cette opération est dangereuse; elle donne parfois lieu à une hémorragie abondante, elle s'accompagne souvent de déchirure lorsqu'on extrait le calcul, et l'urine s'infiltre dans le bassin; enfin, même si l'opération a réussi, la

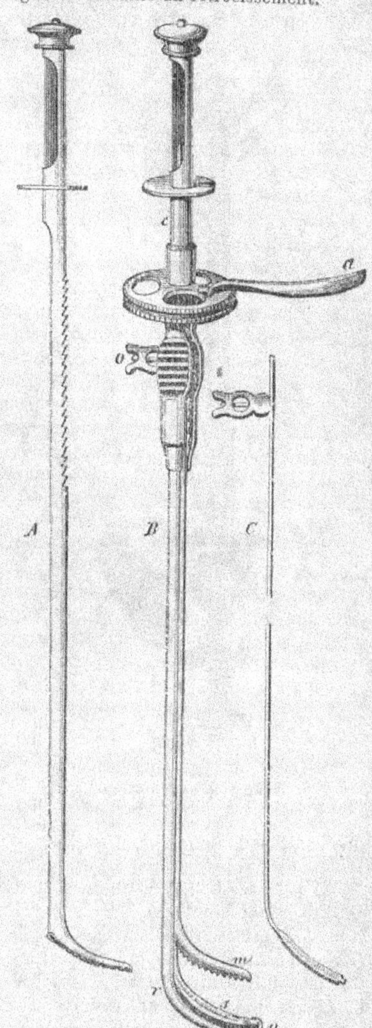

Fig. 1779. — Brise-pierre à levier de Guillon.

A, branche mobile ou mâle portant vers le milieu les dents de la crémaillère. — B, brise-pierre à levier représenté ouvert : *a*, levier; *e*, extrémité manuelle ou manche de l'instrument : là se trouve l'échelle de graduation indiquant le degré d'écartement des mors et le diamètre sous lequel le calcul est saisi ; *m*, extrémité vésicale de la branche mobile ou mâle ; *n*, extrémité de la branche fixe ou femelle; *au*, cuiller dans laquelle se trouve l'évacuateur ; *s*, évacuateur représenté soulevé pour chasser les débris lithiques ; *o*, clef de l'évacuateur. — C, évacuateur séparé de l'instrument.

c. Lithotritie. — Pour broyer le calcul, on peut utiliser la tenette broyeuse de Bouley ou un lithotriteur (fig. 1779, 1780, 1781). Il est nécessaire de se munir également d'une

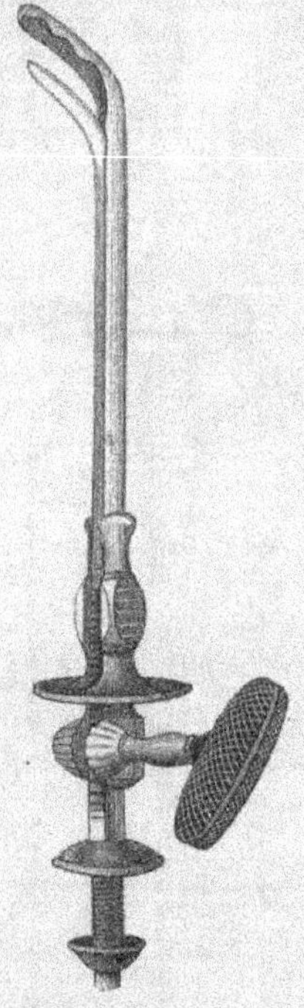

Fig. 1780. — Lithoclaste de Dolbeau
(réduction au cinquième).

seringue à longue canule et, si possible, d'un spéculum bivalve pour écarter la plaie, l'urètre et le col de la vessie. Ces instruments devront être absolument aseptiques.

Il est préférable de coucher l'animal, de le placer en position dorsale et de l'anesthésier.

On introduit lentement la tenette ou le lithotriteur, préalablement enduits d'huile stérilisée, par la plaie urétrale, puis dans la vessie. Un aide injecte dans la vessie, à l'aide de la seringue à longue canule, de l'eau bouillie tiède, pour soulever ses parois. On tente de saisir le calcul entre les mors de la tenette ou entre les branches du lithotriteur ; pour cela on déplacera légèrement l'instrument, jusqu'à ce qu'on ait trouvé le calcul ; une main introduite dans le rectum peut aider à sa préhension. Dans tous les cas, on évitera de blesser et surtout de

pincer les parois vésicales. Ensuite on rapprochera les branches de l'instrument, de façon à broyer le calcul ; si les fragments sont trop volumineux, il faut les diviser à nouveau.

Pour évacuer les débris du calcul, on peut essayer de les saisir avec les tenettes et les amener au dehors, ou bien dilater le col et l'urètre avec le spéculum et faire dans la vessie une large irrigation d'eau bouillie ou d'eau boriquée qui les entraîne.

Soins post-opératoires. — La plaie urétrale, laissée ouverte, se cicatrise d'ordinaire en trois semaines ou un mois ; parfois elle persiste beaucoup plus longtemps. On peut hâter la cicatrisation en fermant la plaie urétrale au catgut. On traitera par les lavages antiseptiques. Si on a pratiqué la lithotritie, il est bon de faire chaque jour des injections d'eau bori-

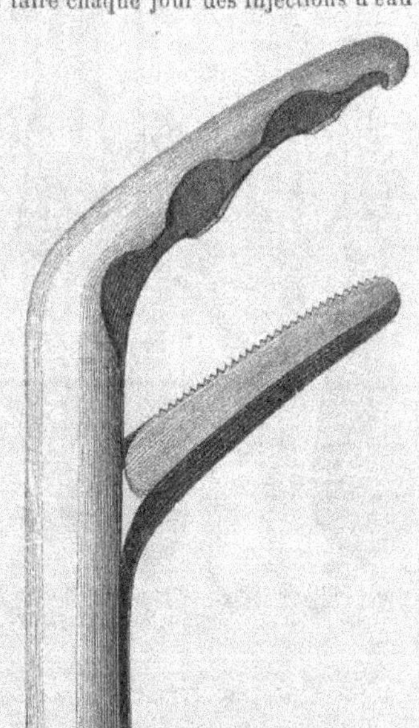

Fig. 1781. — Le bec du même instrument
(grandeur naturelle).

quée tiède dans la vessie, et d'administrer à l'intérieur des balsamiques (Voy. Urétrite).

Pendant une semaine, on prescrira un régime diététique, barbotages, mashes, vert, lait, et les alcalins dans la boisson.

Accidents et complications. — Hémorragie par section d'une artère bulbeuse, que l'on arrêtera par la ligature de l'about supérieur de l'artère. Hémorragie en nappe que l'on combattra par le tamponnement. Rupture de la portion membraneuse de l'urètre, à la suite de la cystotomie ou de la lithotritie. Infiltration urineuse dans le bassin et accidents septiques consécutifs. Lésions traumatiques de la vessie et du col, cystite, parfois perforation de la vessie.

B. *Urétrotomie et lithotritie chez les femelles*. — Les calculs vésicaux sont rares chez les femelles et plus rares chez la vache que chez la jument. On a rarement à intervenir, en raison de la brièveté et du grand diamètre transversal de l'urètre. Lorsqu'un calcul est arrêté dans le canal, on peut généralement l'extraire soit avec les doigts, soit avec la sonde ou les tenettes.

Si le calcul vésical est trop gros pour franchir le canal, on doit débrider ce canal et le col de la vessie, c'est la *cystotomie*, ou briser le calcul, c'est la *lithotritie*.

La *cystotomie* s'effectue avec le bistouri boutonné ; l'incision peut être faite sur les parois latérales ou sur le plafond du conduit.

La *lithotritie* est d'une exécution facile ; on opère sur la femelle couchée, fixée sur le dos et anesthésiée. Le lithotriteur est facilement engagé dans la vessie par le canal ; il peut être nécessaire de le débrider pour engager les tenettes broyeuses.

Soins post-opératoires. — Les mêmes que pour les mâles. Injections antiseptiques et régime diététique.

URINE (*urina*, οὖρον ; all. *Harn* ; angl. *urine* ; it. et esp. *orina*). — C'est le liquide excrémentitiel, provenant de la décomposition des matières organisées et formé d'éléments devenus impropres à la nutrition du corps, que les reins sécrètent, d'où il coule, par les uretères, dans la vessie, qui, après l'avoir conservé en dépôt pendant quelque temps, le chasse au dehors par l'urètre. — L'urine entraîne une grande partie de l'eau ingérée, élimine en même temps les produits de décomposition des substances histogénétiques, l'excès des substances albuminoïdes introduites dans l'économie avec les aliments, enfin les substances minérales mises en liberté par suite des échanges nutritifs, ainsi que les sels introduits en excès dans l'estomac. Il est évident, d'après cela, que, même dans les conditions normales de la vie, la quantité d'urine sécrétée, et sa composition chimique sont soumises à de nombreuses variations encore plus marquées dans l'état de maladie, et après l'ingestion de certaines substances qui sont en partie éliminées par les reins.

Quand l'urine séjourne peu de temps dans la vessie, comme celle due à l'ingestion de boissons aqueuses abondantes, elle est limpide, peu colorée, très peu chargée de principes fixes, et porte le nom d'*urine de boisson*. Celle rejetée quelques heures après un repas, est plus dense, plus colorée, moins aqueuse, et reçoit le nom d'*urine de digestion*. Enfin si elle séjourne pendant quelques heures dans la vessie et se dépouille par absorption d'une partie de son eau, elle est plus foncée de couleur, plus épaisse, plus odorante, et prend le nom d'*urine de nutrition*. — Tout le monde sait qu'il y a un antagonisme remarquable entre l'action des reins et celle de la peau, que la première est plus abondante dans les saisons froides et humides, la seconde dans les saisons chaudes, et que les causes qui surexcitent l'une, produisent généralement sur l'autre un effet opposé. — La sécrétion de l'urine s'effectue uniquement aux dépens du sang artériel apporté en grande quantité au rein par son artère courte et volumineuse.

I. Quantité d'urine. — La quantité produite en vingt-quatre heures par les divers animaux est très variable. Becquerel l'a évaluée pour l'homme, terme moyen, de 1 200 à 1 300 grammes ; pour le cheval, Colin l'estime de 10 à 20 litres ; pour la vache, Boussingault admet une moyenne de 7 litres ; pour le porc, de 3 litres ; Saac l'estime pour le mouton à 900 grammes ; Hofmeister admet 1/2 à 1/4 litre pour le chien. — Plusieurs conditions influent sur la quantité d'urine sécrétée : elle est plus forte par les temps froids que par les temps chauds, en hiver qu'en été ; l'augmentation de pression du sang entraîne une augmentation de l'excrétion urinaire ; la composition du sang influe également, et quand il est plus aqueux, l'urine est sécrétée en plus grande quantité : c'est ce qui se produit avec l'alimentation aqueuse, vert, barbotages, etc. Enfin la quantité est augmentée dans certains états pathologiques (polyurie).

II. Qualité de l'urine. — A sa sortie de la vessie, c'est un liquide limpide, d'une couleur ambrée plus ou moins foncée, d'une odeur prononcée, toujours plus forte chez les carnivores que chez les omnivores et plus chez ceux-ci que chez les herbivores, d'une saveur salée, amère, nauséabonde, d'une densité variable, mais toujours supérieure à celle de l'eau ; de 1,005 à 1,030 chez l'homme, elle pèse de 1,014 à 1,037 chez le cheval.

Sa réaction est variable suivant les espèces

et les conditions dans lesquelles se trouvent les animaux : alcaline chez les herbivores, et acide chez les carnassiers. Chez les carnivores, dans une journée, elle peut être tour à tour acide, neutre ou alcaline ; mais l'acidité s'observe en général pendant les deux tiers d'une période de vingt-quatre heures. Comme cette réaction dépend de la nature des aliments, ses variations sont réglées. L'urine de tous les jeunes mammifères est acide pendant la période de l'allaitement. Celle des herbivores, habituellement alcaline, devient acide si on les soumet à l'usage de la chair ; elle passe à l'alcalinité chez les carnassiers, dès qu'ils sont nourris de substances végétales ; enfin, l'urine de tous les animaux, quel que soit leur régime antérieur, est acide dès que la digestion est suspendue par la maladie ou par l'abstinence, car alors les matériaux de l'urine sont empruntés à la propre substance de l'organisme. — L'alcalinité est due au bicarbonate de potasse, aux phosphates de soude et de potasse ; l'acidité paraît tenir non à l'acide urique, qui n'agit pas sensiblement sur le papier bleu de tournesol, mais aux phosphates acides de chaux et de soude. Lehmann admet qu'il y a aussi de l'acide hippurique et l'acide lactique libre. — Exposée à l'air, l'urine perd d'abord sa chaleur, n'a plus autant d'odeur, et surtout se trouble, tant par le mucus qui s'y est mélangé dans les voies urinaires, que par la précipitation de plusieurs sels, tels que l'urate de soude et d'ammoniaque, le phosphate ammoniaco-magnésien, les carbonates et phosphates calcaires ; ces matières forment un sédiment plus ou moins abondant. L'urine de cheval surtout se trouble fortement et devient plus foncée, elle devient même filante et presque gélatineuse ; l'urine des ruminants ne donne que lentement quelque sédiment. Tandis que l'urine des herbivores a plutôt une odeur aromatique, celle des carnivores, ainsi que celle des omnivores, est de suite fétide. — Au bout d'un temps plus ou moins long, variable suivant la saison, l'urine entre en putréfaction et dégage alors une odeur ammoniacale, par suite de la transformation de l'urée en carbonate d'ammoniaque. Aussi l'urine fait-elle alors effervescence avec les acides, et donne-t-elle une plus forte odeur d'ammoniaque par les alcalis. Lors de la putréfaction de l'urine, l'ammoniaque libre se combine avec le phosphate de magnésie pour former le précipité cristallin, si caractéristique au microscope, de phosphate ammoniaco-magnésien. — Cette fermentation dite alcaline est parfois précédée, chez l'homme et les carnivores, de ce qu'on a appelé la *fermentation acide*. Scherer a vu les mucosités de la vessie contenues dans l'urine agir sur les matières extractives et donner lieu à la formation d'acide lactique et d'acide acétique.

Composition chimique de l'urine.

	HOMME.	CHIEN.	PORC.	CHEVAL.	BŒUF.	VACHE.	BREBIS.	OISEAUX carnivores
Eau..........................	944.8	846.1	979.2	918.5	948.5	931.0	980.0	500.0
Urée..........................	33.8	121.0	9.0	13.4	20.7	18.4	3.7	traces.
Acide urique et urates........	0.4	0.4	0.5	0.1	traces.	traces.	traces.	150.0
Acide hippurique.............	traces.	traces.	traces.	26.4	3.5	5.2	1.2	»
Acide lactique et lactates	7.0	11.2	indéterminé	1.0	2.0	2.3	5.0	traces.
Mucus et matières organiques.	7.3	5.1	6.0	22.0	7.5	17.1	2.1	150.0
Sulfates alcalins	3.1	1.9	1.5	1.2	2.1	1.9	1.4	
Phosphates..................	0.9	12.1	1.3	0.2	0.1	0.2	0.2	200.0
Chlorures...................	2.5	1.3	1.0	1.0	0.7	0.8	1.9	
Carbonates..................	0.2	0.9	1.5	16.2	15.4	15.4	5.5	
	1000.0	1000.0	1000.0	1000.0	1000.0	1000.0	1000.0	1000.0

Composition moyenne de l'urine (Is. Pierre).

	HOMME.	CHIEN.	PORC.	CHEVAL.	BŒUF.	MOUTON.
Eau................................	952	846	982	905	914	894
Matières organiques..............	35	137	9	55	55	80
Matières minérales...............	13	17	9	40	31	26

III. Composition chimique de l'urine. — Outre l'eau qui en forme un peu plus des neuf dixièmes, l'urine contient de l'urée chez tous les animaux, quoiqu'en proportion variable, de l'acide urique, généralement peu abondant chez les herbivores, de l'acide hippurique, de la créatine, de la créatinine, de l'hypoxanthine, de la xanthine, des substances extractives, des matières colorantes et enfin des sels. — La proportion des substances solides entraînées par l'urine dans une journée est fort variable; évaluée de 40 à 70 grammes par jour, chez l'homme, elle est presque dix fois plus forte chez le cheval. Les tableaux ci-dessus donnent la composition chimique de l'urine chez l'homme et la plupart des animaux domestiques.

L'*urée* est le produit la plus important de l'urine; elle provient des mutations des principes albuminoïdes des éléments et des tissus; elle est très azotée, cristallisable en aiguilles prismatiques (fig. 1782).

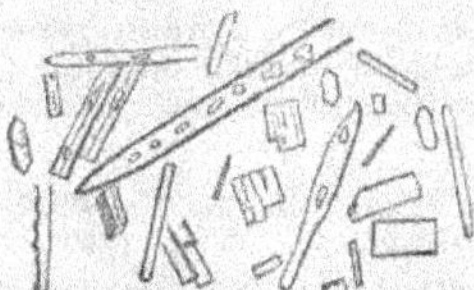

Fig. 1782. — Urée.

La proportion d'urée varie considérablement; elle augmente avec l'alimentation azotée et aussi dans certains états pathologiques (diabète). Elle est fabriquée dans tous les tissus et principalement dans le foie. Sa production est liée à la nutrition ordinaire des tissus, mais non pas à leur activité physiologique.

Le dosage se fait par divers procédés. Le plus simple et le plus pratique est basé sur l'appréciation du volume d'azote qui se dégage lorsqu'on fait agir, sur l'urine, un hypobromite alcalin avec excès d'alcalis; il existe différentes formes d'*uréomètres*.

L'*acide urique* (fig. 1783) existe en grande quantité dans l'urine des animaux ovipares (oiseaux et serpents), dans celle des carnivores, et au contraire en proportion très faible dans

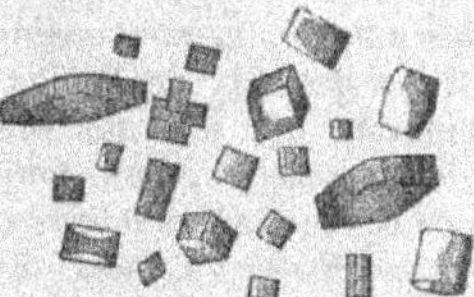

Fig. 1783. — Acide urique.

celle des herbivores. Il contient plus de carbone que l'urée, mais moins d'hydrogène et d'azote. Il augmente avec les aliments azotés et aussi dans les maladies inflammatoires; on le trouve chez les herbivores soumis à l'abstinence, comme aussi chez les animaux soumis à la lactation; Chevreul l'a vu disparaître chez les carnassiers soumis à un régime végétal. La faible solubilité de l'acide urique et celle de ses sels explique la formation des sédiments dans les voies urinaires et les autres parties de l'économie.

L'*acide hippurique* est surtout abondant chez les herbivores, mais se rencontre aussi chez l'homme et les carnivores, c'est un produit de décomposition des substances azotées de l'organisme; moins riche en azote que l'urée ou l'acide urique, il contient plus de carbone; produit en abondance sur les chevaux qui travaillent, il manque sur ceux qui sont inactifs et donnent alors plus d'urée. Le foin aromatique, le régime de paille, augmentent sa proportion chez le cheval et le mouton, tandis que le régime de trèfle sec ou vert ou des fourrages-racines, la réduit beaucoup.

La *créatine* et la *créatinine* du liquide des

muscles et du sang, existent en faibles proportions dans l'urine ; elles paraissent provenir principalement de la désassimilation du tissu musculaire, se transforment normalement en urée, et ne figurent que comme traces dans l'urine normale.

Il existe en outre dans les urines normales ou pathologiques d'autres substances excrémentitielles, xanthine, hypoxanthine, indican...

Les *matières minérales* et *salines* sont abondantes dans l'urine. En moyenne, les sels minéraux y figurent pour 12 et 14 grammes par litre, et les sels à acides organiques pour 4 à 6 grammes. Leur proportion varie suivant les espèces et les conditions physiologiques ; on ne peut encore aujourd'hui l'apprécier ; on voit diminuer les phosphates par le repos ou le sommeil, et aussi sous l'influence du régime végétal, tandis que le régime minéral les augmente (Lehmann). La composition des eaux et des aliments a une influence considérable sur la composition des sels de l'urine. Enfin ce liquide renferme des sels qui souvent proviennent de la réaction, non toujours bien expliquée, de ces substances salines entre elles.

ÉLÉMENTS ANORMAUX. — Dans divers états pathologiques, la composition de l'urine peut être modifiée par des produits anormaux.

L'*albumine* peut se rencontrer dans l'urine à la suite d'une altération des reins ou du sang. Sa présence constitue l'*albuminurie* (Voy. ce mot). On observe ce symptôme notamment dans la néphrite parenchymateuse (mal de Bright), les affections du cœur, la pneumonie, certaines maladies infectieuses, anasarque, tuberculose avancée (Moussu), etc.

Pour reconnaître la présence de l'albumine dans l'urine, on peut opérer de diverses façons ; nous empruntons la description de ces analyses d'urine au *Formulaire vétérinaire* de Bouchardat et Desoubry.

1° Si l'urine est trouble, la filtrer au préalable. Mettre dans un tube à essai quelques centimètres cubes du liquide clair et l'aciduler par quelques gouttes d'acide acétique, puis chauffer la partie supérieure du liquide ; s'il y a de l'albumine, il se produit un trouble apparent. — Si, lors de l'addition d'acide acétique, l'urine se trouble, il faut la filtrer à nouveau avant de chauffer.

2° Verser dans un verre à pied 3 ou 4 centimètres cubes d'urine claire et laisser couler doucement le long des parois du verre de l'acide azotique. Ce dernier, étant plus lourd que l'urine, va au fond du verre, et à la limite de séparation des deux liquides on verra un trouble plus ou moins abondant quand l'urine est albumineuse.

3° Le réactif de Milon donne une coloration rouge dans les urines albumineuses :

> Mercure métallique.......... 2 grammes.
> Acide nitrique fort......... 2 —

Dissolvez à froid, puis chauffez. Après dissolution, ajoutez le double de son volume d'eau ; laissez reposer et décantez la partie claire.

Le *sucre*, sous forme de glycose ou d'un sucre quelconque, peut exister dans l'urine. La *glycosurie* se montre à la suite d'affections du foie, du système porte, du système nerveux (Voy. GLYCOGÉNIE); elle s'observe dans la fièvre vitulaire et d'une façon à peu près constante dans la rage.

Lorsqu'on veut rechercher la présence du sucre dans l'urine, il faut d'abord s'assurer que celle-ci n'est pas albumineuse.

Si l'urine renferme de l'albumine, on la traitera par l'acétate de plomb, puis on filtrera ; le liquide filtré sera traité par une solution de sulfate de soude et on filtrera à nouveau.

1° Chauffer le liquide clair ainsi obtenu avec de la potasse en excès, dans un tube à essai. Le mélange brunit si l'urine renferme de la glycose.

2° Chauffer jusqu'à ébullition 4 centimètres cubes de liqueur de Fehling, dans un tube à essai ; laisser refroidir une minute et ajouter 2 à 4 gouttes de l'urine à examiner après qu'elle a été alcalinisée. Chauffer légèrement, et si l'urine renferme du sucre, il se produit un précipité jaune qui ne tarde pas à rougir.

La liqueur de Fehling devra être préparée au moment de l'usage. Pour cela, mélanger dans le tube à essai 1 centimètre cube de la solution cuivrique suivante :

> Sulfate de cuivre......... 40 grammes.
> Eau distillée............ 1 600 —

et 1 centimètre cube de la solution alcaline suivante :

> Sel de Seignette.......... 150 grammes.
> Soude pure .... 100 —
> Eau distillée, Q. S. pour
>   faire................ 1 600 —
> VIGNARDOU.

Le *sang* ou sa matière colorante, l'*hémoglobine*, peuvent se rencontrer dans l'urine, et leur présence caractérise l'*hématurie* ou l'*hémoglobinurie* (Voy. ces mots). L'urine a alors une couleur foncée qui peut tenir aussi à la présence de pigments biliaires. Si elle est bien due au sang ou à l'hémoglobine, en mélangeant, dans un tube à essai, quelques centimètres cubes de teinture de gaïac avec une égale quantité d'essence de térébenthine, et en ajoutant l'urine, on constate un précipité bleu intense.

Pour différencier l'hématurie de l'hémoglobinurie, il faut pratiquer : 1° l'analyse spectroscopique ; les bandes noires d'absorption sont différentes : celles de l'hémoglobine oxygénée sont situées dans le jaune et dans le vert ; celles de la méthémoglobine (hémoglobinurie) sont situées, une dans le jaune, trois moins foncées sur la limite du vert et du bleu. 2° On peut aussi examiner l'urine au microscope et, lors d'hématurie, on reconnaît la présence de nombreuses hématies, tandis que dans l'hémoglobinurie on ne rencontre que quelques globules rouges et de nombreux amas de pigment brun.

Les *pigments biliaires* peuvent passer dans l'urine au cours de diverses affections du foie, dans l'ictère, dans certaines maladies infectieuses (fièvre typhoïde, maladie du jeune âge, etc.) qui se compliquent de lésions du foie.

Pour rechercher ces pigments, on verse dans un verre à pied de l'acide azotique ; on verse ensuite lentement, sur les parois du vase et sans agiter l'urine, à essayer. Après quelques instants, on observe sur les premières couches liquides, des colorations qui se succèdent de haut en bas dans l'ordre suivant : vert, bleu, violet, rouge, jaune. La formation des couches verte et violette est caractéristique (Vignardou).

Le *pus* mélangé à l'urine lui donne un aspect louche, trouble, opalescent, jaunâtre ou blanc sale. L'examen microscopique permet de reconnaître les globules de pus (fig. 1784).

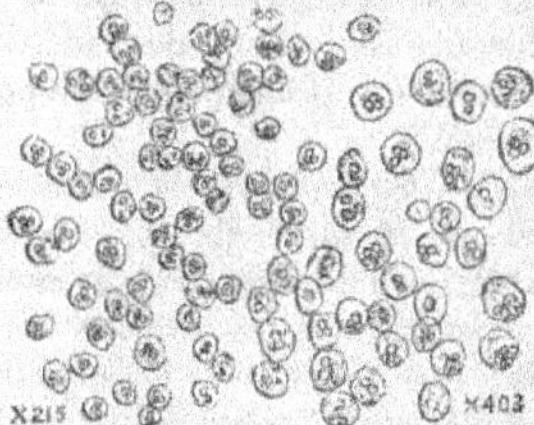

Fig. 1784. — Globules de pus, traités par l'acide acétique.

Le *mucus* rend l'urine trouble et visqueuse. Il provient de la muqueuse des voies urinaires, lors de leur inflammation et aussi dans les diverses maladies inflammatoires.

Les *cellules épithéliales* proviennent de la muqueuse des voies urinaires. On les reconnaît à l'examen microscopique de l'urine : les unes sont cylindriques et proviennent des canalicules

du rein (fig. 1785) ; les autres, pavimenteuses, ayant souvent l'apparence de plaques polygo-

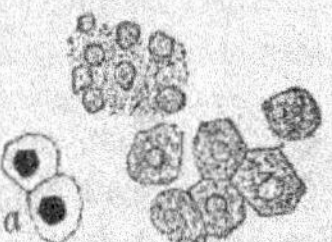

Fig. 1785. — Épithélium rénal. — *a.* cellules traitées par l'acide acétique.

nales plus ou moins transparentes, proviennent

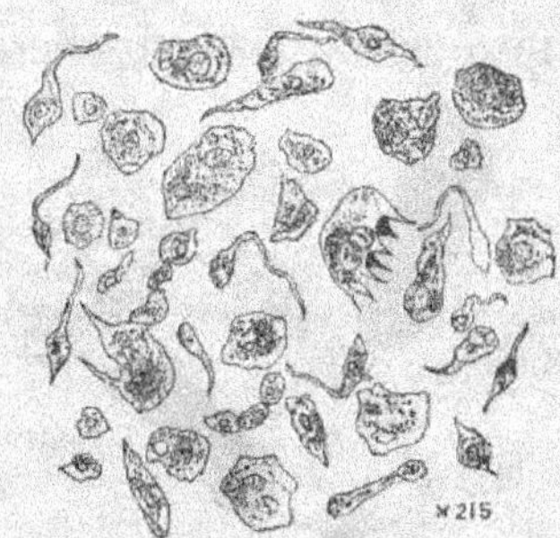

Fig. 1786. — Formes différentes d'épithélium de la vessie.

de la vessie (fig. 1786) ou du vagin (fig. 1787).

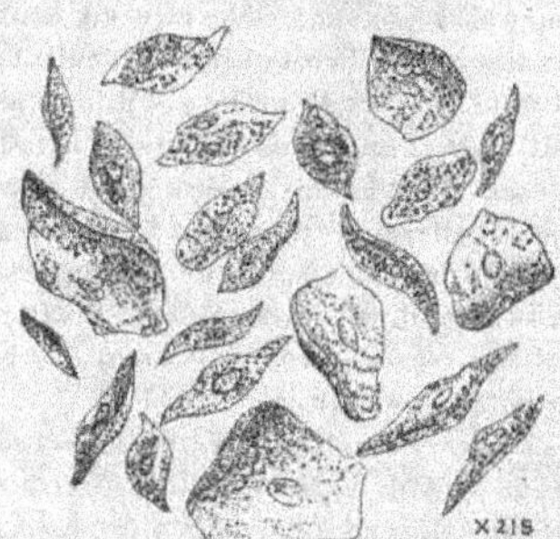

Fig. 1787. — Épithélium du vagin.

Les *cylindres* ou *tubes urinaires* qui peuvent être rencontrés à l'examen microscopique prennent naissance dans les canalicules urinifères du rein dont ils reproduisent la forme. Les uns, creux, sont des lambeaux d'épithélium des tubes urinifères (tubes épithéliaux) ; les autres, pleins, sont de nature fibrineuse et se sont détachés des tubes urinifères dans lesquels ils s'étaient moulés : ce sont les cylindres ou tubes hyalins, albumineux, etc. (fig. 1788 et 1789). Ils se rencontrent dans les affections rénales.

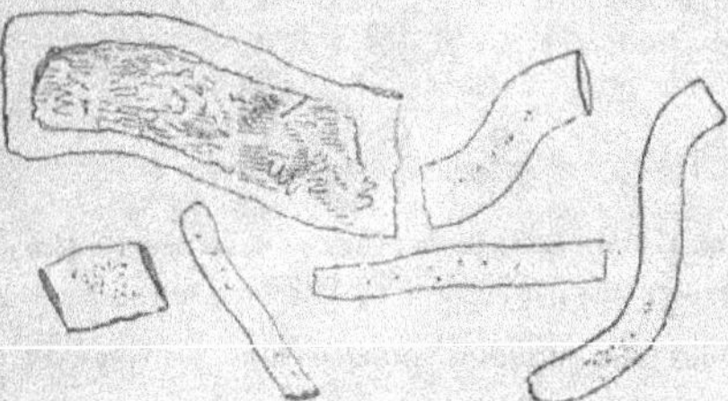

Fig. 1788. — Grands et petits moules cireux.

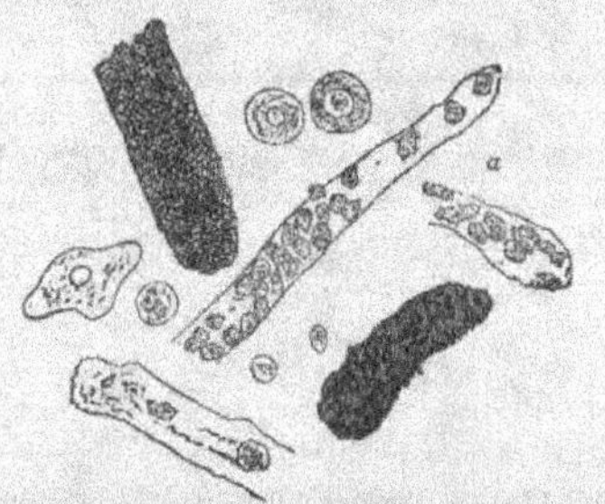

Fig. 1789. — Moules granuleux, quelques-uns pourvus d'épithélium. Deux sont d'une couleur très foncée par la présence d'urate de soude.

Les *microbes* peuvent être mis en évidence par l'examen bactériologique, la culture ou l'inoculation. Ils existent lors d'inflammation suppurative de la muqueuse des voies urinaires, de maladie infectieuse générale qui s'accompagne de localisations urinaires ; dans ce cas, la recherche du bacille spécifique est importante.

Enfin on peut rencontrer dans l'urine des *granulations pigmentaires* provenant des reins, des *spermatozoïdes*, etc.

Les *sédiments minéraux* sont plus ou moins abondants suivant l'alimentation de l'animal. Les matières salines forment, au fond du vase, un dépôt ayant l'aspect de sable fin. Ce sont ces sels, carbonate, oxalate et phosphate de chaux, phosphate ammoniaco-magnésien, urates, etc.. qui constituent les calculs (Voy. CALCULS *urinaires*).

PHYSIOLOGIE. — *Expulsion de l'urine.* — Voy. MICTION, t. II, p. 171. Le nombre des mictions est naturellement variable avec l'espèce, l'âge, la nature de l'alimentation, etc. La miction est plus fréquente chez le chien que chez le cheval, chez les jeunes que chez les adultes, sous l'influence d'une alimentation aqueuse, etc. La jument en chaleur urine fréquemment. La

cystite, le rétrécissement urétral, l'urétrite chronique rendent les mictions fréquentes et spécialement chez le chien les émotions vives.

La plupart des animaux s'arrêtent pour uriner. On doit toujours arrêter le cheval ou le bœuf qui veut uriner durant le travail.

Lorsque la vessie est pleine et que, pour une cause quelconque, l'animal malgré ses efforts ne peut uriner, on dit qu'il y a *rétention d'urine.*

Lorsque la vessie ne contient que peu ou point d'urine et que le sujet a de fréquentes envies d'uriner, on dit qu'il y a *ténesme vésical.*

Il y a *dysurie*, quand la miction est difficile ; *strangurie*, quand elle est douloureuse et n'aboutit qu'au rejet d'une faible quantité d'urine, et *ischurie* lorsqu'elle est impossible.

Il y a *anurie* lorsque l'urine n'est plus sécrétée.

Lorsque l'urine est expulsée fréquemment, goutte à goutte ou par un faible jet, mais sans préparation à la miction, il y a *incontinence d'urine.*

Les *diurétiques* (Voy. t. I, p. 381) augmentent la sécrétion de l'urine et favorisent son expulsion.

UROLITHE. — Voy. CALCULS.

UROSCOPIE. — Examen des urines.

URTICAIRE. — Maladie de la peau avec exanthème, de nature inflammatoire, et due probablement à une infection microbienne ou à une auto-infection ; elle est fréquente chez le cheval, mais s'observe aussi sur le bœuf et le porc ; plus connue sous le nom d'*échauboulure* (Voy. t. I, p. 397).

USURE. — Atrophie avec résorption variable de la substance des dents, des cartilages ou des os, lorsqu'ils sont comprimés ou par suite de frottements.

UTÉRIN. — Qui concerne la matrice. — On appelle *fureurs utérines* le penchant irrésistible et insatiable à l'acte vénérien (*nymphomanie*) (Voy. NYMPHOMANIE). — Les *médicaments utérins* ou *emménagogues* portent leur action sur la matrice, excitent la contraction de sa membrane charnue, augmentent la sécrétion de sa muqueuse et favorisent ainsi l'expulsion des produits naturels ou accidentels qu'elle peut contenir. De ce nombre sont le seigle ergoté, le safran, la rue, la sabine, les baies de laurier, etc.

UTÉRITE. — Inflammation de l'utérus.

UTÉRORRAGIE. — Hémorragie utérine.

UTÉROSCOPIE. — Examen de l'utérus pendant la gestation et lors de la parturition, au point de vue de la situation du fœtus.

UTÉRUS (*uterus* ; ὑστέρα, μήτρα ; all. *Gebär-*

mutter; angl. *womb*; it. *matrice*; *matriz*). — L'organe destiné, dans l'appareil générateur de la femelle, à contenir le produit de la conception, depuis la fécondation jusqu'à la naissance.

ANATOMIE. — C'est un sac membraneux, situé dans la cavité abdominale, à la région sous-lombaire (Voy. fig. 1319, t. II, p. 317), ayant son extrémité postérieure engagée dans la cavité du bassin (Voy. PARTURITION t. II, p. 346).

PATHOLOGIE. — *Déviation*. — V. PARTURITION, t. II, p. 359.

Hernie de l'utérus. — Voy. HYSTÉROCÈLE, t. I, p. 768, et PARTURITION, t. II, p. 359.

Lésions traumatiques. — Généralement consécutives au part dystocique. Ce sont les blessures des parois et surtout de la muqueuse, la perforation, la déchirure, la rupture de l'organe (Voy. PARTURITION, t. II, p. 380). Lorsque la rupture transversale est complète, on constate le relâchement du vagin et la mobilité du col utérin.

Métrite. — Voy. t. II, p. 166.

Métrorragie ou Hémorragie utérine. — ÉTIOLOGIE. — Elle est due à une blessure des parois utérines, généralement à la suite d'un part laborieux, ou bien elle survient à la suite de l'opération de la délivrance artificielle lorsqu'on a arraché des cotylédons. Parfois elle apparaît sans cause appréciable (*métrorragie spontanée*). Elle peut être occasionnée par une tumeur, par la tuberculose, etc.

PRONOSTIC. — Il est grave en général.

TRAITEMENT. — On traitera par les affusions froides sur le dos et la croupe, les injections intra-utérines chaudes, l'ergot de seigle, les injections hypodermiques d'ergotine. On tamponnera le vagin et l'utérus avec des tampons d'ouate et de gaze iodoformée retenus par des fils dont une extrémité pend en dehors de la vulve. Soutenir les forces de la femelle par les excitants et une bonne alimentation.

Renversement ou Prolapsus utérin. — On ne l'observe guère que sur la vache; il est rare chez la jument, plus encore chez la brebis, la chèvre, la truie et la chienne. C'est ordinairement un accident du part ou de l'avortement au moment de l'expulsion du fœtus ou pendant les jours qui suivent, alors que les ligaments larges sont encore relâchés; sous l'influence de violents efforts expulsifs ou des tractions exercées sur le fond de la matrice, la corne dilatée s'invagine, progresse vers le col, puis l'organe pénètre dans le vagin et vient faire saillie en dehors.

Cependant l'accident peut se produire au cours de la gestation; on l'a même constaté sur les femelles vierges.

SYMPTOMATOLOGIE. — Dans le renversement dit *complet*, ce qui n'est presque jamais exact, la matrice forme, en dehors de la vulve, une tumeur piriforme bilobée, descendant jusqu'aux jarrets, sur laquelle on reconnaît les cotylédons; sa surface est rouge vif, violacée ou brunâtre, souvent souillée par la litière; elle peut présenter des ecchymoses, des excoriations ou plaies; les parois peuvent être déchirées. Cette tumeur n'apparaît souvent que pendant le décubitus, la miction ou la défécation. La femelle s'agite, piétine, fait de fréquents efforts expulsifs; on constate une fièvre plus ou moins élevée.

Le prolapsus peut se compliquer du renversement du vagin; la vessie et le rectum, qui adhèrent aux parois vaginales, sont alors tirés au fond de l'excavation vagino-utérine. L'intestin peut s'engager dans le sac ouvert devant lui, et s'il y a déchirure des parois utérines, s'échapper à l'extérieur.

PRONOSTIC. — L'accident semble être plus grave chez la jument que chez la vache. Le pronostic est d'autant plus grave que le renversement est plus ancien, la partie prolabée plus volumineuse et plus altérée. S'il se produit immédiatement après le part et avant la délivrance, il y a souvent une hémorragie mortelle.

TRAITEMENT. — On opérera sur la femelle maintenue debout; si on ne peut la faire lever, on élèvera le train postérieur à l'aide de bottes de paille ou on la mettra sur un plan incliné fait avec une échelle ou bien on soulèvera le train postérieur avec des cordes passées autour des jarrets. Les petites femelles seront couchées sur le dos.

On videra le rectum et la vessie. La masse utérine sera lavée et désinfectée; on excisera les parties mortifiées, on suturera les plaies. Si la partie prolabée est peu volumineuse, on peut la rentrer et la remettre en place en la refoulant avec le poing fermé et en évitant de pousser pendant les efforts de la femelle. Si la tumeur est volumineuse, on tentera de diminuer son volume par la compression méthodique de l'organe effectuée à l'aide d'un linge, bandage Coculet, ou bande d'Esmarch, ou de serviettes enroulées diagonalement et nouées sur l'organe en des points très rapprochés. Lors de tympanisme, on effectuera la ponction du rumen ou du cæcum. Pour supprimer les efforts expulsifs, il sera parfois nécessaire d'anesthésier la malade ; on peut se contenter de lui administrer un ou deux litres d'eau-de-vie chaude. On fera tenir la queue renversée sur la croupe par un aide, tandis qu'un autre maintiendra la tête. On soulèvera la matrice à l'aide d'un drap

On prévient la réapparition de l'accident par l'application d'un *bandage* : bandage de la maison rustique, en cordes (fig. 1790), en cuir (fig. 1791), de Lund (fig. 1792 et 1793) ; soit en *suturant les lèvres de la vulve* à l'aide de ruban

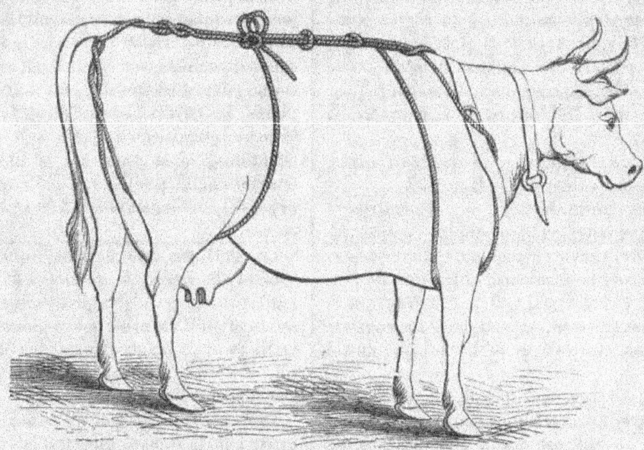

Fig. 1790. — Bandage en cordes.

mouillé, ou mieux d'une planche recouverte d'un linge humide. Par des pressions de la main agissant à plat, on rentrera la matrice en agis-

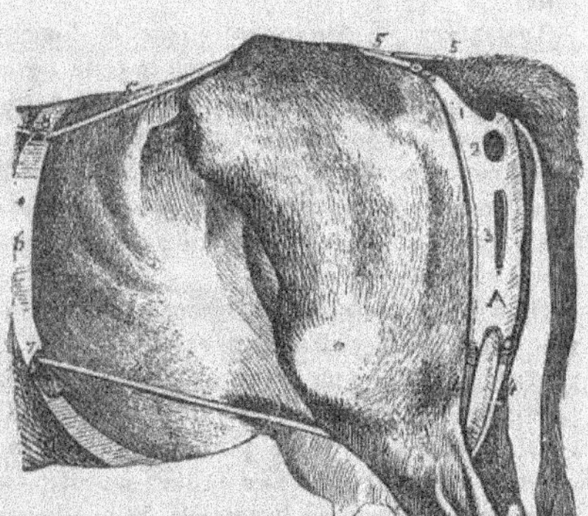

Fig. 1791. — Bandage en cuir.

sant sur les parties les plus rapprochées de la vulve. Quand l'utérus sera rentré dans la cavité abdominale, on s'assurera avec la main qu'il ne reste aucun repli, ni portion invaginée. On fera de grandes injections intra-utérines tièdes pour distendre les parois utérines et supprimer les replis, causes d'efforts expulsifs.

ou mieux avec des fils métalliques, ou en suturant la peau des fesses (fig. 1794).

On évitera l'emploi des pessaires qui excitent les efforts expulsifs.

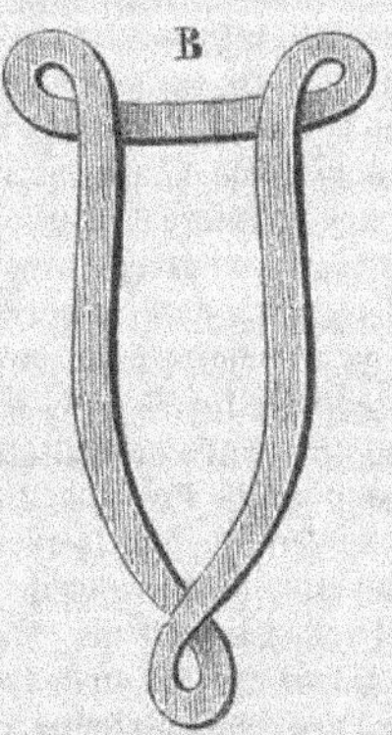

Fig 1792. — Appareil Lund.

De nombreux vétérinaires considèrent l'application de ces moyens de contention comme inutiles. Certains recommandent une injection de chlorhydrate de morphine, ou mieux l'administration de boissons alcooliques aussitôt après la réduction. Chez les petites femelles, on fera un tamponnement de la cavité utérine à la gaze iodoformée.

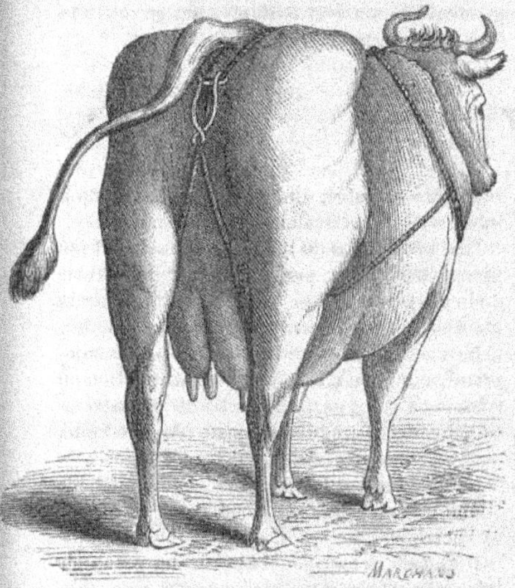

Fig. 1793. — Appareil Lund fixé.

Si la réduction est impossible, ou si la matrice est meurtrie ou gangrenée, il faut pratiquer son *ablation* : on s'assurera au préalable

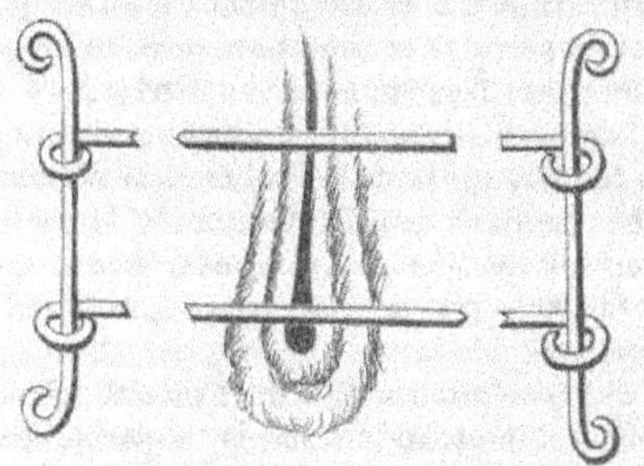

Fig. 1794. — Suture métallique. Les fils horizontaux passent de chaque côté de la vulve.

que l'intestin n'est pas descendu dans la cavité formée par l'utérus. On peut pratiquer une ligature en masse à l'aide d'un lien inextensible, ficelle de fouet ordinairement. Il vaut mieux appliquer une ligature élastique avec un fil de caoutchouc ; on sectionne ensuite l'utérus à quelques centimètres au-dessous ; mais il faut s'assurer par une incision que l'intestin n'est pas pris dans la ligature ; on désinfecte soigneusement le moignon et on le rentre dans la cavité pelvienne.

Pendant au moins une semaine, régime diététique et injections antiseptiques dans le vagin.

Torsion. — Voy. PARTURITION, t. II, p. 360.

Tuberculose. — Observée surtout sur la vache, elle donne lieu parfois à un écoulement muco-purulent jaunâtre ou sanguinolent. Par l'exploration rectale, on peut se rendre compte de la nature et du siège des lésions (Voy. TUBERCULOSE).

Tumeurs. — Elles sont rares et peuvent siéger sur le col, ou sur le corps, ou dans l'axe des cornes. On peut rencontrer des fibromes, fibro-myomes, kystes, polypes, sarcomes, carcinomes. En général, elles restent méconnues.

Certaines tumeurs gênent la parturition. D'autres déterminent des métrorragies, de la leucorrhée, des efforts expulsifs.

Polypes muqueux. — Toujours très vasculaires, ils procèdent de la muqueuse et du tissu conjonctif sous-jacent, font saillie dans la cavité utérine et sont formés par une prolifération conjonctive et muqueuse. De forme arrondie ou allongée, ils sont sessiles, ou ont un pédicule de longueur variable. Petits et multiples, ils constituent les *fongosités* utérines ; on les trouve sur les lèvres, dans la cavité et au niveau de l'orifice interne ou du col de l'utérus, sous la muqueuse du corps ; leur volume varie depuis un grain de millet jusqu'à celui d'un pois. Si leur dimension est considérable, ils distendent la cavité utérine et simulent la gestation ; ils proéminent parfois à travers le col utérin dans le vagin et peuvent arriver jusqu'à la vulve ; ils gênent, dans ce cas, ou rendent même impossible l'excrétion urinaire ; en subissant la destruction sanieuse, ils peuvent, à cause du grand nombre de leurs vaisseaux, occasionner des hémorragies épuisantes (Roell), et l'écoulement par la vulve d'un liquide fétide et de désagréable aspect. Les polypes volumineux sont parfois la cause de douleurs et d'efforts expulsifs analogues à ceux de la parturition ; ils gênent l'accouplement, rendent la conception impossible ou au moins déterminent le part prématuré.

TRAITEMENT. — On a recommandé l'abrasion, à l'aide d'une sonde-curette, avec laquelle on racle la surface de la muqueuse.

Pour les polypes plus grands, il faut essayer la ligature ou l'excision.

Kystes muqueux et *kystes séreux*. — Les premiers se développent sur le col utérin, ou dans la cavité de l'organe ; ils sont parfois superficiels et simplement recouverts par la muqueuse ; d'autres fois cependant ils sont situés dans l'épaisseur du tissu utérin.

Les seconds ont leur siège au-dessous du péritoine. Parfois sessiles, ils sont d'autres fois pédiculés et ressemblent alors à des polypes.

TRAITEMENT. — Essayer suivant les cas la ponction ou la ligature.

UVÉE. — Couche de cellules épithéliales pigmentées, noire et brillante, qui recouvre la face postérieure de l'iris.

V

VACCIN. — **Vaccin des virus.** — D'une façon générale, on appelle ainsi un produit à virulence atténuée et fixée, dont l'inoculation fait naître une maladie bénigne conférant l'immunité. C'est ordinairement une culture du microbe spécifique, dans un milieu variable, et dont la virulence est atténuée soit par la chaleur, soit par l'action de l'air et de la lumière, soit par l'action des antiseptiques, soit par le passage à travers les organismes.

Injecté à un animal à doses suffisantes, il provoque des troubles légers, souvent insignifiants, et il lui confère l'immunité contre la maladie, c'est-à-dire qu'il le rend réfractaire à la contagion naturelle ou accidentelle.

Pasteur en 1880 établit les propriétés vaccinantes des virus atténués du choléra des poules, puis de la fièvre charbonneuse.

Depuis, on a tenté de trouver un vaccin préventif contre la plupart des maladies contagieuses ; malheureusement, ces recherches sont restées vaines pour certaines maladies graves comme la tuberculose. Cependant on a trouvé les vaccins contre le charbon symptomatique, le rouget du porc, la péripneumonie, la rage...

La production de ces vaccins, le mode et les indications de leurs emplois sont indiqués dans l'étude des maladies contagieuses en particulier (Voy. CHARBON, PÉRIPNEUMONIE, RAGE, ROUGET).

Vaccin du cow-pox. — On donne plus particulièrement le nom de *vaccin* à l'humeur virulente recueillie primitivement sur les pustules du pis des vaches affectées de *cow-pox*.

L'humeur de ces pustules, insérée dans la peau de l'homme, y produit le développement de pustules semblables, et le fluide séreux qui les gonfle vers le cinquième ou sixième jour a reçu le nom de *vaccin*, comme celui recueilli sur la bête bovine. Doué de la propriété antivariolique, il est employé pour transmettre, par inoculation, la maladie préservatrice connue sous le nom de *vaccine*. C'est un liquide transparent, incolore, visqueux, inodore, d'une saveur âcre et salée, qui ressemble beaucoup à la sérosité des vésicatoires (Voy. VACCINE).

Les inoculations de lymphe vaccinale ont été préconisées, *à tort*, pour préserver les chiens de la maladie du jeune âge ; en réalité, le vaccin n'a aucun effet préventif contre cette maladie.

PRODUCTION DU VACCIN ANIMAL. — Elle comprend, d'une part, la culture par inoculation au veau et, d'autre part, la récolte et la conservation du vaccin produit. Il existe de nombreux procédés de préparation du vaccin animal.

Nous donnons ici l'exposé d'une méthode simple et pratique, recommandée par Nocard et Leclainche.

1° *Culture du vaccin.* — Choisir des veaux de lait de belle apparence, âgés de deux à six mois, autant que possible de robe claire. S'assurer qu'ils sont parfaitement sains : il est bon de les soumettre à l'épreuve de la tuberculine (1 à 2 centimètres cubes de la solution à 1 p. 10). L'animal devra être tenu dans le plus grand état de propreté et autant que possible isolé ; sa litière sera fréquemment renouvelée.

Les inoculations sont pratiquées sur un côté du thorax, sur toute l'étendue de la région costale, jusqu'au quart inférieur de la poitrine. La peau est tondue, savonnée, rasée, désinfectée. Quelques heures après on pratique l'inoculation.

« L'inoculation se fait sur l'animal debout ou couché. On pratique sur la région préparée, avec la lancette à grain d'orge, des scarifications verticales, longues de un centimètre à un centimètre et demi, espacées de 3 à 4 centimètres, disposées régulièrement en quinconces. Les incisions doivent entamer légèrement les couches superficielles du derme ; il faut que le sang perle entre les lèvres écartées de la plaie, sans toutefois s'écouler alors que les lèvres sont rapprochées. Après avoir fait une ou deux rangées de stries, on insère la matière d'inoculation ; celle-ci est recueillie sur la lancette et déposée dans chaque strie, en avivant un peu celles qui paraissent trop peu profondes.

« On peut disposer 120 à 160 scarifications

sur un même animal sans aucun inconvénient. »
(Nocard et Leclainche, *loc. cit.*)

2° *Récolte et préparation du vaccin.* — La maturité des pustules a lieu ordinairement cinq à sept jours après l'inoculation. Pour récolter le vaccin, il faut se munir d'un mortier préalablement stérilisé à l'autoclave ou dans l'eau bouillante, d'une pince à anneaux, à mors longs et étroits, et d'un bistouri convexe à lame large, lesquels devront être flambés.

La récolte se fait sur l'animal couché ; on soulève la peau au niveau de la pustule et on applique la pince à la base du pli formé ; on enlève la croûte avec le bistouri et, quoique très virulente, on la jette en raison des germes qu'elle peut renfermer ; on recueille la lymphe de la pustule sur la lame du bistouri, puis, dès que l'écoulement a cessé, on gratte légèrement mais longuement le derme, qui fournit une pulpe rosée. Si on n'emploie pas de suite le liquide pour la vaccination de *génisse à bras*, on triture dans le mortier le mélange formé par la lymphe et la pulpe, et lorsque ce mélange est homogène, on ajoute peu à peu, tout en continuant à triturer, une quantité de glycérine neutre égale, en poids, à la quantité de matière vaccinale obtenue. L'électuaire est ensuite conservé dans des ampoules ou des tubes de verre.

Le vaccin ainsi préparé est conservé à la température de la chambre et à l'abri de la lumière. Il est encore actif après quatre mois ; en général, on recommande de l'employer après un à trois mois.

VACCINATION. — Opération qui consiste à inoculer à un animal sain un virus affaibli ou à effets bénins, afin de rendre son organisme réfractaire à la contagion ou à une atteinte ultérieure de la maladie. Autrefois ce terme était exclusivement employé pour désigner l'inoculation de la vaccine provenant de la vache, du veau ou de l'enfant, en vue de préserver l'homme de la variole.

Aujourd'hui il désigne toutes les inoculations préventives.

Tantôt on inocule à l'animal sain une matière virulente, recueillie directement sur le malade, pour lui transmettre une maladie ordinairement bénigne qui le met à l'abri d'une infection ultérieure. C'est ce qui se fait pour la clavelisation, pour l'inoculation préventive de la péripneumonie, pour le cow-pox...

Tantôt on inocule à l'animal sain un véritable vaccin, qui est obtenu par la culture et l'atténuation du microbe en dehors de l'organisme (Voy. VACCIN). C'est ainsi que l'on opère pour les vaccinations charbonneuses, celles contre le rouget, la rage, etc.

Diverses théories ont été émises pour expliquer le mode d'action des vaccinations. Il semble que l'immunité est due à l'augmentation du pouvoir phagocytaire ou du pouvoir chimiotaxique des leucocytes, et aussi à l'imprégnation de tous les tissus de l'organisme par des produits solubles, matières immunisantes élaborées au point d'inoculation.

La durée de l'immunité conférée par les vaccinations varie avec chacune. En général elle est plus grande que celle donnée par la sérothérapie préventive.

VACCINE (Horse-Pox, Cow-Pox). — Ces mots désignent une seule et même maladie, virulente et inoculable, commune à l'homme, au cheval et à la vache, caractérisée par une éruption pustuleuse sur la peau et les muqueuses (1).

L'inoculation à l'homme du virus provenant de la vache (*cow-pox*), ou du cheval (*horse-pox*), détermine une maladie bénigne similaire, la *vaccine*, laquelle rend son organisme réfractaire aux atteintes de la variole.

Historique. — En 1770, Jenner découvrit les propriétés préservatrices du cow-pox ou de la « maladie des vaches » à l'égard de la variole. Il établit les règles de l'inoculation vaccinale et préconisa son emploi pour prévenir la variole. En outre, il identifia le cow-pox avec la maladie éruptive du cheval ou *grease* ou *sore heels*, ainsi nommée parce qu'elle se manifeste par une inflammation exsudative des talons.

En 1802, Loy, compatriote de Jenner, étudia de nouveau le *grease* du cheval, qu'il décrivit comme une maladie générale avec éruption aux membres ; il réalisa la transmission du cheval à la vache et à l'homme. — Ce travail resta ignoré et incompris ; et pendant longtemps on chercha l'origine du cow-pox dans le javart et les eaux-aux-jambes. La maladie fut retrouvée plusieurs fois, mais c'est à H. Bouley que revient le mérite d'avoir démontré que cette maladie éruptive du cheval, ce *grease* considéré comme des « eaux-aux-jambes aiguës » est bien la vaccine du cheval ; il décrivit ses multiples aspects cliniques et l'appela *horse-pox*. Depuis, de nombreuses recherches ont porté sur la vaccine, que l'on a surtout cherché à identifier avec la variole.

Vaccine et Variole. — On discute encore aujourd'hui sur leur identité ou leur non-

(1) Nocard et Leclainche, *loc. cit.*

identité. L'hypothèse la plus ancienne fut celle de l'identité. Mais en 1865, les conclusions de la commission lyonnaise présidée par Chauveau furent toutes différentes : la variole humaine s'inocule au bœuf et au cheval avec la même certitude que le vaccin ; l'inoculation au bœuf donne de petites papules et non des pustules vaccinales typiques ; l'inoculation au cheval donne une éruption papuleuse plus nette, mais n'ayant jamais les caractères du horse-pox ; l'inoculation de variole les préserve de la vaccine et inversement l'inoculation de vaccine les préserve de la variole ; les cultures de variole s'éteignent très rapidement sur le cheval et sur le bœuf ; après quatre ou cinq inoculations, la maladie n'est plus transmissible ; l'inoculation à l'homme de la variole développée expérimentalement sur la vache ou sur le cheval redonne la variole.

Depuis, de nombreux expérimentateurs, notamment Voigt, Fischer, Esternod et Haxius, se basant sur leurs recherches personnelles, ont critiqué ces conclusions et démontré l'identité de la variole et de la vaccine. Chauveau, puis Juhel-Rénoy et Dupuy ont de nouveau soutenu la théorie de la non-identité.

Cependant l'identité paraît bien près d'être démontrée ; quoi qu'il en soit, les deux infections sont très voisines et elles procèdent d'une commune origine.

ÉTIOLOGIE. — La vaccine est une maladie essentiellement contagieuse, se transmettant de l'homme à l'homme, de l'homme à la vache et au cheval, du cheval au cheval et à la vache, etc.

La contagion s'effectue de multiples façons, par contact direct ou indirect. Tantôt les animaux contractent la maladie par contact direct avec un cheval affecté de horse-pox ou une vache atteinte de cow-pox ; on a relaté des cas où la maladie avait été transmise aux femelles par le mâle dont le pénis est le siège de l'éruption spécifique, les pustules se développent alors sur les lèvres de la vulve. L'homme peut être l'agent de transmission lorsqu'il soigne un animal affecté de la maladie et ensuite des animaux sains, ou lorsqu'il trait successivement une vache malade et des bêtes saines. La maladie peut aussi être transmise par l'intermédiaire des aliments, des litières, des harnais, des instruments de pansage, des instruments de contention, tord-nez, entravons etc. Le séjour dans des locaux contaminés suffit pour que la contagion s'opère.

BACTÉRIOLOGIE. — Les premières recherches de Chauveau (1868) ont démontré que le « virus » vaccinal a la forme corpusculaire. C'est encore tout ce que l'on sait à l'heure actuelle. On a décrit des microbes, variolocoques et autres, qui seraient spécifiques, mais ces mêmes microbes cultivables et isolés ont été impuissants à reproduire l'éruption vaccinale. Le vaccin frais renferme une multitude de grains extrêmement petits, qui semblent être les éléments virulents.

Horse-Pox. — SYMPTOMATOLOGIE. — L'éruption pustuleuse du horse-pox est rarement précédée par des troubles généraux, fièvre légère et tristesse. Le plus souvent, ces troubles sont nuls ou passent inaperçus, et l'éruption apparaît sur la muqueuse buccale, soit sur la pituitaire, la conjonctive, la muqueuse génitale ou sur la peau.

L'éruption buccale se caractérise par des ampoules ou des vésicules de teinte opaline rosée, ayant l'aspect de perles, qui apparaissent sur la muqueuse, à la face interne des lèvres, des joues, sur la face inférieure et les bords de la langue ; au contact des fourrages, ces vésicules se déchirent et il reste de petites plaies finement granuleuses ; les animaux salivent, mangent plus lentement. En même temps, des pustules apparaissent sur les lèvres, le bout du nez, au pourtour des naseaux.

L'éruption peut aussi se produire sur la pituitaire, sous forme de vésico-pustules de la grosseur d'une tête d'épingle ou d'une lentille, isolées ou confluentes ; il existe un jetage muco-purulent, jaunâtre, épais et gélatineux. Avec l'éruption nasale de horse-pox coïncide presque toujours, comme pour l'éruption buccale, un engorgement pâteux, et un peu douloureux à la pression, des ganglions sous-glossiens. Parfois aussi on observe un état maladif général.

L'éruption sur la conjonctive est exceptionnelle et elle coïncide ordinairement avec les éruptions buccale ou nasale. Il y a de la photophobie, du larmoiement, tous les signes de l'ophtalmie externe. De petites pustules se montrent sur la conjonctive et sur la sclérotique. Les accidents ont toujours une terminaison bénigne après huit à dix jours.

L'éruption génitale a lieu sur la muqueuse du pénis de l'étalon ou sur la muqueuse vulvaire de la jument ; les pustules évoluent rapidement et se cicatrisent. En outre, des boutons se remarquent sur la peau du périnée, du fourreau, des mamelles, de la face interne des cuisses.

L'éruption cutanée est généralisée sur tout le corps ou localisée en certaines régions. Lorsque les pustules sont irritées ou souillées, la suppuration s'établit et leur cavité se comble par bourgeonnement. Lorsque l'inflammation est localisée en certaines régions, il y a de l'engorgement de celles-ci, de l'inflammation des lymphatiques et des ganglions voisins. Lorsqu'elle siège à l'extrémité des membres, on peut observer des engorgements simulant les eaux-aux-jambes, des lymphangites et des adénites suppurées.

DIAGNOSTIC. — Il est en général facile. Lors d'éruption sur la pituitaire, on peut soupçonner la morve aiguë chronique, mais les caractères des plaies pituitaires sont très différents. L'éruption génitale sera aisément différenciée de la dourine, plus difficilement de l'exanthème coïtal. Enfin on ne confondra pas l'éruption cutanée avec l'exanthème gourmeux, l'acné contagieuse, l'exanthème pustuleux, le farcin, les eaux-aux-jambes.

TRAITEMENT. — Il ne comporte guère que de bons soins hygiéniques. Dans le cas d'éruption buccale, on nourrira les animaux avec des aliments de facile mastication; on fera dans la bouche de fréquentes injections antiseptiques faibles et tièdes. Lors d'éruption sur le corps et surtout sur les membres, on renouvellera fréquemment la litière, on lavera les plaies avec une solution antiseptique, au besoin on préservera les plaies par un pansement.

PROPHYLAXIE. — Isolement des malades. Interdire la monte aux étalons affectés; ne pas faire saillir les juments. Éviter la transmission indirecte par les objets de pansage, les personnes, etc.

Lorsqu'un certain nombre de chevaux sont atteints dans un effectif nombreux, il vaut mieux inoculer tous les chevaux par deux ou trois scarifications à l'encolure, avec du virus provenant des pustules d'un malade (G. Joly).

Cow-Pox. — SYMPTOMATOLOGIE. — La maladie se caractérise par une éruption sur les trayons ou sur toute la mamelle, d'un petit nombre de pustules ou de vésico-pustules. Elles se cicatrisent d'ordinaire en douze à quinze jours, sauf quand elles sont irritées par les mains des trayeurs; dans ce cas, elles prennent facilement le caractère ulcéreux. — Parfois l'éruption est généralisée. — Chez le veau, les pustules apparaissent sur le mufle, les lèvres, vers l'orifice des naseaux.

DIAGNOSTIC. — Le cow-pox sera soupçonné lors d'une éruption discrète, limitée à la mamelle, de vésico-pustules entourées d'une auréole inflammatoire (Nocard et Leclainche). La *fièvre aphteuse* sera différenciée par les caractères différents des pustules, par la coexistence d'autres localisations et par le caractère épizootique de l'affection.

TRAITEMENT. — Soins de propreté. Éviter la transmission aux autres animaux et à l'homme par de simples précautions hygiéniques.

VACHE. — Femelle du bœuf (Voy. BŒUF, t. I, p. 124).

VACHERIE. — Habitation ou étable des vaches (Voy. HABITATION DES ANIMAUX, t. I, p. 683).

VAGIN (all. *Scheide*, *Muttercheide*; angl. it. et esp. *vagina*). — Canal cylindroïde, membraneux, étendu du col de l'utérus à la vulve; il est destiné à contenir le pénis du mâle lors de la copulation et il livre passage au fœtus au moment de la parturition.

ANATOMIE. — Situé dans la cavité pelvienne, qu'il traverse horizontalement d'arrière en avant, il est en rapport en haut avec le rectum, en bas avec la vessie, et sur les côtés il répond aux parois latérales du bassin et aux uretères; un tissu conjonctif lâche et graisseux l'entoure en arrière. Sa muqueuse, toujours lubrifiée par un mucus abondant, est plissée longitudinalement; elle se continue avec celle de la vulve et de l'utérus; au-dessous est une couche musculaire, assez riche en vaisseaux, entourée d'un tissu cellulaire épaissi, qui le met en rapport avec les organes renfermés dans le bassin; ce n'est qu'en avant, vers l'utérus, qu'il y a une enveloppe péritonéale. Le sang est amené par l'artère honteuse interne; il en sort par des veines nombreuses, disposées en plexus autour de l'organe et se dégorgeant dans le tronc satellite de l'artère; les nerfs viennent du plexus pelvien.

Anomalies. — *Imperforation de l'hymen.* — Elle a été observée sur la jument et sur la vache; un liquide glaireux s'accumule alors dans le vagin, le rectum est comprimé, la défécation est difficile, la femelle fait de violents efforts expulsifs. A l'exploration vaginale, on sent la membrane en avant du méat urinaire.

On traitera par l'incision large, ou l'excision de l'hymen. Parfois l'hymen est représenté par une bride épaisse qui peut gêner la parturition; il suffit de l'inciser.

Cloisonnement longitudinal. — Il a été observé sur la jument, par Goubaux. Il y avait un vagin double et un utérus unique.

Absence du vagin. — Elle est très rare, et coïncide ou non avec l'absence de l'utérus.

PATHOLOGIE. — *Abcès.* — Ils sont primitifs et

dus à une plaie, à un traumatisme, ou bien ils sont secondaires, sous la dépendance d'une maladie infectieuse, ordinairement de la gourme.

Ils siègent dans le tissu conjonctif périvaginal, en un point variable, ordinairement dans la cloison recto-vaginale. Ils s'accompagnent de constipation, de douleur à l'exploration vaginale ou rectale. Ils s'ouvrent habituellement dans le vagin, mais ils peuvent s'épancher dans la cavité pelvienne et déterminer des accidents septiques, ou bien encore ils peuvent s'ouvrir dans un cul-de-sac péritonéal et engendrer une péritonite rapidement mortelle.

Dès que l'abcès est reconnu, le ponctionner, le vider et faire, dans sa cavité ou dans le vagin, des injections antiseptiques.

Lésions traumatiques. — *Plaies.* — Elles sont ordinairement consécutives au part laborieux, quelquefois à des manœuvres contre nature ; parfois elles sont produites lors de l'accouplement par le pénis du mâle. Elles sont plus ou moins étendues, plus ou moins profondes. La muqueuse peut être seulement irritée, détruite, ou bien la paroi perforée.

Lors de *déchirure* des parois, la vessie ou l'intestin peuvent faire hernie dans la cavité vaginale.

Les plaies peuvent se compliquer d'hémorragie, toujours moins grave que celle de l'utérus ; de phlegmon du bassin qui peut s'ouvrir dans le vagin ou dans le péritoine et entraîner une péritonite septique mortelle ; de péritonite, due à l'extension de l'inflammation ou à la pénétration d'agents infectieux dans la cavité péritonéale par la plaie vaginale ; d'occlusion du vagin par cicatrisation défectueuse et adhérence des surfaces dénudées ; enfin de fistules recto-vaginales et vésico-vaginales.

On traitera par les injections antiseptiques faibles et tièdes. On appliquera, à l'aide d'un tampon d'ouate, un peu d'iodoforme sur les plaies ou bien on les badigeonnera à la teinture d'iode. On surveillera leur cicatrisation.

Lors de plaie pénétrante ou de déchirure, on tentera la suture au catgut. Si une hémorragie se produit, on l'arrêtera par le tamponnement.

Fistules recto-vaginales. — Elles ne sont pas rares et sont presque toujours consécutives à la déchirure des parois du vagin et du rectum par les pieds du fœtus lorsque celui-ci se présente en position renversée. On tentera d'obtenir la guérison, par l'application de sutures sur les lèvres de la fistule, après avivement de celles-ci (Voy. Fistules, t. I, p. 549).

Renversement du vagin. — Caractérisé par le renversement plus ou moins complet de l'organe et son refoulement vers la vulve. Il s'observe dans toutes les espèces, mais il est surtout fréquent chez la vache. Le vagin tout entier peut apparaître en dehors ou seulement une faible partie. La muqueuse peut être enflammée, blessée, les parois vaginales peuvent être déchirées. La femelle fait de fréquents efforts expulsifs. Il peut y avoir une réaction fébrile générale.

L'accident coexiste souvent avec le renversement de l'utérus, ou bien il est la conséquence du recul de la matrice sans invagination de celle-ci. Généralement il est consécutif à un part laborieux ou dystocique ; la délivrance tardive est aussi une cause de l'accident.

Pronostic. — Il est d'autant plus grave que l'accident est plus ancien.

Traitement. — Réduction après avoir soigneusement lavé et désinfecté la masse herniée. Opérer comme il est indiqué pour le renversement de l'utérus (Voy. Utérus). Après réduction, on s'assurera que la muqueuse vaginale est bien étalée et qu'il n'existe pas de déchirure. On peut essayer la suture en bourse, comme dans le renversement du *rectum* (Voy. ce mot).

Lorsqu'on ne peut réduire le renversement, on peut pratiquer l'excision partielle du vagin renversé, par la ligature élastique, en ayant soin de laisser libre le canal de l'urètre.

Rétropulsion du vagin. — Encore appelée *recul du vagin* ou *prolapsus vaginal*, c'est un accident de la gestation que l'on n'observe guère que chez la vache. Il apparaît vers le septième ou le huitième mois de la gestation. Il se produit lentement, surtout chez les femelles placées sur un sol incliné en bas et en arrière ; le corps de la matrice refoule le vagin, en pénétrant plus loin dans le bassin, et finalement la muqueuse vaginale apparaît au dehors sous forme d'un bourrelet qui est plus ou moins volumineux, visible seulement quand la vache est couchée, puis qui grossit, et le prolapsus devient permanent. La muqueuse vaginale, exposée aux irritations extérieures, s'enflamme. Lorsque l'accident se produit chez des bêtes nerveuses, irritables, on observe des efforts expulsifs violents, et la rétropulsion peut se transformer en renversement.

L'accident se différencie du renversement en ce que les fibres conjonctives périvaginales ne sont pas rupturées, mais sont seulement allongées.

Traitement. — Il doit varier avec le degré de

l'accident. Il faut d'abord supprimer les causes qui ont provoqué son apparition, rendre le sol de l'étable horizontal, diminuer le volume des réservoirs digestifs par une nourriture plus substantielle, empêcher les efforts expulsifs par des lotions avec l'eau mucilagineuse laudanisée et tiède. Ces moyens suffisent généralement et permettent d'attendre la parturition.

Si la tumeur est apparente et assez volumineuse, il faut la réduire. On lavera et on désinfectera la muqueuse, puis, à l'aide d'une serviette mouillée, on enveloppera la masse herniée et on la réduira par un taxis méthodique et en commençant par rentrer les parties voisines de la vulve. On préviendra la récidive en employant un des moyens de contention indiqués à propos du renversement de l'utérus.

Tumeurs. — Elles sont assez fréquentes. Désignées ordinairement sous le nom de *polypes*, elles comprennent des *kystes*, des *lipomes*, des *fibromes*, des *sarcomes*, des *épithéliomes*.

Les *kystes* sont fréquents chez la vache, rares chez la jument. Ils sont congénitaux, ou bien succèdent au thrombus du vagin. Ils sont plus ou moins volumineux et ordinairement pédiculés. On traite par l'incision large et les injections antiseptiques ou bien par l'extirpation.

Les *polypes* sont fréquents chez la chienne. Ils sont nombreux et font saillie en dehors de la vulve. On les excise avec les ciseaux ou la curette; on fait ensuite, dans le vagin, des injections antiseptiques tièdes. Ils récidivent souvent.

Les *tumeurs fibreuses* sont plus ou moins volumineuses, souvent pédiculées. Elles peuvent gêner la parturition. Parfois elles font saillie entre les lèvres de la vulve, et on peut croire au prolapsus vaginal. Lorsqu'elles sont pédiculées, on les extirpe par la ligature élastique ou l'écrasement du pédicule. Si elles sont sessiles, on en fait l'énucléation (Cadiot et Almy, *loc. cit.*)

Tumeurs sanguines du vagin, encore appelées *thrombus du vagin*. — Elles se développent dans le tissu conjonctif des parois vaginales, après un part laborieux ou dystocique.

Si la tumeur est peu volumineuse, elle disparaît après quelques jours. Mais lorsque le sang est épanché en grande quantité, il peut survenir des accidents gangreneux et septiques.

TRAITEMENT. — On fera dans le vagin des injections antiseptiques froides. Si la tumeur est volumineuse, on la ponctionnera.

Vaginite. — Inflammation aiguë ou chronique de la muqueuse du vagin. Rarement isolée, elle coïncide presque toujours avec la métrite.

ÉTIOLOGIE. — La vaginite aiguë simple est consécutive aux traumatismes de la muqueuse, ordinairement produits pendant un part laborieux ou dystocique, ou bien résulte de l'extension d'une inflammation localisée à la vulve ou bien à la matrice, ou elle est due à des injections irritantes. — Elle peut être sous la dépendance d'une affection générale contagieuse, *dourine*, *horse-pox*, *tuberculose*. — On a signalé l'existence d'une forme de *vaginite contagieuse* chez la vache et la brebis (Lucet, Mathis) qui se transmettrait par la copulation; les mâles propageraient la maladie et seraient eux-mêmes affectés de balanite.

La forme chronique est généralement un reliquat de la vaginite aiguë; parfois elle évolue d'emblée d'une façon lente et progressive à la suite d'une lésion générale profonde.

SYMPTOMATOLOGIE. — 1° *Vaginite aiguë.* — Au début, les symptômes sont peu apparents; on observe du gonflement vulvaire, du prurit, de la dysurie, de la constipation; la réaction générale est nulle ou peu accusée. Bientôt apparaît un écoulement vulvaire muqueux, puis muco-purulent, d'odeur variable; la miction est douloureuse, la défécation est pénible. Si on examine la muqueuse vulvaire, on la trouve rouge, enflammée, excoriée ou ulcérée par places. La maladie tend vers la guérison.

2° *Vaginite croupale.* — Caractérisée par la production de fausses membranes jaune grisâtre, d'aspect diphtéritique, sur toute la surface vaginale. Elle s'observe sur la vache, et s'accompagne d'un écoulement grisâtre, fétide, sanieux, purulent ou sanguinolent. La muqueuse vaginale est recouverte de végétations verruqueuses, saignant facilement au moindre contact. Il y a de la fièvre, de l'inappétence; la vache maigrit et peut succomber.

3° *Vaginite chronique.* — Se manifeste par un écoulement vulvaire muco-purulent, continu ou intermittent. A l'exploration vaginale, la muqueuse se montre grisâtre, épaissie.

DIAGNOSTIC. — Facile.

PRONOSTIC. — Bénin, lors de vaginite aiguë, sauf dans le cas de traumatismes graves des parois du vagin qui peuvent se compliquer d'abcès périvaginaux. Il est plus grave lors de vaginite croupale.

TRAITEMENT. — Fréquentes injections intravaginales tièdes, effectuées avec un drain de caoutchouc fenêtré dans la portion où on l'introduit dans le vagin et relié d'autre part à un entonnoir à main, qui permet de donner la pression voulue en l'élevant et en l'abaissant. Utiliser au début les liquides calmants : décoctions boriquées de morelle noire, de têtes de pavot, mucilagineuses, de graines de lin, etc.

Lorsque la sensibilité morbide est un peu calmée, employer les solutions astringentes et antiseptiques, alun, sulfate de zinc, lysol, crésyl, permanganate de potasse à 2 grammes par litre, eau oxygénée au tiers, au quart ou au cinquième.

Lors d'ulcérations, de plaies profondes, faire un tamponnement au coton hydrophile et à la gaze iodoformée. Recourir surtout aux astringents lors de vaginite chronique.

VAGINALITE. — Inflammation de la gaine vaginale, membrane séreuse qui enveloppe le testicule. Elle accompagne ordinairement *l'orchite* (Voy. ORCHITE et SARCOCÈLE).

VAGINITE. — Inflammation du vagin (Voy. VAGIN).

VAIRON. — Se dit de l'œil, dont l'iris est dépourvu de pigment sur sa face antérieure et offre une teinte blanc plombé. Cette dépigmentation peut envahir toute la surface antérieure de l'iris, ou se limiter à une région. Cette anomalie donne à la physionomie du cheval un aspect étrange, mais il faut se garder de la prendre pour une altération pathologique.

VALÉRIANATES. — Nom générique des sels formés par la combinaison de l'acide valérique ou valérianique avec les bases.

EFFETS THÉRAPEUTIQUES. — Ces sels, qu'ils aient par bases l'ammoniaque, le bismuth, la quinine, le zinc ou d'autres substances basiques, ajouteront aux propriétés des bases des vertus stimulantes et antispasmodiques.

DOSES. — Elles seront en rapport avec la toxicité des bases, et peu supérieures à celles indiquées par les bases elles-mêmes.

VALÉRIANE. — Plante de la famille des valérianées (valériane officinale), dont la racine a des propriétés antispasmodiques qu'elle doit aux valérianates et à l'essence qu'elle renferme.

EFFETS THÉRAPEUTIQUES. — A la dose de 30 gr. par jour pour les gros animaux, 4 à 5 pour les petits, la poudre de valériane combattra l'état asthénique des convalescences ; on croit avoir constaté qu'elle éloignait les accès d'épilepsie ; à essayer chez le cheval épileptique. Selon Bouchard, dans la polyurie, elle diminue l'azoturie et par conséquent l'émission des urines ; à employer dans la polyurie du cheval, du cheval de courses surtout.

EFFETS TOXIQUES. — A hautes doses, c'est un poison.

VANILLE. — EFFETS THÉRAPEUTIQUES. — Les gousses seront employées comme des aromates excitants dans la médecine de luxe.

VARIATION. — Production de caractères nouveaux, quels qu'en soient le nombre et l'étendue, qui dévient un être de son développement phylogénique ou d'espèce.

Les variations individuelles sont le point de départ de tout groupe.

En biologie générale, on admet que les variations se manifestent de deux manières sur l'organisme : par *progression* et par *régression*. Cette division est toute conventionnelle.

En zootechnie, on reconnaît de préférence des variations morphologiques et des variations physiologiques. Le tableau de la page 815 est en partie emprunté à Cornevin (1).

Ces multiples variations ne se produisent pas avec une fréquence et une amplitude égales sur toutes les espèces.

Les tissus de l'organisme sont solidaires les uns des autres, de telle sorte que toute modification imprimée à l'un d'eux retentit sur les autres ; c'est ce qui constitue la *solidarité organique*. Geoffroy-Saint-Hilaire a formulé à ce sujet la *loi des connexions*, qui dit que les rapports entre les parties constituantes d'un organisme sont fixes ; les parties peuvent s'allonger ou diminuer, leurs connexions avec les organes voisins restent les mêmes. Les modifications apportées par la nature sur l'organisme ne sont nombreuses et diversifiées qu'en apparence ; elles sont régies par quatre lois : la *corrélation*, le *balancement*, la *répétition*, la *convergence*.

La première, la *corrélation*, dite encore *loi d'harmonie*, exprime qu'une conformation organique en entraîne nécessairement d'autres (Cuvier).

La seconde, le *balancement*, dite aussi *loi des compensations* (Darwin), est formulée ainsi par Geoffroy-Saint-Hilaire : « J'appelle *balancement des organes* cette loi en vertu de laquelle un organe normal ou pathologique n'acquiert jamais une prospérité extraordinaire sans qu'un autre de son système ou de ses relations n'en souffre dans la même raison. »

La troisième loi, la *répétition*, indique la variabilité des parties multiples (vertèbres, côtes, dents, doigts...).

Enfin la loi de la *convergence* exprime que l'adaptation prolongée à une cause prédomi-

(1) Cornevin, *Traité de zootechnie.*

nante, efface peu à peu les caractères spéciaux des types et opère leur uniformisation.

De nombreuses hypothèses ont été émises sur le déterminisme de la variation. Les unes sont basées sur la tendance de la matière à varier. Les autres, qui satisfont davantage l'esprit, attribuent la variation à des causes physiques : l'individuation persiste sous la dépendance des causes extérieures qui agissent sur les parents et sur la descendance. Outre ces causes qui tiennent aux milieux cosmiques et physiologiques, il est des causes adjuvantes de la variation : la complexité d'organisation, la présence d'organes en série, la rapidité de multiplication, la domestication et l'asservissement. Parmi ces causes des variations, les unes sont indépendantes de l'intervention humaine, ce sont les variations soudaines et de causes indéterminées, et surtout les variations qui sont sous la dépendance du milieu cosmique (adaptation naturelle, acclimatement) ; les autres sont du fait de l'intervention humaine. « En soumettant aux procédés zootechniques les animaux dont il a fait la conquête, l'homme les éloigne de leur prototype, il les modifie suivant ses besoins et ses goûts, et il ajoute de nouvelles variations à celles qui apparaissent en dehors de son intervention. » (Cornevin.)

Les variations occasionnées par l'intervention humaine sont déterminées par les méthodes de gymnastique et par celles de reproduction. Au nombre des premières, nous citerons les modifications organiques et physiologiques, apportées par l'alimentation intensive, par l'entraînement, etc.

Tableau des modes de variation.

Les variations, étant morphologiques et physiologiques, doivent être examinées sous ces deux chefs.

1º *Variations morphologiques.*

Variations par disparition............ Absence de cornes, d'oreilles, de poils, de pigment.

— arrêt de développement.
- Portant sur le corps entier. Nanisme, affaiblissement de la coloration.
- Portant sur une partie..... Niatisme, réduction des membres, dépigmentation partielle, etc.

— juxtaposition .... Caractères de quelques métis et hybrides. Robes composées.

— fusion.................... Vertèbres, côtes, dents, doigts inférieurs au nombre normal. Caractères de métissage.

— transformation......... Laine remplacée par du jarre. Squames remplacées par des plumes tarsiennes.

— excès de développement.
- Portant sur tout le corps.. Géantisme, mélanisme, pilosité excessive.
- Portant sur une partie..... Oreilles tombantes, cornes gigantesques. Poils et plumes de longueur anormale.

— division ou répétition... Vertèbres, côtes, dents, cornes et doigts supplémentaires ; plumes caudales du pigeon paon.

2º *Variations physiologiques.*

Variations par diminution d'activité physiologique... Tardivité. Frigidité, Lenteur.

— avance.................... Précocité.

— suractivité.................... Augmentation de la fécondité, de la ponte, de la lactation, etc.

— renforcement.................... Robusticité. Immunité pour quelques maladies.

VARICES ou PHLÉBECTASIES. — Dilatations permanentes et morbides des veines produites par l'accumulation du sang dans leur cavité.

Elles sont rares chez les animaux. Elles surviennent ordinairement aux veines des membres, à la radiale, à la saphène, à l'axillaire, parfois aussi aux veines testiculaire, scrotale et mammaire.

Étiologie. — La *cause* principale est la gêne permanente apportée à la circulation veineuse ; les lésions apparaissent généralement là où la pression sanguine est habituellement exagérée.

Symptomatologie. — Aux veines superficielles, les varices s'accusent par une tumeur molle indolente, qui se vide quand on la comprime ; si la varice est ancienne, la veine est déformée, sinueuse, la peau est épaissie, les mouvements de la région sont moins faciles et moins étendus ; le membre s'engorge après le travail.

Les varices profondes provoquent de l'engourdissement, de la gêne dans la marche et des douleurs plus ou moins vives.

La *marche* est chronique et lente. La guérison spontanée peut survenir par une phlébite adhésive. Les varices peuvent se compliquer d'abcédation, d'ulcération, d'hémorragie, laquelle est toujours abondante.

TRAITEMENT. — Les principaux moyens de traitement sont : la compression, la cautérisation, la ligature, les injections coagulantes. Il est rare que l'on ait à traiter les varices chez nos animaux. En général, on se borne à prescrire des douches, des frictions résolutives, la compression avec des flanelles.

EXTÉRIEUR. — On désigne quelquefois, comme tare molle une *varice* de la veine saphène du cheval, située au-dessous du jarret. Il n'y a généralement pas une varice réelle, mais simplement arrêt du cours du sang, causé par une exostose (éparvin) ou une éminence d'un os du jarret trop développé, et faisant couder la saphène.

VARICOCÈLE. — Dilatation variqueuse des veines du cordon testiculaire (fig. 1795). On l'a

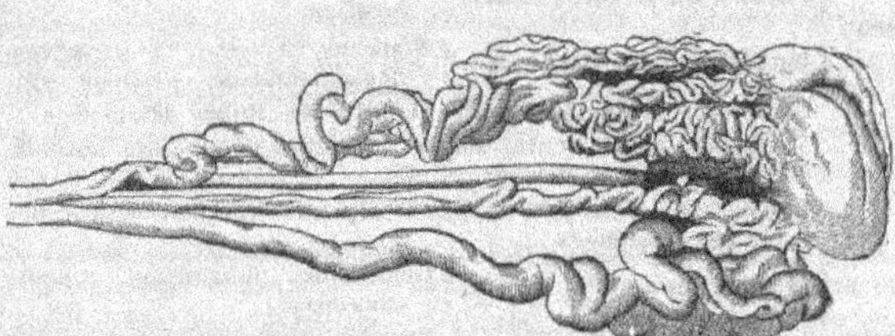

Fig. 1795. — Varicocèle.

signalée chez le cheval et le bœuf, mais elle est rare. Le cordon testiculaire est augmenté de volume ; il forme une tumeur allongée, molle, noueuse, sans caractère inflammatoire. Le testicule est pendant, le scrotum acquiert de grandes dimensions.

Si l'animal était incommodé par la varicocèle, on pourrait recourir à la castration.

VARIÉTÉ. — En *zootechnie*, la variété est une collection d'individus de même souche, de même espèce, qui se distinguent de leurs congénères par un ou plusieurs caractères communs *qu'ils ne transmettent pas à leurs descendants.* Ce défaut de fixité caractérise essentiellement la variété et la différencie de la race.

Les variétés s'observent aussi bien dans le règne végétal que dans le règne animal. Mais la variété végétale est beaucoup plus importante que la variété animale, car si on ne peut la fixer, on peut la propager, par les boutures, les marcottes, les greffes.

Les variétés animales peuvent se présenter dans trois circonstances principales : à la suite de croisements, à la suite d'un changement de milieu, spontanément, sans causes déterminées.

Les variations portent souvent sur l'abondance, la distribution, la disposition, la couleur des poils ou des plumes, la forme de la tête, des cornes, etc. L'homme arrive parfois à fixer certaines de ces variations, cela conduit à la race qui, dans ce cas, en est la continuation (Voy. RACE).

VARIOLE. — Voy. VACCINE.

Variole ovine et variole du chien. — On donne parfois improprement le nom de *variole ovine* à la clavelée, et celui de *variole du chien* à l'éruption pustuleuse qui accompagne la maladie du jeune âge du chien (Voy. PASTEURELLOSE).

Variole aviaire. — Sous les noms de *petite vérole*, *picotte*, on décrit une maladie contagieuse des dindons, des pigeons et des oies. Elle est caractérisée par une éruption de pustules surtout à la crête.

SYMPTOMATOLOGIE. — Au début, on trouve de l'inappétence avec fièvre, abattement, les plumes sont hérissées, la peau devient chaude et rouge. Puis apparaissent au cou, à la tête, au pourtour des yeux, à la face interne des ailes et des cuisses, des pustules peu élevées et de couleur violette. Arrive ensuite la période de sécrétion avec croûtes, jetage, formation d'ulcères, etc. La durée est de dix à quinze jours.

TRAITEMENT. — Les soins hygiéniques, les lavages chauds et antiseptiques, l'administration de boissons excitantes et aromatiques donnent de bons résultats, mais la mortalité est parfois considérable. Il faut isoler les malades, désinfecter les locaux, etc.

VASELINE. — Graisse extraite des goudrons.

MODE D'EMPLOI. — C'est le meilleur des excipients pour les pommades, parce qu'il ne rancit pas. Il fait, à juste titre, abandonner l'axonge. Cependant les pommades à base de vaseline sont, après frictions, moins bien absorbées que celles à base de *lanoline*.

Dans la confection des pommades à la vaseline, avec une substance liquide, il faut avoir soin d'ajouter 2 gouttes d'huile de ricin par gramme de liquide (Krebs, Cagny).

Vaseline liquide, *Huile de vaseline, Paraffine liquide*. — Insoluble dans l'eau, la glycérine, les alcools. Elle dissout l'éther, le chloroforme, les essences, la benzine, le sulfure de carbone, l'iode, le phosphore, l'iodoforme, etc.

Elle sert de véhicule à des corps qui gardent leurs propriétés thérapeutiques.

Employée en injections antiseptiques, injections d'alcaloïdes, injections diverses (Cagny).

1° Eucalyptol		19 grammes,
Iodoforme		1 gramme,
Vaseline liquide médicinale.		80 grammes.
2° Phénol		1 gramme.
Vaseline liquide médicinale.		99 grammes.
3° Cocaïne		0^{gr},2
Vaseline liquide médicinale		9^{gr},8
4° Pilocarpine		0^{gr},05
Chloroforme		2^{gr},95
Vaseline liquide médicinale.		7 grammes.

Les produits employés doivent être purs. Les solutions alcaloïdiques doivent être faites avec les alcaloïdes purs et préparées au moment des besoins.

VEAU. — Jeune animal des bovidés. Voy. Bœuf, t. I, p. 124, et Viande de boucherie, t. II.

VÉGÉTAL. — Tout organisme constitué, soit seulement par une ou plusieurs *cellules*, soit en même temps par des fibres et des tubes celluleux, éléments qui tous ont pour principes immédiats fondamentaux des substances organiques non azotées, telles que la cellulose ou ses congénères. Au point de vue physiologique, le végétal doit être défini : un organisme *qui se nourrit, se développe* et *se reproduit*. Il n'est pas sensible et ne se contracte pas, bien qu'il puisse se transporter d'un lieu à un autre, comme certaines diatomées. A un autre point de vue, le végétal est : tout *être organisé*, qui accomplit son alimentation solide, liquide et gazeuse, aux dépens du milieu inerte, c'est-à-dire minéral ou inorganique. L'animal, au contraire, est un être organisé qui accomplit son alimentation solide aux dépens d'êtres vivants ou qui ont vécu.

VÉGÉTANTE (Plaie). — Celle qui se couvre de végétations, de bourgeons charnus.

VÉGÉTATIF, IVE. — Qui a la nature de ce qui végète. — *Appareils et organes végétatifs* ou *de la vie végétative*. Ceux qui concourent aux fonctions de nutrition (digestion et urination, respiration et circulation) et de reproduction (mâle et femelle). Ce terme s'emploie par opposition à *organes et appareils de la vie animale*, qui existent chez les animaux et manquent aux plantes. Beaucoup d'auteurs emploient *organique* au lieu de *végétatif*, mais à tort : car le premier mot, plus général, désigne ce qui appartient à tous les êtres organisés, par opposition aux corps bruts.

VÉGÉTATION. — Production charnue qui s'élève et semble végéter à la surface d'une plaie ou des téguments.

VEINE. — Anatomie. — Les veines sont les vaisseaux qui ramènent au cœur le sang distribué dans tout l'organisme par les artères. Ce sont donc les canaux centripètes du système circulatoire.

On distingue deux systèmes veineux principaux : 1° celui de la *petite circulation*, constitué par les veines pulmonaires, lesquelles ramènent au cœur le sang artérialisé dans les poumons ; 2° le système de la *grande circulation*, dont les veines ramènent à l'oreillette droite du cœur, le sang noir ou veineux qui sort des capillaires des divers organes. On décrit parfois comme un troisième système la *circulation porte*. La *veine porte* affecte une disposition particulière ; elle collecte les veines de la masse intestinale, de la rate, se termine par un réseau capillaire dans le foie, duquel émane un nouveau réseau veineux qui aboutit à la veine cave.

Les *veines pulmonaires* sont logées dans l'épaisseur du poumon et se rassemblent en quatre à huit troncs qui s'ouvrent sur le plafond de l'oreillette gauche, après être sortis de l'organe pulmonaire, immédiatement au-dessus de l'origine des bronches. Elles sont dépourvues de valvules.

Les veines de la circulation générale aboutissent à l'oreillette droite par les *veines coronaires* ou *cardiaques*, la *veine cave antérieure* et la *veine cave postérieure*.

Les veines, après avoir succédé aux capillaires, forment une série de ramifications convergentes analogues à celles du système artériel. Un certain nombre de veines sont reléguées loin des troncs artériels sous la peau, où elles constituent un vaste réseau ; ce sont les *veines superficielles du corps*. Sauf cette particularité, les veines offrent une situation, une direction, des rapports et des anastomoses analogues à ceux des artères. Cependant les anastomoses du système veineux sont plus nombreuses, plus larges que celles du système artériel ; elles font communiquer des troncs plus volumineux et elles relient souvent des veines profondes aux veines superficielles. Dans certains organes (organes génitaux externes, vessie, rectum), les anastomoses sont tellement nombreuses qu'il en résulte de véritables *plexus veineux*.

Les veines sont beaucoup plus nombreuses que les artères et leur diamètre est plus considérable que celui des artères correspondantes, aussi la capacité du système veineux est-elle beaucoup plus grande que celle des arbres artériels.

« Lorsqu'on compare les veines aux artères, on remarque que, dans les artères, le sang s'introduit à l'intérieur d'un espace dont le volume va toujours croissant, tandis que dans les veines, ce liquide s'engage dans un tube dont le calibre va toujours en diminuant. Cette disposition favorise le cours du sang dans les veines, à l'origine desquelles on ne trouve pas, comme pour les artères, un organe moteur. » (Chauveau et Arloing.)

L'intérieur de la plupart des veines présente

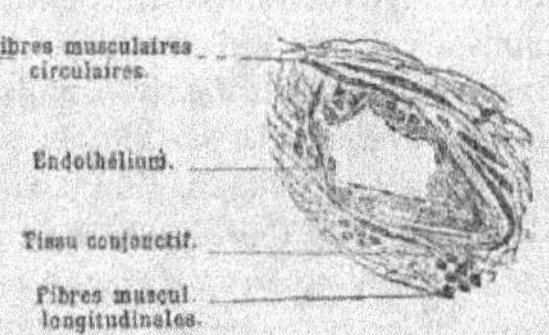

Fig. 1796. — Veine.

Caractères d'une coupe de veine.

I. Tunique interne (endoveine). — Endothélium moins régulier que celui des artères ; bords quelquefois découpés en jeu de patience, presque autant que l'endothélium des lymphatiques. — Lame élastique *peu développée*, ne forme jamais une membrane brillante comme dans les artères ; aussi, lumière du vaisseau rarement arrondie ou *régulièrement* plissée, mais affaissée de manière très inégale sur les divers points.

II. Tunique moyenne. — a) *Musculaire :* Fibres dans tous les sens. Cependant, les plus internes ordinairement annulaires. — *Noyau ovale, jamais en bâtonnet.* — Presque jamais couche nettement limitée, mais ordinairement, fibres disséminées en paquets très irréguliers. Quelquefois toutes du même côté du vaisseau. — b) Pas de fibres musculaires dans les sinus de la dure-mère.

III. Tunique externe, confondue avec la moyenne, en sorte qu'en réalité, les veines n'ont que deux tuniques (1).

des replis membraneux ou *valvules*, qui font office de soupape et favorisent la progression du sang dans les veines en s'opposant à son reflux. Certaines veines (veines pulmonaires, tronc des veines caves) en sont dépourvues.

Les veines sont constituées par une *tunique interne*, formée d'une couche endothéliale qui repose sur une mince membrane élastique, et

par une *tunique externe*, composée de tissu conjonctif, de fibres élastiques et de fibres musculaires lisses. Les veines possèdent des *vasa vasorum* très nombreux qui constituent autour d'elles un véritable lacis (Chauveau et Arloing) (fig. 1796).

PATHOLOGIE. — ***Introduction de l'air dans les veines***. — C'est un accident qui peut être dû à l'ouverture d'un gros vaisseau veineux, situé dans la sphère d'action aspirante du thorax et du cœur (jugulaires). Il est rare, même quand on laisse la plaie veineuse ouverte. Lorsqu'il a lieu, on entend un bruit particulier, sifflement ou gargouillement ou bruit de glouglou. Puis des symptômes alarmants apparaissent : dyspnée, pâleur des muqueuses, battements du cœur irréguliers, tumultueux, précipités, pouls petit, insensible, pupilles dilatées ; la mort survient en quelques minutes ou en quelques heures et est ordinairement précédée de mouvements convulsifs.

On n'est pas encore fixé sur la pathogénie des accidents observés à la suite de cette introduction d'air dans les veines ; diverses théories ont été émises, nous ne ferons que les signaler : embolies aériennes, théorie nerveuse, théorie cardiaque. Mais lorsque l'on essaye de tuer un cheval en lui insufflant de l'air dans les veines, on constate qu'il faut en insuffler une quantité notable.

TRAITEMENT. — *Traitement prophylactique*. — On préviendra l'entrée de l'air dans la veine de saignée, en comprimant en aval du point où la saignée doit être faite et en ne cessant la compression que quand la plaie est fermée.

Traitement curatif. — Il comporte la phlébotomie, les pressions sur le thorax pendant l'expiration, la respiration artificielle. Si l'accident est consécutif à la saignée de la jugulaire, on doit exercer des pressions de bas en haut sur la gouttière jugulaire, et on recommande de continuer à tirer du sang et même à faire une nouvelle saignée du côté opposé (Cadiot).

Lésions traumatiques. — Les contusions des veines peuvent s'accompagner de thrombose et, secondairement, de phlébite ou de mortification des parois veineuses et d'hémorragie. Les piqûres, les plaies par instruments tranchants donnent lieu à une hémorragie plus ou moins abondante suivant l'étendue de la plaie et la rétraction de ses lèvres. Lors de plaie étroite, il se forme un thrombus hémostatique et elle se cicatrise ensuite rapidement. Les sections transversales sont accompagnées d'une rétraction des lèvres de la plaie

(1) Paul Lefert, *Aide-mémoire d'histologie*.

ou des abouts veineux lors de section complète ; l'hémorragie est très abondante et peut être mortelle si on n'intervient pas immédiatement. Généralement l'hémorragie s'arrête après un temps variable par la formation d'un caillot obturateur extra et intraveineux. Si la plaie n'est pas infectée, la cicatrisation s'opère assez vite. Si la plaie est infectée, il survient de la suppuration, une phlébite.

TRAITEMENT. — Il est celui de l'*hémostase* en général (Voy. HÉMOSTASE) : suture, compression, tamponnement, cautérisations, ligature du

membres peut être consécutive à une fracture osseuse de ce membre et être produite par un des abouts de l'os fracturé. C'est ainsi que les fractures du bassin déterminent parfois des hémorragies mortelles.

Thrombus. — Voy. ce mot.

Varices. — Voy. ce mot.

VÉLAGE. — Le part chez la vache.

VENDÉENS (BOEUFS). — Nom d'une race bovine dont l'aire géographique comprend tous les départements compris entre l'embouchure de la Loire et celle de la Gironde, ceux de la

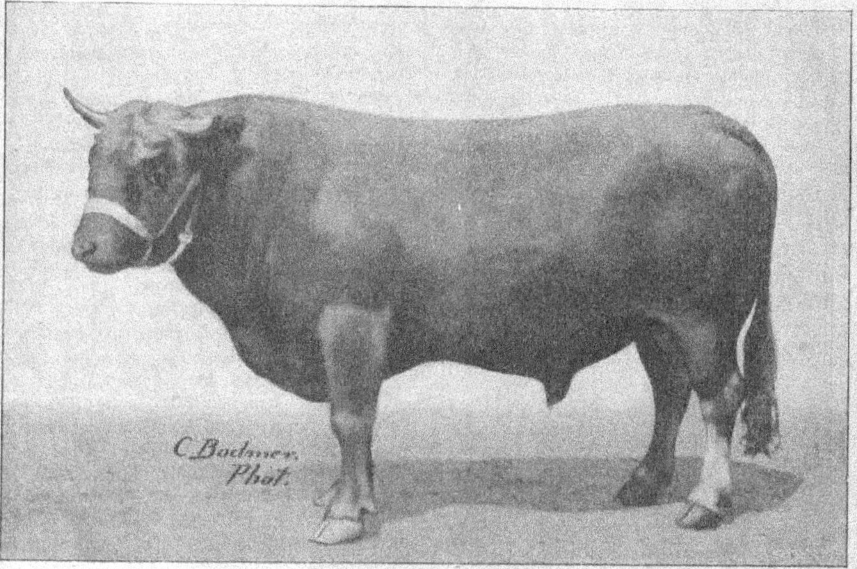

Fig. 1797. — Bœuf aubrac (Diffloth).

vaisseau. Dans le cas de section veineuse complète, surtout si elle intéresse un gros tronc veineux, il faut recourir immédiatement à la ligature des tronçons.

Phlébite. — Voy. ce mot.

Ruptures des gros troncs veineux. — Elles ont été observées notamment sur la veine cave antérieure et la veine cave postérieure ; les conditions de ces déchirures n'ont pas été déterminées ; cependant certaines des observations mentionnaient la préexistence d'une dilatation de la veine.

SYMPTOMATOLOGIE. — Ce sont les symptômes des grandes hémorragies internes ; la mort survient en quelques minutes.

La déchirure des gros troncs veineux des

Loire-Inférieure, de la Vendée, et en partie ceux de Maine-et-Loire, des Deux-Sèvres, de la Charente-Inférieure, de la Vienne, d'Indre-et-Loire, de l'Indre, de la Creuse, du Cantal. Dans la Lozère et la Haute-Loire, elle s'est mélangée avec la race auvergnate. C'est une race brachycéphale (fig. 1797).

Les animaux de cette race sont de taille moyenne ($1^m,35$ au plus chez la femelle, $1^m,50$ chez le mâle) ; leur squelette est fort, grossier ; les masses musculaires sont très développées, les membres sont relativement courts, la poitrine est haute, bien descendue ; la tête est large, les cornes sont fortes, de moyenne longueur, et légèrement incurvées en avant à leur extrémité. La peau, épaisse et dense, forme sous le cou un fanon accentué. Les poils sont grossiers et frisés sur le chignon ; ils sont de la nuance jaune fauve, « renforcée ou non jusqu'au brun vers les parties antérieures, depuis les épaules jusqu'à la tête inclusivement. Le pourtour du mufle et de la lèvre inférieure, celui des orbites, les ars, la face interne des cuisses jusqu'aux aines et la partie voisine de la paroi inférieure de l'abdomen, sont couverts de poils plus fins et d'un gris argenté » (Sanson). Le tempérament est robuste et résistant.

Les bœufs sont d'excellents animaux de travail. Les vaches sont employées comme laitières. Les animaux ont peu de tendance à l'engraissement. Cependant la viande est de bonne qualité et estimée en boucherie ; elle rend peu en quantité, tout au plus 50 p. 100 du poids vif en viande nette.

Cette race comprend de nombreuses variétés

Fig. 1798. — Griffon vendéen (Mégnin).

qui diffèrent peu du type ordinaire ; ce sont les variétés *nantaise, maraichine, poitevine* ou *parthenaise, berrichonne, marchoise* et *aubrac* (fig. 1797). Cette dernière variété vit sur un massif montagneux du département de l'Aveyron, et est exploitée à la fois pour la production des fromages et pour celle des jeunes taurillons.

VENDÉENS (CHIENS). — Deux variétés : l'une à poil ras, l'autre à gros poils (fig. 1798). Leur constitution est robuste, leur structure très forte, ils sont énergiques. Ce sont des chiens courants très estimés, surtout pour la chasse du sanglier et celle du loup.

VENIMEUX. — Se dit des animaux qui ont un venin.

VENIN. — Liquide produit par les glandes spéciales des animaux, appelés aussi *toxicozoaïres*, en raison de l'action de ce venin sur l'homme et les animaux. Les venins agissent tantôt localement, tantôt produisent des accidents généraux graves, voire même une mort plus ou moins rapide. Nous avons traité des accidents que peuvent produire les animaux venimeux à propos des plaies avec inoculation (Voy. PLAIES).

VENTEUX. — Les *coliques venteuses* sont celles dues au météorisme ou, chez les animaux tiqueurs, à l'ingestion de l'air.

VENTILATION. — Opération qui a pour but d'entretenir la pureté de l'air dans une enceinte close, notamment dans les habitations. Toute ventilation suppose une introduction d'air pur et une expulsion incessante de l'air vicié, sinon elle est nulle, ou pour le moins défectueuse (Voy. HABITATIONS).

VENTOUSE. — Sorte de cloche de verre que l'on applique sur une partie des téguments, après avoir fait le vide dans son intérieur, afin d'attirer le sang à la périphérie du corps pour produire une dérivation thérapeutique, ou afin de favoriser l'évacuation d'une tumeur morbide. Les ventouses ne sont pas employées en thérapeutique vétérinaire.

VENTRE. — Synonyme d'*abdomen*. Voy. ce mot.

VÉRATRINE. — Alcaloïde qui se trouve dans la *cévadille* du Mexique, plus que dans l'*ellébore blanc*. C'est une poudre blanche, cristalline, extrêmement âcre, insoluble dans l'eau, soluble dans l'éther et l'alcool. Les sels sont solubles dans l'eau.

Son prix peu élevé est une certitude de sa pureté ; ses solutions dans l'alcool se conservent indéfiniment ; pour ces motifs, Cagny (1) préfère cet alcaloïde à la pilocarpine et à l'ésérine.

EFFETS PHYSIOLOGIQUES. — Sur la peau, cet alcaloïde produit des rougeurs, de la causticité, puis de l'anesthésie. Aspiré par le nez, il est ster-

____

(1) Cagny, *Thérapeutique vétérinaire.*

nutatoire. Plus loin, il cause de la dysphagie,
de la brûlure, des vomissements (chez les carnassiers), de la diarrhée, parfois sanguinolente.
En résumé, il est déprimant neuro-musculaire,
et il ralentit les contractions des muscles,
sans leur retirer de leur puissance. Quant aux
muscles de la vie organique, il doit évidemment
les exciter.

EFFETS THÉRAPEUTIQUES. — C'est un excellent
excitant des contractions stomacales et intestinales. A employer chez le bœuf, lors d'obstruction du feuillet. Chez le cheval, elle ne
paraît pas avoir la même puissance d'effet sur
les contractions intestinales que l'ésérine associée à la pilocarpine.

La vératrine est antipyrétique ; elle est indiquée pour combattre le symptôme fièvre, surtout quand il accompagne les maladies de
l'appareil respiratoire ou le rhumatisme.

Cagny la recommande contre la pousse du
cheval ; il a obtenu des effets heureux de son
emploi lors de syncope, surtout chez les veaux,
après un part laborieux.

MODE D'EMPLOI. — A l'extérieur, contre la
douleur, pommade à 1 p. 25. Cagny
emploie souvent la vératrine (solution à
4 p. 100 dans l'alcool à 95°) à la dose de
20 à 50 centigrammes, dans tous les arrêts de
la digestion, surtout sur les ruminants et dans
les affections typhoïdes.

Ne pas l'employer sur le chien, qui est trop
sensible.

DOSES. — En injections :

Grands animaux........	0gr,10 à 0gr,50
Petits animaux.........	0gr,004 à 0gr,006

VERGE. — Synonyme de *Pénis* (Voy. ce mot).

VERMIFUGES. — Médicaments qui provoquent l'expulsion des vers intestinaux. Voy.
ANTHELMINTHIQUES, t. I, p. 62.

VERMINEUSES (MALADIES).—Celles qui
sont dues à la présence de vers parasites dans
l'intérieur du corps, le plus souvent dans l'intestin.

Ces vers, de nature variée, *linguatules*, *nématoïdes*, *acanthocéphales*, *trématodes*, *cestoïdes*, etc.,
peuvent exister en nombre plus ou moins grand
dans les divers appareils et organes. Les affections qu'ils engendrent ont été décrites dans le
cours de l'ouvrage.

SYMPTÔMES COMMUNS. — Amaigrissement, appétit capricieux, poil terne, symptômes d'épilepsie sur les jeunes chiens et chats ; anémie
puis cachexie, expulsion de parasites ou d'œufs
avec les excréments, avec le jetage, etc.

TRAITEMENT. — *Traitement curatif*. — Administration d'anthelminthiques. Toniques. Bonne
alimentation.

Traitement préventif. — Basé sur la connaissance des habitats de ces parasites à leurs
divers âges, et surtout sur le mode d'infection
des animaux.

VERRAT. — Le mâle du porc. Voy. PORC.

VERRUES. — Tumeurs cutanées, vulgairement appelées *poireaux*, qui se développent
surtout sur les animaux jeunes, poulains, génisses, bouvillons. Ces tumeurs sont des *papillomes* (Voy. ce mot).

ÉTIOLOGIE. — Elle est imparfaitement connue.
Elles sont transmissibles par inoculation ou à
la faveur d'excoriations cutanées. Majocci,
Cornil et Babès ont trouvé un parasite spécial,
le *Bacterium porri*.

SYMPTOMATOLOGIE. — Les verrues s'observent
à toutes les régions, mais elles sont surtout
fréquentes à la tête, sous le ventre, autour des
organes génitaux, à la face interne des cuisses.
Elles existent en nombre plus ou moins grand ;
leur volume varie entre celui d'un pois et celui
d'une noix ; elles forment parfois des conglo-
mérats qui ont les dimensions du poing. Elles
sont souvent pédiculées, à surface lisse, fendil-
lées ou crevassées ; elles sont parfois sessiles.
Les frottements les irritent, elles saignent facilement, suppurent.

Néanmoins l'animal en est rarement incommodé. Cependant la présence de verrues sur
un trayon, chez une laitière, est un inconvénient assez grave.

TRAITEMENT. — Chez les poulains et les veaux
les petites verrues des lèvres, quel que soit leur
nombre, disparaissent spontanément.

Certains auteurs recommandent un traitement interne : magnésie calcinée, acide arsénieux, mercuriaux.

Le seul traitement efficace est leur destruction par la cautérisation, la ligature ou l'excision.

On enlève par grattage leur couche superficielle, puis on applique un liquide caustique,
acide azotique ou sulfurique ou chromique. On
peut aussi recourir à la cautérisation par l'acide
arsénieux ou le sublimé en poudre.

1° Acide arsénieux............	5 grammes.	
Poudre de sabine.......		
Gomme arabique pulvé-	ãã 10	—
risée.		
Cérat simple.............	36	—
2° Sublimé corrosif...........	1 gramme.	
Collodion ricivé...........	30 grammes.	

Sur les verrues pédiculées, on peut appliquer une ligature élastique.

Le traitement le plus sûr est l'ablation avec le bistouri; on cautérise ensuite la base avec le fer rouge, ou bien on saupoudre les plaies avec un peu de sulfure jaune d'arsenic. Les verrues sont sujettes à récidive là où il y a des frottements (harnais), et on devra s'efforcer de les enlever entièrement.

VERS. — Voy. Helminthes.

VERSION. — Changement de position que l'on fait éprouver au fœtus lorsqu'il ne se présente pas dans sa position naturelle (Voy. Parturition).

VERT. — Nom des fourrages herbacés avant leur dessiccation. — *Mettre au vert, donner le vert, faire prendre le vert*, s'entend de l'alimentation exclusive, pendant un temps donné, avec du vert, pour des animaux qui se nourrissent habituellement de fourrages secs. Ces expressions ne sont guère employées que lorsqu'il s'agit des solipèdes.

Effets du vert. — Le vert exerce sur les animaux qui y sont soumis des effets particuliers, généralement favorables à la santé. Sous son influence, la circulation et la respiration sont un peu activées; le sang devient plus abondant; sa quantité augmente, non cependant ses qualités; car il est plus aqueux, et l'on voit même parfois survenir les signes d'une pléthore séreuse. Ce sont les sécrétions surtout qui deviennent plus abondantes, plus faciles; les urines coulent plus abondamment, sont moins chargées; les déjections alvines sont plus molles; la peau devient souple, moite; le poil plus brillant. La nutrition plus active devient meilleure et assez souvent l'animal gagne en force, en santé.

Des cas arrivent cependant où l'usage du vert est défavorable, où il s'établit de la diarrhée, de la maigreur, des indigestions, etc.

Indications et contre-indications. — Le vert est indiqué pour les jeunes chevaux, s'ils ont été fatigués par un travail excessif et prématuré.

On l'a aussi recommandé (pour les chevaux poussifs, pour ceux qui sont en convalescence après une maladie aiguë.

Le vert est contre-indiqué dans les maladies asthéniques, dans les hydropisies.

Il se donne au printemps; on doit préférer celui des premières coupes. Il se compose le plus souvent d'une légumineuse seule ou associée à une céréale, plus rarement d'une céréale seule (seigle), ou de plantes des prairies naturelles.

Le vert est pris sur place, en liberté ou à l'écurie. Le premier procédé permet de joindre, à l'effet spécial du vert, l'action de l'air pur et de la liberté entière des mouvements. Mais il a, sous tous les autres rapports, tant d'inconvénients, qu'on doit lui préférer le second, pourvu que les animaux soient placés dans des écuries saines.

La durée moyenne du régime vert est de vingt à vingt-cinq jours. Il est quelquefois nécessaire de le prolonger, si on veut que les animaux en ressentent les effets, surtout si la végétation est trop avancée et les plantes déjà dures.

La quantité de fourrage vert qu'un cheval peut recevoir chaque jour est comprise entre 25 et 30 kilogrammes.

Le régime du vert ne doit pas être imposé brusquement, surtout si les plantes sont jeunes, très aqueuses et mangées avec avidité. Il est presque toujours avantageux d'établir une transition; quelquefois même on est obligé de mêler au vert un peu de fourrage sec.

Pendant le régime vert, il faudra toujours maintenir une portion de la ration d'avoine. C'est ainsi que dans la cavalerie française les chevaux mis au vert consomment par jour, suivant leur taille, 40 à 50 kilogrammes de vert, 2 à 3 kilogrammes d'avoine et 2 ^{kg} 500 de paille.

Le vert agit mieux lorsque les chevaux sont restés dans un repos à peu près complet; on devra cependant les promener régulièrement. Les chevaux qui doivent travailler devront être soumis à un service moins pénible (Voy. Régime).

VERTÉBRALE (COLONNE ou ÉPINE) ou **Rachis**. — Anatomie. — Tige solide et flexible située à la partie médiane et supérieure du tronc, dont elle constitue la pièce essentielle. Elle protège la moelle épinière et soutient le thorax et les organes respiratoires, circulatoires, digestifs, urinaires essentiels.

Elle est articulée en avant avec la tête et terminée en pointe à son extrémité postérieure.

Elle est formée par l'assemblage des *vertèbres* (Voy. ce mot), qui diffèrent les unes des autres au point de vue de la forme, suivant les régions; on peut les ranger en cinq groupes principaux; d'où la division en cinq régions, qui sont, d'avant en arrière: 1° la *région cervicale*; 2° la *région dorsale*; 3° la *région lombaire*; 4° la *région sacrée*; 5° la *région coccygienne*.

Le tableau suivant, emprunté à Chauveau et Arloing, indique le nombre des vertèbres de chacune des régions du rachis chez les mammifères domestiques:

	VERTÈBRES.				
	Cervicales.	Dorsales.	Lombaires.	Sacrées.	Coccygiennes.
Cheval........	7	18	6 ou 5	5	15 à 18
Bœuf.........	7	13	6	5	16 à 20
Mouton......	7	13	6 à 7	4	16 à 24
Chèvre	7	13	6	4	11 à 12
Dromadaire..	7	12	7	4	15 à 18
Porc	7	14	6 à 7	4	21 à 23
Chien	7	13	7	3	16 à 21
Chat.........	7	13	7	3	21
Lapin	7	12	7	4	16 à 18

PATHOLOGIE. — *Affections inflammatoires.*
— L'*ostéite suppurée* est de nature tuberculeuse, ou consécutive aux maux de nuque, de garrot, de rognons. La moelle et ses enveloppes peuvent être atteintes ; la moelle peut être comprimée par la tumeur osseuse ou par le pus, ou bien celui-ci fuse dans le canal rachidien et provoque une méningo-myélite. Ces lésions de la moelle déterminent des troubles sensitifs et moteurs : difficulté de la marche, paralysies partielles, paraplégie.

Déviations. — Elles sont congénitales ou acquises ; ces dernières succèdent parfois aux entorses ou luxations rachidiennes. Elles ont été observées dans toutes les espèces, cheval, bœuf, mouton, chien.

Il y a *lordose*, lorsque la déviation a lieu de haut en bas : le dos paraît très ensellé.

Il y a *cyphose*, quand la déviation se fait de bas en haut : l'animal paraît bossu.

Il y a *scoliose*, quand la déviation est latérale ; on l'observe surtout dans la région dorsale et elle est souvent accompagnée de cyphose.

Entorse cervicale. — Voy. ENTORSE, t. I p. 466.

Entorse dorso-lombaire ou *Tour de reins.* — Voy. EFFORT DE REINS, t. I, p. 407.

Fracture. — Voy. FRACTURES, t. I, p. 603.

Luxation. — Voy. LUXATIONS, t. II, p. 120.

Tumeurs. — Elles sont rares. On a rencontré des hyperostoses, des exostoses, des tumeurs mélaniques ou sarcomateuses dans le canal rachidien, avec troubles dus à la compression lente de la moelle (Voy. MOELLE).

VERTÈBRES. — Petits os, courts, impairs, tubéreux, placés les uns à la suite des autres et formant par leur assemblage la *colonne vertébrale* ou *rachis.*

ANATOMIE. — Chaque vertèbre est percée, d'avant en arrière, d'une large ouverture, le *trou vertébral* ; il en résulte, pour l'ensemble, un long canal qui loge la moelle.

On distingue le *corps*, qui est inférieur et forme la base de la vertèbre, et la partie *annulaire*, lesquelles constituent deux pièces distinctes chez le fœtus. Les extrémités du corps présentent, l'antérieure une surface arrondie en forme de tête, la postérieure une cavité destinée à recevoir la tête de la vertèbre suivante. La partie annulaire présente sur sa face externe une saillie impaire, l'*apophyse épineuse*, qui s'élève au milieu de la partie supérieure de l'*apophyse transverse*, éminence paire, située par côté et se portant transversalement en dehors (fig. 1799).

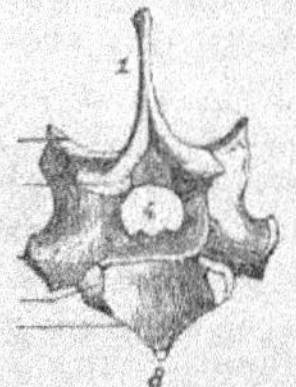

Fig. 1799. — Type d'une vertèbre
(première vertèbre dorsale du cheval).

Il existe des caractères propres aux vertèbres des diverses régions. Voy. VERTÉBRALE (*Colonne*).

PATHOLOGIE. — Voy. VERTÉBRALE (*Colonne*).

VERTIGE (de *vertere*, tourner ; all. *Koller, Drehkoller*). — En vétérinaire, ce mot a été détourné de son sens habituel, et, au lieu de signifier l'état dans lequel il semble que tous les objets tournent, il sert à désigner une maladie grave du cheval, souvent mortelle, due à la congestion des organes encéphaliques, d'où résulte une altération plus ou moins grande dans l'exercice des sens ; la maladie détermine des mouvements désordonnés, plus ou moins violents, ordinairement suivis de rémissions, dans lesquelles on observe un abattement particulier. L'animal qui en est affecté paraît hébété ; il va et vient sans détermination ; il tient la tête basse ; quelquefois il tourne autour de l'arbre ou du piquet auquel on l'attache, ou bien tourne sur lui-même, ou va de côté s'il est libre ; le plus ordinairement il suit une ligne droite en marchant, se heurte contre les corps environnants, pousse contre ceux qui lui présentent de la résistance, et se livre parfois à des mouvements de fureur.

Le *vertige essentiel* n'est autre que la *méningo-encéphalite* (Voy. t. I, p. 441).

Des troubles nerveux peuvent compliquer la *fièvre typhoïde* ou *pasteurellose du cheval*, certaines indigestions et surtout la *congestion intestinale*. On donnait autrefois à ces complications les noms de *vertige typhoïde* et de *vertige abdominal* ou *indigestion vertigineuse*.

VERTIGE D'ŒSTRES. — Voy. Œstres et Faux tournis.

VÉSICANTS. — Groupe de médicaments qui, appliqués sur la peau, déterminent l'apparition de bulles ou vésicules, contenant un liquide séreux composé de 78 parties d'eau, 18 d'albumine (dont un peu de fibrine) et 4 de sels.

Par cet effet, les vésicants peuvent être employés à l'extérieur du corps comme résolutifs, comme substitutifs, et surtout comme dérivatifs.

Les principaux médicaments de ce groupe sont l'euphorbe, l'ellébore, le garou, l'eau chaude, les vésicatoires, les cantharides.

En combinant leur emploi ou en utilisant des substances encore plus actives, comme l'eau bouillante, l'huile de croton tiglion, on détermine une désorganisation de la peau et de la suppuration.

Les vésicants sont d'un emploi très courant en vétérinaire. On les applique sous forme d'onguents, de pommades, de pâtes, de teintures, etc. On utilise surtout l'onguent vésicatoire simple ou mercuriel, la pommade rouge, l'onguent dit de Méré, les divers feux liquides à composition spéciale, feu anglais, feu français, liniment Géneau, l'alcoolé de cantharides, etc.

Onguent vésicatoire (Codex).

Poix noire.............. }	ãã 200 grammes.	
— résine .... }		
Cire jaune................	150	—
Huile.....................	600	—
Poudre de cantharides.....	300	—
— d'euphorbe.............	100	—

Pommade de biiodure de mercure.

Biiodure de mercure.......	10 grammes.	
Axonge....................	80	—

Pommade d'Autenrieth.

Émétique..................	10 grammes.	
Axonge	30	—

Pommade iodurée.

Iodure de potassium.......	2 grammes.	
Iode	1 gramme.	
Axonge	8 grammes.	

VÉSICULE. — Petite vessie, petite cavité ou poche. En *pathologie*, élevure hémisphérique ou conique, formée par l'épiderme détaché du derme de manière à limiter une petite cavité pleine de sérosité limpide ou troublée par du pus (*vésico-pustule*), ou rendue opaline par des cellules épithéliales et des granulations graisseuses.

VESSIE (*vesica*, κύστις ; all. *Blase* ; angl. *bladder* ; it. *vescica* ; esp. *vegiga*, *vejica*). — Réservoir musculo-membraneux destiné à contenir l'urine jusqu'à ce que l'accumulation d'une certaine quantité de ce liquide en sollicite l'expulsion.

Anatomie. — La vessie est logée dans la cavité pelvienne ; lorsqu'elle est distendue par l'urine, elle peut même déborder le pubis et s'avancer dans la cavité abdominale. Elle a une forme ovoïde, et la grosse extrémité, dirigée en avant, forme un *cul-de-sac* arrondi ; l'autre extrémité se termine en arrière par un rétrécissement accusé ou *col de la vessie* (fig. 1768, p. 791).

Le col, flanqué de côté par les lobes de la prostate, est fixé, en bas, au plancher du bassin, à l'aide d'un ligament particulier ; c'est un faisceau de fibres élastiques et contractiles, qui se détache de la membrane charnue, pour se placer sur la face inférieure du muscle de Wilson, se porter en arrière et en bas, et se terminer à la surface du muscle obturateur interne. L'extrémité antérieure, ou cul-de-sac de la vessie, est coiffée d'une calotte séreuse, continue avec le feuillet pariétal du péritoine, qui se prolonge en arrière sur la partie moyenne de l'organe. La portion postérieure de la vessie n'est donc pas couverte par la séreuse, et se trouve en rapport avec les organes environnants par l'intermédiaire d'un tissu cellulaire lâche et abondant, constamment mêlé à des pelotons adipeux, se prêtant très bien aux changements de forme et aux déplacements continuels de la poche urinaire. A l'intérieur, la vessie offre des plis et des rides, plus ou moins marqués suivant son état de plénitude. On y remarque, en arrière, l'ouverture du col, qui communique avec le canal de l'urètre, et, un peu plus haut, l'embouchure des uretères. Ces trois ouvertures circonscrivent le *trigone vésical* (Voy. Uretère, fig. 1769, p. 792).

La structure de la vessie est fort simple. Deux membranes composent ses parois ; l'interne, muqueuse, est mince et continue avec celle des uretères et du canal de l'urètre ; il n'y a de papilles qu'au voisinage du col et là aussi quelques glandes en tubes simples ; son épithélium est stratifié, pavimenteux, à cellules su-

perficielles très irrégulières. La couche externe,
charnue, très épaisse chez le chien, est formée
de fibres longitudinales, circulaires, obliques,
spiroïdes. Dans la région postérieure, ces
fibres ne constituent pas un sphincter autour
du col, ainsi qu'on le croit généralement; le
véritable sphincter de la vessie, c'est le muscle
de Wilson, qui entoure la portion membraneuse
du canal de l'urètre. Dans la région antérieure
de la vessie, cette couche charnue est doublée
en dehors par la calotte séreuse dont nous
avons parlé plus haut; chez les animaux non
solipèdes, la séreuse recouvre tout l'organe
jusqu'au niveau du col vésical.

PHYSIOLOGIE. — Le rôle de la vessie est d'une
incontestable utilité : en permettant l'accumulation de l'urine et son expulsion intermittente,
elle évite aux animaux les inconvénients qui se
seraient produits si le liquide sécrété par les
reins eût coulé d'une manière continue, au fur
et à mesure de sa production.

PATHOLOGIE. — *Exploration*. — Les affections vésicales se manifestent par des *symptômes
locaux* et des *troubles fonctionnels*. Ces derniers
consistent en des *troubles de la miction*, des
douleurs qui se caractérisent par des *coliques*, et
enfin des *altérations de l'urine* (Voy. URINE).

Les symptômes locaux sont fournis par la
palpation et le *cathétérisme* par le canal de
l'urètre.

La palpation s'effectue par le toucher ou le
palper abdominal, ou mieux par l'*exploration
rectale* et l'*exploration vaginale* (Voy. t. I, p. 18).
On peut se rendre compte ainsi de l'état de réplétion de l'organe, de sa sensibilité, de l'état de ses
parois, de l'existence de calculs, de tumeurs, etc.

Pour le cathétérisme de l'urètre et de la vessie,
voy. t. I, p. 195 et URÈTRE, fig. 1770, t. II,
p. 793.

Calculs. — Voy. t. I, p. 152.

Corps étrangers. — Les corps étrangers,
autres que les calculs de la vessie, sont extrêmement rares ; ils y ont pénétré parfois par
l'urètre, le plus souvent par une fistule vésico-
vaginale ou anale ou cutanée, ou par une plaie
de la vessie. On observe à la longue les signes
de la cystite calculeuse. On tentera l'extraction
comme pour un calcul.

Cystite. — Voy. t. I, p. 348.

Cystocèle. — *Rétroflexion*. — La vessie fait
hernie dans le vagin, à la faveur d'une déchirure
de la paroi inférieure de celui-ci, ou bien
elle se renverse en même temps que le vagin.
Nous avons parlé de ces accidents à propos des
affections du vagin (Voy. VAGIN).

Extraction des calculs. — Voy. URÉTRO-
TOMIE.

Lésions traumatiques. — Quoique profondément située dans le bassin, la vessie peut
être lésée par les corps vulnérants qui pénètrent
dans la cavité pelvienne en traversant les parois
abdominales, le périnée, le rectum ou le vagin.
Elle peut être traumatisée par les esquilles lors
de fracture du bassin, ou bien elle peut être
blessée au cours des opérations intra-abdominales ou de la lithotritie.

Les plaies sont incomplètes, complètes, intrapéritonéales ou extrapéritonéales. Si l'urine
s'écoule par la plaie, le diagnostic est facile ;
en outre, on observe de fréquentes mictions et
l'urine qui s'écoule est sanguinolente. Lors de
plaie intrapéritonéale, il existe souvent des
lésions de l'intestin et des autres organes abdominaux ; la mort arrive rapidement. Les plaies
extrapéritonéales peuvent se cicatriser rapidement ; parfois elles se compliquent d'infiltration urineuse ou bien de fistules vésico-rectales,
vésico-vaginales, vésico-cutanées.

Le traitement des plaies intrapéritonéales a
peu de chance de réussite. On pourrait pratiquer
la laparotomie et la suture des lèvres de la
plaie. Si la plaie est extrapéritonéale, on tentera d'évacuer l'urine à mesure qu'elle s'écoule,
afin d'éviter l'infiltration urineuse et la formation d'abcès dans le bassin ; on placera une
sonde à demeure, ou bien on agrandira la plaie
cutanée, etc. On fera des injections antiseptiques. Quand une fistule s'est formée, on
tentera l'avivement des lèvres de la plaie et la
suture.

Paralysie. — Elle est complète ou partielle ;
elle peut être due à l'impotence fonctionnelle
de la paroi musculaire consécutive à la cystite
chronique. Ou bien elle est d'origine nerveuse
et coïncide avec d'autres troubles nerveux,
méningite, paralysie, etc.

Les troubles consistent en de la rétention de
l'urine qui ne s'écoule plus que sous une
pression suffisante pour forcer la résistance du
sphincter. L'urine s'écoule goutte à goutte,
surtout pendant le travail, ou par jets tire-
bouchonnés et intermittents sous l'influence de
la contraction des muscles abdominaux.

Le traitement est nul.

Renversement. — *Prolapsus*. — C'est une
invagination de l'organe dans l'urètre, à la
façon d'un doigt de gant, la muqueuse venant
faire saillie au dehors. Cet accident, spécial aux
femelles, s'observe surtout sur la jument.

Ordinairement, le renversement se produit

au moment du part ; cependant on l'a observé sur des pouliches, sans que le mécanisme ait été établi.

Symptomatologie. — La vessie forme, sur le plancher du vagin, au niveau du méat, une tumeur un peu dure, arrondie ou ovoïde, pédiculée, dont la surface apparaît plissée et de teinte rouge vif; l'urine s'écoule par l'orifice des uretères. Si la réduction n'est pas opérée, la muqueuse vésicale s'enflamme et sécrète du muco-pus; la jument se campe, fait de violents efforts expulsifs, durant desquels la tumeur vient faire saillie entre les lèvres de la vulve. L'urine, s'écoulant continuellement, irrite la peau de la face interne des membres.

Diagnostic. — On différenciera aisément la tumeur de la poche des eaux ou d'un néoplasme du vagin.

Pronostic. — Il n'est grave que si l'accident est ancien et s'il existe des plaies ou des déchirures des parois vésicales.

Traitement. — La *réduction* est opérée sur l'animal debout, dont on surélève le train postérieur ; on comprime la tumeur d'arrière en avant, après désinfection de celle-ci, avec une serviette mouillée ou une bande de caoutchouc. On peut tenter la réduction soit avec la main, soit à l'aide d'une tige de bois pourvue d'un tampon à son extrémité ; on appuie celle-ci sur la partie postérieure de l'organe renversé et on pousse légèrement en avant, sans secousse, du côté du méat urinaire. Parfois les manœuvres doivent être répétées pour aboutir. Pour prévenir le retour de l'accident, on peut avoir recours à divers moyens, notamment à la suture des bords de l'orifice de l'urètre.

Si la réduction est impossible, si la vessie est altérée…, on appliquera une ligature élastique en arrière des orifices urétéraux, puis on sectionnera la tumeur près de la ligature ou on la laissera tomber d'elle-même. Pour empêcher que le lien ne glisse sur les orifices des uretères, il est bon de traverser la vessie par une cheville en avant de la ligature. Pour éviter les effets de l'incontinence urinaire consécutive à l'opération, on peut adapter, à l'exemple de Canu, une gouttière en fer-blanc au-dessous de la commissure inférieure de la vulve.

Rupture. — Elle est ordinairement consécutive à sa distension extrême lors de rétention prolongée. Elle est favorisée par l'altération des parois vésicales consécutives à l'inflammation aiguë ou aux ulcérations (cystite, corps étrangers, calculs). Le plus souvent elle se produit sous l'influence d'une chute, comme dans les coliques.

Quand la rupture est consécutive à la rétention de l'urine, les coliques cessent brusquement ; à l'exploration rectale, on sent la vessie vide ; les bonds urétraux ont disparu ; le cathétérisme de l'urètre donne issue à une faible quantité de sang ; enfin l'air expiré a une odeur urineuse.

La mort survient après un temps variable, en quelques heures, en quelques jours, par péritonisme ou péritonite. Sauf si l'animal est sacrifié de bonne heure, la viande est impropre à la consommation en raison de son odeur.

Le traitement est nul. Dans quelques rares cas on a vu, chez le bœuf, la guérison survenir sans aucun traitement.

Tumeurs. — Elles sont rares chez les animaux. La plupart des observations publiées avaient trait à des *polypes* ; cependant on a constaté des sarcomes, des carcinomes, des fibromes, des myomes…

Les accidents observés varient avec le siège et l'étendue du néoplasme. On constate des coliques, de la difficulté croissante de la miction, l'expulsion d'urine purulente et sanguinolente. L'exploration rectale ou vaginale permet d'établir le diagnostic. Les lésions sont à peu près incurables. Peut-être pourrait-on tenter l'extirpation des néoplasmes pédiculés après avoir pratiqué l'urétrotomie?

VESSIGONS (all. *Flussgalle*; angl. *vessigon*; it. *formella*; esp. *vejigon*). — Hydropisie des gaines synoviales des articulations supérieures des membres. En général, on désigne sous ce nom celle du genou, du grasset et du jarret (Voy. Tares, t. II).

On distingue : des *vessigons articulaires*, dus à l'hydropisie des synoviales articulaires, ce sont des *hydarthroses* (Voy. t. I, p. 757) ; et des *vessigons tendineux*, formés par la distension des gaines tendineuses consécutive à la *synovite chronique* (Voy. t. II, p. 711).

Pour l'étude de l'étiologie, de la symptomatologie en général, du traitement, la description a été faite aux *hydarthroses* et *synovites chroniques* en général (Voy. ces mots).

Vessigons du genou. — 1° *Vessigons tendineux*. — a. *Vessigon carpien* ou *des fléchisseurs*. — C'est le plus important et le plus fréquent. Il est dû à la synovite chronique et à l'hydropisie de la *gaine carpienne*.

Il est caractérisé par trois tumeurs molles : deux supérieures, allongées, situées entre le radius et les fléchisseurs, une interne, l'autre externe, plus grosse et plus diffuse ; la troisième tumeur, qui manque souvent, est située le long des tendons fléchisseurs, dans la moitié supérieure du canon.

On évitera de confondre avec l'hydropisie de la synoviale articulaire (Voy. plus loin).

b. *Vessigons précarpiens* ou *des extenseurs*. — Dus à la distension des gaines synoviales qui facilitent le glissement des tendons extenseurs du métacarpe et des phalanges sur la face antérieure du genou. Caractérisés par la présence, à la face antérieure du genou, de petites tumeurs allongées, parfois bilobées, placées sous les tendons extenseurs. Ne pas confondre ces vessigons avec l'hygroma et les dilatations articulaires antérieures du genou.

2° *Vessigons articulaires ou Hydarthroses carpiennes.* — a. *Vessigon radio-carpien.* — L'hydarthrose de l'articulation du radius avec la rangée supérieure du carpe, qui se manifeste ordinairement par deux tumeurs, l'une arrondie, de volume variable et située à la face externe du genou, un peu au-dessus de l'os sus-carpien, entre la face postérieure du radius et le fléchisseur externe du métacarpe ; l'autre, moins visible, occupe la face antérieure, à la limite du genou et de l'avant-bras.

Ne pas confondre avec le vessigon tendineux carpien.

b. *Vessigon intercarpien.* — Dû à l'hydarthrose de l'articulation des deux rangées d'os du carpe. Se manifeste par deux ou trois petites tumeurs arrondies en « billes », situées vers la partie moyenne de la face antérieure du genou, dures et tendues pendant l'appui, molles et fluctuantes quand le membre est levé.

Ne pas confondre avec le vessigon tendineux précarpien ou avec l'hygroma du genou.

Vessigon rotulien. — Dû à l'hydarthrose de l'articulation fémoro-tibio-rotulienne.

Se caractérise par un empâtement diffus du grasset, plus accusé en dedans qu'en dehors ; les ligaments tibio-rotuliens sont moins distincts et noyés dans une tuméfaction élastique. Boiterie d'intensité variable ; le membre est raide et le pas est raccourci.

TRAITEMENT. — Ponction aseptique au trocart capillaire, suivie de la cautérisation en raies ou en pointes.

Sur les bovidés, frictions avec la pommade au bichromate de potasse.

Vessigons du jarret (fig. 1800). — 1° *Vessigon tendineux.* — a. *Vessigon tarsien.* — Dû à l'hydropisie de la *gaine tarsienne*. Se manifeste

par trois tumeurs molles, fluctuantes, plus accusées à l'appui, parfois volumineuses, dont deux existent dans le creux du jarret, l'une en dedans et l'autre en dehors entre le perforant et la corde du jarret ; souvent l'interne est plus

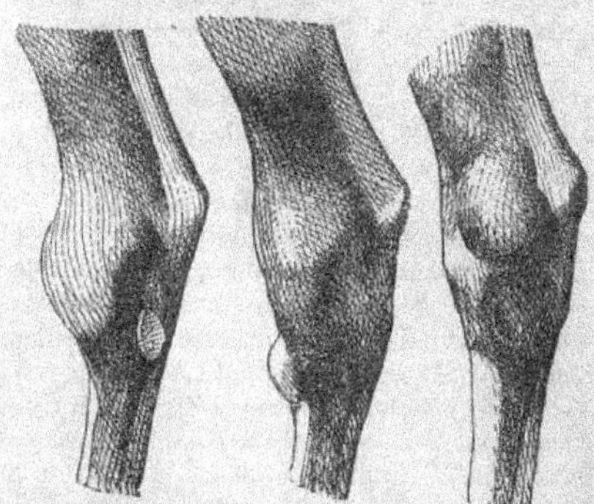

Fig. 1800. — Vessigon du jarret.

grosse que l'externe ; la troisième tumeur, métatarsienne, enveloppe les tendons fléchisseurs des phalanges dans le tiers supérieur du canon.

b. *Vessigon cunéen.* — Dû à l'hydropisie de la gaine qui facilite le glissement de la branche cunéenne du fléchisseur du métatarse sur le tarse. Se manifeste par une petite tumeur olivaire, molle, fluctuante, siégeant au niveau de l'éparvin ou un peu au-dessus.

c. *Vessigon calcanéen.* — Produit par la dilatation de la synoviale, qui facilite le glissement du tendon perforé sur les tendons des jumeaux et le sommet du calcanéum. Il forme une tumeur allongée, cylindroïde, molle, partant du sommet du jarret et remontant plus ou moins haut le long du tendon d'Achille.

2° *Vessigon articulaire.* — Dû à l'hydarthrose de l'articulation tarsienne. Se traduit par trois tumeurs molles, fluctuantes, plus ou moins tendues et volumineuses, dont deux sont situées dans le creux du jarret, une de chaque côté, entre le tibia et le tendon perforant, au-dessus des ligaments latéraux ; une de ces tumeurs peut manquer ; la troisième occupe la région antéro-interne du jarret, un peu au-dessus et en avant du siège de l'éparvin ; cette troisième tumeur constitue l'*éparvin mou*.

Ne pas confondre ce vessigon avec le vessigon tendineux tarsien, et la dilatation interne avec l'éparvin.

VÊTEMENTS (all. *Geschirr* ; angl. *harness*). — On appelle ainsi toutes les pièces que l'on place sur les animaux pour les protéger contre les intempéries, les défendre contre les insectes ou seulement leur donner plus d'élégance.

A. *Vêtements du corps*. — Ce sont les *couvertures* et les *caparaçons*.

La *couverture ordinaire* ou *couverte* est un morceau d'étoffe rectangulaire, mesurant environ 1ᵐ,80 de long sur 1ᵐ,50 de large ; on la jette sur le dos de l'animal dont elle recouvre le tronc et l'arrière-main ; elle est maintenue en place à l'aide d'un *surfaix*, sangle placée en arrière du garrot et qui se boucle sur le côté ; on évite que le surfaix ne comprime et blesse le dos au niveau des vertèbres, en plaçant de chaque côté de la ligne médiane deux forts bottillons de paille. Ces bottillons sont inutiles avec le *surfaix véritable*, pourvu de deux coussinets rembourrés ou *panneaux*, s'appliquant, de chaque côté de la ligne médiane, sur les muscles du dos.

La couverture ordinaire a l'inconvénient de ne pas tenir en place, de tourner si le surfaix n'est pas extrêmement serré, et surtout de glisser en arrière. Aussi maintenant l'usage des *couvertures anglaises* se répand de plus en plus : elles sont découpées suivant la conformation du cheval, dont elles recouvrent les épaules, le tronc et l'arrière-main, et elles se fixent en avant du poitrail par l'intermédiaire d'une ou plusieurs boucles. Elles sont maintenues en place à l'aide d'un surfaix.

On fabrique d'autres couvertures plus compliquées pour les chevaux de luxe ; elles se composent de la couverture proprement dite, du faux poitrail, du poitrail, des cordons de derrière, etc.

Les *caparaçons* ne sont guère employés que pour les animaux de travail, surtout ceux tondus ; ils les protègent contre la pluie, la neige ou les insectes.

Le *caparaçon imperméable* est un morceau de toile goudronnée ou caoutchoutée, que l'on place sur le dos des animaux, par-dessus les harnais.

Le *caparaçon filet* est une sorte de filet à mailles plus ou moins serrées, pourvu sur ses bords de cordelettes libres (*volette*), qui, agitées incessamment par les mouvements de l'animal, écartent les insectes. Il n'est utilisé que par les temps chauds et a l'inconvénient de favoriser la sudation.

Utilité des couvertures. — Elles garantissent l'animal du froid, maintiennent sur la peau une douce chaleur et une faible transpiration, favorable aux fonctions cutanées ; elles hâtent la chute du poil d'hiver, donnent à la robe un brillant particulier ; enfin elles protègent l'animal contre les mouches, le préservent de la poussière et du contact avec le fumier.

Les couvertures sont faites en laine pour l'hiver, en coton pour l'été. Les couvertures de laine ne doivent pas être faites en un tissu feutré, mais bien en un tissu à gros brins, laissant passer l'air nécessaire à la respiration cutanée ; ces couvertures conservent au cheval la même chaleur et sont plus hygiéniques. Les couvertures de laine irritent et cassent le poil des chevaux fins : aussi l'usage est assez répandu de placer sous elles une autre couverture de coton.

On met des couvertures aux chevaux pendant le repos, surtout si l'écurie est un peu fraîche ; on les leur conserve pour l'abreuvoir ou pour la promenade en main. Elles sont surtout nécessaires pour les chevaux nouvellement tondus, qui doivent être couverts alors qu'ils ont travaillé, et qu'ils sont obligés de rester à l'air. En général, les couvertures sont nécessaires pour couvrir un cheval en transpiration ; après l'avoir bouchonné et épousseté, on l'enveloppe dans une couverture qui doit être le plus ample possible, afin que l'air puisse circuler entre le corps de l'animal et la couverture. Les couvertures sont très utiles pour les animaux malades et les convalescents ; elles les protègent contre l'action du froid et une rechute possible, parfois elles provoquent une transpiration favorable.

Dans l'entraînement des chevaux de courses, les couvertures sont utilisées en vue d'obtenir des *suées* qui concourent à amener le cheval en *état*.

Cependant il ne faut pas abuser des couvertures ; elles rendent le cheval plus délicat et plus sensible aux causes de refroidissement et aux influences météorologiques ; elles constituent un harnais gênant, incommode, d'un entretien assez coûteux. Il n'est pas rare de voir aujourd'hui, où l'on sacrifie trop les règles d'hygiène aux questions de mode et d'élégance, de malheureux chevaux étouffant sous un amas de couvertures, mises dans le seul but de leur faire obtenir un poil lustré et brillant.

En Angleterre et en Hollande, où des vaches et des moutons sont entretenus en plein air, jour et nuit et en toutes saisons, on a soin d'envelopper de couvertures ceux qui sont délicats.

On revêt parfois de couvertures les mérinos, les chèvres de Cachemire, d'Angora et d'autres animaux lanigères, pour conserver l'intégrité de leur toison et la rendre plus brillante.

B. **Vêtements de la tête.** — Le *camail* est une pièce d'étoffe de laine ou de toile qui enveloppe les deux tiers supérieurs de la tête et l'encolure. Il porte deux ouvertures correspondant aux yeux et deux étuis dans lesquels s'engagent les oreilles. Il est fixé par des tresses ou des courroies et des boucles qui relient ses deux bords libres sur la ligne médiane et inférieure du cou et de la tête.

Le camail est un vêtement de luxe complétant la couverture. En hiver, on peut mettre des camails aux chevaux délicats des bronches et du larynx.

Le *bonnet* couvre la partie supérieure de la tête et les oreilles ; c'est un petit camail qui ne protège pas l'encolure. On fait des bonnets en étoffe et en filet.

Le *béguin* est un bonnet qui s'arrête au-dessus des yeux.

Le *chapeau* (fig. 1801) est un chapeau d'osier, de paille ou de jonc ordinaire, muni de deux ouvertures latérales par lesquelles passent les oreilles et qui protège la nuque et le dessus de la tête contre les rayons d'un soleil trop ardent.

La *capote* est un tablier de cuir qui couvre la partie supérieure de la tête et les yeux, muni de deux ouvertures par lesquelles passent les

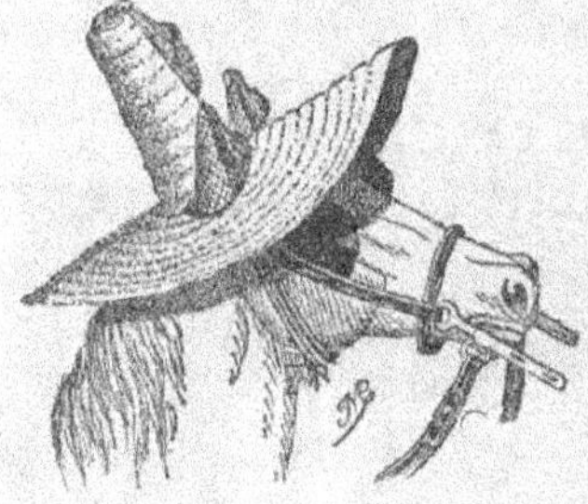

Fig. 1801. — Chapeau de paille pour chevaux.

oreilles et qui se fixe à l'aide de courroies reliées deux à deux sous la ganache. Elle a pour but d'empêcher l'animal de voir. On l'utilise comme moyen de contention pour placer les entraves à un cheval, pour lui lever un membre, pour le ferrer, etc. ; on munit d'une capote les chevaux qui tournent en cercle durant longtemps (travail de manège). Elle sert pour les pansements des yeux.

Les *lunettes* ont le même but que la capote ; ce sont des godets de cuir qui ne recouvrent que les yeux. On les utilise pour les chevaux peu-

reux, et aussi comme pansements dans les maladies des yeux.

C. **Vêtements des extrémités.** — Les *genouillères* sont des plaques de cuir épais, doublées intérieurement d'une pièce d'étoffe, parfois rembourrées, qui servent à protéger les genoux des chevaux, en cas de chute ; elles sont maintenues à l'aide de deux courroies bouclées l'une au-dessus, l'autre au-dessous de l'articulation ; ces courroies doivent être modérément serrées.

Les genouillères, dont l'usage est si répandu ne protègent cependant les genoux que d'une façon peu efficace. On a vu des chevaux porteurs de genouillères bien appliquées tomber et se couronner.

Les *jarretières* sont des guêtres qui protègent les jarrets.

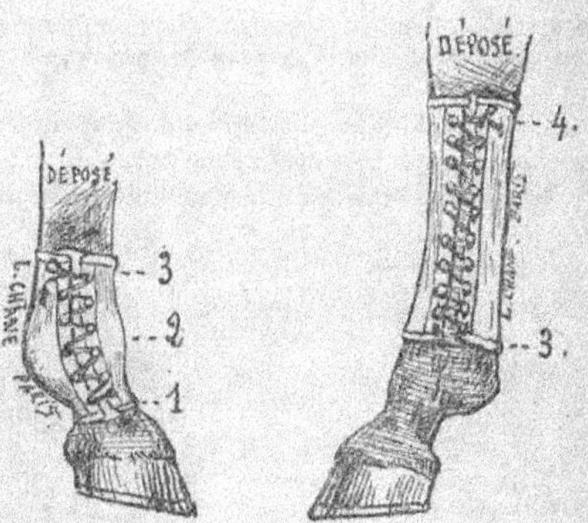

Fig. 1802. — Guêtre du boulet.　　　Fig. 1803. — Guêtre pour tendons.

Les *bas* ou *guêtres* en étoffe élastique, en peau, etc., entourent le canon et les tendons, parfois le boulet. Ils sont faits sur mesure et cousus à demeure ou bien maintenus à l'aide d'un lacet (fig. 1802 et 1803).

Les *flanelles* (fig. 1804) sont des bandes d'étoffe diverse, mais extensible, soit de flanelle, soit de tricot, etc., d'environ 4 centimètres de large sur 1^m,25 à 1^m,50 de long environ, munies de deux cordons à une de leurs extrémités et que l'on enroule autour du canon et des tendons.

Pour placer une flanelle, on enroule d'abord celle-ci sur ses cordons, puis on commence l'enroulement au niveau du pli du genou, où on laisse émerger un coin de son extrémité libre ; et on descend lentement, de façon que chaque tour de flanelle recouvre la moitié du précédent ; on serre modérément ; on peut s'arrêter au-dessus du boulet ou bien prendre celui-ci dans l'enroulement; on arrête la

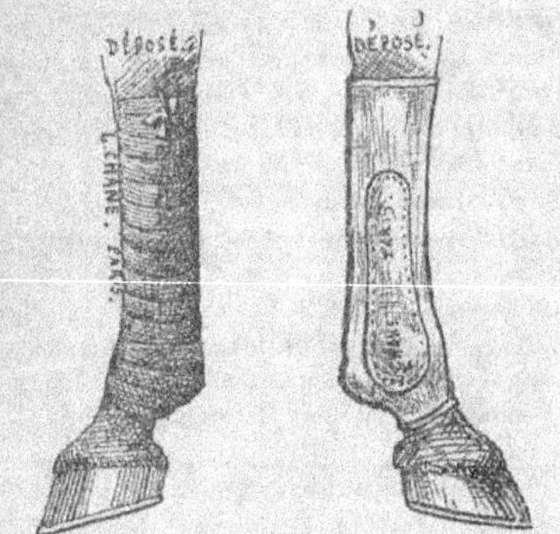

Fig. 1804. — Bandes élastiques. Fig. 1805. — Bottine pour cheval se coupant.

flanelle à l'aide des cordons qui doivent être noués à la face externe du membre.

Les flanelles sont en grand usage dans

rées, peuvent gêner le cheval, le blesser, se dérouler et occasionner la chute de l'animal, etc.

Les *bottines* (fig. 1805) sont des plaques de cuir employées pour éviter les contusions chez les chevaux qui se coupent (Voy. Coupra). Pour les trotteurs, on emploie des appareils protégeant tout le membre (fig. 1806).

Le *fourreau de queue*, en cuir mince ou en étoffe légère, protège les crins de la queue.

Dans certains pays, pour protéger les animaux contre les piqûres des moustiques on leur met de véritables pantalons, comme à l'île de Ré (fig. 1807).

D. **Complets pour chiens.** — La mode a fait créer des *costumes complets* pour les chiens de luxe.

VÉTÉRINAIRE. — Ce mot est employé comme adjectif pour désigner la science vétérinaire et comme substantif pour désigner celui qui cultive ou pratique cette science.

La *science vétérinaire* ou la *médecine vétérinaire*, est l'ensemble des connaissances qui non seulement servent à guérir les maladies des animaux, mais encore à les prévenir et qui s'appliquent

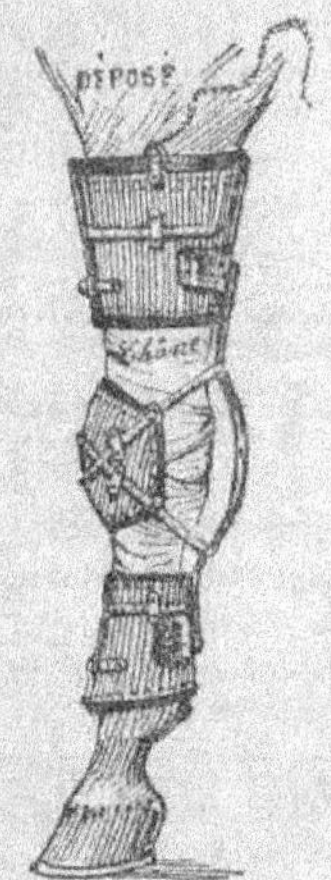

Fig. 1806. — Appareil protecteur pour trotteur.

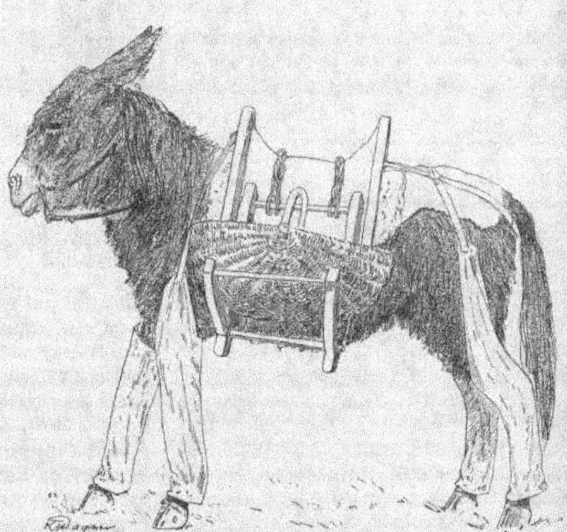

Fig. 1807. — Pantalon des ânes, à l'île de Ré.

les écuries de courses. Leur emploi se répand de plus en plus et avec juste raison. Elles soutiennent les tendons, et elles protègent le canon contre les contusions et les diverses causes d'exostoses. Elles devront être mises avec précaution, car des flanelles mal appliquées, faisant des plis, trop ou pas assez serrées à tout ce qui est relatif à l'utilisation rationnelle de nos animaux domestiques; ce mot paraît préférable au terme *d'art vétérinaire*, qui semble indiquer aujourd'hui une certaine habileté manuelle, dépourvue de science.

Malgré l'espèce d'abjection dans laquelle la vétérinaire a langui pendant très longtemps, et le dédain avec lequel on l'a regardée pendant des siècles, et que quelques personnes conservent peut-être encore, on ne peut nier son importance, et on ne peut lui refuser le rang qu'elle est digne d'avoir dans la série des sciences ; on ne peut contester les services importants qu'elle a déjà rendus à l'humanité.

Elle conserve le capital social représenté par nos animaux domestiques, lequel constitue une partie de la richesse des nations.

En cette ère de progrès, où toutes les sciences se sont développées avec une grande rapidité, la médecine vétérinaire a suivi aisément son aînée, la médecine humaine, et c'est dans le champ très vaste des maladies contagieuses que les plus grands progrès ont été accomplis. L'étude poussée à fond de l'étiologie de ces maladies a permis de préciser les indications prophylactiques et d'enrayer la marche de la contagion ; en même temps des traitements véritablement spécifiques ont été trouvés. Les conceptions nouvelles sur l'origine des maladies ont fait faire à l'hygiène des animaux, et par contre-coup à l'élevage, des progrès considérables.

A mesure que la science vétérinaire progresse, les hommes qui la pratiquent s'élèvent dans le milieu social. Considérée autrefois comme l'apanage des maréchaux, des équarrisseurs, des bergers, la vétérinaire rentre aujourd'hui dans la catégorie des professions dites libérales. Néanmoins le vétérinaire d'aujourd'hui se ressent encore de l'extraction modeste de ses ancêtres et il n'acquerra sa véritable situation que lorsque, dans la société devenue libre des préjugés, les hommes seront appréciés d'après leur savoir, leurs mérites et les services qu'ils rendent.

Devoirs du vétérinaire envers les autorités. — Le vétérinaire peut être consulté comme *expert* ou arbitre par les tribunaux, comme *vétérinaire sanitaire* par les maires et préfets, enfin comme *inspecteur d'abattoirs, de foires et marchés* par les maires. Dans toutes ces circonstances, il devra agir avec zèle, mais aussi avec beaucoup de tact. Ses rapports seront rédigés en un style simple, mais précis, et ses conclusions devront être justifiées.

Expert ou arbitre, il ne peut affirmer que des conclusions indiscutables ; si les particularités de la cause ne lui permettent pas d'affirmer, il écrira « Il est probable que... » et non pas « j'affirme que ».

Les mesures à prescrire comme vétérinaire sanitaire, ou inspecteur des abattoirs, des foires et marchés devront toujours être justifiées par les circonstances spéciales à chaque cas. Il ne faut pas oublier que l'homme dont on gêne les intérêts particuliers, pour satisfaire l'intérêt général, est toujours mécontent, et plus disposé à se révolter qu'à se soumettre. En écoutant ses doléances et ses récriminations avec beaucoup de calme et de patience, on arrivera à lui faire comprendre que son intérêt bien compris lui fait un devoir de se soumettre, qu'il serait bien aise, plus tard, à son tour, d'être protégé contre les chances de contagion provenant d'un voisin. Puis, pour lui montrer qu'il n'y a aucune mauvaise volonté de la part des autorités en ce qui le concerne, on lui fait voir que, dans son cas particulier, les mesures d'isolement, de cantonnement par exemple, peuvent être adoucies de façon à diminuer le plus possible ses pertes et ses ennuis.

Devoirs du vétérinaire envers ses clients. — Le vétérinaire ne doit être ni humble ni arrogant avec ses clients, mais le propriétaire d'un animal a bien le droit de dire ses préférences sur les méthodes de traitement à adopter. Il faut avoir du tact, essayer, lorsque cela est nécessaire, de lui faire comprendre qu'elles sont mauvaises ; s'il persiste et que le cas paraisse grave, se retirer en lui déclarant que, dans les circonstances actuelles, le vétérinaire traitant, qui sera toujours plus tard considéré comme responsable moralement du résultat, doit pour cette raison être maître de diriger le traitement.

En outre, le vétérinaire doit mettre à la disposition de ses clients beaucoup de bonne volonté, d'activité et d'exactitude.

Jamais le public ne critiquera sérieusement, ni se montrera hostile à un vétérinaire sérieux, examinant consciencieusement ses malades, les visitant régulièrement, sans toutefois abuser des visites, des opérations ou des médicaments, sachant dès les premières visites reconnaître la maladie, indiquer les complications possibles, la durée probable du traitement, et la terminaison par guérison complète ou avec lésion persistante ; mettant en un mot le propriétaire à même de décider s'il faut traiter le malade ou l'abandonner.

Et puis, pour accorder sa confiance et sa considération à un homme d'une profession quelconque, le public se base sur les qualités de cet homme qu'il peut apprécier et juger. Il s'adressera donc de préférence à un vétérinaire de tenue convenable, dont la conduite privée n'est pas critiquée, et qui recherche la société de personnes estimées dans la localité. Au point de vue professionnel, il se basera sur les opérations qu'il connaît, sur une saignée par exemple, plutôt que sur un clou de rue profond; il se basera principalement sur les résultats obtenus.

Aussi, dans le cas d'une opération grave, avec faibles chances de guérison ou tout au moins de l'utilisation possible du malade au point de vue pratique, le vétérinaire ne devra pas avoir confiance dans la bonne volonté du propriétaire *avant* l'opération. Elle ne persiste généralement pas *après*.

Il fera mieux de lui offrir d'acheter le malade pour l'opérer, sauf à le lui rendre après guérison dans des conditions à fixer.

Devoirs du vétérinaire envers ses confrères. — Ils sont basés sur les règles de la courtoisie et de la bonne confraternité. On l'oublie trop souvent : la considération accordée par le public à une profession n'est que le résultat de la moyenne de celle acquise par chacun de ceux qui exercent cette profession.

Si un propriétaire entend un jour le vétérinaire *A* dire : « Mon confrère le vétérinaire *B* est un ignorant » ; et si le lendemain il entend le vétérinaire *B* dire : « Mon confrère *A* est un âne », il est certain que le propriétaire en conclura que les deux vétérinaires *A* et *B*, et probablement tous les vétérinaires sont des incapables.

Aussi le vétérinaire ne doit jamais critiquer la conduite d'un de ses confrères, ni laisser un client, plus ou moins bien disposé, critiquer devant lui la conduite médicale d'un confrère. Il faut se méfier des histoires racontées par des clients qui, voulant excuser une incorrection faite par eux, cherchent à en rejeter la responsabilité sur un vétérinaire.

Appelé en consultation, le vétérinaire doit exiger que le confrère traitant soit consentant et qu'il ait été prévenu, de façon à pouvoir être présent à sa visite. Il expliquera que dans l'intérêt du malade, il doit être renseigné sur toutes les phases de la maladie, et que le vétérinaire traitant est le seul qui puisse lui donner tous les renseignements nécessaires.

Un propriétaire ayant toujours le droit d'avoir des inquiétudes sur son animal, qui représente pour lui un capital, le vétérinaire traitant ne devra pas se formaliser si une consultation lui est demandée; il sera même habile de sa part de faire la proposition lui-même, mais il devra faire comprendre au propriétaire que sa dignité à lui ne lui permet d'admettre qu'une consulta-

tion avec un confrère qui soit au moins son égal, soit en âge, soit en notoriété, soit en connaissances spéciales.

Si un propriétaire veut quitter son vétérinaire pour donner sa confiance à un autre, il est dans son droit; mais le vétérinaire ainsi appelé doit avertir son confrère de la proposition qui lui est faite, et avant d'accepter, insister auprès du propriétaire pour l'engager à ne pas retirer sa confiance à celui qui l'avait primitivement. Dans ce sens, un bon argument à invoquer sera, dans beaucoup de cas, celui de l'augmentation du prix des visites, de la possibilité d'une moindre exactitude à cause de l'éloignement plus grand.

Secret professionnel. — Les lois sanitaires prescrivant aux vétérinaires, et cela dans l'intérêt général, de faire la déclaration de tous les cas de maladies contagieuses pour lesquels ils sont consultés, le secret professionnel n'existe pour ainsi dire pas pour les vétérinaires.

Pour d'autres raisons, il ne saurait avoir la même importance en médecine vétérinaire qu'en médecine humaine.

Mais, à défaut d'autres considérations, on comprend qu'un vétérinaire qui ne serait guidé que par son intérêt personnel n'ira pas raconter à ses clients les erreurs d'hygiène ou de traitement constatées par lui chez l'un d'eux.

VIABLE. — On appelle *fœtus viable* celui qui présente, au moment de la naissance, une conformation assez régulière et assez de développement pour que les fonctions nécessaires à l'entretien de la vie puissent s'exécuter d'une manière plus ou moins durable. Quoiqu'un jeune animal ait vie après être sorti du sein de la mère, et qu'il en donne des preuves, il peut néanmoins n'être pas conformé de manière à vivre. Cela tiendra soit à ce qu'une partie notable du temps de la gestation lui a manqué (*avorton*); soit à ce que, à aucune époque de la gestation, son évolution n'a été ni assez régulière, ni assez complète, pour qu'il continue à vivre hors de l'utérus, dans un milieu autre que celui où il a été engendré; soit à ce que le développement moindre, excessif ou aberrant de certains organes (*monstruosités*) l'a rendu incapable d'une vie indépendante de celle de la mère. Alors l'animal, bien que né en vie, ne sera pas né viable, il ne sera pas né avec la capacité pour vivre.

VIANDES DE BOUCHERIE. — Sous ce nom on désigne la chair musculaire qui est l'objet des commerces de la boucherie et de la charcuterie et qui est fournie par les bovidés, les ovidés, les suidés, et accessoirement par les équidés.

La viande de boucherie étant une des nécessités de l'alimentation, il est indispensable d'en surveiller la qualité.

L'inspecteur de boucherie devra examiner la viande sur pied et la viande abattue. Dans le premier cas, il aura à considérer la race, le sexe, l'état de graisse et l'état de santé de tous les animaux de consommation : bœuf, veau, mouton, porc, cheval. Pour faire son appréciation, il se basera sur les signes de santé, l'épais-

Il se rendra compte ensuite de la valeur absolue et de la valeur relative de la viande, et surtout des altérations qu'elle peut présenter.

Catégories des viandes chez les différents animaux de boucherie. — Les morceaux prennent différents noms, suivant leur siège et leur catégorie chez les différents animaux de boucherie. Ces divisions répondent à l'épaisseur de la chair, à la richesse en graisse, et à l'absence de parties aponévrotiques ou tendineuses.

Bœuf. — Le bœuf se divise, au point de vue

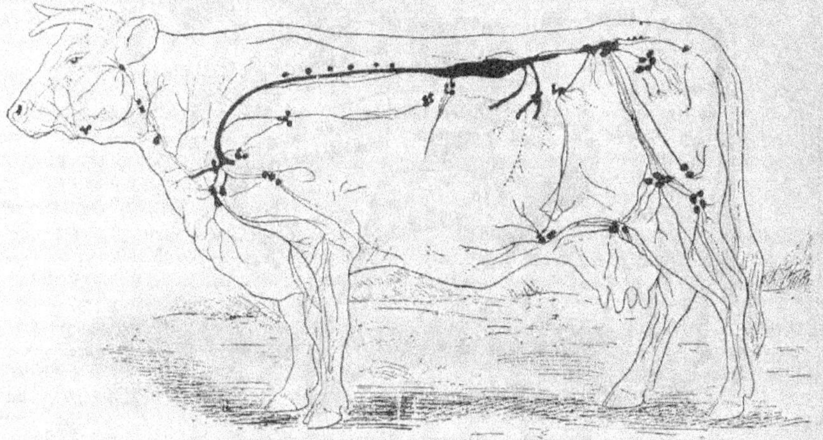

Fig. 1808. — Appareil lymphatique de la vache, d'après Kowalesky.

seur des muscles, la conformation et surtout le développement des *maniements* (Voy. MANIEMENT, t. II, p. 145, fig. 1072 à 1073).

Dans le second cas, l'inspecteur portera son attention sur l'état des viscères et des séreuses splanchniques.

L'examen des ganglions lymphatiques (fig. 808) est toujours indiqué ; il est indispensable en cas de soupçon de maladies microbiennes. L'attention se portera surtout sur les ganglions énumérés ci-dessous :

Ganglions thoraciques supérieurs ou intercostaux ; bronchiques ; médiastinaux postérieurs ou œsophagiens ; rénaux ; lombaires ; sacrés ; iliaques internes ; de l'anus ; iliaques externes ; inguinaux profonds ; ischiaux ; poplités ; pubiens ou inguinaux superficiels ; axillaires ou trachéaux ; précruraux supérieurs ; cervicaux superficiels ou préscapulaires ; cervicaux inférieurs ou prépectoraux ; cervicaux moyens ou trachéaux ; maxillaires ou sous-glossiens.

de la qualité, en quatre catégories (fig. 1809) :

PREMIÈRE CATÉGORIE. — Elle est formée par les reins et les quartiers postérieurs, moins les jambes ; elle représente environ 34 p. 100 du poids de l'animal. Les morceaux qui la composent prennent les noms suivants, en termes de boucherie :

1° *Culotte (coire, cuhaut).* — Elle est formée par la partie qui termine l'animal du côté de la queue, et se divise en *cimier, milieu de la culotte,* et *pointe de culotte.*

2° *Gîte à la noix (semelle, cuisse, veine).* — C'est la partie de la cuisse du côté extérieur, au-dessous de la pointe de culotte.

3° *Tende de tranche (quasi).* — Ce morceau est placé à l'extérieur sous le gîte à la noix.

4° *Tranche grasse ou pièce ronde.* — Seconde partie de la cuisse en avant de la précédente, et limitée dans toute sa longueur par l'os à moelle.

5° *Aloyau.* — Partie située entre la culotte et le

train de côtes, de chaque côté de l'échine. Ce morceau se divise en *tête d'aloyau*, *milieu d'aloyau* et *troisième pièce*, qui confine au train de côtes. Chacune de ces pièces contient le *filet* et le *faux filet*.

6° *Entrecôtes*. — C'est la chair placée entre les côtes. Le train de côtes doit contenir toutes les côtes et entre côtes, depuis le commencement de l'aloyau jusqu'à l'épaule.

Deuxième catégorie. — Elle est formée par les épaules et les côtes ; elle représente 26 p. 100

est placé sur le cou, et le gras de collier placé sous la gorge.

2° *Pis* (*grumeau*, *flanc*, *hampe*).

3° *Gîtes*. — Ce sont les parties supérieures des jambes ; on distingue les gîtes de devant et ceux de derrière.

Quatrième catégorie. — 1° *Surlonges* (*côtes de surlonge*). — Qui sont placées en arrière du talon du collier.

2° *Plats de joues ou tête*. — Parties des joues détachées de la mâchoire.

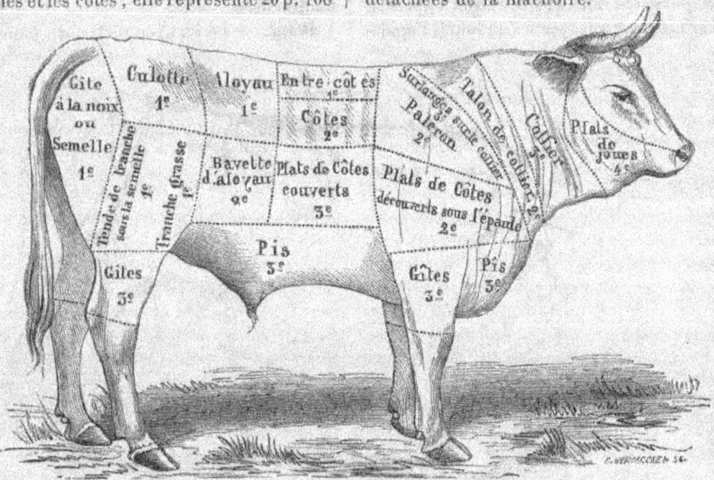

Fig. 1809. — Catégories des viandes de bœuf.

environ du poids net et comprend les divisions suivantes :

1° *Paleron* (*épaulard*, *épaule*).

2° *Côtes*. — Elles sont divisées en *côtes couvertes* et *côtes découvertes* : ces dernières ainsi nommées parce qu'elles ne sont pas recouvertes de graisse.

3° *Talon de collier*. — Partie située entre le collier et l'épaule.

4° *Bavette d'aloyau*. — Partie inférieure de l'aloyau, près de la tranche grasse.

5° *Plates-côtes découvertes*. — Placées sous l'épaule.

6° *Rognons*.

Troisième catégorie. — Formée par le thorax et l'abdomen, les membres de devant et de derrière, le cou, la tête et le garrot ; elle représente 43 p. 100 du poids net. On la distingue en :

1° *Collier*, comprenant le maigre de collier qui

Veau. — La viande de veau se divise en trois catégories (fig. 1810).

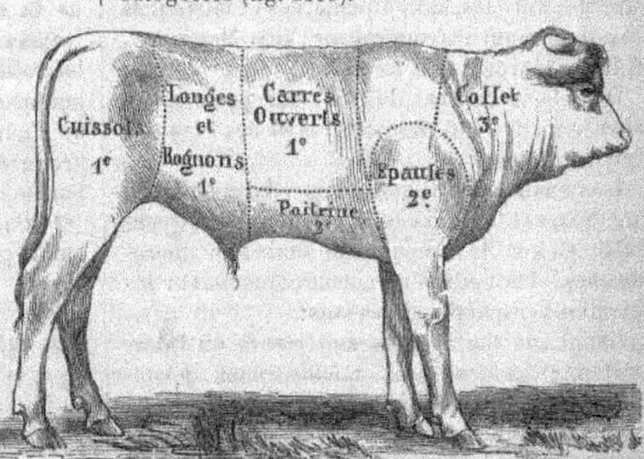

Fig. 1810. — Division du veau.

Première catégorie. — 1° *Cuissot*, se divisant lui-même en quatre parties : *entre-deux*, *rouelle*, *cul de veau* et *quasi*.

2º *Rognon.*

3º *Longe.* — Morceau placé entre le cuissot et les carrés couverts.

4º *Carré couvert ou côtes couvertes.* — Comprend les côtes de l'animal qu'on laisse en un seul morceau ou qu'on débite en côtelettes.

Deuxième catégorie. — 1º *Épaule ou paleron.*

2º *Poitrine,* divisée en *gros bout et petits tendrons.*

3º *Côtelettes* ou *côtes découvertes.*

Troisième catégorie. — 1º *Collier ou collet.*

2º *Basses côtes.*

3º *Jarrets.*

La tête, les pieds, le foie, les ris sont vendus en dehors des catégories.

Mouton. — Se divise en trois catégories (fig. 1811).

Première catégorie. — 1º *Gigots et carrés.* — Les carrés peuvent être découpés en côtelettes. La selle comprend toute la partie des reins, et correspond à l'aloyau du bœuf.

Deuxième catégorie. — Comprend les *épaules* ou *éclanches.*

Troisième catégorie. — Est constituée par la poitrine, le collet, et les débris de côtelettes.

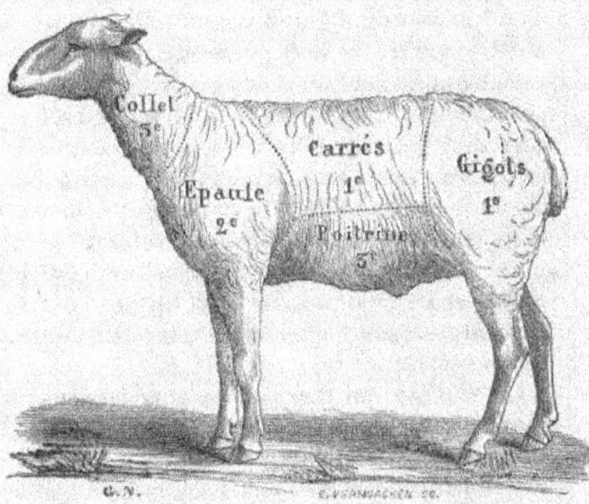

Fig. 1811. — Division du mouton.

Porc. — Se divise en deux catégories (fig. 1812).

Première catégorie. — Jambon et longes.

Deuxième catégorie. — Jambonneaux (correspondant aux gîtes de devant), poitrine et collet.

Qualités des viandes. — Pour apprécier la viande, il faut se baser sur: l'espèce, la race, l'individu, l'âge, le sexe, l'embonpoint, l'état de santé, etc., la région d'où provient le morceau à apprécier.

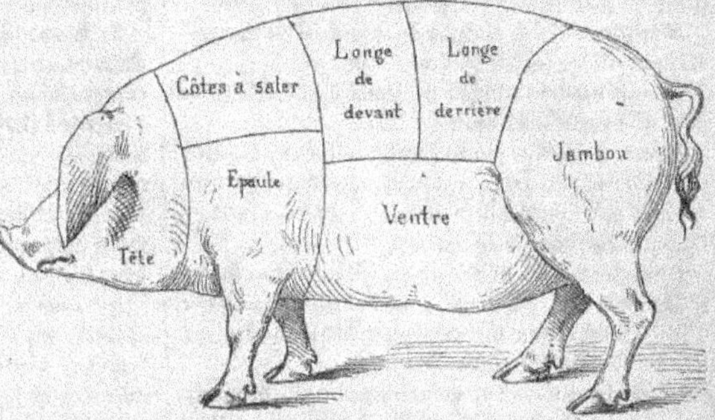

Fig. 1812. — Catégories des viandes de porc.

On reconnaît trois qualités de viandes: première, deuxième et troisième, divisées chacune en viande de première, deuxième et troisième sortes.

On apprécie après l'abatage, les qualités de la viande, d'après les caractères du muscle, l'odeur et la consistance de la graisse, l'existence du persillé.

Abats. — Ce sont les viscères, poumon, cœur, foie, rate, langue, cervelle, qui doivent toujours être frais et exempts d'altérations.

Caractères des viandes chez les divers animaux. — *Bœuf, vache, taureau.* — Coloration rouge vif; celle des animaux âgés ou ayant travaillé est rouge foncé.

Quelques heures après l'abatage, cette viande devient ferme, résistante et élastique sous le doigt.

L'état de graisse se caractérise par la couverture ou amas de graisse dans le tissu conjonctif sous-cutané; elle abonde aussi autour des reins et dans les épiploons.

Dans l'épaisseur des muscles, elle constitue le persillé ou le marbré.

A la coupe, on peut apprécier le grain de la viande, qui peut être fin ou grossier.

La graisse est blanche, jaune-paille, ou jaune-beurre frais. Dans tous les cas, elle doit être ferme et résistante.

Chez le taureau, la couverture est peu abondante, le grain de la viande est grossier, et elle répand une odeur particulière. Contrairement à ces caractères, la génisse fournit une viande à grain fin, tendre et de couleur plus accentuée.

Veau. — La viande de veau (six semaines environ) est d'un rose un peu pâle, tendre, à grain fin. La graisse est abondante à l'intérieur, d'aspect blanc, dur et ferme.

Mouton. — La viande de mouton est rouge vif, persillée, ferme et fine.

Le suif est très blanc ; la chair de brebis plus fine que celle du bélier.

Porc. — Cette chair est blanchâtre, légèrement rosée, le grain est fin, persillé par une graisse peu consistante et onctueuse. Le lard et la panne sont très épais.

Cheval. — Le débit de la viande de cheval a été autorisé en France par ordonnance du 9 juin 1866, sous les réserves contenues dans le décret daté de cette époque.

La chair du cheval est rouge brun, prenant en peu de temps une teinte foncée, due à la nature des services du cheval comme animal de travail, condition provoquant des oxydations plus complètes dans la trame des tissus.

Comme les vétérinaires inspecteurs des marchés peuvent être consultés sur la provenance d'une viande supposée de cheval, ou sur son mélange dans une pièce de charcuterie, nous donnons ici les renseignements sur la *recherche de la viande de cheval.*

Réactif. — Chloroforme contenant un excès d'iode métallique.

Méthode opératoire. — 1. Hacher finement la viande ou la préparation à examiner.

2. Additionner de quatre fois son poids d'eau distillée.

3. Faire bouillir une heure, renouveler si nécessaire l'eau d'évaporation ; terminer à réduction du volume au quart.

4. Laisser refroidir.

5. Si la partie graisseuse qui surnage se teinte en rose par refroidissement :

Falsification par une matière colorante rouge (cochenille) ou par de la mie de pain fuchsinée.

6. Passer au linge mouillé, essayer la filtration au filtre fraîchement lavé.

Si difficulté de filtration, rechercher l'amidon au microscope.

Ajouter dans ce cas un volume d'acide acétique et passer au filtre mouillé.

7. Prélever dans un verre à expérience du liquide filtré.

8. Ajouter un quart de chloroforme saturé d'iode.

9. Imprimer aux liquides un mouvement giratoire à l'aide d'une baguette de verre. Procéder avec mesure.

Conclusion. — 1. Nuage brun foncé au centre du mouvement de rotation.

2. Coloration de toute la masse par agitation prolongée.

3. Décantée et chauffée à 80°, la coloration s'efface, mais reparaît nettement brune par refroidissement.

Altérations des viandes. — Dans l'examen, le vétérinaire inspecteur s'attachera à retrouver les traces de lésions pouvant baser la conviction, car l'habileté des bouchers à les faire disparaître et à parer la viande est très grande. On distingue :

1° Les viandes maigres et saines et les viandes maigres et malades ;

2° Les viandes gélatineuses, provenant d'animaux trop jeunes ou mort-nés ;

3° Les viandes saigneuses, dues à des apoplexies, des indigestions, asphyxie, immersion ;

4° Les viandes malades, révélant l'existence de maladies inflammatoires aiguës ou chroniques, d'altérations de liquides, d'affections septiques.

5° Chez certains animaux, il faudra rechercher la présence de parasites tels que le cysticerque du porc, du bœuf, et la trichine.

6° Les viandes peuvent être altérées par les diverses circonstances atmosphériques : le soleil, le vent, le froid, la pluie, l'humidité, l'électricité. Dans ces différents cas, elles peuvent noircir, perdre de leur poids par évaporation, prendre une odeur de relent ou d'évent, et tourner promptement à la putréfaction. La viande se corrompt toujours plus vite et plus complètement au voisinage des eaux (Baillet). Les mouches peuvent altérer la viande, en y déposant leurs œufs, qui ne tardent pas à éclore.

La chaleur hâte la décomposition de la viande et y fait apparaître tous les produits de fermentation, tels que les gaz, les ptomaïnes, les leucomaïnes, etc.

Les viandes qui tournent le plus facilement sont : veaux, agneaux, chevreaux, moutons et, en dernier lieu, le bœuf.

7° Certains viscères ou issues peuvent être altérés ; le foie, la rate, les ris, la langue, la cervelle se décomposent facilement.

La viande du porc peut être sujette à diverses altérations, suivant les modes de préparation qu'elle a subis : salaison, cuisson, fumée. Elle peut être *piquée, échauffée, décomposée.* La saumure dans laquelle on fait baigner les viandes peut être la cause d'accidents graves.

8° Les médicaments, les poisons ingérés par l'animal peuvent donner à la viande des caractères particuliers ; tels sont l'alcool, l'ammoniaque, l'éther, l'essence, qui lui communiquent leur odeur, ainsi que le **camphre**, l'asa fœtida, etc.

Certaines substances peuvent même faire contracter à la viande des propriétés nuisibles : tels sont l'arsenic, la noix vomique, l'huile de croton tiglium.

Dans tous les cas, le vétérinaire inspecteur devra apporter dans ses conclusions la circonspection la plus grande, afin non seulement de sauvegarder la santé publique, mais encore d'éviter de faire encourir à des innocents le risque de pénalités plus ou moins graves, mais toujours compromettantes pour les intérêts particuliers. Il devra se mettre en garde contre toute faiblesse, aussi bien que contre tout excès de zèle.

Viandes foraines. — On désigne ainsi celles qui sont introduites par morceaux séparés.

Il est quelquefois difficile à l'inspecteur d'apprécier exactement leur qualité, puisqu'il lui manque les éléments d'appréciation qu'on rencontre dans les abattoirs : examen de l'animal sur pied et des viscères après l'abatage.

Aussi l'inspecteur devra toujours se montrer très vigilant et sévère (Pautet) (1).

Les moyens indiqués pour remédier à ces difficultés sont : un certificat d'origine, et surtout la présence des viscères adhérents à l'un des quartiers.

Viandes maigres, cachectiques, hydroémiques. — Dans les viandes maigres, les muscles sont émaciés, sans graisse, le tissu conjonctif est infiltré par une sorte de gelée jaunâtre. La couleur est variable, mais le plus souvent d'un rouge pâle, comme lavé.

Quand la maigreur est extrême, la moelle dés os n'a pas de consistance, et il peut exister des infiltrations sous-cutanées ou intermusculaires. Suivant l'expression des bouchers, la viande est *guicheuse*.

Dans ces cas de maigreur extrême, la viande doit être saisie, surtout si on observe des lésions tuberculeuses même très limitées.

Viandes trop jeunes. — Les veaux, agneaux et chevreaux mort-nés doivent naturellement être exclus de la consommation ; il est assez facile de les reconnaître à la présence du cordon ombilical, aux articulations volumineuses, aux onglons jaunâtres. Les tissus sont infiltrés,

(1) Pautet, *Précis de l'inspection des viandes*, Paris, 1892.

la graisse est peu consistante, et la moelle des os ressemble à une boue sanguine.

Viandes fiévreuses. — Elles sont diversement colorées en rouge. Les séreuses ont une teinte violacée, blafarde ; ces caractères sont encore accentués par les phénomènes de l'hypostase.

En pratiquant des coupes dans l'épaisseur des muscles, on trouve le système capillaire arborisé, les ganglions ecchymosés et le tissu conjonctif infiltré.

La couleur générale du muscle est brunâtre et se modifie au contact de l'air.

L'odeur de la chair est spéciale, et rappelle l'odeur de l'haleine fiévreuse. Cette odeur disparaît rapidement, et pour la faire reparaître, il suffit d'opérer de nouvelles coupes.

Toutes les maladies aiguës peuvent donner aux viandes des caractères spéciaux, mais s'il n'est pas toujours facile d'apprécier la nature particulière de la maladie à laquelle a succombé l'animal, on peut toujours lui attribuer la qualité de viande fiévreuse.

Si les animaux ont été *bien saignés*, l'inspecteur pourra se montrer tolérant (Pautet).

Il se joint souvent à ces caractères une odeur de beurre rance, qui, *pratiquement*, semble indiquer que ces viandes proviennent d'animaux atteints de charbon symptomatique et peut-être de septicémie (Nocard et Moulé).

S'il en est ainsi, ces viandes seront saisies comme fiévreuses et microbiennes.

Dans les cas douteux, viandes fiévreuses principalement, le professeur Schmit propose *l'épreuve de la cuisson*. La viande est mise au feu dans l'eau froide et par petits morceaux, dans un vase couvert. On éteint le feu au bout de quinze minutes, on sent et on goûte viande et bouillon. Si l'odeur anormale est légère, la viande peut être consommée, sinon elle doit être saisie.

Dans certains pays, notamment en Allemagne, les viandes maigres ou fiévreuses peuvent être après examen livrées à la consommation, dans des boucheries spéciales (Freibancke). Il y a même des appareils spéciaux pour diminuer le danger en assurant une cuisson complète. Le public qui achète dans ces établissements est ainsi prévenu et sait ce qu'il fait.

Viandes paralysées. — Dans ces cas, la viande est décolorée, reflétant une teinte orangée plus accentuée par places. Dans les psoas : ecchymoses, caillots, ruptures de fibres. Dans son apparence générale, le muscle a un aspect graisseux. Le foie est jaunâtre, comme cuit.

Ces viandes seront saisies, comme : saigneuses, fiévreuses, infiltrées. D'ailleurs, elles sont d'une décomposition rapide, qui seule suffirait à justifier leur exclusion de la consommation.

Viandes médicamentées ou empoisonnées. — Quand un animal malade a subi un traitement, les substances médicamenteuses employées peuvent laisser des traces, qui rendent l'usage de cette viande désagréable ou même nuisible.

Parmi les odeurs, celles de l'éther, de l'ammoniaque, du camphre, de l'asa fœtida, entraîneront nécessairement la saisie. Les viandes provenant d'animaux empoisonnés accidentellement ou à dessein seront, à plus forte raison, saisies.

Mais ce cas est plus difficile, car il faut une analyse minutieuse pour reconnaître les traces certaines du poison : phosphore, sublimé, acide arsénieux, strychnine.

Viandes infectées par des parasites. — Ces viandes, outre qu'elles sont généralement de qualité peu alibile, ont encore quelquefois pour résultat de transmettre le parasite qu'elles contiennent.

Toutes les parties des animaux infectées d'échinocoques, de coccidies ou autres parasites, devront être retirées de la consommation.

1° DISTOMATOSE OU CACHEXIE AQUEUSE (Voy. ce mot). — Cette maladie, assez commune chez le mouton, est due au *Distoma hepaticum*, et au *Distoma lanceolatum*, qui se rencontrent dans la vésicule et les canaux biliaires.

Les viandes provenant des animaux atteints n'ont pas de moelle, perdent de leur volume par la cuisson, et constituent un mauvais aliment très peu nutritif. Elles seront saisies.

Il y a là, du reste, un degré de tolérance qui reste à l'appréciation de l'inspecteur.

2° LADRERIE DU BŒUF (Voy. ce mot). — Due à la larve du *tænia inermis*. Les viandes infectées doivent être saisies, en raison de l'habitude qu'on a de les manger très peu cuites.

3° LADRERIE DU PORC (Voy. ce mot). — Due à la présence du cysticerque dans le tissu cellulaire intermusculaire. Du vivant de l'animal, le parasite peut être reconnu par le langueyage.

La chair du porc ladre est généralement pâle, humide, prend mal le sel, et constitue un aliment inférieur.

La viande du porc ladre doit être retirée de la consommation ; la graisse et le lard peuvent être rendus au marchand.

4° STRONGLES OU STRONGYLES. — Les viandes seront saisies seulement lorsqu'elles seront maigres, cachectiques. Les poumons envahis seront retirés de la consommation.

5° TRICHINOSE (Voy. ce mot). — Due à la présence de la trichine (*Trichina spiralis*), qui réside surtout dans le tissu musculaire. Elle peut se transmettre au porc, au sanglier, au rat, etc., et à l'homme, qui mange crue ou peu cuite la chair du porc infecté.

Sur la viande qui a généralement bel aspect, on aperçoit des points blanchâtres, disséminés ; ces points ont un millimètre de longueur et même moins. Un examen microscopique très sommaire (60 à 100 diamètres) permet de constater l'existence de kystes intermusculaires, contenant un parasite enroulé en spirale.

La quantité de ces kystes est variable ; on les trouve dans le diaphragme, les intercostaux, les psoas, le larynx, et même le cœur et le lard.

Si la présence de la trichine est démontrée, la viande sera saisie sans rémission.

Viandes provenant d'animaux atteints de maladies virulentes ou microbiennes. — D'une manière générale, tous les viscères et abats qui laissent apercevoir des lésions des maladies ci-dessous décrites, devront être retirés de la consommation.

1° ACTINOMYCOSE. — La saisie sera opérée quand le champignon, qui constitue cette maladie, siégera dans la viande des animaux, et quand la maigreur exagérée rendra la viande mauvaise.

2° CHARBON SYMPTOMATIQUE. — Il en sera de même pour les viandes affectées de cette maladie, qui leur donne une odeur de beurre rance.

3° CHOLÉRA DES POULES. — Les volailles qui en sont atteintes doivent être soustraites à la consommation.

4° CLAVELÉE. — La chair peut être utilisée, si elle n'est ni fiévreuse ni cachectique.

5° FIÈVRE APHTEUSE. — La viande provenant de ces animaux pourra être tolérée, si elle n'est pas fiévreuse.

6° FIÈVRE CHARBONNEUSE. — Ces viandes ont l'aspect fiévreux ; elles sont décolorées, saumonées et parsemées d'ecchymoses, ainsi que les plèvres et le péritoine. Les ganglions sont injectés, le sang contient le *Bacillus anthracis*.

Elles devront être saisies.

7° MORVE ET FARCIN. — Ces viandes seront saisies, et dès que la maladie sera reconnue, la manipulation sera interdite, attendu qu'elles peuvent être nuisibles au consommateur et

SAISIES DES VIANDES.

Conduite à tenir vis-à-vis des viandes douteuses et insalubres (d'après Morot).

ÉTATS ANORMAUX et MALADIES DES ANIMAUX.	LIGNE DE CONDUITE.
Ladrerie du porc reconnue par le langueyage. (Peut exister aussi sans lésions appréciables.)	Tous les porcs reconnus ladres sur pied devraient être séquestrés et abattus dans un abattoir surveillé en vertu d'une loi.
Maigreur ou amaigrissement prononcé......	Dans la plupart des cas de maigreur prononcée et au moindre soupçon de maladie, ne pas empêcher l'abatage des animaux. Saisir ensuite s'il y a lieu.
Vieillesse avancée, sénilité............	En cas de sénilité, tolérer l'abatage dans les mêmes conditions que pour les animaux en état de maigreur prononcée.
Fatigue ou défaut de repos............	Le repos obligatoire pour les animaux fatigués est une bonne mesure, dont on ne saurait trop recommander l'emploi, sauf en cas de danger de mort imminente ou peu éloignée.
Excitation sexuelle normale ou chaleurs.....	Il y a lieu d'attendre la cessation des chaleurs pour autoriser l'abatage.
Excitation sexuelle anormale ou nymphomanie.	Abatage après castration, en cas de nymphomanie très prononcée.
État de gestation................	L'abatage des femelles à un degré avancé de gestation ne doit pas être interdit; mais il y a lieu de pratiquer une autopsie minutieuse, en raison des modifications dues à cet état.
Mise-bas, avortement...............	L'abatage doit être autorisé en cas d'avortement et de mise-bas. Une autopsie minutieuse est nécessaire, à cause des complications éventuelles qui peuvent, selon les circonstances, motiver une saisie totale ou partielle.
Lactation.....................	On agit comme pour les femelles pleines ou amaigries.
Faculté de reproduction sexuelle. Masculinité et féminité.................	L'abatage des animaux reproducteurs, à l'exception du bouc, doit être autorisé sauf pendant la période d'excitation sexuelle (chaleurs). Il y a lieu d'interdire l'entrée des abattoirs au bouc entier, parce que cet animal laisse pendant longtemps une odeur désagréable dans les endroits où il a passé.
Émasculation récente et castration tardive...	L'abatage doit être autorisé comme avant la castration.
Abatage estival des porcs............	Tout en acceptant les idées ayant cours sur la difficulté de la digestion de la chair de porc pendant l'été, pour certaines personnes et sous les climats chauds, j'estime que la prohibition de cette viande est une pratique abusive, et qu'elle peut être remplacée sans inconvénient en France, en Espagne et en Italie, par la limitation de l'abatage coïncidant avec une surveillance sanitaire minutieuse des charcuteries.
Abatage estival des solipèdes...........	L'interdiction précitée n'est ordinairement pas fondée; elle pourrait être évitée et remplacée dans certains cas par les mesures préconisées pour le débit estival de la chair de porc.
Tumeurs mélaniques extérieures et robe blanche chez le cheval............	Il n'y a pas lieu de refuser le permis d'abatage : 1° aux chevaux porteurs de tumeurs mélaniques extérieures ou apparentes, sauf quand ces néoplasies ont un aspect trop répugnant; 2° aux chevaux à robe blanche. Tous ces solipèdes sans exception doivent être visités minutieusement après l'abatage, notamment subir un examen de la face interne des épaules.
Crapaud et eaux-aux-jambes du cheval......	Il y aurait avantage à refuser partout le permis d'abatage aux chevaux chez lesquels les eaux-aux-jambes et le crapaud seraient invétérés, offriraient un aspect absolument répugnant et répandraient une odeur dégoûtante. Dans tous les autres cas, l'admission devrait être de règle.
Tétanos....................	L'abatage doit être exclusivement toléré en cas de tétanos très restreint.
Gale ovine et caprine.............	L'abatage des ovins et caprins *gras* doit être autorisé en cas de gale.
Clavelée....................	L'interdiction prévue par l'article 34 précité n'a pas sa raison d'être; car les moutons claveleux sont livrés à la consommation s'ils ne présentent que quelques pustules externes, sans symptômes de fièvre (Villain et Bascou).
Fièvre aphteuse...............	Au point de vue sanitaire, l'abatage serait préférable, car il éviterait bien des cas de contagion (le lait ne peut être livré à la consommation s'il n'a été bouilli ou au moins pasteurisé).
Rouget du porc...............	La consommation des porcs atteints de rouget est interdite par l'article 42 du code rural du 22 juin 1898.
Médication par des substances odorantes ou nuisibles................	Interdiction momentanée de l'abatage jusqu'à complète élimination de ces produits.
Viandes saigneuses...........	1° Viandes saigneuses. — Conserver les viandes faiblement saigneuses, susceptibles de conservation lorsque l'animal a été inspecté avant abatage. Saisir les viandes foraines suspectes, dont l'examen n'a pu être fait après abatage. 2° Viandes très saigneuses. — Saisie totale.
Mort naturelle consécutive à une maladie....	Saisie totale, quelle que soit l'apparence de l'animal.
Mort accidentelle non suivie de saignée et d'éviscération immédiates...........	Saisie totale.
Viande ictérique...............	Saisie totale en cas d'ictère très accentué, quand les tissus autres que la graisse ont une teinte jaune intense.
Cœnurose..................	Saisie partielle, quand parasites localisés et faciles à éliminer. Saisie totale, si parasites disséminés et nombreux.
Tumeurs ou néoplasies..........	Saisie partielle, si tumeur bénigne et limitée. Saisie totale, si tumeur maligne.
Dégénérescences graisseuses, vitreuses, calcaires.	Saisie partielle ou totale, selon que l'altération est localisée ou généralisée.
Viandes fiévreuses.............	Se reporter à la page 837.

contaminer les hommes qui les préparent.

8° Péripneumonie contagieuse. — Ces viandes peuvent être consommées sous réserve de leurs qualités spéciales, sauf le cas où il y aurait concomitance avec la tuberculose.

9° Rouget et pneumonie infectieuse. — Ces viandes pourront être laissées en consommation si elles ne sont pas fiévreuses et si l'animal a été bien saigné.

10° Tuberculose. — Se montre chez le cheval, le bœuf, le porc et les oiseaux de basse-cour.

Si la maladie est étendue et généralisée, la viande sera retirée de la consommation. Lorsqu'elle est localisée, ne saisir que les organes atteints, si l'animal est en bon état de graisse.

11° Typhus. — Ces viandes ne peuvent guère être saisies qu'en leur qualité de viandes fiévreuses.

12° Viandes putréfiées, septicémiques. — L'aspect de ces viandes est répugnant, les séreuses sont plombées, les muscles ont des teintes grisâtres, tachés d'ecchymoses plus ou moins étendues ; le sang est noir, incoagulé, et au repos reflète une teinte irisée.

Elles seront saisies à cause du vibrion septique et des ptomaïnes qu'elles contiennent.

Viandes phosphorescentes. — Certaines viandes ont un aspect lumineux dans l'obscurité, aspect dû, vraisemblablement, à la présence de microorganismes. La décomposition est plus prompte sur les viandes ainsi altérées. Quelques fumigations d'ammoniaque arrêtent promptement ces singuliers accidents.

Elles pourront être consommées, à condition qu'elles soient fraîches.

Charcuteries altérées. — Les viandes de porc préparées par la charcuterie peuvent présenter des altérations diverses.

La saumure, lorsqu'elle a un certain temps d'usage, devient louche, son odeur est forte et ammoniacale ; dans ces conditions, elle conserve mal la viande. Elle peut provoquer des accidents dus vraisemblablement à la proportion de ptomaïnes ou de leucomaïnes qu'elle peut contenir.

Les produits fabriqués de la charcuterie (saucissons, fromages de porc, pâtés, boudins, saucisses, cervelas) peuvent être piqués, rances, décomposés, moisis.

Dans ces circonstances, ils seront invariablement saisis, et cela, avec d'autant plus de raison que leur préparation peut être défectueuse, et que des fabricants interlopes y font

entrer souvent des produits de mauvaise qualité.

Nous résumons d'après Morot dans le tableau de la page 839 la ligne de conduite à tenir vis-à-vis des viandes douteuses et insalubres.

Conservation des viandes. — Les multiples circonstances qui réclament l'usage de la

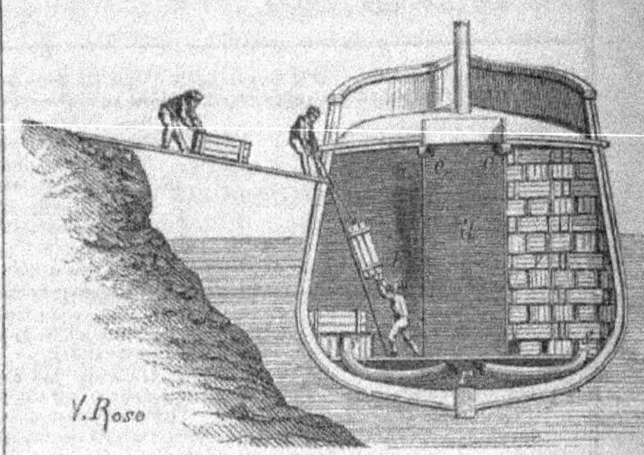

Fig. 1813. — Navire-boucherie, coupe transversale.

vv, magasins dont l'un est rempli, l'autre en chargement ; *a*, écoutilles. Sous le plancher de *a*, un gros tube *r* se bifurque et va déboucher en S dans chacun des magasins *vv*, amenant l'air froid de la machine ; *ec*, tubes aspirateurs qui, reprenant l'air échauffé du magasin, le conduisent pour se refroidir à la machine à froid.

viande ont nécessairement dû inviter à chercher les moyens de conservation les plus utiles. On peut les classer comme il suit :

1° Conservation de la viande fraîche.	Conservation de la viande à l'étal. Conservation par le froid.
2° Conservation par dessiccation.	Carne seca. Tasajo. Procédé Dizé. Momification de la viande crue.

3 Conservation par élimination de l'air.	Tablettes de bouillon.
	Extrait de viande.
	Poudres alimentaires.
	Procédé Appert.
	  — Fastier.
	  — de Martin de Lignac.

4° Conservation par enrobage.	Emploi de la gélatine.
	  — des corps gras.
	  — des substances diverses.

5° Conservation par les antiseptiques (Baillet).	Sel marin. Saumure. Sel de conserve ou biborate de soude. Acide pyroligneux et créosote. Charbon. Acide sulfureux. Liquides injectés.

Ces moyens sont plus ou moins parfaits, et

leur utilisation dépend des conditions particulières qui en nécessitent l'emploi : climat, voyages, approvisionnements de terre ou de mer. La conservation par le froid (fig. 1813 et 1814), la carne seca, le tasajo, les procédés Appert et Fastier, la saumure, les divers enrobages, paraissent être les plus pratiques et les plus efficaces (1).

VIBRIONS (de *vibrare*, vibrer ; all. *Zitterthierchen*). — Bactéries remarquables par leur mobilité et par leur forme en spirale, contournées dans un même plan et munies de flagella.

La plupart sont zymogènes, déterminent la fermentation ou la putréfaction des matières animales ou végétales dans lesquelles ils se trouvent : cette fonction résulte directement de leur activité vitale, fait partie de leurs manifestations biologiques ; car si l'air libre les rend incapables de vivre, par contre ils s'emparent de l'oxygène qui entre dans les combinaisons peu stables, comme le sucre, l'acide tartrique, etc. ; c'est ainsi qu'ils agissent comme ferments en empruntant de l'oxygène à la substance dans laquelle ils sont placés, et par suite produisant la décomposition de cette substance. D'autres sont pathogènes : parmi ces derniers, le mieux connu est le *vibrion septique* (*Bacterium termo, Bacillus septicus*), qui est l'agent de la *septicémie chirurgicale* ou *gangrène septique* (Voy. SEPTICÉMIE).

VICE. — Défaut, imperfection. — On appelle *vice* une altération des humeurs, plus souvent supposée que constatée. — Le *vice de conformation* est toute disposition anormale, toute mauvaise conformation d'une partie quelconque du corps. — Un *vice rédhibitoire* est une maladie ou un défaut qui donne à l'acheteur le droit de réclamer l'annulation de la vente d'un animal ou de s'en faire restituer le prix. Voy. RÉDHIBITOIRES (*Vices*) t. II.

VICIEUX. — Qui n'est pas régulier ou normal. — *Cheval vicieux*. Synonyme de cheval rétif, méchant. Voy. MÉCHANCETÉ et RÉTIVITÉ, t. II, p. 150 et 620.

VIDANGE. — Évacuation des matières alimentaires ou excrémentitielles contenues dans une portion du tube digestif. — *Vidange du*

(1) Voy. J. de Brevans, *Les Conserves alimentaires*, 1896.

rectum. Évacuation du contenu des dernières portions de l'intestin, faite avec la main ou au moyen de lavements.

VIE (*vita*, Βίος, ζωή ; all. *Leben* ; angl. *life* ; it. *vita* ; esp. *vida*). — Mode d'activité de la

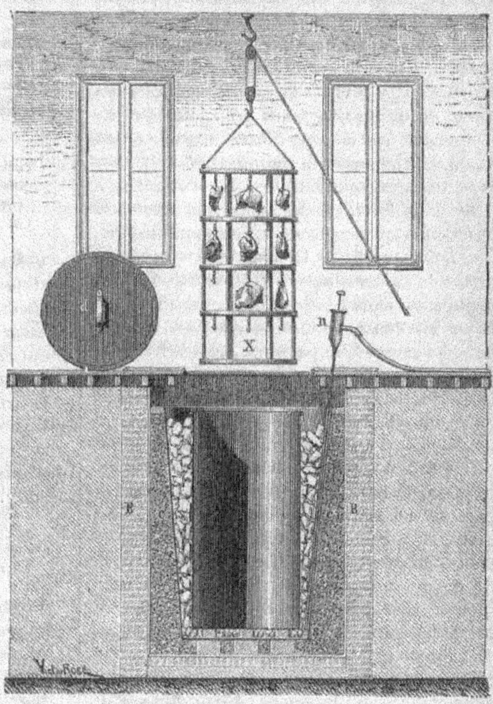

Fig. 1814. — Réservoir de boucherie.

matière ; manifestation des *propriétés* qui sont spéciales à la substance organisée, tant qu'elle est à l'état d'organisation, et dont la plus générale est la *nutrition*.

Conditions de la vie. — Il n'y a vie que là où il y a *organisation* ; mais la manifestation de la vie n'a pas nécessairement lieu partout où il y a organisation, la coexistence d'un ensemble de conditions déterminées, extérieures à l'être organisé, étant indispensable à cette manifestation. Aussi la vie n'est-elle pas un résultat de l'organisation ; elle est l'activité de l'économie placée dans certaines conditions dites de milieu, spéciales pour chaque espèce d'organisme : les notions de la vie, de substance organisée et de milieu sont inséparables. La vie est un attribut dynamique de la substance organisée, et non une chose isolable de celle-ci, ni douée elle-même d'attributs; cet état d'activité disparaît lorsque les conditions de milieu et de constitution de la substance organisée sont modifiées au delà de certaines limites. Tout être qui présente une organisation, quelque simple qu'elle soit, qui est placé dans un milieu convenable, est doué d'une au moins des propriétés vitales, la nutrition. Partout où il y a *nutrition*, il y a vie, c'est-à-dire manifestation d'une ou de plusieurs des propriétés que ne présentent pas les corps bruts, savoir: nutrition, développement, reproduction, et, chez certains êtres, contractilité et innervation.

Durée de la vie. — Le temps que vivent les animaux varie beaucoup avec chaque espèce. La mort naturelle de l'homme arrive après un temps de quatre-vingts à quatre-vingt-dix ans, quelquefois de plus de cent ans. On a parlé de la vie très courte de certains insectes, tels que les éphémères et les papillons, qui ne vivraient que quelques heures; mais on n'a tenu compte là que du temps de leur phase d'insecte parfait ou de reproduction, tandis que leur état de larve dure depuis plusieurs semaines jusqu'à un an ou même trois ou quatre années. L'ours, le porc, le chien, le loup, vivent vingt ans, le renard quatorze ou seize. L'âge ordinaire du chat est quinze ans, celui d'un écureuil, d'un lièvre ou d'un lapin, sept ou huit. Les éléphants vivent, dit-on, quatre cents ans, les rhinocéros cinquante; les chevaux peuvent atteindre l'âge de soixante-deux ans, mais ils vivent d'ordinaire de vingt-cinq à trente ans, ainsi que les bêtes bovines; les chameaux, quelquefois cent ans. Un mouton passe rarement l'âge de dix ans, et une vache quinze ans. Un aigle mourut à Vienne à l'âge de cent quatre ans; les corbeaux vont jusqu'à cent ans, les cygnes jusqu'à trois cents ans. Une tortue a vécu plus de cent quatre-vingt-dix-ans.

VIEILLE COURBATURE. — Expression qui était autrefois employée pour désigner les affections chroniques de la poitrine, *pneumonie et pleurésie chroniques* (Voy. ces mots).

VIEUX MAL. — Mal ancien, affection chronique. — *Boiterie ancienne intermittente pour cause de vieux mal*, expression qui est remplacée, dans la loi de 1884, par celle de *boiterie chronique intermittente.* Voy. RÉDHIBITOIRES (*Vices*).

VIN. — Liqueur alcoolique qu'on obtient par la fermentation du jus de raisin.

EFFETS THÉRAPEUTIQUES. — Fortifiant, tonique et détersif.

MODE D'EMPLOI. — On fait des vins aromatiques, vins toniques, vins diurétiques, vins antiscorbutiques.

Vin aromatique.

Vin rouge.................	2 litres.
Espèces aromatiques.......	125 grammes.

Vin de gentiane.

Teinture de gentiane...	1 décilitre.
Vin...................	1 litre.
Grands animaux.......	1/2 à 1 litre.
Petits —	50 à 100 grammes.

Vin tonique.

Tartrate de potasse et de fer	32 grammes.
Quinquina................	45 —
Cannelle.............	16 —
Vin...................	1 litre.

VINAIGRE. — Produit de la fermentation acétique de l'alcool de vin ou d'autres liqueurs fermentées.

EFFETS THÉRAPEUTIQUES. — Le vinaigre étendu d'eau est rafraîchissant. Il sert en pharmacie, à dissoudre diverses substances.

Le vinaigre chaud détermine une bonne révulsion cutanée; on trempe un drap dans le vinaigre chaud et on place ce drap sur le corps de l'animal; on le recouvre ensuite d'une couverture.

Vinaigre de cantharides.

Poudre de cantharides.......	10 grammes.
Vinaigre fort...............	70 —

VIOLETTE. — EFFETS THÉRAPEUTIQUES. — Les fleurs sont diurétiques et dépuratives.

A donner en tisanes, contre les hydropisies et dans les éruptions cutanées.

DOSES. — A trop haute dose, elles provoqueraient le vomissement, car la *violine* qu'elles renferment a les propriétés de l'émétine.

VIPÈRE. — Groupe de reptiles ophidiens. Ce sont à peu près les seuls serpents venimeux que l'on rencontre en France (Voy. PLAIES ENVENIMÉES, t. II, p. 492).

VIRULENCE. — Qualité de ce qui est virulent, de ce qui est causé par un virus. Les *maladies virulentes* sont celles qui sont déterminées par un microbe. Les *matières virulentes* d'un malade, d'un cadavre, sont celles qui renferment le virus, le microbe spécifique, qui a déterminé la maladie.

La *virulence* d'un microbe se dit des propriétés spécifiques de ce microbe.

Cette virulence est grande, est *exaltée*, lorsque les propriétés nocives du microbe sont considérables, lorsque, injecté à un animal sain, il provoque rapidement l'apparition de la maladie spécifique dont il est l'agent, et qui évolue ensuite avec des symptômes accusés. Au contraire, cette virulence est *atténuée*, lorsque ses propriétés nocives sont peu accusées, lorsque, injecté à un animal sain, il provoque l'apparition de troubles peu accusés ou d'une maladie spécifique avortée.

La virulence des microbes peut être modifiée. L'un des moyens de la modifier consiste à faire passer le virus par une série d'espèces d'animaux ; on injecte le virus à un animal, puis le virus recueilli sur celui-ci est injecté à un animal de même espèce, etc., et après un certain nombre de ces passages, la virulence peut être atténuée, affaiblie, ou au contraire exaltée. La virulence d'un même microbe inoculé en série sur des animaux d'espèces différentes peut s'exalter pa le passage sur une espèce d'animaux, et s'atténuer par le passage sur une autre. Il en est ainsi du virus rabique ; en 1884, Pasteur, Chamberland et Roux montrent que la virulence rabique est atténuée par les passages chez le singe ; au contraire, la virulence s'exalte quand on passe de lapin à lapin ou de cobaye à cobaye ; lorsque la virulence est exaltée et fixée au maximum sur le lapin, elle passe exaltée sur le chien et elle s'y montre beaucoup plus intense que la virulence du virus rabique du chien à rage des rues. Lorsque le virus a acquis sa plus grande virulence possible, et ne varie plus, on le dit *fixé* ; il conserve indéfiniment les mêmes propriétés.

Il existe d'autres procédés de modification de la virulence : action de l'oxygène de l'air, de la lumière, de la chaleur, de la dessiccation, de la putréfaction, des antiseptiques...

L'atténuation de la virulence des microbes offre une importance considérable au point de vue de la prophylaxie des maladies contagieuses. C'est sur elle que sont basées les méthodes de *vaccinations préventives* (Voy. Vaccination).

VIRUS. — Agent morbide constitué par des microbes qui ont pour véhicule une substance solide, liquide ou même gazeuse ; par inoculation ou contact, il reproduit une maladie identique à celle dont est infecté l'organisme d'où il est tiré. On emploie généralement le mot *virus* comme synonyme de microbe.

On donne le nom de *virus fixe* à celui qui ne peut se transmettre que par un liquide, purulent ou non, ou par des particules solides, telles que des fragments de la pustule où il est renfermé ; on appelle *virus volatil* celui qui est transmis exclusivement par l'air expiré, la vapeur d'eau exhalée, l'air ambiant, et qui, par conséquent, se transmet dans l'atmosphère. La plupart des virus sont fixes ; les maladies se transmettent par leur microbe contenu dans les produits d'excrétion ou de sécrétion normale ou pathologique, salive, jetage, excréments, pus, etc. (Voy. Contagion, Microbes).

Atténuation des virus. — Voy. Virulence et les différentes maladies microbiennes en particulier.

VISCÈRE. — Dans l'acception la plus étendue, tout organe plus ou moins compliqué, logé dans une des trois cavités splanchniques, la tête, le thorax et l'abdomen, ou dans ce dernier plus particulièrement.

VISION. — Action de voir, exercice actif du sens de la vue (Voy. Œil).

VITULAIRE (FIÈVRE) (de *vitulus*, veau ; all. *Kalbefieber, Geburtsfieber* ; angl. *parturient apoplexy* ; Syn. *Paraplégie* ou *paralysie vitulaire, Collapsus du part, Fièvre puerpérale*). — Maladie générale grave, à évolution rapide, caractérisée par un affaissement général, l'engourdissement des sens, l'hypothermie, et qui apparaît ordinairement à la suite de la parturition, surtout sur les vaches bien nourries et en bon état.

Étiologie. — On a incriminé des causes prédisposantes et occasionnelles.

Dans les premières, on range l'état pléthorique, la stabulation permanente, la suppression de la lactation dans les derniers mois de la gestation, etc. L'âge, l'aptitude à la lactation, le nombre des parts antérieurs ont également une influence prédisposante ; la maladie s'observe rarement sur les primipares ; elle apparaît presque toujours entre le troisième et le neuvième part. Dans la grande majorité des cas, l'accident a lieu à la suite d'une mise-bas facile et rapide.

La cause occasionnelle la plus communément invoquée est le refroidissement à la suite du part.

La cause supposée et admise aujourd'hui est l'*intoxication* par des toxines élaborées dans la mamelle. Pour Cagny, l'intoxication est plutôt due à ce que, dans les derniers temps de la gestation, l'urine est toujours plus toxique, et que la miction est arrêtée dans les heures qui précèdent le part, c'est la théorie déjà ancienne de l'urémie.

Symptomatologie. — Les symptômes apparaissent brusquement vingt-quatre ou quarante-huit heures après le part. La vache ne mange plus, cesse de ruminer ; elle semble indifférente à ce qui l'entoure et ses facultés affectives ont disparu, elle ne prête plus attention à son petit. La respiration et la sécrétion sont encore normales. La sécrétion lactée n'est pas modifiée à cette période. L'animal titube si on le force à marcher, il chancelle sur ses membres, même au repos ; bientôt il se couche ou se laisse tomber, ordinairement en décubitus sterno-abdominal. On a noté à cette première période des frissons et le refroidissement de la peau. La température est restée normale ou bien s'est un peu élevée, puis est descendue progressivement au-dessous de la normale.

Quelques heures plus tard, l'affaissement général a augmenté ; la vache est insensible aux excitations, aux piqûres, elle est en décubitus sterno-costal ou latéral complet, sa tête est inclinée et repose sur l'épaule ou les parois costales ; sa respiration s'accompagne d'un ronflement sonore. Le mufle est sec, la peau, les cornes, les oreilles, les extrémités sont froides. Une bave filante s'écoule de la bouche, le pharynx est paralysé ; il y a de la dysphagie, on observe de la constipation. Le pouls reste d'abord très perceptible, puis devient mou, puis petit, filant si l'animal doit succomber ; il est toujours accéléré. La respiration reste régulière et lente. La miction est gênée ; il se produit une rétention de l'urine qui détermine parfois la rupture de la vessie. L'urine renferme toujours du sucre (Nocard), parfois de l'albumine. La mamelle diminue de volume ; son tissu devient plus mou, plus flasque ; elle fournit moins de lait.

La paralysie progresse ; la malade est plongée dans le coma ; la température s'abaisse progressivement, atteint 35° et même 32°, et la *mort* survient ordinairement en moins de quatre jours.

La *guérison* s'annonce par l'élévation progressive de la température, l'expulsion des excréments, le retour de la sensibilité. Elle a lieu en quatre à six jours. Parfois elle survient brusquement, sans que l'on ait pu soupçonner cette terminaison heureuse.

Les *rechutes* sont rares ; elles sont souvent mortelles.

COMPLICATIONS. — La plus fréquente et la plus grave est la *pneumonie par corps étranger*, qui est due à de fausses déglutitions et qui amène inévitablement la mort.

D'autres complications peuvent se montrer après guérison de la maladie, *paraplégie, monoplégie, gangrène des extrémités*. L'étude de ces paralysies est encore très incomplète.

ANATOMIE PATHOLOGIQUE. — Les lésions ne présentent aucune caractéristique. Cagny et aussi Lucet signalent la dégénérescence graisseuse du cœur, surtout du foie et des reins, comme favorisant l'intoxication.

DIAGNOSTIC. — On ne peut guère confondre la fièvre vitulaire qu'avec la *paraplégie post partum*, la *métrite septique* ou *septicémie de parturition* et l'*éclampsie*. L'hypothermie et la glycosurie sont des signes cliniques importants pour permettre d'établir le diagnostic. L'éclampsie se manifeste par des accès successifs, suivis chacun d'une période de coma. Dans la paraplégie post partum, il y a paralysie, mais non affaissement général, engourdissement des sens, etc. ; l'appétit est conservé ; la sensibilité persiste dans la région paralysée. Lors de métrite septique, la fièvre est intense et il existe des symptômes locaux (Voy. MÉTRITE).

PRONOSTIC. — Grave. Depuis l'application du traitement de Schmidt, la mortalité, qui était autrefois de 40 à 50 p. 100, s'est abaissée à 16 ou 17 p. 100. La température et la teneur de l'urine en sucre donnent de bonnes indications pronostiques ; plus l'hypothermie est accusée, plus la mort est probable ; en outre la maladie est surtout dangereuse lorsque le sucre est abondant dans l'urine.

TRAITEMENT. — 1° *Prophylactique*. — Régler le régime, faire prendre de l'exercice aux vaches tenues en stabulation permanente, donner des aliments aqueux de digestion facile et administrer des purgatifs légers, éviter le refroidissement. Lorsque le part a été facile, appliquer un sinapisme sur les reins (Cagny) ou faire une friction de moutarde sur les cuisses et la croupe. Faire un lavage antiseptique de l'utérus, aussitôt après la mise-bas.

Lorsqu'un cas de fièvre vitulaire s'est présenté dans une étable, il est bon de désinfecter celle-ci et de faire enlever les fumiers.

2° *Curatif*. — Placer la vache sur une bonne litière, lui maintenir la tête surélevée, la retourner deux fois par jour. Éviter la stase alimentaire dans l'intestin par les injections de pilocarpine, d'ésérine, de vératrine. Éviter la stase des matières excrémentitielles dans le rectum, en donnant des lavements ou en faisant la vidange du rectum. Pratiquer le cathétérisme de la vessie, afin de la vider.

La saignée est recommandée. On préconise aussi la réfrigération du crâne et surtout la désinfection de l'utérus, pratiquée aussitôt que possible.

Le traitement vraiment spécifique de la fièvre vitulaire consiste dans l'injection d'une solution d'iodure de potassium (Schmidt) ou dans l'insufflation d'air stérilisé dans les mamelles (Evers).

On procède de la manière suivante : on fait dissoudre dans un litre d'eau ayant bouilli pendant quinze minutes, 7 à 15 grammes (selon la taille) d'iodure de potassium; on laisse refroidir cette solution à 40° et on en injecte 250 grammes dans chaque quartier, après que celui-ci aura été préalablement vidé par la mulsion. Après l'injection, la mamelle doit être massée, afin de diffuser le liquide dans tous les sens.

Pour faire l'injection, on peut se servir d'un tube trayeur auquel on adapte un tube en caoutchouc dont l'autre extrémité est fixée à un entonnoir. On peut aussi se servir d'une seringue à étroite canule. Tous ces instruments doivent avoir été préalablement bouillis. Les

à se produire, on pourrait renouveler l'injection, après douze à vingt-quatre heures.

Tenir la femelle chaudement. Ne pas la nourrir, ou bien lui donner des barbotages, du thé de foin.

Il ne faut pas oublier qu'il y a des étables où la fièvre vitulaire guérit toujours et d'autres où elle est presque toujours mortelle.

Il faut aussi remarquer que toutes les médications proposées ont donné dans les premiers temps des résultats merveilleux qui ne se sont pas réalisés plus tard.

VIVACE. — Qui est susceptible de vivre longtemps ou dont la vie est difficile à détruire.

VIVIPARE. — Se dit des animaux dont les petits viennent au monde vivants (par opposition à *ovipares*).

VOILE DU PALAIS. — C'est une cloison

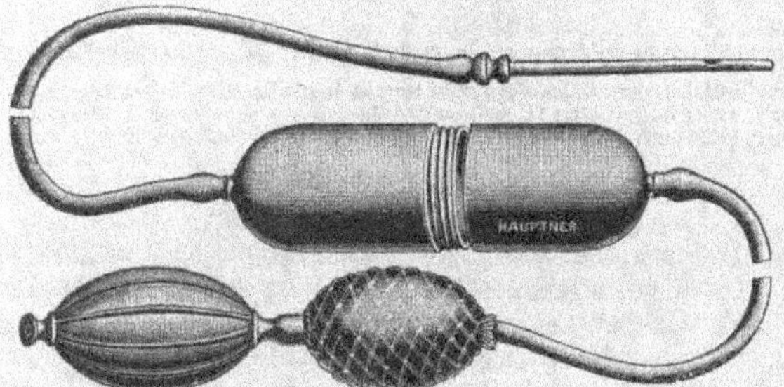

Fig. 1815. — Appareil de Evers.

mains de l'opérateur doivent être aseptiques. La mamelle sera savonnée et lavée. On évitera ainsi l'infection de la mamelle.

Evers préconise l'insufflation d'air stérilisé dans chaque trayon préalablement vidé par la mulsion à l'aide d'un appareil spécial (fig. 1815). Il recommande en outre les injections sous-cutanées de caféine : 5 grammes dans 40 grammes d'eau.

Ce traitement doit être appliqué aussi hâtivement que possible; il a d'autant plus de chance de succès que l'intervention a été rapide. On peut associer ensuite à ce traitement les autres moyens recommandés plus haut, saignée, vidange intestinale, etc.

Cagny et Heyydereck préfèrent les injections d'eau oxygénée.

Après l'injection, la sécrétion lactée s'arrête ou diminue considérablement. Elle se rétablit après quelques jours. L'action du traitement est rapide; au bout de dix heures, la moitié des malades se relèvent. Si l'amélioration tardait

musculo-membraneuse placée entre la bouche et le pharynx.

ANATOMIE. — (Voy. PHARYNX.) Sa disposition n'est pas la même dans toutes les espèces, par suite du développement de son bord libre (fig. 1816 et 1817). Les équidés ne peuvent pas, comme les bovidés, ovidés, suidés et canidés, respirer par la bouche.

ANOMALIES. — Sa fissure a été constatée sur des veaux de boucherie par Morot. Sur les malades, la nutrition était imparfaite, une partie du lait s'écoulant par les cavités nasales.

PHYSIOLOGIE. — Son rôle est important; pendant la déglutition, il se relève pour laisser passer le bol alimentaire ou liquide dans le pharynx et pour empêcher le passage dans le larynx ou les cavités nasales.

PATHOLOGIE. — *Lésions tuberculeuses et tumeurs.* — On y a trouvé des tumeurs, des lésions tuberculeuses, etc. (Voy. PHARYNX).

Paralysie. — Elle peut s'observer dans le cours des maladies infectieuses, principa-

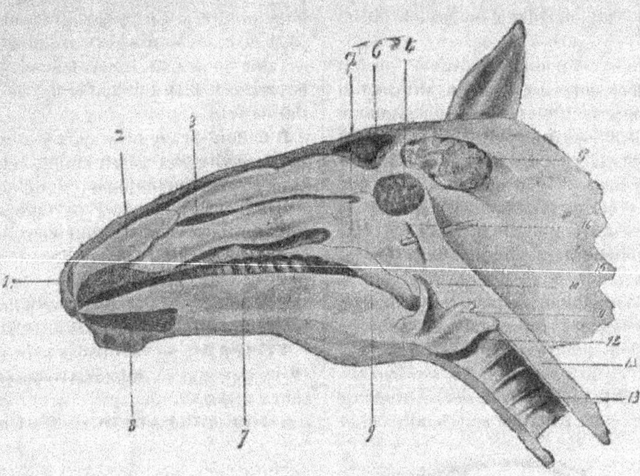

Fig. 1816. — Coupe médiane et antéro-postérieure de la tête et du cou du cheval, sans cloison nasale.

1, narine; 2, cornet supérieur, bosselure antérieure; 3, méat moyen; 4, cellules ethmoïdales; 5, cerveau; 6, sinus frontal; 7, langue; 8, symphyse; 9, voile; 10, épiglotte; 11, replis aryténo-épiglottiques et cartilages aryténoïdes; 12, cordes vocales; 13, trachée; 14, œsophage; 15, cavum; 16, ouverture de la trompe; 17, terminaison antérieure du cavum.

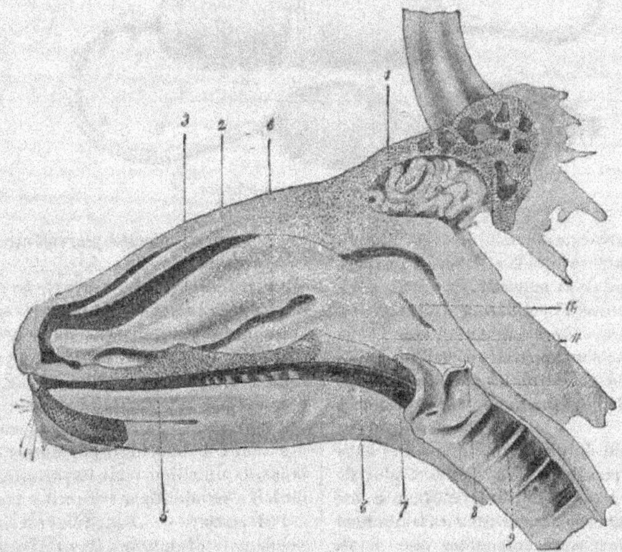

Fig. 1817. — Coupe antéro-postérieure et médiane de la tête et du cou du bœuf.

1, cerveau; 2, méat moyen; 3, cornet moyen; 4, cornet inférieur; 5, langue; 6, voile; 7, épiglotte; 8, cordes vocales; 9, trachée; 10, œsophage; 11, cavum; 12, orifice de la trompe (1).

lement dans les pasteurelloses et être la cause

(1) Nous empruntons les deux figures 1816 et 1817 à l'ouvrage du Dr Chauveau, *Pathologie comparée du pharynx*, Paris, 1902.

indirecte des pneumonies par corps étrangers (fièvre aphteuse, affections typhoïdes, etc.).

VOLVULUS. — Obstruction de l'intestin, due à la torsion ou à l'étranglement du canal. Le volvulus siège ordinairement sur l'intestin grêle, parfois sur le gros côlon, très rarement sur le côlon flottant. Tantôt une partie de la masse intestinale et le mésentère correspondant sont tordus, tantôt l'obstruction est due à une bride épiploïque ou mésentérique qui enserre l'intestin en un point, tantôt l'intestin forme un véritable nœud.

ÉTIOLOGIE. — L'accident est ordinairement consécutif à l'indigestion stomacale ou intestinale; il semble être provoqué par l'ingestion d'eau froide et par l'administration de purgatifs drastiques. On a incriminé aussi les mouvements violents, les ruades, les chutes.

SYMPTOMATOLOGIE. — Ce sont les symptômes de l'invagination (Voy. INVAGINATION et COLIQUES PAR ÉTRANGLEMENT). L'évolution est rapide et ne dépasse pas trente-six heures. L'animal prend des positions particulières : en chien assis, en sphinx, se couche sur le dos; les *accès* sont très violents, au début surtout; la mort est précédée d'une phase de rémission trompeuse et des signes d'une hémorragie abdominale.

ANATOMIE PATHOLOGIQUE. — Au début, il existe une congestion intense des parties étranglées, ou de toute une région d'intestin, si l'étranglement intéresse aussi le mésentère; les parois intestinales sont épaissies et le siège de nombreux foyers hémorragiques; la cavité de l'intestin étranglé renferme du sang mélangé au mucus ou aux matières alimentaires; la cavité abdominale renferme une sérosité rosée ou un épanchement hémorragique. Plus tard, les parties intestinales étranglées sont d'un noir brunâtre, froides, indolentes et gangrenées. Généralement la mort est arrivée avant que la gangrène ne se produise.

DIAGNOSTIC. — On ne peut guère diagnostiquer que coliques par obstruction intestinale.

PRONOSTIC. — La terminaison par la mort en deux à trente-six heures est la règle.

TRAITEMENT. — Promenade, breuvages mucilagineux, purgatifs doux. Laisser l'animal se débattre librement sur un lit de paille épais ou sur un fumier, dans l'espoir *douteux* d'une réduction favorisée par les mouvements désordonnés du malade (Leclainche, *loc. cit.*).

VOMER. — Os impair, qui forme la partie postérieure de la cloison des fosses nasales.

VOMIQUE. — Pour quelques auteurs, toute collection de pus enkystée qui se développe dans l'intérieur d'un viscère; c'est ainsi qu'il existe des vomiques dans la plèvre ou le péritoine. Plus ordinairement, ce mot désigne une collection purulente, enkystée ou non, formée dans la poitrine, susceptible de se faire jour pour les bronches et d'être évacuée par une sorte de vomissement.

VOMISSEMENT (*vomitus*; all. *Erbuchen*; angl. *vomiting*; it. et esp. *vomito*). — Consiste dans la réjection convulsive des matières alimentaires contenues dans l'estomac. C'est un acte qui, le plus souvent, est pathologique; cependant, chez quelques animaux, il se produit avec une telle facilité qu'on ne peut le considérer comme un symptôme de maladies. On doit encore admettre que le vomissement est un acte *physiologique* chez les carnivores, mammifères ou oiseaux, et ayant pour but de débarrasser l'estomac de substances peu assimilables : os, peau recouverte de poils, etc.

Le vomissement a lieu à la suite d'une impression nerveuse déterminant chez l'animal une sensation particulière ou *nausée*, une contraction violente des muscles abdominaux et le rejet des matières alimentaires.

Il se produit plus ou moins facilement suivant les espèces, surtout suivant la constitution anatomique de l'estomac des animaux et suivant leur régime. Chez les carnivores, le vomissement se produit très facilement. Il se produit difficilement au contraire chez les herbivores et notamment chez les solipèdes.

MODE DE PRODUCTION. — On a considéré durant longtemps l'estomac comme l'agent principal du vomissement; ses parois se contracteraient brusquement, comprimeraient les matières qui remonteraient dans l'œsophage. Il est aujourd'hui bien démontré que quatre organes concourent à l'acte du vomissement : l'œsophage, l'estomac, le diaphragme et les muscles abdominaux. Les contractions de l'estomac sont antipéristaltiques et lentes; les autres présentent le caractère spasmodique. Pendant la nausée, la membrane musculaire de l'estomac, par une contraction obscure, quelquefois pourtant très appréciable, et qui commence au pylore ou dans d'autres points de la longueur de l'estomac, ramène les aliments vers le cardia, dont la dilatation est favorisée par la disposition des fibres longitudinales de l'œsophage. Les aliments remontent alors dans ce conduit, où ils sont poussés par la contraction des fibres de l'estomac. Ce mouvement antipéristaltique prépare le vomissement, il en devient même la cause occasionnelle, en provoquant à un moment donné la coopération brusque du diaphragme et des muscles abdominaux, lesquels sont les agents efficaces du rejet des matières. A la nausée succèdent des contractions convulsives des muscles abdominaux et du diaphragme, d'abord peu intenses, puis le devenant davantage ; enfin elles ont une force telle, que les matières contenues dans l'estomac sont, pour ainsi dire, lancées dans l'œsophage et dans la bouche. Le même effet est reproduit plusieurs fois de suite, après des intervalles plus ou moins longs.

Chez les *solipèdes*, la difficulté très grande du vomissement est due à la disposition du *cardia* (Voy. DIGESTION, t. I, p. 371), à la présence de la *cravate de suisse* qui enserre celui-ci, à l'éloignement de l'estomac des muscles abdominaux, enfin à la nature des matières qui se trouvent renfermées dans l'organe. C'est à tort que sur eux le vomissement a été indiqué comme signe pathognomonique d'une déchirure stomacale.

Chez les *ruminants*, le vomissement se produit assez souvent ; il y a seulement réjection des matières contenues dans le rumen et le réseau, et non vomissement des matières contenues dans le feuillet et la caillette, sauf chez les très jeunes animaux.

ÉTIOLOGIE. — Le vomissement, chez les carnivores, est un symptôme commun à diverses affections de l'estomac et de l'intestin. Il peut être passager et consécutif à une indigestion ou à l'ingestion de corps étrangers (paille, herbe, etc.). S'il se répète avec une fréquence variable et pendant un temps plus ou moins long, il devient alors, par la nature des substances rejetées, un moyen précieux de diagnostic entre la gastrite et la dyspepsie simples, la gastro-entérite, le cancer ou l'ulcère de l'estomac. Il peut être consécutif à un empoisonnement ou à l'administration d'un vomitif.

Il est volontaire et *physiologique*, lorsque le chat ou le chien avalent certaines herbes pour le déterminer en excitant les contractions stomacales.

Chez les herbivores, le vomissement ou les efforts du vomissement se produisent au cours de l'indigestion stomacale, c'est alors un symptôme grave qui indique généralement la *rupture de l'estomac* ou simplement sa *surcharge*. Parfois cependant il peut être dû à la paralysie des fibres musculaires du cardia, ou le plus ordinairement à un jabot œsophagien (Voy. t. II, p. 49).

SYMPTOMATOLOGIE. — Le chien est triste, inquiet, s'isole dans un coin, déglutit de l'air ; il est pris de nausées, ses muscles abdominaux se contractent violemment, il fait une forte inspiration, étend son encolure, baisse sa tête, ouvre sa bouche et rejette une certaine quantité de matières alimentaires. Le vomissement

peut être répété plusieurs fois à différents intervalles.

Sur le cheval, l'animal éprouve des mouvements convulsifs très énergiques ; il étend les membres, porte ceux de derrière sous le corps, allonge le cou, baisse la tête ; la bouche s'ouvre, les naseaux se dilatent, la lèvre supérieure se relève fréquemment, les muscles de l'abdomen se contractent par secousses. Les premiers efforts sont ordinairement sans résultat ; ceux qui suivent amènent la réjection par les naseaux, et quelquefois en même temps par la bouche, d'une certaine quantité de matières alimentaires délayées. A chaque effort nouveau, une petite quantité de matières est rejetée. Lorsque ces évacuations se sont fréquemment renouvelées, l'animal éprouve quelque soulagement, ou bien tombe dans cet abattement calme qui est l'avant-coureur de la mort.

Chez le cheval, le vomissement est donc un acte morbide souvent grave ; chez les carnivores et le porc, les vomissements ne prennent de gravité que quand ils sont réitérés.

Les matières vomies doivent toujours être examinées avec soin : tantôt ce sont des matières alimentaires, non digérées, associées à des liquides glaireux, blanchâtres, et d'une odeur désagréable (*vomissements glaireux*) ; d'autres fois, et notamment dans les cas de vomissements réitérés, ce sont des matières bilieuses (*vomissements bilieux*) ; dans quelques circonstances plus rares, c'est du sang plus ou moins pur, coagulé ou incoagulé, qui est expulsé (*vomissement de sang* ou *hématémèse*). — Souvent les matières vomies renferment soit des substances médicamenteuses, soit des agents toxiques, qui ont été ingérés depuis peu de temps dans l'estomac. Parfois on y trouve des vers, notamment des ascarides.

TRAITEMENT. — Pour arrêter les vomissements, on peut employer tous les *calmants* du système nerveux, chloroforme, éther, chloral, etc., en sirops, potions, etc.

Bicarbonate de soude. — Solutions chaudes à 2 p. 100. — Un décilitre à un litre.

Lait glacé, eau de Vichy glacée, champagne glacé. — *Chien, chat*, par cuillerées, pour arrêter les vomissements.

Eau iodée (par cuillerées).

Teinture d'iode..........	10 grammes.
Iodure de potassium......	10 —
Eau.....................	1000 —

Lavement d'antipyrine. — Solution chaude aqueuse au vingtième. — *Chien* : 10 grammes.

Potion antivomitive de Rivière.

1° Bicarbonate de soude ou de potasse	2 grammes.	
Eau distillée	50	—
Sirop de sucre	15	—

Toutes les demi-heures, une cuillerée à café additionnée de 5 à 10 gouttes d'élixir parégorique, et de suite une cuillerée à café de :

2° Acide citrique	2 grammes.	
Eau distillée	50	—
Sirop de limon	15	—
Laudanum de Sydenham.	V à X gouttes.	
Lait froid	50 grammes.	

Chien, porc.

Camphre	10 à 15 grammes.
Jaunes d'œufs	N° 2
Eau de lin	1/2 litre.

Grands ruminants (1).

VOMITIFS (all. *Brechmittel*; angl. *vomitive*; it. *vomitatorio*). — Médicaments évacuants, qui, introduits par une voie quelconque dans l'économie animale, ont la propriété d'agir sur l'estomac par une sorte d'affinité élective, et de déterminer le vomissement.

Certains vomitifs, boissons chaudes, amères, salines, solutions de sulfate de cuivre ou de zinc, d'alun, agissent localement en irritant le pharynx et l'estomac; comme ils sont rapidement rejetés, leur action est fugace.

D'autres, l'émétique, l'ipéca, l'apomorphine, la scille et même la digitale, agissent aussi localement, mais leur action est de plus longue durée lorsqu'ils ont été mis en contact avec le centre nerveux spécial, par l'intermédiaire de la circulation sanguine; elle s'accompagne alors de salivation plus abondante et est suivie de troubles respiratoires et digestifs plus marqués.

La plupart des poisons sont vomitifs; au point de vue thérapeutique, les véritables vomitifs n'ont pas d'effet toxique ni avant, ni après le vomissement.

Les vomitifs ne sont pas employés sur les *herbivores.*

a. B_{REUVAGES}.

Émétique.

Porc	0gr,05	à 0gr,15
Chien	0gr,03	à 0gr,10
Chat	0gr,005	à 0gr,02

(1) P. Cagny, *loc. cit.*

Dict. vétérinaire.

Émétine.

	Doses thérapeutiques.	Doses toxiques.
Porc	0gr,10 à 0gr,15	
Chien	0gr,025 à 0gr,10	0gr,30 à 0gr,50
Chat	0gr,001 à 0gr,01	0gr,02

Poudre d'ipéca.

Porc	1gr,00 à 3gr,50
Chien	0gr,50 à 2gr,50
Chat	0gr,25 à 0gr,75

Ellébore.

	Doses toxiques.	Doses thérapeutiques.
Cheval	20 à 50 gr.	
Chien, mouton.	4 à .. —	0gr,25 à 1 gr.

Poudre vomitive.

Émétique	0gr,10
Ipéca	1 gramme.

Sel de cuisine. — Une à trois cuillerées, en grains. — *Chien, chat et porc.*

Sirop d'ipéca.

Extrait d'ipéca	10 grammes.	
Sirop simple	1000	—

Par cuillerée à café, toutes les cinq minutes. — Chaque cuillerée à bouche contient 0,20 d'extrait. — *Chien et chat.*

1° Racine de polygala de Virginie	1 gramme.	
Eau	50 grammes.	
2° Racine de violettes	20 grammes.	
Eau	100	—

En décoction. Passer et donner par cuillerée jusqu'à effet. — *Chien, chat et porc.*

Racine de vernis du Japon. — Mêmes doses.

Sulfate de cuivre.

Porc	0gr,5	à 1 gr.
Chien	0gr,10	à 0gr,60
Chat	0gr,005	à 0gr,01

Sulfate de zinc.

Porc	0gr,5	à 1 gr.
Chien	0gr,10	à 0gr,30
Chat	0gr,05	à 0gr,10

b. I_{NJECTIONS HYPODERMIQUES}.

Apomorphine (1).

Bœuf	0gr,10	à 0gr,20
Chien	0gr,01	à 0gr,05
Porc	0gr,001	à 0gr,05
Chat	0gr,003	à 0gr,005

(1) L'apomorphine s'altérant facilement, les solutions anciennes deviennent toxiques.

Apomorphine...................... 0gr,20
Alcool........................... 5 grammes.
Eau.............................. 15   —

Pour deux injections consécutives. — *Corps étranger dans l'œsophage. — Grands ruminants.*

Chlorhydrate d'apomor-
   phine...................... 0gr,01 à 0gr,05
Eau distillée.............. 1 gr. à 5 gr.

Empoisonnement. — *Chien*, selon la taille.

Eméline.

Chien....................... 0gr,01 à 0gr,05
Porc........................ 0gr,10 à 0gr,15

VOMITURITION. — Vomissement assez fréquent, mais sans grandes secousses et évacuant peu de matières.

Ce mot est aussi employé pour désigner cette espèce de vomissement avorté, dans lequel les matières remontent de l'estomac dans l'œsophage, mais ne sont pas rejetées au dehors.

Enfin ce mot sert aussi pour désigner les régurgitations qui viennent de l'œsophage.

VORACITÉ. — Voy. Boulimie et Pica.

VUE. — Voy. Œil.

VULNÉRAIRE. — Qui est propre à la guérison des plaies ou des blessures. Les principales *espèces vulnéraires* sont les feuilles et sommités d'absinthe, bétoine, bugle, chamædrys, hysope, lierre terrestre, mille-feuille, romarin, pervenche, sauge, thym, véronique, fleurs d'arnica.

VULVE (all. *Schamritze*; angl., it. et esp. *vulva*). — Anatomie. — Orifice extérieur du vagin, la vulve est située dans la région périnéale, en dessous de l'anus. C'est une fente allongée verticalement, présentant deux *lèvres* tapissées en dehors par une peau fine, lisse, onctueuse, et en dedans par la muqueuse, et deux *commissures*, dont la supérieure est séparée de l'anus par le *périnée*, et dont l'inférieure, arrondie, loge le *clitoris*.

La cavité intérieure de la vulve présente la membrane *hymen*, qui ne se rencontre que rarement et sépare cette cavité de celle du vagin, le *méat urinaire* couvert d'une large valvule muqueuse, enfin le *clitoris*, organe semblable au corps caverneux du mâle et qui vient faire saillie dans la cavité vulvaire, vers la commissure inférieure.

La vulve est constituée par une membrane muqueuse, un corps érectile appliqué sur cette membrane et désigné sous le nom de *bulbe vaginal*, deux muscles constricteurs, deux ligaments musculeux, la peau extérieure.

Pathologie. — *Lésions inflammatoires*. — La *vulvite*, inflammation de la muqueuse de la vulve, est souvent consécutive aux contusions, aux érosions, ou à l'action d'agents irritants; généralement elle coexiste avec la vaginite. Les lèvres sont tuméfiées, douloureuses; de la commissure inférieure, il s'écoule un mucus blanchâtre qui devient purulent, et la miction peut être douloureuse; la muqueuse vulvaire est enflammée, rouge, parfois couverte d'ecchymoses ou d'érosions. Un abcès peut se former dans les parois de la vulve.

On traitera par des lotions, des injections antiseptiques tièdes et l'application de vaseline boriquée.

Certaines maladies spécifiques, *fièvre aphteuse*, *horse-pox*, *dourine*, s'accompagnent parfois de vulvite avec éruption spécifique de phlyctènes, pustules ou papules, sur la muqueuse vulvaire.

Lésions traumatiques. — *Contusions*. — Elles sont fréquentes pendant le part laborieux ou dystocique et s'accompagnent souvent de la formation d'une tumeur sanguine ou *thrombus*, avec tuméfaction et sensibilité des lèvres vulvaires.

On traitera par les affusions froides et, lors de thrombus, par les scarifications et les lavages antiseptiques.

Plaies. — Elles n'offrent rien de particulier à signaler. Elles sont produites par des morsures, par la déchirure par un crochet de bat-flanc, pendant le part, etc.

Traiter par l'antisepsie, parfois suturer les plaies.

Déchirure de la vulve et du périnée. — Elle est assez fréquente chez les primipares, pendant la parturition. On dit la *déchirure incomplète* si le sphincter anal est intact; on la dit *complète* si le sphincter est également déchiré; dans ce cas, le vagin et le rectum ne forment plus qu'une seule ouverture.

On tentera de suturer le périnée après désinfection de la plaie.

W

WINTER (ÉCORCE DE). — Succédané de la cannelle. S'emploie aux mêmes doses.

WINTERGREEN (ESSENCE DE). — Salicylate de méthyle, extrait d'une éricacée, la *Gaultheria procumbens*. — Antiseptique d'odeur agréable, ni toxique, ni irritant. À employer chez les chiens de luxe, contre le catarrhe des oreilles. S'emploie en solution hydroalcoolique.

X

XÉROPHAGIE (de ξηρός, sec, et φαγεῖν, manger). — Usage exclusif d'aliments secs.

XÉROPHTALMIE. — Ophtalmie sèche, c'est-à-dire dans laquelle la sécrétion lacrymale n'est pas augmentée et est même diminuée. — On appelle également ainsi un dermoïde de l'œil où la cornée prend l'aspect de la peau.

XIPHOÏDE (APPENDICE). — C'est le prolongement abdominal du *sternum* (Voy. ce mot).

Z

ZAIN. — Se dit d'une robe formée de poils de couleur, lorsque aucun poil blanc ne vient s'y ajouter : *noir zain* (Voy. Robes).

ZÉBRURES. — Bandes circulaires, alternativement claires et foncées, que l'on trouve assez rarement chez le cheval dans les robes grise, souris, isabelle et louvet (Voy. Robes).

ZINC (*Oxyde* de, *sulfate* de). — Voy. Oxyde, Sulfate.

ZOOLOGIE (all. *Zoologie, Tierkunde*; angl. *zoology*; it. et esp. *zoologia*). — Partie de l'histoire naturelle qui traite des animaux. — *Zoologie médicale.* Partie de la zoologie qui décrit les animaux fournissant des matières utilisées en médecine, et ceux qui sont nuisibles à l'homme, tels que les animaux venimeux, les poissons vénéneux et les parasites.

ZOOTECHNIE (all. *Zootechnik*; angl. *zootechnics*; it. et esp. *zootecnica*). — Art de l'exploitation des animaux domestiques pour l'industrie agricole. Baudement a dit : Pour la zootechnie, les animaux sont des machines qui, comme celles de l'industrie, donnent des services et des produits. Leur activité résulte de leur *vie propre* et le fonctionnement de leurs organes est la condition de leur exploitation, et par conséquent l'occasion de dépenses et de rendement que nous devons équilibrer, de façon à atténuer les prix de revient et à faire accroître les produits.

Zootechnie générale. — 1° L'*alimentation* est la question dominante en zootechnie : à toutes les époques de la vie de l'animal, dans toutes les conditions où nous le plaçons, travail, engraissement, production de lait, à propos des améliorations que nous cherchons à introduire dans les races, c'est toujours la question d'alimentation qu'il faut résoudre la première.

2° La *reproduction* est un des plus puissants modes d'action dont l'homme dispose pour imprimer à la machine animale les caractères et les qualités qu'il en exige ; c'est une des ressources les plus efficaces pour modifier les races.

3° La *locomotion* : la connaissance des principes de la mécanique animale permet seule d'apprécier les aptitudes des animaux à tel ou tel genre de travail, à telle ou telle espèce du service.

4° L'*innervation* : la structure du système nerveux, l'influence qu'il exerce sur l'économie, l'action de ses différentes parties et des appareils qu'il anime, sont des questions fondamentales que ne peuvent ignorer ceux auxquels sont confiées l'éducation et la conduite des animaux.

Tel est le domaine de la *zootechnie générale*.

Zootechnie spéciale. — Elle étudie à ces divers points de vue chacune des espèces domestiques et chacune de leurs races.

ÉPAULE et BRAS. — Ces deux parties du corps se confondent au point de vue des formes extérieures du corps.

ANATOMIE. — Elles ont pour base le *scapulum* et l'*humérus* garnis de muscles.

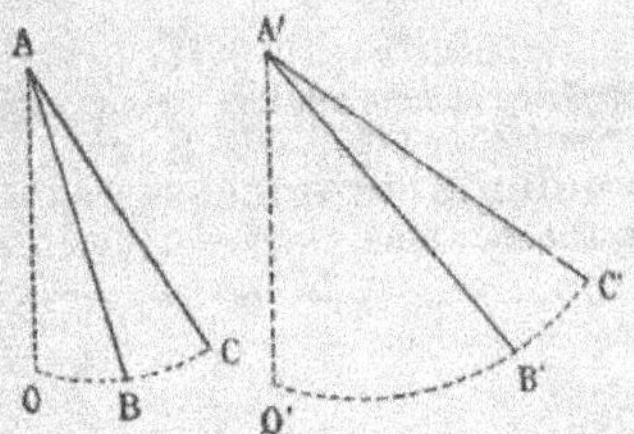

Fig. 1818. — Épaule oblique et épaule droite (fig. théorique).

AB, épaule droite et A'B', épaule oblique; AO et A'O', verticales abaissées de l'extrémité supérieure de chaque épaule; BC et B'C', amplitudes égales des deux oscillations scapulaires.

PHYSIOLOGIE. — Elles ont un rôle important à remplir dans l'acte de la locomotion, l'obli-

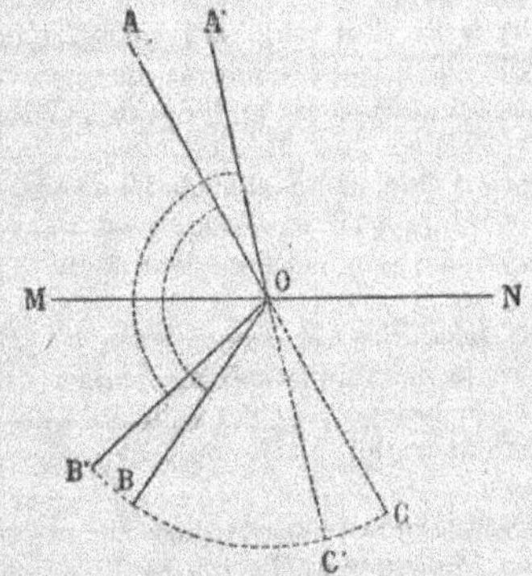

Fig. 1819. — Épaule oblique et épaule droite (fig. théorique).

MN, horizontale; AO, épaule oblique; A'O, épaule droite; OB, humérus de l'épaule droite (les deux épaules et les deux bras sont supposés avoir la même longueur et former des angles égaux); B'C', arc décrit par l'humérus OB'; BC, arc décrit par l'humérus OB.

quité de l'épaule augmentant beaucoup l'étendue du pas (fig. 1818 et 1819).

EXTÉRIEUR. — L'articulation résultant de la réunion du scapulum et de l'humérus est désignée sous l'appellation de *pointe de l'épaule*.

Pour tous les services, la région doit être longue, oblique et bien musclée.

Sur les chevaux de gros trait, elle peut *paraître* courte et droite, à cause du développement des *masses musculaires*. L'épaule réellement *courte* et *droite* raccourcit les allures et ne facilite pas l'application du collier pour les chevaux de trait.

L'épaule est *sèche* ou *décharnée*, lorsque les muscles ne sont pas développés.

On dit qu'un cheval a les *épaules froides*, lorsqu'on constate une gêne des mouvements au sortir de l'écurie. Cela peut être le symptôme d'une lésion d'une partie quelconque des membres (*maladie naviculaire*); cela peut aussi être la conséquence de l'application des harnais sur un cheval à peau très fine. Si la gêne persiste, on dit que les épaules sont *chevillées*, et cela annonce presque toujours une affection chronique des parties inférieures des membres.

PATHOLOGIE. — **Abcès. Phlegmons.** — Fréquents, surtout chez le cheval de trait.

ÉTIOLOGIE. — Pressions du collier, causant la contusion, la désunion ou la déchirure des fibres du mastoïdo-huméral; gourmes; coups.

SYMPTOMATOLOGIE. — Tuméfaction, douleur, chaleur, suppuration profonde, fluctuation rarement perceptible. Persistance souvent très longue de la tuméfaction sans tendance apparente à la suppuration située profondément et en quantité relativement minime.

TRAITEMENT. — Maturatifs, ponction au bistouri, et mieux avec un long cautère. Essayer l'extirpation. Quand le pus, même en petite quantité, est évacué, ces engorgements guérissent promptement.

Améliorer le harnachement, éviter les pincements.

Boiteries de l'épaule. — Pendant longtemps on considérait comme boiteries de l'épaule et surtout de l'articulation toutes les boiteries du membre antérieur dont on ne trouvait pas l'explication dans une lésion visible.

Plus tard l'existence des boiteries de l'épaule,

en dehors de celles avec lésions visibles, a été niée. La vérité semble être entre ces deux opinions extrêmes. Les écarts existent réellement à des degrés divers.

Cagny a décrit, sur les jeunes chevaux de courses (deux ans), des *boiteries bilatérales* qu'il attribue à la cause suivante : à l'allure du galop, l'appui se fait à un moment sur un seul membre antérieur; pendant ce court instant, tout le poids du corps est supporté par ce membre ; sur de très jeunes animaux, il est vraisemblable qu'il en résulte une fatigue des moyens d'union entre l'épaule et le tronc, fatigue pouvant déterminer une gêne dans les mouvements des épaules.

TRAITEMENT. — Contre ces boiteries et contre les écarts, Cagny préconise les injections sous-cutanées d'essence de térébenthine. Même dans le cas de boiterie unilatérale, faire dans chaque épaule quatre injections espacées et de un gramme chacune : les faire à peu près sur une ligne horizontale, deux en avant et deux en arrière de l'acromion.

Contusions. — Produites par les heurts, les chocs, les rencontres, les morsures, elles sont de gravité variable.

TRAITEMENT. — Lotions et emplâtres astringents. Applications vésicantes. Repos. S'il y a des tumeurs sanguines, ne pas se hâter de les ouvrir. Après la ponction, pansements, application d'un bandage (fig. 1820), et injections à la teinture d'iode ou à la liqueur de Villate diluée.

Écart. — Boiterie causée par une lésion de l'épaule, soit dans les appareils musculaires et tendineux, soit dans l'articulation. Très rare. Le plus souvent, on trouve par un examen attentif et méthodique la cause de la boiterie en tout autre point du membre. Les raisons de cette rareté sont la fixité de l'épaule au thorax, le peu d'étendue de ses mouvements.

ÉTIOLOGIE. — Les causes les plus fréquentes sont : les traumatismes, les chutes, les glissades exagérées sous une forte charge, amenant des déchirures musculaires.

SYMPTOMATOLOGIE. — La trace du traumatisme qui a causé la boiterie. Annulation du mouvement en avant du scapulum dans la progression, le membre traîne sur le sol ; si tout mouvement n'est pas impossible, le membre *fauche.*

Exploration du membre tendant à développer la douleur au point malade. L'émaciation de l'épaule n'est pas caractéristique, toute boiterie limitant les mouvements produit ce résultat. Il faut donc chercher la lésion cause de la

boiterie qui peut être une tumeur sanguine, une arthrite, une déchirure musculaire, des lésions des os ou du plexus brachial (Voy. INFILTRATIONS SANGUINES, LUXATIONS, OBLITÉRATIONS, etc.).

TRAITEMENT. — Varie suivant la nature de la lésion. Vésicatoires, emplâtres de poix cantharidée, immobilisation du membre, frictions camphrées, douches froides, sétons, cautérisation actuelle (Abadie). On a conseillé les injections hypodermiques de morphine (25 à 40 centigrammes) ou un mélange de 5 centigrammes d'atropine et 10 de morphine. En résumé, l'écart n'est pas une maladie ; toute cause de boiterie siégeant à l'épaule peut être traitée par les moyens appropriés à la nature de la lésion.

Épaule coulée. — Après les paralysies, ou même les simples contusions, on constate souvent une atrophie des muscles de l'épaule. La boiterie est celle de la par .

TRAITEMENT. — On a préconisé les frictions irritantes, le massage, l'électricité, les cautérisations en raies ou en pointes. Le traitement le meilleur et le plus pratique consiste à obliger le malade à marcher pas longtemps, mais souvent. On lui fait en même temps des frictions un peu irritantes : alcool camphré, par exemple.

Érosions. Blessures. Échauffement produit par le harnais. — Accidents variant d'intensité depuis la simple plaie épidermique jusqu'à l'escarrification de la peau.

TRAITEMENT. — Lotions astringentes, modification du harnais, collier ou bricole ; repos.

Fracture de l'humérus. — Voy. t. I, p. 668.

Fracture du scapulum. — Voy. t. I, p. 607.

Infiltrations sanguines. — Si les causes indiquées ont agi plus violemment, il peut s'ensuivre des épanchements sanguins qui s'étendent dans le tissu cellulaire sous-scapulaire, infiltrent les nerfs du plexus brachial et peuvent produire la paralysie du membre antérieur.

SYMPTOMATOLOGIE. — Paralysie totale ou partielle des mouvements du membre variant suivant les rameaux nerveux qui sont le siège de l'infiltration.

TRAITEMENT. — Douches froides, vésicatoires, sétons, cautérisation actuelle. Repos à la prairie.

Luxation de l'épaule. — Rare sur les grands animaux, plus commune chez le chien.

ÉTIOLOGIE. — Chutes dans diverses conditions, surtout sous la charge, l'attelage continuant sa marche.

SYMPTOMATOLOGIE. — Saillie en avant de la tête

de l'humérus, impossibilité du mouvement dans cette région, raccourcissement du membre. Les déplacements en dehors, en arrière ou en

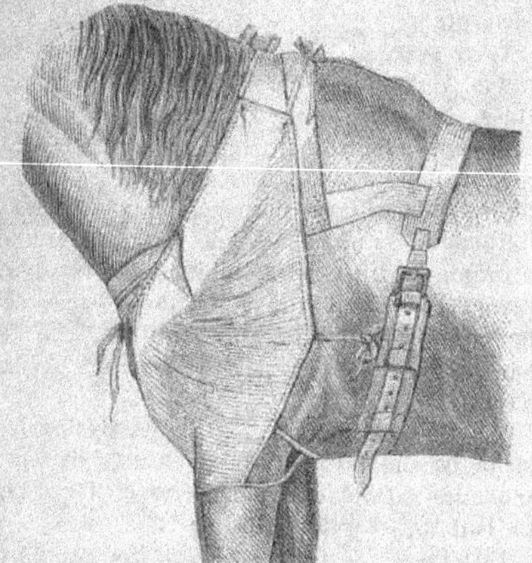

Fig. 1820. — Bandage pour l'angle de l'épaule.

dedans peuvent aussi se produire ; mais il faut, pour que ces déviations soient perceptibles, que le tendon du coraco-radial soit déchiré ou luxé.

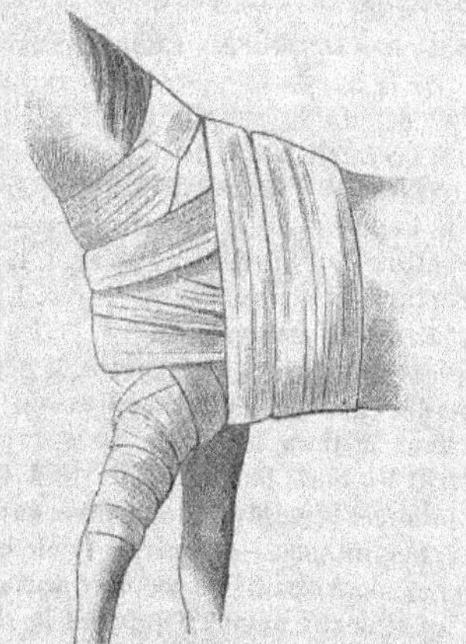

Fig. 1821. — Bandage de Delwart.

TRAITEMENT. — Réduction difficile, souvent impossible et inutile, l'animal ne pouvant récupérer les conditions d'intégrité de travail. Exten-

sion à l'aide de moufles ; le point fixe pris au canon ou au-dessus du genou, l'opérateur pratique la réduction dans le sens convenable suivant la luxation constatée. La contention s'obtient par des applications vésicantes, ou des bandages agglutinatifs (poix, térébenthine), qui immobilisent la partie (fig. 1820 et 1821).

Oblitérations artérielles. — A la suite de la contention forcée que nécessite la fixation des membres pendant les opérations, il peut se former dans le tronc brachial des caillots obturant, en totalité ou en partie, le canal de l'une ou l'autre de ses divisions.

SYMPTOMATOLOGIE. — Inertie plus ou moins complète des muscles, diminution ou abolition des pulsations artérielles dans les régions inférieures du membre. Abaissement de la température dans ces parties. Si l'exercice se prolonge, les animaux manifestent de l'anxiété, la crispation de la face, et des sueurs sur toutes les parties du corps autres que celles qui sont le siège de la parésie.

TRAITEMENT. — Inutile. Guérison problématique, à moins que les collatérales, en suppléant le vaisseau principal, ne rétablissent plus complètement la circulation. Rare.

Paralysie des muscles de l'épaule. — ÉTIOLOGIE. — A la suite de cause semblable à celles ci-dessus, de coups ou de choc des brancards, il se produit un accident par contusions nerveuses.

SYMPTOMATOLOGIE. — Difficulté de porter l'épaule en avant ; le sabot rabote le sol, et le cheval butte, le boulet ou même les genoux venant toucher le sol. L'épaule s'amaigrit et l'épine scapulaire fait saillie.

TRAITEMENT. — Quelques frictions font disparaître cette paralysie, qui peut n'être qu'éphémère comme un engourdissement. Il est souvent nécessaire d'appliquer des vésicatoires, des charges vésicantes, la cautérisation ou même les courants électriques.

Synovite scapulo-humérale. — Peut être consécutive aux affections pleurales.

SYMPTOMATOLOGIE. — Sensibilité, difficulté de la marche, fièvre, inappétence.

TRAITEMENT. — Vésicatoires, révulsifs. A l'intérieur, bicarbonate de soude, salicylate de soude à la dose de 15, 20, 25 grammes par jour suivant la taille.

Encyclopédie Vétérinaire

Sous la direction de M. C. CADÉAC
PROFESSEUR A L'ÉCOLE VÉTÉRINAIRE DE LYON

Chirurgie du Pied des Animaux domestiques, par J. Bournay et J. Sendrail, professeurs à l'École vétérinaire de Toulouse. 1903, 1 vol. in-18 jésus de 492 pages, avec 135 figures, cartonné.. 5 fr.

Extérieur du Cheval et des Animaux domestiques, par Montané, professeur à l'École vétérinaire de Toulouse. 1902, 1 vol. in-18, avec 350 figures, cartonné.............. 5 fr.

Hygiène des Animaux domestiques, par H. Boucher, professeur à l'École vétérinaire de Lyon. 1 vol. in-18, avec 70 figures, cartonné................................... 5 fr.

Jurisprudence vétérinaire, par A. Conte, professeur à l'École vétérinaire de Toulouse. 1 vol. in-18, avec fig., cartonné.. 5 fr.

Maréchalerie, par Thary, vétérinaire de l'armée. 1896, 1 vol. in-18, avec 303 fig., cart... 5 fr.

Médecine légale vétérinaire, par Gallier, vétérinaire sanitaire de la ville de Caen. 1 vol. in-18 de 400 pages, cartonné... 5 fr.

Obstétrique vétérinaire, par J. Bournay, professeur à l'École vétérinaire de Toulouse. 1 vol. in-18, avec fig., cartonné... 5 fr.

Pathologie chirurgicale générale des Animaux domestiques, par C. Cadéac, Leblanc et Carougeau. 1902, 1 vol. in-18 de 400 pages, avec fig., cartonné................... 5 fr.

Pathologie générale et Anatomie pathologique générale des Animaux domestiques, par C. Cadéac. 1 vol. in-18 de 478 pages, avec fig., cart........................... 5 fr.

Pathologie interne des Animaux domestiques, par C. Cadéac. 1896-1899, 8 vol. in-18 jésus, ensemble 3942 pages, avec 508 figures, cartonnés........................... 40 fr.

Pharmacologie et Toxicologie vétérinaires, par Delaud et Stourbe, chefs des travaux aux Écoles de Toulouse et d'Alfort. 1 vol. in-18, avec fig., cartonné................ 5 fr.

Police sanitaire, par Conte, professeur à l'École vétérinaire de Toulouse. 1 vol. in-18, cart. 5 fr.

Sémiologie, diagnostic et traitement des Maladies des Animaux domestiques, par C. Cadéac. 2 vol. in-18 de 400 pages chacun, avec 116 fig., cart.................... 10 fr.

Thérapeutique vétérinaire, par Guinard, chef des travaux à l'École de Lyon. 2 vol. in-18, cartonnés... 10 fr.

L'acquisition de ces volumes par les corps de troupes à cheval a été autorisée par circulaires du Ministre de la guerre des 16 septembre 1893 et 6 septembre 1894.

L'*Encyclopédie vétérinaire* du professeur Cadéac a pour objet les matières les plus indispensables à la profession vétérinaire : pathologie et anatomie pathologique générales, sémiologie et diagnostic, pathologie interne, pathologie des maladies parasitaires et contagieuses, pathologie chirurgicale, manuel opératoire, obstétrique, police sanitaire, jurisprudence, médecine légale, inspection des viandes de boucherie, thérapeutique, hygiène, zootechnie, maréchalerie, etc.

La plupart de ces sciences puisent aux mêmes sources, tirent parti des mêmes méthodes et peuvent être groupées en un seul faisceau homogène ; la variété n'exclut nullement l'unité. Les matériaux qui appartiennent à chacune d'elles ont été analysés, résumés et classés avec ordre, de manière à faire un tout succinct et complet.

En de petits volumes portatifs, on trouvera un tableau fidèle du mouvement scientifique contemporain et une initiation à toutes les méthodes nouvelles, cliniques et thérapeutiques. On a soigneusement évité les répétitions, qui paraissent être l'inévitable écueil de toute œuvre encyclopédique, et les empiètements auxquels se livrent forcément les auteurs de traités didactiques.

On a été bref, car la science progresse si rapidement qu'il devient de plus en plus difficile aux spécialistes eux-mêmes de lire tous les ouvrages traitant de leurs études de prédilection.

Toutes les matières ont été rédigées dans le même esprit, parce que les idées générales des collaborateurs choisis sont les mêmes. Le lecteur retrouvera dans chacune de ces parties les mêmes principes, la même méthode et les mêmes divisions.

La rédaction de chaque matière a été confiée à un ou plusieurs collaborateurs, où chacun a pris la part que ses études antérieures lui avaient déjà rendue familière et vers laquelle il se sentait attiré par les tendances de son esprit.

Nous citerons parmi les collaborateurs de l'*Encyclopédie vétérinaire* : MM. Stourbe, de l'École vétérinaire d'Alfort ; Boucher, Delaud, Guinard, Morey, de l'École vétérinaire de Lyon ; Bournay et Conte, de l'École vétérinaire de Toulouse ; Gallier, vétérinaire à Caen ; Thary, vétérinaire de l'armée, etc.

Tous les sujets examinés sont traités avec soin et méthode. Les données scientifiques les plus récentes sont mentionnées.
Recueil de médecine vétérinaire d'Alfort.

Sujet bien divisé, exposé très méthodique en termes clairs et précis. La lecture de ces volumes rendra de grands services aux praticiens.
Répertoire vétérinaire.

Cette *Encyclopédie* mérite l'attention de tous les vétérinaires et particulièrement des praticiens. On retrouve dans tous les volumes le même ordre, le même plan, le même esprit pratique, la même clarté et la même précision.
Revue vétérinaire de Toulouse.

La publication de cette *Encyclopédie vétérinaire* sera la bienvenue, par suite de l'absence de tout ouvrage similaire dans aucune langue.
Archiv für Thierheilkunde.

Nous ne connaissons pas d'ouvrage vétérinaire qui puisse approcher de cette *Encyclopédie* comme originalité de plan, clarté dans l'exposition et appréciation scientifique. Il prendra une place tout à fait à part dans la littérature vétérinaire. Les illustrations sont bien comprises. Nous recommandons cet ouvrage sans restriction.
Veterinary Journal.

C'est une entreprise très remarquable que la publication de cette *Encyclopédie vétérinaire*. L'exposé clair et précis, l'esprit scientifique sérieux, l'exécution typographique, tout concourt à faire de ces volumes une lecture utile et agréable.
Deutsche Zeitschrift für Thiermedicin.

Pathologie interne

des

Animaux domestiques

Par C. CADÉAC

PROFESSEUR A L'ÉCOLE VÉTÉRINAIRE DE LYON

8 vol. in-18 jésus, ensemble 3942 pages, avec 508 figures.................... **40 fr.**

Chaque volume de 500 pages avec figures, cartonné............ **5 fr.**

Il n'y a pas d'ouvrage dont les vétérinaires aient ressenti plus cruellement la privation qu'un **Traité de Pathologie interne des animaux domestiques**. Après avoir rassemblé, pendant ces dix dernières années, des matériaux considérables, M. Cadéac en a fait une synthèse raisonnée. Partisan convaincu de la doctrine microbienne, c'est à l'œuvre géniale de Pasteur et de ses élèves qu'il a emprunté l'esprit qui devait présider à l'agencement de ces matériaux.

Il étudie les maladies appareil par appareil ; chaque organe forme un chapitre comprenant à son tour une série d'articles embrassant les anciens types d'altération que cet organe a pu subir. L'ordre de classification adopté pour toutes les maladies est l'ordre anatomique.

Les animaux domestiques se différencient au point de vue anatomique. Il existe des différences corrélatives dans leur pathologie. Chaque espèce animale a ses maladies. Il était urgent d'avoir *une pathologie pour chaque animal*. C'est là l'excellente méthode adoptée par M. Cadéac : elle répond à une classification naturelle ; elle offre l'avantage de diviser, puis de caractériser, de différencier les pathologies sans rompre les liens qui rattachent les phénomènes morbides observés chez deux espèces voisines. Chaque pathologie doit avoir sa vie personnelle. Celle du cheval a une forme bien dessinée ; on aperçoit déjà les principales lignes de celle du bœuf et du chien ; celle des autres animaux s'ébauche.

L'ouvrage est illustré de nombreuses figures qui ajoutent encore à la clarté des descriptions.

TOME I. — **Maladies de la bouche, du pharynx et de l'estomac.** 1896. 1 vol. in-18 de 478 pages avec 64 figures, cartonné...................................... 5 fr.

Le premier volume traite de l'**appareil digestif** ; *bouche, glandes parotide, maxillaire et sublinguale, pharynx, poches gutturales, œsophage, jabot, rumen, réseau, feuillet, estomac* : gastrites, ulcères, dilatation, déchirure, torsion, indigestion, ægagropiles et calculs, corps étrangers, tumeurs, parasites.

TOME II. — **Maladies de l'intestin.** 1896. 1 vol. in-18 de 504 pages avec 78 fig., cart..... 5 fr.

Le deuxième volume continue l'**appareil digestif** et est spécialement consacré à *l'intestin* : congestion intestinale, entérites, déchirures, abcès, ulcérations, occlusion, indigestion, ægagropiles, calculs, corps étrangers, tumeurs, parasites.

TOME III. — **Maladies du foie, du péritoine, des fosses nasales et des sinus.** 1896. 1 vol. in-18 de 464 pages avec 60 figures, cartonné.. 5 fr.

Le troisième volume termine l'**appareil digestif** avec le *rectum* (rectites et paralysie), le *pancréas*, le *foie* (ictères infectieux, diabète sucré, congestion, rupture, hépatites, atrophies, lupinose, calculs, corps étrangers, tumeurs, parasites), la *rate* (hypertrophie, dégénérescence, déchirure, abcès, corps étrangers, tumeurs), le *péritoine* (péritonite, abcès, congestion, tumeurs, parasites) et le *diaphragme*. Il commence l'**appareil respiratoire** avec les *fosses nasales* (coryzas, abcès, ulcères, corps étrangers, tumeurs) et les *sinus* (inflammation, corps étrangers, tumeurs, parasites).

TOME IV. — **Maladies du larynx, de la trachée, des bronches et des poumons.** 1897. 1 vol. in-18 de 468 pages avec 55 figures, cartonné................................. 5 fr.

Le quatrième volume est consacré aux maladies de l'**appareil respiratoire**.
Le premier chapitre est consacré au *larynx* (laryngites, œdème, paralysie, spasme, corps étrangers et tumeurs).
Le deuxième chapitre, consacré à la *trachée* (déformations, rupture, abcès, tumeurs et parasites).
Le troisième chapitre, consacré aux *bronches* (bronchites, adénopathie et tumeurs du médiastin).
Le quatrième chapitre, réservé au *poumon* (congestions et œdèmes, pneumonie, broncho-pneumonies, infectieuses et parasitaires).

TOME V. — **Maladies de la plèvre, du péricarde, du cœur, de l'endocarde et des artères.** 1897. 1 vol. in-18 de 506 pages avec 57 figures, cart.................. 5 fr.

Le cinquième volume termine l'étude du *poumon* (pneumonies chroniques, tubercules non spécifiques, atélectasie et emphysème pulmonaires, tumeurs) et étudie les maladies des plèvres (pleurésies, hydrothorax, pneumothorax, etc.).
Viennent ensuite les maladies de l'**appareil circulatoire** : *péricarde, cœur* (myocardites, hypertrophie, dilatations, dégénérescence graisseuse, rupture, tumeurs, etc.), *endocarde* (endocardite et altérations valvulaires ou d'orifices) et *artères*.

TOME VI. — **Maladies du sang, maladies générales, maladies de l'appareil génito-urinaire.** 1898. 1 vol. in-18 de 450 pages avec 50 figures, cart...................... 5 fr.

Le sixième volume traite : 1° *des maladies du sang et des maladies générales* (anémie pernicieuse progressive, lymphadénie, paludisme, surra, parasites, septicémies hémorragiques, choléra, hémoglobinémie, paraplégie infectieuse, dengue, maladie des chiens, gourme, fièvre typhoïde, coryza gangreneux, anasarque).
2° *Des maladies des reins* (congestion rénale, infarctus du rein, néphrites).

TOME VII. — **Maladies de la peau.** 1899. 1 vol. in-18 de 496 pages, avec 94 fig., cart..... 5 fr.

Le septième volume comprend : 1° les *maladies de l'appareil urinaire* (maladies des reins et de la vessie).
2° Les *maladies de la peau* (alopécie, urticaire, érythème, dermite pustuleuse, acné, pemphigus, vaccine, horsepox, cowpox, impétigo, psoriasis, eczéma, gales, acariase, phtiriase, maladies parasitaires, teignes, etc.).
Le volume se termine par les maladies parasitaires des muscles (ladrerie et trichinose).

TOME VIII. — **Maladies du système nerveux.** 1899. 1 vol. in-18 de 500 pages avec 85 figures, cartonné.. 5 fr.

Le huitième volume est entièrement consacré aux *maladies du système nerveux* (méninges cérébrales, cerveau, cervelet, maladies de la protubérance, pédoncules cérébraux, bulbe, méninges spinales, moelle, épilepsie et maladie de Basedow).
Ce volume constitue une des parties les plus neuves de l'ouvrage si moderne du professeur de Lyon.